中国传统医学百科词典

主　编　李慕才

编　委　刘燕池　肖俊平　高学敏
　　　　伊广谦　纪晓平　陈淑长

学术秘书　张淑菊

中医古籍出版社

图书在版编目（CIP）数据

中国传统医学百科词典/李慕才主编．－北京：中医古籍出版社，2014.5
ISBN 978－7－5152－0545－8

Ⅰ．①中… Ⅱ．①李… Ⅲ．①中国医药学－词典 Ⅳ．①R2－61

中国版本图书馆CIP数据核字（2014）第011303号

中国传统医学百科词典

李慕才　主编

责任编辑	贾萧荣　黄　鑫　李艳艳
封面设计	陈　娟
出版发行	中医古籍出版社
社　　址	北京东直门内南小街16号（100700）
印　　刷	三河市华东印刷厂
开　　本	787mm×1092mm　1/16
印　　张	61.5 印张
字　　数	1533 千字
版　　次	2014年5月第1版　2014年5月第1次印刷
印　　数	0001～1500 册
书　　号	ISBN 978－7－5152－0545－8
定　　价	160.00 元

凡　例

一、本词典收录中医基础、诊断、中药、方剂、针灸、临床各科、中医文献、少数民族医学、医史人物、古代医学机构术语、医学单字以及与中医相关的其他术语，共计收录8818条词目。

二、选词力求正确反映传统医药学伟大宝库的实际内容，除了中医药学术语之外，也选取了少数民族医药学术语、中西医结合的部分新词目以及与中医文化相关的术语词目。

三、释文一般先定义，后解释。释文力求言简意明，通俗易懂，引录出处、参考文献，部分词条引入现代内容。

四、一词多义，但各义不同者，按①②③……依次论述。词目的释义通畅，只包括与传统医学相关的意义，不作全面解释。

五、各类词目，一般注明出处，以便核查。出处确切，且为原始文献所载者，冠以"出"或"出自"；虽有出处，但不能确定为原始文献者，冠以"见"字。

六、方剂的药量按照所出自古籍的原方照录。部分方剂后收录现代研究的内容予以佐证。

七、本书收录少数民族医药学词目主要以蒙医、藏医、朝医、维吾尔医学为主。

八、本书收录中国传统文化与中医密切相关词目，例如十二节气、十二时辰、星宿等。

九、释义中所出现的，没有作为独立词目进行解释的部分传统医学术语，可见"互参条"，互参条共计4321条，以笔画、笔顺为序。例如十香暖脐膏，参见暖脐膏条；八角梧桐，参见臭梧桐条。

十、本书的简化字采用2013年教育部、国家语言文字工作委员会组织制定的《通用规范汉字表》。对于某些经简化后失去原意的，仍采用繁体字；对于某些经常出现在中医古籍中的异体字，仍然在释义中采用。

十一、本书词目之编排以笔画、笔顺为序。所收词目以首字笔画由少到多排列。首字笔画相同者，按第一笔顺［一］［丨］［丿］［丶］［乛］为序；第一笔顺相同，再按第二笔顺为序。首字相同者以第二字笔画、笔顺排序，三字以上以此类推。首字相同的词，按单字、两字词、三字词……排列，便于检索。

目 录

一 画

一上散 …………………… (1)
一夫法 …………………… (1)
一见知医 ………………… (1)
一甲煎 …………………… (1)
一字金丹 ………………… (1)
一阳 ……………………… (1)
一阴 ……………………… (1)
一阴煎 …………………… (1)
一进三退 ………………… (1)
一赤散 …………………… (1)
一身悉肿 ………………… (1)
一枝黄花 ………………… (1)
一奇散 …………………… (1)
一抹金 …………………… (1)
一抹散 …………………… (2)
一炁丹 …………………… (2)
一服散 …………………… (2)
一贯煎 …………………… (2)
一草亭目科全书 ………… (2)
一指定三关 ……………… (2)
一指禅推法 ……………… (2)
一指禅推拿 ……………… (2)
一捻金 …………………… (2)
一捻金散 ………………… (2)
一得集 …………………… (2)
一盘珠汤 ………………… (2)
一粒金丹 ………………… (2)
一缘散 …………………… (3)
一滴金丸 ………………… (3)
一擦光 …………………… (3)
乙庚化金 ………………… (3)
乙癸同源 ………………… (3)

二 画

二十七气 ………………… (3)
二十八脉 ………………… (3)
二十八宿 ………………… (3)
二十三蒸 ………………… (3)

二十五味驴血丸 ………… (3)
二十五味珍珠丸 ………… (3)
二十五味绿绒蒿丸 ……… (4)
二十五味犀角丸 ………… (4)
二十五周 ………………… (4)
二十五变 ………………… (4)
二之气 …………………… (4)
二仁丸 …………………… (4)
二甘汤 …………………… (4)
二术散 …………………… (4)
二龙戏珠 ………………… (4)
二仙丹 …………………… (4)
二仙胶 …………………… (4)
二白 ……………………… (5)
二冬二母汤 ……………… (5)
二冬膏 …………………… (5)
二圣救苦丹 ……………… (5)
二圣散 …………………… (5)
二母宁嗽汤 ……………… (5)
二至丸 …………………… (5)
二合型体质 ……………… (5)
二阳 ……………………… (5)
二阳并病 ………………… (5)
二阴 ……………………… (5)
二阴煎 …………………… (5)
二如亭群芳谱·药谱 …… (5)
二间 ……………………… (6)
二陈汤 …………………… (6)
二妙散 …………………… (6)
二肾散 …………………… (6)
二味拔毒散 ……………… (6)
二神丸 …………………… (6)
二神散 …………………… (6)
十二节 …………………… (6)
十二地支 ………………… (6)
十二时 …………………… (6)
十二刺 …………………… (6)
十二剂 …………………… (7)
十二官 …………………… (7)
十二经动脉 ……………… (7)

十二经别 ………………… (7)
十二经脉 ………………… (7)
十七效 …………………… (7)
十七椎穴 ………………… (7)
十八反 …………………… (7)
十八味丁香透膈汤 ……… (7)
十八味神药 ……………… (7)
十八剂 …………………… (7)
十九畏 …………………… (8)
十三味诃子补肾汤散 …… (8)
十三味益痹汤散 ………… (8)
十三味藏木香汤散 ……… (8)
十三指形 ………………… (8)
十三科 …………………… (8)
十三窍 …………………… (8)
十干统运 ………………… (8)
十大功劳 ………………… (8)
十天干 …………………… (9)
十五味阿哇明目丸 ……… (9)
十五络 …………………… (9)
十六味流气饮 …………… (9)
十六络脉 ………………… (9)
十四经 …………………… (9)
十四经发挥 ……………… (9)
十皮五子饮 ……………… (9)
十灰丸 …………………… (9)
十灰散 …………………… (9)
十全大补汤 ……………… (9)
十全苦寒救补汤 ………… (10)
十全育真汤 ……………… (10)
十问 ……………………… (10)
十补丸 …………………… (10)
十枣汤 …………………… (10)
十味鹭鸶散 ……………… (10)
十金流气饮 ……………… (10)
十剂 ……………………… (10)
十怪脉 …………………… (10)
十珍汤 …………………… (10)
十药神书 ………………… (10)
十咳 ……………………… (11)

十香丸 …………………… (11)	七宝洗心散 …………… (15)	八椎下 ………………… (19)
十香止痛丸 …………… (11)	七厘散 ………………… (15)	八触 …………………… (20)
十香返魂丹 …………… (11)	七星剑 ………………… (15)	八廓 …………………… (20)
十宣 …………………… (11)	七种物质 ……………… (15)	八溪 …………………… (20)
十神汤 ………………… (11)	七神 …………………… (15)	八瘕 …………………… (20)
十绝 …………………… (11)	七恶 …………………… (15)	八髎 …………………… (20)
丁 ……………………… (11)	七损八益 ……………… (15)	人马平安散 …………… (20)
丁壬化木 ……………… (11)	七窍 …………………… (16)	人元脉影归指图说 …… (20)
丁甘仁医案 …………… (11)	七情 …………………… (16)	人中 …………………… (20)
丁字鞋 ………………… (11)	七情泻 ………………… (16)	人中白散 ……………… (20)
丁肿 …………………… (12)	八月札 ………………… (16)	人中黄丸 ……………… (20)
丁泽周 ………………… (12)	八风 …………………… (16)	人中黄散 ……………… (20)
丁香 …………………… (12)	八风散 ………………… (16)	人气 …………………… (20)
丁香安胃汤 …………… (12)	八正 …………………… (16)	人丹 …………………… (20)
丁香阿魏丸 …………… (12)	八正散 ………………… (17)	人伦 …………………… (20)
丁香茱萸汤 …………… (12)	八节 …………………… (17)	人迎 …………………… (20)
丁香柿蒂散 …………… (12)	八仙长寿丸 …………… (17)	人乳汁 ………………… (21)
丁香散 ………………… (12)	八仙汤 ………………… (17)	人参 …………………… (21)
丁香脾积丸 …………… (12)	八仙逍遥汤 …………… (17)	人参丸 ………………… (21)
丁奚 …………………… (12)	八仙糕 ………………… (17)	人参木香散 …………… (21)
丁奚疳 ………………… (12)	八邪 …………………… (17)	人参五味子汤 ………… (21)
丁福保 ………………… (13)	八会 …………………… (17)	人参车前汤 …………… (21)
丁德用 ………………… (13)	八阵 …………………… (17)	人参升胃汤 …………… (21)
丁瓒 …………………… (13)	八角茴香 ……………… (17)	人参六合汤 …………… (21)
七三丹 ………………… (13)	八纲 …………………… (17)	人参白虎汤 …………… (21)
七大物质 ……………… (13)	八纲辨证 ……………… (17)	人参半夏丸 …………… (21)
七子散 ………………… (13)	八味地黄丸 …………… (18)	人参半夏汤 …………… (22)
七气 …………………… (13)	八味野牛血丸 ………… (18)	人参考 ………………… (22)
七气手拈散 …………… (13)	八物汤 ………………… (18)	人参再造丸 …………… (22)
七气汤 ………………… (13)	八性 …………………… (18)	人参竹叶石膏汤 ……… (22)
七方 …………………… (13)	八法 …………………… (18)	人参麦冬汤 …………… (22)
七叶一枝花 …………… (14)	八宝止血药墨 ………… (18)	人参芦 ………………… (22)
七圣丸 ………………… (14)	八宝丹 ………………… (18)	人参豆蔻散 …………… (22)
七伤 …………………… (14)	八宝回春汤 …………… (18)	人参补肺汤 …………… (22)
七冲门 ………………… (14)	八宝汤 ………………… (18)	人参补肺饮 …………… (22)
七松岩集 ……………… (14)	八宝治红丹 …………… (18)	人参固本丸 …………… (22)
七味地黄丸 …………… (14)	八珍丸 ………………… (19)	人参败毒散 …………… (22)
七味齐当嘎散 ………… (14)	八珍汤 ………………… (19)	人参荆芥汤 …………… (22)
七味苍柏散 …………… (14)	八珍益母丸 …………… (19)	人参荆芥散 …………… (23)
七味散 ………………… (14)	八珍散 ………………… (19)	人参胡桃汤 …………… (23)
七味熊胆丸 …………… (15)	八要 …………………… (19)	人参养血丸 …………… (23)
七制香附丸 …………… (15)	八段锦 ………………… (19)	人参养肺丸 …………… (23)
七物升麻丸 …………… (15)	八脉交会穴 …………… (19)	人参养荣汤 …………… (23)
七疝 …………………… (15)	八虚 …………………… (19)	人参养营汤 …………… (23)
七宝美髯丹 …………… (15)	八淋 …………………… (19)	人参前胡散 …………… (23)

人参健脾丸 …… (23)		三奇散 …… (31)
人参鹿茸丸 …… (23)	**三 画**	三拗汤 …… (31)
人参蛤蚧散 …… (23)		三炁降龙丹 …… (31)
人咬伤 …… (24)	三一承气汤 …… (27)	三果 …… (31)
人痘接种法 …… (24)	三十脉 …… (27)	三果汤散 …… (31)
入静 …… (24)	三七 …… (27)	三物备急丸 …… (31)
儿发干枯 …… (24)	三三医书 …… (27)	三物黄芩汤 …… (31)
儿发不生 …… (24)	三才丸 …… (27)	三和散 …… (31)
儿发成穗 …… (24)	三才汤 …… (27)	三变刺 …… (31)
儿发疏薄 …… (24)	三才封髓丹 …… (28)	三法 …… (31)
儿枕 …… (24)	三之气 …… (28)	三泪 …… (31)
儿茶 …… (24)	三子养亲汤 …… (28)	三宝 …… (31)
儿茶散 …… (24)	三元 …… (28)	三实 …… (31)
儿科醒 …… (24)	三元延寿参赞书 …… (28)	三线放松功 …… (31)
儿脐出血 …… (24)	三五七散 …… (28)	三指禅 …… (32)
儿蒸十变 …… (24)	三车 …… (28)	三星汤 …… (32)
几希灵良方合璧 …… (25)	三仁汤 …… (28)	三品 …… (32)
九一丹 …… (25)	三化汤 …… (28)	三品一条枪 …… (32)
九气 …… (25)	三石汤 …… (28)	三香丸 …… (32)
九气拈痛丸 …… (25)	三圣散 …… (28)	三根 …… (32)
九分散 …… (25)	三百六十五节 …… (29)	三热 …… (32)
九六补泻 …… (25)	三百六十五会 …… (29)	三圆式站桩功 …… (32)
九仙散 …… (25)	三百六十五络 …… (29)	三候 …… (32)
九虫病 …… (25)	三虫 …… (29)	三部 …… (32)
九针 …… (25)	三虫病 …… (29)	三部九候 …… (32)
九刺 …… (25)	三因 …… (29)	三凉 …… (33)
九转黄精丹 …… (25)	三因极一病证方论 …… (29)	三消 …… (33)
九味羌活汤 …… (25)	三合汤 …… (29)	三消丸 …… (33)
九味藏紫菀花散 …… (25)	三合散 …… (29)	三消饮 …… (33)
九制大黄丸 …… (26)	三关 …… (29)	三消散 …… (33)
九制香附丸 …… (26)	三关修炼 …… (29)	三黄二香散 …… (33)
九宝散 …… (26)	三阳头痛 …… (29)	三黄石膏汤 …… (33)
九香虫 …… (26)	三阳络 …… (30)	三黄四物汤 …… (33)
九种心痛 …… (26)	三阴头痛 …… (30)	三捷汤 …… (33)
九科 …… (26)	三阴交 …… (30)	三虚 …… (33)
九积 …… (26)	三阴煎 …… (30)	三秽物 …… (33)
九候 …… (26)	三红花 …… (30)	三脘痞气丸 …… (33)
九脏 …… (26)	三形 …… (30)	三朝名医方论 …… (34)
九窍出血 …… (26)	三进一退 …… (30)	三棱 …… (34)
九痛丸 …… (26)	三花神祐丸 …… (30)	三棱针 …… (34)
九道 …… (26)	三里发 …… (30)	三棱消积丸 …… (34)
九道脉 …… (26)	三间 …… (30)	三焦 …… (34)
刀豆 …… (27)	三诊 …… (30)	三焦主决渎 …… (34)
力学说 …… (27)	三妙丸 …… (30)	三焦实热 …… (34)
力钧 …… (27)	三妙散 …… (30)	三焦俞 …… (34)
	三刺 …… (30)	

三焦虚寒 …………… (34)	下丹田 …………… (38)	大节 …………… (41)
三焦辨证 …………… (35)	下巴骨 …………… (38)	大生要旨 …………… (41)
三痞丸 …………… (35)	下加 …………… (38)	大包 …………… (41)
三痫丹 …………… (35)	下行隆 …………… (38)	大半夏汤 …………… (41)
三解散 …………… (35)	下行隆病 …………… (38)	大头瘟 …………… (41)
三痹 …………… (35)	下合穴 …………… (38)	大圣濬川散 …………… (41)
三痹汤 …………… (35)	下关 …………… (39)	大邪 …………… (42)
三鲜饮 …………… (35)	下汲肾阴 …………… (39)	大肉 …………… (42)
干地黄 …………… (35)	下极 …………… (39)	大肉陷下 …………… (42)
干血痨 …………… (35)	下极之俞 …………… (39)	大产 …………… (42)
干呕 …………… (35)	下利脓血 …………… (39)	大汗出 …………… (42)
干咳嗽 …………… (36)	下利清谷 …………… (39)	大安丸 …………… (42)
干姜 …………… (36)	下完骨 …………… (39)	大安汤 …………… (42)
干姜人参半夏丸 …………… (36)	下者举之 …………… (39)	大安胎如胜饮 …………… (42)
干姜附子汤 …………… (36)	下取 …………… (39)	大豆黄卷 …………… (42)
干姜黄芩黄连人参汤 …………… (36)	下乳 …………… (39)	大连翘饮 …………… (42)
干疳 …………… (36)	下法 …………… (39)	大针 …………… (42)
干陷 …………… (36)	下损及上 …………… (39)	大肠 …………… (42)
干晦如猪肝色舌 …………… (36)	下脂方 …………… (39)	大肠主传导 …………… (42)
干脚气 …………… (36)	下病上取 …………… (39)	大肠泄 …………… (43)
干漆 …………… (36)	下疳 …………… (40)	大肠实 …………… (43)
干霍乱 …………… (36)	下消 …………… (40)	大肠实热 …………… (43)
于志宁 …………… (36)	下窍 …………… (40)	大肠俞 …………… (43)
于法开 …………… (37)	下盛 …………… (40)	大肠热 …………… (43)
土 …………… (37)	下脘 …………… (40)	大肠热结 …………… (43)
土大黄 …………… (37)	下清赫依 …………… (40)	大肠痈 …………… (43)
土不制水 …………… (37)	下棱骨 …………… (40)	大肠虚 …………… (43)
土贝母 …………… (37)	下焦 …………… (40)	大肠虚寒 …………… (43)
土牛膝 …………… (37)	下焦主出 …………… (40)	大肠移热于胃 …………… (43)
土气不调 …………… (37)	下焦如渎 …………… (40)	大肠液亏 …………… (43)
土风疮 …………… (37)	下焦湿热 …………… (40)	大肠湿热 …………… (43)
土生万物 …………… (37)	下腭 …………… (40)	大肠寒结 …………… (43)
土运 …………… (37)	下腭骨 …………… (40)	大迎 …………… (43)
土运临四季 …………… (37)	下廉 …………… (40)	大羌活汤 …………… (43)
土位 …………… (37)	下瘀血汤 …………… (40)	大补丸 …………… (44)
土郁夺之 …………… (37)	下横骨 …………… (40)	大补元煎 …………… (44)
土茯苓 …………… (38)	下髎 …………… (40)	大补阴丸 …………… (44)
土栗 …………… (38)	大七气汤 …………… (40)	大补黄芪汤 …………… (44)
土喜温燥 …………… (38)	大山楂丸 …………… (41)	大青龙汤 …………… (44)
下元亏损 …………… (38)	大巨 …………… (41)	大青叶 …………… (44)
下元不固 …………… (38)	大气 …………… (41)	大杼 …………… (44)
下元虚惫 …………… (38)	大气入脏 …………… (41)	大枣 …………… (44)
下巨虚 …………… (38)	大风 …………… (41)	大金花丸 …………… (44)
下牙床骨 …………… (38)	大风子 …………… (41)	大周天 …………… (44)
下气 …………… (38)	大方脉 …………… (41)	大泻刺 …………… (45)

三画

大定风珠 …… (45)	大筋 …… (48)	上取 …… (52)
大实有羸状 …… (45)	大腘 …… (48)	上实下虚 …… (52)
大建中汤 …… (45)	大敦 …… (48)	上星 …… (52)
大承气汤 …… (45)	大寒 …… (49)	上胞下垂 …… (52)
大经 …… (45)	大蒜 …… (49)	上损及下 …… (52)
大骨 …… (45)	大蓟 …… (49)	上热下寒 …… (52)
大骨空 …… (45)	大腹 …… (49)	上病下取 …… (52)
大骨枯槁 …… (45)	大腹皮 …… (49)	上消 …… (53)
大钟 …… (45)	大腹痛 …… (49)	上窍 …… (53)
大便 …… (45)	大腿痛 …… (49)	上虚下实 …… (53)
大便不通 …… (45)	大赫 …… (49)	上脘 …… (53)
大便秘结 …… (45)	大横 …… (49)	上竟上 …… (53)
大顺散 …… (46)	大橘皮汤 …… (49)	上厥下竭 …… (53)
大脉 …… (46)	万氏女科 …… (49)	上焦 …… (53)
大活络丹 …… (46)	万氏医贯 …… (49)	上焦主纳 …… (53)
大络 …… (46)	万氏济世良方 …… (49)	上焦如雾 …… (53)
大秦艽汤 …… (46)	万氏家传保命歌括 …… (49)	上寒下热 …… (53)
大都 …… (46)	万氏喉科秘书 …… (50)	上腭穴 …… (53)
大柴胡汤 …… (46)	万全 …… (50)	上廉 …… (53)
大铁箍散 …… (46)	万全丸 …… (50)	上廉泉 …… (53)
大造丸 …… (46)	万应丸 …… (50)	上髎 …… (53)
大陵 …… (46)	万应锭 …… (50)	口 …… (54)
大陷胸汤 …… (47)	万灵散 …… (50)	口干 …… (54)
大黄 …… (47)	万金膏 …… (50)	口下黄肥疮 …… (54)
大黄甘草汤 …… (47)	万病丸 …… (50)	口不能言 …… (54)
大黄甘遂汤 …… (47)	万病回春 …… (50)	口气 …… (54)
大黄当归散 …… (47)	寸口 …… (51)	口甘 …… (54)
大黄牡丹汤 …… (47)	寸白虫病 …… (51)	口形六态 …… (54)
大黄附子汤 …… (47)	寸关尺 …… (51)	口角疮 …… (54)
大黄黄连泻心汤 …… (47)	寸金散 …… (51)	口角流涎 …… (54)
大黄硝石汤 …… (47)	上巨虚 …… (51)	口辛 …… (54)
大黄䗪虫丸 …… (47)	上见 …… (51)	口苦 …… (54)
大营煎 …… (47)	上气 …… (51)	口软 …… (54)
大雪 …… (47)	上气不足 …… (51)	口齿类要 …… (54)
大眦 …… (47)	上气鸣息 …… (51)	口齿疳 …… (54)
大趾 …… (47)	上丹田 …… (51)	口咸 …… (55)
大麻仁丸 …… (48)	上行隆 …… (51)	口疮 …… (55)
大麻风 …… (48)	上行隆病 …… (51)	口臭 …… (55)
大续命汤 …… (48)	上行赫依 …… (51)	口疳 …… (55)
大戟 …… (48)	上关 …… (51)	口眼㖞斜 …… (55)
大椎 …… (48)	上池杂说 …… (51)	口甜 …… (55)
大槌骨 …… (48)	上医本草 …… (52)	口淡 …… (55)
大槌骨伤 …… (48)	上迎香 …… (52)	口酸 …… (55)
大厥 …… (48)	上附上 …… (52)	口蕈 …… (55)
大暑 …… (48)	上者右行 …… (52)	口糜 …… (55)

山羊角 …………… (55)	卫生易简方 ………… (60)	小儿推拿 …………… (65)
山豆根 …………… (55)	卫生宝鉴 …………… (60)	小儿推拿广义 ……… (65)
山茱萸 …………… (55)	卫生家宝方 ………… (60)	小儿推拿方脉活婴秘旨全书
山药 ……………… (56)	卫生家宝产科备要 … (60)	…………………… (65)
山楂 ……………… (56)	卫生鸿宝 …………… (60)	小儿推拿辑要 ……… (65)
山楂根 …………… (56)	卫在脉外 …………… (61)	小儿痘疹方论 ……… (65)
山慈菇 …………… (56)	卫汛 ………………… (61)	小儿剳目 …………… (65)
千万舍利 ………… (56)	卫济宝书 …………… (61)	小儿察色法 ………… (65)
千年健 …………… (56)	卫营同病 …………… (61)	小三关 ……………… (66)
千里光 …………… (56)	也是山人医案 ……… (61)	小中风 ……………… (66)
千金子 …………… (56)	女子胞 ……………… (61)	小牛黄丸 …………… (66)
千金方衍义 ……… (56)	女子梦交 …………… (61)	小乌沉汤 …………… (66)
千金托里散 ……… (56)	女贞子 ……………… (61)	小方脉 ……………… (66)
千金宝要 ………… (57)	女劳复 ……………… (61)	小户 ………………… (66)
千金保童丸 ……… (57)	女劳疸 ……………… (61)	小户嫁痛 …………… (66)
千金翼方 ………… (57)	女金丹 ……………… (61)	小心 ………………… (66)
千缗汤 …………… (57)	女科万金方 ………… (62)	小半夏汤 …………… (66)
乞力伽散 ………… (57)	女科百问 …………… (62)	小夺命散 …………… (66)
川贝母 …………… (57)	女科产后编 ………… (62)	小产 ………………… (66)
川牛膝 …………… (57)	女科证治准绳 ……… (62)	小麦 ………………… (67)
川乌头 …………… (57)	女科经纶 …………… (62)	小针 ………………… (67)
川芎 ……………… (57)	女科指掌 …………… (62)	小肠 ………………… (67)
川芎茶调散 ……… (58)	女科撮要 …………… (62)	小肠气 ……………… (67)
川楝子 …………… (58)	飞门 ………………… (62)	小肠俞 ……………… (67)
久泻 ……………… (58)	飞扬 ………………… (62)	小肠痈 ……………… (67)
久热伤阴 ………… (58)	飞扬喉 ……………… (62)	小青龙汤 …………… (67)
久痢 ……………… (58)	飞阳之脉 …………… (63)	小抱龙丸 …………… (67)
久瘖 ……………… (58)	飞法 ………………… (63)	小金丹 ……………… (67)
丸剂 ……………… (58)	飞经走气 …………… (63)	小周天 ……………… (67)
广肠 ……………… (58)	飞廉 ………………… (63)	小定风珠 …………… (68)
广惠司 …………… (58)	小儿卫生总微论 …… (63)	小建中汤 …………… (68)
广嗣全诀 ………… (58)	小儿止嗽金丹 ……… (63)	小承气汤 …………… (68)
广嗣纪要 ………… (59)	小儿百寿丹 ………… (63)	小茴香 ……………… (68)
广瘟疫论 ………… (59)	小儿至宝丹 ………… (63)	小品方 ……………… (68)
亡阳 ……………… (59)	小儿回春丹 ………… (63)	小骨空 ……………… (68)
亡阴 ……………… (59)	小儿舌膜 …………… (64)	小便不利 …………… (68)
门户 ……………… (59)	小儿听声法 ………… (64)	小便不禁 …………… (68)
尸厥 ……………… (59)	小儿金丹 …………… (64)	小便不通 …………… (68)
己椒苈黄丸 ……… (59)	小儿药证直诀 ……… (64)	小便多 ……………… (68)
巳亥主木 ………… (59)	小儿指纹 …………… (64)	小便赤涩 …………… (68)
卫 ………………… (59)	小儿脉法 …………… (64)	小便余沥 …………… (69)
卫气 ……………… (59)	小儿紧唇 …………… (65)	小便涩痛 …………… (69)
卫气同病 ………… (60)	小儿疳眼 …………… (65)	小便黄赤 …………… (69)
卫气营血辨证 …… (60)	小儿病原方论 ……… (65)	小便频数 …………… (69)
卫分证 …………… (60)	小儿通睛 …………… (65)	小眉刀 ……………… (69)

小结胸 …………………… (69)	子母痔 …………………… (72)	王显 …………………… (77)
小柴胡汤 ………………… (69)	子死腹中 ………………… (72)	王勋 …………………… (77)
小海 ……………………… (69)	子肿 ……………………… (73)	王烂疮 ………………… (77)
小陷胸汤 ………………… (69)	子宫穴 …………………… (73)	王室养生保健全书 ……… (77)
小营煎 …………………… (69)	子痫 ……………………… (73)	王逊 …………………… (78)
小续命汤 ………………… (69)	子烦 ……………………… (73)	王泰林 ………………… (78)
小暑 ……………………… (69)	子悬 ……………………… (73)	王翃 …………………… (78)
小寒 ……………………… (69)	子盗母气 ………………… (73)	王衮 …………………… (78)
小蓟 ……………………… (69)	子淋 ……………………… (73)	王拳 …………………… (78)
小蓟饮子 ………………… (69)	子啼 ……………………… (73)	王继先 ………………… (78)
小腹痛 …………………… (69)	子瘖 ……………………… (74)	王焘 …………………… (78)
马口 ……………………… (70)	子痰 ……………………… (74)	王硕 …………………… (78)
马牙 ……………………… (70)	子满 ……………………… (74)	王惟一 ………………… (78)
马丹阳天星十二穴 ……… (70)	子嗽 ……………………… (74)	王清任 ………………… (78)
马兰 ……………………… (70)	子瘖 ……………………… (74)	王维德 ………………… (79)
马志 ……………………… (70)		王琦 …………………… (79)
马良伯 …………………… (70)	**四 画**	王朝弼 ………………… (79)
马尾连 …………………… (70)	丰隆 ……………………… (74)	王瑞伯 ………………… (79)
马齿苋 …………………… (70)	王一仁 …………………… (74)	王锡鑫 ………………… (79)
马宗素 …………………… (70)	王九思 …………………… (74)	王璆 …………………… (79)
马勃 ……………………… (70)	王九峰医案 ……………… (74)	王德森 ………………… (79)
马疥 ……………………… (70)	王士雄 …………………… (75)	王履 …………………… (79)
马莳 ……………………… (70)	王之政 …………………… (75)	王燕昌 ………………… (79)
马钱子 …………………… (71)	王开 ……………………… (75)	王馥原 ………………… (79)
马俶 ……………………… (71)	王不留行 ………………… (75)	井穴 …………………… (80)
马培之外科医案 ………… (71)	王介 ……………………… (75)	井疽 …………………… (80)
马桶癣 …………………… (71)	王氏医存 ………………… (75)	开天门 ………………… (80)
马兜铃 …………………… (71)	王氏医案 ………………… (75)	开郁种玉汤 …………… (80)
马脾风 …………………… (71)	王氏医案绎注 …………… (75)	开骨散 ………………… (80)
马脾风似痫 ……………… (71)	王丹 ……………………… (75)	开胸顺气丸 …………… (80)
马蔺子 …………………… (71)	王文洁 …………………… (75)	开阖补泻 ……………… (80)
马蹄金 …………………… (71)	王东野 …………………… (75)	天人性命整体观 ……… (80)
马蟥咬伤 ………………… (71)	王执中 …………………… (75)	天下第一金疮药 ……… (80)
马鞭草 …………………… (71)	王旭高医书六种 ………… (76)	天门冬 ………………… (80)
子门 ……………………… (72)	王旭高临证医案 ………… (76)	天王补心丹 …………… (80)
子之系 …………………… (72)	王冰 ……………………… (76)	天井 …………………… (80)
子午捣臼 ………………… (72)	王好古 …………………… (76)	天元玉册 ……………… (81)
子午流注 ………………… (72)	王克明 …………………… (76)	天牛 …………………… (81)
子午流注针经 …………… (72)	王怀隐 …………………… (76)	天仙子 ………………… (81)
子午寅申主火 …………… (72)	王宏翰 …………………… (76)	天仙藤 ………………… (81)
子气 ……………………… (72)	王纶 ……………………… (76)	天台乌药散 …………… (81)
子户 ……………………… (72)	王叔和 …………………… (77)	天地气交 ……………… (81)
子户旁生肿块 …………… (72)	王叔和脉诀 ……………… (77)	天机 …………………… (81)
子母 ……………………… (72)	王肯堂 …………………… (77)	天行赤眼 ……………… (81)
子母补泻法 ……………… (72)	王学权 …………………… (77)	天行赤眼暴翳 ………… (81)

天名精 (81)	元气 (85)	五十营 (89)
天冲 (81)	元阳 (85)	五之气 (89)
天池 (82)	元阴 (85)	五子衍宗丸 (89)
天花粉 (82)	元好问 (86)	五元学说 (89)
天花精言 (82)	元希声 (86)	五不女 (89)
天时 (82)	元胡索散 (86)	五不足 (90)
天枢 (82)	元颜 (86)	五气 (90)
天竺黄 (82)	韦慈藏 (86)	五仁丸 (90)
天府 (82)	云门 (86)	五化 (90)
天宝本草 (82)	云母 (86)	五风变内障 (90)
天宗 (82)	云岐子论经络迎随补泻法	五心烦热 (90)
天南星 (82)	(86)	五甘露 (90)
天柱 (82)	云岐子保命集论类要 (86)	五节刺 (90)
天柱骨折 (83)	云岐子脉诀 (86)	五处 (90)
天柱疽 (83)	云林神彀 (86)	五汁饮 (90)
天钩 (83)	云南白药 (86)	五加皮 (91)
天钩似痫 (83)	云香十味散 (87)	五加皮酒 (91)
天泉 (83)	云雾移睛 (87)	五皮饮 (91)
天突 (83)	云翳 (87)	五皮散 (91)
天癸 (83)	木火刑金 (87)	五发 (91)
天癸水至 (83)	木瓜 (87)	五有余 (91)
天疱疮 (83)	木瓜丸 (87)	五夺 (91)
天容 (83)	木耳 (87)	五邪 (91)
天蛇毒 (83)	木舌 (87)	五邪刺 (92)
天符 (83)	木防己 (87)	五行 (92)
天麻 (84)	木防己汤 (87)	五色 (92)
天麻丸 (84)	木运 (87)	五色主病 (92)
天麻钩藤饮 (84)	木运临卯 (87)	五色命脏 (92)
天髎 (84)	木芙蓉叶 (88)	五色带下 (93)
天葵子 (84)	木克土 (88)	五并 (93)
天鼎 (84)	木位 (88)	五形志 (93)
天窗 (84)	木郁化火 (88)	五运六气 (93)
天溪 (84)	木郁达之 (88)	五走 (93)
天牖 (84)	木香 (88)	五志 (93)
天髎 (84)	木香化滞散 (88)	五声 (93)
无为法 (85)	木香导滞丸 (88)	五劳 (94)
无犯胃气 (85)	木香顺气散 (88)	五劳所伤 (94)
无头疽 (85)	木贼 (88)	五更泄 (94)
无花果 (85)	木疳 (88)	五步推运 (94)
无极丹 (85)	木通 (89)	五里 (94)
无谷道 (85)	木喜条达 (89)	五乱 (94)
无胃则死 (85)	木槿皮 (89)	五体 (94)
无辜疳 (85)	木蝴蝶 (89)	五位 (94)
无痛进针器 (85)	木鳖子 (89)	五谷 (94)
无瘢痕灸 (85)	五十动 (89)	五灵脂 (94)

五迟 …………………… (94)	五脏所藏 …………… (99)	太子参 ……………… (102)
五苓散 ………………… (94)	五脏相关 …………… (99)	太少相生 …………… (102)
五刺 …………………… (94)	五脏痫 ……………… (99)	太仓丸 ……………… (102)
五态 …………………… (95)	五疳 ………………… (99)	太平圣惠方 ………… (102)
五轮 …………………… (95)	五病 ………………… (99)	太平惠民局 ………… (102)
五软 …………………… (95)	五疸 ………………… (99)	太平惠民和剂局方 … (102)
五虎丹 ………………… (95)	五畜 ………………… (99)	太白 ………………… (103)
五虎汤 ………………… (95)	五陷恶候 …………… (99)	太冲 ………………… (103)
五果 …………………… (95)	五菜 ………………… (99)	太冲脉 ……………… (103)
五味 …………………… (95)	五虚 ………………… (99)	太阳 ………………… (103)
五味子 ………………… (95)	五痔 ………………… (99)	太阳人 ……………… (103)
五味子散 ……………… (95)	五淋 ………………… (99)	太阳人内触小肠病 … (103)
五味甘露汤药浴疗法 … (95)	五淋散 ……………… (99)	太阳人外感腰背病 … (103)
五味甘露浴 …………… (96)	五液 ………………… (99)	太阳人肝受热里热病 … (103)
五味红耳鼠粪汤 ……… (96)	五禽戏 ……………… (100)	太阳少阳合病 ……… (103)
五味所伤 ……………… (96)	五善 ………………… (100)	太阳少阳并病 ……… (103)
五味铁屑汤散 ………… (96)	五输穴 ……………… (100)	太阳中风 …………… (103)
五味消毒饮 …………… (96)	五输配穴法 ………… (100)	太阳头痛 …………… (103)
五使 …………………… (96)	五源 ………………… (100)	太阳伤寒 …………… (103)
五变 …………………… (96)	五精 ………………… (100)	太阳阳明合病 ……… (103)
五变刺 ………………… (96)	五缩恶候 …………… (100)	太阳经病 …………… (104)
五府 …………………… (96)	五磨饮子 …………… (100)	太阳病 ……………… (104)
五宜 …………………… (97)	五瘿 ………………… (100)	太阳痉 ……………… (104)
五官 …………………… (97)	支正 ………………… (100)	太阳腑病 …………… (104)
五实 …………………… (97)	支节烦疼 …………… (100)	太阴人 ……………… (104)
五种疗法 ……………… (97)	支饮 ………………… (100)	太阴人胃脘受寒表寒病
五胜 …………………… (97)	支沟 ………………… (100)	…………………… (104)
五脉 …………………… (97)	支秉中 ……………… (101)	太阴经病 …………… (104)
五疫 …………………… (97)	支法存 ……………… (101)	太阴脏病 …………… (104)
五音 …………………… (97)	支配器官 …………… (101)	太阴病 ……………… (104)
五音建运 ……………… (97)	不内外因 …………… (101)	太极拳 ……………… (104)
五逆 …………………… (97)	不孕 ………………… (101)	太医局诸科程文 …… (104)
五神 …………………… (97)	不更衣 ……………… (101)	太医院 ……………… (104)
五绝 …………………… (98)	不知医必要 ………… (101)	太医署 ……………… (105)
五紧恶候 ……………… (98)	不换金正气散 ……… (101)	太素脉秘诀 ………… (105)
五积 …………………… (98)	不容 ………………… (101)	太息 ………………… (105)
五积散 ………………… (98)	不能食 ……………… (101)	太渊 ………………… (105)
五倍子 ………………… (98)	不得卧 ……………… (101)	太溪 ………………… (105)
五脏 …………………… (98)	不得眠 ……………… (101)	历节风 ……………… (105)
五脏化液 ……………… (98)	不得偃卧 …………… (101)	尤怡 ………………… (105)
五脏六腑之海 ………… (98)	不寐 ………………… (102)	尤乘 ………………… (105)
五脏六腑图说 ………… (98)	不谢方 ……………… (102)	车前子 ……………… (105)
五脏苦欲补泻 ………… (98)	太乙 ………………… (102)	巨针 ………………… (106)
五脏所主 ……………… (99)	太乙天符 …………… (102)	巨针疗法 …………… (106)
五脏所恶 ……………… (99)	太乙神针 …………… (102)	巨刺 ………………… (106)

巨骨 (106)	少商 (110)	中国分省医籍考 (113)
巨阙 (106)	少腹拘急 (110)	中国医学人名志 (113)
巨髎 (106)	少腹胀 (110)	中国医学大成 (113)
戈维城 (106)	少腹急结 (110)	中国医学大词典 (113)
切诊 (106)	少腹逐瘀汤 (110)	中国医学源流论 (114)
切脉 (106)	少腹疝 (110)	中国医籍考 (114)
牙 (106)	少腹痛 (110)	中国针灸学 (114)
牙叉发 (106)	少腹满 (110)	中国制药学 (114)
牙关紧急 (107)	少精 (110)	中国药用植物图鉴 (114)
牙疔 (107)	日月 (110)	中国药学大辞典 (114)
牙宣 (107)	日光灸 (110)	中府 (114)
牙疳 (107)	日华子 (110)	中注 (114)
牙痈 (107)	日华子诸家本草 (110)	中经 (114)
牙痛 (107)	日晒疮 (110)	中封 (114)
牙痛穴 (107)	日晡发热 (111)	中草药 (114)
牙龈痛 (107)	中气 (111)	中药大辞典 (114)
瓦松 (107)	中气下陷 (111)	中药志 (115)
瓦楞子 (107)	中气不足 (111)	中药材手册 (115)
止观 (108)	中风 (111)	中药毒 (115)
止法 (108)	中风闭证 (111)	中药研究文献摘要 (115)
止泻穴 (108)	中风论 (111)	中药炮制经验集成 (115)
止痛托里散 (108)	中风脱证 (111)	中药炮炙经验介绍 (115)
止嗽散 (108)	中风斠诠 (111)	中指同身寸 (115)
少气 (108)	中丹田 (111)	中庭 (115)
少火 (108)	中火 (111)	中络 (115)
少冲 (108)	中水 (111)	中都 (116)
少阳 (108)	中正之官 (111)	中恶 (116)
少阳人 (108)	中外卫生要旨 (112)	中热 (116)
少阳人胃受热里热病 (108)	中西汇参医学图说 (112)	中脏 (116)
少阳人脾受寒表寒病 (108)	中西汇参铜人图说 (112)	中消 (116)
少阳头痛 (109)	中西汇通医书五种 (112)	中脘 (116)
少阳症 (109)	中西汇通医经精义 (112)	中脘痛 (116)
少阳病 (109)	中西医汇通派 (112)	中渚 (116)
少阳厥 (109)	中西医粹 (112)	中渎 (116)
少阴 (109)	中血脉 (112)	中渎之腑 (116)
少阴人 (109)	中冲 (112)	中暑 (116)
少阴人肾受热表热病 (109)	中阳 (112)	中焦 (116)
少阴人胃受寒里寒病 (109)	中阳不振 (112)	中焦如沤 (116)
少阴头痛 (109)	中运 (113)	中腑 (116)
少阴症 (109)	中极 (113)	中魁 (117)
少阴病 (109)	中医人物辞典 (113)	中满分消丸 (117)
少阴厥 (109)	中医大辞典 (113)	中满者泻于之内 (117)
少府 (109)	中医学概论 (113)	中膂俞 (117)
少泽 (109)	中枢 (113)	中精之府 (117)
少海 (110)	中刺激 (113)	中藏经 (117)

词条	页码	词条	页码	词条	页码
中髎	(117)	内照法	(121)	气至病所	(126)
贝母瓜蒌散	(117)	内障	(121)	气血亏损滑胎	(126)
内太冲	(117)	内燥	(121)	气血失调	(126)
内气	(117)	牛皮癣	(121)	气血两燔	(126)
内丹	(117)	牛乳	(121)	气血虚弱痛经	(126)
内风	(117)	牛胆	(122)	气血痰食辨证	(126)
内外功图说辑要	(117)	牛黄	(122)	气会	(126)
内外伤辨惑论	(118)	牛黄十三味散	(122)	气闭	(126)
内外痔	(118)	牛黄上清丸	(122)	气关	(126)
内外踝伤	(118)	牛黄生肌散	(122)	气壮痔	(126)
内发丹毒	(118)	牛黄夺命散	(122)	气冲	(126)
内托生肌散	(118)	牛黄抱龙丸	(122)	气阴两虚	(127)
内托黄芪散	(118)	牛黄定志丸	(122)	气极	(127)
内至阴	(118)	牛黄承气汤	(122)	气沉丹田	(127)
内因	(118)	牛黄清心丸	(122)	气郁	(127)
内伤	(118)	牛黄解毒丸	(123)	气郁经闭	(127)
内伤饮食瘥	(118)	牛黄镇惊丸	(123)	气郁崩漏	(127)
内关	(118)	牛程蹇	(123)	气轮	(127)
内吹	(119)	牛蒡子	(123)	气味	(127)
内迎香	(119)	牛蒡解肌汤	(123)	气味阴阳	(127)
内补丸	(119)	牛膝	(123)	气质	(127)
内肾	(119)	午时茶	(123)	气质失调性疾病	(127)
内钓	(119)	毛世洪	(123)	气质学说	(127)
内钓似痫	(119)	毛冬青	(123)	气舍	(127)
内视	(119)	毛诃子	(123)	气促	(128)
内经十二脉	(119)	毛刺	(123)	气逆	(128)
内经方集释	(119)	毛拔	(124)	气海	(128)
内经知要	(119)	毛茛	(124)	气海俞	(128)
内经药瀹	(119)	毛茛灸	(124)	气陷泄泻	(128)
内经拾遗方论	(119)	毛祥麟	(124)	气营两燔	(128)
内经类编	(120)	毛瓣绿绒蒿	(124)	气虚	(128)
内经博议	(120)	气	(124)	气虚不摄	(128)
内经辑要	(120)	气（空气、风）	(124)	气虚月经过多	(128)
内急外弛	(120)	气化	(124)	气虚则寒	(128)
内庭	(120)	气化不利	(125)	气虚自汗	(129)
内养功	(120)	气分证	(125)	气虚劳复	(129)
内损	(120)	气为血帅	(125)	气虚身热	(129)
内脏	(120)	气户	(125)	气虚经行先期	(129)
内消丸	(120)	气功	(125)	气虚崩漏	(129)
内陷	(120)	气功推拿	(125)	气眼	(129)
内眦	(120)	气立	(125)	气痔	(129)
内痔	(120)	气穴	(125)	气淋	(129)
内景	(121)	气机	(125)	气随血脱	(129)
内寒	(121)	气机不利	(125)	气厥	(129)
内睛明	(121)	气有余便是火	(125)	气喘	(129)

气街 …………………… (129)	手足发胠 …………… (133)	仁术便览 …………… (137)
气痛 …………………… (130)	手足多汗 …………… (133)	仁斋小儿方论 ……… (137)
气滞 …………………… (130)	手足汗 ……………… (134)	仁斋直指 …………… (137)
气滞经行后期 ………… (130)	手足软 ……………… (134)	片玉心书 …………… (137)
气滞痛经 ……………… (130)	手足逆冷 …………… (134)	片玉痘疹 …………… (137)
气鼓 …………………… (130)	手足逆胪 …………… (134)	片剂 ………………… (137)
气障 …………………… (130)	手足烦热 …………… (134)	仆击 ………………… (138)
气瘤 …………………… (130)	手足麻木 …………… (134)	仆参 ………………… (138)
气瘿 …………………… (130)	手足厥冷 …………… (134)	化风 ………………… (138)
手三阳经 ……………… (130)	手足厥逆 …………… (134)	化火 ………………… (138)
手三阴经 ……………… (130)	手足寒 ……………… (134)	化虫丸 ……………… (138)
手三里 ………………… (130)	手足缓弱 …………… (134)	化血丹 ……………… (138)
手五里 ………………… (131)	手针疗法 …………… (134)	化热 ………………… (138)
手太阳之筋 …………… (131)	手针麻醉 …………… (134)	化脓灸 ……………… (138)
手太阳小肠经 ………… (131)	手拈散 ……………… (134)	化斑汤 ……………… (138)
手太阳经别 …………… (131)	手法运针 …………… (134)	化源 ………………… (138)
手太阳经病 …………… (131)	手指脱骱 …………… (134)	化橘红 ……………… (138)
手太阳络脉 …………… (131)	手指麻木 …………… (134)	化瘿丹 ……………… (139)
手太阴之筋 …………… (131)	手拳 ………………… (135)	化燥 ………………… (139)
手太阴气绝 …………… (131)	手厥阴心包络经 …… (135)	化癥回生丹 ………… (139)
手太阴心痛 …………… (131)	手厥阴经别 ………… (135)	爪切押手法 ………… (139)
手太阴肺经 …………… (131)	手厥阴经病 ………… (135)	反关脉 ……………… (139)
手太阴经别 …………… (131)	手厥阴络脉 ………… (135)	反关痘 ……………… (139)
手太阴经病 …………… (131)	手掌根出臼 ………… (135)	反治 ………………… (139)
手太阴络脉 …………… (132)	手腕骨脱 …………… (135)	反胃 ………………… (139)
手少阳三焦经 ………… (132)	手臂出臼 …………… (135)	分肉 ………………… (139)
手少阳之筋 …………… (132)	升阳除湿汤 ………… (135)	分刺 ………………… (139)
手少阳经别 …………… (132)	升阳益胃汤 ………… (135)	分部 ………………… (139)
手少阳经病 …………… (132)	升阳散火汤 ………… (135)	分娩 ………………… (140)
手少阳络脉 …………… (132)	升降失常 …………… (136)	分推法 ……………… (140)
手少阴之筋 …………… (132)	升降汤 ……………… (136)	分清饮 ……………… (140)
手少阴气绝 …………… (132)	升降浮沉 …………… (136)	分筋 ………………… (140)
手少阴心经 …………… (132)	升降散 ……………… (136)	公孙 ………………… (140)
手少阴经别 …………… (132)	升陷汤 ……………… (136)	仓廪之本 …………… (140)
手少阴经病 …………… (132)	升麻 ………………… (136)	仓廪之官 …………… (140)
手少阴络脉 …………… (133)	升麻葛根汤 ………… (136)	仓廪散 ……………… (140)
手心主之筋 …………… (133)	夭疽 ………………… (136)	月王药诊 …………… (140)
手发背 ………………… (133)	长针 ………………… (136)	月华丸 ……………… (140)
手阳明大肠经 ………… (133)	长沙方歌括 ………… (136)	月季花 ……………… (140)
手阳明之筋 …………… (133)	长沙药解 …………… (136)	月经 ………………… (140)
手阳明经别 …………… (133)	长春花 ……………… (137)	月经不调 …………… (141)
手阳明经脉 …………… (133)	长脉 ………………… (137)	月经过少 …………… (141)
手阳明经病 …………… (133)	长桑君 ……………… (137)	月经过多 …………… (141)
手足不仁 ……………… (133)	长蛇灸 ……………… (137)	勿听子俗解八十一难经
手足心热 ……………… (133)	长强 ………………… (137)	……………………… (141)

四画

勿药元诠 …………… (141)	丹参 ……………… (144)	六妙法 …………… (149)
风 ………………… (141)	丹参饮 …………… (145)	六郁 ……………… (149)
风门 ……………… (141)	丹毒 ……………… (145)	六味 ……………… (149)
风气内动 ………… (141)	丹痧 ……………… (145)	六味地黄丸 ……… (149)
风为百病之长 …… (141)	丹溪心法 ………… (145)	六和汤 …………… (149)
风水 ……………… (141)	丹溪心法附余 …… (145)	六经 ……………… (149)
风市 ……………… (142)	丹溪先生医书纂要 … (145)	六经伤寒辨正 …… (149)
风关 ……………… (142)	丹溪治法心要 …… (145)	六经病 …………… (150)
风池 ……………… (142)	匀气散 …………… (145)	六经厥 …………… (150)
风赤疮痍 ………… (142)	乌贝散 …………… (145)	六经提纲 ………… (150)
风轮 ……………… (142)	乌风内障 ………… (145)	六经辨证 ………… (150)
风轮赤豆 ………… (142)	乌巴丸 …………… (146)	六神丸 …………… (150)
风府 ……………… (142)	乌头汤 …………… (146)	六神汤 …………… (150)
风牵㖞斜 ………… (142)	乌头类中毒 ……… (146)	六脏 ……………… (150)
风牵睑出 ………… (142)	乌头桂枝汤 ……… (146)	六基症 …………… (150)
风胜则动 ………… (142)	乌头煎 …………… (146)	六淫 ……………… (150)
风热犯肺 ………… (142)	乌沉汤 …………… (146)	六腑 ……………… (150)
风热头痛 ………… (142)	乌鸡丸 …………… (146)	六腑以通为用 …… (150)
风热乳蛾 ………… (143)	乌药 ……………… (146)	六醴斋医书十种 … (150)
风热疮 …………… (143)	乌药顺气汤 ……… (146)	文彦博 …………… (151)
风热喉痹 ………… (143)	乌药顺气散 ……… (147)	文堂集验方 ……… (151)
风热感冒 ………… (143)	乌骨鸡 …………… (147)	文蛤汤 …………… (151)
风疹 ……………… (143)	乌倍散 …………… (147)	文蛤散 …………… (151)
风痒 ……………… (143)	乌梢蛇 …………… (147)	亢害承制 ………… (151)
风惊 ……………… (143)	乌梅 ……………… (147)	方广 ……………… (151)
风痨臌膈四大证治 … (143)	乌梅丸 …………… (147)	方仁渊 …………… (151)
风湿 ……………… (143)	乌蛇胆 …………… (147)	方氏脉症正宗 …… (151)
风湿头痛 ………… (143)	乌痧惊风 ………… (147)	方以智 …………… (151)
风湿痹 …………… (143)	凤仙花 …………… (147)	方有执 …………… (151)
风温 ……………… (143)	凤仙根 …………… (147)	方如川 …………… (152)
风温痉 …………… (143)	凤凰十三味丸 …… (148)	方谷 ……………… (152)
风寒头痛 ………… (144)	凤凰五味丸 ……… (148)	方贤 ……………… (152)
风寒束肺 ………… (144)	凤凰衣 …………… (148)	方剂 ……………… (152)
风寒咳嗽 ………… (144)	凤凰展翅 ………… (148)	方剂学 …………… (152)
风寒喘逆 ………… (144)	六一散 …………… (148)	方隅 ……………… (152)
风寒湿痹 ………… (144)	六不治 …………… (148)	火 ………………… (152)
风寒感冒 ………… (144)	六气 ……………… (148)	火邪 ……………… (152)
风寒腰痛 ………… (144)	六气感证要义 …… (148)	火邪头痛 ………… (152)
风痱 ……………… (144)	六节 ……………… (148)	火邪经闭 ………… (152)
风痹 ……………… (144)	六因条辨 ………… (148)	火针 ……………… (153)
风痰头痛 ………… (144)	六合 ……………… (148)	火针疗法 ………… (153)
风痰眩晕 ………… (144)	六合定中丸 ……… (149)	火郁 ……………… (153)
丹田 ……………… (144)	六字诀 …………… (149)	火郁发之 ………… (153)
丹台玉案 ………… (144)	六译馆医学丛书 … (149)	火性炎上 ………… (153)
丹剂 ……………… (144)	六君子汤 ………… (149)	火泄 ……………… (153)

火珠疮 (153)	心痈 (157)	水飞蓟 (160)
火候 (153)	心窍 (157)	水不涵木 (160)
火疳 (153)	心虚自汗 (157)	水牛角 (161)
火烧疮 (153)	心常有余 (157)	水气凌心 (161)
火陷 (154)	心移热于小肠 (157)	水分 (161)
火麻仁 (154)	心㾆 (157)	水仙根 (161)
火癍疮 (154)	心悸 (157)	水仙膏 (161)
火罐 (154)	心脾两虚 (158)	水团花 (161)
斗门散 (154)	心痛 (158)	水红花子 (161)
计楠 (154)	心痛彻背 (158)	水苋菜 (161)
心 (154)	心痹 (158)	水芹 (161)
心下支结 (154)	心漏 (158)	水苏 (161)
心下否痛 (154)	尺泽 (158)	水杨梅 (161)
心下悸 (154)	引气 (158)	水针疗法 (162)
心下痞 (154)	引手 (158)	水沟 (162)
心下痞硬 (154)	引针 (158)	水陆二仙丹 (162)
心下痞满 (155)	引经报使 (158)	水苦荬 (162)
心中懊憹 (155)	引经证医 (158)	水轮 (162)
心气盛 (155)	引痘略 (158)	水肿 (162)
心气虚 (155)	巴达干 (158)	水剂 (162)
心火亢盛 (155)	巴达干型体质 (158)	水疝 (162)
心印绀珠经 (155)	巴达干病 (159)	水泉 (162)
心包络 (155)	巴豆 (159)	水疥 (162)
心主血脉 (155)	巴豆丸 (159)	水逆 (162)
心主言 (155)	巴豆中毒 (159)	水突 (162)
心主神明 (155)	巴戟天 (159)	水菖蒲 (163)
心动悸 (156)	巴戟散 (159)	水蛇头 (163)
心血虚 (156)	邓苑 (159)	水银十八味丸 (163)
心血瘀阻 (156)	邓旒 (159)	水渍疮 (163)
心合小肠 (156)	双凤展翅 (159)	水蛭 (163)
心汗 (156)	双龙摆尾 (159)	水喘 (163)
心阳虚 (156)	双生 (159)	水痘 (163)
心阴虚 (156)	双胎 (159)	水道 (163)
心系 (156)	双解汤 (159)	水寒射肺 (163)
心肾不交 (156)	双解散 (160)	水鼓 (163)
心肾相交 (156)	孔广福 (160)	水蜈蚣 (163)
心胀 (157)	孔子大圣知枕中方 (160)	水罐 (164)
心疝 (157)	孔以立 (160)	水罐法 (164)
心经咳嗽 (157)	孔穴 (160)	
心俞 (157)	孔志约 (160)	五 画
心热多惊 (157)	孔伯华 (160)	玉门 (164)
心热烦啼 (157)	孔最 (160)	玉女煎 (164)
心热惊啼 (157)	水 (160)	玉竹 (164)
心脏中风 (157)	水亏火旺 (160)	玉米须 (164)
心痹 (157)	水丸 (160)	玉芙蓉 (164)

五画

玉茎 (164)	甘草麻黄汤 (167)	本经疏证 (172)
玉枕 (164)	甘桔汤 (167)	本草 (172)
玉枕关 (164)	甘疳 (168)	本草三家合注 (172)
玉函方 (164)	甘遂 (168)	本草万方针线 (172)
玉函经 (164)	甘遂半夏汤 (168)	本草从新 (172)
玉泉丸 (164)	甘蔗 (168)	本草分经 (172)
玉屏风散 (165)	甘露饮 (168)	本草汇 (172)
玉真散 (165)	甘露消毒丹 (168)	本草汇言 (173)
玉烛汤 (165)	世会 (168)	本草汇纂 (173)
玉堂 (165)	世医 (168)	本草发明 (173)
玉粒分经 (165)	世医得效方 (168)	本草发挥 (173)
玉液 (165)	世补斋医书 (168)	本草权度 (173)
玉液汤 (165)	艾叶 (169)	本草问答 (173)
玉楸药解 (165)	艾尔瓦 (169)	本草求真 (173)
玉翳浮满 (165)	艾条 (169)	本草饮食谱 (173)
玉翳遮睛 (165)	艾条灸 (169)	本草纲目万方类编 (173)
玉簪花 (165)	艾灸疗法 (169)	本草纲目必读 (173)
未成熟热 (165)	艾灸补泻 (169)	本草纲目拾遗 (173)
击仆 (166)	艾附暖宫丸 (169)	本草述 (174)
正气散 (166)	艾纳香 (169)	本草述钩元 (174)
正水 (166)	艾非阿勒 (169)	本草图经 (174)
正邪分争 (166)	艾炷 (169)	本草征要 (174)
正色 (166)	艾炷灸 (169)	本草备要 (174)
正产 (166)	艾绒 (170)	本草诗笺 (174)
正体类要 (166)	古今名医方论 (170)	本草经集注 (174)
正念 (166)	古今名医汇粹 (170)	本草经疏 (175)
正治 (166)	古今医方集成 (170)	本草经疏辑要 (175)
正骨心法要旨 (166)	古今医彻 (170)	本草经解要 (175)
正骨推拿 (166)	古今医言 (170)	本草拾遗 (175)
正容汤 (166)	古今医统大全 (170)	本草思辨录 (175)
正营 (166)	古今医统正脉全书 (170)	本草品汇精要 (175)
正虚邪实 (166)	古今医案按 (170)	本草选 (175)
正常气质 (166)	古今医案按选 (170)	本草便读 (175)
去来心痛 (167)	古今医鉴 (171)	本草衍义 (176)
去针 (167)	古今图书集成·医部全书 (171)	本草类方 (176)
去宛陈莝 (167)	古今录验方 (171)	本草原始 (176)
甘伯宗 (167)	古方八阵 (171)	本草乘雅半偈 (176)
甘松 (167)	古方汇精 (171)	本草通玄 (176)
甘草 (167)	古方新解 (171)	本草崇原 (176)
甘草干姜汤 (167)	古本难经阐注 (171)	本草崇原集说 (176)
甘草干姜茯苓白术汤 (167)	古本康平伤寒论 (171)	本草集要 (176)
甘草小麦大枣汤 (167)	古代疾病名候疏义 (171)	本草蒙筌 (177)
甘草附子汤 (167)	本事方续集 (171)	本草韵语 (177)
甘草泻心汤 (167)	本经便读 (172)	本神 (177)
甘草粉蜜汤 (167)		本脏自病痉 (177)

词条	页码	词条	页码	词条	页码
术数	(177)	右胁痛	(181)	目干涩	(185)
左右配穴法	(177)	布气	(181)	目下纲	(185)
左右偏头风证	(177)	布袋丸	(181)	目下肿	(185)
左归丸	(177)	龙门	(181)	目上纲	(185)
左归饮	(177)	龙沙八家医案	(181)	目飞血	(185)
左肾右命说	(177)	龙齿	(182)	目不瞑	(185)
左金丸	(177)	龙柏	(182)	目中昏	(185)
左胁痛	(178)	龙骨	(182)	目中常早晨昏	(185)
厉兑	(178)	龙胆八味散	(182)	目内陷	(186)
石山医案	(178)	龙胆泻肝汤	(182)	目风	(186)
石门	(178)	龙胆草	(182)	目风赤	(186)
石韦	(178)	龙涎香	(182)	目风肿	(186)
石韦散	(178)	龙虚交战	(182)	目扬	(186)
石见穿	(178)	龙眼肉	(182)	目早晨疼痛	(186)
石水	(178)	龙眼核	(182)	目妄见	(186)
石龙子	(178)	龙葵	(182)	目闭不开	(186)
石龙芮	(178)	平人	(183)	目赤	(186)
石灰	(178)	平尧卿	(183)	目连劄	(186)
石灰水试诊法	(179)	平坐	(183)	目系	(186)
石关	(179)	平肝开郁止血汤	(183)	目沙涩	(186)
石决明	(179)	平补平泻	(183)	目直	(186)
石苇南	(179)	平易方	(183)	目明	(186)
石花	(179)	平胃散	(183)	目肿胀	(186)
石花菜	(179)	平推法	(183)	目昏	(186)
石荠苎	(179)	打扑内伤	(183)	目疡	(187)
石南叶	(179)	打伤	(183)	目盲	(187)
石药尔雅	(179)	打破碗花花	(183)	目视无光	(187)
石室秘录	(179)	东庄医案	(183)	目珠	(187)
石疽	(179)	东医寿世保元	(184)	目珠管	(187)
石菖蒲	(180)	东医宝鉴	(184)	目晕	(187)
石斛	(180)	东松岗哇	(184)	目䀮	(187)
石斛夜光丸	(180)	东垣十书	(184)	目涩	(187)
石淋	(180)	北沙参	(184)	目常日夕昏	(187)
石蒜	(180)	卢万钟	(184)	目眦	(187)
石蛾	(180)	卢之颐	(184)	目眵	(187)
石榴四味散	(180)	卢氏	(184)	目偏视	(187)
石榴皮	(180)	卢和	(184)	目痒	(187)
石榴疽	(180)	卢复	(184)	目痛	(187)
石膏	(180)	卢祖常	(184)	目窗	(188)
石膏汤	(180)	旧德堂医案	(185)	目劄	(188)
石瘕	(181)	归来	(185)	甲子	(188)
石燕	(181)	归经	(185)	甲疽	(188)
石瘿	(181)	归砚录	(185)	申相	(188)
右归丸	(181)	归脾汤	(185)	申脉	(188)
右归饮	(181)	目	(185)	叶大椿	(188)

五画

叶大廉 (188)	四诊抉微 (192)	四腑 (195)
叶天士女科医案 (188)	四诊法 (192)	四缘 (195)
叶天士家传秘诀 (188)	四诊韵语 (192)	四满 (196)
叶氏女科证治 (188)	四君子汤 (192)	四缝 (196)
叶氏医案存真 (188)	四妙丸 (192)	四磨汤 (196)
叶氏录验方 (188)	四妙勇安汤 (192)	生下吐 (196)
叶文龄 (189)	四苓散 (192)	生化汤 (196)
叶志诜 (189)	四味骨碎补汤 (192)	生肌散 (196)
叶劲秋 (189)	四明医案 (192)	生命力 (196)
叶法善 (189)	四物汤 (192)	生草药性备要 (196)
叶选医衡 (189)	四季青 (193)	生药库 (196)
叶桂 (189)	四肢拘急 (193)	生脉散 (196)
叶霖 (189)	四肢麻木 (193)	生胎 (196)
电针机 (189)	四毒 (193)	生姜 (196)
电针疗法 (189)	四科简效方 (193)	生铁落饮 (196)
电针麻醉 (189)	四脉 (193)	失血 (197)
电灸器 (189)	四弯风 (193)	失血发热 (197)
田氏保婴集 (189)	四施 (193)	失血眩晕 (197)
田宗汉 (190)	四闻 (193)	失合症 (197)
田螺 (190)	四逆 (193)	失志 (197)
田螺疱 (190)	四逆汤 (193)	失枕 (197)
史以甲 (190)	四逆散 (193)	失荣 (197)
史国公药酒 (190)	四总穴 (193)	失音 (197)
史载之方 (190)	四神丸 (194)	失音嗽 (197)
史堪 (190)	四神聪 (194)	失神 (197)
冉雪峰 (190)	四根三结 (194)	失笑丸 (198)
冉雪峰医案 (190)	四党与 (194)	失笑散 (198)
四七汤 (190)	四秘体液学说 (194)	失溲 (198)
四大物质 (190)	四脏 (194)	失溺 (198)
四之气 (191)	四部医典 (194)	失精 (198)
四气 (191)	四部医典系列彩色挂图全集 (194)	矢气 (198)
四方木灸 (191)	四部医典蓝琉璃 (195)	禾髎 (198)
四心 (191)	四部总录医药编 (195)	丘墟 (198)
四生丸 (191)	四海 (195)	代指 (198)
四白 (191)	四海类聚方 (195)	代脉 (198)
四圣心源 (191)	四象人论 (195)	代赭石 (198)
四邪恶 (191)	四象方剂 (195)	仙人指路 (198)
四伤 (191)	四象药物 (195)	仙人掌 (198)
四问 (191)	四望 (195)	仙方活命饮 (198)
四关 (191)	四情 (195)	仙传外科集验方 (199)
四花 (191)	四兽饮 (195)	仙茅 (199)
四时病机 (191)	四渎 (195)	仙拈集 (199)
四诊 (192)	四淫 (195)	仙桃草 (199)
四诊心法要诀 (192)	四焦 (195)	仙授理伤续断秘方 (199)
四诊合参 (192)		仙鹤草 (199)

白及 …………… (199)	白前 …………… (204)	外科十三方考 …… (208)
白丸子 ………… (199)	白首乌 ………… (204)	外科大成 ……… (208)
白马骨 ………… (199)	白浊 …………… (204)	外科方外奇方 … (208)
白内障针拨套出术 … (200)	白胶香 ………… (204)	外科心法 ……… (209)
白毛夏枯草 …… (200)	白涩证 ………… (205)	外科心法要诀 … (209)
白毛藤 ………… (200)	白屑风 ………… (205)	外科正宗 ……… (209)
白玉膏 ………… (200)	白通汤 ………… (205)	外科发挥 ……… (209)
白术 …………… (200)	白淫 …………… (205)	外科百效全书 … (209)
白石脂 ………… (200)	白散 …………… (205)	外科传薪集 …… (209)
白疕 …………… (200)	白晶药鉴 ……… (205)	外科证治全书 … (209)
白头翁 ………… (200)	白喉 …………… (205)	外科证治全生集 … (209)
白头翁加甘草阿胶汤 … (201)	白喉全生集 …… (205)	外科启玄 ……… (210)
白头翁汤 ……… (201)	白喉条辨 ……… (205)	外科枢要 ……… (210)
白发 …………… (201)	白喉治法忌表抉微 … (205)	外科图说 ……… (210)
白芍药 ………… (201)	白痢 …………… (205)	外科经验方 …… (210)
白虫病 ………… (201)	白睛 …………… (206)	外科钤 ………… (210)
白虫窠 ………… (201)	白睛青蓝 ……… (206)	外科选要 ……… (210)
白血 …………… (201)	白薇 …………… (206)	外科活人定本 … (210)
白汤 …………… (201)	白鲜皮 ………… (206)	外科真诠 ……… (210)
白芷 …………… (201)	白僵蚕 ………… (206)	外科理例 ……… (210)
白花丹 ………… (201)	白薇 …………… (206)	外科辑要 ……… (210)
白花蛇 ………… (201)	白薇汤 ………… (206)	外科精义 ……… (210)
白花蛇舌草 …… (202)	白薇散 ………… (206)	外科精要 ……… (210)
白芥子 ………… (202)	白癜风 ………… (206)	外候答问 ……… (211)
白芥子灸 ……… (202)	白露 …………… (206)	外痈 …………… (211)
白杨树皮 ……… (202)	白露医法从新 … (206)	外陵 …………… (211)
白豆蔻 ………… (202)	白痞 …………… (207)	外痔 …………… (211)
白秃疮 ………… (202)	瓜蒂 …………… (207)	外景 …………… (211)
白附子 ………… (202)	瓜蒂散 ………… (207)	外湿 …………… (211)
白环俞 ………… (202)	丛桂草堂医案 … (207)	外寒 …………… (211)
白苔 …………… (202)	用药法象 ……… (207)	外寒内热 ……… (211)
白茅根 ………… (202)	用药禁忌书 …… (207)	外感头痛 ……… (211)
白矾 …………… (203)	印机草 ………… (207)	外感泄泻 ……… (211)
白虎历节风 …… (203)	印堂 …………… (207)	外感咳嗽 ……… (212)
白虎汤 ………… (203)	外气 …………… (207)	外感腰痛 ……… (212)
白虎承气汤 …… (203)	外丹 …………… (207)	外障 …………… (212)
白果 …………… (203)	外丘 …………… (207)	外膝眼 ………… (212)
白金丸 ………… (203)	外台秘要 ……… (207)	冬月咳嗽 ……… (212)
白屈菜 ………… (203)	外伤滑胎 ……… (208)	冬瓜皮 ………… (212)
白降丹 ………… (203)	外关 …………… (208)	冬虫夏草 ……… (212)
白带 …………… (203)	外吹 …………… (208)	冬凌草 ………… (212)
白带丸 ………… (204)	外证医案汇编 … (208)	冬葵子 ………… (212)
白药子 ………… (204)	外肾 …………… (208)	冬温 …………… (212)
白脉 …………… (204)	外治寿世方初编 … (208)	鸟啄疮 ………… (212)
白脉病 ………… (204)	外治法 ………… (208)	务中药性 ……… (213)

五画

词条	页码
包一虚	(213)
包三锡	(213)
包如症	(213)
包岩	(213)
包煎	(213)
乐只堂人子须知韵语	(213)
乐疽	(213)
饥不能食	(213)
饥不欲食	(213)
饥伤	(213)
主气	(213)
主运	(214)
主客配穴法	(214)
主靠巴达干	(214)
市隐庐医学杂著	(214)
立马回疔丹	(214)
立迟	(214)
立秋	(214)
玄府	(214)
玄参	(214)
玄精石	(214)
闪挫腰病	(214)
闪腰岔气	(214)
闪罐法	(214)
兰台轨范	(214)
兰茂	(215)
兰室秘藏	(215)
半边头风	(215)
半边莲	(215)
半身不遂	(215)
半身汗	(215)
半身麻木	(215)
半表半里证	(215)
半枝莲	(215)
半刺	(215)
半夏	(215)
半夏白术天麻汤	(216)
半夏泻心汤	(216)
半夏茯苓汤	(216)
半夏厚朴汤	(216)
半夏秫米汤	(216)
半硫丸	(216)
头风	(216)
头风目病	(216)
头风眩晕	(216)
头风摩散	(216)
头目不清利	(216)
头皮痛	(217)
头汗	(217)
头运眼花	(217)
头针疗法	(217)
头软	(217)
头胀	(217)
头项强痛	(217)
头临泣	(217)
头响	(217)
头重	(217)
头眩	(217)
头脑鸣响	(217)
头窍阴	(217)
头偏痛	(217)
头维	(217)
头痛	(218)
头摇	(218)
汇刊经验方	(218)
汉方简义	(218)
汉阳叶氏丛刻医类七种	(218)
宁坤秘籍	(218)
宁嗽化痰丸	(218)
穴位	(218)
穴位压痛诊断法	(218)
穴位封闭疗法	(218)
穴位结扎疗法	(218)
冯氏锦囊秘录	(218)
冯文智	(219)
冯兆张	(219)
冯时可	(219)
永泉	(219)
司天在泉	(219)
司志希拉	(219)
司味巴达干	(219)
司命赫依	(219)
司视希拉	(219)
出针	(219)
奶疹子	(219)
奶麻	(219)
奶癣	(219)
加味香薷饮	(219)
加味逍遥饮	(219)
加味逍遥散	(220)
加减复脉汤	(220)
加减逍遥散	(220)
加减葳蕤汤	(220)
皮内针	(220)
皮内针疗法	(220)
皮毛	(220)
皮毛焦	(220)
皮水	(220)
皮肤不仁	(220)
皮肤针	(220)
皮肤针疗法	(220)
皮热	(221)
皮部	(221)
皮蒸	(221)
皮痹	(221)
皮痿	(221)
发	(221)
发作无时疟	(221)
发迟	(221)
发泡灸	(221)
发枯	(221)
发背	(221)
发热	(221)
发热恶寒	(222)
发脑	(222)
发黄	(222)
发颐	(222)
发瘤	(222)
孕痈	(222)
孕悲	(222)
圣济经	(222)
圣济总录	(222)
圣愈汤	(223)
对山医话	(223)
对症选穴法	(223)
母病及子	(223)
幼幼心裁	(223)
幼幼近编	(223)
幼幼集	(223)
幼幼集成	(223)
幼幼新书	(223)
幼科心法要诀	(223)
幼科发挥	(223)
幼科折衷	(224)

幼科证治大全 (224)	耳后附骨痈 (227)	百会疽 (232)
幼科证治准绳 (224)	耳闭 (228)	百合 (232)
幼科直言 (224)	耳壳流痰 (228)	百合地黄汤 (232)
幼科要略 (224)	耳针疗法 (228)	百合固金汤 (232)
幼科指南 (224)	耳针麻醉 (228)	百合知母汤 (232)
幼科铁镜 (224)	耳疗 (228)	百合病 (232)
幼科释谜 (224)	耳鸣 (228)	百劳 (232)
丝瓜络 (224)	耳胀 (228)	百草霜 (232)
丝竹穴 (224)	耳疮 (228)	百药煎 (233)
	耳根毒 (229)	百部 (233)
六 画	耳根痈 (229)	百部丸 (233)
动功 (224)	耳痔 (229)	百晬嗽 (233)
动脉 (224)	耳菌 (229)	百蕊草 (233)
吉执之 (225)	耳聋 (229)	有为法 (233)
吉祥草 (225)	耳聋左慈丸 (229)	有头疽 (233)
考正周身穴法歌 (225)	耳痒 (229)	存存斋医话稿 (233)
老人便结 (225)	耳蕈 (229)	存思 (233)
老花眼 (225)	芋头 (229)	存真环中图 (233)
老鹳草 (225)	芍药甘草汤 (230)	存想 (233)
巩堤丸 (225)	芍药甘草附子汤 (230)	夺血者无汗 (234)
地五会 (225)	芍药汤 (230)	夺命丸 (234)
地仓 (225)	芒针 (230)	夺命无忧散 (234)
地方 (225)	芒针疗法 (230)	灰苔 (234)
地龙 (225)	芒种 (230)	灰指甲 (234)
地耳草 (225)	芒硝 (230)	达生 (234)
地机 (226)	亚麻子 (230)	达生篇 (234)
地肤子 (226)	芎术汤 (230)	达郁汤 (234)
地柏枝 (226)	芎菊上清丸 (230)	达原饮 (234)
地骨皮 (226)	朴硝 (230)	列当 (234)
地骨皮散 (226)	臣 (230)	列缺 (234)
地阁骨伤 (226)	臣使之官 (231)	死血胁痛 (234)
地笋 (226)	再造散 (231)	死脉 (235)
地黄饮子 (226)	协调阴阳 (231)	迈步 (235)
地椒 (226)	西方子明堂灸经 (231)	成无己 (235)
地道不通 (226)	西瓜 (231)	成方切用 (235)
地榆 (227)	西洋参 (231)	成方便读 (235)
地榆汤 (227)	西番莲 (231)	夹竹桃 (235)
地锦草 (227)	西塘感证 (231)	夹阴中寒 (235)
地骷髅 (227)	西溪书屋夜话录 (231)	夹阴伤寒 (235)
地鳖虫 (227)	压法 (231)	夹脊穴 (235)
耳 (227)	压推法 (231)	夹脊关 (235)
耳门 (227)	百大名家合注伤寒论 (231)	扣法 (235)
耳中 (227)	百日儿痓 (232)	托里定痛散 (235)
耳目瘠医 (227)	百日咳 (232)	托法 (235)
耳尖 (227)	百会 (232)	托盘疔 (236)

六画

扪法 …………………… (236)	吐酸 …………………… (239)	回肠 …………………… (243)
扫叶庄医案 …………… (236)	虫白蜡 ………………… (239)	回乳 …………………… (243)
扫散法 ………………… (236)	虫积 …………………… (240)	回旋灸 ………………… (243)
扬刺 …………………… (236)	虫积腹痛 ……………… (240)	回旋法 ………………… (243)
至阳 …………………… (236)	虫兽伤 ………………… (240)	刚痉 …………………… (244)
至阴 …………………… (236)	虫痛 …………………… (240)	肉苁蓉 ………………… (244)
至宝丹 ………………… (236)	虫瘕 …………………… (240)	肉苁蓉丸 ……………… (244)
至宝锭 ………………… (236)	曲池 …………………… (240)	肉豆蔻 ………………… (244)
至虚有盛候 …………… (236)	曲麦枳术丸 …………… (240)	肉龟 …………………… (244)
过期不产 ……………… (236)	曲法 …………………… (240)	肉轮 …………………… (244)
过期饮 ………………… (237)	曲泽 …………………… (240)	肉枯 …………………… (244)
过铸 …………………… (237)	曲垣 …………………… (240)	肉桂 …………………… (244)
邪气盛则实 …………… (237)	曲骨 …………………… (240)	肉脱 …………………… (244)
此事难知 ……………… (237)	曲泉 …………………… (240)	肉痹 …………………… (244)
光华晕大证 …………… (237)	曲差 …………………… (240)	肉痿 …………………… (244)
光明 …………………… (237)	曲鬓 …………………… (240)	肉瘤 …………………… (245)
光明盐四味汤 ………… (237)	曲蘖丸 ………………… (241)	肉瘿 …………………… (245)
光剥舌 ………………… (237)	吕田 …………………… (241)	年老血崩 ……………… (245)
当归 …………………… (237)	吕应钟 ………………… (241)	年希尧 ………………… (245)
当归丸 ………………… (237)	吕复 …………………… (241)	年希尧集验良方 ……… (245)
当归六黄汤 …………… (237)	吕留良 ………………… (241)	朱一麟 ………………… (245)
当归龙荟丸 …………… (238)	吕博 …………………… (241)	朱日辉 ………………… (245)
当归四逆汤 …………… (238)	吕熊飞 ………………… (241)	朱未老经水断 ………… (245)
当归生姜羊肉汤 ……… (238)	吕震名 ………………… (241)	朱权 …………………… (245)
当归芍药散 …………… (238)	吕夔 …………………… (241)	朱有治 ………………… (245)
当归羊肉汤 …………… (238)	同天符 ………………… (241)	朱沛文 ………………… (246)
当归补血汤 …………… (238)	同阴之脉 ……………… (241)	朱纯嘏 ………………… (246)
当归拈痛汤 …………… (238)	同病异治 ……………… (241)	朱杰 …………………… (246)
当归建中汤 …………… (238)	吊脚痧方论 …………… (242)	朱肱 …………………… (246)
当脐痛 ………………… (238)	因人制宜 ……………… (242)	朱栋隆 ………………… (246)
早孕反应 ……………… (238)	因地制宜 ……………… (242)	朱砂 …………………… (246)
吐 ……………………… (238)	因时制宜 ……………… (242)	朱砂安神丸 …………… (246)
吐舌 …………………… (238)	因其轻而扬之 ………… (242)	朱砂根 ………………… (246)
吐血 …………………… (239)	因其重而减之 ………… (242)	朱钥 …………………… (246)
吐弄舌 ………………… (239)	因其衰而彰之 ………… (242)	朱载扬 ………………… (246)
吐利 …………………… (239)	因是子静坐法 ………… (242)	朱璜 …………………… (246)
吐纳 …………………… (239)	吸门 …………………… (242)	朱惠明 ………………… (247)
吐乳泻青 ……………… (239)	岁会 …………………… (242)	朱端章 ………………… (247)
吐乳泻黄 ……………… (239)	回天再造丸 …………… (242)	朱震亨 ………………… (247)
吐法 …………………… (239)	回生丹 ………………… (243)	朱颜 …………………… (247)
吐涎沫 ………………… (239)	回生集 ………………… (243)	先天 …………………… (247)
吐蚘 …………………… (239)	回回药方 ……………… (243)	先天之本 ……………… (247)
吐清水 ………………… (239)	回回蒜 ………………… (243)	先血后便 ……………… (247)
吐绿水 ………………… (239)	回阳返本汤 …………… (243)	先便后血 ……………… (247)
吐蛔 …………………… (239)	回阳救急汤 …………… (243)	先期汤 ………………… (247)

先煎 …………………… (248)	竹沥 …………………… (252)	伤乳食泻 ……………… (255)
先醒斋医学广笔记 …… (248)	竹林寺三禅师女科三种	伤茶 …………………… (255)
牝疟 …………………… (248)	………………………… (252)	伤面 …………………… (255)
舌 ……………………… (248)	竹林寺女科 …………… (252)	伤胃 …………………… (255)
舌下穴 ………………… (248)	竹林寺女科秘书 ……… (252)	伤胃吐血 ……………… (256)
舌下痰包 ……………… (248)	竹茹 …………………… (252)	伤科汇纂 ……………… (256)
舌上龟纹 ……………… (248)	传尸 …………………… (252)	伤科补要 ……………… (256)
舌本 …………………… (248)	传化 …………………… (252)	伤食 …………………… (256)
舌生泡 ………………… (248)	传化之腑 ……………… (252)	伤食头痛 ……………… (256)
舌出 …………………… (248)	传经 …………………… (252)	伤食发热 ……………… (256)
舌色 …………………… (248)	传信方 ………………… (253)	伤食泻 ………………… (256)
舌红 …………………… (249)	传信适用方 …………… (253)	伤食恶寒 ……………… (256)
舌形 …………………… (249)	休息痢 ………………… (253)	伤食腹痛 ……………… (256)
舌疗 …………………… (249)	伏气 …………………… (253)	伤胎 …………………… (256)
舌诊 …………………… (249)	伏气温病 ……………… (253)	伤损昏愦 ……………… (256)
舌苔 …………………… (249)	伏气解 ………………… (253)	伤损腰痛 ……………… (256)
舌苔图谱 ……………… (249)	伏龙肝 ………………… (253)	伤热乳 ………………… (256)
舌质 …………………… (249)	伏邪新书 ……………… (253)	伤脏腑 ………………… (256)
舌肿 …………………… (249)	伏饮 …………………… (253)	伤酒 …………………… (257)
舌卷 …………………… (249)	伏兔 …………………… (253)	伤酒头痛 ……………… (257)
舌喎 …………………… (250)	伏脉 …………………… (253)	伤酒吐血 ……………… (257)
舌骨 …………………… (250)	伏暑 …………………… (253)	伤酒泄泻 ……………… (257)
舌疮 …………………… (250)	伏暑伤寒 ……………… (254)	伤酒恶寒 ……………… (257)
舌神 …………………… (250)	伏暑晚发 ……………… (254)	伤堕 …………………… (257)
舌绛 …………………… (250)	伏痰 …………………… (254)	伤暑 …………………… (257)
舌根 …………………… (250)	伏瘟证治实验谈 ……… (254)	伤暑头痛 ……………… (257)
舌笋 …………………… (250)	伐木丸 ………………… (254)	伤暑全书 ……………… (257)
舌衄 …………………… (250)	延年九转法 …………… (254)	伤暑咳嗽 ……………… (257)
舌痈 …………………… (250)	延胡索 ………………… (254)	伤暑霍乱 ……………… (257)
舌菌 …………………… (250)	延胡索散 ……………… (254)	伤筋 …………………… (257)
舌裂 …………………… (250)	仲景存真集 …………… (254)	伤湿自汗 ……………… (258)
舌强 …………………… (250)	仲景伤寒论疏钞金錍 … (254)	伤湿泻 ………………… (258)
舌鉴总论 ……………… (250)	仲景全书 ……………… (254)	伤湿咳嗽 ……………… (258)
舌鉴辨正 ……………… (251)	任主胞胎 ……………… (254)	伤寒 …………………… (258)
舌痹 …………………… (251)	任脉 …………………… (255)	伤寒九十论 …………… (258)
舌痿 …………………… (251)	任脉络 ………………… (255)	伤寒大成 ……………… (258)
舌瘖 …………………… (251)	伤风 …………………… (255)	伤寒五法 ……………… (258)
舌缩 …………………… (251)	伤风头痛 ……………… (255)	伤寒分经 ……………… (258)
舌颤 …………………… (251)	伤风发痉 ……………… (255)	伤寒六书 ……………… (258)
竹节三七 ……………… (251)	伤风咳嗽 ……………… (255)	伤寒六书纂要辨疑 …… (258)
竹节骨折伤 …………… (251)	伤风鼻塞 ……………… (255)	伤寒六经辨证治法 …… (258)
竹叶 …………………… (251)	伤肉 …………………… (255)	伤寒方经解 …………… (259)
竹叶石膏汤 …………… (251)	伤冷乳 ………………… (255)	伤寒心法要诀 ………… (259)
竹叶柳蒡汤 …………… (251)	伤乳吐 ………………… (255)	伤寒心要 ……………… (259)
竹叶椒 ………………… (252)	伤乳食 ………………… (255)	伤寒心镜 ……………… (259)

六画

伤寒头痛 …………… (259)	伤寒明理论 …………… (263)	伊舍巴拉珠尔 ………… (268)
伤寒发黄 …………… (259)	伤寒典 ………………… (263)	伊喜丹金旺吉拉 ……… (268)
伤寒发微 …………… (259)	伤寒图歌活人指掌 …… (263)	血 ……………………… (268)
伤寒发微论 ………… (259)	伤寒法祖 ……………… (264)	血亏经闭 ……………… (268)
伤寒百十三方发明 … (259)	伤寒审症表 …………… (264)	血分证 ………………… (268)
伤寒百问歌 ………… (259)	伤寒贯珠集 …………… (264)	血风疮 ………………… (268)
伤寒百证歌 ………… (259)	伤寒标本心法类萃 …… (264)	血为气母 ……………… (268)
伤寒舌鉴 …………… (259)	伤寒括要 ……………… (264)	血会 …………………… (268)
伤寒论 ……………… (260)	伤寒指掌 ……………… (264)	血呕 …………………… (269)
伤寒论三注 ………… (260)	伤寒咳嗽 ……………… (264)	血余炭 ………………… (269)
伤寒论今释 ………… (260)	伤寒类书活人总括 …… (264)	血证论 ………………… (269)
伤寒论方解 ………… (260)	伤寒总病论 …………… (264)	血郁汤 ………………… (269)
伤寒论本义 ………… (260)	伤寒活人指掌补注辨疑	血轮 …………………… (269)
伤寒论本旨 ………… (260)	……………………… (265)	血胀 …………………… (269)
伤寒论后条辨 ……… (260)	伤寒真方歌括 ………… (265)	血府逐瘀汤 …………… (269)
伤寒论阳明病释 …… (260)	伤寒秘要 ……………… (265)	血疝 …………………… (269)
伤寒论条辨 ………… (261)	伤寒兼症析义 ………… (265)	血泄 …………………… (269)
伤寒论直解 ………… (261)	伤寒准绳 ……………… (265)	血枯 …………………… (269)
伤寒论述义 ………… (261)	伤寒悬解 ……………… (265)	血枯经闭 ……………… (270)
伤寒论浅注 ………… (261)	伤寒喘 ………………… (265)	血便 …………………… (270)
伤寒论浅注补正 …… (261)	伤寒蓄水证 …………… (265)	血脉 …………………… (270)
伤寒论注 …………… (261)	伤寒蓄血证 …………… (265)	血逆 …………………… (270)
伤寒论研究 ………… (261)	伤寒微旨论 …………… (265)	血室 …………………… (270)
伤寒论类方 ………… (261)	伤寒腹胀 ……………… (266)	血结胸 ………………… (270)
伤寒论类方汇参 …… (261)	伤寒溯源集 …………… (266)	血热 …………………… (270)
伤寒论读 …………… (261)	伤寒摘锦 ……………… (266)	血热不得卧 …………… (270)
伤寒论章句方解 …… (261)	伤寒瘟疫条辨 ………… (266)	血热月经过多 ………… (270)
伤寒论集成 ………… (262)	伤寒撮要 ……………… (266)	血热经行先期 ………… (270)
伤寒论集注 ………… (262)	伤寒潮热 ……………… (266)	血热崩漏 ……………… (270)
伤寒论辑义 ………… (262)	伤寒辨证 ……………… (266)	血热盗汗 ……………… (271)
伤寒论辑义按 ……… (262)	伤寒缵论伤寒绪论 …… (266)	血秘 …………………… (271)
伤寒论新注 ………… (262)	伤燥论 ………………… (266)	血海 …………………… (271)
伤寒论辨证广注 …… (262)	华佗 …………………… (266)	血虚 …………………… (271)
伤寒论翼 …………… (262)	华佗神医秘传 ………… (267)	血虚不孕 ……………… (271)
伤寒寻源 …………… (262)	华洋脏象约纂 ………… (267)	血虚月经过少 ………… (271)
伤寒阴证 …………… (262)	华盖 …………………… (267)	血虚心汗 ……………… (271)
伤寒医鉴 …………… (262)	华盖散 ………………… (267)	血虚心悸 ……………… (271)
伤寒来苏集 ………… (262)	仿寓意草 ……………… (267)	血虚生风 ……………… (271)
伤寒抉疑 …………… (262)	伪药条辨 ……………… (267)	血虚头痛 ……………… (271)
伤寒补亡论 ………… (263)	自汗 …………………… (267)	血虚发热 ……………… (272)
伤寒补天石 ………… (263)	自我推拿 ……………… (267)	血虚发痉 ……………… (272)
伤寒补例 …………… (263)	自然力 ………………… (267)	血虚发躁 ……………… (272)
伤寒附翼 …………… (263)	自然铜 ………………… (267)	血虚自汗 ……………… (272)
伤寒直格 …………… (263)	自缢死 ………………… (267)	血虚经行后期 ………… (272)
伤寒尚论辨似 ……… (263)	伊尹 …………………… (267)	血虚咳嗽 ……………… (272)

词条	页码	词条	页码	词条	页码
血虚热	(272)	后顶	(276)	肌热	(280)
血虚眩运	(272)	后重	(276)	肌衄	(280)
血虚盗汗	(272)	后溪	(276)	危亦林	(280)
血虚痹	(272)	行气	(276)	杂证谟	(280)
血崩昏暗	(272)	行气玉佩铭	(276)	杂疫证治	(280)
血脱	(272)	行气法	(276)	杂症会心录	(280)
血痔	(272)	行军散	(276)	杂病广要	(280)
血淋	(272)	行医八事图	(276)	杂病心法要诀	(281)
血液质	(273)	行针	(277)	杂病源流犀烛	(281)
血随气陷	(273)	行间	(277)	名方类证医书大全	(281)
血厥	(273)	行迟	(277)	名医传	(281)
血痣	(273)	行痹	(277)	名医别录	(281)
血痫	(273)	舟车丸	(277)	名医类案	(281)
血滞经闭	(273)	全元起	(277)	多忘	(281)
血滞腹痛	(273)	全生指迷方	(277)	多卧	(281)
血寒月经过少	(273)	全幼心鉴	(277)	多眠	(281)
血寒经行后期	(273)	全国中医图书联合目录		多寐	(281)
血鼓	(274)		(277)	色似胭脂证	(281)
血鼓腹胀	(274)	全国中草药汇编	(277)	色诊	(282)
血痹	(274)	全国中药成药处方集	(278)	色脉合参	(282)
血瘀	(274)	全国名医验案类编	(278)	庄一夔	(282)
血瘀不孕	(274)	全鹿丸	(278)	庄绰	(282)
血瘀月经过少	(274)	全蝎	(278)	庄履严	(282)
血瘀经行后期	(274)	全蝎散	(278)	刘开	(282)
血瘀崩漏	(274)	会厌	(278)	刘元宾	(282)
血瘀痛经	(274)	会厌逐瘀汤	(278)	刘宇	(282)
血瘀腰痛	(274)	会阳	(278)	刘完素	(282)
血溢	(274)	会阴	(278)	刘纯	(282)
血竭	(275)	会宗	(279)	刘若金	(283)
血瘤	(275)	合穴	(279)	刘明之	(283)
血癥	(275)	合邪	(279)	刘昉	(283)
血翳包睛	(275)	合阳	(279)	刘河间伤寒三书	(283)
血灌瞳神证	(275)	合欢皮	(279)	刘河间医学六书	(283)
向日葵子	(275)	合谷	(279)	刘奎	(283)
囟会	(275)	合谷刺	(279)	刘哈喇八都鲁	(283)
囟骨	(275)	合治内腑	(279)	刘禹锡	(283)
囟骨伤	(275)	合骨法	(279)	刘涓子鬼遗方	(283)
囟陷	(275)	合骨垫	(279)	刘渊然	(283)
囟填	(276)	合病	(279)	刘寄奴	(283)
囟填陷	(276)	杀血心痛	(279)	刘温舒	(284)
后下	(276)	肌肉不仁	(280)	刘翰	(284)
后山骨伤	(276)	肌肉消瘦	(280)	刘默	(284)
后天之本	(276)	肌肉蠕动	(280)	刘贽	(284)
后不利	(276)	肌肤不仁	(280)	刘彝	(284)
后血	(276)	肌肤甲错	(280)	齐氏医案	(284)

六画

齐仲甫 (284)	产后郁冒 (289)	羊癫风 (294)
齐刺 (284)	产后拘挛 (289)	并月 (294)
齐秉慧 (284)	产后乳汁自出 (289)	关门 (294)
齐德之 (284)	产后胁痛 (289)	关元 (294)
交叉选穴法 (284)	产后怔忡 (289)	关元俞 (294)
交会穴 (284)	产后泄泻 (289)	关冲 (294)
交信 (284)	产后咳嗽 (290)	关刺 (294)
交泰丸 (285)	产后痞瘕 (290)	关格 (294)
交接出血 (285)	产后痉风 (290)	米皮糠 (294)
交遇 (285)	产后痉病 (290)	灯火灸 (294)
产门 (285)	产后浮肿 (290)	灯心草 (294)
产门不闭 (285)	产后虚烦 (290)	灯笼病 (295)
产门颓 (285)	产后虚渴 (290)	州都之官 (295)
产孕集 (285)	产后虚羸 (290)	壮 (295)
产后三冲 (285)	产后麻瞀 (291)	壮火 (295)
产后三审 (285)	产后惊风 (291)	壮水之主，以制阳光 (295)
产后三急 (285)	产后惊悸 (291)	壮医药线点灸疗法 (295)
产后三病 (285)	产后盗汗 (291)	壮热 (295)
产后三脱 (285)	产后淋 (291)	冲门 (295)
产后三禁 (286)	产后遗尿 (291)	冲气 (295)
产后下利 (286)	产后遗粪 (291)	冲气犯心 (295)
产后大便难 (286)	产后喉中气急喘 (291)	冲气犯肝 (295)
产后小便不通 (286)	产后遍身疼痛 (291)	冲气犯肾 (295)
产后小便数 (286)	产后腰痛 (292)	冲气犯肺 (295)
产后中风 (286)	产后腹痛 (292)	冲为血海 (295)
产后中暑 (287)	产后瘈疭 (292)	冲头痛 (296)
产后风痿 (287)	产后漏牛膜片 (292)	冲阳 (296)
产后玉门不敛 (287)	产后膨胀 (292)	冲和汤 (296)
产后目病 (287)	产妇 (292)	冲服 (296)
产后四不活 (287)	产育三难 (292)	冲服剂 (296)
产后四字真言 (287)	产育保庆集方 (292)	冲脉 (296)
产后头痛 (287)	产科心法 (293)	冲脉病 (296)
产后发热 (287)	产室 (293)	次髎 (296)
产后伤食 (288)	妄言 (293)	汗 (296)
产后伤寒 (288)	闭息 (293)	汗法 (297)
产后血晕 (288)	问诊 (293)	汗淅疮 (297)
产后血崩 (288)	问荆 (293)	江考卿 (297)
产后危证 (288)	羊毛瘟症论 (293)	江苏历代医林人物志 (297)
产后交肠病 (288)	羊外肾 (293)	江涵暾 (297)
产后妄言妄见 (288)	羊肉 (293)	江瓘 (297)
产后汗出不止 (288)	羊肉当归汤 (293)	汛期 (297)
产后呕吐 (288)	羊欣 (293)	汤火伤 (297)
产后肝萎 (289)	羊胡疮 (293)	汤头歌诀 (297)
产后狂越 (289)	羊踯躅根 (293)	汤头歌诀白话解 (297)
产后尿血 (289)	羊蹄 (294)	汤头歌诀续集 (297)

汤剂 …………………（297）	异经选穴法 ………（302）	阳桃 …………………（305）
汤烫伤 ………………（298）	异授眼科 ……………（302）	阳损及阴 ……………（305）
汤液本草 ……………（298）	异常气质 ……………（302）	阳病治阴 ……………（305）
宇文士及 ……………（298）	异常分娩 ……………（302）	阳痉 …………………（305）
宇妥·元丹贡布 ……（298）	导气 …………………（302）	阳消 …………………（305）
宇陀·宁玛元丹贡布 …（298）	导气汤 ………………（302）	阳浮发热 ……………（305）
宇陀·萨玛元丹贡布 …（298）	导气法 ………………（302）	阳陵泉 ………………（305）
决明子 ………………（298）	导引 …………………（302）	阳黄 …………………（306）
决渎之官 ……………（298）	导引图 ………………（302）	阳盛 …………………（306）
守一 …………………（298）	导痰汤 ………………（302）	阳盛则外热 …………（306）
安坤赞育丸 …………（298）	阮炳 …………………（302）	阳盛格阴 ……………（306）
安胃饮 ………………（299）	阳 ……………………（302）	阳辅 …………………（306）
安胎 …………………（299）	阳中隐阴 ……………（302）	阳虚 …………………（306）
安胎丸 ………………（299）	阳气 …………………（302）	阳虚小便不利 ………（306）
安胎饮 ………………（299）	阳水 …………………（303）	阳虚失血 ……………（306）
安宫牛黄丸 …………（299）	阳旦汤 ………………（303）	阳虚头痛 ……………（306）
安神丸 ………………（299）	阳旦证 ………………（303）	阳虚发热 ……………（306）
安神定志丸 …………（299）	阳白 …………………（303）	阳虚则外寒 …………（307）
安眠 …………………（299）	阳邪风 ………………（303）	阳虚自汗 ……………（307）
安息香 ………………（299）	阳刚 …………………（303）	阳虚恶寒 ……………（307）
冰片 …………………（299）	阳交 …………………（303）	阳虚眩晕 ……………（307）
冰片三味散 …………（300）	阳关 …………………（303）	阳虚喉痹 ……………（307）
冰瑕翳 ………………（300）	阳汗 …………………（303）	阳常有余 ……………（307）
冰硼散 ………………（300）	阳池 …………………（303）	阳维脉 ………………（307）
冰麝散 ………………（300）	阳谷 …………………（303）	阳维脉病 ……………（307）
祁坤 …………………（300）	阳证 …………………（304）	阳斑 …………………（307）
许仁则 ………………（300）	阳证发斑 ……………（304）	阳厥 …………………（307）
许半龙 ………………（300）	阳证似阴 ……………（304）	阳强 …………………（307）
许孝荣 ………………（300）	阳证咳逆 ……………（304）	阳跷脉 ………………（308）
许佐廷 ………………（300）	阳纲 …………………（304）	阳跷脉病 ……………（308）
许希 …………………（300）	阳明头痛 ……………（304）	阳痿 …………………（308）
许宏 …………………（300）	阳明经证 ……………（304）	阳溪 …………………（308）
许坤 …………………（300）	阳明经病 ……………（304）	阳缩不伸 ……………（308）
许叔微 ………………（300）	阳明病 ………………（304）	阳躁 …………………（308）
许国桢 ………………（301）	阳明病外证 …………（304）	阴中隐阳 ……………（308）
许昭 …………………（301）	阳明腑证 ……………（304）	阴气 …………………（308）
许胤宗 ………………（301）	阳明腑病 ……………（304）	阴火怔忡 ……………（308）
许洪 …………………（301）	阳明蓄血 ……………（304）	阴水 …………………（308）
许智藏 ………………（301）	阳易 …………………（304）	阴平阳秘 ……………（308）
许澄 …………………（301）	阳物 …………………（305）	阴生于阳 ……………（308）
许豫和 ………………（301）	阳和汤 ………………（305）	阴包 …………………（309）
农经酌雅 ……………（301）	阳脉 …………………（305）	阴市 …………………（309）
聿修堂医学丛书 ……（301）	阳结 …………………（305）	阴地蕨 ………………（309）
寻骨风 ………………（301）	阳络 …………………（305）	阴邪风 ………………（309）
异功散 ………………（301）	阳起石 ………………（305）	阴交 …………………（309）

阴汗 …………………（309）	阴虚 …………………（315）	妇人血分 ……………（319）
阴阳 …………………（309）	阴虚内热 ……………（315）	妇人血膈 ……………（319）
阴阳二十五人 ………（310）	阴虚内热滑胎 ………（315）	妇人规 ………………（319）
阴阳互用 ……………（310）	阴虚火旺 ……………（315）	妇人疢疹 ……………（319）
阴阳互根 ……………（310）	阴虚头痛 ……………（315）	妇人脏躁 ……………（320）
阴阳匀平 ……………（310）	阴虚发热 ……………（315）	妇女白浊 ……………（320）
阴阳失调 ……………（310）	阴虚吐血 ……………（315）	妇女白淫 ……………（320）
阴阳对立 ……………（311）	阴虚阳亢 ……………（315）	妇科心法要诀 ………（320）
阴阳交 ………………（311）	阴虚劳复 ……………（316）	妇科玉尺 ……………（320）
阴阳论 ………………（311）	阴虚证 ………………（316）	妇科金丹 ……………（320）
阴阳转化 ……………（311）	阴虚胃脘痛 …………（316）	观法 …………………（320）
阴阳易 ………………（311）	阴虚盗汗 ……………（316）	买麻藤 ………………（320）
阴阳制约 ……………（311）	阴虚喘 ………………（316）	红丸子 ………………（320）
阴阳胜复 ……………（311）	阴虚喉癣 ……………（316）	红升丹 ………………（320）
阴阳脉死候 …………（312）	阴常不足 ……………（316）	红玉膏 ………………（321）
阴阳离决 ……………（312）	阴痒 …………………（316）	红丝疔 ………………（321）
阴阳消长 ……………（312）	阴维脉 ………………（316）	红丝瘤 ………………（321）
阴吹 …………………（312）	阴维脉病 ……………（317）	红花 …………………（321）
阴谷 …………………（312）	阴斑 …………………（317）	红豆蔻 ………………（321）
阴冷 …………………（312）	阴厥 …………………（317）	红炉点雪 ……………（321）
阴证 …………………（312）	阴痛 …………………（317）	红粉 …………………（321）
阴证头痛 ……………（312）	阴寒 …………………（317）	纤毛婆婆纳 …………（321）
阴证发斑 ……………（313）	阴寒小便不利 ………（317）	纫痰 …………………（322）
阴证伤寒 ……………（313）	阴搏阳别 ……………（317）	纪天锡 ………………（322）
阴证略例 ……………（313）	阴跷脉 ………………（317）	孙一奎 ………………（322）
阴易 …………………（313）	阴廉 …………………（317）	孙文垣医案 …………（322）
阴郄 …………………（313）	阴痹 …………………（317）	孙用和 ………………（322）
阴肿 …………………（313）	阴痿 …………………（317）	孙兆 …………………（322）
阴虱疮 ………………（313）	阴缩 …………………（317）	孙志宏 ………………（322）
阴挺 …………………（313）	阴器 …………………（317）	孙星衍 ………………（322）
阴疮 …………………（313）	阴癣 …………………（318）	孙思邈 ………………（322）
阴结 …………………（314）	阴躁 …………………（318）	孙络 …………………（322）
阴络 …………………（314）	阴囊汗 ………………（318）	七 画
阴络伤则血内溢 ……（314）	防己 …………………（318）	
阴都 …………………（314）	防己汤 ………………（318）	寿世保元 ……………（323）
阴损及阳 ……………（314）	防己茯苓汤 …………（318）	寿胎丸 ………………（323）
阴病治阳 ……………（314）	防己黄芪汤 …………（318）	寿亲养老新书 ………（323）
阴疽 …………………（314）	防风 …………………（318）	弄舌 …………………（323）
阴痉 …………………（314）	防风通圣散 …………（318）	麦门冬 ………………（323）
阴宽 …………………（314）	如宜方 ………………（318）	麦门冬汤 ……………（323）
阴陵泉 ………………（314）	如神散 ………………（319）	麦芽 …………………（323）
阴黄 …………………（314）	如意金黄散 …………（319）	麦粒灸 ………………（323）
阴盛 …………………（315）	如意宝石丸 …………（319）	形不足者温之以气 …（323）
阴盛则内寒 …………（315）	妇人大全良方 ………（319）	形气相失 ……………（323）
阴盛格阳 ……………（315）	妇人水分 ……………（319）	形气相得 ……………（324）

形色外诊简摩	(324)	芫荑	(328)	劳倦	(332)
形如虾座	(324)	芫菁	(328)	劳倦恶寒	(332)
形肥痰滞经闭	(324)	芫花	(328)	劳淋	(332)
进针法	(324)	芫荽	(328)	劳痫	(332)
进针管	(324)	苇茎汤	(328)	劳蒸	(332)
吞酸	(324)	芸苔	(329)	劳瘵	(332)
远志	(324)	苣荬菜	(329)	芭蕉根	(332)
远志饮子	(324)	芽儿	(329)	苏子降气汤	(333)
远近配穴法	(324)	芷园臆草存案	(329)	苏木	(333)
远道取穴法	(324)	苋实	(329)	苏合香	(333)
远道刺	(324)	花椒	(329)	苏羌达表汤	(333)
运气同化	(324)	花韵楼医案	(329)	苏沈良方	(333)
运气学说	(325)	花蕊石	(329)	苏轼	(333)
坏病	(325)	花蕊石散	(329)	苏颂	(333)
走马牙疳	(325)	花翳白陷	(329)	苏敬	(333)
走火入魔	(325)	花癫	(329)	苏澄	(333)
走罐法	(325)	芥子	(329)	杜本	(333)
赤小豆	(325)	苍术	(330)	杜光庭	(333)
赤小豆当归散	(325)	苍龙摆尾	(330)	杜仲	(333)
赤凤迎源	(325)	苍生司命	(330)	杜自明	(334)
赤凤摇头	(326)	苍耳子	(330)	杜鹃花	(334)
赤巴	(326)	苍耳散	(330)	杜衡	(334)
赤巴病	(326)	苍龟探穴	(330)	杏仁	(334)
赤水玄珠	(326)	芪附汤	(330)	杏仁滑石汤	(334)
赤石脂	(326)	芡实	(330)	杏苏散	(334)
赤石脂丸	(326)	严氏济生方	(330)	杉木	(334)
赤石脂禹余粮汤	(326)	严用和	(330)	杉篱	(334)
赤白带下	(326)	严观	(331)	巫妨	(334)
赤白游风	(326)	苎麻根	(331)	巫咸	(334)
赤丝乱脉证	(327)	芦荟	(331)	巫彭	(334)
赤芍药	(327)	芦荟肥儿丸	(331)	极泉	(334)
赤带	(327)	芦荟消疳饮	(331)	杞菊地黄丸	(334)
赤脉传睛	(327)	芦根	(331)	杨士瀛	(335)
赤浊	(327)	劳	(331)	杨上善	(335)
赤疵	(327)	劳风	(331)	杨子建	(335)
赤斑	(327)	劳发	(331)	杨天惠	(335)
赤痢	(327)	劳则气耗	(331)	杨介	(335)
赤痛如邪	(327)	劳伤月经过多	(331)	杨氏家藏方	(335)
赤游丹	(327)	劳汗	(331)	杨氏提纲医方纂要	(335)
赤游丹毒	(328)	劳极	(332)	杨玄操	(335)
赤膜下垂	(328)	劳咳	(332)	杨时泰	(335)
坎离砂	(328)	劳复	(332)	杨珣	(335)
志室	(328)	劳宫	(332)	杨损之	(335)
劫刺	(328)	劳损	(332)	杨倓	(336)
芙蓉膏	(328)	劳热	(332)	杨继洲	(336)

七画

杨梅 …………………… (336)	医门初学万金一统要诀	医学妙谛 ………………… (344)
杨梅疮 ………………… (336)	……………………… (340)	医学实在易 …………… (344)
杨梅结毒 ……………… (336)	医门法律 ……………… (340)	医学要则 ………………… (344)
杨梅疳 ………………… (336)	医门要诀 ……………… (340)	医学真传 ………………… (344)
李子 …………………… (336)	医门棒喝 ……………… (340)	医学原理 ………………… (344)
李子毅 ………………… (336)	医方一盘珠 …………… (340)	医学衷中参西录 ……… (345)
李中立 ………………… (336)	医方大成 ……………… (340)	医学读书记 …………… (345)
李中梓 ………………… (336)	医方丛话 ……………… (340)	医学精要 ………………… (345)
李中梓医案 …………… (336)	医方考 ………………… (340)	医法征验录 …………… (345)
李氏医鉴 ……………… (337)	医方论 ………………… (340)	医宗必读 ………………… (345)
李用粹 ………………… (337)	医方易简集 …………… (340)	医宗金鉴 ………………… (345)
李当之 ………………… (337)	医方易简新方 ………… (341)	医经 …………………… (345)
李当之本草经 ………… (337)	医方经验汇编 ………… (341)	医经小学 ………………… (345)
李庆嗣 ………………… (337)	医方选要 ……………… (341)	医经原旨 ………………… (345)
李迅 …………………… (337)	医方便览 ……………… (341)	医经溯洄集 …………… (346)
李辰拱 ………………… (337)	医方类聚 ……………… (341)	医贯 …………………… (346)
李时珍 ………………… (337)	医方集解 ……………… (341)	医贯砭 ………………… (346)
李言闻 ………………… (337)	医心方 ………………… (341)	医故 …………………… (346)
李杲 …………………… (337)	医史 …………………… (341)	医说 …………………… (346)
李昉 …………………… (338)	医权初编 ……………… (342)	医垒元戎 ………………… (346)
李驹 …………………… (338)	医旨绪余 ……………… (342)	医效秘传 ………………… (346)
李柱国 ………………… (338)	医灯集焰 ……………… (342)	医理真传 ………………… (346)
李柽 …………………… (338)	医灯续焰 ……………… (342)	医寄伏阴论 …………… (346)
李修 …………………… (338)	医阶辨证 ……………… (342)	医缓 …………………… (347)
李俊良 ………………… (338)	医医小草 ……………… (342)	医䃽 …………………… (347)
李炳 …………………… (338)	医医病书 ……………… (342)	否 ……………………… (347)
李济马 ………………… (338)	医纲提要 ……………… (342)	还少丹 ………………… (347)
李珣 …………………… (338)	医林改错 ……………… (342)	还法 …………………… (347)
李梴 …………………… (338)	医林绳墨 ……………… (342)	扶寿精方 ………………… (347)
李虔纵 ………………… (338)	医述 …………………… (343)	扶突 …………………… (347)
李延昰 ………………… (338)	医事启源 ……………… (343)	扶桑丸 ………………… (347)
李濂 …………………… (339)	医和 …………………… (343)	扶桑叶 ………………… (347)
更衣丸 ………………… (339)	医学入门 ……………… (343)	抚芎汤 ………………… (347)
束骨 …………………… (339)	医学三字经 …………… (343)	抚法 …………………… (347)
豆豉灸 ………………… (339)	医学大典 ……………… (343)	扼法 …………………… (347)
两丸冷 ………………… (339)	医学从众录 …………… (343)	连文冲 ………………… (348)
两止汤 ………………… (339)	医学心悟 ……………… (343)	连朴饮 ………………… (348)
两手摄空 ……………… (339)	医学正印种子编 ……… (343)	连自华 ………………… (348)
两地汤 ………………… (339)	医学正传 ……………… (343)	连钱草 ………………… (348)
两胁刺痛 ……………… (339)	医学汇函 ……………… (344)	连理汤 ………………… (348)
两胁下痛 ……………… (339)	医学发明 ……………… (344)	连梅汤 ………………… (348)
两胁痛 ………………… (339)	医学问对 ……………… (344)	连翘 …………………… (348)
两虚相得 ……………… (339)	医学求是 ……………… (344)	连翘败毒散 …………… (348)
两脚麻木 ……………… (339)	医学近编 ……………… (344)	折针 …………………… (348)
医门补要 ……………… (339)	医学启源 ……………… (344)	折肱漫录 ……………… (348)

词条	页码	词条	页码	词条	页码
折法	(348)	时行寒疫	(352)	足少阴脉络	(356)
抓法	(348)	时行感冒	(352)	足心痛	(356)
扳法	(348)	时毒	(353)	足发背	(356)
抑肝散	(349)	时复证	(353)	足阳关	(357)
抖法	(349)	时疫	(353)	足阳明之筋	(357)
护场	(349)	时疫发斑	(353)	足阳明经别	(357)
扭法	(349)	时病论	(353)	足阳明经病	(357)
扭痧	(349)	呆病	(353)	足阳明胃经	(357)
报灸	(349)	呕	(353)	足阳明络脉	(357)
报刺	(349)	呕汁	(353)	足针疗法	(357)
轩岐救正论	(349)	呕吐	(353)	足针麻醉	(358)
求子	(349)	呕苦水	(353)	足软	(358)
坚者耎之	(349)	呕血	(353)	足底疗	(358)
坚者削之	(349)	呕吐苦水	(353)	足临泣	(358)
旱莲灸	(349)	呕乳	(354)	足胫肿	(358)
里内庭	(349)	呕逆	(354)	足胫肿痛	(358)
里实	(349)	呕家	(354)	足胫胕肿	(358)
里急后重	(349)	呕清水	(354)	足胫痛	(358)
里热	(350)	呕酸	(354)	足胻肿	(358)
里虚	(350)	呃逆	(354)	足窍阴	(358)
里喉痈	(350)	足三里	(354)	足通谷	(358)
里寒	(350)	足下热	(354)	足厥阴之筋	(358)
吴又可	(350)	足五里	(354)	足厥阴气绝	(358)
吴正纶	(350)	足不收	(354)	足厥阴肝经	(358)
吴仪洛	(350)	足太阳之筋	(354)	足厥阴经别	(359)
吴医汇讲	(350)	足太阳经别	(354)	足厥阴经病	(359)
吴其濬	(350)	足太阳经病	(354)	足厥阴络脉	(359)
吴尚先	(351)	足太阳络脉	(354)	足寒	(359)
吴昆	(351)	足太阳膀胱经	(355)	足跟痛	(359)
吴茱萸	(351)	足太阴之筋	(355)	串邪雅编	(359)
吴茱萸汤	(351)	足太阴气绝	(355)	串雅内编	(359)
吴勉学	(351)	足太阴经别	(355)	串臀漏	(359)
吴恕	(351)	足太阴经病	(355)	员利针	(359)
吴绶	(351)	足太阴络脉	(355)	呗乳	(359)
吴普	(351)	足太阴脾经	(355)	听会	(360)
吴普本草	(352)	足少阳之筋	(355)	听宫	(360)
吴谦	(352)	足少阳经别	(355)	听息	(360)
吴瑭	(352)	足少阳经病	(355)	吹花癣	(360)
吴嘉言	(352)	足少阳胆经	(356)	别络	(360)
吴鞠通医案	(352)	足少阳络脉	(356)	岐伯	(360)
助道方服药须知	(352)	足少阴之筋	(356)	针向行气法	(360)
时气	(352)	足少阴气绝	(356)	针灸	(360)
时方歌括	(352)	足少阴肾经	(356)	针灸大成	(360)
时行伤寒	(352)	足少阴经别	(356)	针灸大全	(360)
时行疫痢	(352)	足少阴经病	(356)	针灸节要	(361)

七画

词条	页码	词条	页码	词条	页码
针灸甲乙经	(361)	伸法	(365)	肝气	(369)
针灸四书	(361)	伸筋草	(365)	肝气不和	(369)
针灸问对	(361)	作强之官	(365)	肝气犯脾	(369)
针灸体位	(361)	身体不仁	(365)	肝气郁结不孕	(369)
针灸经穴模型	(361)	身灼热	(365)	肝气逆	(369)
针灸资生经	(361)	身肿	(365)	肝气盛	(369)
针灸铜人	(361)	身柱	(365)	肝风	(369)
针灸集成	(361)	身面卒浮肿	(365)	肝风内动	(369)
针灸聚英	(361)	身重	(366)	肝火上炎	(370)
针灸纂要	(362)	身热	(366)	肝火犯肺	(370)
针刺手法	(362)	身热不扬	(366)	肝火胁痛	(370)
针刺角度	(362)	身痒	(366)	肝火眩晕	(370)
针刺补泻法	(362)	身痛逐瘀汤	(366)	肝为刚脏	(370)
针刺麻醉	(362)	皂角丸	(366)	肝主升发	(370)
针刺深度	(362)	皂角刺	(366)	肝主目	(370)
针经节要	(362)	皂荚	(366)	肝主筋	(370)
针经指南	(362)	皂荚丸	(366)	肝主疏泄	(370)
针经摘英录	(362)	佛手	(366)	肝血	(371)
针砂	(362)	佛甲草	(366)	肝血虚	(371)
针挑疗法	(362)	佛顶疽	(366)	肝合筋	(371)
针害	(363)	近血	(366)	肝阳上亢	(371)
针眼	(363)	近时十便良方	(366)	肝阴	(371)
针感	(363)	余午亭	(367)	肝志怒	(371)
钉翳	(363)	余甘子	(367)	肝劳	(371)
牡丹皮	(363)	余伯陶	(367)	肝体阴用阳	(371)
牡荆子	(363)	余奉仙	(367)	肝郁	(371)
牡蛎	(363)	余岩	(367)	肝郁胁痛	(371)
牡蛎散	(363)	余毒流注	(367)	肝郁经水先后无定期	(371)
牡痔	(364)	余景和	(367)	肝郁经行先期	(372)
牡蒿	(364)	余霖	(367)	肝郁脾虚	(372)
利	(364)	希拉	(367)	肝肾亏损痛经	(372)
利尿穴	(364)	希拉大剂	(368)	肝肾同源	(372)
秃鹫胆	(364)	希拉乌苏	(368)	肝肾阴虚崩漏	(372)
体气	(364)	希拉乌苏病	(368)	肝肾虚肿	(372)
体厥	(364)	希拉型体质	(368)	肝和胆	(372)
何世仁	(364)	希拉病	(368)	肝实证	(372)
何其伟	(364)	坐马痈	(368)	肝实热证	(372)
何若愚	(364)	坐功	(368)	肝经失血	(372)
何首乌	(364)	坐忘	(368)	肝经湿热带下	(372)
何梦瑶	(364)	谷芽	(368)	肝胃不和	(373)
何游	(365)	谷雨	(368)	肝胃气痛	(373)
何廉臣	(365)	谷疸	(368)	肝俞	(373)
佐	(365)	谷精草	(368)	肝逆头痛	(373)
但欲寐	(365)	邻近取穴法	(369)	肝热恶阻	(373)
伸舌	(365)	肝	(369)	肝热病	(373)

肝乘脾 (373)	删补名医方论 (377)	闷脐生 (381)
肝疳 (373)	删注脉诀规正 (377)	闷瞀 (381)
肝著 (373)	鸠尾 (378)	羌活 (381)
肝虚目暗 (373)	条口 (378)	羌活胜湿汤 (381)
肝虚雀目内障 (373)	条剂 (378)	兑端 (381)
肝常有余 (373)	灸剂 (378)	冻耳 (381)
肝厥 (374)	灸法秘传 (378)	冻产 (382)
肝脾不调 (374)	灸疮 (378)	冻疮 (382)
肝藏血 (374)	灸盏 (378)	冻跟 (382)
肝藏魂 (374)	灸疱 (378)	状如鱼胞 (382)
肛门 (374)	灸焫 (378)	冷气 (382)
肛门内合 (374)	灸痨 (378)	冷汗 (382)
肛门皮包 (374)	灸膏肓腧穴法 (378)	冷灸 (382)
肛门旁皮下脓肿 (374)	灸癜风 (378)	冷庐医话 (382)
肛门痒痛 (374)	邹铉 (378)	冷服 (382)
肛痈 (374)	邹澍 (378)	冷泄 (382)
肛漏 (375)	迎香 (378)	冷泪 (382)
肘后备急方 (375)	迎随补泻 (379)	冷香汤 (382)
肘痈 (375)	饭后服 (379)	冷香饮子 (382)
肘髎 (375)	饭前服 (379)	冷热利 (382)
肠风 (375)	饮 (379)	冷热痢 (382)
肠风下血 (375)	饮食须知 (379)	冷哮 (383)
肠鸣 (375)	饮膳正要 (379)	冷哮丸 (383)
肠胃 (375)	库房 (379)	冷积 (383)
肠痈 (375)	疗俞 (379)	冷秘 (383)
肠蛊痢 (376)	疗疮 (379)	冷疳 (383)
肠痔 (376)	疗疮走黄 (380)	汪机 (383)
肠覃 (376)	疗疮要诀 (380)	汪昂 (383)
肠痛腹痛 (376)	疖 (380)	汪绂 (383)
肠痹 (376)	辛夷 (380)	汪宦 (383)
肠澼 (376)	肓门 (380)	汪逢春 (383)
肠澼下血 (376)	肓俞 (380)	汪淇 (384)
龟版 (376)	肓募 (380)	汪琥 (384)
龟背 (376)	肓膜 (380)	沥浆生 (384)
龟背驼 (376)	怀少集 (380)	沙石淋 (384)
龟鹿二仙胶 (376)	忧伤 (380)	沙苑子 (384)
龟龄集 (377)	忧郁 (380)	沙图穆苏 (384)
狂 (377)	闻以太息 (380)	沙虱毒 (384)
犹见三光 (377)	间日疟 (381)	沙参麦冬汤 (384)
卵子瘟 (377)	间气 (381)	沃雪汤 (384)
角弓反张 (377)	间使 (381)	没药 (384)
角孙 (377)	间经 (381)	没食子 (384)
角花头 (377)	间接灸 (381)	沉香 (385)
角法 (377)	间歇运针法 (381)	沉香三十五味散 (385)
角蒿 (377)	闷气生 (381)	沉脉 (385)

七画

沈之问 (385)	初虞世 (389)	张千里 (394)
沈氏医案 (385)	识病捷法 (389)	张千里医案 (394)
沈氏尊生书 (385)	诊尺肤 (389)	张元素 (394)
沈彤 (385)	诊余集 (389)	张介宾 (394)
沈明宗 (385)	诊法 (389)	张从正 (394)
沈金鳌 (385)	诊宗三昧 (389)	张氏医通 (394)
沈括 (385)	诊指纹 (390)	张氏温暑医旨 (394)
完带汤 (385)	诊脉三十二辨 (390)	张文仲 (394)
完骨 (386)	诊病奇侅 (390)	张世贤 (395)
宋元明清名医类案正续编 (386)	诊家正眼 (390)	张永 (395)
宋以前医籍考 (386)	诊家直诀 (390)	张耒 (395)
宋耕棠 (386)	诊家枢要 (390)	张仲华 (395)
宋慈 (386)	诊家索隐 (390)	张仲景 (395)
牢脉 (386)	诊虚里 (390)	张汝珍 (395)
良方集腋 (386)	诊断十则 (391)	张志聪 (395)
良附丸 (386)	诊籍 (391)	张时彻 (395)
良朋汇集经验神方 (386)	君 (391)	张伯祖 (396)
证治心传 (386)	君火 (391)	张杲 (396)
证治汇补 (387)	君主之官 (391)	张采田 (396)
证治百问 (387)	君臣佐使 (391)	张宗良 (396)
证治合参 (387)	灵台 (391)	张绍修 (396)
证治要诀 (387)	灵芝草 (391)	张倬 (396)
证治要诀类方 (387)	灵枢经 (391)	张卿子伤寒论 (396)
证治准绳 (387)	灵枢经白话解 (392)	张涣 (396)
诃子 (387)	灵枢经脉翼 (392)	张琦 (396)
启脾丸 (387)	灵枢素问节要浅注 (392)	张琰 (396)
启脾散 (388)	灵枢悬解 (392)	张锐 (396)
启膈散 (388)	灵道 (392)	张遂辰 (396)
补中益气汤 (388)	灵墟 (392)	张登 (396)
补阳还五汤 (388)	尾闾关 (392)	张锡纯 (397)
补肾不如补脾 (388)	尾闾骨折 (392)	张锡驹 (397)
补肺阿胶汤 (388)	尾骶骨伤 (392)	张鹤腾 (397)
补法 (388)	局方发挥 (392)	张璐 (397)
补注洗冤录集证 (388)	局部选穴法 (393)	张曜孙 (397)
补注神农本草 (388)	尿门无孔 (393)	张璧 (397)
补骨脂 (388)	尿白 (393)	忌口 (397)
补脾不如补肾 (388)	尿血 (393)	陆氏三世医验 (397)
初之气 (389)	尿血穴 (393)	陆以湉 (397)
初生下吐 (389)	尿来 (393)	陆英 (397)
初生无皮 (389)	尿诊 (393)	陆真翘 (397)
初生不尿 (389)	改容丸 (393)	陆贽 (398)
初生不乳 (389)	张乃修 (393)	陆㽔 (398)
初生目闭 (389)	张三锡 (393)	陆渊雷 (398)
初生拭口 (389)	张士政 (393)	陆懋修 (398)
	张山雷 (393)	阿士良 (398)

词条	页码	词条	页码	词条	页码
阿西年木司丸	(398)	妊娠下痢	(403)	鸡胸痰	(408)
阿是穴	(398)	妊娠大小便不通	(403)	鸡眼	(408)
阿胶	(398)	妊娠大便秘不通	(403)	鸡膪疳	(408)
阿胶鸡子黄汤	(398)	妊娠小便不通	(403)	纯阳之体	(408)
阿胶黄连汤	(398)	妊娠中风	(403)	纳支补泻	(408)
阿魏	(399)	妊娠中暑	(404)	纳里病	(408)
陈士铎	(399)	妊娠中温	(404)	纹	(408)
陈元赟	(399)	妊娠心腹胀满	(404)	纹色	(409)
陈文中	(399)	妊娠心腹痛	(404)	驴血二十五味散	(409)
陈玄	(399)	妊娠目病	(404)	纽扣风	(409)
陈司成	(399)	妊娠耳鸣	(404)		
陈邦贤	(399)	妊娠吐血	(404)		
陈达夫	(399)	妊娠多怒坠胎	(404)	奉亲养老书	(409)
陈尧叟	(399)	妊娠尿血	(404)	环中	(409)
陈师文	(400)	妊娠乳肿	(405)	环跳	(409)
陈自明	(400)	妊娠肿胀	(405)	环跳骨出臼	(409)
陈芥菜卤汁	(400)	妊娠胁痛	(405)	环跳疽	(409)
陈虬	(400)	妊娠疟	(405)	环溪草堂医案	(409)
陈言	(400)	妊娠泄泻	(405)	武之望	(409)
陈沂	(400)	妊娠咽喉痛	(405)	武威汉代医简	(409)
陈直	(400)	妊娠脉	(405)	青木香	(410)
陈念祖	(400)	妊娠眩晕	(405)	青风内障	(410)
陈治	(400)	妊娠衄血	(406)	青龙摆尾	(410)
陈实功	(401)	妊娠烦渴	(406)	青皮	(410)
陈承	(401)	妊娠遗尿	(406)	青州白丸子	(410)
陈昭遇	(401)	妊娠喘	(406)	青灵	(410)
陈复正	(401)	妊娠腰痛	(406)	青鱼胆	(410)
陈莲舫	(401)	妊娠腹痛	(406)	青盲	(410)
陈莲舫医案秘钞	(401)	妊娠瘛疭	(406)	青带	(410)
陈嘉谟	(401)	努法	(406)	青娥丸	(411)
陈藏器	(401)	邵英俊	(407)	青娘子	(411)
附子	(401)	忍冬藤	(407)	青黄牒出	(411)
附子汤	(402)	鸡子黄	(407)	青蛇毒	(411)
附子泻心汤	(402)	鸡内金	(407)	青葙丸	(411)
附子理中丸	(402)	鸡心痔	(407)	青葙子	(411)
附分	(402)	鸡血藤	(407)	青筋	(411)
附骨疽	(402)	鸡苏散	(407)	青蒿	(411)
附骨痈	(402)	鸡肝	(407)	青蒿鳖甲汤	(411)
附骨痰	(402)	鸡鸣散	(407)	青黛	(411)
附饼灸	(402)	鸡骨香	(407)	现代实用中药	(411)
坠胎	(402)	鸡冠花	(407)	玫瑰花	(412)
坠睛	(403)	鸡冠蚬肉外障	(408)	表邪	(412)
妙应丸	(403)	鸡冠痔	(408)	表里	(412)
妙香散	(403)	鸡屎藤	(408)	表里同病	(412)
妊娠	(403)	鸡峰普济方	(408)	表里配穴法	(412)

八 画

八画

词条	页码	词条	页码	词条	页码
表里俱实	(412)	枇杷叶	(415)	抹法	(419)
表里俱热	(412)	板蓝根	(415)	拔伸托入法	(420)
表里俱虚	(412)	松节	(416)	拔伸足蹬法	(420)
表里俱寒	(412)	松峰说疫	(416)	拔伸法	(420)
表证	(412)	松萝	(416)	拔伸屈肘法	(420)
表实	(412)	松崖医径	(416)	拔伸牵引法	(420)
表实里虚	(412)	事务	(416)	拔罐法	(420)
表热	(412)	刺五加	(416)	拈痛汤	(420)
表热里寒	(413)	刺手	(416)	担肩瘤	(420)
表虚	(413)	刺血疗法	(416)	押手	(420)
表虚里实	(413)	刺灸心法要诀	(416)	押法	(421)
表寒	(413)	刺疔捷法	(417)	抽气罐法	(421)
表寒里热	(413)	刺络拔罐法	(417)	抽搐	(421)
耵聍	(413)	刺猬皮	(417)	拍打法	(421)
其下者引而竭之	(413)	刺蒺藜	(417)	抵当丸	(421)
其高者因而越之	(413)	刺禁	(417)	抵当汤	(421)
耶律敌鲁	(413)	刺激量	(417)	拘	(421)
耶律倍	(413)	枣树皮	(417)	拘法	(421)
耶律庶成	(413)	雨水	(417)	拘急	(421)
茉莉花	(413)	卖药所	(417)	拘挛	(421)
苦丁茶	(413)	郁冈斋医学笔麈	(417)	抱儿痨	(421)
苦木	(413)	郁气崩漏	(417)	抱龙丸	(421)
苦地胆	(414)	郁李仁	(418)	拨筋法	(421)
苦参	(414)	郁证	(418)	非风	(421)
苦荬菜	(414)	郁金	(418)	虎骨酒	(421)
苦楝皮	(414)	郁冒	(418)	虎潜丸	(422)
苦蕺	(414)	郁结血崩	(418)	肾	(422)
苜蓿	(414)	郁热失血	(418)	肾之府	(422)
苘实	(414)	郁热头痛	(418)	肾之官	(422)
苓甘五味姜辛汤	(414)	郁热衄血	(418)	肾子	(422)
范东阳方	(414)	矾石	(418)	肾不纳气	(422)
范汪	(414)	奔豚	(418)	肾气	(422)
直中三阴	(414)	奔豚气	(418)	肾气丸	(422)
直针刺	(415)	奔豚汤	(419)	肾气不固	(422)
直肠	(415)	奇穴	(419)	肾气虚	(423)
直肠泻	(415)	奇邪	(419)	肾火偏亢	(423)
直肠痈	(415)	奇经	(419)	肾为唾	(423)
直推法	(415)	奇经八脉	(419)	肾水	(423)
直接灸	(415)	奇经八脉考	(419)	肾生骨髓	(423)
直鲁古	(415)	奇胎	(419)	肾主水	(423)
茄子	(415)	奇恒	(419)	肾主生殖	(423)
苔滑	(415)	奇恒之腑	(419)	肾主耳	(423)
茅膏菜	(415)	奇恒痢	(419)	肾主伎巧	(423)
林亿	(415)	奇症汇	(419)	肾主纳气	(423)
林珮琴	(415)	奇疾方	(419)	肾合骨	(423)

肾合膀胱 (424)	肾痫 (427)	败血冲心 (431)
肾阳 (424)	肾藏志 (427)	败血冲肺 (431)
肾阳虚 (424)	肾藏精 (427)	败血冲胃 (431)
肾阳虚衰 (424)	肾囊 (428)	败酱草 (432)
肾阴 (424)	肾囊风 (428)	图注八十一难经 (432)
肾阴虚 (424)	尚药局 (428)	贯叶蓼 (432)
肾志恐 (424)	昙鸾 (428)	贯众 (432)
肾劳 (424)	昆仑 (428)	贯脓 (432)
肾间动气 (424)	昆布 (428)	制化 (432)
肾泄 (424)	呵欠 (428)	知母 (432)
肾实证 (424)	明目上清丸 (428)	知医必辨 (432)
肾实热证 (425)	明目地黄丸 (428)	知柏地黄丸 (432)
肾咳 (425)	明目至宝 (428)	知聪 (433)
肾俞 (425)	明目良方 (428)	物损真睛证 (433)
肾俞虚痰 (425)	明目菊花散 (429)	物偶入睛证 (433)
肾绝 (425)	明色赤巴 (429)	刮法 (433)
肾恶燥 (425)	明色赤巴病 (429)	刮痧 (433)
肾损 (425)	明医杂著 (429)	和法 (433)
肾热证 (425)	明医指掌 (429)	和凝 (433)
肾哮 (425)	明堂 (429)	和髎 (433)
肾疳 (425)	易黄汤 (429)	委中 (433)
肾病 (425)	易筋经 (429)	委中毒 (433)
肾虚五更泄泻 (425)	易简方 (429)	委阳 (434)
肾虚不孕 (425)	固冲汤 (429)	委陵菜 (434)
肾虚不固滑胎 (426)	固经丸 (429)	季胁 (434)
肾虚月经过少 (426)	固胎丸 (430)	季德胜蛇药 (434)
肾虚水泛 (426)	固胎煎 (430)	秉风 (434)
肾虚头痛 (426)	固真汤 (430)	供养巴达干 (434)
肾虚耳鸣 (426)	固真散 (430)	使 (434)
肾虚耳聋 (426)	固脬丸 (430)	使君子 (434)
肾虚自汗 (426)	呼吸补泻 (430)	侠白 (434)
肾虚证 (426)	岩白菜 (430)	侠承浆 (434)
肾虚泄 (426)	罗天益 (430)	侠溪 (434)
肾虚经水先后无定期 (426)	罗氏会约医镜 (430)	侣山堂类辨 (434)
肾虚经行后期 (426)	罗布麻 (430)	侧柏叶 (434)
肾虚经闭 (427)	罗汉果 (430)	佩文斋广群芳谱·药谱
肾虚带下 (427)	罗国纲 (430)	(435)
肾虚崩漏 (427)	罗知悌 (430)	佩兰 (435)
肾虚寒 (427)	罗周彦 (431)	质问本草 (435)
肾虚寒证 (427)	罗适 (431)	质疑录 (435)
肾虚腰痛 (427)	罗美 (431)	往来寒热 (435)
肾着 (427)	罗勒 (431)	所生病 (435)
肾厥头痛 (427)	罗遗编 (431)	舍证从脉 (435)
肾喘 (427)	罗裙带 (431)	舍脉从证 (435)
肾痨 (427)	岭南卫生方 (431)	金门 (435)

八画

金子久 (435)	金匮要略新义 (440)	肤䐃 (445)
金元四大家 (436)	金匮钩玄 (440)	肤蒸 (445)
金气肃降 (436)	金匮悬解 (440)	肺 (445)
金丹 (436)	金匮翼 (440)	肺气不利 (445)
金水六君煎 (436)	金雀花 (440)	肺气不宣 (445)
金运 (436)	金银花 (440)	肺气实 (445)
金运临酉 (436)	金笥玄玄 (440)	肺气盛 (445)
金花丸 (436)	金锁固精丸 (440)	肺气虚 (445)
金针 (436)	金樱子 (440)	肺风 (445)
金针开内障 (436)	金橘 (441)	肺为华盖 (445)
金针菜 (436)	金镜内台方议 (441)	肺为娇脏 (445)
金鸡勒 (436)	命门 (441)	肺水 (446)
金郁泄之 (436)	命门之火 (441)	肺失清肃 (446)
金果榄 (436)	命功 (441)	肺主气 (446)
金沸草 (437)	命关 (441)	肺主行水 (446)
金沸草散 (437)	郄 (441)	肺主声 (446)
金实不鸣 (437)	郄门 (442)	肺主治节 (446)
金荞麦 (437)	采艾编翼 (442)	肺主肃降 (446)
金津、玉液 (437)	受盛之腑 (442)	肺主通调水道 (446)
金蚕毒 (437)	受精 (442)	肺主鼻 (446)
金莲花 (437)	乳下 (442)	肺合大肠 (446)
金破不鸣 (437)	乳上 (442)	肺合皮毛 (447)
金铃子散 (437)	乳中 (442)	肺阴 (447)
金疳 (437)	乳头风 (442)	肺阴虚 (447)
金黄散 (437)	乳发 (442)	肺劳 (447)
金匮方论衍义 (438)	乳利如膏 (442)	肺极 (447)
金匮玉函经 (438)	乳岩 (442)	肺饮 (447)
金匮玉函要略述义 (438)	乳疬 (443)	肺系 (447)
金匮玉函要略辑义 (438)	乳泣 (443)	肺肾两虚 (447)
金匮发微 (438)	乳香 (443)	肺肾相生 (447)
金匮要略广注 (438)	乳食作痛啼 (443)	肺胀 (447)
金匮要略五十家注 (438)	乳食积滞 (443)	肺实证 (447)
金匮要略今释 (438)	乳根 (443)	肺实咳嗽 (448)
金匮要略方论 (438)	乳积 (443)	肺实热证 (448)
金匮要略方论本义 (439)	乳衄 (443)	肺俞 (448)
金匮要略方论集注 (439)	乳痔 (443)	肺津不布 (448)
金匮要略心典 (439)	乳疽 (444)	肺绝 (448)
金匮要略正义 (439)	乳痈 (444)	肺恶寒 (448)
金匮要略论注 (439)	乳菌 (444)	肺损 (448)
金匮要略直解 (439)	乳悬 (444)	肺损咯血 (448)
金匮要略浅注 (439)	乳痨 (444)	肺热 (448)
金匮要略浅注补正 (439)	乳漏 (444)	肺热久嗽 (448)
金匮要略注 (440)	乳癖 (444)	肺热叶焦 (448)
金匮要略编注 (440)	念盈药条 (445)	肺热身肿 (448)
金匮要略简释 (440)	肤胀 (445)	肺热证 (448)

肺热咳嗽 (448)	胁痛里急 (451)	变色赤巴病 (455)
肺热鼻衄 (448)	胁满 (451)	变色希拉 (455)
肺积 (449)	周之干 (451)	京门 (455)
肺脏怯 (449)	周天 (451)	京骨 (455)
肺疳 (449)	周扬俊 (452)	庞安时 (455)
肺病 (449)	周守忠 (452)	夜不安 (455)
肺痈 (449)	周学海 (452)	夜交藤 (455)
肺萎 (449)	周学霆 (452)	夜明砂 (455)
肺虚 (449)	周荣 (452)	夜热 (456)
肺虚自汗 (449)	周祜 (452)	夜惊 (456)
肺虚身肿 (449)	周恭 (452)	夜啼 (456)
肺虚热证 (449)	周痹 (452)	夜啼四证 (456)
肺虚寒证 (449)	昏迷 (452)	府 (456)
肺虚嗽 (449)	昏晕 (452)	府舍 (456)
肺朝百脉 (449)	鱼口 (452)	剂型 (456)
肺痨 (449)	鱼子石榴证 (452)	卒上气 (456)
肺痫 (450)	鱼尾毒 (452)	卒中 (456)
肺痿 (450)	鱼际 (453)	卒心痛 (456)
肺雍 (450)	鱼脑石 (453)	卒耳聋 (456)
肺藏魄 (450)	鱼脑痢 (453)	卒脑风 (456)
肢节肿痛 (450)	鱼翔脉 (453)	卒病 (456)
肢节烦疼 (450)	鱼腰 (453)	卒聋 (456)
肢节痛 (450)	鱼腥草 (453)	卒喘 (457)
肢肿 (450)	鱼腥哮 (453)	卒腰痛 (457)
肢痹 (450)	鱼鳔 (453)	疟 (457)
肿胀如杯 (450)	鱼鳞障证 (453)	疟门 (457)
肿疡 (450)	兔儿伞 (453)	疟母 (457)
肿腮 (450)	兔唇 (453)	疟劳 (457)
胀 (450)	狐尿刺 (453)	疟积 (457)
胀病 (450)	狐疝 (453)	疟疾论 (457)
股不收 (450)	狐臭 (454)	疟黄 (457)
股阴疽 (450)	狐惑 (454)	疠 (457)
股胫疽 (450)	忽思慧 (454)	疠疡机要 (457)
肥儿丸 (450)	忽泰必烈 (454)	疝 (457)
肥气 (451)	狗尾草 (454)	疝气穴 (457)
肥疮 (451)	狗宝 (454)	疙瘩瘟 (457)
胁下支满 (451)	狗骨 (454)	疡 (457)
胁下痞硬 (451)	狗脊 (454)	疡医大全 (458)
胁下痛 (451)	备急千金要方 (454)	疡医证治准绳 (458)
胁下满 (451)	备急如圣散 (454)	疡科心得集 (458)
胁肋胀痛 (451)	备急灸法 (454)	疡科选粹 (458)
胁疽 (451)	备急管见大全良方 (455)	兖州卷柏 (458)
胁痈 (451)	炙甘草汤 (455)	放血疗法 (458)
胁堂 (451)	饴糖 (455)	放松功 (458)
胁痛 (451)	变色赤巴 (455)	盲肠气 (458)

八画

育婴秘诀 (458)	注夏 (461)	实痞 (465)
怔忡 (459)	注射剂 (461)	试水 (465)
怵惕 (459)	注解伤寒论 (461)	试胎 (465)
性功 (459)	泻 (462)	试痛 (465)
性命 (459)	泻心汤 (462)	戾气 (466)
性能 (459)	泻白散 (462)	肩三针 (466)
怫热 (459)	泻肝散 (462)	肩上热 (466)
怪脉 (459)	泻青丸 (462)	肩井 (466)
闹羊花 (459)	泻南补北 (462)	肩井骨伤 (466)
郑声 (459)	泻黄散 (462)	肩不举 (466)
郑宏纲 (459)	泻痢 (462)	肩中俞 (466)
郑承瀚 (459)	泌别清浊 (462)	肩内俞 (466)
郑重光 (459)	泥丸 (462)	肩风毒 (466)
郑虔 (459)	泥鳅 (462)	肩胛骨出 (466)
卷柏 (459)	泽兰 (462)	肩外俞 (466)
单行 (460)	泽泻 (463)	肩贞 (466)
单鼓 (460)	泽泻汤 (463)	肩后痛 (466)
单腹胀 (460)	泽漆 (463)	肩胛疽 (466)
单漏 (460)	泾溲 (463)	肩前 (467)
炉甘石 (460)	治则 (463)	肩前痛 (467)
学古诊则 (460)	治疗汇要 (463)	肩息 (467)
学医便读 (460)	治病必求于本 (463)	肩痛 (467)
学医随笔 (460)	治崩三法 (463)	肩解 (467)
净法 (460)	宗气 (463)	肩髃 (467)
浅刺 (460)	宗筋 (463)	肩髎 (467)
泄 (460)	宗筋之会 (464)	房劳 (467)
泄阳 (460)	宗筋弛纵 (464)	房劳胁痛 (467)
泄利 (460)	定志丸 (464)	房劳咳嗽 (467)
泄注 (460)	定喘 (464)	房劳复 (467)
泄注赤白 (460)	定喘汤 (464)	房劳蓄血 (467)
泄泻 (460)	定痫丸 (464)	房黄 (467)
泄脓血 (460)	审视瑶函 (464)	视歧 (467)
泄痢 (461)	空窍 (464)	视物易色 (467)
河车 (461)	空虚热 (464)	视物易形 (468)
河车丸 (461)	空腹服 (464)	视瞻有色证 (468)
河车封髓丹 (461)	实火眩晕 (464)	视瞻昏渺 (468)
泪 (461)	实则泻之 (464)	建里 (468)
泪泉 (461)	实证 (464)	建瓴汤 (468)
泪堂 (461)	实者泻其子 (465)	居处 (468)
油风 (461)	实热 (465)	居经 (468)
油汗 (461)	实热证 (465)	居髎 (468)
沿肛痔 (461)	实哮 (465)	屈曲漏 (468)
注下 (461)	实秘 (465)	弦脉 (468)
注下赤白 (461)	实喘 (465)	降法 (468)
注车注船 (461)	实脾散 (465)	降香 (468)

妬乳 (469)	经如虾蟆子 (473)	玞珸 (478)
始胚 (469)	经志堂医案 (473)	珍本医书集成 (478)
始胎 (469)	经来成块 (473)	珍珠 (478)
始膏 (469)	经来色淡 (473)	珍珠丸 (478)
参伍不调 (469)	经来色紫 (473)	珍珠母 (478)
参苏饮 (469)	经来如牛膜片 (474)	珍珠母丸 (478)
参附汤 (469)	经来呕吐 (474)	珍珠囊药性赋 (478)
参苓白术散 (469)	经来狂言谵语 (474)	珊瑚验方 (478)
承山 (469)	经来胁痛 (474)	珊瑚痔 (478)
承气养营汤 (469)	经来咳血 (474)	毒蛇咬伤 (478)
承光 (469)	经来浮肿 (474)	毒痢 (479)
承扶 (469)	经别 (474)	封眼法 (479)
承灵 (469)	经刺 (474)	封藏之本 (479)
承泣 (470)	经脉 (475)	封藏失固 (479)
承浆 (470)	经脉之海 (475)	封髓丹 (479)
承筋 (470)	经脉分图 (475)	项软 (479)
承满 (470)	经脉图考 (475)	项昕 (479)
线剂 (470)	经前泄水 (475)	项背强 (479)
线瘊 (470)	经逆赤肿 (475)	项背强几几 (479)
细辛 (470)	经络 (475)	项脊强 (479)
细脉 (470)	经络之海 (475)	项痛 (480)
孟诜 (470)	经络伤 (475)	项强 (480)
孟昶 (470)	经络全书 (475)	赵术堂 (480)
孟继孔 (470)	经络学说 (475)	赵廷海 (480)
孤脏 (470)	经络经穴玻璃人 (476)	赵自化 (480)
孤腑 (471)	经络经穴测定仪 (476)	赵良仁 (480)
终之气 (471)	经络感传 (476)	赵学敏 (480)
驻车丸 (471)	经络感传现象 (476)	赵炳南 (480)
驻景丸 (471)	经络歌诀 (476)	赵道震 (480)
绍兴校定经史证类备急本草 (471)	经效产宝 (476)	赵献可 (480)
经水 (471)	经验良方全集 (476)	贲门 (480)
经水先后无定期 (471)	经断 (476)	贲豚 (480)
经史证类备急本草 (471)	经断复来 (476)	荆防散毒散 (481)
经穴 (471)	经渠 (477)	荆芥 (481)
经穴纂要 (472)	经筋 (477)	革脉 (481)
经血 (472)		茜草 (481)
经行发热 (472)	**九 画**	荜茇 (481)
经行先期 (472)	春分 (477)	荜拨散 (481)
经行后期 (472)	春月咳嗽 (477)	荜澄茄 (481)
经行身痛 (472)	春应中规 (477)	荜澄茄丸 (481)
经行泄泻 (472)	春砂花 (477)	荜澄茄散 (481)
经行腹痛 (473)	春脉如弦 (477)	带下 (481)
经闭 (473)	春脚集 (477)	带下五色 (481)
经闭腹大如鼓 (473)	春温 (477)	带脉 (481)
	春温三字诀 (477)	带脉病 (482)

九画

草乌头 …………… (482)	荔枝核 …………… (485)	枳术丸 …………… (490)
草本图会 ………… (482)	南五味子 ………… (486)	枳术汤 …………… (490)
草豆蔻 …………… (482)	南瓜子 …………… (486)	枳壳 ……………… (490)
草果 ……………… (482)	南沙参 …………… (486)	枳实 ……………… (490)
草药图经 ………… (482)	南病别鉴 ………… (486)	枳实导滞丸 ……… (490)
茧唇 ……………… (482)	南雅堂医书全集 … (486)	枳实消痞丸 ……… (490)
茵陈五苓散 ……… (482)	药艾条 …………… (486)	柏子仁 …………… (490)
茵陈术附汤 ……… (482)	药园 ……………… (486)	柏子仁丸 ………… (490)
茵陈四逆汤 ……… (482)	药味别名录 ……… (486)	柏子仁汤 ………… (491)
茵陈蒿 …………… (482)	药物发泡灸 ……… (486)	柏子养心丸 ……… (491)
茵陈蒿汤 ………… (483)	药物竹罐疗法 …… (486)	柏子养心丹 ……… (491)
荞麦 ……………… (483)	药性考 …………… (486)	栀子 ……………… (491)
茯苓 ……………… (483)	药性通考 ………… (487)	栀子干姜汤 ……… (491)
茯苓甘草汤 ……… (483)	药性摘录 ………… (487)	栀子大黄汤 ……… (491)
茯苓四逆汤 ……… (483)	药治通义 ………… (487)	栀子甘草豉汤 …… (491)
茯苓皮 …………… (483)	药要便蒙新编 …… (487)	栀子生姜豉汤 …… (491)
茯苓导水汤 ……… (483)	药品化义 ………… (487)	栀子金花丸 ……… (491)
茯苓泽泻汤 ……… (483)	药症忌宜 ………… (487)	栀子柏皮汤 ……… (491)
茯苓桂枝甘草大枣汤 … (483)	药准 ……………… (487)	栀子厚朴汤 ……… (491)
茯苓桂枝白术甘草汤 … (483)	药鉴 ……………… (487)	栀子豉汤 ………… (491)
茯神 ……………… (483)	药谱 ……………… (488)	枸杞子 …………… (491)
茯神木 …………… (483)	药镜 ……………… (488)	枸橘 ……………… (492)
茯菟丸 …………… (484)	药盦医案 ………… (488)	柳州医话 ………… (492)
茶叶 ……………… (484)	标本 ……………… (488)	柳宝诒 …………… (492)
茶剂 ……………… (484)	标本中气 ………… (488)	柳选四家医案 …… (492)
茶积 ……………… (484)	柑 ………………… (488)	柿蒂 ……………… (492)
茶癖 ……………… (484)	柯琴 ……………… (488)	柿霜 ……………… (492)
荠苧 ……………… (484)	查万合 …………… (489)	柽柳 ……………… (492)
荠莱 ……………… (484)	相反 ……………… (489)	彧中 ……………… (492)
芫蔚子 …………… (484)	相火 ……………… (489)	要药分剂 ………… (492)
荣气 ……………… (484)	相火妄动 ………… (489)	咸哮咳 …………… (492)
荣枯老嫩 ………… (484)	相生 ……………… (489)	威灵仙 …………… (492)
荥穴 ……………… (484)	相杀 ……………… (489)	威喜丸 …………… (493)
胡文涣 …………… (484)	相克 ……………… (489)	研经言 …………… (493)
胡芦巴 …………… (485)	相使 ……………… (489)	研药指南 ………… (493)
胡洽 ……………… (485)	相畏 ……………… (489)	厘正按摩要术 …… (493)
胡桃仁 …………… (485)	相思子 …………… (489)	砒石 ……………… (493)
胡黄连 …………… (485)	相思子根 ………… (489)	厚朴 ……………… (493)
胡椒 ……………… (485)	相思藤 …………… (489)	厚朴七物汤 ……… (493)
胡颓子 …………… (485)	相侮 ……………… (489)	厚朴三物汤 ……… (493)
胡颓子叶 ………… (485)	相须 ……………… (489)	厚朴大黄汤 ……… (493)
胡颓子根 ………… (485)	相胜之脉 ………… (490)	厚朴花 …………… (494)
胡慎柔 …………… (485)	相恶 ……………… (490)	厚朴温中汤 ……… (494)
胡澍 ……………… (485)	相乘 ……………… (490)	厚德堂集验方萃编 … (494)
茹草编 …………… (485)	相傅之官 ………… (490)	厚翳 ……………… (494)

九画

词条	页码
砂仁	(494)
砂仁壳	(494)
砂仁花	(494)
砂淋	(494)
砭石	(494)
面	(494)
面无血色	(494)
面目浮肿	(494)
面目虚浮	(494)
面白	(494)
面尘	(495)
面色萎黄	(495)
面色黧黑	(495)
面如漆紫	(495)
面赤	(495)
面针疗法	(495)
面青	(495)
面肿	(495)
面垢	(495)
面胕庞然雍	(495)
面热	(495)
面浮	(495)
面黄	(495)
面脱	(496)
面黑	(496)
面焦	(496)
面痛	(496)
面游风	(496)
面寒	(496)
面瘦	(496)
牵法	(496)
牵推法	(496)
拭法	(496)
挂金灯	(496)
持针	(496)
持命十一味散	(496)
持续运针法	(496)
挑治疗法	(496)
挑痔疗法	(497)
指切押手法	(497)
指甲	(497)
指甲脱落	(497)
指压行气法	(497)
指针	(497)
指针疗法	(497)
指拨法	(497)
垫法	(497)
挤法	(497)
按法	(497)
按胸腹	(497)
按跻	(497)
按摩法	(497)
挪法	(498)
轻重	(498)
轻粉	(498)
鸦胆子	(498)
鸦啗疮	(498)
韭子	(498)
背曲肩随	(498)
背伛偻	(498)
背胂筋痛	(499)
背法	(499)
背骨	(499)
背恶寒	(499)
背疽	(499)
背脊骨折	(499)
背脊骨痛	(499)
背偻	(499)
背痛	(499)
战汗	(499)
战栗	(499)
临产	(499)
临产七候	(499)
临产五忌	(500)
临产五要	(500)
临产六字真言	(500)
临产血晕	(500)
临产晕绝	(500)
临证指南医案	(500)
临证验舌法	(500)
是动病	(500)
是斋百一选方	(500)
眊矂	(500)
显色希拉	(500)
哑门	(500)
冒风	(500)
冒心	(500)
冒眩	(501)
冒暑	(501)
冒暑眩晕	(501)
冒寒	(501)
胃	(501)
胃三阳	(501)
胃之大络	(501)
胃之五窍	(501)
胃之关	(501)
胃不和卧不安	(501)
胃中寒凝	(501)
胃气	(501)
胃气不足	(501)
胃气不和	(501)
胃气虚	(502)
胃气虚喘	(502)
胃气痛	(502)
胃反	(502)
胃仓	(502)
胃风	(502)
胃风汤	(502)
胃火	(502)
胃火呕吐	(502)
胃心痛	(502)
胃失和降	(502)
胃主受纳	(502)
胃主降浊	(502)
胃主腐熟	(502)
胃阳	(502)
胃阴	(502)
胃阴虚	(503)
胃苓汤	(503)
胃胀	(503)
胃实	(503)
胃实腹胀	(503)
胃经失血	(503)
胃俞	(503)
胃、神、根	(503)
胃热呕吐	(503)
胃热恶阻	(503)
胃热渴	(503)
胃热（火）壅盛	(503)
胃疸	(503)
胃消	(503)
胃家	(504)
胃家实	(504)
胃虚	(504)
胃虚恶阻	(504)

九画

胃脘 (504)	骨痛 (507)	重阳必阴 (511)
胃脘痛 (504)	骨蒸 (507)	重阴 (511)
胃痛 (504)	骨蒸病灸方 (507)	重阴必阳 (511)
胃寒呕吐 (504)	骨碎 (507)	重听 (511)
胃寒恶阻 (504)	骨碎补 (507)	重迭痔 (511)
虾游脉 (504)	骨骱接而复脱 (507)	重楼玉钥 (511)
虻虫 (504)	骨痹 (507)	重楼玉钥续编 (511)
思 (504)	骨痿 (507)	重喝 (511)
思则气结 (504)	骨酸 (507)	重腭 (511)
思伤脾 (504)	骨槽风 (507)	重龈 (511)
蚂蚁丹 (505)	骨鲠 (507)	重瞳子 (511)
蚂蚁窝 (505)	骨瘤 (508)	复元活血汤 (511)
品胎 (505)	幽门 (508)	复合手法 (512)
咽 (505)	幽门不通 (508)	复溜 (512)
咽干口燥 (505)	钟乳石 (508)	便血 (512)
咽门 (505)	钦饶诺布 (508)	便肠垢 (512)
咽喉 (505)	钩肠痔 (508)	便毒 (512)
咽喉经验秘传 (505)	钩脉 (508)	便浊 (512)
咽喉脉证通论 (505)	钩藤 (508)	便秘 (512)
咽痛 (505)	香加皮 (508)	便脓血 (512)
哕 (505)	香苏散 (508)	便痛 (512)
咯血 (505)	香连化滞丸 (509)	顺气散 (512)
咬牙 (505)	香附 (509)	修事指南 (512)
咬骨疽 (505)	香岩径 (509)	保元汤 (512)
咳 (505)	香砂六君子汤 (509)	保生无忧散 (512)
咳血 (505)	香砂平胃丸 (509)	保产无忧散 (513)
咳血方 (506)	香砂平胃散 (509)	保产神效方 (513)
咳论经旨 (506)	香砂枳术丸 (509)	保赤存真 (513)
咳逆 (506)	香橼 (509)	保和丸 (513)
咳逆上气 (506)	香薷 (509)	保健功 (513)
咳脓血 (506)	香薷散 (509)	保健按摩 (513)
咳家 (506)	种子 (510)	保婴易知录 (513)
咳喘 (506)	种杏仙方 (510)	保婴金镜录 (513)
咳嗽 (506)	种福堂公选良方 (510)	保婴撮要 (513)
贴骨疽 (506)	秋月咳嗽 (510)	促脉 (513)
贴骨痛 (506)	秋后晚发 (510)	皇甫谧 (513)
骨 (506)	秋时晚发 (510)	鬼门 (514)
骨节疼烦 (506)	秋暑 (510)	鬼针草 (514)
骨节烦疼 (506)	秋温 (510)	鬼臾区 (514)
骨空 (506)	秋燥 (510)	鬼箭羽 (514)
骨枯髓减 (506)	重广英公本草 (510)	侵脑疽 (514)
骨蚀 (506)	重舌 (510)	禹功散 (514)
骨度法 (506)	重庆堂随笔 (510)	禹余粮 (514)
骨绝 (507)	重阳 (510)	侯氏黑散 (514)
骨厥 (507)	重阳之人 (511)	追风散 (514)

徇蒙招尤 (514)	食喘 (518)	脉无胃气 (522)
俞正燮 (514)	食痫 (518)	脉从四时 (522)
俞茂鲲 (515)	食滞中满 (518)	脉以胃气为本 (522)
俞府 (515)	食滞脘痛 (518)	脉因证治 (522)
俞桥 (515)	食鉴本草 (518)	脉诀刊误 (522)
俞根初 (515)	食窭 (518)	脉诀四言举要 (522)
俞募配穴法 (515)	食瘕 (518)	脉诀汇编说统 (522)
俞震 (515)	食噎 (518)	脉诀汇辨 (522)
食已即吐 (515)	胠胁肋痛 (518)	脉诀启悟注释 (522)
食中 (515)	胚胎 (518)	脉诀乳海 (523)
食气霍乱 (515)	胆 (518)	脉诀指掌病式图说 (523)
食夹痰嗽 (515)	胆气 (518)	脉诀筌蹄 (523)
食伤 (515)	胆气不足 (519)	脉极 (523)
食后昏困 (515)	胆主决断 (519)	脉证合参 (523)
食亦 (515)	胆矾 (519)	脉学发微 (523)
食远服 (515)	胆实 (519)	脉学辑要 (523)
食劳复 (515)	胆南星 (519)	脉法 (523)
食医心鉴 (516)	胆俞 (519)	脉经 (523)
食呕 (516)	胆热 (519)	脉要图注 (523)
食疗 (516)	胆病 (519)	脉度 (523)
食疗本草 (516)	胆黄 (519)	脉说 (524)
食郁 (516)	胆虚 (519)	脉绝 (524)
食物本草 (516)	胆液质 (519)	脉理求真 (524)
食物本草会纂 (516)	胆囊穴 (520)	脉象 (524)
食物考 (516)	胜复 (520)	脉痔 (524)
食胀 (516)	胕 (520)	脉确 (524)
食饱咳 (517)	胕肿 (520)	脉痹 (524)
食泻 (517)	胞 (520)	脉痿 (524)
食咸哮嗽 (517)	胞门 (520)	脉溢 (524)
食咳 (517)	胞不正 (520)	胫肿 (524)
食复 (517)	胞气 (520)	胎 (524)
食养 (517)	胞衣 (520)	胎不长 (524)
食盐 (517)	胞衣不下 (520)	胎气攻心 (525)
食哮 (517)	胞育 (520)	胎气喘息 (525)
食积 (517)	胞转 (521)	胎风赤烂 (525)
食积呕吐 (517)	胞轮振跳 (521)	胎水肿满 (525)
食积泄 (517)	胞脉 (521)	胎动不安 (525)
食积喘逆 (517)	胞宫 (521)	胎死不下 (525)
食积寒热 (517)	胞络 (521)	胎自堕 (525)
食积腹胀 (517)	胞疽 (521)	胎衣 (525)
食积腹痛 (517)	胞睑 (521)	胎产心法 (525)
食臭 (517)	胞寒不孕 (521)	胎产秘书 (526)
食癥 (517)	胖大海 (521)	胎产辑萃 (526)
食减 (517)	脉 (521)	胎实不安 (526)
食厥 (518)	脉义简摩 (521)	胎食 (526)

九画

词条	页码	词条	页码	词条	页码
胎脉	(526)	疮	(530)	类经	(535)
胎前十字真言	(526)	疮疡	(530)	类经附翼	(535)
胎前手足麻木	(526)	疮疡经验全书	(530)	类经图翼	(535)
胎前节养六条	(526)	疮疹热	(531)	类消	(535)
胎前用药三禁	(526)	疯门全书	(531)	类编朱氏集验医方	(535)
胎前头痛	(526)	疯犬咬伤	(531)	前后血	(535)
胎前怔忡	(526)	疫	(531)	前后配穴法	(535)
胎前诸症	(526)	疫疔	(531)	前闭	(535)
胎热不安	(527)	疫证治例	(531)	前谷	(535)
胎倦	(527)	疫证集说	(531)	前顶	(536)
胎息	(527)	疫疟	(531)	前胡	(536)
胎疸	(527)	疫疠	(531)	首	(536)
胎疾	(527)	疫毒痢	(531)	首风	(536)
胎浆	(527)	疫疹	(531)	首如裹	(536)
胎虚不安	(527)	疫疹一得	(532)	逆气	(536)
胎患内障	(527)	疫痢	(532)	逆从	(536)
胎敛疮	(527)	疫痧	(532)	逆传心包	(536)
胎寒不安	(527)	疫痧草	(532)	逆顺	(536)
胎漏	(528)	疫瘫	(532)	逆顺生翳	(536)
胎瘤	(528)	施今墨	(532)	总按	(536)
独阴	(528)	施发	(532)	炼气化神	(536)
独肾	(528)	施沛	(533)	炼神还虚	(536)
独参汤	(528)	帝玛尔·丹增彭措	(533)	炼精化气	(536)
独活	(528)	恢刺	(533)	炮制	(536)
独活寄生汤	(528)	恍惚	(533)	烂疔	(537)
昝殷	(528)	恽铁樵	(533)	将军之官	(537)
急中风	(528)	闻诊	(533)	举元煎	(537)
急则治标	(528)	差经	(533)	举、按、寻	(537)
急者缓之	(529)	养气功	(533)	洁净府	(537)
急性子	(529)	养心汤	(533)	洪氏集验方	(537)
急脉	(529)	养老	(533)	洪脉	(537)
急病	(529)	养阴清肺汤	(533)	洪涛	(537)
急黄	(529)	养性延命录	(533)	洪蕴	(537)
急救仙方	(529)	养胎	(534)	洪遵	(537)
急救回生丹	(529)	养脏汤	(534)	浊	(537)
急救异痧奇方	(529)	养病庸言	(534)	浊气	(537)
急救良方	(529)	养精种玉汤	(534)	浊气归心	(538)
急救稀涎散	(529)	美人蕉根	(534)	浊邪	(538)
急惊风类证	(530)	姜黄	(534)	浊邪害清	(538)
急喉风	(530)	送服	(534)	浊阴	(538)
急喉瘖	(530)	类中风	(534)	浊者为卫	(538)
疬科全书	(530)	类中暑	(534)	洞天奥旨	(538)
疣	(530)	类方准绳	(534)	洞泄	(538)
疣目	(530)	类证治裁	(534)	洞泻	(538)
疥疮	(530)	类证活人书	(535)	洄溪脉学	(538)

洗三 (538)	客主加临 (543)	神灸经纶 (547)
洗冤录详义 (538)	客忤 (543)	神应经 (547)
洗冤集录 (538)	客忤似痫 (543)	神明 (547)
洗眼法 (538)	客忤夜啼 (543)	神封 (547)
活人心法 (539)	客忤痓 (543)	神庭 (548)
活人事证药方 (539)	客者除之 (543)	神祐丸 (548)
活幼口议 (539)	冠心苏合丸 (543)	神珠 (548)
活幼心书 (539)	语言謇涩 (544)	神珠将反 (548)
活幼心法 (539)	语迟 (544)	神脏 (548)
活幼珠玑 (539)	评语 (544)	神效托里散 (548)
活法机要 (539)	扁豆 (544)	神堂 (548)
活络丹 (539)	扁豆衣 (544)	神祟眼痛 (548)
活络效灵丹 (539)	扁豆花 (544)	神道 (548)
涎 (539)	扁鹊 (544)	神犀丹 (548)
染苔 (540)	扁鹊心书 (544)	神阙 (548)
济川煎 (540)	扁鹊神应针灸玉龙经 (544)	神膏 (548)
济世养生集 (540)	扁瘊 (544)	神藏 (549)
济生拔粹 (540)	祛邪扶正 (545)	祝由 (549)
济生续方 (540)	祖师麻 (545)	祝味菊 (549)
济众新编 (540)	祖先口述 (545)	退针 (549)
济阳纲目 (540)	祖剂 (545)	屋漏脉 (549)
济阴纲目 (540)	神 (545)	屋翳 (549)
洋金花 (540)	神门 (545)	费伯雄 (549)
浑身麻木 (541)	神门脉 (545)	费启泰 (549)
浓缩丸 (541)	神不守舍 (545)	眉风癣 (549)
津 (541)	神不安啼 (545)	眉心疔 (549)
津血同源 (541)	神水 (545)	眉冲 (549)
津液 (541)	神水将枯 (546)	姚应凤 (549)
津液之腑 (541)	神术汤 (546)	姚僧垣 (549)
宣白承气汤 (541)	神术散 (546)	怒 (550)
宣毒发表汤 (541)	神仙解语丹 (546)	怒则气上 (550)
宣痹汤 (541)	神白散 (546)	怒伤肝 (550)
室女 (541)	神机 (546)	怒后崩漏 (550)
室女实热经闭 (542)	神光 (546)	怒喘 (550)
室女经闭 (542)	神光自现 (546)	勇士七味丸 (550)
室女经闭成劳 (542)	神曲 (546)	蚤嗽 (550)
室女经闭腹痛 (542)	神曲丸 (546)	柔风 (550)
突起睛高 (542)	神农 (546)	柔痓 (550)
穿山龙 (542)	神农本草经 (546)	结阳 (550)
穿山甲 (542)	神农本草经百种录 (547)	结阴 (550)
穿心莲 (542)	神农本草经校注 (547)	结阴便血 (550)
穿拐痰 (542)	神农本草经读 (547)	结者散之 (550)
穿裆发 (543)	神农本草经通俗讲义 (547)	结脉 (550)
穿踝疽 (543)	神农本草经赞 (547)	结核 (551)
客气 (543)	神志不定 (547)	结胸 (551)

结瘕 …………… (551)	蚕矢汤 ………… (555)	恶露不绝 ……… (559)
绛雪园古方选注 …… (551)	蚕豆 …………… (556)	真 ……………… (560)
络 ……………… (551)	蚕豆壳 ………… (556)	真人养脏汤 …… (560)
络石藤 ………… (551)	蚕沙 …………… (556)	真元耗损喘 …… (560)
络穴 …………… (551)	蚕茧 …………… (556)	真牙 …………… (560)
络却 …………… (551)	蚕蜕 …………… (556)	真中风 ………… (560)
络刺 …………… (552)	蚕蛹 …………… (556)	真气 …………… (560)
络脉 …………… (552)	顽淋不痛症 …… (556)	真心痛 ………… (560)
绝子 …………… (552)	顽痹 …………… (556)	真头痛 ………… (560)
绝孕穴 ………… (552)	顽痰 …………… (556)	真色 …………… (560)
绝汗 …………… (552)	起坐生花 ……… (556)	真阳 …………… (560)
绝骨 …………… (552)	盐肤子 ………… (556)	真阴 …………… (560)
绞肠痧 ………… (552)	盐肤叶 ………… (556)	真武汤 ………… (560)
绞肠瘟 ………… (552)	盐肤根 ………… (556)	真实假虚 ……… (561)
骈指押手法 …… (552)	盐哮 …………… (557)	真热假寒 ……… (561)
	都气丸 ………… (557)	真息 …………… (561)
十　画	恐 ……………… (557)	真脏色 ………… (561)
秦之桢 ………… (552)	恐则气下 ……… (557)	真脏脉 ………… (561)
秦艽 …………… (552)	恐伤肾 ………… (557)	真虚假实 ……… (561)
秦艽扶羸汤 …… (552)	壶翁 …………… (557)	真寒假热 ……… (561)
秦艽鳖甲散 …… (553)	荸荠 …………… (557)	真意 …………… (561)
秦皮 …………… (553)	莱菔子 ………… (557)	桂苓五味甘草汤 … (561)
秦伯未 ………… (553)	莲子 …………… (557)	桂苓甘露饮 …… (561)
秦昌遇 ………… (553)	莲子心 ………… (557)	桂苓甘露散 …… (561)
秦承祖 ………… (553)	莲子发 ………… (558)	桂枝 …………… (562)
泰山磐石散 …… (553)	莲房 …………… (558)	桂枝汤 ………… (562)
泰定养生主论 … (553)	莲须 …………… (558)	桂枝人参汤 …… (562)
珠突出眶证 …… (553)	莫枚士 ………… (558)	桂枝甘草龙骨牡蛎汤 … (562)
珠黄散 ………… (553)	莪术 …………… (558)	桂枝甘草汤 …… (562)
敖氏伤寒金镜录 … (554)	荷叶 …………… (558)	桂枝龙骨牡蛎汤 … (562)
素女方 ………… (554)	荷叶蒂 ………… (558)	桂枝生姜枳实汤 … (562)
素仙简要 ……… (554)	荷梗 …………… (558)	桂枝芍药知母汤 … (562)
素问入式运气论 … (554)	恶中 …………… (558)	桂枝附子汤 …… (562)
素问玄机原病式 … (554)	恶气 …………… (558)	桂枝茯苓丸 …… (562)
素问识 ………… (554)	恶风 …………… (558)	桂枝姜附汤 …… (562)
素问灵枢合注 … (554)	恶心 …………… (558)	桔梗 …………… (562)
素问灵枢类纂约注 … (554)	恶血 …………… (558)	桔梗汤 ………… (562)
素问直讲 ……… (555)	恶色 …………… (559)	桐叶 …………… (563)
素问病机气宜保命集 … (555)	恶阻 …………… (559)	桐皮 …………… (563)
素问悬解 ……… (555)	恶食 …………… (559)	桐君 …………… (563)
素问遗篇 ……… (555)	恶脉 …………… (559)	桐君采药录 …… (563)
素问释义 ……… (555)	恶热 …………… (559)	栝楼 …………… (563)
素灵微蕴 ……… (555)	恶寒 …………… (559)	栝楼子 ………… (563)
素质 …………… (555)	恶露 …………… (559)	栝楼皮 ………… (563)
素髎 …………… (555)	恶露不下 ……… (559)	栝楼薤白白酒汤 … (563)

栝楼薤白半夏汤 (563)	夏枯草 (566)	热伤气 (570)
栓剂 (563)	夏秋霍乱 (566)	热伤风 (570)
桃仁 (563)	夏脉如钩 (567)	热伤风咳嗽 (570)
桃仁承气汤 (563)	夏鼎 (567)	热伤肺络 (570)
桃花汤 (564)	破伤风 (567)	热产 (570)
桃花粥 (564)	原气 (567)	热汗 (570)
桃核承气汤 (564)	原穴 (567)	热极生风 (570)
格 (564)	原机启微 (567)	热极生寒 (570)
格阳 (564)	原络配穴法 (567)	热呕 (571)
格阳关阴 (564)	原蚕蛾 (567)	热呃 (571)
格阳衄血 (564)	原病集 (567)	热证 (571)
格阳虚火失血 (564)	原瘖要论 (568)	热者寒之 (571)
格致余论 (564)	顾氏知镜 (568)	热郁 (571)
校正医书局 (564)	顾世澄 (568)	热服 (571)
核桃痔 (564)	顾观光 (568)	热夜啼 (571)
鬲上 (564)	顾金寿 (568)	热疟 (571)
鬲中热 (565)	顾锡 (568)	热泪 (571)
鬲气 (565)	顾靖远 (568)	热泻 (571)
鬲肓 (565)	顾德华 (568)	热实结胸 (571)
栗子 (565)	振动法 (568)	热毒 (571)
栗子痔 (565)	振法 (568)	热毒下血 (572)
唇 (565)	振胞瘀痛 (568)	热毒痢 (572)
唇口瞤动 (565)	振寒 (568)	热甚发痉 (572)
唇口燥裂 (565)	振慄 (568)	热胜则肿 (572)
唇反 (565)	捏法 (568)	热疮 (572)
唇风 (565)	捏挤法 (569)	热结 (572)
唇甲青 (565)	捏脊 (569)	热结下焦 (572)
唇生肿核 (565)	损伤咳 (569)	热结小便不利 (572)
唇疔 (565)	损脉 (569)	热结旁流 (572)
唇青 (565)	挫伤 (569)	热结腹痛 (572)
唇肿 (565)	捋法 (569)	热结膀胱 (572)
唇胗 (565)	授法 (569)	热哮 (573)
唇紧 (565)	换睡 (569)	热晕 (573)
唇疽 (566)	挽法 (569)	热痱 (573)
唇菌 (566)	捣法 (569)	热病劳复 (573)
唇萎 (566)	热 (569)	热烦啼 (573)
唇裂 (566)	热入心包 (569)	热淋 (573)
唇焦 (566)	热入血室 (569)	热厥 (573)
唇缩 (566)	热中 (569)	热厥心痛 (573)
夏子益 (566)	热化 (569)	热厥头痛 (573)
夏天无 (566)	热化少阴 (570)	热遏 (573)
夏云 (566)	热邪阻肺 (570)	热喘 (573)
夏月霍乱 (566)	热因热用 (570)	热痢 (573)
夏至 (566)	热因寒用 (570)	热痹 (573)
夏应中矩 (566)	热伏冲任 (570)	热痿 (573)

十画

热嗽 …… (574)	钱氏儿科案疏 …… (577)	倒生 …… (581)
热霍乱 …… (574)	钱闻礼 …… (578)	倒扣草 …… (581)
烝烝 …… (574)	钱潢 …… (578)	倒经 …… (581)
顿呛 …… (574)	铁苋 …… (578)	倒睫拳毛 …… (581)
顿服 …… (574)	铁树叶 …… (578)	候 …… (582)
顿泻 …… (574)	铁笛丸 …… (578)	候气 …… (582)
顿嗽 …… (574)	铁落 …… (578)	倪朱谟 …… (582)
柴平汤 …… (574)	铁箍散 …… (578)	倪枝维 …… (582)
柴胡 …… (574)	铃医 …… (578)	倪涵初疟痢三方 …… (582)
柴胡加龙骨牡蛎汤 …… (574)	铅丹 …… (578)	倪维德 …… (582)
柴胡达原饮 …… (574)	铅粉 …… (578)	健忘 …… (582)
柴胡枳桔汤 …… (575)	铍针 …… (578)	健脾丸 …… (582)
柴胡桂枝汤 …… (575)	缺乳 …… (578)	臭田螺 …… (582)
柴胡陷胸汤 …… (575)	缺盆 …… (579)	臭梧桐 …… (582)
柴胡舒肝散 …… (575)	缺盆疽 …… (579)	射干 …… (583)
柴葛解肌汤 …… (575)	氤氲汤 …… (579)	射干麻黄汤 …… (583)
紧按慢提 …… (575)	秫米 …… (579)	射工伤 …… (583)
紧脉 …… (575)	积水 …… (579)	息道 …… (583)
紧提慢按 …… (575)	积吐 …… (579)	虾 …… (583)
逍遥散 …… (575)	积块 …… (579)	衄 …… (583)
党与 …… (575)	积饮 …… (579)	衄血 …… (583)
党参 …… (575)	积冷胃脘痛 …… (579)	徐大椿 …… (583)
眩 …… (575)	积泻 …… (579)	徐之才 …… (583)
眩冒 …… (575)	积热 …… (579)	徐长卿 …… (583)
眩晕 …… (576)	积热泄泻 …… (579)	徐文伯 …… (584)
哮 …… (576)	积热胃脘痛 …… (579)	徐春甫 …… (584)
哮吼 …… (576)	积热咳嗽 …… (579)	徐彦纯 …… (584)
哮证 …… (576)	积热便血 …… (580)	徐疾补泻 …… (584)
哮喘 …… (576)	积滞泄泻 …… (580)	徐彬 …… (584)
鸭怪 …… (576)	积寒泄泻 …… (580)	徐彪 …… (584)
鸭跖草 …… (576)	积聚 …… (580)	殷门 …… (584)
哺乳疳 …… (576)	秩边 …… (580)	殷仲春 …… (584)
哺露 …… (576)	秘元煎 …… (580)	拿法 …… (584)
哺露疳 …… (576)	秘方集验 …… (580)	釜沸脉 …… (584)
晕针 …… (576)	秘传抱龙丸 …… (580)	爱庐医案 …… (584)
晕灸 …… (576)	秘传推拿妙诀 …… (580)	豹文刺 …… (584)
晕厥 …… (576)	秘传眼科龙木论 …… (580)	胰 …… (585)
蚌粉 …… (577)	透天凉 …… (581)	胰俞 …… (585)
蚘动脘痛 …… (577)	透关射甲 …… (581)	胼骨伤 …… (585)
蚘厥 …… (577)	透刺法 …… (581)	脆者坚之 …… (585)
罢极之本 …… (577)	透骨草 …… (581)	脆脚 …… (585)
圆翳内障 …… (577)	透脑疽 …… (581)	脂瘤 …… (585)
圆癣 …… (577)	透脓散 …… (581)	胸 …… (585)
贼风 …… (577)	透疹凉解汤 …… (581)	胸乡 …… (585)
钱乙 …… (577)	笔花医镜 …… (581)	胸中烦热 …… (585)

胸中痞硬 (585)	脑骨伤 (589)	痄后天柱倒 (594)
胸汗 (585)	脑衄 (590)	痄肿胀 (594)
胸阳 (585)	脑疽 (590)	痄泻 (594)
胸胁苦满 (585)	脑湿 (590)	痄疮 (594)
胸胁痛 (585)	脑漏 (590)	痄热 (594)
胸骨伤 (586)	脑髓 (590)	痄积目朦 (594)
胸骨肋断 (586)	胼胝 (590)	痄疾 (594)
胸痞 (586)	脓耳口眼㖞斜 (590)	痄疾吐 (594)
胸痛 (586)	脓耳变证 (590)	痄眼 (594)
胸痹 (586)	脓血痢 (590)	痄痨 (594)
胸满 (586)	脓疥 (590)	痄湿 (594)
脏行气于腑 (586)	脓窝疮 (590)	痄渴 (594)
脏会 (586)	脓瘤 (591)	痄瘦 (594)
脏连丸 (586)	狼毒 (591)	病发于阴 (594)
脏毒 (586)	留针 (591)	病发于阳 (594)
脏毒下血 (586)	留针补泻 (591)	病机 (595)
脏象 (587)	留饮 (591)	病机十九条 (595)
脏象学说 (587)	留者攻之 (591)	病因辨证 (595)
脏腑论 (587)	留罐法 (591)	病后多汗 (595)
脏腑标本药式 (587)	皲脚 (591)	病后多眠 (595)
脏腑相合 (587)	挛 (591)	病色 (595)
脏腑惊证 (587)	挛急 (591)	病色相克 (595)
脏腑辨证 (587)	恋眉疮 (592)	病脉 (595)
脐下悸 (587)	衰者补之 (592)	病音 (595)
脐下痛 (588)	高风雀目内障 (592)	疽 (596)
脐中四边穴 (588)	高斗魁 (592)	疾脉 (596)
脐中出血 (588)	高世栻 (592)	痄腮 (596)
脐中痛 (588)	高良姜 (592)	疹 (596)
脐风 (588)	高武 (592)	疹后失音 (596)
脐风三证 (588)	高者抑之 (592)	疹后肺痈 (596)
脐风散 (588)	高若讷 (592)	疹后肺痿 (596)
脐带 (588)	高秉钧 (592)	疹筋 (596)
脐突 (588)	高保衡 (592)	痈 (596)
脐痈 (588)	高濂 (593)	痈疽阳证 (596)
脐粪 (588)	郭玉 (593)	痈疽阴证 (596)
脐湿 (588)	郭志邃 (593)	痈疽顺证 (596)
胶艾汤 (588)	郭思 (593)	痈疽逆证 (596)
胶瘤 (589)	郭雍 (593)	疳挛 (597)
脑 (589)	郭稽中 (593)	疲劳咳嗽 (597)
脑风 (589)	症因脉治 (593)	痉 (597)
脑户 (589)	痄 (593)	痉病似天钓 (597)
脑顶风 (589)	痄气入阴 (593)	离照汤 (597)
脑转耳鸣 (589)	痄气耳袭 (593)	唐大烈 (597)
脑鸣 (589)	痄水 (593)	唐千顷 (597)
脑空 (589)	痄虫 (593)	唐宗海 (597)

十画

唐慎微 (597)	凉燥 (602)	海藻 (605)
颃颡 (597)	酒 (602)	浮小麦 (606)
颃颡癌 (598)	酒风 (602)	浮中沉 (606)
站桩功 (598)	酒剂 (602)	浮白 (606)
旅舍备要方 (598)	酒泄 (602)	浮郄 (606)
悍气 (598)	酒积 (602)	浮肿 (606)
羞明 (598)	酒疸 (602)	浮脉 (606)
拳参 (598)	酒痔 (602)	浮络 (606)
拳衡 (598)	酒渣鼻 (602)	浮萍 (606)
粉刺 (598)	酒臌 (602)	涤痰汤 (606)
益元散 (598)	浙贝母 (602)	流气饮 (606)
益气聪明汤 (599)	娑罗子 (603)	流火 (606)
益火之源，以消阴翳 (599)	消中 (603)	流饮 (607)
益母丸 (599)	消化希拉 (603)	流金凌木 (607)
益母草 (599)	消风散 (603)	流注 (607)
益母膏 (599)	消石 (603)	流注指要赋 (607)
益胃升阳汤 (599)	消谷 (603)	流痰 (607)
益胃汤 (599)	消谷善饥 (603)	润肠丸 (607)
益黄散 (599)	消法 (603)	润僵汤 (607)
益智仁 (599)	消泺 (603)	涕 (607)
烦 (599)	消疳散 (603)	浪脐生 (607)
烦热 (600)	消痔丸 (603)	浸淫疮 (607)
烦满 (600)	消斑青黛饮 (603)	涩脉 (608)
烦躁 (600)	消渴 (604)	涌泉 (608)
烧山火 (600)	消渴方 (604)	涌泉疽 (608)
烧伤 (600)	消瘴 (604)	浚川丸 (608)
烊化 (600)	消瘰丸 (604)	浚川散 (608)
凌云 (600)	海上方 (604)	诸阳之会 (608)
凌云骨伤 (600)	海上医宗心领 (604)	诸证提纲 (608)
凌奂 (600)	海马 (604)	诸疮一扫光 (608)
凌霄花 (600)	海风藤 (604)	诸热之而寒者取之阳 (608)
凌德 (601)	海龙 (604)	诸病源候论 (608)
浆水 (601)	海金沙 (604)	诸寒之而热者取之阴 (609)
脊 (601)	海金沙藤 (604)	读医随笔 (609)
脊三穴 (601)	海狗肾 (604)	读素问钞 (609)
脊中 (601)	海底漏 (605)	袖口疳 (609)
脊柱旋转复位法 (601)	海参 (605)	袖珍方 (609)
脊背强 (601)	海带 (605)	被支配器官 (609)
脊疳 (601)	海药本草 (605)	调中益气汤 (609)
脊痛 (601)	海泉 (605)	调火赫依 (609)
脊强 (601)	海桐皮 (605)	调心 (609)
资生丸 (601)	海浮石 (605)	调产 (609)
资生汤 (601)	海蛤壳 (605)	调身 (610)
凉解汤 (601)	海蜇 (605)	调服 (610)
凉膈散 (601)	海螵蛸 (605)	调经 (610)

调胃承气汤 (610)	能消赤巴 (613)	黄水疮 (618)
调息 (610)	能消赤巴病 (613)	黄水病 (618)
调疾饮食辨 (610)	难产 (613)	黄龙汤 (618)
谈允贤 (610)	难产七因 (613)	黄瓜痈 (618)
剥苔 (610)	难经 (613)	黄耳伤寒 (618)
弱刺激 (610)	难经正义 (614)	黄竹斋 (618)
弱脉 (610)	难经本义 (614)	黄色比吉经函 (618)
陵后 (610)	难经汇注笺正 (614)	黄汗 (618)
崇脉 (610)	难经经释 (614)	黄赤为热 (619)
陶弘景 (611)	难经悬解 (614)	黄花菜 (619)
陶华 (611)	难经集注 (614)	黄芩 (619)
陶针 (611)	难经疏证 (614)	黄芩芍药汤 (619)
陶针疗法 (611)	桑叶 (614)	黄芩汤 (619)
陶道 (611)	桑白皮 (614)	黄芩清胆汤 (619)
陷谷 (611)	桑杏汤 (615)	黄芩滑石汤 (619)
通天 (611)	桑枝 (615)	黄芪 (619)
通因通用 (611)	桑菊饮 (615)	黄芪芍药桂枝苦酒汤 (620)
通关丸 (611)	桑麻丸 (615)	黄芪建中汤 (620)
通关散 (611)	桑寄生 (615)	黄芪桂枝五物汤 (620)
通里 (611)	桑椹 (615)	黄连 (620)
通身肿 (612)	桑螵蛸 (615)	黄连上清丸 (620)
通谷 (612)	桑螵蛸散 (615)	黄连羊肝丸 (620)
通肠漏 (612)	验方新编 (615)	黄连汤 (620)
通草 (612)	验胎 (616)	黄连阿胶汤 (620)
通俗伤寒论 (612)		黄连泻心汤 (620)
通脉四逆加猪胆汁汤 (612)	**十一画**	黄连黄芩汤 (620)
通脉四逆汤 (612)	球后 (616)	黄连温胆汤 (620)
通窍活血汤 (612)	理中丸 (616)	黄连解毒汤 (621)
能远怯近症 (612)	理中化痰丸 (616)	黄肠 (621)
能足培根 (612)	理中安蛔汤 (616)	黄苔 (621)
能足培根病 (612)	理法 (616)	黄明胶 (621)
能味培根 (612)	理虚元鉴 (616)	黄金散 (621)
能味培根病 (612)	理筋 (616)	黄胀舌 (621)
能化培根病 (612)	理筋法 (616)	黄狗肾 (621)
能化培根痛 (613)	理瀹骈文 (616)	黄油证 (621)
能合培根 (613)	琉球百问 (617)	黄承昊 (621)
能合培根病 (613)	培根 (617)	黄练芽 (621)
能作赤巴 (613)	培根病 (617)	黄荆 (621)
能作赤巴病 (613)	勒法 (617)	黄荆子 (621)
能近怯远症 (613)	黄干苔舌 (617)	黄荆根 (621)
能依培根 (613)	黄土汤 (617)	黄带 (622)
能依培根病 (613)	黄元御 (617)	黄药子 (622)
能视赤巴 (613)	黄仁 (617)	黄栌 (622)
能视赤巴病 (613)	黄风内障 (617)	黄柏 (622)
能毒者以厚药 (613)	黄水 (617)	黄庭 (622)

黄庭镜 … (622)	营分 … (627)	捻五指背皮法 … (631)
黄帝 … (622)	营分证 … (627)	捻法 … (631)
黄帝内经 … (622)	营在脉中 … (627)	掐法 … (631)
黄帝内经太素 … (622)	萧龙友 … (627)	掐揉五指节法 … (631)
黄帝内经明堂类成 … (623)	萧埙 … (627)	接经行气法 … (631)
黄帝内经始生考 … (623)	梦泄精 … (627)	接背 … (631)
黄帝内经素问 … (623)	梗通草 … (627)	接骨木 … (631)
黄帝内经素问吴注 … (623)	梧桐子 … (627)	接骨紫金丹 … (631)
黄帝内经素问灵枢经合类 … (623)	梧桐叶 … (627)	控涎丹 … (631)
	楤木 … (628)	探病诊法 … (632)
黄帝内经素问校义 … (623)	梅氏验方新编 … (628)	救母丹 … (632)
黄帝明堂灸经 … (623)	梅师 … (628)	救伤秘旨 … (632)
黄帝明堂经 … (623)	梅花针疗法 … (628)	救荒本草 … (632)
黄帝素问直解 … (624)	梅花点舌丹 … (628)	救急稀涎散 … (632)
黄帝素问宣明论方 … (624)	梅核气 … (628)	救逆汤 … (632)
黄宫绣 … (624)	曹元 … (628)	虚中风 … (632)
黄病 … (624)	曹禾 … (628)	虚中夹实 … (632)
黄疸 … (624)	曹炳章 … (628)	虚风内动 … (632)
黄疸二十八候 … (624)	曹颖甫 … (628)	虚火 … (632)
黄液上冲 … (624)	豉饼灸 … (629)	虚火上炎 … (632)
黄蜀葵子 … (624)	硇砂 … (629)	虚火乳蛾 … (632)
黄蜀葵花 … (624)	瓠子 … (629)	虚火咳嗽 … (633)
黄蜀葵根 … (625)	龚廷贤 … (629)	虚火眩晕 … (633)
黄腻苔 … (625)	龚居中 … (629)	虚邪 … (633)
黄精 … (625)	盛寅 … (629)	虚则补之 … (633)
黄鳅痈 … (625)	雪上一支蒿 … (629)	虚阳上浮眩晕 … (633)
掇薁 … (625)	雪胆 … (629)	虚劳 … (633)
萝卜 … (625)	雪莲 … (629)	虚劳失血 … (633)
萝芙木 … (625)	雪梨浆 … (630)	虚劳失精 … (633)
萎黄 … (625)	捺正法 … (630)	虚劳发热 … (633)
萆薢 … (625)	排脓汤 … (630)	虚里 … (633)
萆薢化毒汤 … (625)	排脓散 … (630)	虚呃 … (633)
萆薢分清饮 … (625)	掉眩 … (630)	虚冷腹痛 … (633)
菟丝子 … (626)	捶法 … (630)	虚证 … (633)
菊叶三七 … (626)	推求师意 … (630)	虚者补其母 … (634)
菊花 … (626)	推肚脐 … (630)	虚肿 … (634)
菊花茶调散 … (626)	推法 … (630)	虚胀 … (634)
菊花散 … (626)	推胃脘 … (630)	虚泻 … (634)
菀 … (626)	推食指法 … (630)	虚实 … (634)
萤星满目证 … (626)	推拿 … (630)	虚脉 … (634)
营卫 … (626)	推拿手法 … (630)	虚损 … (634)
营卫不和 … (626)	推拿抉微 … (630)	虚损征忡 … (634)
营卫气血 … (627)	推拿法 … (631)	虚热 … (635)
营气 … (627)	推拿秘书 … (631)	虚热证 … (635)
营气不从 … (627)	推拿麻醉 … (631)	虚热经行先期 … (635)

虚哮 …… (635)	悬钟 …… (638)	甜杏仁 …… (643)
虚秘 …… (635)	悬胆痔 …… (638)	甜橙 …… (643)
虚烦 …… (635)	悬痈 …… (639)	梨 …… (643)
虚烦不得卧 …… (635)	悬颅 …… (639)	梨皮 …… (643)
虚陷 …… (635)	悬雍 …… (639)	秽浊 …… (643)
虚脱呃 …… (635)	曼陀罗子 …… (639)	偶刺 …… (643)
虚喘 …… (635)	曼陀罗叶 …… (639)	偷粪鼠 …… (643)
虚痘 …… (635)	晚发 …… (639)	停饮心痛 …… (644)
虚痞 …… (635)	趺阳脉 …… (639)	停饮胁痛 …… (644)
虚痢 …… (636)	蛊 …… (639)	停饮眩晕 …… (644)
虚寒 …… (636)	蚱蜢 …… (639)	偻附 …… (644)
虚寒白喉 …… (636)	蛀节疔 …… (639)	偏历 …… (644)
虚寒证 …… (636)	蛀发癣 …… (639)	偏头风 …… (644)
雀目 …… (636)	蛀疳 …… (639)	偏产 …… (644)
雀卵 …… (636)	蛇头疔 …… (640)	偏沮 …… (644)
雀啄灸 …… (636)	蛇串疮 …… (640)	偏枯 …… (644)
雀啄脉 …… (636)	蛇身 …… (640)	偏脑疽 …… (644)
雀斑 …… (636)	蛇含 …… (640)	偏渗小便不利 …… (644)
常山 …… (636)	蛇床子 …… (640)	假胎 …… (644)
常青藤 …… (636)	蛇床子散 …… (640)	假搐 …… (644)
常数 …… (637)	蛇背疔 …… (640)	得气 …… (644)
眦 …… (637)	蛇咬伤 …… (640)	得神 …… (645)
眦赤烂 …… (637)	蛇莓 …… (641)	得配本草 …… (645)
野牛心 …… (637)	蛇眼疔 …… (641)	盘龙参 …… (645)
野芋 …… (637)	蛇蜕 …… (641)	盘坐 …… (645)
野芋头诊断法 …… (637)	蛇腹疔 …… (641)	盘肛漏 …… (645)
野菜博录 …… (637)	唾 …… (641)	盘肠生 …… (645)
野菜谱 …… (637)	啤酒花 …… (641)	盘肠似内钓 …… (645)
野菊花 …… (637)	崔氏脉诀 …… (641)	盘肠痈 …… (645)
眵 …… (637)	崔知悌 …… (641)	盘肠痧 …… (645)
眵泪 …… (637)	崔嘉彦 …… (642)	盘法 …… (645)
眯目 …… (637)	崩漏 …… (642)	盘珠集胎产症治 …… (645)
眼力 …… (637)	婴儿 …… (642)	斜飞脉 …… (645)
眼弦 …… (637)	婴儿不睡 …… (642)	斜板法 …… (646)
眼弦赤烂 …… (638)	婴童百问 …… (642)	斜刺 …… (646)
眼科龙木论 …… (638)	铜人腧穴针灸图经 …… (642)	斜搬法 …… (646)
眼科百问 …… (638)	铜针 …… (642)	鸽 …… (646)
眼科学 …… (638)	银花解毒汤 …… (642)	鸽卵 …… (646)
眼胞菌毒 …… (638)	银针 …… (642)	脚气 …… (646)
眼珠 …… (638)	银星独见 …… (642)	脚气冲心 …… (646)
眸 …… (638)	银柴胡 …… (642)	脚气肿满 …… (646)
悬水 …… (638)	银海精微 …… (643)	脚气治法总要 …… (646)
悬饮 …… (638)	银翘汤 …… (643)	脚汗 …… (647)
悬枢 …… (638)	银翘散 …… (643)	脚软 …… (647)
悬厘 …… (638)	甜瓜子 …… (643)	脚肿 …… (647)

十一画

词条	页码	词条	页码	词条	页码
脚骨伤	(647)	麻沸散	(651)	旋覆代赭汤	(655)
脚弱	(647)	麻毒八营	(651)	旋胪泛起	(655)
脚趾胼失	(647)	麻毒内攻	(651)	旋乾转坤针法	(655)
脚盘出臼	(647)	麻毒陷肺	(651)	旋螺突起	(655)
脚湿气	(647)	麻科活人全书	(651)	旋覆花	(655)
脚跟痛	(647)	麻促脉	(651)	章门	(655)
脚膝出臼	(647)	麻疹	(651)	章太炎医论	(655)
脚膝出血	(647)	麻疹夹斑	(651)	章次公	(655)
脚膝痿弱	(647)	麻疹作痢	(652)	章楠	(656)
脖气不固	(647)	麻疹泄泻	(652)	商	(656)
脖转	(647)	麻疹顺证	(652)	商丘	(656)
脱	(647)	麻疹逆证	(652)	商曲	(656)
脱气	(648)	麻疹险证	(652)	商阳	(656)
脱臼	(648)	麻疹烦渴	(652)	商陆	(656)
脱血	(648)	麻疹紫黑	(652)	望月砂	(656)
脱肛	(648)	麻疹喉痛	(652)	望江南	(656)
脱肛痔	(648)	麻疹谵妄	(652)	望江南子	(656)
脱荣	(648)	麻黄	(652)	望形态	(656)
脱疽	(648)	麻黄加术汤	(652)	望诊	(656)
脱营	(648)	麻黄汤	(652)	望诊遵经	(656)
脱囊	(648)	麻黄花穗灸疗法	(652)	望齿	(657)
脘	(649)	麻黄杏仁甘草石膏汤	(653)	率谷	(657)
逸者行之	(649)	麻黄杏仁薏苡甘草汤	(653)	惜分阴轩医案	(657)
猪牙皂	(649)	麻黄附子甘草汤	(653)	悸	(657)
猪肝	(649)	麻黄附子汤	(653)	悸心痛	(657)
猪苓	(649)	麻黄细辛附子汤	(653)	惊	(657)
猪苓汤	(649)	麻黄连轺赤小豆汤	(653)	惊风	(657)
猪苓散	(649)	麻黄根	(653)	惊风八候	(657)
猪肤	(649)	麻雀	(653)	惊风内钓啼	(657)
猪肤汤	(649)	麻痹	(653)	惊风四证	(657)
猪胆	(649)	痔疮	(653)	惊风先兆	(657)
猪髓	(649)	痔漏	(653)	惊风结核	(658)
猫爪草	(649)	痏	(653)	惊风热	(658)
猫眼疮	(650)	疵疽	(653)	惊风烦渴	(658)
猕猴桃	(650)	痎疟论疏	(653)	惊风痰热瘊	(658)
猕猴桃根	(650)	痒风	(653)	惊丹	(658)
毫针	(650)	鹿角	(654)	惊生	(658)
麻九畴	(650)	鹿角胶	(654)	惊吐	(658)
麻子仁丸	(650)	鹿角胶丸	(654)	惊则气乱	(658)
麻木	(650)	鹿角菜	(654)	惊者平之	(658)
麻仁丸	(650)	鹿角霜	(654)	惊泻	(658)
麻后牙疳	(651)	鹿茸	(654)	惊胎	(658)
麻后有痰	(651)	鹿茸丸	(654)	惊热	(658)
麻后喉风	(651)	鹿衔草	(654)	惊振内障	(658)
麻油	(651)	旋耳疮	(655)	惊积	(658)

惊悸 (659)	清浊 (662)	随法 (666)
惊蛰 (659)	清宫汤 (662)	随息居饮食谱 (666)
惊啼 (659)	清络饮 (662)	随霖 (667)
惊啼壮热 (659)	清眩丸 (662)	隆 (667)
惊痢 (659)	清营汤 (663)	隆病 (667)
惊痫 (659)	清暑益气汤 (663)	隐白 (667)
惊瘸 (659)	清脾饮 (663)	隐曲 (667)
惊搐 (659)	清瘟败毒饮 (663)	隐伏热 (667)
惊搐五证 (659)	清燥救肺汤 (663)	隐病 (667)
惊膈嗽 (659)	淋 (663)	隐疹 (667)
惊瘫 (659)	淋闭 (663)	胬肉攀睛 (667)
惊癣 (659)	淋沥 (663)	颈肿 (668)
阎孝忠 (659)	淋浊 (664)	颈细 (668)
着痹 (659)	淳泽 (664)	颈项强急 (668)
羚羊角 (659)	混元生 (664)	颈项强痛 (668)
羚羊角散 (660)	混睛障 (664)	颈痈 (668)
羚角钩藤汤 (660)	涸流 (664)	颈臂 (668)
粘鱼须 (660)	渊疽 (664)	续名医类案 (668)
断耳疮 (660)	渊腋 (664)	续医说 (668)
断胎 (660)	淫 (664)	续易简方论 (668)
断脐 (660)	淫气 (664)	续命汤 (668)
盗汗 (660)	淫邪 (664)	续断 (668)
清气 (660)	淫羊藿 (664)	骑竹马穴 (669)
清气化痰丸 (660)	淳于意 (664)	维胞 (669)
清化汤 (660)	液 (664)	维道 (669)
清心牛黄丸 (661)	液门 (665)	绵枣儿 (669)
清心莲子饮 (661)	液道 (665)	绿风内障 (669)
清代名医医话精华 (661)	涪翁 (665)	绿豆 (669)
清代名医医案精华 (661)	淡豆豉 (665)	绿豆衣 (669)
清邪 (661)	淡菜 (665)	绿萼梅花 (669)
清阳 (661)	深师方 (665)	巢元方 (669)
清阳不升 (661)	深刺 (665)	
清肝达郁汤 (661)	梁门 (665)	十二画
清冷渊 (661)	梁丘 (665)	
清者为营 (661)	梁希曾 (665)	琥珀 (669)
清净之府 (661)	寇宗奭 (665)	琥珀多寐丸 (670)
清法 (661)	宿食 (665)	琥珀抱龙丸 (670)
清降汤 (661)	宿翳 (666)	琥珀定志丸 (670)
清带汤 (662)	密陀僧 (666)	琥珀散 (670)
清胃散 (662)	密陀僧散 (666)	琼玉膏 (670)
清咽抑火丸 (662)	密蒙花 (666)	琼瑶神丸 (670)
清咽利膈汤 (662)	谋风 (666)	斑 (670)
清咽散 (662)	谏议之官 (666)	斑龙丸 (670)
清骨散 (662)	皲裂疮 (666)	斑脂翳 (670)
清音丸 (662)	弹法 (666)	斑疹 (671)
		斑痧 (671)

十二画

词条	页码	词条	页码	词条	页码
斑蝥	(671)	葱豉汤	(675)	裂隙	(679)
斑蝥灸	(671)	葱豉桔梗汤	(675)	雄黄	(679)
款冬花	(671)	葶苈大枣泻肺汤	(675)	颊车	(679)
款冬花散	(671)	葶苈子	(675)	颊车骨落	(679)
越婢汤	(671)	蒂风呵乳	(675)	颊车骨错	(679)
越鞠丸	(671)	蒋维乔	(676)	颊车蹉	(679)
越鞠保和丸	(671)	落花生	(676)	颊车蹉	(679)
博济方	(671)	落枕	(676)	颊里	(680)
博落回	(672)	萱草根	(676)	搭手	(680)
喜	(672)	萹蓄	(676)	揩摩	(680)
喜马拉雅东莨菪	(672)	韩氏医通	(676)	提法	(680)
喜马拉雅米口袋	(672)	韩祗和	(676)	提插补泻	(680)
喜马拉雅紫茉莉	(672)	韩保昇	(676)	提插法	(680)
喜则气缓	(672)	韩悆	(676)	搓法	(680)
喜伤心	(672)	朝食暮吐	(676)	搓食指	(680)
喜笑不休	(672)	棒棒木	(677)	握灵本草	(680)
煮针法	(672)	楮实子	(677)	握法	(680)
耆日	(672)	椰子皮	(677)	揆度	(680)
期门	(672)	椰子浆	(677)	揆度奇恒	(680)
葫芦	(672)	植物名实图考	(677)	揉大指	(680)
散抟	(673)	植物名实图考长编	(677)	揉大指甲法	(680)
散剂	(673)	椅背整复法	(677)	揉大脚趾法	(681)
散脉	(673)	椒目	(677)	揉手背法	(681)
葳蕤汤	(673)	椒饼灸	(677)	揉法	(681)
募穴	(673)	椒疮	(677)	揉法	(681)
募原	(673)	棉花子	(677)	揉捏法	(681)
葛花	(673)	棉花根	(678)	揉脐法	(681)
葛花醒醒汤	(673)	棕榈皮	(678)	揉眼	(681)
葛应雷	(673)	惠直堂经验方	(678)	翘荷汤	(681)
葛洪	(673)	惑	(678)	悲	(681)
葛根	(674)	粟丘疹	(678)	悲则气消	(681)
葛根汤	(674)	粟疮	(678)	紫贝	(681)
葛根黄芩黄连汤	(674)	酢浆草	(678)	紫石英	(681)
葛乾孙	(674)	硝石矾石散	(678)	紫白癜风	(681)
董汲	(674)	硝䃃通结汤	(678)	紫舌	(681)
董奉	(674)	硫黄	(678)	紫舌胀	(682)
董宿	(674)	厥气	(678)	紫色王室保健经函	(682)
葎草	(674)	厥头痛	(679)	紫花地丁	(682)
葡萄	(674)	厥阴	(679)	紫苏子	(682)
葡萄疫	(675)	厥阴头痛	(679)	紫苏子散	(682)
葡萄痔	(675)	厥阴俞	(679)	紫苏叶	(682)
葡萄藤叶	(675)	厥阴痉	(679)	紫苏梗	(682)
葱叶	(675)	厥证	(679)	紫金牛	(682)
葱白	(675)	厥逆头痛	(679)	紫金锭	(682)
葱白七味饮	(675)	裂肛痔	(679)	紫河车	(683)

紫荆皮 (683)	蛤蚧 (687)	锁子骨伤 (692)
紫草 (683)	蛴螬 (688)	锁子症 (692)
紫草散 (683)	蛴螬灸 (688)	锁阳 (692)
紫宫 (683)	喘证 (688)	锁阳固精丸 (692)
紫珠 (683)	喘鸣 (688)	锁肚 (692)
紫菜 (683)	喘胀 (688)	锁肛痔 (692)
紫菀 (684)	喘促 (688)	锁喉风 (693)
紫菀散 (684)	喘逆 (688)	锁喉痈 (693)
紫雪 (684)	喘满 (688)	锋针 (693)
紫雪散 (684)	喉 (688)	锐毒 (693)
紫斑 (684)	喉风论 (688)	短气 (693)
掌骨伤 (684)	喉白阐微 (688)	短刺 (693)
掌禹锡 (684)	喉白喉 (688)	短脉 (693)
暑 (684)	喉关 (688)	犊鼻 (693)
暑日水泻 (684)	喉关痈 (689)	程门雪 (693)
暑风散 (684)	喉鸣 (689)	程充 (693)
暑风慢惊 (684)	喉科心法 (689)	程杏轩医案 (693)
暑令吐泻 (685)	喉科指掌 (689)	程应旄 (693)
暑疖 (685)	喉科紫珍集 (689)	程玠 (694)
暑泻 (685)	喉疳 (689)	程林 (694)
暑症发源 (685)	喉痈 (689)	程国彭 (694)
暑病 (685)	喉菌 (689)	程衍道 (694)
暑痉 (685)	喉痒 (690)	程履新 (694)
暑厥 (685)	喉痧正的 (690)	稀涎千缗汤 (694)
暑湿眩晕 (685)	喉癣 (690)	稀涎散 (694)
暑湿流注 (685)	喻昌 (690)	黍米 (694)
暑温 (685)	喻选古方试验 (690)	等火隆 (694)
晶珠本草 (686)	喑痱 (690)	等火隆病 (694)
景天 (686)	黑大豆 (690)	筑宾 (694)
景天三七 (686)	黑风内障 (690)	筋 (694)
景岳全书 (686)	黑舌 (690)	筋之府 (695)
景岳新方砭 (686)	黑如炲 (690)	筋为刚 (695)
睏 (686)	黑带 (690)	筋会 (695)
跌打丸 (686)	黑胆质 (691)	筋极 (695)
跌打损伤 (686)	黑脉 (691)	筋枯 (695)
跌扑胁痛 (687)	黑神散 (691)	筋脉拘急 (695)
跗阳 (687)	黑逍遥散 (691)	筋挛 (695)
跗肿 (687)	黑脂麻 (691)	筋惕肉瞤 (695)
跗骨伤 (687)	黑疸 (691)	筋缓 (695)
遗尿 (687)	黑斑 (691)	筋痹 (695)
遗精 (687)	黑痣 (691)	筋痿 (695)
蛲虫病 (687)	黑睛 (691)	筋膜 (695)
蛔虫病 (687)	黑锡丹 (691)	筋缩 (695)
蛔厥 (687)	黑翳如珠 (692)	筋瘤 (695)
蜒蚰疮 (687)	锁口 (692)	筋瘿 (696)

十二画

词条	页码
鹅口疮	(696)
鹅不食草	(696)
鹅掌风	(696)
傅山	(696)
傅仁宇	(696)
傅青主女科	(696)
傅青主男科	(696)
集验背疽方	(696)
集验简良方	(696)
焦氏喉科枕秘	(697)
傍针刺	(697)
御药院	(697)
御药院方	(697)
循衣摸床	(697)
循法	(697)
循经考穴编	(697)
循经传	(697)
循经选穴法	(697)
舒氏伤寒集注	(697)
舒卡·年姆尼多杰	(697)
舒舌	(698)
舒张押手法	(698)
舒筋丹	(698)
舒筋活络丸	(698)
舒筋通络汤	(698)
翕翕发热	(698)
番红花	(698)
番痧	(698)
番泻叶	(698)
释方	(698)
释骨	(698)
腌骨出	(699)
腓腨发	(699)
脾	(699)
脾之大络	(699)
脾王不受邪	(699)
脾开窍于口	(699)
脾不统血	(699)
脾气	(699)
脾气不升	(699)
脾气不舒	(699)
脾气主升	(700)
脾气热	(700)
脾气盛	(700)
脾气虚	(700)
脾风	(700)
脾为生痰之源	(700)
脾为涎	(700)
脾失健运	(700)
脾主中土	(700)
脾主升清	(700)
脾主四肢	(700)
脾主后天	(700)
脾主肌肉	(700)
脾主运化	(700)
脾主裹血	(701)
脾合肉	(701)
脾合胃	(701)
脾阳	(701)
脾阳虚	(701)
脾阴	(701)
脾阴虚	(701)
脾约	(701)
脾志思	(701)
脾冷多涎	(701)
脾肾泄	(701)
脾泻	(701)
脾实证	(701)
脾实热	(702)
脾实热证	(702)
脾实腹胀	(702)
脾经失血	(702)
脾经湿痰	(702)
脾胃论	(702)
脾胃郁	(702)
脾俞	(702)
脾统血	(702)
脾恶湿	(702)
脾热	(702)
脾热多涎	(703)
脾热痿软	(703)
脾积	(703)
脾疳积	(703)
脾病	(703)
脾疸	(703)
脾虚	(703)
脾虚生风	(703)
脾虚发黄	(703)
脾虚自汗	(703)
脾虚身肿	(703)
脾虚证	(703)
脾虚带下	(704)
脾虚秘	(704)
脾虚湿困	(704)
脾虚寒	(704)
脾虚腹胀	(704)
脾常不足	(704)
脾痨	(704)
脾痈	(704)
脾湿热	(704)
脾寒	(704)
脾痿	(704)
脾藏营	(704)
脾藏意	(704)
腋汗	(704)
腋疽	(705)
腋痈	(705)
腑会	(705)
腑输精于脏	(705)
腕骨	(705)
腕痈	(705)
腕踝针疗法	(705)
鲁府禁方	(705)
猴枣	(705)
猴枣散	(706)
猴狲疳	(706)
猴疳疮	(706)
飧泄	(706)
然谷	(706)
痨瘵	(706)
痨瘵咳嗽	(706)
痘不起胀	(706)
痘不灌浆	(706)
痘风疮	(706)
痘出不快	(706)
痘后浮肿	(706)
痘色淡白	(707)
痘呛	(707)
痘疔	(707)
痘应出不出	(707)
痘疮	(707)
痘疮入眼	(707)
痘疮见形	(707)
痘疮发热	(707)

痘疮夹斑 (707)	滞针 (711)	温毒病论 (715)
痘疮夹痧 (707)	滞颐 (711)	温胃散 (715)
痘疮身痒 (707)	溜尿疮 (712)	温胆汤 (716)
痘疮起胀 (707)	湿 (712)	温疫 (716)
痘疮难靥 (708)	湿中 (712)	温疫论 (716)
痘疮脱痂 (708)	湿气呕吐 (712)	温疫论类编 (716)
痘疹闷乱 (708)	湿伤脾阴 (712)	温疫论辨义 (716)
痘痂 (708)	湿困脾阳 (712)	温疫析疑 (716)
痘浆法 (708)	湿阻中焦 (712)	温热 (716)
痞 (708)	湿阻气分 (712)	温热论 (716)
痞块 (708)	湿泻 (712)	温热经纬 (716)
痞胀 (708)	湿毒带下 (712)	温热逢源 (717)
痞根 (708)	湿毒疮 (712)	温热病 (717)
痞积 (708)	湿毒流注 (713)	温热痉 (717)
痞满 (708)	湿胜则濡泻 (713)	温热暑疫全书 (717)
痧疮 (709)	湿热 (713)	温病 (717)
痢后风 (709)	湿热下注 (713)	温病条辨 (717)
痢证汇参 (709)	湿热内蕴 (713)	温病派 (717)
痢症三字诀 (709)	湿热发黄 (713)	温粉 (717)
痢疾 (709)	湿热呕吐 (713)	温清饮 (717)
痢疾论 (709)	湿热身肿 (713)	温清散 (718)
痧胀玉衡 (709)	湿热条辨 (713)	温脾汤 (718)
痧法备旨 (709)	湿热便血 (713)	温溜 (718)
痧麻明辨 (709)	湿热眩晕 (713)	温燥 (718)
痧喉正义 (710)	湿热痉 (714)	滑石 (718)
痛风 (710)	湿热痢 (714)	滑石白鱼散 (718)
痛泻要方 (710)	湿热痿 (714)	滑肉门 (718)
痛痹 (710)	湿痉 (714)	滑寿 (718)
阑门 (710)	湿黄 (714)	滑泄 (718)
阑尾穴 (710)	湿遏热伏 (714)	滑脉 (718)
善饥 (710)	湿温 (714)	滑胎 (718)
善色 (710)	湿痰不孕 (714)	溲血 (718)
善怒 (710)	湿痰眩晕 (714)	游风 (719)
善恐 (710)	湿痰流注 (714)	滋水清肝饮 (719)
善惊 (710)	温邪 (714)	滋水涵木 (719)
善悲 (710)	温壮 (715)	滋阴抑火汤 (719)
普行赫依 (710)	温针灸 (715)	滋阴降火汤 (719)
普洱茶 (711)	温灸器 (715)	寒 (719)
普济方 (711)	温者清之 (715)	寒入血室 (719)
普济本事方 (711)	温和灸 (715)	寒无犯寒 (719)
普济消毒饮子 (711)	温服 (715)	寒气呕吐 (719)
粪毒块 (711)	温法 (715)	寒气腹痛 (720)
焠刺 (711)	温降汤 (715)	寒从中生 (720)
焠脐风 (711)	温经汤 (715)	寒水石 (720)
滞下 (711)	温毒发斑 (715)	寒水石灰剂 (720)

寒因热用 …… (720)	遍行隆病 …… (723)	蒙氏结节 …… (728)
寒因寒用 …… (720)	遍身肿 …… (724)	蒙医药选编 …… (728)
寒则气收 …… (720)	谢观 …… (724)	蒙药正典 …… (728)
寒则收引 …… (720)	谦斋医学讲稿 …… (724)	蒸乳 …… (728)
寒伤形 …… (720)	犀角 …… (724)	椿皮 …… (728)
寒极生热 …… (720)	犀角地黄汤 …… (724)	禁口痢 …… (728)
寒冷腹痛 …… (720)	犀角散 …… (724)	禁针穴 …… (728)
寒证 …… (720)	犀黄丸 …… (724)	禁灸穴 …… (728)
寒者热之 …… (721)	强巴·南杰扎桑 …… (724)	槐花 …… (728)
寒胀 …… (721)	强壮功 …… (724)	槐花散 …… (728)
寒夜啼 …… (721)	强间 …… (724)	槐角 …… (728)
寒泄 …… (721)	强直 …… (725)	槐角丸 …… (728)
寒实证 …… (721)	强刺激 …… (725)	槐角地榆丸 …… (729)
寒实结胸 …… (721)	疏风散 …… (725)	搋法 …… (729)
寒降汤 …… (721)	疏凿饮子 …… (725)	榆实 …… (729)
寒战 …… (721)	隔山香 …… (725)	楼英 …… (729)
寒热 …… (721)	隔山消 …… (725)	甄立言 …… (729)
寒热往来 …… (721)	隔饼灸 …… (725)	甄权 …… (729)
寒热错杂证 …… (721)	隔姜灸 …… (725)	感证辑要 …… (729)
寒积 …… (721)	隔盐灸 …… (725)	感冒 …… (729)
寒积五更泄泻 …… (721)	隔蒜灸 …… (725)	感冒头痛 …… (729)
寒积吐 …… (722)	缓则治本 …… (725)	感冒眩晕 …… (730)
寒秘 …… (722)	缓脉 …… (725)	感寒腹痛 …… (730)
寒痉 …… (722)	**十三画**	碍产 …… (730)
寒淫 …… (722)		硼砂 …… (730)
寒厥 …… (722)	瑞竹堂经验方 …… (726)	雷丸 …… (730)
寒厥心痛 …… (722)	魂 …… (726)	雷丰 …… (730)
寒喘 …… (722)	魂门 …… (726)	雷公 …… (730)
寒痫 …… (722)	鼓舌 …… (726)	雷公药对 …… (730)
寒滞肝脉 …… (722)	鼓花头 …… (726)	雷公炮炙论 …… (730)
寒湿水肿 …… (722)	鼓胀 …… (726)	雷公炮炙药性解 …… (730)
寒湿头痛 …… (722)	蒜泥灸 …… (726)	雷火神针 …… (730)
寒湿发黄 …… (722)	鹊桥 …… (726)	雷头风 …… (730)
寒湿困脾 …… (722)	蓐风 …… (726)	雷敩 …… (731)
寒湿眩晕 …… (723)	蓐劳 …… (726)	摄生众妙方 …… (731)
寒湿痢 …… (723)	蓐疮 …… (726)	摄生消息论 …… (731)
寒湿腰痛 …… (723)	蓝注 …… (726)	摄法 …… (731)
寒湿腹胀 …… (723)	墓头回 …… (726)	摸法 …… (731)
寒湿凝滞经闭 …… (723)	蓖麻子 …… (727)	摇法 …… (731)
寒湿凝滞痛经 …… (723)	蓆疮 …… (727)	搯搦 …… (731)
寒痹 …… (723)	蓄血发黄 …… (727)	搐鼻散 …… (731)
寒凝气滞 …… (723)	蓄血证 …… (727)	输刺 …… (731)
寒露 …… (723)	蒲公英 …… (727)	裘吉生 …… (731)
寓意草 …… (723)	蒲黄 …… (727)	督俞 …… (731)
遍行隆 …… (723)	蒲辅周 …… (727)	督脉络 …… (732)

频服 (732)	简易普济良方 (735)	腹皮痛 (739)
虞抟 (732)	鼠尾痔 (735)	腹冷痛 (739)
鉴真 (732)	鼠乳 (735)	腹胀 (739)
睛明 (732)	鼠疫 (736)	腹哀 (739)
睛珠 (732)	鼠疫汇编 (736)	腹结 (739)
睥生痰核 (732)	鼠疫约编 (736)	腹痛 (739)
睥肉粘轮 (732)	鼠疫抉微 (736)	腹痛啼 (739)
睥急紧小 (732)	鼠疸 (736)	腹满 (740)
睥虚如球 (732)	催气 (736)	鲍相璈 (740)
嗜异 (732)	催生 (736)	颍川心法汇编 (740)
嗜卧 (732)	催生丹 (736)	解围元薮 (740)
暖针 (732)	催生汤 (736)	解郁汤 (740)
暖肝煎 (733)	催生饮 (736)	解索脉 (740)
暖宫丸 (733)	微针 (736)	解颅 (740)
暖脐膏 (733)	微脉 (736)	解溪 (740)
暖病 (733)	愈带丸 (736)	廉泉 (740)
歇经 (733)	颔厌 (737)	䨐疮 (740)
暗产 (733)	腻苔 (737)	痹 (740)
暗经 (733)	腠理 (737)	痴呆 (741)
暗痫 (733)	腠理热 (737)	痿 (741)
照海 (733)	腰以下肿 (737)	痿黄 (741)
跨马痈 (733)	腰以上肿 (737)	痿厥 (741)
跪坐 (733)	腰目 (737)	瘀血 (741)
路路通 (733)	腰尻痛 (737)	瘀血头痛 (741)
跻寿馆医籍备考 (734)	腰阳关 (737)	瘀血发热 (741)
蜈蚣咬伤 (734)	腰足痛 (737)	瘀血闭结 (741)
蜗牛 (734)	腰奇 (737)	瘀血胃脘痛 (741)
蜂窝发 (734)	腰软 (737)	瘀血流注 (741)
蜂窝漏 (734)	腰股痛 (737)	瘀血腰痛 (742)
蜂蜜 (734)	腰背痛 (738)	瘀血腹痛 (742)
蜂螫伤 (734)	腰背强 (738)	瘀血灌睛证 (742)
蜣螂 (734)	腰骨伤 (738)	痰 (742)
蜣螂注 (734)	腰俞 (738)	痰火耳鸣 (742)
嗳气 (734)	腰痛 (738)	痰火耳聋 (742)
嗳腐 (734)	腰疼 (738)	痰火扰心 (742)
嗌 (734)	腰脊痛 (738)	痰火证 (742)
蜀漆 (735)	腰眼 (738)	痰火怔忡 (742)
嵩崖尊生书 (735)	腰脚冷痹 (738)	痰火眩晕 (742)
锡类散 (735)	腰痛 (738)	痰饮 (742)
锭剂 (735)	腰痛穴 (738)	痰饮胁痛 (743)
稚阳 (735)	腰酸 (738)	痰饮胃脘痛 (743)
稚阳稚阴 (735)	腹中绞痛 (738)	痰饮咳嗽 (743)
稚阴 (735)	腹中痛 (739)	痰饮眩晕 (743)
简明中医辞典 (735)	腹中雷鸣 (739)	痰阻肺络 (743)
简明医彀 (735)	腹中满痛 (739)	痰阻经行后期 (743)

痰迷心窍 (743)	溢饮 (747)	豨莶草 (751)
痰浊犯肺 (743)	溺 (747)	豨桐丸 (751)
痰结 (743)	溺血 (747)	裴宗元 (751)
痰哮 (743)	溺赤 (747)	龈交 (751)
痰积 (743)	塞因塞用 (748)	雌雄人 (751)
痰厥 (743)	窦材 (748)	嘈杂 (751)
痰喘 (744)	窦默 (748)	嗽血 (752)
痰痛 (744)	褚氏遗书 (748)	嘎拉图呼和 (752)
痰滞恶阻 (744)	褚澄 (748)	蜡矾丸 (752)
痰湿月经过少 (744)	福幼编 (748)	蜡烛疳 (752)
痰湿头痛 (744)	障 (748)	蜡梅花 (752)
痰噎膈 (744)	嫁痛 (748)	蜘蛛咬伤 (752)
新加香薷饮 (744)	缚浴法 (748)	蝉花无比散 (752)
新加黄龙汤 (744)	缠喉风 (748)	蝉花散 (752)
新设 (744)	**十四画**	蝉蜕 (752)
新针灸学 (744)		蝉蝎散 (752)
新建 (744)	静功 (748)	罂粟壳 (752)
新修本草 (744)	静香楼医案 (748)	鹘眼凝睛 (753)
新感温病 (745)	碧玉散 (749)	锃针 (753)
意 (745)	截肠 (749)	锃针疗法 (753)
意守 (745)	截疟 (749)	熏眼法 (753)
意守内景 (745)	截疟七宝饮 (749)	箕门 (753)
意守外景 (745)	截疟青蒿丸 (749)	算盘子 (753)
意舍 (745)	截疟常山饮 (749)	算盘子根 (753)
意拳站桩功 (745)	赫依 (749)	鼻 (753)
慎柔五书 (745)	赫依型体质 (749)	鼻孔 (753)
慎斋遗书 (745)	赫依病 (749)	鼻如烟煤 (753)
慎疾刍言 (745)	聚 (749)	鼻针疗法 (753)
粳米 (746)	聚开障 (749)	鼻针麻醉 (754)
数月行经 (746)	聚合型体质 (750)	鼻疔 (754)
数法 (746)	聚星障 (750)	鼻衄 (754)
数脉 (746)	聚泉 (750)	鼻疳 (754)
数息 (746)	蔷薇根 (750)	鼻准 (754)
煎厥 (746)	蔓荆子 (750)	鼻痔 (754)
煎膏 (746)	蔺道人 (750)	鼻痒 (754)
慈幼新书 (746)	蓼菜 (750)	鼻渊 (754)
慈姑 (746)	榧子 (750)	鼻梁 (755)
慈济方 (746)	槟榔 (750)	鼻窒 (755)
满山红 (746)	酸枣仁 (750)	鼻腔异物 (755)
满月 (746)	酸枣仁汤 (751)	鼻痛 (755)
滇南本草 (747)	酸浆 (751)	鼻槁 (755)
溪谷 (747)	酸模 (751)	鼻瘤 (755)
滚刺筒 (747)	酸橙叶试诊法 (751)	鼻衄 (755)
滚痰丸 (747)	磁石 (751)	鼻蕈 (755)
溏泻 (747)	豨莶丸 (751)	鼻骶 (756)

鼻翼 …………………… (756)	慢惊自汗 ……………… (760)	缪刺 …………………… (764)
鼻䘌疮 ………………… (756)	慢喉痦 ………………… (760)	**十五画**
魄 ……………………… (756)	慢脾风 ………………… (760)	
魄门 …………………… (756)	精不足者补之以味 …… (760)	璇玑 …………………… (764)
魄户 …………………… (756)	精气 …………………… (760)	增盛热 ………………… (764)
魄汗 …………………… (756)	精气夺则虚 …………… (760)	增液汤 ………………… (764)
睾 ……………………… (756)	精汁 …………………… (760)	增液承气汤 …………… (764)
睾丸 …………………… (756)	精伤 …………………… (760)	横产 …………………… (765)
膜 ……………………… (756)	精血 …………………… (761)	横刺 …………………… (765)
膜剂 …………………… (756)	精极 …………………… (761)	横骨 …………………… (765)
膜胀 …………………… (756)	精冷 …………………… (761)	横痃 …………………… (765)
膜原 …………………… (756)	精明 …………………… (761)	樗皮 …………………… (765)
膈 ……………………… (757)	精明之府 ……………… (761)	樗树根丸 ……………… (765)
膈下逐瘀汤 …………… (757)	精房 …………………… (761)	樱桃 …………………… (765)
膈关 …………………… (757)	精浊 …………………… (761)	樱桃叶 ………………… (765)
膈俞 …………………… (757)	精室 …………………… (761)	橡皮膏 ………………… (765)
膀胱 …………………… (757)	精神力 ………………… (761)	橡实 …………………… (765)
膀胱主藏津液 ………… (757)	精神内守 ……………… (761)	槲寄生 ………………… (765)
膀胱病 ………………… (757)	精窠 …………………… (761)	樟木 …………………… (766)
膀胱虚寒 ……………… (757)	精薄 …………………… (761)	樟脑 …………………… (766)
膀胱湿热 ……………… (757)	漆疮 …………………… (762)	橄榄 …………………… (766)
鲜生地 ………………… (757)	滴丸 …………………… (762)	敷眼法 ………………… (766)
鲜花叶透穴疗法 ……… (757)	漏 ……………………… (762)	醋 ……………………… (766)
膏肓俞 ………………… (758)	漏下 …………………… (762)	醋咽 …………………… (766)
膏剂 …………………… (758)	漏汗 …………………… (762)	醉鱼草 ………………… (766)
膏药风 ………………… (758)	漏芦 …………………… (762)	震灵丹 ………………… (766)
膏淋 …………………… (758)	漏谷 …………………… (762)	震颤法 ………………… (766)
膏粱厚味 ……………… (758)	漏睛 …………………… (762)	霉疮 …………………… (766)
腐苔 …………………… (758)	漏睛疮 ………………… (762)	霉疮秘录 ……………… (766)
腐熟巴达干 …………… (758)	寝汗 …………………… (763)	撮口 …………………… (767)
瘦 ……………………… (758)	察目 …………………… (763)	撮口散 ………………… (767)
瘦脉 …………………… (758)	察病指南 ……………… (763)	撮空理线 ……………… (767)
瘦疯 …………………… (758)	察翳法 ………………… (763)	撮捏押手法 …………… (767)
瘟疫 …………………… (758)	蜜丸 …………………… (763)	擒拿法 ………………… (767)
瘟疫传症汇编 ………… (758)	蜜煎导 ………………… (763)	撞刺生翳外障 ………… (767)
瘟痧 …………………… (759)	谭简 …………………… (763)	辘轳转关 ……………… (767)
瘖痱 …………………… (759)	熊宗立 ………………… (763)	暴风客热 ……………… (767)
瘕 ……………………… (759)	熊胆 …………………… (763)	暴盲 …………………… (768)
瘙疳 …………………… (759)	熊胆丸 ………………… (763)	暴泄 …………………… (768)
辣椒 …………………… (759)	瞀闷 …………………… (764)	暴注下迫 ……………… (768)
辣蓼 …………………… (759)	鹜泄 …………………… (764)	暴聋 …………………… (768)
慢肝风 ………………… (759)	缩泉丸 ………………… (764)	暴厥 …………………… (768)
慢肝惊风 ……………… (759)	缩脚肠痈 ……………… (764)	暴瘖 …………………… (768)
慢惊风 ………………… (759)	缩脾饮 ………………… (764)	暴䴷 …………………… (768)
慢惊夹痰 ……………… (760)	缪希雍 ………………… (764)	暴露赤眼生翳 ………… (768)

暴露赤眼证 …… (768)	谵妄 …… (772)	儒门事亲 …… (777)
噎膈 …… (768)	履巉岩本草 …… (772)	魮魽 …… (777)
踩法 …… (769)		凝脂翳 …… (777)
蝎螫伤 …… (769)	**十六画**	瘰疬 …… (777)
蝮蛇 …… (769)		瘿 …… (777)
蝼蛄 …… (769)	燕口疮 …… (773)	瘴气 …… (777)
蝼蛄疖 …… (769)	燕窝疮 …… (773)	瘴疟指南 …… (778)
蝼蛄窜 …… (769)	薤白 …… (773)	癃闭 …… (778)
蝦蟆瘟 …… (769)	薯蓣丸 …… (773)	辨舌指南 …… (778)
噙化 …… (769)	薛己 …… (773)	辨证论治 …… (778)
墨旱莲 …… (769)	薛雪 …… (773)	辨证录 …… (778)
镇肝息风汤 …… (769)	薛铠 …… (773)	辨脉平脉章句 …… (778)
镇逆汤 …… (770)	薏苡仁 …… (774)	辨疫琐言 …… (778)
黎洞丸 …… (770)	薏苡附子败酱散 …… (774)	辨络脉 …… (778)
德西·桑吉嘉措 …… (770)	薏苡附子散 …… (774)	辨象 …… (778)
徵 …… (770)	薄荷 …… (774)	辨痰 …… (779)
膝下 …… (770)	薄疾 …… (774)	糖浆剂 …… (779)
膝外 …… (770)	薄厥 …… (774)	燔针 …… (779)
膝头骨跌出血 …… (770)	颠倒散 …… (774)	燃照汤 …… (779)
膝关 …… (770)	橘叶 …… (774)	濒湖脉学 …… (779)
膝阳关 …… (770)	橘半枳术丸 …… (774)	激光针灸仪 …… (779)
膝痛 …… (770)	橘皮 …… (774)	激经 …… (779)
膝旁 …… (770)	橘皮竹茹汤 …… (774)	澹寮四神丸 …… (779)
膝眼 …… (770)	橘皮汤 …… (775)	澹寮集验秘方 …… (779)
膝盖损断 …… (770)	橘红 …… (775)	避年 …… (779)
鳄溪外治方选 …… (770)	橘红化痰丸 …… (775)	避瘟散 …… (779)
熟地黄 …… (771)	橘枳姜汤 …… (775)	
摩目 …… (771)	橘络 …… (775)	**十七画**
摩胁 …… (771)	橘核 …… (775)	
摩法 …… (771)	橘核丸 …… (775)	戴天章 …… (780)
摩面 …… (771)	整体观念 …… (775)	戴阳 …… (780)
摩脐法 …… (771)	醒消丸 …… (775)	戴启宗 …… (780)
摩脊法 …… (771)	霍乱 …… (775)	戴思恭 …… (780)
摩腹 …… (771)	霍乱论 …… (775)	藏医史 …… (780)
瘤 …… (771)	霍乱转筋 …… (776)	藏医学选编 …… (780)
瘫痪 …… (771)	霍乱烦渴 …… (776)	藏医胚胎学 …… (780)
懊憹 …… (771)	霍乱痧 …… (776)	藏药标准 …… (780)
糊丸 …… (771)	噤口痢 …… (776)	藏厥 …… (780)
潜斋简效方 …… (771)	噤风 …… (776)	藁本 …… (781)
潮热 …… (772)	器官学说 …… (776)	檀香 …… (781)
额汗 …… (772)	噫气 …… (776)	翳 …… (781)
鹤顶 …… (772)	噫醋 …… (776)	翳风 …… (781)
鹤虱 …… (772)	噫嘻 …… (776)	翳明 …… (781)
鹤草芽 …… (772)	镞指疔 …… (776)	霜降 …… (781)
鹤膝痰 …… (772)	镞根疔 …… (777)	擦法 …… (781)
	赞刺 …… (777)	瞳人干缺 …… (781)

十七画

词条	页码
瞳子髎	(781)
瞳神	(781)
瞳神反背	(781)
瞳神紧小	(781)
瞳神散大	(782)
瞳神欹侧	(782)
嚏	(782)
螺	(782)
螺疔	(782)
髀关	(782)
黏液质	(782)
穞豆衣	(782)
魏之琇	(782)
魏氏家藏方	(782)
魏岘	(783)
魏荔彤	(783)
黛蛤散	(783)
臊瘊	(783)
膻中	(783)
膻中疽	(783)
臁疮	(783)
鹭鸶	(783)
糜疳	(783)
膺窗	(783)
癌	(783)
燥	(784)
燥矢	(784)
燥者濡之	(784)
燥热咳嗽	(784)
濡泄	(784)
濡脉	(784)
臀中	(784)
臀痈	(784)
臂骨伤	(784)
臂痈	(785)
臂痛	(785)
臂臑	(785)
髃骨伤	(785)

十八画

词条	页码
瞽	(785)
藕节	(785)
藜芦	(785)
覆盆子	(785)
礞石	(785)
朦	(786)
瞿麦	(786)
鹭鸶咳丸	(786)
髂窝流注	(786)
翻白草	(786)
翻花疮	(786)
翻胃	(786)
臑会	(786)
臑骨伤	(786)
臑骨突出	(786)
臑俞	(786)
臑痈	(787)
癣	(787)
癞疝	(787)
戳法	(787)

十九画

词条	页码
藿朴夏苓汤	(787)
藿香	(787)
藿香正气汤	(787)
藿香正气散	(787)
攀缘	(787)
攒竹	(788)
鳖甲	(788)
鳖甲煎丸	(788)
蟾砂散	(788)
蟾酥	(788)
蟾蜍皮	(788)
巅顶风	(788)
鼽喘	(788)
蟹睛	(788)
颤振	(789)
癣	(789)

二十画

词条	页码
髎疽	(789)
鼍黑斑	(789)
癥瘕	(789)
糯稻根须	(789)
灌浆板黄	(789)
灌浆顺证	(789)
灌浆逆证	(790)

二十一画

词条	页码
蠢子医	(790)
露丹	(790)
露剂	(790)
露蜂房	(790)
霹雳散	(790)
髓	(790)
髓之府	(790)
髓会	(790)
髓海	(790)
癫	(790)
癫狂	(791)
癫狂梦醒汤	(791)
癫痫	(791)
麝香	(791)
麝香针法	(791)
蠡汤	(791)

二十二画

词条	页码
鹳口疽	(792)
囊底	(792)
囊痈	(792)
囊缩	(792)

二十三画以上

词条	页码
颧赤	(792)
颧疔	(792)
颧骨伤	(792)
颧髎	(792)
蠲痹汤	(792)
蠼螋伤	(792)

互参条	(793)
拼音索引	(849)

一画

[一]

一上散 方名,出自《兰室秘藏》。雄黄、狗脊、炒蛇床子、熟硫黄各五钱,寒水石六钱,斑蝥十三个。为细末,油调,擦敷患处。功能杀虫止痒。治诸般疥疮。《丹溪心法》《古今医鉴》载有同名方,用药有别,主治相同。《洁古家珍》《证治准绳》亦载有同名方,组成、功用、主治各异。

一夫法 取穴法名,出《肘后方》。让患者食指、中指、无名指、小指,四指相并,取其中节横纹宽度作为3寸长,称为"一夫"。此法多用于下肢、下腹部的直量和背部的横量取穴。例如,足三里穴在膝下3寸,即可用一夫法取准该穴。另外,还有以三指为一夫的方法,但是临床常用的一夫法多以四指为主。

一见知医 综合性医书。6卷。清·陈鄂辑于1868年。本书采辑历代医书,记述临床常见病证治法及效验方。卷1为医学总论;卷2以人体部位分类,记述外体所见病证;卷3述脏腑所主病证;卷4为六淫七情病、妇科病;卷5儿科病;卷6痘疹、麻疹。现存多种清代刻本。

一甲煎 方名,出自《温病条辨》。生牡蛎二两。为末,水煎服。功能清除余热,敛阴固涩。治温病下后,大便溏甚,脉仍数者。

一字金丹 方名,出《证治准绳》。紫花地丁、蚤休、山慈菇。为细末,每服一字,开水送下。功能解毒清热。治痘毒及痘黑陷倒靥,干枯不起。

一阳 ①指少阳。出《素问·阴阳类论》和《素问·经脉别论》。②三阳经联合之名称,出《素问·阴阳离合论》。

一阴 ①指厥阴,出《素问·经脉别论》。②又为三阴经联合之名称,出《素问·阴阳离合论》。

一阴煎 方名,出《景岳全书》。生地黄、芍药、麦门冬、丹参各二钱,熟地黄三至五钱,牛膝一钱半,甘草一钱。水煎服。功能滋阴清热。治阴虚火旺所致的发热、吐血、衄血;发汗过多,以及气阴两虚所致烦渴、潮热、脉虚。

一进三退 针刺手法名,出《针灸大成》。又名三退一进。指一次进针至深部,然后按深、中、浅三个层次退至皮下的针刺方法。操作时不论进退,每层均应根据需要作提插、捻转等手法。如需继续刺激,可以重复操作。本法与三进一退的补法相对,属于泻法,体现了疾入徐出、从荣置气的泻法原则。

一赤散 方名,出《证治准绳》。大黄、赤石脂、煅石膏各等分。为末,外掺患处。功能消毒敛疮。治伤损敷药后起泡者。

一身悉肿 证名,出《金匮要略》。因水湿潴留于皮肤经络所致。症见全身水肿。治宜宣散水湿,方用麻黄连翘赤小豆汤。参水肿条。

一枝黄花 中药名,出自《植物名实图考》。又名蛇头王、黄花柴胡、百条根、满山黄。为菊科植物一枝黄花 Solidago virga – aureal L. var. laiocarpa（Benth.）A. Gray 的全草或根。性凉,味辛、苦,有小毒。归肝、胆经。有疏风清热、消肿解毒之功效,主治风温肺热之咽喉肿痛、支气管炎、肺炎等病证。煎服,9~15g。又治毒蛇咬伤、痈肿疮毒,内服并捣敷。现代药理研究对金黄色葡萄球菌、痢疾杆菌有不同程度的抑制作用。

一奇散 方名,出自《证治准绳》。当归、川芎。为细末,水煎服。功能活血止痛。治产后头痛。

一抹金 方名,出自《证治准绳》。藜芦、蛇床子、水飞红丹各五钱,硫黄、赤石脂、火飞明矾、五味子、黄柏各二钱半,轻粉五十贴。前八味为末,同轻粉研匀,用生猪油捣膏,或用清油调,搽患处。功能杀虫止痒,祛腐生肌。治小儿遍身生疮,溃烂,脓汁不干。

一抹散 方名，出自《证治准绳》。生天南星、生草乌各一枚。为细末，用羊蹄根捣汁调涂患处。功能杀虫止痛。治干癣不愈。

一炁丹 方名，出自《景岳全书》。人参、制附子各等分。为细末，炼蜜为丸，绿豆大，每服三分至一钱。功能益气、温阳、散寒。治脾肾虚寒所致，不时易泻、腹痛、阳痿、怯寒等症。

一服散 方名，出自《杂病源流犀烛》。大半夏三个，杏仁七个，罂粟壳、乌梅各二个，阿胶、甘草各一钱，生姜十片，苏叶十片。为末服。功能理肺止咳。治天行嗽，痰盛寒热，鼻声重浊。

一贯煎 方名，出自《柳州医话》。北沙参三钱，麦冬三钱，当归身三钱，生地黄六钱至一两五钱，枸杞子三钱至六钱，川楝子一钱半。水煎服。功能滋阴疏肝。治肝肾阴虚、血燥气郁所致胸脘胁痛、吞酸吐苦、咽干口燥、舌红少津、脉细弱或虚弦及疝气瘕聚。药理研究证明，本方具有抗实验性胃溃疡、抗疲劳、抗缺氧、抗炎、镇静、镇痛、增强巨噬细胞吞噬功能，及缓解胃肠平滑肌痉挛等作用。

一草亭目科全书 眼科著作。又名《一草亭目科全集》《感应一草亭书》。1卷。本书将眼病分为内障、外障两类。首为议论，次为眼病治法方药，后附小儿眼病证治。证述简要。现存清康熙五十一年颖川鹿氏刻本。1957年上海卫生出版社出版排印本，与《异授眼科》合印。

一指定三关 出《医宗金鉴》。用一指切诊小儿寸口的寸、关、尺三部脉息的方法。对3岁以下小儿，医生左手握住小儿手，用右手拇指按儿掌后桡骨茎突脉上，分寸、关、尺三部以定息数；对4岁以上小儿，则以桡骨茎突中线为关，以上指向关前后滚动，寻找三部；至7、8岁时，则可以拨动拇指切三部。

一指禅推法 推拿手法名。推法之一。医者以拇指指腹或指端为着力点，通过腕部的摆动和拇指关节的屈伸活动，将力持续地作用于经络穴位。有行气活血、消瘀等作用。

一指禅推拿 推拿法名。将意气集定于手指（主要为拇指），然后在经络穴位上施用手法以治疗疾病。主要应用的手法是一指禅推法，此外还有擦、拿、按、摩、揉、捻、缠、搓、抹、摇、抖等法。

一捻金 方名，出自《古今医鉴》。又名小儿捻金。大黄、槟榔、黑牵牛子、白牵牛子、人参。为细末，每服一字。功能消积导滞，理气豁痰。治小儿内热积滞，停食停乳，痰涎壅盛，咳嗽气促，胸腹胀满，惊悸不安，二便不利。《证治准绳》载有同名方，组成、功用、主治与本方不同。《中药制剂手册》以本方加朱砂、金箔制成中成药，功用、主治相同。

一捻金散 方名，出自《传信适用方》。全蝎、郁金、白僵蚕、炙甘草各半两，地龙八钱。为细末，掺舌根少许。功能祛风化痰，通闭止痛。治喉闭，咽喉痛。《证治准绳》载同名方，组成与本方不同，治小儿重舌、木舌。

一得集 医论医案著作。3卷。清·僧心禅撰。刊于1890年。卷1收医论17篇，列述庸医误人之过，并论治病当先熟习未病时之正常生理状态，强调病各不同，治法方药亦应随之而变；后两卷多为内科杂病医案，治法灵活，汤药、针灸、外治等诸法并用。现有《珍本医书集成》本等。

一盘珠汤 方名，见《中西医结合治疗骨与关节损伤》。续断五钱，生地黄、川芎、泽兰、当归、赤芍药、苏木、乌药各四钱，木香、红花、桃仁、大黄、甘草各二钱，制乳香、制没药各三钱。水煎服。功能活血化瘀，消肿止痛。治跌打损伤。

一粒金丹 方名，出自《证治准绳》。又名捉虎丹、炒草乌、五灵脂、白胶香、没药、当归各一两，炒地龙、木鳖子仁、煅细墨、乳香各半两，麝香一钱。为细末，糯米糊丸，梧桐子大。每服二至三丸。功能祛风散寒，活血止痛。治腰膝风，走注疼痛。《证治准绳》载同名方三首，组成、功用、主治各异。《疡医大全》亦载有同名方一首，组成、功用、主治与本方不同。

一缘散 方名，出自《审视瑶函》。芙蓉叶、生地黄各等分。捣烂，敷患处；或为末，鸡蛋清调敷。功能清热消肿。治打扑伤损，眼胞赤肿疼痛。

一滴金丸 方名，出自《圣济总录》。又名一滴金。人中白、炒地龙各一两。为细末，羊胆汁和丸如芥子大。每用一丸，新汲水一滴化开，滴入两鼻中。功能祛风止痛。治首风及偏正头痛。

一擦光 方名，出自《串雅内编》。蛇床子、苦参、芜荑各一两，雄黄、川椒、大枫子肉各五钱，枯矾一两五钱，硫黄、轻粉、樟脑各二钱。为末，生猪油调敷患处。功能杀虫止痒，解毒愈疮。治疥疮及妇人阴蚀疮、漆疮、天火丹、诸恶疮等。《串雅内编》还载有一首同名方，药物组成不同，功效、主治同上。

[一]

乙庚化金 运气术语。指凡逢乙或庚年分则为金运统令。《素问·天元纪大论》："乙庚之岁，金运统之。"

乙癸同源 即肝肾同源或精血同源。根据五行学法的属性归类，十天干与脏腑相配，则肝属东方甲乙木，肾属北方壬癸水。乙木即肝阴、肝血，癸水即肾阴、肾精。精血同源，是论肝血和肾精，同源于后天水谷精微，依靠水谷精微的不断充养，才能充盛而不衰。再者精能生血，血又能化精，精血又有互生之关系。

二画

[一]

二十七气 指经络之气，出《灵枢·九针十二原》。即人体十二经脉，加上十五络脉，共二十七气。经络之气循行于人体上下手足之间，从井穴开始，流注于五腧，最后汇于脏腑，循环不已。

二十八脉 ①指临床常见的二十八种脉象，即浮、沉、迟、数、滑、涩、虚、实、长、短、洪、微、紧、缓、弦、芤、革、牢、濡、弱、散、细、伏、动、促、结、代、大（一作疾）。②又指二十八条经脉，即左右手足二十四条经脉，加上任脉、督脉、阴跷脉和阳跷脉。

二十八宿 古代天文星座名称。我国古代天文学家，仰观天象，将全天的恒星分为二十八组，称为二十八宿。即东方的角、亢、氐、房、心、尾、箕七宿；南方的井、鬼、柳、星、张、翼、轸七宿；西方的奎、娄、胃、昴、毕、觜、参七宿；北方的斗、牛、女、虚、危、室、壁七宿。二十八宿多有别名，如氐宿亦名天根；房宿亦名天驷，或称房驷；心宿亦名商星，或称大火等。

二十三蒸 病名，出自《诸病源候论》。古代二十三种蒸病的总称。参见蒸病条。

二十五味驴血丸 藏医方剂名，见《藏药标准》。驴血50g，生等膏30g，降香80g，檀香50g，毛诃子80g，诃子150g，石灰华100g，余甘子10g，肉豆蔻30g，丁香30g，草果30g，豆蔻30g，决明子50g，乳香50g，木棉花30g，黄葵子50g，翼首草70g，龙胆花80g，莲座虎耳草70g，巴夏嘎70g，勒哲100g，秦皮80g，麝香1g，藏红花10g，牛黄1g，以生等膏加水泛丸。口服，1日2～3次，1次1～1.25g。用于风湿性关节炎引起的四肢关节肿大疼痛，痛风症等。

二十五味珍珠丸 藏医方剂名，见《藏药标准》。珍珠20g，肉豆蔻40g，石灰华100g，草果30g，丁香50g，降香100g，豆蔻40g，诃子130g，檀香50g，桂皮40g，毛诃子100g，螃蟹50g，木香80g，各葵果80g，荜茇40g，草莓苗100g，金礞石40g，犀角30g，香旱芹子40g，藏红花20g，黑种草子30g，牛黄1g，麝香1g，以水泛丸。口服1日2～3次，1次1～1.5g。用于中风，半身不遂，口眼㖞斜，昏迷不醒，神志紊乱，谵语发狂等。

二十五味绿绒蒿丸 藏医方剂名，见《藏药标准》。绿绒蒿100g，莲座虎耳草80g，石灰华50g，木香、马兜铃各50g，丁香30g，巴夏嘎70g，桂皮30g，波棱瓜子30g，木香50g，荜茇20g，藏木香50g，余甘子100g，沉香40g，尕架30g，葡萄干30g，甘草50g，渣驯（五灵脂）膏40g，寒水石（乳剂）70g，朱砂20g，藏红花10g，红花70g，甘青青蓝80g，熊胆2g，牛黄0.8g，麝香0.5g，以麝香、渣驯（五灵脂）膏加水泛丸。口服，1日2～3次，1次2～2.5g。用于中毒及"木布"降于胆腑，肝区疼痛，肝肿大。

二十五味犀角丸 藏医方剂名，见《藏药标准》。犀角30g，羚牛角30g，鹿角（制）30g，石灰华100g，红花100g，丁香40g，肉豆蔻30g，豆蔻30g，草果30g，檀香80g，降香100g，术棉花60g，木香100g，决明子50g，乳香50g，黄葵子40g，香旱芹子50g，诃子100g，毛诃子80g，余甘子100g，绿绒蒿100g，巴夏嘎80g，力咱都100g，牛黄1g，冰糖100g，用水泛丸，口服，1日2～3次，1次1.2～1.5g。用于肺脓疡，咳嗽，气喘，咳脓血痰，肺结核，结核性胸膜炎等。

二十五周 卫气在白天或黑夜运行的周次数。古人认为卫气有规律地运行于全身，白天二十五周次，夜间二十五周次，每天按一定的循行路线往复运转五十周次。出《灵枢·卫气行》。

二十五变 ①指五脏的大小、高低、坚脆、端正、偏斜和六腑的大小、长短、厚薄、结直、缓急等各为二十五种变化。古人以六腑配五脏，其中肾合膀胱、三焦，故膀胱、三焦合为一腑，六腑亦为二十五变。出《灵枢·本脏》。②指二十五种体质类型，

主要按五行和五间，根据人体的禀赋不同，将人的体质分为二十五种类型，称为二十五度。《灵枢·阴阳二十五人》："五形之人二十五变者，众之所以相欺者是也。"

二之气 指六气分主之第二气，为少阴君火之气。出《素问·六微旨大论》。主春分后60日又817.5刻，亦即由春分到小满，其中包括清明、谷雨、立夏三个节气。

二仁丸 方名，出自《类证治裁》。杏仁、麻子仁、枳壳、诃子肉各等分。为末，炼蜜为丸。功能润肠通便。治老人气秘。

二甘汤 方名，出自《杂病源流犀烛》。生甘草、炙甘草、五味子、乌梅各等分。为末，每服五钱，加生姜二片，大枣二枚，水煎服。功能化阴生津。治胃热，食后汗下如雨。

二术散 方名，出自《审视瑶函》。蝉蜕、龙胆草、黄连、枸杞子、炒苍术、地骨皮、炒白术、牡丹皮各等分。为细末，每服一钱，食后荆芥煎汤调下。功能泻火散风。治睑硬睛疼。

二龙戏珠 推拿方法名。用于治疗小儿惊风等症。其法有四：①一手握住小儿腕部，另一手的拇、食、中指夹住小儿食、无名指作屈伸摇摆活动。出《厘正按摩要术》。②揉捏或牵拉小儿两耳耳轮。出《小儿按摩经》。③用两手小指分别掐住小儿治疗部位的两旁，两手食、中指分别并拢，在治疗部位上一前一后作来回推动。出《小儿推拿方脉活婴秘旨全书》。④用食、中两指指端在小儿前臂屈侧部正中，交替向前按压，自总筋穴起直至肘横纹处。出《幼科推拿秘书》。

二仙丹 方名，出自《疡医大全》。穿山甲七片，牛皮胶四两。同放新瓦上烧存性，研细末，好酒调服，任量饮醉，出汗为度。功能活血散肿。治发背初起。《疡医大全》另载同名方一首，组成、功用、主治皆异。

二仙胶 方名，出自《杂病源流犀烛》。又名龟鹿二仙胶、龟鹿二仙膏。鹿角

十斤，败龟板五斤，枸杞子三十两，人参十五两。慢火熬炼成胶，每服一钱五分至二钱。功能大补精髓，益气养神。治肾气衰弱所致腰背酸疼、遗精目眩。

二白 奇穴名，出《扁鹊神应针灸玉龙经》。位于前臂屈侧，腕横纹上4寸，掌长肌腱尺、桡侧缘各一穴。一手二穴，共四穴。主治痔疮、脱肛、前臂痛等。直刺0.5~1寸。艾炷灸3~5壮。或艾条灸5~10分钟。

二冬二母汤 方名，出自《症因脉治》。天门冬、麦门冬、知母、贝母。水煎服。功能润肺养阴，止咳化痰。治肺热身肿，燥咳烦满。

二冬膏 方名，出自《张氏医通》。天门冬、麦门冬各等分。水煎浓缩，加蜜收膏，不时噙咽。功能养阴润燥。治肺胃燥热，痰涩咳嗽。

二圣救苦丹 方名，出自《医宗金鉴》。生大黄一斤，皂角四两。为细末，水泛为丸，每服三钱。功能开窍泻火。治天行时气，邪气入里，头痛壮热，及小儿瘟疫。

二圣散 方名，出自《素问病机气宜保命集》。大黄半两，皂角刺三钱。把皂角刺烧灰，以大黄煎汤送服。功能疏泄血中风热。治大风疠疾。《证治准绳》载有同名方三首，《疡医大全》载有同名方一首，组成、功用、主治各异。

二母宁嗽汤 方名，出自《古今医鉴》。知母、贝母各一钱半，黄芩、栀子仁各一钱二分，生石膏二钱，桑白皮、茯苓、瓜蒌仁、陈皮各一钱，枳实七分，五味子十粒，生甘草三分。为粗末，加生姜三片，水煎服。功能泻火理肺，止咳化痰。治因伤酒食，胃火上炎，冲逼肺金，以致咳嗽吐痰，经旬不愈。以本方制成蜜丸，名二母宁嗽丸，功用、主治相同。

二至丸 方名，出自《世医得效方》。鹿角、麋角各二两，炮附子、桂心、炒补骨脂、炒杜仲、鹿茸各一两，青盐半两。为末，酒糊为丸，梧桐子大，每服七十丸，空腹细嚼胡桃肉，以盐酒或盐汤送下。功能填精壮阳，暖肾补虚。治老人、虚人肾气虚损，腰痛不可屈伸。《医方集解》载同名方，系由女贞子、旱莲草组成，功能补肝益肾，治肝肾不足所致头目昏花，须发早白，腰背酸痛，下肢痿软等。

二合型体质 蒙医名词。显示以赫依·希拉并列为主的特征者称赫依希拉二合型体质；显示以赫依·巴达干并列为主的特征者称赫依巴迟干二合型体质；显示以巴达干、希拉并列为主的特征者称巴达干希拉二合型体质。

二阳 指阳明。出《素问·阴阳类论》和《素问·阴阳别论》。如王冰注曰："二阳，谓阳明大肠及胃之脉也。"

二阳并病 指伤寒病两个阳经併病，两经症状并见，但亦有先后之分。如太阳、少阳併病，可先见太阳经病的头痛、恶寒、发热、四肢关节微痛，后又见少阳经病的呕吐、胸胁满闷等症。出《伤寒论·辨太阳病脉证并治》。

二阴 ①指少阴。出《素问·大奇论》。张介宾注曰："二阴，少阴也。"②指前阴尿道、精窍或阴道，后阴肛门。二阴由肾所主，并为肾之官窍。《素问·金匮真言论》明确提出肾"开窍于二阴"。《素问·五常政大论》："肾主二阴"。

二阴煎 方名，出自《景岳全书》。生地黄、麦门冬各二至三钱，酸枣仁二钱，生甘草一钱，黄连一至二钱，玄参、茯苓、木通各一钱半。加灯心二十根（或用竹叶），水煎服。功能清心安神。治心经有热，水不制火，惊狂失志，多言多笑；或痘疹烦热，失血等症。

二如亭群芳谱·药谱 药物学著作，又名《群芳谱·药谱》。3卷。明·王象晋约撰于17世纪初。为《二如亭群芳谱》"利部"第3~5册。正文共收药物54种，附药15种。每药除记别名、产地、形态、功用外，大多记述种植、修治、制用、辨讹、服食、疗治（单方）和典故等项。内容简于

《本草纲目》，但补充了一些新资料。现存明天启元年富文堂刻本。

二间 经穴名，出《灵枢·本输》。又名间谷。属手阳明大肠经，该经穴位于食指桡侧，掌指关节前凹陷处，当赤白肉际，握拳取穴。主治发热、喉痹、颔肿、鼻衄、齿痛、目昏、嗜卧、肩背痛等。直刺0.2～0.3寸。艾炷灸1～3壮，或温灸5～10分钟。

二陈汤 方名，出自《太平惠民和剂局方》。半夏、橘红各五两，茯苓三两，炙甘草一两半。为粗末，每服四钱，加生姜七片，乌梅一个，水煎服。功能燥湿化痰，理气和中。治痰多为患，症见痰多色白易咯，胸膈痞闷，恶心呕吐，肢体困倦，或头眩心悸，舌苔白润，脉滑。《增补万病回春》载有同名方一首，系在本方与平胃散的基础上加健脾利湿止泻药而成，主治痰湿。以二陈汤改变剂型，做成水丸或蜜丸，称二陈丸。证治相同。

二妙散 方名，出自《丹溪心法》。炒黄柏、苍术各等分。为末，每服二钱，水煎入姜汁调服。功能清热燥湿。治湿热下注，筋骨疼痛，脚膝无力，或足膝红肿，或带下黄白量多。《类证治裁》作丸剂，名二妙丸。《世医得效方》名苍术散，治证相同。

二肾散 方名，出自《证治准绳》。橘红一斤，甘草四两，盐半两。水煮烂，晒干为末，淡姜汤调服。功能健脾消食。治积块少食。《寿亲养老新书》名为延寿草，认为老人宜常服。

二味拔毒散 方名，出自《医宗金鉴》。雄黄、白矾各等分。为末，茶水调敷患处。功能杀虫止痒，消肿止痛。治风湿诸疮，红肿痛痒，疥疮等症。《疡医大全》以本方治喉闭、吹乳、痈肿、恶疮，名二生散。

二神丸 方名，出自《普济本事方》。炒补骨脂四两，肉豆蔻二两。为细末，用大枣四十九个，生姜四两切片同煮，枣烂去姜，取枣肉研为膏，入药和杵为丸，梧桐子大。每服三十丸，盐汤送下。功能健脾调中。治脾胃虚弱，全不进食。

二神散 方名，出自《丹溪心法》。海金砂七钱，滑石五钱。为细末，每服二钱半，加灯心、木通、麦门冬，新汲水煎，入蜜少许，食前服。功能通淋清热。治诸淋急痛。《证治准绳》载同名方，系由丁香、煨干姜组成，证治不同。

十二节 ①指四肢各有的三大关节，即肩、肘、腕、髋、膝、踝，两侧共十二个关节。出《灵枢·邪客》。②刺法之节制十二种。包括偶刺、报刺、恢刺、齐刺、扬刺、针刺、输刺、短刺、浮刺、阴刺、傍针刺、赞刺。出《灵枢·官针》。指十二月之节气，自正月至十二月节，分别为立春、惊蛰、清明、立夏、芒种、小暑、立秋、白露、寒露、立冬、大雪。出《灵枢·经别》。

十二地支 古代用以记时记月的符号。即子、丑、寅、卯、辰、巳、午、未、申、酉、戌、亥，是为十二地支，又称十二支。运气学说以十二支分主风、热（暑）、湿、火、燥、寒等六气，并用以推算六气的运动变化。

十二时 古代的计时单位。即子、丑、寅、卯、辰、巳、午、未、申、酉、戌、亥十二时辰，每一时辰相当于二小时，子时相当于晚11时至次日早1时，丑时相当于早1时至3时，余类推。此外，子时称夜半或午夜（亦称子夜）；丑时称鸡鸣；寅时称平旦；卯时称日出；辰时称食时；巳时称隅中；午时称日中；未时称日昳；申时称晡时，或称日晡所；酉时称日入；戌时称黄昏；亥时称人定等（见《左氏传·昭公五年注》）。

十二刺 古刺法名，出《灵枢·官针》。又名十二节刺。经云："凡刺有十二节，以应十二经。"指针刺方法可分为十二节要，以适应治疗十二经的不同病证。计分：偶刺（前后配刺）、报刺（刺而再刺）、恢刺（多向刺）、齐刺（三针同用）、扬刺

（五针同用）、直针刺（沿皮刺）、输刺（提插深刺）、短刺（近骨刺）、浮刺（肌肉斜刺）、傍针刺（正刺傍刺两针同用）、阴刺（左右配刺）、赞刺（散针出血）。

十二剂 为方剂的功用分类法之一。即《本草拾遗》的十剂再加上寒剂、热剂。出《本草衍义》。

十二官 出《素问·灵兰秘典论》。即十二脏腑的合称，亦作十二脏。即心、肝、脾、肺、肾、膻中（心包络）、胆、胃、大肠、小肠、膀胱、三焦等。

十二经动脉 指十二经脉在体表的动脉搏动部位。十二经动脉，即如手太阴肺经的中府、云门、天府、侠白；手阳明大肠经的合谷、阳溪；手少阴心经的极泉；手太阳小肠经的天窗；手厥阴心包经的劳宫；手少阳三焦经的禾髎；足太阴脾经的箕门、冲门；足阳明胃经的大迎、下关、人迎、气街、冲阳；足少阴肾经的太溪、阴谷；足太阳膀胱经的委中；足厥阴肝经的太冲、五里、阴廉；足少阳胆经的听会、上关等处穴位，均可有动脉搏动之感觉。见《针灸大成》。

十二经别 为十二经脉另行别出而循行于身体较深部的正经分支，合称十二经别。其循行途径是自正经经脉分出，经躯干、脏腑、头项等处，最后仍归于正经经脉之中。在其循行过程中，六阳经的经别仍复注入原来的阳经，而六阴经的经别则注入与其表里相合的阳经。其生理作用是加强了表里两经在躯体深部的联系；加强了体表与体内、四肢、躯干的向心性联系；加强了十二经脉对头面的联系，并能通达某些正经未能循行的器官与形体部位，以补其不足，从而扩大了十二经脉的主治范围。出《灵枢·经别》。

十二经脉 为人体经络系统十二条经脉的合称。是经脉系统的主干，又称为正经。包括手太阴肺经、手阳明大肠经、足阳明胃经、足太阴脾经、手少阴心经、手太阳小肠经、足太阳膀胱经、足少阴肾经、手厥阴心包经、手少阳三焦经、足少阳胆经、足厥阴肝经等。每一条经脉都和体内脏腑有一定的络属联系，各条经脉相互之间亦有表里配合关系。出《灵枢·经别》等篇。

十七效 藏药学理论，出《晶珠本草》。指药物之柔、重、温、润、稳、寒、钝、凉、软、稀、干、燥、热、轻、锐、糙、动等17种效能。

十七椎穴 奇穴名，出《千金翼方》。位于后正中线，第五腰椎棘突下间。主治腰痛、腿痛、下肢瘫痪、转胞、痛经、肛门疾患；以及坐骨神经痛、功能性子宫出血等。直刺0.5～1寸。艾炷灸3～7壮，或温灸10～15分钟。

十八反 中药学名词。中药配伍禁忌之一。古医书记载有十八种药物"相反"，即合用后能产生毒性反应或副作用，如：甘草反大戟、芫花、甘遂、海藻；乌头反贝母、瓜蒌、半夏、白蔹、白及；藜芦反人参、沙参、丹参、玄参、细辛、芍药。此说有待于进一步研究确定。

十八味丁香透膈汤 方名，出自《太平惠民和剂局方》。又名丁沉透膈汤。白术三两，炒香附、人参、砂仁各一两，炙丁香、麦芽、煨肉豆蔻、白豆蔻、木香、青皮各半两，炙甘草一两半，沉香、陈皮、藿香、姜炒厚朴各七钱半，炒神曲、半夏、草果各二钱半。为粗末，每服四钱，加生姜三片，大枣一枚，水煎服。功能调和脾胃。治脾胃不和，中寒上气，胁肋胀满，心腹疼痛，痰逆恶心，或时呕吐，饮食减少，十膈五噎，痞塞不通，噫气吞酸，口苦失味。

十八味神药 方名，出自《喉科指掌》。黄连、木通、金银花各一钱，白鲜皮、黄芩、紫花地丁、当归、赤芍药、生甘草、连翘、天花粉、草河车、知母各二钱，生栀子、川芎、皂角刺各一钱五分，乳香五分，生龟板三钱。水煎服。功能解毒泻火。治烂喉毒症。

十八剂 为中医方剂根据作用和性味相结合的分类方法之一。即轻剂、淡剂、清剂、解剂、缓剂、火剂、暑剂、湿剂、寒剂、燥剂（一作涩剂）、甘剂、平剂、温剂、和剂、调剂、补剂、荣剂、夺剂等。见元·李汤卿《心印绀珠集》。

十九畏 中药学名词。中药配伍禁忌之一。古医书记载有十九种药物合用后能产生毒性反应或副作用，亦属"相反"药物。如：硫黄畏朴硝，水银畏砒霜，狼毒畏密陀僧，巴豆畏牵牛，丁香畏郁金，川乌、草乌畏犀角，牙硝畏三棱，官桂畏石脂，人参畏五灵脂。此说有待进一步研究确定。

十三味诃子补肾汤散 藏医方剂名，见《藏药标准》。诃子100g，茜草90g，毛诃子90g，山矾叶80g，余甘子90g，勒哲70g，芒果核70g，槟榔90g，大托叶云实70g，冬葵子80g，蒲桃70g，蒺藜60g，紫草茸90g。煎服。1日2次。用于腰肾损伤疼痛，关节肿胀疼痛，尿道灼痛，腰椎畸形等病证。

十三味益痹汤散 藏医方剂名。见《藏药标准》。普芸那博100g，勒哲90g，安息香60g，鼠李90g，莪大夏80g，鹿茸60g，熏倒牛50g，党参50g，唐松草30g，草决明70g，茜草100g，麝香20g，藏菖蒲60g。煎服，1日2次。用于风湿引起的恶寒，肌肉关节疼痛，筋腱僵硬。

十三味藏木香汤散 藏医方剂名，见《藏药标准》。藏木香300g，悬钩木100g，毛诃子70g，勒哲200g，诃子80g，沉香70g，余甘子100g，紫檀香90g，安息香70g，野姜80g，丁香60g，打箭菊70g，广枣80g。煎服，1日2次。用于血热痛，高血压引起之喘逆病。

十三指形 小儿指诊法，出《证治准绳》。又名虎口纹十三形，小儿指纹的十三种形状。即第一，流珠形。只一点红色见于风关，主饮食所伤，内热欲吐或肠鸣自利。第二，环珠形。其点差大，主脾虚停食，胸膈胀满，烦渴发热。第三，长珠形。其点圆长，主脾伤，饮食停滞，肚腹作痛，寒热不食。第四，来蛇形。是长散出气关，一头大，一头尖，主脾胃湿热，中脘不利，干呕不食。第五，去蛇形。是大头向气关，主脾

虚食积，吐泻烦渴。第六，弓反里形。主感冒寒邪。第七，弓反外形。方痰热。第八，枪形直上。主风热。第九，鱼骨形。纹分支歧，主惊痰发热。第十，水字形。三脉并行，主惊风、食积。第十一，长针形。过命关一、二粒米许，主心肝热极生风。第十二，透关射指形。命脉向里，主惊风，痰热聚于胸膈。第十三，透关射甲形。命脉向外，主惊风，肝木克脾土之败证（《四诊扶微》引《全幼心鉴》）。

十三科 我国古代医学分科。元、明两代太医院都将医学分为十三科。元代为：大方脉、杂医、小方脉、风、产、眼、口齿、咽喉、正骨、金疮肿、针灸、祝由、禁。明代前期为：大方脉、小方脉、妇人、疮疡、针灸、眼、口齿、咽喉、伤寒、接骨、金镞、按摩、祝由。至1571年，又将十三科改为十一科，增设痘疹科，改疮疡为外科，接骨为正骨，去金镞、祝由与按摩科。

十三窍 指人体孔窍与苗窍的统称。即上七窍（包括眼二、耳二、鼻孔二及口）、前阴、后阴，再加上心窍（舌）、津窍（廉泉和玉英穴）、汗窍（毛孔）、精窍（茎）等，合为十三窍。

十干统运 运气术语。指用十天干中的每两干而统一运，故凡逢此两干之年分即以该运为主运。如《素问·天元纪大论》所载："甲己之岁，土运统之；乙庚之岁，金运统之；丙辛之岁，水运统之；丁壬之岁，木运统之；戊癸之岁，火运统之。"

十大功劳 中药名，出自《植物名实图考》。又名木黄连、刺黄芩、土黄柏。为小檗科植物阔叶十大功劳 Mahonia bealei (Fort.) Carr. 或狭叶十大功劳 M. fortunei (Lindl.) Fedde 的根及茎。性寒，味苦。归肺、肝、大肠经。有清热燥湿、解毒消肿之功效，主治肝胆、大肠湿热所致之黄疸、泻痢，及肺热咳嗽、咽肿。煎服，9～15g。尚治疗目赤肿痛及痈肿疮毒。叶入肺经，滋阴清热、止咳化痰；果实名功劳子，功能与叶同。

十天干 为我国古代用以记天日的符号。即甲、乙、丙、丁、戊、己、庚、辛、壬、癸。简称十干。其顺序则取义于种子的萌芽、生长、发育、繁殖，以及衰老、死亡和新生的全过程。见《汉书·律历志》注释。在运气学说中主要用以代表五行，如东方甲乙木、南方丙丁火、中央戊己土、西方庚辛金、北方壬癸水，并推算五运的变化。

十五味阿哇明目丸 藏医方剂名，见《藏药标准》。寒水石（奶制）100g，藏茴香50g，石灰华40g，甘草50g，红花40g，渣驯膏50g，丁香40g，金钱白花蛇30g，绿绒蒿50g，铁屑（诃子制）80g，诃子50g，扎阿哇200g，余甘子（去核）50g，代赭石100g，毛诃子50g，以水泛丸。晨服，1日1次，每次2～3g。用于早期白内障，结膜炎。

十五络 ①为人体络脉系统主干，又称十五络脉、十五别络。即十二经脉各有一支别络，再加上任脉络、督脉络和脾之大络，共为十五别络。十五络有加强十二经脉中相为表里的两条经脉之联系；对全身细小络脉具有主导统率作用；并能灌渗气血以濡养全身。在临床辨证及治疗方面亦有一定意义。见《灵枢·经脉》。②十二经之络，加阳跷和脾之大络。见《难经·二十六难》。

十六味流气饮 方名，出自《医学入门》。人参、当归、黄芪、桔梗、防风、木香、甘草、枳壳、芍药、川芎、肉桂、槟榔、白芷、厚朴、紫苏、乌药各等分（一方无槟榔、肉桂，有皂角刺）。水煎服。功能扶正益气，散结消肿。治无名肿毒、痛疽等症，脉缓沉迟紧细。

十六络脉 指十五络脉再加上胃之大络，合称十六络脉。正如《东垣十书》所载："十二大经之别，并任督之别，脾之大络脉别，名曰大包，是为十五络，诸经皆言之。予谓胃之大络，名曰虚里，胃膈络出于左乳下，其动应衣，脉宗气也。是知络有十六也。"

十四经 即十二经脉加上任脉、督脉的合称。出《十四经发挥》。

十四经发挥 经脉著作。3卷。元·滑寿撰。刊于1341年。卷上为手足阴阳流注篇，统论经脉循行规律；卷中为十四经脉气所发篇，根据《金兰循经》等书关于全身十四经脉循行的文字详加注释和发挥，并说明各经脉所属经穴；卷下为奇经八脉篇，论述奇经八脉循行内容。明代收入《薛氏医案》（丛书）。现存多种日本刻本，民国间石印本、排印本，1956年上海卫生出版社排印本。

十皮五子饮 方名，出自《冯氏锦囊秘录》。茯苓皮、草果皮、牡丹皮、地骨皮、五加皮、大腹皮、甘草皮、生姜皮、木通皮、木瓜皮、菟丝子、车前子、苏子、葶苈子、大腹子各等分。水煎服，或为细末，每服一钱五分，同雄猪肝一具（不下水者），温水煮一滚取出，用竹夹钻孔数个，入药在内，蒸熟切片，捣蒜蘸食之。功能导滞破积，行气利水。治鼓胀，及气虚肿满，单腹胀。

十灰丸 方名，出自《济生方》。绵灰、黄绢灰、艾叶灰、马尾灰、藕节灰、莲蓬灰、油发灰、赤松皮灰、棕榈灰、蒲黄灰各等分。为细末，醋煮糯米糊为丸，梧桐子大，每服七十至一百丸。功能止血。治崩中下血不止。《十药神书》的十灰散作水丸，亦名十灰丸，治证同十灰散。

十灰散 方名，出自《十药神书》。大蓟、小蓟、荷叶、侧柏叶、白茅根、茜草根、栀子、大黄、牡丹皮、棕榈皮各等分。各烧灰存性，为细末，用纸包，碗盖地上一夕，出火毒，藕汁或萝卜汁磨京墨半碗，食后调下。功能凉血止血。治血热妄行之呕血、吐血、咯血、嗽血。如作丸剂，名十灰丸。

十全大补汤 方名，出自《太平惠民和剂局方》。人参、肉桂、川芎、地黄、茯苓、白术、炙甘草、黄芪、当归、白芍药各等分。为粗末，每服二大钱，加生姜三片，大枣二枚，水煎服。功能双补气血。治诸虚不足，五劳七伤，不进饮食；久病虚损，时发潮热，气攻骨脊，拘急疼痛，夜梦遗精，面色萎黄，脚膝无力；一切病后，气不如旧；忧愁思虑伤动血气，喘嗽中满，脾肾气弱，五心烦闷等。若作丸剂，名十全大补丸。若煎成膏，名十全大补膏。

十全苦寒救补汤 方名，出自《重订广温热论》。生石膏八钱，黄芩、知母各六钱，大黄、芒硝、黄连各三钱，犀角二钱，厚朴一钱，枳实一钱半，黄柏四钱。水煎服。功能清热解毒，攻下逐邪。治瘟疫，热盛体臭，不省人事，舌见黑苔。

十全育真汤 方名，出自《医学衷中参西录》。党参、生黄芪、生山药、知母、玄参、生龙骨、生牡蛎各四钱，丹参二钱，三棱、莪术各一钱半。水煎服。功能益气生精，养阴敛汗。治虚劳，脉弦数细微，肌肤甲错，形体羸瘦，饮食不壮筋力，或自汗，或咳逆，或喘促，或寒热不时，或多梦纷纭，精气不固。

十问 为中医临床问诊的十项重点内容。①《景岳全书·传忠录》："一问寒热二问汗，三问头身四问便，五问饮食六问胸，七聋八渴俱当辨，九因脉色察阴阳，十从气味章神见。"②陈修园《医学实在易》："一问寒热二问汗，三问头身四问便，五问饮食六问胸，七聋八渴俱当辨，九问旧病十问因……"两者均可参用。

十补丸 方名，出自《太平惠民和剂局方》。炮附子、肉桂、巴戟、补骨脂、炮姜、远志、菟丝子、赤石脂、厚朴各一两，川椒二两。共为末，酒糊为丸如梧桐子大，每服三十至五十丸，温酒或盐汤下。功能补肾壮阳，祛寒止痛。治真气虚损，下元不足，脐腹强急，腰脚疼痛，盗汗亡血，遗泄白浊，小便滑数；或消渴，饮食失常，肌肉消瘦，阳事不举等。《济生方》《杂病源流犀浊》载有同名方，组成有异，功用、主治略同。

十枣汤 方名，出自《伤寒论》。炒芫花、甘遂、大戟各等。为粗末，强人每服一钱匕，羸人半钱，以大枣十枚煮汤去滓，纳药末，平旦温服；若下，病少除者，明日更服，加半钱，得快下利后，米粥自养。功能攻逐水饮。主治悬饮和实水证。近代也用于肝硬化、血吸虫病等所致腹水，及渗出性胸膜炎的实证。《丹溪心法》将本方改为丸剂，名十枣丸，证治相同。

十味鹫粪散 藏医方剂名，见《藏药标准》。石灰50g，寒水石50g，秃鹫粪50g，胡兀鹫粪50g，虎掌草子40g，毛茛40g，铁线莲40g，干姜50g，荜茇50g，肉桂皮10g，共研细末，口服，1日3次，1次1～2g。用于消化不良及各种胃病。

十金流气饮 方名，出自《外科正宗》。陈皮、赤茯苓、乌药、川芎、当归、白芍药各一钱，香附八分，青皮六分，甘草五分，木香三分。加生姜三片，大枣二枚，水煎服。功能疏肝解郁，理气健脾。治忧郁伤肝，思虑伤脾，脾气不行，逆于肉里，乃生气瘿肉瘤，皮色不变，日久渐大。

十剂 按功用归类方剂的理论。始于南北朝北齐徐之才《药对》。原是按功用归类药物的一种方法，《本草纲目·序例》引《药对》曰："药有宣通补泄轻重滑涩十种"。宋·赵佶《圣济经》于每种之后添"剂"字。金·成无己《伤寒明理药方论·序》中进一步借以归类方剂："制方之体，宣通补泄轻重滑涩十剂是也"。至此正式有"十剂"之称。

十怪脉 指生命垂危时所出现的十种异常脉象，多为脏气衰竭，胃气将绝之候。包括釜沸脉、鱼翔脉、弹石脉、解索脉、屋漏脉、虾游脉、雀啄脉、偃刀脉、转豆脉、麻促脉等十种。见《世医得效方》

十珍汤 方名，出自《审视瑶函》。生地黄、当归、炒白芍药、炒地骨皮、炒知母、炒牡丹皮、天门冬、麦门冬各一钱半，人参、甘草梢各五分。为粗末，水煎服。功能滋阴降火，养血清肝。治虚损血枯，上攻目痛。

十药神书 方书。1卷。元·葛可久撰。刊于1348年。本书收载治疗虚劳吐血经验方10首，以天干甲、乙、丙、丁等次序排列。诸方立意新奇，大多实用有效。现存日本1690年刻本、清咸丰六年远安堂刻本等10余种刻本。1956年人民卫生出版社影印本。

十咳 病名，出《千金要方》。指风咳、寒咳、支咳、肝咳、心咳、脾咳、肺咳、肾咳、胆咳、厥阴咳十种咳嗽。

十香丸 方名，出自《太平圣惠方》。丁香、沉香、木香、降香、藿香、甲香、安息香、苏合香、薰陆香、麝香各一两，牛黄、犀角屑、人参、细辛、川芎、茯苓、当归、桂心各三分。为末，炼蜜为丸，如梧桐子大。每服十五丸，温酒下。功能避秽破积。用以破积血，除疫病，去恶气。《圣济总录》《景岳全书》载同名方，组成、证治有异。

十香止痛丸 中成药，见《天津市中成药规范》。醋制香附五斤，乌药、醋制延胡索、香橼、姜制厚朴、醋制五灵脂、熟大黄各二斤八两，檀香、生蒲黄、降香、木香、醋制乳香各一斤四两，沉香、零陵香、丁香、排草香、砂仁各五两，高良姜三两。为细末，炼蜜为丸，每丸重二钱。每服一丸，日服二次。功能舒气解郁，散寒止痛。治气滞胃寒，两胁胀满，胃脘刺痛，肚腹隐痛。

十香返魂丹 方名，出自《春脚集》。又名十香返生丹。公丁香、木香、沉香、藿香、苏合香、降香、香附、诃子肉、僵蚕、天麻、郁金、瓜蒌仁、礞石、莲子心、檀香、朱砂、琥珀各二两，牛黄、安息香、麝香各一两，甘草四两，冰片五钱，金箔三百张。为细末，甘草膏兑白蜜为丸，金箔为衣，每丸重一钱，每服二丸。功能豁痰开窍，醒神回阳。治痰厥中风，诸风狂死，如见鬼神，中暑卒晕死，七情所伤而死，夜魇怔忡，神魂游荡，胎晕，小儿急慢惊风，男女交合脱阳等。

十宣 奇穴名，出《奇效良方》。又名鬼城。位于手十指尖端，距指甲0.1寸处，左右共10穴。主治休克、昏迷、晕厥、高热、中暑、癫痫、小儿惊厥、急性扁桃体炎、手指麻木等。点刺出血。艾炷灸1～3壮，或艾条灸5～10分钟。

十神汤 方名，出自《太平惠民和剂局方》。川芎、炙甘草、麻黄、升麻、赤芍药、白芷、陈皮、紫苏、香附各四两，葛根十四两。为细末，每服三大钱，加生姜五片，水煎服。功能理气散表，解毒避瘟。治时令不正，瘟疫流行，不论阴阳两感，或风寒湿痹等症。

十绝 为虚劳证十种危重证候。如气短，目视亭亭而无精光，为心绝；鼻虚张，气短，为肺绝；面青，眼视人不直，数出泪，为肝绝；面黑睛黄，素汗流，为肾绝；泄涎唾，时时妄语，为脾绝；爪青，恶骂不休，为胆绝；背脊酸痛，腰重，反覆难，为骨绝；面无精光，头目自眩，为血绝；舌卷缩如红丹，咽唾不得，足踝小肿，为肉绝；发直如麻，汗出不止，为肠绝。

丁 病名，出《素问·生气通天论》。丁通疔。泛指体表的疔疮。见该条。

丁壬化木 运气术语。指凡逢丁逢壬的年分，则主运为木运。《素问·天元正纪大论》："丁壬之岁，木运为统运。"

丁甘仁医案 医案著作。8卷。丁甘仁撰。刊于1927年。卷1～6为内科杂病、时病；卷7妇科；卷8外科。分别伤寒、霍乱、调经、脑疽等多种病证，记述病案约400则。治病兼采各家之长，灵活机变。对外感疾病，融会伤寒与温病的辨证治法；对疑难重症，阐明辨证要点；对外科病证，注重整体，辨虚实寒热，内、外治结合。本书充分体现作者辨证精细，用药审慎的特点。有的版本附有《喉痧症治概要》，对喉痧的病因、病理、治疗阐发甚详。有上海科技出版社排印本。

丁字鞋 骨科器具名。是一种防止下肢旋转的鞋类固定器具。其制法是先制成长宽适当的横木板，然后在横板的中央部垂直钉一块竖板,形如"⊥"状。竖板的长度等于鞋的长度,再将鞋固定竖板上。适用于复位后的股骨颈骨折、股骨转子间骨折及胫腓骨干骨折等患者,以防止旋转移位。

丁肿 病名,①出《刘涓子鬼遗方》。即疔疮,见该条。②见《喉科紫珍集》。又名悬丁,见该条。

丁泽周 1865~1926年。清末至民国间医家。字甘仁。江苏武进孟河镇人。始受业于马文清,继从马培之游。1916年与夏应堂、谢观创办上海中医专门学校。设广益中医院。博采众长,治外感热病,融汇伤寒、温病治法,用药轻灵。处方用药,内外参合,表里并重,擅长运用和胃健脾、益气托毒之法。行医数十年,诊治烂喉病痧不下万人,疗效卓著。著《喉痧证治概要》《药性辑要》《脉学辑要》《丁甘仁医案》。为孟河医派重要人物。次子仲英、长孙济万等继其业。门人秦伯未、程门雪、黄文东,皆为名医。

丁香 中药名,出自《药性论》。又名雄丁香、公丁香、丁子香。为桃金娘科植物丁香 Syzygium aromaticum (Baill.) Merr. et perry 的花蕾。性温,味辛。归胃、脾、肾经。有温中降逆、暖肾助阳之功效,主治胃寒呃逆,少食泻利,阳痿,宫寒带下。煎服,2~5g,亦入丸、散剂。忌见火,畏郁金。

丁香安胃汤 方名,出自《医学正传》。丁香、柴胡、炙甘草、当归身、陈皮、升麻各五分,吴茱萸、草豆蔻、人参、苍术各一钱,黄芪二钱,黄柏二分。水煎服。功能温胃散寒,健脾理气。治胃虚寒所致的呕、吐、哕等。

丁香阿魏丸 方名,出自《痧胀玉衡》。又名十七号艮象方。莱菔子、五灵脂、山楂肉、神曲、青皮、枳实各一两,莪术、厚朴各八钱,三棱、槟榔各七钱,白豆蔻、乌药、姜黄各五钱,木香、沉香各三钱,阿魏二钱,丁香一钱。为末,水泛为丸,绿豆大。每服十丸,紫荆皮煎汤放温送下。功能理气活血,消食导滞,散结止痛。治痧症食积成块,痛而不已,推上移下,日夕叫喊,病久不愈。

丁香茱萸汤 方名,出自《脾胃论》。干生姜、黄柏各二分,丁香、炙甘草、柴胡、橘皮、半夏各五分,升麻七分,吴茱萸、草豆蔻、黄芪、人参各一钱,当归一钱五分,苍术二钱。为粗末,每服半两,水煎服。功能调中益气。治胃虚呕哕吐逆,膈咽不通。

丁香柿蒂散 方名,见《卫生宝鉴》。丁香、柿蒂、青皮、陈皮各等分。为粗末,每服二钱,水煎服。功能温中降逆,理气化痰。治诸种呃噫,呕吐痰涎。《杂病源流犀烛》《类证治裁》载同名方,皆以丁香、柿蒂为主药,治证略同。

丁香散 方名,出自《太平圣惠方》。丁香、白术、前胡、桂心、人参、姜炙厚朴、茯苓、陈皮各三分,柴胡、煨诃子各一两,炙枇杷叶、半夏、炙甘草各半两。为末,每服三钱,加生姜半分、大枣三枚,水煎服。功能调中健脾。治气劳,脾胃久弱,呕逆不纳饮食,四肢羸瘦无力。《太平圣惠方》另载有同名方十二首,《三因极一病证方论》《校注妇人良方》《博济方》各载同名方一首,组成、功用、主治各有出入。

丁香脾积丸 方名,出自《太平惠民和剂局方》。煨三棱二两,炒莪术三两,皂荚三大枚,高良姜二两,巴豆霜半两,青皮、陈皮各五钱,丁香、木香各半两,百草霜三匙。同为细末,醋糊为丸,麻仁大。每服五至七丸,淡姜汤送下。功能理气活血,消食破积。治诸般食伤,积聚腹满。《证治准绳》载同名方、组成、功用、主治大同。

丁奚 病名,出《诸病源候论》。①小儿黄瘦腹大者,由乳食过度,而脾胃尚弱,不能消磨所致。②因小儿吐泻久不差,或病退不能行,膝大胫小者,7岁以下名鼓槌风。由风冷伤肾所致。③指丁奚疳。详见该条。

丁奚疳 病证名,出《诸病源候论》。

小儿疳疾，骨瘦如柴，其形似"丁"之证。系脾疳重症。由脾胃虚损，气血衰惫所致。症见面色苍白，低烧潮热，四指细小，项长骨露，尻臀无肉，腹胀脐突，以及食多吐逆，泄泻无度等。治宜补脾养胃，并改进饮食。

丁福保 1874～1952年。现代医家。字仲祜，号畴隐居士。江苏无锡人。江阴南青书院毕业，后入苏州东吴大学。1901年进上海东文学堂学日语、医学。1909被派往日本考察。回国后在上海创办医院、疗养院，设医书局刊行医书。1910年创办《中西医学报》。设中西医学研究会，以研究、交流中西医学，振兴中国医学为主旨。致力从日文翻译西医书籍，传播西医知识。译述编著医书160余种，涉及基础理论与临床各科。与周云青合编《四部总录医药编》。对文字学、佛学深有研究，编有《说文解字诂林》《佛学大辞典》《古钱大辞典》。

丁德用 北宋医家。济阳（今山东省济阳县）人。因鉴于唐·杨玄操注解《难经》文字深奥，于1506～1063年（嘉祐年间）加以补注，凡经文隐奥者均加绘图说明，撰《难经补注》5卷。另著有《伤寒慈济集》3卷，均佚。

丁瓒 明代官吏。字点白，江苏镇江人。嘉靖丁丑（1577）进士，曾任温州知府。他以滑寿《素问钞》为基础，参考王冰《素问》注本，编纂成《素问钞补正》，并将五运六气主客图和滑寿《诊家枢要》附于书后。

七三丹 方名，出自《中医外科讲义》（上海中医学院编）。熟石膏七钱，升丹三钱。为细末，掺于疮口上，或用药线蘸药插入疮中，外用膏药或油膏贴盖。功能提脓祛腐。治疮疡痈疽溃后腐肉难脱，脓水不净。

七大物质 蒙医认为人体由精华（即水谷精华）、血、肉、脂、骨、骨髓、精液等七种物质所构成，称人体七大物质，简称七素。人体在正常情况下，三根与七素相互依存，三根寓位于七素，而七素又通过三根发挥其作用。如果三根相互失去平衡，即成为病害，而导致七素发生疾病。

七子散 方名，出自《备急千金要方》。五味子、牡荆子、菟丝子、车前子、薯蓣子、石斛、山药、干地黄、杜仲、鹿茸、远志、钟乳粉各八铢，附子、蛇床子、川芎各六铢，山茱萸、天雄、人参、茯苓、黄芪、牛膝各三铢，巴戟天十二铢，肉苁蓉、桂心各十铢（一方加覆盆子十铢）。为细末，温酒调下，或蜜和为丸服。功能填精壮阳，祛风明目。治男子风虚目暗，精气衰少无子。

七气 病证名，指七情之气所伤的病证。《诸病源候论·七气候》："七气者，寒气、热气、怒气、恚气、忧气、喜气、愁气。凡七气积聚，牢大如杯，若拌在心下腹中疾痛如死，饮食不能，时来时去，每发欲死，如有祸状，此皆七气所生。"又，《证治要诀·诸气门》："喜怒忧思悲恐惊，谓之七气所伤。"

七气手拈散 方名，出自《证治准绳》。延胡索、小茴香、白芍药、炒干漆、枳壳各二钱，黄连、石菖蒲、香附、苏叶各一钱半，没药、乳香各一钱，甘草六分。为粗末，分作二服，每服加生姜三片，水煎服。功能理气解郁，活血止痛。治产后心气攻痛。

七气汤 方名，出自《太平惠民和剂局方》。人参、炙甘草、肉桂各一两，半夏五两。为粗末，每服三钱，加生姜三片，水煎服。功能疏情解郁，理气温中。治七情内结，积聚坚牢，心腹绞痛，不能饮食。《备急千金要方》用本方治虚冷上逆、劳气等。《备急千金要方》另有一同名方，《三因极一病证方论》《全生指迷方》《证治准绳》《类证治裁》亦各有一同名方，组成、功用、主治有异。

七方 根据药味多寡奇偶和治疗作用缓急强弱的制方体制的理论。七方说始于《内经》。《素问·至真要大论》："君一臣二制之小也；君一臣三佐五，制之中也；君一医三佐九，制之大地。""君一臣二，奇之制也；君二臣四，偶之制也；君二臣三，奇之制也；君二臣六，偶之制也。""补上治上制以缓，补下治下制以急，急则气味厚，缓则气味薄。""近之奇偶，制小其服；远而奇偶，制大其服。大则数少，小则数多，多则九之，少则二三。奇之不去则偶之，是谓重方。"至金人成无己在《伤寒明理药方论·序》中说："制方之用，大小缓急奇偶复七方是也"。明确提出七方的名称。

七叶一枝花 中药名，出自《本草蒙筌》。又名蚤休、重楼、草河车。为百合科植物华重楼 paris polyphylla Smith var. chinensis (Franch.) Hara 或七叶一枝花 P. poly phylla Smith 的根茎。性寒，味苦。归心、肝经。有清热解毒、消肿止痛、息风定惊之功效，主治痈肿疮毒，毒蛇咬伤，高热神昏，惊风抽搐，咳嗽及疟疾寒热等病证，近年试用于癌症的治疗。煎服，5~10g，亦捣敷患处。过量能致头痛、呕吐，甚至痉挛。

七圣丸 方名，出自《太平惠民和剂局方》。川芎、肉桂、木香、羌活、槟榔各半两，郁李仁、大黄各一两。为细末，炼蜜为丸，梧桐子大，每服十五至二十丸。功能祛风化痰，导滞通便。治风气壅盛，痰热搏结，头目昏重，涕唾稠黏，心烦面赤，咽干口燥，精神不爽，夜卧不安，肩背拘急，胸膈痞闷，腹胁胀满，腰满重疼，大便秘结，小便赤涩。《证治准绳》载同名方，组成、功用、主治不同。

七伤 ①指七种劳伤之病因。有两种说法：一是《诸病源候论》所载，即大饱伤脾；大怒气逆伤肝；强力举重、久坐湿地伤肾；形寒、寒饮伤肺；忧愁思虑伤心；风雨寒暑伤形；大恐惧、不节伤志。二是《金匮要略·血痹虚劳病脉证并治》所载的饮伤、食伤、房室伤、饥伤、劳伤、经络营卫气伤等七种伤证。②指男子肾气亏损的七种证候。亦有二说：一是《诸病源候论·虚劳病诸候》所载："七伤者，一曰阴寒；二曰阴痿；三曰里急；四曰精连连（即精液易于滑出）；五曰精少，阴下湿；六曰精清（即精气消冷，精液稀薄）；七曰小便苦数，临事不卒（指小便频数，淋沥不尽或尿中断）。"二是《千金要方·卷十九》所载："一曰阴衰；二曰精清；三曰精少；四曰阴滑；五曰囊下湿；六曰腰（一作胸）胁苦痛；七曰膝厥冷不欲行，骨热，远视泪出，口干，腹中鸣，时有热，小便淋沥，茎中痛，或精自出。"

七冲门 指人体消化道七个重要的关口和冲要的部位。即飞门、户门、吸门、贲门、幽门、阑门、魄门。出《难经·四十四难》。

七松岩集 内科杂病著作。清·郑树珪著，王满城等整理。本书取问答体裁，阐述67种内科病证证治。书中上究《内经》《难经》，下采诸家精华，结合作者临证经验，论述精湛，治法灵活，理法方药俱备。1959年河北人民出版社出版排印本。

七味地黄丸 方名，出自《疡医大全》。熟地黄八两，山茱萸、山药各四两，牡丹皮、茯苓、泽泻各三两，肉桂一两。为末，炼蜜为丸，梧桐子大，每服四钱，淡盐汤送下。功能滋肾降火。治肾水不足，虚火上炎，发热作渴，口舌生疮，牙龈溃烂，咽喉作痛，或形体憔悴，寐中发热等症。

七味齐当嘎散 藏医方剂名，见《藏药标准》。齐当嘎 200g，大蒜（焖煅）100g，紫铆 100g，黄葵子 200g，马蔺子 100g，结血蒿（焖煅）100g，麝香 1g。共研为末，空腹服。亦可外用，以棉球蘸药塞入肛门内，用油拌匀，涂擦皮肤。用于驱蛲虫、蛔虫、皮肤瘙痒等。

七味苍柏散 方名，出自《医学入门》。苍术、黄柏、杜仲、补骨脂、川芎、当归、白术各一钱。水煎服。功能清热祛湿。治湿热腰痛，动止滞重，身不能转侧。

七味散 方名，出自《备急千金要方》。黄连八分，龙骨、赤石脂、厚朴、乌梅肉各二分，甘草一分，阿胶三分。为细末，每服二方寸匕，浆水送下。功能涩肠止泻。治痢下久不瘥。

七味熊胆丸 藏医方剂名，见《藏药标准》。波棱瓜子50g，止泻木子75g，香附100g，木香马兜铃100g，榜嘎120g，熊胆2g，矮紫堇100g。以水泛丸，口服，1日2~3次，1次1~1.5g。用于胃肠炎，发烧，腹胀，腹痛，下痢脓血。

七制香附丸 方名，出自《医学入门》。香附十四两。分七等份，一份同当归二两，酒浸；一份同莪术二两，童便浸；一份同丹皮、艾叶各一两，米泔水浸；一份同乌药二两，米泔水浸；一份同延胡索、川芎各一两，水浸；一份同三棱、柴胡各一两，醋浸；一份同红花、乌梅各一两，盐水浸；各浸春三日、夏二日、秋七日、冬十日，晒干，单取香附为末，以浸药水打糊为丸，梧桐子大。每服八十丸。功能调理气血。治妇女诸虚百损，气血不调，月经赶前错后，结成癥瘕，或骨劳发热，四肢无力。《验方新编》载同名方，也是使用香附，但制法不同，主治心血亏虚，火不下降，水不上升，心肾不交，夜梦遗精。

七物升麻丸 方名，出自《证治准绳》。升麻、犀角、黄芩、朴硝、栀子仁、大黄各二两，炒豆豉二升。为末，炼蜜为丸，黍米大。口服取微利为度。功能清热通便。治小儿痘疹，口燥渴，目赤唇焦，烦躁，大小便不利。

七疝 病名，出《素问·骨空论》。指七种疝病。如厥疝、癥疝、寒疝、气疝、盘疝、胕疝、狼疝。（《诸病源候论》）

七宝美髯丹 方名，出自《医方集解》。又名七宝美髯丸。制何首乌二斤，茯苓、牛膝、当归、枸杞子、菟丝子各半斤，补骨脂四两。为末，炼蜜为丸，每服三钱，盐汤或酒送下。功能补肾固精，壮阳强筋。治气血不足，羸弱，周痹；肾冷精衰无子；水不制火，消渴，淋沥；心肾不交，遗精；营卫不调，崩带，疮痔等症。

七宝洗心散 方名，出自《银海精微》。当归、赤芍药、大黄、黄连、栀子各一两，麻黄二两，荆芥五分。为末，每服三至四钱，水煎服。功能泻火明目。治心经实火，目大眦赤脉传睛，目常赤，视物不准。

七厘散 方名，出自《良方集腋》。血竭一两，红花、乳香、没药各一钱五分，儿茶二钱四分，麝香、冰片各一分二厘，朱砂一钱二分。为细末，每服七厘，黄酒或白开水送下，外用白酒调敷患处。功能活血散瘀，止血止痛。治跌扑损伤，闪腰岔气，骨折筋伤，创伤出血等所致瘀滞作痛。

七星剑 方名，出自《外科正宗》。野菊花、苍耳头、豨莶草、半枝莲、紫花地丁各三钱，麻黄一钱，紫河车二钱。用好酒一斤，煎服。功能解毒消肿，疏风散结。治各种疔疮初起，憎寒发热，恶心呕吐，肢体麻木痒痛非常，心烦作躁，甚则昏愦。

七种物质 藏医称饮食精微、血、肉、脂肪、骨、骨髓和精，7种生理组织为七种物质。

七神 指五脏所藏的七种神志。即肝藏魂、肺藏魄、心藏神、脾藏意与智、肾藏精与志。《难经·三十四难》："五脏有七神，……脏者，人之神气所舍藏也。故肝藏魂，肺藏魄，心脏神，脾藏意与智，肾藏精与志也。"

七恶 证名，出《太平圣惠方》。是指在外科疾病发展过程中出现的若干不好症状（多指全身），表示予后较差。常与五善对称。一般概括为心恶：神志昏糊，心烦舌燥，疮色紫黑，言语呢喃；肝恶：身体强直，目难正视，疮流血水，惊悸时作；脾恶：形容消瘦，疮陷脓臭，不思饮食，纳药呕吐；肺恶：皮肤枯槁，痰多音暗，呼吸喘急，鼻翼煽动；肾恶：口渴引饮，面容惨黑，咽喉干燥，阴囊内缩；脏腑败坏，身体浮肿，呕吐呃逆，肠鸣泄泻，口糜满布。气血衰竭（阳脱）：疮陷色暗，时流污水，汗出肢冷，嗜卧语低。

七损八益 为关于人体生长发育的论

谈。原出《素问·阴阳应象大论》。此论指出："能知七损八益，则二者可调。不知用此，则早衰之节也。"主要在于阐明男女生长发育以至衰老的生理过程，并与预防相联系。但历代注家解释不一。①认为七为阳数，八为阴数。损即消，益即长；阳不宜消，阴不宜长，反之则病。故能知七损八益，察其消长之机，则阳气旺盛而不易受阴邪侵袭，故阴阳可以调和。见《内经知要》。②认为阳常有余，故须损；阴常不足，故须益，应避免阴精亏损，才可阴阳调和，预防早衰。见《黄帝内经素问·上古天真论》张志聪注。③根据《素问·上古天真论》所载述，女子二七天癸至，月事来潮，每月经血满盈即来月经，为七可损；男子二八天癸至，精气溢泻，如因房室而泄精则当益精，故为八可益。见《黄帝内经·上古天真论》王冰注。

七窍 指头面部的七个孔窍，即眼二、耳二、鼻孔二与口。中医学认为五脏之精气分别通过于七窍，以保持其视、听、嗅、味等正常生理功能。五脏发生病变，亦可从七窍变化中反映出来。《灵枢·脉度》："五脏常内阅于上七窍也。故肺气通于鼻，肺和则鼻能知臭香矣；心气通于舌，心和则舌能知五味矣；肝气通于目，肝和则目能辨五色矣；脾气通于口，脾和则口能知五谷矣；肾气通于耳，肾和则耳能闻五音矣。五脏不和，则七窍不通。"

七情 ①指喜、怒、忧、思、悲、恐、惊等七种情志活动，为人的精神意识对外界事物刺激的正常反应。但这些情志活动若过于强烈、持久或失调，即可作为病因，引起脏腑气血功能失调而致病，主要可引起气机的失常或逆乱。如怒则气上、喜则气缓、悲则气消、恐则气下、惊则乱气、思则气结等（见《素问·举痛论》）。同时，亦包括由于某些内脏病变而继发产生的病态情志活动。如肝气虚则恐，实则怒（见《灵枢·本神》）。②指药物配伍的七种不同作用。即：单行、相须、相使、相畏、相恶、相杀、相反。见《神农本草经》。

七情泻 病证名，出《医学入门》。指因情志刺激过度所致的泄泻。多因肝郁气滞，脾不运化，水湿下注所致。其泄泻多因精神紧张、焦虑所诱发，发时腹痛，泻后则安。治以抑肝扶脾，方用痛泻要方。

[丿]

八月札 中药名，见于《饮片新参》，又名燕蓄子、八月炸、腊瓜、预知子。为木通科植物白木通 Akebia trifoliata (Thunb.) Koidz. rar. australis (Diels) Rehd. 或三叶木通 A. trifoliata (Thunb.) Koidz.、木通 A. quinata (Thunb.) Decns. 的果实。性平，味苦。归肝、胃经。有疏肝理气、和胃止痛之功效，主治由肝胃气滞引起的胁痛、胃痛及疝气痛，还用于瘰疬肿痛、输尿管结石。近年用于治疗乳癌及消化道癌肿。煎服，6～12g。

八风 奇穴名，出《奇效良方》。又名八冲。位于足背五趾缝间，趾蹼缘上赤白肉际。每足4穴，两足共8穴。主治头痛、牙痛、毒蛇咬伤、脚背红肿、足趾麻木等。向上斜刺0.5～1寸，或三棱针点刺出血。

八风散 方名，出自《备急千金要方》。菊花三两，石斛、天雄各一两半，人参、附子、甘草各一两六钱，钟乳石、山药、续断、黄芪、泽泻、麦门冬、远志、细辛、龙胆草、秦艽、石韦、菟丝子、牛膝、菖蒲、杜仲、茯苓、干地黄、柏子仁、蛇床子、防风、白术、干姜、萆薢、山茱萸各一两，五味子、乌头各半两，肉苁蓉二两。为末，每服一至二方寸匕，酒送下。功能益气扶正，祛风通痹。治风虚面色青黑呈土色，畏见日光，脚气痹弱。《太平惠民和剂局方》载有同名方，组成、功用、主治有异。

八正 ①指八个时令。即二分（春分、秋分）、二至（夏至、冬至）、四立（立春、立夏、立秋、立冬），共八个时令，见《素问·八正神明论》。②指八个方位。即东、南、西、北、东南、西南、东北、西北。见

《素问·八正神明论》。

八正散 方名,出自《太平惠民和剂局方》。车前子、瞿麦、萹蓄、滑石、栀子仁、炙甘草、木通、大黄各一斤。为粗末,每服二钱,加灯心水煎服。功能清热泻火,利水通淋。治湿热下注,热淋,血淋,小便浑赤,溺时涩痛,淋漓不畅,甚或癃闭不通,小腹急满,口燥咽干,舌苔黄腻,脉滑数。现代临床常用于膀胱炎、尿道炎、急性前列腺炎、泌尿系结石、肾盂肾炎等属于下焦湿热者。

八节 指人体双侧髋、膝、肘、腕等八个关系。《灵枢·九针论》:"风者,人之股肱八节也。"马元台注曰:"人之手足,各有股肱关节计八,故谓八节。"

八仙长寿丸 方名,出自《寿世保元》。又名麦味地黄丸、加味地黄丸。熟地黄八两,山茱萸、山药各四两,茯苓、牡丹皮、泽泻各三两,五味子、麦冬各二两(一方有炒益智仁二两,无泽泻)。为细末,炼蜜为丸,梧桐子大,每服三钱。功能敛肺纳肾。主治肺肾阴虚,咳嗽喘逆,潮热盗汗。

八仙汤 方名,出自《杂病源流犀烛》。人参、茯苓、白术、甘草、川芎、当归身、白芍药、地黄、羌活、半夏、陈皮、秦艽、牛膝、柴胡、桂枝、防风。水煎服。益气补血,祛风活络。治浑身麻木。

八仙逍遥汤 方名,出自《医宗金鉴》。防风、荆芥、川芎、甘草各一钱,当归、黄柏各二钱,苍术、牡丹皮、川椒各三钱,苦参五钱。共合一处,装白布袋内扎口,水熬滚,熏洗患处。功能祛风胜湿,消肿止痛。治跌扑损伤,肿硬疼痛,及风寒湿浸于筋骨血肉,肢体酸痛诸症。

八仙糕 方名,出自《外科正宗》。人参、山药、茯苓、芡实、莲子肉各六两,糯米三升,粳米七升,白糖霜二斤半,蜂蜜一斤。前七味为末,再将白糖和蜜隔汤顿化,随将药粉乘热和匀,摊铺笼内,切成条糕蒸熟,火上烘干。每日清晨或饥时泡服数条。

功能健脾益气。治痈疽脾胃虚弱,精神短少,饮食无味,食不作饥,及脾虚食少呕泄者。

八邪 奇穴名,出《医经小学》。又名八关。位于手背各指缝间,当赤白肉际处。每手4穴,两手共8穴。《奇效良方》从桡侧向尺侧方向依次称大都、上都、中都、下都。主治手指关节麻木疼痛、头痛、项强、咽痛、牙痛、目疾、疟疾、毒蛇咬伤等。向上斜刺0.5~1寸,或三棱针点刺出血。

八会 ①经穴分类名。(1)指脏、腑、气、血、筋、脉、骨、髓八者所会聚的腧穴。出《难经·四十五难》。即脏会章门,腑会中脘,气会膻中穴,血会膈俞,筋会阳陵泉,脉会太渊,骨会大杼,髓会绝骨。(2)指八脉交会穴,指奇经八脉与四肢部的八穴相通。出《标幽赋》。即指内关、公孙、后溪、申脉、外关、临泣、列缺、照海八穴。②奇穴名。出《千金要方》。位于阳溪穴下0.5寸。主治癫狂、白内障、近视、高血压、中风、卵巢疾患等。艾炷灸3~5壮。

八阵 方剂分类法之一。明·张景岳所创。张氏在《景岳全书》中说:"古方之散立于诸家者,既多且杂,或互见于各门,或彼此之重复。欲通其用,涉猎困难;欲尽收之,徒资莽乱。今余采其要者,类为八阵,曰补、和、攻、散、寒、热、固、因。"

八角茴香 中药名,出自《本草品汇精要》。又名大茴香、八角、五香八角、舶茴香。为木兰科植物八角茴香 Illicium verum Hook. f. 的果实。性温,味辛。归脾、胃、肾经。有温中和胃、理气止痛之功效,主治胃寒呕吐,脘腹胀痛,寒疝腰腹疼痛,睾丸偏坠等病证。煎服,3~6g。

八纲 出《医学心悟》。为辨证的八个基本纲领。表里辨病位的深浅,寒热辨病证的性质,虚实辨邪正的盛衰,阴阳则是统摄其他六纲的纲领。临床上运用八纲,是对病证进行分析、归纳、施治的重要依据。

八纲辨证 为中医临床辨证的基本方法

之一。八纲,即辨证的八个基本纲领,包括表里、寒热、虚实、阴阳。《医学心悟》:"病有总要,寒、热、虚、实、表、里、阴、阳八字而已。"运用八纲对病证进行辨别、分析和归纳,即可为论治提供依据。表里主要辨析病位的深浅;寒热则辨析病证的性质;虚实辨析正邪的盛衰;而阴阳则是统领其他六纲的总纲。故凡表证、热证、实证,均属阳证;凡里证、寒证、虚证,则均属阴证。八纲所概括的四对证候,是相互联系,相互转化的。因此,不管临床病证多么错综复杂,但都可以用八纲辨证来进行分析归纳,予以诊断。

八味地黄丸 方名,出自《傅青主女科》。山茱萸、山药、牡丹皮、茯苓、熟地黄各八钱,泽泻、五味子各五钱,炙黄芪一两。为末,炼蜜为丸。功能滋阴生津,益气止汗。治产后虚汗不止。

八味野牛血丸 藏医方剂名,见《藏药标准》。野牛心血40g,沉香100g,肉豆蔻40g,丁香40g,广枣80g,木香80g,打箭菊150g,兔心30g。用水泛丸,1日2～3次,1次2.5～3g。用于心律不齐,呼吸困难,背胀烦闷,失眠健忘,全身颤抖,昏倒等。

八物汤 方名,出自《三因极一病证方论》。桂心、当归、川芎、前胡、防风各三分,芍药一两半,炙甘草、茯苓各半两。为粗末,每服四钱,加生姜五片,大枣三枚,水煎服。功能活血祛风。治厥阴伤风,恶风而倦,自汗,小腹急痛,寒热如疟,骨节烦疼,脉尺寸俱微而迟。《素问病机气宜保命集》载有同名方一首,《医垒元戎》载同名方二首,皆以四物汤扩充而成,适用气血不和之痛经证候。

八性 藏药学理论,出《晶珠本草》。指药物之重、轻、寒、热、钝、锐、润、糙等8种药性。

八法 中医学最基本的八种治疗方法。又称医门八法,亦称医疗大法。即汗、和、下、消、吐、清、温、补。始见于清·程钟龄《医学心悟》:"论病之源,以内伤外感四字括之;论病之情,则以寒热虚实表里阴阳八字统之;而论治病之方,则又以汗和下消吐清温补八法尽之。"八法是对历代医家所创众多治法的总结和归纳,随着医疗实践的发展和治疗方法的不断丰富,八法虽已不能概括中医所有治法,但临证常用治法皆在其中,所以至今仍有现实意义。

八宝止血药墨 方名,出自《全国中药成药处方集》。京墨一斤二两,红花、冰片各二钱,麝香一钱,熊胆四钱,冰糖一两,阿胶一两六钱。为细末,杵为坨,每服一钱四分,开水送下。功能清热镇静,止血。治吐血、衄血,大小便血,急怒暴热,骤然吐血。

八宝丹 方名,出自《疡医大全》。珍珠一钱,牛黄五分,象皮、琥珀、煅龙骨、轻粉各一钱五分,冰片三分,煅炉甘石三钱。为细末,撒疮口。功能祛腐生新,消肿敛疮。治疮疡,疮口不敛。

八宝回春汤 方名,出自《杂病源流犀烛》。黄芪八分,白术六分,茯神、半夏各五分,附子、人参、麻黄、黄芩、防己、香附、杏仁、川芎、当归、陈皮、防风、肉桂、干姜、甘草、熟地黄、生地黄各四分,沉香、乌药、川乌各三分,白芍药二分,生姜三片,大枣二枚。水煎服。功能补益气血,祛风通络。治风痹,身无痛,缓者四肢不举,或一臂不遂,或左瘫右痪,急则一身皆仰。

八宝汤 方名,出自《寿世保元》。黄连、黄芩、黄柏、栀子、连翘、槐花各一钱五分,细辛、甘草各四分。为粗末,水煎服。功能清热解毒,凉血止血。治脏毒下血,便后下血。

八宝治红丹 中成药,见《全国中药成药处方集》。铁树叶、大蓟、木通、甘草、香墨各二斤,陈皮、牡丹皮、黄芩、百合各四斤,棕榈炭一斤,橘络、生地黄各二斤八两,石斛三斤,浙贝母一斤八两。为末,炼蜜为丸,每丸重三钱。每服一丸。功能清热化痰止血。治吐血，咯血，衄血，痰中带血，胸中积血，两胁刺痛，阴虚咳嗽。

八珍丸 方名，出自《丹溪心法》。乳香、没药、代赭石、生穿山甲各三钱，羌活、生草乌各五钱，炒全蝎二十一个，生川乌一两。为末，醋糊为丸，梧桐子大。每服二十一丸，温酒送下。功能活血止痛。治痛风走注脚疾。《证治准绳》载同名方，组成、治证各异。

八珍汤 方名，出自《丹溪心法》。当归、赤芍药、川芎、熟地黄、人参、茯苓、甘草、砂仁各等分。加生姜三片，大枣二枚，水煎服。功能和血气，理脾胃。治少气懒言，食欲不振。《正体类要》治损伤后，气血不足，以八珍散作汤剂，也称八珍汤。

八珍益母丸 方名，出自《景岳全书》。益母草四两，人参、炒白术、炒芍药、川芎各一两，熟地黄、酒当归各二两，炙甘草五钱。为细末，炼蜜为丸，弹子大。每服一丸，空腹蜜汤或酒送下。功能双补气血，活血调经。治妇人气血两虚，脾胃并弱，不思饮食，四肢无力，月经不调，或腰酸腹胀，或断或续，赤白带下，经久不孕，或胎动不安。

八珍散 方名，出自《瑞竹堂经验方》。当归、川芎、熟地黄、白芍药、人参、白术、茯苓、炙甘草各一两。为粗末，每服三钱，加生姜五片，大枣一枚，水煎服。功能补益气血，调畅营卫。治月水不调，脐腹疼痛，全不思食，脏腑怯弱，泄泻，小腹坚痛，时作寒热。《普济本事方》载有同名方，组成、治证不同。《正体类要》治损伤后，气血不足，以本方作汤剂，名八珍汤。以此方作成丸剂，又称八珍丸。

八要 指临床辨治疾病的八个重要方面，即虚、实、冷、热、邪、正、内、外等。虚，指五虚，包括脉细、皮寒、气少、泄泻前后、饮食不进；实，指五实，包括脉盛、皮热、腹胀、前后不通、闷瞀；冷，指脏腑积冷；热，指脏腑积热；邪，指外邪所侵，而非脏腑正病；正，指脏腑本病，而非外邪所中；内，言病不在外而在其内；外，言病不在内而在其外。《医门法律》："八要不审，病不能去……审此八要，参与脉候病，乃不至有误。"

八段锦 气功术语。见《夷坚志》。动功功法之一。是由8节动作编成一套有医疗保健作用的功法。分坐式、站式两种。坐式八段锦，包括宁神静坐、手抱昆仑、指敲玉枕、转头频频、推摩肾俞、手转双轮、托按攀足、任督慢运8节。站式八段锦，包括双手托天理三焦、左右开弓似射雕、调理脾胃须单举、五劳七伤往后瞧、摇大摆尾去心火、背后七颠百病消、攒拳怒目增气力、两手攀足固肾腰8节动作。

八脉交会穴 经穴分类名，出《针经指南》。又名流注八穴、交经八穴、八脉八穴。指四肢部通向奇经八脉的八对穴。即脾经之公孙（通冲脉），心包经之内关（通阴维脉），小肠经之后溪（通督脉），膀胱经之申脉（通阳跷脉），胆经之足临泣（通带脉），三焦经之外关（通阳维脉），肺经之列缺（通任脉），肾经之照海（通阴跷脉）。在临床常配合应用，如公孙配内关治心、胸和胃部疾患；后溪配申脉治目内眦、颈项、耳、肩膊、小肠、膀胱部疾患；足临泣配外关治目外眦、耳后、颊、颈、肩、缺盆、胸膈部疾患；列缺配照海治咽喉、胸膈部疾患。如配合天干、地支、八卦等应用，则成灵龟八法。

八虚 指五脏病邪随经脉留客于肘、腋、髀、腘等八个关节部位。即肺心有邪，其气客于两肘；肝有邪，其气客于两腋；脾有邪，其气客于两髀；肾有邪，其气客于两腘。可使邪气恶血留注，伤及筋络骨骼关节，导致肢体拘挛不得屈伸等证。出《灵枢·邪客》。

八淋 病名，出《中藏经》。指冷、热、气、劳、膏、砂、虚、实等八淋。《东医宝鉴》则分为劳、血、热、气、石、膏、砂、冷八种淋症。

八椎下 奇穴名，出《针灸孔穴及其疗法便览》。位于后正中线,当第八、九胸椎棘突之间。主治疟疾。斜刺向上 0.5～1 寸。艾炷灸 3～5 壮,或艾条灸 5～10 分钟。

八触 气功术语。出《修习止观坐禅法要》。指练功过程中偶而或经常出现于局部甚至全身的 8 种自我感觉,包括动、痒、轻、重、冷、暖、涩、滑等。

八廓 眼科学说名。见《秘传眼科龙木论》。古人将眼外划分成八个部位(或方位),名为八廓。廓,有城廓卫御之意。八廓的名称历代繁多,一般以自然界八种物质现象或八卦名称来命名。即天(乾)廓、地(坤)廓、风(巽)廓、雷(震)廓、泽(兑)廓、山(艮)廓、火(离)廓、水(坎)廓。至于八廓的位置、内应脏腑以及临床意义等,历来各家说法不一,因而在临床的应用远不如五轮普遍。

八溪 《内经》称肉之小会为溪。八溪,指上肢的肘关节、腕关节,下肢的膝关节、踝关节,左右共八处,故称为八溪。见《素问·五脏生成篇》。

八瘕 病名,出《杂病源流犀烛》。指青瘕、黄瘕、燥瘕、血瘕、脂瘕、狐瘕、蛇瘕、鳖瘕八种瘕病。

八髎 经穴名,出《素问·骨空论》。指足太阳膀胱经的上髎、次髎、中髎、下髎,左右共 8 穴。用治腰痛等。详见各条。

人马平安散 方名,出自《张氏医通》。又名点眼砂。冰片、麝香、雄黄、朱砂各半钱,火硝一钱。为细末,每用少许,点目大眦。功能避瘟明目。治时疫毒气,痧胀腹痛,并治六畜瘟。

人元脉影归指图说 脉学著作。简称《脉影图说》。2 卷。旧题晋·王叔和编,明·沈阳飞重订。书中论述七表、八里、九道脉,奇经八脉,十六怪脉,左右手三部阴阳脉绝候等,有图有论。现存明刻本、日本刻本。

人中 ①又名水沟,即人中沟。指鼻下方、唇上方的皮肤纵沟部位。为手足阳明经与督脉交会之处。中医望诊认为此处可作为诊察膀胱和子宫病证之参政。出《灵枢·经脉》。②为水沟穴之别名,属督脉,位于人中沟近上方正中部位。见《针灸资生经》。

人中白散 方名,出自《证治准绳》。煅人中白一两,炒黄柏三钱。为末,搽口内。功能泻火解毒。治小儿痘疮后牙龈溃烂。《太平圣惠方》《外科正宗》《杂病源流犀烛》《重楼玉钥》载同名方,皆以人中白为主药,除《太平圣惠方》方系口服治小儿无辜疳气外,其他方皆为外用,治咽喉口腔诸疮。

人中黄丸 方名,出自《张氏医通》。大黄三两,黄芩、黄连、人参各一两,人中黄、苍术、桔梗、滑石各二两,防风五钱,香附一两五钱。为细末,神曲糊为丸,每服二至三钱,清热解毒汤送下。功能泻火解毒。治瘟疫热毒。

人中黄散 方名,出自《张氏医通》。人中黄一两,雄黄、朱砂各一钱。为末,每服二钱,薄荷、桔梗煎汤送下。功能解毒泻火。治疙瘩瘟,症见头面洪肿,咽嗌堵塞,水药不进。《杂病源流犀烛》载同名方,亦以人中黄为主药,治证不同。

人气 中医术语。指人体阳气。《素问·生气通天论》:"故阳气者,一日而主外,平旦人气生。"

人丹 方名,出自《中药制剂手册》。又名仁丹。甘草八两,木香一两一钱,草豆蔻、槟榔、茯苓、砂仁、橘皮、盐水炒小茴香、肉桂、青果各一两,丁香、红花各五钱,薄荷冰九钱,冰片三钱,麝香一分。为末,糯米粉四两为糊小丸。每干丸十两另取朱粉九钱三分八厘为衣,每两约一千粒,每袋重五分,每服十至二十粒。功能清暑祛湿,避秽排浊。治中暑受热恶心呕吐,腹痛泄泻,胸中烦闷,以及晕车晕船,水土不服。

人伦 朝医名词。出《东医寿世保元》。指人们要遵循的道德规范。

人迎 ①经穴名,出《灵枢·本输》。

又名天五会、五会。属足阳明胃经，足阳明、少阳之会。位于颈部，喉结旁开1.5寸，胸锁乳突肌的前缘。主治咽喉肿痛、喘息、瘿气、瘰疬、食不下；以及单纯性甲状腺肿、高血压、低血压、扁桃体炎、支气管哮喘等。直刺或斜刺0.3～0.5寸，避开动脉。禁灸。②切脉部位名。有二说：《灵枢·寒热病》指喉节两旁颈动脉，《脉经》指左手桡动脉（左为人迎，右为寸口）。

人乳汁 中药名，出自《名医别录》。又名奶汁。为健康妇女之乳汁。平性，味甘咸。归心、肺、胃经。有补血润燥之功效，主治虚劳体弱之消渴、瘫痪、噎膈、便结、经闭、目赤眼昏。内服取新鲜者乘热饮，外用点眼。

人参 中药名，出自《神农本草经》。又名人衔、鬼盖、神草、棒棰。为五加科植物人参 Panax ginseng C. A. Mey. 的根。性温，味甘，微苦。归脾、肺经。有补气固脱、生津止渴、安神益智之功效，主治大吐泻、大失血及其他原因引起的体虚欲脱、脉微欲绝，肺虚短气喘促，脾虚食少泻利、脱肛、尿频，津伤口渴、汗多惊悸等。煎服，1.5～9g，文火另煎兑服，急救可用至15～30g；研末每次1～2g。多用丸剂。反藜芦，畏五灵脂。因产地、加工方法、野生与栽培的区别，有吉林参、野山参、生晒参、白参、红参、别直参等不同名称。人参的叶片名人参叶，功能解暑清热、生津降火，煎服，5～10g；人参的侧根名人参须，功近人参但力薄。

人参丸 方名，出自《备急千金要方》。人参、甘草、茯苓各三两，麦门冬、菖蒲、泽泻、山药、干姜各二两，桂心一两，大枣五十枚。为末，蜜、枣膏和丸，梧桐子大，每服二十丸，食前温酒送下。功能益气健脾，养阴和血。治产后大虚心悸，志意不安，恍惚恐畏，夜不得眠，虚烦少气，及男子虚损心悸。另《备急千金要方》还载同名方一首，《外台秘要》载同名方三首，《太平圣惠方》载同名方三首，《普济本事方》《太平惠民和剂局方》各载同名方一首，组成、功用、主治各异。

人参木香散 方名，出自《奇效良方》。人参、木香、茯苓、枳壳、滑石、琥珀、槟榔、海金砂、猪苓、甘草各等分。为细末，每服五钱，加生姜三片，水煎服。功能健脾、行气、利水。治水气病。

人参五味子汤 方名，出自《幼幼集成》。人参、茯苓、麦门冬各一钱，白术一钱五分，五味子五分，炙甘草八分，生姜三片，大枣三枚。水煎服。功能益气养血生津。治小儿久嗽脾虚，中气怯弱，面白唇白。

人参车前汤 方名，出自《症因脉论》。人参、车前子。水煎服。功能益气利水。治膀胱气弱，小便不利。

人参升胃汤 方名，出自《证治准绳》。黄芪二钱，陈皮、人参、炙甘草各一钱，升麻七分，柴胡、当归身、益智仁各五分，红花少许。水煎服。功能调中益气。治大便日三四次，溏而不多，有时泄泻肠鸣，小便黄。

人参六合汤 方名，出自《医垒元戎》。酒炒当归、川芎、白芍药、熟地黄各一两，人参、五味子各五钱。为粗末，水煎服。功能养血生阴敛肺。治妊娠伤寒汗下后，咳嗽不止。

人参白虎汤 方名，出自《杂病源流犀烛》。人参、知母、石膏、天花粉、葛根、麦门冬、竹叶、粳米。水煎服。功能清热泻火，生津止渴。治麻疹服表散药后，发热时渴。《杂病源流犀浊》《验方新编》载同名方，证治有异。

人参半夏丸 方名，出自《卫生宝鉴》。人参、茯苓、天南星、薄荷各半两，寒水石、白矾、半夏、姜屑各一两，蛤粉二两，藿香二钱半。为末，水糊为丸，梧桐子大，每服三十丸。功能化痰坠涎，止嗽定喘。治痰逆呕吐，痰厥头痛，或风气偏正头痛，或风壅头目昏，或耳鸣，鼻塞咽干，胸膈不利。《卫生宝鉴》还载有同名方一首，组成、功用、主治不同。

人参半夏汤 方名，出自《医醇賸义》。人参、茯苓、当归、郁金、牛膝各二钱，半夏三钱，陈皮、砂仁、佩兰各一钱，沉香、佛手、檀香各五分，薏苡仁四钱。水煎服。功能理气醒脾，通关降逆。治关格，痰气上逆，食入即吐。

人参考 药物学著作。1卷。清·唐秉钧撰。刊于1778年。本书详细记述人参的商品规格、产地、辨伪、采集、收藏等，内容详实精当。亦为了解清代人参行市的重要史料。现存清刻本及近代绍兴医药学报《医药丛书》本。

人参再造丸 中成药，见《北京市中药成方选集》。又名再造丸。酒炙祁蛇、炙龟板、玄参、炙香附、天竺黄、羌活、乌药、细辛、赤芍药、黑附子、炙虎骨、炒青皮、炒僵蚕、炒白术、骨碎补、党参、沉香、制乳香、制没药、母丁香各一两，麻黄、山甲珠、白芷、制大黄、熟地黄、姜黄、制何首乌、茯苓、草豆蔻、紫豆蔻、藿香、川芎、黄芪、天麻、黄连、炙白附子、防风、萆薢、肉桂、甘草、当归各二两，地龙、炙松香、山羊血各五钱，威灵仙、葛根、全蝎、桑寄生各二两五钱，菊花、血竭各八钱。为细末，每七十八两一钱药末兑麝香三钱，冰片、牛黄各三钱五分，朱砂粉一两，犀角粉八钱，高丽参粉二两，研匀，炼蜜为丸，每丸重三钱，金箔为衣。每服一丸，温开水送下，日服二次。功能舒筋活血，祛风化痰。治中风中痰，口眼㖞斜，言语不清，手足拘挛，半身不遂。

人参竹叶石膏汤 方名，出自《辨证录》。人参五钱，石膏、麦门冬各一两，竹叶三百片，知母三钱，甘草一钱，糯米一撮。水煎服。功能泻火养阴。治阴阳火起发狂，腹满不得卧，面赤面热，妄见妄言。

人参麦冬汤 方名，出自《杂病源流犀烛》人参、麦门冬、茯苓、甘草、枸杞子、五味子。水煎服。功能益气养阴。治老人、虚人消渴，大渴多饮。

人参芦 中药名，出自《本草蒙筌》。又名竹节参。为五加科植物人参 panax ginseng C. A. Mey. 的根茎。性温，味甘苦。有涌吐、升阳的功效，治虚人痰涌胸膈，泄泻日久，阳气大陷。煎服，3~6g，或研末服。

人参豆蔻散 方名，出自《证治准绳》。人参、肉豆蔻、干姜、厚朴、甘草、陈皮各一两，川芎、桂心、诃子、小茴香各半两。为细末，每服三钱，加生姜三片，大枣一枚，水煎服。功能温中止泻。治久泻不止。

人参补肺汤 方名，出自《证治准绳》。人参、黄芪、白术、茯苓、陈皮、当归各一钱，山茱萸、山药各二钱，麦门冬七分，炙甘草、五味子各五分，熟地黄一钱半，牡丹皮八分。加生姜、大枣，水煎服。功能补肺滋肾，益气生血。治肺痈咳喘短气，或肾水不足，虚火上炎，痰涎壅盛，或吐脓血，发热作渴，小便短涩。

人参补肺饮 方名，出自《症因脉治》。人参、麦门冬、五味子、天门冬、薏苡仁、黄芪、百合、炙甘草。水煎服。功能益气生津，润肺止咳。治肺经咳嗽，脉迟细者。

人参固本丸 方名，出自《景岳全书》。人参二两，炒天门冬、炒麦门冬、生地黄、熟地黄各四两。为末，炼蜜为丸，梧桐子大，每服五十至六十丸。功能养阴退热。治脾虚烦热，金水不足，及肺气燥热作渴作嗽，或小便短赤，涩滞如珠，大便燥结等阴虚有热之症。

人参败毒散 方名，出自《太平惠民和剂局方》。又名败毒散。柴胡、甘草、桔梗、人参、川芎、茯苓、枳壳、前胡、羌活、独活各三十两。为粗末，每服二钱，加生姜、薄荷少许，水煎服。功能益气解表，散风去湿。治伤寒时气，头项强痛，壮热恶寒，身体烦疼，及寒壅咳嗽，鼻塞声重，风痰头痛，呕哕寒热。《症因脉治》《医便》载同名方，组成略有不同，证治无异。

人参荆芥汤 方名，出自《圣济总

录》。荆芥穗二两，芍药、天麻、川芎、当归、煨三棱、黄芪、炙鳖甲、牛膝各一两、木香、人参、石膏、白术、羌活、款冬花、炒陈皮各半两，熟地黄、柴胡各一两半，防风、牡丹皮、大腹皮各三分，炒枳壳三两，制半夏一两，秦艽一分。为粗末，每服三钱匕，加生姜二片，大枣一枚，水煎服。功能理气活血。治风消，血气虚损，攻刺疼痛，四肢无力，多困黄瘁，胸膈痞满，或大便多秘，或时泄利。

人参荆芥散 方名，出自《济生方》。荆芥穗、麻黄、细辛、炒桔梗、陈皮、半夏、杏仁、人参、通草、炙甘草各半两。为粗末，每服四钱，加生姜五片，水煎服。功能祛风散寒，理肺止咳。治肺感寒邪，或感风热，痰多咳嗽，头目不清，言语不出，咽干痰实，或项背强硬，皮肤不仁。《太平惠民和剂局方》《校注妇人良方》《博济方》载同名方，组成、功用、主治各异。

人参胡桃汤 方名，出自《济生方》。人参寸许，胡桃肉五个。加生姜五片，水煎服。功能补肺肾，定喘逆。主治肺肾两虚，咳嗽气喘。

人参养血丸 方名，出自《太平惠民和剂局方》。乌梅肉三两，熟地黄五两，当归二两，人参、川芎、赤芍药、炒菖蒲各一两。为细末，炼蜜为丸，梧桐子大，每服五十至一百丸。功能调气和血。治女人素体怯弱，血气虚损；妇人怀身腹中绞痛，口干不食，崩伤眩晕，及产后羸瘦不复。

人参养肺丸 方名，出自《太平惠民和剂局方》。人参、炙黄芪各一两八钱，茯苓、天花粉各六两，炒杏仁二两四钱，炒半夏曲四两，皂角子三百个。为细末，炼蜜为丸，弹子大。每服一丸，食后细嚼，用紫苏煎汤送下。功能益气补肺，止咳化痰。治肺胃俱伤，气奔于上，客热熏肺，咳嗽喘急，胸中烦悸，涕唾稠黏，吐血衄血。

人参养荣汤 方名，出自《太平惠民和剂局方》。又名养营汤、养荣汤。白芍药二两，当归、陈皮、黄芪、桂心、人参、煨白术、炙甘草各一两，熟地黄、五味子、茯苓各七钱半，远志半两。为粗末，每服四钱，加生姜三片，大枣二枚，水煎服。功能益气补血，养心安神。主治劳积虚损，呼吸少气，行动喘息，心虚惊悸，咽干唇燥等。若作蜜丸，名人参养荣丸。

人参养营汤 方名，出自《瘟疫论补注》。人参、麦门冬、五味子、地黄、当归、白芍药、知母、陈皮、甘草。水煎服。功能益气和血养阴。治大病愈后数日。表里虚怯，每饮食及惊动即汗出。

人参前胡散 方名，出自《小儿卫生总微论方》。人参、前胡、柴胡各一两，桔梗、半夏、地骨皮、炙甘草各半两。为细末，每服一钱，加生姜二片，水煎服。功能和解少阳。治小儿寒热往来。

人参健脾丸 方名，出自《景岳全书》。又名健脾丸。人参（去芦）、砂仁、枳壳（去心麸炒）、甘草各四两，山药十二两，木香三两，薏苡仁（麸炒）十六两，山楂（炒）、白术（麸炒）、谷芽（炒）、白扁豆（去皮）、芡实（麸炒）、莲子肉、陈皮、青皮（醋炙）、当归、六神曲（麸炒）各八两。蜜丸，每丸重二钱。每次二丸，日服二次。功能健脾和胃，消食化滞。治脾胃虚弱，纳呆食少，脘闷不舒，倦怠乏力，大便溏薄，面色萎黄，脉象虚软无力者。

人参鹿茸丸 方名，出自《圣济总录纂要》。人参、炙黄芪、炒杜仲、山茱萸各三分，鹿茸、天花粉、炙桑螵蛸各一两，炙鸡内金四枚，菟丝子一两半。为末，炼蜜为丸，梧桐子大，每服三十至四十丸，大枣煎汤送下。功能补肾壮阳。治肾气不足，肢体瘦弱无力，小便频数。

人参蛤蚧散 方名，出自《卫生宝鉴》。蛤蚧一对，杏仁、炙甘草各五两，知母、桑白皮、人参、茯苓、贝母各二两。为末，茶水冲服。功能补肺平喘，止咳化痰。治久病气喘，咯唾脓血，满面生疮，遍身黄肿。

人咬伤 病名,见《医宗金鉴》。即人牙齿咬伤。因人牙之毒侵入肌肤,凝滞气血,郁化湿热,热盛肉腐而成。局部皮破肉损,有牙痕,伤周红肿疼痛,继则红肿疼痛加重,有灼热感,伤口溃烂,脓水秽臭,附近可有臖核肿痛、伴身热等。轻者不需内治,外用紫金锭醋磨调搽。重者治以清热去湿解毒,五味消毒饮合黄连解毒汤加减内服,外治先用马齿苋、黄柏各适量,煎水,凉洗,湿敷,再用人二丹、金黄膏;脓腐尽用生肌散、玉红膏。

人痘接种法 又名引痘法。是取天花患者痘痂制浆接种于健康儿童,使之产生免疫力,以预防天花的方法。北宋时期以引痘法预防天花,至16、17世纪已普遍推广应用。其方法有即痘浆法、旱苗法、水痘法、痘衣法。前3种痔痘苗(鼻苗)接种于鼻孔。穿用天花患者患病时所穿的衣服称痘衣法。自公元17世纪开始,先后传播到俄国、日本、阿拉伯等许多亚、欧、非洲国家。公元1717年传到美国。直至公元1796年美国人发明了牛痘接种法后,才逐步代替本法。

入静 气功术语。见《云笈七签》。又称虚静。练功者在练功过程中,在意念集中、神志清醒的情况下,所出现的高度安静、轻松愉快的特殊状态。

儿发干枯 病证名,指小儿头发干枯而不光泽者。多见于小儿慢性消耗性疾病,亦有因气血不足而致者。治宜地黄丸内服。

儿发不生 病证名,见《济生方》。多因气血不荣于发而致,亦有因头疮而发落者。均宜地黄丸内服。

儿发成穗 病证名,见《育婴秘诀》。小儿头发胶结成穗状,且枯萎者,为疳疾证候之一。

儿发疏薄 病证名,见《普济方》小儿头发稀疏者,由气血不足所致,治宜地黄丸。

儿枕 见《经效产宝》。指妊娠晚期,胞中余血成块,有如儿枕,故名。

儿茶 中药名,出自《本草述》。又名孩儿茶、儿茶膏、黑儿茶、铁儿茶。为豆科植物儿茶 Acacia catechu (L.) willd. 的枝干心材煎汁浓缩而成的干燥浸膏。性凉,味苦带涩。归心、肺经。有收湿止血、生肌敛疮、清热化痰之功效,主治疮疡久不收口及口疮、牙疳、外伤出血等,亦治痰热咳嗽、咯血、吐血、衄血。多外用,研末撒或调敷;内服入丸散剂,0.1~1g。

儿茶散 方名,出自《杂病源流犀烛》。儿茶适量。为细末,加冰片少许,吹患处。功能活血消肿。治牙根肿痛,齿龈微赤有白疱。《疡医大全》《医宗金鉴》载同名方,组成、功用、主治各异。

儿科醒 儿科著作。1卷。清·芒屿樵客撰。撰年不详。本书收总论、诊治法论、表论、里论、寒论、热论、虚论、实论、辨惊风之误论、不可饿论、治痘论、治疹论,凡12论,录方134首。作者认为小儿病辨证,辨表里二证最为关键。书中于惊风辨治尤为详细,列述大惊猝恐、惊吓而致肝心二脏木火俱病、虚寒败症、伤风发搐、伤食发搐、潮热发搐、将见痘疹发搐、太阳病变痉、天钓内钓、痫症等10种病证与惊风的区别。有1987年中国书店影印本。

儿脐出血 病证名,出《本草纲目》。又名脐血。指断脐后,脐部有血渗出,经久不止,大都在出生后第一周,脐部脱落前后发现。可因患儿脐带粗大,干缩后原结扎的脐部浅结松脱而出血,或因胎热内盛,迫血妄行而致。渗血而无其他症状者,重新结扎脐带;胎热内盛者宜凉血止血,用十灰散。

儿蒸十变 古论小儿变蒸可以时日计算,分小变蒸或大变蒸两个阶段。《外台秘要》卷三十五:"小儿生三十二日一变,六十四日再度兼蒸,九十六日三变,百二十八日四变又蒸,百六十日五变,百九十六日六变又蒸;二百二十四日七变,二百五十六日八变又蒸,二百八十八日九变,三百二十日十变又蒸;此小儿变蒸毕也。后六十四日又蒸,蒸后六十四日又一大蒸,蒸后一百二十八日又一大蒸,此大小蒸都毕也。"以上即八蒸十变，历时576天。

几希灵良方合璧 方书。清·张惟善辑。刊于1821年。本书为验方选编，按头、眼、耳、鼻、口、舌、牙齿、咽喉等部位汇集验方，约800余首。卷末附庄一夔《遂生编》。现存清刻本。

九一丹 方名，出自《医宗金鉴》。煅石膏九钱，黄灵药一钱。为细末，撒患处。功能祛腐生新，排脓敛疮。治疗疮破溃，脓未尽。

九气 指引起气机逆乱的九种致病因素，亦着重说明七情过激和过寒、过热、过劳等所引起的气机逆乱病理机转。即怒则气上、喜则气缓、悲则气消、恐则气下、寒则气收、炅（灵，即暑热）则气泄、惊则气乱、劳则气耗、思则气结。出《素问·举痛论》。

九气拈痛丸 中成药，见《中药制剂手册》。醋炙香附、醋炙五灵脂、醋炙延胡索各十六两，醋炙莪术三十二两，郁金、橘皮、槟榔各八两，高良姜、甘草、木香各四两。为细末，水泛为小丸，每袋重六钱。每服二至三钱，温开水送下，月服一至二次。功能理气止痛。治寒气郁滞，胃脘疼痛，两胁胀满。

九分散 方名，出自《急救应验良方》。马钱子、麻黄、乳香、没药各四两。为细末，每服九分，无灰酒调下；如不效，三小时后可再服九分；外用烧酒调敷。功能活血、通络、止痛。治跌打损伤，筋骨受损，红肿作痛。

九六补泻 针刺手名。出《类经图翼》。指以提插、捻转手法配合阴阳奇偶的关系来分别补泻的方法。古人认为阳数奇而属天为补，阴数偶而属地为泻，故补法用九数，泻法用六数。例如，补法当紧按慢提或向左捻转9次，如不得气，少停再行9次，如此重复三遍，使成三九二十七数。泻法则慢按紧提或向右捻转6次，如邪气仍盛，少停再行6次，如此重复三遍，使成三六一十八数。

九仙散 方名，出自《医学正传》。人参、款冬花、桔梗、桑白皮、五味子、阿胶、贝母各五分，乌梅1个，罂粟壳二钱。为末，作一服，加生姜一片，枣一枚，水煎服。功能敛肺止咳，益气养阴。治久咳不已，肺虚气弱，咳甚则气喘自汗，脉虚数。《证治准绳》《医宗金鉴》载同名方，组成、治证各异。

九虫病 病名，出《诸病源候论》。伏虫、蛔虫、白虫、肉虫、肺虫、胃虫、弱虫、赤虫、蛲虫等九种虫病的总称。

九针 针具名。出《灵枢·九针十二原》。指九种针具即镵针、圆针、鍉针、锋针、铍针、圆利针、毫针、长针、大针，其形状、用途各异，当根据病情选用，方可去病。如圆针、鍉针用于体表按摩，铍针用于切开排脓。

九刺 古刺法名。出《灵枢·官针》。又名九变刺。指各种刺法适应不同的病变，包括输刺（取五输、背俞等穴）、远道刺（上病取下等）、经刺（刺大经）、络刺（刺血络）、分刺（刺肌肉）、大写刺（排脓液）、毛刺（刺皮肤）、巨刺（左右交叉取穴）、焠刺（烧针后刺）。

九转黄精丹 方名，出自《全国中药成药处方集》。又名黄精丹。当归、黄精各三百二十两。用黄酒三百二十两浸透蒸黑为度，为细末，炼蜜为小丸，每服三钱，温开水送下。功能强壮补血。治身体衰弱，面黄肌瘦，饮食减少。

九味羌活汤 方名，出自《此事难知》。又名羌活冲和汤。羌活二钱，防风、川芎各一钱半，细辛、甘草各三分，苍术、白芷、黄芩、生地黄各一钱。为粗末，水煎服。功能发汗祛湿，兼清里热。治外感风寒湿邪，症见恶寒发热，肌表无汗，头痛项强，肢体酸楚疼痛，口苦而渴，若作丸剂，名九味羌活丸。

九味藏紫菀花散 藏医方剂名。见《藏药标准》。藏紫菀花800g，粗糙紫堇400g，马蔺子400g，亚大黄400g，大黄

400g，肉豆蔻 300g，诃子 400g，丁香 300g，安息香 300g，共研为末，1 日 3~4 次，1 次 0.9~1.5g。用于瘟疫症，寒性隆病，黄水病。

九制大黄丸 中成药，见《北京市中药成方选集》。又名青麟丸。大黄三千二百两，黄酒一千六百两。将大黄串碎，用黄酒拌，于铜罐中密封，隔水加热，蒸三昼夜后，出罐晒干，为细末，炼蜜为小丸。每服二钱，温开水送下。功能清热除湿，消滞通便。治胃肠湿热积滞，大便秘结，缩食不消。

九制香附丸 中成药，见《丸散膏丹集成》。香附一斤，分九等分，分别以酒、醋、盐水、童便、小茴香（二两）煎汁，益智仁（二两）煎汁、莱菔子（二两）煎汁、丹参（二两煎汁）、生姜汁浸，春三、夏一、秋三、冬七日，同酒煮，艾绒四两焙干，为细末，用酒煮神曲打糊为丸，梧桐子大。每服四钱，开水送下。功能行气和血。治月经不调，崩漏滞下，胎前产后癥瘕积聚，气逆，腹痛等症。

九宝散 方名，出自《苏沈良方》。大腹子、肉桂、炙甘草、苏叶、杏仁、桑白皮各一两，麻黄、炒陈皮、薄荷各三两。为粗末，每服十钱匕，加乌梅二个，生姜五片，童便半盏，水煎服。功能温肺理气，止咳平喘。治积年病喘，秋冬辄剧。

九香虫 中药名，出自《本草纲目》。又名屁巴虫。为蝽科昆虫九香虫 Aspongopus chinensis Dallas 的干燥全体。性温，味咸。归脾、肝、肾经。有理气止痛、温肾壮阳之功效，主治寒滞中焦或肝胃不和之胃脘胀痛、胸胁胀闷，及肾阳不足之腰膝酸软乏力、阳痿。煎服，3~6g。温燥之性，阴虚内热体质者不宜用。

九种心痛 病名，出《金匮要略》。《千金要方》谓："九种心痛：一、虫心痛，二、注心痛，三、风心痛，四、悸心痛，五、食心痛，六、饮心痛，七、冷心痛，八、热心痛，九、去来心痛。"

九科 我国古代医学分科的名称。宋代始分医学为九科。即大方脉、风科、小方脉、眼科、疮肿兼折疡、产科、口齿兼咽喉科、针灸科、金镞兼书禁科。清初沿袭明末制度，分医学为十一科。不久即改为九科，即大方脉、小方脉、伤寒科、妇人科、疮疡科、针灸科、眼科、咽喉科、正骨科。

九积 病名，出《儒门事亲》。为食积、酒积、气积、涎积、痰积、癖积、水积、血积、肉积的统称。

九候 脉诊方法之一。如切诊的全身遍诊法，是以人体的头部、上肢、下肢，又各分天、地、人三部，合为候。又如寸口脉法，则以寸、关、尺三部，各分浮、中、沉，合为九候。

九脏 为五神脏与四形脏的合称。一般来说，神脏指五脏；形脏则指胃、大肠、小肠、膀胱。《素问·三部九候论》："故神脏五，形脏四，合为九脏。"

九窍出血 病证名，出《诸病源候论》。又名大衄。指耳、目、口、鼻、前阴、后阴九窍同时出血。

九痛丸 方名，出自《金匮要略》。炮附子三两，炙狼牙、巴豆、人参、干姜、吴茱萸各一两。为末，炼蜜为丸，梧桐子大，每服二三丸，温酒送下，日三次。功能温中散寒，消积止痛。治九种心痛，兼治卒中恶，腹胀痛，口不能言，又治连年积冷，流注心胸痛，并冷冲气上，落马坠车血疾等症。

九道 指月球循行之规律。《汉书》："日有中道，月有九行。中道者，黄道，一曰光道，月有九行者，黑道二，出黄道北；赤道二，出黄道南；白道二，出黄道西；青道二，出黄道东。"又如《宋史》载述："凡五纬，皆随日由黄道行，推月之行有九道，四时交会，归黄道而转变焉，故有青黑白赤四者之异名。"

九道脉 为脉象分类方法之一。即把二十四种象分为七表、八里、九道三类。九道脉，即长、短、虚、促、结、代、牢、动、细等九种脉象。出《脉诀》。

[一]

刀豆 中药名，出自《救荒本草》。又名挟剑豆、刀豆子、大刀豆。为豆科植物刀豆 Canavalia gladiata（Jacq.）DC. 的种子。性温，味甘。归胃、肝经。有温中下气，益肾之功效，主治虚寒呃逆、呕吐、肾虚腰痛。煎服，10~15g。果壳名刀豆壳，功用与刀豆近，尚可用于经闭、胁痛；根名刀豆根，祛风行血，治头痛、腰痛、跌打损伤。

力学说 维吾尔医学基本理论之一，是说明人体各种力量的定义、种类划分和作用的学说。力，系指从出生至死亡的过程，保持和推动人体智力、体力活动的因素。根据力在人体内产生和存在部位、功能和作用的不同，分为生命力、精神力、自然力3类。

力钧 清末医宗。字轩举，号医阮。永福（含福建永太）人。光绪年间举人。尝与郭永淦作《伤寒问答》。纂《内经难经经释》《骨论》。以与何为良所译《全体阐微》比较异同。1891年赴新加坡，愈病颇众，因辑《辛卯医案》。翌年辑《难经经释补》。归里奉养老母期间，福州鼠疫流行，拟大青汤方取效。旅游日本时，辑《日本医学调查记》。1901年撰《历代医籍存佚考》。1903年任商务主事，曾为慈禧、光绪帝治病。1910年赴德、法、意、俄、瑞士、奥地利，注意访问考察医院、医校。年70卒于北京。

三画

[一]

三一承气汤 方名，出自《宣明论方》。大黄、芒硝、厚朴、枳实各半两，甘草一两。为粗末，加生姜三片，水煎服。功能攻下祛积。治伤寒杂病，内外所伤，腹满咽干，烦渴谵妄，心下按之硬痛，小便赤涩，大便结滞；或温热内甚而为滑滞；或热甚喘咳，闷乱惊悸癫狂，目疼口疮，舌肿喉痹，肠痈；或阳明胃热发斑，脉沉可下者，小儿热极惊风，并斑疹黑陷，小便不痛，腹满欲死；或斑疹后热不退，久不作痂，或作斑纹疮癣久不已者；或新病卒暴心痛，风痰酒呃，肠垢积滞，久壅风热，暴伤酒食，心烦闷乱，脉数沉实；或肾水阴虚，阳热独甚而僵仆卒中，暴喑不语；或蓄热内甚，阳厥极深，脉反沉细欲绝；或里热亢极，阳极似阴，反为寒战，脉微绝；或风热燥甚，客于下焦，大小便涩滞不通；或两感表里热甚须下者。

三十脉 指三十种脉象，包括浮、沉、迟、数、虚、实、洪、微、弦、缓、滑、涩、长、短、大、小、紧、弱、动、伏、促、结、芤、革、濡、牢、疾、细、代、散等脉。出《诊家枢要》。

三七 中药名，出自《本草纲目》。又名参三七、田七、山漆。为五加科植物三七 Panax notoginseng（Burk.）F. H. Chen. 的块根。性温，味甘，微苦。归脾、胃经。有止血化瘀、活血止痛之功效，主治体内外各种出血证，有止血不留瘀之特点；治跌打瘀肿疼痛，止痛效好。研末冲服，1~1.5g；外敷取适量。近年治疗冠心病心绞痛，单用或配活血止痛药。三七叶功同三七但力弱；三七花代茶饮有降压除眩之作用。

三三医书 丛书。裘庆元辑。刊于1924年。共3集，99种。取"医不三世，不服其药"及"三折肱知为良医"之典，题名"三三医书"。包括中医基础理论、各科临床、针灸、本草、方书、医案、医话、医论等各类医著，以明、清时著作为主，并收入少数日人所撰医著。大多篇幅短小，切合实用。1924年杭州三三医社排印出版。

三才丸 方名，出自《证治准绳》。又名三才丹。天门冬、干地黄、人参各等分。为细末，炼蜜为丸，空腹服。功能养阴益气。治虚劳，气阴不足，咳嗽气短，精神不振。

三才汤 方名，出自《温病条辨》。人参三钱，麦门冬二钱，干地黄五钱。水煎服。功能益气养阴。治暑温气阴两伤，睡卧不安，不思饮食，神志不清。

三才封髓丹 方名，出自《卫生宝鉴》。又名三才封髓丸。麦门冬、熟地黄、人参各半两，黄柏三两，砂仁一两半，炙甘草七钱半。为细末，面糊为丸，梧桐子大，每服五十丸，肉苁蓉半两煎汤去渣，空腹食前送下。功能降心火，滋肾水。治虚火上炎，梦遗失精。《症因脉治》载同名方，由麦门冬、人参、熟地黄组成，治肾经咳嗽，真阴涸竭。

三之气 运气术语。指主气的第三节，为少阳相火之气主令。在时间上，主持夏至前后各三十日又四十三点七五刻。亦即由小满至大暑，包括芒种、夏至、小暑三个节气。参主气条。

三子养亲汤 方名，出自《韩氏医通》。苏子、白芥子、莱菔子。各洗净，微炒，每剂不过三钱，绢裹，水微煎，代茶饮。功能降气消食，温化痰饮。治咳嗽喘逆，痰多胸痞，食少难消，舌苔白腻，脉滑。《症因脉治》载同名方，以山楂核、莱菔子、白芥子组成，水煎服，治食痰积滞。

三元 气功术语。见《黄庭内景经》。①上丹田、中丹田、下丹田。②元精、元气、元神。③元三才。"在天为日、月、星之三光，在地为水、火、土之三要，在人为精、气、神之三物也。"（《悟真篇》董德宁注）④人体的三个部分。首以上为上元，首以下、脐之上为中元，脐之下为下元。

三元延寿参赞书 养生学著作。5卷。元·李鹏飞撰。撰年不详。本书辑录历代文献中有关养生资料，并记述生活起居、饮食等方面的内容。收入《道藏》。现存多种明刻本，并收入《道藏》《格致丛书》《寿养丛书》。建国后有影印本。

三五七散 方名，出自《世医得效方》。人参、附子、细辛各三钱，甘草、干姜、山茱萸、防风、山药各五钱。为粗末，每服四钱，加生姜三片，大枣二枚，水煎服。功能补阳发表，祛风止痛。治阳虚眩晕头痛，恶寒，耳鸣或耳聋。《备急千金要方》《丹溪心法》载同名方，治证类同，唯组成略有出入。

三车 气功术语。见《三车秘旨》。内气在任督脉运转的3个阶段或3种类型。①小河车，内气在五脏之间的相传与运转；大河车，内气在任督两脉，过尾闾、夹脊、玉枕三关和上、中、下丹田而运转；紫河车、心肾之气相交，水火既济的过程。（《西山群仙会真记》）②羊车，内气由尾闾关至夹脊关的阶段，宜细步慎行；鹿车，内气经夹脊关至玉枕关，宜迅捷疾奔；牛车，内气经玉枕关至泥丸，宜大力猛冲的三个火候阶段。

三仁汤 方名，出自《温病条辨》。杏仁、半夏各五钱，滑石、薏苡仁各六钱，通草、白蔻仁、竹叶、厚朴各二钱。水煎服。功能宣畅气机，清利湿热。治湿温初起及暑温夹湿，邪在气分，症见头痛恶寒，身重疼痛，面色淡黄，胸闷不饥，午后身热，舌白不渴，脉弦细而濡等。近代也用于肠伤寒、胃肠炎、肾盂肾炎属湿重热轻者。《医学入门》载同名方，组成、功用、主治皆不同。

三化汤 方名，出自《素问病机气宜保命集》。厚朴、大黄、枳实、羌活各等分。为粗末，每服三两，水煎服，以微利为度。功能攻下去实。治中风，在外六经形证已解，内有便溺阻格者。

三石汤 方名，出自《温病条辨》。滑石、寒水石、杏仁、金银花各三钱，生石膏五钱，金汁一酒杯，通草、炒竹茹各二钱。水煎服。功能清解暑热。治暑温蔓延三焦，舌滑微黄，邪在气分者。《备急千金要方》载同名方，由紫石英、白石英、钟乳石等十二味药组成，治产后虚冷七伤，体痛乏力，时有寒热。

三圣散 方名，出自《儒门事亲》。防风、炒瓜蒂各三两，藜芦一分至一两。为细末，每服约半两，韭汁煎去渣，徐徐温服，以吐为度。功能涌吐风痰。主治中风闭证，失音闷乱，口眼㖞斜或不省人事，牙关紧闭，脉浮滑实者。对于癫痫，浊痰壅塞胸中，上逆时发者，以及误食毒物停于上脘等证，亦可用之。《儒门事亲》还载一同名方，《太平圣惠方》载二首同名方，《外科正宗》《类证治裁》各载一同名方，其组成、功用、主治各异。

三百六十五节　指周身关节间隙及其邻近的三百六十五个俞穴。中医学认为人体十二经脉之气血，均在这些关节间隙之处交会。《素问·调经论》说："夫十二经脉者，皆络三百六十五节。"

三百六十五会　会，指经络气血出入交会之处，即穴位。三百六十五会，指人体全身的365个穴位。《灵枢·九针十二原》："节之交，三百六十五会。……所言节者，神气之所游行出入也。"

三百六十五络　络，即络脉。三百六十五络，指全身络脉的约数。《灵枢·邪气藏府病形》："十二经脉，三百六十五络，其血气皆上于面而走空窍。"

三虫　出《诸病源候论》。小儿三种常见的肠道寄生虫，即长虫、赤虫、蛲虫。

三虫病　病名，见《诸病源候论·三虫候》。长虫病、赤虫病、蛲虫病的合称。参九虫病条。

三因　为古代医家对三类病因的合称，又称三因学说。最早提出三因分类的是《金匮要略·藏府经络先后病脉证》，张仲景"千般疢难，不越三条：一者，经络受邪，入藏府，为内所因也；二者，四肢九窍，血脉相传，壅塞不通，为外皮肤所中也；三者，房室、金刃、虫兽所伤。"经历代医家临床总结，三因分类学说发展至宋代陈言《三因极一病证方论》，始以内因、外因、不内外因来归纳致病因素，陈氏说："六淫天之常气，冒之则先自经络流入，内合于脏腑，为外所因；七情人之常性，动之则先自脏腑郁发，外形于肢体，为内所因也；其如饮食饥饱，叫呼伤气，尽神度量，疲极筋骨，阴阳违逆，乃至虚狼毒虫，金疮踒折，疰忤附着，畏压溺等，有背常理，为不内外因。"三因分类法对后世中医病因学的发展有较大影响，至今仍在重要的学术临床价值。

三因极一病证方论　医论、医方著作。原名《三因极一病源论粹》，简称《三因方》。18卷。宋·陈言撰于淳熙元年（1174年）。为最著名之中医病因学著作。书中医论、医方并重，分为180门，录方1050首。重点论述发病"三因"，即内因、外因、不内外因。其他有脉诊、诸病专论等。医方部分，列中风、中寒、中暑、中湿、痹、历节、脚气等150余证，以证类方。每证皆述病因、病机、治法，每方详述主治、药味、剂量、用法。现存元刻本，建国后排印本。

三合汤　方名，出自《杂病源流犀烛》。麻黄、陈皮、乌药、川芎、僵蚕、白芷、桔梗、枳壳、甘草、干姜、茯苓、半夏、香附、苏叶、苍术、羌活。水煎服。功能温中散寒，祛湿化痰。治寒聚背痛。

三合散　方名，出自《证治准绳》。白术、当归、芍药、川芎、黄芪、茯苓、熟地黄各一两，柴胡、人参各一两半。水煎服。功能调气和血。治产后日久虚劳。

三关　①望小儿指纹，即小儿指诊法中的风关、气关、命关，又称指三关。食指第一节部位为"风关"，第二节为"气关"，第三节为"命关"。详见各条。②为推拿穴位名。出自陈氏《小儿按摩经》。又称大三关。其部位在前臂桡侧缘，或位于前臂伸侧。

三关修炼　气功术语。见《天仙正理直论》。内丹修炼的三个阶段，即初关炼精化气，中关炼气化神，上关炼神还虚。

三阳头痛　病证名，出《医垒元戎》。指太阳头痛、阳明头痛、少阳头痛。《冷庐医话》："头痛属太阳者，自脑后上至巅顶，其痛连项；属阳明者，上连目珠，痛在额前；属少阳者上至两角，痛在头角。"治疗以疏邪止痛方中加引经药。如太阳用羌活、藁本，阳明用白芷，少阳用柴胡、川芎等。

三阳络 经穴名，出《针灸甲乙经》。别名通间、通门。属手少阳三焦经。位于腕背横纹上4寸，尺、桡两骨之间。主治头痛、耳聋、暴瘖、齿痛、臂痛等。直刺0.5~1.5寸。艾炷灸3~5壮，或艾条灸5~10分钟。

三阴头痛 病名，太阴头痛、厥阴头痛、少阴头痛之合称。《罗氏会约医镜》："太阴头痛，脉沉缓，身体沉重，或腹痛，必有痰也，以苍术、半夏、南星为主；少阴头痛，脉沉细，必寒厥，以麻黄、附子、细辛为主；厥阴头痛，脉浮缓，项痛、吐痰，以吴茱萸、川芎为主。"

三阴交 经穴名，出《针灸甲乙经》。属足太阴脾经，足太阴、厥阴、少阴之会。故名。位于小腿内侧，内踝尖上3寸，胫骨后缘。主治肠鸣腹胀、大便溏泄、饮食不化、月经不调、崩漏带下、经闭、不孕、阴挺、滞产、死胎、产后恶露不行、血晕、遗精、阳痿、小便不利、遗尿、疝气、足痿、脚气、失眠，以及泌尿、生殖系统疾病，急慢性胃肠炎，神经衰弱，荨麻疹、湿疹等。直刺1~1.5寸。艾炷灸3~7壮，或艾条灸5~15分钟。孕妇禁针。

三阴煎 方名，出自《景岳全书》。当归二至三钱，熟地黄二至五钱，炙甘草一钱，芍药、酸枣仁各二钱，人参适量。水煎服。功能养血安神。治肝脾虚损，精血不足，营虚失血等症。

三红花 藏药组合简称。见《晶珠本草》。即指克什米尔红花、尼泊尔红花、西藏红花。

三形 指肥、膏、肉三种体质类型。《灵枢·卫气失常》："必先别其三形，血之多少，气之清浊，而后调之。"可参见肥人、膏人、肉人条。

三进一退 针刺手法名。出《针灸大成》。指先按浅、中、深次序分层进针，然后一次提至皮下的针刺方法。损伤时，不论进退，每层均应根据需要作提插、捻转等手法。如需继续刺激，可以重复操作。本法与一进三退的泻法相对，体现了徐入疾出、从卫取气的补法原则。

三花神祐丸 方名，出自《宣明论方》。甘遂、大戟、芫花各半两，牵牛子二两，大黄一两，轻粉一钱。为细末，泛水为丸，小豆大，初服五丸，以后每服加五丸，温开水送下，日三次，加至快利后却常服，病去为度。功能峻下逐水。治中满腹胀、喘嗽淋泌；或水湿肿满，湿热肠垢沉积变生诸病，久病不已，黄瘦困倦；或肢体麻痹，走注疼痛；或风痰涎嗽，头目眩晕，疟疾不已，癥瘕积聚，坚满痞闷；或酒积食积；或痰饮呕逆；或妇人经病不快，带下淋漓；或伤寒湿热，腹满实痛，腰痛；或下痢，乳癖胀满；或小儿惊疳积热等。

三里发 病名，见《疡医准绳》。即"发"在足三里穴处者。相当于西医的小腿部蜂窝组织炎。病因证治同腓腨发，见该条。

三间 经穴名，出《灵枢·本输》。又名少谷、少骨。属手阳明大肠经，该经输穴。位于手背第二掌骨桡侧，掌骨小头后方凹陷处，握拳取穴。主治发热、鼻衄、喉痹、牙痛、目痛、疟疾、喘满、肠鸣、泄泻、手背红肿等。直刺0.5~0.8寸。艾炷灸3壮，或艾条灸5~10分钟。

三诊 蒙医术语。问诊、望诊、切脉3种诊病方法的合称。

三妙丸 方名，出自《医学正传》。黄柏四两，苍术六两，牛膝二两。为细末，煮糊为丸，梧桐子大，每服五十至七十丸，空腹姜、盐汤送下。功能清热燥湿。治湿热下注，症见两脚麻木，或如火烙之热。《罗氏会约医镜》以此方作散剂，水煎服，名三妙散。治证相同。

三妙散 方名，出自《医宗金鉴》。槟榔、生苍术、生黄柏各等分。为细末，干撒肚脐。功能渗湿止痒。治脐痈、湿癣。

三刺 古刺法名。①出《灵枢·官针》。指针刺分浅、中、深三层进行。后世分为天、人、地三部，与此类似。②出

《灵枢·官针》。即齐刺，指正刺一针、傍刺二针。

三奇散 方名，出自《张氏医通》。枳壳、防风各一两，黄芪二两。为细末，每服二钱，米饮调下。功能升降气机。治痢后下重。

三拗汤 方名，出自《太平惠民和剂局方》生甘草、带根麻黄、杏仁各等分。为粗末，每服五钱，加生姜五片，水煎服，以衣被盖复睡，取微汗为度。功能宣肺平喘。治感冒风邪，鼻塞声重，语声不出，或伤风伤冷，头痛目眩，四肢拘急，咳嗽痰多，胸满气短。

三炁降龙丹 方名，出自《白喉条辨》。西洋参、生石膏、海浮石、生牡蛎、阿胶（或燕蓉窝）、白芍药、生地黄、龟板、珍珠母、麦门冬、犀角。为末和丸，旋覆花、竹茹煎汤代水送服，服时冲入竹沥、鲜莱菔汁。功能养阴润燥，泻火化痰。治太阴燥火炽盛，白喉初起，咽燥无痰，七八日后忽痰声漉漉，甚则喘促心烦。

三果 藏药组合简称。出《晶珠本草》。即诃子、毛诃子、余甘子。

三果汤散 藏医方剂名。见《藏药标准》。诃子 300g，毛诃子 200g，余甘子 240g，研末，煎服，1日2次，1次3~5g。用于瘟疫热症初及后期，劳累过度等。

三物备急丸 方名，出自《金匮要略》。又名备急丸。大黄、干姜、巴豆各一两。先捣大黄、干姜为末，另研巴豆，再研匀，炼蜜为丸，豆大，每服三四丸；如不瘥，更与三丸，当腹中鸣，即吐下便愈；若口噤，须启齿灌服。功能攻逐寒积。治寒实冷积，症见卒然心腹胀痛，痛如锥刺，气急口噤，大便不通。近代也用于治疗急性单纯性肠梗阻属寒实型者。

三物黄芩汤 方名，出自《备急千金要方》。黄芩、苦参各二两，干地黄四两。为粗末，水煎服。功能泻火养阴。治产后受风，四肢烦热，但头不痛者。

三和散 方名，出自《太平惠民和剂局方》。羌活、紫苏、沉香、木瓜、大腹皮各一两，川芎、炒甘草、橘皮、木香、煨槟榔、白术各三分。为粗末，每服二钱，水煎服。功能调理三焦，疏畅气机。治五脏不调，三焦不和，心腹痞闷，胁肋膜胀，风气壅滞，肢节烦疼，头面虚浮，手足微肿，肠胃燥涩，大便秘难；或背痛胁痛，有妨饮食；或脚气上攻，胸腹满闷，大便不通。

三变刺 古刺法名。出《灵枢·寿夭刚柔》。指针刺出血、出气、针后纳热三法，刺营出血以除郁血，刺卫出气以泄邪气，用火焠或药熨使热气入内以除寒邪。

三法 ①指对疾病初、中、末三个阶段的处理方法。即疾病初期，感邪较浅，正气未伤，应以攻邪为主，用药宜峻猛；疾病中期，邪正交争，应养正祛邪兼顾，用药宜缓疾得中；疾病末期，邪虽未尽，但正气已虚，则应养正为主，使正胜邪却。出王好古《三法五治论》。②指汗、吐、下三种治法，其中尤以汗、下两法临床实用意义重大。此为金代医家张子和攻邪理论观点的实际运用，并具有丰富的临床经验，故后人称其为攻下派。见《儒门事亲》。

三泪 证名，见《银海精微》。指冷泪、热泪、眵泪。详见各条。

三宝 指精、气、神。由于三者关系非常密切，存则俱存，亡则俱亡，为人体生命活动之关键，故称其为三宝。参见精、气、神各条。

三实 ①指临床辨证的三类实证。即脉见紧、牢之象，为脉实；发病急剧，病由外入，卒然不能说话，为病实；病变局部坚牢拘急、疼痛拒按而不痒，为症实。见《难经·四十八难》。②运气术语。指五运六气中所出现的年、月、时俱盛的气运。《灵枢·岁露论》："愿闻三实……逢年之盛，遇月之满，得时之和，虽有贼风邪气，不能危之也。"

三线放松功 气功术语。放松功的基本功法。练功时用坐式或卧式。将身体分成两侧、前、后 3 条线，从上而下依次放松。第一条线从头部两侧至十指,第二条线从面部至十趾,第三条线从后枕部至足底。每条线各设9个部位。3条线各设有止息点,待3条线均放松完毕,可将意念暂放脐中。意念是部位放松与默念"松"字,意守止息点相结合,呼吸则为呼气与默念"松"字相结合。

三指禅 脉学著作。3卷。清·周学霆撰于1827年。书中自总论以下共列81个专题,具体说明脉诊的部位、方法,以及凭脉诊病等。以浮、沉、迟、数4脉为纲,共列27脉,以对比的方法,分析各种脉象的不同之处。并以脉诊结合病因、病机、证候,论述治法与方药。现存清道光八年、星沙换鹅堂刻本等30余种版本。1956年人民卫生出版社出版排印本。

三星汤 方名,出自《外科真诠》。金银花一两,蒲公英五钱,甘草一钱五分。水煎服。功能清热解毒,消肿愈疮。治小儿口疳,流毒渐染而致乳疳,状如莲蓬,色多紫暗。

三品 为我国最早的药物分类方法,出《神农本草经》。即以没有毒性,可以多服或久服而不会损坏人体的药物,列为上品;以没有毒性或毒性不大可用于治病补虚的药物,列为中品;以有毒性或性较峻烈而不宜长期服用,然足以能祛除寒热邪气、攻破积聚的药物,则列为下品。应当指出,此种分类方法是不够严格、比较粗略的,虽然在当时有一定可取之处,但在今则多不予用。

三品一条枪 方名,出自《外科正宗》。明矾二两,砒石一两五钱,雄黄二钱四分,乳香一钱二分。先将明矾、砒石入小罐内,炭火煅红,青烟已尽旋起白烟,片时,待上下红彻住火,取罐倾地上一夜,取出约有砒矾净末一两,再加入雄黄、乳香。共为细末,厚糊调搓成药条,阴干,插入疮孔内。功能祛腐拔瘘。治痔疮肛瘘、瘰疬瘘瘘疬、疔疮发脊、脑疽等。

三香丸 方名,出自《痧胀玉衡》。又名三十三号巽象方。木香、沉香、檀香各五钱,砂仁、莱菔子各八钱,五灵脂六钱。为末,水泛为丸,每服六分,温开水送下。功能温中理气,祛寒止痛。治痧症过饮冷水痞闷者。

三根 蒙医术语。指维持人体生命活动的三种基本物质,即赫依、希拉、巴达干。在正常情况下,三根之间互相依存、互相制约,处于相对平衡状态,因此人体机能得以正常运转。如果三者之中任何一方出现偏盛或偏衰,则导致平衡失调,引起疾病的发生。三根学说对于蒙医病因学、诊断学、临床学和预防保健学具有重要的指导意义。

三热 藏药组合简称。出《晶珠本草》。即肉豆蔻、益智仁、草果简称三热,其中益智仁为凉药。

三圆式站桩功 气功术语。站桩功之一。根据手臂弯曲程度大小,可分为抱球式和环抱式。抱球式,上肢呈半圆形,两手似抱球状,掌心相对,手指相对,置离眼前1尺处,双目平视。环抱式,两手似抱树,掌心向内,置离胸前2尺左右。站立姿势同站桩功,可取高、中、低位。

三候 为我国农历推算四时气候的一个单位,即三候为一节气。每天有十二个时辰,五天共有六十个时辰,成为一个甲子,为一候。三候共为十五天,成为一个节气。出《素问·六节藏象论》。

三部 ①指发病的部位,即脏部、上部和下部,共为三部。《灵枢·百病始生》:"三部之气各不同,或起于阴,或起于阳,诸言其方。"喜怒不节则伤脏,脏伤则病起于阴也;清湿袭虚则病起于下,风雨袭虚则病起于上,是为三部。②指人体上、中、下三部。出《素问·三部九候论》。③为脉诊寸口之寸、关、尺三部。出《难经·十八难》。

三部九候 为古代脉诊方法之一。有两种:①全身遍诊法。即把人体头部、上肢、下肢分为三部,每部各有上、中、下动脉。在这些部位诊脉,如果该部动脉出现独大、独小、独迟、独数的脉象,即表示该经的脏气有寒热虚实的变化。如头部：上，指两额动脉（太阳），候头部病变；中，指两侧耳前动脉（耳门），候耳目病变；下，指两颊动脉（巨髎），候口齿病变。上肢部：上，指手太阴肺经动脉（寸口），候肺；中，手指阴心经动脉（神门），候心；下，手阳明大肠经动脉（合谷），候胸中。下肢部：上，指足厥阴肝经动脉（五里或太冲），候肝；中，足太阴脾经动脉（箕门），候脾，配足阳明胃经动脉（冲阳），候胃气；下，足少阴肾经动脉（太谿），候肾。见《素问·三部九候论》。②寸口诊法。寸口脉分寸、关、尺、三部，每部以轻、中、重三种指力按取，故又分浮、中、沉三候，三部脉，共九候。见《难经·十八难》。

三凉 藏药组合简称。出《晶珠本草》即石膏、红花、丁香简称三凉。其中丁香为温药。

三消 病名，又称三痟。上消、中消、下消之总称。详见各条。

三消丸 方名，出自《傅青主女科》。黄连、莱菔子、川芎、桃仁、栀子、青皮、三棱、莪术、山楂、香附。水煎服。功能理气活血，消食化痰。治妇人瘀血，食积痰滞等证。

三消饮 方名，出自《瘟疫论补注》。槟榔、厚朴、芍药、甘草、知母、黄芩、大黄、葛根、羌活、柴胡。加生姜、大枣，水煎服。功能解表达里，和中祛湿。治瘟疫，有三阳形证，兼有里证者。

三消散 方名，出自《医宗金鉴》。当归、赤芍药、天花粉、甘草、炒牛蒡子、茯苓、生地黄、红花、蝉蜕、木通、制半夏各八分。加灯芯二十根，水煎服。功能活血理气，化痰散结。治痘发三四日，而作瘿者。

三黄二香散 方名，出自《温病条辨》。黄连、黄柏、生大黄各一两，乳香、没药各五钱。为细末，初以茶水调敷，干则易之，继用香油调敷。功能泻火解毒，活血消肿。治湿毒外肿，敷水仙膏后，皮间有小黄疱如黍米大。

三黄石膏汤 方名，出自《证治准绳》。黄连二钱，黄柏、栀子、玄参各一钱，黄芩、知母各一钱五分，石膏三钱，甘草七分。水煎服。功能清热泻火。治伤暑发热。《伤寒六书》治表里俱热的石膏汤，亦名三黄石膏汤。

三黄四物汤 方名，出自《医宗金鉴》。当归、白芍药、川芎、生地黄、黄连、黄芩、大黄。为粗末，水煎服。功能泻火凉血。治热盛经前吐衄。

三捷汤 方名，出自《医学传心录》。青皮、当归尾、香附、柴胡各一钱，官桂五分，槟榔、橘核、木通、赤茯苓各二钱，大茴香、紫苏各七分，黄柏三争，炒荔枝核七个，生姜一片。水煎服。功能疏肝理气，祛湿清热。治肝经湿热下注，不得泻越，或为偏坠，或为疝痛。

三虚 ①指脏气不足、天气不及，又遇惊而夺精，汗出于心，谓之三虚。如《素问遗篇·本病论》指出："人之五脏，一脏不足，又会天虚，感邪之至也。人忧愁思虑即伤心，又或遇少阴司天，天数不及，太阴作接间至，即谓天虚也，此即人气天气同虚也。又遇惊而夺精、汗出于心、因而三虚。"②指临床辨证的三类虚证。即脉象见濡，为脉虚；发病缓慢、五脏自病，病由内而出，为病虚；病变局部柔软凹陷、痛而喜按，或不痛而痒，为症虚。③指五运六气推算中所出现的年、月、时俱虚的气运。如《灵枢·岁露论》所说："乘年之衰，逢月之空，失时之和，因为贼风所伤，是谓三虚。"④指人因内伤而虚、天因不及而虚，复因外感，谓之三虚。见《素问遗篇·刺法论》。

三秽物 藏医术语。指3种排泄物，即大便、小便和汗液。

三脘痞气丸 方名，出自《卫生宝鉴》。沉香、大腹子、槟榔、砂仁各半两，青皮、陈皮、木香、白豆蔻、炮三棱各一两，半夏二两。为末，神曲糊为丸，梧桐子大，每服三十丸，食后温水或陈皮煎汤送下。功能理气消痞。治三焦痞滞，气不升降，水饮停滞，胁下虚满，或时刺痛。

三朝名医方论 丛书。为《重订内经拾遗方选》（4卷，前2卷为宋·骆龙吉撰，后2卷为明·刘浴德等补订）《宣明论方》（15卷）《名医方论》（《医宗金鉴·删补名医方论》的节录本，4卷）三种方论著作的合刊本，清末时刊行。

三棱 中药名，出自《本草拾遗》。又名京三棱、荆三棱。为黑三棱科植物黑三棱 Sparganium stoloniferum Buch. Ham. 的块茎。性平，味苦。归肝、脾经。有行气活血、消积止痛之功效，主治气滞血瘀所致癥瘕积聚、经闭腹痛、产后腹痛，及饮食积聚所致脘腹胀痛。煎服 3～10g。醋炒可缓其烈性并增强止痛功效。月经过多及孕妇忌用。

三棱针 针具名。出《古今医统》。即《内经》之锋针。近代用不锈钢制成，针柄呈圆柱状，针身呈三角形而有刃。临床上用以刺破浅表静脉，使放出少量血液来治病。多用于热病、炎症、中暑、昏迷等。对体弱、贫血、低血压及孕妇等应慎用；有出血倾向和血管瘤者不宜使用。

三棱消积丸 方名，出自《脾胃论》。丁香、益智仁各三钱，巴豆、茴香、陈皮、青皮各五钱，炮三棱、炮莪术、炒神曲各七钱。为细末，醋糊为丸，梧桐子大。每服五至十丸，食前温姜汤送下。功能温中理气，活血导滞。治伤生冷硬物，不能消化，心腹满闷。

三焦 ①六腑之一，是脏腑以外，胸腹以里，一腔之大腑，又称孤腑。有主持诸气，总司全身的气机和气化，以及疏通水道，运行水液的生理功能。《难经·三十一难》："三焦者，水谷之道路，气之所终始也。"《素问·灵兰秘典论》："三焦者，决渎之官，水道出焉。"根据部位，可分为上焦、中焦、下焦三部，"上焦出于胃上口，并咽以上，贯膈而布胸中……中焦亦并胃中，出上焦之后……下焦者，别回肠，注于膀胱而渗入焉"（见灵枢·营卫生会）。三焦手少阳经脉，与手厥阴心包经相互络属。②为温病学的辨证纲领。即上焦为肺、心包病变；中焦为脾胃病变；下焦为肝肾病变。《温病条辨》："肺病逆传，则为心包，上焦不治则传中焦，胃与脾也，中焦不治则传下焦，肝与肾也，始于上焦，终于下焦。"③推拿部位名称。位于 a 总筋穴与天河水穴之间，出《小儿推拿方脉活婴秘旨全书》。b 无名指中节的腹面。出《小儿推拿广意》。c 中指中节的腹面。出《幼科铁镜》。d 中指近端指骨的腹面。出《推拿仙术》。

三焦主决渎 为三焦主要功能之一。决渎，指疏通水道。主决渎，是说三焦通过其气化功能具有通调水道，调节人体津液代谢的功能，并与肾、脾、肺和膀胱等脏器协同完成全身的津液成谢。《素问·灵兰秘典论》："三焦者，决渎之官，水道出焉。"而三焦之气化，则又依靠命门原气来维持。《难经·六十六难》有："三焦者，原气之别使也"之记述。若三焦气化失常，则水道不通，可出现肿胀和小便不利等症。

三焦实热 ①指上、中、下三焦同时出现实热证候。如上焦心肺实热证，可见胸膈闷瞀，前额汗出，舌干，嗌肿，喘满等症；中焦脾胃实热证，可见腹痛胀满，不吐不下，喘急等症；下焦肝肾实热证，可见大小便不通，或下利脓血。②指温病邪在气分热邪弥漫的一种证型。《外感温热篇》："再论气病有不传血分，而邪留三焦，亦如伤寒中少阳病也。"

三焦俞 经穴名，出《针灸甲乙经》。属足太阳膀胱经，三焦之背俞穴。位于腰部，第一腰椎棘突下旁开 1.5 寸处。主治腹胀、肠鸣、水谷不化、呕吐、泄泻、痢疾、水肿、黄疸、遗精、小便短少、腰背疼痛，以及胃炎、肠炎、肾炎、尿崩症、神经衰弱等。直刺 1～1.5 寸。艾炷灸 5～10 壮，或艾条灸 10～20 分钟。

三焦虚寒 指上、中、下三焦同时出现虚寒证候。如上焦心肺虚寒证，可见精神不守，气短不足，语声不畅；中焦脾胃虚寒证，可见腹痛，肠鸣，洞泻下利，腹满喜按；下焦肝肾虚寒证，可见大便洞泄，小便清长，或遗尿，腹满身重。

三焦辨证 为温病辨证方法之一。由清代医家吴鞠通，在前人学术经验基础上，根据温热病传变情况，划分为上焦、中焦、下焦自上而下的三个阶段，作为辨证论治的提纲而应用于临床。温病初期属上焦肺、心包病变。手太阴肺病变可见发热恶寒，头痛，汗出而咳等症。手厥阴心包病变可见神昏谵语，或舌謇肢厥，舌质红绛等症；高热极期属中焦脾、胃病变。足阳明胃病变可见发热不恶寒，汗出口渴，脉大等症。足太阴脾病变可见发热不扬，体痛且重，胸闷呕恶，苔腻脉缓等症。温病末期属下焦肝、肾病变。足少阴肾病变可见身热面赤，手足心热，心烦不寐，唇裂舌燥等症。足厥阴肝病变则可热深厥深，心中憺憺大动，手足蠕动，抽搐等症。见《温病条辨》。

三痟丸 方名，出自《普济本事方》。好黄连不计多少。研细末，锉冬瓜肉研取自然汁，和成饼子，阴干再为末，再用汁浸和，如是七次，即用冬瓜汁为丸，梧桐子大。每服三四十丸，以冬瓜汁煎大麦仁汤送下。功能清热泻火，止渴生津。治消渴。

三痫丹 方名，出自《幼科释谜》。蜈蚣一条，胆南星二钱，全蝎、防风、白附子、远志、芦荟、延胡索、朱砂各一钱，麝香一字，金箔、银箔各三片。为细末，煮糊为丸，梧桐子大，每服一丸，薄荷煎汤送下。功能化痰通窍，醒神息风。治急惊为痫。

三解散 方名，出自《幼幼集成》。人参、防风、天麻、郁金、白附子、大黄、黄芩、僵蚕、全蝎、枳壳、薄荷、赤芍药、甘草、灯心。水煎服。功能清热凉血，解毒祛风。治小儿露丹，症见小儿百日内外、半岁以上，忽然眼胞红肿，面青色暗，夜间烦啼，脸如胭脂，初则满面如生水痘，根脚微红而不壮，出没无定，次至颈项，赤如丹砂。

三痹 病证名，行痹、痛痹、著痹三种痹证的合称。《素问·痹论》指出："风寒湿三气杂至，合而为痹也。其风气胜者为行痹，寒气胜者为痛痹，湿气胜者为著痹也。"详参风痹、寒痹、著痹条。

三痹汤 方名，出自《校注妇人良方》。炒续断、炒杜仲、防风、桂心、细辛、人参、茯苓、当归、炒白芍药、炒黄芪、炒牛膝、炙甘草各五分，秦艽、生地黄、川芎、独活各三分。加生姜，水煎服。功能益气养血，祛风胜湿。治血气凝滞所致手足拘挛，风痹等。《张氏医通》载同名方，组成、功用、主治基本相同。

三鲜饮 方名，出自《医学衷中参西录》。鲜茅根、鲜藕各四两，鲜小蓟根二两。水煎服。功能凉血止血。治虚劳，痰中带血。

干地黄 中药名，出自《神农本草经》。又名生地黄。为玄参种植物地黄 Rehmannia glutinosa（Gaertn.）Libosch. 或怀庆地黄 R. glutinosa libosch. f. hueichingensis（Chao et Schih）Hsiao 的干燥根茎。性寒，味甘、苦。归心、肝、肾经。有清热凉血、滋阴生津之功效，主治温病邪热入营血之身热、舌红绛，用于热迫血妄行的吐、衄、尿血及崩漏下血，热伤阴血之口渴多饮、肠燥便秘。煎服，9~30g。

干血痨 病名，见《血证论》。指因虚劳成疾，低热盗汗，干血结内，导致经闭的病证。包括形瘦血瘀经闭、形瘦血热经闭。多因五劳所伤，阴血亏损，虚火内炎，干血内结所致。症见经闭不行，身体消瘦，两颧赤红，潮热骨蒸，肌肤甲错，心烦口渴，不思饮食，颜面黯黑。治宜活血行瘀，清热通经，方用大黄䗪虫丸；继宜养血益阴，方用当归补血汤。

干呕 证名，出《金匮要略》。多因胃虚、胃寒或胃热所致。症见呕而有声，无物吐出。胃虚者，宜益胃理气降逆，方用橘皮竹茹汤或吴茱萸汤。胃寒者，宜温胃降逆，方用理中汤合小半夏汤。胃热者，宜清热降逆，方用黄芩加半夏生姜汤。

干咳嗽 病证名，见《赤水玄珠》。又名干嗽、干咳。多因肺虚所致。症见咳嗽无痰或少痰。详见肺虚咳嗽条。

干姜 中药名，出自《神农本草经》。又名白姜、均姜。为姜科植物姜 Zingiber officinale Rosc. 的干燥根茎。性热，味辛。归脾、胃、心经。有温中逐寒、温肺化饮、回阳通脉之功效，主治脘腹冷痛胀满、呕吐泻利、肢冷脉微；肺寒伏饮、咳逆气喘、痰多清稀。煎服，3～9g。炒至表面微黑，内成棕黄色者为炮姜，温里作用弱而长于温经止血，治虚寒吐血、便血、崩漏等。孕妇慎服。

干姜人参半夏丸 方名，出自《金匮要略》干姜、人参各一两，半夏二两。为细末，生姜汁调糊为丸，梧桐子大。每服七丸，米汤送下，日三次。功能温中补虚，降逆止呕。主治妊娠呕吐及脾胃虚寒呕吐。

干姜附子汤 方名，出自《伤寒论》。干姜一两，生附子一枚，水煎顿服。功能祛寒温阳。治伤寒下后，复发汗，昼日烦躁不得眠，夜而安静，不渴不呕，无表证，脉沉微，身无大热。《备急千金要方》载同名方，系由干姜、附子、麻黄、桂心、川芎组成，治心虚寒风，半身不遂诸症。

干姜黄芩黄连人参汤 方名，出自《伤寒论》。干姜、黄芩、黄连、人参各三两。水煎服。功能辛开苦降，调和肠胃。治上热下寒，寒热格拒，食入即吐。

干疳 病证名，见《太平圣惠方》。疳疾证候之一。由小儿乳食不调，心、脾积热，津液虚损所致。症见形体羸瘦，皮肤干枯，两目干燥凹下或畏光，夜热不安，啼哭无泪，腹部胀满，口干唇燥，或颈项侧斜。治宜健脾益气、清热养阴，用参苓白术散加减。

干陷 证候名。见《疡科心得集》。即内陷之一种。相当于西医的全身化脓性感染。多因患生疮疡，气血两虚，不能托毒外出而成。多发于疮疡溃脓期。症见疮面糜烂，脓少而薄，疮色晦暗，肿势平塌，胸闷疼痛或微痛，伴高热或恶寒，自汗少食，神昏谵语，舌淡脉虚数等。治以益气养血、托毒透邪，托里消毒散加减并安宫牛黄丸内服，外治同有头疽，见该条。总宜中西医结合治疗。

干晦如猪肝色舌 舌诊内容之一。其舌质干燥，舌色暗晦如煮熟之猪肝色。为津气俱竭，病属危重凶险之候。见《望诊遵经》。

干脚气 病名，见《太平圣惠方》。多因素体阴虚内热，湿热、风毒之邪从热化，伤及营血，筋脉失养所致。症见足胫无力，麻木酸痛挛急，脚不肿而日见枯瘦，纳少，小便热赤，舌红，脉细数等。治宜宣壅化湿，和营清热，方用加味苍柏散。

干漆 中药名，出自《神农本草经》。又名漆渣、漆脚。为漆树科植物漆树 Rhus verniciflua Stokes 乳液的干燥品。性温，味辛，有毒。归肝、胃经。有破瘀、通经、消积、杀虫之功效，主治瘀血阻滞之经闭腹痛、癥瘕，亦可用于虫积腹痛。入丸、散剂，不宜入煎剂，一次量0.06～0.1g。本品必捣碎，炒至无烟方可使用。未干燥者名生漆，毒性大，不能入药。体虚脾胃弱，或有漆过敏史者及孕妇忌用。

干霍乱 病名，见于《诸病源候论·干霍乱候》。俗称搅肠痧、斑痧、乌痧胀。指突然腹中绞痛，吐泻不得的疾患。多因冷气搏于肠胃，或邪恶污秽之气郁于胸腹，闭塞经隧，气滞血凝，中气拂乱所致。症见腹满、腹痛、烦乱，严重者神志昏晕。可用探吐或放血法治之。

于志宁 588～665年唐代官吏。字仲谧，京兆高陵（今陕西高陵）人。唐太宗时近臣，显庆初年任仆射（宰相）。与李勣、苏敬等修定本草，奉诏于显庆四年（659年）完成，名《新修本草》，并附插图，共54卷。书成后，由政府颁行全国，是为我国古代第一部国家颁布的药典。享年

78岁。

于法开 东晋高僧，精医学。为当时佛学"六宗七家"之一的"识含义派"祖师。撰有《议论备豫方》一卷，今佚。

土 维吾尔医学四大物质之一。指一般的土。量最重，位于水之下，以静为特点，能保持万物的形状，并为它们提供生存的空间。能保存营养物质，调节水造成的过湿或火所造成的过热，使之保持平衡。还对一些物质有分解、加工的作用。性质为干寒。气质中的干寒，体液中的黑胆质、器官中的脾、大肠、膀胱、骨骼、筋、软骨、毛发、指甲均属土。

土大黄 中药名，出自《植物名实图考》。又名金不换、吐血草、血三七、化血莲。为蓼科植物土大黄 Rumex madaio Makino 的根。性凉，味苦、辛。有清热解毒、行瘀通便之功效，主治咽喉肿痛、大便秘结、痈疮肿毒、吐血衄血、湿疹皮炎。煎服，9～15g。外用捣汁涂或研末调敷。

土不制水 为脾土和肾水关系失调的病理状态。脾属土，肾主水。根据五行的资生和制约关系，在正常情况下，脾土制约肾水，使水液正常运化，不致泛滥成病。若脾土虚弱不能制约肾水，则水湿便可泛滥成灾而为病患，临床可见水肿、痰饮等病证。

土贝母 中药名，出自《本草从新》。又名土贝、草贝、地苦胆。为葫芦科植物假贝母 Bolbostemma paniculatum（Maxim.）Franquet 的块茎。性凉、味苦。有清热解毒、散结消痈之功效，主治瘰疬、乳痈、乳癌、疮疡肿毒。煎服，3～9g。捣烂外敷治蛇虫毒及外伤出血。

土牛膝 中药名，出自《本草图经》。又名杜牛膝。为苋科植物土牛膝 Achyranthes aspera L. 或牛膝 A. bidentata Blume 的根。性凉，味酸苦。功同牛膝，长于泻火解毒，主治风湿痹痛、咽喉肿痛、尿血、跌打损伤等。煎服，9～15g，鲜品加倍。孕妇忌服。

土气不调 指脾气失去正常的运化功能，导致气虚不定。可见肢倦乏力，声低懒言等症。《千金要方》："土气不调，四肢不举，言无音声"。

土风疮 病名，出《诸病源候论》。相当于西医的丘疹性荨麻疹。多发于儿童。多因毒虫叮咬，毒邪乘隙袭于肌肤而成；或因禀赋不耐，每食鱼腥发物，即湿热内蕴，泛于肌肤所致。常为突然发生的多呈纺锤形的红色斑块，中央有一丘疹或水疱，自觉剧痒，皮疹消退后可遗留色素沉着。治宜疏风解毒，清热利湿，消风散加减内服，外用三黄洗剂。

土生万物 大五行学说中，脾胃属土，故借用自然界之万物滋生于大地的现象，比喻脾胃为气血津液生化之源的生理特点。胃主受纳和腐熟饮食物，并游溢精气，脾主运化，即消化吸收和输布水谷精微，为全身各脏腑组织器官的生长和机能活动提供物质基础。

土运 运气学说术语。为五运之一。土主甲乙，是说凡逢甲年或己年，则均属土运当令。《素问·天元纪大论》："甲己之岁，土运统之。"

土运临四季 运气术语。出《素问·六微旨大论》。土运，指土旺之期，凡甲己年均为土运当令，而辰、戌、丑、未四支（季）又都是土运寄旺之位，故中运土与此四岁支同气。土运临四季，即所指甲辰、甲戌、己丑、己未四年均为岁会年分。参岁会条。

土位 运气学说术语。为六气中的"四之气"，即太阴湿土所主之位，在秋分前的六十一日开始，至秋分止。《素问·至真要大论》："土位之主，其写以苦，其补以甘。"王冰注："土之位，积分前六十一日，四之气也。"

土郁夺之 为中医治则之一。出《素问·六元正纪大论》。王冰注曰："土郁夺之，谓下无壅滞也。"土郁，指中焦脾胃为湿邪有阻；夺之，即祛除之意。如湿热郁阻中焦，症见腹痛胀满，大便稀黏而臭，舌苔黄腻，则用苦寒燥湿法，以祛除之；又如寒湿郁阻中焦，症见胸闷，恶心，呕吐，腹胀，大便清稀，舌苔白腻，则可用苦温化湿法以祛除之。

土茯苓 中药名，出自《滇南本草》。又名曰余粮、冷饭团、仙遗粮、饭团根。为百合科植物光叶菝葜 Smilaoc glabra Roxb. 的块状根茎。性平，味甘淡。归胃、肝经。有利湿解毒、通利关节之功效，主治梅毒、筋骨挛痛、脚气水肿、热淋、疮毒。能解轻粉、银朱之慢性中毒。煎服，15～30g，服后忌茶。

土栗 病名，见《外科大成》。又名琉璃疽、跟疽、牛茧蚕。相当于西医的足跟部胼胝感染。多因局部长期受压和摩损，气血滞涩，肌肤失养，复感湿热毒邪所致。发于足跟部、肿形如枣粟，色黄明亮伴有疼痛，或可成脓破溃。治参牛程蹇条。

土喜温燥 为借用五行学说中"土"的特性来说明脾的生理特点。脾主运化水谷和运化水湿，其性喜燥而恶湿。脾气温燥则运化健旺，吸收转输正常。若过食生冷或水湿过盛，即会损伤脾之阳气，温燥气化功能减退，从而影响脾运；而脾虚不运则又会形成湿浊内停，可导致小便不利、痰饮、水肿等病证。

下元亏损 脏腑病机。统指肾虚。其中多指肾阴虚亏。详该条。

下元不固 脏腑病机。同肾气不固。详该条。

下元虚惫 脏腑病机。同肾阳虚衰。详该条。

下巨虚 经穴名，出《灵枢·本输》《千金要方》。又名下林、足下廉。属足阳明胃经，小肠之下合穴。位于小腿前外侧膝眼穴直下9寸，即足三里穴下6寸，胫骨外侧。主治小腹疼痛、泄泻、腰脊疼痛、风寒湿痹、癫狂、脚气、足跗不收、睾丸痛、乳痛，以及下肢麻痹，急慢性肠炎、细菌性痢疾等。直刺1～1.5寸。艾炷灸3～7壮，或艾条灸5～15分钟。

下牙床骨 骨骼名称。即下颌骨的齿槽突，能载附下颌齿。

下气 ①运气术语。指六气定位的在泉之气。如水位下之土气、土位下之金气等。《素问·六元正纪大论》："徵其下气而见可知也。"②指人体下元之气，即肾气。《灵枢·口问》："下气不足，则为痿厥心悗。"③中药的功能。指降气作用或镇潜、平肝作用。如李时珍《本草纲目》指出莱菔子能"下气定喘，治痰消食。"④指从肛门排气，即放屁。

下丹田 气功术语。出《抱朴子》。丹田之一，在脐下少腹，范围较大，有作脐下1寸、1.5寸、2寸、2.4寸、3寸等说法，为藏精之府，是性命之根本。

下巴骨 骨骼名称。又名地阁骨，即下颌骨。详地阁首条。

下加 运气术语。下加于上为加，运与在泉同化，称为下加。《素问·六元正纪大论》："甲辰甲戌太宫下加太阴，壬寅壬申太角下加厥阴。"

下行隆 藏医基础理论术语。存于肛门部位，行于大肠、膀胱、阴部及大腿内侧。其作用为管理精液、月经、二便之排泄及产妇分娩。

下行隆病 藏医病证。见《藏医药选编》。因行房忍精，或强忍大小便所致。常见症状为：四肢关节松弛，下肢关节阵痛，甚则跛跷而行，大便闭结，小便癃闭。治疗：以柔导泻法治之，或以酥油及油脂局部涂擦按摩，或以各种骨熬汤热敷，或于第十六椎灸之。

下合穴 经穴分类名。出《灵枢·邪气藏府病形》。又名六腑下合穴。指六腑在下肢部的合穴。胃的下合穴是足三里，大肠的下合穴是上巨虚，小肠的下合穴是下巨虚，三焦的下合穴委阳，膀胱的下合穴是委中，胆的下合穴是阳陵泉。临床上，根据"合治内脏"的原则，分别选用其相应的下合穴治疗。例如，胃病取足三里，大肠病取上巨虚，胆病取阳陵泉等。

下关 经穴名，出《灵枢·本输》。属足阳明胃经，足阳明、少阳之会。位于面部，颧弓与下颌切迹所形成的凹陷处。合口有孔，张口即闭。主治齿痛、口噤、耳聋、耳鸣、耳痛、聤耳、口眼㖞斜，以及下颌关节炎，三叉神经痛，腮腺炎等。直刺0.5～1寸。艾条灸3～5分钟。

下汲肾阴 脏腑病机。汲（jí及），吸引之意。指心火亢盛，引动命火妄动，以致耗损肾阴的病机。参见相火妄动条。

下极 ①指肛门，又名魄门。《难经·四十四难》："下极为魄门"。②指会阴部位。《难经·二十八难》："肾脉者，起于下极之俞。" ③指两目眦的中间部位，又称颏，亦名下极。为面部望诊部位。或名山根。参见鼻、山根条。④横骨穴别名，属足少阴肾经，位于耻骨联合上缘中点旁开0.5寸处。

下极之俞 ①人体部位名。出《难经·二十八难》。指长强或会阴穴的部位。②奇穴别名。即下极俞。出《千金翼方》。位于后正中线，第三腰椎棘突下凹陷处。主治腹痛、腰痛、泄泻，以及膀胱炎、肠炎等。直刺0.5～1寸。艾炷灸3～5壮，或艾条灸5～10分钟。

下利脓血 证名，出《伤寒论》。指痢下赤白黏冻。参脓血痢条。

下利清谷 证名，出《伤寒论》。指泻出物清稀夹杂不消化食物者。多因脾肾虚寒所致。症见腹痛、腹泻、舌淡、苔白、脉沉少力。治宜温中散寒，方用四逆汤或通脉四逆汤。

下完骨 骨骼名称。指颞骨的乳突下。《素问·气府论》："下完骨后各一。"

下者举之 治则之一。出《素问·至真要大论》。指对气虚下陷一类病证，应用补中益气方药来升提中气。如临床所见气虚下降所引起的脱肛、子宫脱垂、久痢、泄泻等病证，应升阳益气，可用补中益气汤，或以此方加减治疗。参见补气、升提中气条。

下取 治法术语。指从下部施治。①病在下部者治下部，或上病下取；或指下法。《素问·五常政大论》："上取下取，内取外取，以求其过。" ②针刺下部穴位，治疗下部疾病。如气积于腹中，可针足阳明胃经的三里穴和气冲穴。《灵枢·卫气失常》："其气……积于腹中者，下取之。"

下乳 治法名。出《千金要方》。又称通乳、催乳。指治疗产妇缺乳的方法。因气血虚弱而致缺乳，症见乳汁全无，或有之不多，乳质稀薄，乳房柔软无胀感，面色㿠白，乏力自汗，气短心悸，食少便溏。治宜补血益气通乳，方用通乳丹加减。因肝郁气滞而致缺乳，症见乳房胀硬而痛甚，或有身热，精神抑郁，胸胁胀闷。治宜疏肝解郁通乳，方用下乳涌泉汤加减。

下法 治疗方法的八法之一。指运用具有泻下、攻逐、润下作用的药物以通导大便、消除积滞、荡涤实热、攻逐水饮的治法。又称为泻下、攻下、通里、通下。临床凡是胃肠实热，燥屎内结，或宿食积滞，或蓄水、冷积等邪实之证，正气未虚者均可使用。下法分寒下、温开、润下、缓下、峻下等。临床运用，除润下药物较为和缓外，其余多较峻烈，故年老体虚者慎用，孕妇及月经期忌用。总之，无实邪结滞者不宜轻易采用。

下损及上 脏腑病机。指虚损未能及时施治，由下部脏腑发展到上部脏腑的病机。

下脂方 方名，见《景岳全书》引《广济方》。天花粉四两，肉桂、牛膝、豆豉各三两。为末，水煎，分三次服，每隔一小时一次。功能引胎。用于催产，亦治胎死不下。

下病上取 治法之一。是一种与病气上下相反的治法。指病证之表现和部位偏于下，而临床治疗则从主证所在部位以上的脏腑或体表进行药物或针灸治疗。如《素问·五常政大论》："气反者，……病在下，取之上"。如癃闭病证，由于中气不足所致者，可用补中益气法；子宫脱垂，可用蓖麻子仁捣碎敷百会穴等。

下疳 病名,见《医宗金鉴》。广义即指疳疮;狭义是指疳疮发于尿道口下面者。病因证治见疳疮条。

下消 病证名,见于《丹溪心法》。又称肾消、消肾。多因肾衰不摄所致。主要表现为小便多,或如膏油,或甜,口渴多饮,面黑耳焦,日渐消瘦。治宜滋肾固摄,方用六味地黄丸、左归饮、大补阴丸等。

下窍 人体下部的官窍,指前阴尿道口与后阴肛门。《素问·阴阳应象大论》:"浊阴出下窍。"

下盛 指病邪盛于下或滞留于下部。《灵枢·卫气》:"下盛则热。"《素问·脉要精微论》:"下盛则气胀。"

下脘 ①胃脘部位之一。指胃腔下口幽门部位。《灵枢·四时气》:"饮食不下……在下脘,则散而去。"《素问·调经论》:"上焦不行,下脘不通。"②经穴名称,属任脉,位于腹正中线脐上二寸处。出《针灸甲乙经》。

下清赫依 蒙医名词。赫依五种类型之一。存在于肛门,运行于大肠、直肠等消化道末端、精府、生殖器官及膀胱、尿道、大腿内侧等处。有主司精液、月经和二便的排泄与控制,以及产妇的分娩等功能。

下棱骨 骨骼名称。相当于肩胛骨的脊柱缘。《伤科汇纂》:"肩胛骨……其下棱骨在背肉内。"

下焦 六腑三焦之一。位于三焦的下部,指下腹腔,即自胃下口至二阴部位。其主要功能为分别清浊,渗入膀胱,排泄糟粕废料。其气主下行为顺。《灵枢·营卫会》:"下焦者,别回肠,注于膀胱而渗入焉;故水谷者,常并居于胃中,成糟粕,而俱下于大肠而成下焦。渗而俱下,济泌别汁,循下焦而渗入膀胱焉。"

下焦主出 指下焦有灌渗水液,泌别清浊,排泄二便等的功能,并以出而不纳为其特征。如《难经·三十一难》载述:"下焦者,……主出而不内,(音义同"纳"),以传导也。"

下焦如渎 出《灵枢·营卫生会》指下焦功能灌渗水液,泌别清浊,排泻二便。渎,即小沟渠。下焦如渎,强调其作用在于决渎流通,像沟渠排水一样。出《灵枢·营卫生会》。

下焦湿热 三焦病机之一。即湿热下注。见该条。

下腭 形体官窍部位。指口腔的下壁。详腭条。

下腭骨 骨骼名称。颊车骨的别名。详该条。

下廉 ①经穴名。出《针灸甲乙经》。又名手下廉。属手阳明大肠经。位于前臂背面,阳溪穴与曲池穴连线上,距曲池穴4寸处。主治头痛眩晕、目痛、胸腹痛、肠癖、饮食不化、涎出、溺黄、乳痈、狂、肘臂痛、偏风,以及前臂神经痛等。直刺0.5～1寸。艾炷灸3～5壮,或艾条灸5～10分钟。②经穴别名。即下巨虚穴。

下瘀血汤 方名,出自《金匮要略》。大黄三两,桃仁、炒䗪虫各二十枚。为末,炼蜜为丸。以酒渣煎一丸顿服。功能破血下瘀。主治产妇腹痛,因干血内结,著于脐下者;亦治血瘀所致经水不利之证。

下横骨 骨骼名称。又名横骨、盖骨。即耻骨上支。

下髎 经穴名,出《针灸甲乙经》。属足太阳膀胱经。位于骶部,在第四骶后孔中,约当白环俞与骶正中线之中点。主治腰骶痛、小便不利、便秘、便血、小腹痛、肠鸣泻利、月经不调、赤白带下、阴中痒痛,以及输卵管炎、卵巢炎、子宫内膜炎、睾丸炎等生殖系统疾患,直刺1～1.5寸。艾炷灸3～7壮,或艾条灸5～15分钟。

大七气汤 方名,出自《寿世保元》。三棱、莪术各一钱,青皮、陈皮、香附各二钱,藿香三钱,益智仁一钱五分,桔梗、肉桂、甘草各八分。为粗末,加生姜三片,大枣一枚,水煎服。功能理气活血,除胀止痛。治五积六聚,状如癥瘕,随气上下,发作有时,心腹疼痛,上气窒塞,小腹胀满,大小便不利。《太平惠民和剂局方》所载同名方，即四七汤。

大山楂丸 中成药，见《中药制剂手册》。山楂三百二十两，炒麦芽、炒神曲各四十八两，白糖二百八十两。为细末，炼蜜为丸，每丸重三钱。每服一丸，温开水送下，日服二次。功能消食化滞，调和脾胃。治脾胃不和，饮食停滞，脘腹满闷，消化不良。

大巨 经穴名，出《针灸甲乙经》。又名腋门。属足阳明胃经。位于腹部，脐下2寸，旁开2寸处。主治腹胀、肠鸣、遗精、早泄、月经不调、疝气、小便不利、尿闭，以及急慢性肠炎、肠梗阻、输尿管结石等。直刺1~1.5寸。艾炷灸3~7壮，或艾条灸5~15分钟。

大气 ①造化之气，指将大地高举于宇宙中的力量。如《素问·五运行大论》有"大气举之也"之论。王冰注："大气谓造化之气，任持太虚者也。"②空气。《灵枢·五味》："其大气之抟而不行者，积于胸中，命曰气海，出于肺，循咽喉，故呼则出，吸则入。"③宗气。《素问·气穴论》："肉分之间，谿谷之会，以行营卫，以会大气"。④邪气。如《灵枢·病传》载述："大气入藏，腹痛下淫，可以致死，不可以致生。"

大气入脏 指比较严重的六淫邪气深入内脏，产生危重病证。《灵枢·病传》："大气入脏，腹痛下淫，可以致死，不可以致生。"

大风 ①指具有强烈致病作用的风邪。《素问·生气通天论》："清静则肉腠闭拒，虽有大风苛毒，弗之能害。"②指疠风，即麻风。《素问·长刺节论》："骨节重，须眉堕，名曰大风。"

大风子 中药名，出自《本草衍义补遗》。又名大枫子。为大风子科植物大风子 Hydnocarpus anthelminticapier. 的成熟种子。性热，味辛，有毒。归肝、脾、肾经。有祛风燥湿、攻毒杀虫之功效，主治麻风、杨梅毒疮、疥癣。入丸、散剂，一次量0.3~1.0g。外用取适量，捣敷或煅存性研末调服。本品内服易引起头痛、头晕、恶心、呕吐等中毒症状，不宜过量或久服。肝肾阴虚者慎用。

大方脉 我国古代医学分科的一种，专门治疗成年人疾病，相当于现在的内科。宋代太医局，元、明、清太医院均设大方脉。

大节 ①即大关节。《灵枢·经脉》："诸络脉皆不能经大节之间。"②即指、趾的第一节。

大生要旨 产科著作。5卷。清·唐千顷撰。刊于1762年。卷1种子，卷2胎前，卷3临盆，卷4产后，卷5保婴。主要论述产科疾病证治及护理事项，兼及儿科，内容简要。流传较广。现存清乾隆二十七年千顷堂初刻本等60余种版本。另有增订或改编本，如《增广大生要旨》《三科大生合璧》等。

大包 经穴名，出《灵枢·经脉》。属足太阴脾经，为脾之大络（穴）。位于侧胸部，腋中线上，当第六肋间隙处。主治胸胁中痛、气喘、全身尽痛、四肢无力，以及支气管哮喘，胸膜炎，肋间神经痛等。斜刺0.3~0.5寸，不宜深刺。艾炷灸3~5壮，或艾条灸5~10分钟。

大半夏汤 方名，出自《金匮要略》。半夏二升，人参三两，蜜一升。水煎服。功能益气降胃。治虚寒反胃吐食。《备急千金要方》载同名方三首，《证治准绳》《杂病源流犀烛》载同名方各一首，皆有一味半夏，但组成各异，治证不同。

大头瘟 病名，①见《疡科心得集》。是指严重的抱头火丹并发咽喉炎者，病因证治同抱头火丹。见该条。唯其亦见头面肿大，咽喉闭塞，汤水难入。②见《景岳全书》。为瘟毒喉痹的别名。

大圣濬川散 方名，出自《证治准绳》。煨大黄、牵牛子、郁李仁各一两，木香、芒硝各三钱，甘遂半钱。为末服。功能利水去积。治湿热壅盛，目黄而面浮，心腹痞满，股膝肿厥，痿弱无力。

大邪 ①指邪气亢盛病证。《灵枢·刺节真邪》："凡刺大邪，日以小，泄夺其有余。"②指风邪。风为阳邪，其性轻扬，易袭阳位。如《金匮要略·脏腑经络先后病脉证并治》："大邪中表，小邪中里。"

大肉 指人体腿、臂、臀等部位较肥厚的肌肉，其坚实、丰满与否在一定的程度上能反映人的健康状况。《素问·玉机真脏论》："大骨枯槁，大肉陷下"。《类经》说："大骨大肉，皆以通身而言。……尺肤臀肉，皆大肉也。"

大肉陷下 大肉，指较大而显露的肌肉或肌群，如肩、臀部肌肉。陷下，指肌肉因消瘦而低陷。大肉陷下，为形容全身肌肉瘦削的状态。临床多见于久病或恶液质病人。

大产 见《儒门事亲》。指足月分娩。

大汗出 证名，出《灵枢·五禁》。大量出汗之意。可因于外感病发汗之后，亦可因于热迫津液外泄。症见发热，汗出，大烦渴不解，脉洪大者，可用白虎加人参汤以清热生津。若因于久病气血两虚，大汗如雨不止，治宜十全大补汤以益气固脱。

大安丸 方名，出自《丹溪心法》。山楂、白术各二两，炒神曲、半夏、茯苓各一两，陈皮、莱菔子、连翘各半两。为末，粥糊为丸服。功能消食健脾。治脾虚食滞，腹胀少食，大便稀溏等症。《杂病源流犀烛》载同名方，组成与此略有不同，治新咳伤食者。

大安汤 方名，出自《医醇賸义》。酒炒白芍药一钱五分，五味子五分，煅牡蛎四钱，龙齿、炒酸枣仁、茯苓、柏子仁各二钱，酒炒木瓜一钱，地黄、人参各五钱。入金器一具，水煎服。功能补血养阴，镇静安神。治惊则气浮，其阳外越，真阴不守，心悸筋惕。

大安胎如圣饮 方名，出自《妇科玉尺》。当归二钱，焦白术一钱半，酒黄芩、酒白芍、炒砂仁、茯苓、酒续断各一钱，炙甘草五分。水煎服。功能调气、和血、安胎。治妊娠六月，胎气不和，或渐痛胀，胎动不安。

大豆黄卷 中药名，出自《神农本草经》。又名大豆卷、黄卷皮、豆卷、清水豆卷。为豆科植物大豆 Glycine max (L.) Merr. 的黑色种子发芽后晒干而成。性平，味甘。归脾、胃经。有清暑解表、分利湿热之功效，主治湿温、暑湿、温热内蕴之身热、汗出不畅、脘闷、小便不利、骨节烦痛等，是夏季暑湿感冒之常用药。煎服9~15g。

大连翘饮 方名，出自《医宗金鉴》。连翘、当归、赤芍药、防风、木通、飞滑石、炒牛蒂子、蝉蜕、瞿麦、煅石膏、荆芥、生甘草、柴胡、黄芩、生栀子、车前子各五分。加灯心二十根，水煎，子母同服。功能泻火凉血，祛温散风。治小儿赤游丹毒，先身热啼叫，惊搐不宁，其次皮肤生红晕，由小渐大，其色如丹，游走不安，起于背腹，遍及四肢。

大针 针具名。①九针之一。是一种针体粗长而尖微圆的针具。古代多用于关节水肿。②《针灸聚英》指火针。用大针经火烧红后刺病，又名燔针。

大肠 ①六腑之一。其部位上接阑门，与小肠相通，下连肛门，包括结肠和直肠在内。大肠功能是接纳小肠下注的饮食糟粕，吸收剩余的水分和养料，并经燥化使之形成粪便，传送至肛门而排出体外。故大肠又有"传导之腑""传导之官"之称。手阳明大肠经络于肺，与肺互为表里。故《素问·灵兰秘典论》载述："大肠者，传导之官，变化出焉。"②小儿推拿部位名称。出陈氏《小儿按摩经》。其部位有三：一是位于食指拇侧边缘一线（《幼科推拿秘书》）；二是位于食指远端指骨的腹面（《小儿推拿方脉治婴秘旨全书》）；三是位于食指近端指骨的腹面（《小儿推拿广意》）。

大肠主传导 指大肠的主要功能是传送糟粕。即饮食物经胃的腐熟，小肠的泌别清浊消化吸收之后，其饮食糟粕部分下输大肠，由大肠继续吸收其中的水分、经燥化变为粪便，排出体外。《素问·灵兰秘典论》："大肠者，传道之官，变化出焉。"道，同导。

大肠泄 病证名，见《难经·五十七难》。脾肾两虚所致。症见肠鸣腹泄，腹痛，大便清稀。治宜温中散寒，方用干姜附子汤。

大肠实 指大肠邪实结聚，主要表现为少腹刺痛、拒按而持续不减。《千金要方》："右手关前寸口阳实者，大肠实也。若肠中切痛如针刀所刺，无休息时。"

大肠实热 即大肠经实热。《千金要方》："右手寸口气口以前脉阳实者，手阳明经也，病苦肠满，善喘咳，面赤身热，咽喉中如核状，名曰大肠实热也"。治宜苦寒攻下。

大肠俞 经穴名，出《脉经》。属足太阳膀胱经，大肠之背俞穴。位于腰部，第四腰椎棘突下旁开1.5寸处。主治肠鸣腹胀、泄泻痢疾、绕脐切痛、二便不利、腰脊强痛、脱肛、遗尿、痛经，以及急慢性肠炎、细菌性痢疾、急性肠梗阻、骶髂关节炎等。直刺1～1.5寸。艾炷灸5～10壮，或艾条灸10～20分钟。

大肠热 大肠病机之一。多由过食辛燥之品，或外感热邪、或肺移热于大肠所致。症见口燥唇焦，腹满而痛，大便硬结或便溏腐臭，肛门肿痛，便血或痔疮出血，小便短赤，舌苔黄干，脉数有力。治宜清肠泻热。

大肠热结 指邪热结滞于大肠而引起的病证。症见便秘或热结旁流，泻下黄臭粪水，腹痛拒按，舌苔黄燥、舌面少津或无津。治宜苦寒攻下。

大肠痈 病名，见《圣济总录》。即疼痛发于天枢穴附近的肠痈。病因证治见该条。

大肠虚 即大肠气虚，多兼脾虚证候。多由泻、痢日久，迁延不愈所致。症见久泻不止，完谷不化，粪便色淡不臭，或肠鸣、脱肛等症。治宜健脾补气，辅以固涩之法。

大肠虚寒 ①又名大肠虚冷，即大肠经虚寒。《千金要方》："右手寸口气口以前脉阳虚者，手阳明经也。病若胸中喘，肠鸣虚渴，唇干目急，善惊泄白，名曰大肠虚冷也。"②指一般虚寒性泄泻。症见食少，四肢冷，腰酸，怕冷，苔白润，脉沉迟。多与脾肾虚寒有关。

大肠移热于胃 食亦（一作"食㑊"）的病机之一。食亦，指多食而消瘦病证。《素问·气厥论》："大肠移热于胃，善食而瘦，又谓之食亦。"王冰注："胃为水谷之海，其气外养肌肉，热消水谷，又烁肌肉，故善食而瘦，又谓之食亦者，谓入移易而过，不胜肌肤也。"

大肠液亏 指大肠津液不足，不能濡润大肠，传导滞涩的病变。多由素体阴亏，或久病伤阴，或热病津伤未复，或妇女产后失血等所致。症见便秘或排便困难，常数日一行，兼见消瘦，皮肤干燥，咽干，或伴见口臭、头晕，舌红少津，脉细等症。治宜润肠、增液、通便。

大肠湿热 指湿热病邪蕴于大肠的病变。多由饮食不节或饮食不法，损伤脾胃，湿热之邪乘虚内犯所致。症见腹痛下痢，里急后重，或便脓血，肛门灼热，小便短赤，舌苔黄腻，脉滑数。多见于结肠炎、痢疾等病。治宜清热燥湿。

大肠寒结 指寒气结滞于大肠，传导涩滞不行的病变。多由年老体弱及病久损伤阳气所致。症见腹部隐痛，大便秘结，纳差，口淡，舌白少苔，脉沉弦。治宜温下。

大迎 经穴名，出《素问·气穴论》。又名髓孔。属足阳明胃经。位于下颌角前1.3寸骨陷中。闭口鼓腮时，当下颌骨边缘出现一沟形处。主治颊肿、齿痛、口噤、舌强、口眼喎斜，及腮腺炎，三叉神经痛等。斜刺0.3～0.5寸，或沿皮刺0.5～1寸，避开血管。艾条灸3～5分钟。

大羌活汤 方名，出自《卫生宝鉴》。羌活、升麻各一钱，独活七分，苍术、防风、威灵仙、白术、当归、茯苓、泽泻各半钱。为粗末，水煎服。功能发散风寒，祛湿清热。治风寒温邪表证兼有里热，症见头痛发热，恶寒，口干烦满而渴等。

大补丸 方名，出自《医宗金鉴》。天门冬、麦门冬、菖蒲、茯苓、人参、益智仁、枸杞子、地骨皮、远志肉。为细末，炼蜜为丸，梧桐子大，每服三十丸，空腹酒送下。功能益气养血。治妇人形瘦，血少不孕。《丹溪心法》载有同名方二首，一系以炒黄柏为末泛丸，治下焦湿热；一系大补阴丸的别名。

大补元煎 方名，出自《景岳全书》。人参一至二两，炒山药、杜仲各二钱，熟地黄二钱至三两，当归、枸杞子各二至三钱，山茱萸一钱，炙甘草一至二钱。水煎服。功能大补精神气血。治气血大败，精神失守之症。

大补阴丸 方名，出自《丹溪心法》。又名大补丸。炒黄柏、炒知母各四两，熟地黄、炙龟板各六两。为末，猪脊髓、蜜为丸，梧桐子大。每服五十至七十丸，空腹盐汤送下。功能滋阴降火。治肝肾阴虚，虚火上炎，症见骨蒸潮热，盗汗遗精，咳嗽咯血，心烦易怒，足膝疼热或痿软，舌红少苔，尺脉数而有力。

大补黄芪汤 方名，出自《增补内经拾遗》。炙黄芪、防风、人参、当归、川芎、白术、山茱萸、熟地黄各二钱，茯苓、炙甘草、五味子、炒肉桂各一钱，肉苁蓉五钱。水煎服。功能双补气血，滋阴敛汗。治内风汗出。

大青龙汤 方名，出自《伤寒论》。麻黄六两，桂枝、炙甘草各二两，杏仁四十枚，生姜三两，大枣十枚，石膏（鸡子大）一枚。水煎服，一服汗者，止后服。功能发汗解表，清热除烦。治外感风寒，症见发热恶寒，寒热俱重，脉浮紧，身疼痛，不汗出而烦躁。

大青叶 中药名，出自《新修本草》。又名大青。为十字花科植物菘蓝 Isatis tinctorial. 或爵床科植物马蓝 Baphicacanthus casia（Nees）Bremek.、马鞭草科植物路边青 Clerodendrum cyrtophyllum Turcz.、蓼科植物蓼蓝 Polygonumtinctorium Ait. 的叶。性寒，味苦。归心、胃、肝经。有清热解毒、凉血化斑之功效，主治外感温热之邪引起的发热、头痛、咽痛、颐肿、口疮、丹毒，及血分热毒炽盛所致的壮热、神昏、吐衄血、发斑。煎服，10～15g。亦可鲜品打汁饮服，或捣烂外敷丹毒、疮肿。脾胃虚寒者忌用。

大杼 经穴名，出《灵枢·刺节真邪》。又名背俞。属足太阳膀胱经，为手、足太阳之会，督脉别络，八会穴之骨会。位于背部，第一胸椎棘突下旁开1.5寸处。主治头痛如破、身热、目眩、颈项强直、肩背腰脊酸痛、膝痛不可屈伸、喉痹、咳嗽喘息、疟疾、虚劳、癫痫，以及感冒，支气管炎，肺炎等。斜刺0.3～0.5寸。艾炷灸3～7壮，或艾条灸5～15分钟。

大枣 中药名，出自《神农本草经》。又称红枣。为鼠李科植物的枣 Ziziphus jujuba Mill. Var. inermis（Bge.）Rehd. 的果实。性温，味甘。归脾、胃经。有补益中气、养血安神之功效，主治脾胃虚弱之食少便溏、倦怠乏力、心悸怔忡，还用于妇女血虚脏躁，并能缓和峻烈药物的毒性，减少副作用。煎服，3～12枚，入丸剂去皮，核捣烂。阳盛体质及有痰热患者忌用。

大金花丸 方名，出自《宣明论方》。又名既济解化丸。栀子、黄柏、黄芩、大黄各一两。为末，滴水为丸，小豆大，每服二十至三十丸，新汲水送下；小儿丸如麻子大，每服三至五丸。功能清热泻火。治中外诸热，寝汗咬牙，睡语惊悸，溺血淋秘，咳血，衄血，瘦弱头痛，肺痿喘气。《儒门事亲》《景岳全书》载有同名方，治证相同，组成略有出入。

大周天 气功术语。见《杂病源流犀烛》。内气在任、督两脉和其他经脉周流运转的静功功法，在小周天阶段基础上进行，内气周转范围较小周天大。为内丹术炼气化神的第二阶段

大泻刺 古刺法名。出《灵枢·官针》。九刺之一。指用铍针切开排脓的方法。实为外科治疗方法的一种,以其切开痈肿,畅泻脓血,故名之。

大定风珠 方名,出自《温病条辨》。白芍药、干地黄、麦门冬各六钱,阿胶三钱,生龟板、生牡蛎、炙甘草、生鳖甲各四钱,麻仁、五味子各二钱,生鸡子黄二枚。水煎去渣,再入鸡子黄,搅匀分三次服。功能滋阴息风。治温病热邪久羁,热灼真阴,或因误用汗、下,重伤阴液,症见神倦瘛疭,脏气虚弱,舌绛苔少,有时时欲脱之势者。

大实有羸状 指实邪结聚,阻滞经络,气血不能外达所致的真实假虚病变。如腹中聚积,按之则痛,面色红,气粗,脉来有力的实证,严重时多见嘿嘿不欲语,肢体不欲动,或头目昏花,或泄泻不实等羸弱症状。参见真实假虚条。

大建中汤 方名,出自《金匮要略》。炒川椒二合,干姜四两,人参二两。水煎去渣,入饴糖一升,微火再煎,分二次服,如一炊顷饮粥二升,后更服,当一日食糜,温复之。功能温中补虚,降逆止痛。治中阳衰弱,阴寒内盛,症见心胸中大寒痛,呕不能食,腹中寒上冲皮起,见有头足,上下痛而不可触近,舌苔白滑,脉细紧,甚则肢厥脉伏;或腹中漉漉有声。《济生方》《全生指迷方》《丹溪心法》载同名方,其组成、功用、主治各异。

大承气汤 方名,出自《伤寒论》。大黄四两,炙厚朴半斤,炙枳实五枚,芒硝三合。先煎枳实、厚朴、去渣,内大黄,再煎去渣,内芒硝微煎,分二次服得下,余勿服。功能峻下热结。治阳明腑实证,热结旁流,里热实证之热厥、痉病或发狂等。近代也用于急性单纯性肠梗阻,急性单纯性阑尾炎,急性胆囊炎等见有便秘苔黄脉实者。实验研究证明本方有增强胃肠道推进运动,明显增加肠容积,促进还纳肠套叠,增加肠系血流量,降低血管通透性,抑菌、抗感染等作用。

大经 ①指较大的经脉。《素问·调经论》:"泻其小络之血,出血勿之深斥,无中其大经,神气乃平。"②指本经之经脉。《灵枢·官针》:"经刺者,刺大经之结络经分也。"③指十二正经。《灵枢·刺节真邪》:"一经上实下虚而不通者,此必有横络盛加于大经。"

大骨 出《素问·玉机真脏论》。泛指全身长大的骨骼,如股骨、肱骨、髋骨等。

大骨空 奇穴名,出《备急灸法》。位于拇指背侧,指关节横纹中点。主治目痛、目翳、内障、风眩烂眼、鼻衄、吐泻等。艾炷灸3~5壮,或艾条灸5~10分钟。

大骨枯槁 大骨,指支持躯干和四肢的主要骨骼。多由久病损伤,精气亏耗,骨髓不充所致。症见骨骼枯萎,不能支撑躯体,肌肉消瘦,多属危重证候。《素问·玉机真脏论》:"大骨枯槁,大肉陷下,……期六月死。"

大钟 经穴名,出《灵枢·经脉》。属足少阴肾经,该经络穴。位于内踝后下方,当跟腱内侧缘与跟骨的交角处。主治咽痛、咳血、气喘、便秘、小便淋沥、痴呆、嗜卧、腰脊强痛、足跟痛等。直刺0.3~0.5寸。艾炷灸3~5壮,或艾条灸5~10分钟。

大便 指从肛门排出的饮食糟粕。又称大溲、粪便、屎等。了解大便性状及其排便情况是中医问诊的内容之一。

大便不通 证名,见《诸病源候论》。又称便秘、大便难、大便秘结、大便秘涩。病因有正虚邪实之分。因气虚阳弱,推动无力;或因阴虚血少,肠燥津枯;或因实热、痰湿壅结;或因气滞不行而致。气虚者,方用黄芪汤以益气润肠。肠燥者,方用五仁丸含四物汤以益阴养血,生津润燥。实热者,方用凉膈散以清热攻下。痰湿者,方用二陈汤加枳实、大黄以化痰通腑。气滞者,方用四磨汤、搜风润肠丸以顺气润肠。

大便秘结 证名,见于《丹溪心法附余》。参见大便不通条。

大顺散 方名，出自《太平惠民和剂局方》。甘草三十斤，干姜、炒杏仁、炙肉桂各四斤。为末，每服二钱，水煎服。功能健脾祛寒，升清降浊。治冒暑伏热，引饮过多，脾胃受湿，水谷不分，清浊相干，阴阳气逆，霍乱呕吐，脏腑不调。

大脉 脉象之一。脉来大而满指，波动幅度倍于平常。脉体阔大，但无汹涌之势，这是与洪脉的区别点。脉大主邪盛病进，亦主虚损。若大而有力为邪热实证；大而无力则为虚损，气不内守之证。《素问·脉要精微论》："大则病进"。《素问·三部九候论》说："形疲脉大，胸中多气者死。"

大活络丹 方名，出自《兰台轨范》。白花蛇、乌梢蛇、威灵仙、两头尖、草乌、煨天麻、全蝎、何首乌、炙龟板、麻黄、贯众、炙甘草、羌活、官桂、藿香、乌药、黄连、熟地黄、大黄、木香、沉香各二两，细辛、赤芍药、没药、丁香、乳香、僵蚕、天南星、青皮、骨碎补、白豆蔻、安息香、制附子、黄芩、茯苓、香附、玄参、白术各一两，防风二两，葛根、炙虎胫骨、当归各一两半，血竭七钱，炙地龙、犀角、麝香、松香各五钱，牛黄、冰片各一钱半，人参三两。为末，炼蜜为丸，桂圆核大，金箔为衣，陈酒送下。功能祛风扶正，活络止痛。主治中风瘫痪，痿痹，痰厥，阴疽，流注等。

大络 为络脉系统之主干，即十五络脉。《素问·缪刺论》："夫邪客大络者，左注右，右注左，上下左右，与经相干"。吴昆注："十二经支注之大络，《难经》所谓络脉十五者是也。"

大秦艽汤 方名，出自《医学发明》。秦艽、石膏各二两，甘草、川芎、当归、羌活、独活、防风、黄芩、白芍药、白芷、白术、生地黄、熟地黄、茯苓各一两，细辛半两。为粗末，每服一两，水煎服。功能祛风清热，养血活血。治风邪初中经络，症见口眼㖞斜，舌强不能言语，手足不能运动，风邪散见，不拘一经者。

大都 ①经穴名。出《灵枢·本输》。属足太阴经，该经荥穴。位于足踇趾内侧，当第一跖趾关节前缘赤白肉际处。主治热病无汗、腹胀、胃痛、呕吐、泄泻、便秘，以及消化不良，胃痉挛，胃肠炎等。直刺0.3～0.5寸。艾炷灸3壮，或艾条灸5～10分钟。②奇穴名。出《奇效良方》。为八邪穴之一。位于手大指次指虎口赤白肉际处，握拳取之。主治头风、牙痛。

大柴胡汤 方名，出自《伤寒论》。柴胡半斤，黄芩、芍药各三两，半夏半斤，生姜五两，炙枳实四枚，大黄二两，大枣十二枚。水煎服。功能和解少阳，内泻热结。治少阳阳明合病，症见往来寒热，胸胁苦满，呕不止，郁郁微烦，心下满痛或心下痞硬，大便不解或协热下利，舌苔黄，脉弦有力。

大铁箍散 方名，出自《疡科选粹》。防风五钱，大黄、紫荆皮、贝母、羌活、真地青、白及各一两，白芷、黄柏、寒水石、赤小豆、白蔹各一两，木鳖子、猪卷皮、芙蓉各四两。为细末，凉水调，围敷四周。功能清热泻火，消肿散结。治疮肿痈疽。

大造丸 方名，出自《景岳全书》。又名河车大造丸。紫河车一具，炙龟板二两，炒黄柏、炙杜仲各一两半，牛膝、天门冬、麦门冬各一两二钱，熟地黄二两半。除熟地黄外，余药为末，用酒煮米糊同熟地黄捣丸，梧桐子大，或作蜜丸。每服八十至九十丸。功能滋阴补精，养血退热。治阴虚血热，耳目失聪，须发早白，及心风失忘，虚劳水亏等。《杂病源流犀烛》《症因脉治》载有同名方，组成、功用、主治皆有不同。

大陵 经穴名，出自《灵枢·本输》。又名鬼心、太陵。属手厥阴心包经，该经输穴、原穴，位于腕关节横纹中点，当掌长肌腱与桡侧腕屈肌腱之间凹陷处。主治心痛、心悸、胸胁痛、胃痛、呕吐、惊悸、吐血、癫狂、痫症、喉痹、腋肿、疟疾、舌本痛、疥癣，以及心肌炎，胃炎，失眠，肋间神经痛，精神分裂症等。直刺0.3～0.5寸。艾条灸5～10分钟。

大陷胸汤 方名，出自《伤寒论》。大黄六两，芒硝一升，甘遂一钱匕。先水煎大黄，去渣内芒硝，再煎一至二沸，入甘遂末，待温，分二次服，得快利止后服。功能泻热逐水。治结胸证，症见从心下至少腹硬满而痛不可近，大便秘结，日晡小有潮热，或短气躁烦，舌上燥而渴，脉沉紧，按之有力。

大黄 中药名，出自《神农本草经》。又名将军、川军、锦纹。为蓼科植物掌叶大黄 Rheum palmatum L. 或大黄 R. officinale Baill.、鸡爪大黄 R. tanguticum Maxim. ex Regel. 的根及根茎。性寒，味苦。归脾、胃、大肠、肝经。有荡积泻下、攻毒泻火、活血行瘀之功效，主治实热便秘、谵语发狂、湿热黄疸、痈肿疮疡、目赤龈肿、妇女瘀血经闭、产后恶露不下及跌打损伤等。生用力猛，泻下力强；酒制泻下力弱，活血力强。煎服，3～12g，后下或用开水泡服泻下力强；久煎泻下力弱。炒炭止血力强。妇女经期、妊娠期、哺乳期慎用或忌用。

大黄甘草汤 方名，出自《金匮要略》。大黄四两，甘草一两。水煎服。功能泻热下积。治实热积滞胃肠，食已即吐，大便秘结。

大黄甘遂汤 方名，出自《金匮要略》。大黄四两，甘遂、阿胶各三两。水煎顿服。功能泻下血结。治妇人产后，水与血结于血室，少腹满如敦状，小便微涩而不渴。

大黄当归散 方名，出自《张氏医通》。大黄、黄芩各一两，红花二钱，苏木、当归、炒栀子、木贼草各五钱。为粗末，每服四钱，水煎服。功能泻火散风，治血消肿。治眼胞壅肿，瘀血凝滞不散，渐生翳者。

大黄牡丹汤 方名，出自《金匮要略》。大黄四两，牡丹皮一两，桃仁五十个，瓜子半升，芒硝三合。先水煎前四味去渣，内芒硝，再煎沸，顿服。功能泻热破瘀，散结消肿。治肠痈初起，少腹肿痞，症见按之即痛如淋，小便自调，或喜屈右足，牵引则痛剧，或时时发热，身汗恶寒，舌苔薄腻而黄。近代也用于急性阑尾炎、盆腔炎属实热者。实验研究证明，本方能增强阑尾蠕动，促进血液运行。

大黄附子汤 方名，出自《金匮要略》。大黄三两，炮附子三枚，细辛二两。水煎服。功能温阳散寒，泻结行滞。治寒积里实，症见腹痛便秘，胁下偏痛，发热，手足厥逆，舌苔白腻，脉紧弦。

大黄黄连泻心汤 方名，出自《伤寒论》。又名黄连泻心汤。大黄二两，黄连一两。麻沸汤渍之，须臾绞去渣，分二次服。功能清热泻火。治邪热壅滞，心下痞，按之濡，其关上脉浮，及心火亢盛，吐血、衄血等症。

大黄硝石汤 方名，出自《金匮要略》。大黄、黄柏、硝石各四两，栀子十五枚。除硝石外，余药先煎，去渣内硝石再煮，顿服。功能清热祛湿。治黄疸腹泻，小便不利而赤，自汗出，表和里实当下者。

大黄䗪虫丸 方名，出自《金匮要略》。大黄十分，黄芩二两，甘草三两，桃仁、杏仁、虻虫、蛴螬各一升，芍药四两，干地黄十两，干漆一两，水蛭一百枚，䗪虫半升。为细末，炼蜜为丸，小豆大。每服五丸，温酒送下。功能祛瘀生新。治五劳虚极，症见形体羸瘦，腹满大能饮食，肌肤甲错，两目黯黑者。

大营煎 方名，出自《景岳全书》。当归二至五钱，熟地黄三至七钱，枸杞子、杜仲各二钱，牛膝一钱半，炙甘草、肉桂各一至二钱。水煎服。功能补肾壮阳，益气养血。治真阴精血亏损，及妇人经迟血少，腰膝筋骨疼痛，或气血虚寒，心腹疼痛等症。

大雪 二十四节气之一，在小雪与冬至节气之间。《群芳谱》载："言积寒凛冽，雪至此而大也。"我国黄河流域通常在此节气常逐渐积雪。

大眦 即内眼角。见内眦条。

大趾 指足的第一趾，又名足大趾。

《灵枢·经脉》："胃足阳明之脉……，其支者，别跗上，入大趾间出其端。"

大麻仁丸 方名，出自《太平圣惠方》。大麻仁二两，大黄、枳实、杏仁、赤芍药、陈皮各一两。研末，炼蜜为丸，如梧桐子大。每服三十丸，清粥汤下。功能通便去积。治虚人大便不利，心烦，不欲饮食。《太平圣惠方》还载有同名方三首，组成有所不同，皆治便秘。

大麻风 病名，见《外科正宗》。又名疠风、大风、大风恶疾、疠疡、麻风、风癞、血风、冥病、癫疾。相当于西医的麻风病。多内因体虚不充，外因接触疠气侵染，邪侵血脉而成。初起患处肌肤麻木不仁，或伴脱屑；次发红斑或白斑，或有结节；晚期可出现面瘫、兔眼、重腕、垂足、足底穿溃等，或脱发、鼻崩塌、眼盲、爪形手等。均治以祛风化湿、活血杀虫，万灵丹、神应消风散、磨风丸连续循环内服；亦可选一号扫风丸或蝮蛇酒；体虚者可兼服何首乌酒。外治先用苦参汤洗涤溃疡，再涂狼毒糊剂；或用七三丹、红油膏外敷；腐脱改用生肌散、红油膏。总宜中西医结合诊治。并需隔离。

大续命汤 方名，出自《备急千金要方》。麻黄八两，石膏四两，桂心、干姜、川芎各二钱，当归、黄芩各一两，杏仁七十枚，荆沥一升。为粗末，先煮麻黄去上沫，再入诸药同煎去滓，后下荆沥煮数沸，分四次服。功能调理气血，祛风通络。治肝厉风，卒然瘖哑，及五脏偏枯贼风。《备急千金要方》还载有同名方二首，组成、功用、主治皆有不同。

大戟 中药名，出自《神农本草经》。又名下马仙、龙虎草、膨胀草、天平一枝香。为大戟科植物京大戟 Euphorbia pekinensis Rupr. 的根。性寒，味苦，有毒。归肺、脾、肾经。有泻水通便、消肿散结之功效，主治身面浮肿、腹水、胸腔积液等，亦可以鲜根或鲜叶捣敷疮疡肿毒。煎服，1.5~3g；研末每次1g。醋制可减毒性。肾功能不良和孕妇忌服。反甘草。与茜草科植物红大戟 Knoxia valerianoides Thorel expitard 功效、主治近似。

大椎 又名大槌、大颠、大杼。①为骨之会。《类经图翼》八卷说："大椎为骨会，骨病者可灸之"。②穴位名。属于督脉，位于第七颈椎与第一胸椎棘突之间。出《素问·气府论》。

大楗骨 又名髀骨。俗称大腿骨。即股骨。《医宗金鉴》："大楗骨，一名髀骨，上端如杵，入于髀枢之臼，下端如槌，接手骱骨。"

大楗骨伤 病名，见《医宗金鉴》。大楗骨即股骨。因跌打、坠马、压扎所伤。临床有股骨颈、股骨粗隆间、股骨中段及股骨下段骨折等。症见局部肿胀、疼痛、患肢短缩畸形，脚向外旋，活动受限，触按有骨声。治宜牵引下手法复位，并予固定。内服活血化瘀、消肿止痛之品以促进骨折愈合，并配合功能锻炼。

大厥 病证名，见于《素问·调经论》。历代文献有尸厥、薄厥、煎厥、痰厥、食厥、气厥、血厥等名称。主要因于阴阳失调，气血逆乱，痰浊闭阻等。症见突然昏倒，不省人事。详见以上各条。

大暑 二十四节气之一。时值夏季中伏前后，我国大部分地区常为一年最炎热时期。如《通纬·孝经援神契》说："小暑后十五日，斗指末，为大暑，六月中。"《素问·六元正纪大论》说："火郁之发……炎火行，大暑至。"

大筋 指较粗大的肌腱或韧带。《素问·气府论》："项中大筋两旁各一"。《素问·生气通天论》："湿热不攘，大筋缓短，小筋弛长。"或指足内踝上之肌腱。《素问·刺腰痛论》："在内踝上大筋前。"

大胭 指大块的肌肉。《素问·气穴论》："必将为脓，内销骨髓，外破大胭。"

大敦 经穴名，出《灵枢·本输》。又名水泉、大顺。属足厥阴肝经，该经井穴。位于踇趾外侧，趾甲角旁约0.1寸处。主治昏厥、疝气、崩漏、阴挺、经闭、遗尿、五淋、癫痫、心痛、小儿惊风，以及睾丸炎、功能性子宫出血等。斜刺 0.1~0.2 寸，或点刺出血。艾炷灸 3~5 壮，或艾灸条 5~10 分钟。

大寒 二十四节气之一，从小寒之后十五天开始当令。为我国大部分地区一年之中最冷时期。如《授时通考·天时》引《三礼义宗》："大寒为中者，上形于小寒，故谓之大。寒气之逆极，故谓大寒。"

大蒜 中药名，出自《本草经集注》。为百合科植物大蒜 Allium sativum L. 的鳞茎。性温，味辛。归脾、胃、肺经。有解毒、健胃、消肿、杀虫之功效，主治疮疡肿疖、食少下利、肺痨咳嗽、钩虫和蛲虫病，还可防治流感、解蟹毒。生食、煨食、煎汤均可，6~15g。外用适量，捣敷患处。本品捣烂敷足心可止鼻衄。阴虚火旺体质不宜用。

大蓟 中药名，出自《本草经集注》。又名马蓟、虎蓟、野红花、大刺儿菜。为菊科植物大蓟 Cirsium japonicum DC. 的全草或根。性凉，味甘、苦。归心、肝经。有凉血止血、散瘀消肿之功效，主治衄血、吐血、尿血、便血、崩漏等，又用于湿疹、皮肤溃烂、痈疖肿毒及烫伤等。煎服，10~15g，鲜品 30~60g。外用适量，捣敷患处。

大腹 指腹的上部，位于胸部与脐之间的部分。

大腹皮 中药名，出自《药谱》。又名大腹绒、槟榔皮、槟榔衣。为棕榈科植物槟榔 Areca catechu L. 的果皮。性微温，味辛。归脾、胃、大肠、小肠经。有下气宽中、利水消肿之功效，主治湿阻气机不通之腹胀、便不爽、水肿、小便不利、脚气。煎服，6~10g。

大腹痛 病证名，见《医学从众录》。指脐以上腹部疼痛。详参腹痛条。

大腿痈 病名，见《疡医大全》。又名腿痈，其中生于大腿后面者称肚门痈；生于大腿内侧阴包穴、箕门穴者，分别称阴包毒、箕门痈。即泛指发于大腿部的痈。相当于西医的大腿部浅表脓肿。病因证治类同委中毒，参该条。

大赫 经穴名，出《针灸甲乙经》。又名阴维、阴关。属足少阴肾经，冲脉、足少阴之会。位于腹正中线脐下 4 寸，旁开 0.5 寸处。主治小腹急痛、虚劳、遗精、阴部痛、疝气、带下、阴挺等。直刺 0.5~1 寸。艾炷灸 3~5 壮，或艾条灸 5~10 分钟。

大横 经穴名，出《针灸甲乙经》。又名肾气。属足太阴脾经，足太阴、阴维之会。位于脐旁开 4 寸处。主治腹痛、泄泻、便秘、肠炎、菌痢肠寄生虫等。直刺 0.5~1 寸。艾炷灸 3~5 壮，或艾条灸 5~10 分钟。

大橘皮汤 方名，出自《宣明论方》。橘皮、茯苓各一两，木香一分，滑石六两，槟榔三钱，猪苓、泽泻、白术、官桂各半两，甘草二钱。为粗末，每服五钱，加生姜五片，水煎服。功能利水祛湿，理气健脾。治湿热内盛，心腹胀满，水肿，小便不利，大便滑泻。《外台秘要》《杂病源流犀烛》各载同名方一首，组成各异，治证有别。

万氏女科 妇产科著作。3 卷。明·万全撰。刊于 1549 年。卷 1 为总论及妇科杂病；卷 2 为胎前诸病；卷 3 为产后诸病。内容简要。原收入《万密斋医学全书》，亦有单行本行世。

万氏医贯 儿科著作。3 卷。明·万宁撰于 1567 年。前二卷列述胎原、初生诸病及五脏主病、兼证等，各病之后多附作者治案；末卷罗列上述二卷中的治疗方剂，多系万氏家传效方。现存清同治十年征瑞堂石印本及宣统二年商务印书馆排印本。

万氏济世良方 方书。又名《万氏家抄方》《医学入门良方》。明·万表选集。6 卷（另有 4 卷本）。刊于 1609 年。卷 1~5 分为中风、厥、脚气等各科 98 类病证，按病证选录方剂，并简述病候；卷 6 为痘疹、麻疹、脉诀及小儿脉诀。现存明万历三十年刻本等多种明刻本，及日本 1633 年刻本。

万氏家传保命歌括 综合性医书。简称

《保命歌括》。35卷。明·万全撰。刊于1549年。卷1~33以歌括加注形式，介绍中风、中寒、内伤、瘟疫、气病、血病、虚损、痿痹、咳嗽、哮喘等多种病证证治，以内科杂病为主。作者征引诸家论述，结合个人见解，阐析颇详。卷34~35，为摄生经验及作者治案。编入《万密斋医学全书》。

万氏喉科秘书 喉科专著。1卷。简称《尤氏喉科》。清·尤存隐辑。刊于1675年。本书汇辑尤氏历代家传喉科经验，内容有喉症总论、咽喉门7病、口牙舌颈面腮门19病、喉症治法及制药、用药法、喉症验方等。建国后有排印本，与《咽喉脉证化》合刊。

万全 明代儿科医学家。字密斋，湖北罗田人。世代业医，祖杏坡、父筐皆以医名。著有《万氏家传保命歌括》《伤寒摘锦》《养生四要》《万氏女科》《幼科发挥》《片玉新书》《育婴秘诀》《痘疹新法》《广嗣纪要》等。儿科临证经验甚为丰富。理论上宗钱乙，发挥钱乙五脏辨证理论，强调小儿肝常有余，脾常不足的病理特点，治疗重视调补脾胃。于小儿痘疹尤富经验，兼行钱乙凉泻，陈文中温补之法，治方简便实用。

万全丸 方名，出自《杂病源流犀烛》。赤石脂、炮姜各一两，胡椒五钱。为细末，醋糊为丸。每服五至七丸，空腹米饮送下。功能温中散寒止泻。治大便滑泻而小便精出者。

万应丸 方名，出自《医学正传》。槟榔五两，大黄八两，黑牵牛子四两，皂角十枚，苦楝根皮一斤。前三味为末，后二味熬膏，搜和为丸，梧桐子大，再用沉香、木香、雷丸各一两分研，依次为衣。每服三丸，四更时砂糖水送下。功能杀虫。治虫积内阻，腹痛拒按，便秘，脉沉实。近代用于治疗蛔虫性肠梗阻效佳。《卫生宝鉴》《证治准绳》各载同名方一首，组成、功用、主治各异。

万应锭 方名，出自《全国中药成药处方集》。又名金鼠矢。黑墨二两，胡黄连、儿茶各一两，黄连五钱，熊胆、牛黄各二钱，冰片八钱，麝香三分。为细末，煎胆汁为锭，金衣，每服一钱，白开水送下。功能解毒消肿，泻火凉血。治风火喉痹，喉蛾、牙疳、瘟疫、斑疹伤寒、痘毒惊风，卒然昏倒，四肢拘急，壮热，神昏谵语，狂躁，衄血，不眠，咳血便血，干呕烦渴，肝胆湿热，口臭龈肿，便燥溺涩。该书载有同名方一首，组成、治证皆异。

万灵散 方名，出自《杂病源流犀烛》。当归一两，生地黄六钱，肉桂、莪术各五钱，木香三钱。为细末，每服二钱，空腹温酒调下。功能温中理气，活血止痛。治产后血瘀，少腹疼痛，小便淋沥。

万金膏 方名，出自《证治准绳》。龙骨、鳖甲、苦参、乌贼骨、黄柏、黄芩、黄连、皂角、白及、白蔹、厚朴、木鳖子仁、草乌、川芎、当归、白芷各一两，没药、乳香各半两，槐枝、柳枝各四寸长者二十一条，炒黄丹一斤半。熬成膏药。摊贴患处。功能消肿散结，活血止痛。治痈疽发背，诸般疮疖；从高坠下，打扑损伤；脚膝生疮，远年臁疮，五般痔漏，恶疮等。《眼科纂要》载同名方，组成、功用、主治皆异。

万病丸 方名，出自《校注妇人良方》。干漆、牛膝各一两。为细末，以重地黄汁一升同药末慢火熬膏为丸，梧桐子大，每服二十丸，空腹米汤送下。功能破瘀消癥。治妇人月经瘀闭，脐腹作痛，及产后癥瘕等症。

万病回春 综合性医书。8卷。明·龚廷贤撰于1587年。卷1相当于医学总论，分篇述医学总纲、药性、形体、脏腑形状、经脉、脏腑补泻温凉药、运气、学医源流等。卷2~8分述内、妇、儿、外诸科病证证治。所收病种较多。卷末附"云林暇笔"，记医家十要、病家十要凡20条。本书所述病证证治简明扼要，切合实用。流传颇广，影响较大。现存明万历十六年苏州叶龙溪刻本等30余种版本。建国后有多种排印本。

寸口 诊脉部位。出《素问·六节藏象论》。又称气口、脉口。在两手桡骨头内侧动脉部位，属手太阴肺经。《难经·二难》："从关至鱼际是寸口"。《难经·一难》说："寸口者，脉之大会，手太阴之脉动也。……五藏六府之所终始，故法取寸口也。"

寸白虫病 病名，见《诸病源候论》。又称白虫病、脾虫病。即现代所称绦虫病。多因食未熟猪、牛、鱼肉所致。症见腹痛、腹泄、腹胀及便出白色节片等。治方以驱虫为主，至虫头排出为止。方用化虫丸。

寸关尺 指寸口脉分为三部的名称。桡骨茎突处为关，关之前（腕端）为寸，关之后（肘端）为尺。寸关尺三部的脉搏，分别称作寸脉、关脉、尺脉。《脉经》："从鱼际至高骨，却行一寸，其中名曰寸口，从寸至尺，名曰尺泽，故曰尺寸，寸后尺前名曰关。阳出阴入，以关为界。"

寸金散 方名，出自《证治准绳》。蒲英、白面各三钱匕，牛黄、冰片各半钱匕。为末，每服一钱，生藕汁调，食后服。功能清热泻火，凉血止血。治心经烦热，血热妄行，舌上出血。《卫生宝鉴》载同名方二首，《疡医大全》载同名方一首，组成、功用、主治各异。

[丨]

上巨虚 经穴名，出《千金翼方》。又名巨虚上廉、上林、足上廉、巨灵上廉。属足阳明胃经，大肠之下合穴。位于小腿前外侧，犊鼻穴直下6寸。主治腹胀、腹痛、泄泻、痢疾、便秘、肠痈、脚气、膝痛、下肢麻痹，以及急慢性胃肠炎，阑尾炎、胆囊炎等。直刺1~1.5寸。艾炷灸3~7壮，或艾条灸5~15分钟。

上见 运气术语。即指司天。如逢子年或午年，则少阴司天在上。《素问·天元纪大论》："子午之岁，上见少阴。"

上气 ①病证名。出《素问·调经论》。多因外感六淫，痰气凝结，肺道壅塞所致。症见呼多吸少，气息急促，甚至张口抬肩作喘。治宜宣肺祛邪，降气化痰为主。详参喘证各条。②指上焦心肺之气。如《灵枢·大惑》："上气不足，下气有余，肠胃实而心肺虚。"

上气不足 指五脏六腑上升于头部的精气不足，因之头目失养的病机。《灵枢·口问》："故上气不足，脑为之不满，耳为之苦倾，目为之眩。"临床可见头晕目眩，颈软无力等症。

上气鸣息 病证名，见《肘后备急方》。多因邪乘于肺，痰阻气道所致。治宜化痰降气、平喘。详参痰喘、哮证条。

上丹田 气功术语。出《抱朴子》。丹田之一，在头部两眉间。一般称其为泥丸。

上行隆 藏医基础理论术语。存于胸部，运行于鼻、舌、喉三处。其作用为发音、润色泽，使活力充沛、精神振奋、思维敏捷。

上行隆病 藏医病证名。见《藏医药选编》。因呕吐或嗳气被强行制止，或哭笑过度，或强力负重。常见症状为：语言困难，口吃，瘖哑，体力减弱，口角喎斜，甚则意识不清。治疗：以三果酥油丸，骨汤送服。或于四结门（头上四角）及胸部等处用油脂热敷。或于天突、百会、囟门、后囟、膻中等穴灸之。

上行赫依 蒙医名词。赫依五种类型之一。存在于胸部，运行于喉、舌、鼻三处。有主司语言、润色泽，充满工作能力，使精神振奋等功能。

上关 经穴名，出《灵枢·本输》。又名客主人、客主、容主。属足少阳胆经、手足少阳、足阳明脉之会。位于面部、颧弓上缘，距耳廓前缘约1寸处，与下关相对。主治头痛、目眩、耳鸣、耳聋、齿痛、青盲、口噤不开、口眼喎斜、惊痫、瘈疭，以及神经性耳聋，中耳炎，三叉神经痛等。直刺0.3~0.5寸。艾条灸5~10分钟。

上池杂说 医话著作。1卷。明·冯元成撰于1664年。全书共收医话28条,阐述医理、辨证论治及其他杂论,治法偏于温补。收入《三三医书》。

上医本草 药物学著作。4卷。明·赵南星辑。刊于1620年。本书选辑明李时珍《本草纲目》中可供养生食用的药物共230种,简述其品种、性味、主治、宜忌等,并附单方。内容无何补充和发挥。现存明·赵悦学重刻本。

上迎香 奇穴名,出《银海精微》。又名鼻通、鼻穿、穿鼻。位于鼻骨下凹陷中,当鼻唇沟上端尽处。主治久流冷泪、烂弦火眼,以及鼻炎,鼻旁窦炎,鼻瘜肉等。沿皮刺0.5～1寸。

上附上 指诊脉部位。即两手寸部脉。《素问·脉要精微论》:"上附上,右外以候肺,内以候胸中,左外以候心,内以候膻中。"另有一说是指诊尺肤部位。

上者右行 运气术语。指天气右旋,自东而西运行。出《素问·五运行大论》。张景岳《类经》注:"上者右行,言天气右旋,自东而西以降于地。"

上取 即从上部进行治疗。①上病上取或下病上取,或指吐法。《素问·五常政大论》:"上取下取,内取外取,以求其过。"②针刺上部穴位治疗上部疾病。如气积于胸中,可针刺人迎、天突、廉泉等穴位。《灵枢·卫气失常》:"其气积于胸中者,上取之。"

上实下虚 ①指肝肾不足,阴亏于下,阳亢于上之病机。又称上盛下虚。症见腰膝酸软无力、遗精等肾阴虚亏证候,同时又见胁痛,头眩,头痛,目赤及烦躁易怒等肝阳上亢证候。②指邪气实于上而正气虚于下之证候。出《素问·三部九候论》。如素患脾肾两虚,腹泻便溏病人,又感受时邪,而见眼红痛痒,头痛恶风等症。

上星 经穴名,出《针灸甲乙经》。又名神堂。属督脉。位于头正中线,入前发际1寸处。主治头痛、眩晕、目赤、肿痛、鼻渊、鼻痔、鼻衄、小儿抽搐、疟疾、热病、癫狂,以及鼻炎,结膜炎,癫痫等。沿皮刺0.5～0.8寸。艾条灸5～10分钟。

上胞下垂 病名,见《中医眼科讲义》。又名睢目、侵风、睑废、脾倦、胞垂、眼睑垂缓、睑皮垂缓。即今之上睑下垂。先天性者常由于发育不全所致;后天性者多因脾气虚弱,脉络失和,风邪客睑所致。此外,外伤、肿瘤、梅毒、椒疮等亦可引起。症见上睑下垂,无力提举,遮掩瞳神,妨碍视瞻。先天性者以手术治疗为主。后天性者宜补益脾气,祛风通络为主。用补中益气汤、人参养荣汤加减。可配合针灸、按摩等治疗。

上损及下 指虚损病变由上部脏腑发展到下部脏腑的病机。虚损为五脏久虚而产生。若干病证的总称。如自肺损开始,继而损及心、胃、肝、肾,称为上损及下;及之自肾损开始,继而损及肝、脾、心、肺,则称之为下损及上。《景岳全书·杂证谟》:"按此上损下损之说,其义极精,然有未尽者,……盖自上而下者,先伤手气,故一损损于肺,则病在声息肤腠,二损损于心,……自下而上者,先伤手精,故一损损于肾。"

上热下寒 出《灵枢·刺节真邪》。指寒热错杂病机。亦是厥阴病证型之一。主要表现为患者在同一时期内,上部表现为热性,下部表现为寒性的证候。如外感病误用攻下,引致大泻不止,津液受损,并使热邪上炎而咽喉疼痛,甚则咯吐黄痰或血痰;而虚寒表现于下,则症见泄泻、肢冷、脉沉迟。参见厥阴病条。又指肾阳虚而阴寒盛于下,火不归原而虚阳上浮。参见虚阳上浮条。

上病下取 治法之一。是指与病气上下相及的治法。如病证的表现或病证的部位偏于上,可以病证所在部位以下的脏腑、经络或体表,用药物或针灸进行治疗。如呃逆、反胃病证,由于阳明腑实所致者,则可用承气汤治之;久喘不止,因肾不纳气所致者,则可用补肾纳气法治之;头晕病证,常针刺太冲、丰隆等穴，皆是上病下取之例证。

上消 病名，出自《素问病机气宜保命集》。又称膈消、消心、肺消。多因心肺火盛所致。症见口渴引饮而小便多。治宜清心润肺，方用消渴方、麦门冬饮子、二冬汤或人参白虎汤。参消渴条。

上窍 指人体眼、耳、口、鼻上部官窍。《素问·阴阳应象大论》："清阳出上窍"。是说人体轻清的阳气上达于头目官窍。而口鼻又是清气和浊气交换之孔窍。

上虚下实 指正气虚于上，邪气实于下的病机。如气虚脱肛患者合并肛门周围感染，上见头眩耳鸣，下见肛门周围灼热疼痛，法当先治其实，后治其虚。又如病者素患心悸怔忡，心血虚亏之证，属上虚，又患湿热痢疾，症见腹痛，下利赤白，一日多次，舌苔黄腻，证属邪实于下。由于有上虚存在，故其治疗亦不宜一意攻伐。总括而言，上虚下实病证，宜用上补下通之法。

上脘 ①三焦部位之一。出《灵枢·四时气》。指胃脘上口贲门部位。《金匮要略·腹满寒疝宿食病脉证并治》："病食在上脘"。②经穴名称。属任脉。位于腹正中线脐上五寸处。出《针灸甲乙经》。又名上管。

上竟上 指诊寸部脉时，应手指向上（掌侧）推至脉的尽端，所谓上寻鱼际，以测候病位。《素问·脉要精微论》："上竟上者，胸喉中事也。"一说是诊尺肤部位。

上厥下竭 指下部真元亏竭而引致昏厥的病机。上厥，指阴阳之气不相顺接，而发作昏倒不省人事；下竭，则指人体真阴真阳的衰竭。

上焦 六腑中三焦之一，即三焦的上部。位于从咽喉至胸膈部分。《灵枢·营卫生会》："上焦出于胃上口，并咽以上，贯膈而布胸中。"上焦的主要功能是敷布水谷精气至全身，以温养肌肤、骨节，通达腠理而润泽皮毛。故《灵枢·决气》载述："上焦开发，宣五谷味，熏肤，充身，泽毛，若雾露之溉。"

上焦主纳 纳，即摄纳、摄入。上焦主纳，指上焦的主要功能是摄纳空气中的清气（即吸入氧气）和受纳饮食水谷。《难经·三十一难》："上焦者，……主内（音义同"纳"）而不出。"

上焦如雾 指上焦的主要功能是宣发由中焦上输的水谷精气与津液，象雾露一样均匀地敷布于全身，以营养和充润脏腑经络组织器官和全身各部。《灵枢·营卫生会》："上焦开发，宣五谷味，熏肤，充身，泽毛，若雾露之溉。"

上寒下热 出《灵枢·刺节真邪》。①寒热错杂病机之一。主要表现为既有寒邪感于上，而见恶寒、恶心呕吐、舌苔白等症；热邪结于下，则见腹胀便秘，小便赤涩等症。②指上下各有寒热不同之病证。如上有痰饮喘咳之寒证，下有小便淋漓疼痛之热证等。总括而言，上寒下热宜用上温下清法施治。

上腭穴 奇穴名，出《千金要方》。位于上腭腭缝际前端，当齿龈上缘中点处。主治黄疸。斜刺0.1~0.2寸，或点刺出血。

上廉 ①经穴名。出《针灸甲乙经》。又名手上廉。属阳明大肠经。位于前臂背面桡侧，阳溪与曲池两穴连线上，当曲池穴下3寸处。主治头痛、肘臂酸痛、半身不遂、胸痛喘息、肠鸣腹泻、小便难，以及肘关节炎，前臂神经痛等。直刺0.5~1寸。艾炷灸3~5壮，或艾条灸5~10分钟。②经穴别名。即上巨虚，详见该条。

上廉泉 奇穴名，位于廉泉穴上1寸；或于前正中线颔下1寸，当舌骨与下颌缘之间凹陷处取穴。主治声音嘶哑、舌肌麻痹、咽炎、扁桃体炎、口腔炎等。向舌根方向斜刺0.5~1寸。

上髎 经穴名，出《针灸甲乙经》。属足太阳膀胱经，足太阳、少阳之络。位于骶部，在第一骶后孔中；约当髂后上棘与骶正中线之中点。主治腰膝冷痛、月经不调、赤白带下、阴中痒痛、阴挺、大小便不利，以及坐骨神经痛，输卵管炎，盆腔炎，睾丸炎等。直刺 1～1.5 寸。艾炷灸 3～7 壮，或艾条灸 5～15 分钟。

口 指整个口腔，包括口唇、舌、齿、腭等。下连食道、气管。口是摄取饮食物的门户，为脾之外窍，脾胃功能调和，则口摄入饮食物而知味，唾液分泌正常，食欲旺盛。《灵枢·肠胃》："口广二寸半。"《灵枢·脉度》："脾气通于口，脾和则口能知五谷矣。"口唇、舌与喉咙、会厌等协调动作，则可发出声音。口同时也是气体出入的门户之一，故亦有助于肺进行呼吸，完成气体交换。口腔是经脉循行的要冲，手阳明大肠经、足阳明胃经、足太阴脾经、手少阴心经、足少阴肾经、手少阳三焦经、足少阳胆经、足厥阴肝经，以及督脉、任脉、冲脉均循行于此。脾开窍于口，其华在唇。《素问·五藏生成篇》："脾之合肉也，其荣唇也。"故察口唇之变化，则可诊脾之病变。

口干 证名。出《灵枢·热病》。多因阴虚津少或气虚阳弱，津液不承所致。前者治宜养阴生津，方用六味地黄丸、增液汤、五汁饮等。后者治宜益气温阳，方用七味白术散、金匮肾气丸。

口下黄肥疮 病证名。见《诸病源候论》。指小儿流涎浸淫下巴，致溃烂而有黄汁流出者。治宜外擦碧玉散。

口不能言 证名。见《万病回春》。又称语言謇涩。多因风痰血瘀阻滞舌本脉络所致。主要见于中风后遗症，症见舌欠灵活，言语不清或舌瘖不语。治宜祛风化痰、通络，方用解语丹。若偏于肾虚者，用地黄饮子。

口气 指口腔发出的气味。如口臭，多属消化不良，或有龋齿，或口腔不洁；口出酸臭气味，多属胃腑宿食积滞；口出臭秽气味，则为胃热；口出腐臭气味，则多为内有溃烂疮疡。

口甘 证名。见《素问·奇病论》。因中焦湿热，或肾虚，或脾胃虚热所致。症见口中有甜的感觉。中焦湿热者，可化湿清热，方用三黄汤加兰叶、白芍、生地。肾虚者，用麦味地黄丸以益肾生津。脾胃虚热者，当滋补脾气，方用补中益气汤去柴胡加佩兰、葛根。

口形六态 指口形的六种变化。临床可作为辨证诊断之参政。如张，即口开而不闭，主病虚；噤，即口闭而不开，主病实；僻，即左右㖞斜，口角缓急，主肝经风痰；撮，指上下唇紧闭缩聚，主邪正交争，正虚邪盛；振，指口唇寒栗鼓急，上下振摇，主阳气虚；动，指口开合频繁，主胃气将绝。

口角疮 病名。见《诸病源候论》。又名燕口疮、口吻疮、燕吻、口丫疮、剪口疮、夹口疮。相当于现代医学口角炎一病。表现为对称性口角区皮肤与黏膜湿白、糜烂、渗出、结痂、皲裂等。多由脾胃湿热所致。治宜清利脾胃湿热，用清胃散加薏苡仁、泽泻、车前子等。

口角流涎 证名。见《景岳全书》。多因脾气虚衰，不能收摄津液所致。症见口角自流清涎不能控制。治宜补气健脾、化痰，方用六君子汤加姜汁、竹沥、天麻。

口辛 证名。见于《医学入门》。多因肺热所致。症见口中有辛辣味的感觉。治宜清肺泻热，方用泻白散。

口苦 少阳经证之一。多由肝胆有热，胆气蒸逆上泛所致。《伤寒论·辨少阳病脉证并治》："少阳之为病，口苦，咽干，目眩也"。《灵枢·四时气》："胆液泄则口苦"。

口软 病证名。五软之一。多由小儿乳食不足，脾胃气虚所致。症见唇色淡白，咀嚼无力，时流清涎。治宜补脾为主，宜扶元散或归脾汤。

口齿类要 口齿科专著。1 卷。明·薛己撰。约刊于 16 世纪中期。书中记载了茧唇、口疮、齿痛、舌症、喉痹、喉间杂症等 12 类口齿科疾病的辨证、验案与方剂。收入《薛氏医案》。

口齿疳 病证名。出《太平圣惠方》。属小儿疳疾，毒热攻胃，反映于口齿之证。多由阳明湿热，火毒熏蒸所致。症见口臭，牙龈肿或烂、出血，甚而齿龈腐坏、槽宽齿脱。治宜清热泻火、解毒养阴，方选：养阴清肺汤、清胃散、黄连解毒汤。

口咸 证名。见《医学正传》。多因肾阴不足所致。症见口中有咸味的感觉。治宜补肾益阴、方用六味地黄丸加减。

口疮 病名。见《素问·气交变大论篇》。又称口疳。相当于阿弗他口炎一病。实证由心脾积热所致，见于疮生唇、颊、齿龈、舌面等处，如黄豆大小呈圆形，中央凹陷，周围黏膜鲜红、溃点数目较多，灼热疼痛，兼见发热口渴，治宜清热解毒，消肿止痛，用凉膈散去大黄、芒硝。虚证由阴虚火旺所致，症见口内溃疡点数量较少，溃面呈灰白色，或此愈彼起，绵延不断，口不渴，治宜滋阴养血，清降虚火，可用四物汤加黄柏、知母、丹皮。

口臭 证名。见于《诸病源候论》。多因脾胃郁热或肺火上炎所致。症见口内呼出秽浊的臭气。脾胃郁热者治宜清胃泻火，方用清胃散。肺火上炎者，治宜泻火清肺，方用泻白散加减。

口疳 病证名。小儿口腔溃烂者。多见于疳疾及痘疮患儿。由湿热内蕴、胃阴不足，胃火与湿热之气上攻，侵蚀于口而成。症见舌颊、唇内侧及上腭等处溃烂，有时扩展至唇外、口角、齿龈及咽喉。治宜清热利湿解毒，内服五味消毒饮加玄参、桔梗、青黛，外用锡类散。

口眼㖞斜 证名。出《灵枢·经筋篇》。又称口㖞、口眼㖞斜。多因经脉空虚，风痰入络所致。治宜祛风化痰、通络，方用小续命汤或牵正散。

口甜 一作口甘。指口中自觉有甜味。多属脾胃湿热。常见于平素嗜食甘肥厚味之消渴病人。《素问·奇病论》："夫五味入口，藏于胃，脾为之行其精气，津液在脾，故令人口甘也。此肥美之所发也，此人必数食甘美而多肥也，……转为消渴"。

口淡 证名。见《世医得效方》。多因病后胃虚或脾胃郁热所致。症见口中有淡而无味的感觉。胃虚者治宜补气健胃，方用六君子汤。胃热者治宜清热泻火，方用甘露饮加减。

口酸 证名。见于《医学入门》。多由肝热上犯，或宿食停积所致。症见口中常有酸味的感觉。前者治宜疏肝泄热，方用小柴胡汤；后者宜清积导滞；方同保和丸。兼肝热乘脾者加用左金丸。

口蕈 病名。见《外科正宗》。又名口藓、口破。相当于口腔扁平苔藓一病。主要表现为口腔黏膜有白色斑纹，可伴有糜烂、灼热或疼痛。《外科正宗》记有："口破者，有虚火实火之分，色淡色红之别。虚火者，色淡而白斑细点，甚者陷露龟纹，脉虚不渴。此因思烦太甚，多醒少睡，虚火动而发之。实火者，色红而满口烂斑，甚者腮舌俱肿，脉实口干。"实者治宜清热解毒祛湿，用平胃散合二妙丸；虚者治宜滋阴养血，用六味地黄汤合四物汤。

口糜 指口腔有白色腐糜，形如苔藓之症状。多由阳盛阴虚，膀胱湿热内郁，热气熏蒸所致。《素问·气厥论》："膀胱移热于小肠，鬲肠不便，上为口糜。"

山羊角 中药名，出自《本草新编》。为牛科动物青羊 Naemorhedus goral Hardwicke 的角。性寒，味咸。归肝经。有平肝、镇惊、明目之功效，主治肝阳上亢之头目眩晕，肝火上炎之目赤肿痛及抽风惊痫等。内服，研末 3~6g；镑片煎汤 10~15g。

山豆根 中药名，出自《开宝重定本草》。又名广豆根、苦豆根。为豆科植物柔枝槐 Sophora subprostrata Chun et T. Chen 的根。性寒，味苦。归心、肺经。功效清热解毒、消肿止痛、利咽，主治热毒蕴结之咽喉肿痛、牙痛、便结，还可用于肺热咳嗽及热毒疖肿。现代药理研究，内含抗癌活性物质。煎服，6~10g，外用研涂患处或含漱。

山茱萸 中药名，出自《神农本草经》。又名山萸肉、枣皮、药枣、肉枣。为山茱萸科植物山茱萸 cornus officinalis sieb. et zucc. 的果肉。性微温，味酸。归肝、肾经。

有补益肝肾、收敛固涩之功效，主治肝肾亏虚之火头目眩晕、腰膝酸软、遗精、遗尿、多汗不止、经多漏下。煎服，5~10g，救虚脱时量可大至30g，可入丸、散剂。

山药 中药名，出自《药谱》。又名山薯、怀山药。为薯蓣科植物薯蓣 Dioscorea opposita Thunb. 的根茎。性平，味甘。归脾、肺、肾经。有健脾胃、益肺肾之功效，主治脾肺虚弱之食少便溏、泻泄、咳嗽、消渴及肾虚遗尿、遗精，妇女腰酸带下，有补虚羸之作用。煎服，10~30g，量大者一日可达250g，水煎代茶饮治消渴。补气炒用，补阴生用。

山楂 中药名，出自《本草衍义补遗》。又名红果子、棠梂子。为蔷薇科植物山里红 Crataegus pinnati fida Bge. var. ma. jor N. E. Brown、山楂 Crataegus pinnatifida Bge. 或野山楂 C. cuneata sied. et Zucc. 的果实。性微温，味酸、甘。归脾、胃、肝经。有消食化积、散瘀之功效，主治肉积不消所致之脘腹胀满、腹痛泻泄以及产后恶露不行之腹痛、痛经。现代用以治疗冠心病、高脂血症。煎服，10~15g，多者达30g。炒黄或炒焦用。

山楂根 中药名，出自《本草纲目》。为蔷薇科植物山里红 Crataegus pinnatifida Beg. var. ma. jor N. E. Brown、山楂 Crataegus pinnati fida Bge. 或野山楂 C. cuneata sieb. et Zuce. 的根。性平，味甘。功用主治与山楂近，但力弱，不可用于风湿关节痛。煎服，9~15g。山楂叶、花泡茶服治高血压病；山楂茎叶水煎洗漆疮；山楂木材为山楂木，煎服治头风、身痒。

山慈菇 中药名，出自《本草拾遗》。又名朱姑、毛姑、毛慈菇。为兰科植物独蒜兰 pleione bulbocodioides（Franch.）Rolfe 或杜鹃兰 Cremastra variabilis（Bl.）Nakai 的假球茎。性寒，味甘、微辛，有小毒。归肝、胃经。有消痈散结、化痰解毒之功效，主治痈肿、瘰疬、疔疮、喉痹、毒蛇咬伤等，近年用于治食管癌、淋巴肿瘤及白血病。煎服，3~6g，外用适量，捣敷或醋磨涂。

[J]

千万舍利 藏医学著作。舒卡·年姆尼多杰著。全书不分卷，包括医学疗方剂。现存原刻本。

千年健 中药名，出自《本草纲目拾遗》。又名千年见、一包针。为天南星科植物千年健 Homalomena occulta（Lour.）Schott 的根茎。性温，味辛、微苦。归肝、肾经。有祛风温、强筋骨、活血止痛之功效，主治风湿痹痛、筋脉拘挛、跌打瘀肿。煎服，5~10g，捣敷适量，治痈疽疮毒。

千里光 中药名。出自《本草图经》。又名千里及、眼明草、九里明、一扫光。为菊科植物千里光 Senecio Scandens Buch. -Ham. 的全草。性寒，味苦。有清热解毒、杀虫、明目之功效，主治肺热咳嗽、咽痛，肠热下利，并治目赤肿痛、疮疡肿毒、丹毒、湿疹、痔疮、水火烫伤。煎服，15~30g，外用煎水洗患处，或制成眼药水滴眼。

千金子 中药名。出自《开宝重定本草》。又名续随子打鼓子、小巴豆。为大戟科植物续随子 Euphorbia lathyris L. 的种子。性温，味辛，有毒。归肝、肾、大肠经。有逐水消肿、破癥散结之功效，主治水肿胀满、二便不利、瘀滞经闭、癥瘕积聚，还可治顽癣、疣赘及毒蛇伤。内服入丸、散，1~2g，捣敷取适量治蛇毒伤。有毒不可过用、久用、体弱及孕妇忌用。

千金方衍义 方书。30卷。清·张璐撰。刊于1698年。本书对唐孙思邈《备急千金要方》中所收方剂注释发挥，故名"衍义"。内容切合临床实用。作者并对原书进行校勘。书中记述有立方原则的反用、激用之法。现存初刻本及多种清刻本、民国石印本。

千金托里散 方名。出自《证治准绳》。黄芪一两半，厚朴、防风、桔梗各二两，连翘二两二钱，木香、没药各三钱，乳香二钱，当归五钱，川芎、白芷、芍药、官桂、人参、甘草各一两。为细末，每服三钱，酒煎二至三沸，和渣温服。功能益气活血，理气散结，治疮肿，发背，疔疮。

千金宝要 方书。6卷（又有8卷或17卷本，后者系析篇为卷）。宋·郭思编。刊于1124年。本书系取《千金要方》《千金翼方》中简、便、验方及针灸法汇编而成。内分妇人、小儿、中毒等17篇。其中医论一篇，系摘录《千金方》中有关病机、制药等内容。现存清嘉庆十二年平津馆刻本，以及据陕西耀县药王山石刻拓印本等。

千金保童丸 方名，出自《古今医鉴》。人参、白术、炒神曲、炒麦芽、炒莱菔子、炒水红花子各五钱，茯苓、炒黄连、使君子、炒夜明砂、龙胆草、炒苍术、炒青皮、陈皮、木香、槟榔、煨三棱、煨莪术、炒香附、山楂肉各三钱半，芦荟一钱，胡黄连、阿魏各二钱，芜荑仁、柴胡、炒枳实各三钱，炒蟾酥二个，砂仁二钱半。为细末，猪胆汁为丸，绿豆大。每服三十至五十丸。功能调理气血，健脾消食，杀虫退热。治宿食停滞，疳积痞块，肚胀青筋，面黄肌瘦，精神不振。

千金翼方 方书。30卷。唐·孙思邈撰，约成书于永淳元年（682年）。系作者晚年为补充《备急千金要方》而作。依次分为药录纂要、本草、妇人、伤寒、小儿、养性、辟谷、退居、补益、中风、杂病、万病、飞炼、疮痈、色脉、针灸、禁经凡17卷。其中本草部3卷，收录了《新修本草》大字本文部分；伤寒部2卷，较完整地收录了古本《伤寒杂病论》之伤寒部分，有重要文献研究价值。临证各科及针灸部分，内容丰富，切合实用。但也收载了一些服石、符咒等消极资料，是其不足。现存明万历三十三年王肯堂校刻本、日本文正十二年据元大德梅溪书院刻本影刻本。1955年人民卫生出版社据后者影印。

千缗汤 方名，出自《校注妇人良方》。制半夏七枚，皂角、炙甘草各一寸，生姜一块，水煎服。功能化痰止咳。治痰壅咳喘。

乞力伽散 方名，出自《校注妇人良方》。白术、茯苓、炒白芍药各一钱，炒甘草五分。为粗末，加生姜、大枣，水煎服。功能健脾滋肝，养血退热。治血虚肌热，或脾虚蒸热。

川贝母 中药名，出自《滇南本草》。又名川贝。为 Fritillaria cirrhosa D. Don、甘肃贝母 F. przewalskii Maxim. 或棱砂贝母 F. delavayi Franch. 等的鳞茎。性凉，味苦甘。归肺、心经。有化痰散结、润肺止咳之功效，主治肺热咳嗽，咯痰黄稠或肺虚久咳、肺痿、肺痈、痰火结核、瘰疬、疮肿、乳痈、喉痹。煎服，3～9g；研末吞服，1～1.5g，反乌头。

川牛膝 中药名。出自《本草纲目》。为苋科植物川牛膝 Cyathula officinalis Kuan 的根。性平，味苦、酸。归肝、肾经。有补肝肾、强筋骨、祛瘀血、利尿通淋之功效，主治风湿腰膝酸痛，肾虚下肢无力，瘀血阻滞之月经不调、痛经、闭经，小便不利、尿道涩痛。功擅苦泄下降，能引火下降，故亦常用于吐血、衄血、齿痛、口疮等。煎服，6～15g，孕妇忌用。

川乌头 中药名。出自《药谱》。又名川乌。为毛茛科植物乌头 Aconitum carmichaeli Debx. 的块根（主根）。性热，味辛，有大毒。归心、肝、脾经。有祛风湿、散寒止痛之功效，主治寒湿痹痛，骨节拘挛麻木，半身不遂，寒性头痛、腹痛及跌打损伤疼痛等。煎服，1.5～4.5g，用制川乌，宜久煎（一小时以上）。散剂或酒剂，1～2g。孕妇忌用，生品慎用。

川芎 中药名。出自《汤液本草》。又名芎䓖、抚芎。为伞形科植物川芎 Ligusticum Chuanxiong Hort. 的根茎。性温，味辛。归肝、胆、心包经。有活血行气、散风止痛之功效，主治妇女月经不调、痛经、闭经、产后瘀滞腹痛、胸胁疼痛及头痛、关节疼痛、跌打疼痛等。近年常用于治疗冠心病心绞痛及缺血性脑血管病。煎服，3~10g，研末服每次1~1.5g。本品辛温升散，阴虚火旺之人不宜；活血力强，妇女月经过多亦不宜用。

川芎茶调散 方名。出自《太平惠民和剂局方》。薄荷八两，川芎、荆芥各四两，白芷、羌活、甘草各二两，细辛一两，防风一两半。为细末，每服二钱，食后茶水调下。功能疏风止痛。治外感风邪头痛，症见偏正头痛或巅顶作痛，恶寒发热，目眩鼻塞，舌苔薄白，脉浮。《银海精微》载同名方一首，组成、功用、主治皆不同。

川楝子 中药名。出自《本草正》。又名楝实、金铃子。为楝科植物川楝 Melia toosendan Sieb. et Zucc. 的果实。性寒，味苦，有小毒。归肝、胃、小肠经。有行气止痛、杀虫之功效，主治肝气郁滞、肝胃不和所致脘痛、胁痛、疝痛、痛经、乳房疼痛及虫积疼痛。煎服，4.5~9g。外用疗头癣，焙黄研末，熟猪油或麻油调膏涂之。脾胃虚寒之人不宜服。

久泻 病证名。见《寿世保元》。又称久泄。多因脾肾两虚，正气下陷所致。症见泄泻日久不愈，大便清稀。治宜补气健脾、益肾助阳、固涩。方用补中益气汤、四神丸。

久热伤阴 指邪热稽留不退，灼伤津液，以致阴液耗损的病机。如肺胃津液受伤，阴液不足，则可见皮肤干燥，烦闷口渴，干咳无痰，舌红而干，少苔或无苔，脉细数或虚数等症。若伤及肝肾之阴，肝肾阴液不足，则可见暮热早凉，口干舌燥，手足颤动，心悸神疲，耳鸣，舌绛少苔或剥苔，脉细数等症。

久痢 病名。见《诸病源候论》。多因痢疾日久不愈，脾肾亏损，中气下陷所致。症见大便次数增多，常带黏冻血液，腹部隐痛，里急后重；虚坐努责，甚则脱肛，神疲乏力，食欲减退等。治宜健脾益气，温中祛寒，方用补中益气汤、附子理中丸、驻车丸等。见滑脱不禁者用桃花汤、真人养脏汤，以补虚温中，涩肠固脱。

久瘖 证名。见《景岳全书》。是表现为说话声哑的症状。久瘖多属虚证，或因长期发音过度，或因久咳不止，或因喉部声带附近肿物所致，以气阴两亏和肺肾阴虚多见。气阴两亏者，治宜益气养阴，用八珍汤加减；肺肾阴虚者，治宜滋养肺肾，用杞菊地黄丸治疗。

丸剂 中药剂型之一。是将药物研成细末，以水、蜂蜜、米糊、面糊或酒、醋、药汁等为赋型剂制成的圆形固体制剂。丸剂吸收缓慢，药效持久，而且体积小，服用、携带、贮存都比较方便。一般适用于慢性、虚弱性疾病，如归脾丸、人参养荣丸等；亦有用于急救，但方中含有芳香药物，不宜加热煎煮，如安宫中黄丸、苏合香丸等；某些峻猛药品，为了使其缓缓发挥药效，或不宜作汤剂煎服，也可制作丸剂使用。如舟车丸等。临床常用的丸剂有水丸、蜜丸、糊丸、浓缩丸等。

[、]

广肠 即乙状结肠和直肠。是指其肠腔广阔于大小肠而言。《证治要诀》："广肠，言其广阔于大小肠也。"《灵枢·肠胃》："广肠传脊，以受回肠，左环叶脊上下，辟大八寸，径二寸寸之大半，长二尺八寸"。

广惠司 元代医疗机构。《元史·仁宗本纪》载："广惠司，秩正三品，掌修制御用回回药物及和剂，以疗诸宿卫及在京孤寒者"。是一种阿拉伯式医院。1253~1259年，蒙古族军队占领波斯后，城防军中有许多阿拉伯卫士，他们习惯接受阿拉伯医生的治疗。因此，于至元七年（1270年）设立广惠司，聘用阿拉伯医生，配制回回药物，至元二十七年（1290年），又在大都（北京）和上都（多伦）设回回药物院，职能同于广惠同。

广嗣全诀 嗣育、胎产、儿科著作。12卷。明·陈文治撰。刊于1587年。卷1种子收录嗣育治方；卷2~3论述保胎保产之法；卷 4 论述产后证治；卷 5 ~ 10 论述儿科诸病证治；卷 10 ~ 12 痘疹证治。全书共分 200 余篇，论述颇详。流传不广，现存明刻本。

广嗣纪要 嗣育、妇婴著作。又名《万氏家传广嗣纪要》。16 卷（又有 5 卷本，前 4 卷与 16 卷本同，末 1 卷为《小儿全书》）。明·万全撰。约刊于 16 世纪中期。论述有关嗣育、妊娠及婴儿疾病证治，附幼科医案。书中并记述影响生育的男女生殖器畸形、损伤等内容。现存明万历元年怡庆堂刻本。并收入《万密斋医学全书》。

广瘟疫论 温病著作。4 卷。附方 1 卷。清·戴天章约撰于 1722 年。本书增订、注释《瘟疫论》，阐述温病、伤寒的辨证治疗。卷 1 辨析气、色、脉、舌、神、辨别时疫与风寒在病因、受病、传经、兼症等方面的不同；卷 2 列表证症候 32 条；卷 3 列里证症候 41 条；卷 4 记述汗、下、清、和、补等治法，及温热余邪未尽所引起的各种后遗症。后附《佛崖验方》1 卷，收载治疗温热病方 84 首。乾隆年间，郑奠一将本书改名《瘟疫明辨》，但内容并无改动。1878 年，陆懋修又将《广瘟疫论》删订补充，改名《广温热论》。清末，何廉臣在《广温热论》基础上参考前人著作，综合印证，加以补订，将原书并为 2 卷，名《重订广温热论》。现存清乾隆四十三年刻本等 20 余种版本。

亡阳 指机体阳气发生突然性脱失，以致全身机能突然严重衰竭的病理状态。多由邪盛，正不敌邪；或素体阳虚，正气不足，疲劳过度；或过用汗法，汗出过多，阳随阴泄等，致使阳气亡脱，或慢性消耗性疾病，阳气耗散，虚阳外越亡脱等所致。临床可见大汗淋漓，汗出如珠，畏冷踡卧，四肢厥冷，精神萎靡，面色苍白，呼吸微弱，渴喜热饮，脉微欲绝或浮数而空等症。宜急用大剂参附以回阳固脱。

亡阴 指机体阴液发生突然性的大量消耗或丢失，以致全身机能严重衰竭的病理状态。多由热邪炽盛或邪热久留，大量煎灼阴液，或其他因素如吐泻、大汗或出血等，大量耗损阴液所致。临床可见身体干瘪，皮肤皱折或目眶深陷，精神烦躁或昏迷谵妄，虽有汗出而量多，但身热而手足温，呼吸气粗，口渴而喜饮，唇舌干红，脉虚数或细数。治宜滋阴增液或养津益气。

门户 ①指五脏在面部的分属部位。《望诊遵经》："所谓门户者，阙庭（印堂）肺门户，目肝门户，耳肾门户，口心脾门户。"《脉经》："病人首部，耳目口鼻有里气起，入于口者，为入门户。"②经气出入的道路。《灵枢·卫气》："知六府之气街者，能知解结契绍于门户。"

[一]

尸厥 病证名，出《素问·缪刺论》。又称尸蹷、飞尸、卒厥、中恶。多因正气不足，骤然感受秽浊之气所致。症见突然昏倒不省人事。治宜芳香辟秽，开窍醒神，急宜针刺人中、十宣，或以苏合香丸调姜汁灌服，续以调气散煎服。

己椒苈黄丸 方名，出自《金匮要略》。又名防己椒目葶苈大黄丸。防己、椒目、葶苈子、大黄各一两。为末，炼蜜为丸，梧桐子大，每服一丸。功能攻逐水饮，利水通便。治水饮停聚，水走肠间，漉漉有声，腹满便秘，小便不利，口舌干燥，脉沉弦。近代常用于治疗肝硬化腹水、肺源性心脏病水肿及肾炎水肿属实证者。

巳亥主木 运气术语。以十二支分主六气，则巳亥主风木之气。《素问·五运行大论》："巳亥之上，厥阴主之。"

卫 ①卫外功能。《素问·生气通天论》："阳者，卫外而为固也。"②卫气的简称。《素问·痹论》："卫者，水谷之悍气也。"③温病卫气营血辨证的一个病位或阶段。《温热论》："肺主气属卫"。详见卫分证条。

卫气 人体阳气的一种。生于水谷精气，源于脾胃，出于上焦而行于脉外，其性慓悍，运行迅速流利。其生理功能是温养内外，护卫肌表，抗御病邪，滋养腠理，并能司汗孔之开合。《灵枢·本藏》："卫气者，所以温分肉，充皮肤，肥腠理，司开阖者也。……卫气和则分肉解利，皮肤调柔，腠理致密矣。"

卫气同病 指卫表病邪入里化热，气分热势已盛，但卫分表证仍未消除的病理状态。症见壮热，口渴，心烦，汗出，多伴有恶寒，身痛，舌苔薄白微黄或黄白相兼等。治宜清解疏表，表里双解。

卫气营血辨证 为清代著名医家叶天士所创立的运用于外感温热病的一种辨证方法。即以外感温热病变由浅入深或由轻而重的病理过程分为卫分、气分、营分、血分等四个阶段，并有其相应的四类证候。当温热病邪侵入人体，由于卫气敷布于体表，有卫外作用，故病邪侵入，必先犯及卫分；邪在卫分郁而不解，势必向里传变而入气分；气分病邪不解，若其人正气虚弱，津液亏乏，病邪乘虚内陷，则入营分；营分有热，进而累及血分。故病变按卫、气、营、血发展者为顺传；由卫分迅速发展至营分或血分者为逆传。若其中两分的证候同时出现者则称同病。临床分析，应注意其特点，卫分证属表，病在肺与皮毛，应鉴别其不同的病因；气分证属里，为热盛阶段，病多在胸膈、肺、胃、肠、胆等脏腑。应区别热邪是否结聚，如属湿热，则应区分热与湿的轻重；营分证是邪热入于心营，病在心与包络；血分证，则为热邪深入肝肾，极易动血、耗血。

卫分证 为卫气营血分证之一，指外感温病初起阶段，邪犯人体卫外之表层所出现的证候。临床表现的恶风寒或微恶风寒，发热，苔薄白，脉浮数等为特点，或见鼻塞咳嗽，或肢酸身痛头痛等症。

卫生易简方 方书。12卷。明·胡濙撰。刊于1427年。本书汇集各地民间单验方，按病证分为145类，共录方3963首，多为仅用一、二味药物的小方，药亦价廉易得。卷后附录服药禁忌22条，兽医单方47首。现存明宣德二年刻本。1984年人民卫生出版社出版排印本。

卫生宝鉴 综合性医书。24卷。补遗1卷。元·罗天益撰，撰年不详。作者为李东垣门人，本书继承李东垣学术经验，又旁采诸家学说，参以个人心得编成。卷1~3"药误永鉴"，结合病案，阐析误治病例以为鉴戒；卷4~20"名方类集"，汇集各科常见病证实用效方，详其主治、服用法，为本书的主要组成部分；卷21"药类法象"，简述常用药性味、功能；卷22~24"医验记述"，联系临床实例阐述医疗经验。补遗1卷，系后人增订，选辑张仲景以下历代名家治疗外感病证经验方。收入《惜阴轩丛书》。现存明永乐十五年刻本。1959年商务印书馆出版排印本。

卫生家宝方 方书。又名《卫生家宝》。6卷，卷首1卷。宋·朱端章辑，徐安国补订。刊于1184年。系作者历年所集和试用效方的汇编。卷首为方剂目录，药件修制总例（记述300余种药物炮灸法）；卷1~6收录内、外、妇、儿各科病证验方，共43门，880余方。现国内仅存日抄残本（缺卷1、卷6）。

卫生家宝产科备要 妇产科著作。8卷。宋·朱端章撰。刊于1184年。卷1~7主要是产科方论；卷8为初生儿保育法。书中引录前人有关妇产科病证的论述，内容丰富，所选方药亦大多可取，是宋以前妇产科临床治疗重要文献。现存宋淳熙十一年南康郡斋刻本。建国后有1956年人民卫生出版社影印本、1960年商务印书馆排印本。

卫生鸿宝 方书。6卷。清·祝补斋（西溪外史）撰。刊于1844年。收集临床各科有效成方、单验方及各种外治法等，汇编成书。卷1内科，卷2外科，卷3幼科，卷4痘科，卷5女科，卷6伤科。各卷分病列方。所辑多系近人试效方，内容又较通俗，切临床应用。后经高味卿增补，为《增补卫生鸿宝》。现存清道光二十四年刻本等10余种刻本。

卫在脉外 卫，指卫气。卫在脉外，是说卫气循行于脉外。卫气与营气均为水谷之精气所化生，但在体内循行部位则有所不同，卫气运行于脉管之外，而营气则运行于脉管之中。《灵枢·营卫生会》："人受气于谷，谷入于胃，以传于肺，五藏六府，皆以受气，……营在脉中，卫在脉外，营周不休。"

卫汛 后汉时医家。一作卫沉或卫沈。河东（今山西境内）人。张仲景弟子。曾著《小儿颅囟方》《四逆三部厥经》《妇人胎藏经》等书，均佚。

卫济宝书 外科专著。原书1卷，22篇。宋·东轩居士撰，撰年不详。东轩居士，不详姓名，宋孝宗（1162～1189年）以前人。原书系裒辑经验旧方成帙，中间增入东轩居士注语，已佚。现存本为清代纂修《四库全书》时据《永乐大典》辑佚而成，析为2卷，但内容已不完整。卷上"论治"，设问答以论痈疽证治；"痈疽五发"，述癌、瘭、疽、瘤、痈五病证治，并附图说明；又记古今用药制度、试疮溃法、长肉法、骑竹马量灸法、痈疽灸法等。卷下收录正药指授散、老翁神杖散等外科方40首，并述乳痈、软疖等病证治。有清光绪四年《当归草堂医学丛书》本、1956年人民卫生出版社影印本。

卫营同病 为病从卫分逆传心包，或入营分而卫分证候仍在的病理状态。其临床表现是既有发热夜甚，神识昏蒙，舌质红绛等营分证，又有恶寒，咳嗽，舌苔薄白等卫分证。治宜清营兼及透解表邪。

也是山人医案 医案著作。清·也是山人撰。本书汇收内、外、妇、儿、五官等各科病证验案。用药精炼，配伍灵活，但记录较简略。收入《珍本医书集成》。

女子胞 奇恒之府之一。出《素问·五藏别论》。又名胞宫、胞脏、子宫、子脏。包括了妇女整个内生殖器官在内。女子胞的生理功能为主月经、受孕并孕育胎儿。肝、肾、心、脾与女子胞关系密切，冲任二脉皆起于胞中，冲为血海、任主胞胎。当妇女发育成熟，冲任脉充盛，则月经就会来潮，并具有生育能力。故《素问·上古天真论》明确载述："女子……二七而天癸至，任脉通，太冲脉盛，月事以时下，故有子。"

女子梦交 病名，出《金匮要略》。又名梦与鬼交。指女子入睡后在梦中与男子交合的一种病证。本病多由摄养失宜，脏腑虚损，气血衰微，阴阳不相维系；或为七情所伤，神明失养所致。若阴阳俱虚者，症见睡则梦中交合，神疲乏力，汗出而寒，带下绵绵，治宜固阴敛阳，方用龙骨牡蛎汤。若七情所伤，欲念萦思者，症见梦交，头晕头痛，精神恍惚，性躁易怒，甚则喜怒无常，妄言妄见等，治宜滋阴降火，养心宁神，方用滋阴安神汤。

女贞子 中药名，出自《本草正》。又名女贞实、冬青子、爆格蚤。为木樨科植物女贞 Ligustrum lucidum Ait. 的果实。性凉，味甘苦。归肝、肾经。有补益肝肾、清肝明目之功效，主治肝肾阴虚之腰膝无力、头昏目眩、耳鸣遗精、须发早白、大便虚秘。煎服，9～15g。脾胃虚寒或阳虚内寒者忌服。

女劳复 病名，见《三因极一病证方论》。男子病后，因房劳而复发者。详房劳复条。

女劳疸 病名，出自《金匮要略》。多因劳累或房劳过度所致。症见身目发黄，傍晚手足心热而恶寒，额上黑，少腹满急，大便色黑，小便自利。治宜补肾化瘀，方用硝石矾石散，如偏肾阴虚合左归丸，如偏肾阳虚合右归丸。

女金丹 方名，出自《韩氏医通》。又名胜金丸、不换金丹。藁本、当归、白芍药、人参、白薇、川芎、牡丹皮、桂心、白芷、白术、茯苓、延胡索、甘草、石脂、没药各一两，香附十五两。前十三味俱酒浸三日，烘干，与余药共为末，炼蜜为丸，如弹子大。每服一丸，清晨先以薄荷或茶灌漱咽喉后细嚼，用温酒或白开水送下，再以食物干果压服，服至四十九丸为一剂，以月经调准，受妊为度，妊中三日服一丸，产后二日服一丸，百日止。功能调和气血。治妇人子宫虚寒不孕，带浊白崩；胎死腹中，气满闷，脐腹作痛；月水不通；痢疾、消渴；产后伤寒虚烦，及中风口噤；半身不遂，下虚无力等症。

女科万金方 妇科著作。1卷。旧题宋·薛古愚撰。撰年不详。本书论述女科调经及胎产诸证，有歌诀、问答、医论及立方等内容。书中引文有"东垣曰"字样，似非宋人所撰，或为后人增补。现存明崇祯抄本，民国影印本、石印本。

女科百问 妇科著作。2卷。宋·齐仲甫撰。刊于1220年。本书以问答体例，扼要论述妇产科主要疾病的证候与治疗。上卷50问，论述妇女月经、带下诸病证治；下卷50问，论述妊娠胎产诸病证治。先为医论，后为治方，颇多精辟见解。收入《珍本医书集成》。

女科产后编 妇产科著作。一名《傅氏女科全集》《女科全集》。旧题清·傅山撰。约成书于十七世纪。4卷。1827年始有初刊本。其中《女科》2卷，分为带下、血崩、鬼胎、调经、种子、妊娠、小产、难产、正产、产后等10门，共77篇，论述妇科各病证治。《产后编》2卷，内容有产后总论，产前产后27证宜忌，及血块、血晕、厥症等43种产科疾病证治。内容简要，选方实用，流传较广。本书又有清·陆懋修校订本，收入《世补斋医书》，编次、内容均有调整，将《女科》析为8卷，合并为8门，改名《重订傅征君女科》；《产后编》则为1卷，改名《生化编》。

女科证治准绳 妇科著作。为《证治准绳》中的一种，又名《女科准绳》。5卷。明·王肯堂撰。本书以《校注妇人良方》为基础，广泛收集各家学说，对明以前妇科学成就进行系统整理，分为治法总论、调经门、杂证门、胎前门及产后门五大类，每类分列若干病证，详述病因、辨证及治疗，是一部资料丰富的妇科著作。

女科经纶 妇科著作。8卷。清·肖赓六撰。刊于1864年。本书汇辑历代妇科及相关著作中的妇科理论和证治，分类选编，共分月经、嗣育、胎产、产后、崩带、带下和杂证七门，列病证163种，引录各家论述700余条，并附按语，加以补充或订正。资料广博，对妇科临床辨证多有参考。惟书中有论治而无附方。现存清康熙遗经堂刻本等多种清刻本。1957年上海卫生出版社出版排印本。并收入《中国医学大成》。

女科指掌 妇科著作。5卷。清·叶其蓁撰。刊于1724年。本书选录前人妇科著作有关论述，参以已见编成。分为调经、种子、胎前、临产、产后五门。每种病证，先编有歌诀，述其梗概，次加注文分析病证，介绍治法。现存清雍正二年作业堂刻本等多种版本。1955年上海锦章书局出版石印本。

女科撮要 妇科著作。5卷。明·薛己撰。刊于1548年。上卷列述经候不调、经漏不止等15类妇科疾病的证治方药，下卷列述保胎、小产等15类产科疾病的证治方药。每类疾病均附有作者治案。现有《薛氏医案》本。

飞门 七冲门之一。指口唇。出《难经·四十四难》。飞，与扉通。扉，即门扇。飞门，即形容口唇之张合如门扇，饮食物则此而入。参见七冲门条。

飞扬 经穴名，出《灵枢·经脉》《针灸甲乙经》。又名飞阳、厥阳。属足太阳膀胱经，该经络穴。位于小腿后外侧，外踝尖与跟腱水平连线之中点，直上7寸，当腓骨后缘处。主治腰膝酸痛、脚气、痔疾、头项痛、目眩、鼻塞、鼻衄、下肢无力，以及精神分裂症，坐骨神经痛，肾炎，膀胱炎等。直刺1～1.5寸。艾炷灸3～5壮，或艾条灸5～10分钟。

飞扬喉 病证名，见《疮疡经验全书》。指口腔内突发血疱，血疱发生于上腭者，名飞扬喉；发生在悬雍垂处者，名悬旗风。多由脾胃积热，火热上炎，热伤脉络，血液外溢，积于口内肌膜之下所致。症见口内突发血疱，呈紫色或暗红色，易溃破，治宜清热解毒凉血，用犀角地黄汤。外治宜刺破血疱放血，吹冰硼散。

飞阳之脉 ①指足少阳之别。出《素问·刺腰痛论》。张志聪注："足太阳之别名曰飞阳，去踝又寸，别走少阴。"②指阴维脉。王冰注："飞阳之脉，是阴维之脉也，去内踝上同身寸之五寸腨分中，并少阴经而上也。"

飞法 针刺手法名。出《神应经》。用拇指与食、中指相对捏持针柄、一捻一放，捻时食、中指内屈，使针顺转（左转），放时食、中指外伸，搓动针柄，使针逆转，当手指突然松开时，其针颤动有如飞鸟展翅，故称飞法。又《针灸问对》以进为飞。一退三飞即一退三进，一飞三退，即一进三退。

飞经走气 ①针刺手法名。出《金针赋》。指催行经气的一些针刺手法。如用青龙摆尾、白虎摇头、苍龟探穴、赤凤迎源等法，使针感沿经传导。②推拿方法名。出陈氏《小儿按摩经》。又名飞金走气。操作方法有四：（1）先运五经穴，后张开五指在内关拍打，再推心经，揉气关。（2）用拇指按儿总筋处，食中二指推向手弯处。（3）滴凉水于儿内宫，以右手中指引水至天河，前行三次退转一次，并用口吹气，跟水上行。（4）右手拿儿四指不动，左手四指从儿曲池边轮流跳至总经几遍，再拿阴阳，将右手向上向外，一伸一缩，传送其气，徐徐过关。此该法温，能行气化痰，清肺热，治失音，消膨胀。

飞廉 中药名，出自《神农本草经》。又名大力王、天荠、刺打草。为菊科植物飞廉 Carduus Crispus L. 的全草或根。性平、味苦。有凉血止血、祛风利湿消肿之功效，主治吐血、衄血、尿血、子宫出血、关节肿痛、小便涩痛不利、脘胁胀满。煎服，10～30g；外用适量，鲜品捣敷，治跌打瘀肿。

小儿卫生总微论 儿科著作。20卷。南宋时人撰，作者佚名。绍兴二十六年（1156年）由太医局刊行。明弘治二年（1489年）刻本，改名《保幼大全》。书中有方论百余篇，系统总结宋以前儿科学成就。卷1～3为总论部分，阐述胎儿禀受、胎疾、初生儿洗浴、断脐、哺乳、慎护、食忌、脉理，及五脏主病、发热证治等。以下为各论，介绍小儿内科常见病、兼及五官、口齿、扑坠损伤等病证，而尤详于麻、痘、惊、疳四大证。方论兼备，内容丰富。现存明弘治二年李延寿刻本、万历十四年徐桓刻本。1959年上海科技出版社出版排印本。

小儿止嗽金丹 中成药，见《全国中药成药处方集》。玄参、麦门冬、炒杏仁、胆南星各四两，焦槟榔、桔梗、竹茹、桑白皮、川贝母、天花粉、瓜蒌仁、甘草各三两，炒苏子、知母、苏叶各二两。为细末，炼蜜为丸，每丸一钱重。周岁以上小儿每服一丸，周岁以内酌减，白开水送下。功能清热润肺，化痰止嗽。治小儿伤风发烧，咳吐黄痰，口干舌燥，腹满便秘，久嗽痰盛。

小儿百寿丹 中成药，见《全国中药成药处方集》。山楂、滑石各五两，苍术、胆南星、天竺黄、木香、橘皮各二两五钱，砂仁、神曲、麦芽、钩藤、薄荷、僵蚕各一两五钱，牛黄二钱。为细末，炼蜜为丸，每丸重八分，金箔为衣。每服一丸，白开水送下。功能清热健胃，化滞安神。治小儿停乳停食，消化不良，痰盛咳嗽，气促抽搐等症。

小儿至宝丹 中成药，见《全国中药成药处方集》。姜制厚朴、制半夏、陈皮、荆芥穗、砂仁各四钱，炒苍术、桔梗、黄连、藿香叶、炒麦芽、天花粉、枳壳、甘草、大黄、木通各三钱，木香、朱砂、冰片各二钱，山楂五钱。为细末，炼蜜为丸，每丸重五分。一至二岁小儿每服一丸；周岁以内酌减，白开水化下。功能解热健胃，止呕止泻。治小儿发热，腹痛胀满，呕吐泄泻，赤白痢疾。

小儿回春丹 中成药，见《全国中药成药处方集》。又名五粒回春丹。橘红、胆南星、防风、竹叶、桑叶、金银花、连翘、羌活各三两五钱，茯苓、僵蚕、甘草各二两，麻黄、薄荷、蝉蜕、赤芍药、川贝母、牛蒡子各二两五钱，西河柳、杏仁各一两五钱。共为细末，兑入牛黄、冰片各四钱，麝香七钱二分和匀，用糯米六两熬水泛小丸，朱砂为衣，每粒干重约二分。每服五粒，鲜芦根煎水（或温开水）送下，日服二次。功能清热透表，化毒豁痰。治小儿热毒过盛，隐疹不出，发热咳嗽，烦躁口渴。

小儿舌膜 病证名，出《本草纲目》。其症为初生小儿舌上白膜裹住或舌下有膜如石榴子，妨碍吮乳，啼声不出者。多因胎中感染热毒，蕴于脾胃，熏蒸于舌所致。可先将此膜刮去，外以白矾少许擦之，内服三黄汤加银花、牛蒡子以清热解毒。

小儿听声法 小儿闻诊方法之一。指通过听取小儿啼哭、语言、呼吸、咳嗽等不同声音变化，以了解疾病的原因和病机的寒热虚实。如哭声高而尖叫，急缓忽急，时作时止，多有腹痛；若哭声嘶哑，呼吸不利，多属咽喉肿痛；语言沉静微弱，多为虚寒；语声噪扰而洪亮，多属实热；呼吸喘促气粗，多为肺热上迫；呼吸微弱，呼多吸少，多属病情危重；咳嗽清爽，涕涎俱出，多为外感风邪；干咳无痰，或痰难咳出而声哑，则多为肺燥。

小儿金丹 中成药，见《全国中药成药处方集》。川贝母、橘红各四钱，羌活、生地黄、木通、大青叶、荆芥穗、桔梗、前胡、西河柳、赤芍药、制南星、玄参、钩藤、制半夏、炒枳壳各三钱，薄荷、草根、天麻、防风、甘草、炒牛蒡子各二钱。为细末，每六两二钱细粉，兑羚羊角粉、犀角粉各五分，朱砂面八钱，冰片一钱，研匀，炼蜜为丸，每丸重五分。周岁以上小儿每服一丸，周岁以内酌减，白开水送下。功能疏风化痰，清热镇惊，止嗽透疹。治小儿伤风感冒，发热头痛，鼻流清涕，咳嗽气促，咽腮肿痛，惊悸心烦，疹出迟缓。

小儿药证直诀 儿科专著。又名《钱氏小儿药证直诀》《小儿药证真诀》。3卷。宋·钱乙撰，宋·净孝忠编集。1119年成书。有仿宋刊本及清武英殿聚珍本二种。前者为原书覆刻本，后者为辑佚本，内容略有出入。卷上为脉证治法，载小儿诊候、方论81篇，卷中载钱氏小儿病案23则，卷下诸方，记述儿科方剂的配伍与用法。本书以脏腑辨证立说，强调五脏病变在诊治方面的相互影响。提出小儿"脏腑柔弱，易虚易实，易寒易热"，力戒妄攻误下，用药宜平和柔润，补泻并施。其学术见解对儿科学及中医基础理论的发展影响很大，所制六味地黄丸、升麻葛根汤、导赤散诸方，历代沿用不衰。现存康熙五十九年三友堂刻本、1805年日本宛委堂刻本等。建国后有影印本、排印本。

小儿指纹 小儿诊法。出《水镜图诀》。又名虎口纹，虎口三关脉纹。主要观察3岁以下小儿食指掌侧靠拇指一侧的浅表静脉，以第一节为风关，第二节为气关，第三节为命关。纹在风关是邪浅病轻，纹透气关是邪较深，纹达命关则病尤重。若指纹延伸至指端为"透关射甲"，则病显危。正常指纹红黄相兼，隐现于风关之内。纹紫为热，淡红为虚，青色为风主痛，青兼紫黑是血络瘀闭。指纹的变化虽可反映病变的轻重、浅深，但只能作为辨证的参考。

小儿脉法 为小儿诊脉方法。诊小儿脉多用一指三部诊法，即用左手握小儿手，对三岁以下小儿则用右手大拇指按小儿高骨脉上，分三部以定息数；对四岁以上小儿，则以高骨中线为关，以一指向两侧滚动转寻三部；七八岁小儿则可挪动拇指以诊三部；九岁至十岁以上儿童，则可次第下指依寸、关、尺三部诊脉；十二岁以上可按成人对待。对外，对于三岁以下小儿，除脉诊外，更应注意形色、声音和诊指纹，按胸腹、头额等诊法。小儿脉象，五岁以上，一息六至为平，八九至为数，四至为迟；三岁以下，八至为手。一般而言，小儿脉来浮数为阳，沉迟为阴；强弱测虚实，缓急测邪正。数为热，迟为寒，沉滑多属痰食，浮滑多为风痰。紧主寒，缓主湿，大小不齐则为滞。小儿肾气未充，脉气止于中候，故不论脉体素浮素沉，重按多为不见。如重按乃见，则当与成年人之牢脉同论。

小儿紧唇　病证名，出《诸病源候论》。又名小儿唇紧，紧唇，紧唇疮、沈唇。指唇疮所致的口唇紧急，难于开合的症状。参见唇疮条。

小儿疳眼　病名，见《卫生宝鉴》。又名疳眼、小儿疳眼外障、小儿疳伤眼目、疳毒眼、疳积上目、疳疾上目、疳病攻眼症。即今之角膜软化症。多因脾胃亏损，精血不足，目失濡养或肝热上攻所致。症见干涩羞明，白睛失去光泽，黑睛污秽，生翳，甚则溃陷成蟹睛。分别以清热杀虫清疳，健脾养肝明目之法。选用肥儿丸或猪肝散加减。配合捏脊、针刺等治疗方法。

小儿病原方论　儿科著作。4卷。宋·陈文中撰。刊于1254年。卷1养子真诀及小儿变蒸，重点记述小儿护理；卷2三纹三关及面部形色，记述儿科病的望诊；卷3～4为惊风、痘疹证治。1958年商务印书馆将本书与《小儿痘疹方论》合刊出版，名《陈氏小儿病源痘疹方论》。

小儿通睛　病名，见《秘传眼科龙木论》。又名通视、双目通睛。即共同性斜视。指眼珠自幼偏视者，属目偏视。后世一般认为通睛指眼珠自幼向内偏斜者，俗称对眼、斗鸡眼。参见目偏视。

小儿推拿　推拿法名。出陈氏《小儿按摩经》。又名小儿按摩。指专用于防治小儿病证的特定推拿方法。由于小儿在生理和病理上有一定的特点，所以小儿推拿也有着其特定的穴位和术式。如三关、六府、五经等穴位；分阴阳、开璇玑等术式。小儿推拿掌用于防治感冒、发热、呕吐、腹泻、食滞、疳积、遗尿、脱肛、惊厥等症。

小儿推拿广义　推拿专著。又名《推拿广意》。3卷。清·熊应雄辑，约刊于1676年。上卷载小儿疾病总论、诊断方法、推拿理论，附推拿手法图说20余幅；中卷结合20科种小儿常见病，介绍第取穴及推拿方法；下卷记述胎毒、惊风等16门病证的药物治疗经验，附录常用丸散膏丹方180余首。是现存较早的一部小儿推拿专书。切合实用，流传颇广。现存清乾隆十四年金陵四教堂刻本等30余种刊本。1956年人民卫生出版社出版排印本。

小儿推拿方脉活婴秘旨全书　推拿专著。又名《小儿推拿活婴全书》《小儿推拿秘旨》。2卷，后人析为上、中、下3卷。明·龚廷贤撰，姚国祯补辑。刊于1604年。作者在总结前人有关小儿推拿疗法成就的基础上，结合本人经验心得编成本书，是我国现存较早的儿科推拿专著。卷上总论，比较系统地记述小儿病证的病因证治，并详述推拿手法、穴位及其他外治法；卷下以歌诀形式记述儿科病推拿治疗经验，并附常用方50首。论述清晰，手法详明，对后世小儿推拿治疗的发展有一定影响。现存明万历刻本、清康熙文秀堂刻本。1958年江苏人民出版社出版排印本。

小儿推拿辑要　推拿专著。3卷。清·周松龄撰。刊于1843年。本书选辑前人著作中有关小儿推拿论述，上卷为儿科各病推拿手法；下卷为推拿穴位及手法图说。有1933年排印本。

小儿痘疹方论　儿科著作。1卷。宋·陈文中约撰于13世纪中期。书中首论痘疹病源，次论治法，后辑录痘疹效方。治痘多采温药托里，疏通和营卫之法，方多为家藏验方。1958年商务印书馆将本书与《小儿病源方论》合刊出版，名《陈氏小儿病源痘疹方论》。

小儿剳目　病证名，指小儿两眼睑不时眨动之病证。见于结膜炎症等。多因风热攻目或小儿疳症初起所致。参见目剳、疳眼等治疗。

小儿察色法　小儿望诊方法之一。主要通过观察小儿面部色泽的变化，以了解病情的寒热虚实。一般而言，青色主风、主惊、主寒、主痛；赤色主热；黄色主湿、主饮食所伤；白色主虚；黑色主寒、主痛、主中毒等。但察色应结合其他诊法，方能作出正确诊断。

小三关 推拿穴位名。又名大三关。出陈氏《小儿按摩经》。①位于前臂桡侧缘。因此处属于手太阴肺经，根据经络学说，太阴为"三阴之关"，故名三关。常用推法，自腕推至肘，为"推上三关"；自肘推至腕，为"退下三关"。男子"推上三关"与女子"退下三关"，为热为补；男子"退下三关"与女子"推上三关"，为凉为寒。现在，不论男女，皆推左手，取"推上三关"之法。寒证、虚证用之。能培补元气、发汗行气。治发热恶寒无汗、四肢冷弱、痢兼赤白，因寒而引起的头痛、腹痛等症。②位于前臂伸侧。出《幼科铁镜》。③指三关，位于食指三节指骨的腹面。近端指节的风关，中段指节的气关，远端指节的命关。又名虎口三关。也是小儿望诊部位之一。

小中风 病名，见《景岳全书》。多因肝肾两虚、肝风内动所致。症见头晕眼花、跌仆不省人事或肢体麻木，活动不灵，而随即恢复者。详参眩晕、中风条。

小牛黄丸 方名，出自《审视瑶函》。牛黄、珍珠、朱砂、母丁香、乳香、没药、沉得、雄黄、人参各一钱，琥珀八分，麝香三分，煅钟乳石一钱半，白芷、当归尾各二钱半。为末，老米饭为丸，粟米大。每服一分，空腹、临卧用土茯苓煎汤送下。功能活血消肿，解毒明目。治眼病，目眦生疮，流出脓汁，其色黄赤，目胀痛甚，及恶毒疮漏等症。

小乌沉汤 方名，出自《太平惠民和剂局方》。乌药十两，炒甘草一两，香附二十两。为末，每服一钱，或加盐少许，不拘时沸汤点服。功能理气止痛。治心腹刺痛。

小方脉 我国古代医学分科的一种，幼科的别称。专治小儿疾病，相当于现在的小儿科。宋代太医局，元、明、清太医院均设有此科。

小户 病证名，见《卫生宝鉴》。指女子外阴发育小及阴道狭窄。

小户嫁痛 病名，出《千金要方》。又名小户嫁。指妇女阴道窄小，性交时出现疼痛而言。可用白芍、甘草、生姜、肉桂，酒煮温服；或用乌贼骨烧末后，以酒吞之。

小心 《素问·刺禁论》："七节之旁，中有小心。"历代注家认识不一。①指心包络。如马莳注："自五椎（心俞）之下而推之，则包络当垂至第七节而止。……盖心……为大心，而包络……为小心也。"②指命门。如吴鹤皋注："下部之第七节（指从尾椎上数的第七椎）也，其旁乃两肾所系，左为肾，右为命门，命门相火代君行事，故曰小心"。③指膈俞穴。如张志聪注："七节之旁、膈俞之间也，中有小心者，谓心气之出于其间，极微极细。"

小半夏汤 方名，出自《金匮要略》。半夏一升，生姜半斤。水煎服。功能温胃降逆，化痰祛饮。治饮迷心下，呕吐不渴，心下痞闷。《备急千金要方》载同名方二首，系由本方加味而成，证治略同。

小夺命散 方名，出自《疡医大全》。槐实、地丁、地肤子各等分。水煎服，或加蟾酥少许同服。功能清热解毒，凉血祛湿。治疗疮、脑疽、恶毒等。

小产 病名，见《卫生家宝产科备要》。又名半产、半生、失胎、伤娠、损娠、革产、坠伤、坠娠、胎落。指妇女在怀孕三个月以上，胎儿已成形后而流产者。本病多因气血虚弱或肾虚，以及血热或药物伤胎、外伤等原因冲任受损，不能固摄养胎，以致未能足月而产。若在欲堕未堕之时，可按胎动不安、胎漏下血治疗。既堕既产之后，则应以产后处理。最危急的是已堕而又不全者，往往可以导致阴道大出血。如果出血过多，或暴下不止，面苍唇白时，宜急服独参汤峻补其气以生其血。如堕之不全，恶血留滞，腹痛拒按者，则应活血祛瘀，方用生化汤合失笑散。

小麦 中药名,出自《本草经集注》。为禾本科植物小麦 Triticum aestivum L. 的种子。性凉,味甘。归心、脾经。有养心益血、除热止汗之功效,主治烦热汗出、消渴,有退劳热、养阴血的作用。妇女脏躁病悲伤欲哭,与甘草、大枣同用。煎服30~60g。

小针 古针具名。出《灵枢·九针十二原》。即微针。指毫针等纤微细小的针具。

小肠 ①六腑之一。为一相当长的管道器官,位于腹中,其上口在幽门处与胃下口相接,其下口在阑门处与大肠之上口相连。小肠包括回肠、空肠与十二指肠在内。小肠与心有经脉互相络属,故与心相为表里。小肠的主要生理功能是受盛化物和泌别清浊。小肠能接受经胃初步消化的饮食物,并在小肠内停留相当长的时间,以利于进一步消化和吸收。故小肠又"受盛之腑""受盛之官"的名称。食糜在小肠内经过充分消化并泌别清浊,其水谷精微被吸收而营养全身;其糟粕则下归大肠;其水液经小肠吸收,则渗于前而归于膀胱,故又称"小肠主液"。《素问·灵兰秘典论》:"小肠者,受盛之官,化物出焉。"张景岳注:"小肠居胃之下,受盛胃中水谷而分清浊,水液由此而渗入前,糟粕由此而归于后"。《医学入门》载述:"小肠上接胃口,受盛其糟粕传化,下达膀胱,泌别其清浊宣通。"②小儿推拿部位名称。一是指位于小肠尺侧边缘一线。见《幼科推拿秘书》;一是指位于中指近端指骨的腹面。见《小儿推拿广意》;三是指位于食指中段指骨的腹面。见《幼科铁镜》。

小肠气 病名,见《三因极一病证方论》。又称疝气。多因肝肾不足、寒凝气滞所致。症见小腹疼痛连及腰脊,引控睾丸而痛。治宜温补肝肾、行气疏肝、逐寒止痛,方用暖肝煎或天台乌药散。

小肠俞 经穴名,出《脉经》属足太阳膀胱经,小肠之背俞穴。位于骶部,平第一骶后孔,在骶部中线旁开1.5寸,当髂后上棘内缘与骶骨间凹陷处。主治小腹胀痛、泄泻痢疾、小便黄赤、尿血、遗尿、遗精、疝气、痔疾、妇人带下,以及肠炎、腰骶神经痛,盆腔炎等。直刺1~1.5寸。艾炷灸5~7壮,或艾条灸10~15分钟。

小肠痈 病名,见《疡科心得集》。即痉痛发于关元穴附近的肠痈,病因证治见该条。

小青龙汤 方名,出自《伤寒论》。麻黄、芍药、细辛、干姜、炙甘草、桂枝各三两、五味子、半夏各半升。水煎服。功能解表蠲饮,止咳平喘。治风寒客表,水饮内停,症见恶寒发热,无汗,喘咳,痰多而稀,或痰饮咳喘,不得平卧,或身体疼重,头面四肢浮肿,舌苔白滑,脉浮。近代用于慢性支气管炎、支气管哮喘、肺气肿见喘咳痰白清稀者。《全生指迷方》载同名方,系《伤寒论》小青龙汤加减方,侧重化内饮吐咳。

小抱龙丸 方名,出自《太平惠民和剂局方》。天竺黄一两,雄黄二分,朱砂、麝香各半两,胆南星四两。为细末,煮甘草水,或用腊雪水煮甘草和丸,皂子大。每服一丸,温水化下。功能化痰开窍。治伤风瘟疫,身热昏睡,气粗喘满,痰实壅嗽,及惊风抽搐,蛊毒,中暑等症。

小金丹 方名,出自《外科全生集》。白胶香、草乌、五灵脂、地龙、木鳖子各一两五钱,制乳香、制没药、当归各七钱五分,麝香三钱,香墨炭一钱二分。为细末,糯米粉打糊为丸,芡实大。每服一丸,陈酒送下,覆盖取汗。功能化痰祛瘀,消肿散结。治贴骨疽、痰核、流注、乳岩、瘰疬、横痃、善瘈头等症。实验研究证明本方能抑制小鼠梭形细胞肉瘤和肉瘤180的生长。《素问·刺法论》载同名方,组成不同,系辟瘟疫方。

小周天 气功术语。见《天仙正理》。内气在任、督两脉周流运转的静功功法。闭目静坐,鼻吸气,鼓腹使气下降至下丹田,运气过肛门，逆督脉而上，经尾闾、夹脊、玉枕三关，至头顶百会穴，顺面部至舌与任脉接通，沿前胸而下，至下丹田，复顺原经络循行。为内丹术炼精化气的第一阶段。

小定风珠 方名，出自《温病条辨》。生鸡子黄一枚，阿胶二钱，生龟板六钱，童便一杯，淡菜三钱。先煎龟板、淡菜去渣，入阿胶上火烊化，再入鸡子黄搅匀，冲入童便，顿服。功能滋阴息风。治温邪久羁下焦，症见烁肝液为厥，扰冲脉为哕，脉细弦。

小建中汤 方名，出自《伤寒论》。又名虚劳小建中汤。桂枝、生姜各三两，炙甘草二两，大枣十二枚，芍药六两，饴糖一升。水煎去渣，入饴糖烊化，分三次服。功能温中补虚，和里缓急。治虚劳里急，症见腹中时痛，温按则痛减，舌淡苔白，脉细弦而缓；或心中悸动，虚烦不宁，面色无华；或四肢酸楚，手足烦热，咽干口燥。近代多用于胃及十二指肠溃疡、胃肠功能紊乱而见脾虚寒证者。

小承气汤 方名，出自《伤寒论》。大黄四两，炙厚朴二两，炙枳实三枚。水煎服。功能轻下热结。治阳明腑实证，症见谵语，潮热，大便秘结，胸腹痞满，舌苔老黄，脉滑而疾。痢疾初起，腹中胀痛，或脘腹胀满，里急后重，亦可用之。

小茴香 中药名，出自《本草纲目》。又名蕲香、谷香。为伞形科植物香Foeniculum rulgare Mill.的成熟果实。性温，味辛。归肝、肾、脾、胃经。有温肾散寒、和胃止痛之功效，主治寒疝疼痛、脘腹冷痛、肾虚腰痛、呕吐食少、痛经。煎服，3～9g。外用适量，炒热布包熨少腹，治腹寒痛。

小品方 方书。12卷。东晋·陈延之撰。约成书于4世纪初。本书早佚，其佚文散见于《外台秘要》《医心方》等书。卷1载疗心腹诸痛及水肿方，卷2载疗咳嗽、喘逆诸方，卷3载疗虚劳羸瘦诸方证，卷4载疗黄疸、霍乱、下焦诸热及尸注中蛊等方证，卷5载疗鬼魅、癫狂诸方，卷6载疗伤寒、天行瘟疫诸方及治瘴疟方，卷7载疗妇人经、带、胎、产及儿科方证，卷10有疗缓疽、代指、金疮及救溺死、入井场闷冒诸方，其他各卷内容无考。本书对晋唐医学发展有较大影响，在唐代与《伤寒论》齐名，同为官颁医学教科书。在日本古代亦被列为医学教科书。1983年天津科技出版社出版《小品方辑校》。1984年在日本发现卷子抄本《小品方》残本。

小骨空 奇穴名，出《扁鹊神应针灸玉龙经》。位于小指背侧，远端指关节横纹中点处，屈指取之。主治目疾、耳聋、喉痛、指痛等。艾炷灸1～3壮。

小便不利 证名，出《伤寒论》。多因感受外邪或脏气内伤所致。症见小便少而排解难但排尿不痛。外感风热搏于经络者，用麻黄连翘赤小豆汤以解表清热利水。肾气不足者，宜温肾助阳利水，方以真武汤。中焦湿盛者，宜燥湿健脾利水，方以胃苓汤。气虚者，治宜补气为主；方以补中益气汤。阳虚者，方用金匮肾气丸以温肾助阳利水。

小便不禁 病证名，出《诸病源候论》。又名小便失禁。多因下焦虚寒、肾元不足所致。亦有属实热者。症见小便不能控制而自遗，或小便频数，难以自制者。肾虚者，治宜温肾固脬，方用缩泉丸、大菟丝子丸。肺脾不足者，治宜补气健脾，方用补中益气汤。膀胱实热者，治宜清热利湿，方用四苓散合三黄汤。

小便不通 证名，见《诸病源候论》。又称癃闭。详该条。

小便多 证名，见《证治要诀》。又称小便利多、溺多。多因肾气不摄所致。症见小便次数增多而清长，或夜间尿多，伴有腰膝酸软畏寒肢冷，精神困倦等。治宜温肾固摄，方用金匮肾气丸、缩泉丸等。

小便赤涩 证名，出《素问·本病论》。多因湿热聚于下焦所致。症见小便黄赤而排解困难。治宜清热利湿，方用导赤散。亦有夏月汗多而饮水少所致者，宜适当补充水分。

小便余沥 证名,出《诸病源候论》。多因肾气不足,膀胱气化不利所致。症见小便之后,滴沥不尽。治宜汤肾助阳,方用肉苁蓉散、二参丸。

小便涩痛 证名,见于《素问玄机原病式》。又称淋证。详该条。

小便黄赤 证名,出自《素问·六元正纪大论》。又名溺赤。多因湿热内蕴所致者,治宜清热利湿,方用导赤散。属阴虚火旺者,治宜养阴清热,方用黄连阿胶汤。

小便频数 证名,见《张氏医通》。因肾阳虚不能固摄水液者,症见小便频数而量多,色清白,治宜温补肾阳,方用八味丸加桑螵蛸、覆盆子。因阴虚有热者,症见小便频数而量小窘急,腹部胀闷者,治宜疏肝理气,方用逍遥散加车前子。

小眉刀 针具名。是一种用钢质制成的小刀,柄长1~2寸,刀口倾斜如眉,故名。专用于割治、挑刺、泻血。又称痧刀。

小结胸 病名,出《伤寒论》。多因痰热互结所致。症见心下满,按之则痛,苔黄腻,脉浮滑。治宜清热涤痰开结,方用小陷胸汤。

小柴胡汤 方名,出自《伤寒论》。柴胡半斤,黄芩、人参、炙甘草、生姜各三两,半夏半长,大枣十二枚。水煎服。功能和解少阳。治伤寒少阳症和妇人伤寒,热入血室,以及疟疾、黄疸与内伤杂病而见少阳证者。《太平圣惠方》《瘟疫论》各载有同名方一首,组成有所不同,治证亦异。

小海 经穴名,出《灵枢·本输》。属手太阳小肠经,该经合穴。位于尺骨鹰嘴与肱骨内上踝之间凹陷中,屈肘取之。主治风眩头痛、耳聋目黄、项痛颌肿、齿龈痛、肩肘臂肿、小腹痛、四肢不举、癫狂、痫症、瘰疬等。直刺0.3~0.5寸。艾条灸5~10分钟。

小陷胸汤 方名,出自《伤寒论》。黄连一两,半夏半升,瓜蒌一枚。水煎服。功能清热化痰,宽胸散结。治痰热互结,症见胸脘痞闷,按之则痛,或咳痰黄稠,舌苔黄腻,脉滑数。近代常用于治疗渗出性胸膜炎,支气管肺炎及胸膈、心、胃等病变见痰热内阻证候者。

小营煎 方名,出自《景岳全书》。熟地黄二至三钱,当归、白芍药、炒山药、枸杞子各二钱,炙甘草一钱。水煎服。功能滋阴养血。治血少阴亏。

小续命汤 方名,出自《备急千金要方》。麻黄、防己、人参、黄芩、桂心、甘草、芍药、川芎、杏仁各一两,附子一枚,防风一两半,生姜五两。为粗末,水煎服。功能散风祛湿。治中风,口眼㖞斜,筋脉拘急,半身不遂,舌强不能语,或神情闷乱,或八风五痹,痿厥等症。

小暑 二十四节气一,在夏至节气之后十五日开始当令。此时正值初伏前后,在我国大部分地区将进入一年的最热时期。《群芳谱》记载:"暑气至此尚未极也。"

小寒 二十四节气之一。时当冬至节气之后十五日开始司令,此时我国大部分地已将进入严寒时期。故《汉学堂经解》所集崔灵恩《三礼义宗》载:"小寒为节者,亦形于大寒,故谓之小。言时寒气犹未为极也。"

小蓟 中药名,出自《本草经集注》。又名猫蓟、刺蓟菜、刺儿菜。为菊科植物小蓟 Cephalanoplos segetum(Bge.)Kitam. 的全草。性、味甘、微苦。归心、肝经。有凉血祛瘀止血、解毒之作用,主治血热妄行之咯血、吐血、衄血、尿血、崩漏及热毒疮疡。煎服,9~15g,鲜品可用至30~60g。外用适量,捣敷患处。

小蓟饮子 方名,出自《重订严氏济生方》。生地黄四两,小蓟根、滑石、通草、炒蒲黄、淡竹叶、藕节、酒当归、栀子仁、炙甘草各半两。为粗末,每服四钱,水煎服。功能凉血止血,利水通淋。治下焦瘀热,而致血淋,尿中带血,小便频数,赤涩热痛,或尿血,舌红脉数等。

小腹痛 病证名,出自《素问·藏气法时论》。又称少腹痛。多因气滞血瘀、脾胃虚寒、中气不足或醉饱行房所致。症见下腹部疼痛。气滞者治宜破气降逆，方用四磨汤。血瘀者宜化瘀止痛，方用手拈散。脾胃虚寒者，宜温中散寒、止痛，方用理中汤。中气不足者，宜补中益气，方用补中益气汤。参见腹痛、少腹痛条。

马口 器官名。见《外科真诠》。现代解剖学名尿道口。与脏腑关系归属于小肠。

马牙 病证名，出《万病回春》。又名上皮疹。初生儿齿龈上呈散在的淡黄色若米粒大小的圆形结节，内含脂肪渣者，往往因妨碍吮乳而引起啼哭。可以针刺出血，并吹清凉解毒之清咽利喉散或冰硼散。

马丹阳天星十二穴 穴组名。出《针灸大全》。指宋代针灸家马丹阳在临床实践中，总结出来的十二个治疗要穴。这十二个要穴是：足三里、内庭、曲池、合谷、委中、承山、太冲、昆仑、环跳、阳陵、通里、列缺。

马兰 中药名，出自《本草拾遗》。又名路边菊、鳞鳅串、鸡儿肠。为菊科植物马兰 Kalimeris indica（L.）Sch. Bip. 的全草或根。性凉，味辛。归肝、胃、肺经。有凉血止血、利湿清热、解毒消肿之功效，主治咯血、衄血吐血、崩漏及泻利、黄疸、热淋，亦用以治疗咽肿痛、乳痈、疮疡及蛇咬伤肿痛。煎服，15～30g，外用适量、捣敷。

马志 宋代医家。初为道士，通晓医药，为人治病多有显效，曾与刘翰共同治愈宋太宗病。973年（开宝六年）奉命与尚药奉御刘翰、翰林医官翟煦、陈昭遇等9人同校本草，新增药品百余种，马余均一一详加注解，编成《开宝新详定本草》20卷。后为御医。

马良伯 晚清医家。字冠群，孟河（今江苏武进县西北）人。撰《医悟》一书，主要采辑和仿照王肯堂、张璐、程钟龄等医家有关著述，列述脉法、望诊，及伤寒、杂证、妇科、外科、病证，并附治方。

马尾连 中药名，出自《本草纲目拾遗》。又名马尾黄连、金丝黄连、草黄连。为毛茛科植物多叶唐松草 Thalictrum foliolosum DC. 或高原唐松草 T. cultratum wall 等的根茎及根。性寒，味苦。归心、大肠、肝、胆经。有清热、燥湿、泻火之功效，主治口疮、泻利、黄疸、咽肿痛、目赤等症。煎服，3～9g。取适量研末外敷，治痈肿疮疖。

马齿苋 中药名，出自《本草经集注》。又名马齿菜、五行草、安乐菜、酱瓣豆草。为马齿苋科植物马齿苋 Portulaca oleracea L. 的全草。性寒，味酸。归大肠、肝经。有清热解毒、凉血之功效，主治湿热泻痢、里急后重、热淋水肿、带下赤白、火毒痈疖。煎服，10～30g，鲜品60～120g；外用适量，鲜品捣敷患处。

马宗素 金代医家。平阳（今山西临汾）人。撰有《伤寒医鉴》1卷。其学反对朱肱《南阳活人书》用温热药治伤寒，推崇刘完素用寒凉之法。

马勃 中药名，出自《名医别录》。又名马屁勃、灰包菌。为马勃科植物脱皮马勃 Lasios phaera fenzlii Reich.、大颓马勃 Calvatia gigantea（Batsch. ex pers.）Lloyd 或紫颓马勃 C. lilacina（Mont. & Berk.）Lloyd 的子实体。性平，味辛。归肺经。有清肺利咽、解毒止血之功效。主治肺热咳嗽失音、咽肿痛及吐血、衄血。煎服，3～6g，包煎。外用适量，以粉撒敷治外伤出血。

马疥 病名，出《诸病源候论》。类似西医的结节性痒疹。多因脏腑蕴湿，兼感风毒，以致顽湿风毒聚结而成。好发于四肢伸侧及手足背部。初起为淡红色疱疹或丘疱疹，渐成豌豆大或稍大的半球形坚实结节，呈褐红、褐黑或正常色，孤立或散在阵发性剧痒，以夜间及精神紧张时尤甚，常因搔抓而见抓疮，血痂，病程缓慢，缠绵难愈。治以祛风除湿、活血散结，全虫方加减内服，外用黑色拔棍膏。

马莳 明代医家。字仲化，号元台。会稽（今浙江绍兴）人。精研《内经》，撰《黄帝内经素问注证发微》《黄帝内经灵枢注证发微》。后者为现存《灵枢经》最早注本，疏证经络、穴道颇为详明。另撰有《难经正义》《脉诀正义》。

马钱子 中药名，出自《本草纲目》。又名番木鳖、大方八、苦实。为马钱科植物马钱 S. nux-vomica L. 或同科植物长籽马钱 Strychnos wallichiana Steud. ex DC. 的干燥种子。性寒，味苦，有大毒。归肝、脾经。有通络止痛、消肿散结之功效，主治风湿痹痛或跌打损伤疼痛，也用于重症肌无力、小儿麻痹后遗症。近年用于食管癌、胃癌等。作丸、散服，一日量0.3～0.6g，砂烫或油炸后服用，未经炮制或过量使用均易中毒甚至死亡，孕妇忌服。

马俶 清代医家。字元仪，江苏苏州人。学医于李中梓、喻嘉言，尽得其传，为当时名医。撰有《印机草》（又名《马氏医案》）1卷，《马师津梁》8卷（其弟子姜思吾辑），另校定沈朗仲所撰《病机汇论》18卷。

马培之外科医案 医案著作。清·马培之撰。作者长于外科，书中收载治疗疔毒、瘰疬、流注等42种外科病证的验案。对其中的主要病种，详析病因、病理、病候，根据不同病情采用补、散、发、清等各种治法，在前人基础上有所变化发展。收入《三三医书》。

马桶癣 病名，即接触新漆的马桶而发的漆疮。病因证治同漆疮，见该条。惟其多初起皮损在臀部呈圈状，大小与所接触马桶口相仿。

马兜铃 中药名，出自《药性论》。又名葫芦罐、臭铃铛、水马香果。为马兜铃科植物北马兜铃 Aristolochia contorta Bge. 或马兜铃 Aristolochia debilis S. et Z 的果实。性寒，味苦、微辛。归肺、大肠经。主治肺热喘咳、痰壅气促、失音，以及肺虚久咳，又能用于疮疡肿痛及出血。煎服，3～10g。剂量过大，易致呕吐之副作用。

马脾风 病名，出自《医学纲目》。又名风喉暴喘，为小儿"暴喘而胀满"的危重证候（《证治准绳》）。多由肺热壅盛所致。症见胸高气壅，肺胀喘满，两胁抬动，鼻翼扇动，大小便秘，神气闷乱。治宜宣肺清热，先用五虎汤，继以一捻金利痰涎。

马脾风似痫 病证名，急惊风之一，小儿肺胀似痫者。其症状险恶，症见上气喘急，鼻翼煽动，两胁闷乱，喘喝声嗄，痰涎壅塞。治宜攻下，用牛黄散。

马蔺子 中药名，出自《新修本草》。又名蠡实、马楝子、马莲子。为鸢尾科植物马蔺 Iris pallasii Fisch. var. chinensis Fisch. 的种子。性平，味甘。归脾、肺经。有清热利湿、止血、解毒之功效。主治黄疸、泻痢、吐血、衄血、风湿痹痛、痈肿。煎服，3～9g。现代药理研究，内含抗癌有效成分。叶名马蔺叶，治喉痹、大便不通；花名马蔺花，治吐血、衄血、淋病、咽肿；根名马蔺根，治喉痹肿盛、语声不出、关节疼痛。

马蹄金 中药名，见于《四川中药志》。又名荷包草、黄疸草、小金钱草。为旋花科植物马蹄金 Dicnondra repens Forst 的全草。性凉，味辛。归肝、胆、肾、膀胱经。有清热利湿、解毒消肿之功效，主治湿热黄疸、热淋、砂淋、血淋。煎服，6～15g。外用取鲜品捣敷，治乳痈、疔疮肿毒。

马蟥咬伤 病名，见《外科证治全书》。又名蚂蟥咬伤，蚂蟥即马蟥，又名水蛭。多因涉留水田、沟渠、水塘中，被马蟥叮咬，毒素入皮，损伤血络所致。伤口流血，不易止血，伤处微肿微痛，或见一丘疹或风团。若马蟥已脱落，可先用手指按压止血，再涂碘酒；若马蟥仍咬在皮上，可先在伤周拍打，或用本草、酒、烟油、盐水、辣椒粉等涂荼马蟥吸部，即自脱落，切不可强拉；若红肿溃烂，可用九一丹，红油膏。

马鞭草 中药名，出自《名医别录》。又名凤颈草、紫顶龙芽、铁马鞭。为马鞭草科植物马鞭草 Verbena officinalis L. 的全草。性微寒，味苦。归肝、脾经。有清热解毒、活血散瘀、利水消肿之功效，主治感冒发热、湿热黄疸、水肿、喉痹、痈肿疮毒。煎服，15～30g；外用适量，捣敷。忌妇忌服。

子门 出《灵枢·水胀》。指子宫外口。

子之系 器官名。见《外科真诠》。又名子系。现代解剖学名精索。古脏腑的关系归属于肝。

子午捣臼 针刺手法名。出《金针赋》。子午，指左右捻转；捣臼，指反复上下提插，这是一种捻转与提插相结合的针刺手法。其法进针得气后，先紧按慢提，左转9次，再紧提慢按，右转6次。如此反复多次，能导引阴阳之气，用以治疗水肿、气胀等症。

子午流注 中医针灸学关于按时取穴的一种方法和学说。子午流注理论认为，人体之气血在经脉中循行时，随其时间变化而有盛衰开合的不同。因而主张以十二经脉的五输穴为基础，根据日、时的天干、地支的变易与推演，来决定某天某时辰治病应取的穴位，进行治疗。应当指出，此科学说从总体上来看，认识到人体经脉气血的变化受到自然界日、时变异的一定影响，有其合理因素的一面，但亦不宜机械地来就用。其理论方法尚有待于今后的科学研究和临床实践中加以整理提高。

子午流注针经 针灸著作。3卷。金·何若愚撰，金·净明广注。卷上为流注指微赋、平人气象论、经隧周环图及十二经脉的循行，主病图形；卷中论子午流注；卷下为井荥歌诀及图。书中强调人体经脉气血的流注、开合随不同的日时干支配合而变化。是既知最早的一种论述子午流注学说的专书。现存《针灸四书》本及抄本。

子午寅申主火 运气术语。以十二地支分主六气，则逢子午寅申年分为火热（暑）之气为主气。《素问·五运行大论》："子午之上，少阴主之，……寅申之上，少阳主之"。即少阴君火与少阳相火为主气。

子气 病名，出《产乳集》。又名子水气。指孕后三四个月，两足渐肿至膝，行步艰难喘闷，甚至脚趾出黄水，小便清长者。多因气滞不畅，升降失常；或脾肾阳虚，健运气化失常，水湿内停，泛溢于下所致。气滞者，症见足肿渐至膝部，按之即起，胸闷胁胀，食少太息，治宜理气行滞，方用天仙藤散。脾肾阳虚者，症见下肢浮肿，按之凹陷不起，行走困难，足出黄水，足膝发凉，气短面浮肿，腰冷尿频，治宜温补脾肾消肿，方用利水益气汤。

子户 出《脉经》。即女阴。

子户旁生肿块 病证名，见《女界须知》。又名阴茧。指在妇人阴户一侧或两侧结肿成块，肿而不痛，刺破出白脓，消则无瘢的病证。多因湿痰下注，而生肿块，因无毒热，故肿而不痛，刺出白浆则愈。治宜祛痰散结。方用清气化痰丸。相当于前庭大腺囊肿。

子母 五行学说术语。在五行的相生关系中，我生者为子，生我者为母，任何一行都有我生与生我两方面的关系。如手太阴肺属金，足少阴肾属水，金能生水，为肺之子，肺为肾之母，两者即为子母关系。余行类推。《难经·十八难》："此皆五行子母，更相生养者也。"

子母补泻法 针刺补泻方法之一。根据《难经·六十九难》："虚者补其母，实者泻其子"的理论，其法将井、荥、输、经、合五输穴按五行相生次序，分属于木、火、土、金、水，又依据生我者为母，我生者为子等关系，根据病情的虚实，运用补母取穴或泻子取穴的方法来进行治疗。如肺经虚证，可补本经（金）母穴太渊（土），或母经（脾经）的穴位，称为虚则补其母（土能生金）；又如肺经实证，可泻本经（金）子穴尺泽（水），或子经（肾经）的穴位，称为实则泻其子（金能生水）。

子母痔 病名，见《疮疡经验全书》。指大小不等的痔核同时存在。病因证治分见内痔、外痔条。

子死腹中 病证名，出《诸病源候论》。又称胎死腹中、死胎、死产。指胎儿死于母腹内。多因母体素虚，气虚血少，无以养胎；或母患热病，热毒伏内伤胎；或跌仆闪挫，损伤胎儿；或误服毒药，药毒伤胞；或胎儿脐带绕颈，气绝致死等。当急下死胎。

子肿 病名，见《医学入门》。又名琉璃胎。指孕至五六个月，出现四肢头同浮肿，小便短少者。多因胎体渐长，脾虚气弱，运化失常，水湿不化，溢于肌肤；或肾养胎元，胎体渐长，肾阳不布，气化失职，难以行水所致。脾虚者，症见面目虚浮，肢体肿胀，小便短少，神疲气短，脘腹作胀，治宜健脾利湿，方用健脾利水汤。肾虚者，症见面目四肢浮肿，小便不利，四肢厥冷，头晕耳鸣，腰酸腿软，治宜温肾行水，方用真武汤。

子宫穴 奇穴名，出《针灸全书》。位于脐下4寸的中极穴，旁开3寸处。主治阴挺、月经不调、痛经、不孕症，以及附件炎、盆腔炎、膀胱炎、肾盂肾炎、睾丸炎、阑尾炎等。直刺1.5～2寸，孕妇禁针。艾炷灸3～5壮，或艾条灸5～15分钟。

子痈 病名，见《外科证治全生集》相当于西医的急性附睾、睾丸炎。多因湿热下注而成；或因跌打损伤睾丸、经伤血瘀、兼感毒邪化热所致。有急慢之分。急性者初即恶寒发热，多一侧睾丸肿痛，阴囊皮肤红肿，治以清热利湿，解毒消肿，枸橘汤加减内服，外敷金黄膏；化脓时阴囊红肿光亮，中心软而高起，治以清解透托，上方加皂刺、山甲内服，外应切开引流；溃后以滋阴除湿汤加减内服；脓尽，外用生肌散、玉红膏。慢性者多有急性病史或初起慢性，睾丸上有硬结、微痛或不痛，治以疏肝散结，活血消肿，橘核丸加减内服、外敷冲和膏。

子烦 病名，见《诸病源候论》。又称妊娠心烦。妇女怀孕以后，常感心中烦闷不安，郁郁不乐，烦躁易怒，或心惊胆怯者。多因妊娠后血聚养胎，阴虚内热；或素有痰饮，痰热相搏；或郁怒忧思，久而化火，致使热邪扰心，神志不宁而引起。若阴虚者，症见心中烦闷，坐卧不宁，五心烦热或午后潮热，口干咽燥，治宜滋阴清热、安神降

烦，方用人参麦冬散。若痰火内扰者，症见心胸烦闷，头重眩晕，恶心呕吐，脘满多痰，宜清热涤痰、安神除烦，方用竹沥汤加浙贝、天竺黄。若肝郁者，症见精神抑郁或烦躁易怒，伴有两胁胀痛，口苦目眩，治宜疏肝解郁、清热除烦，方用逍遥散加减。

子悬 病名，出《妇人良方大全》。又称胎气上逆、胎上逼心、胎气上逼、妊娠心胸胀满、子上撞心。指妊娠期间出现胸腹胀满，烦躁不安，甚则喘息急促，两胁疼痛的病证。多因胎热气逆，上凑心胸；或因肝血不足，肝郁气滞，或因脾胃素虚，忧思伤脾所致。胎热者，症见胸膈痞满，烦热口渴，心烦少眠，治宜清热安胎，方用紫苏饮加黄芩。肝郁者，症见胸闷胁痛，呼吸喘促，烦急易怒，坐卧不宁，治宜解郁舒气，方用解郁汤加减。脾虚者，症见胸闷胀满，呼吸不畅，休倦思卧，嗳气频频，不思饮食，治宜健脾益气，方用香砂六君子汤。

子盗母气 五行学说术语。主要是用五行相生的母子关系来说明五脏之间的病理传变关系。如脾土为母，肺金为子，肺气虚弱，可发展为脾失健运，即为子盗母气。

子淋 病名，出《诸病源候论》。又称妊娠小便淋痛。妊娠期间，出现尿频、尿急、淋漓涩痛等症状者。多因孕妇阴虚、实热、湿热、气虚等致使膀胱气化不利而成。阴虚者，见小便淋痛，点滴而下，兼见两颧发红，五心烦热，心烦不宁，治宜滋阴清热通淋，方用子淋汤加减。实热者，见尿急赤热，艰涩疼痛，兼见口苦干渴，且喜冷饮，口舌生疮，治宜清热泻火通淋，方用导赤散。湿热下注者，小便涩痛，兼见肢体倦怠，头重胸闷，治宜清热利湿通淋，方用加味五淋散。气虚者，溺后而痛，或小便欲解不能，兼见体倦乏力，小腹坠胀，治宜益气止淋，方用益气止淋汤。

子啼 病名，见《胤产全书》。又名子鸣、儿蹄、腹啼、鸣胎、胎哭。指妊娠七八个月，胎儿在母腹内有声，如啼哭，或鸣叫，或如钟鸣者。多因气虚血弱，胎失所养

所致，治宜大补气血，方用扶气止啼汤。

子痫 病名，出《诸病源候论》。又名妊娠痉、妊娠风痉、风痉、妊娠痫症、儿风、儿晕、儿痉、子冒、胎风。指妊娠后期，或正值分娩时，或分娩后，忽然晕倒，昏不识人，牙关紧闭，双目上视，四肢抽搐，少时自醒，醒后复发，甚则昏迷不醒者。多因阴虚阳亢，肝风内动；或脾虚痰盛，风动痰壅所致。阴虚阳亢者，症见头晕目眩，心烦闷乱，四肢发麻，突发倒仆，不省人事，双目上视，四肢抽搐，剧烈震颤，少时清醒，后可再发，伴有下肢浮肿，治宜滋阴潜阳、清热息风，方用羚羊钩藤汤加菖蒲、葛根、石决明，另用安宫牛黄丸或至宝丹鼻饲或口服。脾虚痰聚者，肝风痰壅，蒙蔽清窍，症见头重沉胀，胸闷欲呕，肢体浮肿，忽然晕倒，不知人事，目吊口噤，喉中痰鸣，四肢抽搐，治宜健脾豁痰、开窍息风，方用钩藤汤加南星。配苏合香丸鼻饲。若抽搐不止，昏迷不醒时，可针刺人中、百会、太冲、风池、涌泉等穴急救。

子痰 病名，今之中医称谓。相当于西医的附睾及睾丸结核。多因肝肾亏损，痰浊乘虚下注睾丸而成。起病缓慢，睾丸酸胀隐痛，附睾有不规则结节，治以补益肝肾、温经化痰，阳和汤加减内服，外用冲和膏。经年累月，睾丸与阴囊皮肤粘连，皮色暗红、微痛，治以养阴清热、化痰透托，滋阴除湿汤合透脓散加减内服。如溃后脓出清稀，伴低热盗汗，脉细数，治以养阴清热除湿，滋阴除湿汤加减内服；若伴肢冷畏寒、脉细弱，则宜温阳补气养血，补天大造丸内服，外治，脓尽用生肌散白玉膏。

子满 病名，出《诸病源候论》。指孕至六七个月时，出现周身浮肿，兼见腹胀喘满者。多因脾肾阳虚，水湿停聚，胎体渐长，影响气机升降，水湿运化失常所致。症见遍身浮肿，胸腹胀满，呼吸喘促，倦怠乏力，四肢不温，腰酸冷坠，小便短少，治宜温补脾肾、行水消肿，方用茯苓导水汤加桂枝、葶苈子。

子嗽 病名，出《妇人良方大全》。又称子呛、妊娠咳嗽、胎前咳嗽。指妊娠期间咳嗽不已而言。多因孕妇体虚，外感风寒，或阴虚火动、虚火伤肺，或痰饮上逆、壅阻肺气所致。外感风寒者，症见咳嗽痰稀，恶寒发热，鼻塞流涕，治宜解表疏风、宣肺止嗽，方用杏苏散。阴虚火旺者，症见咳嗽不已，干咳无痰，口燥咽干，潮热颧红，手足心热，治宜滋阴清热、润肺止咳，方用百合固金汤。痰饮上逆者，症见久嗽不止，痰多稠黏，胸脘满闷，神疲纳差，治宜健脾理气、化痰止咳，方用六君子汤加紫菀、橘红。

子瘖 证名，出《素问·奇病论》。指妊娠期间声音嘶哑。本病因孕后胎儿渐长，孕至九日，经络胞脉受阻，因而肾阴不能上荣于咽，以致逐渐或突然发病，一般不须治疗，产后可自然恢复，亦可予养胎益肾之品，但忌宣窍开发。

四画

[一]

丰隆 经穴名，出《灵枢·经脉》。属足阳明胃经，该经络穴。位于小腿前外侧，犊鼻穴与外踝尖连线之中点处。主治头痛眩晕、咳嗽多痰、气喘、咽喉肿痛、便秘、癫狂、痫症、胸腹痛、下肢痿痹，以及高血压等。直刺1～1.5寸。艾炷灸3～7壮，或艾条灸5～15分钟。

王一仁 民国时期医家。新安县人。早年毕业于上海中医专门学校，曾任上海中医学会秘书长，主编《上海中医杂志》多年。著有《内经读本》《方剂分类》《中国医药问题》等书。

王九思 1468～1551年。字敬夫，号渼陂。陕西鄠县人。明宏治丙辰年进士，曾任吏部主事、朗中。兼通医学，与石友谅、王鼎象、王惟一共撰《难经集注》五卷。

王九峰医案 医案著作。清·王九峰撰于清嘉庆年间。全书分阴亏、血症等16门，以内科、妇科、虚证为多，治法以调理见长。现存抄本。

王士雄 1808～1868年。清代著名医家。字孟英，号梦隐，又号潜斋，别号随息居隐士、海昌野云氏。浙江钱塘人，曾迁居杭州、上海。曾祖王学权精于医学。对温病的证治和理论有独到见解，为我国近代有影响的温病学家之一。对霍乱的辨证论治有丰富经验。著有《温热经纬》《霍乱论》《归砚录》《古今医案选按》《四科简效方》《随息居饮食谱》《潜斋医话》《王氏医案》等。对当时传入中国的西方解剖学、生理学说，持较开明态度，并对一概拒绝西说而认为中西脏腑不同等论点，加以批驳。

王之政 1753～1821年。清代医家。字献廷，号九峰。丹徒（今江苏镇江附近）人，迁居浙江月湖。精研医学，游于扬州，以医术闻名。嘉庆年间，为宫廷征用，授太医院院监，以重听辟免，人称王征君。著《痘疹汇评》1卷。另有《王九峰医案》，为其门人所辑。

王开 元代针灸医生。字启元，又字镜泽。兰溪（浙江兰溪）人。家贫好读书，游大都（北京），从针灸名医窦汉卿习医，历二十余年，尽得其术。1277年（至元初）任扬州教授，后辞归。整理窦汉卿遗稿，参以己意，撰《增注针经密语》《针灸全书》等，均佚。

王不留行 中药名，出自《神农本草经》。又名留行子、王不留、麦蓝子、大麦牛。为石竹科植物麦蓝菜 Vaccaria segetalis (Neck.) Garcke 的种子。性平，味甘。归肝、胃经。有通经活血、下乳之功效，主治经闭、经痛、乳汁不下、乳痈及痈肿疮毒。煎服，6～10g。孕妇忌服。

王介 宋代医家。生平不详。所著《履巉岩本草》一书，为我国最早有彩图的本草专著。

王氏医存 医论著作。17卷。清·王燕昌撰于1875年。共收医论、医话458条，医案66例，多为其先辈及已所经验者。并述医学基础理论、治法方药、杂病证治及制药等，于脉诊论述尤多，论瘟疫亦多心得。后附《新选验方》，多为救急验方。现存清同治十三年皖城黄竹友斋刻本。

王氏医案 医案著作。清·王士雄撰。分正续编。正编2卷，原名《回春录》；续篇8卷，原名《仁术志》。约成书于1843年。收载作者治疗温热病、杂病医案。正编详于杂病治案，续编详于温、热、暑、湿病证治案。不分门类，每证自成一案。论病溯因辨证，处方强调随证变化，不拘成方。流传颇广。多次刊刻，现存10余种刻本，并收入《潜斋医书三种》《潜斋医书五种》《潜斋医学丛书十四种》。

王氏医案绎注 医案著作。10卷，附录1卷。清·王士雄撰，石念祖绎注。刊于1919年。本书集王氏医案而详加注释，分析病情，辨明病析。原案有漏叙脉象、病情、方药分量者，绎注酌予补入。有1917年、1958年商务印书馆排印本。

王丹 宋代医家。字元素。精医术，治病每有良效。重视辨因论治，主张"治风先治脾，治痰先治气"。

王文洁 明代医家。字冰鉴，号无为子。江西人。研究脉学，搜集编选有《太素张神仙脉诀玄微纲领统宗》《王氏秘传叔和图注释义脉诀评林》《合并脉诀难经太素评林》等书。其说泥于太素脉，所论切脉能预知人的寿夭、祸福、贵贱、贫富，多属谬误。

王东野 元代医家。永新（今江西永新）人。精医术，曾任永新州官医提领及吉安路副提领。1311年（至大四年）赴京师，被荐为太医院御医。倡仪立"广惠局"以济民病，其后局废，归乡里。以家藏验方，整理为《王氏集验方》五卷刊行。

王执中 南宋著名针灸学家。字叔权，瑞安（今浙江瑞安）人。乾道五年（1169年）进士。精医术，医疗经验丰富。任峡州教授时，撰《既效方》，已佚。嘉定十三年（1220年），撰《针灸资生经》7卷。书中记360个穴位，再分类别，以穴对病。下注诸家论说及作者心得、针灸验案。

王旭高医书六种 丛书。清·王泰林编撰。刊于1897年。包括《退思集类方歌诀》《医方证治汇编歌诀》《增订医方歌诀》《医方歌括》《薛氏湿热论歌诀》和《西溪书屋夜话录》6种。前4种共载方500余首，以歌诀形式介绍《伤寒论》《金匮要略》方和其他常用方的运用；《湿热论歌诀》系据薛生白原作改编；《西溪书屋夜话录》概括论述肝病证治及用药大法。本书现存1920年上海千顷堂书局石印本、1965年上海科技出版社排印本。

王旭高临证医案 医案著作。4卷，26门。清·王泰林撰，方耕霞整理。刊于1898年。本书包括内、外、妇、儿等各科病证医案，以内科杂病为主。其中连续复诊医案颇多，可以前后推究，了解药效与病情转变。案后附有按语，每门有小结。现存清光绪二十四年倚云吟馆刻本、1965年上海科技出版社排印本。

王冰 约710～805年。唐代医家。自号启玄子。笃好养生，留心医学，师从郭斋堂、元珠先生。宝应（762～763年）间任太仆令。以《素问》"世本纪缪，篇目重叠，前后不伦，文义悬隔"，乃"精勤博访，历十二年"，于宝应元年（762年）完成《素问》之编次注释工作，世称《次注黄帝素问》。其书以师授之《素问》秘本，参以全元起注本，并补入"天元纪大论"等7篇"大论"，合成81篇，24卷。对保存和阐释古医籍均有贡献，对后世影响甚大。另撰《玄珠》一书，至宋代已佚。

王好古 元代著名医学家。字进之，号海藏。赵州（今河北赵县）人。为赵州医学教授。兼提誉管内医学。通经史，好医方。曾先后随张元素、李东垣学医。其学大体宗于李东垣，而有所发挥，治疗偏重温补脾肾。用药受张元素影响，重视药物归经。平生著述很多，有《阴证略例》《汤液本草》《医垒元戎》《此事难知》《仲景详辨》《活人节要歌括》《斑疹论》《伤寒辨惑论》等。

王克明 1069～1135年。南宋医家。字彦照。祖籍饶州乐平（今属江西），后迁居湖州乌程（今浙江吴兴）。初试礼部中选，累任医官。后迁至翰林医官，赐金紫。自幼体弱多病，读《难经》《素问》，专心研究医学，以医术闻名江浙一带，尤擅长针灸。治疗风痿、气秘腹胀、风噤不语等症，每获良效。曾治愈金使黑鹿谷伤寒重症，名闻北方。又曾救治军中大疫，全活数万人。

王怀隐 宋代医官。宋州睢阳（今河北商丘南）人。初为道士，精通医药。太平兴国初年奉诏还俗，为尚药奉御，后升任翰林医官使。978年（太平兴国三年），宋政府组织编修方书，受命与副使王祐、郑奇、医官陈昭遇等，广泛收集历代名方及家传经验方，于淳化三年（992年）编成大型方书《太平圣惠方》100卷。宋太宗亲为作序，下令刊刻各州。

王宏翰 ？～约1700年。清代医家。字惠源，号浩然子。江苏华亭（今上海市松江）人。后迁居姑苏（今江苏苏州）。博通儒理、天文等学。受明末西方天主教教士传入西方医学的影响，试图将中医传统医学与西方医学相融合，掺程朱理学，阐述人体生理病理。是我国接受西方医学早期代表人物之一。著述很多，1688年撰《医学原始》4卷，1697年撰《古今医史》8卷。还有《四诊脉鉴大全》《幼科机要》《古今医籍志》《伤寒纂读》《病机洞垣》《本草性能纲目》《刊补明医指掌》等，均佚。

王纶 明代医家。字汝言，号节斋。慈溪人。早年因父病而学医。成化二十年（一说弘治年间）举进士，官至右副都御史。宦余为人治病，常有良效。他根据古代本草，删繁取要，又采张洁古、李东垣、朱震亨之论，于1492年编成《本草集要》8卷，收药545种。1502年撰《明医杂著》6卷，论述多种内科杂病及妇、儿、五官、口齿病证治。提出"外感法仲景，内感法东垣，热病用河间，杂病用丹溪"之说，对明清医家影响较大。另撰有《伤寒参戒》《医论问答》《节斋小儿医书》，已佚。享年78岁。

王叔和 西晋时期著名医家。名熙。高平（一说山东济宁邹县、一说山西高平）人。曾任太医令。博通经方，精研脉诊。集录历代文献有关脉学内容，编成《脉经》10卷，论述三部九候、寸口脉及24脉。其书为现存最早之脉学专著，后世脉书均据此敷陈。所述主要脉诊内容，至今仍为临床应用。精于伤寒学，《外台秘要》将其列为唐以前论治伤寒八家学说之一。整理撰次张仲景《伤寒杂病论》，所传本即今之《伤寒论》。

王叔和脉诀 脉学著作。1卷。一般认为是六朝时高阳生托名王叔和所作。书以通俗歌诀形式阐述脉理，联系临床实际。不少内容根据王叔和《脉经》重新编撰。易于诵习，流传甚广。但书中对脉义的理解及文字鄙浅等，后世颇多非议。明·吕复在《群经古方论》中批评本书"谬五七表八里九道之目"。后经明·熊宗立加注，改名《勿听子俗解脉诀》。又《文献通考》认为，本书不见于隋、唐《经籍志》恐为宋熙宁以前人托名撰写。

王肯堂 1549～1613年。明代著名医家。字宇泰，号损庵，自号念西居士。金坛（今江苏金坛）人。万历十七年（1589年）进士，选庶吉士，授翰林院检讨等职。以职务之便，以得浏览馆阁中藏的大量医籍。1592年，因上书抗倭被降职，后称病还乡。少时尝涉猎医术，罢官后，穷究医学。为人治病，以医术闻名。博集医书，结合长期临证经验，历时11年（1597～1608），编成《证治准绳》44卷。书分杂病、类方、伤寒、外、儿、妇等6科，故称《六科证治准绳》。全书采摭丰富，条理分明，以证论治，立论平正，故流通较广。另著《郁冈斋笔尘》《灵兰要览》《肯堂医论》《医镜》。又辑刻《古今医统正脉全书》，收辑上至《内经》下迄陶华《伤寒明理绪论》等历代代表性医著44种，对整理、保存中医古代文献贡献甚大。曾与利马窦等西方传教士交往，讨论学术。在学术上采收并蓄诸家之长，最早详细而又比较准确地记述人体骨骼解剖。

王学权 1728～1810年。清代医家。字秉衡。盐官（今浙江海宁）人。王孟英曾祖。长于医术。著有《医学随笔》（后改名《重庆堂随笔》），采集医家名言，并记述自己医术心得体会，对伤寒证治、本草药性、脉诊等皆有深入见解；对西医生理解剖等说，持开明态度，并反对妇女缠足。

王显 ?～515年。南北朝北魏医家。字世荣。阳平乐平（今山西昔阳）人。父安道，以医为业。显以医术自通，明敏有决断才。以治愈文昭太后及世宗之疾有功，任廷尉少卿。常在侍御营进御药，以营疗之功，封卫南伯。奉世宗诏令，撰《药方》35卷，颁行天下，以疗诸疾。另撰《王世荣单方》1卷。以上两书均佚。

王勋 清代医家。字于圣，安徽歙县人。苦读古今医书，行医江南数省30余年。对春温、春疫、疟、痢等症，皆有心得。1799年撰《慈航集·三元普济方》，详论瘟疫脉、治及变症治方，并述司天运气，推算甲子之说。

王烂疮 病名，出《诸病源候论》。又名王灼疮、洪浊疮。相当于西医的新生儿剥脱性皮炎。多因小儿内有脏腑积热，熏蒸肌肤，外为湿气所乘，使湿热相搏结而成。见于新生儿，初起口周、眼睑皮肤潮红，迅即蔓延扩大，甚及遍体，并有大量浆疱，溃烂后如烫火伤，搓之有如烂果皮剥脱。治以清热凉血、除湿解毒，犀角地黄汤合黄连解毒汤加减内服，外用黄连油涂搽。

王室养生保健全书 藏医学丛书。公元8世纪中叶由应聘入藏的于阗名医比吉·赞巴西拉编译。全书包括《医学宝鉴》《胸腔解剖明灯》《腹腔解剖锁钥》《四肢外伤治疗》《伤科转义》《尸体图鉴》《医生至宝》《甘露宝鉴》《头胸损伤治疗》《妇人宝石》等 30 余种医药书，是古代藏医早期主要医学丛书。现存木刻本。

王逊 1636～？清代医家。字子律，号墙东圃者，又号东圃。武林（今浙江杭州）人。撰《药性纂要》4 卷，载药 606 余种。除新增猴结、海参等 9 种外，皆摘选自《本草纲目》。主要论述药性，并附己验。

王泰林 1798～1862 年。清代医学家。字旭高，晚号退思居士。无锡（今属江苏）人。从其舅父高锦亭学医，精研医经，旁及疡科诸书。初业外科，后专力内科。善于化裁古方。撰有《西溪书屋夜话录》《医方歌诀串解》《环溪草堂医案》《医学刍言》《选方约注》《伤寒一百一十三方歌诀》等。卒后，其门人方耕霞录其医案，辑《王旭高临证医案》刊行。

王翃 清代医家。字翰卧，号东皋。江苏嘉定人。于编辑《伤寒杂证全书》之暇，手录备急单验方 800 余首，成《万全备急方》。后又从《肘后方》《澹察方》诸书中得名方 400 余首，为《万全备急续方》。又撰《握灵本草》10 卷，补遗 1 卷，收药 400 余种。该书删繁取要，简明浅近，是学习中药学的入门书。

王衮 北宋医家。太原（今山西太原）人。曾任中书堂、大理寺少卿。潜心医学，留意方书。搜集医方 2000 余首，从中选辑 500 余方，于 1047 年（庆历七年）编成《博济方》3 卷。所收方剂，多为他书未备。

王拳 明代民间著名医生。大河（今江苏淮安）人。精于外科，子孙六代都是外科医生，时称"大河外科"。并有《大河外科》2 卷传世。

王继先 ？～1181 年。南宋医官。开封人。承家学，治病多效，建炎间以医术得宠幸。曾官昭庆军承宣使。力求投降卖国，后被弹劾，贬居福州。绍兴二十九年（1159 年），任详定校正官，会同医官高绍功、柴源、张孝直等，校订《证类本草》，成《绍兴校定经史证类备急本草》（简称《绍兴本草》）31 卷。

王焘 约 670～755 年。唐代医学家。郿（今陕西郿县）人。宰相王珪之孙。出身世家，喜爱医学。曾在弘文馆（国家图书馆）任职 20 余年，得以博览图籍方书，采集诸家医书。后因故贬至房陵，发愤编辑医书。于 752 年撰成《外台秘要》40 卷，计 1104 门，载方 6000 余首。此书为唐以前方书集大成之作，每方详注出处，为我国医学文献整理详注出处之创始者，许多已佚古文献资料赖以保存。另著有《外台要略》10 卷，已佚。

王硕 南宋医家。字德肤。永嘉（今浙江温州）人。庆元（1195～1200 年）间官承节郎，监临安府富阳县酒税。撰《易简方》1 卷。为名医陈言门人。集常用验方 30 首，列吹咀药 30 种，市售成药 10 种，以便救急及医药不便之地。流传甚广，有多种续编增补本。

王惟一 宋代著名针灸学家。又名惟德。曾任太医局翰林医官，殿中省尚药奉御。天圣初年（1023 年）奉命编修针灸书，系统考订穴位主治、部位及针灸图，于天圣四年（1026 年）编成《铜人腧穴针灸图经》3 卷。后屡经刊刻，增补至 5 卷。天圣七年（1029 年）设计并主持铸造针灸铜人两具。铜人躯体、脏腑可合可分，体表刻有针灸穴位名，用金字标明穴位，作为针灸教学和考试医生之用。为我国针灸铜人之始，对我国及国外针灸学术的发展均有较大影响。

王清任 1768～1831 年。清代著名医家。字勋臣。河北玉田人。在北京居住数十年，曾到过滦州、奉天等地。阅古人脏腑之说及绘图，屡见其自相矛盾之处，故十分重视医生了解人体脏腑的重要性，认为"著书不明脏腑，岂不是痴人说梦；治病不明脏腑，何异于盲子夜行"。主张著书立说必亲治其证，反对脱离实际徒取虚名。敢于对古典医籍关于人体脏腑的记述提出质疑，亲身到义冢和刑场观察尸体内脏，虚心向别人请教，并与动物解剖相比较。前后历时42年，绘成人体内脏图形，连同临床经验与医学论述，撰成《医林改错》2卷。其书纠正古书记述人体脏腑的一些错误，提出不少新的看法。并创制补阳还五汤、少腹逐瘀汤等多首重在补气行气、活血化瘀的方剂，有很高临床实用价值。在解剖学方面，书中也存在一些失误。后世对其脏腑解剖之说遵行者甚少，而对其气血理论奉行者多，活血化瘀诸方迄今仍为临床广泛应用。

王维德 清代名医。字洪绪，别号林屋散从，又号定定子。江苏吴县人。幼承家教，继承曾祖若谷之学，兼通内、外、妇、儿等科，尤以外科闻名。行医40余年，撰有《外科证治全生集》4卷。对痈疽诊治经验丰富，认为红痈乃阳实之症，白疽为阳虚之症，两者俱以开腠理为要，创用阳和解凝散之法以治阴证，为疽证治疗开辟新径。凡治初起，主张以消为贵，以托为畏，尤戒刀针毒药。所创阳和汤、醒消丸等至今仍有临床实用价值。其说有益外科内治法的发展，但完全否定刀针排脓，反对使用丹药，是其局限。

王琦 清代文人兼医生。字载韩，号绎庵，又号琢崖，晚年自称胥山老人。长于诗文，兼通医学。在医学方面，辑有丛书《医林指月》，收医书12种。并校注《慎斋遗书》。

王朝弼 宋代学者，兼通医术。字良叔。吉州庐陵（今江西吉安）人。精于辨证察脉。常收集秘方，自撰方剂，括为诗歌，著《金匮歌》。长子王渊，次子王槐，均有医名。

王瑞伯 清代骨伤科医家、拳术家。浙江鄞县人。嘉庆、道光年间（1796～1850年）以拳术闻名，精于骨伤科。汇集平日治伤经验，撰《秘授伤科集验良方》《接骨秘方》二书。

王锡鑫 清代医家。字文选，号席珍子，又号亚拙山人。万邑（四川万县）人。将所览历代名医著述，按脉诀、药性、汤头及各科医理分类，依次辑录其切要者，撰《医学切要全集》6卷。又取《活人心法》增集验方，辑刊《存存汇集医学易读》三种。

王璆 南宋医家。字孟玉，号是斋。山阴（今浙江绍兴）人。曾为淮山幕官。生长名家，所藏良方甚多。历时19年，于庆元二年（1196年）辑成《是斋百一选方》20卷。录方千余首，多为闻见之效验方。

王德森 晚清医家。字严士，号鞠坪。昆山（今江苏昆山）人。自幼涉猎医书，后将行医20年心得撰成《市隐庐医学杂著》1卷（1853年刊行）。另辑《保赤要言》8卷（1910年刊行）。主张产前以攻病为安胎，产后以甘温退虚热。又谓"血症不尽属火""喉症亦有阴寒"。

王履 1332年～？元末明初医家。字安道，号畸叟，又号抱独山人，昆山（今江苏昆山）人。通诗文画艺，曾学医于朱震亨。洪武四年（1371年）任秦府良医正。著述较多，有《标题原病式》《百病钩玄》《医韵统》等，均佚；现仅存《医经溯洄集》1卷。对《内经》《伤寒论》及宋以后著名医家论点，均有独到阐述和发挥。取《伤寒论》397法中有方治者，得238条，为238治。对伤寒和温病的区别，提出温病乃"感天气恶毒异气"，"温暑及时行寒疫、温疟、风温、温毒、温疫等，决不可以伤寒六经诸病为通治"，主张外感伤寒宗仲景之法，温热病则以清里热为主。重视心肾和"真阴真阳"之论，继承并发挥朱震亨"阳常有余，阴常不足"之说。兼工诗画，颇负文名。

王燕昌 清代医家。字汉皋。河南固始人，7代为医。医术高明，屡起沉疴。辑其先辈及已所经验者，成《王氏医存》17卷，内收医论、医话458条，医案66则。后又辑《新选验方》，附刻《王氏医存》之后。

王馥原 清代医家。字清原。山阴梅溪（今浙江绍兴）人。学验俱富，时有"越中圣手"之誉。长于妇科。集20余年之心得，撰《医方简义》6卷，论述四诊、经络、运气及外感、内伤、妇科胎产证治，而尤详于妇科病证。其论中风，谓"治风之法，必由血气之偏胜求之，不可概以风药投之"。

井穴 经穴分类名。出《灵枢·九针十二原》。五输穴之一，位于四肢末端。即少商、中冲、少冲、商阳、关冲、少泽、隐白、大敦、涌泉、厉兑、足窍阴、至阴。此处脉气浅小，犹如泉水初出，故称井。井穴可用于病邪在脏，症见发热、昏迷、胸中烦闷等，临床在急救和经络测定中多用之。

井疽 病名，出《灵枢·痈疽》。是指发于胸部鸠尾穴、中庭穴或两穴之间的有头疽。病因证治见该条。

开天门 推拿方法名。出《幼科铁镜》。又名推攒竹。由小儿两眉头之间攒竹穴向上，直推至额上前发际处。有发汗解表、开窍醒神等作用。用治感冒、头痛、惊风等症。

开郁种玉汤 方名，出自《傅青主女科》。酒炒白芍药一两，酒当归、炒白术各五钱，酒炒牡丹皮、茯苓、炒香附各三钱，天花粉二钱。水煎服。功能疏肝理气，和血种子。治妇人肝气郁结不孕。

开骨散 方名，出自《医宗金鉴》。当归二至三两，川芎一两，龟板一具，血余一团。为粗末，每服五钱，水酒各半煎热服。功能活血开骨。治交骨不开难产。

开胸顺气丸 中成药，见《中药制剂手册》。炒槟榔六两，炒牵牛子八两，姜炙厚朴、陈皮、麸炒三棱、醋制莪术各二两，皂角一两，木香一两五钱。为末，水泛为丸。每服一至三钱，日服一至二次。功能消积化滞，开胸顺气。治饮食停滞，气郁不舒，胸痞腹胀，胃脘疼痛。

开阖补泻 针刺手法名。出《素问·刺志论》。指以出针时开、闭针孔来分别补泻的方法。以出针后轻轻按揉针孔，使其闭合不会经气外泄者，为补法；反之，出针时边退边摇，针退出后不按针孔，促使邪气出者，为泻法。

天人性命整体观 朝医学阐述人与自然，社会之间关系的学说。出《东医寿世保元》。这一学说认为，自然和社会是人赖以生存的基本条件，自然和社会的运动变化直接或间接地影响着人，使人体出现功能性、器质性、心理性反应，而人通过人事活动创造自己生存和繁衍条件。这个学说对于朝医病因学、诊断学、临床学和预防保健学都具有重要的指导意义。

天下第一金疮药 方名，出自《串雅内编》。公猪油一斤四两，松香六两，炒面粉四两，麝香、冰片各六分，黄蜡六两，樟脑三两，血竭、儿茶、乳香、没药各一两。先将猪油、黄蜡、松香三味熬化，滤去渣，待冷，加入余药末制成药膏，敷患处。功能活血、消肿、止痛。治刀斧损伤，跌打扑损。

天门冬 中药名，出自《神农本草经》，又名天冬、明天冬。为百合科植物天门冬 Asparagus cochinchinnensis (Lour.) Merr. 的块根。性寒，味甘、微苦。归肺、肾经。有清肺降火、润燥益阴之功效，主治肺肾阴虚之发热、劳嗽咯血、便秘及热病阴伤之口渴。煎服，6~12g。脾胃虚寒、食少便溏忌服。

天王补心丹 方名，出自《摄生秘剖》。又名补心丹。生地黄四两，当归身、天门冬、麦门冬、炒柏子仁、炒酸枣仁各二两，人参、玄参、丹参、茯苓、炒远志、炒五味子、炒桔梗、朱砂各五钱。为末，炼蜜为丸，梧桐子大，朱砂为衣，每服三钱。功能滋阴养血，补心安神。治阴亏血少，而致虚烦少寐，心悸神疲，梦遗健忘，大便干结，口舌生疮，舌红少苔，脉细而数。《症因脉治》《世医得效方》载同名方，组成略有出入，证治类同。

天井 经穴名，出《灵枢·本输》。属手少阳三焦经，该经合穴。位于肘尖（尺骨鹰嘴）上方1寸凹陷处。主治头痛、目赤、耳聋、喉痹、瘰疬、疮肿、瘾疹、癫痫、胸痹心痛、颈项肩臂痛，以及荨麻疹、神经性皮炎、肘关节及周围软组织疾患等。直刺0.5~1寸。艾炷灸3~5壮，或艾条灸5~10分钟。

天元玉册 运气学专著。一作《天元玉策》。30卷。唐·王冰撰。《古今医统》称本书"元诂《内经》之意，益之以五运六气之变"。已佚。

天牛 中药名，出自《本草拾遗》。又名天水牛、八角儿。为天牛科昆虫星天牛 Anoplophor chinensis（Forster）或桑天牛 Apriona germari（Hope）等的全虫。性温，味甘，有小毒。有活血通经、镇惊、消肿之功效，主治经闭、乳汁不下、跌打损伤及小儿急惊风、疔疮肿毒。煎服，3~6g；研末，0.9~1.5g。外用适量，研末敷疮毒。

天仙子 中药名，出自《本草图经》。又名莨菪子、牙痛子、小颠茄子、熏牙子。为茄科植物莨菪 Hyoscyamus niger L. 的种子。性温，味苦，有大毒。归心、肝、胃经。有定痫、解痉、止痛、止泻之功效，主治癫狂、胃痛、腹痛、久泻久痢、痈肿疮疖。研末服，每次0.6~1.2g，入丸、散。外用煎水洗或研末调敷。过用可中毒或死亡。心脏病、青光眼患者及孕妇忌服。

天仙藤 中药名，出自《本草图经》。又名都淋藤、马兜铃藤、青木香藤、臭拉秧子。为马兜苓植物马兜铃 Aristolochia debilis sieb. et Zucc. 的带茎藤。性温，味苦。归肝、脾经。有行气祛湿、活血通络之功效，主治妊娠水肿、风湿痹痛、产后腹痛、胃痛、疝气痛。煎服，6~12g。体虚者慎服。

天台乌药散 方名，出自《医学发明》。乌药、木香、炒茴香、青皮、炒高良姜各半两，槟榔二个，川楝子十个，巴豆七十粒。先将巴豆微打破，同川楝子用麸炒，候黑色，去巴豆及麸不用，合诸药为末，每服一钱，温酒送下。功能行气疏肝，散寒止痛。治寒凝气滞，症见小肠疝气，少腹引控睾丸而痛，偏坠肿胀。

天地气交 泛指天气与地气的交会。由天地阴阳之气相交消长所致，13万物生成变化之根源。《素问·四气调神大论》："天地气交，万物华实"。王冰注："夏至四十五日，阴气微上，阳气微下，由是则天地气交也。"张志聪注："天地气交，阳气施化，阴气结成，成化相合，故万物华实。"

天机 朝医名词。出《东医寿世保元》。指人生存的自然环境和社会条件。

天行赤眼 病名，见《银海精微》。又名天行赤热症、天行暴赤、朱炎猛旭，俗称红眼病。相当于今之病毒性急性流行性结膜炎。系风热毒邪、时行疫疠之气所致。本病传染性极强，能造成广泛流行。症见痛痒交作，胞睑、白睛红赤肿胀，怕日羞明，眵泪黏稠，白睛出血成片，黑睛生翳等。治当清热解毒，凉血散邪。用驱风散热饮子或龙胆泻肝汤加减。外治、预防同暴风客热。

天行赤眼暴翳 病名，见《古今医统》。又名赤眼后生翳、暴赤眼后急生翳外障。相当于今之流行性结膜角膜炎。多因外感疫疠毒邪，内兼肺火亢盛，内外合邪，侵犯肝经所致。症初起，突然白睛红赤肿胀，刺痒热痛，羞明泪出，继之黑睛生翳，视物模糊。治法：初宜疏风散热，祛邪解毒，用银翘散加蒲公英、大青叶、赤芍等；肝肺火炽，黑睛暴翳，宜清肺泻肝，解毒退翳，用芦根饮或石决明散加减。

天名精 中药名，出自《神农本草经》。又名癞格宝草、鹤虱草、挖耳草、臭草。为菊科植物天明精 Carpesium abrotanoides L. 的全草。性寒，味辛、甘。归肺、胃、肝经。有祛痰清热、散瘀解毒、止血之功效，主治咳嗽、咽肿痛、黄疸、吐血、衄血、血淋、急慢惊风、疔疮肿毒。煎服，9~15g；外用适量鲜品煎水外洗或捣敷患处。

天冲 经穴名，出《针灸甲乙经》。又名天衢。属足少阳胆经，足太阳、少阳之会。位于头颞部耳廓后上方，耳根后缘直上，入发际2寸处。主治头痛、耳鸣、癫疾、惊悸、龈肿等。沿皮刺 0.3～0.5 寸。艾条灸 5～10 分钟。

天池 ①经穴名。出《灵枢·本输》。又名天会。属手厥阴心包经，厥阴、足少阳之会。位于第四肋间隙，乳头外开 1 寸处。主治胁肋疼痛、胸膈烦满、咳嗽、瘰疬、腋下肿痛，以及心绞痛，肋间神经痛等。斜刺 0.3～0.5 寸，禁深刺。艾炷灸 3 壮，或艾条灸 5～10 分钟。②经穴别名。出《针灸甲乙经》。即承浆穴。

天花粉 中药名，出自《雷公炮炙论》。又名栝楼根。为葫芦科植物栝楼 Trichosanthes kirilowii Maxim. 的根。性寒，味苦、微甘。归肺、胃经。有清热降火、生津润燥、排脓消肿之功效，主治热病津伤之口渴、消渴、肺热燥咳、咳血及热毒壅盛之肿毒疮疡。煎服，9～15g。反川乌、草乌。现代研究，天花粉蛋白为中期引产的有效成分，并试用于治疗恶性葡萄胎和绒癌。脾胃虚寒、大便滑泄者忌用。

天花精言 天花专著。6 卷。清·袁句撰。刊于 1753 年。卷 1～3 专论痘疹（天花）治疗；卷 4 为痘疹图说；卷 5 论药性；卷 6 备用诸方，录验方 11 首。此书又有 4 卷本，名《痘症精言》，内容略有增补。现存 10 余种清刻本，及清、民国间石印本、排印本。

天时 朝医名词。出《东医寿世保元》。指自然发展法则。

天枢 经穴名，出《灵枢·骨度》。又名长谿、大肠募、谷门、循元、补元。属足阳明胃经，位于脐中旁开 2 寸处。主治绕脐痛、腹胀肠鸣、泄泻、痢疾、水肿、便秘、月经不调、赤白带下、经闭、产后腹痛、癥瘕，以及急慢性肠炎、细菌性痢疾、阑尾炎、肠道蛔虫症、肠梗阻、肠粘连、肠麻痹等。直刺 1～1.5 寸。艾炷灸 5～7 壮，或艾条灸 10～20 分钟。

天竺黄 中药名，出自《开宝重定本草》。又名竹黄、天竹黄。为禾本科植物青皮竹 Bambusa textilis mcclure 等茎秆内的分泌液经干燥凝结而成的块状物。性寒，味甘。归心、肝、胆经。有清心化痰、清热定惊之功效，主治热病神昏、惊搐、中风痰壅、小儿惊风。煎服，3～9g；研末吞服，每次 0.6～1g。

天府 经穴名，出《灵枢·本输》。属手太阴肺经。位于上臂前外侧，平腋前纹头下 3 寸，当肱二头肌外侧沟处。主治咳嗽、气喘、鼻衄、瘿气、紫白癜风、上臂前外侧痛，以及支气管炎，支气管哮喘等。直刺 0.5～1 寸。艾条灸 5～10 分钟。

天宝本草 近代民间草药著作。1 卷。书名取治病草药有如天宝之义，与唐代年号"天宝"无关。撰人不详。本书将药物分为寒、热、温、平四类，以歌赋形式介绍草药 149 种。现存清光绪刻本。

天宗 经穴名，出《针灸甲乙经》。属手太阳小肠经。位于肩后，肩胛冈下窝的中央。主治肩胛、肘、臂酸痛，胸胁支满，颊颔肿痛，咳逆抢心，以及肩关节周围炎，乳腺炎等。斜刺 0.5～1 寸。艾炷灸 3～5 壮，或艾条灸 5～10 分钟。

天南星 中药名，出自《本草拾遗》，又名南星、虎掌、蛇包谷、三棒子、野芋头。为天南星科植物天南星 Arisaema consanguineum schott、东北天南星 A. amurense Maxim. 或异叶天南星 A. heterophyllum Bl. 等的块茎。性温，味苦、辛。有毒，归肝、肺、脾经，有燥湿化痰、祛风定惊、消肿散结之功效，主治痰湿咳嗽、胸膈胀闷、中风痰壅、口眼㖞斜、半身不遂、癫痫及破伤风。制南星煎服，5～10g，生品一般不内服，可外用。孕妇慎用。

天柱 ①经穴名。出《素问·气府论》。属足太阳膀胱经。位于项后，斜方肌上方，入发际 0.5 寸，与哑门穴相平。主治头痛眩晕、鼻塞、衄血、视力减退、咽喉肿痛、项强肩痛、小儿惊痫、癫痫、热病等。直刺 0.5～1 寸。艾炷灸 3 壮，或艾条灸 5～10 分钟。②推拿穴位名。出《幼科推拿秘书》。位于项部正中线，自枕骨下方至第七颈椎棘突一线。主治发热等症。

天柱骨折 病名，见《伤科补要》。又名玉柱骨折、旋台骨折、颈骨折。即颈椎骨折。多因跌打、坠撞所致。症见颈部疼痛、肿胀、活动受限，伤部以下有麻木及知觉异常，严重者可出现四肢瘫痪、呼吸困难，甚至死亡。治宜使患者仰卧、麻醉下手法整复，固定颈部，并及时将头部持续牵引，待症状好转后，内服活血化瘀、消肿止痛之品，颈支架固定。适当配合功能锻炼。

天柱疽 病名，出《疡医准绳》。即发于天柱骨处的有头疽，病因证治见该条。

天钩 病证名，《育婴家秘》。多又天钩惊风、吊惊风。惊风证型之一。临床常以高热惊厥，头目仰视为特征。症见流涎搐搦、项强痰鸣、双眸翻上、爪甲色青。多由外感风热，或哺乳失宜，以致邪热痰涎，蕴积上焦，心膈壅滞，不得宣通而成。治宜先用礞石滚痰丸去其积热与痰，再服钩藤饮，清心以止搐搦。

天钩似痫 病证名，见《幼科发挥》急惊风之一。由风热炽盛，窜扰经络所致。症见壮热、惊悸、眼上视、手足抽掣，或啼或哭，喜怒不常，甚至爪甲发青等治以和解风热，用羚角钩藤散或小儿回春丹。针刺丰隆、曲池、颊车、间使。

天泉 经穴名，出《针灸甲乙经》。又名天温。属手厥阴心包经。位于上臂前面，平腋前纹头下2寸，当肱二头肌长、短二头之间。主治心痛、胸胁支满、咳逆、胸背及上臂内侧痛。直刺0.5~1寸。艾炷灸3壮，或艾条灸5~10分钟。

天突 经穴名，出《灵枢·本输》。又名玉户、天瞿。属任脉，阴维、任脉之会。位于胸骨上窝正中，当胸骨切迹上缘上0.5寸凹陷处。主治咳嗽气喘、咳吐脓血、喉痹、暴瘖、喉鸣、噎膈、瘿瘤，以及支气管哮喘、支气管炎、咽喉炎、神经性呕吐等。先直刺0.2~0.3寸，然后将针尖转向下方，沿胸骨后壁刺入0.1~0.5寸。艾炷灸3~5壮，或艾条灸5~10分钟。

天癸 ①指能促进人体生长发育和生殖机能成熟所必须的物质。来源于肾精，并受后天水谷精微的滋养而逐渐充盛。《素问·上古天真论》："女子……二七而天癸至，任脉通，太冲脉盛，月事以时下，故有子。……丈夫……二八肾气盛，天癸至，精气溢泻，阴阳和，故能有子。"马莳注："天癸者，阴精也，盖男女之精皆主肾水，故皆可称为天癸也。"②元阴的别名。《景岳全书·传忠录》："元阴者，即无形之水，以长以立，天癸是也。"

天癸水至 出《寿世保元》。又名天癸水、首经、首铅、红铅金铅。即月经初起。

天疱疮 病证名，出《证治准绳》。有两种类型。①发于夏秋之间，起病急骤，互相传染。由暑湿之邪侵入肺经，郁于皮肤而成。初起为潦浆水疱，界限清楚，皮薄光泽，顶白根红，破流滋水，蔓延迅速。即脓疱疮。治宜清热解毒、利湿化浊，内服清暑汤、黄连解毒汤或五味消毒饮加六一散、土茯苓，外用青黛散。②不分季节发病，病程缓慢、无传染性。多因心火脾湿内蕴而成。水疱大小不等，疱壁松薄，根部红赤，易于擦破滋水，伴有长期发热、胸闷、纳呆等全身症状，病久有潮热骨蒸，舌光绛，无苔，脉细数等伤阴现象。即天疱疮。治宜清热除湿，内服清热除湿饮。阴伤者，宜养阴益胃，服益胃汤。外用十大功劳、蒲公英煎水洗净患处，再用碧玉散调敷患处。

天容 经穴名，出《灵枢·本输》。属手太阳小肠经。位于颈侧，下颌角后方，胸锁乳突肌前缘凹陷处。主治耳聋、耳鸣、喉痹、咽梗、颈项肿痛、颊肿、咳嗽气喘、胸痛、瘿气、肩痛不举，以及甲状腺肿、扁桃腺炎、咽炎等。直刺0.5~1寸。艾炷灸3壮，或艾条灸5~10分钟。

天蛇毒 病名，①见《外科大成》。即蜘蛛咬伤，见该条。②见《外科正宗》。即蛇头疔，见该条。

天符 运气术语。指五运之气与司天之气相符合。《素问·天元纪大论》："应天为天符。"为天符。《素问·六微旨大论》："土运之岁，上见太阴；火运之岁，上见少阳、少阴；金运之岁，上见阳明；水运之岁，上见厥阴；水运之岁，上见太阳。天之与会也，故天元册天符。"所谓"上见"，指司天之气，如"土运之岁，上见太阴"，即己丑、己未年，己为土运，丑未值太阴司天，是为土湿同化之天符年分。"

天麻 中药名，出自《雷公炮炙论》。又名鬼督邮、明天麻、赤箭、水洋芋。为兰科植物天麻 Gastroaia elata Bl. 的块茎。性平，味甘。归肝经。有息风止痉、潜阳之功效，主治头目明眩晕、头风头痛、肢麻语涩、半身不遂、小儿惊风抽搐。煎服，3~9g。果实名天麻子，功同天麻；茎叶捣敷痈肿。

天麻丸 方名，出自《圣济总录》。天麻、独活、炮附子、麻黄、肉桂、乌蛇肉各一两，人参、防风、细辛、当归、白术、羚羊角、炒薏苡仁、炒全蝎、牛膝、川芎、茯神、炮天南星、炒白僵蚕各三分，牛黄、冰片、麝香各一分，朱砂半两。为细末，炼蜜为丸，梧桐子大，每服十至十五丸。功能祛风散寒，通络除痹。治脾脏中风，身体怠惰，四肢缓弱，恶风头疼，舌本强直，言语謇涩，皮肤脚膝麻痹。《圣济总录》还载一同名方，《太平圣惠方》《证治准绳》载有同名方二首，《仁斋直指方论》《卫生宝鉴》《丹溪心法》《傅青主女科》各载有同名方一首，诸方组成各异，证治有别。

天麻钩藤饮 方名，出自《杂病证治新义》。天麻、钩藤、生石决明、栀子、黄芩、川牛膝、杜仲、益母草、桑寄生、夜交藤、朱茯神。水煎服。功能平肝息风，清热活血，补益肝肾。治肝阳偏亢，肝风上扰，症见头痛，眩晕，失眠。近代常用于治疗高血压病属于阴虚阳亢者。

天菁 菁，音 ji 姬。天菁，指天的一周，即天的三百六十五度，就是一周年。《素问·气交变大论》："五运更始，上应天菁，阴阳往复，寒暑迎随"。是说五运交替运行，与在天之六气相应，在一周年六步之内，发生着阴阳消长，寒暑往来的变化。

天葵子 中药名，出自《分类草药性》。又名紫背天葵子、千年老鼠屎、金耗子屎。为毛茛科植物天葵 Semiaquilegia aboxoides（DC.）Mak. 的块根。性寒，味甘、苦，有小毒。归脾、小肠、膀胱经。有清热解毒、利尿消肿、散结之功效，主治痈肿瘰疬、乳痈疔疮、跌打损伤、毒伤咬伤。近年用于肝癌、乳癌的治疗。煎服，3~9g。

天鼎 经穴名，出《针灸甲乙经》。又名天顶。属手阳明大肠经。位于颈外侧，扶突与缺盆两穴之间，胸锁乳突肌后缘。主治暴瘖、气哽、喉痹咽肿、饮食不下、瘰疬、瘿气等。直刺 0.5~1 寸。艾炷灸 1~3 壮，或艾条灸 3~5 分钟。

天窗 经穴名，出《灵枢·本输》。又名窗笼、窗聋、天笼。属手太阳小肠经。位于颈侧，胸锁乳突肌后缘，当扶突穴后下方约 0.5 寸处。主治头痛、颊肿、喉痛、暴瘖、乳蛾、耳鸣、耳聋、中风口噤、瘿肿，以及甲状腺肿等。直刺 0.5~1 寸。艾炷灸 3~5 壮，或艾条灸 5~10 分钟。

天溪 经穴名，出《针灸甲乙经》。属足太阴脾经。位于胸部第四肋间隙中，距胸正中线 6 寸处。主治咳嗽气喘、胸胁满痛、呃逆、乳痈，以及产后乳汁分泌不足、乳腺炎等。斜刺 0.3~0.5 寸（不宜深刺）。艾炷灸 3~5 壮，或艾条灸 5~10 分钟。

天牖 经穴名，出《灵枢·本输》。属手少阳三焦经。位于颈部外侧，颞骨乳突后下方，胸锁乳突肌后缘近发际处。主治头痛、目眩、面肿、耳聋、喉痹、鼻塞、鼻衄、项强、瘰疬等。直刺 0.5~1 寸。艾炷灸 3 壮，或艾条灸 5~10 分钟。

天髎 经穴名，出《针灸甲乙经》。属手少阳三焦经，手少阳、阳维之会。位于背部，冈上窝内，当大椎穴与肩峰后端外缘连线之中点处。主治身热汗不出、胸中烦满、肩臂酸痛、颈项强急等。直刺 0.5~1 寸。艾炷灸 3~5 壮，或艾条灸 5~10 分钟。

无为法 气功术语。不用意念引导，一切顺其自然的气功锻炼方法。

无犯胃气 指临床治病不要妄用攻伐、苦寒等药物以伤损胃气。此处的胃气，即指胃的受纳、腐熟生理功能。人以胃气为本，"纳谷者昌，绝谷者亡"，胃气足则元气易于恢复，胃气伤则受纳腐熟无能，气血生化无源，故病难恢复。《伤寒论》："妇人伤寒、发热，经水适来，昼日明了，暮则谵语，……此为热入血室，无犯胃气及上二焦，必自愈。"

无头疽 病名，因病初起便无疮头而名。有广义和狭义之分，广义包括附骨疽、环跳疽、流痰、流注、瘰疬、乳疽、脱疽等，然以上各病阴阳属性不尽相同，病因证治亦异，故其义显得庞杂含混。狭义者一般认为是一种发生深部组织的化脓性疾患，基本上属阳证范畴。详见该条。

无花果 中药名，出自《救荒本草》。又名天生子、蜜果、文仙果、奶浆果。为桑科植物无花果 Ficus carica L. 的聚花果。性平，味甘。归肺、脾、大肠经。有润肺止咳、通便之功效，主治肺热咳嗽、咽喉肿痛、便秘痔疮。煎服，15～30g；捣敷治痈肿疮毒、瘰疬。

无极丹 中成药，见《全国中药成药处方集》。朱砂、薄荷冰各三两五钱，甘草六十两，糯米粉二十四两，石膏十六两，滑石十二两，公丁香、砂仁、肉桂、紫豆蔻各二钱五分，冰片二两，麝香、牛黄各三分。为细末，水泛为丸，另用朱砂七两五钱为衣。每服二十粒，日二次。功能清热祛暑，镇静止呕。治夏令受暑，晕车晕船，恶心呕吐。

无谷道 病名，见《古今医统》。是指初生婴儿肛门、直肠不通。相当于西医的先天性肛管直肠闭锁。病因证治同肛门皮包和肛门内合。见该条。

无胃则死 ①为推测病证预后的纲要。无胃，指不能进食，说明胃的功能衰竭。《素问·平人气象论》："人无胃气曰逆，逆者死。"明示疾病发展至后期危重阶段，不能饮食，表示胃气衰败，气血生化之源已竭，故为逆证，易于死亡。②指脉无胃气。即脉来无从容和缓之象或节律紊乱而不易纠正。表示正气衰竭，邪气独盛，病情危重。《素问·平人气象论》："人以水谷为本，故人绝水谷则死，脉无胃气亦死。"

无辜疳 病证名，出《外台秘要》。指疳病头颈生核之证候者。其症头颈生核，形如弹丸，按之转动不痛，内有一种米粉样物质；其毒侵及脏腑而成疳疾。治宜先挑破其核、挤出粉样物，方用柴胡饮清热，后用集圣丸消疳。

无痛进针器 针具名。利用弹簧的力量，将针迅速刺入皮下，借以减轻进针疼痛的器具。适用于婴幼、妇女、年老体弱及畏痛的患者。

无瘢痕灸 灸法名。又名非化脓灸。指灸后不会化脓溃烂，事后不遗留瘢痕的灸法。一般指温和灸。本法适用于虚寒性疾患。

元气 又名"原气""真气"，为人体最基本、最重要的气，是人体生命活动的原动力。元气根于肾，其组成以肾所藏的精气为主，并依赖于肾中精气所化生。肾中精气以受之于父母的先天之精为基础，又依赖后天水谷精气之培育而充盛。故元气的盛衰，除与先天禀赋有关外，亦与脾胃运化水谷精气之功能密切相关。元气通过三焦气化而流布于全身，内至脏腑，外达于肌肤腠理，作用于机体各个部分。元气的主要功能在于推动人体的生长和发育，温煦和激发各个脏腑、经络等组织器官的生理活动。故元气充沛，则各脏腑、经络等组织器官的活动就旺盛，机体的素质就强健而少病。

元阳 即肾阳。与元阴相对而言，是生命活动的本元，亦可称之为命门之真水。详肾阳条。

元阴 即肾阴。与元阳相对而言，是生命活动的本元。某些医家又别称天癸。《景岳全书》："元阴者，即无形之水，以长以立，天癸是也。"详肾阴和天癸条。

元好问 1190～1257年。金代文学家。字裕之，号遗山。太原秀容人（今山西省忻县）。金兴定五年（1221年）进士，官至行尚书省左司外郎。晚年以著作自任，长于诗文。家藏医书颇富，汇集亲自应用有效医方数十首，于淳祐二年（1242年）汇编为《集验方》1卷。

元希声 ？～707年。唐代医家。河南洛阳人。累官司礼博士、吏部侍郎，有《文集》10卷传世。知医，撰有《行要备刀方》1卷，并集《张文仲疗诸风方》9首。

元胡索散 方名，出自《杂病源流犀烛》延胡索、当归、炒蒲黄、赤芍药、官桂各一钱，姜黄、木香、乳香、没药各七分，炙甘草五分。为粗末，加姜三片，水煎服。功能理气、活血、止痛。治血结胸，胸腹痛连腹胁背膂，上下攻刺，痛不可忍，手不可按，甚则搐搦。

元颜 唐代医生。京都（今陕西西安）人。善医，精于暗示疗法。一妇人误食一虫，疑而成疾，久治不效。元颜诚其家人："以药吐之，吐时盛以盘盂，诡言有小虾蟆跃去，切勿令病者得知，则病可愈。"后妇病永除。

韦慈藏 唐代名医。名讯。京兆（今陕西西安）人。善医术，武则天当政时，为侍御医。中宗景龙间（707～709年）任光禄卿，主管宫庭饮食。玄宗继位后亦重其术，擢官不受。晚年辞官归里，为人医病。与张文仲、李虔纵为当时三大名医。常带黑犬随行，施药济人。在当时及后世享有很高名望，世称"药王"，医家多祀之。

云门 经穴名，出《素问·水热穴论》。属手太阴肺经。位于前胸外上方，当锁骨外端下缘，距胸正中线6寸处。主治咳嗽、气喘、胸痛、胸闷、胸中烦满、肩背痛、喉痹、瘿气等。直刺0.5～1寸。艾炷灸3～5壮，或艾条灸5～10分钟。

云母 中药名，出自《神农本草经》。又名云珠、云砂、云母石、银精石。为硅酸盐类矿物白云母的片状晶体。性温，味甘。归肺、脾、膀胱经。有纳气坠痰、止血敛疮、镇惊之功效，主治虚喘、眩晕、惊悸、癫痫、咯血、痈疽疮毒。煎服，9～12g，或入丸、散。

云岐子论经络迎随补泻法 针灸著作。又名《洁古云岐针法》，1卷。金·张璧撰。云岐子即张璧，其父张洁古。内有论迎随补泻、经络取原（穴）法、王海藏拔原例、经络腧穴配合法，及针刺伤寒、热病诸法，洁古刺诸痛法等短论。1955年人民卫生出版社元刻《济生拔粹》本影印。

云岐子保命集论类要 伤寒著作。又名《伤寒保命集》。2卷。元·张璧撰。书中分述伤寒六经病证，伤寒主方、变方及其适应症，辨别伤寒与温病，伤寒证候的刺法，伤寒杂证，伤寒传变诸证和常见内科杂病证治。此外并简介妇人伤寒、妇产科、外科病证证治。末附小儿病证。后编入《济生拔粹》。

云岐子脉诀 脉学著作。全称《云岐子七表八里九道脉诀论并治法》。金·张璧撰。撰年不详。此书参考《内经》《脉经》、仲景脉法理论，结合后世有关论述及其家传脉学，分述七表八里九道脉主病方治。后辑入《济生拔粹》。

云林神彀 综合性医书。4卷。明·龚廷贤撰。刊于1591年。内容为临床各科病证证治。论述简略，多编成歌诀。选方颇多，包括部分内府秘方。现存明万历十九年初刻本等近20种明、清刻本。

云南白药 中成药，散剂，由多种中药配制而成。功能止血愈伤，活血化瘀，消肿去毒。治刀伤、枪伤、创伤出血，跌打损伤，红肿毒疮，痛经，闭经，月经过多，崩漏滞下，产后瘀血等症。近代亦有治咽喉肿痛、慢性胃炎及胃、十二指肠溃疡出血等。成人每次服0.25～0.5g；2～5岁按成人量1/4，5～12岁按成人量1/2服用，四小时服一次。出血者用温开水送服；未出血者用酒送服。毒疮初起，另取药粉适量酒调涂敷患处；已化脓者，只需内服。

云香十味散 蒙医希拉乌苏病方。方由白云香、木香、苦参、瞿麦、诃子、栀子、川楝子、决明子、茼麻子、五灵脂组成。功能祛除希拉乌苏、涸黄水。主治痛风、痹证、关节疼痛等。

云雾移睛 病名，见《证治准绳》。又名飞蝇散乱、蝇翅黑花、黑花飞蝇。类今之玻璃体混浊。多因肝肾不足，气血虚衰，瘀血积滞等所引起。自觉眼前似有云雾、飞蝇浮移掠过。散瞳检眼镜下见神膏内有混浊。治法：肝肾不足者，宜滋补肝肾，用杞菊地黄丸或驻景丸加减；气血虚衰者，宜益气养血，用芎归补血汤或八珍汤加减；瘀血积目者，宜活血化瘀消滞，用桃红四物汤或血府逐瘀汤加减。

云翳 病名，见《医宗金鉴》。相当于今之角膜斑翳。为宿翳稍厚，如蝉翅、似浮云，自然光下可见者。以翳薄而浮，色白淡嫩，未掩瞳神者为轻；翳深厚色黄，遮掩瞳神者为重。详宿翳条。

木火刑金 即肝火犯肺病机所引起的病证。在五行归类中，肝属木，肺属金。若肝经气火上逆犯肺，灼耗肺阴，则可发作此种病证。多由郁怒伤肝化火，或肝经热邪循经上逆，伤及肺脏所致。临床可见胸胁灼痛，急躁易怒，头晕目赤，烦热口苦，咳嗽阵作，痰黏量少色黄，甚则咳血，舌红苔薄黄，脉弦数等症。

木瓜 中药名，出自《雷公炮炙论》。又名宣木瓜、木瓜实、铁脚梨。为蔷薇科植物贴梗海棠 Chaenomeles lagenaria (Loisel.) koidz. 的果实。性温，味酸。归脾、肝经。有和胃平肝、去湿舒筋之功效，主治吐泻腹痛、转筋、脚气、腰膝无力、水肿。煎服，6~12g。

木瓜丸 方名，出自《太平圣惠方》。木瓜、赤茯苓、沉香、陈皮、紫苏茎叶、柴胡、高良姜各一两，木香、赤芍药各半两，桂心一分，槟榔二两，炒吴茱萸三分。为细末，炼蜜为丸，梧桐子大，每服三十丸。功能祛风散寒，祛湿退肿。治脚气，心腹胀满，上气喘促，脚膝浮肿。《太平圣惠方》尚有同名方五首，《太平惠民和剂局方》《传信适用方》各有同名方二首，《小儿药证直诀》载同名方一首，组成、功用、主治各异。

木耳 中药名，出自《神农本草经》。又名木檽、树鸣、黑木耳、耳子。为木耳科植物木耳 Auricularia auricula (L. ex ltook.) Underw. 的子实体。性平，味甘。归胃、大肠经。有凉血止血、益气之作用，主治肠风、血痢、血淋、咯血、衄血、崩漏、痔血。煎服，9~30g。或研末服。

木舌 病证名，见《圣济总录》。又名木舌胀、木舌风、死舌。由心脾积热上冲所致，多见于小儿。症见舌肿胀，木硬满口，不能转动，无疼痛。初起憎寒壮热，治宜疏风祛邪，用荆防败毒散加减；热毒重者，治宜泻火解毒，用黄连解毒汤加犀角；若心经火盛，舌胀满口，坚硬疼痛，则可以吹冰硼散，内服犀角地黄汤。

木防己 中药名，出自《药性论》。又名青藤香、小青藤、青风藤、小葛藤。为防己科植物木防己 Cocculustrilobus (Thunb.) DC. 的根。性寒，味苦、辛。归膀胱、脾、肾经。有祛风止痛、利水解毒之功效，主治水肿臌胀、风湿痹痛、脚气挛痛。煎服，5~10g。或捣烂外敷治蛇毒。

木防己汤 方名，出自《金匮要略》。木防己三两，石膏（鸡子大）十二枚，桂枝二两，人参四两。水煎服。功能利水祛饮。治膈间支饮，喘满，心下痞坚，面色黧黑，脉沉紧，得之数十日，吐下之而不愈。《外台秘要》所载两首同名方，一首即仲景防己黄芪汤，另一首系防己黄芪汤加减而成。

木运 运气术语。为五运之一。木主丁壬，又称丁壬化木，凡丁年、壬年均属木运统司一年之气。《素问·天元纪大论》："丁壬之岁，木运统之。"

木运临卯 运气术语。即丁为木运，卯为木的正位。该年中运木与岁支卯同气，故所指之丁卯年即为岁会年分。出《素问·六微旨大论》。参照岁会条。

木芙蓉叶 中药名，出自《本草纲目》。又名拒霜叶、芙蓉花叶、铁箍散。为锦葵科植物木芙蓉 Hibiscus mutabilis L. 的叶。性平，味苦、微辛。归肺、肝经。有凉血解毒、消肿止痛之功效，主治痈疽疔疮、丹毒、烫伤、目赤肿痛、跌打损伤。煎服，15~30g。多外用，研末调敷或鲜叶捣敷。

木克土 指五行学说的一种正常的相互制约、相互克服的关系。如肝胆属木、脾胃属土，在正常生理活动中，肝气的疏泄，可以调畅气机的升降，以保证脾胃受纳、腐熟和运化功能活动的正常进行，从而使脾土不致壅滞。但应指出，近人习惯在临床上把木克土与木乘土混同，是不正确的。木乘土是反常的克制太过，属病机范畴。如肝气横逆犯胃、犯脾等。

木位 运气术语。指厥阴风木所主之位，为主气的初之气，在春分前六十一日。《素问·至真要大论》："木位之主，其泻以酸，其补以辛。"王冰注："木位春分前六十一日，初之气也。"

木郁化火 指肝郁化火。为肝病病机之一。在五行归类中，肝属木，木郁即肝郁。多由于情志内伤，肝失疏泄而致肝气郁结，肝郁久则化火，损耗阴液而引起肝阴亏损，或素有内热，引发肝火，从而出现肝火上炎病证。临床表现常见头痛、眩晕、面赤、目痛，呕吐、咳血，甚则发狂等症。《素问·六元正纪大论》记述了因木郁而产生的一些病证，并提出"木郁达之"的治疗原则。

木郁达之 中医治疗原则之一。木郁，指肝气郁结；达之，即疏泄畅达。出自《素问·六元正纪大论》，王冰注说："木郁达之，谓吐令条达也"。《内外伤辨惑论》则认为是肺金抑遏肝木所致。在临床上，肝气郁结病证，常见两胁胀痛或窜痛，胸闷不舒，或恶心、吐酸，食欲不振，腹痛腹泻，苔薄脉弦等症。治宜疏肝解郁为法，常用逍遥散类方药治疗。

木香 中药名，出自《神农本草经》。又名广木香、南木香。为菊科植物云木香 Saussurea lappa Clarke 的根。性温，味苦、辛。归肝、脾、胃、大肠经。有调中和胃、行气止痛之功效，主治中寒气滞、脘腹胀痛、呕吐、下利。煎服，3~9g，不宜久煎，生用止痛，煨用止泻。阴虚火旺者慎用。

木香化滞散 方名，出自《证治准绳》。木香、姜黄、青皮、砂仁、人参、槟榔、白术各二钱，茯苓、檀香、白蔻仁、藿香叶、橘皮、大腹子、桔梗各五分，炙甘草四分。为细末，每服三钱，水煎服。功能理气止疼。治气滞心腹满痛。

木香导滞丸 方名，出自《松崖医径》。大黄一两，制枳实、炒神曲各五钱，茯苓、黄芩、黄连、白术各三钱，木香、槟榔、泽泻各二钱。为细末，汤浸蒸饼为丸，梧桐子大，每服七十至八十丸，以和为度。功能泻实导滞，清热疏气。治伤湿热之物，不得消化，痞满闷乱不安。《幼科发挥》载同名方，组方不同，由小承气汤合金花丸加味而成，治痢疾初起。

木香顺气散 方名，见于《证治准绳》。引《医学统旨》方。木香、香附、槟榔、青皮、陈皮、厚朴、苍术、枳壳、砂仁各一钱，炙甘草五分。为末，加生姜三片，水煎服。功能行气燥湿，和胃运脾。治气滞腹痛。《杂病源流犀烛》载同名方，系此方加减而成，用于气厥醒后调理。

木贼 中药名，出自《嘉祐补注神农本草》。又名木贼草、节节草、锉草、无心草。为木贼科植物木贼 Equisetum biemale L. 的地上部分。性平，味甘苦。归肺、肝经。有疏风散热、退翳止血之功效，主治目赤肿痛、迎风流泪、目生云翳、肠风下血、痔疮便血。煎服，3~10g。

木疳 病名，见《证治准绳》。又名木疡。类今之泡性角膜炎。因肝经实热或阴虚火旺所致。症见黑睛生一个或数个圆形小颗粒突起，实者小而痛涩，虚者大而昏花。反复日久，黑睛遗留云翳，影响视力。严重者可变生花翳白陷。治法：实证宜清肝泻火，用龙胆泻肝汤加减；虚证宜养阴清热，用养阴清肺汤加石决明、青葙子、木贼等。

木通 中药名，出自《神农本草经》。又名通草、八月炸藤、关木通、川木通。为马兜铃科植物木通马兜铃 Aristolochia manshuriensis Kom. 或毛茛科植物小木通 Clematis armandii Franch 及同属绣球藤 C. montana Buch.–Ham. 的藤茎。性寒，味苦。归心、小肠、膀胱经。有清心降火、利水通淋、通乳之功效，主治口舌生疮、小便赤涩、淋病、水肿、喉痹咽痛、妇女经闭、乳汁不通。煎服，3~6g。孕妇慎服。

木喜条达 为五行学说借用树木生长发育的条顺、疏达的特点，以阐释和比喻肝胆的生理特性。肝胆主疏泄升发，肝气疏泄畅达则能助脾胃的消化吸收；肝气疏泄，少阳胆气升发，则能使气机舒畅，升降得宜，故肝木喜畅达而恶抑郁。肝郁不舒，气机郁结，则可产生胁肋疼痛、嗳气不舒等病证。

木槿皮 中药名，出自《本草纲目》。又名川槿皮、槿皮。为锦葵科植物木槿 Hibiscus syriacus L. 的根皮或茎皮。性凉，味甘、苦。归肝、脾、大肠经。有清热利湿、杀虫止痒之功效，主治皮肤疥癣、肠风下利、赤白带下。煎服 3~10g。外用以酒浸搽擦或研末醋调敷。

木蝴蝶 中药名，出自《本草纲目拾遗》。又名千张纸、玉蝴蝶、破布子、千层纸。为紫葳科植物木蝴蝶 Oroxylum indicum (L.) vent. 的种子。性凉，味苦、苦。归肺、肝经。有清热润肺、疏肝和胃、利咽生肌之功效，主治肺热咽干咳嗽、音哑、咽痛、脘痛、疮口不收。煎服，6~10g。外用适量，敷贴患处。

木鳖子 中药名，出自《开宝重定本草》。又名木蟹、土木鳖、木别子、壳木鳖。为葫芦科植物木鳖子 Momoraica cochinchinensis (Lour.) Spr. 的成熟种子。性温，味苦、微甘，有毒。入肝、脾、胃经。有消肿散结、祛毒止痛之功效，主治痈肿、疔疮、乳痈、痔疮肿痛、风湿痹痛、筋脉拘挛。内服多入丸、散剂。煎服，0.3~0.6g。外用，研末调敷。孕妇及体虚者忌服。

五十动 为中医诊脉之常规，即诊脉应以不少于五十动为度，以便详细辨识脉象变化，并了解脉搏跳动五十次过程中有无促、结、代脉。《灵枢·根结》："持其脉口，数其至也。五十动而不一代者，五脏皆受气。"

五十营 指经脉之气在人体内按一定的规律运行，一昼夜间循行于全身五十周次，则使五脏精气得以畅行，从而保持正常的功能状态。《类经》："五十营者，即营气支行之数，昼夜凡五十度也。"《灵枢·根结》："一日一夜，五十营，以营五脏之精。……所谓五十营者，五脏皆受气，持其气口，数其至也。"

五之气 运气术语。为主气的第五节，为阳明燥金之气，主秋分后六十日又八十七点五剂。亦即秋分至小雪，其中包括寒露、霜降、立冬三个节气。见《素问·六微旨大论》等篇。

五子衍宗丸 方名，出自《医学入门》。枸杞子、菟丝子各八两，五味子一两，覆盆子四两，车前子二两。为细末，炼蜜为丸，梧桐子大。空腹服九十丸，睡前服五十丸。功能补肾生精，益气养血。治肾虚遗精，阳痿早泄，小便后余沥不清，久不生育，及气血两虚，须发早白等。

五元学说 蒙医学理论体系基本内容之一。来源于古印度朴素唯物论思想。古印度朴素唯物论者认为，世界是土、水、火、气等原生物质资生、演变、发展的结果，从而提出了"四大要素学说"。后来在"四大要素"之上加上了"空"（即物质赖以存在、增长和运动的空间），便形成了五元学说。蒙医对构成人体之三根、七大物质和生理、病理、诊断、治疗原则等的解释，均以"五元学说"为理论指导。

五不女 见《广嗣纪要》。指女子因先天性生理缺陷，而无生育能力的五种情况，为螺、纹、鼓花头、角花头及脉。详见各条。

五不足 指人体神、气、血、形、志五者之不足。一般而言，神不足则悲，气不足则息利少气，血不足则恐，形不足则四肢不用，志不足则四脚厥冷。神、气、血、形、志等本为五脏所藏，故其不足，实质即是指五脏精气之不足。

五气 ①指五种气味，即臊气、焦气、香气、腥气、腐气五气。《素问·六节脏象论》："天食人以五气"。张景岳注："天以五气食人者，臊气入肝，焦气入心，香气入脾，腥气入肺，腐气入肾也"。②指五运之气，即金、木、水、火、土五气之运行。《素问·六节脏象论》："五气更立，各有所胜"。③指五脏所化生的情志活动，即喜、怒、忧、悲、恐。《素问·阴阳应象大论》："人有五脏化五气，以生喜怒悲忧恐"。④指五脏内在变化反映于外表的五种气色，即五色之气。《素问遗篇·刺法论》："五气护身结"的记载，如青气自肝而出，白气自肺而出，赤气自心而出，黑气自肾而出，黄气自脾而出。故临床上观五色之变化，即可察五脏的变化。⑤指五味所化之气，如酸气、苦气、甘气、辛气、咸气。《类经》卷十六："五气，五味之所化也"。⑥亦指土气。因土位居中央，其数为五，故名。

五仁丸 方名，出自《世医得效方》。桃仁、炒杏仁各一两，柏子仁半两，松子仁一钱二分半，炒郁李仁一钱，陈皮四两。先将五仁研为膏，入陈皮末研匀，空腹米饮送下。功能润肠通便。治津枯肠燥，大便艰难，以及年老或产后血虚便秘。

五化 指五行的气化。由于木、火、土、金、水五行之间，相反相成，相互作用，不断地变化发展，从而反映出生、长、化、收、藏五个生化阶段。故五化，又指生、长、化、收、藏。见《素问·五常政大论》。

五风变内障 病名，见《秘传眼科龙木论》。又名五风变、五风之证、五风变成内障证。即今之青光眼。为青风、绿风、黄风、乌风、黑风内障之总称。因发病急骤，善变似风，瞳神分别显出以上气色，故有如青风内障、绿风内障……之称。五风之中、青风、绿风、黄风转多见，乌风、黑风极少见。多因情志过伤，肝胆风火升扰，或肝肾阴虚，阴虚阳亢，气血不和等导致神水瘀滞所致。参见各有关条。

五心烦热 证名，见于《太平圣惠方》。多由心血不足，阴虚火旺或病后虚热不清，以及火热内郁所致。症见心中烦热伴两手心、足心有发热的感觉。治宜滋阴降火，清热养阴，方用清骨散、玉女煎等。火郁而宜升发者，用火郁汤加减。

五甘露 藏药组合简称。出《晶珠本草》即柏枝、黄花桂鹃、艾蒿、麻黄、水柏枝。

五节刺 古刺法名。出《灵枢·刺节真邪》包括五法：振埃，针刺循行于四肢体表的经脉，以治阳病，如气满闭塞、咳喘取天容、廉泉等。由于刺而愈病，犹如振落尘埃，故名振埃。发矇，取六阳经的穴位，以治六腑疾患，如耳聋目昏取听宫等。因有开蒙发聩之效，故名发矇。去爪，针刺关节及络脉的方法，如水湿形外用砭石治疗。祛除水湿，犹如剪除多余的爪甲，故名去爪。彻衣，针刺机体外侧及背部奇穴，以治热性疾病，如恶寒无汗、内外皆热的热性疾患取天府、大杼等治疗。因刺后汗出热退，恶寒解除，即不必重裹衣被，故名彻衣。解惑，泻实补虚，调和阴阳，以治病情复杂的疾患。因在复杂疾患中平复阴阳，故名解惑。

五处 经穴名，出《针灸甲乙经》。又名巨处。属足太阳膀胱经。位于头正中线入前发际1寸，再旁开1.5寸处。主治头痛、目眩、目视不明、鼻塞、鼻衄、惊厥、抽搐、癫痫等。沿皮刺0.3~0.5寸。艾炷灸3壮，或艾条灸5~10分钟。

五汁饮 方名，出自《温病条辨》。梨汁、荸荠汁、鲜苇根汁、麦门冬汁、藕汁

（或用蔗汁）。临卧时斟酌多少，和匀凉服；不甚喜凉者，隔水炖温服。功能清热生津。治温病热甚，肺胃津伤，口中燥渴，咳唾白沫，黏质不爽。《证治汇补》《重订通俗伤寒论》各载同名方一首，组成不同，证治各异。

五加皮 中药名，出自《神农本草经》。又名南五加皮。为五加科植物五加 Acanthopanax gracilistylus W. W. Smith 的根皮。性温，味辛。归肝、肾经。有祛风湿、壮筋骨、活血去瘀之功效，主治风寒湿痹、筋脉挛急、下肢痿软、小儿行迟、跌打劳伤。煎服，5~10g。可浸酒服。

五加皮酒 中成药，见《中药制剂手册》。五加皮、当归、青皮藤、海风藤、川芎、威灵仙、木瓜、炒白术、白芷、牛膝、红花、独活、制川乌、制草乌、玉竹、煨肉豆蔻、豆蔻仁、檀香、菊花、公丁香、砂仁、木香、肉桂、陈皮、栀子、冰糖、白酒。依法制为药酒，每服五钱至一两，温服，日三次。功能祛风除湿，舒筋活血。治风湿手足拘挛，四肢麻木，腰膝酸重，及阴囊潮湿，妇人阴冷等症。《奇效良方》载同名异药方，治筋痹。

五皮饮 方名，出自《三因极一病证方论》。又名五皮散。炙大腹皮、炙桑白皮、茯苓皮、生姜皮、陈皮各等分。为粗末，每服四钱，水煎服。功能利水退肿。治皮水，四肢头面悉肿，按之没指，不恶风，其腹如故，不喘，不渴，脉浮。近代常用于治疗急慢性肾炎和心脏病水肿见脾虚气滞，水湿停聚证者。

五皮散 方名，出自《太平惠民和剂局方》。五加皮、地骨皮、生姜皮、大腹皮、茯苓皮各等分。为粗末，每服三钱，水煎服。功能祛湿消肿。治脾气停滞，风湿客脾，脾经受湿，气不流行，头面虚肿，四肢肿满，心腹膨胀，上气喘促，腹胁如鼓，绕腹胀闷，有妨饮食，以及上攻下注，来去不定，举动喘乏。《证治准绳》引《澹寮方》，称此方为五皮饮。

五发 指五脏之病各有其发生的部位和时间，简称之为"五发"。如《素问·宣明五气篇》所说："五病所发：阴病发于骨，阳病发于血，阴病发于肉，阳病发于冬，阴病发于夏"。

五有余 指神、气、血、形、志五者因邪气影响而表现为有余。如神有余则笑不休，气有余则喘咳上气，血有余则怒，形有余则腹胀、二便不通利，志有余则腹胀、飧泄等。出《素问·调经论》。神、气、血、形、志则为五脏所藏，故其有余，实质即是指五脏之邪气有余。

五夺 指气血津液严重耗损，元气虚弱不支，禁用攻泻方法的五种病理状态。即形肉已脱为一夺，大失血之后为二夺，大汗出之后为三夺，大泄下之后为四夺，新产及产后出血之后为五夺。凡遇上述则临床当禁用攻泻方法治疗。见《灵枢·五禁》。

五邪 ①五脏病邪的合称。如邪在肺，则病皮肤痛，恶寒发热，气逆而喘，汗出；邪在肝，则病两胁痛；邪在脾胃，则病肌肉痛；邪在肾，则病骨痛，阴痹；邪在心，则病心痛，喜悲，时眩仆等。出《灵枢·五邪》篇。②指风、暑、饮食劳倦、寒、湿五种病邪。《难经·四十九难》："有中风，有伤暑，有饮食劳倦，有伤寒，有中湿，此之谓五邪"。③指虚、实、贼、微、正等五种病邪的传变。主要根据五行的相生相克关系传变而分析如从母而犯子者为虚邪，从子来犯母的为实邪，从相乘而来者为贼邪，从相侮而来者为微邪，自病者为正邪。《难经·五十难》："假令心病，中风得之为虚邪，伤暑得之为正邪，饮食劳倦得之为实邪，伤寒得之为微邪，中湿得之为贼邪。"④指风、寒、湿、雾、饮食等五种病邪。《金匮要略·脏腑经络先后病脉证》："清邪居上，浊邪居下，大邪中表，小邪中里，䅽饪之邪从口入者宿食也。五邪中人，各有法度，风中于前，寒中于暮，湿伤于下，雾伤于上，风令脉浮，寒令脉急，雾伤皮腠，湿流关节，食伤脾胃。"

五邪刺 古刺法名。出《灵枢·刺节真邪》。五邪，指痛邪（疮疡）、大邪（病邪实盛）、小邪（正气亏虚）、热邪、寒邪。刺痛邪用铍针以消散排脓，刺大邪用锋针以泻其有余，刺小邪用圆利针以补其不足，刺热邪用镵针以泄其热，刺寒邪用毫针以益其温。

五行 五行，即指木、火、土、金、水五种基本物质的运动变化。《素问·藏气法时论》："五行者，金、木、水、火、土也。"五行学说亦是我国古代唯物主义哲学的重要范畴，主要在于古人运用人们日常生活中最熟悉的木、火、土、金、水五种物质的功能属性为代表归类事物或现象的属性，并以五者之间相互资生、相互制约的关系来论述和推演事物或现象之间的相互关系及其复杂的运动变化规律。五行学说渗透于中医学，主要在于运用五行的属性归类、生克、制化、胜复、乘侮等规律，来概括脏腑组织器官的功能属性，论证五脏系统相互联系的内在规律，并用以归纳人体与自然界的某些相互关系，特别是阐明人体的整体系统结构关系，从而指导中医临床之病机分析、诊断和治疗。五行学说的基本内容：包括五行的特征，即"木曰曲直""火曰炎上""土爰稼穑""金曰从革""水曰润下"，并用以推演和归类事物的五行属性；五行生克，即木生火、火生土、土生金、金生水、水生木。木克土、土克水、水克火、火克金、金克木；五行制化，主要指五行系统结构在正常状态下，通过其自身相生和相克的相互作用而产生的一种调节作用，以防止其太过或不及，维持其相对的整体平衡；五行胜复，主要指五行系统结构在反常的情况下，即在局部出现较大不平衡的情况下，通过相克关系而产生一种整体循环的调节作用，从而使一时性偏盛偏衰的五行系统结构，经过调节由不平衡而再次恢复平衡。《素问·至真要大论》："有胜之气，其必来复也"，"胜至则复，复已而胜，不复则害"；五行乘侮，是指五行之间的生克制化遭到破坏后所出现的不正常的相克现象。相乘，即以强凌弱，相克的太过，如木亢乘土或木乘土虚。相侮，即相克的反向，又称"反侮"。如木亢侮金或木侮金虚。正如《素问·五运行大论》所载述："气有余，则制己所胜而侮所不胜。其不及，则己所不胜，侮而乘之，己所胜，轻而侮之"。即对五行之间相乘和相侮及其相互关系的概括说明。五行学说在中医学中的具体应用，主要在于以五行的特性来分析研究机体的脏腑、经络等组织器官的五行属性及生理特性；以五行之间的生克制化来分析研究机体脏腑经络之间和各个生理功能之间的相互关系；以五行之间的乘侮关系来阐释脏腑经络病理情况下的相互影响和传变；并在临床诊断疾病时，即可综合望、闻、问、切四诊所得材料，根据五行之归属及其生克乘侮变化规律，以推断病情，在治疗疾病时，亦可根据相生或相克规律来确定相应的治疗原则和治疗方法，以达到及时控制疾病传变及治愈疾病之目的。

五色 ①指青、赤、黄、白、黑五种颜色。并分属于五行归类，即青色属木，赤色属火，黄色属土，白色属金，黑色属水。②指能反映五脏病变及各种证候的五种病色。青、赤、黄、白、黑五色可分属五脏，而五脏六腑在面部的反映变有一定的位置，故可以根据面部各相应部位色泽的变化，从而推测判断脏腑之病变。出《灵枢·五色》。参五色主病条。

五色主病 指青、赤、黄、白、黑五种病色所主的病证。有两种含义：①以五色配五脏，则主五脏病证，如青主肝病，赤主心病，黄主脾病，白主肺病，黑主肾病。应结合临床实际，不宜机械套用。②以五色辨疾病性质。青主风、主惊、主寒、主痛；赤主热；黄主湿；白主血虚、主寒；黑主痛、主血瘀、主劳伤。

五色命脏 指青、赤、黄、白、黑五色与五脏相配。《灵枢·五色》："以五色命脏，青为肝、赤为心、白为肺、黄为脾、黑为肾。"故五脏有病，则常见其相应的病色。如青色常见于肝风，黄色多见于脾湿等。但临证应用须结合四诊，进行全面分析。

五色带下 病证名，见《千金要方》。又名带五色俱下，带下五色。指妇女阴道内流出青、黄、赤、白、黑五色相杂秽浊的液体而言。多因湿热蕴毒，或五脏虚损所致。湿热蕴热者，症见阴道流出杂色浊液，恶臭异常，绵绵不断，阴户肿痛，脐腹疼痛，或发低热，腰酸坠痛，身疲无力，治宜清热解毒、利湿活血，方用解毒四物汤加败酱草、蛇莓。五脏虚损者，症见带下杂色，量多质稀，气味腥臭，绵绵不止，腹痛腰酸，心悸气短，身寒肢冷，面色无华，肌肉消瘦，精神萎靡，治宜温脏补虚、固涩止带，方用十全大补汤合鹤顶丸。本病相当于生殖器官恶性肿瘤晚期，临床尤须结合妇科及辅助检查以明确诊断。治疗时，宜配合多种局部疗法来提高疗效。

五并 指五脏精气内虚，邪气因虚而相并于脏所出现的精神症状。《素问·宣明五气》："精气并于心则喜，并于肺则悲，并于肝则忧，并于脾则畏，并于肾则恐，是谓五并，虚而相并者也。"或谓某脏正气虚，他脏之胜气乘之，称为五并。如心虚而肾气并之，肝虚而肺气并之，脾虚而肝气并之，肺虚而心气并之，肾虚而脾气并之。

五形志 形，指形体；志，指情志、神志。五形志，指五种不同形体和不同精神状态之人，其发病部位及表现亦有所不同。如《素问·血气形志篇》载述："形乐志苦，病生于脉，……形乐志乐，病生于肉，……形苦志乐，病生于筋，……形苦志苦，病生于咽嗌，……形数惊恐，经络不通，病生于不仁，……是谓五形志也。"

五运六气 为中医学运气学说的中心内容。所谓"五运"，包括土运、金运、水运、木运、火运。《素问·六节藏象论》有"五运相袭"的载述。在具体应用时，首先以十天干的甲己配为土运，乙庚配为金运，丙辛配为水运，丁壬配为木运，戊癸配为火运，统称为"五运"。前干属阳，后干属阴，如年干逢甲。便是阳土运。年干逢己，便是阴土运年。阳年主太过，阴年主不及，依法推算，便知本年属某运。并有主运、客运和太过、不及的变化。以十二地支的巳亥配厥阴风木，子午配少阴君火，寅申配少阳相火，丑未配太阴湿土，卯酉配阳明燥金，辰戌配太阳寒水，按风木、君火、相火、湿土、燥金、寒水顺序，分主一年二十四个节气，是谓主气。客气则是虽按风木、君火、湿土、相火、燥金、寒水顺序，但分上为司天，下为在泉，左右则有四间气之六步。主气分主一年四季，年年固定不变，客气则以每年的年支而推算变化。如年支逢辰逢戌，该年总为寒水司天，湿土在泉；逢卯逢酉，总为燥金司天，君火在泉。司天管上半年，在泉管下半年。左右四间气之分属，依次类推。总之，从年干推算五运，从年支推算六气，客主加临，并从运与气之间，观察其生治与承制关系，用以判断该年的气候变化与疾病发生的规律，这即是五运六气的基本内容。

五走 指酸、苦、甘、辛、咸五味，有选择性走入脏器组织之作用，对药物的性味归经有一定的指导作用。①酸走筋，辛走气，苦走血，咸连骨，甘走肉。出《灵枢·九针论》。②酸先走肝，苦先走心，甘先走脾，辛选走肺，咸先走骨。出《灵枢·五味》。《素问·至真要大论》之"先入"与"先走"其义相同。

五志 指喜、怒、思、忧、恐五种情志反映。中医学认为"五志"是五脏精气活动的结果，而且，情志活动和五脏精气之盛衰密切相关，外界的各种精神刺激因素只有作用于相关的内脏，才能表现出不同的情志反映。《素问·阴阳应象大论》："人有五脏化五气，以生喜怒悲忧恐"。心"在志为喜"、肝"在志为怒"、脾"在志为思"、肺"在志为忧"、肾"在志为恐"。

五声 指呼、笑、歌、哭、呻五种声音，与五脏功能密切相关，并有对应关系。

如肝，在声为呼；心，在声为笑；脾，在声为歌；肺，在声为哭；肾在声为呻。见《素问·阴阳应象大论》。

五劳 劳，指过劳、劳伤或劳损。五劳，①指久视、久卧、久坐、久立、久行等五种过度劳累的致病因素，则对血、气、肉、骨、筋等有所损伤。《素问·宣明五气》："久视伤血，久卧伤气，久坐伤肉，久立伤骨，久行伤筋。是谓五劳所伤。"②指志劳、思劳、心劳、忧劳、瘦劳（《千金要方》作疲劳）等五种过劳致病因素。见《诸病源候论》。③指五脏气血的劳损。如肺劳、肝劳、心劳、脾劳、肾劳等五种虚劳病证。《证治要诀》："五劳者，五脏之劳也"。

五劳所伤 指由于劳逸不当，导致气血筋骨活动失调而引起的五类劳损。如久视伤血、久卧伤气、久坐伤肉、久立伤骨、久行伤筋等。出《素问·宣明五气》。

五更泄 病证名，见于《寿世保元》。又称肾泄、五更泻、五更溏泄、晨泄、瀼泄。多因肾虚所致。症见腹痛、腹泄多发生于清晨五更之时，泄下清稀或完谷不化。治宜温肾固元止泄，方用四神丸。

五步推运 运气术语。为推算每年主运方法。其规律是以该年年干的五音相配之属太属少，逐步上推至角音。由于主运必始于木角音，终于水羽音，故推算出太角或少角，即可确定该年的主运。参见五音建运。

五里 ①经穴名。共有二穴：在上肢者称手五里，属手阳明大肠经；在下肢者称足五里，属足厥阴肝经。详见各条。②经穴别名。出《针灸甲乙经》。即劳宫穴。

五乱 ①指脏腑经脉元气受邪气之逆乱而产生的病证。《灵枢·五乱》："故气乱于心，则烦心密嘿，俛首静伏；乱于肺，则俛仰烦喝，接手以呼；乱于肠胃，则为霍乱；乱于臂胫，则为四厥；乱于头，则为厥逆，头重眩仆。"②指五邪所乱而产生的病证。《素问·宣明五气》："五邪所乱：邪入于阳则狂，邪入于阴则痹，搏阳则为巅疾，搏阴则为瘖，阳入于阴则静，阴出之阳则怒，是谓五乱。"

五体 ①指机体的筋、脉、肉、皮、骨等形体组织。五体与五脏有对应的相互联系。《灵枢·五色》："肝合筋，心合脉，肺合皮，脾合肉，肾合骨也。"②指肥人、瘦人、常人、壮士及婴儿五种体质。见《灵枢·逆顺肥瘦》刘衡如校本。

五位 指东、南、中、西、北五个方位。五位与五行有对应关系。《素问·天元纪大论》："天有五行御五位，以生寒暑燥湿风"。是说金木水火土五行之运动临御于东、南、西、北、中五方之位，因而可产生寒、暑、燥、湿、风等五种气候之变化。

五谷 指五种不同粮食。①指粳米、小豆、麦、大豆、黄黍等五种谷类。《素问·藏气法时论》："五谷为养" ②指秔米（或作粳，俗作粳）、麻、大豆、麦、黄黍。见《灵枢·五味》。

五灵脂 中药名，出自《开宝重定本草》。又名灵脂、寒号虫粪、寒雀粪。为鼯鼠科动物复齿鼯鼠 Trogopterus xanthipes milne–Edwards 的干燥粪便。性温，味苦、甘。归肝、脾经。有活血化瘀、止痛之功效，主治妇女痛经、产后腹痛、经闭及脘腹胸胁血滞疼痛。尚用于治蛇、蝎、蜈蚣咬伤及跌打损伤。煎服，3～10g，包煎。孕妇慎用。畏人参。

五迟 指小儿发育迟缓的五种现象。如立迟、行迟、发迟、齿迟、语迟等。

五苓散 方名，出自《伤寒论》。猪苓、白术、茯苓各十八铢，泽泻一两六铢，桂枝半两。为末，每服一方寸匕，白开水冲服，日三次，多饮暖水，汗出愈。功能利水渗湿，温阳化气。治外有表证，内停水湿，或水饮内停，或痰饮等证。实验研究证明，本方有利尿作用。

五刺 古刺法名。出《灵枢·官针》。又名五脏刺。这是按皮（肺）、脉（心）、筋（肝）、肉（脾）、骨（肾）分成五种刺法，以应合五脏。五刺是：半刺，浅刺皮肤、快速出针，以应肺；豹文刺，左右前后散刺出血，以应心；关刺，刺四肢关节附近肌腱，以应肝；合谷刺，一针多向斜刺肌肉，以应脾；输刺，直入直出深刺至骨，以应肾。

五态 指五种不同体质类型的人体。主要是根据人体的不同形态、筋骨的强弱、气血的盛衰，区分为太阴之人、少阴之人、太阳之人、少阳之人、阴阳和平之人。并可根据人体之五态进行辨证论治。《灵枢·通天》："凡五人者，其态不同，其筋骨气血各不等……古之善用针灸者，视人五态乃治之，盛者泻之，虚者补之。"

五轮 为眼睛组织部位肉轮、血轮、气轮、风轮和水轮的合称。五轮与五脏的生理病理有一定的联系，对眼科疾病的诊断和治疗有一定的指导意义。见《秘传眼科龙木论》。肉轮，指上下眼皮（胞睑）部位，属脾，脾主肌肉，与胃相表里，故其部位疾患多与脾胃有关；血轮，指两眦血络，属心，心主血脉，与小肠相表里，故其部位疾患多与心和小肠有关；气轮，指白睛，属肺，肺主气，与大肠相表里，故其部位疾患多与肺和大肠有关；风轮，指黑睛，属肝，肝主疏泄而藏血，又为风木之脏，与胆相表里，故其部位疾患多与肝胆有关；水轮，指瞳孔，属肾，肾主水，与膀胱相表里，故其部位疾患多与肾和膀胱有关。眼及其有关组织之所以称之为轮，以目睛之运转如轮状。五脏之所病，或能显现于相关之轮。中医眼科辨证，每以轮为标，脏为本，辨析其证而施治。

五软 指小儿发育不良的五种体征。又名软瘫。即头软、项软、手足软、肌肉软、口软。见《婴童百问》。

五虎丹 方名，出自《疡医大全》。雄黄、菖蒲、艾叶尖、朱砂均不拘量，蜈蚣一条。为细末，敷搽患处。功能解毒消肿。治无名肿毒。《全国中药成药处方集》载同名方，组成不同，用于治疗跌打损伤，瘀血作痛。

五虎汤 方名，出自《增补万病回春》。麻黄、炒杏仁各三钱，石膏五钱，甘草一钱、细茶一撮。为粗末，加桑白皮一钱，生姜三片，葱白三茎，水煎服。功能清热平喘，宣肺止咳。治伤寒喘急，宜发表者。《证治汇补》载有同名方，用药稍有不同，治证相类。

五果 指枣、李、杏、栗、桃等五种水果。为人体营养成分重要的辅助来源。《素问·脏气法时论》："五果为助"。

五味 即酸、苦、甘、辛、咸五种味道。中医学认为药物性味不同，其功能作用有所不同。如酸味能收涩，苦味能泻能燥，甘味能补能缓，辛味能散能行，咸味能软坚能润下。同时，中医学亦认为人之饮食亦分五味，并各走其所喜之五脏，如酸味入肝，苦味入心，甘味入脾，辛味入肺，咸味入肾等（见《灵枢·五味》）。人们日常所食的五谷、五果、五畜、菜之中亦均各具有五味所属。

五味子 中药名，出自《神农本草经》。又名北五味子、玄及、会及。为木兰科植物北五味子 Schisandra chinensis Baill 的果实。性温，味酸。归肺、肾、心经。有敛肺滋肾、涩精收汗、止泻之功效，主治肺虚喘咳、自汗盗汗、津伤口渴、肾虚遗精、久泻及心神不宁之失眠多梦。煎服，2~6g。表邪未解、里热未清、咳嗽初起、麻疹初发者均不宜服。现代药理研究，本品有降转氨酶之作用，可研末服。

五味子散 方名，出自《太平圣惠方》。五味子、白石英、钟乳粉、桂心、桑白皮、炒苏子、麦门冬各一两，紫菀三分，陈皮一两半，炒杏仁三十枚。为末，每服四钱，加生姜半分，大枣三枚，糯米五十粒，水煎服。功能补肺益气，止咳平喘。治肺气不足，心胸烦满，喘促咳嗽。《太平圣惠方》尚载同名方九首，《普济本事方》载同名方一首，组成各有不同，治证亦异。

五味甘露汤药浴疗法 一种藏医疗法。以圆柏叶、黄花杜鹃叶各1份，水柏枝、麻黄各2份，丛生亚菊三分，亦于根据患者之病情随证加减。每份之量以1斤以上为佳。将药物放入锅内，加满清水煎煮，反复煎三次，并将三次药汁合并，倒入盆内，令患者躺入盆中，浴洗12至40分钟，浴后让患者于火炕上盖被发汗，每日两次，7天或21天为1疗程，其作用为祛风、解毒、化瘀消肿。用于治疗风湿性关节炎、类风湿性关节炎、坐骨神经痛、皮肤病。

五味甘露浴 蒙医治法。即用五味甘露汤进行温浴。药用圆柏叶、黄花杜鹃叶各一份，水柏枝、麻黄各二份，丛生亚菊三份。每份之量以500g以上为佳。将上列药物入锅，清水反复煎煮3次，取药汁洗浴。五味配合，具有祛痰化湿，清热解毒，活血化瘀，益肾壮腰等效能，用以治疗四肢僵直或拘挛、胃火衰败、脾血不足、肾脏寒风、外症疮疡、皮肤疾病等，颇有良效。

五味红耳鼠粪汤 藏医方剂名。出《藏医药选编》。红耳鼠兔粪膏、木通、西伯利亚紫堇、红花、熊胆。前三味先煎，取汁去渣，再入红花、熊胆略煮即服。主治：肝热等病证。

五味所伤 指五味偏嗜太过对五体（皮、肉、筋、骨、脉）的伤害。如《素问·五藏生成论》："多食咸，则脉凝泣而变色；多食苦，则皮槁而毛拔；多食辛，则筋急而爪枯；多食酸，则肉胝䐢（即皮厚而皱缩）而唇揭；多食甘，则骨痛而发落；此五味之所伤也。"又如《素问·生气通天论》："味过于酸，肝气以津，脾气乃绝；味过于咸，大骨气劳，短肌，心气抑；味过于甘，心气喘满，色黑，肾气不衡；味过于苦，脾气不濡，胃气乃厚；味过于辛，筋脉沮弛，精神乃央。"由此可见，五味偏嗜，不仅可直接引起本脏的病变，而且还可影响脏腑之间的关系，引发多种病证，甚则危及生命。

五味铁屑汤散 藏医方剂名。见《藏药标准》。铁屑（诃子制）200g，诃子100g，小檗皮100g，毛诃子100g，余甘子100g，研末，煎服。1日2~3次，1次3~5g。用于眼干，遇风流泪，结膜炎，云翳。

五味消毒饮 方名，出自《医宗金鉴》。金银花三钱，野菊花、蒲公英、紫花地丁、紫背天葵子各一钱二分。先水煎，后加无灰酒半盏煎服；药渣再如法煎服，盖被取汗。功能清热解毒，消散疔疮。治火毒结聚的痈疮疔肿。初起局部红肿热痛或发热恶寒；各种疔毒，疮形如粟，坚硬根深，状如铁钉，舌红，苔黄，脉数。

五使 即五脏之使。指五脏内在变化及反映于外表的五种气色。此为中医诊法察色的理论基础。通过观察呈现于外表的各种不同色泽，即可诊断内在脏腑的病变。《灵枢·五阅五使》："愿闻其五使当安出？……脉出于气口，色见于明堂，五色更出，以应五时。"

五变 ①指与五脏相应的色、时、音、味、日等变化。如肝为牡脏，其色青，其时春，其音角，其味酸，其日甲乙；心为牡脏，其色赤，其时夏，其日丙丁，其音徵，其味苦；脾为牝脏，其色黄，其时长夏，其日戊己，其音宫，其味甘；肺为牝脏，其色白，其音商，其时秋，其日庚辛，其味辛；肾为牝脏，其色黑，其时冬，其日壬癸，其音羽，其味咸。出《灵枢·顺气一日分为四时》。②指由于形体与岁运之间五行相克的关系，以致成为发病的因素。《灵枢·五变》："是谓因形而生病，五变之纪也。"

五变刺 古刺法名。出《灵枢·顺气一日分为四时》。其义有二：①指四时变化和五输穴相配合进行针刺，即冬刺井，春刺荥，夏刺输，长夏刺经，秋刺合。②指五类疾病与五输穴相配合进行针刺，即病在脏者刺井，病变于色者刺荥，病时间时甚者刺输，病变于音者刺经，经满而血者、病在胃及以饮食不节得病者刺合。

五府 指五脏相配的五个腑。即小肠、大肠、胆、胃、膀胱。《难经·三十五难》："小肠者，心之府；大肠者，肺之府；胃者，脾之府；胆者，肝之府；膀胱者，肾之府。"

五宜 指五谷、五畜、五果、五菜之适合于五脏疾病调养的关系。如脾病宜秔米、牛肉、枣、葵；心病宜麦、羊肉、杏、薤；肾病宜大豆芽、猪肉、栗、藿；肝病宜麻、犬肉、李、韭；肺病宜黄黍、鸡肉、桃、葱等。《灵枢·五味》并指出五脏各有宜食之味。如肝色青，宜食甘；心色赤，宜食酸；脾色黄，宜食咸；肺色白，宜食苦，肾色黑，宜食辛。五宜之分类归属，源于五行学说，其实际意义有待探讨。

五官 ①指鼻、眼、口唇、舌、耳等五个官窍。五官分属于五脏，为五脏之外候。如鼻为肺之官、目为肝之官、口唇为脾之官、舌为心之官、耳为肾之官。《灵枢·五阅五使》："五官者，五藏之阅也。"②指青、黑、黄、赤、白等五色所表现的一般证候。《灵枢·五色》："青黑为痛，黄赤为热，白为寒，是谓五官。"

五实 指五脏邪气有余，或受实热之邪闭阻所出现实性综合证候。如心受邪的脉洪盛；肺受邪的皮肤灼热；脾受邪的腹胀满；肾受邪的二便不通；肝受邪的昏闷而目不明等。《素问·玉机真藏篇》："脉盛，皮热，腹胀，前后不通、闷瞀，此谓五实。"

五种疗法 蒙医称外治法（包括针法、灸法）、放血疗法、蒸法、按摩、浸治的五种疗法。

五胜 指五行的更胜，即在治疗上按五行的相克规律进行调治。《素问·至真要大论》："必先五胜，疏其血气，令其调达，而致和平"。王冰注："五胜，谓五行更胜与。先以五行寒暑温凉湿，酸咸甘辛苦相胜为法也。"

五脉 指五脏之脉，即肝脉微弦，心脉微洪，脾脉微缓，肺脉微浮，肾脉微沉。《素问·宣明五气》说："五藏应象，肝脉弦，心脉钩，脾脉代，肺脉毛，肾脉石。是谓五脏之脉。"

五疫 为古代多种疫病的总称。主要根据五行分类，分为木疫、火疫、土疫、金疫、水疫等。《素问遗篇·刺法论》："余闻五疫之至，皆相染易"。

五音 指宫、商、角、徵、羽五种音律。古人以五音与五脏相配，则脾应宫，其声漫而缓；肺应商，其声促以清；肝应角，其声呼以长；心应徵，其声雄以明；肾应羽，其声沉以细。此为五脏五音。《灵枢·邪客》："天有五音，人有五藏。"

五音建运 运气术语。为中医学运用古代的宫、商、角、徵、羽五音分别代表土、金、木、火、水五运，用以推演其每年主运变化的一个步骤。《素问·阴阳应象大论》："在地为木……在音为角"，"在地为火音为宫"，"在地为金……在音为商"，"在地为水……在音为羽"。

五逆 指疾病过程中的五组危重逆证。①内证之五逆。即腹胀，身热，脉大为一逆；腹满而鸣，四肢清，泄泻，脉大为二逆；衄血不止，脉大为三逆；咳且溲血，脱形，其脉小劲为四逆；咳而脱形，身热，脉小以疾为五逆。（见《灵枢·玉版》）一说：其腹大胀，四末清，脱形，泄甚为一逆；腹胀便血，其脉大而时绝为二逆；咳而溲血，形肉脱，脉搏为三逆；呕血，胸满引背，脉小而疾为四逆；咳而呕，腹胀且飧，其脉绝为五逆。又《灵枢·五禁》："热病脉静，汗已出，脉盛躁，是一逆也；病泄，脉洪大，是二逆也；著痹不移，䐃肉破，身热，脉偏绝，是三逆也；淫而夺形，身热，色夭然白，及后下血衃，血衃笃重，是四逆也；寒热，夺形，脉坚搏，是五逆也。"②指外证之五逆。《灵枢·玉版》："其白眼青、黑眼小，是一逆也；内药而呕者，是二逆也；腹痛渴甚，是三逆也；肩项中不便，是四逆也；音嘶色脱，是五逆也。"

五神 "五脏之神"的简称。指与人体五脏相关的五种精神活动，即神、魂、魄、意、志。分别为五脏所藏，如心藏神，肺藏魄，肝藏魂，脾藏意，肾藏志。出《素问·宣明五气》。又：《素问遗篇·刺法论》载述："人凶五神易位，即神光不圆也。"

五绝 ①指五种卒死的病证。有三种说法，其一，《三因极一病证方论》指魇寐、产乳、自缢、摧、溺水。其二，《寿世保元》指自缢、墙壁压、溺水、魇魅、冻死。其三，《医学心悟》指自缢、摧压、溺水、魇魅、服毒。②指五脏之绝。如心绝、肝绝、脾绝、肺绝、肾绝，合称五绝。出《中藏经》。

五紧恶候 病证名，见《普济方》小儿惊风重证。即咽喉紧、口唇紧、眼梢紧、手脚紧、阴囊紧，为经脉邪实、经气将竭之危象。

五积 病名，见《难经·五十六难》。肝之积名曰肥气，心之积名曰伏梁，脾之积名曰痞气，肺之积名曰息贲，肾之积名曰贲豚。详各条。

五积散 方名，出自《太平惠民和剂局方》。白芷、川芎、炙甘草、茯苓、当归、肉桂、芍药、半夏各三两，陈皮、炒枳壳、麻黄各六两，苍术二十四两，桔梗十二两，干姜、厚朴各四两。除肉桂、枳壳另研为末外，余药共为粗末，慢火炒令色转，摊冷再入前二味药末和匀，每服三钱，加生姜三片，水煎热服。功能发表温里，顺气化痰，活血消积。治外感风寒，肉伤生冷，见身热无汗，头痛身疼，项背拘急，胸满恶食，呕吐腹痛，以及妇女血气不和，心腹疼痛，月经不调等属于寒性者。

五倍子 中药名，出自《本草拾遗》。又名文蛤、百虫仓、木附子。为倍蚜科昆虫五倍子蚜和倍蛋蚜寄生在漆树科植物盐肤木 Rhus chinensis Mill. 或青麸杨 R. potani-nii Maxim. 等叶上的虫瘿。性寒，味酸、涩。归肺、大肠、肾经。有敛肺涩肠、止血解毒之功效，主治肺虚久咳、久泻久痢、肾虚遗精遗尿、妇女崩漏下血、外伤出血。内服，1.5~6g，入丸散剂；外用适量，研末调敷或水熏洗患处。

五脏 即心、肝、脾、肺、肾五个脏器的合称。脏，指存在于胸腹腔内的那些组织比较充实致密，并能贮存、分泌或制造精气的脏器。《素问·五脏别论》："所谓五藏者，藏精气而不泻也，故满而不能实"。《灵枢·本脏》："五藏者，所以藏精气血魂魄者也。"中医学的脏象学说认为，五脏是人体生命活动的中心，精神意识思维活动分属于五脏，六腑与之相配合，并通过经络系统把人体表里的组织器官联系起来，从而构成了人体统一的有机整体。

五脏化液 指五脏精气化生和分泌汗、涕、泪、涎、唾五液的功能。五液则与五脏的开窍及其功能活动密切相关。《素问·宣明五气》："五脏化液，心为汗，肺为涕，肝为泪，脾为涎，肾为唾，是为五液。"张志聪《素问集注》说："五脏受水谷之津，淖注于外窍而化为五液。"因此，通过五液分泌的异常，可以作为脏腑辨证或津液辨证之参考。

五脏六腑之海 ①指冲脉。因其能总领十二经气血，调节五脏六腑之灌注，故称为海。《灵枢·逆顺肥瘦》："冲脉者，五藏六府之海也，五藏六府皆禀焉"。②指胃。因胃能受纳并腐熟水谷，为各脏腑经络营养之源泉，故称之为海。《灵枢·五味》："胃者，五藏六府之海也。水谷入于胃，五藏六府皆禀气于胃。"

五脏六腑图说 脏象著作。1卷。清·高思敬撰。本书对照《内经》《医林改错》及西医解剖图，分别绘出脏腑形态，并加对照说明。书后附五脏药性补泻温凉歌、三百六十穴歌和各经经脉经穴图等。收入《高憩云外科全书十种》，现有1917年排印本。

五脏苦欲补泻 为中医临床用药法则之一，主要是根据五脏之生理特性及病机病证，须采用不同的补泻方法。如肝苦急，急食甘以缓之；心苦缓，急食酸以收之；脾苦湿，急食苦以燥之；肺苦气上逆，急食苦以泄之；肾苦燥，急食辛以润之。又如肝欲散，急食辛以散之，用辛补之，酸泻之；心欲耎（同软），急食咸以耎之，用咸补之，甘泻之；脾欲缓，急食甘以缓之，用苦泻之，甘补之；肺欲收，急食酸以收之，用酸补之，辛泻之；肾欲坚，急食苦以坚之，用苦补之，咸泻之。出《素问·藏气法时论》。

五脏所主 简称五主。指五脏与机体内外形体组织的对应联系。《素问·宣明五气》说："五藏所主，心主脉，肺主皮，肝主筋，脾主肉，肾主骨。是为五主"。

五脏所恶 简称五恶。指五脏各有易为某一种邪气所伤的特点，故称各有所恶之邪。《素问·宣明五气》："五藏所恶，心恶热，肺恶寒，肝恶风，脾恶湿，肾恶燥。是谓五恶"。

五脏所藏 指人的精神意识活动（所谓"神"）与五脏的关系。人的神志活动（即神、魂、魄、意、志）是以五脏精气为物质基础的，《素问·宣明五气》："五藏所藏，心藏神，肺藏魄，肝藏魂，脾藏意，肾藏志。"故又有"五神藏"之称。一般而言，人的精神状态神志活动的异常，常与脏腑功能的失调有关，对于临床辨证诊断亦有重要意义。

五脏相关 为中医学藏象学说的一个重要观点，即心、肝、脾、肺、肾五脏之间的生理功能上存在着相互依赖、相互促进和制约的关系。它们之间的相互协调和平衡，则是脏腑功能活动正常进行和人体健康状态的根本保证。如心肾相交，水火既济方能维持正常的生理活动。若心肾不交，水火失调，阴阳升降失常，就可以发生心悸、失眠、遗精等证。

五脏痫 出《小儿药证直诀》。又名五痫，小儿痫证的五种证型。即肝痫、心痫、脾痫、肺痫、肾痫。详各条。

五疳 五种疳证的合称。①又名五脏疳。即心疳、肝疳、脾疳、肺疳、肾疳。详见各条。②《诸病源候论》卷十八："五疳，一是白疳、令人皮肤枯燥，面失颜色；二是赤疳，内食人五脏，令人头发焦枯；三是长晓疳，食人脊膂，游行五脏，体重浮肿；四是疳䘌，食人下部，疼痒腰脊挛急；五是黑疳，食人五脏，多下黑血，数日即死。"

五病 指由于脏腑之气失调所产生的脏腑病证。《素问·宣明五气》："五气所病：心为噫；肺为咳；肝为语；脾为吞；肾为欠为嚏；胃为气逆，为哕、为恐；大肠、小肠为泄；下焦溢为水；膀胱不利为癃，不约为遗溺；胆为怒，是谓五病。"

五疸 病名，见《金匮要略》五种黄疸的合称。参黄疸有关条。

五畜 指牛、犬、羊、猪、鸡等五种畜类肉食。对五脏亦有对应的营养关系。《素问·藏气法时论》："五畜为益"。

五陷恶候 见《普济方》。指儿科五种险恶证候、即囟门陷、太阳陷、眼轮陷、胸下陷、肩胛陷，为小儿精髓不足的危象。

五菜 指葵菜、韭菜、豆叶、野蒜、葱等五种蔬菜。五菜与五脏亦有对应的营养关系。《素问·藏气法时论》："五菜为充"。《灵枢·五味》："五菜，葵甘、韭酸、藿咸、薤苦、葱辛。"

五虚 指五脏精气虚损所产生的综合证候。《素问·玉机真藏论》："脉细、皮寒、气少、泄利前后、饮食不入，此谓五虚。"张志聪注："脉细，心气虚也；皮寒，肺气虚也；肝主春生之气，气少，肝气虚也；泄利前后，肾气虚也；饮食不入，脾气虚也。"一说指五脏虚，即心虚、肝虚、脾虚、肺虚、肾虚。

五痔 病名，出《千金要方》。即牡痔、牝痔、脉痔、肠痔、血痔的合称。各见该条。

五淋 病名，见《外台秘要》。是五种淋症的统称。参淋症各条。

五淋散 方名，出自《太平惠民和剂局方》。赤茯苓六两，当归、生甘草各五两，赤芍药、栀子仁各二十两。为细末，每服二钱，水煎服。功能清热凉血，利水通淋。治膀胱有热，见血淋涩痛，或尿如豆汁，或溲如砂石。《太平惠民和剂局方》载同名方一首，治证相同，用药有异。

五液 ①指五脏精气所化生的五种液

体，即汗、涕、泪、涎、唾。《素问·宣明五气》："五脏化液：心为汗，肺为涕，肝为泪，脾为涎，肾为唾。是为五液。"②指水谷所化生的津液，包括汗、溺、唾、泪、髓等五种液态物质。出《灵枢·五癃津液别》。

五禽戏 古代医疗体操。东汉名医华佗模拟虎、鹿、熊、猿、鸟等动物的动作编创而成，用以活动筋骨，疏通气血，增强体质。

五善 证名，出《太平圣惠方》。是指在外科疾病发展过程中出现若干良好的症状（多指全身），表示予后良好。常与七恶对称。一般概括为心善：精神爽快，言语清亮，舌润不渴，寝寐安宁；肝善：身体轻便，不怒不惊，指甲红润，二便通利；脾善：唇色滋润，饮食知味，脓量而稠，大便和调；肺善：声音响亮，不喘不咳，呼吸均匀，皮肤润泽，肾善并无潮热，口和齿润，小便清长，夜卧安静。

五输穴 经穴分类名。出《灵枢·九针十二原》。指十二经脉在肘、膝关节以下的井、荥、俞、经、合五个特定穴位，井，指脉气起始有如泉水初出，多在四肢末端。荥，指脉气稍大，像水成小流，多在指趾、掌跖附近。俞，指脉气较盛，像水流由浅向深处灌注，多在靠近腕、踝关节处。经，指脉气流注，像水之长流，多在前臂或小腿部位。合，指脉气汇集，如水流汇入江河，多在肘、膝关节附近。五输穴主治作用各有特点，它不仅能主治局部病变，而且能治疗远隔部位和有关脏腑的疾病。详见各条。

五输配穴法 配穴法名。出《灵枢·顺气一日分为四时》等。配穴法之一。是十二经脉所属井、荥、俞、经、合五类穴的配合应用方法，包括有五输穴主症配穴法、子母补泻法、泻南补北法、大接经法、子午流注法等多种。上述各种方法，历代为针灸家重视，不断发展，广泛运用于临床。

五源 藏药学理论。出《晶珠本草》。即土、水、火、气、空。土为药物生长之本源，水为药物生长之汁液，火为药物生长之热源，气为药物生长之动力，空为药物生长之空间。

五精 指五脏所藏的精气。《素问·宣明五气》："五精所并，精气并于心则喜，并于肺则悲，并于肝则忧，并与脾则畏，并与肾则恐。"

五缩恶候 病证名，见《普济方》。即手缩、脚缩、舌缩、唇缩、阴缩，属小儿危重证候。

五磨饮子 方名，出自《医方集解》。沉香、木香、槟榔、乌药、枳实各等分。白酒磨汁服。功能行气降逆。治疗大怒暴厥，或七情郁结；心腹胀痛，或走注攻痛。

五瘿 五种瘿瘤的合称。①见《圣济总录》。即石瘿、劳瘿、泥瘿、忧瘿、气瘿五种。②见《三因极一病证方论》。即气瘿、血瘿、筋瘿、肉瘿、石瘿五种。一般多从后说。

支正 经穴名，出《灵枢·经脉》。属于太阳小肠经，该经之络穴。位于前臂伸侧，阳谷与小海两穴的连线上，距阳谷穴5寸处。主治寒热、头痛、目眩、项强、颔肿、肘挛、十指尽痛、手不能握、癫狂，以及神经衰弱、耳源性眩晕等。直刺0.3～0.5寸。艾炷灸3～5壮，或艾条灸5～10分钟。

支节烦疼 证名，见于《伤寒论》。又称肢节烦痛。多因外感风寒，邪气在半表半里，症见四肢关节烦热疼痛，治宜柴胡桂枝汤。

支饮 病证名，出自《金匮要略》。多因饮邪停留于胸膈之间，上迫于肺，肺失肃降所致。症见胸闷短气，咳逆倚息不能平卧，外形如肿，或兼见头晕目眩，面色黧黑，心下痞坚等。治宜温肺化饮、平喘。方用小青龙汤、葶苈大枣泻肺汤。

支沟 经穴名，出《灵枢·本输》。又名飞虎。属手少阳三焦经，为该经经穴。位于腕背横纹上3寸，尺桡两骨之间。主治热病、头痛、心痛、咽肿、耳鸣、耳聋、口噤、瘰疬、暴瘖、呕吐、便秘、胁痛、肩臂痛、产后血晕，以及心绞痛、胸膜炎、肋间神经痛等。直刺0.5~1寸。艾炷灸3~5壮，或艾条灸5~10分钟。

支秉中 明代儿科医生。字改斋。太仓（今属江苏）人。精儿科，擅治痘疹。著有《保婴直指》5卷（佚）、《痘疹玄机》4卷。与徐春甫等于隆庆（1567~1572年）前后组织一体堂宅仁医会，为我国早期医学学术团体之一。

支法存 晋代医家。本为胡人，生长广州，善医术，尤善治脚气病，撰有《申苏方》5卷，已佚。其治脚气病诸方，散见于《千金方》等书。

支配器官 维吾尔医学器官学说中器官分类的一种。指不仅能支配其他器官而且产生和保存生命力、精神力、自然力的器官。此类器官在人的生存、繁殖以及智力、体力等活动中起重要的作用。它通过被支配器官的间接作用来调整、充实和控制全身的一切生命活动，从而保持全身的整体性。脑、心、肝属于此类器官。

不内外因 中医学古代病因分类之一。致病因素除内因、外因之外，皆属不内外因范畴。《三因方》："其如饮食饥饱，叫呼伤气，疲极筋力，阴阳违逆，乃至虎狼毒虫，金疮踒折，疰忤附着，畏压溺等，有背常理，为不内外因。"

不孕 病名，出《素问·骨空论》。又称无子、不全产、不子、绝产、断绪、绝嗣、无嗣。女子婚后，夫妇同居两年以上，未避孕而不受孕，或曾有孕育又间隔两年以上未再受孕者。导致不孕的原因，并非均为女子，也有因男方而致者。在女子方面原因有二：一是先天性生理缺陷，如五不女则非药物所治疗。一为后天病理变化，常见肝郁、血虚、胞寒、肾虚、湿痰、血瘀等引起冲任失调而难以摄精成孕。在男子方面，有肾虚精弱，阴精衰惫，或禀赋不足，气血虚损不能融育成胎者。女子不孕的治疗详见肝郁不孕、血虚不孕、胞寒不孕、肾虚不孕、湿痰不孕、血瘀不孕等各条。

不更衣 证名，见于《伤寒论》。即不大便。参便秘条。

不知医必要 方书。4卷。清·梁廉夫撰。刊于1880年。本书参酌前人方书，撮要记述临床诸病辨证及适应方剂，以供不知医和初学医者参考应用。卷首简述诊法，卷1~3分述内科杂病、儿科证治，卷4妇科、外科证治。有论有方，浅近易学。现有《珍本医书集成》本。

不换金正气散 方名，出自《太平惠民和剂局方》。制厚朴、藿香、甘草、半夏、苍术、陈皮各等分。为粗末，每服三钱，加生姜三片，大枣二枚。水煎服。功能祛湿化痰。治四时伤寒，瘴疫时气，头疼壮热，腰背拘急，寒热往来，咳嗽痰涎，霍乱吐泻，下痢赤白等。

不容 经穴名，出《针灸甲乙经》。属足阳明胃经。位于腹部，当脐上6寸，再旁开2寸处。主治胃痛、腹胀、呕吐、噫酸、食欲不振等。直刺0.5~1寸。艾炷灸3~7壮，或艾条灸5~15分钟。

不能食 证名，出《素问·评热病论》。多因脾胃虚弱，也可因气滞、痰湿所致。脾胃虚弱者，症见食少形瘦，神疲自汗，大便溏薄，皮毛枯槁，治宜健脾、益气，方用异功散，补中益气汤。气滞者，症见不能食而胸胁胀满，治宜理气健脾，方用骨气丸。湿胜者，症见不思饮食，四肢重著，怠惰无力，大便溏泄、脉缓，治宜燥湿健脾，方用平胃散。属痰者，症见胸膈痞塞，食不能下，治宜化痰健脾，方用二陈汤。

不得卧 证名，出《灵枢·大惑论》。前者指不寐或指喘息不平卧。详不寐、喘条。

不得眠 证名，见《金匮要略》。指不寐症，详该条。

不得偃卧 证名，见于《素问·病能论》。又称不能正偃。多因肺气壅盛或胃中不和，逆气迫肺所致。症见不能平卧，卧则咳喘。常见于风水、水肿、咳喘等疾病。

不寐 病证名，出《难经·第四十六难》。又名不得卧、不得眠、不能眠、失眠等。不寐虚症多因阴血亏损，中气不足，或心脾两虚所致。因阴血不足，心失所养者症见心烦失眠、头晕耳鸣，甚则五心烦热，治宜滋阴养血，方用酸枣仁汤或补心丹。因中气虚弱者，症见失眠伴神疲乏力，治宜补中益气，方用补中益气汤。因心脾两虚所致者，症见多梦易醒、心悸健忘、面色不华，治宜补益心脾，方用归脾汤。不寐实证有外感时邪和内邪滞逆之不同，详各该条。

不谢方 方书。又名《世补斋不谢方》。1卷。清·陆懋修撰。本书选录临床适用效方30余首。作者称这些方剂有使疾病速愈之效，故以"不谢方"命名。现存《世补斋医书》本。

太乙 经穴名，出《针灸甲乙经》。又名太一。属足阳明胃经。位于腹部，脐上2寸，旁开2寸处。主治胃痛、腹胀、癫狂、脚气、烦心，直刺0.8~1.2寸。艾炷灸3~7壮，或艾条灸5~15分钟。

太乙天符 系运气术语。指既为天符，又为岁会之年，即该年的司天之气、中运之气和岁支之气三者会合相符的年份。如戊午、乙酉、己丑、己未均属太乙天符之年。

太乙神针 灸具名。药艾条之一。出《太乙神针备急灸法合编》。以檀香、山柰、羌活、桂枝、木香、雄黄、白芷、沉香、独活、硫黄、甘松、香附、丹参、细辛等药末与艾绒混和制成的艾条。使用时点燃艾条，用布七层裹之，按于应灸部位，以灸之局部温热为度。用以治疗风寒湿痹、痿弱无力，以及一般慢性虚寒病证等。

太子参 中药名，出自《本草从新》。又名孩儿参、童参。为石竹科植物异叶假繁缕 Pseudostellaria heterophylla (Miq.) Pax ex pax et ltoffm. 的块根。性平，味甘、微苦。归脾、肺经。有补肺健脾之功效，主治肺虚咳嗽、脾虚食少乏力、心悸、口干津少。煎服，10~30g。

太少相生 系运气术语。即十干分阴阳，五音别太少。阳干为太，阴干为少。太少相生，即阴阳相生，用以说明五运的更迭和气候的轮转。如甲为阳土，阳土生阴金乙，即太宫生商；阴金生阳水丙，即少商生太羽。其余依此类推。

太仓丸 方名，出自《证治准绳》。白豆蔻、砂仁各二两，丁香一两，陈仓米一升。为细末，姜汁为丸，梧桐子大。每服六十至七十丸，生姜煎汤送下。功能醒脾健胃，温中止逆。治脾胃虚弱，不进饮食，及反胃呕吐等。

太平圣惠方 方书。100卷。北宋王怀隐、王祐、郑彦、陈昭遇等奉敕编纂。自太平兴国三年（978年），至淳化三年（992年），历时14年编成。全书共分1670门，方16834首。内容包括脉法、处方用药、五脏病证、内、外、骨伤、妇、儿各科证方，及丹药、食治、补益、针灸等项。每病证，先冠以巢元方《诸病源候论》有关条文，次以方药。全面、系统总结了我国宋以前临床经验，并保存了不少古医籍佚文，迄今仍有临床参考价值。现存1514年日本抄本。1958年人民卫生出版社出版排印本。

太平惠民局 宋代官方设立的专门经营药品的机构。始建时名卖药所，1103年改为此名，1114年又更名为医药惠民局。

太平惠民和剂局方 方书。为宋代官设药局和剂局、惠民局成药处方配本。宋徽宗崇宁（1102~1106年）间，药局拟定制剂规范，称《和剂局方》。大观（1107~1110年），医官陈承、裴宗元、陈师文校正后，分5卷，21门，收方279首。南宋时改称《太平惠民和剂局方》，并陆续添补绍兴、宝庆、淳祐年间效方，改为10卷，为现通行本。分为诸风、伤寒、一切气、痰饮、诸虚、痼冷、积热、泻痢、眼目疾、咽喉出齿、杂病、疮肿伤折、妇人、小儿等14门，收方788首。每方详列主治证候、药味、剂量、用法等。本书流传甚广，影响深远。所收至宝丹、牛黄清心丸、苏合香丸、苏子降气汤、四君子汤、四物汤、逍遥散等方，历代畅用不衰。书后附南宋许洪编《指南总论》3卷，论药物炮炙和修治。现存元建安宗文书堂郑天泽刻本等3种元刻本，明刻本，1647年日本平乐寺本等4种日本刻本。1959年人民卫生出版社出版排印本。

太白 经穴名，出《灵枢·本输》。属足太阴脾经，该经之输穴、原穴。位于足内侧缘第一跖骨小头后缘，当赤白肉际处。主治胃痛、腹胀、肠鸣、泄泻、呕吐、身重、便秘、痢疾、痔漏、脚气等。直刺0.5～0.8寸。艾炷灸1～3壮，或艾条灸3～5分钟。

太冲 经穴名，出《灵枢·本输》。属足厥阴肝经，该经输穴、原穴。位于足背，第一、二跖骨结合部前方凹陷处。主治头痛、眩晕、目赤痛、耳聋耳鸣、口渴、喉痹、胁痛、膝痛、泄痢、疝气、月经不调、崩漏、经闭、滞产、小便不利、遗尿、小儿惊风、痫症、抽搐、黄疸，以及肝炎、高血压、神经衰弱、功能性子宫出血、乳腺炎、肋间神经痛、跖趾关节痛等。直刺0.5～1寸。艾炷灸3～5壮，或艾条灸5～10分钟。

太冲脉 出《素问·上古天真论》。即冲脉的别称。太冲脉有充养女子月经和荣养胞胎的生理功能。如说女子七岁，肾气充盛，齿更发长，二七十四岁则"天癸"至，任脉通畅，太冲脉气血充盛，则月经开始按时来潮，故能怀孕。

太阳 ①奇穴名。出《银海精微》。又名前关、当阳。位于外眼角与眉梢连线中点后开1寸处。主治头痛、偏头痛、感冒、眩晕、牙痛、目赤肿痛，以及三叉神经痛、面神经麻痹、急性结膜炎、麦粒肿、视网膜出血、角膜炎、视神经萎缩等。直刺0.5～0.8寸，或点刺出血。②经穴别名。出《千金要方》。即瞳子髎。

太阳人 朝医四象人中的一种。出《东医寿世保元》。指过偏于阳之人。其特征是：脑颞之起势盛壮，腰围之立势孤弱，容貌方圆，性质长于疏通，才干能于交遇，性情暴怒深哀，欲进而不欲退，果断。龙之性。

太阳人内触小肠病 朝医四象伤寒病名。见《东医寿世保元》。指食物难入，入则还吐的一种证候。治疗时病家必戒怒，断厚味。治宜泻阳补阴。

太阳人外感腰背病 朝医四象伤寒病名。见《东医寿世保元》。指脚力不能行走的一种证候。治疗时病家必戒深哀暴怒，驱散怒情修身安定，宜泻阳补阴解表。

太阳人肝受热里热病 朝医四象伤寒病名。见《东医寿世保元》。指里热盛，大便燥而不通的特征的一种证候。包括太阳人阳明病、阳毒证、温病、燥热证等。阳明病宜解表，清热；阳毒证宜清肝泻火；温病宜清热解毒消肿；燥热证宜清肺泻肝滋阴。

太阳少阳合病 病名，见《伤寒论》因外感风邪，太阳与少阳两经同病者。症见身热，下利腹痛，口苦，呕吐。治宜清热止痢，方用黄芩汤。

太阳少阳并病 病名，见于《伤寒论》。因外感风邪，太阳病证未解而少阳病证已见者。症见头项绝痛，或眩冒，或心下满，按之痛，心下痞硬。治宜和解少阳，兼散表邪。方用柴胡桂枝汤。

太阳中风 病名，见于《伤寒论》。因外感风邪所致。症见发热，汗出，恶风而脉缓。治宜解肌，方用桂枝汤。

太阳头痛 病证名，见《兰室秘藏》。①指伤寒太阳病头痛，症见头项强痛，恶寒发热，脉浮，治宜解表，无汗用麻黄汤，有汗用桂枝汤。②指头痛而在太阳经脉循行部位者，症见头痛自脑上至颠顶，伴项强，腰脊痛。参头痛。

太阳伤寒 病名，《伤寒论》多因外感风寒，寒邪束表所致。症见发热恶寒，体痛，呕逆，脉紧。治宜发汗解表，方用麻黄汤。

太阳阳明合病 病名，见于《伤寒论》。因外感风邪，太阳与阳明两经同病者。症见发热恶寒，头痛兼有下利或兼呕逆者。治宜发汗解表，升津舒经，方用葛根汤。兼呕者加半夏。

太阳经病 病证名，见于《医学心悟》。又称太阳经证、太阳表证。一般指桂枝汤证与麻黄汤证而言。参见太阳病条。

太阳病 为《伤寒论》六经病证之一。太阳主一身之表，外邪侵袭人体，则太阳经首先受病。故凡外感疾病初起，症见脉浮、头项强痛、恶寒发热等表证表脉者，总称为太阳经病，此多由正气充盛，起而抗邪所致。发热恶寒同时并见为太阳经病特有的热型。有汗、脉浮缓者名为中风，治宜桂枝汤解肌为主；无汗、脉浮紧者名为伤寒，治宜麻黄汤发汗为主。太阳经病不解，循经入里则为腑病。太阳腑病又分蓄水与蓄血两证，蓄水证每兼见渴而小便不利，少腹满或水即吐等症，其特征为小便不利，治宜五苓散通阳利水。蓄血证则可见少腹急结，其人如狂等症，其特征则是小便自利，治宜桃仁承气汤以行血祛瘀。

太阳痉 病证名，见于《证治准绳》。多因太阳病发汗太多所致。症见身热恶寒，头项强急，项背发紧，脊强反张。参刚痉、柔痉条。

太阳腑病 病证名，见于《伤寒医诀串解》。又名太阳腑证。因太阳经邪热不解，内犯膀胱所致。有蓄水与蓄血之分。蓄水症见口渴，烦躁，不得眠，脉浮，小便不利，水入即吐，治宜化气利水，方用五苓散。蓄血症见有太阳表证，其人如狂，小腹硬满，小便自利，脉沉，治宜破血化瘀，方用桃仁承气汤。详伤寒蓄水证，伤寒蓄血证条。

太阴人 朝医四象人中的一种。出《东医寿世保元》。指过偏于阴之人。其特征是：脑颅之起势孤弱，腰围之立势盛壮，形貌似下宽上窄，肌肉坚实，气象俨然，性质长于成就，才干能于居处，厚重沉默，言寡，性情有浪乐深喜，欲静而不欲动。牛之性。

太阴人胃脘受寒表寒病 朝医四象伤寒病名。见《东医寿世保元》。指太阴人背顀表病轻证，以头痛，身热、身痛、腰痛、骨节俱痛为特征的一种证候。包括太阴人寒厥，治宜解表通利，表里双解。

太阴经病 病证名，见《医学心悟》。又称太阴经证。因太阴经受邪所致。症见腹满时痛而吐，食不下，自利。治宜温中散寒，方用理中汤。

太阴脏病 病证名，见《通俗伤寒论》。又名太阴脏证。多因寒邪直中太阴，或伤寒邪传太阴所致。症见口淡纳呆，呕吐清水，大腹痞满时痛，自利不渴，小便短少色白。治宜温阳健脾，方用附子理中汤。

太阴病 为《伤寒论》六经病之一。多由三阳病证传变而来，亦可因寒邪直中而致病，或因脾虚运化失常，寒湿中阻所致。症见腹满呕吐，食不下，腹痛，泄泻，口不渴等，治宜健脾温运，选用理中汤为方。须指出的是，太阴与阳明病位相同，但寒热虚实则相反。"实则阳明，虚则太阴"，所以阳明病当清当下，太阴病宜温宜补。

太极拳 气功术语。动功之一。又为武术拳种之一。太极拳的每一动作圆柔连贯，整套动作绵绵不断，犹如太极图负阴抢阳而名。初创于明末清初陈玉廷，逐渐形成了陈式、杨式、吴式、武式、孙式等套路，以及简化太极拳，具有健身防病的作用。要求松静自然，呼吸匀长，动作柔和。常用以配合气功调心、调息、调身等，作为动功进行锻炼，如太极十三式、太极十五势、太极十八式等。

太医局诸科程文 书名。9卷。本书汇集宋代医学考试试题与答案。原书为宋人所辑，已佚，清代纂修《四库全书》时从《永乐大典》中辑出。全书分默义、脉义、大义、论方、假令、运气6类命题，共87题。对考察宋代医事制度与医学发展情况，有参考价值。收入《当归草堂医学丛书》。

太医院 古代医疗机构，主要负责宫廷医疗保健事宜。始设于金代，此后元、明、清各代均沿袭设置。历代太医院管理官员和医师的职称名目不一。如金代设太医院提点、院使、副使、判官等职，管理全院各类事务；并选拔技术精良人员充任管勾、正奉上太医、副奉上太医等职。元代太医院先后有宣差、尚医监提点等职。元、明、清代太医院最高官职为院使，副职为院判。

太医署 古代医疗机构。始建于南北朝时期，隋唐时臻于完备。其职责以医疗为主，教学次之。唐时属太常寺，在校师生多达300余人。由太医署令、丞等负责管理。分设医、针、按摩、咒禁等部门。医又分为体疗、疮肿、少小、耳目口齿、角法等科。在学完《脉诀》《本草》《明堂》《素问》等基础课后，即分科学习专业课程。学制分别为七年、五年、三年。教师分别称为博士、助教、师工等。太医署是我国和世界医学史上最早的医学校。宋代改为太医局，仍然职兼医疗与教学。金、元、明、清则改为太医院，成为纯医疗保健机构。

太素脉秘诀 脉学类书。2卷。明·张太素撰。撰年不详。此书论脉，除诊病外，谓人之智愚贵贱、寿夭穷通均能从脉象反映出来，荒诞无稽。

太息 即叹气。指以呼气为主的深呼吸。在正常的呼吸运动中，一呼一吸称为一息，一息脉动四次，一般来说三息之后有一次深呼吸，则脉动五次。称之为"闰以太息"。在病理情况下，若患者经常太息，则称为"善太息"，多由肝气郁结，肺气不宣所致。

太渊 经穴名，出《灵枢·本输》。又名大泉、太泉、鬼心。属手太阴肺经，该经之输穴、原穴、八会穴之脉会。位于掌后腕横纹桡侧端，当桡侧腕屈肌腱与拇长展肌腱之间凹陷处。主治咳嗽、气喘、唾血、胸满痛、心痛、心悸、头风面肿、咽喉肿痛、热病汗不出、掌中热，以及流行性感冒、支气管炎、支气管哮喘、肺结核、百日咳、桡腕关节及周围软组织疾患等。直刺0.3～0.5寸，避开动脉。艾条灸3～5分钟。

太溪 经穴名，出《灵枢·本输》。又名吕细、内昆仑。属足少阴肾经，该经输穴、原穴。位于内踝尖与跟腱水平连线的中点。主治咽喉痛、齿痛、耳聋、咳血、气喘、胸满心痛、消渴、失眠、遗精、阳痿、早泄、小便频数、腰脊酸痛、脱发、脚气、月经不调、足底痛，以及尿路感染、神经衰弱、耳源性眩晕、支气管哮喘等。直刺0.3～0.5寸。艾炷灸3～5壮，或艾条灸5～10分钟。

历节风 病名，见《诸病源候论》。又名历节、白虎风、痛风。多因风寒湿邪侵入经脉，流注关节所致。症见关节肿痛、游走不定、痛势剧烈，屈伸不利，昼轻夜重，治宜祛风散寒为主，方用乌头煎。

尤怡 ？～1749年。清代医家。字在泾，号拙吾，别号饲鹤山人。长洲（今江苏吴县）人。年轻时家贫好学，曾以在寺院卖字为生。后从马俶学医。能诗文。晚年医术益精，治病多验，钻研《伤寒论》《金匮要略》尤深，撰有《伤寒贯珠集》8卷，《金匮要略心典》3卷（1729年）。均是张仲景著作注本中的上乘之作。其注释汇集前人之说，阐述个人心得，条理清晰，提要钩玄，刊本颇多，影响较大。另撰《金匮翼》8卷，论述杂病证治，以为《金匮要略》之羽翼。《医学读书记》3卷，为其读书札记。《静香楼医案》1卷，为其临证医案。

尤乘 清初医家。字生洲。江苏吴县人。曾从李中梓习医，又遍访名家求教，赴京师研习针灸。曾在太医院任职三年。后归里与同学蒋仲芳共设诊所，施济针药，求治者甚多。撰有《食治秘方》《勿药须知》；辑有《脏腑性鉴》《经络全书》《寿世青编》；增辑李中梓之《诊家正眼》《本草通玄》《病机沙篆》，合为《士材三书》；又增辑考辨贾九如《药品化义》，成《药品辨义》。

车前子 中药名，出自《神农本草经》。又名车前实、猪耳朵穗子、凤眼前仁。为车前科植物车前 Plantago asiaticl L. 或平车前 P. depresa willd. 的种子。性寒，味甘。归肾、膀胱经。有清热利水、明目之功效，主治小便不利、暑湿泻泄、目赤昏花、咳嗽多痰。煎服，4.5～9g，布包煎。全草名车前草，性味、功效与车前子相近，另有清热解毒作用，用于热毒痈肿。煎服，10～15g，鲜品加倍。外用捣敷患处。

巨针 针具名。出《灵枢·热病》。现代巨针多用不锈钢制造，形与毫针相似，针身较粗而长。用于治疗偏瘫、小儿麻痹后遗症等。

巨针疗法 针刺疗法名。用巨针刺激机体以治疗疾病的方法。临床操作时，以左手持针身下部，右手持针柄或针身中段，快速刺入，待有较强感应时，即可出针，亦可据情留针10～15分钟。对孕妇及有出血倾向者忌用。适用于截瘫、小儿麻痹后遗症、痹症等。

巨刺 古刺法名。出《灵枢·官针》。九刺之一。其指机体一侧有病，而在对侧选取经穴治疗的方法。意在交叉取其经脉。临床上对中风后遗症、坐骨神经痛等症即有取健侧穴的交叉刺法。此外，缪刺也是对侧取穴，但是巨刺刺经以治经脉疾病，缪刺刺络以治络脉疾病。

巨骨 ①经穴名。出《素问·气府论》。属于阳明大肠经，手阳明、跷脉之会。位于肩端上，当锁骨肩峰端与肩胛冈之间凹陷处。主治肩臂疼痛、惊痫、吐血、瘰疬、瘿气，以及淋巴结核、甲状腺肿、冈上肌腱炎、肩关节及周围软组织疾患等。直刺0.5～1寸。艾炷灸3～5壮，或艾条灸5～10分钟。②骨骼名。出《针灸甲乙经》。即锁骨。

巨阙 经穴名，出《脉经》。属任脉，为心之募穴。位于腹正中线上，当脐上6寸处。主治恶心、呕吐、反胃吞酸、噎膈、胃痛、胸闷、惊悸、心烦、癫狂痫症，以及神经衰弱、胆道蛔虫症、胃下垂等。直刺0.3～0.8寸。艾炷灸3～5壮，或艾条灸5～10分钟。

巨髎 经穴名，出《针灸甲乙经》。属足阳明胃经，跷脉、足阳明之会。位于面部，与鼻翼下缘平齐，直对瞳孔。主治目赤痛、目翳、青盲、齿痛、唇颊肿、鼻塞、鼻衄、眼睑瞤动、口眼喎斜，以及鼻炎、三叉神经痛等。直刺0.3～0.5寸。艾条灸3～5分钟。

戈维城 明代医家。字存橘。姑苏（今江苏苏州）人。精伤寒学，撰有《伤寒补天石》2卷。续编2卷，论述四时外感诸病证治，颇为详备。倡论黄耳伤寒、赤膈伤寒，为其特点，治法亦酌取民间草药验方。

切诊 为中医临床四诊之一，包括脉诊和按诊。指医者运用手和指端的感觉，对病人体表某些部位进行触摸按压的检查方法。切诊的检查内容包括脉象的变化、腹腔的痞块、皮肤的肿胀、手足的温凉，以及疼痛的部位等。医者把所得材料与望闻问三诊资料互相参照，通过分析辨别，从而作出诊断。切脉，则是中医临床具有特色的诊察方法。

切脉 为通过切按诊查脉象的方法。又称脉诊、诊脉、按脉、持脉。此为我国最早创用的诊断疾病方法与技术。切脉为中医四诊切诊中的重要组成部分。切脉方法，古代有遍诊法（即三部九候诊法）、三部诊法（即人迎、寸口、跗阳三部诊法）和寸口诊法等三种。秦汉以后至今，则多以寸口诊法为临床主要切脉方法。脉象的分类，主要根据脉的位置、次数、性状、形势等不同，分为多种。前人有二十四脉（《脉经》）、二十七脉（《濒湖脉学》）、二十八脉（《诊家正眼》）、三十脉（《诊家枢要》）、三十二脉（《诊宗三昧》）等脉诊分类。现在多沿用二十八脉方法。

牙 咀嚼器官。见《灵枢》。又名齿，属足少阴肾经，肾主骨，齿为骨之余，髓之所养，分上牙、下牙，足阳明之脉入上齿，手阳明之脉入下齿。肾之标寄于齿，实则坚牢，虚则浮动，热则袒动，疼痛不已。又为七冲门之一。《难经》："齿为门户。"

牙叉发 病名，见《医宗金鉴》。又名骨槽风、穿腮发、穿腮毒、附骨、穿珠。相当于颌骨骨髓炎。多因平素对牙齿保护不周，风火邪毒，乘机侵入，结聚于牙槽骨中，以致肌败骨腐，腐坏成脓，穿腮而出。邪热炽盛者，见于憎寒壮热、头痛、口臭便秘，治宜祛风散火，清热解毒，用清阳散火汤；气血亏虚者，见于病久不愈，流脓清稀，腐骨从溃口露出，治宜补养气血，托毒外出，用中和汤。

牙关紧急 证名，见《卫生宝鉴》。多由疫气风火壅阻经络所致。症见牙口紧收，口不能开。治宜芳香化痰、开窍，方用苏合香丸。参见口噤条。

牙疔 病名，见《医宗金鉴》。又名穿牙疔。与龈乳头炎、牙龈脓肿、牙周脓肿类似。《外科大成》："牙疔为牙缝中肿起一粒，痛连腮项，或兼麻痒，或破流血水，异于旁症者，疔也。"症见牙龈出血，咬食后明显，重者肿胀疼痛，或有脓肿形成。实热者，治宜清胃泻火，凉血止血，用犀角地黄汤加减；虚热者，治宜补肾养阴，养血止血，用玉女煎合六味地黄汤；毒热积聚者，治宜清热解毒，凉血渗湿，用五味消毒饮、仙方活命饮等治疗。

牙宣 病证名，见《医宗金鉴》。又名齿龂宣露、齿牙根摇、齿间出血、齿挺、食床等。即相当于西医牙龈萎缩及牙周炎疾病。本病以龈肉萎缩，或渗血渗脓、牙齿松动为特征。胃火上蒸者，见于牙龈红肿、口臭、喜饮、大便秘结等，治宜清热泻火，消肿止痛，用清胃散；肾阴亏损者，牙齿松动，牙根宣露，头晕耳鸣，手足心热，治宜滋阴补肾，益髓固齿，六味地黄汤加减。

牙疳 病名，见《儒门事亲》。为发于齿龈部位的炎症。初起牙龈红肿疼痛，继之腐烂，流腐臭血水。因风热所致者，为风热牙疳；发病急，病势险者，为走马牙疳。

牙痈 病名，见《证治准绳》。又名牙棋风。即牙龈脓肿病。多因阳明胃经火毒郁而不宣，上攻牙龈所致。症见牙龈肿痛，初硬后软，疼痛难忍，出脓后疼痛减轻，兼见口臭便秘等，治宜清胃泻火，用清胃散、黄连解毒汤等。亦有少数反复不愈疮口不敛者，治宜补气益血，托里排脓，用托里排脓散。外治法以脓肿形成后切开引流为主。

牙痛 病证名，见《诸病源候论》。又名齿痛。是口齿病常见的症状。风热牙痛者，牙痛为阵发性，遇风发作，冷则痛减，热则痛增，牙龈红肿，发热恶寒，口渴舌红，治宜疏风清热，解毒消肿，用薄荷连翘方；胃火牙痛者，牙痛剧烈，牙龈红肿较甚，肿连腮颊，头痛口渴，口臭便秘，治宜清胃泻火，用清胃散；虚火牙痛，见牙痛隐隐发作，牙龈微红微肿，龈肉萎缩，咬物无力，头晕腰酸，治宜滋肾降火，用知柏地黄汤加狗脊。

牙痛穴 奇穴名，位于手掌侧面，当第三、四掌指关节间之中点处。主治牙痛、下颌关节痛。直刺 0.3~0.5 寸，或向上斜刺 0.5~1 寸。

牙龂痈 病名，见《重楼玉钥》。又名启架风、尽牙痈、角架风。相当于智齿冠周炎及脓肿。指发于齿龈咬合处的脓肿。常发于一侧，局部红肿或痈，并可溃脓，疼痛及张口困难。多因胃火循经上炎，以致牙龈气血壅滞，火热灼腐肌膜，化脓成痈，治宜清胃泻火，清胃散主之。已成脓者，宜切开引流。

瓦松 中药名，出自《新修本草》。又名瓦花、瓦塔、屋上无根草、向天草。为景天科植物瓦松 Orostachys fimbriatus（Turcz.）Berg. 或瓦花 O. japonicus（Maxim.）Berg. 等的全草。性凉，味酸。归肝、肺经。有清热解毒、凉血止血、利湿、消肿之功效，主治吐血、衄血、便血、血痢、痔疮出血、疮口久不愈合。煎服，15~30g。外用适量，捣敷或煎水熏洗。

瓦楞子 中药名，出自《本草备要》。又名瓦垄子、蚶子壳、魁蛤壳、瓦垄蛤皮。为蚶科动物魁蚶 Arca inflata Recve. 泥蚶 A. granosa L. 或毛蚶 A. Subcrenala Lischke 的贝壳。性平，味甘、咸。归肝、脾经。有化痰软坚、散瘀消积、制酸之功效，主治胃痛嘈杂、吐酸、瘰疬、癥瘕。煎服，10～30g，宜久煎。研末冲服，每服1～3g。生用散结，煅用制酸。

[|]

止观 气功术语。出《修习止观坐禅法要》。练功入静的方法。集中意念，返观自心，以排除杂志、达到高度入静状态。可分为6种方法。（1）系缘止：意念集中于鼻端或脐下等处，以排除杂念。（2）制心止：看清心中念头起处，随时制止它，断除杂念活动。（3）体真止：仔细体会各种念头倏忽都会过去，不必去想，杂念自止。（4）空观：观察思考杂念中的各种事物均在时刻变化中，均虚空不实，以消杂念。（5）假观：对仍出现的某一杂念加以分析，假设它是想象的，无实质内容，从而排除杂念。（6）中观：观空时不执着于空，观假时不执着于假，心中洞然，纯净光明。练功时，可循序渐进，先止而后观。

止法 气功术语。六妙法之第三法。止，即止息。不去随意，心情安静，似守非守，意念止于鼻端等处，身心愉快，泯然入定，似觉形体全无。

止泻穴 奇穴名，又名止泻、血清、关元上。位于腹中线，当脐下2.5寸处。主治腹痛、腹泻、痢疾、尿潴留、血尿、淋病、肾炎等。直刺1～1.5寸。

止痛托里散 方名，出自《伤科大成》。乳香、没药、三七、苏木末、白术各一钱，红花五分，当归尾、黄芪、熟地黄各二钱，肉桂（后入）三分，琥珀末（冲服）五分。水煎服。功能益气活血，消肿生肌。用于骨折整骨手术后的调理。

止嗽散 方名，出自《医学心悟》。炒桔梗、荆芥、紫菀、百部、白前各二斤，陈皮一斤，炒甘草十二两。为末，每服三钱，食后临卧开水调下；初感风寒，生姜煎汤送下。功能止咳化痰，疏表宣肺。治风邪犯肺，见咳嗽咽痒，或微有恶寒发热，舌苔薄白等。

少气 证名，出《素问·玉机真藏论》。多因肺肾两虚，中气不足或水饮内停所致。症见呼吸微弱短促，言语无力。肺肾不足者宜补肺益肾，方用麦味地黄丸，生脉饮。中气不足者宜补中益气，方用补中益气汤。水饮内停者，宜通阳化气，方用五苓散。

少火 指正常的、具有生气的火，即维持人体生命活动的阳气。《素问·阴阳应象大论》："少火生气"。并有"少火之气壮"（亦见于《素问应象大论》）的特点。

少冲 经穴名，出《针灸甲乙经》。又名经始。属手少阴心经，该经之井穴。位于小指桡侧指甲角旁约0.1寸处。主治热病、中风昏迷、癫狂、痫症、目赤、舌痛、口中热、心悸、心痛、胸胁痛、小儿惊厥等。斜刺0.1～0.2寸，或点刺出血。艾炷灸1～3壮，或艾条灸5～10分钟。

少阳 为经脉名称之一。包括手少阳三焦经和足少阳胆经。与厥阴经相为表里。《素问·阴阳离合论》："厥阴之表，名曰少阳。"少阳位于半表半里，具有转枢内外的枢纽作用，故有"少阳为枢"之说。《灵枢·九针论》指出："少阳多气少血。"又"少阳"二字，具有阳气初生之义。

少阳人 朝医四象中的一种。出《东医寿世保元》。指少偏于阳之人。其特征是：胸襟之包势盛壮，膀胱之坐势孤弱，形貌唇颌浅薄，上盛下虚，性质长于刚武，才干能于事务，才气明敏，性情暴哀深怒，欲举而不欲措。焉之性。

少阳人胃受热里热病 朝医四象伤寒病名。见《东医寿世保元》。指大便燥而不通，胸烦闷躁为特征的一种证候。包括少阳人太阳证、阳明证、三阳合病、阳厥证、表里病、里热病等。治宜滋阴、清里热、通便。

少阳人脾受寒表寒病 朝医四象伤寒病名。见《东医寿世保元》。指发热恶寒，脉浮紧，身痛，无汗烦躁，泄泻为特征的一种证候。包括少阳人太阳证、少阳证、伤寒病再痛三痛证、结胸证、泄泻证、亡阴证等。太阳证宜清里热，散寒解表；少阳证宜清里热，降表阴；三痛证宜降表阴，清里热；结胸证宜泻火逐水，清热涤痰开结；泄泻证宜清热止泻；亡阴证宜在得病前预防，平时治予补阴。

少阳头痛 病证名，见《兰室秘藏》。因外感风感，邪入少阳经所致者，症见头痛，往来寒热，脉弦细，治宜和解少阳，方用小柴胡汤加减。又指头痛在少阳经脉循行部位者，症见头痛，尤以两侧头角为恶者。参见头痛及三阳头痛条。

少阳症 病证名，见于《证治准绳》。指少阳病出现痉症者。参痉条。

少阳病 《伤寒论》六经病证之一。其病位既不在太阳之表，又不在阳明之里，属于半表半里证候。其主要脉证有往来寒热，胸胁苦满，不欲饮食，心烦喜呕，口苦，咽干，目眩，脉弦等症。治宜和解少阳，扶正祛邪。小柴胡汤为其代表方。寒热往来为少阳病特有的热型。少阳病又有少阳经病和少阳腑病。可参该条。

少阳厥 病证名，见于《三因极一病证方论》。参六经厥、厥证条。

少阴 经脉名称之一。包括手少阴心经和足少阴肾经。与太阳经相为表里。《素问·阴阳离合论》："太阴之后，名曰少阴"。由于少阴位于太阴与厥阴之间，起着转输内外的枢纽作用，故有"少阴为枢"之说。《灵枢·九针论》指出："少阴多气少血。"又"少阴"二字，具有阴气初生之意。

少阴人 朝医四象人中的一种。出《东医寿世保元》。指少偏于阴之人。其特征是：膀胱之坐势盛壮，胸襟之包势孤弱，形貌月形，肌肉浮软，性质长于端重，才干能于党劳，性情有浪喜深乐，欲处而不欲出。驴之性。

少阴人肾受热表热病 朝医四象伤寒病名。出《东医寿世保元》。指以太阳伤风，发热恶寒为特征的一种证候，包括少阴人太阳证、蓄血证、阳明证、亡阴证、郁狂证、太阳病厥阴证、厥阴病消渴等。太阳证宜解肌祛风寒，调和营卫、补气；蓄血证宜益气升阳；阳明病宜生津保阴，益气升阳；亡阴证宜回阳救逆；郁狂证宜保津，升阳益气。

少阴人胃受寒里寒病 朝医四象伤寒病名。见《东医寿世保元》。指以太阴病、少阴病为主，包括腹满而痛，吐利不渴或以渴为特征的一种病候。包括少阴人太阴证、阴毒、干霍乱关格病、少阴病、少阴病兼太阳表证、无吐利厥证、面戴阳下虚、上厥下渴、泄泻证、脏结证等。治宜温中散寒，益气健脾。有表证者，应予解表。

少阴头痛 病证名，见于《兰室秘藏》。因寒邪侵犯少阴经所致。症见头痛、足寒气逆、心痛烦闷、脉沉细。治宜温经散寒，方用麻黄附子细辛汤。

少阴症 病证名，见于《医宗金鉴》。指少阴病出现痉症者。症见手足厥冷，筋脉拘急，汗出不止，项强脉沉。治宜温经散寒，方用参附汤加甘草、干姜。参见痉条。

少阴病 《伤寒论》六经病证之一。可从三阳病传变而来，亦可因外邪直中少阴而发病。其病机为心肾阳虚，阴寒内盛。临床脉微细，但欲寐，恶寒踡卧，下利清谷，四肢逆冷等为主症，甚则汗出亡阳。治宜温经回阳。少阴病除里虚寒证外，尚有少阴热化证，属阴虚火旺，应与少阴虚寒证区分。其主要临床表现为心中烦，不得卧，舌红口燥，脉细数等症。治宜滋阴消火为法。

少阴厥 病证名，见于《三因极一病证方论》。六经厥之一，症见口干、溺赤、腹满、心痛。参六经厥，厥证条。

少府 经穴名，出《针灸甲乙经》。属手少阴心经，该经荥穴。位于手掌第四、五掌骨之间，平劳宫穴。主治心痛、惊悸、癫痫、舌强、肘腋挛急、阴痛、阴挺、小便不利、掌中热、小指不用等。直刺0.3～0.5寸。艾炷灸1～3壮，或艾条灸3～5分钟。

少泽 经穴名，出《灵枢·本输》。又名小吉。属手太阳小肠经，该经井穴。位于小指尺侧，指甲角旁约0.1寸处。主治头痛、项强、寒热、喉痹、目翳、胬肉攀睛、乳肿、乳汁分泌不足、小指不用，以及昏迷急救等。斜刺0.1~0.2寸，或点刺出血。艾炷灸1~3壮，或艾条灸3~5分钟。

少海 经穴名，出《灵枢·根结》。又名曲节。属手少阴心经，该经合穴。位于肘横纹内侧端，与肱骨内上髁连线之中点，微屈肘取穴。主治心痛、头痛、项强、胁痛、臂麻、手颤、肘挛、瘰疬、癫狂、健忘、四肢不举等。直刺0.3~0.5寸。艾炷灸3~5壮，或艾条灸5~10分钟。

少商 经穴名，出《灵枢·本输》。又名鬼信。属手太阴肺经，该经井穴。位于拇指桡侧指甲角旁约0.1寸处。主治中风昏迷、咳逆烦心、项肿喉痹、热病呕吐、鼻衄、乳蛾、痄腮、癫狂、小儿惊风、声哑、感冒等。斜刺0.1~0.2寸，或点刺出血。艾炷灸3~5壮，或艾条灸5~10分钟。

少腹拘急 证名，出自《金匮要略》。多因肾气虚寒，膀胱气化失司所致。症见自觉脐下有拘急挛迫、牵引不适的感觉，常伴见小便不利。治宜温补肾阳，方用八味肾气丸之类。

少腹胀 证名，出自《素问·标本病传论》。指小腹胀满。详腹胀、小腹满条。

少腹急结 证名，见于《伤寒论》。下焦蓄血的主要证候之一，症见下腹部积滞、坚硬。参伤寒蓄血条。

少腹逐瘀汤 方名，出自《医林改错》。炒小茴香七粒，炒干姜二分，延胡索、没药、川芎、官桂各一钱，赤芍药、炒五灵脂各二钱，蒲黄三钱半，当归三钱。水煎服。功能活血祛瘀，温经止痛。治少腹瘀血积块疼痛或不痛，或痛而无积块，或少腹胀满；或经期腰酸少腹胀；或月经一月见三五次，连接不断，断而又来，其色或紫或黑，或有瘀块，或崩漏兼少腹疼痛等症。

少腹疽 病名，出《外科真诠》。即发于少腹部的有头疽，病因证治见该条。

少腹痛 证名，出《素问·五常政大论》。①小腹两旁名少腹。少腹痛多因肝气不舒或肝血不足所致。肝气不舒者，治宜疏肝理气，方用柴胡舒肝汤。肝血不足者，宜补肝益肾，方用温补汤。亦有因瘀血所致者，参腹痛条。②即小腹痛，详该条。

少腹满 证名，出自《素问·玉机真藏论》。亦称小腹满，详该条。

少精 病证名，见《诸病源候论》。又名精少。指性交时泄精量少，甚者只有一、二滴。多因先天不足，房室不节或劳心过度，饮食不调而耗精所致。治宜补肾益精，方用鹿茸丸、补益地黄丸等。

日月 经穴名，出《脉经》。又名神光。属足少阳胆经，胆之募穴，足太阴、少阳之会。位于乳头直下，当第七肋间处。主治胁肋痛、胃脘痛、呕逆、吞酸、黄疸、腹胀等。斜刺0.3~0.5寸，不宜深刺。艾炷灸3~5壮，或艾条灸5~15分钟。

日光灸 灸法名。指利用太阳能作为热源以治疗疾病的方法。其法有二：①将艾绒平铺腹部，在日光下暴晒，适用于虚寒性疾病。②利用凸透镜集聚阳光照射穴位，故又称透镜灸。适用于治疗疟疾、牙痛等。

日华子 五代末吴越国药学家。名佚。四明（今浙江宁波）人。撰《日华子诸家本草》20卷。

日华子诸家本草 本草著作。20卷。通称《日华子本草》，简称《日华子》。五代末吴越国日华子撰。本书集诸家本草及当时医家所用药物，各以寒温性味、华（花）实虫鱼为类。以记述药性功效为主，兼及形态及鉴别等，简明实用。原书已佚，经《嘉祐本草》摘引，现存于《证类本草》的条文约600余条。1983年尚志钧辑佚本，辑得药物618种。

日晒疮 病名，见《外科启玄》。相当于西医的日光性皮炎。因烈日曝晒，毒邪郁于肌肤而成。多发于盛夏，裸露部位皮肤出现弥漫性红斑、肿胀，甚则发生水疱、糜烂、流滋、结痂，自觉灼痛或刺痛，衣着摩擦时加重。治以清热解毒，清暑汤加减内服。外治：弥漫性红斑肿胀，搽三黄洗剂；糜烂渗液，用黄柏、马齿苋等量煎水冷湿敷，间用青黛散麻油调搽。

日晡发热 证名，见于《类证活人书》。指下午三至五时左右发热。参见潮热、发热条。

中气 ①指中焦脾胃之气和脾胃等脏腑对饮食物的消化转输、升清降浊等生理功能。②指脾气。脾居中焦，脾气主升。脾能消，则水谷精气能上归心肺，而营养周身。脾虚下陷，则可发生脱肛、子宫脱垂病证，可用补益中气方法治疗。补益中气，即是补脾并升提下陷之脾气。③运气术语。即指中见之气。《素问·至真要大论》："是故百病之起，有生于本者，有生于标者，有生于中气者"。《类经》注释说："中气，中见之气也。如少阳厥阴互为中气，阳明太阴互为中气，太阳少阴互为中气，以其相为表里、故其气互通也"。④病证名，即气中，为类中风类型之一。多由内伤七情气逆兼夹痰湿而为病。故《证治要诀》卷一说："中气因内伤气逆为病，痰湿昏塞，牙关紧急，但七情皆能使人中，因怒而中尤多。中气之伏，大略与中风同，风与气亦自难辨。"

中气下陷 又称气陷。为脾（或脾胃）阴阳气血失调病机中的一种。多指脾或脾胃之气虚陷，引致脏器组织弛缓不收或脱垂等一类之病机和病证。脾胃属中焦，其气主升，若饮食劳倦伤及脾胃，或久病损伤，则可致中气虚损，升提失司而下陷。多见于脱肛、久泻、子宫脱垂，以及胃下垂、肾下垂等病证。治宜补中益气，升阳举陷。

中气不足 指中焦脾胃之气虚弱，运化功能减退的病机和病证。临床多由饮食所伤，或禀赋素虚，或久病耗伤，或劳倦过度损伤所致。症见面色黄而少华，唇淡或黯，食欲不振，食后腹胀，眩晕，声低，气短，倦怠乏力，便溏或先硬后溏。若兼见胃脘疼痛，则痛而喜按，舌嫩苔厚，脉虚无力等。《灵枢·口问》："中气不足，溲便为之变，肠为之苦鸣"。治宜补中益气。

中风 ①病名。出自《灵枢·邪气藏府病形》。又名卒中。本病分为真中风与类中风，临床常见者，多为类中风。多由肾阴不足、心火炽盛、肝阳偏亢、肝风内动而致。症见卒然昏仆，不省人事，或突然口眼㖞斜，半身不遂，言语不利。分为中络、中经、中腑、中脏四个类型。详见中风、真中风条。②病证名。指太阳表症的一个类型。详太阳病条。

中风闭证 病证名，见于《金匮翼》。中风重危证型之一。参闭条。

中风论 内科中风病专著。1 卷。清·熊笏撰于1821年。本节分18题讨论中风病理、诊法及治疗，并附医案。作者认为中风乃四方贼风袭入卫气不密之隙，故入于人之一隅；卫气本分布于人体左右，故病左者不及右，病右者不及左，有偏格之象；中风以热病者居多，故常用凉药取效。现有《三三医书》本。

中风脱证 病证名，见《医宗必读》。又名中风绝症、中风恶证。指中风病出现口开、遗尿、手撒、眼合、鼻鼾等症者。参真中风、类中风、脱条。

中风斠诠 内科中风病专著。3 卷。张山雷撰于1917年。本书以中医理论为主，参照西医学说，讨论辨析中风病因与治疗。卷1中风总论，卷2内风脑神经病之脉因证治，卷3古方平议。认为中风乃真阴亏损而内热生风，治疗初用清热顺气开痰，继用培本之法，有中风八法论。1958年上海卫生出版社据1933年重订本印行。

中丹田 气功术语。出《抱朴子》。丹田之一，在胸部两乳之间的膻中穴，为藏气之处。

中火 病名，见于《万病回春》。又名火中。详该条。

中水 病名，见于《诸病源候论》。又称水毒病。详该条。

中正之官 指胆。胆为肝之腑，有谋虑、决断功能，对于防御和消除某些精神刺激（如惊恐等）等不良影响，维持和控制气血的正常运行,确保脏腑间的协调关系,具有重要作用,故比喻为中正之官。《素问·灵兰秘典论》:"胆者,中正之官,决断出焉。"

中外卫生要旨 养生学汇编。5卷。清·郑官应辑。刊于1890年,前3卷辑录国内养生保健资料,采自文、史、佛、道诸书有关养生论述,及《却病延年动功》《易筋图说》《八段锦坐功图》《真人咏蛰龙法》《六字延寿诀》《重刊太乙针方》等养生著作,并收入增补《随息居饮食谱》;卷4~5为国外部分,收《泰西卫生要旨》及补充资料。本书对各种养生学说和观点兼收并蓄,资料丰富,可供参考。有清光绪间刻本、排印本。

中西汇参医学图说 基础理论著作。2卷。清·王有忠撰于1906年。本书以中医理论为基础,参照西医解剖图,阐述脏腑结构及功能,并列有各脏分合图、十二经穴位,论述各脏腑病证病理、治法,收录备用诸方。有1906年广益书局石印本。

中西汇参铜人图说 针灸穴位图注。清·刘钟衡撰于1899年。本书绘集西医生理解剖图及中医手足六阴六阳图,标以经络、腧穴所在部位,着重以中医理论阐明脏腑功能。有1899年上海江南机器制造总局石印本。

中西汇通医书五种 丛书。清·唐宗海撰。刊于1892年。包括《中医汇通医经精义》《金匮要略浅注补正》《伤寒论浅注补正》《血证论》《本草问答》。是我国较早试图汇通中西医学的论著。

中西汇通医经精义 书名。又名《中西医判》《中西医解》《中西医学入门》。2卷。清·唐宗海撰。刊于1892年。本书将《内经》医学理论归纳为阴阳、脏腑、营卫、经脉、全体总论、诸病、望形、问察、诊脉、气味阴阳、七方十剂等20余类,撮其精要,酌加注释,兼采西医生理解剖图说加以发挥。现有《中西汇通医书五种》本。

中西医汇通派 简称汇通派。十九世纪末在我国出现的一个医学流派。十九世纪中叶以后,随着西方医学传入我国,一部分中医试图沟通中西医学。他们或以西医的解剖学、生理学等知识印证中医理论,或以中医有关论述印证西医知识。这种认识和做法,比起全盘否定中国医药学的民族虚无主义和尊经泥古、拒绝接受任何新鲜事物的因循守旧思想是一个进步。但其思想方法往往多有牵强附会之处。代表人物有唐宗海、朱沛文、恽铁樵、张锡纯等。

中西医粹 丛书。4卷。清·罗定昌撰。刊于1882年。共收医书4种。其中《脏腑图说》《脏腑各图》,系以脏腑配合八卦、干支、太极图及五运六气等立论,多语涉玄虚。所附王清任《医林改错》与英人合信氏《全体新论》中的内脏图说,较切实际。《症治要言》分论十二经脉的主病证治。《医案类录》汇辑作者医案、医论。有1882年华孚书局石印本。

中血脉 病名,见于《医学发明》。又名风中血脉。中风类型之一。症见口眼㖞斜,或见半身不遂,皮肤不仁等。参见中经、中络条。

中冲 经穴名,出《灵枢·本输》。属于厥阴心包经,该经井穴。位于中指桡侧指甲角旁约0.1寸处。主治中风昏迷、心痛、心烦、热病、中暑、舌强肿痛、小儿夜啼、咽喉肿痛、掌中热等。直刺0.1~0.2寸,或点刺出血。艾炷灸1~3壮,或艾条灸5~10分钟。

中阳 即指中焦脾胃之阳气。能促进、推动和温煦脾胃,使脾能运化水谷精微和胃能受纳、腐熟水谷的功能活动正常。因脾胃居于中焦而主中土,故称中阳。如《类证治裁》载述:"其中阳虚,浊阴犯胃,吐黑绿苦水者,用辛热开浊。"

中阳不振 指中焦脾胃阳气虚弱,消化吸收机能不能振奋的病机。主要证候可见胃纳呆滞,食少不化,呕吐,泄泻,四肢清冷,倦怠,面色萎黄,头晕,唇淡,舌胖嫩,苔厚浊,脉虚大等。治宜补中益气,醒脾暖胃。

中运 运气术语。见《素问遗篇·本病论》。指十天干所统之运。因天气在上，地气在下，运居于天地之中，气交之分，统司一岁之气，故称中运。

中极 经穴名，出《素问·骨空论》。又名玉泉、气原。属任脉，膀胱之募穴，足三阴、任脉之会。位于腹正中线上，脐下4寸处。主治遗精早泄、阳痿遗尿、小便不通、小便频数、淋症、疝气、小腹痛、月经不调、经闭、崩漏、带下、阴挺、阴痒、滞产等。直刺0.5~1寸。艾炷灸5~7壮，或艾条灸10~15分钟。

中医人物辞典 李经纬主编。1987年出版。本书收录与中医有关的历代人物辞目6,200余条。每条词目介绍该人物生卒年、字、号、别名、籍贯、简历、学术思想、医学成就、著作、授徒门生、学医亲属等。取材广泛，重视采用原始资料，多采自历代医者、经史典籍、文集笔记、簿录方志、佛书道藏等。收录人物数量多，如近现代医家有800多人，还有相当一部分少数民族医家。书后附有人名字号、别名及师徒、后裔索引，中医书名索引。1988年上海辞书出版社出版。

中医大辞典 中国中医研究院、广州中医学院主编。1975年开始编写，陆续出版。以"试用本"形式，分成基础理论、医史文献、中药、方剂、内科、妇科儿科、外科、五官科、针灸推拿气功养生8个分册。共收各类词目45,000余条。本书以收集古典医籍词汇为主，兼收现代中医发展过程中出现的新名词及中西医结合的新词汇。选词力求正确反映中医学理论与临床实践的密切关系，反映中医学的悠久历史及源流。释文简明扼要，引用文献尽量摘其精要。

中医学概论 书名。南京中医学院编著。1958年人民卫生出版社出版，1959年修订再版。修订本分上下二篇。上篇为基础理论，介绍阴阳五行、脏象、经络、病因、证候分类、诊法、治疗法则、药物、方剂、预防等；下篇概要列述各科病证证治，及气功、按摩、护理等。系统而扼要地介绍中医学基本知识。

中枢 经穴名，出《素问·气府论》。王冰注。属督脉。位于背部，第十、十一胸椎棘突之间。主治腰痛、脊强、黄疸、腹满、胃痛、呕吐、发热等。向上斜刺0.5~1寸。艾炷灸3~5壮，或灸条灸5~10分钟。

中刺激 针灸术语名。指介于强、弱刺激之间的针灸刺激量而言。

中国分省医籍考 中医目录学著作。郭霭春主编。分上下两册，上册1984年出版，下册1987年出版。本书取材地方志，分省著录清末以前历代医家著述。每省医籍分为医经、诊法、伤寒、本草、针灸、方论、医史、医话、医案、养生、法医、兽医等类。每书记述作者、朝代、卷数，于作者生平资料尤为详备，足补正史及一般传记著作之不足。天津科学技术出版社出版。

中国医学人名志 医史著作。陈邦贤、严菱舟合编。本书以姓氏笔划为序，收录民国以前历代医家2600余人。简要介绍每位医家生存年代、籍贯事迹、医学著作等，并注明资料来源。1956年人民卫生出版社。

中国医学大成 丛书。曹炳章辑。刊于1936年。原计划收辑365种医著，后实际出版128种。辑录魏、晋至明、清历代重要医著及少数日本医家著作。分医经、药物、诊断、方剂、通治、外感、内科、外科、妇科、儿科、针灸、医案、杂著共13类。每书均经校阅圈点，并撰内容提要。每书依次列述作者姓名、书名、出处、卷数、存佚、序跋、作者传略、考证、古代目录书中有关提要或解题，有的还附有按语。详细介绍中医古代文献，对古籍整理和医史文献研究均有重要参考价值。

中国医学大词典 谢观编。1921年初版。本书是我国第一部综合性大型中医词典。所收词目包括病名、药名、方名、身体、医家、医书、医学7类。病名类述其源流、治法，名同实异者则析为多条。药名类述其形态、功用、性质、炮制等。方名类收录常用方，详述功用、组方及临症加减法。身体类收录散见于古今医籍中的脏腑、骨肉、经络、俞穴、脉象、舌苔词目。医家类，凡六朝以前医家有见必录，唐以后择要而录。医书类共收医籍 2,000 余种，包括日本、朝鲜医籍，均标明卷数、作者、年代及内容提要。商务印书馆出版，1959 年重印。

中国医学源流论 医史著作。谢观编。刊于 1935 年。本书共分 64 论，内容有医籍考证、学派辨析、学说讨论、断代史、专科史、疾病史、东洋医学、中西医汇通，乃至疾病、疗法等，简明扼要，立论新颖，论析精当公允。有 1935 年上海隆斋医社铅印本。

中国医籍考 中医目录学著作。原名《医籍考》。80 卷。日本·丹波元胤撰于 1819 年。本书根据大量医学专著及各种书目、史传方志、笔记文集等文献，广泛收录中国自秦汉以迄清代中叶历代医籍近 3600 种，分为医经、本草、食治、脉象、诊法、明堂经脉、方论、史传、运气等 9 卷。每书依次列述作者姓名、书名、出处、卷数、存佚、序跋、作者传略、考证、古代目录书中有关提要或解题，有的还附有按语。详细介绍中国古代医学文献，对中医古籍整理和医史文献研究有重要参考价值。有 1956 年人民卫生出版社排印本。

中国针灸学 针灸著作。承淡安编。分针科学、灸科学、经穴及治疗四篇。对针灸疗法的理论和应用以及现代研究成果等，有比较详细的介绍。1955 年人民卫生出版社出版。

中国制药学 药学著作。2 卷。杨叔澄编。上编为制药学总论，丸、散、膏、丹、酒、露、胶、锭的制法和成药贮藏等；下编为生药制法，包括火制、水制、水火合制、酒制、药制、自然制等各法。1938 年北京中药讲习所印行。

中国药用植物图鉴 药物图谱类著作。第二军医大学药学系生药学教研组编。本书收录全国常用药用植物 947 种，每种除绘有原植物线条图外，并简述其别名、产地、形态、药用部分、采收、成分及应用等。1960 年上海教育出版社出版。

中国药学大辞典 中国医药研究社编。世界书局 1935 年出版。本书收录中国历代文献中所载各种药物。每药分原名、命名、处方用名、古籍别名、外国名词（拉丁、英、德、日文名）、基本（科属药用部分）、产地、形态、种植、采取、制法、性质（性味）、成分、效能、主治、张仲景之发明、历代记述考证、国外学说、辨伪、近人学说、配合应用（配伍）、用量、施用宜忌、著名方剂、参考资料诸项，详加记述。1956 年人民卫生出版社重印。

中府 经穴名，出《针灸甲乙经》。又名膺俞、膺中俞、府中俞。属手太阴肺经，肺之募穴，手足太阴之会。位于前胸外上方，平第一肋间隙，距胸正中线 6 寸处。主治咳嗽喘逆、咳吐脓血、胸痛、胸满噎塞、喉痹、肩背痛等。直刺 0.3～0.5 寸，或向外斜刺 0.5～1 寸。艾炷灸 3～5 壮，或艾条灸 5～10 分钟。

中注 经穴名，出《针灸甲乙经》。属足少阴肾经，冲脉、足少阴之会。位于腹正中线脐下 1 寸，旁开 0.5 寸处。主治月经不调、热结便秘、腰腹疼痛、泄泻等。直刺 0.5～1 寸。艾炷灸 3～5 壮，或艾条灸 5～10 分钟。

中经 病名，见于《金匮要略》。中风类型之一。参见中风、真中风、类中风条。

中封 经穴名，出《灵枢·本输》。又名悬泉。属足厥阴肝经，该经经穴。位于足背内侧，当内踝前方 1 寸，胫骨前肌腱内侧缘凹陷处。主治脐腹痛、黄疸、遗精、小便淋沥、疝气、腰膝踝痛、脚气等。直刺 0.3～0.5 寸。艾条灸 5～10 分钟。

中草药 医药著作有记载、药店有出售的中药，与民间流传的草药的统称。

中药大辞典 江苏新医学院编。1977 年出版。本书是迄今收录中药数量最多的大型中药辞典。共收载中药 5767 味，其中植物药 4773 味，动物药 740 味，矿物药 82 味，传统加工单味药 172 味。每味药以正名为词目，下分异名、基原、原植（动、矿）物、栽培（饲养）、采集、制法、药材、成分、药理、炮制、性味、归经、功用主治、用法与用量、宜忌、选方、临床报道、各家论述、备考等 19 项，顺序记述。全书附图 5,000 幅。内容详备，体例规范，切合实用。

中药志 书名。中国医学科学院药物研究所等编著。共 4 册，第 1 册根与根茎类，第 2 册种子果实类，第 3 册花、叶、皮、藤木、全草类及其他，第 4 册动物与矿物类，共收药物 500 余种。每种均分别记述原植物、药材、效用及附注 4 项。并附有全部原植物的墨线图，及少数彩色图。本书对全国常用中药材进行系统整理，将原植物与药材紧密结合，对药材的混杂品种作了初步澄清，是结合现代药学成就整理中药材的一部著作。1959 年由人民卫生出版社出版。

中药材手册 书名。1 册。卫生部药政管理局编。本书收常用中药材 517 种，分别介绍其生药、别名、产地、加工、性状、鉴别、品质优劣、效用及贮藏等药材知识，附有照片插图 200 余幅及索引。1959 年由人民卫生出版社出版。

中药毒 病名，见《疡医大全》。是指内服药物过量；或炮制煎服不当；或禀赋不耐所致的内脏或皮肤的毒性反应的统称。本条所叙主要指仅因禀赋不耐所致的皮肤症状为主的疾病。相当于西医的药物性皮炎，简称药疹。总因禀赋不耐，药毒内侵脏腑，外泛肌肤而成。症状较复杂，但皆有一定潜伏期，皮疹呈多形性，且多呈全身性对称性分布。若主要为丘疹、红斑、风团、焮热作痒，伴恶寒发热、苔黄、脉浮等，治以祛风清热，消风散加减内服；若主要为皮肤肿胀潮红、水疱、糜烂、流水，伴胸闷纳呆、苔黄腻等，治以清热利湿，萆薢渗湿汤加减内服；若发斑鲜红，甚则有血疱、水疱、糜烂，伴便秘、尿赤、口干舌红等，治以清营解毒，清营汤加减内服；若斑疹紫暗，或有血疱，舌红绛，甚则神昏谵语、血尿等，治以凉血散瘀，犀角地黄汤加减内服；若病之后期大片脱屑，黏膜剥脱，伴口干唇燥，舌红无苔等，治以益气养阴，生脉饮合益胃汤加减内服。外治：皮疹局限者用三黄洗剂，广泛者用青黛散；糜烂流水者用青黛散麻油调搽。

中药研究文献摘要 刘寿山主编。本书摘要收录 1820～1961 年间国内外 390 余种医学期刊中约 400 篇中药研究论文，共论及约 500 种中药。按药名笔划为序写成摘要，简述各药生药、化学、药理、临床等项研究成果。书末附录 5 种索引。1975 年科学出版社出版。

中药炮制经验集成 中药炮制专著。中医研究院中药研究所、北京药品生物制品检定所编。共收录 501 种常用中药炮制方法。系总结历代药物炮制资料与经验，结合全国 28 个大中城市中药炮制方法，综合整理编成。1963 年人民卫生出版社出版。1973 年修订本删去古代资料部分，改写了部分内容，共录中药 482 种。

中药炮炙经验介绍 中药炮炙专著。张炳鑫、朱晟编。本书简要介绍中药炮炙加工的基本知识以及 266 种中药炮炙工艺。1957 年人民卫生出版社出版。

中指同身寸 取穴法名。以患者本人中指第一、二指节横纹桡侧端间距离为 1 寸长，作为量取穴位的长度。

中庭 ①经穴名。出《针灸甲乙经》。属任脉。位于胸正中线，平第五肋间隙。主治胸膈肠满、饮食不下、呕吐呃逆、噎膈、小儿吐乳，以及心绞痛等。沿皮刺 0.3～0.5 寸。艾炷灸 3～5 壮，或艾条灸 5～10 分钟。②推拿穴位名。出《幼科推拿秘书》。位于发际上边些。

中络 病名，见于《金匮要略》。中风类型之一。为中风之证情最轻者。参见中风、真中风、类中风条。

中都 ①经穴名。出《针灸甲乙经》。又名中郄、太阴。属足厥阴肝经，该经郄穴。位于内踝尖上7寸，胫骨内侧近内侧缘处。主治腹痛、泄泻、崩漏、疝气、足胫痿痹，以及传染性肝炎，功能性子宫出血等。沿皮刺0.3～0.5寸。艾炷灸3～5壮，或艾条灸5～10分钟。②奇穴名。出《奇效良方》。为八邪穴之一。在手中指、无名指本节岐骨间。③经穴别名。出《针灸甲乙经》。即神门穴。

中恶 病名，出自《肘后备急方》。又称客忤、卒忤。多因感受秽毒或不正之气而致。症见突然厥逆，不省人事，牙紧口噤。治宜芳香辟秽化浊，方用苏合香丸、调气散、平胃散。

中热 ①病证名。见于《金匮要略》。即中暍、中暑。详该条。②病理名词。指心胸中热。

中脏 病证名，见于《素问病机气宜保命集》。又称风中脏。为中风之病情最重者。症见卒然昏迷，不能言语，唇缓不收，口角流涎等。参中风、真中风、类中风条。

中消 病名，见《素问病机气宜保命集》。又称消中、痟中、消脾。多因脾胃燥热所致。症见善饥多食，形体消瘦。治宜清胃泻火，滋阴润燥，方用白虎汤、黄连猪肚丸等。

中脘 经穴名，出《针灸甲乙经》。又名中管、上纪、太仓、胃脘。属任脉，胃之募穴，手太阳、少阳、足阳明、任脉之会，八会穴之腑会。位于腹正中线脐上4寸。主治胃痛、腹胀、恶心、呕吐、反胃吞酸、肠鸣、泄泻、痢疾、黄疸、食饮不化、虚劳吐血、喘息、便秘，以及急慢性胃炎，消化性溃疡，胃下垂，肠梗阻，消化不良，神经衰弱等。直刺1～1.5寸。艾炷灸5～10壮，或艾条灸15～30分钟。

中脘痛 证名，见《此事难知》。又名胃脘痛。参胃脘痛条。

中渚 经穴名，出《灵枢·本输》。又名下都。属少阳三焦经，该经输穴。位于手背第四、五掌骨间，掌指关节后方凹陷处。主治头痛目赤、耳鸣耳聋、咽喉肿痛、热病、疟疾、肘臂痛、手指不能屈伸，以及肋间神经痛等。直刺0.5～0.8寸。艾炷灸3～5壮，或艾条灸5～10分钟。

中渎 经穴名，出《针灸甲乙经》。又名中犊。属足少阳胆经。位于大腿内侧，腘横纹上5寸，当股外侧肌与股二头肌之间。主治半身不遂、筋痹不仁、下肢痿痹、脚气等。直刺1～1.5寸。艾炷灸5～7壮，或艾条灸10～15分钟。

中渎之腑 指三焦。由于三焦为一身气化和水液出入通调之道路，功用如沟渠之疏通，故称为中渎之腑。《灵枢·本输》："三焦者，中渎之腑也，水道出焉"。

中暑 病名，见《三因极一病证方论》。①为感受暑邪而发生的一种急病。症见突然闷倒，昏不知人，或身热烦躁，气喘不语，牙关微紧，或口开齿燥，大汗或无汗，脉虚数，甚者昏迷不醒，四肢抽搐。治出移患者至凉爽通风处，治宜清暑解热、开窍，方用辟瘟。②指暑风。参暑风条。③指阴暑。详阴暑条。

中焦 ①六腑三焦之一。指三焦的中部上腹腔部分。中焦的主要功能是助脾胃，主腐熟水谷，泌糟粕，蒸津液，运化其精微，为血液营养生化之来源。《灵枢·营卫生会》："中焦亦并胃中，出上焦之后。此所受气中，泌糟泊，蒸津液，化其精微，上注于肺脉乃化而为血，以奉生身，莫贵于此。"参见三焦条。②温病三焦辨证之一。指邪在胃肠或脾，而致持续高热阶段。《温病条辨》："但恶热，不恶寒，日晡益甚者，转至中焦，阳明温病也。"

中焦如沤 沤，即浸渍、腐熟。指中焦的主要功能是沤渍饮食物，腐熟水谷，故称中焦如沤。出《灵枢·营卫生会》。

中腑 病证名，见《素问病机气宜保命集》。亦称风中腑。中风类型之一。症见卒然昏倒，苏醒后半身不遂，或伴有大小便不通等症。参中风、真中风、类中风条。

中魁 ①奇穴名。出《扁鹊神应针灸玉龙经》。位于手中指背侧,当近侧指骨关节横纹之中点处,屈指取之。主治呕吐、噎膈、鼻衄、牙痛、白癜风等。艾炷灸3～7壮。②经穴别名。出《针灸甲乙经》。即阳溪穴。

中满分消丸 方名,出自《兰室秘藏》。白术、人参、炙甘草、猪苓、姜黄各一钱,茯苓、干姜、砂仁各二钱,泽泻、橘皮各三钱,炒知母四钱,炒黄芩一两二钱,炒黄连、半夏、炒枳实各五钱,姜厚朴一两。为细末,汤浸蒸饼为丸,梧桐子大,每服百丸。功能益气健脾,理气除满,清热导滞。治中满热胀,鼓胀,气胀,水胀等。

中满者泻于之内 治则之一。中满,指脾胃运化失常,气机阻滞于内而致胸腹满;泻,指疏利气机,消除积滞。此指中焦积滞,胸腹胀满者,可用消导理气的方法进行治疗。出《素问·阴阳应象大论》。

中膂俞 经穴名,出《针灸甲乙经》。又名中脂俞、脊内俞、中膂内俞。属足太阳膀胱经。位于骶部,平第三骶后孔,距骶正中线1.5寸处。主治腰脊强痛、赤白痢疾、腹胀、胁痛、疝气、消渴,以及坐骨神经痛等。直刺1～1.5寸。艾炷灸3～7壮,或艾条灸5～15分钟。

中精之府 即胆。六腑除胆之外,都是贮藏或转输浊物,只有胆腑所贮藏的胆汁是精微液体,故称中精之腑。出《灵枢·本输》。

中藏经 综合性医书。又名《华氏中藏经》。3卷。旧题汉·华佗撰。据考系托名之作,成书于北宋。书中收有"人法于天地论"等49篇医论,联系脏腑生成和病理虚实寒热,分析证候脉象,并论各脏腑虚实寒热、生死顺逆。所述病证多系内科杂病,如阴厥、劳伤、传尸、中风偏枯、脚弱、水肿、痹症等,兼及外科疔、痈疽等病证。又收录内、外、妇、儿、骨伤、五官、口腔等科常见病证治疗方剂,方多配伍严密,详述用法。现存明刊本,多种清刊本。1983年人民卫生出版社出版排印本。

中髎 经穴名,出《针灸甲乙经》。又名中空。属足太阳膀胱经。位于第三骶后孔中,约当中膂俞与骶正中线之中点。主治月经不调、赤白带下、腰痛、小便淋沥、泄泻、大便难,下肢瘫痪,坐骨神经痛等。直刺1～1.5寸。艾炷灸3～7壮,或艾条灸5～15分钟。

贝母瓜蒌散 方名,出自《医学心悟》。贝母一钱五分,瓜蒌一钱,天花粉、茯苓、橘红、桔梗各八分。水煎服。功能润肺清热,理气化痰。治肺燥有痰,见咯痰不爽,涩而难出,咽喉干燥等。

内太冲 奇穴名,出《针灸集成》。位于足背,伸踇长肌腱胫侧缘,与太冲穴相平处。主治疝气上冲、呼吸不通。直刺0.3～0.5寸。艾炷灸3～5壮,或艾条灸5～10分钟。

内气 气功术语。练功者自我感到体内有气循经运转,称为气感。这种气感,是以先天元气和后天呼吸之气、水谷之气结合为基础的,即为内气。

内丹 气功术语。见慧思《立誓愿文》。古时气功的别称。以人体某些窍位称作鼎炉,运用意念、调息等手段,通过炼精化气、炼气化神、炼神还虚等阶段,将体内精、气、神合为一体,重返先天,凝聚结丹。内丹与外丹相对,喻练功犹如内服灵丹,可延年益寿、长生久视。

内风 《内经》指"入房汗出中风,则为内风。"(见《素问·风论》)后世则指由于脏腑经络和气血津液等生理功能异常,而产生的类似化风的病理反映。又叫肝风内动或肝风,或风气内动等。风气内动,多是体内阳气亢逆变动而形成的一种病理状态。故《临证指南》指出:"内风乃身中阳气之变动。"内风,主要有肝阳化风、热极生风、阴虚风动、血虚生风等。因其不同于外感之风。故称内风。

内外功图说辑要 气功著作。席裕康辑。刊于1919年。本书辑录多种气功、导引著作，如《陈希夷二十四气坐功导引治病图说》《五禽舞行功法图说》《八段锦》《易筋经》《奇经八脉考》《内景图》等。

内外伤辨惑论 内科著作。又名《内外伤辨》。3卷。金·李杲撰于1247年。卷上载辨阴证阳证、辨脉、辨寒热、辨外感八风之邪、辨手心手背、辨口鼻、辨气少气盛、辨头痛、辨筋骨四肢、辨外伤不恶食、辨渴与不渴、辨劳役受病表虚不作表实治之、辨证与中热颇相似共13篇，详细辨析内伤、外感的病因、病状、脉象、治法。卷中载饮食劳倦论、暑伤胃气论，及补中益气汤、升阳益胃汤、清暑益气汤等23方。卷下载辨内伤饮食用药所宜所禁、饮食自倍脾胃乃伤分而治之、论酒客病、临病制方、随时用药、吐法宜用辨上部有脉下部无脉、重明木郁则达之之理、说形气有余不足当补当泻之理共8篇，及枳术丸、葛花解醒汤等23方。本书为李杲重要代表作，方论皆精，对后世医家影响较大。现存明成化二十三年刻本、《东垣十书》本、《医统正脉》本。1959年人民卫生出版社出版排印本。

内外痔 病名，见《外科大成》，指内外痔皆有，遇大便即出血疼痛者。相当于西医的混合痔。病因证治参见内痔、外痔条。

内外踝伤 病名，见《疡医准绳》卷六。即踝关节脱位。多因跌打、扭压所致。症见局部肿胀、疼痛、压之痛剧，活动受限，甚则足内翻或外翻畸形。治宜手法复位，夹缚固定。内服活血化瘀、消肿止痛、养血舒筋之品，并配合功能锻炼。

内发丹毒 病名，见《外科大成》。即发于胯腹部的丹毒。多因肝经火旺，脾经湿热，相感蕴郁火毒而成。初起恶寒发热，纳差，尿赤等，随后局部出现鲜红斑片，压之褪色，撤压复原，红斑肿胀，境界清楚，自觉灼痛。治以清肝泻火利湿，龙胆泻肝汤加减内服，外用玉露膏或金黄膏；或鲜马齿苋、鲜大青叶任取一种，捣烂湿敷。若兼见高热神昏谵语等，当并以清心开窍，同服安宫牛黄丸。

内托生肌散 方名，出自《医学衷中参西录》。生黄芪四两，白芍药、甘草各二两，丹参、生乳香、生没药各一两半，天花粉三两。为细末，每服三钱，开水送下。功能益气活血，敛疮生肌。治瘰疬疮疡溃破后，气血亏损，不能化脓生肌；或其疮数年不愈，外部疮口甚小，内部溃烂甚大，并窜至他处不能敷药者。

内托黄芪散 方名，出自《医宗金鉴》。当归、炒白芍药、川芎、炒白术、陈皮、炒穿山甲、皂角刺、黄芪各一钱，槟榔三分，肉桂五分。水煎服。功能益气活血，消肿散结。治疮疡因气血虚不能发长者。

内至阴 奇穴名，出《针灸学》（江苏省中医学校）。位于足少趾内侧趾甲角旁约0.1寸。主治小儿惊风、晕厥，脏躁等。浅刺0.1~0.2寸，或点刺出血。

内因 病因分类之一。指喜、怒、忧、思、悲、恐、惊等七情所伤，而致气机紊乱，脏腑阴阳气血失调而致病。由于七情是造成内伤病证的主要致病因素，因而又称"内伤七情"。《三因方》："七情，人之常性，动之则先自脏腑郁发，外形于肢体，为内所因"。

内伤 ①病因分类之一。泛指内损脏腑阴阳气血的致病因素。如七情所伤、饮食所伤、劳逸损伤或房事过度损伤等。症见怠惰嗜卧，四肢不收，手心热，头疼时作时止，恶食，口淡无味，肠胃不和等。②指损伤病证的分类，其义与内损相同，指由于撞击跌仆、强力负重或其他因素伤及脏腑气血的一类病证。

内伤饮食痉 病证名，出《温病条辨》。小儿痉病之一。饮食停滞，伤及脾胃而致的痉证。见于呕吐、泄泻之后，因脾胃阳虚、津液枯竭、经脉失养而致。症见痉厥、神疲、面色淡白。治宜调理脾胃、温运脾阳，用理中汤加丁香、肉桂、肉果、诃子。

内关 经穴名，出《灵枢·经脉》。属手厥阴心包经，该经络穴，八脉交会穴通于阴维脉。位于前臂掌侧，腕横纹上2寸，当掌长肌腱与桡侧腕屈腱之间。主治心悸、心痛、胸胁痛、呕吐、呃逆、胃痛、疟疾、神昏、癫狂、痫症、健忘、失眠、肘臂痛、手麻，以及心律不齐，心绞痛，风湿性心脏病，阵发性心动过速，心力衰竭，无脉症，神经衰弱，癔病，胃肠炎，肋间神经痛，休克等。直刺0.5~1寸。艾炷灸3~5壮，或艾条灸5~10分钟。

内吹 病名，见《寿世保元》。又名内吹奶，亦称内吹乳痈。指发于妇女怀孕期的乳痈，为乳痈中较少见者。多因胎气旺盛，胸满气上，气机失疏，邪热蕴结乳房而成。多发生在怀孕7~9个月间，其证类同外吹，惟无乳汁淤积，且证情较轻缓。初、中期均治宜疏肝清胃安胎，橘叶散加减内服，慎用活血化瘀之药，忌用攻伐动胎之品；溃后内治及各期外治类同外吹，参该条。

内迎香 奇穴名，出《扁鹊神应针灸玉龙经》。位于鼻孔内上端，鼻黏膜上。主治晕厥、目赤肿痛、中暑等。点刺出血。

内补丸 方名，出自《女科切要》。鹿茸、菟丝子、沙苑蒺藜、紫菀、黄芪、肉桂、桑螵蛸、肉苁蓉、制附子、茯神、白蒺藜。为末，炼蜜为丸，绿豆大。每服二十丸。功能补肾壮阳，散寒涩精。治妇人阳虚白淫。《普济本事方》《太平圣惠方》载同名方，组成、功用、主治皆异。

内肾 即肾脏。与外肾（男子外生殖器）相对而言。

内钓 病证名，出《幼科发挥》。惊风的一种证型。临床以抽搐、腹痛较剧为特征。腹痛的曲腰、喘促、唇黑、囊肿、抽掣、惊叫、手足瘈疭，时作时止，目有红丝血点，大便以青。由脾胃虚寒、寒主收引所致。治宜温中定痛、用理中汤加木香、吴茱萸、肉桂。

内钓似痫 病证名，见《小儿发挥》。急惊风类证之一。小儿内钓表现在腹痛多啼，唇黑囊肿，伛偻反张，眼内有红筋斑白者。由寒气壅结而致。治宜温中散寒。参见内钓条。

内视 气功术语。见《周易参同契》。又称内观、返观。练功时，合闭双目，观窥体内某一部位为五脏，可出现的幻觉景象的方法，可用以排除杂念，强化意念。

内经十二脉 指《内经》之中所论述的十二种脉象，即鼓、搏、坚、横、急、喘、躁、疏、格、关、溢、覆等。《诊家正眼》："《内经》十二，仲景十二，凡得二十四脉，未尝非辨证之旨诀，而世皆置若罔闻，则有忝于司命之职矣。"须予指出的是，《内经》所论实不止十二脉。

内经方集释 方书。2卷。张骥撰。刊于1933年。卷上辑录《内经》中的13个方剂，卷下分方制、方宜、方禁3篇，引录《内经》有关原文，次集各家注文，再加作者按语。现存1233年成都义生堂刻本。

内经知要 《内经》节注本。2卷。明·李中梓辑注。刊于1642年。本书选录《黄帝内经》中的重要条文，分为道生、阴阳、色诊、脉诊、脏象、经络、治则和病能等8类，注释阐析。提纲挈领，简明扼要，便利初学。1764年，薛生白重校加按，即为后世流通本。现存明末刻本、日本1622年刻本、清乾隆二十九年（1764年）扫叶山房本等20余种版本。1955年商务印书馆出版排印本。

内经药瀹 《内经》专题节录本。10卷。张骥编于1923年。本书辑录《内经》有关用药理论的原文，分为阴阳色气味、气运、五岁、六化、五方、水谷、五宜、五过、药制9类。并引录王冰、张介宾、马莳、张隐庵、吴昆诸家注释，酌加按语。现存成都义生堂初刻本。

内经拾遗方论 方书。8卷。宋·骆龙吉撰。撰年不详。作者鉴于《内经》所记疾病详于病因、证候，而多数不载方剂、治法，遂选取其中62种病证加以注解，并拟处方，俾便实用。其后明代刘浴德、朱练又续补88种病证，体例一仿前书，合编为4卷，易名《增补内经拾遗方论》。现存清康熙四十九年刻本。1957年上海卫生出版社出版排印本。

内经类编 书名。9卷。元·罗天益编。全名《内经类编试效方》。本书系罗氏在其师李杲授意下，将《内经》原文病证、治疗部分分类编辑，以便初学。已佚。

内经博议 《内经》发挥研究性著作。4卷。清·罗美撰。刊于1675年。本书依据《内经》有关内容，分天道、人道、脉法、针刺、病能、述病6部分，每部收论文若干篇，参考各家注释予以阐述。现有《珍本医书集成》本。

内经辑要 《内经》分类节注本。南京中医学院医经教研组编。本书选辑《黄帝内经》中的主要内容，分为阴阳五行、摄生、脏象、经络、病能、诊法、论治、运气等8章，逐句语译、注释，并加按语。1959年上海科技卫生出版社出版。

内急外弛 病名，见《原机启微》。相当于今之睑内翻。多因椒疮失治，睑内脉络壅遏闭阻，失于濡养所致。症见胞睑外皮松弛而内里紧急，以致睑缘向内卷曲，睫毛随之倒入，引起比倒睫拳毛更重的症状。本证宜手术矫正。

内庭 经穴名，出《灵枢·本输》。属足阳明胃经，该经荥穴。位于足背第二、三跖趾关节前方凹陷处。主治热病、厥逆、头痛、目痛、齿痛、咽喉肿痛、鼻衄、口渴、口喎、腹胀腹痛、泄泻、痢疾、便秘、下肢足背肿痛等。直刺0.5~0.8寸。艾炷灸3~5壮，或艾条灸5~10分钟。

内养功 气功术语。静功之一。刘贵珍整理。练功时强调默念字句，腹式呼吸，舌体起落，气沉丹田等动作。常用吸停呼、呼吸停、吸停吸呼3种呼吸法，意守部位以脐下1.5寸之丹田为主，也有意守膻中、涌泉的。具有大脑静、脏腑动、宁心安神，培补元气，平衡阴阳，调和脏腑气血等作用特点。

内损 又名内伤。指因跌打、坠堕、碰撞、用力举重，或旋转闪挫等外伤较重，损及肢体深部组织和内脏气血的一类病机和病证。若发生于头或胸腹部，一般有伤气、伤血和伤脏腑之分。若伤处肿胀不明显，痛无定处为伤气；若伤部疼痛显著，皮色发红或青紫，甚则血溢妄行，症见发热寒战、呕血、便血、尿血、咳血等为伤血；若胸胁或腹中疼痛剧烈，并伴有昏厥、吐血、便备等症则为伤脏腑。出《肘后方》。

内脏 泛指胸腹腔中的五脏六腑。如《灵枢·本脏》说："视其外应，以知其内脏，则知所病矣。"

内消丸 方名，出自《卫生宝鉴》。炮莪术、炮三棱各三钱，青皮、陈皮各一两，牵牛子半斤，薄荷叶、沉香、皂角各五钱。先将皂角水煮取汁，再熬成膏，余药为末，共和为丸，绿豆大。每服三十丸。功能理气破瘀，消肿散结。治疮肿初起，及瘰疬结核，内毒郁滞，并治积聚痞块。

内陷 ①指邪气亢盛，正气涌驱邪外出，邪气因而迅速深入营分、血分的病理过程。多见于急性热病如麻疹等病之传变过程。《温热经纬》："病在卫分，……以邪从气分下行为顺，邪入营分内陷为逆也。"其防治原则均须透邪外出。②伤寒表证未罢，而误用下法，遂成结胸或痞证，亦属表邪内陷。

内眦 又名目内眦、大眦，即内眼角（指上下眼睑的鼻侧的连结部），是足太阳膀胱经的起点。有睛明穴。眦角上下睑弦各有一泪窍（泪小点）。《灵枢·癫狂》："在内近鼻者，为内眦"。

内痔 病名，出《外台秘要》。即生于肛管齿线以上，黏膜下痔内静脉丛扩张所形成的静脉团。西医同名，多因脏腑本虚，气血不和；或饮食失节，起居不慎，内伤七情，外感六淫，妊娠多产，大便失调等，均可致气血壅滞，筋脉交错，结聚于肛门而成。主要症状为便血痔核脱出。今一般依照病程分为三期，根据出血、脱出、便秘、肿痛情况、辨别虚实。出血实证宜清热祛风，凉血止血或清热利湿，凉血地黄汤或脏连丸加减内服；虚证则宜益气补血摄血，归脾汤加减内服。气虚脱出宜补气升提补中益气汤加减内服；血虚则宜益气养血，四物汤加味内服。便秘实证宜通腑泄热，大承气汤加减内服；虚证则宜润肠通便，五仁丸加减内服。肿痛多见于痔核脱出嵌顿，宜清热祛风、除湿活血，止痛如痹汤加减内服。外治：熏洗法，用五倍子汤；外敷用消痔散；塞药用痔疮栓；手术如注射法、插药疗法、结扎疗法等。

内景 气功术语。见《黄帝内景经》梁丘子注。又称内象。练功者通过内视返观，所出现体内脏腑、筋骨、血肉径修的结构及由此而产生的景象。

内寒 即寒从中生。指机体阳气虚衰，温煦气化功能减退，因而虚寒内生，或阴寒之邪弥漫的病理状态。多由脾肾阳气虚损，阳虚阴寒内盛所致。临床多见面色苍白，形寒肢冷，或筋脉拘挛，肢节痹痛，或尿频清长，涕唾痰涎稀薄清冷，或大便泄泻，水肿等症。故《素问·至真要大论》说："诸病水液，澄沏清冷，皆属于寒"。治宜温阳祛寒为法。

内睛明 奇穴名，出《扁鹊神应针灸玉龙经》。位于眼内眦泪阜上。主治目赤红肿、视网膜出血、视神经萎缩、结膜炎等。沿眶内侧壁直刺0.5~1寸，勿捻转以防伤及眼球。

内照法 藏象著作。旧题汉·华佗撰。为《中藏经》附录部分。所谓内照，即通过色、脉、症来鉴察内脏的病变。全书共6篇，首篇列四时平脉之名而无论，2~5篇论脏腑之间互相影响的病脉、病证和宜选药物，第6篇辨色、脉、症死候。收入《周氏医学丛书》。有1981年辽宁人民出版社排印本。

内障 病证名，见《太平圣惠方》。相当于今之内眼病。指发生在瞳神及眼内各组织的疾病。多因脏腑功能失调，气血津液亏虚，目失濡养所致。尤以肝肾不足为常见。此外，阴虚火旺，情志抑郁，气滞血瘀，风火痰湿以及外伤等病因亦不少见。患者视物昏矇或夜盲、或暴盲、或眼前蚊蝇飞舞、或观灯如彩虹。检查多外眼端好，但见瞳神大小、形状、颜色异常，或睛珠混浊，或眼底异常。如青风内障、绿风内障、圆翳内障皆是。内障病情往往比较复杂，需以全身为主结合局部进行辨证论治。内治为主，有时也配合针灸、手术等治疗。

内燥 即津伤化燥。指机体津液不足，各组织器官和孔窍失其濡润，从而出现干燥枯涩的病理状态。多由久病伤阴，或大汗、大吐、大下，或亡血失精，导致阴亏液少，或某些热性病过程中热邪伤阴耗液或湿邪化燥等所致。又从天人相应的观点分析，外界环境的燥热，亦可影响人体而产生内燥。临床多见津液枯涸和阴虚内热之证，多症见肌肤干燥不泽，起皮脱屑，甚则皲裂，口燥咽干唇焦，舌上无津，甚或光红龟裂，鼻干泪涩，爪甲脆折、大便燥结，小便短赤，或干咳无痰，甚则咯血等。治宜滋阴生津润燥为法。

[ノ]

牛皮癣 病名，见《外科正宗》。又名摄领疮。因疮形如牛领之皮而名。相当于西医的神经性皮炎。多因风湿热邪阻于肌肤，或忧郁烦怒，血虚肝旺而成；病久则耗阴伤血，生风化燥，肌肤失养。多发于颈项，亦可见于肘、骶、股侧、腘窝等处。初起先感局部瘙痒，经搔抓后即出现结实的扁平丘疹，皮色正常或淡褐，继则融合成片，皮肤增厚、干燥、脱屑，陈发性剧痒，入夜尤甚。若并发部分皮损潮红、糜烂、湿润和血痂、苔黄腻等。治以疏风清热利湿，消风散加减内服，外用三黄洗剂；若病程较长，皮肤干燥，肥厚、脱屑显著，脉濡细等，治以养血祛风润燥，四物消风饮加减内服，外用疯油膏加热烘疗法。

牛乳 中药名，出自《本草经集注》。为牛科动物黄牛 Bos taurus domesticus Gmelin 或水牛 Bubalus bubalis L. 的乳汁。性平，

味甘。归肺、胃经。有补虚损、生津液、润肠通便之功效，主治虚劳、消渴、反胃噎膈、便秘。煮沸内服。

牛胆 中药名，出自《神农本草经》。为牛科动物黄 Bos taurus domesticus Gmelin 或水牛 Bubalus Bubalis L. 的胆。性寒，味苦。归肝、胆、肺经。有清肝明目、利胆退黄、解毒、止咳之功效，主治风热目赤肿痛、小儿痰热惊风、消渴、便秘、黄疸、痈肿、痔疮。干燥粉末，内服，0.3～0.9g，或入丸散。外用点服。

牛黄 中药名，出自《神农本草经》。又名犀黄、西黄。为牛科动物黄牛 Bos taurus domesticus Gmelin 或水牛 Bubalus bubalis L. 胆囊之结石。性凉，味甘、苦。归心、肝经。有清心解毒、豁痰开窍、息风止痉之功效，主治热病神昏谵语、惊痫抽搐、狂躁、喉肿痰壅及热毒郁结所致之咽喉肿痛、口舌生疮、痈疽疔毒。入丸、散剂，0.2～0.5g。外用研末敷患处。

牛黄十三味散 蒙医包如病方。方由熊胆、栀子、红花、瞿麦、沙参、甘草、犀角、胡黄连、紫草、紫草茸、茜草、牛黄、五灵脂组成。功能止血、祛血热。主治呕血、便血、九窍出血及月经过多，肝包如症等。

牛黄上清丸 中成药，见《全国中药成药处方集》。黄连、桔梗、白芷、川芎、赤芍药、荆芥穗、生石膏、大黄各四两，黄芩、当归、生栀子、连翘各二两五钱，薄荷叶一两五钱，莲子心、菊花各二两，黄柏、甘草各五钱。为细末，每一斤十三两药末兑朱砂面、雄黄面各六钱，牛黄一钱，冰片五钱。研细和匀，炼蜜为丸，每丸重二钱。每服一丸，白开水送下，日服二次。功能清火散风，通便解热。治头脑昏晕，暴发火眼，口舌生疮，咽喉肿痛，牙齿疼痛，口面生疮，大便燥结，身热口渴等症。

牛黄生肌散 方名，出自《外科大成》。牛黄、硼砂各五分，珍珠、琥珀、人帕、胡黄连、乳香、没药各一钱，儿茶二钱，冰片三分。为末，掺患处。功能消肿解毒，活血止痛。治牙疳臭烂穿腮。

牛黄夺命散 方名，出自《证治准绳》。白牵牛子、黑牵牛子、大黄、槟榔各一两。为细末，三岁小儿每服二钱，冷浆水调下。功能攻下痰实积聚。治小儿马脾风，症见肺胀喘满，胸膈起急，两胁搧动，陷下作坑，两鼻窍张，闷乱嗽渴，声嘎不鸣，痰涎潮塞。

牛黄抱龙丸 方名，出自《医学入门》。胆南星八钱，雄黄、人参、茯苓各一钱半，朱砂一钱二分，僵蚕三分，钩藤一两半，天竺黄二钱半，牛黄二分，麝香五分。为细末，甘草四两熬膏为丸，芡实大，金箔为衣。每服半丸至一丸，薄荷煎汤磨服。功能镇惊息风，豁痰开窍。治小儿急慢惊风，及风热风痫等症。

牛黄定志丸 方名，出自《杂病源流犀烛》。朱砂、半夏各二两，雄黄、天麻、甘草、乌梢蛇肉各一两，琥珀七钱半，牛黄、冰片、全蝎、僵蚕、附子、牛膝、天南星各五钱，麝香二钱半。为细末，炼蜜为丸，芡实大。每服一丸，人参、薄荷煎汤嚼下。功能安神定志，息风祛痰。治中风昏冒，神情不爽，如有物蒙蔽，及风犯于心，心神不宁，健忘惊悸等。

牛黄承气汤 方名，出自《温病条辨》。安宫牛黄丸二粒化开，调生大黄末三钱。先服一半，不效再服。功能清热息风，通便开窍。治阳明温病，下之不通，邪闭心包，神昏舌短，饮不解渴。

牛黄清心丸 方名，出自《痘疹世医心法》。又名万氏牛黄丸、万氏牛黄清心丸。牛黄二分半，朱砂一钱半，黄连五钱，郁金二钱，黄芩、栀子仁各三钱。为细末，腊雪水调面糊为丸，黍米大。每服八至九丸，灯芯煎汤送下。功能清热解毒，开窍安神。治温邪内陷，热入心包，见神昏谵语，身热，烦躁不安，以及小儿惊厥，中风窍闭等。《太平惠民和剂局方》《疡医大全》载同名方，组成、功能、主治皆异。

牛黄解毒丸 方名,出自《证治准绳》。牛黄三钱,甘草、金银花各一两,草河车五钱。为细末,炼蜜为丸。功能泻火解毒。治小儿胎毒疮疖,及一切疮疡。《全国中药成药处方集》载同名方,系在此方基础上加味而成,治疗头晕目赤,咽干咳嗽,风火牙痛,大便秘结等证。当前市场上的牛黄解毒丸即为此方。

牛黄镇惊丸 中成药,见《中药制剂手册》。天麻、防风各一钱,制白附子、炒僵蚕、薄荷叶、钩藤、天竺黄、法半夏、朱砂、胆南星、珍珠、雄黄各五分,全蝎一钱五分,甘草二钱,牛黄四分,琥珀三分,麝香、冰片各二分。为细末,炼蜜为丸,每丸重五分。每服一丸,温开水送下,日服一至三次。功能豁痰祛风,镇惊安神。治小儿风痰壅盛,惊风,高热抽搐,牙关紧闭,烦躁不安。

牛程骞 病名,见《外科正宗》。相当于西医的跖部胼胝感染。多因速行远路,气滞血涩,复感湿热而成。见于足底凸出部位,患处皮肤顽硬肿起,疼痛,压之更甚,或伴水疱、血疱,数天可成脓,溃破后脓水相流。治以清热利湿、解毒通络,萆薢化毒汤加减内服。外治:顽硬肿痛用金黄膏,有疱则先刺破;脓成皮厚难溃,宜切开引流,用九一丹或儿二丹药、盖金黄膏;脓尽用生肌散、玉红膏。

牛蒡子 中药名,出自《本草纲目拾遗》。又名大力子、恶实、牛子、鼠粘子。为菊科植物牛蒡 Arctium lappa L. 的果实。性寒,味苦、辛。归肺、胃经。有疏风散热、宣肺透疹、解毒消肿之功效,主治风热咳嗽、咽喉肿痛、疹出不畅、痈肿疮毒。煎服,4.5~9g。茎叶煎汤治乳痈。

牛蒡解肌汤 方名,出自《疡科心得集》。牛蒡子、薄荷、荆芥、连翘、栀子、牡丹皮、石斛、玄参、夏枯草。水煎服。功能疏风清热,凉血消肿。治颈项痰毒,风火牙痛,头面风热,兼有表热证者;外痈局部焮红肿痛,寒轻热重,汗少口渴,小便黄,脉浮数,苔白或黄。

牛膝 中药名,出自《神农本草经》。又名怀牛膝、百倍。为苋科植物牛膝 Achyranthes bidentata Blume 的根。性平,味苦、酸。归肝、肾经。有散瘀消肿、补肝肾、强腰膝、引血下行之功效,主治经闭、痛经、产后瘀血腹痛、难产、跌打损伤、腰膝酸痛无力及吐血、衄血、齿痛、头痛眩晕等。生用活血,酒制补肝肾、强筋骨。煎服,9~15g。孕妇忌服。

午时茶 方名,出自《经验百病内外方》。苍术、陈皮、柴胡、连翘、白芷、枳实、山楂、羌活、前胡、防风、藿香、甘草、神曲、川芎各十两,桔梗、麦芽、苏叶、厚朴各十五两,陈茶二十斤。为细末,拌匀,五月五日午时合糊成小块。每服三钱,加葱、姜少许,水煎热服,取汗。功能祛风除湿,健脾理气。治风寒感冒,停食,水土不服,腹痛,腹泻等症。

毛世洪 约1712~1791年。清代医家。字达可,又字枫山。武林(浙江杭州)人。少业儒,常置良药以济人。后改习医,尚医德,多济贫病。晚年汇辑《济世养生集》。又将亲验有效方录成《便易经验集》。后世将两书合刊增订,改易他名,屡经刊刻,流传甚广。

毛冬青 中药名,见于《广西中草药》。又名六月霜、细叶冬青、山冬青、喉毒药、乌尾丁。为冬青科植物毛冬青 Ilex pubescens Hook. ex Arn. 的根。性寒,味苦、涩。有清热解毒、活血通脉之功效,主治风热外感,咳嗽咽痛,胸痹,偏瘫,头痛,丹毒疮疡。煎服,30~90g。外用煎汁涂或浸泡。

毛诃子 藏药名,出《晶珠本草》。Ferminals billerica Roxb. 性味涩、甘、平。能益气养血,清热解毒,收敛,调和诸药。主治赤巴、培根及黄水病。亦可用于虚弱、各种热症、泻痢等。

毛刺 古刺法名。出《灵枢·官针》。指浅刺皮肤以治疗浮表痹症的方法。现代常用皮肤针刺法，也属本法。因以其病处浮浅，针刺浅及皮毛，故名。

毛拔 病证名，出《素问·五藏生成篇》。即指毛发脱落而言。病因证治参油风、蛀发癣各条。

毛茛 中药名，出自《本草拾遗》。又名猴蒜、毛建草、老虎脚迹草、野芹菜、辣辣草。为毛茛科植物毛茛 Ranunculus japonicus Thunb. 的全草。性温，味辛，有毒。有截疟、退黄、止痛、杀虫之功效，主治风湿痹痛、鹤膝风、痈肿、恶疮牙痛、头痛。外用，捣敷或煎水洗患处，或撒在孳生孑孓的池塘和蝇蛆繁殖之地。

毛茛灸 灸法名。出《本草纲目》。药物发泡灸之一。用新鲜毛茛茎叶捣烂，敷贴有关穴位，使之发泡。敷贴时间约1~2小时，以局部起泡为度。适用于疟疾、黄疸等。

毛祥麟 清代医家。字对山，上海人。撰《对山医话》4卷，杂记平时研究医学心得，于医理颇有发挥。又撰《事亲一得》12卷，已佚。其他有《达生篇详注》《墨余录》等。

毛瓣绿绒蒿 藏药名，出《晶珠本草》。Meconopsis torquata Prain. 性寒，味甘、涩。具有清热、祛湿利水之功效。主治肺炎、肝炎、湿热水肿等。

气 是构成宇宙万物的最基本物质，并认为宇宙间的一切事物，都是由气的运动变化而产生的。故《周易·系辞》载述："天地氤氲，万物化生"。王充在《论衡》中说："天地气合，万物自生。"这种朴素的唯物主义观点被引进医学领域，即逐渐形成了中医学"气"的基本概念。

中医学认为气是构成人体的最基本物质，又是维持人的生命活动的最基本物质。气分阴阳，提示物质与能量的统一，以及万物由气所化生之原理。反映于人，则生命之维系全赖于气，气是一切组织器官的营养所系，如精气、津气、水谷之气、呼吸之气等。又是脏腑组织器官机能活力之源泉，如脏腑之气、经络之气等。正是由于气具有活力很强的不断运动的特性，对人体的生命活动具有推动和温煦等作用，因而中医学中即以气的运动变化来阐释人体的生命活动。

气的运动，称为"气机"，升、降、出、入则是气运动的四种基本形式。而人的脏腑、经络等组织器官，则都是气的升降出入之场所。事实上，气的升降出入运动，不仅推动和激发了人体的各种生理活动，而且只有在脏腑、经络等组织器官的生理活动中，才能得到具体的体现。气的升降出入运动之间的协调平衡，称作"气机调畅"，而升降出入的平衡失调，则即为"气机失调"的病理状态。

人体之气，从整体上说，是由肾中精气、脾胃运化而来的水谷精气和肺吸入的清气所组成，在肾、脾胃、肺等生理功能的综合作用下所生成，并充沛于全身而无处不到。但具体地说，则人体之气，又是多种多样的。而且由于其主要组成部分、分布部位和功能特点之不同，因而又有各种不同的名称。如元气、宗气、营气、卫气等。

气（空气、风） 维吾尔医学四大物质之一。指一般的空气。量比火重，比水轻，位于水之上火之下，以动为特点，能调节太阳对水、火的过多影响（热量），填补空隙，无孔不入，促进物质代谢。性质为湿热。气质中的湿热、体液中的血液质，器官中的肝、肺、食道、十二指肠、小肠、肌肉均属气。

气化 指通过气的运动而产生的各种变化。具体地说，是指精、气、血、津液各自的新陈代谢及其相互转化。如气、血、津液的生成，需将饮食物转化成水谷之精气，然后再化生成气、血、津液等；津液经过代谢，转化成汗液和尿液；饮食物经过消化和吸收后，其残渣转化成糟粕等等，都是气化作用的具体体现。如气化失常，即可影响到气血津液的新陈代谢；亦可影响到饮食物的消化吸收，以及汗液、尿液和粪便等的排泄，从而形成各种代谢异常病变。故气化作用的过程，实际上即是体内物质代谢的过程，是物质转化和能量转化的过程。

气化不利 又称气化无权。指由于阳气不足，体内生化之机能失于畅旺，以致消化吸收不良，影响及气血、津液等的化生和体液代谢产物的排除的病机过程。而狭义的气化不利，则常指由阳虚而引起的水液代谢机能障碍，从而产生痰饮内停，水湿不化，小便不利等症。一般来说，实证多病在腑，与膀胱、三焦有关；虚证病多在脏，与肺、脾、肾有关。

气分证 指温热病的化热阶段所表现的证候。以发热不恶寒，舌苔转黄为临床特点。本证多从卫分证转来，或由伏热而内发。气分以中焦阳明为主，亦可包括肺、胃、脾、胆、大肠等脏腑。故其临床表现或热郁于肺而鼻煽气促，咳嗽痰黄；或热结胃肠而口渴引饮，大便秘结或不利；或湿热交困于中焦，胸闷脘满，舌苔腻滞；或热毒壅滞，或邪传少阳等均是。

气为血帅 指气对血液的推动、统摄和化生作用。气属阳，是运行之动力；血属阴，则是物质基础。两者互根互用，故气行血亦行，气虚血亦虚，气滞血亦凝，脾气虚则血失统摄而外溢，气火盛则迫血而妄行。《本草纲目》卷五十二："气者血之帅也。气升则升，气降则降；气热则行，气寒则凝"。在治疗上，常用的补气摄血、行气活血、益气固脱等方法则都是"气为血帅"理论的运用。

气户 经穴名，出《针灸甲乙经》。属足阳明胃经。位于胸部、锁骨下缘，距胸正中线4寸处。主治咳嗽气喘、胸胁疼痛、呃逆、吐血等。斜刺0.3~0.5寸，不宜深刺。艾炷灸1~3壮，或艾条灸5~10分钟。

气功 气功术语。见许逊《净明宗教录》。现指有意识地调身、调息、调心，以养生保健为主要目的的自我身心锻炼方法。可分为静功、动功两类。

气功推拿 推拿方法名。出《灵剑子》。又名运气按摩。运用体内之气，通过手指或手掌等部的发功，以作用于经络穴位而治病的方法。

气立 气，谓生气，在人体则指真气；立，谓确立、独立或健全。《素问·生气通天论》："内外调和，邪不能害，耳目聪明，气立如故。"《素问·五常政大论》："根于外者，命曰气立"。王冰注："根于外者，生源系地，故其所生长化成收藏，皆为造化之气所成立。"

气穴 ①经穴名。出《针灸甲乙经》。又名胞门、子户。属足少阴肾经，冲脉、足少阴之会。位于腹正中线脐下3寸，再旁开0.5寸处。主治月经不调、赤白带下、不孕、胀气、泄泻、腰脊痛等。直刺0.5~1寸。艾炷灸3~5壮，或艾条灸5~10分钟。②腧穴别名。出《素问·气穴》。泛指腧穴。

气机 即气的运动。气的运动形式，虽然多种多样，但可归类为升、降、出、入四种基本运动形式。人体的脏腑、经络等组织器官，都是气的升降出入场所。气的升降出入运动，是人体生命活动的根本。故气的升降出入运动一旦止息，就意味着生命活动的终止而死亡。

应当指出，气的升降出入运动，不仅推动和激发了人体的各种生理活动，而且只有在脏腑、经络等组织器官的生理活动中，才能得到具体体现。如肺的呼吸功能，体现着呼气是出，吸气是入；宣发是升，肃降是降；脾胃和肠的消化功能，则心脾主升清，胃主降浊来概括整个机体对饮食物的消化、吸收、输布和排泄的全过程；机体的水液代谢，则以肺的宣发肃降、脾胃的运化转输、肾的蒸腾气化和吸清排浊，来概括水液代谢的全过程。故机体的各种生理活动，实质上都是气的升降出入运动的具体体现。

气机不利 泛指脏腑气机失调之病机。通常用以说明脏腑气化过程中，由于升清降浊机能紊乱，因而产生呃逆、胸脘痞闷、腹胀、腹痛、二便失调等症。

气有余便是火 指由于机体阳气偏盛，

呈现病理性的机能亢进，致使物质的消耗增加，导致各种火热亢盛证候的病理状态。出《丹溪心法》。其临床表现如由于阴液不足，阳气偏盛所引起的目赤、咽痛、牙龈肿痛等虚火上炎病证。以及由于情志内郁，五志过极，而致气机郁滞，气郁，久而从阳化热，导致肝胆火亢，心胃火盛等病证。

气至病所 针灸术语名。出《针经指南》。气，指针下的得气感应。气至病所，指使针下的得气感应，通过手法能达到病变部位。

气血亏损滑胎 病证名，见《妇婴至宝》。滑胎之一。多因脾虚气弱，运化失职，气血无源，中气不足，冲任不固，孕后无以滋养胎儿，致数堕及小产。症见腰酸腹坠，胎动下血，遂至胎堕，屡孕屡坠，面色㿠白，身倦肢软，气短心悸，月经不调，再孕艰难。治宜益气养血，调补冲任。方用毓麟珠。

气血失调 指气与血失去互相协调作用之病理状态。在生理上，气血互根互用，气能生血，血能养气；气为血帅，血为气母。在病机上，则气病可影响及血，血病亦可影响及气。如气滞可致血滞，血滞亦可致气滞，可见疼痛、血瘀等病证；如气逆可致血逆而上溢，可见吐血、咳血、衄血等病证；气虚不能统摄血液，则可致血不循经而见便血、尿血、月经不调、崩漏、皮下出血等病证。故临床上凡见久痛、厥逆、月经不调、慢性出血等病证，则多与气血失调有关。

气血两燔 燔，焚烧之意，即火热炽盛。指温热病气分热邪未解，而营分血分热邪已盛，以致形成气血燔盛的病理状态。临床可见壮热，口渴，烦躁谵妄，斑疹透露，甚则吐血、衄血，舌质绛，苔黄，脉数等症。

气血虚弱痛经 病证名，痛经之一。由于体质素虚，气血不足，或大病久病，气血两亏，行经以后，气血更虚，以致胞脉失养，运血无力而致。症见经后小腹绵绵作痛，喜揉喜按，经血量少，色淡质稀，兼见面色苍白，气短心悸，神倦无力。治宜补气养血，调经止痛。方用八珍益母汤。

气血痰食辨证 内经杂病辨证方法之一。主要是根据气、血、痰（饮）及饮食等失常的病机病证特点，来分别进行临床辨证分析。如气的病证，多指由于气的生化不足或耗散太过而致气的不足或气的某些功能减退或气的运动失常等，如气虚、气滞、气逆、气陷、气闭和气脱等证；血的病证，多指血的生成不足或因出血、久病等耗损血液，或血的濡养功能减退，或血的运行异常等。如血虚、血瘀、血热、出血等证；痰可分痰证和饮证，其病证表现由于痰饮停滞部位的不同而异；食的病证，则多指由于饮食失调所致的急性和慢性消化吸收紊乱与营养代谢障碍，如宿食、食积和食厥等。

气会 八会穴之一。指膻中穴。膻中位于两乳之间，内部为肺，肺主气，诸气皆属于肺，故名。凡气病者皆可酌情取用治疗。

气闭 病证名，见《景岳全书》。①癃闭之一。多因气虚或气滞所致。气滞者，症见小便不通而伴胸胁苦满，治宜破气、行气，方用四苓散加香附、枳壳、乌药、沉香等。气虚者，症见小便不通而伴见神疲无力，治宜补中益气，方用补中益气汤。②指便秘由气滞所致者，见《金匮翼》。参便秘条。

气关 ①又名中关。小儿指纹见于食指第二节为气关。详小儿指纹条。②推拿部位名。指三关之一。位于食指中段指节的腹面。用揉法可行气通窍。参见指三关条。

气壮痔 病名，见《外科大成》。指肛门侧边有形无痔，遇劳苦怒气面色则发肿胀，形如核桃，待气消毒散，又平复如初、似静脉曲张性外痔。参外痔条。

气冲 ①经穴名。出《针灸甲乙经》。又名气街。属足阳明胃经。位于腹部，脐下5寸，再旁开2寸处。主治腹痛、疝气、睾丸痛、月经不调、带下、不孕、阴痿阴肿、小便淋沥，以及尿路感染，前列腺炎等。直刺0.5～1寸。艾条灸5～10分钟。②奇穴别名。指气堂穴。位于颈部中线，当甲状软骨切迹与胸骨柄颈上切迹连线之中点处。主治咳嗽气喘等。直刺0.2~0.3寸。艾炷灸3~7壮，或艾条灸5~15分钟。③奇穴别名。指气中穴。位于气海旁各1.5寸。主治妇人血弱气喘、腹痛肠鸣。直刺1~2寸。艾炷灸3~5壮，或艾条灸5~15分钟。

气阴两虚 又称气阴两伤。指热性病变，耗伤正气与阴液，导致气阴亏损的病理状态。临床常见于热性病发展过程之中。如①温热病，热邪炽盛，耗津夺液，出现大汗，气促，烦渴，舌质嫩红或干绛，脉象散大或细数，并有虚脱倾向者。②温热病后期或内伤杂病，元气大伤，真阴亏损，出现神疲形怠，少气懒言，口干咽燥，低热或潮热，或五心烦热，自汗，盗汗，舌红苔少，脉虚大或虚数者。③温热病，邪恋气分，汗出不彻，久则伤气耗液，出现白㾦，其色枯白不亮者。此外，气阴两伤病机亦可见于某些慢性消耗性疾病。

气极 病证名，见于《诸病源候论》。六极之一。多因脏气不足，正虚邪袭所致。偏虚者，症见短气不能言，入晚甚，乏力，皮毛焦，治宜益气，方用益气丸。偏实者，症见喘急胸满，易怒，心腹胀满，口燥咽干，发热、唾血等，治宜降气平喘，方用麻黄散、前胡汤等。参六极条。

气沉丹田 气功术语。又称气贯丹田。练功时，在意念引导下，吸入之气似有缓缓送入脐下小腹部（下丹田）的感觉。

气郁 病证名，出《素问·六元正纪大论》。多因情志不舒，气机郁结所致。症见的胸胁痛、噫气、腹胀。治宜行气解郁，方用气郁汤、七气汤等。

气郁经闭 病证名，见《万氏女科》。经闭之一。多因恼怒怨恨，情志不舒，气机不畅，血行受阻，瘀滞经脉，经血不得下达胞宫而致经闭。症见经闭不行，少腹胀痛拒按，精神抑郁，烦躁易怒，胸胁胀满。治宜行气活血，化瘀通经。方用膈下逐瘀汤等。

气郁崩漏 病证名，崩漏之一。多因暴怒伤肝，气乱血动，血失所藏，发为崩漏。症见突然血崩不止，或淋沥不断，血色紫红夹块，腹胀作痛，心烦易怒，胸胁不舒。治宜疏肝解郁，佐以止血。方用平肝解郁止血汤。

气轮 眼睛五轮之一。指眼球白睛部分。气轮属肺，其疾患多与肺、大肠有关。《银海精微》："白睛为气轮，属肺金。"

气味 中药学名词，即药物的寒、热、温、凉四气和酸、苦、甘、辛、咸五味的合称。

气味阴阳 指药物四气、五味和升降浮沉的阴阳属性。四气中的热、温属阳；寒、凉属阴。五味中的辛、甘、淡属阳；酸、苦、咸属阴。升、浮属阳；沉、降属阴。《素问·阴阳应象大论》："辛甘发散为阳，酸苦涌泄为阴。"

气质 维吾尔医学术语。气质不但指人的生理、心理等素质，还泛指所有物质的性质特点，它是由于四大物质的相互作用而形成的。分为正常气质和异常气质两类。维医学以正常气质来说明人的生理状态，以异常气质来说明病理变化。

气质失调性疾病 维吾尔医学疾病分类的一种。指人体气质发生失调而引起的各种疾病。分为体液型气质失调性疾病和非体液型气质失调性疾病两类。

气质学说 维吾尔医学基本理论之一。古代维吾尔医根据日常观察和人体四种体液（胆液质、血液质、黏液质、黑胆质）多寡不同，把人的气质分为四型，即：性情急躁、动作迅猛的为胆液质；性情活跃、动作灵敏的为血液质；性情沉静、动作迟缓的为黏液质；性情脆弱、动作迟钝的为黑胆质。

气舍 ①经穴名。出《针灸甲乙经》。属足阳明胃经。位于颈部，人迎穴直下，锁骨内端上缘，当胸锁乳突肌的胸骨头与锁骨头之间凹陷处。主治咽喉肿痛、咳嗽气喘、咽食不下、颈项强痛、瘿瘤、瘰疬等。直刺0.3~0.5寸，不宜深刺。艾条灸3~5分钟。②经穴别名。出《针灸甲乙经》。即神阙穴。

气促 证名，见《罗氏会约医镜》。多因气虚所致。症见呼吸短促，治补气益肺、方用生脉散加减。兼见肾虚者，合麦味地黄丸。

气逆 即气机升降失常，脏腑之气逆上的病机状态。多由情志所伤，或饮食寒温不适，或因痰浊壅阻等所致。气逆病机，最常见于肺、胃和肝等脏腑。在肺，则肺失肃降，肺气上逆，则发为咳逆上气；在胃，则胃失和降，胃气上逆，发为恶心、呕吐、嗳气、呃逆；在肝，则肝气上逆，发为头痛头胀，面红目赤而易怒。由于肝为刚脏，主动主升，且又为藏血之脏。故在肝气上逆，甚则可导致血随气逆，或为咳血、吐血；或壅遏清窍而致昏厥。故《素问·生气通天论》曰："大怒则形气绝，而血菀于上，使人薄厥"的记载。

一般而言，气逆于上，以实为主，但亦有因虚而气上逆者。如肺萎而肃降失职，或肾不纳气，皆可导致肺气上逆；胃虚失于和降，亦能导致胃气上逆，此皆为因虚而气逆之病机。

气海 ①经穴名。出《脉经》。又名脖胦、下肓、下气海。属任脉，肓之原穴。位于腹正中线，脐下1.5寸。主治腹痛、泄泻、肢厥、虚脱、气喘、遗精、阳痿、月经不调、痛经、经闭、带下、崩漏、阴挺、产后恶露不止、不孕、疝气、遗尿、脱肛，以及尿潴留、肠麻痹、尿崩症、尿路感染、胃下垂、神经衰弱等。本穴具有强壮作用。直刺1~1.5寸。艾炷灸5~10壮，或艾条灸15~30分钟。②人体部位名。出《灵枢·海论》。膻中穴为上气海，关元穴为下气海。

气海俞 经穴名，出《太平圣惠方》。属足太阳膀胱经。位于腰部，第三腰椎棘突下，旁开1.5寸处。主治腰痛、痔漏、经痛，以及月经不调，功能性子宫出血，卵巢炎，腰骶神经根炎，下肢瘫痪等。直刺1~1.5寸。艾炷灸5~10壮，或艾条灸10~20分钟。

气陷泄泻 病证名，见《医略六书》。多因中气亏损、气虚下陷而致。症见食后即泻，完谷不化、食减、消瘦、困倦、脱肛、自汗等。治宜补气健脾、止泻。方用补中益气汤。

气营两燔 亦称气营同病。燔，焚烧之意，指火邪炽盛。此即气分和营分邪热炽盛的病机和病证。临床可见壮热，烦渴，神志昏迷，甚则透发斑疹，舌绛、苔黄燥等。治当清气凉营为法。

气虚 指机体元气耗损，功能不足，脏腑功能衰退，抗病能力下降的病机状态。多由于先天禀赋不足，或后天失养，或肺、脾、肾等脏功能失调而致气的生成不足所致。亦可因劳倦内伤，或久病不复等而致。临床可见精神萎顿，倦怠，四肢无力，眩晕，自汗，易于感冒等症。

由于气与血、津液的关系极为密切，故在气虚的情况下，必然会影响及血与津液，导致血和津液的生成不足，运行迟缓，或表现为津、血流失，从而引发血与津液的多种病变。

气虚不摄 ①泛指气虚统摄失职，封藏失固的病理状态。临床可见自汗，遗精，泄泻，遗尿，崩漏，便血等病证。治宜固摄补气。②气为血帅，脾气能统摄血液。此指脾气虚损，不能摄血而见各种出血病证。如皮下出血，尿血，便血，子宫出血等。治宜补脾摄血。

气虚月经过多 病证名，月经过多证之一。多因素体虚弱，或久病忧思伤脾，中气不足，经行之际，气随血泄，气虚尤甚，难以摄血，冲任失固血失约制所致。症见经行血量过多，色淡质稀，面色㿠白，气短懒言，心悸怔忡，小腹空坠，体乏无力等。治宜补气摄血。方用补中益气汤。

气虚则寒 指阳气不足导致阴寒内盛的病理状态。阳气不足，温煦功能减退，则不能温养脏腑，致使脏腑机能活动和代谢功能相应减弱。临床可见恶寒肢冷，神疲乏力，口淡不渴，面白舌淡，尿清便溏，脉沉迟或细弱等虚寒病证。《素问·调经论》："阳虚则外寒。"

气虚自汗 病证名，见《红炉点雪》。由气虚不能固表所致自汗者。症见自汗恶风，汗出常冷，疲乏无力，脉微而缓或虚大。治宜益气固表，方用玉屏风散或补中益气汤。参自汗条。

气虚劳复 病证名，见《重订广温热论》。为温热病新瘥，因劳复发者。症见发热、微恶寒、四肢倦怠，乏力。治宜补中益气，方用补中益气汤。若其人虚羸少气、气逆欲呕，则用竹叶石膏汤加姜汁以益气清热止呕。

气虚身热 病证名，出《素问·刺志论》。多因元气本虚、伤于暑湿所致。症见四肢困倦、精神疲乏、心烦气促、口渴、自汗、小便黄，脉虚等证。治宜清暑益气，方用清暑益气汤。

气虚经行先期 病证名，见《景岳全书》。指气虚不固，统摄无权而致经期提前。属经行先期之一。多因素体虚弱，或大病失养，耗伤正气，或饮食失节，劳倦过度，损伤脾气，以致气虚不固，脾失统摄而致。症见月经提前，量多色淡，血质清稀，面色㿠白，心悸气短，小腹空坠，倦怠懒言等。治宜补气摄血、固冲调经，方用举元煎加味。

气虚崩漏 病证名，崩漏之一。多因素体虚弱，忧思不解，或久病气虚，或饮食失节，损伤脾胃，以致脾虚气弱，血失统摄所致。症见突然暴崩，或渐沥不止，色淡质稀，困倦乏力，气短懒言，动则出血更多，面色㿠白，不思饮食。治宜补气摄血。方用举元煎加乌贼骨、阿胶。

气眼 病证名，类今之生气后产生的一些眼部病证。多因郁怒伤肝所致。症见眼昏而流泪，胞睑肿胀而软，上壅朦胧，酸涩微赤。宜疏肝解郁。用丹栀逍遥散或柴胡疏肝散加减。

气痔 病名，见《疮疡经验全书》。痔疮的一种。似静脉曲张性外痔。参外痔条。

气淋 病证名，见于《脉经》。多因气滞和气虚所致。气滞者，症见小便涩痛而脐下胀满，治宜行气通淋，方用沉香散、瞿麦汤、石苇散等。气虚者，小腹坠胀，尿出无力而常有余沥不尽，治宜补中益气，方用补中益气汤。

气随血脱 又称血脱气脱。指在大量出血的同时，气亦随着血液的流失而散脱，从而形成气血两虚或气血并脱的病理状态。常由外伤失血，或妇女崩中，产后大出血等所致。由于出血过多，气失依附，可导致阳气虚脱。临床可见面色苍白，四肢厥冷，大汗淋漓，脉微欲绝等症。相当于出血性休克病证。其治疗原则是血脱者先益其气，急宜补气固脱为法。

气厥 病证名，见《景岳全书》。因气机逆乱而引起的昏厥。气虚而厥，症见眩晕昏仆，面色㿠白，汗出肢冷，脉微弱等，治宜培补气血，方用大补元煎，甚则用六味回阳饮、独参汤。气突而厥，症见卒然昏仆，胸膈喘满，脉弦滑等，治宜顺气开郁，方用四磨饮、八味顺气散。

气喘 病证名，见《景岳全书》。①各种呼吸困难证候的总称。包括实喘与虚喘。详喘证条。②指精神因素所致的气喘。见《东医宝鉴》多由七情所伤，气机郁结而致。症见呼吸急促而无痰声，甚则鼻张引息。治宜顺气解郁为主，方用四七汤、四磨汤加减。

气街 ①经络术语。出《灵枢·卫气》。指经络之气通行的经路，其范围超出经脉主干之外，头、胸、腹、胫之四气街。脑部为"头气之街"，手足三阳经都通于头。胸前和肺俞、心俞等部为"胸气之街"，手三阴经通于胸。肝俞、脾俞、肾俞及腹旁的冲脉交会穴等都是"腹气之街"，足三阴经通于腹。气冲及承山、踝上下部是"胫气之街"，足经通于胫。说明头面、胸、腹、胫各部的分段联系，所以这些部位的穴位除能主治局部和有关内脏病变外，还能治疗四肢疾病。②人体部位名。指气冲部，当股动脉经行腹股沟处。③经穴别名。出《素问·气府论》。即气冲穴。

气痛 病证名，出《灵枢·五色》。多因七情郁结、痰湿阻滞及饮食劳伤所致。症见胸、腹、腰胁处疼。如气滞上焦，多心胸痞痛，宜理气止痛，方用清膈苍莎丸。气滞中焦，腹胁刺痛，宜疏肝破气，方用木香破气散。气滞下焦，疝瘕腰痛，宜疏肝理气、散寒止痛，方用四磨饮。

气滞 指脏腑、经络之气阻滞不畅的病机状态。多由于情志内郁，或痰、湿、食积、瘀血等阻滞气机，失于畅达所致。由于气滞影响到气的流通，可形成局部或全身的气机不畅或阻滞，从而导致某些脏腑、经络的功能障碍。气滞于某一局部，可出现胀满、疼痛，甚则引起血瘀、水停，或形成瘀血、痰饮等病理产物。由于肝升肺降、脾升胃降，在调整全身气机中起极为重要的作用，故气滞不仅能见肺气壅滞、肝郁气滞，或脾胃气滞等病变，且因肺、肝、脾胃等脏腑的功能障碍也能形成气滞。

气滞经行后期 病证名，指因情志不遂，肝郁气滞，肝失条达，气机不畅，血行受阻，以致经血不能按时而潮，导致经期后错。经行后期之一。多因郁怒抑郁，气滞伤肝，肝气郁结，不得疏泄，血行不畅，冲任受阻所致。症见月经推迟，量少色黯，涩滞不畅，小腹腹痛拒按，胸闷不舒，胁乳胀痛，精神抑郁。治宜解郁行气，活血调经。方用加味乌药汤。

气滞痛经 病证名，痛经之一。多因肝郁不舒，气机不畅，血行受阻，不通则痛。症见每至经前或经期小腹腹痛，胀甚于痛，拒按，月经涩滞不畅，量少色黯，兼见胸闷不舒，烦躁易怒，乳胁胀痛。治宜行气开郁，活血止痛。方用乌药散。

气鼓 病证名，见《杂病源流犀烛》。多因气机郁滞所致。症见胸腹膜胀，中空无物，外皮绷急，叩之有声，甚则腹大皮厚，一身尽肿，青筋暴露，肤色苍黄。治宜健脾行气，方用消气散。参见臌胀条。

气障 病证名，见《黄帝素问宣明论方》。指白睛肿起，生瘀肉，流泪或白膜侵睛的证候。病因多与肺（气轮）有关。

气瘤 病名，出《三因极一病证方论》。因皮肤肿起，按之浮软而名。或因劳伤肺气，腠理不密，复感外寒，痰气凝结而成；或由忧郁伤肺，气浊不清，聚结而致。瘤自皮肤肿起，数目、大小不等，多可遍布全身，呈念珠状排列，质地柔软，表面光滑，松之即弹起，无痛感，皮色不变或色素沉着。治以宣肺调气，化痰散结，通气散坚丸加减内服，外敷消瘤二反膏，或用结扎法，或手术切除。

气瘿 病名，出《诸病源候论》。俗称大脖子。因瘿病肿块柔软并可随喜怒消长而名。相当于西医的单纯性甲状腺肿及部分地方性甲状腺肿。其发病多与饮食有异（缺碘）有关。初起颈部呈弥漫性肿大，肿势渐增，不痛，皮色如常，按之绵软，或可随喜怒而消长，若伴困顿乏力，气短太息等，治以舒肝健脾、理气消肿，逍遥散合四海舒郁丸加减内服；若伴形容肢冷，伴有肾虚者，治以疏肝补肾，解郁消肿，右归丸合四海舒郁丸加减内服。内治不效者，宜手术治疗。

手三阳经 指手阳明大肠经、手少阴心经和手厥阴心包经。手三阳经的循行方向均由手部经上肢伸侧走向头部。《灵枢·逆顺肥瘦》："手之三阳，从手走头。"

手三阴经 指手太阴肺经、手少阴心经和手厥阴心包经。其循行方向则均由胸部内脏经上肢屈侧走向手部。如《灵枢·逆顺肥瘦》说："手之三阴，从脏走手。"

手三里 经穴名，出《针灸甲乙经》。又名三里。属手阳明大肠经。位于前臂背面，阳池与曲池两穴连线上，距曲池穴2寸处。主治肘臂疼痛、齿痛、颊肿、半身不遂、腰背酸痛、霍乱吐泻、瘰疬、乳痈、喉痹、失音、食癖气块、消化不良，以及胃炎，消化性溃疡，上肢麻痹等。直刺0.5～

1寸。艾炷灸3～5壮，或艾条灸5～10分钟。

手五里 经穴名，出《针灸甲乙经》。又名五里、臂五里。属手阳明大肠经。位于上臂后外侧，曲池与肩髃两穴连线上，距曲池穴3寸处。主治肘臂挛痛、中风偏瘫、咳嗽、吐血、疟疾、瘰疬等。直刺0.5～1寸。艾条灸5～10分钟。

手太阳之筋 即手太阳小肠经之经筋。其循行部位是起于小指之上，结于腕，上循臂内廉，结于肘内锐骨之后，弹之应小指之上，入结于腋下。其支者，后走腋后廉，上绕肩胛，循颈，出走太阳之前，结于耳后完骨。其支者入耳中，直者出身上，下结于颔，上属目外眦。出《灵枢·经筋》。

手太阳小肠经 十二经脉之一。原称小肠手太阳之脉。其循行部位是起于小指外侧端（少泽穴），沿手背、上腕外侧后缘，过肘部，到肩关节后面，绕肩胛部，交肩上（大椎穴），前行入缺盆，深入体腔，络心，沿食道，穿过膈肌，到达胃部，下行属小肠。其分支从缺盆出来，沿颈部上行到面颊，至目外眦后，退行进入耳中（听宫穴）。其分支从面颊部分出，向上行于眼下，至目内眦（睛明穴），斜络于颧，交于足太阳膀胱经。出《灵枢·经脉》。

手太阳经别 十二经别之一，为小肠经别行之正经。原称手太阳之正。其循行部位是在肩关节部从手太阳小肠经分出，进入腋窝，走向心脏，联系小肠。《灵枢·经别》："手太阳之正指地，列于肩解，入腋走心，系小肠也。"张志聪注曰："手太阳之正指地者，谓手之太阳，下合于足太阳也。"

手太阳经病 十二经病之一，即小肠经病。其临床表现，如《灵枢·经脉》所载述："是动则病嗌痛颔肿，不可以顾，肩似拔，臑似折。是主液所生病者，耳聋，目黄，颊肿，颈、颔、肩、臑、肘、臂外后廉痛。"

手太阳络脉 十五络脉之一，为小肠经之别络。原称手太阳之别。其循行部位从支正穴分出，在腕后五寸处向内注入手少阴经；其支脉上行经肘部，网络肩髃部。出《灵枢·经脉》篇。手太阳经脉发生病变，实则关节弛缓，肘部痿废；虚则皮肤生疣。

手太阴之筋 即手太阴肺经之经筋。其循行部位是起于手大拇指上，沿指上行，结于鱼际后，行于寸口动脉外侧，上沿前臂，结于肘中；再向上沿上臂内侧，进入腋下，出缺盆，结于肩髃前方，上面结于缺盆，下面结于胸里，分散通过膈部，会合于膈下，到季胁。出《灵枢·经筋》篇。

手太阴气绝 指手太阴肺经的经气衰竭的病机病证。主要临床表现是爪甲枯，毛发焦折。多由于肺气不足，津液亏耗所致。《灵枢·经脉》："手太阴气绝，则皮毛焦。太阴者，行气温于皮毛者，故气不荣则皮毛焦；皮毛焦则津液去皮节；津液去皮节者，则爪枯毛折；毛折者则毛先死。"

手太阴心痛 病证名，见《三因极一病证方论》。多因外邪侵犯手太阴经所致。症见心痛，短气不足以息，季胁空痛，遗矢无度，胸满、烦心。参心痛条。

手太阴肺经 十二经脉之一。原称肺手太阴之脉。属肺络大肠。其循行部位是起于中焦，下络大肠，还循胃口（下口幽门，上口贲门），通过膈肌，属肺，至喉部，横行至胸部外上方（中府穴），出腋下，沿上肢内侧前缘下行，过肘窝入寸口上鱼际，直出拇指之端（少商穴）。其分支则从手腕的后方（列缺穴）分出，沿掌背侧走向食指桡侧端（商阳穴），交于手阳明大肠经。出《灵枢·经脉》。

手太阴经别 十二经别之一，为手太阴肺经别行之正。原称手太阴之正。其循行部位是从手太阴肺经的渊腋处分出，行于手少阴经别之前，进入胸腔，走向肺脏，散布于大肠，向上浅出于锁骨上窝，沿喉咙合于手阳明之经别。出《灵枢·经别》。

手太阴经病 十二经病证之一。即肺经病。《灵枢·经脉》："是动则病肺胀满，膨胀而喘咳，缺盆中痛，甚则交两手而瞀，此为臂厥。是主肺所生病者，颏上气，喘渴，烦心，胸满，臑臂内前廉痛厥，掌中热。气盛有余，则肩背痛，风寒汗出中风，小便数而欠；气虚则肩背痛，寒，少气不足以息，溺色变。"

手太阴络脉 十五络脉之一，为手太阴肺经之络脉。原称手太阴之别。其循行部位是从列缺穴处分出，起于腕关节上方，在腕后半寸处走向手阳明经；其支脉与手太阴肺经相并，直入掌中，散布于鱼际部。出《灵枢·经脉》篇。本络脉病变，主要表现为实则手腕和掌部发热；虚则遗溺，小便频数。

手少阳三焦经 十二经脉之一。原称三焦手少阳之脉。其循行部位是起于无名指尺侧端（关冲穴），向上沿无名指尺侧至手腕背面，上行尺骨、桡骨之间，通过肘尖，沿上臂外侧向上至肩部，向前行入缺盆，布于膻中，散络心包，穿过膈肌，依次属上、中、下三焦。其分支从膻中分出，上行出缺盆，至肩部，左右交会于大椎，上行到项，沿耳后（翳风穴）直上出耳上角，然后曲屈向下经面颊部至目眶下。又一分支从耳后分出，进入耳中，出走耳前，经上关穴前，在面颊部与前一分支相交。至目外眦（瞳子髎穴），交于足少阳胆经。出《灵枢·经脉》。

手少阳之筋 即手少阳三焦经之经筋。其循行部位是起于无名指末端，结于腕背，向上沿前臂结于肘部，上绕上臂外侧缘上肩，走向颈部，合于手太阳经筋。其分支当下颌角处进入，联系舌根；另一分支则从颌角上行，沿耳前，连属目外眦，上经额部，结于额角。出《灵枢·经筋》篇。

手少阳经别 十二经别之一，手少阳三焦经别行之正经。原称手少阳之正。其循行部位是从手少阳三焦经脉的头顶部分出，向下进入锁骨上窝，经过上、中、下三焦，散布于胸中。出《灵枢·经别》。

手少阳经病 十二经病证之一。即三焦病证。《灵枢·经脉》："是动则病耳聋浑浑焞焞，嗌肿，喉痹。是主气所生病者，汗出，目锐眦痛，颊痛，耳后、肩、臑、肘、臂外皆痛，小指次指不用。"

手少阳络脉 十五络脉之一，手少阳三焦之别络。原称手少阳之别。其循行部位是从外关穴处分出，在腕后二寸处，绕行于臂膊外侧，进入胸中，与手厥阴经会合。出《灵枢·经脉》篇。本络脉发生病变，主要表现为实则肘部筋肉挛缩；虚则肘部筋肉弛缓不收。

手少阴之筋 十二经筋之一，即手少阴心经之经筋。其循行部位是起于手小指内侧，结于腕后锐骨（豆骨），向上结于肘内侧，再向上进入腋内，交手太阴经筋，行于乳里，结于胸中，沿膈向下，系于脐部。出《灵枢·经筋》。

手少阴气绝 指手少阴心经的经气衰竭。其主要临床表现是血脉不通，面色暗黑，唇甲发绀。《灵枢·经脉》："手少阴气绝则脉不通，脉不通则血不流；血不流，则髦色不泽，故其面黑如漆柴者，血先死。"

手少阴心经 十二经脉之一。原称心手少阴之脉。其循行部位是起于心中，走出后属心系，向下穿过膈肌，络小肠。其分支是从心系分出后，挟食道上行，连于目系。其直行者，从心系上行经肺，向上浅出腋下（极泉穴），沿上肢内侧后缘，过肘中，经掌后锐骨端，进入掌中，沿小指桡侧，出小指桡侧端（少冲穴），交于手太阳小肠经。出《灵枢·经脉》。

手少阴经别 十二经别之一，为手少阴心经别行之正经。原称手少阴之正，其循行部位是从手少阴经脉的腋窝两筋之间分出后，进入胸腔，归属于心脏，向上走到喉咙，浅出面部，在目内眦与手太阳经相合。出《灵枢·经别》。

手少阴经病 十二经病证之一。即心经病。《灵枢·经脉》："是动则病嗌干，心痛，渴而欲饮，是为臂厥。是主心所生病者，目黄，胁痛，臑臂内后廉痛，掌中热痛。"

手少阴络脉 十五络脉之一，为手少阴心经之别络。原称手少阴之别。其循行部位是从通里处分出，在腕后一寸处走向手太阳经；其支脉在腕后一寸半处别而上行，沿着本经进入心中，向上系舌本，连属目系。出《灵枢·经脉》篇。本经脉发生病变，主要表现为实则胸膈胀满；虚则不能言。

手心主之筋 即手厥阴心包经之经筋。其循行部位是起于手中指，与手太阴经筋并行，结于肘内侧，上经上臂内侧结于腋下，向下散布于胁肋的前后；其分支进入腋内，散布于胸中，结于膈。出《灵枢·经筋》。

手发背 病名，出《疡医准绳》。又名手背发、手背毒。即"发"在手背者。相当于西医的手背部急性蜂窝组织炎。多因风火湿热结聚，凝滞气血而成；或由外伤染毒化热所致。初起漫肿，胀痛，边界不清，继而高肿紫红，灼热疼痛，治以散风清热，和营解毒，仙方活命饮合五味消毒饮加减内服。若化脓，治以透脓化毒，上方加炙山甲、皂角刺内服。外治均同臀痈急性者，见该条。

手阳明大肠经 十二经脉之一。原称大肠手阳明之脉。其循行部位是起于食指桡侧端（商阳穴），经过手背行于上肢伸侧前缘，上肩，至肩关节前缘，向后到第七颈椎棘突下（大椎穴），再向前下行入锁骨上窝（缺盆），进入胸腔络肺，向下通过膈肌下行，属大肠。其分支，从锁骨上窝上行，经颈部至面颊，入下齿中，回出挟口两旁，左右交叉于人中，至对侧鼻翼旁（迎香穴），交于足阳明胃经。出《灵枢·经脉》。

手阳明之筋 即手阳明大肠的经筋。其循行部位是起于食指末端，结于腕背，向上沿前臂结于肘外侧，经上臂外侧，结于肩髃；其分支，绕肩胛，挟脊旁；直行者，从肩髃部上颈；其分支上面颊，结于鼻旁；其支行者上出手太阳经筋的前方，上额角，络头部，下向对侧下颌。出《灵枢·经筋》。

手阳明经别 十二经别之一，手阳明大肠经别行之正经。原称手阳明之正。其循行部位是从手阳明经脉的肩髃穴处分出，进入项后柱骨，向下者走向大肠，归属于肺；向上者，沿喉咙，浅出于锁骨上窝，脉气仍归属于手阳明本经。出《灵枢·经别》。

手阳明经脉 十五络脉之一。原称手阳明之别。其循行部位是从偏历穴处分出，在腕后三寸处走向手太阴经；其支脉向上沿着臂膊，经过肩髃，上行至下颌角，遍布于牙齿，其支脉进入耳中，与宗脉会合。出《灵枢·经脉》。本络脉发生病变，实则齿龋、耳聋；虚则齿冷，胸膈痞。

手阳明经病 十二经病证之一。即大肠经病。《灵枢·经脉》："是动则病齿痛，颈肿。是主津液所生病者，目黄、口干、鼽衄，喉痹，肩前臑痛，大指次指痛不用。气有余则当脉所过者热肿，虚则寒慄不复"。

手足不仁 证名，出《素问·本病论》。多因邪气壅盛、荣卫血气虚少而致，症见手足不知痛痒，不知寒热的症象。参见痹证、中风后遗症条。

手足心热 证名，见于《丹溪心法》。多由阴虚而生内热，或火热内郁等所致。症见手心、足心有热感者。

手足发胝 病名，出《诸病源候论》。即掌跖皮肤增厚粗糙如茧。相当于西医的掌跖角化病。多因脾虚失运，气血不足，掌跖皮肤失养而成。常有家族病史，多自幼年发病，好同发于双侧掌跖部，有的弥漫性皮肤增厚、质硬，可有点状凹陷，重者呈疣状增生，各季皮肤粗糙、皲裂及疼痛，或伴掌跖多汗，甲板厚浊；有的散发粟米至绿豆大的紧硬丘疹，其脱落后，呈火山口样小凹陷，不伴掌跖多汗，但可有甲板畸形。治以健脾益气、养血活血，八珍汤加减内服，外涂风油膏加热烘疗法。

手足多汗 证名，见《张氏医通》。多因脾胃湿蒸，旁达四肢所致。相当于西医的掌跖多汗症。为手足经常多汗潮湿。若兼身热肢倦，舌苔黄腻等，治以清热利湿，清脾除湿饮加减内服；若兼手足心热、舌红少苔等，治以养阴清热，麦味地黄丸加减内服；

若兼手足心凉、舌淡苔腻等，治以温阳化湿，理中汤合藿朴夏苓汤加减内服。外治均用枯矾、葛根各30g，煎水浸洗局部；亦可用麻黄根、牡蛎各20g，龙骨、赤石脂各15g，共研细末，装纱布袋中，扑于多汗处。

手足汗 证名，见于《伤寒明理论》。因于脾胃湿蒸，旁达四肢者，症见手足常潮湿多汗，治宜化湿清热，方用清脾散。因于脾胃虚寒不能运行水湿而横溢于四肢者，症见手足发凉而多汗，治宜温中散寒，方用理中汤。因于阳明腑热者，手足汗伴见潮热、大便难，治当泻热通腑，方用大承气汤。

手足软 证名，五软之一。四肢为脾所主。小儿胎禀不足，乳食失调，以致肝肾脾胃虚弱，故四肢无力，手软不能握持，足软不能站立。治宜补益为主。先用补肾地黄丸滋补肝肾，继选用归脾汤或扶元散以调补脾胃。

手足逆冷 证名，见《伤寒论》。又称四肢逆冷，手足厥冷。详手足厥冷条。

手足逆胪 病名，出《诸病源候论》，胪者皮也。是手指、足趾甲缘皮肤枯剥倒卷而翘起的皮肤病。类似西医的"逆剥"。多因风邪入于腠理，气血运行涩滞，皮肤失于濡养而成。多发于学龄儿童，亦发于妇女及部分皮肤粗糙的成年男性，以手指甲缘患病为常见。外治为主，用细辛15g，艾叶30g，水煎取汁，待温，浸泡患指（趾），每次10~15分钟，然后剪去翘皮，再用干姜细末1g，猪油10g，调成软膏外涂。

手足烦热 证名，见于《诸病源候论》。多由骨蒸、虚劳病所致，症见手足热而心情烦躁。

手足麻木 证名，见于《丹溪心法》。又称四肢麻木。多因气虚、湿痰、死血所致。详四肢麻木条。

手足厥冷 证名，见于《金匮要略》。又称手足逆冷，手足厥逆、四逆等。因阳气衰微，阴寒内盛所致者，症见怕冷，下利清谷，脉沉微等，治宜回阳救逆祛寒，方用四逆汤。因于热邪郁遏，阳气不能通达四肢者，多伴有胸腹烦热，口渴等症，治宜宣透郁热，方用四逆散、白虎汤、承气汤等。

手足厥逆 证名，见于《难经·十七难》。又名手足厥冷。详该条。

手足寒 证名，出自《素问·通评虚实论》。多因脾胃虚寒所致。症见手足有寒冷感觉。治宜温中散寒，方用理中汤。

手足缓弱 证名，见于《千金要方》。多由风、寒、湿邪阻遏经脉所致。症见手足弛缓软弱无力。治宜祛风除湿，方用羌活汤、五痹汤等。

手针疗法 针刺疗法名。针刺手部特定部位以治疗疾病的一种方法。综合手部的经穴、奇穴和按摩用穴等，可用于全身各部的病证，为远道取穴法的应用。操作时，用短毫针在选定的部位上，快速进针，给予中强刺激后，留针5~15分钟，并可加用电针。本法主要应用于各种急慢性疼痛疾患的治疗，如关节扭伤、风湿痹痛、神经性头痛、三叉神经痛、胆绞痛等；对支气管哮喘、夜尿症等亦有效。

手针麻醉 针刺麻醉法名。为针刺麻醉法之一。在手针疗法基础上发展起来的针刺麻醉法。即按针麻要求在手针刺激点上针刺，以进行各种手术。在手针时，也可以配合体针穴位，这样麻醉效果更好。

手拈散 方名，出自《丹溪心法》。延胡索、五灵脂、草果、没药。为末，每服二钱。功能活血祛瘀，行气止痛。治气血凝滞之脘腹疼痛。

手法运针 针刺手法名。指医者用手操作进行运针，相对于采用针刺手法仪运针而言。

手指脱骱 病名，见《伤科大成》，即指关节脱臼。因跌扑、扭打所致。症见局部疼痛、肿胀，明显凸出畸形，活动受限。治宜手法复位，并予固定。内服活血化瘀、消肿止痛之品，亦可以中药研末外敷或煎汤外洗患部，并进行手指屈伸锻炼。

手指麻木 证名，见《张氏医通》。多因风湿入络，或气虚兼有湿痰、瘀血阻滞所致。症见手指不觉痛痒、麻木不适。风湿入络者，宜祛风除湿，方用二陈汤加二术、桃仁。气虚兼痰瘀者，宜益气活血、涤痰，方用补中益气汤加红花、姜黄。

手拳 证名，出《太平圣惠方》。即手指挛缩不展。由肝气不足，筋脉挛缩所致。治宜养肝柔筋，和血祛风。

手厥阴心包络经 十二经脉之一。原称心主手厥阴心包络之脉。其循行部位是起于胸中，出属心包络，向下穿过膈肌，依次络于上、中、下三焦。其分支从胸中分出，沿胸浅出胁部至腋下三寸处（天池穴），向上至腋窝下，沿上肢内侧中线入肘，过腕部，入掌中（劳宫穴），沿中指桡侧，出中指桡侧端（中冲穴）。又一分支则从掌中分出，沿无名指出其尺侧端（关冲穴）。交于手少阳三焦经。出《灵枢·经脉》。

手厥阴经别 十二经别之一，为心包经别行之正经。原称手心主之正。其循行部位是从手厥阴经脉的腋下三寸处分出，进入胸腔，分别归属于上、中、下三焦，向上沿着喉咙，浅出于耳后，于乳突下同手少阳经会合。出《灵枢·经别》。

手厥阴经病 十二经病证之一。即心包络经病证。《灵枢·经脉》："是动则病手心热，臂肘挛急，腋肿，甚则胸胁支满，心中澹澹大动，面赤，目黄，喜笑不休。是主脉所生病者，烦心，心痛，掌中热。"

手厥阴络脉 十五络脉之一。原称手心主之别。其循行部位是从内关穴处分出，在腕后二寸处浅出于两筋之间，沿着本经上行，维系心包，络心系。出《灵枢·经脉》。本络脉发生病变，则主要表现实则为心痛；虚则头强不能俯仰。

手掌根出臼 病名，出《世医得效方》。又名手腕失落、手睁骨出、手盘出等。即桡腕关节脱位。多因跌扑、扭转所致。症见局部肿胀明显，疼痛剧烈，掌根凸向一侧，活动受限。治宜捏腕骨入髎手法复位，并予固定。内服活血化瘀、消肿止痛之品，亦可以中药研末外敷或煎汤外洗患部，并配合功能锻炼。

手腕骨脱 病名，同《疡医准绳》。又名腕骱骨脱出。即腕骨脱位。因跌扑、扭坠所致。易发生于月骨。症见局部明显肿胀、疼痛、活动受限，重者拇、食、中指感觉异常。治宜手法整复，并予固定。内服活血化瘀、消肿止痛之品，亦可以中药外敷患部，配合功能锻炼。

手臂出臼 病名，出《世医得效方》卷十八。又名曲瞅骱出、即肘关节脱臼、臂骱落出。因跌仆、扭撞所致。可分为前、后脱臼，以后脱臼为多见。症见局部肿胀、疼痛，功能障碍及弹性固定。前脱臼多并发肱骨髁部骨折、肘关节呈过伸位；后脱臼肘关节呈半伸屈位。治宜牵推或手翻托法复位，并以绷带固定。内服活血化瘀、消肿止痛、养血舒筋之品，配合功能锻炼。

升阳除湿汤 方名，出自《兰室秘藏》。苍术一钱、柴胡、羌活、防风、升麻、神曲、泽泻、猪苓各五分，炙甘草、陈皮、麦芽各三分。水煎服。功能祛风除湿，健脾升阳。治脾虚湿盛，不思饮食，泄泻无度，小便黄，四肢困弱。

升阳益胃汤 方名，出自《脾胃论》。黄芪二两，半夏、人参、炙甘草各一两，独活、防风、白芍药、羌活各五钱，橘皮、茯苓、泽泻、柴胡、白术各三钱，黄连二钱。为粗末，每服三至五钱，加生姜五片，大枣二枚，水煎服。功能益气健脾，散风祛湿，升阳益胃。治脾胃虚弱，怠惰嗜卧，四肢不收，时值秋燥行令，湿热少退，体重节肿，口苦咽干，饮食无味，大便不调，小便频数，兼见肺病，洒淅恶寒，惨惨不乐，面色恶而不和。

升阳散火汤 方名，出自《脾胃论》。生甘草二钱，防风二钱五分，炙甘草三钱，升麻、葛根、独活、白芍药、羌活、人参各五钱，柴胡八钱。为粗末，每服五钱，水煎服。功能益气升阳，解郁散火。治胃虚过食生冷物，抑遏阳气，火郁脾土，发热倦怠，或筋痹热极，骨蒸劳热，扪之烙手。《伤寒六书》《医宗金鉴》载同名方，组成、功用、主治各异。

升降失常 泛指机体阴阳气血升降顺逆的失调，或上下生理平衡失常之病理状态。在脏腑气化的过程中各有其升降上下之动势与平衡。而且，其升与降、上与下之间又是相互调济，相互平衡的，从而维持了生理活动的正常进行。反之则病。如脾的清阳上升，胃的浊阴下降，相互协调，方能维持机体正常的营养代谢。《素问·阴阳应象大论》："清气在下，则生飧泄；浊气在上，则生䐜胀。此阴阳反作，病之逆从也。"此即脾胃升降失常的病机和病证。其他如肺失宣肃、肾不纳气、气虚下陷、心肾不交，以及肝阳上亢等，亦均与升降失常的病机密切相关。

升降汤 方名，出自《医学衷中参西录》。党参、生黄芪、白术、陈皮、厚朴、鸡内金、生姜各二钱，白芍药、知母各三钱，桂枝、川芎各一钱。水煎服。功能疏肝健脾，升清降浊。治肝郁脾弱，胸胁胀满，不能饮食。

升降浮沉 中药学名词。指药物作用的趋向，升是上升，降是下降，浮是发散上行，沉是泄利下行。升与浮，沉与降的趋向类似，常以升浮、沉降合称。升浮药有向上、向外的特点，具升阳、发表、散寒、涌吐等作用；沉降药有向下、向内的特点，具潜阳、降逆、清热、渗湿、泻下、收敛等作用。一般而言，气温热、味辛甘、质地轻的药物多主升浮；气寒凉、味酸苦咸、质地重的药物多主沉降。

升降散 方名，出自《伤寒瘟疫条辨》。僵蚕二钱，蝉蜕一钱，姜黄三钱，生大黄四钱。为细末，病轻者作四服，重者作三服，最重者作二服，每服轻者用蜜五钱、黄酒一盅，重者用蜜七钱五分、黄酒一盅半，最重者用蜜一两，黄酒二盅送下，日一剂。功能泻火散风，升清降浊。治温病表里三焦火热，其证不可名状者。

升陷汤 方名。出自《医学衷中参西录》。生黄芪六钱，知母三钱，柴胡、桔梗各一钱五分，升麻一钱。水煎服。功能益气升陷。治胸中大气下陷，见气促急短，呼吸困难，脉沉迟微弱，或参伍不调者。

升麻 中药名。出自《神农本草经》。又名周升麻、鸡骨升麻、绿升麻、鬼脸升麻、龙眼根。为毛茛科植物大三叶升麻 Cimicifuga heracleifolia Kom. 或兴安升麻 C. foetida L. 的根茎。性微寒，味辛、甘。归肺、脾、胃经。有升阳、发表、透疹、解毒、清热之功效，主治风热所致头痛发热、咽痛牙痛、口舌生疮、疹发不畅，中气虚弱或下陷之久泻久痢、脱肛、子宫下垂、崩漏。煎服，3～10g。升阳多用炙。

升麻葛根汤 方名。出自《阎氏小儿方论》。又名平血饮。升麻、葛根、芍药、炙甘草各等分。为粗末，每服四钱，水煎服。功能解肌透疹。治麻疹初起未发，或发而不透，身热头痛。《医宗金鉴》载同名方，组成、功用、主治皆有不同。

夭疽 病名。①见《灵枢·痈疽》。指发于颈部之有头疽。②见《外科正宗》。指发于左耳后高骨处的有头疽。③见《仙传外科方》。为脑疽别名。病因证治均见有头疽条。

长针 针具名。出《灵枢·九针》。九针之一。又名环跳针。针身较长，适用于深刺，以治深部的病痛。现代所用的芒针，也属于此。

长沙方歌括 医方歌诀。6卷。清·陈念祖撰于1803年。所谓"长沙方"，指张仲景《伤寒论》方。本书介绍《伤寒论》方的主治、药物、用量及煮服法等，并由其长子陈蔚另写方注，便利读书诵习。建国后有排印本。

长沙药解 药物学著作。4卷。清·黄元御撰。刊于1753年。本书选取张仲景《伤寒论》《金匮要略》二书中244首方剂所用159种药物，结合原书中方药证治，详述各药药性及用法。现有《黄氏医书八种》本。

长春花 中药名,见于《中国药用植物图鉴》。又名雁来红、日日新、四时春、三万花。为夹竹桃科植物长春花 Catharanthus roseus（L.）G. Don 的全草。性凉,味微苦,有毒。有清热解毒、降压和抗癌之功效,主治高血压病和癌症、痈肿疮毒。煎服,9~15g。现已将提取物制成注射剂,治疗恶性肿瘤。外敷治疗疮毒。过量有毒副反应。

长脉 脉象之一。指脉长超过本位,首尾端直。主病为肝阳亢盛,阳盛内热之证。若脉长而和缓,是中气充足,升降流行畅通,气血充盛,健康之脉象。《素问·脉要精微论》："长则气治"。若脉见长而弦硬,按之有牵绳感,则多属邪正俱盛之实证,可见于实热内结或热盛动风、癫痫等病证。《濒湖脉学》："长主有余,气逆火盛。"

长桑君 战国时代医家,名医扁鹊的老师。

长蛇灸 灸法名。又名铺灸。间接灸之一。用大蒜适量,去皮捣泥,平铺于脊柱（自大椎穴至腰俞穴）上,宽厚各约 6 毫米,周围用桑皮纸封固,然后用黄豆大的艾炷分别放在大椎穴及腰俞穴上施灸,主患者口鼻内觉有蒜味时止。用治虚劳、顽痹等。

长强 经穴名,出《灵枢·经脉》。又名气之阴郄、橛骨、气郄、为之、骨骶、尾闾、厴尾、胸之阴俞。属督脉,督脉之络穴。位于尾骨尖端与肛门连线之中点处,跪伏位取之。主治痔疮、泄泻、脱肛、便血便秘、癫狂、腰脊痛、痢疾、癫痫、遗尿、阳痿等。紧靠尾骨前面斜刺 0.5~1 寸。艾炷灸 3~7 壮,或艾条灸 5~15 分钟。

仁术便览 方书。4 卷。明·张浩撰。刊于 1585 年。本书选收明以前各科验方,分类编辑而成。以内科杂病为主,兼及外、妇、儿科,包括中风、厥病、痛风、中寒等 94 类病证。方论结合,方多切合实用。卷末附炮制药法。现存明万历十三年冀州刻本。1957 年商务印书馆出版排印本。

仁斋小儿方论 儿科著作。4 卷。宋·杨士瀛撰。本书分为初生、变蒸、惊、中风、疳、积、热、伤寒、痰嗽、脾胃、丹毒、杂证诸门,每门各列子目,介绍小儿诸病证治与方论。原书已佚,今存明·朱崇正重校复刊本,复刻时补入第 5 卷小儿痘疹,主要内容引自明·魏直《博爱心鉴》,改题书名为《新刊仁斋直指小儿附遗方论》,收入《杨仁斋著作三种》。

仁斋直指 方名,又名《仁斋直指方论》《仁斋直指方》。26 卷。宋·杨士瀛撰于 1264 年。本书汇录各科诸证治方。卷 1 总论,载五脏所主论、五脏病证虚实论、诸阴诸阳论、血荣气卫论等 10 论。卷 2 证治提纲,载得病有因、治病当先救急,治病如操舟、用药中病不必尽剂等 53 则短论,论述治则、遣方用药、诸病证治。卷 3~26 按病证分为 70 余门,以证类方。每门病证先为方证,论其病因、病机、治则;每方简述主治、药物、剂量、用法等。明代嘉靖年间朱崇正增附"补遗",或增设门类,或补充方药。1989 年福建科学技术出版社出版点校本。

片玉心书 儿科著作。5 卷。明·万全撰。约刊于 16 世纪中期。卷 1~3 总论儿科病证的诊断、治法,并附歌赋和望诊图;卷 4~5 记述胎毒、变蒸、惊风等 32 类疾病证治。现有《万密斋医书十种》本等。

片玉痘疹 痘疹专著。又名《万氏秘传片玉痘疹》。13 卷。明·万全撰。约撰于 16 世纪中期。本书专论痘疹,卷 1~2 为痘疹碎金赋及痘疹西江月二赋;卷 3~4 为痘疹验方及方歌;卷 5~12 为痘疹总论,并分论发热、见形、起发、成实、收靥、落痂及余毒证治;卷 13 为痘疹骨髓赋及麻疹西江月。收入《万密斋医学全书》。

片剂 中药剂型之一。是将药物加工或提炼后与辅料混合,压制而成的圆片状固体制剂。片剂用量准确,体积小。味苦或具恶臭气味的药物,压片后可再包糖衣,使之易于吞服;若需在肠道中发挥药效或遇胃酸易被破坏的药物,可包肠溶衣,使之在肠中崩解。目前中药片剂品种很多，应用亦较广泛，如穿心莲片、银翘解毒片、桑菊感冒片等。

仆击 病名，出《素问·通评虚实论》。又名击仆。详见击仆。

仆参 经穴名，出《针灸甲乙经》。又名安邪。属足太阳膀胱经，足太阳、阳跷之会。位于足跟的外侧面，外踝尖与跟腱水平连线之中点直下，当跟骨凹陷中之赤白肉际处。主治下肢痿弱、足跟肿痛、霍乱转筋、脚气、腰痛、昏厥、癫痫等。直刺0.3～0.5寸。艾炷灸3～5壮，或艾条灸5～10分钟。

化风 指疾病发展过程中所出现的动风病理变化。如肝阳化风，多由情志内伤，操劳过度，耗伤肝肾之阴，以致阴虚阳亢，水不涵木，浮阳不潜，久之则阳愈浮而阴愈亏，终至阴不制阳，肝之阳气升而无制，便亢而化风，形成风气内动。临床所见轻则筋惕肉瞤，肢麻震颤，眩晕欲仆；或为口眼㖞斜，或为半身不遂，甚则血随气逆而发作卒然仆倒，肢体搐搦；或为闭厥，或为脱厥。

化火 指疾病发展过程中所出现的病理性各种机能亢进病理变化。分虚实两类，实者多为外邪所化，虚者则为阴虚之变。故凡外感六淫，内伤七情，或阴液亏损，或气血痰食阻滞等，均可在一定的条件下，从阳而化热化火，出现病理性机能亢进。火能烁津，化火如不及时控制，人体津液和气阴将益趋耗损、亏竭。

化虫丸 方名，出自《太平惠民和剂局方》。炒铅粉、鹤虱、槟榔、苦楝根各五十两，枯矾十二两半。为末，面糊为丸，麻子大。一岁小儿每服五丸，温浆水加生麻油一至二滴调下；或用温米饮送下。功能驱杀肠中诸虫。治肠中寄生虫，症见发作时腹中疼痛，往来上下，其痛甚剧，呕吐清水，或吐蛔虫。

化血丹 方名，出自《医学衷中参西录》。煅花蕊石三钱，三七二钱，血余炭一钱。为细末，分二次冲服。功能止血活血。治咳血、吐血、衄血及二便下血等。

化热 指外感表证，病邪传里而出现的热性病理变化。凡风、寒、燥、湿等外邪侵入人体之后，在初期阶段，多有恶寒，苔薄白等表寒症状；如病邪传入气分，则出现不恶寒，反恶热，口渴唇干，心烦，便秘，尿赤，舌红苔黄，脉数等症，显示病邪入里，从阳而化热。《温热论》："盖伤寒之邪，留恶在表，然后化热入里"。

化脓灸 灸法名。又名瘢痕灸。艾炷灸的一种。是将艾炷直接置于穴位上点燃施灸，渐致化脓，最后留有瘢痕。一般每穴灸5～9壮之后，再用灸疮膏药（或胶布也可）封贴，每日更换膏药一次，约经4～7天，灸处化脓，形成灸疮。多用于哮喘、肺结核、瘰疬、慢性肠胃病等，也可用于防病保健。

化斑汤 方名，出自《温病条辨》。石膏一两，知母四钱，生甘草、玄参各三钱，犀角二钱，粳米一合。水煎服。功能清气凉血。治气血均热，症见发热，或身热夜甚；外透斑疹，色赤，口渴，或不渴，脉数等。《丹溪心法》载同名方，系白虎汤加人参组成。《张氏医通》载同名方，组成不同，系治痘斑夹出方。

化源 即生化之源。指脾胃为后天气血生化之源。脾胃主后天，人体五脏六腑、四肢百骸均需由脾胃消化、吸收和输布水谷精微以滋养，方能维持机能正常的生理活动。《临证指南医案》："脾属阴，主乎血；胃属阳，主乎气。……一阴一阳，互相表里，合冲和之往。而为后天生化之源也。"一说指六气（精、血、津、液、血、脉）的生化之源。出《素问·六元正纪大论》。

化橘红 中药名，出自《识药辨微》。又名化皮、化州橘红、柚皮橘红、化州陈皮。为芸香科植物化州柚 Citrus grandis (L.) Osbeck Var. tomentosa Hort. 或柚 C. grandis (L.) Osheck 的外果皮。性温，味苦、辛。归脾、肺经。有健胃理气、化痰消食之功效，主治咳嗽气喘、食积痰滞、呕吐呃逆。煎服，3～6g，或入丸、散。种子名柚核，治疝气。

化瘿丹 方名，出自《儒门事亲》。海藻、海带、海蛤粉、昆布、炒泽泻、连翘各等分，猪靥、羊靥各十枚。为细末，炼蜜为丸，芡实大。每服二丸，临卧嚼化。功能消瘿散结。治瘿瘤。

化燥 又称津伤化燥、内燥。指因机体津液不足，人体各组织器官和孔窍失其濡润，从而出现干燥枯涩的病理变化。多由于久病伤阴耗液，或大汗、大吐、大下，或亡血失精导致阴液亏少，或由于某些热性病过程中热邪伤阴，或湿邪郁久，气化障碍等，均可导致病邪化燥，从而燥热便由内而生。临床可见口干口渴，唇焦咽燥，便秘溺少而黄，干咳，咯血或衄血等阴液不足病证。

化癥回生丹 方名，出自《温病条辨》。人参六两、肉桂、两头尖、麝香、姜黄、川椒炭、䗪虫、三棱、红花、苏子霜、五灵脂、降香、干漆、没药、香附、吴茱萸、延胡索、水蛭、阿魏、川芎、乳香、高良姜、艾叶各二两，公丁香、苏木、桃仁、杏仁、小茴香炭各三两，当归尾、熟地黄、白芍药各四两，蒲黄炭一两，鳖甲胶一斤，益母草膏、大黄各八两。先将大黄用米醋一斤半熬浓，晒干为末，如此三次，晒干后与余药研末，以鳖甲胶、益母草膏和匀，炼蜜为丸，每丸重一钱五分。每服一丸。功能活血祛瘀，散结消癥。治燥气延入下焦，搏于血分成癥，及疟母癥结不散；妇女痛经闭经，产后瘀血腹痛；跌打损伤；瘀滞疼痛。

爪切押手法 针法名。又名指切押手法。押手法之一。以左手拇指指甲切压于穴位旁，以便右手持针刺入的押手方法。适用于短针的进针。爪切能固定穴位，帮助进针，减轻疼痛，并可增强针感。

反关脉 即一种生理性变异的脉位，与体气强弱和人体健康无关。桡动脉循行于腕关节的背侧。故其切脉部位也相应的在寸口脉之背侧面。反关脉可同时见于两手，亦可独见于一手。《三指禅》："间有脉不行于寸口，由肺列缺穴，斜刺臂侧，入大肠阳溪穴，而上食指者，名曰反关。"

反关痘 病证名，见《幼科金针》。指气分毒邪，相夹交争，肌肤闭塞，以致毒气内攻的痘疮。症见狂言谵语，烦躁不宁，手足抽掣，目劄、腹胀，隐隐不振，昏睡不醒，或见斑点即没。治宜宣毒透表。若大小便及口、鼻出血，则属危症。

反治 又称从治。出《素问·至真要大论》。指顺从疾病假象而治的一种治疗方法。从，是指采用方药的性质顺从疾病的假象，与疾病之假象相一致而言。主要适用于真寒假热证、真热假寒证；真实假虚证、真虚假实证等本质与表象不一致的病证。然究其实质，反治法仍是在治病求本原则指导下，针对疾病本质而进行的治法，故实质上的仍是"治病求本"的体现。临床常用的反治法，主要有"热因热用""寒因寒用""塞因塞用""通因通用"等几种。

反胃 病名，见《景岳全书》①又名翻胃、胃反。多因虚寒、痰饮所致。症见食下良久复呕吐出，或隔宿吐出。虚在上焦、微寒呕恶者，宜理气化痰降逆，方用橘皮汤。虚在中焦，食入反出者，宜温胃健脾，方用理中汤。虚在下焦，朝食暮吐，或食入久而反吐出者，宜温肾助阳降逆，方用六味回阳饮加减。②指噎膈，参噎膈条。

分肉 即肌肉。古人称肌肉外层（皮下脂肪）为白肉。内层（肌肉组织）为赤肉。赤白相分，或谓肌肉之间界限分明；或谓皮内近骨之肉，与骨相分者，故名分肉。如《灵枢·本脏》说："卫气者，所以温分肉，充皮肤，肥腠理，司开阖者也"。

分刺 古刺法名。出《灵枢·官针》。九刺之一。指于机体分肉处针刺的方法。分肉，有指为肌肉间隙处，亦有称深部近骨的肌肉者。以其刺及分肉，故名。肌肉病证，须刺分肉之间调其经气，达到治疗目的。

分部 指十二经脉在皮肤上各有其所分属的部位。各经脉的病变亦可反映于其所属的部位。因此人体皮肤上的某些变异（如异常的色泽、疹点、结节、敏感点等），即可作为临床诊断疾病的依据。《素问·皮部论》："皮有分部……其所生病各异，别其分部，左右上下，阴阳所在，病之所终"。《素问·疏五过论》亦指出："审于分部，知病本始。"

分娩 出《妇人良方大全》。又名分诞、分解、免身、免乳、产乳、降诞、产子、落草。指怀胎十月，已发育成熟的胎儿，或接近成熟的胎儿，自胞宫排出母体的过程。

分推法 推拿手法名。出《保赤推拿法》。又名分法。推法之一。用两手拇指指腹由一处向两边分开移动。操作时的起点多在穴位上。常用于胸腹、前额及腋掌部。

分清饮 方名，出自《婴童百问》。又名萆薢分清饮。益智仁、萆薢、炒菖蒲、乌药各等分。为细末，入盐少许，空腹服，或灯芯煎调下。功能利湿化浊，温暖下元。治下焦虚寒，见小便白浊，频数无度，白如米泔，凝如膏糊。

分筋 推拿手法名。出《中医正骨经验概述》。用拇指指端深压于筋结或压痛点的边缘部，稳缓地进行按揉拨动，有助于筋结的解除或软组织粘连的分离。

公孙 经穴名，出《灵枢·经脉》。属足太阴脾经，该经络穴，八脉交会穴之一，通冲脉。位于足内侧第一跖骨基底的前缘，赤白肉际处。主治胃痛、胸胁痛、呕吐、饮食不化、肠鸣、泄泻、痢疾、疟疾、月经不调、足踝痛等。直刺0.5~1寸。艾炷灸3~5壮，或艾条灸5~10分钟。

仓廪之本 廪，音lǐn凛。指脾、胃、小肠、大肠、三焦、膀胱等脏腑。仓廪，即仓库。是指脾胃等脏腑具有出纳、转输、传化水谷的协同功能，如同仓库的出纳一样，故名。《素问·六节脏象论》："脾、胃、大肠、小肠、三焦、膀胱者，仓廪之本，营之居也。"

仓廪之官 谷藏之处为仓，米仓为廪；仓廪，即为贮藏粮食的仓库。仓廪之官，指脾胃。比喻脾胃有如粮食仓库。胃主受纳腐熟水谷，脾主运化水谷精微，使之输布于脏腑及人体各器官组织，以供人体所需之各种营养物质，维持各种生理功能活动。《素问·灵兰秘典论》："脾胃者，仓廪之官，五味出焉。"张景岳注："脾主运化，胃司受纳，通主水谷，故皆为仓廪之官。"

仓廪散 方名，出自《普济本》。人参、茯苓、甘草、前胡、川芎、羌活、独活、桔梗、柴胡、枳壳、陈仓米各等分。为末罗匀，加姜、薄荷煎汤热服。功能益气解表，败毒止逆。治噤口痢，毒气冲心，有热作吐。

月王药诊 藏医学著作。作者不详。成书于公元8世纪初。全书113章，分别论述人体胚胎、生理解剖、病因、病理、诊断和治疗、药物的选用和配伍、药物的加工炮制和剂型。从全书内容看，是现存最早之藏医学著作，其部分内容被《四部医典》所引录。1985年民族出版社据德格印经院本刻本出版了排印本。

月华丸 方名，出自《医学心悟》。天门冬、麦门冬、生地黄、熟地黄、山药、百部、沙参、川贝母、阿胶各一两，茯苓、獭肝、三七各五钱。用白菊花、霜桑叶各二两熬膏，将阿胶化入膏内，和诸药末，炼蜜为丸，弹子大。每服一丸，嚼化。功能滋阴润肺，镇咳止血。治肝肾阴虚，见久咳或痰中带血及劳瘵久嗽等。

月季花 中药名，出自《本草纲目》。又名四季花、月月红、月贵花、月月开。为蔷薇科植物月季 Rosa chinensis Jacq 的花蕾或初开放的花。性温，味甘。归肝经。有活血调经、消肿解毒之功效，主治月经不调、痛经、闭经、跌打瘀痛。煎服，3~6g。外用适量，以鲜品敷患处。

月经 又名月事、月水、月信等。指妇女胞宫周期性出血的生理现象。一般在女子十四岁左右，月经即开始来潮，至五十岁左右则断经。其中除妊娠及哺乳期外，通常则是每月来潮一次，持续三至七天。因其每月按期而来，尤如潮水之有信，故名月经。

月经不调 病名，见《千金要方》。又称月水不调、月使不调、月经不匀、月候不调、失信、经水无常、经月不利、经水不定、经水不调、经不调、经气不调、经血不定、经脉不调、经候不匀、经候不调等。指月经周期、血量、血色和经质的异常而言。常见的有经行先期、经行后期、经乱，及月经过多、月经过少。详见各条。

月经过少 病名，又名月经涩少、月经滞涩、经水否涩、经水涩少、经水不利、月候不利、月水不利、经乍来乍少等。指月经周期基本正常，而经量明显减少，涩滞不爽，行经时间缩短，甚至点滴即净者。多因血虚、血寒、血瘀、肾虚、痰湿所致。详见血虚月经过少、血寒月经过少、血瘀月经过少、肾虚月经过少、痰湿月经过少各条。

月经过多 病名，见《圣济总录》。又名月水过多、经水来太多、月候过多、经乍来乍多、经血过多、经水过多、经来过多。指月经周期基本正常，但血量明显超过以往正常血量者。多因气虚不摄，血热内扰，劳伤冲任等所致。详见气虚月经过多、血热月经过多、劳伤月经过多各条。

勿听子俗解八十一难经 《难经》注本。又名《新编俗解八十一难经图要》。7卷（包括首卷1卷）。明·熊宗立（勿听子）撰于1438年。本书逐条注释《难经》原文。卷首为八十一难经纂图，绘有解释《难经》本文的图表28幅。现存日本据明成化八年鳌峰熊氏中和堂本翻刻本，1983年中医古籍出版社据以影印。

勿药元诠 养生学著作。1卷。清·汪昂撰。撰年未详。本书简述导引、气功、摄养等防病健身的方法，常见疾病的预防及饮食起居注意事项。附刊于《医方集解》卷末。

风 病因六淫病邪之一，亦称风邪、风气。为外感发病的一种极为重要的致病因素；亦可由于肝肾阴虚，导致肝阳上亢而化风者。其性质和致病特点为：风为阳邪，其性开泄，易袭阳位，是说风邪善动而不居，具有升发、向上、向外的特性，故属阳邪。且易使腠理疏泄而开张，常伤及人体的上部（头面）、阳经和肌表。故常见头痛、汗出、恶风等症；风性善行而数变：是指风邪致病具有病位游移，行无定处及变幻无常，发病迅速之特点；风为百病之长：是说风邪为六淫之主要致病因素，常为外邪致病的先导，故凡寒、湿、燥、热诸病邪亦多依附于风而侵犯人体。《素问·骨空论》："风者，百病之始也。"《素问·风论》："风者，百病之长也。"

风门 经穴名，出《针灸甲乙经》。又名热府、风门热府。属足太阳膀胱经，督脉、足太阳之会。位于背部，第二胸椎棘突下，旁开1.5寸处。主治伤风咳嗽、鼻塞流涕、发热头痛、哮喘项强、胸背疼痛、呕吐、痈疽发背、百日咳等。针刺0.3～0.5寸。艾炷灸3～7壮，或艾条灸5～15分钟。

风气内动 即"内风"。由于"内风"与肝关系密切，故又称肝风内动或肝风。风气内动，为体内阳气亢逆变动而形成的一种病理状态。故《临证指南》指出："内风乃身中阳气之变动。"因此，凡在疾病发展过程中，或因为阳盛，或阴虚不能制阳，阳升无制，而出现的动摇、眩晕、抽搐、震颤等病理反映，即是风气内动的具体表现。《素问·至真要大论》："诸暴强直，皆属于风"，"诸风掉眩，皆属于肝。"病机，主要有肝阳化风、热极生风、阴虚风动、血虚生风等多种。

风为百病之长 六淫之邪，风邪被列于第一位。如《素问·风论》列举由风邪所引起的多种病证并加以概括，指出："故风者，百病之长也，至其变化，乃为他病也。无常方，然致有风气也。"张志聪注："风乃东方之生气，为四时之首，能生长万物，亦能害万物，如水能浮舟，亦能覆舟，故为百病之长。至其变化无常，故为病不一。"

风水 病名，出《素问·水热穴论》。又名风痫。多因外感风邪，肺气失于宣降，不能通调水道，水湿潴留所致。症见发病急骤、发热恶风、面目四肢浮肿、骨节疼痛、小便不利、脉浮。治宜疏风、宣肺、利水、方用越婢汤。

风市 经穴名，出《肘后备急方》。又名垂手。属足少阳胆经。位于大腿外侧中线，当腘横纹上7寸处。主治半身不遂、腰腿酸痛、遍身瘙痒、脚气、膝前、下肢痿痹等。直刺1～2寸。艾炷灸5～7壮，或艾条灸10～15分钟。

风关 ①又名上关、初关。小儿指纹见于食指第一节为风关。详见小儿指纹条。②经外穴位名。见《针法穴道记》。位于食指掌指关节横纹中点稍外处。③推拿部位名。指三关之一。位于食指近指节的腹面。参见指三条。

风池 经穴名，出《灵枢·热病》。属足少阳胆经，足少阳、阳维之会。位于项后枕骨下两侧，项后当斜方肌上端和胸锁乳突肌之间凹陷中，与风府穴平高。主治头痛项强、目赤痛、青盲内障、衄䶊、鼻渊、眩晕、耳鸣、癫狂、痫症、瘿气、中风昏迷、感冒，以及鼻炎、枕大神经痛、视神经炎、视神经萎缩、近视、电光性眼炎、高血压等。向鼻尖方向直刺0.5～1寸。

风赤疮痍 病名，见《秘传眼科龙木论》。又名风赤疮疾。相当于今之眼睑湿疹、眼睑皮肤炎等。多由于脾经湿热，复受风邪所致。症见胞睑皮肤灼痒肿胀，红赤如涂朱砂，起水泡，渗出黏液，甚或成脓疱，破后则糜烂结痂。治宜祛风清热为主。痒甚者，祛风邪为主，用五退散加减；痛甚者，以清热凉血为主，用加减四物汤加减。

风轮 五轮之一。见《秘传眼科龙木论》。即黑睛。黑睛在脏属肝，肝主风，故称风轮。风轮疾患常与肝胆有关。

风轮赤豆 病名，见《中医眼科讲义》。又名轮上一颗如赤豆，即今之束状角膜炎。多由肝经积热，气血瘀滞所致。症见黑睛上有颗粒样突起，白睛一束赤脉跟随直上黑睛，绕布颗粒，状若赤豆。治法：初起

宜平肝泻热为主，选用龙胆泻肝汤或洗肝散，酌加通络散瘀之品。病久反复不愈或红赤不甚者，宜养阴清热，用甘露饮加减。

风府 经穴名，出《素问·骨空》。又名舌本、曹溪、鬼穴、鬼枕。属督脉，督脉、阳维之会。位于项正中线，入后发际1寸，当枕骨粗隆下两侧斜方肌之间凹陷处。主治头痛、感冒、眩晕、颈项强痛、鼻衄、舌缓不语、咽喉肿痛、癫狂、痫证、半身不遂等。直刺0.5～1寸，禁深刺。

风牵㖞斜 病名，见《银海精微》。又名风引㖞斜、风牵㖞僻、风牵㖞偏外障、口眼㖞斜外障、唇睑相邀。即今之面神经麻痹。由于风痰湿邪引起。症见半侧面部感觉、运动异常，胞睑闭合不全，可兼见头目眩晕，半身不遂。治宜祛风通络除湿消痰。用正容汤或抽风散加减。可配合针刺治疗。

风牵睑出 病名，见《秘传眼科龙木论》。又名风牵出睑、脾翻黏睑、皮翻黏睑、皮翻症、残风、地倾。即今之睑外翻。多因胃经积热，肝风内盛，致风痰湿热瘀滞于胞络而成。也可由于胞睑疮疡结瘢或外伤所致。症见胞睑外翻，睑里外露而红赤，干涩流泪，甚或黑睛生翳。内治以祛风清热，除湿化痰，通络散瘀之法，用排风散加减。无效者应以手术治疗。

风胜则动 指风气偏胜则病理变化可表现为摇动性或游走多变之特点。如临床所见游走性的关节肌肉疼痛，眩晕，震颤，抽搐，角弓反张，口眼㖞斜，或头面、肢体不自主地颤动，或卒然仆倒等，均是风胜则动之表现。

风热犯肺 指风热之邪侵犯肺系，或风寒之邪郁而化热袭肺，致使卫气受病，肺气宣降失常所表现的证候。临床可见咳嗽，痰黄而稠，鼻塞，流黄浊涕，身热，微恶风寒，口干咽痛，舌尖红，苔薄黄，脉浮数。重则可见气喘鼻煽，烦躁不安等症。治宜疏风泄热，辛凉解表。

风热头痛 病证名，见《外台秘要》。多因外感风热所致。症见头部胀痛，恶风发

热，或鼻塞流涕，或齿痛，或目赤面红，口渴喜饮、便秘溺赤。治宜疏风清热，方用桑菊饮。

风热乳蛾 病证名，见《疡科心得集》。单侧发病者又名单乳蛾，双侧发病者为双乳蛾。重症化脓者称烂乳蛾。相当于急性扁桃体炎。以喉核红肿疼痛，或有黄白色脓点，吞咽不利等表现为主。风热外侵，肺经有热者，兼见发热恶寒，头痛鼻塞，咳嗽有痰等，治宜疏风清热，消肿利咽，用疏风清热汤治疗；邪热传里，肺胃热盛者，兼见高热口渴，痰稠而黄，口臭便秘等，治宜泄热解毒，利咽消肿，用清咽利膈汤加减。

风热疮 病名，见《外科启玄》。又名风癣、血疳。相当于西医的玫瑰糠疹。多因感受风热，阻于肌肤；或热邪伤阴，血热化燥而成。多发于躯干、四肢近端，初起一个指甲大小的玫瑰红色斑片，渐增大，斑片中央可见浅棕色糠秕样鳞屑，继有多个形态相似而较小的斑片，斑色鲜红或褐、褐黄、灰褐，斑片长轴与皮肤纹理一致，表现附有糠秕样鳞屑。治以疏风清热凉血，消风散加减内服，外用三黄洗剂或颠倒散洗剂。

风热喉痹 病证名，出《素问·阴阳别论》。相当于急性咽炎。本病以咽喉红肿疼痛，喉底有颗粒状肿起或有散在黄白色脓点等表现为主。常因气候急剧变化，起居不慎，肺卫失固所致。若热盛传里，则出现胃经热盛证候。风热外侵，肺经有热者，治宜疏风清热，解毒利咽，用疏风清热汤加减。邪热传里，肺胃热盛，治以泄热解毒，利咽消肿，用清咽利膈汤加减化裁。

风热感冒 病证名，见《诸病源候论》。因感受风热之邪所致。症见恶寒发热，发热重恶寒轻，头痛，咽痛，流涕等。参见感冒、热伤风、火伤风条。

风疹 病名，出《千金要方》。又名风痧。流行于冬春季节，是一种较轻的出疹性传染病。多见于5岁以下婴幼儿。由外感风热时邪，郁于肌表，发于皮肤所致。疹点细小淡红，出浸较快，退后无落屑及疹痕。治宜清热解毒，用银翘散或加味消毒饮。

风痒 病证名，见《诸病源候论》。多因卫虚风邪外袭，皮肤郁热生风所致。症见四肢、胸腹皮肤作痒。治宜清热疏风、凉血，方用消风散。

风惊 病名，见《诸病源候论》。多因心气不足，风邪所乘。症见惊悸不安，健忘多梦。治宜养心安神，祛风定惊。方用小定心汤、大定心汤。参惊条。

风痨臌膈四大证治 书名。不分卷。清·姜天叙撰。刊于1796年。本书详细论述中风、虚劳、膨胀、噎膈反胃四大病证证治，兼及霍乱、关格等病。建国后有排印本。

风湿 病名，见《金匮要略》。多因感受风、寒、湿邪而致。症见身痛或重，关节疼痛，屈伸不利。治宜祛风除湿，方用麻黄杏仁薏苡甘草汤，汗出恶风者用防己黄芪汤，寒湿重者用甘草附子汤。参痹条。

风湿头痛 病证名，见《赤水玄珠》。由风邪外袭，湿浊上蒙所致。症见头痛如裹，肢体困重，胸闷腹胀，恶心纳呆，口干少饮。治宜祛风除湿，方用羌活胜湿汤。

风湿痹 病名，见《诸病源候论》。因风、寒、湿邪侵犯机体所致。症见皮肤顽厚，或肌肉酸痛，日久不瘥亦可致手足不遂。治宜祛风湿为主，方用海桐皮汤或羌活胜湿汤。

风温 病名。①见《温热经纬》。因感受风热引起的温病。症见发热，头痛，咳嗽，口渴，脉浮数等，治宜辛凉透表，方用银翘散。如见高热神昏，手足瘛疭，脉数疾，为热盛劫津，逆传心包，热入营血，宜清营泄热平肝息风，用犀角地黄汤。如正气虚脱，急宜回阳固脱，方用参附龙牡合生脉散。②指温病误汗的变症见《伤寒论》。详太阳病条。

风温痉 病证名，见《温病条辨》。小儿痉病之一。感受风温之邪所致的痉证。若风温咳嗽致痉者，用桑菊饮。如伴有神昏谵语者，兼用如安宫牛黄丸、紫雪丹，芳香开窍。

风寒头痛 病证名,见《罗氏会约医镜》。由风寒之邪外袭所致。症见头痛,或头痛连及项背,恶风寒,骨节酸痛,鼻塞流清涕,舌苔薄白,脉浮紧等。治宜疏风散寒,方用桂枝羌活汤或川芎茶调散。参见头痛条。

风寒束肺 指风寒外邪侵袭于体表皮毛内舍于肺,肺卫之气失于宣通所表现的证候。临床可见咳嗽痰稀薄而色白,鼻塞流清涕,微恶风寒,轻度发热,无汗,舌苔白,脉浮紧等症。多见于风寒感冒,亦可见于一些热病、传染病的初期。治当疏风散寒,宣通肺气。

风寒咳嗽 病证名,见《仁术便览》。因风寒犯肺,肺气不宣所致。症见咳嗽痰稀,鼻塞流涕,声重恶寒,或兼头痛,骨节酸痛,无汗,舌苔薄白,脉浮。治宜疏风散寒,宣通肺气,方用金沸草散或杏苏散。

风寒喘逆 病证名,见《症因脉治》。因风寒郁于肌表,壅于肺脏所致的气喘。症见喘咳痰鸣而伴头痛身痛,身发寒热,无汗恶寒,脉浮紧。治宜祛风散寒,降逆平喘,方用华盖散。

风寒湿痹 病证名,见《圣济总录》。因风寒湿三气杂至,气血郁滞所致。症见身重而痛,四肢拘挛,甚则走注疼痛,或手足麻木等。治宜祛风散寒利湿,方用蠲痹汤。

风寒感冒 病名,见《万病回春》。因外感风寒所致。症见恶寒发热、鼻塞流涕、咳嗽、喘急,头痛身痛等表证。治宜解表散寒,方用荆防败毒散。

风寒腰痛 病证名,见《东医金鉴》。因风寒侵袭腰部所致。症见腰痛拘急,或连脊背,或引脚膝,或见寒热,腰间常见冷,得温痛减,脉浮而紧。治宜疏散风寒,方用二柴胡饮、五积散等。参见腰痛条。

风痹 病证名,是《诸病源候论》。简称痹。因中风所致。症见四肢废而不用,甚则可见口不能言,神志昏乱等。参中风条。

风痹 病名,见《灵枢·寿夭刚柔》。又名行痹、筋痹。指风寒湿邪侵袭肢节、经络,以风邪为著的痹证。症见肢节疼痛,游走不定。治宜祛风为主,兼祛寒利湿,方用防风汤。

风痰头痛 病证名,见《圣济总录》。因风邪挟痰上扰清窍的头痛。症见头痛、眩晕,目闭不欲开,懒言,身重体倦,胸闷恶心,或两颊青黄,或吐痰涎。治宜祛风化痰,方用甘菊荆芥汤、半夏白术天麻汤。

风痰眩晕 病证名,见《医学正传》。因风痰上壅,闭塞清阳所致。症见头晕、两目昏花,身重多睡,胸闷心悸,呕吐痰涎。治宜祛风化痰,方用半夏白术天麻汤。

丹田 气功术语。出边韶《老子铭》。又称玄牝、炉鼎、神室、黄房。内丹术修炼过程中,身体上炼丹结丹或意念集中的重要部位。可分为上丹田、中丹田、下丹田。

丹台玉案 综合性医书。6卷。明·孙文胤撰。刊于1636年。卷1为先天脉镜(专谈脉形)、调摄养生、灵兰秘典(脏象图说及各脏用药治法等),卷2~6介绍伤寒、温病、瘟疫、内科杂病、妇人、小儿、外科、五官、口齿等多种病证之因、证、脉、治。现存明崇祯十年仁寿堂刻本,1984年上海科技出版社据以影印。

丹剂 依法精制的中药成药制剂。有内服和外用两种。内服丹剂没有固定外形。有的将药物研成细末即成;有的再加糊或黏性药汁制成各种形状;有的则是丸剂的一种,因多用精炼或贵重药品制成,所以不称丸而称丹。如黑锡丹、至宝丹等。外用丹剂一般为粉末状,多由矿物药经加工炼制而成,仅供外科使用,如红升丹、日降丹等。

丹参 中药名,出自《神农本草经》。又名赤参、红根、紫丹参、血参根。为唇形科植物丹参 Salvia miltiorrhiza Bge. 的根。性凉,味苦。归心、心包、肝经。有活血化瘀、安神宁心、消痛止痛之功效,主治胸痹心痛、痛经、经闭、癥瘕积聚、风湿痹痛、失眠心悸、痈肿疮毒。煎服,5~15g。反藜芦。近年本药成为肝脾大和冠心病心绞痛之常用药。

丹参饮 方名，出自《时方歌括》。丹参一两，檀香、砂仁各一钱。水煎服。功能活血祛瘀，行气止痛。治血瘀气滞，心胃诸痛。近代常用于治疗心绞痛、肝病、胃病见瘀滞证候者。

丹毒 病名，出《备急千金要方》。又名丹熛、天火、火丹。以患部皮肤突然发红如涂丹而名。西医同名。由于发病的部位和合并症不同，病因证治也有所差异，一般分为抱头火丹、内发丹毒、流火、赤游丹毒四种。各见该条。

丹痧 病名，见《丹痧阐介》。又名烂喉痧、烂喉丹痧、疫喉、疫喉痧、疫疹、疫痧。相当于西医猩红热。本病属急性呼吸道传染病，以发热、咽喉肿痛、皮肤有弥漫性猩红色皮疹为特征。邪侵肺卫者，兼见头痛恶寒，灼热无汗等，治宜辛凉宣透，清热利咽，用解肌透痧汤加减；毒在气营者，兼见壮热不解，面赤口渴，咽喉肿痛半糜烂白腐，皮疹弥漫全身，舌红起刺，状如杨梅，治宜清营凉血，泻火解毒，用清营汤化裁；痧后阴伤，证见皮疹渐退，咽痛减轻，但仍有低热口干，舌红少津，治宜养阴生津，清热润喉，用沙参麦冬汤治疗。

丹溪心法 综合性医书。5卷（一作3卷）。元·朱震亨著述，明·程充校订。刊于1481年。本书并非朱震亨自撰，系其门人根据朱氏学术经验及平日讲述内容纂辑而成。当时并无刻本，明初的两种刻本均有后世医家增附内容。经程氏删订校正，力求恢复原貌，即现通行本。卷首有十二经见证、不治已病治未病等6篇医论。正文5卷，分列各科病证100篇，以内科杂病为主，兼及其他各科。每种病证，先引朱氏原论；次记朱氏门人戴元礼有关辨证等方面的论述，并介绍治疗方剂；最后为附录，解释病名，阐析病因、证候与治疗。全书全面系统的记述朱震亨的治疗经验和理论见解。他治疗内科杂病，十分重视气、血、痰、郁辨证，治法及立方用药，均较前人有所创新。卷末附"故丹溪先生朱公石表辞""丹溪翁传"两篇。现存明万历二十九年吴勉学校刻本、乔山堂刻本。1959年上海科技出版社出版排印本。

丹溪心法附余 综合性医书。24卷。明·方广类集重编。刊于1536年。本书在程充校订的《丹溪心法》的基础上，删去"附录"部分，另以诸家方论缀于各门之后。所选诸论多能与朱氏学术经验互相发明补充。现存明嘉靖十五年姚文清刻本等10余种明刻本，及多种清代刻本、石印本。

丹溪先生医书纂要 综合性医书。简称《丹溪纂要》，或名《医书纂要》。2卷。明·卢和编注。刊于1484年。卢氏根据世传题名朱震亨撰写的各种医著，删正裁取，编成此书。以内科杂病为主，兼及各科病证。分中风、伤寒、瘟疫等78门。方治详备，并附医案。现存明成化二十年初刻本、朝鲜李元诚等校刻本。

丹溪治法心要 综合性医书。8卷。题元·朱震亨述，明·高叔宗校正。本书系朱氏门人整理，明嘉靖间高氏校正刊行。以内科杂病为主，兼及外、妇产、儿、五官、口腔等科病证证治，并附医案。现存明嘉靖三十五年刻本。1909年经萧树霖重校，排印刊行。

匀气散 方名，出自《太平惠民和剂局方》。丁香、檀香、木香、白豆蔻仁各二两，藿香叶、甘草各八两，砂仁四两。为末，每服一钱。功能理气醒脾，和胃止痛。治气滞不匀，胸膈虚痞，宿食不消，脘腹刺痛，恶心呕吐。

乌贝散 方名，出自《实用中药学》。乌贼骨八两五钱，浙贝母一两五钱。为细末，每服五分至一钱。功能止酸生肌，和胃止痛。治胃及十二指肠溃疡、胃酸过多。现代实际研究证明，本方有明显的吸附胃蛋白酶和中和胃酸的作用。

乌风内障 病名，见《秘传眼科龙木论》。又名乌风、乌风障症。为五风变内障之一。类今之继发性青光眼。本病罕见。多由于风痰之人或精血不足，阴虚火旺所致。症见头痛目眩，眼珠胀痛，视力锐减，白睛不红或抱轮红赤，瞳神散大或不大，或紧小或干缺，瞳内气色乌昏，目珠胀硬。风痰壅目者，宜涤痰开窍，清肝除风，用白附子散加减。精血不足，阴虚火旺者，宜滋补肝肾降火，益精养血，用杞菊地黄丸或乌风补肝散加减。

乌巴丸 方名，出自《不居集》。乌梅肉二两，巴豆霜五粒。乌梅肉水煮烂，候水少干，入巴豆，煮片刻，搅如稠糊，取出捣为丸，梧桐子大。每服七至十五丸，生姜煎汤送下。功能豁痰宽胸。治胸膈久为顽痰所害，面色青白浮肿，不思饮食，遍身疼痛，夜间气壅不得睡，往来寒热，手足冷痛，不得转侧，屡用痰药坠之不下，取之不出。

乌头汤 方名，出自《金匮要略》。麻黄、芍药、黄芪、炙甘草各三两，川乌五枚。先将乌头为粗末，以蜜二升煎取一升，去乌头，再将余药为粗末，水煎，去滓入蜜中，再煎分二次服。功能祛风散寒，和血止痛。治寒湿历节及脚气疼痛，不可屈伸。《备急千金要方》载三首同名方，组成、功用、主治皆有不同。

乌头类中毒 病名，见《千金要方》。是因服用过量乌头、附子、天雄而见中毒症状者，中毒轻者，症见口唇、四肢麻木，头晕，言语不清，视力模糊。重者心率加速，心律不齐，血压下降，突然抽搐，紫绀，昏迷，甚至死亡。治宜中西医结合救治。可用生姜、绿豆、甘草、川连、芫荽汁等解毒。

乌头桂枝汤 方名，出自《金匮要略》又名抵当乌头桂枝汤。乌头，以蜜二斤，煎减半，去滓，以桂枝汤五合煎之。得一升后，初服二合；不知，即服三合；又不知，复加至五合。其知者，如醉状；得吐者，为中病。功能散寒止痛，调血和营。治寒疝，腹中痛，逆冷，手足不仁，身疼痛等。《外台秘要》载同名方，系以桂心换桂枝汤，治证相同。

乌头煎 方名，出自《金匮要略》。又名大乌头煎。大乌头五枚。水煎去滓，入蜂蜜二升，煎至水气尽，强者分三次服，弱者分四次服，日一次。功能散寒止痛。治寒疝，绕脐腹痛，恶寒不欲食，发则白津出，手足厥冷，脉沉紧。

乌沉汤 方名，出自《太平惠民和剂局方》。乌药一百两，沉香五十两，人参三两，甘草四两半。为末，每服半钱，加生姜三片，盐少许，食前沸汤点服。功能益气健脾，温中散寒，理气止痛。治吐泻转筋，癥癖疼痛，风水毒肿，冷风麻痹；中恶心腹痛，蛊毒疰忤，宿食不消；时行瘴疫，膀胱、肾间冷气攻冲，背膂俯仰不利，及妇人血气攻击，心腹撮痛。

乌鸡丸 方名，出自《寿世保元》。海金沙、炒侧柏叶各四两，炒厚朴、酒当归各三两，白术、川芎、炒白芍药、熟地黄各二两，羌活、防风各一两半，炒香附、人参、砂仁各一两，甘草三钱。为末，用白毛乌肉雄鸡一只，去毛及内脏，将药末装入鸡肚内，放铜锅内，用好酒五壶，水两瓶，文武火煮至汤干，取鸡去骨，取肉切细，同药晒干为末，用粳米粉、酒、水煮糊为丸，梧桐子大。每服一百丸。功能养血调径，祛湿健脾，理气止痛。治妇人血海虚冷，月经不调，或小腹疼痛，或白带淋漓，面色苍黄，四肢无力，头晕目眩。《妇科玉尺》《中药制剂手册》载有同名方，组成略异，证治基本相同。

乌药 中药名，出自《本草拾遗》。又名台乌药、旁其、矮樟。为樟科植物乌药 Lindera strychnifolia (Sieb. et Zucc.) Villar 的块根。性温，味辛。归肺、脾、肾、膀胱经。有散寒止痛，行气开郁之功效，主治脘腹胀痛、反胃吐食、痛经、遗尿。煎服，3~9g。

乌药顺气汤 方名，出自《痧胀玉衡》。三棱、莪术、莱菔子、白芥子、延胡索各一钱，枳壳、青皮、乌药各八分，红花七分，香附四分。水煎服。功能理气活血，止痛除胀。治痧气内攻，心腹切痛，胀闷非常。

乌药顺气散 方名,出自《太平惠民和剂局方》。麻黄、陈皮、乌药各二两,炒僵蚕、川芎、枳壳、炒甘草、白芷、桔梗各一两,炮姜半两。为细末,每服三钱,加生姜三片,大枣一枚,水煎服。功能散风祛湿,和血止痛。治风气攻注四肢,骨节疼痛,遍身顽麻,头目眩晕;瘫痪,语言謇涩,筋脉拘挛;脚气,步履艰难,脚膝软弱,及妇人血风;老人冷气上攻胸臆,两胁刺痛,心腹膨胀,吐泻肠鸣等。《杂病源流犀烛》载有同名方,组成、证治有别。

乌骨鸡 中药名,出自《本草纲目》。又名乌鸡、药鸡、绒毛鸡、竹丝鸡。为雉科动物乌骨鸡(即家鸡 Gallus gallus domesticus Brisson 之一种)的肉或除去内脏的全体。性平,味。归肝、肾经。有养阴退热、补脾、胃之功效,主治虚劳骨蒸、脾虚泄泻、崩漏带下。煮食或入丸、散。

乌倍散 方名,出自《外科真诠》。草乌五钱,白芷一两,龙骨一钱五分,五倍子四两。先将前三味捣碎,入五倍子同炒焦,只用五倍子研细,香油调刷患处。功能消肿止痛。治甲疽,足趾甲旁,胬肉高突,时流黄水,疼痛难忍。

乌梢蛇 中药名,出自《本草纲目》。又名乌蛇、黑风蛇。为游蛇科动物乌梢蛇 Zaocys dhumnades(Cantor)除去内脏的干燥全体。性平,味性。归肝、肺经。有祛风湿、通经解毒之功效,主治风湿顽痹、肢体麻木、小儿麻痹、破伤风、麻风、疥癣、骨与关节结核。煎服,5~12g。亦可研末吞服或浸酒服。

乌梅 中药名,出自《本草经集注》。又名梅实、熏梅、桔梅肉。为蔷薇科植物梅 Prunus mume(sieb.)Sieb. et Zucc. 的未成熟果实的加工熏制品。性温,味酸。归肝、脾、肺、大肠经。有敛肺涩肠、生津止渴、安蛔驱虫之功效,主治久咳、久痢、虚弱消渴、尿血便血、蛔虫、钩虫、疮疡胬肉。煎服,3~10g,或入丸、散。蚀胬虫以炭研末敷。外有表邪、内有实热积滞者不宜。

乌梅丸 方名,出自《伤寒论》。乌梅三百枚,细辛、炮附子、桂枝、人参、黄柏各六两,干姜十两,黄连十六两,当归、川椒各四两。先将乌梅本草浸一夜,去核,蒸熟捣烂,余药为末,和蜜为丸,梧桐子大。每服十至二十丸。功能温脏安蛔。治蛔厥证,又治久痢、久泻。近代常用于治疗胆道蛔虫症。实验证明,能使蛔虫麻痹,增加胆汁分泌,弛缓胆道口括约肌,使胆道蛔虫退回十二指肠。《太平圣惠方》载同各方五首,《备急千金要方》载同名方三首,《丹溪心法》《外台秘要》载同名方各二首,《肘后方》载有同名方一首,其组成、功用、主治皆有不同。

乌蛇胆 中药名,出自《本草纲目》。为游蛇科动物乌梢蛇 Zaocys dhumnades(cantor)的胆。性凉,味苦、微甘。有祛风明目、清热化痰之功效,主治痰迷发狂、惊搐,风热眼雾不明、角膜溃疡。内服研末入丸、散;外用研末撒,或制成眼药点眼。

乌痧惊风 病证名,见《本草纲目》。惊风的一种证型。其临证特点为遍身发乌,闷乱欲脱。多由风寒湿热之邪,阻滞经络,血行不畅所致。急用黄土入醋炒热,布包乘热从头颈向躯干四肢熨之,出现黑块,取最著者,用针刺破,挤出乌血,以使闷乱缓解。

凤仙花 中药名,出自《救荒本草》。又名金凤花、指甲花、海莲花、竹盏花。为凤仙花科植物凤仙 Impatiens balsamina L. 的花。性温,味甘,有小毒。有祛风活血、通经止痛之功效,主治妇女经闭腹痛、腰胁疼痛、关节疼痛、跌打损伤。煎服,3~6g,鲜者加倍。外用适量,鲜品捣敷患处。

凤仙根 中药名,出自《本草纲目》。为凤仙花科植物凤仙 Impatiens balsamina L. 的根。性平,味苦、辛、甘,有小毒。有活血通经、软坚消肿之功效,主治风湿筋骨疼痛、跌打损伤、咽喉骨梗。研末或酒浸服,9~15g。外用煎水洗患处。

凤凰十三味丸 蒙医白脉病方。方由诃子、草乌、木香、菖蒲、黑沉香、甘草、禹粮土、麝香、珊瑚、丁香、磁石、肉豆蔻、珍珠组成。功能疏通脉络，镇静、安定。主治白脉病，如半身不遂、手足麻木、口眼㖞斜等。

凤凰五味丸 蒙医粘虫病方。方由诃子、菖蒲、草乌、木香、麝香组成。功能镇粘、祛黄水、止痛、消肿。主治黏性刺痛、白喉、炭疽、粘虫性胃肠痉挛、瘟疫、丹毒、痛风、痹、麻风病、疮肿等希拉乌苏证和粘虫证。

凤凰衣 中药名，出自《医学入门》。又名鸡子白衣、鸡蛋膜衣、鸡蛋衣。为雉科动物家鸡 Gallus gallus domesticus Brisson 的蛋壳内膜。性平，味甘。归肺经。有润肺养阴、止咳开音之功效，主治咽痛、咳久失音、口疮、疮口不收。煎服，3～9g。外用适量，研末敷患处。

凤凰展翅 ①推拿方法名。出《小儿推拿广意》。《厘正按摩要术》说："法主温，医用两手托儿手于总经上，将两手上四肢在下边两面爬开，二大指在上阴阳二穴，两面爬开，再以两大指捏阴阳二穴向外摇二十四下，捏紧一刻，又将左大食中指侧食儿，向下转摆三四下，复用左手托儿手肘，右手托儿手背，大指掐住虎口，往上向外顺摇二十四下。"②练功方法之一。出《推拿学》（上海中医学院附属推拿学校）。屈肘伸掌，两手交叉于胸前，然后翘掌向两侧分开，犹如开弓之势，不可抬肩，再屈臂内收至原状。③针刺手法名。即赤凤迎源之别名，详见该条。

[丶]

六一散 方名，出自《宣明论方》。又名益元散、天水散、太白散。滑石六两，炙甘草一两。为细末，每服三钱，加蜜少许，温水调下。功能祛暑利湿。治感受暑湿，见身热烦渴，小便不利，或泄泻。

六不治 据《史记·扁鹊仓公列传》载，战国时期名医扁鹊认为，在六种情况下患病不能治好或者不予治疗，即"骄恣不论于理""轻身重财""衣食不能适""阴阳并藏气不定""形羸不能服药""信巫不信医"等，是为"病有六不治"。

六气 ①指人体气、血、津、液、精、脉等六种基本物质。因其均发生于后天水谷之精气，故曰六气。如《灵枢·决气》说："人有精、气、津、液、血、脉……六气者，各有部主也，其贵贱善恶，可为常主，然五谷与胃为大海也。"②指风、热（暑）、湿、火、燥、寒等六种气候。亦称六元。见《素问·天元正纪大论》。

六气感证要义 温病著作。清·周岩撰于1898年。作者认为外感病证的病因不出风、寒、暑、湿、燥、火六气，遂依次分述风、中风、寒、中寒、暑、风温、湿、风湿、湿温、燥、火等多种病证，集诸家学说，参以个人心得，阐述症、因、脉、治。现有《珍本医书集成》本等。

六节 ①指三阴三阳之节度。《素问·天元纪大论》："天以六为节"。②指六气循环之常度。《素问·六微旨大论》："原闻地理之应六节气位何如"。

六因条辨 温病著作。3卷。清·陆廷珍撰于1868年。作者以风、寒、暑、湿、燥、火六因为纲，融会前人学说，附以己见，采用条辨形式论述春温、伤暑、中暑、中热、伏暑、秋燥、冬温、温毒、伤湿、暴感风寒、伤风、风温等多种病证。收入《珍本医书集成》。

六合 ①指十二经别按经脉的表里关系分成六对组合。如足太阳经别与足少阴经别为一合；足少阳经别与足厥阴经别为二合；足阳明经别与足太阴经别为三合；手太阴经别与足少阴经别为四合；手少阴经别与手厥阴经别为五合；手阳明经别与手太阴经别为六合；见《灵枢·经别》篇。②指四方上下空间。如《素问·生气通天论》说："夫自古通天者，生之本，本于阴阳，天地之间，六合之内，其气九州九窍、五藏十二节，皆通乎天气"。王冰注："六合谓四方上下也"。

六合定中丸 方名，出自《医方易简新编》。苏叶、藿香、香薷各四两，木香、檀香、甘草、柴胡各一两，赤茯苓、木瓜、羌活各二两，枳壳二两半，姜厚朴一两半。为细末，炼蜜为丸，每丸重一钱半，每服一丸。功能醒脾和胃，理气宽中。治四时感冒，伤食胃痛，霍乱泻痢，小儿吐乳等症。《全国中药成药处方集》载同名方，组成、功用、主治类同。

六字诀 气功术语。见陶弘景《养性延命录》。默念嘘、呵、呼、呬、吹、嘻六字，以治肝、心、脾、肺、肾、三焦疾病的功法。

六译馆医学丛书 丛书。《六译馆丛书》的一部分。廖平撰辑。刊于1913~1923年。作者辑录多种医籍包括部分古佚医籍，并加考释、整理和评注。内有《黄帝内经明堂》《黄帝内经太素诊皮篇补证》《杨氏太素诊络篇补证》《黄帝太素人迎脉口诊补证》《杨氏太素三部九候篇诊法补正》《平脉考》《经脉考证》《仲景三部九候诊法》《伤寒总论》《伤寒平议》《伤寒古方订补》《难经经释补正》《脉学辑要评》《药治通义辑要》等22种。1913至1923年成都存古书局刻印。

六君子汤 方名，出自《校注妇人良方》。人参、白术、茯苓各二钱，炙甘草、陈皮、半夏各一钱。加生姜、大枣，水煎服。功能健脾止呕。治脾胃气虚兼有痰湿，不思饮食，恶心呕吐，胸脘痞闷，大便不实，或咳嗽痰多稀白等症。《世医得效方》载同名方，组成、功用、主治有别。

六妙法 气功术语。出《安般守意经》。又称六妙法门。静功之一，是智𫖮所创，以调心与调息相结合的气功方法。可分为数、随、止、观、还、净六法，每法又分为修与正两部分（如数分为修数法与证数法）。修练时，可依次循序进行。

六郁 病证名，见《丹溪心法》。指气郁、湿郁、痰郁、热郁、血郁、食郁。详各条。

六味 藏药学理论。出《晶珠本草》。指药物之酸、甘、苦、涩、辛、咸。

六味地黄丸 方名，出自《小儿药证直诀》。又名六味丸、地黄丸。若作汤剂，又名六味地黄汤。熟地黄八钱，山茱萸肉、山药各四钱，泽泻、牡丹皮、茯苓各三钱。为末，炼蜜为丸，梧桐子大，每服三丸。功能滋补肝肾。治肝肾阴虚，见腰膝酸软，头目眩晕，耳鸣耳聋，盗汗遗精，以及小儿囟开不合之症；或虚火上炎而致骨蒸潮热，手足心热，或消渴，或虚火牙痛，口燥咽干，舌红少苔，脉细数等。近来常用于治疗慢性肾炎、高血压病、肺结核、神经衰弱、糖尿病、甲状腺机能亢进、肾结核、功能性子宫出血、恶性肿瘤等属于肝肾阴虚者。实验证明，本方对肾性高血压有明显降压和改善肾功能的作用；还能改善植物神经系统和性腺的功能障碍，使肝糖元含量增加，红细胞代谢恢复正常。

六和汤 方名，出自《太平惠民和剂局方》。砂仁、半夏、杏仁、人参、炙甘草各一两，茯苓、藿香叶、白扁豆各二两，香薷、厚朴各四两。为粗末，每服四钱，加生姜三片，大枣一枚，水煎服。功能健脾化湿，升清降浊。治夏月饮食不调，湿伤脾胃，见霍乱吐泻，胸膈痞满，舌苔白滑。

六经 太阳经、阳明经、少阳经和太阴经、少阴经、厥阴经的合称。并按十二经脉的走向分为手六经和足六经。《伤寒论》则以足六经及其所属脏腑的生理病理表现，作为外感热病及内伤杂病辨证分型之纲领。参见六经辨证条。出《素问·热论》。

六经伤寒辨正 《伤寒论》发挥性著作。4卷。清·蔡宗玉辑，林昌彝补方。刊于1873年。本书按经辨别伤寒诸证。每证归纳《伤寒论》有关原文，介绍该证病因、病理和治法；并根据兼症、脉象的不同，辨析证候同中之异。但原书仅有方名，后林氏在此基础上汇辑治疗方剂，并补笺数十条，增加了有关温病、疫痧、霍乱证治等。现存清同治十二年初刻本。

六经病 病名，指《伤寒论》中的太阳病、少阳病、阳明病、太阴病、少阴病、厥阴病。是外感热病在演变过程中所产生的各种证候。详见各条。

六经厥 病证名，见《三因极一病证方论》。指太阳厥、阳明厥、少阳厥、太阴厥、少阴厥、厥阴厥。详参各条。

六经提纲 伤寒病六经辨证的纲领。是从《伤寒论》条文中概括出来的，即"太阳之为病，脉浮，头项强痛而恶寒"；"阳明之为病，胃家实也"；"少阳之为病，口苦咽干，目眩也。"；"太阴之为病，腹满而吐，食不下，自利益甚，时腹自痛"；"少阴之为病，脉微细，但欲寐也"，"厥阴之为病，消渴，气上撞心，心中疼热，饥而不欲食，食即吐蛔，下之利不止"。

六经辨证 《伤寒论》的辨证方法。六经，指太阳、阳明、少阳、太阴、少阴和厥阴。六经辨证是汉代医家张仲景在《内经》六经的基础上，结合外感热病传变情况所总结出来的六个辨证纲领，亦是外感病发展过程中六个浅深不同阶段的综合证候。六经彼此相互联系，可以合病、并病、两感和互相传变，因而不能截然分开。

六神丸 方名，出自《中药制剂手册》。麝香、牛黄、珍珠各一钱五分，冰片、蟾酥、雄黄各一钱。研细末，水泛为丸，百草霜为衣，每两作一万粒。每服十粒，嚼化或温水送下；或取十粒用开水或米醋溶成糊状，外敷患处。功能解毒消肿，利咽散结。治烂喉丹痧、喉风、乳蛾、咽喉肿痛及痈疽疮疖等。《证治准绳》《景岳全书》载同名方，组成、功用、主治各异。

六神汤 方名，出自《三因极一病证方论》。莲房、葛根、枇杷叶、炙甘草、天花粉、黄芪各等分。为粗末，每服四钱，水煎服。功能益气升津，清热止渴。治三消渴疾。《奇效良方》载同名方，组成、功用、主治皆异。

六脏 指心、肝、脾、肺及两肾。《难经·三十九难》："五藏亦有六藏者，谓肾有两藏也。"

六基症 蒙医名词。指赫依病、希拉病、巴达干病、血液病、希拉乌苏病、粘虫病等6种病证。该6种病证不仅各自独立为病，且引发其他多种疾病。故称。

六淫 风、寒、暑、湿、燥、火六种病邪的合称。指六气变化异常，发生太过或不及，或非其时而有其气（如春天应温而反寒，秋天应凉而反热等），以及气候变化过于急骤（如过剧的暴冷暴热等），在人体正气不足，抗病能力减弱时，则六气可作为致病因素，侵犯人体而发生疾病。六淫影响到人体的调节机能以及病源体的孳生传播，从而成为致病的邪气，导致外感病证的发生（包括一些流行病和传染病的发生）。六淫致病，自外而入，故又称为外因。如《三因方》说："然六淫，天之常气，冒之则先自经络流入，内合于脏腑，为外所因"。

六腑 胆、胃、大肠、小肠、三焦、膀胱六个内在脏器的合称。具有出纳、转输、传化水谷之协同功能。《灵枢·本藏》："六脏者，所以化水谷而行津液者也"。《灵枢·经水》："六腑者，受谷而行之，受气而扬之。"《素问·五藏别论篇》说："六腑者，传化物而不藏，故实而不能满也"。

六腑以通为用 指六腑传化物而不藏的共同的生理功能特点。见《素问·五藏别论》。如胃的受纳和腐熟水谷，主和降；胆的疏泄胆汁；小肠的受盛、化物和泌别清浊；大肠的传泻糟粕；膀胱的排泄小便；三焦的通调水道等功能活动，都是传而不藏的。因此，为使六腑的出纳、消化、转输、排泄等主要功能活动得以正常进行，必须保持其传化的通畅无阻，且六腑多为空腔脏器，更应以和降为宜，不应阻滞不通。后世医家从大量的临床实践中，总结出"六腑以通为用"的理论，对六腑病证的临床治疗具有重要的指导意义。

六醴斋医书十种 丛书。清·程永培辑。刊于1794年。内收《褚氏遗书》《肘后备急方》《元和纪用经》《苏沈良方》《十药神书》《加减灵秘十八方》《韩氏医通》《痘疹传心录》《折肱漫录》和《慎柔五书》10种。现存清刻本、1925年千顷堂书局石印本。

文彦博 1006～1097年。北宋大臣。字宽夫，汾州介休（今山西介休）人。仁宗时进士，由参知政事升为宰相。前后任将相五十年。平素喜医药，谓古代良医治病必专本草立方，遂采仲景、《千金方》《外台秘要》及诸家经验方，于各药之下注以性味功能，编写《药准》一卷，已佚。并节录《嘉祐本草》常用切要药物，作《节要本草图》，亦佚。

文堂集验方 方书。4卷。清·何京辑。刊于1775年。本书辑录方书用成方与单验方，以症类方，分为中风、风痫、感冒伤风、伤寒等39门，先论症因，次列治方。现有《珍本医书集成》本。

文蛤汤 方名，出自《金匮要略》。文蛤、石膏各五两，麻黄、甘草、生姜各三两，杏仁五十个，大枣十二枚。水煎服。功能清热泻火，宣肺平喘。治吐后渴欲得水贪饮者；兼治微风脉紧，头痛等。

文蛤散 方名，出自《伤寒论》。文蛤五两，为散，每服一方寸匕，沸汤调下。治太阳病，应以汗解之，反以水潠之，其热被劫不得去，弥更益烦，肉上起粟，意欲饮水，反不渴者。

亢害承制 五行学说"制化"内容之一。《素问·六微旨大论》指出："亢则害，承乃制"。马莳注："亢，过极也。"张志聪注："如火亢而无水以承之，则火炎铄金，而水之生源绝矣；无水以制火，则火愈亢矣。"此指凡过亢而为害者，则随之应有制约者而调节之。五行学说认为，事物有生化的一面，亦有克制的一面，用以解释人体生理平衡的调节。若有生而无克，则势必亢盛之极而为害。因此，强调应抵御过亢之气，令其节制，方能维持阴阳气血的正常生发与协调功能，方能保证人体生命活动的正常进行。

方广 明代医家。字约之，号古庵。休宁（今安徽休宁）人。少时浏览医书，后行医于河南洛阳、陈留等地，以医术闻名。推崇朱丹溪之学，见程充校定的《丹溪心法》一书赘列附录，或有与丹溪本法矛盾之处，乃历时四年，编成《丹溪心法附余》24卷。其书删去附录，另选方论以与丹溪经验互相发明。另撰有《脉药证治》《伤寒书》等，未刊。

方仁渊 1844～1926年。清末至民国初期医家。字耕霞。江苏江阴人。早年从无锡名医王旭高习医。1922年任常熟医学会会长，创办常熟医学会月刊。著有《新编汤头歌诀》1卷、《倚云轩医论》2卷、《倚云轩医案》2卷、《倚云轩医话》2卷，并辑《王旭高医案》4卷。

方氏脉症正宗 综合性医书。又名《医学正宗》。4卷。清·方肇权撰。刊于1749年。本书以脉之迟数为病之提纲，以寒热虚实为辨证要领，以气血盛衰为身中根本，分述内、儿、妇、外各科多种病证证治，每证分病因、辨证、治法、方药及治案诸项。卷末附常用药药性及经穴述要。现存清乾隆十四年方氏有仁堂刻本。

方以智 1611～1671年。明代思想家、科学家。字密之，号曼公。安徽桐城人。崇祯十三年进士，授翰林院检讨。明亡后，削发为僧，改名弘智。博学广识，对天文、舆地、礼乐、律术、音韵、医药均有研究。著有《东西均》《物理小识》《通雅》等。《东西均》内收《脉考》《古方解》各1卷；《物理小识》卷1述人体解剖生理、脏象经络，卷2述医药。为中西医汇通学说先驱之一，主张吸取西医解剖生理知识。

方有执 1523年～？明代医家。字中行。歙县（今属安徽）人。因妻儿病死，发愤学医。精研《伤寒论》，认为《伤寒论》经王叔和编次，已有改动；成无己注释，尤多窜乱。遏二十余年心力，考求张仲景原意，于1593年七十一岁时完成《伤寒论条辨》8卷。首倡《伤寒论》错简说，调整篇目，重新排比原文，订为经11篇，法397，方113，以图恢复原貌。其后喻昌、张璐等人承其学，并续有发挥，形成《伤寒论》错简重订学派。

方如川　明代医家。字士弱。四川成都人。以儒习医，究心本草，崇尚古方。谓金元诸医家背经撰论，乃取郑泽《墨宝斋集验方》，阐理正讹，以求合于古论，撰《重订本草单方》6卷。

方谷　1508～？明代医家。钱塘（今杭州）人。曾任钱塘医官，医术精湛。临证重视脉法，以为医之最难最验者莫过于脉，故撰《脉经直指》7卷。又撰《医林绳墨》8卷，由其子整理后刊行。所纂《本草纂要至宝》12卷，为临证实用药学著作。其说以《内经》《伤寒论》及金元诸家为本。

方贤　明代医家。归安（今浙江吴兴）人。曾任太医院院判、院使。就前任院使董宿所集诸家之方，与御医杨文翰重予考订，编纂《奇效良方》69卷。另撰《医论》1卷，未见。

方剂　在辨证审因，决定治法之后，选择合适药物，按照一定组成原则，酌定用量，妥善配伍，合理制剂而成的治病工具，是中医辨证论治的主要手段之一。

方剂学　研究和阐明中医治法和方剂的理论及其运用的一门学科。方剂学以中医基本理论为指导，以中药学为基础，与临床各科有着广泛而密切的联系，是中医学基础学科之一。

方隅　明代医家。钱塘（今杭州）人。父方谷，为钱塘医官。他将方谷平日著述编集成册，并经方谷校正，为《医林绳墨》8卷。

火　①五行之一，或六气、六淫之一。多指阳性、热性的事物或亢进的功能状态。如生理性的火：为人体阳气所化，是生命活动的动力。如少火、命门之火等；如病因六淫之火邪，与暑热同性，但无明显的季节性；亦指病理性的各种机能亢进之临床表现。②维吾尔医学四大物质之一。指太阳和一般的火。它位在高处，量轻、稀，能发热，以升为特点。调节四季、昼夜、天地、寒热，给万物热量，使万物分解成份，溶解和改变坚硬物质，能调节水、土之寒，使万物成色。性质为干热。气质中的干热、体液中的胆液质、器官中的心、胆囊均属火。

火邪　外感病因六淫之一。其性质与温、热、暑等病邪同一属性而较甚。火热邪气的性质和致病特点是：火为阳邪，其性炎上，故其伤人，多见高热、恶热、烦渴、汗出、脉洪大等症。可上炎扰乱神明，而出现心烦失眠，狂躁妄动，神昏谵语等症；火易耗气伤津，故火邪致病，除见热象外，多伴有口渴喜饮，咽干舌燥，小便短赤，大便秘结等津伤液耗之症；火易生风动血，指火热之邪，往往燔灼肝经，劫耗阴液，从而使筋脉失其滋养濡润，而致肝风内动，称为"热极生风"，表现为高热，神昏谵语，四肢抽搐，目睛上视，颈项强直，角弓反张等。火热之邪可加速血行，灼伤脉络，甚则迫血妄行，而导致各种出血病证；火邪易致肿疡，是指火热之邪入于血分，则可聚于局部，腐蚀血肉，易于发作痈肿疮疡。临床辨证，则以疮疡局部红肿高突灼热者，为属阳属火。

火邪头痛　病证名，见《景岳全书·头痛》。又名火头痛、火热头痛。多因胃火上冲所致。症见头部胀痛或跳痛，或痛连颊齿，或自耳前后痛连及耳内，伴烦热，口渴、便秘，脉洪大。治宜清热泻火，方用清胃散。

火邪经闭　病证名，见《女科切要》。指因内热火炽，血被热灼而导致经闭者。皆因五志化火，五脏俱热，血被热灼，阴虚血燥，而致经闭不行。若肺被火刑、气壅热闭者，症见嗽喘肩痛，低热盗汗，治宜清热润肺，利气通经，方用清金散加减。心血不足、心经火旺者，兼见心悸不宁，失眠多梦，夜间燥热，治宜养血清心，方用清心莲子饮。肝经火旺者，性急多怒，经闭，兼见胸胁刺痛，口苦咽干，少腹火热上冲，治宜滋阴清肝，方用柴胡清肝汤。若脾热血燥，兼见大便干结，治宜清热泻脾，方用清热泻脾散。肾阴不足、火伏下焦而经血不通者，症见头晕耳鸣，腰酸腿软，五心烦热，失眠盗汗，治宜滋阴壮水，方用滋阴降火汤。

火针 针具名。出《千金要方》。又名煨针、燔针。现代所用的火针，多用不锈钢制成，长3~4寸，体粗圆，尖锐利，柄用角质或竹、木制作。近有用钨丝制作者，形同毫针，略较粗长，受热散热较快，不易变形。使用时将针烧红，于选定部位速刺速出。应掌握深浅、部位，凡血管、内脏及关节附近等处禁用。临床用于痈疽、瘰疬、顽癣和痹症等。

火针疗法 针刺疗法名。出《灵枢·经筋》。又名燔针焠刺疗法。用火针烧灼后刺激机体穴位的治疗方法。临床上，对痈疽、瘰疬等，可深刺以排除脓液，对象皮腿、风湿痹痛及顽癣等宜予浅刺或叩刺法。施术时，务必细心谨慎，深浅适当，叩刺均匀，动作敏捷，一刺即中。并须避开血管及脏器。头面部疾患，忌用本法。

火郁 病证名，出《素问·六元正纪大论》。多因心火怫郁所致。症见全身不适，少气，咽喉肿痛，口干舌苦，脘腹疼痛，目赤头晕，烦闷懊憹，潮热颧红，咳嗽痰喘，身生痱疮等。治宜舒郁、清热、除烦，方用火郁汤。

火郁发之 治则之一。火郁，指热邪郁而内伏；发，即发泄，发散。火郁发之，是说火热之邪郁遏于内之病证，可用透达发泄之法治之。故《素问·六元正纪大论》王冰注："火郁发之，谓汗令疏散也。"如温热病邪入于气分，临床症见身热，心烦，口渴无汗，舌苔粗黄，其治疗则须辛凉透达，使病人微汗，则气分热邪可向外散发，亦即透卫泄热。又如火郁遏于内之证，非苦寒沉降之剂可治，宜应用升阳散火汤使其势穷而止。

火性炎上 五行学说中五行的特性之一。是借用火焰上炎的现象来比喻说明火邪致病时其病变反映有向上趋向之特点。如火热伤肺，则见喘咳，咯血，鼻衄，嗌干等症；火热上扰心神，则见头痛，呕吐，昏迷，谵妄等症；阴虚火旺，虚火上炎，则见烦躁，咽痛，声嘶，齿龈出血，耳鸣等症。明显看出，上述均反映了火性炎上病变之特点。

火泄 病证名，见《证治汇补》。又名火泻、热泄、协热自利。因毒热炽于肠胃所致。症见腹痛泄泻，泻下赤色，后重如滞，伴口干喜冷烦渴，小便赤涩。治宜清热泻火，方用黄芩汤。

火珠疮 病名，出《疡医大全》。相当于西医的秃发性毛囊炎。多因心肝二经积热炽盛，上炎头皮毛窍而成。多生于头部，初起于发中，发根四周头皮红赤灼热，有粟粒样丘疹，渐成脓疱，疱破结痂，愈后形成类圆形瘢痕，发光如珠，其上毛发秃落，且不再生；本病可向四周扩延，形成多数瘢痕性秃发。治以清心解毒，解毒泻心汤加减内服，外用紫金锭醋磨调涂；或生萝卜捣汁，加食醋少许和匀涂搽。

火候 气功术语。见《规中指南》。原指炼外丹时对火力大小的调节和掌握。内丹术中则指练功过程中对意念或用意念掌握呼吸的程序方法。火候主要有文火、武火等。文火又称阴符，指持缓而轻缓的呼吸，可使内气缓行降沉。武火又称阳火，指持续而强烈的呼吸，可使内气急行升冲。

火疳 病名，见《证治准绳》。又名火疡。即今之巩膜炎。多因肺热亢盛，火毒之邪侵犯白睛，气机不利，致气滞血瘀所致。症见白睛深部向外突起一紫红结节，推之不移，边界不清，压痛明显，其表面及周围布满紫赤血丝，患眼疼痛，羞明流泪，视物不清。治当清热解毒，凉血散结，泻肺利气。用泻白散或还阴救苦汤加减。

火烧疮 病名，出《备急千金要方》。

火陷 证候名。见《疡科心得集》。即内陷之一种。相当于西医的全身化脓性感染。多因阴液不足，疮疡火毒炽盛，加之失治、误治，以致正不胜邪，毒陷入营而成。多发于疮疡毒盛期。症见疮顶不高，干枯无脓，根盘散漫，疮色紫滞，灼热剧痛，伴神昏谵语，壮热口渴，便秘尿赤，舌红绛，脉弦数等。治以凉血解毒、养阴清心，清营汤合黄连解毒汤加减并安宫牛黄丸内服，外治同有头疽，见该条。

火麻仁 中药名。出自《日用本草》。又名麻子、麻子仁、大麻仁。为桑科植物大麻 Cannabis sativa L. 的种仁。性平，味甘。有小毒，归脾、大肠经。有润肠通便、止渴之功效，主治肠燥便秘、产后血虚便秘、消渴。煎服，9～15g。过量可出现呕吐、腹泻、肢麻甚则抽搐、昏迷等中毒症状。

火癍疮 病名，见《外科启玄》。相当于西医的火激红斑。多因皮肤过受火热烤烘，火热之气侵蕴肌肤而成。初起局部皮肤潮红，继成网状红斑，颜色可自淡红渐至深红、紫红或紫褐，最后形成黑褐色，少数或见水疱。一般不需内服药，外用玉露膏深搽；若有水疱溃破，外青黛散麻油调搽。

火罐 拔罐疗法器具名。是一种大小不等，口部光平而不漏气的瓶罐。因其以燃火排除罐内空气，利用负压而吸附皮表，故名。古代火罐，用兽角、竹筒、陶土制成；近代善遍用玻璃、竹管或金属制成。

斗门散 方名，出自《太平惠民和剂局方》。葛根五钱，地榆、炙甘草各二两，炮姜、当归各一两，炒黑豆、罂粟壳各四两。为末，每服二钱，水煎服。功能清热凉血，和肠止痢。治毒痢，脓血赤白，或五色相杂，日夜频作；兼治噤口痢，里急后重，大渴不止；酒痢，脏毒，不能进食。

计楠 清代医家。字寿桥。秀水（今浙江嘉兴）人。长于妇科，临证善用补法。撰《客尘医话》3卷，论述妇科证治颇有见地，于杂症、喉痧诸症亦多经验。

心 五脏之一。手少阴心经与手太阳小肠经在心与小肠之间相互络属，故心与小肠相为表里。其生理功能是主血脉，全身血液的运行有赖于心气的推动。正如《素问·痿论》所说："心主身之血脉"，《素问·六节藏象论》法："心者，其充在血脉"，《素问·五藏生成篇》说："诸血者，皆属于心"。即是说，心脏、脉和血液构成了一个相对独立的系统，而此系统的生理功能，都由心所主，都有赖于心脏的正常搏动；主神志，又称心藏神，即心主神明。是说心是人体精神、意识、思维等高级中枢神经活动的主宰，并对其他脏腑的功能活动起主要作用。故《素问·灵兰秘典论》说："心者，君主之官，神明出焉"。《灵枢·邪客》说："心者，五脏六腑之大主也，精神之所舍也。"徐灵胎注："心为一身之主，脏腑百骸皆听命于心，故为君主；心藏神，故为神明之用。"此外，心在志为喜，在液为汗，在体合脉而其华在面，在窍为舌，舌为心之苗，心之疾变可以舌上反映出来，如口舌糜烂，舌体强硬等症。

心下支结 证名，出《伤寒论》。多见于外感病和杂病，症见胃脘部自觉有物梗阻而烦闷不舒。参胸胁苦满，心下痞硬条。

心下否痛 证名，出《素问·五常政大论》。又称心下痞痛。因伤寒误下，痰凝气滞，湿阻食积，气虚不运所致。症见胃脘部痞塞，胀闷疼痛。参胃脘痛条。

心下悸 证名。①见《伤寒论》。多因阳气虚，水饮内停上凌于心所致。症见自觉膻中处悸动不适。治宜温阳利水，方用苓桂术甘汤。②指心悸，见于《张氏医通》。详心悸条。

心下痞 证名，见《伤寒论》。多由伤寒表邪未解，误用下法，以致邪气与痰湿互结，寒热错杂。治宜审察病情的寒热，选用诸泻心汤治疗。

心下痞硬 证名，见《伤寒论》。多因胃气虚弱，邪气逆结所致。症见胃脘部有堵塞满闷不适感而按之硬满。治当扶胃攻邪，方用桂枝人参汤、生姜泻心汤、甘草泻心汤、旋覆代赭汤、五苓散等。参痞、心下痞各条。

心下痞满 证名，见《脾胃论》。多因气滞郁结所致。症见胸脘部痞塞胀满，治宜散痞消满，方用木香化滞汤。参痞、心下痞条。

心中懊憹 证名，见《伤寒论》。又名懊憹，心中懊恼。多由外感热病误治，邪热留于胸膈，扰及胃脘，或湿热内蕴所致。症见心胸烦热，闷乱不宁。治宜清热除烦，方用栀子豉汤。

心气盛 又称心气实、心阳盛。指心脏阳气偏盛，机能亢进的病理状态。可表现为神志或血脉亢盛有余的病证。故《灵枢·淫邪发梦》："心气盛，则梦善笑恐畏"。《诸病源候论》则说："心气盛，为神有余，则病胸内痛，胁支满，胁下痛，膺背髆胛间痛，两臂内痛，喜笑不休，是心气之实也。"其临床治疗应以清心泻火为主。

心气虚 心脏阳气虚衰所表现的证候。多由老年脏气日衰，或汗、下太过，或劳心过度心气耗伤所致。临床可见心悸气短，活动加剧，自汗，胸闷不舒或痛，面色㿠白，体倦乏力，舌质淡，舌体胖嫩，苔白，脉虚等症。又如《素问·方盛衰论》说："心气虚则梦救火阳物，得其时则梦燔灼。"又《灵枢·本神》说："心气虚则悲"。治宜益气养血为主。

心火亢盛 指心火内炽所表现的证候。多因七情郁结，气郁化火，或火热之邪内侵，或过食辛热、过服温补之品所致。临床可见心胸烦热，夜不成眠，面赤口渴，溺黄便干，舌尖红绛，或生舌疮，糜烂疼痛，舌红，脉数有力，或见狂躁谵语，或见吐血、衄血，或见肌肤疮疡，红肿热痛等症。治宜清心泻火，并兼以凉血为法。

心印绀珠经 综合性医书。2卷。元·李汤卿撰。本书分为原道、推运气、明形气、评脉法、察病机、理伤寒、演治法、辨药性、十八剂9部分，融会诸家之说，论述经络、运气、诊断、病机、病证、治则、方药等。创轻、清、暑、火、解、甘、淡、缓、寒、调、夺、湿、补、平、荣、涩、和十八剂之说。现存明刻本。

心包络 为心脏外围的组织器官。心包是心的外膜，附有络脉，为通行气血的道路，合称心包络。又简称心包。手厥阴心包经与手少阳三焦经在心包与三焦之间相互络属，故心包与三焦相为表里。心包是心的外卫，具有保护心脏，代心受邪或抗御病邪的作用。《灵枢·邪客》："心者，五藏六腑之大主也，精神之所舍也，……邪弗能容也，容之则心伤，……故诸邪之在于心者，皆在于心之包络。包络者，心主之脉也。"热性病中因高热而出现神昏谵妄时，称为邪入心包。

心主血脉 心脏生理的功能之一。血脉，指血液和脉管以及血液在脉管中的运行。全身的血液，都在脉中运行，依赖于心脏之搏动而输送至全身，发挥其濡养作用。《素问·五藏生成篇》："诸血者，皆属于心"。脉为血液运行之通道，脉道的通利与否，营气和血液的功能健全与否，则直接影响着血液的正常行运。《素问·痿论》："心主身之血脉"。即是说，这一系统的生理功能，由心脏所主持，而心脏的搏动则主要依赖于心气，故心气充沛，才能维持正常的心力、心率和心律，血液才能在脉内正常地运行，从而周流不息而营养全身。故心脏气血的虚实和病变，可影响脉血的运行；血液的盈亏，同样也直接可影响心脏的功能。

心主言 是说言语是人表达思维意识的一种重要表现形式，受心神的主宰和控制。故说心主言。若心或心的外卫组织心包络受热邪或其他病因刺激时，则可出现谵语，狂言，言语謇涩，失语等症。故《难经·三十四难》说："心色赤……其声言"，《校正图注难经》说："言色出于火"，心属火，故主言。

心主神明 又称心主神志、心藏神。神明或神志，即指人的精神、意识和思维等高级中枢神经活动而言，这本是大脑的生理功能，即脑对外界事物的反映，但在中医学的脏象中则将人的精神、意识、思维活动不仅归属于五脏，而且主要归属于心的生理功能，由心所主持。并认为在一定条件下，人的精神、意识和思维活动亦能影响或调节人体各方面生理活动的协调平衡。《素问·灵兰秘典论》："心者，君主之官也，神明出焉。"《灵枢·邪客》亦说："心者，五藏六腑之大主也，精神之所舍也"。心主神明的功能正常，则精神健旺，神志清楚；反之，则可致精神或神志异常，可见惊悸，健忘，失眠，甚则癫狂等病证。亦可引发其他脏腑的功能紊乱而致病。

心动悸 证名，见《伤寒论》。症见患者不仅自觉心悸，或可察见心前搏动，甚则"其动应衣"。治宜养血安神定悸，方用炙甘草汤。参见心悸、怔忡条。

心血虚 指心血不足，不能濡养心脏所出现的证候，常由久病耗伤阴血，或失血过多，或阴血生化不足，或情志不遂，气火内郁，暗耗阴血等因素所致。临床多见心悸怔忡，失眠多梦，眩晕健忘，面色淡白无华或萎黄，口唇色淡，舌色淡白，脉象细弱等症，治宜补血安神为法。由于血属阴，故亦作心阴虚。

心血瘀阻 又称心脉痹阻。指心血凝滞，血液运行不利，痹阻于心脉的病机或病证。多由心气或心阳虚损，血脉寒滞，或痰浊凝聚，血脉郁阻不畅而致，常因劳倦感寒或情志刺激而诱发或加重。临床可见心胸憋闷、疼痛，并常牵引至臂内侧，尤以左臂为多见，一般痛势较轻，时作时止。重则可见心悸怔忡，惊恐万状，心前区暴痛，甚则肢冷，脉伏不出，汗出而脱厥等症。

心合小肠 脏腑相合关系之一。手少阴心经与手太阳小肠经相互络属，一脏一腑，表里互相输应。心与小肠在生理上相互配合，在病理上互相影响。心主血，小肠主泌别清汁，奉心生血。心热下移小肠，可见小便赤涩或尿血；小肠实热，则每可见心烦，舌尖红、舌质红绛或口舌糜烂。《诸病源候论》："心主于血，与小肠合，若心家有热，结于小肠，故小便血也。"

心汗 病名，见《丹溪心法》。因忧思惊恐，伤及心脾所致。症见心窝部多汗。治宜补养心脾、敛神益气，方用归脾汤、生脉饮。

心阳虚 指心气虚证之偏于阳虚者，亦即心的阳气不足。多由久病体虚，暴病伤阳，或禀赋素虚，或年高脏气亏虚等因素所致。临床多见心悸怔忡，胸闷气短，活动后加重，面色淡白或㿠白，或有自汗，兼见畏寒肢冷，心痛，舌淡胖，苔白滑，脉微细等症。若突然冷汗淋漓，四肢厥冷，呼吸微弱，面色苍白，口唇青紫，神志模糊或昏迷，则为心阳暴脱之危象。

心阴虚 指由于心阴亏虚，不能濡养于心，并伴有阴虚阳亢，虚热内生所表现的证候。常由劳神过度，耗伤心阴心血，或久病、热病耗伤心阴所致。临床可见心悸，心烦，失眠，易惊，健忘，五心烦热，潮热，盗汗，两颧发红，舌红少津，脉细数等症。治宜养心益阴安神为法。

心系 指心脏与其他脏器相联系的脉络组织。出《灵枢·经脉》。《类经》载述："（心）其系有五，上系连肺，肺下系心，心下三系，连脾、肝、肾"。《十四经发挥》："五脏系皆通于心，而心通五脏系也。"又《医学指归》："心系有二。其一上通于肺，其一由肺叶而下，曲折向后，并脊里，细络相连，与肾相通。"

心肾不交 指心阳与肾阴的生理关系失调的病机与证候。又称水火失济。肾阴不足或心火扰动，均可使两者失去正常的协调作用。即心火不能下降于肾而独亢，肾水不能上济于心而凝滞。临床多见心烦，失眠，多梦，怔忡，心悸，遗精等症。多见于神经官能症及慢性虚弱病人，治宜交通心肾为法。

心肾相交 脏腑相关理论之一。心属火，藏神；肾属水，藏精。两脏相互作用，相互制约，以维持正常协调的生理活动。肾中真阳上升，能温养心火；心火下降能制约肾水泛滥而助真阳；肾水上济心阴，以制约心阳，而使心火不亢。此种互相促进和制约关系，即为水火既济。

心胀 病名，出《灵枢·胀论》。多因寒邪犯心所致。症见心烦、短气、卧不安等症，治宜养心安神，方用离照汤。

心疝 病名，出《素问·脉要精微论》。因心经受寒而致。症见腹部疼痛，腹皮隆起，自觉有气自脐上冲心。治宜温经散寒，和血止痛，方用木香散。

心经咳嗽 病证名，见《症因脉治》。因心火妄动，金被火灼或心血心气不足所致的咳嗽。症见咳嗽心痛，喉中作梗，甚则咽肿喉痹。治宜清心泻火止咳，方用凉膈散去硝黄加黄连、竹叶。

心俞 经穴名，出《灵枢·背腧》。属足太阳膀胱经，心之背俞穴。位于背部，第五、六胸椎棘突下，旁开1.5寸处。主治心胸烦闷、惊悸怔忡、心痛、咳嗽、吐血、健忘、失眠、遗精、盗汗、手足心热、癫狂痫及神经衰弱，精神分裂症，冠心病等斜刺0.3～0.5寸。艾炷灸3～7壮，或艾条灸5～15分钟。

心热多惊 病证名，见《太平圣惠方》。小儿蕴积邪热，脏腑壅滞，气血不和，心神烦乱。症见梦中呓语，烦闷惊叫。治宜清热镇惊，可用导赤散加减、牛黄清心丸。

心热烦啼 病证名，见《育婴家秘》。由于小儿心热内盛而致的啼哭。症见面红色赤，或舌苔白涩，无灯则啼稍息，见灯则啼愈甚。治宜清心除烦，用导赤散加味。

心热惊啼 病证名，出《普济方》。指心经有热而引起的惊啼。其症伴有舌尖红，啼哭不止。治宜清热宁神，用柏子仁散。

心脏中风 病名，见《太平圣惠方》。又称心中风。多因风邪入中心经所致。症见发热、不能起，或但偃卧不可倾侧、心悸、汗出。

心疳 五疳之一。又名惊疳，因小儿恣食肥甘，积滞生热，热传心经所致。症见患儿面红，眼白中有红丝，高热，有汗，时时惊烦，咬牙弄舌，口燥渴饮，口舌生疮，胸膈烦闷，睡喜伏卧，食欲不振，肌肉消瘦。热重者宜清心泻火，用泻心导赤散；病久心气不足者，宜理脾补心，用四君子汤加当归、茯神。

心痈 病名，见《圣济总录》。即发于巨阙穴处的痈。巨阙穴为心之募穴，故名。病因证治因同外痈。见该条。

心窍 ①心的苗窍，指舌。如《素问·阴阳应象大论》："心主舌……在窍为舌。"②心神之窍。心藏神，古人认为心窍通利则神志清爽，心窍为病邪闭阻则神昏癫狂，故又有痰迷心窍之说。

心虚自汗 病证名，见《证治汇补》。多由心之气血不足，心液外泄所致。症见自汗，怔忡恍惚。治宜补心养血，方用天王补心丹。

心常有余 小儿心理、病理特点之一。由于小儿初生，知觉未开，见闻易动，故在生理上表现为神怯、易喜易怒易惊、变态不常。若有外感诸病则易从阳化热，入心入肝。实则叫哭发热，渴饮抽搐；虚则困卧，悸动不安。若壮热不退，因热生痰，咽痰生风，肝风得心热而搐作，往往抽掣不已，甚则劫液伤津、逆传内陷生变。而心火炎上，则又易舌破生疮。明·万全将此总结为"心常有余""心热为火同肝论。"

心移热于小肠 指心有热可循经下传于小肠的病机与证候。心与小肠相表里，心病热盛，下移小肠，可症见心烦，口舌生疮，口渴，小便黄短，或小便淋沥刺痛，甚或尿血，舌尖红，苔黄或白，舌面少津，脉数。治宜清心导赤为主。

心痫 五痫之一。多由血虚邪热阻滞心经而发。其症面赤目瞪，吐舌弄舌，心烦气短等。血虚者用养心汤，实热用导赤散加黄连，虚热用妙香散。

心悸 证名，见《千金要方》。多由气虚、血虚、停饮或气滞血瘀所致。症见患者不因惊吓，自觉心跳、心慌、悸动不安。参见惊悸、怔忡、痰火怔忡条。

心脾两虚 指心血不足，脾气虚弱所表现的证候。多由病久失调，或劳倦思虑，或慢性出血等所致。临床可见心悸怔忡，失眠多梦，眩晕健忘，面色萎黄，食欲不振，腹胀便溏，神倦乏力，或皮下出血，妇女月经量少色淡，淋漓不尽，舌质淡嫩或胖嫩，脉细弱等症。

心痛 病证名。①出《灵枢·经脉》。多因心血瘀阻、胸阳不振、寒邪凝滞所致。症见心前区与心窝部疼痛。本症类似现代医学的心绞痛，心肌梗塞。参真心痛、厥心痛、九种心痛条。②指胃脘痛，见《丹溪心法》。详胃脘痛条。

心痛彻背 证名，见《金匮要略》。多因胸阳不振，阴乘阳位所致。症见心前区痛引及背部。治宜宣痹通阳，方用瓜蒌薤白半夏汤。

心痹 病名，出《素问·痹论》。因心气痹阻，脉道不通所致。症见胸中窒闷，心悸，心痛，突发气喘，易惊恐，咽干等。治宜养心祛邪、活血通脉，方用血府逐瘀汤。

心漏 病名，见《疡科心得集》。是指胸部鸠尾穴、中庭穴或两者之间处所发生的漏。病因证治见漏条。

[一]

尺泽 经穴名，出《灵枢·本输》。又名鬼肥、鬼堂。属手太阴肺经，该经合穴。位于肘横纹中，当肱二头肌腱桡侧缘凹陷处，微屈肘取穴。主治咳嗽气喘、潮热、心痛、胸胁胀满、咳唾脓血、呕吐、喉痹、绞肠痧、急慢惊风、肘臂挛痛等。直刺0.3～0.5寸。艾条灸5～10分钟。

引气 气功术语。出《春秋繁露》。现称以意领气。将呼吸之气，并结合内气，用意念引导运至身体某一部位的功法。

引手 症候名称。指疮疡辨脓手法。出《疡科心得集》。疮病形成肿块，指按中软，指起即复，为有脓，称应指；指按仍硬，指起不复，为无脓，称不应指。以上检查手法（不论结果）即为引手。

引针 针刺手法名。出《素问·离合真邪论》。即出针。指待病人呼气时出针。

引经报使 中药学名词。指某些药物能引导其他药物到达病变部位的功能。如桔梗能载药上浮，牛膝能引药下行，白芷、葛根能引药入阳明经，柴胡能引药入少阳经等。

引经证医 综合性医书。4卷。清·程梁撰于1873年。本书引据《内经》论证医理。卷1~2论述内科诸病，辨析医理，并结合作者学术经验加以发挥；卷3~4为作者内科、妇科医案；末附《内经》原文辨讹4则，及常用方剂50余首。现存清光绪八年刻本。

引痘略 牛痘专著。1卷。清·邱熺撰。刊于1817年。为我国最早介绍接种牛痘法的专著。记述种痘部位、要求、调摄及治疗方药等，并附插图。影响甚广。多次刊印，现有清、民国及建国后刻本、石印本近60种。并收入《幼科汇编》《贵池刘氏信天堂汇刻医书三种》及多种《陈修园医书》。

巴达干 蒙医术语。三根之一。其含意大致与中医的"寒""痰"相连。在人体正常的生理活动中，巴达干具有滋生和调节体液、稳定情绪、辅助消化、滋养正精、润泽体肤、延年益寿、产生耐力、增强关节之连结等功能。它以希拉为存在的前提，与其保持相对平衡状态。巴达干虽遍布于全身，但主要赖于头部，位于心脏以上及胃部。如若巴达干本身失去平衡，则导致病变。巴达干具有寒、垂、腻、钝、软、固、粘等7种特性。包括联结巴达干、主靠巴达干、司味巴达干、腐熟巴达干、供养巴达干等5种类型（详见各条）。

巴达干型体质 蒙医名词。人体特性之一种。巴达干体质者的特征为：身材魁梧，胸脯宽阔，肥胖，肌肤白色，因体热而体表发黄，耐温，腹部平坦，睡眠好，能忍受饥渴及吃苦耐劳，性情温和而心胸开阔，嗜欲辛、酸、涩味及凉性食物。

巴达干病 蒙医病名。巴达干受到内外各种因素的不良影响而失去相对平衡时，即导致本病。多见于儿童。有偏盛、偏衰、紊乱3个类型。偏盛者多现三阳降低，消化力弱，食欲不佳，困倦懈怠，关节松弛疲乏，嗜眠等症状；偏衰者则现头晕、心悸等症状；紊乱者常现身心沉重、多眠嗜睡、神志不清、头昏、倦怠无力、食欲不振、肾腰疼痛、涕和痰涎增多。治疗以祛寒调理为主。常用光明盐四味汤、石榴四味散等。

巴豆 中药名，出自《神农本草经》。又名江子、刚子、老阳子、双眼龙。为大戟科植物巴豆 Groton tiglium L. 的种子。性热，味辛。有大毒，归胃、大肠经。有泻下寒积、逐痰行水、通关利咽、杀虫之功效，主治寒积停滞、胸腹胀满、痰多惊悸、癫痫、水肿、喉痹、疥癣。多制成巴豆霜用，入丸、散剂，每次内服 0.1~0.3g。外用适量，研末或捣膏外涂擦。服巴豆时不宜食热粥、饮开水，体弱者及孕妇忌服。畏牵牛。

巴豆丸 方名，出自《太平圣惠方》。巴豆二钱半、硇砂、炒大黄各一两，五灵脂、桃仁各七钱半，木香半两。为末，炼蜜为丸，绿豆大。每服五钱，空腹淡醋汤或热酒送下。功能理气活血，破瘀消癥。治妇人疝瘕，及血气疼痛等。《太平圣惠方》还载有同名方五首，《外台秘要》引《广济方》载同名方二首，《备急千金要方》载同名方一首，虽皆以巴豆为主，但其他药物有异，故证治亦各不同。

巴豆中毒 病名，因药服或误服巴豆过量中毒所致。症见口咽热痛、面赤、五心烦热，剧烈腹痛、腹泻。严重者可致昏迷，黄疸、肾脏损害，甚至休克死亡，治宜中西医结合救治。中药可选用黄连汁、菖蒲汁、甘草汁、葛根、白药子、黑豆、生藿、芦荟、冷水、寒水石等。

巴戟天 中药名，出自《神农本草经》。又名巴戟、鸡肠风、兔子肠。为茜草科植物巴戟天 Morinda officimalis How 的根。性微温，味辛、甘，归肝、肾经。有补肾壮阳、祛风湿、壮腰膝之功效，主治肾虚阳痿、遗精早泄、小便失禁以及肝肾虚弱之腰膝酸软、风湿痹病。煎服，10~15g。阴虚火旺及湿热之证不用。

巴戟散 方名，出自《太平圣惠方》。巴戟天、柏子仁、石龙黄、天麻、牛膝、煅牡蛎、菟丝子、炮天雄、炙肉苁蓉各一两，草薢、防风、当归、羌活、炙桑螵蛸各三分，肉桂二两。为细末，每服二钱，空腹及晚食前温酒调下。功能滋肾补虚，和血温阳，治风劳，气血不足，脏腑虚伤，肢节烦疼，腰膝无力，形体羸瘦，面色萎黄，小便频多，卧即盗汗等。《太平圣惠方》《博济方》还载有同名方，组成、证治有异。

邓苑 明代医家。字博望，江西清江县人。长于眼科。著《一草亭目科全书》，为明代眼科名著。

邓旒 清代医家。号乐天。福建邵武人。擅长儿科，尤精于麻、痘证治。嘉庆年间（1796~1820年）曾在广东学人痘接种术，后在福建推广种痘术。晚年著有《保赤指南车》，论儿科杂证及麻痘防治。

双凤展翅 推拿方法名。出《小儿推拿广意》。用双手食、中两指分别挟住小儿的两耳之头部往上提拉。有退热除痰、祛寒、截疟等作用。用治小儿肺经受寒之证。

双龙摆尾 推拿方法名。出《幼科推拿妙诀》。又名二龙摆尾。其法有三种：①左手屈按儿中指无名指，右手摇其食、小两指。②右手拿儿食指，左手食小指，往下摇拽。③左手托儿斗肘，右手拿其食小两指扭摇。此法能治大小便秘结。

双生 出《公羊传》。又称孪生、孖生、双产、骈产、孪生、鳌孳、僆子。

双胎 出《脉经》。亦名双躯、骈胎。指妇人一次妊娠怀二胎。

双解汤 方名，出自《仁斋直指方论》。肉桂、大黄、白芍药、泽泻、炒牵牛子、炒桃仁各一分，甘草半分。为粗末，每次三钱，加生姜五片，水煎服。功能利水通便，泻热导滞。治便毒，内蕴热气，外挟寒邪，精血交滞，肿结疼痛。

双解散 方名，出自《宣明论方》。益元散、防风通圣散各七两。每服三钱，加葱白五寸，盐豆豉五十粒，生姜三片，水煎服。功能解表散寒，泻火下积，调和气血。治风寒暑温，饥饱劳役，内外诸邪所伤，或小儿疮疹等。《疫痧草》《疡医大全》载同名方，组成、功用、主治皆异。

孔广福 清末医家。字履成，号行舟子。浙江青溪（今淳安）人，一作桐乡人。精于医术，尤其长于治疗外感证。著《记忆方诗》1卷，将历代名方分为攻、散、寒、热、固、因六阵，及妇人、小儿、痘疹诸门。

孔子大圣知枕中方 方名，出自《备急千金要方》。又名孔子枕中散、孔圣枕中丹、枕中方。龟板、龙骨、远志、菖蒲各等分。为末，每服一方寸匕，水或酒送下。功能养心安神。治心悸不安，失眠健忘。

孔以立 清代医家。字毓礼。江西新城（黎川）人。辑有《痢疾论》4卷，采集历代诸家论述，列述辨证、治法、方药，补遗正讹。并撰评吴又可《温疫论》。

孔穴 腧穴别名。出《针灸甲乙经》。即腧穴。

孔志约 唐代药学家。曾任礼部郎中兼太子洗马，弘文馆大学士。显庆（656～660年）间与苏敬合撰我国第一部药典《新修本草》。并撰《本草音义》二十卷，已佚。

孔伯华 1885～1955年。现代医家。名繁栖。山东曲阜人。1910年任职北京外城官医院。1917年参加晋绥防疫工作。1929年为反对余云岫等废止中医案，代表华北中医界赴南京开会，据理力争。1934年与肖龙友合办北京国医学院，历时15年，培养中医人才700余人。擅治温病，运用石膏得心应手，有"石膏孔"之称。著有《时斋医话》《八种传染病证治析疑》等。

孔最 经穴名，出《针灸甲乙经》。属手太阴肺经，该经郄穴。位于前臂掌侧，太渊与尺泽两穴的连线上，当太渊穴上7寸处。主治头痛、热病汗不出、咳嗽气喘、咳血、失瘖、咽喉肿痛、肩肘臂痛等。直刺0.5～1寸。艾炷灸3～5壮，或艾条灸5～10分钟。

水 维吾尔医学四大物质之一。指一般的水。量比土轻，比空气重，位于土之上，以流为特点。在所有生命物的活动中，输送和溶化所需营养物，防止万物由于太阳（热量）的过多影响而产生分化和腐蚀，同时有通过各种渠道排出废物的作用。性质为湿寒。气质中的湿寒，体液中的黏液质，器官中的胃、大脑、脊椎、腹腔脂肪、肾均属水。

水亏火旺 ①火指心火，水指肾水。即肾水不足，导致心火独亢的病理，临床可见心烦，头晕耳鸣，失眠或睡卧不宁，舌尖红，脉细数等症。②火指命门火。即肾阴亏损，命门相火亢盛的病理，临床可见牙齿浮动而痛，性欲亢进，遗精早泄等症。

水丸 丸剂的一种。系将药物细粉用冷开水或酒或醋，或其中部分药物的煎汁起湿润、粘合作用制成的小丸。水丸较蜜丸、糊丸易于崩解，吸收快，丸粒小，易于吞服，适用于多种疾病，为一种比较常用的丸剂。如六神丸、保和丸、枳术丸等。

水飞蓟 中药名，见于《中草药通讯》。1973年第6期。又名水飞雉、奶蓟、菜蓟。为菊科植物水飞蓟 Sylybum rlarianum (L.) Gaertn 的果实。性凉，味苦。入肝、胆经。有通利肝胆、改善肝功之功效，现代用以治疗急、慢性肝炎。内服，水飞蓟素，每次70～140mg，治疗肝炎、肝硬化、脂肪肝。

水不涵木 脏腑失调病机之一。肾属水，肝属木。根据五行的滋生制约关系，水不涵木，即肾阴虚不能滋养肝阴，肝木失养，出现肝阴不足，肝阳上亢，或虚风内动的病理。临床可见眩晕，耳鸣或耳聋，口干咽燥，或低热，腰酸膝软，遗精，手足蠕动，甚则抽掣等。

水牛角 中药名，出自《名医别录》。为牛科动物水牛 Bubalus bubalis L. 的角。性寒，味苦、咸。归心、肝经。有清热、凉血、解毒之功效，主治热病头痛、壮热神昏、斑疹、吐衄、咽肿喉痹。本品疗效与犀角相近。煎服，9～15g，大剂量可用 30～60g，锉碎先下，或研末服。可作犀角之代用品。

水气凌心 指水气上逆，凌犯于心，引起心脏功能失调的病理。凌，即侵犯之意。多由于脾肾阳虚，气化障碍，以致水液停留体内，不能正常排泄，从而产生痰饮、水肿等水气病。水气上逆，停聚于胸膈，影响心阳，则可致心阳不振，心气不宁，临床可见心悸、气促、胸痞等症。治宜温阳益气，宁心化气行水为法。

水分 经穴名，出《针灸甲乙经》。又名分水、中守。属任脉。位于腹正中线，脐上1寸。主治肠鸣、泄泻、腹痛、腹胀、水肿、小便不通、反胃吐食，以及肾炎、肠炎等。直刺0.5～1寸。艾炷灸5～7壮，或艾条灸10～20分钟。

水仙根 中药名，出自《本草纲目》。为石蒜科植物水仙 Narcissus tazetta L. var. chinensis Roem. 的鳞茎。性寒，味苦、微辛，有毒。归心、肺经。有排脓消肿、解毒之功效，主治痈肿疮毒，虫咬伤。捣烂敷或捣汁涂，不宜内服。水仙花煎服，可治月经不调。

水仙膏 方名，出自《温病条辨》。水仙花根不拘量。剥去老赤皮及根须，捣如膏，敷患处，中留一孔，干则换之，以肌肤上生黍米大小黄疱为度。功能消肿愈疮。治温毒外肿，以痈疮等。

水团花 中药名，出自《本草纲目拾遗》。又名穿鱼柳、满山香。为茜科植物水团花 Adinapilulifera (Lam.) Franch. 的枝叶和花。性凉，味苦、涩。有清热利湿、消瘀止痛、止血之功效，主治细菌性痢疾、急性胃肠炎，以花9～15g水煎服。治跌打损伤、痈疮肿毒，以枝叶捣敷。治湿疹，以叶煎水洗。治创伤出血，以花或叶捣敷。水团花根煎服，可治感冒咳嗽、肝炎、腮腺炎、关节炎。

水红花子 中药名，出自《滇南本草》。又名水荭子、荭草实。为蓼科植物红蓼 Polygonumorientale L. 的果实。性微寒，味咸。有活血散瘀，消积利水之功效。主治腹中痞块，肝硬化腹水，以之煎熬膏，摊贴患部，并以酒调膏服；治胃腹胀痛、消化不良、瘰疬，水煎汤内服，6～9g，或研末、浸酒服。现试用于甲状腺及消化道肿瘤。

水苋菜 中药名，出自清·刘士季《草木便方》。又名水马桑、水豆瓣、内矮陀陀。为千屈菜科植物圆叶节节菜 Rotala rotundifolia (Buch‑Ham.) Koehne 的全草。性凉，味甘、淡。有清热利湿、调经活血、消肿解毒之功效，治肺热咳嗽、痢疾、黄疸型肝炎、尿路感染、水臌、月经不调、痛经。煎服，15～30g。捣敷可治痈疖肿毒。

水芹 中药名，出自《千金翼方·本草》。又名芹菜、水芹菜。为伞形科植物水芹 Oenanthe jaranice (BL.) DC. 的全草。性凉，味甘。有清热、利尿、止血、降压、解毒之功效，治感冒发热、肺热咳嗽、百日咳、黄疸、水肿、淋病、白带、乳糜尿、尿血、便血、血崩、高血压病。煎服，15～30g；或捣汁服，每次20～50毫升。捣敷治乳腺炎、腮腺炎。

水苏 中药名，出自《神农本草经》。又名鸡苏、香苏、望江青、天芝麻。为唇形科植物水苏 Stachys japonica Miq. 的全草。性微温，味辛。入胃、肺经。有疏风下气、止血消炎之功效，治感冒、咳嗽、百日咳、肺痿、头风目眩、扁桃体炎、咽喉炎、痢疾、吐血、衄血、血崩、血淋。9～15g，水煎服。鲜根捣敷，可治带状疱疹。

水杨梅 中药名，出自《植物名实图考》。又名水石榴、水杨柳、小叶团花。为茜草科植物水杨梅 Abina mbella (Sieb. et Zucc.) Hance 的茎叶或花果序。性凉，味苦、涩。有清热利湿、杀虫解毒之功效，主治肺热咳嗽、细菌性痢疾、肠炎、黄疸型肝炎、白带。煎服，茎叶用 15~30g，花果序用 9~15g。治皮肤湿疹、滴虫性阴道炎、稻田皮炎，以茎叶煎水洗。治跌打损伤、外伤出血、热疖肿毒，以叶或花捣敷。

水针疗法 针治法名。又名穴位注射疗法、针注疗法。指用注射器的针头代为针具刺入穴位，在得气后注入药液以治疗疾病的方法。它兼备针刺和注射药物的作用。临床操作时，在选取的穴位上，按肌肉注射的要求，当进针得气后，即可缓慢推入药液。一般说来，凡适合于肌肉注射的中西药物，均可据情选取。常用有葡萄糖、各种维生素、普鲁卡因、当归或红花注射液及部分抗菌素等。通常用量均小于该药物的常规剂量。本法适应范围很广，常用于腰腿痛、肩背痛、关节痛、软组织损伤、支气管炎、哮喘、肺结核、高血压、肝炎、消化性溃疡及神经衰弱等。

水沟 经穴名，出《针灸甲乙经》。又名人中、鬼宫、鬼市、鬼客厅。属督脉，督脉、手足阳明之会。位于鼻柱下，人中沟的上1/3与中1/3交点处。主治昏迷、晕厥、癫狂、痫证、小儿惊风、口眼㖞斜、鼻塞鼻衄、黄疸、面肿、鼓胀、消渴、心腹痛、颈项强痛、腰脊痛，以及休克、中暑、急性腰扭伤，口部诸肌痉挛、癔病等。向上斜刺 0.3~0.5 寸。

水陆二仙丹 方名，出自《洪氏集验方》。芡实、金樱子。取芡实连壳捣碎晒干为末；金樱子去刺捣碎，甑中蒸令熟，用所蒸汤淋二三遍，取所淋金樱子汁入银铫内慢火熬成稀膏，与芡实和丸，梧桐子大。每服五十丸，盐汤送下。功能补肾涩精。治男子遗精白浊，女子带下纯属肾虚不摄者。

水苦荬 中药名，出自《本草图经》。又名水莴苣、水仙桃草、兔子草、水接骨丹、水对叶莲。为玄参科植物水苦荬 Veronica emagallis-aquatica L. 的全草。性寒，味苦。有活血止血、消肿止痛之功效，治咯血、吐血、血小板减少性紫癜、胃痛、风湿痹痛、闭经、痛经、跌打损伤、咽喉肿痛。3~15g，水煎服。捣敷可治痈疖肿毒。

水轮 五轮之一。见《秘传眼科龙木论》。又名冰轮。即瞳神。瞳神在脏属肾，肾主水，故称水轮。瞳神疾患常与肾和膀胱有关。

水肿 病名，出《素问·水热六论》。症见面目、四肢、胸腹甚则全身浮肿。实证，多由外邪侵袭，气化失常，水湿停滞，治宜疏风宣肺、利湿逐水，方用麻黄连翘赤小豆汤、越婢汤、五苓散。虚证，多由脾肾阳虚，不能运化水湿而致，治宜温肾健脾、益气通阳，方用真武汤等。

水剂 中药剂型之一。又称芳香水。一般指芳香挥发性药物的近饱和或饱和水溶液。与传统剂型露剂相似。

水疝 病名，见《儒门事亲》。多因水湿下注或感受风寒湿邪所致。症见阴囊肿痛，阴囊汗湿，或阴囊肿大如水晶，不红不热，或瘙痒流黄水。治宜逐水行气，方用五苓散、禹功散。

水泉 ①经穴名。出《针灸甲乙经》。属足少阴肾经，为本经之郄穴。位于内踝与跟腱水平连线中点直下1寸，跟骨结节前上方凹陷处。主治月经不调、痛经、闭经、不孕、阴挺、腹痛、小便不利、目昏花、近视、足踝痛等。直刺 0.3~0.5寸。艾炷灸 3~5 壮，或艾条灸 5~10 分钟。②经穴别名。出《千金要方》。即大敦穴。

水疥 病名，出《诸病源候论》。即在散发的红色斑块的中央有水疱。相当于西医的丘疹性荨麻疹。病因证治见土风疮条。

水逆 病名，出《伤寒论》。因体内有伏饮所致。症见呕吐清水，渴欲饮水，水入即吐。治宜通阳利水，方用五苓散。

水突 经穴名，出《针灸甲乙经》。又名水门。属足阳明胃经。位于颈侧部，人迎穴与气舍穴连线之中点处。主治咳嗽气喘、咽喉肿痛、呼吸短气、单纯性甲状腺肿、咽喉炎、膈肌痉挛、百日咳等。直刺 0.3~0.5寸。艾条灸 5~10 分钟。

水菖蒲 中药名,出自《名医别录》。又名白菖、菖蒲、臭菖、尼菖蒲、铁蜈蚣。为天南星科植物水菖蒲 Acorus calamus L. 的根茎。性温,味辛、苦。有开窍祛痰、化湿解毒之功效,治癫痫、中风、慢性气管炎、胸腹胀闷、肠炎、痢疾、风湿痹痛。煎汤,3~6g;研粉吞服,每次 0.6~0.9g。研末调敷,可治痈肿;煎水洗,可治疥癣;制成滴眼液滴眼,可治化脓性角膜炎。

水蛇头 病名,出《疡科心得集》。又名水蛇头疔,俗称水白疔。是生于手指掌侧,病因症治与蛇腹疔类同,详该条。

水银十八味丸 蒙医希拉乌苏病方。方由水银、草乌、文冠木膏、诃子、硫磺、石灰华、黑云香、红花、丁香、白云香、白豆蔻、肉豆蔻、草果、木香、决明子、茴麻子、菖蒲、麝香组成。功能干涸希拉乌苏、制粘、愈合疮伤。主治痛风。

水渍疮 病名,见《疡医大全》。又名水渍手脚丫烂疮。西医的稻田皮炎属本病范畴。多因久渍水浆,复加摩擦,湿热毒邪侵蕴肌肤而成。初起趾(指)缝皮肤肿胀,发泡起皱,继因摩擦而白皮撕脱、糜烂、流液,或手足背红肿,自觉痛痒。一般不需内服药,外用枯矾粉干扑;糜烂流液改用青黛散麻油调搽;手足背红肿则用金黄膏外敷;甚则并以清热解毒除湿,五味消毒饮或五神汤加减内服。

水蛭 中药名,出自《神农本草经》。又名蚑、马蚑、水麻贴、蚂蟥。为水蛭科动物蚂蟥 Whitmania Pigra(Wnitman)和水蛭 Hirudo nipponica Whitman 及柳叶蚂蟥 Whitmania acranulata(Wnitman)等的干燥全体。性平,味咸、苦,有小毒。归肝经。有破血逐瘀之功效,主治血滞经闭、癥瘕积聚,以及跌打损伤等证。近年用于治疗血小板增多症,短期煎服,有一定疗效。3~6g,水煎服;焙干研末吞服,每次 0.3~0.5g。孕妇忌服。

水喘 病证名,见《医学入门·喘》。多由脾肾两虚,水湿不运,水气上凌,肺失宣降所致。症见气逆喘急,胸膈满闷,腹胀,怔忡,面目或肢体浮肿,小便不利。治宜温肾运脾、逐水利湿、宣肺平喘,方用肾气丸、葶苈大枣泻肺汤、真武汤等。

水痘 病名,见《痘疹方论》。是疱疹病毒所致的急性传染病,以冬、春两季较多。临床以皮热、皮肤和黏膜分批出现斑疹、丘疹和疱疹为特征。由外感时邪风毒,内蕴风热,扰于卫分而致。症见面赤唇红,眼光如水,咳嗽喷嚏,唾液稠黏,身热二三不出,明净如水疱,易出易痂与痘疮大不相同。风热夹湿者,宜疏风清热,兼以渗湿,用银翘散加滑石。热毒炽盛者,宜清热解毒,用五味消毒饮加减。皮热期间,注意休息,并注意皮肤清洁,勿使抓破皮肤,若已抓破,可用青黛散外扑,助其消炎收敛。

水道 经穴名,出《针灸甲乙经》。属足阳明胃经。位于腹部,脐下 3 寸,再旁开 2 寸处。主治小腹胀痛、两便不利、月经不调、不孕、疝气冲心、腰脊强痛,以及尿路感染,肾炎,膀胱炎,腹水等。直刺 1~1.5 寸。艾炷灸 3~7 壮,或艾条灸 5~15 分钟。

水寒射肺 指寒邪和水气侵犯肺脏所引起的病理。多由平素患有痰饮或水肿的患者,外感寒邪,寒邪引动水饮,寒水上逆,以致肺气失于宣降而发病。临床可见咳嗽气喘,痰涎多而稀白,舌苔白腻,或伴有发热恶寒等症。治宜宣肺降逆,温化水饮。

水鼓 病名,见《景岳全书·杂证谟》。多因饮酒无节,水湿停滞而成的鼓胀。参见鼓胀条。

水蜈蚣 中药名,出自《植物名实图考》。又名三荚草、金钮草、球子草、黄古头草、疟疾草。为莎草科植物水蜈蚣 Kylinga brerifolia Rottb. 的全草。性平,味辛。有解表、截疟、镇咳祛痰、清热利湿、消肿解毒之功效,治感冒发热,疟疾,支气管炎,百日咳,细菌性痢疾,黄疸型传染性肝炎,乳糜屎。12~18g,水煎服。煎水洗,可治皮肤瘙痒;捣烂敷,可治疖肿、蛇咬伤。

水罐 针灸器具名。大罐放入水（放在药液中者称药罐）煮沸应用，故名。使用时，将罐子颠倒用镊子挟击，用折迭毛巾紧扣罐口，吸去水液，趁热吸附于穴位或病痛局部皮表。

水罐法 拔罐疗法名。拔罐法之一。此法是用煮水时水气之力，排除罐内空气，使罐内形成负压，以吸着在拟吸拔的穴位上的一种疗法。所用之罐，多用竹筒制成。操作时，将罐放在清水中（或药物同煮）煮沸3～5分钟，然后用镊子取出，倒出罐内水，迅速用毛巾擦去罐内余水，立即置在治疗部位上。每次留罐时间不超过20分钟为度。此法具有通经活血、逐寒去湿的作用。常用于风湿痹痛、感冒风寒等。

五画

[一]

玉门 人体部位。出《脉经》。①指未婚女子的阴道外口。②泛指阴道外口。

玉女煎 方名，出自《景岳全书》。石膏三至五钱，熟地黄三钱至一两，麦门冬二钱，知母、牛膝各一钱半。水煎服。功能清胃滋阴。治胃热阴虚，见烦热干渴，头痛，牙痛，牙龈出血，舌红苔黄且干；亦治消渴，消谷善饥。近代常用于治疗急性口腔炎、舌炎而见口舌糜烂，舌质红或光滑，属于阴虚火旺证候者。

玉竹 中药名，出《吴普本草》。又名萎蕤、地节、葳参、铃铛菜、尾参、葳蕤。为百合科植物玉竹加 Polygonatum odoratum (Mill) Druce Ver. Pluriflorum (Miq.) Ohwi 的根茎。性平，味甘。归肺、胃经。有滋阴润肺、生津养胃之功效，主治肺胃阴伤、燥热咳嗽，舌干口渴之证。10～15g，水煎服。清热养阴宜生用，滋补养阴宜制用。脾虚而有湿痰者不宜服。

玉米须 中药名，出自《四川中药志》。又名棒子毛、玉麦须。为禾本科植物玉蜀黍 Zea mays L. 的花柱。性平，味甘。有利水、通淋、止血、降血压的功效，主治急慢性肾炎水肿、尿路结石、糖尿病、黄疸型肝炎、胆囊炎、胆石症、吐血、衄血、血崩、高血压病等。煎服：15～30g。晒干作烟吸，可治脑漏。玉蜀黍根、玉蜀黍叶亦有利尿通淋作用。

玉芙蓉 中药名，出自《植物名实图考》。为仙人掌科植物仙人掌 Opuantia dillenii (Ker Gawl.) Haw，肉质茎中流出浆汁的凝结物。性寒，味甘、淡。归心、肝、胆经。有清热解毒之功效，主治喉痛、疔肿、肠痔泻血、脱肛。3～9g，水煎服；或入丸、散。捣绒敷脐，可治小儿急惊风。研末撒布，可治烫伤。

玉茎 器官名。见《外科真诠》。又名宗筋，即阴茎。与脏腑关系归属于肝。

玉枕 经穴名，出《针灸甲乙经》。属足太阳膀胱经。位于后头部，当枕外粗隆上缘外侧，脑户穴旁开1.3寸处。主治头痛眩晕、目痛、视力减退、鼻塞、项强、癫痫等。沿皮刺0.3～0.5寸。艾柱灸3壮，或艾条灸5～10分钟。

玉枕关 气功术语。见《廖阳殿问答篇》。三关之一。在后脑户，正当仰卧，后脑着枕处。在玉枕穴之稍下，两侧风池穴之间。

玉函方 方书。100卷。晋·葛洪撰。作者因见戴霞、华佗所集《金匮绿囊》，崔中书《黄素方》等书，或缺乏急救方，或缺乏条理，选用不便，乃编此书。其书选方皆取单验便方，药物简便易求。已佚。

玉函经 脉学著作。又名《广成先生玉函经》。3卷（一作1卷）。原题唐·杜光庭撰（或认为是托名著作）。全书分为"生死歌诀"上、中、下三篇，阐述脉证关系，以及诸脉生理、病理。后世通行本系宋·崔嘉彦引述古医籍结合个人见解的注释本。

玉泉丸 方名，出自《丹溪心法》。天花粉、葛根各一两半、麦门冬、人参、茯苓、乌梅、甘草各一两，生黄芪、炙黄芪各五钱。为细末，炼蜜为丸，弹子大。每服一丸。功能益气养阴，生津止渴。治烦渴口干。近代常用于治疗糖尿病，疗效较好。

玉屏风散 方名，出自《丹溪心法》。黄芪、防风各一两，白术二两。为粗末，每服三钱，加生姜三片，水煎服。功能益气固表止汗。治表虚自汗，易感风邪。

玉真散 方名，出自《外科正宗》。天南星、防风、白芷、天麻、羌活、白附子各等分。为细末，每服二钱，热酒调服，并敷伤处。功能祛风化痰，解痉止痛。治破伤风，牙关紧急，口撮唇紧，身体强直，角弓反张；亦治狂犬咬伤。《普济本事方》载同名方，亦治破伤风，组成有所不同。

玉烛汤 方名，出自《医学衷中参西录》。生黄芪五钱，生地黄六钱，玄参、知母四钱，当归、炒香附各三钱，柴胡、甘草各一钱五分。水煎服。功能双补气血，理气调经。治妇女寒热往来，或先寒后热，汗出热解，或月事不调，经水短少。

玉堂 经穴名，出《难经·三十一难》。又名玉英。属任脉。位于胸正中线，平第三肋间隙。主治咳嗽气喘、胸痛、呕吐，以及心绞痛，肺气肿，肋间神经痛等。沿皮刺0.3～0.5寸。艾炷灸3～5壮，或艾条灸5～15分钟。

玉粒分经 病名，见《证治准绳》。亦名玉粒分精。为肺金燥热或脾经湿热所致。可生于气粒或肉轮，其形圆小而颗坚，色淡黄或白肉色。初起不痛，或轻而自愈。治法：发于睑内者，宜清热泻脾，用清脾散加减；生于白睛者，宜清泻肺热，用泻白散加减。

玉液 ①道家养生术语。一指人工炼造的可以服食的丹药；二指唾液。②奇穴名。为经外奇穴金津玉液穴之一。位于舌下。

玉液汤 方名，出自《医学衷中参西录》。生山药一两，生黄芪五钱，知母六钱，生鸡内金二钱，葛根一钱半，五味子、天花粉各三钱。水煎服。功能益气生津，润燥止渴。治消渴病。《医学入门》载同名方，组成、功用、主治不同。

玉楸药解 药物学著作。8卷。清·黄元御撰于1754年。黄元御号玉楸子，以号名书。本书收张仲景书未收之药293味。分为草、木、金石、果附谷菜、禽兽、鳞介虫鱼、人、杂类8部。记述简要。有个人见解，但颇多偏激之处。有咸丰以下多种刊本。

玉翳浮满 病名，见《世医得效方》。①属外障，指黑睛上生翳如玉色遮满瞳神者。即玉翳遮睛。②属内障，即水晶障证。详名该条。

玉翳遮睛 病名，出《银海精微》。又名玉翳浮满、玉翳浮瞒、玉翳浮晴。类今之角膜白斑而面积广泛者。多因肝经风热，病久反复；或肝肾不足所致。症初起见白睛红赤，继之渐生翳膜，初如碎米，久则连成片，遮满黑睛。治法：赤痛羞明，风热尚盛者，宜祛风清热，用明目菊花散加减；病久红赤不甚，肝肾亏虚者，宜滋养肝肾，明目退翳，用通明补肾丸。红赤消退，仅存白玉色翳障遮满黑睛者，药难奏效。参见宿翳、厚翳条。

玉簪花 中药名，出自《本草品汇精要》。又名白鹤仙、白鹤花、化骨莲。为百合科植物玉簪 Hosta plantaginea (Lam.) Aschers. 的花。性凉，味甘、辛，有微毒。有活血、利尿、解毒之功效，治咽喉肿痛、咳血、崩漏、痛经、白带、小便不通。3～4.5g，水煎服。捣烂，开水冲饮，可解斑蝥毒。香油浸泡两月，取油涂，可治烧伤。玉簪叶可治痈肿、疔疮、蛇虫咬伤、顽固性溃疡，玉簪花根可治痈肿、疮毒、瘰疬结核、中耳炎、烫伤等。

未成熟热 蒙医病名。是指热病尚未发展成单纯性热病之前的阶段。其发病原因是赫依及巴达干之机能失常。分为易于成熟、无暇成熟、不易成熟三种类型。主要症状为恶寒、日暮发热、小便浑浊不清、脉象细数而晃动。治疗上首先以使其成熟为原则，在平息巴达干的同时不使热增盛。

击仆 病名,出《灵枢·九宫八风》。又名仆击。多由正气先虚、邪风入中所致。参卒中条。

正气散 方名,出自《太平惠民和剂局方》。炒甘草七钱,橘皮、藿香、白术各一两,厚朴、半夏各三两。为细末,每服二钱,加生姜三片,大枣一枚,水煎服。功能健脾祛湿,理气和中。治伤寒阴症,憎寒恶风,胸膈噎塞,胁肋膨胀,心下痞坚,吐利咳逆,呕逆酸水,怠惰嗜卧,不思饮食,疟疾心痛。

正水 病名,出《金匮要略·水气病脉证并治》。多因脾肾阳虚,水停于里,上迫于肺所致。症见全身水肿、腹满、喘急、脉沉迟。参见水肿条。

正邪分争 ①指人体正气与邪气相互争持,不分胜负,由此构成的一般的病理过程。②指伤寒病,邪入少阳而出现寒热往来的病机。恶寒是正不胜邪;发热是正气抗邪外出;寒热往来交替而出现,则是正气与邪气相互争持的状态。《伤寒论·辨少阳病脉证并治》:"邪气因入,与正气相搏,结于胁下,正邪分争,往来寒热"。

正色 又称常色。指健康人面部色泽,明润含蓄,红黄隐隐,容光焕发,则表示气血平和,精气充足,即为有胃气、有神之象,属无病之常色。正色有主色、客色之分。主色是每个人体的基本肤色,并视个体而异,客色则随气候,环境及当时的生理状态而变化,但亦不属病色,仍是正色范围内之变化。

正产 见《十产论》。又名真产。妊娠十个月左右,届时自然分娩,即足月顺产者。当妊娠足月临近产期,忽腰腹疼痛阵作,疼痛渐发频剧,产户窘迫,肛门坠胀,二便俱急,继之破浆出血,腹痛愈紧,胎儿遂生。

正体类要 骨伤科专著。2卷,薛己撰。刊于1529年。上卷首载骨伤科主治大法19条,次载作者治疗扑伤、坠跌、金伤汤火伤3类64种病证医案,每证1~3例不等;下卷为伤科常用方剂。现存明刻本、《薛氏医案》本。1959年上海科技出版社出版排印本。

正念 气功术语。见《玄机直讲》。练功时思想宁静,杂念不起,能高度集中的意念,为诱导、维持和深化入静状态所必须的意念。

正治 又称逆治。治则之一。指一般常规的治疗方法,即针对疾病的性质和病机而进行治疗。如寒证用热药,热证用寒药,实证用泻法,虚证用补法等,均属正治法的运用。因其药性与病性相逆,故又称逆治。《素问·至真要大论》:"逆者正治"。

正骨心法要旨 骨伤科著作。4卷,即《医宗金鉴》卷87~90。清·吴谦等撰。首载骨伤科手法总论,《内经》中有关记述;次为全身各部骨骼名称,及伤损、骨折、脱臼等病证治;后述伤损内症及其兼症的治疗。

正骨推拿 推拿疗法之一。指治疗骨伤科疾患的推拿按摩方法。例如,骨节内脱离位,即可用推拿以正骨。

正容汤 方名,出自《审视瑶函》。羌活、白附子、防风、秦艽、胆南星、白僵蚕、制半夏、木瓜、甘草、茯神木各等分。为粗末,加生姜三片,水煎去滓,加酒一杯冲服。功能化痰通络,祛风止痉。治口眼㖞斜,仪容不正。

正营 经穴名,出《针灸甲乙经》。属足少阳胆经。足少阳、阳维之会。位于头顶部,当瞳孔直上入发际3寸处。主治头痛眩晕、齿痛、唇吻强急、鼻炎等。沿皮刺0.3~0.5寸。艾条灸5~10分钟。

正虚邪实 指虚证与实证同时并见的病机或证候。《素问·通评虚实论》:"邪气盛则实,精气夺则虚"。其形成有两种情况:①病证治疗不当,或邪气过盛,而导致正虚邪实。②指素体虚弱,又感受实邪,从而出现正虚邪实证候。在一般情况下,正虚为本,邪实为标。治宜扶正祛邪为法。

正常气质 维吾尔医学气质的一类,指相互对立的属性中，不受制约，保持中庸，处于自然的相互合适状态的气质。又称平和气质，包括同类型、性别型、同性别型、地域型、同域型、个人型、状况型8种类型。

去来心痛 病名，出《千金要方》。多因阳气不足，湿痰内滞所致。症见心痛或作或止，甚则一日十数遍，饮食无碍，昼夜不安，久而不愈。治宜补气温阳，去湿消痰，方用去来汤。

去针 针法名。出《素问·针解》。即出针。

去宛陈莝（cuō） 指祛除郁积于体内的水液废物。宛，通郁，即郁结；陈莝，是陈旧的铡碎的草，指人体内的水液废物。

甘伯宗 唐代医史学家。撰集唐以前历代医家120人传记为《名医传》，共7卷，为我国古代较早的医史人物传记专著，已佚。

甘松 中药名，出自《开宝本草》。为败酱科植物甘松香 Nardostachys chinensis Batal 和宽叶甘松 N. jata manse DC. 的根茎及根。性温，味辛、甘。归脾、胃经。有行气止痛、开郁醒脾之功效，主治思虑伤脾或寒郁气滞引起的胸闷腹胀，不思饮食及胃脘疼痛等证。煎服，3~6g。煎水含漱可治牙痛，煎水洗可治脚气浮肿。

甘草 中药名，出自《神农本草经》。又名美草、蜜草、国老、粉草。为豆科植物甘草 Glycyrrhiza uralensis Fisch. 或胀果甘草 G. inflata Bat. 等的根和根茎。性平，味甘。归心、肺、脾、胃经。有补脾益气、润肺止咳、缓急止痛、缓和药性之功效，主治脾胃虚弱，中气不足，气短乏力，食少便溏，咳嗽气喘，痈疽疮毒，食物或药物中毒，脘腹或四肢挛急作痛等证。水煎服，2~10g。清火解毒宜生用，补中缓急宜炙用。湿盛而胸腹胀满及呕吐者忌服。久服较大剂量甘草，每易引起浮肿。反大戟、芫花、海藻、甘遂。

甘草干姜汤 方名，出自《伤寒论》。炙甘草四两，干姜二两。水煎服。功能温肺止咳，温胃止吐。治伤寒误汗后，四肢厥冷，咽中干，烦躁吐逆，及肺痿吐涎沫而不咳，其人不渴，遗尿，小便数。

甘草干姜茯苓白术汤 方名，出自《金匮要略》。又名甘姜苓术汤、肾着汤。甘草、白术各二两，干姜、茯苓各四两。水煎服。功能暖土胜湿。治寒湿下侵之肾着病，见身重腰下冷痛，腰重如带五千钱，但饮食如故，口不渴，小便自利。

甘草小麦大枣汤 方名，出自《金匮要略》。又名甘麦大枣汤。甘草三两，小麦一升，大枣七枚。水煎服。功能养心安神，和中缓急，补脾益气。治脏躁证，见精神恍惚，常悲伤欲哭，不能自主，呵欠频作，舌红苔少。现代常用于治疗癔病及神经衰弱属心虚与肝郁者。

甘草附子汤 方名，出自《伤寒论》。炙甘草、白术各二两，炮附子二枚，桂枝四两。水煎服。功能温阳散寒，缓急止痛。治风湿相搏，骨节疼烦，掣痛不得屈伸，近之则痛剧，汗出短气，小便不利，恶风不欲去衣，或身微肿。《全生指迷方》载同名方，仅附子、甘草两味，主治类同。

甘草泻心汤 方名，出自《伤寒论》。炙甘草四两，黄芩、干姜各三两，黄连一两，半夏半升，大枣十二枚。水煎服。功能益气和胃，消痞止呕。治胃气虚弱，腹中雷鸣下利，水谷不化，心下痞硬而满，干呕心烦不得安等。《太平圣惠方》所载同名方，多木通一味，治证相同。

甘草粉蜜汤 方名，出自《金匮要略》。甘草二两，粉一两，蜜四两。以水先煎甘草，去滓，入粉、蜜，搅匀，煎如薄粥，分二次服。功能安蛔止痛。治蛔虫扰心痛，令人吐涎，发作有时，用毒药杀虫，痛势不减。

甘草麻黄汤 方名，出自《金匮要略》。甘草二两，麻黄四两。水煎服。功能宣肺利水。治里水，一身面目悉肿，小便不利，脉沉等。

甘桔汤 方名，出自《小儿药证直

诀》。桔梗二两，甘草一两。为粗末，每服二钱，水煎服。功能清热利咽。治小儿肺热，或风热上壅，咽喉肿痛。《张氏医通》《疡医大全》载同名方，组成有异，治证有别。

甘疳 病名，出《小儿卫生总微论方》。疳疾之一。症见眼涩多困，或生白膜，口唇淡白，身色黄黑，食泥土、生米，喜卧冷地，疥癣头疮，洞泄青白黄沫，下利脓血，腹满喘咳，耳鼻生疮，发稀作穗，头大项细，肚大青筋，筋痿骨重，形劣羸。因小儿伤于肥甘，积滞化热所致。治宜健脾消疳为主，随其兼症辨证治疗。

甘遂 中药名，出自《神农本草经》。又名甘泽、肿手花根。为大戟科植物甘遂 Euphorbia kansui Liou 的块根。性寒，味苦、甘，有毒。归肺、肾、大肠经。有泻水逐饮、消肿散结之功效，主治身面浮肿，大腹水肿及胸胁积液，风痰癫痫等。现代有用于治疗重型肠梗阻、肠腔积液较多者。外敷亦可用于痈肿疮毒。本品有效成分不溶于水，宜入丸散，每次 0.5～1g。醋制可减低毒性。外用适量生用。反甘草。虚弱者及孕妇忌用。

甘遂半夏汤 方名，出自《金匮要略》。甘遂三枚，半夏十二枚，芍药五枚，炙甘草一枚。水煎去滓，以蜜半升，和药汁再煎，顿服。功能豁痰利水。治留饮欲去，病者脉伏，其人欲自利，利反快，虽利，心下续坚满。

甘蔗 中药名，出自《名医别录》。又名竿蔗、糖梗。为禾本科植物甘草 Saccharum sinensis kox6. 的茎杆。性寒，味甘。归肺、胃经。有清热、生津、润燥、解酒之功效，主治热病津伤，心烦口渴，反胃呕吐，燥咳，便秘。榨取浆汁服，60～120毫升。甘蔗滓烧存性，可治小儿头疮白秃；甘草皮烧存性可性小儿口疮、秃疮、坐板疮；甘草节间茁生的嫩芽名蔗鸡，可治消渴。

甘露饮 方名，出自《太平惠民和剂局方》。熟地黄、天门冬、炒枳壳、茵陈蒿、干地黄、麦门冬、石斛、炙甘草、枇杷叶、黄芩各等分。为粗末，每服二钱，水煎服。功能滋阴生津，泻火除热。治胃中客热，牙宣口气，齿龈肿烂，时出脓血，目赤肿痛，口舌生疮，咽喉肿痛，疮疹黄疸，肢体微肿，胸满气短，二便秘涩，或时身热。也可用以治疗消渴。

甘露消毒丹 方名，出自《温热经纬》。又名普济解毒丹。滑石十五两，茵陈十一两，黄芩十两，石菖蒲六两，木通、川贝母各五两，射干、连翘、薄荷、白豆蔻、藿香各四两。为细末，每服三钱，开水调下；或以神曲为糊丸，弹子大，开水化服。功能利湿化浊，清热解毒。治湿温时疫，邪在气分，见发热困倦，胸闷腹胀，肢酸咽肿，身黄，颐肿口渴，小便短赤，吐泻，淋浊，舌苔淡白或厚腻或干黄。近代常用于肠伤寒、传染性黄疸型肝炎、急性胃肠炎等病见湿热并重证候者。

世会 朝医名词。出《东医寿世保元》。意为社会。

世医 指子承父业，世代相传的医生。

世医得效方 方书。19卷。《四库全书》本附《千金方养生书》1卷，共20卷。元·危亦林撰。刊于1337年。作者世代业医，本书据其五世家传效方编纂而成。按元代医学十三科顺序，记述内、外、妇、儿、五官及伤科各类疾病的脉病证治。分类即详，方亦实用。其中卷18正骨部分，是继唐代《理伤续断方》之后较系统而有影响者。所记以"悬吊法"治疗压缩性脊柱骨折，是伤科史上的最早尝试。现存元至正五年陈志刻本。1964年上海科技出版社出版排印本。

世补斋医书 丛书。清·陆懋修撰。分正集、续集。正集均为作者自撰，计6种，33卷，刊于1884年，包括文（指有关医学的文集）16卷，《不谢方》1卷，《伤寒论阳明病释》4卷，《内经》运气病释9卷（附《内经遗篇病释》1卷），《内经运气表》1卷，《内经难字音义》1卷。续集为陆氏校刊医书，共4种，25卷，由其子陆润庠刊于1910年。包括《重订傅青主女科》3卷，《重订戴北山广温热论》5卷，《重订绮石理虚元鉴》5卷，《校正王朴庄伤寒论注》12卷（原书6卷，另6卷为王氏所撰《伤寒论附余》2卷，《伤寒例新注》《读伤寒论心法》《迴澜说》《时节气候决病法》各1卷。

艾叶 中药名，出自《本草经集注》。又名蕲艾、灸草。为菊科植物家艾 Artemisia argyi Levl. et vant. 的叶。性温，味苦、辛。归肝、脾、肾经。有温经止血、散寒止痛之功效，主治出血之证及下焦虚寒，腹中冷痛，月经不调，经行腹痛，带下等。此外，本品煎汤外洗，可治皮肤湿疹瘙痒；将艾绒制成艾条、艾柱等，用以烧灸，能使热气内注，具有温煦气血、透达经络作用。近年发现艾叶油有止咳、祛痰、平喘作用。3~10g，煎服。外用适量。艾叶油（胶囊装）每次服0.1ml，每日3次。

艾尔瓦 维吾尔医学名词。指将四种体液输送到人体各个部位以维护人体正常的一种力。

艾条 灸具名。又名艾卷。即用棉纸包裹艾绒制成的圆柱状长卷。一般长20cm，直径1.2cm，重约10g。艾卷分为二种：如用纯艾绒制作者称纯艾卷；如用艾绒加掺药末制作者称药艾卷。

艾条灸 灸法名。又称艾卷灸。指用艾条在穴位或病变部位进行熏灼的方法。按其操作方法，可分为悬起灸和实按灸二种。悬起灸，即将点燃的艾条悬近皮肤而灸。实按灸，即将点燃的艾条直接按在皮肤（也可用布覆盖在皮肤上，按在布上）上而灸。

艾灸疗法 灸法名。指以艾绒为主要材料制成艾柱或艾条，点燃后熏熨或温灼体表穴位，给人体以温热刺激的治疗方法。有温经通络、升阳举陷、行气活血、祛寒逐湿、消肿散结、回阳救逆等作用，并可用于保健。艾灸疗法适应范围较广，对慢性虚弱病证和风、寒、湿邪为患的疾病，尤为适宜。

艾灸补泻 灸法名。出《灵枢·背腧》。又名火补火泻。如火力由小到大，慢慢深入，待火燃尽，灼伤皮肉者为补法，有温阳补虚的作用。如用口吹其火，使之速燃，使病人觉烫，不待燃及皮肉即除去艾炷者为泻法，有祛寒散结的作用。

艾附暖宫丸 方名，出自《仁斋直指方论》。香附六两，艾叶、酒当归各三两，黄芪、吴茱萸、川芎、白芍药各二两，酒蒸地黄一两，官桂五钱，续断一两半。为末，醋糊为丸，梧桐子大。每服五十至七十丸。功能暖宫温经，养血活血。治妇人子宫虚冷，带下白淫，面色萎黄，四肢疼痛，倦怠无力，饮食减少，经脉不调，肚腹时痛，久无子息。

艾纳香 中药名，出自《开宝重定本草》。又名冰片艾。为菊科植物大风艾 Blumea balsamifera（L.）DC. 的嫩枝叶。性温，味辛、苦。有祛风除湿、温中活血之功效，内服治风湿痹痛、腹痛、腹泻、痛经。煎服，9~18g。捣敷或煎水洗可治跌打损伤、疮疖痈肿、湿疹、癣疾、皮炎。

艾非阿勒 维吾尔医学名词。指人的年龄、体形、性别等差异与健康和疾病的关系。维医学根据这种差异和特点，对各种疾病发生的倾向分为以下几种：小儿多患传染性疾病（如麻疹、百日咳、天花、猩红热等）；中老年和体形较胖的人多患气管炎、支气管炎、瘫痪、心脏病、动脉硬化、高血压、脑溢血、关节炎等；体形较瘦、个子较高的人多患肺部、胃部疾病；妇女多患癫痫、癔病、精神性疾病、过敏性疾病等。

艾炷 灸具名。将艾绒制成圆锥形艾团，其大小根据需要而定，小如米粒，大如蚕虫。米粒大者多用于直接灸。蚕虫大者多用于间接灸。

艾炷灸 灸法名。将艾炷直接或间接置于穴位上施灸的方法，是灸法的主体。临床上可分为直接灸和间接灸两种。施灸时艾炷的大小、多少，当以疾病的性质、病情的轻重和施灸的部位综合考虑。如初病体质强壮，艾炷宜大，壮数宜多。如久病体质虚弱，艾炷宜小，壮数宜少。头面胸部不宜大炷、多炷；腹部腰背部则艾炷宜大，壮数宜多；四肢末端不宜多灸；肩背和四肢皮厚多处，多灸无妨。妇孺宜少，壮男可多。

艾绒 灸法材料名。由菊科植物艾蒿的干叶制成，以其色泽灰白，柔软如绒，故名。艾绒有粗细之分。粗者多用于温针或制成艾条，细者多用于制成艾炷。质地以陈年者为佳。

古今名医方论 方书。4卷。清·罗美辑。刊于1675年。本书为作者所撰《古今名医汇粹》的姊妹篇。方论结合，共选辑清以前常用名方及自定方130余首，每方附以明、清名医有关评述。选方切合实用，诸家评述精审，集名医之名方、述评于一书。现存清康熙十四年古怀堂刻本等10余种版本。1983年江苏科技出版社出版排印本。

古今名医汇粹 综合性医书。8卷。清·罗美辑。成书于1675年。本书收辑从元至清代著名医家医论、治法、治验的精华片断，分门整理，并加按语。卷1医论集，以阐述医理为主；卷2脉要集；卷3~8病能集，以内科杂证为主，兼及妇科、五官科、外科。学术上宗法薛己、张景岳。现存清康熙抄本、嘉庆六年五柳居刻本等10余种版本。

古今医方集成 方书。分上、下二册。吴克潜编。刊于1936年。本书收集古今实用效验医方约10000余首，每方介绍方名、出处、主治、功效、药物及用量、炮制、服法等项。录方丰富。但部分方剂未著出处。

古今医彻 综合性医书。4卷。清·怀远撰。刊于1808年。本书论述各科病证证治。卷1伤寒，自两感证至夹证、坏证、遗毒；卷2~3内科杂病、外科痈症及五官、口齿病证；卷4女科经、带、胎、产诸病。现存清嘉庆十五年郑文萃堂刻本、《珍本医书集成》本。1957年上海卫生出版社出版排印本。

古今医言 医学杂著。4卷。日本·吉益为则辑于1773年。本书辑录汉以前38种中国文史古籍有关论医的内容，并加评述。我国建国后有排印本。

古今医统大全 综合性医书。又名《古今医统》。100卷。明·徐春甫辑于1556年。本书辑录明以前历代医书及经史百家有关医药资料，分类编写而成。包括历代医家传略、《内经》要旨、各家医论、脉候、运气、经穴、针灸、临床各科证治、医案、验方、本草、救荒本草、制药、通用诸方及养生等。除引录古说，在医学理论方面作者亦有所阐发。选辑资料丰富，有较高参考价值。现存明嘉靖三十六年陈长卿初刻本。

古今医统正脉全书 丛书。简称《医统正脉》。明·王肯堂辑。刊于1601年。共收自《内经》起至明历代医家的重要医著44种，如《素问》《灵枢》《甲乙经》《中藏经》《脉经》《难经》《金匮要略》《伤寒论》《伤寒明理论》《脉诀》《类证活人书》《素问玄机原病式》《宣明论方》《儒门事亲》《脾胃论》《兰室秘藏》《医垒元戎》《汤液本草》《丹溪心法》《格致余论》《局方发挥》《金匮钩玄》《外科精义》《医经溯洄集》《证治要诀》《伤寒琐言》等，为医学丛书中有较大影响者。现存明万历二十九年吴勉学校刻本，及清初金陵古堂本等多种清刻本。

古今医案按 医案著作。10卷。清·俞震纂辑。成书于1778年。本书以内科病证为主，汇选古今医案，酌加按语评述得失。以证分门，共分106门。所选医案，以脉证俱全，辨证详明，有议论有发明者为标准。所加按语，分析精辟，注重说理，对读者颇多启发。现存清乾隆四十三年酌古堂刻本。1959年上海科学技术出版社出版排印本。

古今医案按选 医案著作。4卷。清·王士雄选辑。成书于1853年。作者在俞震编纂的《古今医案按》中选取较好的医案，分类辑录，并加按语，进一步阐明案中辨证、立法和处方要点，或评论其不足、错误之处。现存清刻本、《潜斋医学丛书十四种》本及《珍本医书集成》本。

古今医鉴 综合性医书。16卷（原作8卷）。明·龚信纂辑，其子龚廷贤续编。原编年不详，续编于1589年。后王肯订补，即后世流通本。本书收集古今医学名论，上自《内经》，下迄明戴思恭，取其论明白晓畅而用之效验者，结合己见，分析诸病原因、证候及治法。首论脉诀、病机、药性、运气，次述各科证治。内收较多民间验方、外治方及针灸疗法。现存明万历五年金陵周四达刻本。1958年商务印书馆出版排印本。

古今图书集成·医部全书 大型类书《古今图书集成》的医学部。录于《古今图书集成》博物汇编·艺术典之下的"医部汇考"。520卷。清·陈梦雷、蒋廷锡等编纂。成书于1726年。分类辑录自《内经》至清初的120余种医学文献与其他各类文献中的医药学资料，包括古典医籍的注释、各种疾病的辨证论治，医学艺文、记事及医家传略等。搜罗繁富，分类系统，详注出处，引用方便。1959年人民卫生出版社出版排印本。

古今录验方 方书。50卷。唐·甄立言撰（《旧唐书·经籍志》题甄权撰）。原书已佚，部分佚文见于《外台秘要》《医心方》等书。

古方八阵 方书。9卷，即《景岳全书》卷52～60。明·张介宾撰。作者选录前人有关著作中的方剂，按其效用分为补阵、和阵、功阵、散阵、寒阵、热阵、固阵、因阵8类。收1456首，方后间附方义或按语。

古方汇精 方书。5卷。清·爱虚老人辑。刊于1804年。本书汇辑古医书中有效成方及单验方，分为内症、外科、疔毒、疯痰、疮毒、梅毒、丹毒、喉口、耳目、跌打伤损、妇科、儿科及奇疾诸门，约400余方，列述处方功能主治。现有《珍本医书集成》本。

古方新解 方书。8卷。清·徐大椿撰于1764年。1920年经陆士谔增补注释，名《增注徐迴溪古方新解》。书中辑录古代重要方剂共900余首，分为通治方、风门、痹历节门、痿门、厥门等40类。各类方剂之首统论病源，各方之下另加简注阐明己见。陆氏则增补明、清医家方论于后。有1920年世界书局石印本、《徐灵胎医书三十二种》本。

古本难经阐注 《难经》注本。4卷（又有2卷本、1卷本，内容相同）。清·丁锦注。初刊于1738年。丁氏自称获见《难经》古本一种，与通行本排列次序不同，文字亦略有出入。故据此本并参考其他刊本校订、注释《难经》。书中颇多个人见解，并对某些病证拟出方治。现存清乾隆三年苏州刻本。1958年上海卫生出版社出版排印本。并收入《珍本医书集成》。

古本康平伤寒论 简称《康平伤寒论》。汉·张机所撰《伤寒论》的古传本之一。系1346年（日本贞和2年）日人和气朝臣复录丹波雅忠手抄的我国古卷子本，由于丹波氏抄录于日本康平3年（1060年），故以"康平"名书。本书较北宋校正医书局校定的《伤寒论》为早，但篇次少于宋体。全书共12篇，包括伤寒例、六经病、霍乱、阴阳易、差后劳复等。个别条文与文字也与宋本互有出入，特别是宋本中的一些原文，本书多析为注文，而注文又有旁注、脚注、大字附注等。在校勘、研究《伤寒论》方面有参考价值。1947年苏州互助医学出版社出版叶橘泉重校本，1954年上海千顷堂书局据以重印。

古代疾病名候疏义 古医训诂著作。余岩编。是一部有关我国古代疾病名候的训诂考据专著，对我国古代五种较早的词书和字书，《尔雅》《方言》《说文》《释名》及《广雅》中出现的病名加以解释和考证，并与现代医学病名进行对照。1953年由人民卫生出版社出版。

本事方续集 方书。又名《续本事

方》。10卷。宋·许叔微撰。约刊于12世纪中期。本书为《本事方》续作，包括治诸虚进食生血气、治诸积热等疾、治诸风等疾等，凡22门，收方300余首。体例与《本事方》相同，每方简述"本事"与验案。收入《三三医书》。

本经便读 药物学著作。4卷。清·黄钰撰。刊于1869年。作者因陈修园《本草经读》一书所辑《本经》原文词旨深奥，语句参差，难于诵记，乃据以改编成谐韵对偶联句，删去原注，以供初学之用。现存清光绪十九年芸经堂刻本。并收入多种《陈修园医书》。

本经疏证 药物学著作。12卷，附《本草续疏》6卷，《本经序疏要》8卷。清·邹澍撰。1837年成书。本书以《本经》《别录》为经，《伤寒论》《金匮要略》《千金方》《外台秘要》为纬，疏证张仲景所用药物173种。又取常用药142味为之疏证，编《本经续疏》。仿《证类本草》序例"诸病通用药"体例，以病为纲，归类常用药，注其性味功效，编《本经序疏要》（1840年）。以上3书常以《本经疏证》一名统指。本书将《本经》所载药物与其在古方中的应用密切结合，联系作者验案，辨析入微，切合临床实用。现存清道光二十九年汤用中刻本等10余种清刻本，民国间石印本、影印本。1957年上海卫生出版社出版排印本。

本草 ①历史上记载药物的著作。因药物以草类药为最多，故药物学著作往往以本草名之。②中药的统称或原始称号。

本草三家合注 药物学著作。一名《神农本草经三家注》《本草三注》。6卷。清·郭汝聪集注。刊于1803年。系张志聪《本草崇原》、叶桂（一作姚球）《本草经辑要》及陈念祖《本草经读》三书注释合编本。刊本颇多，现存清道光聚经阁刻本等近30种版本。

本草万方针线 本草附方索引。8卷。清·蔡烈先辑于1712年。本书将《本草纲目》中全部附方及发明项下个别处方，按病证分类，编成索引。分为通治部、外科、女科、儿科、上部、中部、下部共7部，105门。每门分列病证，计收单验方15000余条。是我国古代医书中为数不多的索引类作品之一。现存清康熙五十八年武林山寿堂刻本等近20余种刻本、石印本。

本草从新 药物学著作。18卷。清·吴仪洛撰。刊于1757年。本书在汪昂《本草备要》基础上修订增补而成。原书内容半数保留，半数增改，并补充了一些《本草纲目》未收载的药物，故名《本草从新》。全书分类法参照《本草纲目》，分为八部52类，共收药物720种。刊本甚多，影响较广。现存清乾隆二十二年初刻本等60余种刻本、石印本。1957年上海卫生出版社出版排印本。

本草分经 药物学著作。清·姚澜（又名维摩和尚）撰。刊于1840年。本书按药物归经理论编写，把药物分为通经络药物与不循经络杂品两大类。书中首载内景经络图15幅；次为总药便览，备载药名，下注归经，以便按经查药，相当于索引。主体内容以经络为纲，统领诸药。各经之下，将药品分为补、和、攻、散、寒、热6类。每药简述性味、主治、功效。不循经络药物另立一节。共收药804种。本书介绍各药虽无新意，但分类独具一格。现存初刻本等多种清刻本，及民间排印本、石印本。

本草汇 药物学著作。18卷。清·郭佩兰撰。成书于1666年。卷1~8为医药总论，内有十四经经脉图、脏腑图及引经药物、面部望诊图、三部九候、脉法、经络、运气、用药式、引经报使及禁忌药、各种病证宜忌药、杂证、伤寒、妇、外、幼各科病机，百病主治药等。总论篇幅之大，本草本中少见。卷9~18分记草、木、谷、菜等16部485种药物性味主治。主要参考《本草纲目》《本草经疏》等书编写。现存清顺治十二年术业堂刻本、日本1693年武江山田屋刻本。

本草汇言 药物学著作。20卷。明·倪朱谟撰于1624年。作者遍访时贤耆宿之深明医学者凡148人，采录有关中药的经验与论述，纂辑成书。全书共收药581种。每药记性味、归经、产地、形态，辑录诸家药论，附方则博采前人与时贤效方。诸家药论内容丰富，附方中保留了一些未刊明代医方资料，为本书特色。书中并附图530幅，其中药材图180余幅。现存明泰昌元年刻本等多种明、清刻本。

本草汇纂 药物学著作。3卷。清·屠道和撰于1851年。本书参考多种本草文献，融汇摘要整理而成。共收载药物500余种，分为平补、温补、补火、滋水、温肾、温涩等31类，又续增二品（类），每药简述性味、功效及用法。附录日食菜物及脏腑主治药品。现存清同治二年育德堂初刻本、《医学六种》本。

本草发明 药物学著作。6卷。明·皇甫嵩撰。刊于1578年。本书搜辑医经、方书及诸家本草，考订撷要而成。卷1～2总论药性及制方之义；卷2～3分草、木、果、菜等部，记述各药性味功治。现存明刻残本。

本草发挥 药物学著作。4卷。明·徐彦纯撰。本书系取金元诸医家有关药物的论述与经验编成。收药270种，分为金石、草、木、人、兽、虫、鱼、果、米谷及菜共10类。书后集前代名医用药总论。收入《薛氏医案二十四种》，经薛太医薛铠校订。

本草权度 综合性医书。3卷。明·黄济之撰。刊于1535年。书名本草，实际主要记述临床各科常见病的脉、因、证、治。书前列五脏虚实、脉法、脉体升降图、经络图、十四经穴等。现存明嘉靖刻本，日本刻本、抄本。

本草问答 药物学著作。2卷。清·唐容川撰于1893年。本书为唐容川与其门人张士骧以问答形式讨论药物理论。共设问答近60则，有辨药、反畏、炮制、产地、引经及用药经验等内容。作者较早地在药学领域比较了中西两说的异同，采用传统的阴阳五行、形色气味、取类比象学说阐释中药药理。现有《中西汇通医书五种》本。

本草求真 药物学著作。9卷，另有主治2卷，《脉理求真》1卷。黄宫绣撰。刊于1769年。全书共收药520种。将药物分为补剂、收涩、散剂、泻剂、血剂、杂剂及食物7部，各部再细分类，分述每药性味、功能及辨析用药理法；分述脏腑病症用药及六淫病症用药。卷首附药图477幅，多绘自《本草纲目》《本草汇言》。为兼顾按药效分类与按形质属性分类，乃将正文药条按功效分类，卷后目录按草木果谷等形质属性分类，并注序号，以便检索。现存初刻本等近20种清刻本，民国间多种石印本。1959年上海科技出版社出版排印本。

本草饮食谱 书名。1卷。清·文晟辑，费伯雄鉴定。刊于1850年。本书将具有医疗价值的食物分为谷、豆、菜、瓜、果、味、禽、兽、鱼、虫等10部，共约200种，每种简述性味、采用、主治及宜忌等。现存清文成堂刻本、《费氏食养三种》本。

本草纲目万方类编 《本草纲目》附方索引。又名《万方类编》。32卷。清·曹绳彦辑于1800年。本书仿蔡烈先《本草万方针钱》之意，将《本草纲目》所附方剂，按病证分类，共分107门，4379症，收11800余首。颇便读者检索。现存清嘉庆五年睦华堂初刻本，民国间大东书局石印本、排印本。

本草纲目必读 药物学著作。24册，不分卷。清·林起龙撰于1667年。作者以《本草纲目》卷帙过多，刊刻检阅皆属不便，乃选取其中"日用切要，求而可得"的药物600余种，去释名、集解诸项，只存气味、主治、发明、附方4项，删去重复内容，保留药物附方，以为研读《本草纲目》之捷径，亦便临证参考。现存清康熙十一年毓麟堂刻本。

本草纲目拾遗 药物学著作。10卷。

清·赵学敏撰。初稿成于 1765 年，以后续有订补，初刊于 1864 年。本书收录《本草纲目》未载药物，或已载而需予补充的药物，故以"拾遗"命名书。收正品药 716 种，附品药 205 种，合计 921 种。分为水、火、土、金、石、草、木、藤、花、果、诸谷、诸蔬、器用、禽、兽、鳞、介、虫等 18 类。作者博采历代医籍、方志、笔记小说，引用文献 600 余种；并载采访 200 余人所得辨药用药经验。注重收载草药，并收入许多边远少数民族地区、沿海和国外药物。所附大量医方，多是采访得来验方，简便有效。现存稿本、清同治十年吉心堂刻本。建国后有 1957 年人民卫生出版社影印本、1963 年排印本。

本草述 药物学著作。30 卷。清·刘若金撰。成书于 1664 年。本书主要资料取材于《本草纲目》，重视金元医家药论，兼采明代缪希雍、卢之颐诸家。共收药 501 种，列述产地、形态、采收、药性、主治、附方、修治等。各药以讨论药理为主，略引前人之说，根据药物阴阳升降学说及其与脏腑经络的关系加以发挥。现存清康熙二十九年初刻本等多种清刻本及民国石印本。

本草述钩元 药物学著作。32 卷。清·杨时泰撰。刊于 1842 年。本书为《本草述》摘要改编本。各药主要内容和编排次序与《本草述》略同，而删去浮词冗句，将原书按语改为论。删繁就简，提要钩玄。流传较广，几已取代《本草述》。现存清道光二十二年毘陵涵雅堂刻本。1958 年上海科技卫生出版社出版排印本。

本草图经 药物学著作。20 卷，目录 1 卷。宋·苏颂主编。1061 年成书。本书收集宋代全国各地药图编成。共载药物 780 种，图 933 幅，并附大量单验方。其体例先图后文，一药一图或数图。详述药物来源与鉴别，结合用药实际讨论药物功效。集中反映了北宋本草学发展状况，为中外学者所赞扬。原书已佚，佚文与图可见于《证类本草》。

本草征要 药物学著作。2 卷。明·李中梓撰于 1637 年。本书原为《医宗必读》之卷 3~4，后抽出单印。共收常用药物 352 种，分为草、木、果、谷、菜、金石、人兽、禽、虫、鱼等 10 类。每药编成对偶韵句，下加注文，便利初学记诵。现存清刊本、民国间铅印本。

本草备要 药物学著作。8 卷。清·汪昂撰。刊于 1694 年。本书取材于《本草纲目》《本草经疏》。共收载药物 475 种，分为草、木、果、谷菜、金石水土、禽兽、鳞介鱼虫及人等 8 部。每药列述形色、气味、归经、功用、主治，并引诸家之说阐释功效理论。附图 400 余幅。以简明实用，文字顺达，流传甚广，有刻本、石印本、铅印本 60 种。建国后有影印本和排印本。

本草诗笺 药物学著作。10 卷。清·朱钥撰于 1737 年。全书收常用药 848 种，仿《本草纲目》分类，每药简注性味、产地、形态、炮炙、用法等。后附 8 句七言诗，专述药性功效。便利初学。现存清康熙二十二年刻本等多种清刻本及民国千顷堂石印本。

本草经集注 药物学著作。7 卷。梁·陶弘景约撰于 5 世纪末。本书为《神农本草经》早期注本之一。共收药物 730 种，辑自《神农本草经》《名医别录》各 365 种。全书分为序例和本文两部分。序例部分注释和补充《神农本草经》的药物总论，并评述采药、制药方法，诸病通用药，解百毒药，凡药不宜入汤酒者，诸药畏恶七情表等。本文部分，将药物分为玉石、草木、虫兽、果、菜、米食及有名无实 7 类。记述每种药物，采取朱墨分书、大小结合的方法，即以大字朱（红字）写《本经》，墨（黑字）写《别录》，陶弘景自注则用小字，用以区别文献出处。注文广泛参考文献，补充大量有关产地、制剂、炮炙、鉴定及临床应用等方面的资料。此后历代编写本草著作均甚重视本书。原书早佚，但其主要内容仍保存在《证类本草》等书。现存敦煌石室所藏唐代写本残卷，仅存序例部分，1955年群联出版社据以影印。

本草经疏 药物学著作。又名《神农本草经疏》。30卷。明·缪希雍撰于1623年。本书选取《证类本草》中490种药物（以《神农本草经》所载药物为主）。每药内容有疏、主治参互及简误3项，阐发药性、主治，记述配伍及验方，辨析易混品种等。论药多据诸药生成、性味、阴阳、五行、归经、主治等予以阐发。书中也记述了不少作者个人用药经验和单方。作者提倡尊经，阐述《本经》，学验具富，对当时俗医"学无本原"有矫正之功，但书中亦有牵强附会之处。现存明天启五年毛氏绿君亭刻本、《周氏医学丛书》本。1980年江苏广陵古籍刊印社据后者影印。

本草经疏辑要 药物学著作。8卷。清·吴世铠撰于1809年。附朱紫垣《痘疹》1卷，吴世铠自撰《集效方》1卷。本书据缪仲醇《本草经疏》，撷其精要，并作适当调整和增补。卷1治疗序例，总论病理与用药宜忌；卷2石金、土、水部；卷3~4草部；卷5木部；卷6人兽部；卷7禽虫介鱼部；卷8果部。现存清嘉庆十四年书带草堂刻本等多种清刻本。

本草经解要 药物学著作。一名《本草经解》。4卷。原题清·叶桂撰。据曹禾《医学读书志》卷下，谓本书为姚球撰，后书商易以叶桂之名。1724年刊行。选录常用药物174种，其中《神农本草经》中药物116种，其他58种。每药注解古本草著作中有关条文，阐释药性、归经、药理；条列配伍用药法，介绍常用医方。其释药将药物气味与人体脏腑功能紧密结合，使"药与疾相应"。流传颇广。陈修园谓其"立论多失于肤浅"。现存清雍正二年稽古山房刻本。1957年上海卫生出版社出版排印本。

本草拾遗 药物学著作。10卷。唐·陈藏器撰。成书于739年。本书以拾掇唐《新修本草》遗漏药物为编写主旨，故名"拾遗"。其中"序例"1卷，将药物按性能分为宣、通、补、泻、轻、重、滑、涩、燥、湿10剂，这种分类方法对后世影响很大。"拾遗"6卷，载药692种，每药记述药名、性味、毒性、药效、主治、产地、形态、采制等。"解纷"3卷，约论药269种，主要为纠正《新修本草》中的错误，辨析形态、药名相似容易混淆的药品。李时珍评价本书："博极群书，精核物类，订绳谬误，搜罗幽隐。"原书久佚，主要内容存于《证类本草》。

本草思辨录 药物学著作。4卷。清·周岩撰于1904年。全书收药128种，结合张仲景后世医家制方之义讨论药性，方药互相印证，辨析药物在不同方剂中的作用。卷首"绪说"，评论中西医学及《医林改错》《中西医汇通》《全体通考》诸书得失。收入《珍本医书集成》。有光绪三十年刻本、1960年人民卫生出版社排印本。

本草品汇精要 药物学著作。42卷。明·刘文泰等奉敕撰修。成书于1505年。本书在《证类本草》基础上，删繁补缺而成。共收药物1815种，分为玉石、草、木、人、兽、禽、虫鱼、果、米谷、菜10部。每药分名、苗、地、时、收、用、质、色、味、性、气、臭、主、行、助、反、制、治、合、治、禁、代、忌、解、膺24项解说。有彩色药图1358幅，绘制精美。分项述药与增绘药图为本书主要特色。书成未获刊行。1700年，清太医院王道纯等予以校正并补撰续集10卷。1937年由商务印书馆排印，建国后又经人民卫生出版社印行。

本草选 药物学著作。一名《本草发明切要》。明·张三锡撰，王肯堂校。本书为《本草纲目》节编本。据《本草纲目》所载，选出其中600余种药物，按原书分类，分为山草、水草、毒草等27类，每药记述地道、修治、气味、主治、发明等项。为丛书《医学六要》之一种。现存明崇祯十二年刻本等多种明刻本。

本草便读 药物学著作。4卷。清·张秉成撰于1887年。本书收药580种，每药以对偶韵语述药性主治，并附注文阐释应用要点、炮制、形态、宜忌等。分类仿《本草纲目》。卷首列"用药法程"，即药性总论。简便易诵，流传颇广，为本草学通俗入门读物。现存清光绪二十二年刻本等10余种版本。1957年上海卫生出版社出版排印本。

本草衍义 药物学著作。20卷。宋·寇宗奭撰于1116年。本书系对《嘉祐本草》等书全面订补的专著。全书收录《嘉祐本草》释义未尽的药物470种，根据作者在药材鉴别和药物应用方面的经验，详加辨析论述。其鉴别药材真伪优劣，每能纠正前人错误。作者注重辨证用药，对具体药物的理论辨析深入中肯，从经典医著中探求用药理论。对药物基原、药材质量、炮炙制剂、用药方法也有独到之见。元·张存惠将本书逐条编入《证类本草》，其后单行本少见。

本草类方 书名。10卷。清·年希尧撰于1735年。本书将《本草纲目》分类编辑附方，分为诸风、痓风、项强、癫痫、卒厥等113类，每类分别病证及宜用方药。现存清雍正十三年著者自刻本（初刻本）等多种清刻本。

本草原始 药物学著作。12卷。明·李中立撰于1612年。本书为药材经验鉴别专著。据《本草纲目》选录452种药物，记述每药性味、功效、主治、炮制等。附379幅药材图。药图不仅绘全药材，有的绘示断面；有的一药数图，列举不同品种、产地药材的形状。图旁以简洁文字指示鉴别特点，为本书创造。书中还注意收集药材炮制方法。现存原刻本，10余种清刻本，民国间石印本。

本草乘雅半偈 药物学著作。10卷。明·卢之颐撰。作者原在其父卢复《本草纲目博议》基础上，增补撰成《本草乘雅》。后书稿散佚，追忆重写，仅得其半，故名"半偈"。共收药365种，其中《神农本草经》222种，后世所载143种。《本草乘雅》每药分核、参、衍、断4项记述，《半偈》仅存核、参两项。"核"项述别名、释名、产地、形态、采收、贮存、炮制、畏恶等，"参"项推演该药功效、形态。书中常用儒理、佛理阐释医理。现存清初卢氏月枢阁刻本。建国后有排印本。

本草通玄 药物学著作。是2卷。明·李中梓撰。约成书于1655年。本书收药316种，分为草、谷、木、菜、果、寓木、苞木、虫、鳞、介、禽、兽、人及金石共14部。各药记述简明，论理切实，内多结合作者临证经验，并订正了一些世俗用药偏见和古籍中的错误。本书于1667年经尤乘增订，收入《士材三书》，流传甚广，已翻刻20余次。

本草崇原 药物学著作。3卷。清·张志聪初撰，高世栻续成。刊于1767年。收录《本经》药247种，其他药物52种，合计299种。将药物分为上、中、下3品。每药先录《本经》原文，次加注释。释文据五运六气及药物性味、生成、阴阳五行属性、形色等推阐药效，而不取金元医家气味阴阳厚薄、引经报使诸说。后人评述本书"就《本经》释药性""以经解经"。现存《医林指月》本、光绪二十四年香南书屋本。

本草崇原集说 药物学著作。3卷。清·仲学辂撰。1910年刊行。本书系以《本草崇原》为纲，汇集众说而成。各药各撷取《本草经读》《本草经解》《神农本草经百种录》《侣山堂类辨》《医学真传》等书论药精义，标明出处，附加按语。并对《本草崇原》略加删节。现存清宣统二年刻本、1927年绵文堂石印本。

本草集要 药物学著作。8卷。明·王纶撰于1496年。作者从切合临床用药出发，选取常用药物，择要辑集《证类本草》及李东垣、朱丹溪之说编成本书。卷1总论，揉合《证类本草》序例与金元医家药论。卷2~6收药545种，分为草、木、菜、果、谷、石、兽、禽、虫鱼、人10类。卷7~8再按药性分类，先分为气、寒、血、热、痰、湿、风、燥、疮、毒、妇人、小儿12门，每门又加细分，如治气门分补气清气温凉药、行气散气降气药、温气快气辛热药、破气消积气药4类。每药有作者按语，扼要归纳用药要点。现存明正德五年刻本等多种明刻本。

本草蒙筌 药物学著作。12卷。明·陈嘉谟撰。刊于1565年。本书为启蒙性著作。卷首有历代名医图，共14幅，各撰简介及图赞；药性总论讨论道地药材、野生家种、采收季节、药用部位、贮藏、鉴别等。正文载药742种，分为草、木、谷、菜、果、实、兽、禽、虫鱼、人等10部，每药分论气味升降、有毒无毒、产地、优劣、采集、所行诸经、七情所具、制度、藏留、治疗之宜、应验诸方。一药一图。作者按语重点讨论辨证用药，兼用医理。现存明嘉靖醉耕堂本等10种明刻本。建国后有排印点校本。

本草韵语 药物学著作。2卷。清·陈明曦。刊于1898年。选取常用药物273种，撰诗304首，简述功效主治。夹注记其性味归经、产地、炮制、反恶等。并附医方。现存清初刻本。

本神 经穴名。出《针灸甲乙经》。属足少阳胆经，足少阳、阳维之会。位于头正中线，入前发际0.5寸，再旁开3寸处。主治头痛目眩、颈项强急、胸胁痛、中风不省人事、癫疾、小儿惊痫等。沿皮刺0.3～0.5寸。艾条灸5～10分钟。

本脏自病痉 病证名，见《温病条辨》。小儿痉病之一。即肝血亏虚而致的痉证。临床见于温热病后期，因汗多亡血所致。治宜育阴柔肝，方用六味地黄丸、三甲复脉汤、大小定风珠。

术数 气功术语。出《黄帝内经素问》。古人修身养性的方法，包括呼吸、按跷、四时养生等内容。

左右配穴法 配穴法名。指左右两穴同时应用的方法。常用于内脏病变，如胃病取两侧胃俞，心悸取两侧神门，呕吐取两侧内关等。

左右偏头风证 病语名。见《证治准绳》。左边头痛右不痛为左偏风；右边头痛左不痛为右偏风。此种头痛出现于今之青光眼、闪辉性暗点、眼肌麻痹、颅内肿瘤。古人认为，本病若不早治，久则左发损左目，右发损右眼。亦有左损反攻右，右损反攻左，而两目俱损者。一般来说，病由内起止于外者，为祸迟；病由外起止于内者，为祸速；由百会、上星、攒竹中入者，为祸烈。须以眼症为主，结合全身症状辨证论治。

左归丸 方名，出自《景岳全书》。熟地黄八两，炒山药、山茱萸、枸杞子、制菟丝子、鹿角胶、龟板胶各四两，川牛膝三两。为细末，先将熟地黄蒸烂杵膏，加炼蜜为丸，梧桐子大。每服百余丸，功能滋阴补肾。治真阴不足，见头目眩晕，腰酸腿软，遗精滑泄，自汗盗汗，口燥咽干，渴欲饮水，舌光少苔，脉细或数。

左归饮 方名，出自《景岳全书》。熟地黄二钱至二两，山药、枸杞子各二钱，山茱萸一至二钱，茯苓一钱半，炙甘草一钱。水煎服。功能补益肾阴。治真阴不足，见腰酸遗泄，盗汗，口燥咽干，口渴欲饮，舌光红，脉细数。

左肾右命说 肾命理篇之一。指肾有两者，左者为肾，右者为命门的一种理论观点。出《难经·三十六难》。该书载述："肾两者，非皆肾也，其左者为肾，右者为命门。命门者，诸神经之所舍，原气之所系也，男子以藏精，女子以系胞，故知肾者有一也。"但是，左肾右命门说不能机械的认为是指左边或右边，而应当看作是阐明了肾的多方面功能，特别是突出了命门的作用。命门有藏精神和系元气等重要功能。因而被认为是人体生命活动的根本。后世医家据此提出肾主水，命门主火的理论，并创用左归丸以补肾水，右归丸以壮肾阳的治疗原则，在临床有一定的指导意义。

左金丸 方名，出自《丹溪心法》。又名回令丸，黄连丸、古萸连丸、四金丸。黄连六两，吴茱萸一两。为末，和水为丸，或蒸饼为丸，每服五十丸，白水送下。功能清肝泻火，降逆止呕。治肝火犯胃，症见胁肋胀痛，嘈杂吞酸，呕吐口苦，脘痞嗳气，舌红苔黄，脉弦数。

左胁痛 证名，见《医学入门》。多由气滞、血瘀、痰饮、食积、肝郁等所致。参胁痛条。

厉兑 经穴名，出《灵枢·本输》。属足阳明胃经，该经井穴。位于第二趾外侧趾甲角旁约0.1寸处。主治发热、晕厥、口噤、多梦、癫狂、腹胀、足胫寒冷等，斜刺0.1~0.2寸，或点刺出血。艾炷灸1~3壮，或艾条灸3~5分钟。

石山医案 医案著作。3卷。明·汪机撰，陈桷汇辑。本书汇录汪机临证验案。汪机立论多宗法朱震亨，而临证不泥成方，善于取诸家之长，变通化裁。附录1卷，载汪机门人陈钥论参芪用法二则和李迅撰汪机小传。收入《汪石山医书八种》。

石门 经穴名，出《针灸甲乙经》。又名命门、丹田、利机、精露。属任脉，三焦之募穴。位于腹正中线，脐下2寸。主治腹痛、水肿、痢疾、泄泻、疝气、月经不调、经闭、痛经、崩漏、带下、产后恶露不止、小便不利、尿闭、遗尿。直刺0.5~1寸。艾炷灸3~7壮，或艾条灸10~20分钟。孕妇慎用。①指阴道狭窄，影响性交与生育者。即五不女之一。出《广嗣纪要·择配篇》。又称纹。②指女子一生无月经者。见《女科万全方传灯》。又名石困、石人、实女。

石韦 中药名，出自《神农本草经》。又名石皮、石兰、飞刀剑、金汤匙、单叶草。为水龙骨科植物庐山石韦 Pyrrosia sheareri (Bak.) Ching. 和有柄石韦 P. petiolosa (Christ) Ching 或石韦 P. Linguo (Thunb) Farw 的叶片。性微寒、味苦、甘。归肺、膀胱经。有利水通淋、止咳之功效，主治热淋、石淋、血淋、水肿及肺热咳嗽气喘等。还能止血，用于崩漏、吐血、衄血等。煎服，5~10g。

石韦散 方名，出自《太平惠民和剂局方》。芍药、白术、滑石、冬葵子、瞿麦各三两，石韦、木通各二两，王不留行、当归、炙甘草各一两。为细末，每服二钱，小麦煎汤送下。功能清热利湿，活血通淋。治肾气不足，膀胱有热，小便淋沥频数，脐腹急痛，劳倦即发，或尿如豆汁，或尿出砂石。《太平圣惠方》载同名方七首，《外台秘要》载同名方二首，《备急千金要方》载同名方一首，组成皆有异，治证类同。

石见穿 中药名，出自《本草纲目》。又名月下红、石打穿。为唇形科植物紫参 Salria chinensis Benth. 的全草。性平，味苦、辛。有清热解毒、活血镇痛之功效，主治急、慢性肝炎、脘胁胀痛、骨痛、痛经、赤白带下、瘰疬。煎服：9~15g。捣敷可治面神经麻痹、痈肿。

石水 病名，出《素问·阴阳别论》。多因肝肾阴寒，水气凝聚下焦所致。症见小腹肿脐，坚如石，胁下胀痛，腹满不喘，小便不利。参见水肿条。

石龙子 中药名，出自《神农本草经》。又名蜥蜴、四脚蛇、马蛇子。为石龙子科动物石龙子 Eumeces chinensis (Gray) 的全体。性寒，味咸，有毒。归肾经。有解痉、破结、行水之功效，主治癫痫、瘰疬、石淋、乳腺癌。内服：煅存性研末，1~1.5g。熬膏或浸桐油外搽，可治臁疮久不愈。孕妇忌服。

石龙芮 中药名，出自《神农本草经》。又名水堇、水毛茛、胡椒菜、野芹菜、小水杨梅。为毛茛科植物石龙黄 Ranunculus sceleratus L. 的全草。性寒，味苦、辛，有毒。有拔毒、散结、截疟之功效，主治痈疖肿毒、毒蛇咬伤，捣汁涂；瘰疬、下肢溃疡，熬膏涂敷；风湿性关节炎，捣烂敷痛点或穴位，待有烧灼或奇痒感时除去，局部见水疱，用无菌敷料覆盖；疟疾，于疟发前6小时捣敷大椎穴。不可内服。

石灰 中药名，出自《神农本草经》。

又名砂灰。为石灰岩经加热煅烧而成，或再经吸收水分而得的粉状物。性温，味辛，有毒。熟石灰有解毒、止血、收敛之功效，可治烫伤、创伤出血、下肢溃疡、腮腺炎、头癣。生石灰有蚀恶肉之功效，可治赘疣、黑痣。

石灰水试诊法 壮医药物试诊法之一。常用于痧症的诊断。方法是将石灰浸泡于开水中，待石灰沉淀后，取上部清液让患者口服，不觉苦涩反觉甘甜者为痧症。

石关 经穴名，出《针灸甲乙经》。又名石阙、右关。属足少阴肾经，冲脉、足少阴之会。位于腹正中线，脐上3寸，再旁开0.5寸处。主治呕吐、呃逆、腹痛、便秘等。直刺0.5~1寸。艾炷灸3~7壮，或艾条灸5~10分钟。

石决明 中药名，出自《名医别录》。又名鲍鱼壳、九孔螺、千里光。为鲍科动物杂色鲍 Haliotis diversicolov Reere 或盘大鲍 H. gigantea discus Reeve. 的贝壳。性寒，味咸。归肝经。有平肝潜阳、清肝明目之功效，主治头晕目眩、目赤肿痛、翳膜遮睛、视物昏糊等证。15~30g，煎服，宜先煎。

石芾南 清代医家。字寿棠，又字湛棠。安东（今江苏涟水）人。七世业医。汇集前贤之说，参以己见，撰《医源》3卷。另辑《温病全编》4卷。

石花 中药名，出自清·刘士季《草木便方》。又名石苔花、乳花、石衣、梅藓。为梅花衣科植物藻纹梅花衣 Parmelia saxatilis Ach. 的叶状体。性寒，味甘。有明目、止血、清热利湿之功效，主治视物模糊、吐血、血崩、小便热痛、白带。煎服：6~9g，研末撒可治小儿口疮；研末香油调敷，可治带状疱疹、烫伤。

石花菜 中药名，出自《日用本草》。又名海菜、草珊瑚。为红翎菜科植物琼枝 Eucheuma gelatinae (Esp.) J. Ag. 的藻体。性寒，味甘、咸。有清肺化痰、软坚、利湿之功效，主治支气管炎、瘿瘤、肠炎、痔血。

石荠苎 中药名，出自《本草拾遗》。又名痱子草、热痱草、紫花草、野香菇。为唇形科植物粗糙荠苎 Mosla scabra (Thunb.) C. Y. Wu et H. W. Li 的全草。性微温，味辛。有疏风解表、清暑除湿、解毒止痒之功效，主治感冒头痛、咳嗽、中暑、风疹、肠炎、痢疾、痔血、血崩。煎服：4.5~9g。止血炒炭用。煎水洗可治热痱、湿疹、脚癣；捣汁涂可治蛇虫咬伤。

石南叶 中药名，出自《名医别录》。又名风药、石楠叶、栾茶。为蔷薇科植物石南 Photinia Serrulata Lindl. 的叶。性平，味辛、苦，有小毒。归肝、肾经。有祛风湿、强筋骨、止咳喘之功效，主治风湿痹痛、腰膝酸软、阳痿、遗精、头风痛、风疹。煎服：4.5~9g。研末装烟斗内燃着吸烟，可治咳嗽痰喘。石南的果实名石南实，又名鬼目，煎服可破积聚，逐风痹。

石药尔雅 2卷。唐·梅彪撰于806年。本书集唐以前道家炼丹术所用药物、丹方之各种隐名，加以疏注。收入《丛书集成》。

石室秘录 综合性医书。6卷。清·陈士铎述。初刊于1687年。本书托名岐伯所传，雷公、张机、秦越人、孙思邈等发明，故名《石室秘录》。卷1~5统述正医、反医、内治、外治、急治、缓治等128法；卷6为伤寒、杂病类证治。书中议论独特，不同于一般医著。治法、处方亦多新奇。流传颇广，现存清康熙二十七年刻本等近50种版本。

石疽 病名，见《诸病源候论》。是指患有结块坚硬如石的阴疽而言。其中生于颈项者名上石疽；生于腰胯间者名中石疽；生于膝部者名下石疽。似包括了西医的恶性淋巴瘤、颈部淋巴结转移癌、某些良性肿瘤和慢性感染性疾病。多因寒凝、郁气、瘀血、痰浊互结而成。主要特点是形如豆李，质坚如石，皮色不变，难消难溃，既溃难敛。治以散寒解郁、祛瘀化痰为主，方如阳和汤、逍遥散、二陈汤、少腹逐瘀汤等随证组合加减。外治：未溃用阳和解凝膏；已溃用五五丹或七三丹、红油膏；腐尽用生肌散、白玉膏。

石菖蒲 中药名，出自《神农本草经》。又名昌阳、尧韭、水剑草、菖蒲、药菖蒲。为天南星科植物石菖蒲 Acorus gramineus Soland 的根茎。性温，味辛。归心、胃经。有开窍宁神、化湿和胃之功效。主治湿浊蒙蔽清窍所致的神志昏乱，并可用于健忘、耳鸣等证，也用于胸腹胀闷、湿滞气寒，或疼痛等证。此外，还可治风寒湿痹、跌打损伤与痈疽疥癣。煎服：5~8g，鲜品加倍。外用适量。

石斛 中药名，出自《神农本草经》。又名林兰、千年润、黄草、金石斛、霍石斛、川石斛。为兰科植物金钗石斛 Dendrobium nobile Lindl. 及同属多种植物的茎。性微寒，味甘。归胃、肾经。有养胃生津、滋阴除热之功效，主治热病伤津或胃阴不足，舌干口渴，阴虚津亏，虚热不退。此外，还有明目及强腰膝的作用。煎服：6~15g，鲜用 15~30g。入汤剂宜先煎。本品能敛邪助湿，温热病不宜早用，湿温尚未化燥者忌服。

石斛夜光丸 方名，出自《原机启微》。天门冬、人参、茯苓各二两，炒五味子、白蒺藜、石斛、肉苁蓉、川芎、炙甘草、炒枳壳、青葙子、防风、黄连、犀角、羚羊角各五钱，菊花、菟丝子、山药、枸杞子各七钱，牛膝、杏仁各七钱五分，麦门冬、熟地黄、生地黄各一两，草决明八钱。为细末，炼蜜为丸，梧桐子大。每服三十至五十丸。功能平肝息风，滋阴明目。治肝肾不足，阴虚火旺，见瞳神散大，视物昏花，羞明流泪，头晕目眩，以及内障等。

石淋 病名，见《诸病源候论·石淋候》。又称砂淋、砂石淋。多因下焦积热、煎熬水液杂质而成。症见尿出困难，阴中痛引少腹，若有砂石排出则痛减，尿多黄赤或尿血。宜清热排石，方用石苇散。

石蒜 中药名，出自《本草图经》。又名乌蒜、老鸦蒜、独蒜、野蒜、龙爪草头。为石蒜科植物石蒜 Lycoris radiata（L. Herit.）Herb. 的鳞茎。性温，味辛、甘，有毒。有消肿解毒、催吐祛痰之功效，主治痈疽疔疮、淋巴结结核、风湿关节痛、蛇咬伤。用鲜品捣敷患处，不作内服。外敷时间过长，局部皮肤可生水疱，停药后涂敷蜂蜜即消。

石蛾 病证名，见《喉科秘旨》。多由于外邪留滞气血凝结所致。症见咽部一侧或两侧喉核发肿成蛾，蛾体较小而硬实，但无全身症状者。小儿易患。治宜清咽利膈汤，并宜注意饮食起居，冷暖适度，防再感外邪，使正气渐旺，以期病愈。

石榴四味散 蒙医巴达干病方。方由石榴、肉桂、白豆蔻、荜茇、红糖组成。功能补阳火、开胃、消痞、祛巴达干赫依。主治胃三阳热力减退，饮食不消，巴达干寒症等。

石榴皮 中药名，出自《雷公炮炙论》。又名石榴壳、酸榴皮。为石榴科植物石榴 Punica granatum L. 的果皮。性温，味酸、涩。归胃、大肠经。有涩肠止泻、杀虫之功效，主治久泻、久痢、脱肛、虫积腹痛。还可治滑精、崩中带下。外用可治牛皮癣。煎服：3~10g。泻痢初起忌服。石榴花可止血、消炎；石榴根可驱虫、涩肠、止带。

石榴疽 病名，出《外科正宗》。即发于肘尖部的有头疽，病因证治见该条。

石膏 中药名，出自《神农本草经》。为含水硫酸钙（$CaSO_4 \cdot 2H_2O$）的矿石。性大寒，味辛、甘。归肺、胃经。有清热泻火、除烦止渴之功效。主治温病邪在气分，壮热、烦渴、脉洪大；肺热所致的咳嗽痰稠、发热、气喘；胃火上炎所致的头痛、牙龈肿痛。煅石膏有清热、收敛之功，外用可治疮疡溃而不敛、湿疹、水火烫伤。煎服：15~60g，宜先煎。外用须经火煅研末。脾胃虚寒及阴虚内热忌服。

石膏汤 方名，见《外台秘要》引

《深师方》。又名三黄石膏汤。石膏、黄连、黄柏、黄芩各二两，豆豉一升，栀子十枚，麻黄三两。水煎服。功能清热解毒，发汗解表。治伤寒里热已炽，表证未解，见壮热无汗，身体沉重拘急，鼻干口渴，烦躁不眠，神昏谵语，脉滑数或发斑。《备急千金要方》载同名方三首，《太平圣惠方》载同名方二首，《圣济总录》《普济方》《素问病机气宜保命集》《疡医大全》各载同名方一首，组成、功用、主治皆有不同。

石瘕 病名，出《灵枢·水胀》。指妇女胞内出现肿块，逐渐增大，状如怀孕，月经错后或闭止者。多因经期产后，胞宫空虚，寒气乘虚侵入，血被寒凝，瘀阻胞中，日久结聚成块，日益增大，形如怀孕，肿块坚硬，固定不移，腹胀作痛，月经后错，量少色黯，甚或闭经。治宜温经行气、活血逐瘀，方用桂枝茯苓丸加莪术、枳壳。本病近似子宫肌瘤，以及子宫口粘连导致的宫腔积血。

石燕 中药名，出自《新修本草》。又名燕子石。为古生代腕足类石燕子科动物中华弓石燕 Cyrtiispirifer sinensis（Sraban.）及其近缘动物的化石。性凉，味甘。归肾、膀胱经。有利水通淋、去目翳之功效，可治热淋涩痛、石淋、尿血、赤白带下。煎服：1.5～3g。磨水点眼可治拳毛倒睫、眼目障翳。

石瘿 病名，出《备急千金要方》。因瘿病肿块坚硬如石而名。相当于西医的甲状腺癌。症见多年存在的单个肉瘿突然增大，按之坚硬如石，表面凹凸不平，随吞咽上下移动性减少，甚或固定，并伴疼痛，可延及耳、枕、肩部，或有声音嘶哑，甚或呼吸、吞咽困难。若全身症不显，治以解郁化痰、祛瘀散结，海藻玉壶汤加减并小金片内服。宜尽早手术治疗。

右归丸 方名，出自《景岳全书》。熟地黄八两，炒山药、枸杞子、鹿角胶、制菟丝子、炒杜仲各四两，山茱萸、当归各三两，肉桂二至四两，制附子二至六两。为细末，先将熟地黄杵烂膏，加炼蜜为丸，弹子大，每服二至三丸，白汤送下。功能温补肾阳，填精补血。治肾阳不足，命门火衰，见久病气衰神疲，畏寒肢冷；或阳痿遗精，或阳衰无子；或大便不实，甚则完谷不化；或小便自遗；或腰膝软弱，下肢浮肿等。

右归饮 方名，出自《景岳全书》。熟地黄二钱至二两，山茱萸一钱、炒山药、枸杞子、杜仲各二钱，炙甘草、肉桂一至二钱，制附子一至三钱。水煎服，功能温肾填精。治肾阳不足，见气怯神疲，腹痛腰酸，肢冷脉细，或阴盛格阳，真寒假热之证。《类证治裁》载同名方，系右归饮合理中汤而成，为温补脾肾之剂。

右胁痛 证名，见《医学入门》。多因外感时邪和气滞、血瘀、痰饮、积滞等引起。症见胁痛偏于右侧。参胁痛条。

布气 气功术语。又称内气外放、发放外气。练功者内气充实时，可用意念把内气从身体某处（手掌的劳宫穴、食指、中指等）发放于体外，作用于他人而治疗疾病的方法。有人称这种发放到体外的气为外气。

布袋丸 方名，出自《补要袖珍小儿方论》。夜明砂、芜荑、使君子各二两，茯苓、白术、人参、甘草、芦荟各半两。为细末，汤浸蒸饼和丸，弹子大。每服一丸，以生绢袋盛之，次用精猪肉二两，同药一处煮，候肉熟烂，提取药于当风处悬挂，将所煮肉并汁令病儿食之，所悬之药，第二日去袋，仍依前法煮食，只待药尽为度。功能驱蛔消疳，补养脾胃。治小儿虫疳，见体热面黄，肢细腹大，发焦目暗等证。

龙门 出《脉经》。指已婚的妇女而未经生产的阴道外口。

龙沙八家医案 医案著作。1卷。清·姜成之编。本书辑录清乾隆、嘉庆年间戚云门、王钟岳、贡一帆、孙御千、戚金泉、叶德培、姜学山、姜恒斋八位医家验案。书中并附姜宇瞻医案二则，故实为九家。全书以杂病及时症医案为主。收入《珍本医书集成》。

龙齿 中药名，出自《神农本草经》。为古代大形哺乳动物如象类、犀牛类、三趾马等的牙齿化石。性凉、味涩。归心、肝经。有镇惊安神之功效，主治惊痫、癫狂、心悸、心烦失眠。煎服：9~15g，宜先煎。

龙柏 清代医生。字佩芬，号青霖。长洲（今江苏苏州）人。对痧胀证治有独到见解。撰有《脉经联珠药性考》《脉药联珠食物考》及《古方考》各4卷。谓"联珠一法，先言脉理，因脉言症，因症治药。方药虽定，亦一阵图矣。"将脉诊、辨证、治疗联为一体。

龙骨 中药名，出自《神农本草经》。为古代哺乳动物如三趾马、犀类、鹿类、牛类、象类等的骨骼化石。性微寒，味甘、涩。归心、肝经。有平肝潜阳、镇静安神、收敛固涩之功效。主治阴虚阳亢所致的烦躁易怒、头晕目眩；神志不安、心悸失眠、惊痫、癫狂；遗精、带下、虚汗、崩漏。煅龙骨研末外用，可治湿疮痒疹及疮疡溃后久不愈合。煎服：15~30g，宜先煎。外用适量。

龙胆八味散 蒙医希拉病方。方由当药、查干榜嘎、木鳖子、山苦荬、胡黄连、木香、角茴香、黄柏组成。功能镇希拉、祛热。主治热性头痛，中暑，巩膜及皮肤黄染，肝热等。

龙胆泻肝汤 方名，出自《兰室秘藏》。龙胆草、生地黄、当归各三分，柴胡、泽泻各一钱，车前子、木通各五分。为粗末，水煎服。功能清心养阴，利水通淋。治心经热盛，见心胸烦热，口渴面赤，意欲饮冷，及口舌生疮；或心热移于小肠，症见小溲赤涩刺痛。若作水泛为丸，名龙胆泻肝丸。近常用于治疗急性结膜炎、急性中耳炎、鼻前庭及外耳道疖肿、急性胆囊炎、带状疱疹、高血压等属于肝经实火者，及急性尿路感染、急性睾丸炎、急性盆腔炎等属于湿热下注者。《卫生宝鉴》《保婴撮要》《外科正宗》所载同名方，组成有所出入，治症也略异。

龙胆草 中药名，出自《神农本草经》。又名龙胆、水龙胆、四叶胆。为龙胆科植物龙胆 Gentiana scabra Bunge. 和三花龙胆 G. manghurica Kitag. 的根。性寒，味苦。归肝、胆、胃经。有清热燥湿、泻肝火之功效。主治湿热黄疸、阴肿阴痒、白带、湿疹；肝经热盛，热极生风所致的高热惊厥、手足抽搐；肝胆实热所致的胁痛、头痛、口苦、目赤、耳聋、阴肿阴痒。煎服：3~6g。脾胃虚寒者不宜用。

龙涎香 中药名，出自《本草纲目拾遗》。又名龙腹香。为抹香鲸科动物抹香鲸 Physeter catodon L. 肠内分泌物的干燥品。甘、酸，气腥。有行气活血、化痰开窍、利水通淋之功效，主治咳喘气逆、心腹疼痛、神昏气闷、淋病。内服：0.3~0.6g。

龙虚交战 针刺手法名。出《金针赋》。其法进针后，先左转（大指向前）九次，后右转（大指向后）六次，反复交替施行。也可分浅、中、深三层重复进行。有疏通经气的作用。适于疼痛性疾患。

龙眼肉 中药名，出自《神农本草经》。又名桂圆肉、蜜脾。为无患子科植物龙眼树 Euphoria Longan (Lour.) Steud. 的成熟果肉。性温，味甘。归心、脾经。有补心脾、益气血之功效。主治心脾两虚，惊悸、怔忡、失眠、健忘；气血不足诸证。煎服：10~30g。湿阻中满或有停饮、痰、火者忌服。

龙眼核 中药名，出自明·范洪《滇南本草图说》。为无患子科植物龙眼 Euphoria longan (Lour.) Steud. 的种子。性平，味涩。有止血定痛、理气散结之功效。煅研外敷可治创伤出血、足趾痒烂；煅研油调涂可治烫伤、疥癣；煎服可治疝气瘿瘤。煎服：3~9g；研末服：1~2g。龙眼的果皮名龙眼壳，外用可治痈疽久不愈合，汤火烫伤。

龙葵 中药名，出自《药性论》。又名苦葵、天泡草、天茄子、山海椒、乌疗草、野辣椒。为茄科植物龙葵 Solanum nigrum L.

的全草。性寒，味苦，微甘，有小毒。有清热解毒、散结消肿、利尿、抗癌之功效。主治高血压病、咽喉肿痛、慢性气管炎、泌尿系感染、痢疾、水肿、白带、皮肤湿疹、瘙痒。煎服：15～30g。近用于治疗各种癌症。捣烂外敷可治痈肿疔疮、丹毒、天疱疮、跌打损伤、蛇咬伤。过量服用可引起头痛、腹胀吐泻、瞳孔散大、精神错乱等中毒反应；长期服用，可导致白细胞下降。

平人 指身体健康，气血调和之人。古代诊法，大多利用健康人平静的呼吸脉象等与病人进行对比，作为判别病证的依据之一。《素问·平人气象论》："人一呼脉再动，一吸脉亦再动，呼吸定息，脉五动，闰以太息，命曰平人。平人者不病也。"

平尧卿 宋代医家。开封（今河南开封）人。撰《伤寒证类要略》，2卷，就《伤寒论》六经证候，取其要略，以类集成。已佚。

平坐 气功术语。坐功姿势之一。坐在方凳、椅子上或床沿边，自然端正，头正直，松肩含胸，口目轻闭，两手轻放大腿上，腰部自然伸直，腹部松，臀部坐着平稳，两足平行分开，两膝与肩等宽。为最常用的坐功姿势。

平肝开郁止血汤 方名，出自《傅青主女科》。炒白芍药、炒白术、酒当归各一两，牡丹皮、生地黄、三七各三钱，甘草、荆芥穗各二钱，柴胡一钱。水煎服。功能平肝开郁。治肝气郁结，精神抑郁，胸胁胀痛，突然阴道下血甚多，血崩者。

平补平泻 针刺手法名。①出《针灸大成》。与大补大泻相对，指手法较轻、刺激量较小的补泻法。②出《神应经》。指先泻后补的补泻方法。通过先泻邪气，后补真气，使阴阳协调。③出《医经小学》。指不分补泻的针刺手法，又名调和法、平针法。指进针后以达到得气为主而不分补泻的方法。

平易方 方书。4卷。清·叶香侣辑。刊于1804年。本书选录曹绳彦《本草纲目万方类编》中"平稳无害，简易可以"药方，按疾病分类编次而成。卷一之首附医学总论和十四经经脉图。现存清嘉庆武林大有堂本等多种清刻本。

平胃散 方名，出自《太平惠民和剂局方》。苍术五斤，厚朴、陈皮各三斤二两，炒甘草三十两。为细末，每服二钱，加生姜二片，大枣二枚，水煎服。功能燥湿运脾，行气和胃。治湿滞脾胃，见脘腹胀痛，不思饮食，口淡无味，呕吐恶心，嗳气吞酸，肢体沉重，怠惰嗜卧，常多自利，舌苔白腻而厚，脉缓。《博济方》载同名方，系本方加人参、茯苓而成；《三因极一病证方论》载同各方，系小承气汤合芍药甘草汤而成；二方治证皆有不同。

平推法 推拿手法名。《保赤推拿法》。推法之一。分别以手指、全掌、掌根、大鱼际或小鱼际为着力点，贴于人体的一定部位上，用力向前作直线移动。有温通经络、利气活血、祛风散寒、消肿等作用。

打扑内伤 病证名，见《圣济总录》。指因跌打引起的肢体深部组织及脏腑、气血损伤的病证。详内伤条。

打伤 病名，见《千金要方》。指被拳、棒等打击肢体所致的损伤。因打击部位及轻重不同而见证各异。一般体表轻伤、局部青紫肿痛；如皮破、筋脉损伤，则出血、肿痛，或形成瘀块；如有骨折，则伤处可见畸形，活动受限；伤及头部，轻则头晕、瘀肿、出血，重则昏迷、呕吐，甚则暴亡；伤及胸、腹内脏，则见胸闷气急、胸痛、腹痛、呕血、便血及内出血、昏厥等。治疗参见跌打损伤及内伤条。

打破碗花花 中药名，见《四川常用中草药》。又名拐角七、青水胆。为毛茛科植物打破碗花花 Anemone hupensis Lem. 的根。性凉，味苦，有毒。有杀虫、清热利湿、化痰消肿之功效，主治疟疾、痢疾、腹泻、蛔虫病、跌打损伤。煎服：1.5～6g。孕妇忌服。

东庄医案 医案著作。清·吕留良撰。

本书集录临床治验 30 条。案中夹叙夹议，议论证治，辨析脉义。立法处方颇有独到之处。主张随证论治，师古而不泥古。治法偏于温补。收入《医宗己任编》。

东医寿世保元 朝鲜四象医学著作。李济马著。1894 完成初稿。1900 年李济马去世，次年由其门徒整理刊行于世。共 4 卷，625 条。内容包括性命论、四端论、扩充论、脏腑论、医源论以及病理、诊断、方药等。收载经验方 86 个、新定方 87 个，本著作根据人的不同体格和气质把人分为太阳、少阳、太阴、少阴四象人，并按"四象"理论，对生理、病理以及疾病的诊断治疗作了相应的论述。对朝鲜民族医学的发展具有重大意义。

东医宝鉴 医学全书。23 卷。朝鲜·许浚等撰于 1611 年。本书系选摘《内经》《圣济总录》《医学入门》《丹溪心法》《医学正传》《万病回春》《古今医鉴》《东垣十书》《证类本草》等我国明以前医籍，分类编纂而成，尤其重视当时传入朝鲜的李东垣、朱丹溪学派的著作。全书分为内景篇、外形篇、杂病篇、汤液篇、针灸篇 5 类。前 3 篇详分细目，记述多种病证证候、病因和治法等；汤液篇论述本草药性；针灸篇介绍针灸法及经络腧穴。内容丰富而有条理，在朝鲜医家所撰汉方医著中最负盛名。现存 1613 年朝鲜内医院刻本、明刻本、日本刻本、多种清刻本、民国石印本，1982 年人民卫生出版社出版排印本。

东松岗哇 著名藏医学家。汉名佚。生活于公元 8 世纪。公元 8 世纪中叶，藏王遣使各方邀请 9 位名医入藏传授医学，东松岗哇为其中之一。后因藏王赤松德赞患重疾，再次应邀入藏，很快治愈藏王之疾，赤松德赞为表彰其功绩，赐名"塔西·东松岗哇"。此后定居西藏。藏医"医圣"、《四部医典》奠基者宇妥·宁玛丹贡布即其高徒。

东垣十书 丛书。刊于 1529 年。收李东垣等宋、金、元医家著作 10 种：《脾胃论》《内外伤辨惑论》《兰室秘藏》《脉诀》

《局方发挥》《格致余论》《此事难知》《汤液本草》《医经溯洄集》《外科精义》。另一刻本增附《医垒元戎》《癍论萃英》两种。

[丨]

北沙参 中药名，出自《本草汇言》。又名银条参、莱阳参、辽沙参。为伞形科植物珊瑚菜 Glehnia littoralis Fr. Schm. ex Miq. 的根。性微寒，味甘。归肺、胃经。有益气、润肺止咳、养胃生津之功效，主治肺热燥咳，虚痨久咳，肺痿、热病后阴伤，咽干口渴。煎服：6~15g。反藜芦。

卢万钟 明末医家。自号觉迟子。仁和（今浙江杭州）人。少学儒，弱冠时以母病改学医。擅长治疗外科痈疡，汇集多年临证验方集成《医说佛乘》一书。

卢之颐 约 1598~1644 年。明代医家。字繇生，自称芦中人。钱塘（今浙江杭州）人。其父卢复精医学。受父亲影响，继承医业，历时 18 年编成《本草乘雅半偈》。后又编有《摩索金匮》《伤寒金鎞疏钞》《学古诊则》《痎疟论疏》等。医学思想颇受佛学影响。

卢氏 战国时名医。医术高明，据《列子·力命》载，卢氏为季梁治病，认为季梁之病不由天，不由人，亦不由鬼，而是病人体质的关系，体现了唯物主义病因观。后世把卢氏、扁鹊并称"卢扁"。

卢和 明代医家。字廉夫。东阳（今浙江东阳）人。著有《食物本草》2 卷、《丹溪纂要》2 卷。推崇朱丹溪之学。

卢复 明代医生。字不远，钱塘（今浙江杭州）人。精医学，兼通佛学。撰有《藏园臆草》《医种子》。所辑《神农本经》，为现存《本经》最早辑本。

卢祖常 南宋医学家。别号砥镜老人。永嘉（今浙江温州）人。常与名医陈无择切磋医学。撰《拟进活人参同余议》，评述朱肱伤寒之学。又撰《拟进太平惠民和剂类例》，评论病证，辨析治方。两书均佚。现存所撰《续易简方论后集》，逐条纠评王硕《易简方》。

旧德堂医案 医案著作。本书为清·李赞化、李用粹父子医案选集，经李用粹门人唐廷翊整理成书。共收医案60余则，多为内科杂病。收入《三三医书》。

归来 ①经穴名。出《针灸甲乙经》。又名溪穴。属足阳明胃经。位于腹部，脐下4寸，再旁开2寸处。主治腹痛、疝气、遗精、阳痿、月经不调、带下、经闭、阴挺、阴冷肿疼等。直刺1～1.5寸。艾炷灸3～7壮，或艾条灸5～15分钟。②奇穴别名。出《千金要方》。即遗道。位于中极穴两旁各2.5寸。主治妇人阴冷肿痛、遗尿等。艾炷灸3～5壮。

归经 中药学名词。指把药物的作用与脏腑经络联系起来，用以说明药物功效的适应范围，即对某一脏腑经络或某些脏腑经络发生明显的作用。

归砚录 医话著作。4卷，清·王士雄撰于1838年。本书汇集王氏行医见闻、杂感、学医心得及诊疗经验，选收诸家医案，附述个人治验，收采民间单方、验方，并对古代医药文献中某些观点作出评价与分析。书中还辑录了一些奇症怪方。收入《潜斋医学丛书》。

归脾汤 方名，出自《校注妇人良方》。人参、炒白术、炒黄芪、茯苓、龙眼肉、当归、远志、炒酸枣仁各一钱，木香、炙甘草各五分。加姜、枣，水煎服。功能益气补血，健脾养心，论心脾两虚，见思虑过度，劳伤心脾，气血不足，心悸怔忡，健忘不眠，盗汗虚热，食少体倦，面色萎黄，舌质淡，苔薄白，脉细缓；及脾不统血，见便血，妇女崩漏，月经超前，量多色淡，淋漓不止，带下等。实验证明，本方可升高烫伤休克动物的血压，促进休克期肠管收缩运动的恢复，改善消化道症状，使呼吸加强加快，血糖上升，有助于抗休克。

目 五官之一，即眼睛。为人体之视觉器官。眼的生理功能与全身脏腑经络均有密切关系。《灵枢·大惑》："五脏六腑之精气皆上注于目而为之精，精之窠为眼"。《灵枢·邪气藏府病形》："十二经脉，三百六十五络，其血气皆上于面而走空窍，其精阳气上走于目而为睛"。其中与肝的关系尤为密切，故临床诊断常通过眼的变化来推测肝脏病证。《素问·金匮真言论》有："肝开窍于目"的记载。《灵枢·脉度》："肝气通于目，肝和则目能辨五色矣"。《灵枢·五阅五使》："目者肝之官也，肝病者，眦青"。同时，目又是望诊时察神之重要器官。故明代医家李元荐《推蓬寤语》指出："目为神之牖"。

目干涩 证名，又名目枯涩。指眼干涩不爽之症状。常由于肝肾阴亏，肝虚血少；或肺阴不足，阴虚火旺所致。宜结合眼与全身症状，选用滋养肝肾、补肝养血、养阴清肺、滋阴降火之法。

目下纲 经筋名称。又名目下网。指足阳明之支筋（细筋）散布于目下者。与目上纲协同作用，统管胞睑运动。

目下肿 证名，见《素问·评热病论》。多由脾不制水，肾不化气或外感风邪与水气相搏所致。症见眼胞浮肿。参水肿、风水条。

目上纲 经筋名称。又名目上网。指足太阳之支筋（细筋）散布于目上者。有约束目睫、司开合作用。

目飞血 证名，出《诸病源候论》。又名白睛飞血、赤脉贯布，俗称铺红。相当于局限性球结膜充血。常见于风火眼、火疳等多种眼病。症见白睛某一部位赤丝血脉成片散布。治疗参见原发病证。

目不瞑 证名，见《灵枢·大惑论》。指目不能闭。因卫气不得入于阴，常留于阳所致。常见于阴虚失眠之证。

目中昏 病证名，即中午时目视昏矇。此乃痰之所作。治宜涤痰为主。用局方辰砂化痰丸或局方玉壶丸加减。

目中常早晨昏 病证名，亦作目晨昏。谓清晨视物昏矇。为头风攻冲于目所致。甚者可兼见头痛身热。治宜祛风明目。用局方芎菊散或石膏散加减。

目内陷 病证名，出《素问·三部九候论》。又名陷睛翳、睛陷、目睛缩入。相当于眼球向后退缩或萎小之症状。

目风 病证名，出《素问·风论篇》。①泛指因风邪所致之目疾。②目瞤动谓之目风。

目风赤 病证名，指因风所致之流泪及眼睑红赤的证候。

目风肿 病证名，指因风所致胞睑肿胀生硬结的证候。

目扬 证名，见《灵枢·论勇》。指怒目圆睁，炯炯逼人之状。

目早晨疼痛 病证名，见《银海精微》。即眼于清晨疼痛。因虚阳上攻，头风注目所致。宜养阴明目，祛风止痛。用芎䓖散或白蒺藜散加减。

目妄见 证名，出《灵枢·癫狂》。又称妄见。指患者自觉目视有各种异常所见者。①指眼外观正常，而自视有各种异常改变者。为多种眼疾之自觉症状之一。如见有游丝、结发、飞绳、舞蝶、蛇、旗、绛、环等物之状，色或青黑、粉白、微黄，或视直如曲、视物倒置、视正反斜、视斜反正、于定反动、视定反动、视大为小、视小为大等证候。②为狂症证候之一。

目闭不开 病证名，出《证治准绳》。指目闭合不能睁开之症状。多因热湿之邪侵扰胞睑或虚证所致。治法：热邪盛者，用助阳和血汤加减；湿热阻遏者，用升阳除湿防风汤；真阳不能上升者，用补中益气汤；肝肾虚者，用金匮肾气丸。此外，新生儿目闭不开，多由于秽汁浸渍于目所致，用真熊胆和人乳汁加水蒸汁，擦胞睑上，并服地黄散，以凉血解毒。

目赤 证名，出《素问·五常政大论》。又名赤眼。通常指球结膜充血而言。常由于风热外侵，或肝热上攻，或肝肺阴虚所致。风火邪毒入侵者，多见目赤而肿痛；肝热上攻者，白睛红赤或抱轮红赤；肝肺阴虚者，白睛淡红，视物昏朦。宜结合眼的具体病证及全身证候论治。

目连劄 病证名，见《小儿药证直诀》。眼睑频繁的劄动。由肝风引动所致者，治宜清肝祛风，用柴胡清肝散。如目劄面青，食少体倦，为肝气乘脾，宜平肝健脾，用五味异功散加味。

目系 又名眼系、目本。即眼球后内连于脑的脉络组织。相当于视神经等。《灵枢·大惑篇》："故邪中于顶，因逢其身之虚，其入深，则随眼系以入于脑。入于脑则脑转，脑转则到目系急。目系急则目眩以转矣。"

目沙涩 证名，见《银海精微》。又名碜涩、瘾涩。指眼沙涩、异物感之症状。多由于风热、肝火、阴虚火旺或异物入目所致。除沙涩小，多伴有羞明流泪，红赤痒痛等。见于外障眼病。宜结合具体病证及全身辨证论治。因异物入目者，当及时剔除。

目直 证名，见《小儿药证直诀》。指定睛直视。多因风热袭络，肝风内动所致。因热者，治宜清肝泻热，用泻青丸；风邪袭络者，宜息风之剂，如钩藤、桑枝、全蝎之类。

目明 奇穴名，出《扁鹊心书》。位于瞳孔直目入发际处。主治头痛、目赤、视力减退等。沿皮刺0.3～0.5寸。艾炷灸1～3壮，或艾条灸3～5分钟。

目肿胀 证名，见《证治准绳》。指胞睑、白睛及眼目周围水肿隆胀的症状。为多种眼疾的常见证候。参见有关条。

目昏 证名，见《素问玄机原病式》。又名眼昏、目昧、目昏昧、目瞀、目暗不明、眼暗、眼阇、目茫茫、目眈眈、目眊眊、视物眊眊、昏渺、昏瞑、目中不了了。即视物模糊不清的症状。多由于久病虚羸，气血两亏，或肝肾不足，精血暗耗；或心营亏损，神气虚乏；或脾胃虚弱，运化失职；或情志不舒，肝失条达；或气滞血瘀，玄府闭塞；或风火痰湿上扰清窍；以及外伤等致眼失五脏六腑精气濡养所致。宜结合眼与全身情况辨证论治。

目疡 病证名，见《审视瑶函》。指胞睑生疮。由火毒郁结，邪热上攻于目所致。初起肿痛微痒，渐次赤烂成脓，甚则寒热交作，饮食减少等。治宜清热解毒凉血。用加减四物汤，并可外涂眼疮药。

目盲 证名，见《素问·生气通天论》。又名盲、失明，俗称瞎眼。指视力丧失，盲无所见。类今之目无光感。

目视无光 证名，见《景岳全书》。又名目视无神。指目无光彩、神情之状。常因真阴不足或阳气虚衰之故。症见目无红赤火热之状，唯眼神暗淡无光，常伴困倦乏力等症。治宜滋阴益肾或补益气血。用杞菊地黄丸或人参养荣汤加减。

目珠 解剖名。又名睛、眼珠。即眼球。眼的主要功能部分。近似球形，驻于眼眶内。其前端为黑睛，黑睛边缘紧接白睛。球内有黄仁、瞳神、视衣、神水、睛珠、神膏。目珠后端连目系，上入于脑。详各条。

目珠管 病证名，见《诸病源候论》。又名目生珠管。类今之球结膜淋巴管扩张。由于风热痰饮，冲发于眼，津液变生结聚所致。症见目碜涩，白睛无红赤，但有水泡样变生，白而明莹，状若珠管，视力正常。治当祛风清热，涤痰消滞。用温胆汤加薄荷、黄连、丹参、赤芍。眼碜涩明显者，可手术治疗。

目晕 病证名。①指黑睛边缘稍内处生出白灰色环状混浊，类今之角膜老年环。②指患眼观灯光时，有红绿色彩环围绕灯光周边的症状，与今之虹视现象相当。当结合具体情况辨证论治。

目衄 病证名，见《血证论》。又名眼衄、目血。①指泪窍出血。因阳明燥热攻发所致。服犀角地黄汤加归尾、赤芍、银花等。②指目中流血泪。多属风热毒邪为害。治宜祛风清热，解毒凉血。用驱风散热饮子加减。

目涩 证名，见《诸病源候论》。指目有涩滞不爽的症状。由于风热肝火或阴虚火旺或异物入目引起。又有目干涩与目沙涩之分。

目常日夕昏 病证名，又名目夕昏。谓至傍晚则目视昏矇。属雀目范畴。参见该条。

目眦 解剖名。见《灵枢·癫狂》。又名眦，俗称眼角。为上下眼睑的联合处。外眼角称为外眦，又名小眦、锐眦；内眼角称为内眦，又名大眦。

目眵瞇 证名，指眦睑红赤，眵泪不绝的证候。宜结合眼及全身证候辨证论治。

目偏视 病名，见《诸病源候论》。又名眼偏视。即现代医学之斜视。有小儿通睛、神珠将反、瞳神反背、坠睛之分。指眼珠脱离正常位置，偏向一侧者。多由于先天禀赋所受，或风热痰湿、外伤所致。治法：先天性者，宜健脾益气，用补中益气汤或参苓白术散加减，配合验光配镜，必要时手术治疗；由风热痰湿引起者，宜祛风清热，除湿涤痰，用正容汤或通肝散加减；外伤所致者，在上方中加桃仁、红花、赤芍等。

目痒 证名，见《太平圣惠方》。亦名眼痒、痒极难忍、痒若虫行。即眼刺痒的症状。见于眼睑、结膜的炎症，包括以痒为主症的春季卡他性结膜炎。常因风、热、湿邪外侵，及血虚、邪退正复气血得行引起。症见眼内痒涩不适，或痒若虫爬，或奇痒钻心。风重者，宜祛风散邪，用驱风一字散加减；属风热者，宜疏风清热，用银翘散加减；属湿热者，宜清热除湿，用除湿汤加减；属血虚者，宜养血祛风，用四物汤加荆芥、防风等。目病邪退正复之痒，勿需治疗。

目痛 证名，见《内经》。为多种眼病的常见伴发症状。一般以日间痛属阳；夜间痛属阴。痛而烦闷为气实；痛而恶寒为气虚。隐隐而痛，时发时止，为阴虚火动；痛如针刺，持续无间为火邪有余。痛而干涩不适为津液耗损或水亏血虚；赤痛而多分泌物，眵泪胶黏，为风热壅盛。二便清利，目微痛，为虚火上浮；二便不利，头目痛甚为实火内燔。痛而拒按，喜冷敷为实；痛而喜按，热敷则舒为虚。当结合眼与全身情况论治。

目窗 经穴名，出《针灸甲乙经》。又名至荣。属足少阳胆经，足少阳、阳维之会。位于瞳孔直上入发际1.5寸处。主治头痛、眩晕、目赤痛、青盲、内障、头面浮肿、目外眦痛、惊痫等。沿皮刺0.3~0.5寸。艾条灸5~10分钟。

目劄 病证名，见《审视瑶函》。指眼不时眨动的病证。《审视瑶函》谓目劄有四：两目连劄，或色赤，或时拭眉，此胆经风热，欲作肝疳，用四味肥儿丸加龙胆草；雀目眼劄，服煮肝饮，兼四味肥儿丸，而明目不劄也；发搐目劄，属肝胆经风热，先用柴胡清肝散，兼六味地黄丸补其肾；因受惊眼劄或搐，先用加味小柴胡汤，加芜荑、黄连以清肝热，兼六味地黄丸以滋肾生肝。

甲子 运气术语。指十天干与十二地支相互配合，组成六十对组合，用以纪日或纪年。天干在上，地支在下，天干反复排六次，地支反复排五次，其顺序则为甲子、乙丑、丙寅、丁卯，至壬戌、癸亥，凡六十对，称为"甲子"。《素问·六节藏象论》："天有十日，日六竟而周甲，甲六复而终岁，三百六十日法也。"即是先用以纪天的十干反复六次，和纪月的十二支反复五次，排成甲子，再乘以六，便是一年三百六十日的大概日数。

甲疽 病名。①出《诸病源候论》。又名嵌甲、嵌指，俗称嵌爪。泛指趾（指）甲嵌入肉里，致指（趾）或肿或烂的一种外症。相当于西医的嵌甲。多因趾（指）甲修剪过多，或因鞋袜过小，久受挤压，以致爪甲嵌于肉中；或因剪甲不慎，伤及皮肉，复感毒邪而成。治同蛇眼疗见该条。②出《冯氏锦囊秘录》，为脱之别称。

申相 明代医家。山西长治人。精研伤寒、脉法、方药，著有《诊家秘要》《伤寒捷法歌》，均佚。

申脉 经穴名，出《针灸甲乙经》。又名阳跷。属足太阳膀胱经，八脉交会穴之一，通于阳跷脉。位于足外踝下缘之中点凹陷中。主治偏正头痛、眩晕、中风不语、半身不遂、口眼㖞斜、痫症、外踝红肿、脚气、腰痛、痛经等。直刺0.3~0.5寸。艾炷灸3~15壮，或艾条灸5~10分钟。

叶大椿 清代医生。字子容。梁溪（属江苏无锡）人。从其叔父叶天士学医，精于痘科，撰《痘学真传》8卷。

叶大廉 南宋医家。延平（今福建南平）人。素好医药，尤留意收录医方。将先世所传及平日常用验效方汇集成册，编成《叶氏录验方》3卷。

叶天士女科医案 医案著作。清·叶桂撰，陆士谔编。刊于1921年。全书分为调经、胎产、带崩和血室诸门，集录叶氏妇科诊治经验。并附论脉2则。有民国世界书局石印本。

叶天士家传秘诀 儿科著作。1卷。原题清·叶天士撰。本书原无刊本，于1929年刊行《迴澜社影印医书四种》时，据旧钞本影印。书中论述胀病、腹中虫痛、积痛、吐泻、呕吐、泄泻、痢疾、疳、疸、喘嗽等病证治，其辨证治法多结合医案论析。现存清道光十八年石刻本。

叶氏女科证治 妇科著作。又名《叶天士女科证治秘方》。4卷。托名清·叶桂撰。1817年曾以《竹林女科》之名刊行，并有多种翻刻本。1913年鸿文书局改名《叶氏女科证治》石印。内容以妇产科治疗方剂为主，论述很少。

叶氏医案存真 书名。3卷。清·叶桂撰。由其元孙叶万青取家藏方案及《天元医案》中所载叶案等辑刊。全书不分类别，以内伤虚劳病案为主。卷末附马元仪《印机草》1卷，祁正明、王晋三医案数则。其后周学海调整体例，整理评点，分门别类，辑为上下二卷，改名《评点叶案存真类编》，收入《周氏医学丛书》。

叶氏录验方 书名。3卷。宋·叶大廉辑。原刊于1186年。本书汇集作者先世所传及平日常用效验方。上卷为治诸风、伤寒、气病等验方；中卷为补益、痼冷、积热、痰饮咳嗽、泄痢、妇人等验方；下卷为小儿、杂病、眼目、咽喉口齿、疮肿伤折等验方。末附汤方、香谱及备急方。现有日本钞本。

叶文龄 明代医家。字德徵，号石峰子。仁和（今浙江杭州）人。年轻时学儒，后改学医。礼部屡试医术优等，供职圣济殿，为太医院吏目。1534年升为御医，1540年再升为院判。著有《医学统旨》8卷。

叶志诜 清代医家。字东卿，湖北汉阳人。精养生学，通针灸术。辑刻《汉阳叶氏丛刻医类七种》。

叶劲秋 1900～1955年。近代医家。字秋渔。浙江嘉善人。毕业于上海中医专门学校，曾任上海中国医学院教授，解放后任上海市卫生局中医编审委员。著有《中医基础学》《伤寒论启秘》《仲景学说之分析》《针灸述要》等书。

叶法善 616～724年。唐代炼丹家，知医。括州括苍（今浙江丽水）人。自曾祖以下皆为道士，通摄养之术。658年，唐高宗召合炼黄白，法善上言："金丹难就，徒费财物，有亏政理，请核其真伪。"因罢之。

叶选医衡 医论著作。2卷。原题清·叶桂选定。本书选收历代医家论病、论脉、论治著作70余篇。现有《中国医学大成》本。

叶桂 1667～1746年。清代著名医家。字天士。号香岩。江苏吴县人。世医出身，其父在当地以医闻名。叶氏自幼继承家学，并通诗文词赋、经史子集。尤穷心医术，博览医书，先后拜师十余人，吸取各家之长。临证经验丰富，30岁时，其医名噪于大江南北。长于治疗时疫、痧痘。倡卫气营血辨证纲领，对温热证的传染途径、致病部位及辨证论治，均有独到论述，为温病学奠基人之一。其于医理，主遵张仲景，能师古而不泥古，亦能采纳民间单方、验方。其于温病，以仲景之说为体，以刘完素之论为用；杂证师法孙思邈、李杲、朱震亨、张景岳、喻嘉言诸家，并有所发挥。医德高尚，毕生忙于诊务。著述有《温热论》《临证指南医案》《叶案存真》《未刻叶氏医案》，均由其门人编辑整理而成。

叶霖 晚清医家。字子雨，号石林旧隐。江苏扬州人。撰有《脉说》《伏气解》《痧疹辑要》等书，并增补参订《脉诀乳海》《伤暑全书》。所撰《难经正义》，诠释脏腑部分，杂采当时传入之西医学说为证。

电针机 针灸仪器名。指在电针疗法、针刺麻醉中使用的一种电能输出器。种类很多，目前临床使用的多为晶体管电针机，性能比较稳定。操作时，在进针碍气后，将电针机的两极分别连接在已刺入穴位的两根针柄上，选择需要波形，开启电源开关，将输出电位器由0度逐渐增高至需要的或病者所能忍受的强度，至预定时间后，再将输出电位逐渐调至0度，关闭电源，除去电极。电针机应用于针刺麻醉时，称针麻仪。

电针疗法 针刺疗法名。指在刺入穴位的针具上，用电针机通电，将电流刺激和针刺结合起来的治疗方法。操作时，选取两个适宜穴位，进针得气后，即可按电针机使用要求给予电流刺激，至预定时间达到刺激量时，即可停止通电，然后退针。本法应用范围很广，除体针外、耳针、头针、面针等均可参用本法。并应用于针刺麻醉。对延髓附近的穴位，电流不宜过强；心脏病患者使用本法时，须避免电流回路通过心脏，以防发生意外。

电针麻醉 针刺麻醉方法之一。指针刺入穴位后，用电麻仪通过毫针输入电流而达到镇痛目的，以施行手术的方法。它是在电针疗法的基础上发展起来的一种针麻方法。目前普遍应用于各种针麻手术。

电灸器 灸具名。利用电热代替燃艾作为热源进行灸治器具。接通电源，调节到适宜温度后，即可施灸。

田氏保婴集 儿科著作。又名《保婴集》。1卷。元代著作，撰人佚名，约刊于14世纪。书中记述婴儿杂病简便病方，和灸疗小儿惊痫、疳瘘等病治法。现有《济生拔萃》本。

田宗汉 晚清医家。字云槎。汉川（今湖北汉阳）人。根据《伤寒论》《金匮要略》的有关论述，撰《伏阴论》，创立"伏阴"说。认为伏阴病乃春夏淫雨阴霾太过，阴邪伏藏孙络，至夏秋卒发。

田螺 中药名，出自《药性论》。为田螺科动物中国圆田螺 Cipangopaludina chinensis（Gray）或其同属动物的全体。性寒，味甘、咸。归膀胱、肠、胃经。有清热、利水之功效，主治热结小便不通、水肿、黄疸、脚气、消渴。煎服：肉60~120g。外用治痈肿疮毒、瘰疬溃破。田螺分泌之水液名田螺水，可治目热赤痛、烂弦风眼、疔疮肿毒、痔疮肿痛、消渴饮水、小便频数。田螺壳可收敛、收酸、止血，治反胃吐食、胃痛、泄泻、便血。

田螺疱 病名，见《医宗金鉴》。是指脚湿气（足癣）之水疱型继发感染。多因湿热蕴毒；或搔痒抓破，毒邪而成。症见脚湿气之初起小水疱，变成绕以红晕的脓疱，继成湿烂，足背足底俱肿，灼热疼痛，难以行走、站立，伴恶寒发热等。治以清热解毒利湿，五神汤合二妙丸加减内服。外治：湿烂用青黛散麻油调搽；红肿处用金黄膏围敷。余参脚湿气条。

史以甲 清代医家。字子仁。江苏江都人。年轻时从名医袁秦邮学医，长于脉诊。著《伤寒正宗》7卷，训释《伤寒论》原文，并汇辑许叔微、王好古、庞安时等22家方论。

史国公药酒 方名，出自《证治准绳》。原名史国公浸酒方。当归、虎胫骨、羌活、炙鳖甲、萆薢、防风、秦艽、川牛膝、松节、蚕砂各二两，枸杞子五两，干茄根八两。上药盛入绢袋内，用无灰酒一斗，密封浸泡十日即得，每日早晚随量饮二次。功能利湿散寒，活血祛风。治半身瘫痪，四肢顽麻，骨节酸疼，风寒湿痹。

史载之方 方书。2卷。宋·史堪（字载之）撰。约刊于1101年以前。书中论四时正脉、运气生病，及大府泄、大府秘、小府秘、身热、身寒、头痛、腹痛等30余种内、妇科病证论治和方剂，并结合作者临床经验。现存清光绪二年陆心源刻本、《周氏医学丛书》本。建国后有商务印书馆排印《宋人医方三种》本。

史堪 北宋医家。字载之。眉州（今四川眉山）人。精通医术。曾治蔡京大肠秘固，前医用大黄不效，史只用紫菀一味治愈，由是知名。著有《史载之方》2卷。

冉雪峰 1877~1962年。现代医家。又名敬兴。世代业医。自幼攻读文史，后改习医学。1907年起任武昌医馆馆长。1917年当选湖北省第一届中西医会会长。1923年创办湖北中医专门学校，任校长。建国后任全国政治协商会议委员会委员，中医研究院学术委员会委员。对治疗伤寒、温病、中风、消渴、不孕、麻疹等病有独到见解和丰富治验。著有《八法效方举隅》《冉雪峰医案》《冉注伤寒论》等。

冉雪峰医案 医案著作。冉雪峰著。收入内、外、妇、儿科医案71则，每案结合中医理论深入分析病情，治法灵活。1962年由人民卫生出版社出版。

四七汤 方名，见于《太平惠民和剂局方》引《易简方》。半夏五两，茯苓四两，紫苏叶二两，厚朴三两。为粗末，每服四钱，加生姜七片，大枣一枚，水煎服。功能理气化痰，利咽散结。治痰气互结，咽中如有物梗塞，咯之不出，咽之不下，状如炙脔；或中脘痞满不舒，痰盛气急，呕逆恶心，及咳痰气逆，妇人恶阻等症。

四大物质 指火、空气（风）、水、土四种物质。维吾尔古代哲学理论认为四大物质是世界万物的起源和统一。四大物质学说引进维吾尔医学，成为本氏族医学的基本理论之一。它以四大物质的属性（火为干热，空气为湿热，水为湿寒，土为干寒），联系人体的气质、体液、器官，并用它们之间的生克关系说明人的生理、病理现象，并用以指导治疗。

四之气 运气术语。即主气的第四气，为太阴湿土之气，主秋分前60日又87.5刻。亦即由大暑至秋分，包括了立秋、处暑、白露三个节气。出《素问·六微旨大论》。

四气 ①中药学名词。又称四性，指药物的寒、热、温、凉四种性质。凡能治疗热性病证的药物，即属于寒性或凉性；能治疗寒性病证的药物，即属于热性或温性。寒与凉，温与热，只是程度上的判别。此外，还有平性药，性质比较平和，但实际上也有偏寒偏热的不同，仍属四气范围，故仍称四气，而不称五气。②朝医对人体脏腑制造营卫物质基本要素的总称。出《东医寿世保元》。四气即温、凉、寒、热。朝医认为，水谷停蓄于胃熏蒸而为热气；消导于小肠而平淡为凉气；热气之轻清者上升于胃脘而为湿气；凉气之质重者下降大肠而为寒气。

四方木灸 壮医火灸疗法之一。其法是，取四方木皮（豆科植物无忧花的干燥树皮）500g（锯成3~4cm若干段），成骨500g，红花100g，加入60%~75%乙醇300毫升，浸泡15天，取出四方木皮晒干备用。过滤去渣的药液即为："治骨酊"。使用时，选用适中的纱布2~3层，以治骨酊浸湿后，平敷于病位，外加能盖过纱布的厚皮纸一张，然后将备好的四方木皮在酒精灯上燃成炭状，将着火端在厚皮纸上叩打，打至局部发热，常用于治疗骨质增生。

四心 朝医病因学名词。出《东医寿世保元》。即怕心、惧心、不安定心、急迫心。

四生丸 方名，出自《校注妇人良方》。生荷叶、生艾叶、生柏叶、生地黄各等分。捣烂为丸，鸡子大。每服一丸，水煎服。功能凉血止血。治血热妄行，见吐血、衄血，血色鲜红，口干咽燥，舌红或绛，脉弦数。《校注妇人良方》还载有同名方一首，组成不同，系治痹痛方。《太平惠民和剂局方》《儒门事亲》亦载有同名方，组成、功用、主治各异。

四白 经穴名，出《针灸甲乙经》。属足阳明胃经。位于瞳孔直下1寸，当眶下孔处。主治目赤肿痛、目翳、眼睑𥆧动、口眼㖞斜、头痛眩晕，三叉神经痛、鼻炎、近视，胆道蛔虫症。直刺0.3~0.5寸，不宜过深，以防刺伤眼球。

四圣心源 综合性医书。又名《医圣心源》。10卷。清·黄元卿撰于1753年。作者将黄帝、岐伯、秦越人、张仲景视为医中"四圣"。本书阐释《内经》《难经》《伤寒论》《金匮要略》，故名，卷1天人解，阐述阴阳五行、脏腑、精、气、血、营卫、经络等；卷2六气解；卷3脉法解；卷4劳伤解；卷5~7杂病解；卷8七窍解；卷9疮疡解；卷10妇人解。是一部包涵中医基础理论和临床医学的综合性著作。收入《黄氏医书八种》。现存清嘉庆十八年刻本等多种清刻本。

四邪恶 朝医病因学名词。出《东医寿世保元》。四邪恶即娇奢、懒怠、偏急、贪欲。四种不健康的心理因素皆可致病。

四伤 朝医病因学名词。出《东医四象诊疗医典》。指饮食伤、劳役伤、打仆伤、虫兽伤。

四问 朝医名词。出《东医四象诊疗医典》。四问即：问健康及病态时特征，问心理状态，问摄生嗜好及服用药物史，问易感特异证。

四关 ①人体部位名。《灵枢·九针十二原》。指两肘和两膝。②出《扁鹊神应针灸玉龙经》。经穴分类名。指肘、膝关节以下的五输穴。③出《针灸大成》。指合谷、太冲两穴。

四花 奇穴名，出《外台秘要》。指膈俞和胆俞四穴。主治痨瘵、咳嗽、喘息、虚弱羸瘦等。艾炷灸7~15壮。

四时病机 温病著作。14卷。清·邵登瀛撰。撰年不详。首为温热论，继则根据四时发病情况，阐述春温、湿温、湿病、暑、疟、伏暑晚发、冬温等以温热病为主的多种病证。书中引述《内经》《伤寒杂病论》等历代医书，并附列前人医案及个人治验。于四时病机选方，不拘经方、时方。1864年由其曾孙邵炳扬考订补缺，刊行问世。现存清同治三年刻本。并收入《邵氏医书三种》。

四诊 为望诊、闻诊、问诊和切诊四种诊病方法的合称。临床应用四诊，必须结合运用，互相参照，又称之为"四诊合参"，只有这样才能全面了解病情。为辨证和治疗提供充分的依据。

四诊心法要诀 诊断学著作。即《医宗金鉴》卷34。以四言歌诀形式，简要介绍中医望、闻、问、切四诊。书末附"修正《素问》脉位图"及"订正《素问·脉要精微论》"。

四诊合参 指在辨证分析过程中，必须把望、闻、问、切四诊所得的材料进行全面的分析综合，才能确切地判别该病证的病机所在、寒热虚实、标本缓急，正确地指导临床治疗。因此，要防止片面夸大某一诊法之作用，或以一诊而代替其他三诊。

四诊抉微 诊断学著作。8卷。清·林之翰撰于1723年。本书系抉取古今名著有关四诊的精微编纂而成。其中望诊包括面部气色、五官、口齿、爪甲、舌诊、体表诸部及小儿指纹、虎口纹的辨识；闻诊以听取患者的气息为主，诊察元气盛衰及病痛所在；问诊除阐述张介宾"十问"，并问人品起居、嗜欲苦乐，以知受病本源；切诊仿《濒湖脉学》体例，列述29脉形状、鉴别、主病。同时结合诊断介绍治法。书末附《管窥附余》1卷，重点分析浮、沉、迟、数等脉之常变。有多种清刻本、民国间石印本、1957年人民卫生出版社排印本。

四诊法 诊断学著作。明·张三锡纂。本书讲述望闻问切四诊，但偏重切脉。列述浮、沉、迟、数等30脉的脉象、主病，及切脉部位、脏腑分部、持脉法、平脉、病脉、相类脉、危脉、妇人脉等。末附崔嘉彦《四言举要》。对太素脉法持批判态度。本书为《医学六要》之一。

四诊韵语 诊断学著作。1卷。即《乐只堂人子须知韵语》。清·何梦瑶撰。本书以韵语加注形式阐述望闻问切四诊。首为十二经脉歌，次为四诊心法撮要、辨阳证阴证要诀。

四君子汤 方名，出自《太平惠民和剂局方》。人参、白术、炙甘草、茯苓各等分。为粗末，每服二钱，水煎服。功能益气健脾。治脾胃气虚，见面色萎白，语声低微，四肢无力，食少或便溏，舌质淡，脉细缓。《素问病机气宜保命集》所载同名方，系去炙甘草加黄芪而成，治肺损而皮毛聚落者。

四妙丸 中成药，见《成方便读》。川黄柏、薏苡仁各八两，苍术、怀牛膝各四两。为细末，水泛小丸。每服二钱，日服二次，温开水送下。功能清热利湿。治湿热下注，两足麻痿肿痛等症。

四妙勇安汤 方名，出自《验方新编》。原无方名。玄参、金银花各三两，当归二两，甘草一两。水煎服。功能清热解毒，活血止痛。治脱疽，见热毒炽盛，患肢黯红微肿灼热，溃烂臭腐，疼痛剧烈，或见发热口渴，舌红脉数。

四苓散 方名，出自《丹溪心法》。茯苓、猪苓、泽泻、白术各等分。为细末，每服二钱，空腹调服。功能渗湿利水。治内伤饮食有湿，见小便赤少，大便溏泄。《瘟疫论》载同名方，系减白术加陈皮，治口渴引饮，自觉水停心下。

四味骨碎补汤 藏医方剂名。出《藏医药选编》。骨碎补、诃子、白草乌、硼砂（后下）。煎服。主治：肉类中毒。

四明医案 医案著作。清·高鼓峰撰。刊于1725年。本书辑录作者所治疑难病证28例，颇多独到见解。收入《医学己任编》。

四物汤 方名，出自《太平惠民和剂局方》。酒当归、川芎、白芍药、熟地黄各等分。为粗末，每服三钱，水煎服。功能补血调血。治冲任虚损，见月水不调，脐腹疼痛，崩中漏下，或血瘕块硬，时发疼痛；或妊娠胎动不安，血下不止，及产后恶露不下，结生瘕聚，少腹坚痛，时作寒热。实验证明，本方能促进急性贫血的细胞再生，主要表现在网织红细胞的转变成熟过程。《外台秘要》引《小品方》所载同名方，组成、功用、主治皆异。

四季青 中药名，出自《本草纲目》。又名小叶冬青、冬青叶。为冬青科植物冬青 Ilex chinensis Sims 的叶。性寒，味苦、涩。归肺、心经。有清热解毒、凉血、敛疮之功效，主治烧烫伤、下肢溃疡、湿疹、热毒疮疡。对外伤出血亦有收敛止血之效。煎服：15～30g。

四肢拘急 证名，出《伤寒论》。多因寒邪侵袭经脉或热灼阴液、血燥筋枯所致。症见手足筋拘挛收紧，难以屈伸。因寒所致者，治宜温经扶阳，方用桂枝加附子汤。津血灼伤所致者，治宜养血柔肝，方用芍药甘草汤加味。

四肢麻木 证名，见《寿世保元》。多因四末气血不充，荣卫不通，或兼寒湿、痰血凝滞经络所致。症见手足麻木不适，治以补益气血为主，方用补中益气汤。挟风寒者加桂附，兼痰湿者加二术。因瘀血者，四物汤加桃仁、红花。冷风麻痹，足屈不伸者，方用独活寄生汤。参麻木条。

四毒 朝医病因学名词。出《东医寿世保元》。四毒即酒、色、虫、毒。

四科简效方 方书。4卷。清·王士雄辑。刊于1854年。本书分甲、乙、丙、丁四集，收录内、外、女、幼四科单验方，每科根据不同病证标题列方。收入《潜斋医学丛书》。

四脉 朝医名词。出《东医四象诊疗医典》。即浮、沉、迟、数四种脉象；太阳人浮脉、太阴人沉脉、少阴人迟脉、少阳人数脉。

四弯风 病名，出《医宗金鉴》。是发于两腿弯、足弯的瘙痒渗液性皮肤病。相当于西医的腘窝、足背部湿疹或异位性皮炎。多因禀性不耐或母体遗热，以致湿热内蕴而成；日久则生风化燥，肌肤失养。多见于儿童，好对称发于两侧腘窝、足背及肘窝部。初期主要为边界较为清楚的红斑、丘疹、小水疱，因瘙痒抓破而糜烂、渗出，治以清热利湿，萆薢渗湿汤合二妙丸加减内服，外用青黛散麻油调搽。日久皮肤肥厚、干燥脱屑、瘙痒甚剧，抓破津血结痂，治以养血祛风，当归饮子加之内服，外用润肌膏。

四施 蒙医防治疾病的4个方面的措施。对疾病首先是从饮食与起居方面进行调理，其次才是服药，如果药物不达，最后采用外治法治疗。

四闻 朝医名词。出《东医四象诊疗医典》。四闻即：闻呼吸，闻声音，闻哭笑声，闻气息。

四逆 证名，出《素问·阴阳别论》。多因虚寒所致，亦有因热邪郁遏所致。症见四肢逆冷不温。详手足厥冷条。

四逆汤 方名，出自《伤寒论》。炙甘草二两，干姜一两半，生附子一枚。水煎服。功能回阳救逆。治少阴病，症见四肢厥逆，恶寒踡卧，呕吐不渴，腹痛下利，神衰欲寐，舌苔白滑，脉象微细；及太阳病误汗亡阳。近代将本方制成注射剂，治疗心肌梗塞、心源性休克，效用尤佳，实验证明四逆注射液能增强麻醉家兔心脏的收缩力。《备急千金要方》《外台秘要》《太平圣惠方》所载同名方，组成、功用、主治皆有不同。

四逆散 方名，出自《伤寒论》。炙甘草、炒枳实、柴胡、芍药各十分。为末，每服一方寸匕，白水调下。功能透邪解郁，疏肝理脾。治少阴病、四逆证。近常用于急慢性肝炎、肋间神经痛、胃及十二指肠溃疡等病，属肝气郁滞证候者。

四总穴 穴组名。出《针灸聚英》。指足三里、委中、列缺、合谷四个常用穴。《四总穴歌》："肚腹三里留，腰背委中求，头项寻列缺，面口合谷收。"简要地概括了这四个穴位的远道主治作用。

四神丸 方名，出自《校注妇人良方》。炒补骨脂、吴茱萸各四两，肉豆蔻、五味子各二两。为末，用大枣四十九枚，生姜四两，与水同煮，去姜取枣肉，和药为丸，梧桐子大。每服五十丸。功能温补脾肾，涩肠止泻。治脾肾虚寒，见五更泄泻、不思饮食，或久泻不愈，腹痛腰酸肢冷，神疲乏力等。近常用于慢性结肠炎、慢性肠炎、肠结核等久泻见脾肾虚寒证者。《瑞竹堂经验方》《景岳全书》所载同名方，组成、证治各异。

四神聪 奇穴名，出《银海精微》。又名神聪。位于百会穴前、后、左、右各开1寸处。主治头痛、目眩、癫痫、狂乱等。沿皮刺0.3～0.5寸。艾炷灸1～3壮，或艾条灸5～10分钟。

四根三结 经络术语名。出《针经指南》。经脉以四肢末端为根，称为"四根"；以头、胸、腹三部为一定部位为结，称为"三结"。四根三结，说明四肢与头身之间经脉和穴位主治上的相互联系。临床上取四肢穴位治疗头面躯干疾病，与根结之间的相互联系有关。

四党与 朝医对全身组织器官归类的总称。出《东医寿世保元》。即肺之党、脾之党、肝之党、肾之党。肺之党，以肺与胃脘、耳、头脑、皮毛结为一群；脾之党，以脾与胃、两乳、目、背膂、筋结为一群；肝之党，以肝与小肠、脐、鼻、腰脊、肉结为一群；肾之党，以肾与大肠、前阴、膀胱、骨结为一群。

四秘体液学说 维吾尔医学基本理论之一。古代维吾尔医根据临床经验把人的体液分为4种，即胆液质、血液质、黏液质和黑胆质。体液由体内各种营养物转化并经肝脏加工而来。体液在体内不断消耗又不断产生和补充，体液的平衡是健康的基础，而失去平衡则是致病的主要原因。4种体液各有正常和异常之分。

四脏 朝医称肺、脾、肝、肾为四脏。出《东医寿世保元》。

四部医典 藏医学著作。宇陀·宁玛元丹贡布主持编著。约成书于公元8世纪末。全书用韵作、古藏文以问答形式写成，分四部分：第一部为"总则医典"，共6章，简介人体、生理、病因病理、诊断及治疗；第二部为"论说医典"，共31章，介绍人体、胚胎发育、生理、病因、日常行为、卫生保健、药物性能、药物配伍、外治器械及治疗原则；第三部为"秘诀医典"，共92章，着重论述临床各科疾病之病因、病理、诊断及治疗；第四部为"后续医典"，共27章，详述尿诊、脉诊之方法、药物配伍、主治、外科治疗等内容。其内容丰富，涉猎广泛，不仅是重要之医学著作，对于研究藏族史、藏医史、藏医学、民俗学、民族学都将有参考价值。曾先后被全文或部分地译成蒙、汉和英、俄等多种文字。现有两种汉文全译本，分别于1983年和1987年由人民卫生出版社及上海科技出版社出版，西藏人民出版社于1982年据德格木刻版出版了排印藏文本。

四部医典系列彩色挂图全集 藏医图普。原图为德西·桑吉嘉措主持绘制。全套图谱按《四部医典蓝琉璃》的内容、编排顺序绘制，共80幅。全套分4部分。第一部分4幅，介绍人体的生理、病理、诊断和治疗；第二部分35幅，介绍生理解剖、病因、防病知识，药物性能、诊断和治则；第三部分16幅，专绘诊断和治疗；第四部分24幅，介绍脉诊及尿诊技术、方剂。最后一幅为钦统诺布主持绘制的藏医名人象。全套挂图为色泽鲜艳之彩色平面图。内容有人物、药物、器械，还有别具一格的"愿树"，以一棵树之根、干、茎、叶、花、果来表示人体生理、病理、诊断、治疗等。挂图问世后，曾多次复制，现国内有两套完整的挂图保存在西藏，一套在自治区藏医院，另一套在区文物局。西藏人民出版社于1986年和1988年先后出版该书藏汉文对照本和藏英对照本。

四部医典蓝琉璃 藏医学著作。清·德西·桑吉嘉措编著。为目前流传的《四部医典》的标准注解本。

四部总录医药编 中医目录学著作。丁福保、周云青编。1955年出版。本书著录1929年以前出版的医书1500余种。分为经脉、专科、杂病、药学、方剂、医案、养生、杂录8类。专科之下又分伤寒、内科、外科、儿科、妇科、眼科、喉科、针灸、兽医9个子目，杂病分通治、专著2个子目。每种列述书名、卷数、作者、版本、提要等，其中提要部分汇辑历代书目等所述，资料丰富。1955年商务印书馆排印出版。

四海 ①中医指髓海、血海、气海、水谷之海。胃为水谷之海，冲脉为十二经脉之海，膻中为气海，脑为髓海。出《灵枢·海论》。②朝医对水谷之气在体内制造营卫物的循环及功能的统称。出《东医寿世保元》。四海即津、膏、油、液。朝医认为，水谷的温凉寒热四气在体内开始演化，生成津、膏、油、液四大营卫物，经过前四海，即津海、膏海、油海、液海，生成神、气、血、精四大气血物；经过后四海，即腻海、膜海、血海、精海，维持有机体各个器官的正常活动。

四海类聚方 方书。简称《类聚方》。2600卷。见于《隋书·经籍志》。本书是我国历史上卷数最多的大型方书。已佚。

四象人论 朝医四象医学基本理论的核心内容。最早记载于《东医寿世保元》。朝医学以心身统一和脏理同性情互为相关的理论，把人分为太阳人、少阳人、太阴人、少阴人（各详该条）。

四象方剂 朝医方剂以辨象立法为基础，根据四象人脏腑特点和病因病机，由四象人药物组成。分为太阳人方剂，太阴人方剂，少阳人方剂，少阴人方剂。

四象药物 朝医根据"四象人"的理论，把药物分成太阳人药、太阴人药、少阳人药、少阴人药四大类，并严格规定按象用药，不可混用。

四望 朝医名词。出《东医四象诊疗医典》。四望即望容貌、表情，望肌肉、体格，望步态，望五官、舌象。

四情 朝医病因学名词。出《东医寿世保元》。四情即喜、怒、哀、乐。朝医学认为，喜怒哀乐偏着者为病，即太阳人衰心深着则伤表气，怒性暴发则伤里气；少阳人怒性伤口、膀胱气，衰情伤胃、大肠气；少阴人乐性伤目、脐气，喜情伤脾、胃气；太阴人喜性伤耳、脑䪼气，乐情伤脾、胃脘气。

四兽饮 方名，出自《景岳全书》。人参、茯苓、白术、半夏、陈皮、乌梅、草果各等分，炙甘草量减半，生姜五片，大枣三枚。为粗末，盐水煨制，每服四至五钱，水煎服，功能益气健脾，祛湿化痰。治诸疟。

四渎 经穴名，出《针灸甲乙经》。属手少阳三焦经。位于前臂背侧，肘尖（尺骨鹰嘴）下5寸，尺、桡两骨间。主治耳聋、齿痛、咽肿、暴喑、疰腮、臂膊疼痛等。直刺0.5~1.5寸。艾炷灸3~5壮，或艾条灸5~10分钟。

四淫 朝医病因学名词。出《东医寿世保元》。四淫即风、寒、暑、湿。风是自然气候，一旦过激就成为致病之源；寒是冬季之立气，人体感寒则出现温度放散，触及内脏而成致病之源；暑是夏日相火之令，一旦过激就成为发病源；湿是重浊有质之邪，分外感和内生。

四焦 朝医划分人体脏腑所在部位的名称。出《东医寿世保元》。即上焦、中上焦、中下焦、下焦。背上胸上为肺、胃脘所在部位，谓之上焦；脐膈之间为脾、胃所在部位，谓之中上焦；腰脐之间为肝、小肠所在部位，谓之中下焦；脊下脐下为肾、大肠所在部位，谓之下焦。

四腑 朝医称胃脘、胃、大肠、小肠为四腑。出《东医寿世保元》。

四缘 蒙医术语。指季节、饮食、起居和偶然的因素等引起人体发生疾病四个方面的外界条件。

四满 经穴名,出《针灸甲乙经》。又名髓府、髓中。属足少阴肾经、冲脉、足少阴之合。位于腹正中线,脐下2寸,再旁开0.5寸处。主治月经不调、月经过多、崩漏、不孕、遗精、疝气、小便淋沥、少腹痛、泄泻、痞块、腹胀等。直刺0.5~1寸。艾炷灸3~5壮,或艾条灸5~10分钟。

四缝 奇穴名,出《奇效良方》。位于手二、三、四、五指掌侧面,近端指骨关节横纹中点,左右计8穴。主治疳积、百日咳、蛔虫症等。三棱针浅刺0.1~0.2寸。挤出黄白色黏液。

四磨汤 方名,出自《济生方》。以名四磨饮。人参、槟榔、沉香、乌药各等分。分别磨汁,和作七分盏,煎三五沸,放温服。功能行气降逆,宽胸散结。治七情所伤,肝气郁结,见胸膈烦闷,上气喘急,心下痞满,不思饮食。

[丿]

生下吐 病证名,出《小儿药证直诀》。指婴儿出生时咽下秽液,内扰于胃,生后当天和次日多次呕吐者。将秽液污染的胃内容物吐净后,可自行缓解。

生化汤 方名,出自《傅青主女科》。全当归八钱,川芎三钱,桃仁十四枚,干姜四分,炙甘草五分。水煎服。功能活血化瘀,温经止痛。治产后血虚受寒,见恶露不行,小腹冷痛。临床观察本方用于产后,能加速子宫复原,减少宫缩腹痛。

生肌散 方名,出自《外科精要》。木香、槟榔、黄连各等分。为细末,敷患处。功能生肌敛疮。治疮口肌肉不生而不收敛者。历代中医文献如《证治准绳》《张氏医通》《疡医大全》《重楼玉钥》中载同名方多首,组成各不相同,但皆可生肌长肉,用于疮疡不敛。

生命力 维吾尔医学力学说中力分类的一种。其中心在心脏,为心脏的正常功能服务。

生草药性备要 药物学著作。2卷。清·何谏撰。刊于1711年。本书收录草药301种,每药记述药名、别名、产地、性味和主治等。书末附杂症验方8首。为记述地方草药的重要著作。现存清光绪五桂堂刻本,民国石印本、排印本。

生药库 明代太医院所属机构名称。其任务是受纳、储存和保管全国各地送来的药材。设大使和副使管理。

生脉散 方名,出自《内外伤辨惑论》。又名人参生脉散、生脉汤、生脉饮。人参五钱,麦门冬、五味子各三钱。水煎服。功能益气生津,敛阴止汗。治暑热汗多,耗气伤液,见体倦气短,咽干口渴,脉虚细;或久咳肺虚,气阴两伤,见呛咳少痰,气短自汗,口干舌燥,苔薄少津,脉虚数或虚细。近将本方制成注射液,治心源性休克,有急救之效。实验证明,本方对实验性休克有保护、强心、升压作用。

生胎 出《本草纲目》。指正在腹中成长的胎儿。

生姜 ①中药名,出自《本草经集注》。为姜科植物姜 Zingiber officinale Rosc. 的根茎。性微温,味辛。归肺、脾经。有发汗解表、温中止呕、温肺止咳之功效,主治外感风寒,恶寒发热、头痛、鼻塞;胃寒呕吐;风寒客肺的咳嗽。能解半夏、南星、鱼蟹之毒。煎服:3~10g。阴虚内热及热盛之证忌用。生姜皮有行水消肿之功,可治水肿胀满。

②方名,出自《伤寒论》。生姜四两,炙甘草三两,人参三两,干姜一两,黄芩三两,半夏半升,黄连一两,大枣十二枚。水煎服。功能和胃消痞,散结除水。治水热互结,见心下痞硬,干噫食臭,腹中雷鸣,下利等。

生铁落饮 方名,出自《医学心悟》。天门冬、麦门冬、贝母各三钱,胆南星、橘红、远志、石菖蒲、连翘、茯苓、茯神各一钱,玄参、钩藤、丹参各一钱五分,朱砂三分,用生铁落煎汤,取汁煎前药。功能镇心除痰，宁神定志。治痰火上扰的癫狂证。《黄帝内经素问》《景岳全书》皆载有同名方，以治癫狂，但组成有异。

失血 病证名，出《三因极一病证方论》。吐血、咯血、唾血、便血、尿血、鼻衄、肌衄等出血病证。因多由火热迫血，气虚失摄、外伤、瘀阻等致血不循经而行，血溢于脉外而发生。由火热迫血所致者，凉血止血，方用犀角地黄汤；气虚失摄者，补脾摄血，归脾汤加减；外伤所致者可用三七粉冲服，亦可外用；瘀阻所致者，用复元活血汤。详见吐血、咯血、便血、鼻衄条。

失血发热 病证名，由失血引起的发热病证。其症头晕目眩，烦热口渴，头汗出，面色㿠白，失血后五脏失养而气衰。治宜补气养血，当归补血汤合圣愈汤加减。可与血虚发热条互参。

失血眩晕 病证名，见《杂病源流犀烛》。指失血过多引起的眩晕病证。症见失血愈多，眩晕愈重，甚至晕厥。可伴面色㿠白，口唇色淡，脉芤。治当先止血，同时补气养血，急重者用独参汤，症状缓解用人参养荣汤加减。详参失血条、眩晕条。

失合症 病证名，见《褚氏遗书》指妇女因长期性欲未遂而出现的病证。因欲念萦怀，日久不遂，肝气郁结，郁久化火所致。症见乍寒乍热，不思饮食，心烦抑郁，干嗽喘息，下出白淫，身倦失眠；甚则内火燔盛，热灼阴血，而见颧红低热，骨蒸盗汗，经闭成痨。治宜滋阴清热、疏肝解郁，方用丹栀逍遥散加生地、郁金。

失志 病名，见《证治要诀》。指情志失于常态。多由情志不遂或重大的精神刺激所致。表现为妄热、妄为、妄言等。治以化痰宁志为主，可用温胆汤合礞石滚痰丸加减。

失枕 病名，出《素问·骨空论》。又名失颈、落枕、项强。多因睡卧姿势不当，或颈部当风受寒，或外伤引起。症见颈部酸痛不适，俯仰转动不灵；重者疼痛延及患侧肩背及上肢，头向一侧㖞斜，并有患侧颈部压痛。治疗以按摩、针刺为主，并可配合热敷、温熨。因外邪所致者可内服蠲痹汤；外伤所致者，宜复元活血汤；日久不愈者，宜六味地黄丸。

失荣 病名，见《外科正宗》。又名失营。因肿块发于颈部，面憔形瘦，状若树木焦枯失去荣华而名。相当于西医的颈淋巴转移癌或恶性淋巴瘤所致恶液质。多因情志内伤，肝气郁结，痰毒瘀血凝于颈部而成；日久则致卫耗营夺的败证。初起颈部肿块坚硬不痛，推之不移，皮色不变，伴胸闷胁胀等，治以疏肝解郁、活血化痰，开郁散加减内服，外用阿魏化痞膏。中期肿块渐大，色紫暗，微痛，伴形瘦乏力等，治以益气养营，开郁散坚，和营散坚汤加减内服，外治同前。后期溃烂无脓，坚肿如石，疮面凹凸，时流血水、秽臭，伴面憔形瘦，气短纳呆等，治以调补气血，香贝养营汤加减内服，外用玉石膏掺海源散。

失音 病证名，见《诸病源候论》。古为瘖。指声音嘶哑或发不出声音。可由外感或内伤引起。因于外感多为实证，有风热风寒之分，详参外感条。由风热外感所致者，辛凉解毒，桑羚饮合银翘散加减。由风寒外感所致者，辛温解表，用荆防败毒散合三拗汤加减。内伤多为肺肾两虚，当滋肾滋肺，可用百合固参汤等加减。

失音嗽 病证名，指咳嗽伴发失音。见《不居集》卷十五。有如现代医学的上呼吸道感染；气管炎合并喉炎。多由外感风热或风寒化热所致。症见外感表症，咽痛、失音、咳嗽。治宜辛凉解表，润肺止咳。桑杏汤加减。

失神 指神气涣散的外在表现。神是人体生命活动的总称。是五脏精气的体现。故审察神之得失是判断人体正气盛衰、疾病轻重和预后吉凶的重要标志。如目光无神，神思昏乱，言语不清，面色无华，气息不顺，肌肉瘦削，二便失禁等，谓之失神。即表示五脏机能紊乱，病证较难治疗，预后较差。《素问·移精变气论》有"失神者亡"的

失笑丸 方名,出自《兰室秘藏》。又名枳实消痞丸。干姜一钱,炙甘草、麦芽、茯苓、白术各二钱,半夏曲、人参各一钱,炙厚朴四钱,枳实、黄连各三钱。为细末,汤浸蒸饼为丸,梧桐子大,每服五十至七十丸。功能消痞除满,健脾和胃。治脾虚气滞,寒热互结,见心下痞满,不欲饮食,倦怠乏力,大便不调。

失笑散 方名,出自《太平惠民和剂局方》。又名继弓弦散、紫金丸。五灵脂、蒲黄各等分。为末,每服二钱,先用酽醋调熬成膏,再用水煎,食前热服。功能活血祛瘀,散结止痛。治瘀血停滞所致心腹剧痛,或产后恶露不行,或月经不调,少腹急痛等。近有用治冠状动脉硬化性心脏病心绞痛者,实验证明,本方能提高肌体对减压缺氧的耐受力;对垂体后叶素引起的大白鼠急性心肌缺血有对抗作用;对小白鼠的自发活动具有明显的镇静作用;有降低血压的作用。《洁古家珍》《疡医大全》载有同名方,组成、功用、主治皆异。

失溲 病证名,见《伤寒论》。又称失溺。即小便失禁条。

失溺 病证名,即小便失禁。出《素问·本病篇》。见小便失禁条。

失精 病证名,见《金匮要略》。指男子遗精的病证。详见遗精条。

矢气 证名,俗称放屁。正常人有少量矢气,不伴腹胀等,可不予治疗。若伴腹痛、腹泻、腹胀等,当辨其虚实。属脾胃虚寒、食滞不化者,治宜健脾温中化食,香砂六君子汤加减。属肝胃不和者,宜舒肝和胃健脾,舒肝丸加减。如因饮食不节,食积腹胀,宜适当节食并予指导,保和丸加减。

禾髎 经穴名,出《针灸甲乙经》。又名顲、长频、长髎、长颊、长频。属手阳明大肠经。位于鼻翼外缘直下,与水沟穴平齐处。主治口喎、口噤、鼻塞、衄血、鼻息肉等。直刺或斜刺0.3~0.5寸。

丘墟 经穴名,出《灵枢·本输》。属足少阳胆经,该经原穴。位于足背外侧,外踝前下缘,当趾长伸肌腱外侧凹陷处。主治胸满胁痛、胁肋疼痛、脚酸转筋、脚气、目翳,以及肝炎、胆囊炎、肋间神经痛、坐骨神经痛、踝关节及周围软组织疾患等。直刺0.5~1寸。艾条灸5~10分钟。

代指 病名,出《诸病源候论》。又名代甲、糟指、土灶、瘭爪、沦指,遭指。是指(趾)甲沟及甲下急性化脓,甚至爪甲脱落的疾病。病因证治见蛇眼疔条。

代脉 脉象之一。即脉来缓弱而有规则的间歇。《诊家正眼》:"代……止有常数,不能自还,良久乃动"。主病脏气衰微,多见于心脏疾患、惊恐、跌打重证。个别孕妇临产前亦可出现代脉。

代赭石 中药名,出自《神农本草经》。又名血师、赭石。为三方晶系赤铁矿 Hematite 的矿石,主含三氧化二铁。性寒,味苦。归肝、心经。有平肝潜阳、降逆、止血之功效,主治肝阳上亢所致的头痛、眩晕;嗳气、呃逆、呕吐及气喘;吐血、衄血及崩漏。煎服:10~30g。孕妇慎用。

仙人指路 练功方法名。出《推拿学》(上海中医学院附属推拿学校)。两手屈肘仰掌置于两腰,一手仰掌上提至胸前后,翘掌向前推出,推足后旋臂握拳,蓄劲而收至腰部。两手交替进行。

仙人掌 中药名,出自《本草纲目拾遗》。又名霸王树。为仙人掌科植物仙人掌 Opuntia dillenii (Ker-Gawl.) Haw. 的全株。性寒,味苦。归胃、肺经。有活血消肿、清热解毒、止痛、镇咳之功效,主治心胃气痛、肠炎、痢疾、痔漏下血、支气管哮喘。煎服:鲜品30~60g。鲜品捣敷或绞汁涂,可治腮腺炎、乳腺炎、痈疖肿毒、带状疱疹、烧烫伤、蛇虫咬伤、冻伤。忌铁器。

仙方活命饮 方名,出自《校注妇人良方》。又名真人活命饮、活命饮。炙穿山甲、白芷、天花粉、炒皂角刺、当归尾、甘草、赤芍药、乳香、没药、防风、贝母各一钱,陈皮、金银花各三钱。水煎服。功能清热解毒，消肿溃坚，活血止痛。治痈疡肿毒初起，热毒壅聚，气滞血瘀，见红肿焮痛，或身热凛寒，苔薄白或黄，脉数有力。

仙传外科集验方 书名。又名《仙传外科秘方》。11卷。元·杨清叟撰，明·赵宜真集。刊于1378年。卷1总论痈疽发背及内服荣卫返魂汤的加减法，卷2~4论温性、热性、凉性3个外用方的用法及其他外科通用方，卷5~7为痈疽、疔疮、瘰疬、咽喉、疯狗咬等病治方，卷8~9再论痈疽、发背疔疮证治，卷10~11为急救方及妇儿科杂病治方。本书论述痈疽阴阳虚实甚详，而体例零乱，但保存了不少民间验方。书中杂有道家色彩。现存明刻本残卷、明抄本、《道藏》本。

仙茅 中药名，出自《海药本草》。又名独芽根、仙茅参、蟠龙草、地棕根、独脚丝茅。为石蒜科植物仙茅 Curculigo orchioides Gaertn. 的根茎。性热，味辛，有毒。归肾经。有温肾壮阳、祛寒除湿之功效，主治阳痿精冷、小便不禁、心腹冷痛、腰膝冷痹。煎服：3~10g。阴虚火旺者忌服。

仙拈集 方书。又名《李氏经验广集良方》。4卷。清·李文炳辑。本书属验方汇编。分为内科、妇人科、小儿科及外科4门，每门按病分类，共130余类。选方平易可取，并注明出处。现在乾隆十九年刻本等10余种清刻本、民国石印本。

仙桃草 中药名，出自清·赵楷《百草镜》。又名接骨仙桃、小伤力草。为玄参科植物蚊母草 Veronica peregvina L. 带虫瘿的全草。性温，味甘、淡。有活血止血、理气止痛之功效，主治内伤吐血、咯血、衄血、便血、子宫出血、肝胃气痛、疝气、痛经、跌打损伤、骨折、痈肿。煎服：9~15g。外用适量。

仙授理伤续断秘方 骨伤科专著。又名《理伤续断方》《蔺道人仙授理伤续断方》。1卷。唐蔺道人传。约刊于846年前后。本书为现存最早的骨伤科专著。首论整骨手法的14个步骤和方剂，次论伤损的治法及方剂。所述正骨术及指导处理脱臼、骨折的理论，多符合现代科学理论。所用麻醉、牵引、复位、固定、服药等治疗步骤，与现今诊治过程相仿。发展了小夹板夹缚治疗骨折法。本书对后世骨伤科影响很大。现存明洪武刻本。1957年人民卫生出版社出版排印本。

仙鹤草 中药名，出自《滇南本草》。又名脱力草、黄龙尾、狼牙草、金顶龙芽。为蔷薇科植物龙芽草 Agrimonia pilosa Ledeb. 的全草。性平，味苦、涩。归肺、肝、脾经。有收敛止血、止痢、杀虫之功效。主治咯血、吐血、衄血、尿血、便血及崩漏；腹泻、痢疾；劳力过度所致的脱力劳伤，神疲乏力而纳食正常；滴虫性阴道炎所致的阴部湿痒。煎服：10~60g。近用于疟疾和各种癌症。外用可治疮疖痈肿、痔肿。

白及 中药名，出自《神农本草经》。又名白芨、白根、白鸡儿、地螺丝。为兰科植物白及 Bletilla striata（Thunb.）Reichb. f. 的地下块茎。性微寒，味苦、甘、涩。归肺、肝、胃经。有收敛止血、消肿生肌之功效。主治咯血、吐血及外伤出血；疮痈肿毒、手足皲裂。还可用于肺痈。煎服：3~10g；研末服：1.5~3g。反乌头。

白丸子 方名，出自《太平圣惠方》。白僵蚕五钱，天南星三分，铅粉一钱，炒全蝎、炒桑螵蛸、藿香各一分。为细末，炼蜜为丸，黄米大。每服五丸，薄荷煎汤加黄酒少许送下。功能化痰息风。治小儿中风，失音不能啼。《太平圣惠方》还载有同名方一首，《卫生宝鉴》也载有同名方一首，组成有异，治证有别。

白马骨 中药名，出自《本草拾遗》。又名满天星、曲节草、路边姜、凉粉草、鸡脚骨。为茜草科植物六月雪 Serissa serissoides（DC.）Druce 或白马骨 S. foetida Comm. 的全株。性凉，味苦、辛。有疏风解表、清热利湿、活血消肿之功效，主治感冒、咳嗽、急性扁桃体炎、咽喉炎、目赤肿痛、急慢性肝炎、高血压头痛、肠炎、痢疾、风湿腰腿痛、慢性肾炎水肿、小儿疳积、妇女白带过多。煎服：9~15g。捣敷可治痈肿、蛇伤。

白内障针拨套出术 眼科手术名称。是在金针拨障术基础上发展起来的中西医结合白内障手术治疗方法。其拨障与金针拨障术大体相同，但因用特别器械将拨下混浊晶体从切口套出，因而避免了由于沉于珠内之晶体可能引起的后患。但手术难度较大。

白毛夏枯草 中药名，出自《本草纲目拾遗》。又名散血草、金疮小草、雪里青、叶下红。为唇形科植物筋骨草 Ajuga decumbens Thunb. 的全株。性寒，味苦。归肺、肝、心经。有清热解毒、祛痰止咳、凉血止血之功效。主治咽喉肿痛、痈肿疮疖及肺痈、肠痈；肺热咳嗽、痰黄稠；血热咳血、衄血或外形出血。煎服：10~30g。

白毛藤 中药名，出自清·赵楷《百草镜》。又名蜀羊泉、排风藤、毛风藤、葫芦草、白英。为茄科植物白英 Solanum lyratum Thunb. 或欧白英 S. dulcamara L. 的全草。性凉，味苦。有清热解毒、祛风利湿、利尿、抗癌之功效，主治风热感冒、发热、咳嗽、黄疸型肝炎、胆囊炎、风疹、肾炎水肿、血淋、白带、肺癌。煎服：9~15g。捣敷可治风湿性关节炎、痈肿疔毒。捣汁滴耳可治中耳炎。

白玉膏 方名，出自《疡医大全》。白芷、煅炉甘石、甘松、当归尾、乳香、五灵脂、山柰、细辛、樟冰各五钱，没药、象皮、白蜡各二钱，松香、冰片、麝香各一钱，铅粉十三两。先将麻油二斤熬至烟起，离火入白蜡、松香再熬，搅至起泡，入铅粉滚沸即取起，稍停再加热，反复数次，见有菊花纹小泡，入其他药末，至滴水成珠，入麝香搅匀，摊贴患处。功能消肿愈疮。治疮疡。《疡医大全》还载同名方二首，用药有别，皆治疮疡。

白术 中药名，出自《本草经集注》。又名於术、冬术、山蓟、山精。为菊科植物白术 Atractylodes macrocephala Koidz. 的根茎。性温，味苦、甘。归脾、胃经。有补气健脾、燥湿利水、止汗安胎之功效。主治脾气虚弱、运化失常所致食少便溏、脘腹胀痛、倦怠无力；脾虚不能运化，水湿停留，而为痰饮水肿；脾虚气弱，肌表不固而自汗；妊娠脾虚气弱、胎气不安。煎服：5~15g。阴虚内热或津液亏耗燥渴者不宜用。

白石脂 中药名，出自《神农本草经》。又名高岭土。为硅酸盐类矿物白陶土。性平，味甘、酸。有涩肠、止血之功效，可治久泻、久痢、吐血、衄血、崩漏、带下、遗精。煎服：9~12g。

白疕 病名，见《外科大成》。又名白疕风、松皮癣、蛇虱。是皮肤红斑上反复出现多层银白色干燥鳞屑的慢性皮肤病。相当于西医的银屑病。多外因风寒风热侵袭，阻于肌肤；内因湿热蕴积，或营血亏耗，生风化燥而成。多发于头皮、四肢伸侧、尾骶部等，基本皮疹为融合成多种形态的潮红的斑血疹上覆盖有较厚的银白色鳞屑，鳞屑很易刮除，正面露出淡红色半透明的薄膜，再轻刮一下，即可见到呈筛状如露水珠样的出血。若皮疹焮红，筛状出血明显，瘙痒，伴怕热、舌红苔黄等，治以凉血清热，犀角地黄汤加减内服，外用10%硫黄软膏；若红斑糜烂流滋，瘙痒，或掌跖部有脓疱，伴胸闷纳呆，苔黄腻等，治以清热利湿，草薢渗湿汤加减内服，外用青黛散麻油调搽；若皮肤干燥肥厚，或有开裂，伴头晕眼花，舌淡苔薄等，治以养血祛风润燥，四物汤合消风散加减内服，外用疯油膏；若全身皮肤发红、灼热，或有多数小脓疱，伴壮热口渴、便干尿赤、舌红降等，治宜凉血清热解毒，清营汤加减内服，外用青黛散麻油调搽脓疮。

白头翁 中药名，出自《神农本草经》。又名野丈人、白头公、毛姑朵花、老白毛、猫爪子花。为毛茛科植物白头翁 pulsatilla chinensis Reg. 的根。性寒，味苦。归大肠经。有清热、解毒、凉血之功效，可治湿热泻痢、热毒泻痢之发热、腹痛、下痢脓血、里急后重。煎服：6～15g。白头翁花煎服可治疟疾寒热，研末调敷可治白秃头疮。

白头翁加甘草阿胶汤 方名，出自《金匮要略》。白头翁、甘草、阿胶各二两，秦皮、黄连、黄柏各三两。水煎服。功能清热解毒，养血滋阴。治产后血虚热痢。

白头翁汤 方名，出自《伤寒论》。白头翁二两，黄柏、黄连、秦皮各三两。水煎服。功能清热解毒，凉血止痢。治热痢，见腹痛，里急后重，肛门灼热，泻下浓血，赤多白少，渴欲饮水，舌红苔黄，脉弦数。近年用治细菌性痢疾、阿米巴原虫痢疾均有效。实验证明，本方对贺氏、宋氏、弗氏等痢疾杆菌有抑菌作用。《备急千金要方》《外台秘要》所载同名方，治证略同，组成稍异。

白发 病名，出《诸病源候论》。是指头发部分或全部变白而言。西医亦称白发。多因精血亏虚；或情志刺激；或血热太过，以致气血不和，发失濡养而成。起始于头顶，或额部，或两鬓，头发逐渐变白，甚至延及全头。若伴头昏眼花、腰膝酸软、脉细弱等，治以补肾益精，七宝美髯丹加减内服；或伴忧郁纳差、胸胁闷胀、脉弦等，治以疏肝健脾、养血乌发，逍遥散加减内服；若伴烦躁易怒、头皮烧热、舌红少苔等，治以凉血清热、养阴乌发，草还丹加减内服。

白芍药 中药名，出自《本草经集注》。又名白芍。为毛茛科植物芍药 Paeonia Lactifcora Pall. 的根。性微寒，味苦、酸。归肝、脾经。有养血敛阴、柔肝止痛、平抑肝阳之功效。可治月经不调、经行腹痛、崩漏、自汗、盗汗；肝气不和，胁肋脘腹疼痛，或四肢拘挛作痛；肝阳上亢，头痛、眩晕。煎服：5～30g。反藜芦。

白虫病 古病名。见《金匮要略》。即寸白虫病。相当于现代化医学的绦虫病。详见寸白虫病条。

白虫窠 ①奇穴名。出《针灸大成》。又名血郄。位于大腿内侧，当血海穴直上1寸处。主治风疹、湿疹、皮肤搔痒症、下部生疮等。直刺1～1.5寸。艾炷灸3～7壮，或艾条灸5～15分钟。②经穴别名。出《针灸大全》。即血海穴。

白血 古证名。出《素问·至真要大论》。指内肺中咯出的粉红色血。病因多为虚损。久病喘咳，胸膈积热损伤肺络所致咯白血。治以补气滋肾，用保元汤合六味地黄或七味都气汤加减。

白汤 蒙医未成熟热方。方由土木香、苦参、珍珠干、山奈组成。功能祛热、止痛。主治未成熟热、疫热、空虚热、赫依血相搏、咳喘、血刺痛、感冒等证。

白芷 中药名，出自《神农本草经》。又名香白芷。为伞形科植物兴安白芷 Angelica dahurica Benth ee Hook. 或川白芷 A. amomala Lallem. 和杭白芷 A. taiwaniama Boiss. 的根。性温味辛。归肺、胃经。有解表、祛风燥湿、消肿排脓、止痛之功效。可治外感风寒，头痛、鼻塞，阳明经头痛、眉棱骨痛、齿痛；疮疡肿痛；寒湿带下；皮肤风湿瘙痒。煎服：3～10g。

白花丹 中药名，出自《生草药性备要》。又名白雪花、白皂药、一见消、白花岩陀。为蓝雪科植物白花丹 Plumbago zeylanica L. 的根或叶。性温，味辛、苦，有毒。有祛风止痛、散瘀消肿之功效。可治风湿痹痛、胃痛、肝脾肿大、血瘀经闭。煎服：9～15g，须久煎3～4小时以上，孕妇忌服。鲜叶捣敷可治跌打扭伤、蛇咬伤、疥癣。外敷不宜超过30分钟，局部有灼热感即除去。

白花蛇 中药名，出自《雷公炮炙论》。又名蕲蛇、百步蛇。为蝮科动物尖吻腹（五步蛇）Agkiserodon acutus (Gunther) 除去内脏的干燥全体。性温，味甘、咸，有毒。归肝经。有祛风、活络、定惊之功效。可治风湿痹痛、筋脉拘挛；口眼㖞斜、肢体麻木、中风后半身不遂；麻风、顽癣、皮肤瘙痒；破伤风、小儿急慢惊风。煎服：3～

10g。研末服：1~1.5g。

白花蛇舌草 中药名，见《广西中药志》。又名蛇舌草、蛇舌癀、蛇脷草、蛇总管、二叶葎、羊须草。为茜草科植物白花蛇舌草 Hedyotis diffusa Willd. 的全草。性寒，味苦、甘。归胃、大肠、小肠经。有清热、解毒、利尿、消痈之功效，可治肠痈、痢疾、黄疸、尿路感染、小便不利、扁桃体炎、肺热咳嗽、咽喉肿痛。近用于多种肿瘤。煎服：15~30g。捣敷可治痈肿疮疖、毒蛇咬伤。

白芥子 中药名，出自《新修本草》。又名芥菜子、辣菜子。为十字花科植物白芥 Brassica alba (L.) Boiss 或芥 B. juncea (L.) Czern ee Coss 的成熟种子。性温，味辛。归肺经。有温肺祛痰、利气散结、通络止痛之功效。可治寒痰壅滞、咳嗽气喘、胸胁满痛；痰湿阻滞经络所致的肢体关节疼痛、麻木，以及阴疽流注。近年有用于渗出性胸膜炎。煎服：3~10g。外敷有发泡作用，常用于天灸。

白芥子灸 灸法名。药物发泡灸之一。用白芥子研末调敷有关穴位上使之发泡的治法。敷贴时间约3~4小时，以局部起疱为度。用治肺结核、哮喘、口眼㖞斜等。也有加用他药物专治冷哮的。

白杨树皮 中药名，出自《新修本草》。又名白杨皮。为杨柳科植物山杨 Populus davidiana Dode 的树皮。性寒，味苦。有清热、祛风、行瘀、消痰、杀虫之功效，可治肺热咳嗽、风痹、脚气、高血压病、妊娠下痢、扑损瘀血、痰癖、蛔虫腹疼。煎服：15~30g。煎汤洗可治皮肤瘙痒；煎水入盐含漱可治口疮；醋煎含可治牙痛。

白豆蔻 中药名，出自《开宝本草》。又名白蔻、白蔻仁、豆蔻、蔻米。为姜科植物白豆蔻 Amomum cardamomum L. 的干燥成熟果实。性温，味辛。归肺、脾、胃经。有化湿、行气、温中、止呕之功效。可治湿阻中焦及脾胃气滞证；呕吐。煎服：3~6g，宜后下。白豆蔻壳和白豆蔻花皆有化湿行气、温胃消滞之功，可治脘腹胀闷、纳呆、呕吐。

白秃疮 病名，见《外科正宗》。又名白秃、秃疮、瘑瘘秃、癞头秃，俗称癞痢头。相当于西医头白癣。多因接触传染而发，或因脾胃湿热内蕴所致。多见于男孩，初见群集毛囊性丘疹，旋即成为以灰白色糠样鳞屑为主的小斑虫，日久融合扩大成片，毛发干枯、易断、易落，但不痛，头发多在离头皮2~4毫米处自行折断，在接近头皮的毛发干外周常有灰白色菌鞘围绕，自觉瘙痒。一般不需内治，外治关键在于将病发连根拔去，再涂一扫光或雄黄膏，并结合拔发疗法。

白附子 中药名，出自《名医别录》。又名禹白附、鸡心白附。为天南星科植物独角莲 Typhonium giganteum Eng L. 的块茎。性温，味辛、甘，有毒。归脾、胃经。有燥湿化痰、祛风止痉、解毒散结之功效。可治风痰壅盛、口眼㖞斜、破伤风，以及偏头痛；毒蛇咬伤及瘰疬痰核。煎服：3~5g。外用适量，熬膏敷患处。孕妇忌服。生品不作内服。

白环俞 经穴名，出《针灸甲乙经》。又名玉环俞、玉房俞。属足太阳膀胱经。位于骶部，平第四骶后孔，距骶正中线1.5寸处。主治腰脊急痛、脚膝不遂、二便不利、疝气、遗精、崩中、带下、月经不调、脱肛、痔疾，以及坐骨神经痛，下肢瘫痪等。直刺1~1.5寸。艾炷灸3~7壮，或艾条灸5~15分钟。

白苔 舌苔的一种。正常之白苔，乃由胃气所生，薄薄平铺于舌的中部和根部，颗粒均匀，干湿适中，舌色如常。病变之白苔则主风寒湿邪为患，主表证，一般病情尚轻；并根据舌苔的厚薄干湿、舌质的红淡，以及兼证的不同，从而有寒热虚实之分。

白茅根 中药名，出自《神农本草经》。又名茅根、地营、地节根、茅草根、丝毛草根。性寒，味甘。归肺、胃、膀胱经。有凉血止血、清热利尿之功效。可治血热妄行所致的衄血、咯血、吐血，以及尿血；热淋、小便不利、水肿及湿热黄疸；热病烦渴、胃热呕哕及肺热咳嗽。煎服：15～30g，鲜品用30～60g。白茅花功能止血，用量10～15g。

白矾 中药名，出自《神农本草经》。又名矾石、明矾。为天然矾石 Alunite 经加工提炼而成的结晶体。性寒，味酸。归肺、肝、脾、胃、大肠经。有解毒杀虫、燥湿止痒、止血止泻、清热消痰之功效。可治疮疡疥癣、湿疹瘙痒；吐衄下血、泻痢不止；癫痫发狂；湿热黄疸。内服1～3g，入丸散。外用研末撒或调敷或化水洗。体虚胃弱及无湿热痰火者忌服。

白虎历节风 病名，见《丹溪心法》。又名痛风。《金匮要略》称为历节。后世称白虎历节。指四肢百节游走样痉痛的病证。详见痛风、历节条。

白虎汤 方名，出自《伤寒论》。石膏一斤，知母六两，炙甘草二两，粳米六合。水煎服。功能清热生津。治阳明气分热盛，见壮热面赤，烦渴引饮，汗出恶热，脉洪大有力或滑数，并治胃火旺牙痛、齿衄及头痛等症。近用于乙型脑炎有气分实热证者。实验证明，本方能提高感染乙型脑炎病毒小鼠的存活率。

白虎承气汤 方名，出自《重订通俗伤寒论》。生石膏八钱，生大黄三钱，生甘草八分，知母四钱，玄明粉二钱，陈仓米三钱。水煎服。功能清热泻火，通便去积。治胃火炽盛，高热烦躁，大汗出，口渴多饮，大便燥结，小便短赤，甚则谵语狂燥，或昏不识人，舌赤老黄起刺，脉弦数有力。

白果 中药名，出自《本草纲目》。又名银杏。为银杏科植物银杏 Ginkgo biloba L. 的成熟种子。性平，味甘、苦、涩，有小毒。归肺经。有敛肺平喘、收涩止带之功效，可治喘咳、气逆、痰多；白浊带下。煎服6～10g。大量或生食易引起中毒。咳嗽痰稠不利者慎用。银杏叶有敛肺、平喘、止痛之功，可治肺虚咳喘以及高血脂、高血压、冠心病、心绞痛及脑血管痉挛。用量3～6g。

白金丸 方名，出自《外科全生集》。白矾、郁金各等分。为细末，皂角汁为丸。每服一至二钱，日一二次。功能豁痰安神。治喉风、乳蛾，及痰阻心窍而致的癫痫发狂，烦躁不安，神志不清。现中成药配方药用剂量比例为3:7，多制成糊丸及水丸，又名矾郁丸、白玉化痰丸、癫痫白金丸。近有以本方治肝胆结石症者。

白屈菜 中药名，出自《救荒本草》。又名土黄连、山黄连、断肠草、雄黄草。为罂粟科植物白屈菜 Chelidonium majus L. 的全草。性寒，味苦，有毒。有镇痛、止咳、利尿、解毒之功效，可治胃痛、腹痛、泻痢、慢性气管炎、百日咳、黄疸、肝硬化腹水。煎服：1.5～6g。捣汁局部涂擦可治水田皮炎、疥癣、疖肿、毒虫咬伤、青年扁平疣。

白降丹 方名，出自《医宗金鉴》。朱砂、雄黄各三钱，水银一两，硼砂五钱，火硝、食盐、白矾、皂矾各一两五钱。先将朱砂、雄黄、硼砂三味研细，入食盐、白矾、皂矾、火硝、水银共研匀，以水银不见星为度；用阳城罐一个，放微炭火上，徐徐起药入罐化尽，微火烘令干取起，再用一阳城罐合上，用棉纸截半寸宽，将罐子泥、草勤灰、铅粉三物研细，以盐滴卤汁调极温，一层泥、一层纸糊合口四五层，及糊有药罐上二三层，地下挖一小潭，用饭碗盛水放潭底，将无药罐放于碗内，以瓦挨潭口四边齐地，在药罐上以生炭火盖之，不可有空处，约三柱香，去火冷定，开启取丹。用时研末，每用一至六厘，水调外敷或干撒于疮头上，或下药捻插入疮口。功能去腐生新，消肿愈疮。治痈疽、发背、疔毒。

白带 病名，见《千金要方》。又名带下白候。指妇女阴道内流出多量白色黏稠或稀薄液体，如清涕或唾液，绵绵不断如带状，且伴有腰腹酸痛者。多因脾虚、肾虚、寒湿、湿热、痰湿所致。脾虚湿注下焦者，症见白带量多，质黏无味，少腹坠胀，面黄虚浮，纳差便溏，治宜健脾益气，除湿止带，方用完带汤。肾阳火衰者，症见带下如水，淋沥不断，腰酸腹冷，月经稀发，夜尿频多，治宜温阳益肾、固涩止带，方用内补丸。外感受寒湿者，症见带下量多，白滑如涕，阴中作冷，腰腹冷痛，遇热则舒，治宜散寒除湿、温胞止带，方用龙骨散。湿热下注者，症见带下量多，白稠腥臭，如米泔水，阴灼作痒，胸闷胁胀，口苦头晕，治宜清热利湿，方用龙胆泻肝汤。痰湿下注者，症见带下质黏如痰，有秽味，治宜除痰化湿，方用涤痰汤。

白带丸 方名，出自《良明汇集》。艾叶、当归、熟地黄各二两，香附、川芎、人参各一两三钱，白术、苍术、黄柏、阿胶、白芍药、椿根皮各一两，地榆七钱，茯苓八钱，煅白石脂六钱。为细末，醋糊为丸，梧桐子大，每服五十至六十丸。功能益气补血，调经止带。治白带。

白药子 中药名，出自《新修本草》。又名白药脂、白药根、金钱吊乌龟。为防己科植物头花千金藤 Stephania cepharaneha Hayata 的块根。性凉，味苦、辛，有小毒。归脾、肺、肾经。有清热解毒、祛风止痛、凉血止血之功效，可治肝炎、急性胃肠炎、细菌性痢疾、阑尾炎、风湿疼痛、腰肌劳损、衄血、肺结核咯血、消化道出血、功能性子宫出血。煎服：6～9g。外用可治咽喉炎、腮腺炎、无名肿毒、毒蛇咬伤。

白脉 ①藏医解剖名。古代藏医指散布于全身、白颜色的线状结构，特别是由头部发出的白色线状结构，包括现代的大脑、小脑、延脑、脊髓及周围神经组织。②蒙医名词。包括脑、脊髓、脊髓分支。其功能在司命赫依和供养巴达干的支配协调下才能完成。有掌管人体各系统器官的机能，为生命之根本。功能失常即为白脉症。

白脉病 ①藏医病证名。实指神经系统之疾病。由剧烈运作、兵器棍棒等损伤脉络，或瘟毒热邪致伤。常见症状：口眼㖞斜，四肢麻木震颤，偏瘫，小儿麻痹后遗症等病证。治疗：以十三味青鹏散为主，并在其颈部、十五椎两侧及手足白脉穴针刺，在肩胛骨处拔火罐，疗效颇佳。②蒙医病名。因损伤或瘟毒热邪入于脉中，使脉道阻塞，赫依血运行不畅以致发为本病。常现项背强直、手足麻木、口鼻㖞斜、躯体不能活动、神志不清、小便不利或失禁，甚至出现瘖哑不语。如属热症则全身发烧，疼痛剧烈。寒症则不发热，神志昏乱不清。治疗以疏通脉道，改善赫依血的运行为主。常用凤凰十三味丸、珍珠丸等，根据寒热不同佐以其他药物。

白前 中药名，出自《名医别录》。又名嗽药。为萝藦科植物柳叶白前 Cynanchum stauntoni（Decne.）Schltr ex Levl. 和茎花叶白前 Cynanchum glaucescens（Decne.）Hand - Mazz. 的根茎及根。性平，味辛、甘。归肺经。有祛痰、降气止咳之功效，可治肺气壅实，痰多而咳嗽不爽，气逆喘促之证。煎服：3～10g。

白首乌 中药名，出自《山东中药》。又名山东何首乌。为萝藦科植物戟叶牛皮消 Cynanchum bungei Decne. 的块根。性微温，味苦、甘、涩。有安神、补血、收敛精气之功效，可治久病虚弱、失眠、健忘多梦、痔疮、便血、阴虚久疟、性神经衰弱、皮肤瘙痒。煎服9～30g。

白浊 病证名，①指小便浑浊而色白的病证。见《诸病源候论》。又称溺浊、尿浊、便浊等。病因下焦寒浊。治宜温肾化浊，金匮肾气汤加减。②指小便虽清而阴茎灼痛，伴有由精孔排出浊液之症。见《证治准绳》。

白胶香 中药名，出自《新修本草》。又名枫香脂、白云香。为全缕梅科植物枫香 Liquidambar formosana Hance 的树脂。性平，味辛、苦。有活血、止血、止痛、生肌、解毒之功效，可治跌打损伤、衄血、吐血、胃痛。研末服，1.5～3g。研末擦牙可治牙疼，熬膏敷贴可治骨折、痈疽、瘰疬，研末敷可治创伤出血、癣疮。

白涩证 病名,出《审视瑶函》。俗称白眼、白害眼。相当于现代医学之慢性结膜炎、浅点角膜炎、干眼症。多由于肺阴不足,或肝肾阴虚,虚火上炎所致。亦可因湿热蕴结,火伏气分而发。症见白睛不红不肿或微红,只沙涩昏朦,爽快不得。治宜养阴清热,用养阴清肺汤或十珍汤。湿热蕴结者,宜清热利湿,用桑白皮汤加减。

白屑风 病名,见《外科正宗》。以白屑叠叠飞起而名。相当于西医的干性皮脂溢性皮炎。多因肌热当风,风邪入皮,郁久化燥,肌肤失养而成。好发于头皮及颜面等处,症见弥漫而均匀的糠秕样干燥白屑,因痒甚搔抓而层层飞扬,脱去又生,常毛发干枯易脱落。治以祛风清热,养血润燥,祛风换肌丸加减内服。外治:头皮部用白屑风酊;其他部用润肌膏。

白通汤 方名,出自《伤寒论》。葱白四茎,干姜一两,生附子一枚。水煎服。功能通阳破阴。治少阴病,下利,脉微。

白淫 病名。①由男子尿道、女子阴道随小便排出白色黏液。出《素问·痿论》。病因性欲正旺,房室过度。②指滑精。见《证治要诀》。③指精浊病发展的严重阶段。见《理虚元鉴》。初出茎中痛而脓浊如膏,谓之白浊。久而不已,精微弱而薄,痛亦渐减,至后闻淫声,见女色而精下流,清稀而不痛,则谓之白淫。

白散 方名,出自《伤寒论》。又名三物白散、桔梗白散。桔梗、贝母各三分,巴豆一分。为末,入巴豆,更于臼中杵之,以白饮和服,强人半钱匕,羸者减之。服药后,病在膈上必吐,在膈下必利。若不利,进热粥一杯;利过不止,进冷粥一杯。功能温下逐水,化痰散结。治寒与痰水互结所致寒实结胸证。

白晶药鉴 蒙药学著作。伊舍巴拉珠尔著,是一部以认药、用药和介绍药物作用等基础知识为主要内容的蒙药学文献。该书收载801种药物,分为3部10篇,5万余字,于18世纪中叶刻版刊行。

白喉 病名,见《白喉条辨》。又名缠白喉。相当于现代医学因白喉杆菌引起的急性传染病白喉。本病由时行疫疠之气所致,以咽、喉、鼻等部位黏膜表面附有灰色假膜,伴有咽痛、发热、气喘、咳嗽等表现,重证可使心脏受损,出现心悸、怔忡或卒然虚脱等危象。发病初期,多为风热疫毒所致,治宜清热解毒,肃肺利咽,用银翘散加减;阴虚燥热者,治宜养阴清肺,泄热解毒,用养阴清肺汤加减;如为疫毒攻喉的重证,多现呼吸困难,可闻痰声如锯,治宜泻火解毒,涤痰通腑,用黄连解毒汤化裁。对于出现呼吸困难的危证,应密切注意病情变化,及时采取气管切开等综合性急救措施。

白喉全生集 白喉专著。1卷。清·李纪方撰。刊于1882年。书中将白喉分为寒证、热证、寒热错杂症三类,记述白喉及兼证、坏证、妇人白喉、小儿白喉的治疗方药及针灸法。内容简要,切于实用。建国后有排印本,与《时疫白喉捷要》合刊。

白喉条辨 白喉专著。又名《瑞安陈氏白喉条辨》。1卷。清·陈葆善撰。刊于1887年。作者原撰有《白喉订正论》1卷,未刊行,后删繁取要而成本书。全书共收条辨15则,包括白喉病原、中经络、辨脉、辨色,手太阴、手少阳、手少阴三经病证治,救误、善后、外治、禁忌等。作者汇集诸家之长,并结合个人的经验补充发挥。有清光绪二十三年刻本、1957年人民卫生出版社排印本。

白喉治法忌表抉微 白喉专著。又名《白喉忌表抉微》《白喉治法抉微》。1卷。清·耐修子撰。刊于1891年。作者参考郑梅涧、张绍修两家治法,结合个人经验撰成此书。书中推崇养阴清肺法,反对用发表剂治疗白喉,并介绍若干验方。流传甚广,现有清光绪十八年湖北官书处刻本等百余种版本。

白痢 病证名,见《太平圣惠方》。古称白滞痢。指下利白色脓冻或黏液者。因寒湿凝滞，损伤肠道，脾阳不振所致。症见大便如冻胶或鼻涕，兼见腹痛、后重、饮食不甘、四肢逆冷、小便清等。治宜温中化湿，用胃苓汤加减。若因湿热凝聚肠道，症见小便赤涩，大便脓液多于黏冻，里急后重。治宜化湿清热，用黄连丸合胃苓汤加减。

白睛 解剖名。出《诸病源候论》。又名白眼、白仁、白珠、白轮、眼白。即今之球结膜（表层）与巩膜（里层）。前端与黑睛相延续。有护卫眼内组织的功能。

白睛青蓝 病名，见《证治准绳》。又名目珠俱青、白珠俱青、目青。即巩膜葡萄肿。常由于火疳反复发作，火郁血瘀所致。症见患处白睛变薄，失其光泽，且呈青蓝，或青蓝向外隆凸。治疗可参考火疳。若正虚邪衰，应扶正祛邪，防其复发。

白蔹 中药名，出自《神农本草经》。又名山地瓜、见肿消。为葡萄科植物白蔹 Ampelopsis japonica (Thunb) Makion 的块根。性微寒，味苦、辛。归心、胃、肝经。有清热解毒、敛疮生肌的功效，可治疮痈肿毒及烧烫伤。煎服：5~10g。反乌头。

白鲜皮 中药名，出自《神农本草经》。又名八股牛、地鲜皮、臭根皮。为芸香科植物白鲜 Dictamnus dasycarpus Turcz. 的根皮。性寒，味苦。归脾、胃经。有清热解毒、除湿、止痒之功效，可治湿热疮疹、湿热黄疸及湿热痹证。煎服：6~10g。

白僵蚕 中药名，出自《神农本草经》。又名僵蚕、天虫、僵虫。为蚕蛾科昆虫家蚕 Bombyx mori L. 的幼虫在未吐丝前，因感染白僵菌而发病致死的僵化虫体。性平，味咸、辛。归肝、肺经。有息风止痉、祛风止痛、解毒散结之功效。可治肝风内动与痰热壅盛所致的抽搐惊痫；风热与肝热所致的头痛目赤、咽喉肿痛、风虫牙痛；瘰疬痰核、疔肿丹毒；风疹瘙痒。煎服 3~10g；散剂每服 1~1.5g。

白薇 中药名，出自《神农本草经》。又名白幕、白马尾、龙胆白薇。为萝藦科植物白薇 Cynanchum atratum Bge. 的蔓生白薇 C. versicalor Bge. 的根及根茎。性寒，味苦、咸。归胃、肝经。有清热凉血、利尿通淋、解毒疗疮之功效。可治外感热病发热，及邪入营血，身热经久不退、肺热咳嗽，以及阴虚内热、产后虚热；热淋、血淋；疮痈肿毒、咽喉肿痛，以及毒蛇咬伤。煎服：3~12g。

白薇汤 方名，出自《普济本事方》。白薇、当归各一两，人参半两，炙甘草一分。为粗末，每服五钱，水煎服。功能调和气血。治素无疾苦，突然发病，状如死人，身不动摇，默默不知人，目闭不能开，口噤不能言，或微知人，恶闻人声，但如眩冒，移时方醒。

白薇散 方名，出自《证治准绳》。白薇、炒枳实、辛夷仁、天花粉、赤芍药、炙甘草各一两，炒酸枣仁二两。为细末，每服二钱，温酒调服，日三四次。功能理气和血，消肿止痛。治金疮疼痛。《备急千金要方》《太平圣惠方》《丹溪心法》载同名方，组成、功用、主治各异。

白癜风 病名，出《诸病源候论》。又名白癜、白驳风。是以皮肤发生乳白色斑而名。西医亦称白癜风。多因风湿搏于肌肤；或情志太过，以致气血失和，皮失濡养而成。较多见于面部、颈、手背、躯干等处，为境界清楚、边缘色深的乳白色斑点或斑块，其内或见岛状褐色斑。或见毛发变白，但无脱屑，亦无自觉症，病程缓慢，偶有自愈者。治以祛风除湿、理气活血，荆防败毒散合桃红四物汤加减内服，外用25%补骨脂酊搽擦；或密陀僧散醋调涂擦。

白露 二十四节气之一。《素问·六元正纪大论》："寒风晓暮，蒸热相薄，草木凝烟，湿化不流，则白露阴布以成秋令。"到了白露节气，我国大部分地区，天气渐凉。

白露医法从新 蒙医学著作。伊舍巴拉珠尔著。共74章，对临证各科疾病的诊断及治疗进行了详尽的论述，并附有脉诊、尿诊、腹泄剂、脉泄剂、涌吐剂、配药须知等事项。18世纪中叶木版刻印发行。

白㾦 又名晶㾦、白疹。病证名，见于《温热论》。多由于湿热之邪郁于肌表，不能透泄于外而发。临床可见颈项初生水泡，渐及胸腹，亦可见于四肢，先少后密，大如粟粒，状如水晶，显示湿热有外透之机转，溃破有淡黄色浆液流水，有腐臭气，常伴有身热。重者可缠绵日久，水泡呈枯白色，称为枯㾦，是气阴枯渴之候。即白色粟粒疹。治宜清热除湿宣透为法。

瓜蒂 中药名，出自《神农本草经》。又名甜瓜蒂、瓜丁、瓜丁香。苦丁香。为葫芦科植物甜瓜 Cucumis melo L. 的果蒂。性寒，味苦，有毒。归胃经。内服有涌吐热痰、宿食，外用研末吹鼻有引去湿热之功效。可治热痰、宿食；湿热黄疸、湿家头痛。煎服：2.5~5g。入丸散 0.3~1g。外用小量研末搐鼻，待鼻中流出黄水即停药。体虚、失血及上部无实邪者忌服。中毒呕吐不止。用麝香 0.1~0.15g，开水冲服即解。

瓜蒂散 方名，出自《伤寒论》。炒瓜蒂、赤小豆各一分。研细末和匀，每服一钱匕，以豆豉一合煮作稀糜，去滓取汁，和散顿服；不吐者稍增量，得吐则停服。功能涌吐痰涎宿食。治痰涎宿食壅滞胸脘，见胸中痞硬，懊憹不安，气上冲咽喉不得息，寸脉微浮者。《外台秘要》《圣济总录》《温病条辨》载同名方，组成、功用、主治有异。

丛桂草堂医案 医案著作。4卷。袁焯撰于1914年。辑录袁氏治疗验案62条，以内科杂病医案为主。每案详细记录和分析病因、病理、辨证论治等。有上海科技卫生出版社排印本。

用药法象 药物学著作。1卷。金·李杲撰。据《本草纲目·序列》称，此书在《珍珠囊》的基础上，增加用药凡例、诸经响导及纲要治法等。原书已佚。其内容可见于《汤液本草》上卷。

用药禁忌书 药物学著作。2卷。陆晋笙撰。本书以中医病证列目，叙述药物使用及生活、调摄、宜忌事项。有《鲟溪医述十五种》本。1921年绍兴医药学社出版单行本。

印机草 医案著作。清·马元仪撰于1713年。本书收录伤寒、杂病、妇科治案，治疗上着重调和营卫，从气机论治。现存康熙五十二年观成堂刻本。并收入《周氏医学丛书》。

印堂 奇穴名，出《扁鹊神应针灸玉龙经》。位于两眉头连线中点。主治头痛眩晕、感冒、目痛、鼻衄、失眠、小儿急慢惊风、产后血晕，以及鼻炎，高血压等。沿皮刺 0.5~1 寸，艾条灸 5~10 分钟。

外气 气功术语。练功有素者内气充足，通过意念可将内气从体内发出，称为外气。

外丹 气功术语。见慧思《立誓愿文》。用铅、汞等矿物，配合其他药物作原料，放在鼎炉中烧炼制成的丹药。外丹与内丹相对，用以服食，企图延年益寿。

外丘 经穴名，出《针灸甲乙经》。属足少阳胆经，该经郄穴。位于小腿前外侧，外踝尖上7寸，当腓骨前缘处。主治头痛项强、胸胁支满、下肢痿痹、癫疾呕沫、脚气，以及肝炎，胆囊炎，坐骨神经痛等。直刺 1~1.5 寸。艾炷灸 3~5 壮，或艾条灸 5~10 分钟。

外台秘要 方书。40卷。唐·王焘编撰。成书于天宝十一年（752年）。本书系分类汇集初唐及唐以前历代医方之大型方书。全书撰用古方五六十家，引文2800余条，"皆研其总领，核其指归"。同时还辑入当时民间与官方行之有效单验方。全书按病证分为1104门，共收方6000余首，以病类方。每门先论后方，以隋·巢元方《诸病源候论》及诸家论辨冠其篇，以下列述方药用法。引文详注出处、卷第，为我国医学文献整理详注出处之创始者，因而备受后世重视。内容包括内、外、骨伤、妇产、小儿、皮肤、眼、耳鼻喉、齿、兽医诸科。对伤寒、温病、脚气、虚劳等证方论收录尤详。独于针法删而不录，是其不足。本书对保存古代医学文献有重要贡献，《近效方》《小品方》等古佚医书，皆有赖本书保存部分内容。现存宋刻本残卷、明经余居刻本、日刻本等，建国后有影印本。

外伤滑胎 病证名，滑胎之一。指孕妇由于外伤造成的滑胎。多因孕后不慎，跌仆闪挫，或提举重物，或远涉过劳，损伤冲任，扰动胎元，致胎动不安，又有欲坠之势。症见腰酸腹痛，阴道流血，血色鲜红。治当养血益肾，止血安胎。方用泰山盘石散加阿胶。

外关 经穴名，出《灵枢·经脉》。属手少阳三焦经，该经络穴，八脉交会穴之一，通于阳维脉。位于腕部背横纹上2寸，尺、桡两骨间。主治热病、头痛、耳鸣、耳聋、目赤、项强、胁痛、瘰疬、肘臂手指疼痛、手颤，以及感冒、肺炎、腮腺炎等。直刺0.5～1寸。艾炷灸3～5壮，或艾条灸5～10分钟。

外吹 病名，见《寿世保元》。又名外吹奶，也叫吹乳痈。系发于妇女哺乳期的乳痈，为乳痈中最多见。或因毒邪外侵，或因肝郁胃热，致使乳络不畅，乳汁淤积，蕴郁热盛而成。初起乳房胀痛，乳汁沁出不畅，体恶寒发热等，治以疏肝清热，通乳消肿，瓜蒌牛蒡加减内服，外用金黄散或玉露散，绿茶水调敷，或用5%芒硝溶液湿敷。成脓治以清热解毒、托里透脓，五味消毒饮合透脓散加减内服，或切开排脓。溃后治以托里排脓，四妙散加减内服，外用八二丹或九一丹药线、金黄膏；脓尽用生肌散、玉红膏。

外证医案汇编 医案著作。4卷。清·余景和撰。刊于1894年。本书收集清代医家陈学三、薛雪、叶桂等人外科医案700余则，分为首、项、面、口等13部，73种病证。余氏附有案语评论。现存稿本、多种清刻本、民国石印本，1961年上海科技出版社出版排印本。

外肾 指男子外生殖器。《医学入门》："外肾累垂，玉茎挺急"。《医门棒喝》："若七情乍动，相火立现，如欲动则外肾举……。"

外治寿世方初编 外治法专著。4卷。清·邹存淦撰。刊于1877年。本书仿《理瀹骈文》体例，共分68门，辑录临床各科疾病外治法2200余方。收入《珍本医书集成》。存清光绪三年杭州勤艺堂刻本。

外治法 泛指除口服药物以外的治于体表或体外的治疗方法。外治法在我国具有悠久的历史，《内经》时代即已有较系统的针灸疗法及膏贴、烟熏等方法。值得提出的是，书中还介绍了腹水穿刺及用于脱疽（相当于血栓闭塞性脉管炎）等的截肢手术。至东汉时期，著名医家张仲景则记述了针刺、灸、烙、温熨、药摩、坐药、洗浴、润导、浸足、灌耳、人工呼吸等多科外治方法，为后世外治法的发展奠定了基础。但自针灸形成专科后，则外治概念有所改变，故近世论述外治，多排除针灸在外。外治疗法的专著有以膏贴（薄贴）为主的《理瀹骈文》及清·邹存淦的《外治寿世方》等。

外科十三方考 书名。张觉人编订。《外科十三方》约为明代著作，记述13首外科病证有效验方。作者张姓，佚名，是一位民间医生。其书师徒授受，相互传抄，有多种传本，从末刊印。编订者据多种抄本，结合个人临床经验，校勘考证，并附自用验方。1957年上海卫生出版社出版排印本。

外科大成 外科著成。4卷。清·祁坤撰于1665年。本书全面记述痈疽外科诸病证治。卷1为总论部，列述痈疽等病诊治要点、各种治法及常用方剂；卷2～3为分治部，按头面、颈项、背、腰、胸腹等身体部位分列各种外科疾病的证治、验案；卷4为不分部位的大毒、小疵（包括各种内痈、疔疮、流注、瘿瘤、金疮等全身性疾病）及小儿疮毒的证治。对后世影响甚大，《医宗金鉴·外科心法要诀》即以本书为蓝本。现存康熙崇文堂刻本、古雪堂刻本等10余种清刻本。1958年上海科技卫生出版社出版排印本。

外科方外奇方 方书。4卷。清末·凌免撰。撰年不详。本书收集作者常用外科经验方，分为升降部、围药部、内消部、内护部、化毒部、拔毒部等 21 类，附补遗方 1 类。现有《三三医书》本。

外科心法　外科著作。7 卷。明·薛己撰，约撰于 16 世纪中期。本书集录各家外科诊治大法，作者治疗外科病证医案，及各卷所用方剂。并附经验方。现存明嘉靖刻本、《薛氏医案二十四种》本。

外科心法要诀　外科著作。16 卷，即《医宗金鉴》卷 61~76。清·吴谦等撰。本书以《外科大成》为基础，整理补充编成。其中卷 61 论述十二经脉及外科痈疽证治总论；卷 62 为各类外科常用方剂；卷 63~71 分论头、面、项、背等全身各部外科病证；卷 72~74 为发无定处（全身性）的外科和皮肤科疾病；卷 75 杂证部，为跌扑、金疮及竹、木、虫、兽所伤诸病；卷 76 婴儿部为小儿外科病证。在中医外科疾病分类方面较为详细，治法切于实用。各病证候、方剂均编成七言歌诀，并附有 260 余幅外科病图形。

外科正宗　外科著作。4 卷。明·陈实功撰。刊于 1617 年。全书共分 157 篇。卷 1 为外科总论，包括痈疽原委、治法、五善、七恶、调理及痈疽图形等 15 篇；卷 2~3 为论流注、乳痈、肠痈、脏毒、痔疮、鱼口便毒、杨梅疮等 14 篇；卷 4 为阴疮、伤寒发颐等 119 篇。每病介绍因、证、治法，并附作者验案。本书论治精详，条理清晰。现存明万历刻本、多种清刻本、日本刻本。1956 年人民卫生出版社出版排印本。

外科发挥　外科著作。八卷。明·薛己撰。刊于 1528 年。书中记述作者治疗肿疡、溃疡、发背、脑疽、肺痈、肺痿、瘰疬、咽喉、杨梅疮等 31 类外科疾患的验案。每类验案前简述该病治疗原则，后附治疗方剂。文字简明，切于实用。现有明刻本、《薛氏医案》本。

外科百效全书　外科著作。又名《外科百效秘授经验奇方》《新刻秘授外科百部全书》。4 卷。旧题明·龚居中原编。撰年不详。卷 1 为史国公药酒方、经验方、痈疽总论；卷 2 为头、面、牙、舌、咽喉诸病；卷 3 为胸腹背及二阴诸病；卷 4 为四肢、全身、皮肤外伤诸病。均先论证候，次述治法。主张外科病证当治于内，善治内者乃能不遗其患。现存明刻本、清初发祥堂刻本等。

外科传薪集　外科著作。1 卷。清末马培之撰。撰年不详。本书汇录作者治疗外科病证常用效验方 200 余首，不加分类，每方述主治病证、药物组成、剂量、用法等。书后附"许恒君传用法"，述外科方用法，另附方 21 首。有 1964 年人民卫生出版社排印本。

外科证治全书　外科著作。5 卷。清·许克昌、毕法合撰。刊于 1831 年。卷 1~3 总论外科证治，并按头、面、眼、鼻、耳、口、唇、齿、舌、喉、项、胸、乳、腋、胁、肋、肩、膊、臂、手、背、腰、腹、二阴、股、膝、胫、足次序，分述各部病证证治；卷 4 为发无定处证、内景证治、外因杂伤证治等；卷 5 治法，包括针、砭、灸、熨法，药物方剂及中毒急救法。1867 年重刻此书时，书后附王洪绪医案及外科丹药方。现存清道光刻本等多种清刻本。1961 年人民卫生出版社出版排印本。

外科证治全生集　外科著作。又名《外科全生集》。4 卷。清·王维德撰。刊于 1740 年。书中论述痈疽诊治要点，分列人体上中下三部各种外科病证证治，收载外科用方 75 首，内、妇、儿科验方 48 首，200 余种药物的性能与炮制法，并附作者治案。本书主张外科病"以消为贵，以托为畏"，是外科学外症内治派的代表作。所载犀黄丸、小金丹、梅花点舌丹均为常用效方。创立阳和解凝治疗原则，也对后世影响较大。但作者否定刀针排脓，反对使用丹药，则失之保守偏颇。现存清乾隆五年刻本等 90 余种版本。建国后有 1956 年上海卫生出版社排印本。

外科启玄 外科著作。12卷。明·申斗垣撰。刊于1604年。卷1~3总论疮疡病候、诊法及治则，共72论；卷4~9分论外科各种病证约200种，每病简述证治，并绘图说明；卷10附《痘科珍宝》1卷。卷11~12为外科诸症治疗方剂。现存明万历聚锦堂刻本等多种明刻本。1955年人民卫生出版社出版影印本。

外科枢要 外科著作。4卷。明·薛己撰。刊于1571年。卷1载疮疡诊候辨证21论；卷2~3分论全身各种疮疡30余病证治，并附验案；卷4列述疮疡各证治疗方剂。现有《薛氏医案》本。

外科图说 外科著作。4卷。清·高文晋辑。刊于1834年。本书系摘录高文晋辑《花蜜若图说》要言，与《疮疡经验全书》合编而成，详述痈疽疮疡方药、制药法、手术法等。现存清道光十一年刻本。

外科经验方 方书。1卷。明·薛己约撰于16世纪中期。本书列述治疗肿疡、溃疡、疔疮、乳痈、瘰疬、咽喉口齿、囊痈、下疳、痔疮、便毒、悬痈、臁疮、汤火疮、小儿丹毒等外科病证验方。现存明刻本、《薛氏医案二十四种》本。

外科钤 外科著作。2卷。明·张介宾撰。本书为《景岳全书》47~48卷单行本。上卷为总论，有经义、脉候、论证等41篇；下卷分述发背、脑疽、耳疮等39种病证证治。

外科选要 外科著作。2卷。清·唐黉辑，刊于1776年。此书系择要选录《外科正宗》《外科大成》《疡医证治准绳》等书汇编而成，供初学者之用。收入《中国医学大成》。现存清乾隆编者自刻本。

外科活人定本 外科著作。4卷。明·龚居中撰。撰年不详。卷1为调治心法、秘传口诀、十善十恶证候、常用外科药方，及30种外科病证证治；卷2分述50种病证证治，又十一症、十三症、十五症等50个病证；卷3分述瘿瘤、流注、麻疯、杨梅、疮癣及头、面、耳、鼻、口舌、牙、喉诸疮证治；卷4为外伤、中毒虫兽伤证治。书末附经验通用方。现存明刻本、清顺治醉经堂刻本。

外科真诠 外科著作。2卷。清·邹岳撰于1838年。本书博采群书，删繁就简，分门别类，结合师授心法，即效秘方编成。于外科治疗重视内治法。上卷为疮疡总论及身体各部发有定位的疮疡证治；下卷为发无定处疮疡、小儿诸疮及奇怪疮毒证治；书末附经络内景图说、脉学提要、杂症、药品揭要，及吴锦堂、胡俊心外科医案。现存清道光刻本等多种清刻本。1955年上海中医书局出版排印本。

外科理例 外科著作。7卷，附方1卷。明·汪机撰。刊于1531年，后收入《汪石山医书八种》。本书广辑刘河间、李东垣、朱丹溪、薛己等医家有关疡科论述，每症附有多则验案，有医理有案例，故名"理例"。卷1~2相当于外科总论，论述痈疡诊断、治疗，卷3~7分列诸症证治、验案。卷后附外科用方265首。现存明嘉靖祁门朴墅汪皂刻本。1963年人民卫生出版社出版排印本。

外科辑要 外科方。4卷。清·邵澍辑于1829年。本书辑录外科治疗方剂，疏证名物、性味、分量、详述制法及立方精义。方多辑自《医宗金鉴》。有1919年锦章书局、千顷堂书局石印本。

外科精义 外科著作。2卷。元·齐德之撰。撰年不详。本书系整理元以前重要医著有关痈疡证治理论，结合个人经验编成。卷上为外科医论，共有论疮肿诊候八式法等35篇，包括疮肿辨识、脉法、内服及外治诸法，五发疽、附骨疽、阴疮、时毒、疔疮、瘰疬、痔疮等病证证治；卷下载汤丸膏丹145方，并附论炮制诸药及单方主疗疮肿法。收入《东垣十书》。现存明初刻本、万历二十九年吴勉学校刻《古今医统正脉全书》本、日本刻本等。

外科精要 外科著作。3卷。宋·陈自明撰。约刊于1263年。本书系取南宋名医李迅、伍起予、曾孚先等人方论，删繁就简，撷其精要编成。全书共55论，选方70余首。重点论述痈疽发背的病因、病机、诊断、治疗和预后，强调辨证选方，反对专用寒凉攻伐。明代薛己曾予增损补注，收入《薛氏医案》。现存明嘉靖二十七年刻本。

外候答问 诊断学著作。12卷。陆锦燧辑于1920年。本书取问答形式论述脉诊、舌诊、人身各部相应证候。所问以证候为主，所答则分析该证所属阴阳、脏腑、病原、预后等。诸证涉及内、外、妇、儿、五官等科。收入《鳝溪陆氏医述》。

外痈 病名，见《外科精义》。泛指发于体表外痈，与内痈（如肺痈）相对而言。古代中医文献中，痈与疽发二病常混清不清，今一般认为痈是发于皮肉之间，初起光软无头，继而红肿热痛（少数初起皮色不变），范围多（较大）且界限分明，发展迅速，易肿，易脓，易溃，易敛，一般不损伤筋骨和造成陷证。相当于西医软组织急性化脓性疾患。多因恣食厚味，湿热火毒内生；或外感六淫；或外伤染毒，以致邪毒壅聚，凝滞气血而成。初起患部突然肿胀不适，光软无头，很快结块，红肿热痛，渐变高肿坚硬，治以疏风清热，活血散滞，仙方活命饮加减内服，外用金黄膏或玉露膏。成脓后治以透脓托毒，上方加皂角刺、炙山甲内服，外宜切开排脓。溃后若脓泄过多，气血受伤，八珍汤加减内服，初溃脓多外用八二丹；脓少改九一丹，外敷金黄膏，脓尽则用生肌散、玉红膏。

外陵 经穴名，出《针灸甲乙经》。属足阳明胃经。位于腹部脐下1寸，再旁开2寸处。主治腹痛腹胀、肠鸣泄泻、痢疾、痛经、疝气等。直刺1～1.5寸。艾炷灸3～7壮，或艾条灸5～15分钟。

外痔 病名，出《千金要方》。即生于肛管齿线以下，痔外静脉丛扩大曲张形成的静脉团，或反复发炎形成的赘生物。西医同名。多因湿热下注；或肛门裂伤感染而成；或由热迫血下行，络伤瘀结所致。今一般分以下四种：（1）炎性外痔：肛门灼痛、湿痒，其皱壁红肿，治以清热解毒利湿，五神汤合二妙丸加减内服，外用苦参汤熏洗后，敷金黄膏或黄连膏。（2）结缔组织性外痔（又称赘皮外痔）：肛缘赘生皮瓣，质柔软，一般不痛，不出血，只有异物感，一般不需治疗。（3）静脉曲张性外痔：肛边有类圆形肿物，便后、久蹲或吸引时，可见曲张的静脉团，表面青紫、光滑，伴肛门坠胀或异物感，一般不需治疗，若肿痛则宜清热除湿活血，萆薢化毒汤加减内服，外沿同炎性外痔，必要时行静脉丛切除术。（4）血栓性外痔：肛门部突然剧痛，并出现一黯紫色圆形硬结节，触痛明显，治以清热散瘀，凉血地黄汤加减内服，外治同炎性外痔，亦可作血栓外痔剥离术。

外景 气功术语。又称外象。练功时的外界环境，包括日月星辰、树木花草等。意守外景，可排除杂念、凝神积虑。

外湿 六淫病邪之一。指外感湿邪，如气候潮湿，久居湿化，或感受雾露之邪，或涉水淋雨，或从事水中作业等，即属外感湿邪。《素问·阴阳应象大论》："地之湿气，感则害皮肉筋脉"。

外寒 ①六淫病邪之一。指由于寒邪袭表，卫阳不得宣通透泄，从而出现恶寒、发热、无汗、头痛、身痛、脉浮紧等病证。②指体表阳气不足，阳虚阴盛，而出现的形寒怕冷。《素问·调经论》："阳虚则外寒"。

外寒内热 ①指外假寒而内真热之病机病证，多由阳盛格阴所致。如《伤寒论》说："病人身大寒，反不欲近衣者，寒在皮肤，热在骨髓也"。②指表寒未解，里热已盛病证。

外感头痛 病证名，见《景岳全书》。由感受外邪引起的头痛。病因外感风邪或风寒、风热、风湿、暑热等。症见头痛同时伴有表证：如发热、鼻流清涕、身痛、关节疼痛、脉浮等。详参外感风寒、外感风热、外感暑热、外感风湿诸条。另参头痛条。

外感泄泻 病证名，见《症因脉治》。

外感咳嗽 病证名，见《景岳全书》。指感受外邪所致的咳嗽。病因外感风、热、湿、燥、寒邪，首先袭肺，症见咳嗽起病急、咳声重浊，伴有其他表症：发热、恶寒、头痛、身痛、鼻寒、流涕、咽干、咽痒等。治宜解表祛邪、宣肺止咳，详参伤风咳嗽、伤湿咳嗽、风寒咳嗽、风热咳嗽、燥咳等条。

外感腰痛 病证名，见《症因脉治》。指感受外邪所致的腰痛。病因外感风湿、寒湿、湿热。症见腰痛起病急，伴有发热、恶寒、周身关节疼痛、头痛鼻塞、流清涕、咽痛等。治宜祛邪解表。详见风腰痛、风寒腰痛、风热腰痛、风湿腰痛等条。

外障 病证名，见《秘传眼科龙木论》。相当于今之外眼病。指发生在胞睑、两眦、白睛、黑睛的眼疾。多因六淫外侵，或风热痰火、积滞以及外伤引起。此外，肝肾阴虚、虚火上炎或脾胃虚弱，亦能致病。患眼痛、痒、沙涩、羞明等自觉不适。检查可见红赤、肿胀、溃烂、眵泪、翳膜、胬肉等。宜局部与全身结合辨证论治，内服与外用相结合。

外膝眼 经穴别名。即犊鼻穴。详见该条。

冬月咳嗽 病证名，见《不居集》。指冬季感受风寒所致的咳嗽。病因冬季外感风寒束肺、肺失宣降所致。症见咳嗽，伴白沫痰，苔薄白脉浮紧，治宜辛温散寒宣肺，三拗汤加减。

冬瓜皮 中药名，出自《开宝本草》。又名白瓜皮。为葫芦科植物冬瓜 Benimcasa hispida Cogn. 的果皮。性微寒，味甘。归肺、小肠经。有利水消肿之功效，可治水肿。煎服 15～30g。冬瓜子有清肺化痰、排脓之功，可治肺热咳嗽、肺痈、肠痈。

冬虫夏草 中药名，出自《本草从新》。又名虫草、冬虫草、夏草冬虫。为麦角菌科植物冬虫夏草菌 Cordyceps sinensis (Berk.) Sacc. 的子座及其寄生蝙蝠蛾科昆虫绿蝙蝠蛾 Hepialus vurians Staudinger 幼虫的尸体。性温，味甘。归肾、肺经。有益肾补肺、止血化痰之功效。可治阳痿遗精、腰膝酸痛；久咳虚喘、劳嗽痰血；病后体虚不复或自汗畏寒。煎服：5～10g。有表邪者不宜服。

冬凌草 中药名，出自《全国中草药汇编》。又名冰凌草、山香草。为唇形科植物碎米桠 Rabdosia rubescens (Hsmsl.) Hara 的地上部分。性微寒，味苦、甘。有清热解毒、活血止痛之功效。可治食道癌、贲门癌、肝癌、乳腺癌、直肠癌；急慢性咽炎、扁桃体炎、腮腺炎、气管炎、慢性迁延性肝炎。煎服：30～60g。

冬葵子 中药名，出自《神农本草经》。又名葵子、葵菜子。为锦葵科植物冬葵 Malva verticillata L. 的成熟种子。性寒，味甘。归大肠、小肠、膀胱经。有利水通淋、下乳、润肠之功效。可治小便不利、水肿、淋漓涩痛；乳汁不行、乳房胀痛；大便燥结。煎服：10～15g。孕妇慎用。冬葵叶、冬葵根也入药，叶能清热利湿，通乳，泄窍，根能泄热通淋，滑利二便，解毒。

冬温 病名，见《医效秘传》。指冬季感受风热之邪所致之热病。病因冬令气候应寒反暖，风热之邪感于人体所致。其症初起的头痛、无汗、发热、微恶风寒、咳嗽、咽痛为主，热入气分、营分、血分均与温病相同。邪在肺卫则辛凉解表，桑菊饮、银翘散加减。参温病条。

鸟啄疮 病名，见《诸病源候论》。以疮周微隆，中央空陷，似鸟所啄而名。类似西医的汗孔角化症。多因脾呆津滞血分，肤失濡养而成；或肝肾不足，痰瘀凝结肌肤所致。多发于男性，多有家庭史，分布较广泛，尤多见于手足部，初起为柔粒样丘疹，表面呈火山口状，缓慢扩大呈环形或不规则形，中央略见萎缩凹陷、干燥手滑、毛发消失，边缘角化、呈堤状微隆起，多无自觉症状。若伴舌淡苔薄、脉弦细，治以健脾布津、养血润燥，参苓白术散加减并苍术膏内服；若伴舌暗红，脉细涩，治以补益肝肾，化瘀消痰六味地黄丸加味合小金片内服。外治均可用润肌膏或红灵酒搽擦。

务中药性 药物学著作。18卷。另附卷首及卷末各1卷。清·何本立撰。刊于1845年。作者字务中，故名。本书自《本草纲目》选收药物560余种，每药编成七言歌诀，加注说明，标注音释。首卷为脏腑用药式、引经报使、十四经脉图、脏腑图、十四动脉图、五脏之俞皆系于背图、内景真传图等，卷末为四言脉诀及运气图说。现存清道光何怀仁堂刻本。

包一虚 1874～约1936。字识生。福建上杭人。父桃初，精医学。幼承家学，攻读医书十载。1912年至上海，与余伯陶组织神州医药总会，并与余氏共同主编《神州医药学报》。1918年创办神州医药专门学校。崇尚经方，勤于著述。著有《包氏医宗》三集，所论多有关伤寒学说。

包三镛 清末医家。归安（今浙江吴兴）人。长于喉证，撰《喉证家宝》1卷，由其子包岩等编次，1910年刊行。其书论述咽喉七十二症诊治、用药。

包如症 蒙医病名。系赫依、希拉、巴达干、血四者相互失调或紊乱所引起的一种混合型慢性病。恶血郁积为本病的主要原因。发病部位在胃、肝、大小肠。有32种类型。按病程分，有热性期、寒热相搏期、寒性期3类；按病势分，有出血与不出血二类等。主要症状为消化不良，发病部位阵痛或前后并痛，后期出现呕血或大便潜血；其血色为黑紫色。治疗以调理及祛除热邪为主。用对施七味散。如病在胃用木香六味散，在肝用牛黄十三味散，在大小肠用石榴十三味散。

包岩 清末医家。归安（浙江吴兴）人。世医出身，其父包三镛长于喉证，岩承家业，长于妇科，撰《妇科一百十七症发明》，论调经、胎前、产后诸症。另撰有《包氏研究录》。

包煎 中药学名词。指某些药物需要布包裹后再行煎煮。如旋覆花、车前子、桃仁泥等，以防散在药汤内或药汤腻浑难喝。

乐只堂人子须知韵语 综合性医书。又名《人子须知》。4卷。清·何梦瑶撰于1872年。卷1为望、闻、问、切四诊，卷2方剂汇辑，卷3～4本草药性。全书由歌赋韵语编成，为医学入门书。现存清同治十一年百爽轩刻本。

乐疽 病名，出《外科大成》。即发于肩前侧、腋窝上方骨缝开合凹陷处的有头疽，病因证治见该条。

饥不能食 证名，见《伤寒论》。指饥饿而不能进食的症状。多为实邪阻结于胸膈所致。症见胸脘烦满，知饥而不能食，痰涎上壅。治以吐法，用瓜蒂散。

饥不欲食 证名，出《素问·至真要大论》。指感觉饥饿而不欲进食之症状。病因脾胃气虚，实热者，脉细数，苔少舌尖红，治宜补脾兼清热，用六君子汤加黄连化裁。若因热病后余热未尽者，用竹叶石膏汤加减。

饥伤 病证名，出《金匮要略》。因饥饿而致的损伤。病因饥饿而致。症见神疲困倦，体瘦或浮肿，胸膈痞闷。治疗以调养脾胃为主，开始进食以少量粥食，以后逐渐增大食量。健脾用香砂六君子汤加减。如有神志不清可灌以少量人参汤加糖水以救急。

[丶]

主气 运气术语。出《素问·六元正纪大论》。主司全年四时二十四节气的风、热（暑）、湿、火、燥、寒六气，为地面气候的主要表现。由初之气、二之气至终之气（六之气）组成。每气各主60日又87.5刻，周遍一岁，年年如此。须予指出的是，六气所立之一岁，不同于一般历法从正月朔日起算的一岁，而是从上年十二月中之大寒日起算，至本年十二月大寒日为上，作为一岁。

主运 运气术语。五运分主一年的春、夏、长夏、秋、冬五季，并随五季气候变化而依次传递，一般规律是从木而火，而土，而金，而水，遵循五行相生之序，始于木而终于水，每运约各主七十三日另五刻。从每年的大寒节气起算。

主客配穴法 配穴法名。出《针灸大成》。又名原络配穴法。根据各经所属病证，取其本经的原穴为"主"，再配用与其相为表里经脉的络穴为"客"。一主一客，配合应用。

主靠巴达干 蒙医名词。巴达干五种类型之一。存在于胸腔中，有协助其它四种巴达干保持和发挥作用，提供和调节水液的功能。

市隐庐医学杂著 医论著作。清·王德森撰于1853年。全书共有证治杂论14篇，论述湿温症用药之误，辨急慢惊风等症，主张产前以攻病为安胎，产后以甘温退虚热，血症不尽属火，喉症亦有阴寒。收入《中国医学大成》。现存清咸丰三年著者自刻本。

立马回疗丹 方名，出自《外科正宗》。蟾酥、硇砂、轻粉、白丁香各一钱，炙蜈蚣一条，雄黄、朱砂各二钱，乳香六分，麝香一字，砒石五分。为细末，面糊为丸，麦粒大。用时先将疮以针挑破，用一粒放入孔内，外以膏药贴盖。功能活血解毒，去腐生新，消肿愈疮。治疗疮走黄。

立迟 五迟之一。小儿周岁以后，不能站立的病证。肝主筋，肾主骨，因肝肾不足所致。治宜滋补肝肾，用六味地黄丸加枸杞、鹿角胶、当归、白芍。

立秋 二十四节气之一。我国习惯作为秋季开始的节气。《通纬·孝经援神契》："大暑后十五日，头指坤，为立秋。"

玄府 又名元府，即汗孔。一种说法，以其细微幽玄而不可见；另一说法，是汗液色玄，从毛孔而出，故名。《素问·调经论》："上焦不通利，……玄府不通，卫气不得泄越，故外热。"

玄参 中药名，出自《神农本草经》。又名重台、黑参、元参。为玄参科植物玄参 Scrophularia ningpoensis Hemsl. 的根。性寒，味苦、甘、咸。归肺、胃、肾经。有清热、解毒、养阴之功效。可治温热病热入营分，伤阴劫液，身热、口干、舌绛；温热病血热壅盛、发斑，或咽喉肿痛，甚则烦躁谵语；咽喉肿痛、痈肿疮毒、瘰疬痰核。煎服：10~15g。脾胃虚寒、胸闷少食者不宜用。反藜芦。

玄精石 中药名，出自《本草纲目》。又名阴精石、玄英石。为年久所结的小形片石膏砂石。性寒，味咸。归肺、胃、肾经。有清热降火、祛痰之功效，可治热病发热烦渴，肺胃蕴热生痰，头风、目赤。煎服：9~15g。研末掺敷可治重舌，煅末调涂可治汤火伤。

闪挫腰病 病证名，见《丹溪心法》。古称臀腰。指由扭伤所致的腰痛。病因跌扑闪挫，伤及筋肉所致。症见腰病不得俯仰转侧，初则痛剧。治当活血通络，复元活血汤加减。亦可用手法按摩或针灸疗法。

闪腰岔气 病证名，为腰部急性筋肉扭、挫伤，包括腰椎间盘突出症。多因跌闪、扭挫或搬重物用力不当，伤腰部及胸椎下段，使经络气血郁闭所致。症见腰部疼痛难忍，不能俯仰、转侧，局部无红肿，但有窜痛感。治疗以推拿按摩、针灸为主。内服复元活血汤以行气通络。

闪罐法 拔罐法名。拔罐法之一。当火罐吸着体表后，立刻除去，又吸上；如此随拔随除，反复多次，直至皮肤潮红为止（一般约需10余次）。如操作时发现罐体太热，必须另换火罐，以免烫伤皮肤。本法多用于局部肌肉麻木等症。

兰台轨范 综合性医书。8卷。清·徐大椿撰于1764年。卷1通治方，列述近百首古方及其适应证；卷2~8分门另类记述内科杂病、时病、五官、妇、儿科病证证治。辨证治疗以《内经》《难经》《伤寒杂病论》论述为本，宋以后诸方则采"其义有可推，试多获效者"。徐氏认为辑录内容足为治疗典范，故名《兰台轨范》。全书对病名、病证、方药主治和配合等论析甚详。主张"治必有定法，法必有主方，方必有主药"，为多数医家赞许。现存清乾隆二十九年洄溪草堂刻本等10余种清刻本。1958年上海卫生出版社出版排印本。

兰茂 1397～1496年。明代本草学家。字廷秀，号止庵。云南嵩明县人。博览群书，通晓经史各家书籍，尤精于医药。因不愿做官，居住民间，常和农民以及少数民族人民生活在一起。著述较多，医药方面主要有《滇南本草》，是现存地方性本草书籍中较完整和较早的著述。

兰室秘藏 综合性医书。3卷。金·李杲撰，刊于1276年。书名取自《素问·灵兰秘典论》"藏灵兰之室"一语，以示所载方论有珍藏价值。全书共分21门，以内科杂病为主，兼及妇人、小儿、疮疡、五官诸科病证。其中对脾胃病证治的论述尤为后世重视。共载方280首，多为李杲创用。制方药味较多，讲求配伍，用于临床多有良效。现存元刻本。建国后有1957年人民卫生出版社影印本，1986年中医古籍社点校排印本。

半边头风 病证名，见《辨证录》。又称半侧头痛、偏头痛。即偏头痛。详见偏头痛条。

半边莲 中药名，出自《本草纲目》。又名急解索、腹水草、细米草、蛇利草、半边花。为桔梗科植物半边莲 Lobelia chinensis Lour 的全草。性寒，味辛。归心、小肠、肺经。有清热解毒、利水消肿之功效。可治毒蛇咬伤、蜂蝎刺螫，以及疔疮初起肿毒；大腹水肿、面足浮肿。煎服：干品10～15g，鲜草30～60g。虚证水肿忌用。

半身不遂 证名，见《金匮要略》。又称偏枯、偏风、半身不遂。现代称偏瘫。指中风症状之一，一侧身体瘫痪者。病因中风后，风痰阻络，气血不能达，则半侧身体麻木不仁，不能随意动作，可伴有语言謇涩、吞咽困难、口眼㖞斜、口角流涎等。治疗应予益气活血通络，补阳还五汤加减。

半身汗 证名，见《医略六书》。指汗出或上或下，或左或右，不遍全身的症状。病因痰湿偏阻，气血偏衰。治宜益气化湿和血，用防己地黄汤加减。如系半身不遂而半身汗者，参见该条。

半身麻木 证名，见《慎斋遗书》。指半侧身体感觉麻木。详参麻木条。

半表半里证 指病邪既不在表，也不在里，而介于表里之间的病证。①指《伤寒论》中的少阳病。由于邪离太阳之表，未入阳明之里，症见寒热往来，胸胁苦满，不欲饮食，心烦喜呕等。治宜和解少阳为法。②指温病邪伏募原的证候。出《瘟疫论》。邪自口鼻而入，内不在脏腑，外不在经络，而在募原者，是为半表半里。症见先憎寒，后壮热，头痛身疼，脉数，舌红，苔白厚如积粉。治宜疏利湿热。

半枝莲 中药名，出自《江苏省植物药材志》。又名金挖耳、并头草、四方草、牙刷草。为唇形科植物半枝莲 Scutellaria barbata Don 的全草。性凉，味微苦。有清热解毒、散瘀止血、利尿、抗癌之功效。可治痈疽、疔肿、毒蛇咬伤；肺脓疡、阑尾炎、吐血、衄血、血痢、血淋、肾炎水肿、肝炎、肝硬化腹水；肺癌、胃肠道癌、子宫颈癌。煎服：15～30g。孕妇慎用。

半刺 古刺法名。出《灵枢·官针》。五刺之一。指浅刺及皮，并迅速出针的针刺方法。以其所刺极浅，如常法之半，故名半刺。因肺合皮毛，故本法应肺而用于治疗与肺有关的咳嗽痰喘等疾患。

半夏 中药名，出自《神农本草经》。又名老鸹头、地茨菇、麻芋果、三步跳。为天南星科植物半夏 Pinellia ternata (Thunb.) Breit. 的块茎。性温，味辛，有毒。归脾、胃、肺经。有燥湿化痰、降逆止呕、消痞散结之功效。可治脾不化湿、痰涎壅滞所致的痰多、咳嗽、气逆；胃气上逆，恶心呕吐、胸脘痞闷、梅核气，以及瘿瘤痰核、痈疽肿毒；胃不和而卧不安。煎服：5～10g。反乌头。阴亏燥咳、血证、热痰等证当忌用或慎用。

半夏白术天麻汤 方名，出自《医学心悟》。半夏一钱五分，白术、天麻、陈皮、茯苓、蔓荆子各一钱，炙甘草五分，生姜二片，大枣三个。水煎服。功能燥湿化痰，平肝息风。治风痰上扰，见眩晕头痛，胸闷呕恶，舌苔白腻，脉弦滑等。《脾胃论》载同名方，系由六君子汤、二妙丸、泽泻散等方综合加减而成，治痰厥头痛等症。

半夏泻心汤 方名，出自《伤寒论》。半夏半升，黄芩、干姜、人参、炙甘草各三两，黄连一两，大枣十二枚。水煎服。功能和胃降逆，开结除痞。治胃气不和，见心下痞满不痛，干呕或呕吐，肠鸣下利，舌苔薄黄而腻，脉弦数。近常用于治急慢性胃肠炎见上述证候者。

半夏茯苓汤 方名，出自《备急千金要方》。半夏三十铢，茯苓、干地黄各十八铢，橘皮、细辛、人参、芍药、旋覆花、川芎、桔梗、甘草各十二株，生姜三十铢。为粗末，水煎服。功能和胃降逆，理气化痰。治妊娠恶阻，心中愦闷，空烦吐逆，恶闻食气，头眩重，四肢百节疼烦沉重，多卧少起，恶寒汗出，疲极黄瘦。《外台秘要》载同名方二首，组成、功用、主治有别。

半夏厚朴汤 方名，出自《金匮要略》。半夏一升，厚朴三两，茯苓四两，生姜五两，紫苏叶二两。水煎服。功能行气散结，降逆化痰。治梅核气，见咽中如有物阻，咯吐不出，吞咽不下，胸胁满闷，或咳成呕等。近常用于治疗食道痉挛，癔病，胃神经官能症等痰湿证候者。

半夏秫米汤 方名，出自《灵枢·邪客篇》。又名半夏汤。半夏五合，秫米一升。水煎服。功能和胃安神。治疗失眠症。

半硫丸 方名，出自《太平惠民和剂局方》。半夏、硫黄各等分。为细末，与生姜汁同熬，入干蒸饼末，捣匀为丸，梧桐子大。每服十五至二十丸，空腹温酒或生姜煎汤送下。功能壮阳通便。治心腹痃癖冷气，及老年虚冷便秘，或寒湿久泻。

头风 病名，见《医林绳墨》。指反复发作而难以治愈的头痛证。病因素有痰饮，又有风邪侵袭入脑。症见头重头晕，自觉头皮顽厚，或眉棱骨痛，伴恶心，头痛甚则欲绵裹，往往睡眠后发作或打呵欠可引发头晕头痛。治以化痰去风，二陈汤合川芎茶调散加减。另有偏头风为头风痛在一侧者；由太阳穴至脑痛者为脑风；头风而见头额多汗而恶寒者为首风。详见各条。

头风目病 病证名，见《中医眼科学》（成都中医学院编著）。专指因目疾而导致的头痛，或因头痛而导致的目疾。由于头痛的部位、性质不同，故名称各异，如雷头风、左右偏头风、阴邪风、阳邪风、卒脑风、巅顶风、游风等。此类头痛，应以眼症为主，分别辨证论治。均可用葱、艾、米、盐等炒热，熨痛处或外贴摩膏药。可配合针灸治疗。详见各条。

头风眩晕 病证名，见《医碥》。又名头风眩运。指头风痛以眩晕症状为主证者。多因素体痰饮壅盛，上扰清空所致。症见眩晕伴恶心，胸中烦闷，胃脘不舒。治以清上辛凉之法，川芎茶调散合平胃散加减。参头风条。

头风摩散 方名，出自《金匮要略》。又名头风散、附子摩头散。炮附子一枚，食盐等分。为末，取一方寸匕，涂摩痛处，令药力上行。功能散风寒止头痛。治头风，头痛时发时止属寒证者。

头目不清利 证名，见《兰室秘藏》。指头脑不爽利和视物模糊的症状。病因风痰湿热之邪蒙阻清窍。自觉头脑昏眩不爽，两目模糊，治以清散风热化痰，用川芎茶调散、防风散加减。若因肝肾阴虚、肝阳上亢引起本症者，用杞菊地黄汤加减。若因肝郁气逆引起本病者，以丹栀逍遥散加减。

头皮痛 症状名。见《医林绳墨》。指头皮痛不可按。因风火之邪所致。症见头皮疼痛，手不可按。治以散风清热，桑菊饮合芩连汤加减。

头汗 证名，见《伤寒明理论》。指身无汗只有头面部汗出的症状。湿热郁内，结于下焦，不能上达，或瘀血内蓄下焦所致。症见头汗出，颈以下无汗，伴口渴喜饮，小便不利等。治须详审其因，因湿热内郁者，栀子散汤加减；因下焦蓄血者，桃仁承气汤加减。

头运眼花 证名，见《景岳全书》。又名头晕眼花。指头目昏旋视物模糊的症状。即眩晕。详见该条。

头针疗法 针刺疗法名。又名头皮针疗法。指针刺头皮上特定刺激区的治疗方法。它是近年我国医务工作者，将针刺疗法和现代医学关于大脑皮层功能定位的理论相结合，在大脑皮层相应的头皮投射区进行针刺，治疗某些中枢神经系统疾患取得了良好效果的基础上，发展起来的一种针刺疗法。临床操作时，以毫针在选定的刺激区上，沿皮快速进针至一定深度，予以大幅度、高频率（200次/分左右）捻转，或小幅度提插补泻，出现针感后，仍持续行针3分钟，留针30分钟，期间可再行捻转2次。亦可加用电针刺激。本法对中枢神经系统疾患效果较佳，如中风后遗症、震颤性麻痹、舞蹈病、神经性头痛等。

头软 五软之一。头为诸阳之会。小儿先天胎禀不足，肾之阳虚髓弱，后天营养不良，脾之清阳不升，故头软不能抬举。治宜温肾补脾，益气升阳。用补中益气汤兼服补肾地黄丸。

头胀 证名，见《伤寒绪论》。指头部重胀不舒的症状。外感多由湿热熏蒸所致，可见于冬湿、风湿、湿毒、中暑、时疫等湿病过程中，详见各药有关条。内伤多因肝火上逆，详见各有关条。内伤多因肝火上逆，扰于清空，可用龙胆泻肝汤加减。痰湿、食积、疰夏等皆可伴有此症，详见各条。

头项强痛 证名，出《伤寒论》。指项部牵强，头转不利之症。因外感风寒，邪阻太阳经脉所致者，症见头痛、恶寒、发热、无汗、脉浮紧，治以解肌疏风散寒，葛根汤加减。若因内伤，多为风痰阻络所致，可见于疼痛，详见该条。若因风寒湿痹者，病程长、发病缓、时缓时重，当祛风化湿除痹。详见痹证条。

头临泣 经穴名，出《针灸资生经》。又名临泣、目临泣，属足少阳胆经、足太阳、少阳、阳维之会。位于眉中直上入发际0.5寸，正视时与瞳孔相直。主治头痛、目眩、目翳、多泪、鼻塞、小儿惊痫反视、中风等。沿皮刺0.3～0.5寸。艾条灸5～10分钟。

头响 证名，见《四科简效方》。即脑鸣。详见脑鸣条。

头重 证名，出《素问·刺热论》。指头部自觉沉重或如被捆裹的症状。病因外感者，多为外感风湿之邪，可伴头痛，可兼有表证。治以祛风胜湿为主，羌活胜湿汤加减。病因内伤者，多为中气不足或肾气不足，分别用补中益气汤、金匮肾气加减。

头眩 证名，出《金匮要略》。即眩晕。详见眩晕条。

头脑鸣响 证名，见《杂病源流犀烛》。即脑鸣。详见脑鸣条。

头窍阴 经穴名，出《针灸资生经》。又名窍阴、首窍阴、枕骨。属足少阳胆经，足太阳、少阳之会。位于耳后颞骨乳突后上方，天冲与完骨两穴平行耳后发际弧形连线的下1/3与中1/3交点处。主治头痛、心烦、耳鸣、耳聋、耳疼、喉痛、舌强等。沿皮刺0.3～0.5寸。艾条灸5～10分钟。

头偏痛 病证名，见《太平圣惠方》。即偏头痛。详见偏头痛条。

头维 经穴名，出《针灸甲乙经》。属足阳明胃经，足少阳、阳明之会。位于头部额角入发际0.5寸，距头正中线4.5寸处。主治头痛眩晕、目痛、迎风流泪、视物不明、眼睑瞤动、喘逆烦满、精神分裂症、面神经麻痹等。沿皮刺0.5~1寸。

头痛 病证名，见《素问·平人气象论》。又称头疼。各种头部疼痛的总称。病因可有外感六淫，内伤阴阳，脏腑、经络功能失调，外伤和七情等。因于外感者，可有风热头痛、风寒头痛、伤风头痛、暑热头疼、伤湿头痛等。因于内伤可有肝阳头痛，阳虚头痛，阴虚头痛，气虚头痛，血虚头痛、血瘀头痛等。因经络不适可有三阳头痛、三阴头痛等。根据头痛的部位和疼痛性质可有偏头痛，巅顶痛，头风，脑风，雷头痛，真头痛等。详见各条。

头摇 证名，见《证治准绳》。指头部摇摆、颤动的症状。病因风火上扰少阳经脉，或气血虚衰所致。症见头摇突然发作而伴有项背强痛者，治宜祛少阳经风热，小柴胡汤加防风。伴有腹痛大便不通者，大柴胡汤加减。属气血不足者，当补气益血，十全大补汤加减。

汇刊经验方 医方丛书。清·毛世洪等辑。由书商汇刻刊行。又有《汇刻经验良方》《经验良方汇编》等名。内收《便易经验集》《续刊经验集》《叶氏（天士）经验方》《张卿子经验方》《几希录附方》《敬信录经验方》《良方拣要》《济世养生集》等多种验方著作。由于选方实用，书商争相汇刻，同一书名，选刻种类可从数种至10余种不等。

汉方简义 伤寒论研究著作。王邈达撰于1942年。作者将《伤寒论》113方按《尚论篇》编排次序，阐释每方方义、配伍应用、加减法、药物作用等。并根据张仲景"因病立方"原则，病、方兼释。释病本《伤寒尚论辨似》，释方宗《本经疏证》。书末附汉方补遗三方。1955~1956年，分别由新医书局、上海卫生出版社出版。

汉阳叶氏丛刻医类七种 丛书。叶志诜辑刻于1850年。内收《神农本草经赞》《观身集》《颐身集》《绛囊撮要》《信验方录》《五种经验方》《咽喉脉证通论》。

宁坤秘籍 妇科著作。又名《竹林寺女科》。实际上是题名《竹林寺女科》的传本之一。3卷。竹林寺僧撰。清代刊行。卷上载妇科91症，79方；卷中、下为产后生化汤论及经验良方。本书另有多种传本，书名亦有改动，而主要内容则以91症本为基础。现存清乾隆刻本。

宁嗽化痰丸 方名，出自《证治准绳》。桔梗、炒枳壳、半夏、陈皮、前胡、葛根、茯苓、炒杏仁、桑白皮、麻黄各一钱，紫苏一钱二分，甘草四分。加生姜三片，水煎服。功能发表散寒，化痰止咳。治感冒风寒，咳嗽鼻塞。

穴位 腧穴名。即腧穴。详见该条。

穴位压痛诊断法 经络诊断法名。是根据经络学说的理论，用拇指或食指的指腹在经络穴位上按压或滑动，以发现压痛、凹陷或结节等现象，并进行分析综合，借以诊断疾患的一种方法。

穴位封闭疗法 针治疗法名。指用注射药物，主要为普鲁卡因等局部麻醉剂的水针疗法。与水针疗法条互参。

穴位结扎疗法 又名穴位刺激结扎疗法。在针灸穴位上行手术切开并刺激与结扎小量组织的治疗方法。操作时，将选定施术部位常规消毒和局麻，在穴位旁开1.5~2.5cm处作一0.3~0.5cm的与经络走向垂直的切口，用血管钳斜插至穴位下方肌层中，加压按摩至有麻胀感，再以三角缝针带羊肠线自切口处进入，由深层穿过，至对侧1.5~2.5cm处穿出，再经原处刺入，内线至原切口处穿出，结扎羊肠线，剪除线头，埋入皮肉，包敷固定。实证紧扎，虚证轻扎。15~20天施术一次。结扎时注意无菌操作，防止伤口感染，并须避开重要血管和神经。有轻度反应，无需处理；重者，应及时治疗。本法主要用于小儿麻痹后遗症，对支气管哮喘、消化性溃疡等亦可使用。

冯氏锦囊秘录 丛书。又名《冯氏锦囊》。50卷。清·冯兆张撰于1694年。内收《内经纂要》《杂症大小合参》《脉诀纂要》《女科精要》《外科精要》《药按》《痘疹全集》《杂症痘疹药性主治合参》8种。包括基本理论、脉诊、药物、内、儿、妇、外科病证证治。编者汇选各家精要，参以己见，重点介绍临床各科，而于儿科痘疹论述尤详。现存康熙刻本、嘉庆宏道堂刻本等10余种清刻本，民国千顷堂石印本。

冯文智 953～1012年。北宋医官。并州（今山西太原）人。世代业医。自幼学习医学。应试补翰林医学，后转为医官。先后任尚药奉御、翰林医官院副使等职。

冯兆张 明清间医家。字楚瞻。浙江海盐人。先业儒，后长期业医。于内、外、妇、儿诸证均有研究，尤精于儿科。广泛收集民间验方，撰《痘疹全集》15卷、《杂症痘疹药性主治合参》12卷、《杂症大小合参》14卷、《内经纂要》2卷、《脉诀纂要》1卷、《女科精要》3卷、《外科精要》1卷、《药按》1卷。

冯时可 明代官史。字敏卿，号元成。华亭（今上海市松江）人。隆庆五年（1571年）进士，曾任按察使等官职。撰有《上池杂说》《众妙仙方》等方。

永泉 奇穴名，出《针灸经外奇穴治疗诀》。又名池泉。位于手背腕横纹之中点，与大陵穴相对处。主治心胸痛。直刺0.3～0.5寸。艾炷灸3～5壮，或艾条灸5～10分钟。

[一]

司天在泉 运气术语。司天之气与在泉之气的合称。司天象征在上，主上半年的气运情况；在泉象征在下，主下半年的气运情况。如子午年是少阴君火司天，则阳明燥金在泉；卯酉年是阳明燥金司天，则少阴君火在泉。司天与在泉，可推算一年中岁气的概况，以及由于气运影响与疾病发生的关系。《素问·至真要大论》："厥阴司天为风化，在泉为酸化。"

司志希拉 蒙医名词。希拉五种类型之一。存在于心脏，有支配精神意识和思维活动，壮胆量、生谋略、长骄傲、滋欲望等功能。

司味巴达干 蒙医名词。巴达干五种类型之一。存在于舌，主司味觉。

司命赫依 蒙医名词。赫依五种类型之一。存在于主脉和头顶部，运行于咽喉及胸腔内。有吞咽饮食、司理呼吸、排出唾液、打喷嚏、作嗳气、增强记忆、维持精神等功能。

司视希拉 蒙医名词。希拉五种类型之一。存在于眼球，在主视觉、明辨外界一切色相的功能。

出针 针法名。出《灵枢·厥病》。又名引针、去针、发针、拔针、退针、起针。指将针从刺入的穴位内拔出。一般以左手持消毒干棉球按压针旁皮肤上，右手轻捻针柄，缓慢外提，逐步退出皮肤，即按压针孔，以免出血。

奶疹子 病名，婴幼儿发疹性疾病。《证治准绳·幼科》："小儿有出一、二次者，出轻而日数少者，名奶麻子。"如风疹等。

奶麻 病名，见《麻证新书》。又名胎麻、奶麻子。小儿初生未满月时，遍身红点，斑驳如珠者，由儿在母胎中感受热毒所致。不可以作时行麻疹。治宜清热疏风解毒，用银翘散加减。

奶癣 病名，出《外科正宗》。又名乳癣。多为胎中血热或感受风邪所致。表现为头顶或眉端起白屑，甚至皮肤起栗，瘙痒无度，黄水浸淫，遍及全身。治宜清热凉血、祛风止痒，用四物汤或消风散加减。外用黄柏末干掺或香油调涂。

加味香薷饮 方名，出自《症因脉治》。香薷、厚朴、扁豆、甘草、黄连。水煎服。功能清暑祛湿，健脾和胃。治暑湿，胸膈不舒，身体重痛，肢节烦疼，呕逆胀满，脉洪数。

加味逍遥饮 方名，出自《审视瑶函》。酒当归、炒白术、茯神、甘草梢、炒白芍药、柴胡各一钱，炒栀子、牡丹皮各七分。为粗末，水煎服。功能疏肝健脾，明目调经。治怒气伤肝，脾虚血少，致目暗不明，头目涩痛，妇人经水不调等症。

加味逍遥散 方名，出自《校注妇人良方》。又名丹栀逍遥散、八味逍遥散。炙甘草、炒当归、炒芍药、茯苓、炒白术各一钱，柴胡、牡丹皮、炒栀子各五分。水煎服。功能疏肝健脾，和血通经。治肝脾血虚，化火生热，见烦躁易怒，自汗盗汗，头痛目涩，颊赤口干，月经不调，少腹作痛，小腹胀坠，小便涩痛等。《杂病源流犀烛》载同名方，组成不同，系治湿胜项强，潮热虚甚，经候不调方。

加减复脉汤 方名，出自《温病条辨》。炙甘草、干地黄、白芍药各六钱，麦门冬五钱，阿胶、火麻仁各三钱。水煎服。功能养血生津，敛阴润燥。治温热病后期，邪热久留，阴液亏虚，身热面红，手足心热，口干舌燥，或心悸神倦，舌红，脉促。

加减逍遥散 方名，出自《症因脉治》。当归、白术、陈皮、茯苓、牡丹皮、甘草、栀子、白芍药。为粗末，水煎服。功能调和气血。治厥阴经症，三日一发。《痧科全集》载有同名方，系由丹栀逍遥散加减而成，治肝病、凝结不消病证。

加减葳蕤汤 方名，出自《重订通俗伤寒论》。葳蕤二至三钱，葱白二至三枚，桔梗、薄荷一钱至一钱半，白薇五分至一钱，豆豉三至四钱，炙甘草五分，大枣二枚。水煎服。功能滋阴清热，发汗解表。治素体阴虚，感受外邪，见头痛身热，微恶风寒，无汗或有汗不多，舌赤脉数，咳嗽心烦，口渴咽干等症。

皮内针 针具名。是一种浅刺皮下埋置留针的专用小型针具。常用的有颗粒式或揿钉式二种。颗粒式皮内针，尾端如麦粒，身长有5分、1寸两种，精细如毫针。揿钉式皮内针，尾部绕成圆形，状如图钉，身长1~2分。

皮内针疗法 针治疗法名。又称埋针疗法。是指将皮内针浅刺穴位皮下，并留置较长时间以治疗疾病的方法。临床操作时，首先应选易于固定而又不影响肢体活动处（如背部、四肢或耳部等）的穴位。如用颗粒式或环式皮内针，可横刺；如用揿钉式皮内针，则直刺。若无不适，即可以胶布固定。据情留置1~7天，夏季宜酌减，以防感染。留置期间可嘱患者自行按压，以加强刺激。本法对神经性头痛、高血压、胃痛、神经衰弱等疗效较优。

皮毛 体表皮肤和附着于皮肤的毫毛的合称。皮毛与肺所敷布的卫气关系密切，肺卫之气充足，则肌表固密，身体抵抗力强，不易受外邪侵袭。肺卫之气虚，则皮毛腠理疏泄，易为风寒侵袭，从而可见呼吸系统症状。若肌表不固，津液外泄，则还可以发生自汗、盗汗等症。

皮毛焦 证名，出《灵枢·经脉篇》。指皮毛及毛发枯燥无华的症状。病因肺气不足，肺阴虚亏，不能荣养皮毛所致。亦见气血虚之人，阴血不荣则毛发枯焦。治当滋阴养血，人参养荣汤加减。

皮水 病证名，见《金匮要略》。指无明显胸腹水之水肿。由肾虚水泛，溢于皮肤所致。症见四肢沉重，浮肿不恶风，而无腹满腹大，无口渴，脉浮，治宜通阳健脾利水，用防己茯苓汤加减。

皮肤不仁 病证名，见《诸病源候论》。指皮肤失去疼痒冷热知觉的病证。多为经络痹阻气血不通，或气虚不达肌表所致。多见于痿症和半身不遂患者。详参痿证、半身不遂条。

皮肤针 针具名。一种多针浅刺的专门针具，因其刺激仅及皮肤，故名。可用6~7号缝衣针5~7枚，横插入一根钻有孔眼的竹箸末端并加线固定，亦称箸针。市售小锤式皮肤针，以其装置的针数不同，分别有梅花针、七星针等名称。使用时用腕力弹扣刺激部位。现存之滚刺筒，亦属此类。

皮肤针疗法 针治疗法名。又名皮刺疗法、小儿针疗法。是指用皮肤针刺激机体穴位以治疗疾病的方法，具有多针、浅刺及刺激面广的特点。因所用的针具不同，又分别有七星针疗法、梅花针疗法、滚刺疗法等名称。临床操作时，选定适宜针具和刺激部位予以消毒后，手持针柄以腕力进行弹扣或使滚筒来回滚动，先轻后重，着力均匀，由上而下，自内向外，直至皮肤潮红充血或有微量出血为止。每日或间日一次，7～15次为一疗程。本法适应范围较广，对头痛、高血压、消化性溃疡、神经衰弱、肋间神经痛、痛经、近视、神经性皮炎等效果更佳。

皮热 证名，见《中藏经》。指皮肤有发热的感觉。多由燥盛伤阴所致，阴虚火旺所致。全身皮肤发热，治宜滋阴潜阳，用大补阴丸。亦可见局部皮肤发热，须防痈肿发生。

皮部 指十二皮部。即经脉在体表皮肤的分部。十二经脉及其络脉循行于体表的相应区域，即称为十二皮部。《素问·皮部论》："皮有分部，脉有经纪。……欲知皮部以经脉为纪者，诸经皆然。"王冰注："循经脉以行止所主，则皮部可知"。经络学说认为，病邪由表及里的入侵和传变，会形成病证由内而外的反映，如疼痛的部位及其放射方向、皮肤的异常色泽、出现疹点和敏感点等，则都与皮部有关。

皮蒸 病名，见《诸病源候论·虚劳骨蒸候》。五蒸之一。详见五蒸、蒸条。

皮痹 病名。①指风寒湿邪袭于皮毛所致的痹证。出《素问·痹论》。症见隐疹风疹、搔之不痛，初起有痒感。治宜疏风养血，用秦艽地黄汤等。②指肺痹。见《症因脉治》卷三。邪在肺络，见烦满喘呕，逆气上冲，右胁刺痛，牵引缺盆，举臂则痛引腋下。详参肺痹条。

皮痿 病名，见《三因极一病证方论》。又名皮毛痿、肺痿。痿证之一。详见痿证、肺痿条。

发 病名，出《刘涓子鬼遗方》。古代中医文献中，发与痈、疽常病名交错，混淆不清，今一般认为在组织疏松部位突然红肿蔓延成片，中心明显，四周较淡，范围9cm以上，边界不清，灼热疼痛，有的3～5天后皮肤湿烂，迅即色褐腐溃，或中软不溃，并伴明显全身症状者为发。相当于西医的急性蜂窝组织炎。多因疖、疔、痈、有头疽毒邪失制而扩散继发；亦有毒邪聚于肌表，初起无头，直接致发。临床不可拘泥病名，必须扣紧辨证论治为是。常见的发有锁喉痈、臀痈、腓腨发、手发背、足发背、乳发等，其证治有异，各见该条。

发作无时疟 病名，见《诸病源候论》。指不定时发作的疟疾。因病邪袭于脏腑而妄行，扰乱卫气开合的正常规律，所以休作无时。治宜调和营卫，兼以逐邪，桂枝汤合达原饮加减。详参疟疾条。

发迟 五迟之一。小儿初生无发，日久不长，长亦稀疏萎黄者。由先天血气不足，不能上荣于发所致。治宜补血为主，宜胡麻丸。

发泡灸 灸法名。用艾炷烧灼或用刺激性药物敷贴穴位，使局部皮肤发泡的治疗方法。水泡一般不必挑破，可任其自然吸收。适用于疟疾、头痛、黄疸、神经性皮炎等。

发枯 病证名，出《灵枢·脉经》。是指毛发干枯失去润泽而言。多因肾阴肝血亏虚，毛发失于濡养而成。治以滋阴养血，六味地黄丸合四物汤加减内服。

发背 病名，见《刘涓子鬼遗方》。即发于脊背正中的有头疽。其中生于上背部天柱骨（第七颈椎）之下者称上发背（又称脾肚发）；生于背中心筋缩穴（对心位）者称中发背（又称对心发）；生于腰部命门穴（对脐位）者称下发背（又称对脐发）。病因证治均见有头疽条。

发热 证名，出《素问·气交变大论》。体温高而身感灼热的症状。俗称发烧。病因有外感和内伤。外感发热见于感冒、伤寒、温病、瘟疫等。内伤发热见于阳虚发热、阴虚发热、血虚发热、气虚发热、虚劳发热、阳浮发热、失血发热、食积发热、痰积发热、饮酒发热、瘀血发热等。发热类型可有壮热、微热、往来寒热、渐热、五心烦热、暴热等。发热时间可有平旦热、昼热、日晡发热、夜热等。发热部位有肌热、腠理热、肩上热、背热、肘热、皮肤热、手心热、足热、四肢热等。详见各条。

发热恶寒 证名，出《素问·至真要大论》。指发热时有怕冷的感觉。病因多为外感，外邪束于肌腠，郁闭而发热，卫阳之气不达则恶寒。内伤劳倦亦可致营卫失调而出现本证。症见先恶寒后发热，发热则恶寒减轻，伴头痛、身痛，有外感者，治宜解肌发汗，桂枝汤或辛温、辛凉解表剂加减。内伤无表症者，宜调和营卫。脉微而弱者，黄芪建中汤加减。参发热条。

发脑 病名，出《太平圣惠方》。即发于头部玉枕穴或风池穴处的有头疽，病因证治见该条。

发黄 病证名，出《诸病源候论》。是指毛发色黄失去润泽而言。多因火盛血燥或气血两虚，致使毛发失去荣养。治以凉血滋肾或补益气血，草还丹或归脾汤加减内服。

发颐 病名。①出《疡医准绳》。又名腮颌发、颐发、汗毒。相当于西医的急性化脓性腮腺炎。多因伤寒或温病后汗出不畅，余邪热毒未能外达，以致结聚于少阳、阳明之络而成。初起颐颌之间一侧发生疼痛、微肿及紧张感，继则肿胀显著，张口困难。按压局部，在第二臼齿相对的颊黏膜上的腮腺开口处有黏稠的分泌物溢出，治以清热解毒消肿，普济消毒饮加减内服，外用金黄膏或天露膏。7～10天左右成脓，治以托毒透脓，上方加炙山甲、皂角刺内服，外宜切开排脓。如不及时切开，脓肿可在颐颌部或口腔黏膜或外耳道处溃破，脓出臭秽，初溃脓多仍用上方透托；全血亏虚者改用托里消毒散补托；脓尽或用八珍汤调补气血促愈。外治先用八二丹线引流，盖金黄膏；脓尽用生肌散、玉红膏；口腔黏膜腮腺开口处出脓者，用等渗盐水嗽口后，再用青吹口散。②见《医学入门》。锐毒之别称，见该条。

发瘤 病名，出《外科正宗》。因瘤内含粉质、毛发而名。相当于西医的皮样囊肿。多因胎中积热，痰浊凝滞于肌肉而成。出生时即有肿块存在，呈圆形，皮色不变，质地较韧，与皮肤不粘连，但与深部组织粘连，其内含毛发、皮脂等物，好发于枕部、眼睑、眉外侧、鼻根部等。一般不需内服药，以手术摘除为宜。

孕痈 病名，见《妇人良方大全》。又称妊娠腹痈。指孕妇在妊娠期间腹内患痈。多因孕后脾虚湿滞，恣食辛辣厚味，腑内积热，湿毒蕴结；或气滞血瘀，气血互结，久积化热，热蓄成痈。可分脓未成与脓已成。脓未成者，症见腹痛拒按，右下腹为甚，身热恶寒，口渴思饮，大便秘结，治宜清热解毒、化瘀消痈，方用复元通气散加减，并用如意金黄散外敷。若脓已成，则见腹痛益甚，身热渐退，腹部隆起，按之软有波动感，治宜清热解毒、祛腐排脓，方用薏苡仁汤加败酱、白芷，可配合针刺足三里、曲池穴。相当于妊娠合并阑尾炎，易于危及母子安全，情况紧急时则应手术。手术前后给予保胎治疗。

孕悲 病证名，见《胎产合璧》。指孕妇无故悲伤欲哭，不能自控，甚则哭笑无常，频作呵欠。多因心血不足，或心肝火旺所致。心血不足者，症见精神不振，心烦意乱，神志恍惚，悲伤欲哭，失眠健忘，频作呵欠，治宜养血宁心，甘润安神，方用甘麦大枣汤。心肝火旺者，见悲伤欲哭，喜怒无常，心烦易怒，坐卧不宁，面部潮热，多疑善惊，失眠多梦，治宜滋阴降火，养心安神，方用滋阴安神汤。

圣济经 医论著作。又名《宋徽宗圣济经》。10卷。题宋·赵佶（徽宗）撰。吴禔注。成书于1118年。全书分为体真、化原、慈幼、达道、五纪、食颐、守机、卫生、药理、审纪10篇，下分42章，援引六经，旁及《老子》等书，以阐释《内经》，讨论医理。政和八年（1118年）颁行天下医学校为教本。收入《十万卷楼丛书》《丛书集成》。

圣济总录 方书。又名《政和圣济总录》。200卷。北宋政和年间（1111～1117

年）由政府主持编纂。本书汇辑北宋内府所藏和医家献方约20000首。共分66门，包括内、外、妇、儿、五官诸科，及针灸、养生、杂治等。每门首列简明医论，继列病证、医方。本书镂版后未及刊印，金灭北宋后，版运北方。金大定年间（1161～1189年）、元大德4年（1300年）两次刊印。1962年人民卫生出版社排印出版。

圣愈汤 方名，出自《兰室秘藏》。生地黄、熟地黄、川芎、人参各三分，当归、黄芪各五分。为粗末，水煎服。功能益气，补血，摄血。治月经先期而至，量多色淡，四肢乏力，体倦神衰等。

对山医话 医话著作。4卷。补篇1卷。清·志祥麟撰于1903年。书中杂收医药典故、医林逸事、民间疗法、医理、用药心得、炼丹等内容。有《中国医学大成》本。

对症选穴法 取穴法名。指直接取用对某些症状有特殊疗效的穴位进行治疗的方法。如牙痛取合谷，胃痛取足三里，腰痛取委中，退热取大椎，昏厥取人中，疳积取四缝等。

母病及子 五行学说术语。指以五行相生的母子关系来说明五脏之间的病理传变。如肝木为母，心火为子。肝阳上亢，可发展为心火亢盛，即为母病及子。又如脾土为母，肺金为子，脾胃虚弱，亦可累及肺气不足，亦为母病及子。又据临床现实情况，一些病证，因先是母亲患病而后传及子女者，亦可谓母病及子。

幼幼心裁 儿科著作。2卷。明·乔垛撰。刊于1638年。本书详述小儿脐风、撮口、噤风、食积、虫积、诸疮、斑疹等病证治，立论处方，多经治验，不拘成法。现存清康熙四十七年寿康堂刻本。

幼幼近编 儿科著作。又名《证治大还幼幼近编》。4卷。清·陈治撰。十七世纪末刊行。本书为丛书《证治大还》之一种，前3卷痘疮主治，后1卷论小儿杂病诊法及证治。

幼幼集 儿科著作。4卷。明·孟继孔撰。刊于1593年。卷1《孟氏治痘详说》，为作者治疗痘疹经验；卷2《孟氏杂症良方》，论述儿科诸病证治；卷3《钱氏经验良方》与卷4《上用方》系集录钱乙等儿科名医经验方。现存明万历二十一年唐鲤飞刻本、二十三年胡文焕校刻本。

幼幼集成 儿科著作。6卷。清·陈复正撰。刊于1750年。卷1论述赋禀、诊指纹、脉法、初生儿疾病防治等；卷2～4分述小儿多种病证证治，并附正方、验方、外治法等；卷5～6为作者删订《万氏痘麻》各种歌赋170余首，附方130则。书中关于指纹诊病，抽搐的鉴别诊断，儿科对寒凉药的应用等，均有独到之见。刊本甚多，现存40余种清刻本。多种民国石印本。1956年上海卫生出版社出版排印本。

幼幼新书 儿科著作。40卷。宋·刘昉等撰辑。本书分类汇辑宋以前140余种医籍中有关儿科的理论和方论。设子目547门。总论凡3卷、24门，包括小儿调养、体质特点、修合用药、脏腑生理病理及诊断；各论凡36卷、508门，包括新生儿护养及疾病防治17种，麻、痘、惊、疳、吐、泻、淋、疝等320种内科杂病的病因证治，疔、疮、痈、疽、瘰疬、丹毒等101种外科病证证治，以及48种五官、眼科疾病证治。所引文献有明确出处和严格体例。书中保留了一些现已散佚的医籍内容。现存宋刻本残卷，日本抄本（据明抄本仿抄），明代删节刊本。1987年人民卫生出版社出版点校排印本。

幼科心法要诀 儿科著作。6卷，即《医宗金鉴》卷50～55。本书以七言歌诀加注形式，介绍儿科病证诊察要领及小儿各种病证证治。并附面部望诊图、虎口三关脉纹图等。

幼科发挥 儿科著作。又名《家传幼科发挥秘方》《幼科发挥大全》。4卷，一作2卷。明·万全撰。约刊于16世纪中期。本书按五脏主病系统，分述儿科病证的诊断和治疗。并收作者治案及家传儿科秘方。现存清康熙刻本等多种清刻本。1957年人民卫生出版社出版排印本。

幼科折衷 儿科著作。2卷。明·秦昌遇约撰于十七世纪中期。作者鉴于幼科诸书论治，或偏寒偏热，或喜补喜泻，遂取各家之长，"折衷"成书。书中有小儿杂病证治50余篇，每病载七言歌诀及脉法，节引《内经》以下诸家之论，后为治法。现存乾隆抄本等多种清抄本。建国后上海古籍书店出版影印本。

幼科证治大全 儿科著作。7册。日本·下津寿泉撰。刊于1709年。本书引用中国医籍74种，扼要介绍106种小儿病证证治。收入《皇汉医学丛书》。

幼科证治准绳 儿科著作。《证治准绳》之一种，又名《幼科准绳》。9卷。明·王肯堂撰。刊于1602年。本书综括整理明以前儿科文献编成。卷1为证治通论及初生门；卷2~9宗钱乙之法，将儿科诸病分属五脏，列为心、肝、脾、肺、肾五大类，每种病证先论后方，引录各书皆标明出处。取材广博，并保存部分古代已佚儿科文献。

幼科直言 儿科著作。又名《幼幼指掌集成》。6卷。清·孟河撰。刊于1726年。分述痘症、痧症及儿科杂病证治。现有《中国医学大成》本。

幼科要略 儿科著作。2卷。清·叶桂撰。简要论述伏气、风温、夏热、厥逆、疳、胀、痧疹、惊等儿科病证的辨证和方药。后经周学海补注增订，辑入《周氏医学丛书·二集》。

幼科指南 儿科著作。又名《幼科医学指南》。4卷。清·周震撰于1661年。1789年初刊。卷1儿科歌赋及医论，卷2小儿杂症，卷3~4论述小儿心、肝、肺、脾、肾诸经病证，并附医案。现存清乾隆吴潘二氏校刻本、保赤堂刻本。

幼科铁镜 儿科著作。6卷，又有2卷本。清·夏鼎撰。刊于1695年。卷1论述儿科医生注意事项和推拿疗法，卷2论面部望诊及初生儿疾病，卷3惊痫诸症，卷4麻疹、伤寒、疟、痢诸病，卷5其他儿科杂症，卷6儿科药性赋及主要用方。本书重视推拿疗法，对于指纹、望诊和惊病名目等也提出了个人看法。现存清康熙三多斋刻本、味经堂刻本等40余种清刻本。并有1958年上海卫生出版社排印本、1980年江苏广陵古籍刻印社影印本。

幼科释谜 儿科著作。6卷。清·沈金鳌撰。刊于1774年。前4卷论儿科诊法，将主要病证分为24门，各编四言歌诀一首，复采前人学术经验，阐述该病辨证治法。后2卷为诸病应用方。本书亦收入《沈氏尊生书》。现存乾隆刻本等多种清刻本。1957年上海卫生出版社出版排印本。

丝瓜络 中药名，出自《本草纲目》。又名丝瓜筋、丝瓜网。为葫芦科植物丝瓜 Luffa cylindricd（L.）Roem. 的果络。性平，味甘。归肺、胃、肝经。有祛风通络、解毒化痰之功效。可治风湿痹痛、筋脉拘挛或胸胁疼痛，以及乳汁不通；痈疽疮肿；痰多咳嗽。煎服：10~15g，丝瓜能清热化痰，凉血解毒；丝瓜子能清热化痰，通便驱虫；丝瓜叶能清热解毒，化痰止咳，止血；丝瓜皮能解毒消肿；丝瓜花能清热止咳，消痰下气。

丝竹穴 经穴名，出《针灸甲乙经》。又名巨髎、目髎。属手少阳三焦经。丝竹，细小之竹。空，指空窍。

六画

[一]

动功 气功术语。又称外功。气功中的一大类功法。采取与意念、呼吸相结合的肢体动作或自我按摩等方法，以锻炼内脏、凝静心神、疏通经络的功法。如八段锦、易筋经、五禽戏等。

动脉 ①脉象之一。指脉形如豆，厥厥动摇，滑数有力，搏动部位较局限，节律均匀的脉象。主病惊恐及痛证。《脉经》："动脉见于关上，无头尾，大如豆，厥厥然动摇"。《伤寒论·辨脉法》："阴阳相搏，名曰动"。②指全身经脉搏动应手之处。《难经·一难》："十二经皆有动脉"。

吉执之 宋代人。字谦伯。岳州平江（今湖南平江）人。据《幼幼新书》记载，家藏有《凤髓经》《飞仙论》《宝童方》《联珠论》《保信论》《惠济歌》《吉氏家传》七部方书，均为谦伯手集。

吉祥草 中药名，出自《本草纲目》。又名解晕草、小青胆、玉带草、竹叶青、小叶万年青。为百合科植物吉祥草 Reineckea carnea Kunth 的带根全草。性凉，味甘。有清肺止咳、凉血解毒之功效。可治肺热咳嗽、哮喘、咯血、吐血、衄血、便血、黄疸、疳积、火眼。煎服：9～15g。外敷可治疮毒、跌打损伤。

考正周身穴法歌 书名。1卷。清·廖润鸿撰。本书将全身十四经经穴及经外奇穴编成五言歌诀，并加注释，以便初学者习诵。末附铜人图二幅。现存清刊本。

老人便结 证名，见《景岳全书》。指老年人大便秘结不通或大便艰涩不畅的病证。病因为年老之人气血两亏，气虚则大肠传送无力，血虚则津枯，大肠失于滋润而致。证见头昏神疲，临厕努挣无力，汗出气短，舌淡，脉虚细。治宜补气养血润燥，用五仁丸或尊生润肠丸加减。参虚秘条。

老花眼 病名，见《中医眼科学》。又名老人眼昏。即今之老视。为肝肾衰耗所致。症见视远正常而视近不清，或伴头晕眼胀。可服补益肝肾方药。常需配眼镜矫治。

老鹳草 中药名，出自《本草纲目拾遗》。又名五叶草、破铜钱、老鹳嘴、老鸹筋、鹳子嘴。为牻牛儿苗科植物牻牛儿苗 Erodium stephanianum Willd. 或老鹳草 Geranium wilfordii Maxim. 等的地上部分。性平，味苦、辛。有祛风湿、活血、通络之功效。可治风湿性关节炎、坐骨神经痛、急性胃肠炎、痢疾。煎服：9～15g。制成软膏涂敷，能清热解毒，收敛生肌。可治湿疹、痈疔、疮疖、小面积水火烫伤。

巩堤丸 方名，出自《景岳全书》。熟地黄、菟丝子、炒白术各二两，五味子、益智仁、补骨脂、制附子、茯苓、炒韭子各一两。为细末，山药打糊为丸。每服百余丸，空腹开水或温酒送下。功能补肾壮阳，涩精止遗。治命门火衰，小便不禁等症。

地五会 经穴名，出《针灸甲乙经》。属足少阳胆经。位于足背部，当第四、五跖骨间，靠小趾伸肌腱的内侧缘，侠溪穴上1寸处。主治目赤肿痛、内伤吐血、耳鸣、乳肿、乳房胀痛、腋下肿、腰痛、足跗肿痛等。直刺0.3～0.5寸。艾条灸5～10分钟。

地仓 经穴名，出《针灸甲乙经》又名会维、胃维。属足阳明胃经，手足阳明、阳跷之会。位于口角外侧，正视时适与瞳孔相直。主治口眼㖞斜、中风失语、流涎、眼睑瞤动，以及三叉神经痛等。沿皮刺0.5～1寸。艾条灸3～5分钟。

地方 朝医名词。出《东医寿世保元》。指万物生存的地域空间。

地龙 中药名，出自《神农本草经》。又名蚯蚓、曲蟮、广地龙。为钜蚓科动物参环毛蚓 Pheretima aspergilum (E. Perrier) 和缟蚯蚓 Allolobophora caliginosa (Savigny) Trapezoides (Ant Deges) 的干尸。性寒，味咸。归肝、脾、膀胱经。有清热息风、平喘、通络、利尿之功效。可治壮热惊痫、抽搐；痰鸣喘息；热痹之关节红肿热痛，屈伸不利；热结膀胱，小便不利，或尿闭不通；高血压症。煎服：5～15g。外用治急性腮腺炎、慢性下肢溃疡、烫伤。

地耳草 中药名，出自《植物名实图考》。又名田基黄、雀舌草、七寸金、小田基黄、黄花仔。为藤黄科植物地耳草 Hypericum japonicum Thunb. 的全草。性凉，味甘、微苦。有清热利湿、消肿解毒之功效。可治传染性肝炎、早期肝硬化、泄泻、痢疾、阑尾炎、扁桃体炎。煎服：9～15g。煎水熏洗治急性眼结膜炎；煎服并捣敷治痈疖肿毒、毒蛇咬伤。

地机 经穴名，出《针灸甲乙经》。又名地箕、脾舍。属足太阴脾经，该经郄穴。位于小腿内侧，当胫骨内踝下缘下3寸，胫骨后缘处。主治腹胀、水肿、食欲不振、大便溏泄、小便不利、月经不调、痛经、疝气、痔疾、遗精等。直刺1～1.5寸。艾炷灸3～5壮，或艾条灸5～10分钟。

地肤子 中药名，出自《神农本草经》。又名扫帚子、扫帚菜子、铁扫把子。为藜科植物地肤 Kochia scoparia CL.) Schrad. 的成熟果实。性寒，味苦。归膀胱经。有清热利水、止痒之功效。可治小便不利，淅沥涩痛；皮肤湿疮瘙痒。煎服：10～15g。地肤苗也入药，能清热解毒，利尿通淋。

地柏枝 中药名，出自清·刘士季《草木便方》。又名岩柏草、石柏、百叶草、黄疸卷柏、孔雀毛。为卷柏科植物江南卷柏 Selaginella moellendorfii Hieron. 的全草。性平，味辛、微甘。有清热利湿、凉血止血之功效，可治湿热黄疸、全身浮肿、肺结核咯血、鼻衄、吐血、痔血、脏毒下血、血崩。煎服：15～30g，近用注射剂治血小板减少性紫癜。研末撒治外伤出血，调敷治烧伤。

地骨皮 中药名，出自《神农本草经》。为茄科植物枸杞 Lycium chinense Mill. 的根皮。性寒，味甘、淡。归肺、肾经。有凉血退蒸、清泄肺热之功效。可治阴虚血热、小儿疳疾发热及骨蒸潮热、盗汗；肺热咳喘；血热妄行的吐血、衄血；消渴尿多；虚火牙痛。煎服：6～15g。

地骨皮散 方名，出自《太平圣惠方》。地骨皮、柴胡、羚羊角屑、炙甘草各一两，人参二两。为粗末，每服四钱，水煎，去渣，加生地黄汁半合，温服。功能清热凉血，祛湿退黄。治髓黄，见身体赤黄，四肢不举，肌肉战掉，鼻衄，两脚疼闷，身不壮热，喜冷处卧。《太平惠圣方》还载有同名方八首，《小儿药证直诀》《症因脉治》各载同名方二首，《博济方》《圣济总录》《校注妇人良方》《丹溪心法》《杂病源流犀烛》各载同名方一首，其组成、功用、主治各异。

地阁骨伤 病名，出《医宗金鉴》。即下颌骨骨折。因跌扑碰撞所伤，腮唇肿痛，下颌骨振动虚浮，进食困难；重者闭目神昏，心悸神乱，气弱体软。治宜手法整复，外贴万灵膏，用布兜缚顶上；内服大活络丹。

地笋 中药名，出自《嘉祐补注神农本草》。又名地瓜、地瓜儿、野三七、地蚕子、地藕。为唇形科植物地瓜儿苗 Lycopus Iucidus Turcz. 或毛叶地瓜儿苗 Lycopus Iucidus Turcz. varhirtus Regel 的根茎。性温，味甘、辛。有活血、益气之功效，可治吐血、衄血、产后腹痛、带下。煎服：4.5～9g。

地黄饮子 方名，出自《宣明论方》。熟地黄、巴戟天、山茱萸、石斛、肉苁蓉、炮附子、五味子、官桂、茯苓、麦门冬、菖蒲、远志各等分。为末，每服三钱。功能滋肾阴，补肾阳，开窍化痰。治瘖痱证，见舌强不能言，足废不能用，口干不欲饮，脉沉细弱。近用于治疗脑动脉硬化、中风后遗症及脊髓空洞症等属肾阴阳两虚者。《外台秘要》《丹溪心法》载同名方，组成、功用、主治各异。

地椒 中药名，出自《嘉祐补注神农本草》。又名地花椒、山胡椒。为唇形科植物百里香 Thymus mongolicus Ronm. 或兴凯百里香 T. przewalskii (Kom.) Nakai 的地上部分。性温，味辛，有小毒。有祛风止咳、温中止痛、利尿通淋之功效，可治感冒咳嗽、百日咳、急性胃肠炎、消化不良、胃腹冷痛、高血压病、外伤周身疼痛、痛经、淋病小便涩痛。煎服：6～15g。煎水洗可治疮痈肿痛、慢性湿疹、皮肤瘙痒、神经性皮炎。

地道不通 指月经止而停闭，不复下行。《素问·上古天真论》："女子……七七任脉虚，太冲脉衰少，天癸竭，地道不通，故形坏而无子也。"王冰注："经水绝止，是为地道不通。"

地榆 中药名，出自《神农本草经》。又名酸赭、山枣参、山红枣根、黄瓜香、血箭草。为蔷薇科植物地榆 Sanguisorba officinalis L. 的根。性微寒，味甘、酸。归肝、胃、大肠经。有凉血止血、解毒敛疮之功效。可治咯血、衄血、吐血、尿血、便血、痔血及崩漏，煎服：10～15g。外用可治烫伤、湿疹、皮肤溃烂。

地榆汤 方名，出自《圣济总录》。地榆、犀角、炒黄连、侧柏叶、炙黄柏、当归、黄芩、生地黄、赤地利各半两。为粗末，每服三钱匕，水煎服。功能清热，凉血，止痢。治蛊痢下血，如鸡肝片，腹痛烦闷。《千金翼方》载同名方二首，《素问病机气宜保命集》载同名方一首，组成、治证皆有异。

地锦草 中药名，出自《嘉祐本草》。又名血见愁、奶浆草、粪脚草、铺地锦。为大戟科植物地锦草 Euphorbia humifusa Willd. 的全草。性平，味苦、辛。归肝、胃、大肠经。有清热解毒、止血、活血、利湿之功效。可治热毒泻痢、痈肿及毒蛇咬伤；便血、尿血、崩漏及外伤出血等多种出血证；湿热黄疸、小便不利。煎服：15～30g。

地骷髅 中药名，出自《本草纲目拾遗》。又名地枯萝、枯萝卜、空莱菔。为十字花科植物莱菔 Raphanus sativus L. 结果后的干枯老根。性平，味甘、辛。有宣肺化痰、消食、利水之功效。可治咳嗽痰多、食积气滞、脘腹胀痛、痞块、泻痢、水肿、膨胀、小便不利。煎服：9～30g。

地鳖虫 中药名，出自《神农本草经》。又名䗪虫、土鳖虫、土乌龟、土元。为鳖蠊科昆虫地鳖 Eupolyphaga sinensis Walk 或冀地鳖 Steleophaga plancyi（Bol.）的雌虫体。性寒，味咸，有小毒。归肝经。有破血逐瘀、续筋接骨之功效。可治经闭、产后瘀阻、癥瘕；骨折损伤、瘀滞疼痛，以及腰部扭伤。煎服：3～10g；研末吞服，每次1～1.5g。孕妇忌服。

耳 五官之一。为人体听觉器官。手太阳小肠经、足太阳膀胱经、手少阳三焦经、足少阳胆经、足阳明胃经等经脉均循行于耳。耳的功能依赖于精、髓、气、血的充养。尤赖肾气的和调。《灵枢·脉度》："肾气通于耳，肾和则耳能闻五音矣"。在临床上，耳的病证，多与肾及心、脾、肝等脏（特别是肾、肝二脏）有关。而在耳廓部位有全身脏器及肢体的反应点（耳穴），通过耳穴即能诊治多种疾病，能进行针灸麻醉。耳的症状有耳聋不聪，耳鸣，眩晕，头痛等，皆与肝肾精气不足或失常所致。《素问·藏气法时论》："肝病者……气逆则头痛，耳聋不聪"。《灵枢·海论》："髓海不足，则脑转耳鸣，胫酸眩冒，目无所见"。

耳门 ①局部解剖名称。即耳屏。外耳道口前方突起的部分。又名蔽。《灵枢·五色》："蔽者，耳门也"。②经穴名称。出自《针灸甲乙经》。属手少阳三焦经，位于耳前，耳屏上切迹前方凹陷处。主治耳鸣、耳聋、眩晕等病证。

耳中 奇穴名，出《千金要方》。位于耳轮脚之中点处。主治黄疸、寒暑疫毒等。直刺0.1～0.2寸。

耳目痹医 古代医生称谓之一。指耳目疾患专科或从事该专科工作的医生。《史记·扁鹊仓公列传》："扁鹊过雒阳，闻周人爱老人，即为耳目痹医。"

耳尖 ①奇穴名。出《奇效良方》。位于耳廓上端，卷耳取之，尖上是穴。主治目赤肿痛、目翳、偏正头痛等。直刺0.1寸，或点刺放血。②经穴别名。出《银海精微》。即率谷穴。

耳后附骨痈 病名，《诸病源候论·卷三十二·附骨痈肿候》，"附骨痈，亦由体盛热而当风取凉，风冷入于肌肉，与热气相搏，伏结近骨成痈，其状无头，但肿痛而润，其皮薄泽，谓之附骨痈也。"《诸病源候论·卷三十九·耳后附骨痈候》："附骨痈，是风寒搏血脉，入深近附于骨也，十二经之筋脉，有络耳后完骨者，虚则风寒客之，寒气折血，血否涩不通，深附于骨，而成痈也，其状无头，但肿痛"，详见耳根毒。

耳闭 ①病名。相当于西医的慢性非化脓性中耳炎。多因脾肾虚损，精气不足，耳窍失养；或反复感邪，邪毒滞留，脉络受阻所致的听力下降。表现为耳内胀闷堵塞，长久不愈，以致耳膜内陷，听力减退。治宜补脾益肾、通窍开闭，用补中益气汤合通气散加减服用。②证名。又称气闭耳聋。表现为耳的听觉功能有不同程度损失，甚或听力全部丧失。

耳壳流痰 病名，见《中医耳鼻喉科学》。相当于西医渗出性软骨膜炎。本病主要表现为耳壳局部肿起，表现皮肤颜色不变，按之有波动感，不热不痛。耳壳流痰常因局部机械性刺激，或脾胃虚弱，痰湿内生，加之风邪外犯，挟痰湿上窜耳壳，痰浊凝滞而为肿。治疗多将渗出液体抽出，然后加压固定即可。中医辨证治疗以祛痰散结、疏风通络之法，用二陈汤加竹茹、胆星、僵蚕、地龙、丝瓜络、当归尾等。

耳针疗法 针灸疗法名。指针刺耳廓特定的穴位，以治疗疾病的方法。耳和经络有密切关系，利用针灸刺激耳廓治疗疾病，在《千金要方》《针灸大成》等均有记载，民间亦广为流传，但未形成系统。解放后，总结发展成为一种系统的治疗方法。不仅可予针灸，还可施行电针、注射药物或割治等方法，并可用作针刺麻醉。临床操作时，以短毫针对准选定穴位快速刺入，但不可穿透耳廓，捻转数秒钟后留针30～60分钟，其间可运针数次。需较长时间留针，可用皮内针埋置。本法适应范围很广，凡针刺疗法适应病证均可酌情使用，对疼痛性疾患效果尤佳。为准确选取穴位，有耳穴探测器可供使用。

耳针麻醉 针刺麻醉之一。在耳针疗法基础上发展起来的针刺麻醉方法。即按针麻要求在耳穴上针刺以进行手术。现被广泛应用于各种使用针麻的外科手术，尤以颅脑、五官、颈、胸部手术为宜。通常选取耳部神门穴、肺穴、交感为各种手术的基本穴；按手术部位选取耳部相应刺激点，如胃切除选胃穴，脾切除取脾穴等。操作时采用捻转法，频率为每分钟180～300次；如用电麻仪以双相尖波电脉冲为宜，频率一般亦为每分钟180～300次。刺激强度以病人能耐受为度。

耳疔 病名，出《疮疡经验全书》。相当于西医的外耳道疔。多因挖耳，损伤耳道皮肤，以致邪毒外侵；或由肾经火毒所发；或指古人过服丹石热药，积毒而成。症见疼痛剧烈，耳道皮肤局限性红肿、隆起如椒目，破溃后流出脓血。治宜泻火解毒。用五味消毒饮加减服用。外治用如意金黄膏或黄连膏涂于患处。

耳鸣 病证名，出《素问·脉解篇》指耳中自觉鸣响而影响听力的病证。病因有虚实之分。虚证多由精血不足，肾阴虚衰所致。症见耳鸣兼头晕目眩，腰酸遗精，舌红脉细，治宜滋阴潜阳、补肾益精，耳聋左慈丸加减。实证多因肝胆火盛，由情志抑郁，肝郁化火所致。症见突然耳鸣，头痛面赤，口苦咽干，心烦，夜不安，舌红，脉弦数，治宜清肝泄热，龙胆泻肝汤加减。

耳胀 病名，见《外科大成》，是指耳内闷胀或兼有疼痛。又称耳胀痛。《大众万病顾问》："何谓耳胀，耳中作胀之病，是谓耳胀"。为风邪侵袭，经气痞塞所致。症见耳内胀闷微痛不适，多在伤风鼻塞流涕后出现，耳鸣，听力下降。有外声难闻而自声增强的特点，治宜疏风清热，散邪通窍。选用银翘散加减。外用黄连滴耳油。相当于分泌性中耳炎急性期。

耳疮 病名，《诸病源候论·卷二十九》："耳疮候，……风热乘之，随脉入于耳，与气血相搏，故耳生疮"。症见耳部灼热疼痛，外耳道弥漫性红肿，表面有黄白色分泌物，恶风发热，周身不适。治宜疏风清热，解毒消肿。选用五味消毒饮合银翘散加减。或由肝、胆、三焦湿热上冲所致。症见耳部剧痛，痛引腮脑，耳前或耳后臖核肿大疼痛，外耳道漫肿红赤为甚，或有黄黏渗液，高热，口苦咽干，溲赤便秘。治宜清泻肝胆，利湿消肿，选用银花解毒汤、龙胆泻肿汤。外敷黄连膏、紫金锭。相当于外耳道炎。

耳根毒 病名，是指发生于耳后完骨部的痈肿，又名耳后附骨痈。《证治准绳·疡医·卷三》："耳根毒，或问耳根结核何如？曰：是名耳根毒，状如痰核，按之不动而微痛，属足少阳胆经兼三焦经风热所致。"症见耳后完骨红肿疼痛、压痛，或溃破流脓，发热，头痛。治宜泻火解毒，祛瘀排脓。选用仙方活命饮。相当于耳后骨膜下脓肿（急性化脓性中耳炎的合并症）。

耳根痈 病名，见《疮疡经验全书》。即发于耳垂后的痈。相当于西医的耳后急性化脓性淋巴结炎。病因证治同颈痈，见该条。

耳疳 病名，《外科大成·卷三》："耳疳者，为耳内流出脓水臭秽也。……出黄脓为聤耳，红脓为风耳，白脓为缠耳，清脓为震耳，名虽有五，其源则一。"又名脓耳。详见该条。

耳菌 病名，见《证治准绳》。指耳部赘生物。常因形态不同而异名。补生形如蘑菇者名耳菌；如樱桃者名耳痔；如刺核者名耳挺。

耳聋 病证名，是指主观感觉或客观检查均示听力有不同程度障碍者。可由先天或外感内伤所致。暴聋者多属实症，久聋者多属虚症。实症多由风热、肝火、痰火所致。风热侵袭者，症见耳聋起病急，耳闷，外声难闻而自声增强，发热，恶寒，头痛，治宜疏风清热，散邪通窍，选用银翘散、蔓荆子散。肝火上扰者，耳聋发病突然，常在郁怒后发生或加重，头痛眩晕，口苦咽干，胸胁胀痛，治宜清肝泻热，开郁通窍，选用龙胆泻肝汤加味。痰火壅结者，耳聋较急，可因饮酒及食燥热物引起，耳内闭塞憋气感，胸闷脘满，治宜清火化痰，和胃降浊，选用加味二陈汤、清气化痰丸。虚证多由脾胃虚弱，肾精亏损所致。脾胃虚弱者，症见耳聋起病缓，劳累后加重。倦怠乏力，大便溏薄，治宜健脾益气，升阳通窍，选用补中益气汤、益气聪明汤。肾精亏损者，症见耳聋渐起，夜间症状较重，头晕目眩，腰膝酸软，颧红潮热，治宜补肾益精，滋阴潜阳，选用耳聋左慈丸、补骨脂丸。

耳聋左慈丸 方名，出自《全国中药成药处方集》。又名柴磁地黄丸、耳鸣丸。熟地黄八两，山茱萸、山药各四两，牡丹皮、泽泻、茯苓各三两，柴胡、煅磁石各一两。将熟地黄煮烂，和余药共杵成粗末，再晒干，研为细末，炼蜜为丸，每钱约二十粒。每服三钱，淡盐水送下。功能滋肾充窍。治肝肾阴亏，头晕目眩，耳鸣耳聋。

耳痒 病证名，见《医贯》。相当于西医的外耳道皮肤瘙痒症。耳痒多由肝风扰动，肾火上炎所致。表现为耳内奇痒难忍，自行反复挖耳，外耳道皮肤逐渐变厚、粗糙，感染后可发生耳疖。治宜固肾清肝，祛风止痒。以局部用药为主，可用去炎松尿素软膏涂敷，每日两次，数日可愈。

耳蕈 病名，是指耳窍深部生长的肿物。又名耳痔、耳挺。《医宗金鉴·卷六十五》："此三证皆生耳内，耳痔形如樱桃，亦有形如羊奶者；耳蕈形类初生蘑菇，头大蒂小；耳挺形如枣核，细条而长，努出耳外。"由肝胃肾三经之火毒凝聚而成。证见耳孔内赘生物。头大蒂小，形似蘑菇，微肿闷疼，若色红皮破者，偶然犯之，则痛引头顶。治宜清热解毒，泻火止痛。选用栀子清肝汤加减。外用硇砂散点耳蕈上。相当于外耳道乳头状瘤。

芋头 中药名，出自《本草衍义》。又名毛芋、芋奶、芋根。为天南星科植物芋 Colocasia esculenta (L.) Schott 的块茎。性平，味辛，有小毒。有化痰、软坚、消肿散结之功效，可治瘰疬结核、腹中癖气、疮疡肿毒、乳腺炎、牛皮癣、水火烫伤。内服：6～9g。外用适量。芋梗可治腹泻、痢疾、蛇虫咬伤、黄水疮。

芍药甘草汤 方名，出自《伤寒论》。白芍药、炙甘草各四两。水煎服。功能缓急止痛。治腿脚挛急，或腹中疼痛。实验证明，本方有镇静、镇痛、松弛平滑肌等作用。

芍药甘草附子汤 方名，出自《伤寒论》。芍药、炙甘草各三两，炮附子一两。水煎服。功能壮阳散寒，缓急止痛。治外感风寒，发汗病不解，阴阳俱虚，反恶寒者。

芍药汤 方名，出自《素问病机气宜保命集》。芍药一两，当归、黄芩、黄连各半两，大黄三钱，肉桂二钱半，槟榔、木香、炙甘草各二钱。为粗末，每服半两，水煎服。功能调和气血，清热解毒。治湿热痢，见腹痛便脓血，赤白相兼，里急后重，肛门灼热，小便短赤，舌苔黄腻。《素问病机气宜保命集》还载有同名方一首，《备急千金要方》载同名方三首，《千金翼方》《外台秘要》载同名方二首，《证治准绳》《张氏医通》载同名方一首，组成、功用、主治各异。

芒针 针具名。针身细长，形如麦芒，故名。现用芒针仿古代长针，用不锈钢制造，形与毫针相似，但针体较长，一般都在6寸以上，专用于深刺透刺。

芒针疗法 针刺疗法名。指用芒针深刺穴位的治疗方法。临床操作时，以右手持针柄捻转，左手持针体下压，缓慢进针至一定深度并出现较强针感时止。刺激时，如患者感觉不适，即应停针。腹部可直刺，腰臀及肘膝关节处宜斜刺，头面或腰背部应横刺。施术应认真谨慎，防止刺伤内脏。适用于精神病、风湿痹痛、月经不调等疾患。体质虚弱者慎用。

芒种 二十四节气之一。《通纬·孝经援神契》："小满后十五日，斗指丙，为芒种，五月节。言有芒之谷可播种也。"我国中部地区，是对正将入多雨的黄梅时节。

芒硝 中药名，出自《名医别录》又名盆硝。为含硫酸钠的天然矿物经精制而成的结晶体。性寒，味咸、苦。归胃、大肠经。有泻下、软坚、清热之功效。可治实热积滞、大便燥结；咽痛、口疮、目赤及疮疡。内服：10～15g。外用适量。孕妇忌用。

亚麻子 中药名，出自《本草图经》。又名胡麻子、壁虱胡麻、亚麻仁。为亚麻科植物亚麻 Linum usitatissimum L. 的种子。性微温，味甘。归胃、大肠经。有解散温热湿毒、润燥、祛风、杀虫之功效，可治麻风、眩晕、肠燥便秘、肺痈咳吐脓血、脂溢性脱发。煎服：4.5～9g。外用可治疮癣湿疹、皮肤瘙痒。亚麻根也入药，能平肝、理气、活血，治慢性肝炎、肝风头痛、睾丸炎、疝气、跌打损伤。

芎术汤 方名，出自《奇效良方》。川芎、生附子、白术各三钱，桂心、甘草各一钱。加生姜七片、大枣二枚。水煎服。功能祛风胜湿，散寒止痛。治伤湿头痛，眩晕。《博济方》载同名方，组成有别，治暴雨中湿，眩晕呕逆，头重不食等。

芎菊上清丸 方名，出自《中药制剂手册》。黄芩十二两，栀子、炒蔓荆子、连翘、荆芥穗、桔梗、防风各三两，黄连、薄荷、羌活、藁本、甘草、川芎各二两，白芷八两，菊花二十四两。为细末，水泛为丸，每服二钱。功能清热解表，散风止痛。治肺胃热盛，感冒风寒所致头痛目眩，鼻塞不通，耳鸣齿痛，咽喉不利。

朴硝 中药名，出自《神农本草经》。又名皮硝。为矿物芒硝经加工而得的粗制结晶。性寒，味苦、咸。归胃、大肠经。有泻热、通便、软坚之功效。可治实热积滞、腹胀便秘。入汤剂或开水溶化服，4.5～9g。外用可治小儿食积、乳痈、目赤肿痛、痔疮肿痛。孕妇忌用。畏三棱。

臣 即臣药。有两种意义：一是指方剂中辅助君药，加强对主病或主证的治疗作用的药物；二是指针对兼病或兼证起主要治疗作用的药物。

臣使之官 指膻中。其部位在膈上，因其位近心肺，为宗气之源，故能助心肺转输气血，协调阴阳，使人体健康得到基本保障而精神愉快。故比喻为臣使之官。《素问·灵兰秘典论》："膻中者，臣使之官，喜乐出焉"。

再造散 方名，出自《伤寒六书》。黄芪、人参、桂枝、甘草、熟附子、细辛、羌活、防风、川芎、煨生姜。加大枣二枚，水煎服。功能助阳益气，发汗解表。治阳气虚弱，感冒风寒，头痛身热恶寒，热轻寒重，无汗肢冷，倦怠嗜卧，面色苍白，语言低微，舌淡苔白，脉沉无力，或浮大无力。《丹溪心法》所载同名方，组成不同，系治疬风方。

协调阴阳 治则之一。即利用药物气味性能的偏胜，或针灸的补泻作用等，以调治病理上阴阳的偏盛偏衰，使之恢复相对的协调平衡，导致疾病的好转或痊愈。由于疾病的发生和发展，主要是由于阴阳的失调。故其病机亦总不离阴阳的偏盛或偏衰。各种治疗方法，概括起来亦不外协调阴阳。《素问·至真要大论》："谨察阴阳所在而调之，以平为期。"《素问·生气通天论》："阴平阳秘，精神乃治"。

西方子明堂灸经 灸法专著。8卷。元·西方子撰。元初刊行。本书主要论述全身腧穴灸法主治。各卷分绘正面、侧背面、侧（伏）面腧穴图，各腧穴部位、主治病证及灸法等。现在《中国医学大成》本。

西瓜 中药名，出自《日用本草》。为葫芦科植物西瓜 Citrullus vulgaris Schrad. 的果瓤。性寒，味甘。归心、胃、膀胱经。有清热解暑、止渴利尿之功效。可治暑热伤津，心烦口渴，小便不利，口疮。西瓜子仁能清肺化痰，可治吐血、久嗽。西瓜皮能清热解暑，利尿，可治暑热烦渴、高血压病、肾炎浮肿、膀胱炎、小便不利、糖尿病、咽燥肿痛、口舌生疮、牙痛。西瓜霜可治喉风、喉痹、白喉、口疮、牙疳、目赤肿痛，有清热消肿之功。

西洋参 中药名，出自《本草从新》。又名洋参、西参、花旗参。为五加科植物西洋参 Panan quiuquefolium L. 的根。性寒，味苦、微甘。归心、肺、肾经。有补气养阴、清火生津之功效。可治阴虚火旺、喘咳痰血；热病气阴两伤，烦倦口渴；津液不足，口干舌燥；肠热便血。煎服：3～6g。中阳衰微，胃有寒湿者忌服。忌铁器火炒、反藜芦。

西番莲 中药名，出自《植物名实图考》。又名玉蕊花、转心莲、转枝莲、时计草。为西番莲科植物西番莲 Passiflora caerulea L. 的全草。性温，味苦。有祛风、活血、镇静、止痛之功效。可治风湿骨痛、神经痛、疝痛、痛经、失眠。煎服：3～9g。捣烂和酒外敷可治骨折。

西塘感证 外感病专著。3卷。清·董废翁撰。本书专论四时外感病证，分为总论、本病、变病、兼病4部分。本病以六经分症，治法分正治、从治。末附妊孕伤寒。立论本于《医学纲目》《证治准绳》，又参以高鼓峰、吕用晦二家学术经验。后辑入《医宗己任篇》。

西溪书屋夜话录 医论著作。清·王泰林撰。原系手稿，多部残缺，仅存"肝病证治"一篇，收入《王旭高医书六种》。该篇系统阐述肝病证治，将肝病分成肝气、肝风、肝火等不同类型，提出相应治法。

压法 推拿手法名。出《诸病源候论》。用手指、手掌或尺骨鹰嘴突用力向下进行按压，与按法相似，但用力较重。多用于肌肉较丰厚的部位。有行气活血、舒筋止痛等作用。

压推法 推拿方法名。在背部选择脊柱有压痛的棘突，以拇指或其他手指左右滑动地用力按压。常用治疟疾及各种脏腑疾患。

百大名家合注伤寒论 书名。16卷。吴考槃编纂。刊于1924年。本书广泛汇辑《伤寒论》诸家注文，集释《伤寒论》各篇。删去脉法、序例、可汗等篇，将霍乱、阴阳易、差后劳复并于《金匮》痉湿暍证下。有1924年上海千顷堂书局石印本。

百日儿疟 病名，出《本草纲目》。百日内婴儿患疟。临床婴儿疟疾急性发作无定型。可无寒战症状，或仅见四肢厥逆，面白唇紫，至发热时才会现。或发热不显，或躯干灼热，四肢反觉冰冷，汗出多。或呕吐泄泻，脾脏肿大，腹部拒按。初起以清热截疟为主。

百日咳 病名，又名顿咳、顿呛、时行顿呛、鸡咳、鹭鹚咳、天哮、疫咳、迫咳、呛咳。是一种流行于冬春季节的传染病，以五岁以下婴幼儿多见。临床以阵发性、痉挛性咳嗽和痉咳后伴有特殊的吸气性回声为特征。时行疫毒犯肺，使肺气不宣，气郁化热，酿液成痰，阻于气道，气机上逆而成。初起邪袭肺卫，宜辛温化痰、顺气降逆，宜用射干麻黄汤。中期邪热恋肺，宜清热宣肺，用麻杏石甘汤或泻白散加减。日久肺胃伤阴，咳血者，宜清燥润肺，用清燥救肺汤、阿胶散；肺脾气虚，宜健脾和中、养肺止咳；用人参五味子汤。针灸：可取定喘、天突，配大椎、丰隆。

百会 经穴名，出《针灸甲乙经》。又名三阳五会、天满、巅上、泥丸宫。属督脉，督脉、足太阳之会，位于头正中线，入前发际5寸，约当两耳尖连线之中点处。主治头痛目眩、惊悸健忘、晕厥、癫狂、耳鸣、鼻塞、中风失语、脱肛、阴挺、痔疾，以及精神分裂症，神经衰弱，高血压，低血压，休克等。沿皮刺0.5～0.8寸。艾炷灸3～5壮，或艾条灸5～15分钟。

百会疽 病名，出《疡医准绳》。又名玉顶疽、玉顶发。即发于头部百会穴处的有头疽，病因证治见该条。

百合 中药名，出自《神农本草经》。又名药百合。为百合科植物百合 Lilium brownii F. E. Brown var. colchesteri Wils 和细叶百合 Lilium pumilum DC. 的肉质鳞茎。性微寒，味甘。归肺、心经。有润肺止咳、清心安神之功效，可治肺热咳嗽、劳嗽咯血；虚烦惊悸、失眠多梦。煎服：10～30g。风寒咳嗽或中寒便溏者忌服。

百合地黄汤 方名，出自《金匮要略》。百合七枚，生地黄汁一升。百合水渍一夜，换水煎至减半，去渣，加入地黄汁，再煎，分二次服。功能滋阴润肺。治百合病，不经吐下、发汗，病形如初。

百合固金汤 方名，见《医方集解》引赵蕺庵方。熟地黄三钱，生地黄二钱，麦门冬一钱半，贝母、百合、当归、炒芍药、甘草各一钱，玄参、桔梗各八分。水煎服。功能养阴润肺，化痰止咳。治肺肾阴虚，见咳痰带血，咽喉燥痛，手足心热，骨蒸盗汗，舌红少苔，脉细数。近代常用于治疗肺结核、慢性支气管炎、支气管扩张、矽肺、肺炎中期或后期属肺肾阴虚者。

百合知母汤 方名，出自《金匮要略》。百合七枚，知母三两。百合水渍一夜，换水煎至减半，知母另煎减半去渣，合和再煎，分二次服。功能滋阴润肺清热。治百合病误汗后，津液受伤，虚热加重，心烦口渴者。

百合病 病名，出《金匮要略》。指神志不定、坐卧不宁的病证。病因病后气阴两伤，脏腑失和所致。症见有食欲不能食，困倦不能卧，欲行不能行，似寒无寒，似热无热，唯口苦、小便赤、脉数，形体如常。治宜养阴和解，用小柴胡汤合百合地黄汤加减。

百劳 ①奇穴名。出《针灸资生经》《针灸集成》。位于大椎穴上2寸旁开1寸处。主治咳嗽气喘、落枕及淋巴结核等。直刺0.5～1寸。艾炷灸3～7壮，或艾条灸5～15分钟。②经穴别名。出《针灸大全》。即大椎穴。

百草霜 中药名，出自《本草图经》。又名灶突墨。为杂草经燃烧后附于烟囱内的烟灰。性温，味辛。归肺、胃、大肠经。有止血、止泻之功效，可治吐血、衄血、便血、血崩、食积、泻痢。煎服：0.9～4.5g。外敷可治咽喉口舌诸疮。

百药煎 中药名，出自《本草蒙筌》。为五倍子同茶叶等经发酵制成的挟状物。性平，味酸、甘。归肺、胃经。有润肺化痰、涩肠止泻、清热解毒之功效，可治久咳痰多、咽痛、便血、久痢、脱肛。煎服：3～9g。外用可治口疮、痈肿疮疡、牙疳。

百部 中药名，出自《本草经集注》。又名嗽药、百条根、药虱药。为百部科植物直立百部 Stemona sessilifolia（Miq）Franch. et Sar. 蔓生百部 S. japonica（Bl.）Miq 或对叶百部 S. tuberosa Lour. 的干燥块根。性平，味甘、苦。归肺经。有润肺止咳、灭虱杀虫之功效。可治新久咳嗽、百日咳、肺劳咳嗽；蛲虫病及头虱、体虱；荨麻疹、皮炎、体癣、蚊虫叮咬。煎服：5～10g。外用适量。

百部丸 方名，出自《鸡峰普济方》。百部四两，生地黄五斤。地黄熬膏和百部末为丸，梧桐子大，每服三十丸。功能养阴止咳。治肺虚。《备急千金要方》《小儿药证直诀》《太平圣惠方》《太平惠民和剂局方》《医学入门》载同名方，组成、功用、主治皆有别。

百晬嗽 病名，又名百日嗽、百晬咳、百晬内嗽、乳嗽、胎嗽。指新生儿初生百日内，患咳嗽气急、痰涎壅盛等症。包括一般感冒和新生儿肺炎等疾病。

百蕊草 中药名，出自《本草图经》。又名小草、百乳草、凤芽蒿、细须草、青龙草。为檀香科植物百蕊草 Thesium chinense Turcz. 的全草。性寒，味辛、微苦、涩。有清热解毒、补肾涩精之功效，可治肺炎、肺脓疡、扁桃体炎、上呼吸道感染、急性乳腺炎、急性膀胱炎、淋巴结结核、肾虚腰痛、头晕、遗精、滑精。煎服：9～15g。

有为法 气功术语。强调意念作用，调气、调心、调身的气功锻炼方法。

有头疽 病名，因病初皮肤上即显露粟粒样脓头，且相继增多而名。由于病位和形态不同，其名称亦多，如脑疽、发背、蜂窝发等。均是发于肌肤间的阳性疾患。相当于西医的痈。多因外感风温、风热，内有脏腑蕴毒，聚于肌表，致气血凝滞而成。初期患部起肿大，上有粟粒状脓头，肿块渐扩大，脓头增多，红肿热痛，伴寒热头痛等，治以散风清热，和营托毒，仙方活命饮加减内服，外贴千捶膏或敷金黄膏、玉露膏。如不消退，疮面腐烂形似蜂窝，范围常继续增大，治以清热祛湿、和营托毒，上方合黄连解毒汤加减内服，外用八二丹、金黄膏；或切开祛腐排脓。约3～4周后新肉渐生。如见疮平漫，色紫滞，脓稀少，腐难脱，且疼痛，舌红脉细数，症属阴虚毒盛，治以养阴清热托毒，竹叶黄芪汤加减内服，外用八二丹、冲和膏；或见疮平漫，色暗晦，脓稀灰绿，舌淡脉数无力，则为体虚毒滞，治以扶正托毒，托里消毒散加减内服，外用七三丹、冲和膏；或见高热气促，神昏谵语等，则为内陷，参该条。

存存斋医话稿 医话著作。清·赵晴初撰。原5卷，现存2卷。全书共收74则医话，不分类别，不拘体例，不立标题，阐述医理，辨证用药，改正本草，评论医家。作者强调辨证论治，反对拘方治病。收入《珍本医书集成》。

存思 气功术语。见《云笈七签》。练功中想象体内的脏腑形色或体外的天空云彩、花草树木等。

存真环中图 中医人体解剖图谱。又名《存真图》。宋·杨介编。宋崇宁（1102～1106年）间，泗州处决犯人，郡守李夷行遣医生、画工剖察胸腹，尽行绘图。杨介取图校以古书，以所见五脏之真绘图，又取烟萝子所画，条析订正，再益以十二经图，编成《存真环中图》。"存真"指五脏六腑图，"环中"指十二经图。绘有从咽喉到胸腹各脏腑的解剖，对经络联附、水谷泌别、精血运输，均有较细致观察。是我国较早的人体解剖图剖，惜已亡佚。

存想 气功术语。见《天隐子》。闭目内视，想象体内脏腑等形象的意念锻炼方法。

夺血者无汗 治则禁忌之一。出《灵枢·营卫生会》。夺，耗损之意。由于血汗同出一源，故告诫医者，如已经失血者，则不能再发其汗；而已经发汗的，亦不能再耗其血。若耗血而又发汗，发汗而以耗血，汗血两失，气阴大伤，则会加重病情。故是错误的治疗手段。

夺命丸 方名，出自《证治准绳》。牡丹皮、茯苓、桂枝、桃仁、赤芍药各等分。为细末，炼蜜为丸，兔屎大，每服一至三丸。功能活血祛瘀。治妇人小产下血量多，子死腹中，其人憎寒，手指唇口爪甲青白，面色黄黑，胎上抢心则闷绝欲死，冷汗自出，喘满不食，或误食毒物伤动胎气，下血不止。

夺命无忧散 方名，出自《疡医大全》。煅寒水石三两、玄参、黄连、贯众、山豆根、荆芥、甘草、硼砂、滑石、砂仁、茯苓各五钱。为细末，每用一钱，干掺舌上，后以新汲水咽下。功能清热泻火，解毒利咽。治缠喉风，咽喉疼痛，痰涎壅盛，口舌生疮，心腹胀满；脾积癥块，小儿奶癖，误吞骨屑，鲠塞不下，以及诸般毒热盛，喉闭涎满，气急闷乱，不省人事等症。

灰苔 指苔色浅黑色之舌苔。《辨舌指南》："如以青黄和入黑中，则为灰色也。"灰苔常由白苔晦暗转化而来，亦可与黄苔同时并见。症见灰苔，主里证，常见于里热证，亦可见于寒湿证。若苔灰而干，多属热炽伤津，可见于外感热病，或阴虚火旺，常见于内伤杂病；若苔灰而润，则或为痰饮内停，或为寒湿内阻。

灰指甲 病名，见《外治寿世方》。又名油灰指甲、鹅爪风。相当于西医的甲癣。多因鹅掌风、脚气疮延及指（趾）甲，爪甲失养而成。初起甲旁发痒，继则爪甲凹凸不平，渐增厚或蛀空或残缺不全，最后爪甲变形，失去光泽而呈灰白色或污黄色。一般不需内治，外治先用小刀尽量将病甲刮除，以不出血为度，再用棉花蘸复方土槿皮酊浸渍；或用白凤仙花捣烂包敷。

达生 见《达生篇》。顺利分娩。

达生篇 产科著作。1卷。清·亟斋居士撰。刊于1715年。分上下两篇。上篇分原生、临产、试痛诸门，并附医案；下篇载保胎、饮食、小产、产后、胎死腹中、胞衣不下、乳少诸症证治及格言、方药。书中所述临产处理原则，与现代医学相似。所载临产"一曰睡，二曰忍痛，三曰慢临盆"六字诀，对正常无痛分娩有指导价值。本书在清代影响广泛，版本甚多，现存清康熙五十年刻本等130余种版本。

达郁汤 方名，出自《杂病源流犀烛》。升麻、柴胡、川芎、香附、白蒺藜、桑白皮、橘叶。水煎服。功能疏肝解郁。治抑郁伤肝呕酸，阴痿不起。

达原饮 方名，出自《瘟疫论》。原名达原散。槟榔二钱，厚朴、知母、芍药、黄芩各一钱，草果、甘草各五分。水煎服。功能开达膜原，辟秽化浊。治温疫或疟疾，邪伏膜原，见憎寒壮热，或一日三次，或一日一次，发无定时，胸闷呕恶，头痛烦躁，脉弦数，舌苔垢腻。《张氏医通》载有同名方，亦治疟疾，组成有异。

列当 中药名，出自《开宝重定本草》。又名栗当、草苁蓉、独根草、兔子腿。为列当科植物紫花列当 Orobanche caerulescens Steph. 的全草。性温，味甘。有补肾、助阳、强筋之功效，可治肾虚腰膝冷痛、阳痿、遗精。煎服：4.5～9g。煎水乘热浸洗足部，可治小儿肠炎腹泻。

列缺 经穴名，出《灵枢·经脉》。又名童玄。属手太阴肺经，该经络穴；八脉交会穴之一，通任脉。位于前臂桡侧，桡骨茎突上方，腕横纹上1.5寸处。主治头痛、咳嗽、气喘、口㖞、咽肿、牙齿肿痛、项强、溺血、落枕、肘臂痛、掌中热，以及神经性头痛、支气管哮喘、荨麻疹等。沿皮刺0.3～0.5寸。艾炷灸3～5壮，或艾条灸5～10分钟。

死血胁痛 病证名，见《医钞类编》。指瘀血停着所致的胁痛。病因气滞日久，血凝内停，或外伤瘀血，均可阻塞胁络，不通则痛。症见胁病如刺，空着不移，日轻夜昼，或午后潮热，胁肋处或触及痞块，舌质紫暗，脉沉涩。治宜去瘀通络。用复元活血汤或桃仁承气汤加减。如有气滞，可佐以越鞠丸加减。

死脉 指脉象之表现为无神、无胃、无根者。如真脏脉、十怪脉，或数极、迟极之脉。如《难经·十四难》载述："一呼六至，一吸六至，为死脉也。"

迈步 奇穴名，位于大腿伸侧，髂前上棘与髌骨外缘的连线上，平臀沟下2.5寸处。主治下肢麻痹、瘫痪、疼痛、腰痛、膝关节痛等。直刺或斜刺1～2寸。艾炷灸3～5壮，或艾条灸5～10分钟。

成无己 约1066～1156年。金代医学家，聊摄（今山东聊城）人。出身世医家庭，精于医术。是历史上最早注释《伤寒论》的医家，撰《注解伤寒论》10卷。另撰有《伤寒明理论》3卷、《伤寒论方》1卷，阐发伤寒学。对后世伤寒学影响很大。

成方切用 方书。13卷，卷首1卷。清·吴仪洛撰。刊于1761年。本书系在《医方考》及《医方集解》的基础上选录古今成方1180余首而成。卷首为制方总义及内经方。卷1～12按方剂功用分为治气、理血、补养、涩固、表散、涌吐、攻下、消导、和解、表里、祛风、祛寒、消暑、燥湿、润燥、泻火、除痰、杀虫、经带、胎产、婴孩、痈疡、眼目、救急等24门。每方记明主治、组方、配伍、方义及出处。选方切于实用，注释详明。书末附《勿药元诠》1卷，系有关养生的论述。现存清乾隆利济堂刻本、道光瓶花书屋刻本。建国后有1958年上海科技卫生出版社排印本。

成方便读 方书。4卷。清·张秉成撰。刊于1904年。本书为学习中医方剂学入门书，全书选收古今常用成方290余首，分为补养、发表、攻里等21类，每方编成七言歌诀，并详释病因、方义。有1933年千顷堂书局石印本、1958年上海科技卫生出版社排印本。

夹竹桃 中药名，出自《植物名实图考》。又名柳叶桃、白羊桃、半年红。为夹竹桃科植物夹竹桃 Nerium indicum Mill. 的叶。性寒，味苦，有大毒。有强心利尿之功效，可治心脏病心力衰竭。研末服：每次0.05～0.1g，每日1～2次。应用时必须严格掌握剂量，不宜多服久服。孕妇忌服。

夹阴中寒 病名，见《伤寒全生集》。指因房劳伤肾，交感寒邪所致的病证。同类阴伤寒。详见该条。

夹阴伤寒 病名，见《伤寒全生集》。指因房劳伤肾，交感阴寒之邪所致之病证。证治皆与阴证伤寒同。详参该条。

夹脊穴 奇穴名，出《素问·缪刺论》《华佗别传》。又名华佗穴、华佗夹脊、佗脊、脊旁。指脊椎旁0.5寸处的穴位。自第一胸椎至第五腰椎各椎棘突下旁开0.5寸，左右共34穴。也有以第一颈椎至第五腰椎各椎棘突下旁开0.5～1寸，左右共48穴。自第一胸椎至第三胸椎夹脊穴主治上肢疾患，自第一胸椎至第八胸椎夹脊穴主治胸部疾患，自第六胸椎至第五腰椎夹脊穴主治腹部疾患，自第一腰椎至第五腰椎夹脊穴主治下肢疾患。直刺0.5～1寸。艾炷灸3～5壮，或艾条灸10～20分钟。

夹脊关 气功术语。见《寥阳殿问答篇》。三关之一。在背部，俯卧时正当两肘尖连线点正中处。

扣法 推拿手法名。①"扣"同"叩"。即击法，用空拳、手指、手掌尺侧面或桑枝棒由轻到重作有节奏地敲打。有促进气血运行、消除疼痛、缓解肌肉痉挛等作用。②用手掌覆盖穴位。

托里定痛散 方名，出自《疡医大全》。熟地黄、当归、白芍药、乳香、没药、罂粟壳、川芎、肉桂。水煎服。功能补血活血，消肿止痛。治痈疽溃后，血虚疼痛不可忍。

托法 推拿手法名。出《千金要方》。用两手或一手将患处托起，有消肿散积作

托盘疔 病名，出《疡科心得集》。又名手心毒、掌心毒，俗名病穿掌、穿窟天蛇。即发于手掌心处的疔疮，肿形如托盘状，相当于西医的掌中间隙感染。多因心、心包二经火毒炽盛，或外伤染毒，凝滞气血，为毒郁结而成。初起整个手掌肿胀，掌心正常凹陷消失，手背肿势亦甚，疼痛剧烈，治以清热解毒消肿，五味消毒饮合黄连解毒汤加减内服，外用金黄膏或黄连膏。成脓，治以透脓托毒，五味消毒饮合透脓散加减内服，外治宜切开排脓，使引流通畅，并用红油膏纱条引流。溃后脓尽，用生肌散、玉红膏。

扪法 ①针刺手法名。指出针后，以手指扪按穴位，掩闭针孔，无令正气外泄的方法。补法多用之。②推拿手法名。出《保生秘要》。两手擦热后迅速地将一手按放在某一穴位上。有散寒通络等作用。

扫叶庄医案 医案著作。4卷。清·薛雪撰。本书以内科时病、杂病为主，兼收外、妇、儿科治案。案语简明，切中肯綮。作者擅长治疗湿热病，对其病因、病理、治法分析尤详，有独到之见。现有《珍本医书集成》本。

扫散法 推拿手法名。用拇指桡侧部或其余四指指端快速地来回推抹头颞部。有疏散风邪等作用。常用于头痛等症。

扬刺 古刺法名。出《灵枢·官针》。十二刺之一。其法正中刺一针，四傍各刺一针，均用浅刺法。这种刺法主散浮浅，故名扬刺。主要用治痹痛寒邪稽留范围较大的病证。近代的皮肤针疗法，即扬刺法的演变。

至阳 经穴名，出《针灸甲乙经》。又名肺底。属督脉。位于背部第七、八胸椎棘突之间，约与肩胛下角相平。主治咳嗽气喘、胸胁胀闷、腹痛、黄疸、脊强、四肢重痛，以及肝炎、胆囊炎、肋间神经痛、胆道蛔虫症、疟疾等。向上斜刺0.5～1寸。艾炷灸3～5壮，或艾条灸5～10分钟。

至阴 ①至，到达之意。脾属太阴，太阴为三阴之始，故称脾为至阴。《素问·金匮真言论》："腹为阴，阴中之至阴，脾也。"②至，极的意思。肾主水，藏精，为人身阴精之原，故又称肾为至阴。《素问·水热穴论》："肾者，至阴也，至阴者，盛水也"。③农历六月，为至阴。《素问·痹论》："以至阴遇此者为肌痹。"④指地。《素问·方盛衰论》："至阴虚，天气绝"。马莳注："地位于下，为至阴。"⑤经穴名，属足太阳膀胱经。

至宝丹 方名，出自《太平惠民和剂局方》。又名局方至宝丹。犀角、朱砂、雄黄、玳瑁、琥珀各一两，麝香、冰片各一分，金箔、银箔各五十片，牛黄五钱，安息香一两半。犀角、玳瑁为细末，入余药研匀，将安息香慢火熬成膏，再入诸药中搜和成剂，旋丸，梧桐子大，每服三至五丸。功能清热开窍，化浊解毒。治中暑、中风及温病痰热内闭，见神错谵语，身热烦躁，痰盛气粗，舌红苔黄垢腻，脉滑数，以及小儿惊厥属于痰热内闭者。近代常用于治疗脑血管意外、肝昏迷、癫痫等属痰迷心窍者。

至宝锭 方名，出自《中药制剂手册》。又名小儿至宝锭。橘皮、炒山楂、全蝎、炒麦芽、蝉蜕、制白附子、天麻、炒槟榔、羌活、炒僵蚕、钩藤、胆南星、贝母、紫苏叶、薄荷、藿香、滑石、雄黄各五两，炒神曲、茯苓各二十两，朱砂十二两，炒白芥子、琥珀各三两，牛黄六钱，麝香、冰片各四钱。为细末，炼蜜为丸，每丸重五分。每服一丸。功能散风清热，化痰消食。治外感风寒，停乳伤食引起的发热咳嗽，呕吐泄泻等症。

至虚有盛候 指虚弱病证发展至严重阶段时，可出现类似盛实的假象。即真虚假实证。如心下痞痛，按之则止，色悴声短，脉来无力之虚证，病甚则见胀满不食，气郁不舒，二便不利等盛候。见《顾氏医镜》。

过期不产 病证名，见《张氏医通》。指妊娠足月而逾期不产者。多因孕妇体虚气弱，无力送胎；或血虚气滞，子宫失润，运行受阻，碍胎下行所致。气虚者，症见过期不产，无分娩症候，小腹空坠，面色㿠白，气短多汗，神倦乏力，不思饮食。治宜大补元气，方用保元汤加枳壳、牛膝。血虚气滞者，症见妊娠过期，无分娩之候，腹胀胸闷，面色萎黄，头晕心悸，夜卧失眠，治宜补血理气、行滞促产，方用补血行滞汤。对于本症应从速促其分娩，否则可导致难产或胎死腹中。若胎儿过大或胎位异常而致，则应考虑引产或剖腹产。

过期饮 方名，出自《证治准绳》。当归、白芍、熟地黄、香附各二钱，川芎一钱，红花七分，桃仁六分，莪术、木通各五分，炙甘草、肉桂各四分。水煎服。功能理气活血，调经通气。治血虚气滞，月经过期不行。

过铸 1839～？清代医家。字玉书。金匮（今江苏无锡）人。专门从事外科数十年，尤擅针刺治疗疔疮。因念疔证向无专书，遂汇集所得方剂，并自身临证经验，编成《治疗汇要》3卷。另著有《过氏医案》《喉痧至论》等书。

邪气盛则实 指疾病发生发展过程中，邪气亢盛，正气不虚，邪正斗争剧烈，从而出现实证的病理状态。临床可见壮热，无汗，烦躁，狂乱，腹痛拒按，便秘尿赤，脉滑数有力等症。《素问·通评虚实论》："邪气盛则实，精气夺则虚。"

[丨]

此事难知 综合性医书。2卷。元·王好古撰于1308年。本书编集李杲医学论述，包括经络、脏腑、病理、病源以及有关临床辨证、治法等内容，其中对伤寒六经证治叙述尤详。现存元刻本、明成化刻本、《济生拔粹》本、《东垣十书》本。1956年人民卫生出版社出版影印本。

光华晕大证 证名，见《证治准绳》。相当于角膜水肿或结膜囊黏稠分泌物所致的虹视现象。即视日与灯烛皆生红晕，犹如雨后天边之彩虹。参见目晕条。

光明 ①经穴名。出《灵枢·经脉》。属足少阳胆经，该经络穴。位于小腿前外侧，外踝尖上5寸，腓骨前缘处。主治膝痛、小腿痛、下肢痿痹、癫痫、乳胀痛、夜盲、近视、白内障、偏头痛。直刺0.5～1寸。艾炷灸3～5壮，或艾条灸5～10分钟。②奇穴名。出《银海精微》。位于眉毛中点，正视时直对瞳孔。主治偏正头痛、目赤肿痛、目翳，以及面神经麻痹等。沿皮刺0.3～0.5寸。③经穴别名。出《铜人腧穴针灸图经》。即攒竹穴。

光明盐四味汤 蒙医成方。方由光明盐、干姜、荜茇、诃子各等量组成。功能为祛除巴达干。主治未消症、呕吐下泻，胃腹胀满等。

光剥舌 指舌苔突然消失，如剥脱样。多属胃阴枯竭，胃气大伤。如见舌的后半部剥苔，则是病邪入里未深而胃气已伤；舌前半部剥苔，则属表邪虽减，但胃肠积滞或有痰饮；舌心剥苔，则属阴虚、血虚或胃气受伤。《辨舌指南》："若厚苔忽然退去，舌光而燥者，此胃气渐绝也，病多凶危。"

当归 中药名，出自《神农本草经》。又名干归、秦归。为伞形科植物当归 Angelica sinensis（Oliv）Diels. 的根。性温，味甘、辛。归肝、心、脾经。有补血、活血、止痛、润肠之功效。可治血虚诸证；月经不调、经闭、痛经；虚寒腹痛、瘀血作痛、跌打损伤、痹痛麻木；痈疽疮疡；血虚肠燥便秘。煎服：5～15g。湿盛中满、大便泄泻者忌服。

当归丸 方名，出自《癍类萃英》。当归三两，甘草一钱，黄连、大黄各二钱半。当归熬膏，余药为末和丸，渐加服之，以利为度。功能清热活血。治斑疹，大便实秘，能饮食者。《备急千金要方》载同名方四首，《太平圣惠方》《太平惠民和剂局方》载同名方各二首，《全生指迷方》《卫生宝鉴》《张氏医通》载同名方各一首，其组成、功用、主治皆有别。

当归六黄汤 方名，出自《兰室秘

藏》。当归、生地黄、熟地黄、黄连、黄芩、黄柏各等分，黄芪量加一倍。为粗末，每服五钱，水煎服。功能滋阴泻火，固表止汗。治阴虚有火，发热盗汗，面赤，心烦，口干唇燥，便结溲黄，舌红，脉数。

当归龙荟丸 方名，出自《丹溪心法》。当归、龙胆草、栀子、黄连、黄柏、黄芩各一两，大黄、芦荟各五钱，木香一钱五分，麝香五分（一方加柴胡、川芎各五钱）。为末，糊丸或蜜丸。功能清泻肝胆实火。治肝胆实火，见头晕目眩，神志不宁，谵语发狂，或大便秘结，小便赤涩。近常用于治疗慢性粒细胞型白血病及胆道蛔虫症。《宣明论方》早载此方，有青黛半两，名为龙脑丸。

当归四逆汤 方名，出自《伤寒论》。当归、桂枝、芍药、细辛各三两，炙甘草、通草各二两，大枣二十五枚。水煎服。功能温经散寒，养血通脉。治阳气不足而又血虚，外受寒邪，手足厥寒，舌淡苔白，脉细欲绝或沉细；或寒入经络，腰、股、腿、足疼痛。近常用于治疗指端动脉痉挛症、冻疮初起者。《卫生宝鉴》载同名方，组成不同，系治脐腹冷痛，相引腰胯而痛方。

当归生姜羊肉汤 方名，出自《金匮要略》。又名小羊肉汤。当归三两，生姜五两，羊肉一斤。水煎服。功能补虚祛寒活血。治寒疝，腹中痛，及胁痛里急，妇人产后腹中疼痛，及虚劳不足。

当归芍药散 方名，出自《金匮要略》。当归三两，芍药一斤，茯苓、白术各四两，泽泻、川芎各半斤。为末，每服一方寸匕，酒调送下。功能健脾祛湿，活血止痛。治妊娠腹中疼痛。

当归羊肉汤 方名，出自《重订严氏济生方》。当归、人参各七钱，黄芪一两，生姜半两。为粗末，用羊肉一斤，煮清汁五大盏，去肉入前药煎四盏，去滓，作六七服，日三四服。功能益气补血温中。治产后蓐劳、发热、自汗、肢体痛。

当归补血汤 方名，出自《兰室秘藏》。黄芪一两，当归二钱。为粗末，水煎服。功能补气生血。治劳倦内伤，气弱血虚，阳浮外越，见肌热面赤，烦渴欲饮，脉洪大而虚，以及妇人经行、产后血虚发热头痛，或疮疡溃后，久不愈合。《审视瑶函》载同名方，系由四物汤加味而成，为治男子衄血便血、妇人产后崩漏、失血过多，睛珠疼痛，不能视物，羞明酸涩，眼睫无力，眉骨酸痛等症。

当归拈痛汤 方名，出自《兰室秘藏》。又名拈痛汤。白术一钱五分，人参、苦参、升麻、葛根、苍术各二钱，防风、知母、泽泻、黄芩、猪苓、当归各三钱，炙甘草、茵陈、羌活各五钱。为粗末，每服一两，水煎服。功能散风祛湿，通络止痛。治湿热为病，肩背沉重，肢节疼痛，胸膈不利。

当归建中汤 方名，出自《千金翼方》。当归四两，芍药、饴糖各六两，桂心、生姜各三两，大枣二十枚，炙甘草二两。为粗末，水煎去渣，入饴糖溶化，分三次服。功能温补气血，缓急止痛。治产后虚羸不足，腹中疼痛不止，吸吸少气，或者小腹拘急，痛引腹背，不能饮食。

当脐痛 病证名，见《张氏医通》。指绕脐腹中急痛之证。因虚寒所致者，症见绕脐疼痛急剧，脉弦涩，治宜温中益肾，小建中汤加味。若绕脐病由虫积所致，当驱虫。详参脐中病。虫积腹痛条。

早孕反应 妇女于妊娠早期（停经6周左右）出现头晕、乏力、嗜睡、流涎、食欲不振、厌良油腻喜食酸冷，恶心，晨起呕吐等，称为早孕反应。早孕反应多于妊娠12周左右自行消失。

吐 证名，见《卫生宝鉴·补遗》。指呕吐中有物无声者。详见呕、呕吐条。

吐舌 病证名，见《保婴撮要》。又名舌舒。指患儿舌头不断伸出口外，伸出较长而缩回较慢或久而不收者。与弄舌有别。兼见面红烦渴，小便赤涩等心热症状者，治以清心泻热，用泻心导赤汤。

吐血 病证名，见《金匮要略》。指胃中之血由口而出。多由酒食不节，胃中积热或肝郁气逆，损伤胃络所致。症见脘胀闷痛，吐鲜血或黯紫色血，或夹有食物，或大便色黑，心烦不宁。如胃中积热者治宜清胃泻火止血，泻心汤合十灰散加减。如肝火犯胃者，治宜泻肝清热，丹栀逍遥散加减。

吐弄舌 指舌体伸长而弛缓，舌微出口外，立即收回口内，或舌舐唇上下及口角左右。吐弄舌多见于小儿，属心脾热盛重证。

吐利 证名，出《素问·五常政大论》。指上吐下泻的症状。多因于热邪类以暑湿移浊之邪客于脾胃，中焦升降失常所致。症见吐泻聚作，头痛、发热、口渴、脘闷腹中绞痛，苔黄腻，脉濡数，治以清热化湿，三仁汤合三黄汤加减。若因外受风寒，直中于脏，寒湿相结，伤于脾胃所致，症见呕吐下利，利下清稀，四肢清冷，胸脘痞闷舌苔白腻，脉濡弱。治以散寒化浊，藿香正气汤加减。

吐纳 气功术语。出《庄子》。古时气功之别称。以呼吸锻炼为主的功法。

吐乳泻青 病证名，出《小儿药证直诀》。指婴儿吐乳而兼腹泻，且排泄物呈青色者。多因小儿外感寒邪，伤及脾胃，肝气逆乱所致，上扰于胃则吐乳，下扰于肠则泻青。治宜补脾平肝。用异功散加肉桂、白芍。

吐乳泻黄 病证名，出《小儿药证直诀》。指婴儿吐乳而兼腹泻，且排泄呈黄色者。因伤热乳引起胃肠积热所致。治宜清肠和胃，用黄芩汤加减。

吐法 八法之一。通过药物或物理刺激引起呕吐，使痰涎、宿食或毒物随呕吐排出。《素问·阴阳应象大论》说："其高者，因而越之。"是吐法最早的理论根据。凡痰涎壅塞于咽喉，顽痰蓄积于胸膈，宿食停留于胃脘，或误食毒物尚在胃中，都可及时使用吐法，使之涌吐而出。但吐法毕竟是一种祛邪外出的方法，易损胃气，所以多用于实邪壅塞，病势急剧而体质壮实的病人。若病情虽急，但无实邪壅塞，或实邪不在咽喉、胸膈、胃脘之间，均不可使用。若体虚气弱，或素有吐血、咳血、衄血疾患，以及孕妇等，必须审慎从事。若非用不可时，则须做好相应的防护救急措施，以防意外。

吐涎沫 证名，出《金匮要略》。指呕吐泡沫状的清涎。多因脾肾阳虚，运化失职，以使饮留胃肠所致。症见呕吐涎沫色白，遇塞则加重。口渴不欲饮，舌苔白滑或腻，脉弦滑。治宜温中健脾化湿，吴茱萸汤合胃苓汤加减。

吐蚘 证名，出《伤寒论》。指呕吐蛔虫的症状。蚘，蛔之古字。病因食物不洁，蛔虫内生，扰于肠胃，胃失和降则蛔被呕出。症见胃脘嘈杂，腹痛时作时止，或突然腹中剧痛，甚至肢冷汗出而厥，呕吐蛔虫。治宜安蛔，乌梅丸加减。

吐清水 证名，见《古今医统》。指呕吐物为清水者。实证者多因痰湿停于中焦，脾胃升降失职所致，症见呕吐清水，伴脘闷不食，头眩心悸，苔白腻，脉滑，治宜温化痰饮，和胃降逆，用小半夏汤合苓桂术甘汤加减。虚证者，多因脾胃虚寒所致，症见胃脘喜暖喜按，脉细，苔薄白，治宜温中健胃，香砂六君子汤加减。

吐绿水 证名，见《寓意草》。指呕吐的胃内容物为绿色液体。见于各种原因引起的严重的呕吐。病因、症状、治疗均同于呕吐。详见呕吐条。

吐蛔 证名，见《卫生宝鉴》。同吐蚘。详见吐蚘条。

吐酸 证名，出《素问·至真要大论》。指胃内的酸水泛漾到口中而吐出者。多因肝气郁结，郁而化热，熏蒸脾胃所致。症见心烦咽干，口苦吐酸，苔黄，脉多弦数，治宜清肝泻火，用左金丸加味。也有因饮食太过，脾胃失降失调，宿食停积所致，症见胸脘胀闷，嗳气吐酸，苔白，治宜健脾和胃，香砂六君子汤加减。

虫白蜡 中药名，出自《本草会编》。又名虫蜡、树蜡、白蜡。为介壳科昆虫白蜡虫 Ericerus pela（charannes）（雄虫）群栖于白蜡树、女贞等枝干上分泌的蜡质。性温，味甘。归肝经，有止血、生肌、定痛之功效。可治金疮出血、疮疡溃久不敛、尿血、肠红。外用适量。煎服：9~15g。

虫积 病证名，见《杂病源流犀烛》。又称九虫积。指腹内虫多成积的病证。见于肠寄生虫病。病因饮食不洁所致。症见脐周腹痛、腹中有块、腹痛时作时止，伴呕吐清水或苦水，或喜食异物，颜面或有片片白斑。治宜驱虫消积。方用追虫丸加减。

虫积腹痛 病证名，见《症因脉治》。指虫积所致的腹痛。病因饮食不洁。症状同虫积。治宜安蛔止痛，乌梅丸加减。参虫痛条。

虫兽伤 病因之一。指虫兽等各类动物致人的伤寒。如蛇咬伤、犬咬伤、昆虫螫刺伤等。出《金匮要略·脏腑经络先后病》篇。

虫痛 病证名，见《丹溪心法》。指因虫积而引起的脘腹疼痛。病因饮食不节。症状同虫积。其痛在脐腹部或上脘部，痛剧而突然发作，甚至出冷汗。治疗当以安蛔止痛为主，疼痛缓解后，再驱虫。用乌梅丸加减。

虫瘕 病证名，出《灵枢·厥病》。指肠中虫积成块，时聚时散的病证。详见虫积条。

曲池 经穴名，出《灵枢·本输》。又名阳泽、鬼臣、鬼腿。属手阳明大肠经，该经合穴。位于肘横纹桡侧端凹陷处，屈肘取穴。主治发热、头痛、目赤、齿痛、咽喉肿痛、肘臂酸痛、上肢不遂、癫疾、风疹、瘰疬、瘿气、疔疮、腹痛、吐泻、痢疾，及流行性感冒，肺炎，扁桃体炎，高血压，麻疹，肘关节及周围软组织疾患等。直刺1~1.5寸。艾炷条3~7壮，或艾条灸5~15分钟。

曲麦枳术丸 方名，出自《奇效良方》。炒神曲、炒麦芽、枳实各一两，白术二两。为细末，荷叶煨饭为丸，梧桐子大，每服五十丸。功能健脾开胃消食。治饮食过多，心腹满闷不快。

曲法 推拿手法名。见《诸病源候论》。即对运动功能障碍的关节帮助其屈曲的一类手法，多用于上、下肢关节。

曲泽 经穴名，出《灵枢·本输》。属手厥阴心包经，该经合穴。位于肘横纹中，当肱二头肌腱尺侧缘处，微屈肘取穴。主治心痛、心悸、热病烦躁，胸满，咳喘，胃痛，呕吐，口干，肘臂筋挛，急性胃肠炎，中暑等。直刺0.3~0.5寸，或点刺出血。艾条灸3~5分钟。

曲垣 经穴名，出《针灸甲乙经》。属手太阳小肠经。位于肩后，肩胛冈上窝内侧端，约当臑俞与第二胸椎棘突连线的中点处。主治肩痛等。直刺0.5~1寸。艾炷灸3~5壮，或艾条灸5~10分钟。

曲骨 经穴名，出《针灸甲乙经》。又名屈骨、回骨。属任脉，任脉、足厥阴之会。位于腹正中线，脐下5寸，耻骨联合上缘上方凹陷处。主治小腹满痛、血瘕痃疝、小便淋沥、遗精、阳痿、月经不调、赤白带下、遗尿；以及尿失禁，尿潴留，尿崩症，子宫下垂等。直刺0.3~1寸。艾炷灸3~5壮，或艾条灸5~10分钟。

曲泉 经穴名，出《灵枢·本输》。属足厥阴肝经，该经合穴。位于膝内侧横纹头，半膜肌腱上方凹陷中，屈膝取穴。主治阴挺、少腹痛、小便不利、遗尿、阴痒痛、遗精、阳痿、泄泻、痢疾、膝股内侧痛，以及肾炎，高血压，前列腺炎，膝关节及周围软组织疾患。直刺0.5~0.8寸。艾条灸5~10分钟。

曲差 经穴名，出《针灸甲乙经》。又名鼻冲。属足太阳膀胱经。位于头正中线入前发际0.5寸，再旁开1.5寸处。主治头痛目眩、鼻塞、鼻衄、鼻疮，以及视力减退，鼻炎等。沿皮刺0.3~0.5寸。艾炷灸3壮，或艾条灸5~10分钟。

曲鬓 经穴名，出《针灸甲乙经》。又名曲发。属足少阳胆经，足太阳、少阳之会。位于头颞部，耳前上方鬓发内，约当角孙穴前一横指处。主治偏头痛、颔颊肿、口噤不开、暴喑、齿痛、口眼㖞斜、颈项强急，以及三叉神经痛等。沿皮刺 0.3～0.5 寸。艾条灸 5～10 分钟。

曲蘖丸 方名，出自《张氏医通》。炒神曲、炒麦芽各一两，黄连（同巴豆七粒炒，去巴豆）五钱。为细末，水泛为丸，梧桐子大，每服五十丸。功能消食去积。治酒积成癖，腹胁满痛，后便积沫。

吕田 清代医家。字心斋，号谷轩。河南新安人。摘录杨璿《伤寒瘟疫条辨》，分编为《瘟疫条辨摘要》《伤寒条辨摘要》《温热标准捷效》三书。

吕应钟 明代医家。字元声。江苏江阴人。世医出身，祖吕夔，父吕读（明经），均以医闻名。承家学，曾任太医院吏目。精于望诊。著有《葆元行览》《世效单方》，均佚。弟应阳（元复）、子梦征（孟盛），亦以医术知名。

吕复 明代医家。字元膺，晚号沧州翁。鄞县（浙江宁波）人。少年孤贫，后因母病学医。曾从名医郑礼之学医，得到古代禁方及色脉药论诸书，日夜钻研，为人治病，每获良效。著《群经古方论》，评述《素问》《灵枢》《本草》《难经》《脉经》等古代医书。另撰《内经或问》《灵枢经脉笺》等书，均佚。

吕留良 1629～1683 年。明末清初思想家兼医家。初名光伦，字用晦，又字庄生，号晚村，又称东庄。崇德（今浙江桐乡）人。少攻举子业，为邑诸生，曾与黄宗羲等交往。明亡，散财结友，图谋复兴。反清事败，曾剪发为僧。雍正时，因曾静案，竟被剖棺戮尸，株及亲族。宗程、朱理学，32 岁时，与名医高鼓峰交往，共论医术，研读医书，并曾为人治病，但不以医名。治病偏于温补。曾评注《医贯》，并撰《东庄医案》1 卷。

吕博 三国时吴国医家。一作吕广。以医术知名，善诊脉论疾。赤乌二年（239 年）任太医令。撰《玉匮针经》《金韬玉鉴经》等书，均佚。注《黄帝八十一难经》，医经有注，始于本书。亦佚。

吕熊飞 ？～约 1892 年。晚清医家。字樵翁。浙江鄞县（宁波）人。长于眼科，以金锒术即金针拨内障术闻名于世，治多应验。撰《眼科易秘》4 卷。

吕震名 1798～1852 年。清代官吏兼医生。字建勋，号楳村。浙江杭州人。道光五年（1825 年）举人，曾任湖北荆门州判等职。酷嗜医书。为人治病，多宗《内经》《伤寒论》。撰有《内经寻源》《内经要论》。

吕夔 明代医家。字大章。本姓承，依舅氏改姓吕。江苏江阴人。先学儒，后改学医。精研博访，其术遂精，当地有"吕仙"之称。吴中疾疫流行，救治甚多。嘉靖（1523～1566 年）年间曾在太医院任职。著有《运气发挥》《经络详据》《脉理明辨》《治法捷要》等书，均佚。

同天符 运气术语。指逢阳年（阳干），太过的中运之气，与在泉之客气相合。《素问·六元正纪大论》："太过而同地化者三，……太过而加同天符。"如甲辰、甲戌年，甲为阳土，辰、戌年为太阴湿土在泉，是阳土运与在泉湿气相合，即为同天符年。此外，壬寅、壬申、庚子、庚午亦为同天符。

同阴之脉 出《素问·刺腰痛》。指足少阳别络。此脉并少阳经上行，至足外踝上，乃别走厥阴经，下络足跗，故名"同阴"。一说指阴跷之脉，因跷脉分阴阳，男数其阳，女数其阴。当数者为经，不当数者为络。此脉为男女阴阳经络交并，故以"同阴"为名。

同病异治 治则之一。指同一病证，可因人、因时、因地之不同，或由于病情的发展，病型的各异，病机的变化，以及用药过程中正邪消长等差异，在治疗上则应采取不同的治法。《素问·五常政大论》："西北之气，散而寒之，东南之气，收而温之，所谓同病异治也。"

吊脚痧方论 痧症专著。1卷。清·徐子默撰。刊于1860年。本书论述吊脚痧的病机、脉、舌、辨证、用药、治疗与预防，辨析吊脚痧与霍乱之异同，提出温经通阳为治疗大法。现存道光刻本等近20种清刻本，民国石印本、排印本。并收入《陈修园医书》。

因人制宜 治则之一。指按照病人的体质、性别、年龄、生活习惯，以及过去病史的不同，而制定适宜的治疗方法。如性别方面，由于男女的生理不同，各有特殊疾患，故治疗时应考虑其生理、病理特点，年龄方面，则小儿脏腑柔弱，老人气血衰少，各有其常见疾病；体质方面，则个人的先天禀赋和后天调养往往有别，所以身体素质也不同；过去病史和现存疾病亦有关系。此外，个别体质对药物的宜忌也各有不同，亦应有所了解，治疗时都要考虑，不能孤立地看待病证。

因地制宜 指按照地区方域和环境的不同而制定适宜的治疗方法。我国地域辽阔，各地区气候不同，则所发病证亦有不同，如南方炎热多雨，地势潮湿，病人易于出现湿热证候；北方少雨干燥，容易出现燥证；高原沿海，某些地区水土不同，故治疗用药均应照顾这些特点。

因时制宜 指按照季节寒热之不同而制定适宜的治疗方法。这是因为气候变化对人体可产生一定的影响，故其治疗亦应注意气候特点。如夏季气候炎热，腠理疏松，对于患风寒感冒者则不能过用辛温，以免汗多而耗伤阳气，损伤津液。而冬季气候寒冷，腠理致密，故对于患风寒感冒者，用辛温药则可稍重，以使风寒从汗而解。

因其轻而扬之 治则之一。出《素问·阴阳应象大论》。轻，指病邪浮浅，病位在表，病势不猛；扬，指宣扬发散。即对轻浅的病证，适宜应用发散宣扬的治法，顺其病势向外发泄，而使之病愈。如外感初起，病邪在表，宜用解表法使之汗解而愈。

因其重而减之 治则之一。出《素问·阴阳应象大论》。重，指病邪内结之里实重证；减，即减少、减轻。指用泻下或其他攻削等治法，使里实重证得以减轻。如实热燥结的便秘腹痛，可用承气汤之类攻下；而腹中瘀血结块，可用破瘀消癥之方药予以攻削，使之逐渐消除。

因其衰而彰之 治则之一。出《素问·阴阳应象大论》。衰，指气血虚弱，病邪衰退而正气未复。彰，是扶助正气，鼓舞机体抗病机能，而使病邪尽去，从而使虚弱病证通过补益治疗而使正气得以恢复。例如水肿病使用逐水药后，肿势大体消退，则应用温阳健脾方药如参苓白术散之类，以加强健脾化湿功能，从而使余肿消退。

因是子静坐法 气功著作。蒋维乔著。书中根据作者实践介绍气功疗法的理论、方法和体会，后附问答选录。1914年由商务印书馆出版。

吸门 七冲门之一。指会厌。会厌是掩盖气管的器官，亦是呼吸纳气的枢纽。出《难经·四十四难》。

岁会 运气术语。又称岁位。指中运与岁支三气相同，同时又当五方之正位，即土居中央，木居东方，火居南方，金居西方，水居北方，则为岁会年。《素问·六微旨大论》："木运临卯，火运临午，土运临四季，金运临酉，水运临子，所谓岁会，气之平也"。此所指的丁卯、戊午、甲辰、甲戌、己丑、己未、乙酉、丙子等八年，均属岁会年分。

回天再造丸 方名，出自《一枝轩经验方》。蕲蛇四两，两头尖、炙黄芪、麻黄、甘草、熟地黄、白芷、防风、天麻、当归、玄参、制首乌、大黄、白蔻仁、藿香、萆薢、草蔻仁、黄连、茯苓、片姜黄、川芎、桂心、穿山甲各二两，山羊肉、松香、麝香、地龙各五钱，细辛、龟板、乌药、母丁香、乳香、青皮、没药、赤芍药、羌活、骨碎补、香附、沉香、白术、僵蚕、三七、朱砂、熟附子、天竺黄各一两，虎胫骨一对、犀角、血竭、终曲各八钱，全蝎、威灵仙、葛根各二两五钱，冰片、牛黄各二钱五分，桑寄生一两五钱。为细末，炼蜜为丸，每丸重一钱，金箔为衣。功能理气活血，化痰通络，息风止痉。治真中类中，痰迷厥气，左瘫右痪，半身不遂，口眼㖞斜，腰腿疼痛，手足麻木，筋骨拘挛，步履艰难，及小儿急慢惊风。

回生丹 方名，见于《增补万病回春》引孙奎亭方。大黄末一斤，苏木、红花各三两，黑豆三升，当归、川芎、熟地黄、茯苓、苍术、香附、乌药、延胡索、桃仁、蒲黄、牛膝各二两，白芍药、甘草、陈皮、木香、三棱、五灵脂、羌活、地榆、山茱萸各五钱，人参、白术、地榆、山茱萸各五钱，人参、白术、青皮、木瓜各三钱，高良姜四钱，乳香、没药各一钱。苏木先煎汁去渣，黑豆煮熟取汁去豆，红花酒煮取汁，其它诸药为末，先将大黄末，以好米醋三至四碗搅匀，文武火熬成膏，次下红花酒、苏木汤，黑豆汁搅开大黄膏，再熬成膏，和诸药末为丸，弹子大，每服一丸，酒炖化通口服。功能活血祛瘀，燥湿化痰，散寒止痛。治胎动胎漏，恶露时下，胎痿不长，胎前产后，崩漏带下，及室女经闭，月经不调等。《疡医大全》载同名方二首，《重楼玉钥》载同名方一首，组成、功用、主治各异。

回生集 方书。2卷。清·陈杰辑。刊于1807年。本书辑方400余首，以民间验方为主。卷上为内科诸病验方；卷下为外症、女科、儿科病证用方。现有《珍本医书集成》本。

回回药方 书名。36卷。撰者、译者均不详。约为十四世纪著作。本书系阿拉伯文医学著作之汉文译本。现存明残抄本，仅有目录下、卷12、30及34四卷。残本包括内科、外科、骨科疾病及药物处方、灸法等内容。书中所用病名、症状名及药名除直接译成汉文外，杂以汉字音译，其病理理论渊源于阿拉伯医学体系。现存明抄本（残）。

回回蒜 中药名，出自《救荒本草》。又名水胡椒、蝎虎草、鹅巴掌。为毛茛科植物回回蒜 Ranunculus chinesis Bunse 的全草。性温，味辛、苦，有毒。有消炎、退肿、平喘、截疟、去翳、杀虫之功效。可外敷穴位发泡，治急慢性肝炎、肝硬化腹水、哮喘、疟疾、风湿性关节痛、胃痛。鲜草少许塞鼻可治角膜云翳；捣烂取汁外搽可治牛皮癣。本品有毒，一般不内服。

回阳返本汤 方名，出自《伤寒六书》。熟附子、干姜、甘草、人参、麦门冬、五味子、腊茶、陈皮。加蜜五匙，水煎服。功能益气生津，回阳救逆。治阴盛格阳，阴极发燥微渴，面赤，欲坐卧泥水井中，脉来无力或脉全无欲绝。《古今医鉴》载同名方，组成、治证有异。

回阳救急汤 方名，出自《伤寒六书》。熟附子、干姜、肉桂、人参、白术、茯苓、陈皮、甘草、五味子、半夏。加麝香三厘，生姜三片，水煎服。功能回阳救急，益气生脉。治寒邪直中三阴，真阳衰微，见恶寒蜷卧，四肢厥冷，吐泻腹痛，口不渴，神衰欲寐，或身寒战栗，或指甲口唇青紫，或吐涎沫，舌淡苔白，脉沉微，甚或无脉。

回肠 相当于解剖学的回肠和结肠上段。如《灵枢·肠胃》说："回肠当脐左环，回周叶积而下，回运环反十六曲，大四寸，径一寸寸之少半，长二丈一尺。"

回乳 治法名。见《本草纲目》。称断乳、消乳。指用药物使乳汁逐渐减少，直到无乳之法。哺乳期一般以8～10个月为宜，最长者可至一年。若哺乳期满，或分娩后因其他原因无需哺乳时，可用炒麦芽60～90g，水煎频服，或用断乳方。若因回乳而见乳房胀硬时，用芒硝局部外敷以软坚消肿散结。

回旋灸 灸法名。悬起灸之一。将艾条燃着的一端在施灸部位上方一定距离处作回旋运动，给患者以较大范围的温热刺激。适用于风湿痛、神经麻痹等。

回旋法 正骨手法。用于髋关节后脱位的整复。见清·钱秀昌《伤科补要》第二十一则：臀骱"若出之则难上，因其胯大肉厚，手捏不住故也。必得力大者三、四人，使患者侧卧，一人抱住其身，一人捏膝上拔下，一手撅其骱头迭进；一手将大胯曲转，使膝近其腹，再令舒直，其骱有响声者，已上。

刚痉 病名，出《金匮要略》。指寒热邪实导致之痉。病因外感寒热之邪，耗伤阴液，阴津不足，筋脉失濡成痉。症见颈项强急，头摇口噤，手足挛急或抽搐，甚则角弓反张，脉弦紧。治宜养阴清热，白虎加人参汤加减。如风寒之邪未入脏腑，尚在经络，可与葛根加减。参痉条。

肉苁蓉 中药名，出自《神农本草经》。又名地精、大芸、金笋、寸芸、淡大芸。为列当科植物肉苁蓉 Cistanche salsa (C. A. Mey.) G. Beck 的带鳞叶的肉质茎。性温，味甘、咸。归肾、大肠经。有补肾助阳、润肠通便之功能。可治阳痿、不孕、腰膝冷痛或筋骨无力；肠燥津枯之大便秘结。煎服：10～20g。阴虚火旺及大便泄泻者忌服，肠胃有实热之大便秘结者亦不宜用。

肉苁蓉丸 方名，出自《医宗必读》。肉苁蓉、熟地黄、炒山药、石斛、牛膝、官桂、槟榔各五钱，炮附子、黄芪各一两、黄连七钱五分、细辛、炙甘草各二钱半。为细末，炼蜜为丸，梧桐子大，每服二钱。功能补益脾肾，散寒清虚火。治冷淋。《太平圣惠方》载同名方八首，组成、功用、主治各异。

肉豆蔻 中药名，出自《药性论》。又名肉果、玉果。为肉豆蔻科植物肉豆蔻树 Myristica fragrans Houtt. 的成熟种仁。性温，味辛。归脾、胃、大肠经。有温中行气、涩肠止泻之功能。可治久泻不止；虚寒气滞，脘腹胀痛，食少呕吐。煎服：3～10g。湿热泻痢者忌用。

肉龟 病名，①见《外科心法》。相当于西医的项部硬结性毛囊炎，或称瘢痕疙瘩性毛囊炎。多因风湿热邪郁于肌肤，阻隔经络，凝滞气血而成。项部皮肤初起粟粒大潮红色毛囊性丘疹，渐成脓疱或小脓肿，时破时敛，自觉痒痛，日久而成瘢痕疙瘩状硬结。初中期治以清热解毒、祛风化湿，仙方活命饮加减内服，外用金黄膏；后期已成硬结者，宜上方酌减寒凉，加强化瘀散结，外用琥珀膏或千捶膏。②见《疡医准绳》。为黄瓜痈之别名。见该条。

肉轮 五轮之一。见《秘传眼科龙木论》。又名土轮。即眼睑。胞睑在脏属脾，脾主肌肉，故称肉轮。肉轮疾患常与脾胃有关。

肉枯 证名，出《灵枢·刺节真邪论》。指脾气衰败所致的肌肉枯痿之证。病因脾气衰败，肌肉失养所致。症见肌肉枯痿无力。治宜补脾气为主，用补中益气汤加减。如因痹症、痿症所致的局部的肉枯，可在治疗原发病的同时，兼补脾气。

肉桂 中药名，出自《名医别录》。又名牡桂、玉桂、官桂。为樟科植物肉桂 Cinnamomum cassia presl 的干皮或粗枝皮。性热，味辛、甘。归肾、脾、心、肝经。有补火助阳、散寒止痛、温通经脉之功效。可治肾阳不足，命门火衰，见畏寒肢冷、腰膝软弱、阳痿、尿频；脾肾阳衰，见脘腹冷痛、食少便溏；寒湿痹痛、腰痛，以及血分有寒之瘀滞经闭、痛经；阴疽及气血虚寒、痈肿脓成不溃，或溃后久不收敛。煎服：2～5g。孕妇忌用。

肉脱 证名，出《灵枢·经水篇》。指肌肉萎缩如削脱的症状。相当于恶液质的症状。病因各种虚劳、痿证。症同肉枯。参肉枯条。

肉痹 病证名，出《素问·四时刺逆从论》。指肌肉失濡所致之肢体屈伸无力者。病因常以肥甘厚味饮食，伤于脾气，脾失濡养肌肉之职，发为本病。症见肌肉松缓不能收持，运动困难。治疗首要节制饮食，常进蔬食菜羹，并予健脾益气之品，佐以通络，可参用补阳还五汤加减。

肉痿 病证名，出《素问·痿论》。指肌肉麻痹萎缩之痿证。因湿困于脾，脾不运化肌肉失濡所致。症见肌肉麻痹不仁，逐渐肌肉萎缩，肌体运动失灵，或见口渴。治宜健脾化湿，平胃散合补中益气汤加减。

肉瘤 病名，出《备急千金要方》。因瘤体软似棉漫肿如馒，如肉之隆起而名。相当于西医的脂肪瘤。好发于肩颈、背、臀等处，瘤自皮下肿起，数目、大小不一，质柔软，扪之呈扁球形或分叶状，推之可移动，尤痛，皮色如常。瘤体小者可不必处理，大者以手术治疗为佳；多发者可治以健脾行气化痰，十全流气饮加减内服，外敷二白散或消瘤二反膏。

肉瘿 病名，出《三因极一病证方论》。即瘿病肿块较局限而柔韧者。相当于西医的甲状腺瘤或并发甲状腺功能亢进，或结节性甲状腺肿。多因情志太过，肝脾两伤，气郁痰湿凝滞气血而成。在喉结一侧或双侧有单个近圆形肿块，边界清楚，表面光滑，按之柔韧不痛，推之能动，可随吞咽动作上下移动，生长缓慢，若伴急躁易怒，胸胁胀闷等，治以疏肝理气、化痰软坚，逍遥散合海藻玉壶汤加减；若伴头晕心悸，烦躁易汗，手舌震颤等，治以滋阴降火、化痰散结，知柏赤芍汤合消瘿丸加减内服；若伴多食易饥，体瘦便溏等，治以滋阴泻胃、解郁化痰，玉女煎合海藻玉壶汤加减内服；或肿块质硬，伴痛，舌暗红或有瘀斑，治以化痰软坚、行气祛瘀，海藻玉壶汤加减并小金片内服。外治均用阳和解凝膏掺黑退消。

[丿]

年老血崩 病证名，见《傅青主女科》。又名老妇血崩、血海败。指妇人年老经断前后而患血崩症。多因肝肾阴虚，或脾肾阳虚所致。肝肾阴虚者，症见周期紊乱，量多质稠，内夹血块，或量少色黯，淋漓不断，并见五心烦热，头晕耳鸣，腰酸腿软，烘热汗出，心悸健忘，治宜滋阴益肾、凉血止血，方用加味固阴煎。若脾肾阳虚，症见出血量多，色淡质稀，腰腹冷坠，精神倦怠，手足发冷，带下清稀，治宜温补脾肾、固冲止血，方用安老汤。同时应作妇科检查，除外肿瘤或癌变的可能。

年希尧 清代官吏。学允恭，号偶斋主人。广宁（今辽宁锦州）人。曾任工部右侍郎等职。其父年遐龄曾任清代湖广巡抚等职，兄年羹尧亦任高职。平素浏览金元名家著述，收集经验良方，辑有《集验良方》6卷。又辑刻有《经验四种》《本草类方》。

年希尧集验良方 方书。又名《集验良方》。6卷。清·年希尧辑。刊于1724年。本书为验方汇编，分养生、急治、中风、预防中风、伤寒、感冒等50余类，辑录验方。其中养生、伤寒、感冒、类中等均附以简短医论。有单刻本，又收入《经验四种》。

朱一麟 明代医家。字应我，自号摘星楼主人。甘肃泾川人。先学儒，后学医。于小儿痘疹证治多有研究，撰《摘星楼治痘全书》18卷。

朱日辉 明代医家。字充美。婺源（今江西婺源）人。先考科举，后改学医。编有《医学元要》《加减十三方》《试奇方》等书。其子莹，亦以医名。

朱未老经水断 病证名，见《傅青主女科》。指年龄未至绝经期而月经断绝。多因肾虚、血亏所致。肾虚者，症见月经过早断绝，面色无华，头晕耳鸣，腰酸腿软，治当补肾益精、养阴调经，方用左归饮。血亏者，症见面色萎黄，头晕心悸，精神疲惫，失眠多梦，治宜补血养阴、健脾宁心，方用归脾汤。

朱权 1378～1448年。明代戏曲理论家、剧作家。朱元璋第十七子，封宁王。号臞仙、涵虚子、丹丘先生、玄洲首人。好学博古，撰述颇多。医著有《乾坤生意》4卷、《乾坤生意秘蕴》1卷、《臞仙活人心法》3卷等。

朱有治 清代医家。字君平。湖北罗田人，出身世医，承继家业，临症不泥于方书，常取良效，撰有《便用良方》2卷。

朱沛文 约1805~？清末医家，字少廉，又字绍溪。是中国近代中西医通派代表人物之一。出身世医家庭，自幼从父学医。广读古今中医书籍。时值西洋医学传入中国，乃兼读西洋医书，并亲到西医院观察尸体解剖。积20余年努力，临床经验及中西医理论知识均较丰富。认为中西医各有所长，中医"精于穷理而拙于格物"，西医"长于格物而短于穷理"，力图汇通中西医学。提出中西医汇通应以临床验证为标准，"通其可通，而并存其互异"。主张外科易求诸海外，因"泰西医士授受既无私秘，器械又极精良"。汇集中西医对脏腑形态、构造、功能的认识，结合个人临床经验，撰《华洋脏象约纂》。另撰《医论》《医学管见》《华洋证治约纂》，则未见刊行。

朱纯嘏 约1634~1718年。清代医家。字玉堂。豫章（今江西南昌）人。长予诊治痘疹，其治宗尚聂久吾，注重辨证论治。康熙二十年（1681年）入内庭种痘有效，授为御医。后又赴蒙古地方种痘。前后达26年，治验甚富。撰《痘疹定论》4卷，影响颇大。

朱杰 宋代眼科医生。江宁（今江苏南京）人。善治目疾，尤长于针拨内障术。

朱肱 宋代医学家。字翼中。乌程（今浙江吴兴）人。元祐三年（1088年）进士，曾为奉议郎，人称朱奉议。后隐居杭州，自号无求子。究心医学，精研伤寒，历时20年，于1108年撰成《伤寒百问》3卷。1111年，校正《伤寒百问》，增补至20卷，更名《南阳活人书》。其时宋廷大兴医学，起用朱氏为医学博士。1114年主管朝廷医药政令。1118年，又取丁德用、石藏用、杨介诸家之说，撰《内外二景图》3卷，未见刊行。其论伤寒之学，主张以经络论六经，重视脉证合参，强调伤寒、温病有别。

朱栋隆 十六世纪。明代医家。字子吉，号春梅、瓶城子。江苏丹阳人。年轻时曾考科举，后因母病立志学医，尤其注意痘疹。采摭钱乙、陈文中、闻人规诸家著作，并与当地名医探讨研究，用12年时间，摘要整理成《痘疹不求人方》。又调制稀痘丸、快斑丸、解毒丸等蜡丸，以应急需。

朱砂 中药名，出自《神农本草经》。又名辰砂、丹砂。为六方晶系辰砂Cinnabar的矿石。性寒，味甘。归心经。有镇心安神、清热解毒之功效。可治心火亢盛所致心神不安、胸中烦热、惊悸不眠；疮疡肿毒、瘴疟。研末冲服：0.3~1g。内服不宜过量，也不可持续服用，以免致汞中毒。肝肾功能不正常者，慎用朱砂。

朱砂安神丸 方名，出自《内外伤辨惑论》。又名黄连安神丸、安神丸。朱砂五钱，甘草五钱五分，黄连六钱，当归二钱五分，生地黄一钱五分。除朱砂外，余药为末，汤浸蒸饼为丸，黍米大，朱砂为衣，每服十五至二十丸。功能镇心安神，泻火养阴。治心火偏亢，阴血不足，见心烦神乱，失眠，多梦，怔忡，惊悸，甚则欲吐不果，胸中自觉懊侬，舌红，脉细数。《症因脉治》《兰室秘藏》《卫生宝鉴》所载同名方治证相同，惟用药略异。

朱砂根 中药名，出自《本草纲目》。又名大罗伞、开喉箭、凤凰肠、珍珠伞、凉伞遮珍珠。为紫金牛科植物朱砂根Ardisia crenata Sims 或红凉伞 A. bicolor walker 的根。性凉，味苦、辛。有清热解毒、祛风除湿、散瘀止痛之功效。可治上呼吸道感染、咽喉肿痛、扁桃体炎、白喉、支气管炎、丹毒、淋巴结炎、风湿骨痛、腰腿痛、跌打损伤、胃痛、痛经。煎服：3~9g。内服并外敷可治毒蛇咬伤。

朱钥 十八世纪。清代医家。字东樵。江苏苏州人。精医学，任惠民局司事。撰《本草诗笺》10卷。

朱载扬 清代医家。字克玿，号丹山。浙江仙居人。精于儿科麻症，时人称之为"麻仙"，撰《麻症集成》4卷。

朱琏 1910~1978年。现代针灸学家。江苏溧阳人。早年学习现代医学，1935年

朱惠明 明代医家。字济川。浙江长兴人。少时习儒，后改学医。治病不分贵贱，求无不应。著有《痘疹传心录》《慈幼心传》。

朱端章 十二世纪。南宋医家。福建长乐人。淳熙（1174～1189年）年间主管江西南康军事。平生喜好方书，因见当时产科专书较少，将所藏医书中有关产科内容，辑成《卫生家宝产科方》8卷。辑其先世所传及手录单验方，著《卫生家宝方》。另著有《卫生家宝汤方》《卫生小儿方》，均佚。

朱震亨 1282～1358年。元代著名医学家。字彦修，婺州义乌（今浙江义乌）人。世居丹溪，人称丹溪先生。金元四大家之一。早年学习四书五经和程朱理学，30岁后才开始学医。遍游江苏、浙江、安徽各地，访求名医。后从罗知悌学医，认真钻研《内经》等古医书。学术上受刘完素、李杲等影响较大，并对刘完素火热学说有进一步发展，倡"阳有余阴不足"之论。根据《内经》论证相火有常有变，认为人体有赖相火温养脏腑和推动功能活动，但相火易于妄动，一旦相火妄动就会耗伤阴血发生病变。在养生方面，主张节制饮食、色欲，以保养阴分。临床治疗主张滋阴降火，后世称其学术派别为养阴派。所创越鞠丸、大补阴丸、琼玉膏等，至今仍为临床常用方剂。主张临证时要灵活用药，反对当时一些医家忽视辨证，机械搬用《局方》和滥用辛燥药。著有《格致余论》《局方发挥》《本草衍义补遗》等书。门人整理其临证经验者，有《丹溪心法》《金匮钩玄》等书。

朱颜 1913～1972年。现代医家。又名云高，字亦丹。浙江金华人。青年时期在家乡从赵霭堂学中医，并独立行医多年，后又在医学院学习西医。对中医临床及药理学有一定研究。解放后，在中医研究院从事中药、文献和临床研究。著有《中药的药理与应用》《日用中药常识》《中医学术研究》《中国古代医学的成就》等书。

先天 ①指四时之气，先天时而至。《素问·气交变大论》："故太过者，先天；不及者，后天"。②指人体受胎时之真元，关系到人体禀赋强弱，出生后体弱者，称之为"先天不足"。后世将先天与肾相联系。认为先天之本在肾，后天之本在脾。

先天之本 指肾。先天，指人体受胎时的胎元。中医学认为，人体从生殖机能到男女两性生殖之精结合形成胚胎，以及身体的发育成长和防病、抗病能力，肾都起着重要作用。故曰"先天之本在肾"，见《医宗必读》。故凡人禀赋强壮，则称之为先天充足；禀赋虚弱，则称为先天不足。

先血后便 证名，出《金匮要略》。又称近血。便血之一，即血在粪前而下。多因过食辛辣饮酒，或膏粱厚味所致大肠湿热下注，损伤阴络而成。症见便血色鲜红，或大便不畅。治宜清化湿热，地榆散加减。详参肠风、便血条。

先便后血 证名，出《金匮要略》。又称远血。便血之一，血在粪便之后而下。因出血部位远，多在胃、小肠以上，故名。多因劳倦伤脾，脾失统血之能，或因肝胃不和，脾胃功能损伤，使贯络之血不能归络所致。症见便血色紫暗而浊。治宜补脾止血或和胃止血。详参脏毒条。

先期汤 方名，出自《证治准绳》。生地黄、当归、白芍药各二钱，黄柏、知母各一钱，黄芩、黄连、川芎、阿胶珠各八分，艾叶、香附、炙甘草各七分。水煎服。功能理气和血，清热止渴。治月经先期，色紫量多，心烦口渴。

先煎 中药学名词。指煎药时，一些药物较另一些药物先煎一段时间。多为矿物药、介壳药，如石膏、代赭石、牡蛎、鳖甲等，须先煎才能使其有效成份释出。

先醒斋医学广笔记 综合性医书。简称《医学广笔记》。4卷。明·缪希雍撰。刊于1622年。本书初由丁元荐整理汇辑缪氏论病治病经验而成，后经缪氏增订。内容以缪氏常用方剂和医案为主。前3卷分述中风、寒、暑、疟、痢、泄泻、脾胃、虚弱、吐血、消渴、妇人、幼科、杂症等病证治。并概括缪氏治病大法，如"中风治法大略""三阴治法总要""吐血三要法"等。卷4简介常用药物400余种。末附用药凡例。现存明万历四十一年刻本等20余种版本。1958年上海卫生出版社出版排印本。

牝疟 病名，出《金匮要略》。指寒多或但寒不热的疟疾。因感于寒湿之气与疟邪，阴盛阳衰所致。其发病时但寒不热，或寒多热少，惨戚振慄，口不渴，胸胁痞满，神疲肢倦，舌淡，苔薄腻，脉弦迟。治以辛温达邪，柴胡桂姜汤加减。

舌 五官组织之一。又名灵根、心窍。舌位于口腔之内，主司味觉，并与吞咽、发音有密切关系。《灵枢·五阅五使》："舌者，心之官也"。《灵枢·脉度》："心气通于舌，心和则能知五味矣"。《灵枢·忧恚无言》："舌者，音声之机也"。舌之根部，称为舌本；舌之尖部，称为舌尖；舌之两侧，称为舌旁；舌底经筋，称为舌系；舌之中部，称为舌中。在临床上观察舌的色、质、形、态及舌苔，是中医望诊的重要内容之一。

舌下穴 奇穴名，出《千金要方》。位于舌两侧缘，舌伸出口外，正对口角处。主治黄疸、急喉风、喉蛾病等。直刺0.1～0.2寸，或点刺出血。

舌下痰包 病名，见《外科正宗》。又名匏舌。相当于现代医学舌下囊肿。《医宗金鉴》："痰包每在舌下生，结肿绵软似匏形，痛胀舌下妨食语，火稽痰涎流注成"。治宜化痰活血，二陈汤合会厌逐瘀加减。外治宜手术切除。

舌上龟纹 病证名，见《喉科指掌》。如为心火暴盛所致。舌起龟纹，舌质红赤，口内糜烂，腮舌俱肿，治宜清心凉膈，用凉膈散。如为虚火上炎所致，舌有龟纹而色淡，亦可见白斑细点，舌若无皮，治宜滋阴清热，用知柏地黄汤加牛膝。外用冰硼散。

舌本 即舌根。由于多数经脉皆络于此，故舌本与经络脏腑关系十分密切。如足太阴脾经连舌本，散舌下；足少阴肾经挟舌本；手少阴心之经别系舌本；足厥阴之脉络于舌本等。

舌生泡 病证名，见《丹溪心法》。又名舌上珠、舌下珠、珍珠毒、连珠疳、口疳风。由脾肾虚火上炎所致。症见白泡生于舌下，大小不一，五六个连绵而发，治宜养阴清热，用知柏地黄汤加白术、山药。如为心脾积热，白泡生于舌上，疼痒溃烂，治宜清心凉膈，用凉膈散。

舌出 病证名，出《伤寒论》。由于心火炽盛所致者，见于舌伸出口外不收，肿胀多涎，治宜清心泻火，涤痰开窍，用黄连解毒汤加竹沥、大黄、木通；病后伤阴者，见于舌伸口外，无力收缩，舌干裂纹，治宜养阴清热，用知柏地黄汤；胃气虚寒，见舌出不收，四肢逆冷，口流清涎，治宜温肾摄涎，用理中汤加益智仁、白蔻仁。

舌色 即舌质的颜色。为中医舌诊的重要内容之一。正常的舌色是淡红色，活泼光润。临床常见舌色有淡白、红、绛、紫等色。临床主病，则白色主血虚，阴虚；红色主热证，热邪多在卫分和气分；绛色主热在营分或血分。如非热性疾病出现红绛舌而无苔或少苔，则主阴虚火旺，多见于慢性消耗性疾病；紫色在温病中表示热入营、血，杂病中则表示瘀血郁滞为患，常见于心脏病、血液病、死胎或中毒等疾患。临床观察说明，舌色的变化与舌体的血循环关系密切，如贫血、水肿则舌色淡；充血及血管增生则舌色深红；瘀血或缺氧则舌色青紫。

舌红 指舌质颜色比正常的淡红色较深。舌红主热证。《伤寒舌鉴》："夫红舌者，伏热内蓄于心胃，自里而达于表也"。临床诊病，根据其红色的深浅，结合舌苔用以辨别热病的部位和轻重。一般而言，舌色深红而有黄苔，则为实热；舌红而鲜嫩，则为虚热；舌色嫩红无苔，则为阴虚火旺；舌鲜红起芒刺，则为营分有热；舌红而干，则为胃津已伤；舌尖红为心火上炎；舌边红，则为肝胆郁热。

舌形 舌的形体。主要包括舌体的胖瘦、老嫩、胀瘪，以及某些特殊病态形状等。老嫩，指舌质的纹理粗糙而形色坚敛苍老和舌质纹理细腻而形色浮肿娇嫩。老属实证，嫩属虚证；胖大为舌体较正常为大，多为水湿痰饮阻滞；肿胀，指舌体肿大，盈口满嘴，甚则不能闭口。多为邪热挟酒而上壅，或因中毒而血液凝滞，或先天舌部血络郁闭；瘦薄，指舌体瘦小而薄，多为气血阴液不足，失于充盈渐致；芒刺，指舌上隆起如刺状，多主胃热炽盛或邪热内结；舌见裂纹，则为热盛或血虚阴液不足；舌面光滑无苔，则为胃阴枯竭，胃气大伤；舌有齿痕，则为脾虚或湿盛。

舌疔 病名，见《医宗金鉴》。生于舌上者名卷帘疔；生舌下者名鹌鹑疔、蝎虎疔；生于舌根者名赤疔；生于舌尖者名鱼鳞风。由心经为毒上攻所致，症见舌生紫泡，其形如豆，坚硬疼痛。初起发热恶寒者，治宜泻火解毒，用蟾酥丸含化，配合黄连解毒汤。化脓后治同舌痈。若因瘟疫病所致者，治宜清热解毒，用清瘟败毒饮。

舌诊 中医望诊主要内容之一。主要是通过察看舌质和舌苔的形态、色泽、润燥等变化，借以辨别病邪的性质、病势的深浅、气血的盛衰、津液的盈亏，以及脏腑的虚实等，为病证诊断提供重要的依据。中医学认为舌为心之苗，心开窍于舌，舌又为脾之外候。苔为胃气的真实反映。在经络循行中，手少阴心之经别系舌本，足少阴肾经挟舌本，足厥阴经络于舌本，足太阴经连舌本，散于舌下。因此，脏腑有病即可以通过经脉而影响舌的变化，而诊察舌或苔之变化，则能判断内在疾病的寒热虚实与表里进退。《辨舌指南》："辨舌质可辨脏腑的虚实，视舌苔可察六淫之浅深。"

舌苔 即舌胎，又称舌垢。指舌面上所附着的一层苔状物质。观察舌苔的变化，有助于了解病邪的性质、病位之深浅，以及津液的存亡，故是中医舌诊的重要内容之一。正常的舌苔为薄白苔，乃由胃气所生。病理的舌苔，则因病邪之侵袭或内有痰湿、积食所致，故有白、黄、灰、黑等颜色及润、燥、腻等性质之不同，但须结合舌质来进行分析，同时要注意由食物或药物染色所造成的假象。

舌苔图谱 舌诊著作。北京中医学院编著。前为舌苔简介，次为彩色舌苔图谱55帧。以舌为纲，以苔为目，分为正常舌、淡白舌、淡红舌、红绛舌、紫青舌、其他舌6类。每类有简要说明，每图注明形态、病理。1963年由人民卫生出版社出版。

舌质 又称舌体。为舌的肌肉脉络组织。望舌质，是中医舌诊的重要内容之一。一般的舌尖候心肺，舌边候肝胆，舌中候脾胃，舌根候肾。并应结合舌苔和全身症状来全面诊察疾病。舌质的诊察，主要在于辨别其荣枯老嫩，包括其形态、色泽、动态及润燥等。一般而言，察舌质，在于辨脏腑之虚实。观舌苔，在于辨病邪的深浅与胃气的存亡。亦有"气病察苔，血病察质"之说。

舌肿 病证名，见《诸病源候论》。又名舌胀、舌胀大。由于七情郁结，心火暴甚，以致与痰浊瘀血滞于舌间所致。症见舌肿大满口，坚硬痛，言语困难，重者呼吸不畅，治宜清热凉膈，用凉肺散。外治可用吹喉消肿散、冰硼散。

舌卷 病证名，出《内经》。因心火上炎者，则舌卷曲不能言。《素问·脉要精微论》："心脉搏坚而长，当病舌卷不能言。"治宜清心泻火，用犀角地黄汤；因肝经热甚所致者，治宜清泻肝胆，用龙胆泻肝汤；因温邪内陷心包者，治宜增液急下，用增液承气汤。

舌㖞 舌伸出时偏于一侧，㖞斜不正。常与口眼㖞斜或肢体偏瘫同时出现。多因肝风内动，风邪中络，舌的一侧肌肉弛缓所致。

舌骨 位于舌根部，形如马蹄铁状，参与舌的活动。

舌疮 病证名，见《外台秘要》。又名红点舌、坐舌风。因心胃积热熏蒸，或胎毒上冲所致者，症见舌上生疮，舌裂舌肿，时流鲜血，口臭便秘，治宜泻火解毒，用黄连解毒汤合导赤散。若虚火上炎，多久治不愈，疮破成窟，四肢倦怠，治宜补中益气，用补中益气汤。若上盛下虚，腰膝酸软，小便频多者，治宜重镇摄纳，用黑锡丹。

舌神 舌诊内容之一。表现在舌质的荣枯方面。舌红润鲜明，活动灵敏，即表示津液充足，生机旺盛而有神。枯，指晦暗干瘪，失却灵活，表示津液枯竭，病属危重而无神。《辨舌指南》："荣润则津足，干枯则津乏。荣者谓有神。神也者，灵动精爽，红活鲜明，得之则生，失之则死。明润而有血色者生，枯暗而无血色者死。"

舌绛 指舌色呈现深红色，为温病热邪传入营分的舌象。临床以初见绛色而有黄白苔，为邪在气分，未尽入营；全舌鲜绛，则为心包受病；舌绛而中心干燥，为胃火伤津；舌尖独绛，为心火亢盛；舌绛并有大红点，为热毒乘心；绛而光亮，则是胃阴已亡；舌绛而干枯不鲜，则为胃阴枯竭；舌绛望之若干，手摸觉有津液，则为津亏而湿热上蒸，或有痰浊；舌张而黏腻，似苔非苔，则为中焦秽浊；舌绛而舌体瘦小，干有裂纹，光剥无苔，则属重证。

舌根 舌体靠近咽喉的部位，属肾。

舌笋 病证名，见《串雅内编》。指小儿舌上起白泡，妨碍吮乳，令患儿啼哭不止。治以吹喉消肿散吹于舌体。

舌衄 病证名，见《景岳全书》。又名舌血、舌本出血。因心经蕴热所致者，症见舌上血如泉涌，肿大木硬，治宜清热凉血，轻者用黄连解毒汤，重者用犀角地黄汤。因肝肾二经虚火上炎所致者，症见舌上渗血，潮热盗汗，治宜滋阴凉血，用六味地黄汤。外用云南白药外敷出血处。

舌痈 病名，见《沈氏尊生书》。指舌上生痈。因舌痈之颜色、部位不同，而名称有异。红肿者名舌红痈，黄色者名舌黄风，色白木痛者名死舌痈；生于舌根者名舌根痈，生于舌下者名卷舌痈，生于舌上者名舌上痈。多由心火胃热所致，初起舌红肿痛，治宜清热解毒，用黄连解毒汤合凉膈散，外吹冰硼散。痈肿成脓者，宜清热托毒，用黄连解毒汤加皂刺、山甲、桔梗。外治以切开排脓，吹锡类散。溃口不敛，口中臭腐，治宜用锡类散加儿茶末，吹敷局部。

舌菌 病名，见《沈氏尊生书》。又名舌岩。类似于舌癌。由于七情郁结心脾二经，化火化毒所致，初起如豆，治宜泻心脾之火毒，用导赤散加黄连、大黄。如病久阴伤，红烂疼痛，治宜养阴清热，用清咽润燥汤加犀角、黄连。若日久颈生肿块，时流臭涎，食少便溏，治宜养血健脾，用归脾汤加减。现代医学治疗本病多宜早期手术，然后配合中药治疗。

舌裂 证名，见《医学入门》。又名舌破。指舌有裂纹，甚或生疮。由于心火上炎，化燥伤津或阴虚热盛上蒸所致。兼见口内干燥，心烦舌痛等，治宜清泻心火，用黄连泻心汤。若日久伤阴，治宜养阴清热，用清咽润燥汤加牛膝。

舌强 又名舌本强。指舌体强硬，运动不灵。并多兼语言謇涩不清。若兼有肢体瘫痪，口眼㖞斜，神昏谵语者，则多属温热病证热入心包，或高热伤津，燥热炽盛，筋脉失养所致。《灵枢·经脉》："脾足太阴之脉，是动则病舌本强。"

舌鉴总论 舌诊著作。原题清·徐大椿撰。简述白、黄、黑、灰、红、霉酱、紫、蓝等舌的病理及治法，附妊娠伤寒舌。有的刊本附有舌鉴图。现有《徐灵胎医学全书》等刊本。

舌鉴辨正 舌诊著作。2卷。清·梁正瑜撰于1894年。本书由清·王锡鑫刻《活人心法》所收张登《伤寒舌鉴》，"辨其缪正其偏"而成。王刻《舌鉴》系据张氏120舌、《薛氏医案》36舌、段正谊瘟疫13舌，择录149舌。本书取此为基础，分述每舌形色、所主病证及其治疗。每舌一图。前附全舌分经图，后附治白喉方。并专论妊娠伤寒舌象。现存清光绪二十三年固本堂刻本。1989年中医古籍出版社出版影印本。

舌痹 病证名，见《赤水玄珠》。又名麻舌、舌自痹。实证多因七情郁结，心火灼痰，滞涩经络所致，症见舌肿而麻木不仁，不辨五味，或疼痛紫赤，治宜清火涤痰，用温胆汤加黄连、木通。虚证多见舌麻木不仁，脉虚无力，治宜养血温中，用四物汤合理中汤加减。

舌痿 病证名，出《灵枢·经脉》。多为脾衰所致，脾主肌肉，脾衰舌痿。或因阴液耗损，筋脉失养。初病者，舌干红而痿，是热灼阴伤，久病者，舌绛而痿，是阴亏已极，或舌淡白而痿，是气血俱虚。症见舌短缩而痿，治宜补中养血，初期服补中益气汤，后期服归脾汤。

舌瘖 病证名，出《灵枢》。又名舌缓。暴病乃风痰为患，症见舌体转动不灵，痰声漉漉，不能言语，治宜祛风豁痰，用温胆汤加胆星、僵蚕、全蝎、菖蒲。久病多血虚风动，症见舌瘖不能言，形体消瘦，治宜补益心脾，用归脾汤。

舌缩 病证名，出《千金要方》。又名舌短、阴强舌。因寒凝胸腹者，症见舌缩而四肢厥冷，脉象沉伏，治宜温中祛寒，用附子理中汤。因心脾积热者，症见舌缩难言，蒸蒸发热，脉沉而数，治宜清心开窍，用黄连解毒汤加菖蒲、莲子心。

舌颤 又称战舌。指舌头颤动。多由内风引发或酒毒伤人所致。临床所见，舌淡红或淡白而微微蠕动，则多属心脾两虚，或血虚生风；舌质紫红而颤动，则多为肝风内动，热极而生风；舌质紫绛，挺出颤动，则可见于酒精中毒。

竹节三七 中药名，出自《百草镜》。又名竹三七、野田七、竹节七、白三七。为五加科植物竹节参 Panax japonicas C. A. Mey. 呈竹鞭状的根茎。性温，味甘、苦。归肝、脾经。有补益气血、化痰止咳、散瘀止血之功效。可治病后脾胃虚弱，食欲不振，倦怠乏力；肺结核咯血，咯痰不爽；胃出血，鼻衄，功能性子宫出血，倒经，产后腹痛，跌打损伤。煎服：3~9g。研粉撒治外伤出血。孕妇忌服。

竹节骨折伤 病名，见《医宗金鉴》。竹节骨即指骨。多因跌打、压撞所伤，局部肿胀、疼痛，屈伸活动障碍，折端移位者，畸形明显。治宜手法整复，夹缚固定；如有破损及骨端外露者，应予清创及牵引整复。内服活血化瘀，消肿止痛，接骨续筋之品，配合功能锻炼。

竹叶 中药名，出自《名医别录》。又名淡竹叶。为禾本科植物淡竹 Phyllostachys nigra（Lodd.） Munro var. henonis（Mitf.） Stapfex rendle 的叶。性寒，味甘、淡。归心、肺、胃经。有清热除烦、生津、利尿之功效。可治热病烦热口渴；心火上炎，口舌生疮及小儿惊热诸病；热淋及心火移热于小肠所致的小便淋痛。煎服：6~15g。

竹叶石膏汤 方名，出自《伤寒论》。竹叶二把，石膏、麦门冬各一升，半夏半斤，人参、炙甘草各二两，粳米半斤。水煎服。功能清热生津，益气和胃。治伤寒、温热、暑病之后，余热未清，气津两伤，见身热多汗，心胸烦闷，气逆欲呕，口干喜饮，或虚烦不寐，脉虚数，舌红苔少。

竹叶柳蒡汤 方名，出自《先醒斋医学广笔记》。西河柳五钱，荆芥穗、蝉蜕、薄荷、甘草、炙知母各一钱，炒牛蒡子、葛根各一钱五分，玄参二钱，麦门冬三钱，竹叶三十片。甚者加石膏五钱,冬米一撮。水煎服。功能透疹解表,清泄肺胃。治痧疹透发不出,见喘嗽,烦闷躁乱,咽喉肿痛。

竹叶椒 中药名,出自《本草图经》。又名山花椒、野花椒、岩椒、土花椒。为芸香科植物竹叶椒 Zanthoxylum planispinum Sieb. et Zucc. 的果实。性温,味辛,有小毒。有温中散寒、驱蛔、止痛之功效,可治胃寒疼痛、痧症及蛔虫腹痛、牙痛。煎服:6~9g。孕妇慎服。竹叶椒根也入药,能祛风除湿,温中散寒,活血止痛。治感冒头痛、咳嗽、风湿痹痛、腰肌劳损、胃寒疼痛、痧症腹痛、龋齿痛、顽癣、跌打损伤、创伤出血等。

竹沥 中药名,出自《名医别录》。又名竹汁、竹油、淡竹沥。为禾本科植物淡竹 Phyllostachys nigra (Lodd.) Munro henonis (Mitf.) Stapfex rendle 等的茎用火烤灼而流出的液汁。性寒,味甘。归心、肺、胃经。有清热滑痰之功效。可治热咳痰稠;痰热蒙蔽清窍诸症;肺热痰壅,咳逆胸闷;中风痰迷,惊痫癫狂等证。冲服:30~50g。寒嗽及脾虚便泄者忌用。

竹林寺三禅师女科三种 丛书。20卷。内收《女科秘要》8卷,清·静光禅师撰;《女科旨要》4卷,清·雪岩禅师增广;《女科秘旨》8卷,清·轮印(一作轮应)禅师续辑。1771年始予刊行。论述女科经、带、胎、产各病证治,方剂多切于实用。三书内容有所不同,可互为补充,为传世竹林寺女科著作中文字最多者。现有《珍本医书集成》本。

竹林寺女科 署名竹林寺僧撰写的女科著作之总称。竹林寺位于浙江省萧山县,据传自五代后晋时建寺,寺中僧人即有善医女科病证者,并逐代相传,闻名于世。其所授女科著作,均秘不外传。自清初以后始有刊本行世,但书名与内容、体例均有较大差别。种类多达30余种,其中流传较广者,有《竹林寺三禅师女科三种》《宁坤秘笈》《竹林寺女科秘书》等。又《宁坤秘笈》,别名《竹林寺女科》。

竹林寺女科秘书 妇科著作。本书是题名《竹林寺女科》的传本之一,又名《妇科秘传》《妇科秘方》。1卷。竹林寺僧撰。刊于1795年。书中记述月经40症、胎前38症、产后15症证治。其后刊本,内容陆续有所增补。现存清光绪富文斋刻本。

竹茹 中药名,出自《名医别录》。又名竹皮、竹二青、淡竹茹。为禾本科植物青秆竹 Bambusa brevifcora Munro 和淡竹 Phyllostachys nigra (Lodd.) Munro var. henonis (Miff) Stapfex Rendle 的秆的中间层,即去掉绿层后所刮下的纤维。性微寒,味甘。归肺、胃、胆经。有清化热痰、除烦止呕之功效。可治肺热咳嗽,咳痰黄稠,以及痰火内扰,心烦不安;胃热呕吐。煎服:6~10g。

传尸 古病名。见《外台秘要》。又称转注。泛指能互相传染的虚劳蒸病。其症详见虚劳条、劳瘵条。

传化 指五脏疾病的传变和转化。临床病证,根据不同的病因、体质等因素,其传化情况有所不同,有按五脏生克而传化者,亦有不按生克规律而传化者,如七情内伤所致病证。故《素问·玉机真脏论》说:"然其卒发者,不必治于传;或其传化有不以次,不以次入者,忧、恐、悲、喜、怒,令不得以其次,故令人有大病矣。"

传化之腑 指胃、小肠、大肠、三焦、膀胱等五个传导和变化饮食物的器官。这些器官具有消化吸收饮食和排泄糟粕的功能,故称其为"传化之腑"。《素问·五脏别论》:"夫胃、大肠、小肠、三焦、膀胱,此五者……受五脏浊气,名曰传化之腑,此不能久留,输泄者也。"

传经 指伤寒病证的发展变化,可从一经证候演变为另一经证候。《伤寒论》:"伤寒一日,太阳受之,脉若静者为不传;颇欲吐,若躁烦,脉数急者,为传也。"决定于病证传经与不传经的因素,主要在于病邪的轻重、体质的强弱,以及治疗的恰当与否。而临床观察病证是否传变,主要取决于现有脉证的变化。虽然《素问·热论》有一日传一经，六日传遍六经的说法，这只是说明病邪由表入里、由浅入深的一般程序，切不可拘泥于固定的日期。临床治疗则主要是辨证论治而取效。传经方式，一般有循经传、越经传和表里传等。

传信方 方书。2卷。唐·刘禹锡撰于818年。本书纂集作者平素所得并经验证之方药，在唐、宋方书中颇多引用。自元以后，渐次散佚。1959年，上海科技出版社出版《传信方集释》，系从古方书中辑出，共45方。

传信适用方 方书。2卷。又有4卷本，内容同。宋·吴彦夔辑。刊于1180年。本书选辑当时医家及民间所传效方，大多附记传方人姓名及治验记录。内容包括诸风、感冒、中暑、心痛等各科30余类病证。书末附夏子益《治奇疾方》。现存清道光鲍氏刻本、光绪当归草堂刻本及《四库全书》本。1956年人民卫生出版社据《四库全书》本影印出版。

休息痢 病名，见《诸病源候论》。指时发时止，缠绵不愈的痢疾。病因系痢疾治疗失宜，耗伤血气，湿热之邪积滞留伏大肠所致。症见下痢时作时止，发作时伴腹痛、后重。形体消瘦，神疲乏力，食纳不甘。发作时，治宜健脾化湿导滞，香连丸加味。久治不愈者，加以固涩，用诃黎勒散加减。痢疾休止时，补脾健运，用参苓白术散加减。

伏气 病名，出《伤寒论·伤寒例》。又名晚发、伏气温病。指感受外邪后，在体内蕴伏一段时期再发病的一种温病。详见伏气温病条。

伏气温病 病名，见《温热经纬》。指感受外邪后经过在体内蕴伏一定时间再发的温病。其症见发病即出现高热、口渴、心烦、尿赤、脉洪数等。治宜清泄里热为主，白虎汤加减。

伏气解 温病著作。1卷。清·叶霖撰于1897年。本书是一部专论伏气病的著作。依据《素问·生气通天论》等有关伏气致病的理论，阐析伏气病的病因、病理、证候和治法。现有《中国医学大成》等刊本。

伏龙肝 中药名，出自《名医别录》。又名灶心土、灶中黄土。为烧杂柴草的土灶灶内底部中心的焦黄土块。性微温，味辛。归脾、胃经。有温中止血、止呕、止泻之功能。可治脾气虚寒，不能统血所致的吐血、衄血、便血及崩漏等证见血色黯淡、面色萎黄、四肢不温、舌淡脉细者；中焦虚寒，胃失和降所致的呕吐，以及妊娠恶阻；脾虚久泻。煎服：15～30g。煎汤代水：60～120g。

伏邪新书 温病著作。1卷。清·刘吉人撰。本书分别阐述伏燥、伏寒、伏风、伏湿、伏暑、伏热诸病证治。有《中国医学大成》本。

伏饮 病名，出《金匮要略》。指痰饮宿伏于体内的隐患。其症见经常咳吐痰涎，胸满而喘，时伴寒热、身痛，时轻时重。治当温化痰饮，止咳平喘，用小青龙汤加减。若久病正虚，当兼补正气，肾气汤加减。

伏兔 经穴名，出《灵枢·经脉》。又名外句。属足阳明胃经。位于大腿前外侧，髂前上棘与髌骨外缘连线上，距髌底外侧端6寸处。主治腰腿痛、膝关节痛、下肢麻痹或瘫痪、脚气、荨麻疹、股外侧皮神经炎等。直刺1～1.5寸。艾炷灸3～5壮，或艾条灸5～10分钟。

伏脉 脉象之一。其脉来隐伏，重按推筋着骨始得，甚则伏而不易触及。伏脉主邪闭、厥证和剧烈疼痛。又大寒证或大热证，亦可现伏脉。《难经·十八难》："伏者，脉行筋下也。"

伏暑 病名，见《济生方》。指发于秋冬季节的伏气温病。病因夏季感受暑湿之邪，隐伏于体内，夏日以后发病，因发病季节不同可有秋时晚发、秋后晚发等。发病越迟，症状越重。如初秋发病较轻，深秋较重，冬气发病最重。其症多由新感所引发。初起有短暂的表症，继则大热、大渴喜冷饮，脘闷恶心，心烦躁动不安，甚则神昏谵语，苔黄腻，脉滑数，其症缠绵难愈。治同湿温，详见湿温条。

伏暑伤寒 病名，见《通俗伤寒论》。伏暑病由外感寒邪而触发者。同伏暑，详见该条。

伏暑晚发 病名，见《重订广温热论》。指发于霜降后立冬前的伏暑病。同伏暑，详见该条。

伏痰 病名，见《不居集》。指痰饮宿留于体内的隐患。同伏饮。详见该条。

伏瘟证治实验谈 温病著作。蒋树杞撰于1920年。本书专门记述伏瘟病源、症状、诊断和治法。有《三三医书》本。

伐木丸 方名，见于《重订戴北山广温热论》引张三丰方。又名三丰伐木丸、术矾丸。制苍术一斤，黄酒曲二两，皂矾半斤。前二味同炒赤色，皂矾醋拌晒干，煅为细末，醋糊为丸，梧桐子大，每服三十至四十丸。功能消积、燥湿、泻肝、驱虫。治黄胖病，见面色萎黄，浮肿，心悸，气促，肢倦无力。

延年九转法 医疗保健著作。1卷。清·方开撰。撰年不详。书中介绍自我按摩腹部的方法，共有9个基本动作。谓长期锻炼，可以达到保健目的。后收入《颐生集》。

延胡索 中药名，出自《开宝本草》。又名元胡、延胡、元胡索、玄胡索。为罂粟科植物延胡索 corydalis turtschaninovii Bess f. yanhusuo Y. H. Chou et C. C. Hsu 的块茎。性温，味辛、苦。归心、肝、脾经。有活血、行气、止痛之功效。可治气血凝滞所致的心腹及肢体疼痛等证。近年常用于治冠心病，能缓解心绞痛，并可用于心律失常。煎服：5~10g。醋制可加强止痛效果。

延胡索散 方名，出自《济生方》。当归（酒浸炒）、延胡索（炒）、炒蒲黄、赤芍药、肉桂各半两，片子姜黄、乳香、没药、木香各三钱，炙甘草二钱半。为末，每服四钱，加生姜七片，水煎去滓，食前温服。功能行气活血，调经止痛。治妇人室女，七情伤感，气与血并，心腹作痛，上下攻刺，经候不调，及一切气血疼痛。《证治准绳》《医中一得》载方无姜黄、乳香、没药、木香、甘草，有琥珀、红花，治妇人产后房劳、儿枕痛等。《校注妇人良方》载方仅用延胡索、桂心、当归三味，治产后恶血凝滞，脐下作痛，或作寒热。

仲景存真集 《伤寒论》歌括。2卷。清·吴蓬莱编撰。有书商托名陈修园著。刊于1864年。上卷综合张仲景伤寒六经诸方及其主治病证，揉合柯韵柏《伤寒来苏集》有关注文，编成浅近易懂歌诀。下卷杂论主病、运气、医方、脉诊等。现存清同治五年怀德堂刻本。

仲景伤寒论疏钞金錍 伤寒论研究著作。又名《伤寒金錍疏钞》。15卷。明·卢之颐撰。根据《内经》理论阐《伤寒论》，全书依次为辨六经脉证，辨诸可、诸不可，辨痉湿暍、霍乱、阴阳易、劳复，辨脉法、平脉法、伤寒序例。对《伤寒论》注释中违悖《内经》、仲景原义之处，一一订正辨驳。现存明刻本、清顺治刻本。

仲景全书 丛书。26卷本。汉·张仲景等撰述。明·赵开美校刻，初刊于16世纪末。包括张仲景《伤寒论》10卷，成无己《注解伤寒论》10卷，宋云公《伤寒类证》3卷，张仲景《金匮要略方论》3卷，共4种。20卷本刊于清光绪年间，包括张卿子《集注伤寒论》10卷，《金匮要略方论》3卷，《伤寒类证》3卷，成无己《伤寒明理论》（包括《伤寒明理药方论》）3卷，清·曹乐斋《运气掌诀录》1卷，共5种。现存明万历二十七年赵开美校刻本等多种明刻本。

任主胞胎 指任脉有主持孕育胎儿的重要作用。任，即任脉。任脉与冲脉同起于胞中。女子肾气充盛，发育成熟，冲任二脉气血流通，即有月经来潮和孕育胎儿的能力。正是由于任脉对胎儿有孕育和妊养作用，故称"任主胞胎"。正如《素问·上古天真论》王冰注说："然冲为血海，任主胞胎，二者相资，故能有子。"

任脉 奇经八脉之一。其循行部位是从会阴部开始，向前沿腹、胸正中线而直上，至咽喉，向上到下颌部，环绕口唇，沿着面颊，到达目下。《素问·骨空论》："任脉者，起于中极之下，以上毛际，循腹里，上关元，至咽喉，上颐，循面入目。"本脉病证，主要有男子疝气，女子月经不调，崩漏，带下，不孕、流产、癥瘕等。

任脉络 又称任脉之别。十五络脉之一。《灵枢·经脉》："任脉之别，名曰尾翳（鸠尾穴），下鸠尾，散于腹。"任脉络发生病变，实则腹部皮肤痛；虚则腹部皮肤瘙痒。

伤风 病名，见《景岳全书》。又称感冒。指外感风邪所致之证。起因于风邪犯表。症见发热、恶风、自汗、头项痛、腰背痛、脉浮。治宜疏风解表，桂枝汤加减。本症相当于伤寒论中的太阳中风。若治疗不当，邪可内传至少阳、阳明、太阴、少阴、厥阴经等。详参六经辨证条。

伤风头痛 病证名，见《脉因证治》。指伤于风邪所致的头痛。病因风邪伤于头部经脉所致。其症见头痛、恶风、鼻塞声重、眼胀流泪多涕。脉浮缓。治宜疏风解肌、桂枝汤合川芎茶调散加减。

伤风发痉 病证名，因伤风而发痉者。风邪郁于太阳经络，不得疏泄，阻于经络而致痉。症见发热、头痛而身不痛，有汗，或鼻鸣，干呕，四肢搐搦，目上视，手足牵动有力，脉来浮缓。治宜祛风和营卫，用桂枝汤。如兼有伤食腹痛，宜天保采薇汤。

伤风咳嗽 病证名，见《症因脉治》。指由外感风邪所致的咳嗽。多因风邪犯肺所致。症见发热恶寒，头痛，目胀，恶风自汗，鼻塞流涕，咳嗽喉痒，痰多，脉浮数。治宜宣肺解表，杏苏散加减。参外感咳嗽条。

伤风鼻塞 病证名，见《灵枢·本神》。又名鼻窍不利。相当于西医急性鼻炎。本病多发于气候多变，寒热不调，或生活起居无常，过度疲劳，致使正气虚弱，肺卫不固，风邪乘虚侵袭而致。伤风鼻塞分为风寒、风热两型，外感风寒者，见于鼻塞喷嚏，涕多清稀，头痛恶寒，治宜辛温通窍，疏散风寒，用通窍汤加减；外感风热者，见于鼻塞涕黄，鼻痒气热，发热恶风，治宜辛凉通窍，疏风清热，用银翘散加减。

伤肉 病名，见《杂病源流犀烛》。指食肉不节所致的脾胃功能损伤。症见脘胀腹满，恶心，恶油腻，拒食，伴嗳腐吞酸、腹泄。苔厚腻，脉滑。治宜消导积滞，用保和汤加减，重用山楂。

伤冷乳 病证名，见《幼科发挥》。指冷乳伤胃而致的吐泻。多伴有四肢冷，口不渴等。治宜温中化滞为主，方用益黄散。

伤乳吐 病证名，见《证治准绳》。哺乳儿常见病。或才乳哺后即吐，或少停而吐。因乳饮无度，脾气弱不能运化所致。治宜节制乳食，并以健脾消乳，如消乳丸。

伤乳食 病证名，见《幼科发挥》。指乳食结滞而致的吐泻。多伴有腹痛，面色黄滞，发热，不喜饮食。治以化乳消食为主，宜胃苓丸。

伤乳食泻 病证名，见《医宗金鉴》。因乳食不节，损伤脾胃，运化失常所致。症见腹胀肠鸣，疼痛啼叫，口渴尿赤，泻下粪便腥臭且夹乳瓣或未消化食物。治宜和中消滞，用保和丸。

伤茶 病名，见《杂病源流犀烛》。过度饮茶所致脾胃损伤之病证。多因饮茶过多，茶湿停滞脾胃，胃失和降，脾运失常。症见脘腹胀满，心烦心悸，口干喜饮，大便溏泄，四肢肿胀，苔腻脉濡。治宜健脾化湿。用参苓白术散加减或大建中汤加减。

伤面 病名，见《杂病源流犀烛》。指过度面食所致脾胃功能损伤之病证。因于进食面食不节，或一次食量过多，或进食过于频繁，使胃纳难容，气机紊乱。症见脘胀腹满，嗳腐吞酸，恶闻食臭，大便泄泻，苔厚脉滑。治宜消导食积，保和丸加减。

伤胃 病名，见《诸病源候论》。同伤胃吐血。详见伤胃吐血条。

伤胃吐血 病证名,见《三因极一病证方论》。又称伤胃。指酒食不节伤及胃络所致的吐血。因酒食过度,损伤胃气,胃失和降则呕恶嘈杂,胃络被伤而吐血,血色鲜红,脘腹胀痛,自汗出。治宜和胃止血,黄土汤加减。

伤科汇纂 伤科著作。12卷。清·胡廷光撰于1817年。本书汇集清以前伤科文献资料,卷1~2为伤科总论,卷3治伤手法及工具,卷4伤科内证,卷5~6为各部骨伤,卷7~8列伤科方剂,卷9~12为其他金刃器物损伤、虫兽啮伤及补遗。资料丰富,并附医案。有清嘉庆博施堂抄本、1962年人民卫生出版社排印本。

伤科补要 伤科著作。4卷。清·钱秀昌撰。刊于1808年。本书在《医宗金鉴·正骨心法要旨》基础上,参以作者临床经验编成。卷1为人体要穴、正骨器械、骨度及脉诀,卷2为治伤三十六则、治疗金疮理论与身体各部伤科疾病,卷3为伤科方剂歌括,卷4选录各家伤科要方及急救良方。现存清嘉庆竹荫堂刻本、志远堂刻本等多种清刻本。建国后有1955年千顷堂书局影印本、1981年上海科学技术出版社排印本。

伤食 病名,见《丹溪心法》。因饮食不节而损伤脾胃的病证。一名食伤。病因饮食不节,停滞中焦,脾胃升降失和,症见脘腹胀痛、呕吐、腹泻、发热、发病、嗳腐吞酸,恶闻食臭,苔白厚或黄厚,脉弦数。治宜消导,用保和丸加减。腹痛腹泻者可用香砂枳术丸加减。

伤食头痛 病证名,见《证治要诀》。由饮食不节损伤脾胃所致的头痛。因饮食过量则积滞,脾胃升降失常,清阳不升则头痛。症见脘胀,恶食,恶心,嗳腐吞酸,大便泄泻,苔厚,脉滑数,治宜消食导滞,保和丸、香砂枳术丸加减。

伤食发热 病证名,见《证治汇补》。指饮食不节停滞脾胃所致的发热。症见发热当暮而作,伴头痛、脘腹胀痛,恶心、嗳腐吞酸,恶食,苔厚,脉滑数。治宜消导积滞,保和丸、枳实导滞丸加减。

伤食泻 病证名,见《丹溪心法》。因指饮食过多所致的腹泄。因饮食过多,伤于脾胃所致。症见脘腹胀满,嗳腐吞酸,恶心呕吐,恶食。腹泻秽臭,苔厚腻,脉滑。治宜消导积滞,保和丸、香砂枳术丸加减。

伤食恶寒 病证名,见《证治汇补》。因饮食过量,宿食内停,或过食生冷伤及脾阳所致恶寒。症见脘腹胀满,恶心呕吐,头痛身冷,嗳腐吞酸,苔腻厚,脉滑沉。治宜消食导滞,保和丸或香砂枳术丸加减。

伤食腹痛 病证名,指饮食不节损伤脾胃所致的腹痛。多因饮食过饱,暴饮暴食,或过食膏粱厚味辛辣之品,致食物停滞不化,或热结肠胃而腑气不通所致。症见脘胀腹满疼痛,拒按恶食,嗳腐吞酸,或痛而欲泄,泄后痛减,苔腻,脉滑,治宜消食和中,保和丸加减。若食积久而化热,腑气不通,大便燥结,腹满痛甚,舌苔黄腻,脉实有力,治宜下气泄满,除热消积,枳实导滞汤加减。

伤胎 病名,出《金匮要略》。指临产前胎浆未破,先见阴道出血者。并非即将分娩之征兆。

伤损昏愦 病证名,见《医宗金鉴》。因跌打损伤较重,气血耗损、神气散乱所致。症见神志昏迷,不省人事,面色苍白,四肢湿冷,呼吸浅表,脉数无力。类似创伤性休克。治宜益气化瘀为主,急服独参汤,并以中西医结合急救之。

伤损腰痛 病名,见《医宗金鉴》。因打仆、坠堕致使腰部筋肉受损,经脉气血瘀滞所致。症见腰部疼痛、肿胀、青紫,重者脊部亦痛,活动艰难。治宜活血祛瘀、舒筋通络。并可采用针灸、按摩及药物熏洗。

伤热乳 病证名,见《幼幼发挥》。指热乳伤胃而致的吐泻。多伴面赤、唇燥、四肢温、口渴等。治宜清利和胃,用六一散,煨生姜煎汤调服。

伤脏腑 证名,见《世医得效方》。为外伤引起内脏损伤的总称。多因跌仆、碰撞、挤压所致。临床常见有胸胁及腹部内脏受伤。前者症见胸胁疼痛或窜痛、胀满、呼吸、咳嗽均牵制疼痛，甚或咳血、吐血，喘促不能平卧，烦躁不安，口唇青紫，肤色苍白等；后者可见腹痛、腹胀、发热、便血及尿血，甚或恶心、呕吐、烦躁不安、口干、心悸、面色苍白，神疲气短，四肢厥冷和晕厥。此为危重证候，治宜中西医结合抢救。

伤酒 病名，见《证治要诀》。指饮酒过多损伤脏腑所致之病证。因酒为辛热之品，过饮则伤脾胃，脾伤则湿盛。症见呕吐、脘闷痞塞，或腹痛泄泻，苔厚腻，脉滑数。若久病饮酒不节，则头昏脑胀、腹胀水肿，不思饮食，消瘦。治宜健脾化湿。初期用葛花解酲汤加减，久病则用胃苓汤加减。若已成癥积、黄疸、鼓胀等，详见各条。

伤酒头痛 病证名，见《证治准绳》。指酒伤而气血逆乱所致的头痛。病因饮酒不节，损伤脾胃，升降失常，清气不升则头痛，加之酒辛之气上窜，亦可致头昏头痛。症见恶心呕吐，头痛如劈，目眩耳鸣。苔厚腻，脉滑数。治宜和胃理脾，葛花解酲汤加减。

伤酒吐血 病证名，见《医钞类编》。指饮酒不节所致的吐血。因酒为辛热之品，过量饮之，伤及胃络所致。症见酒后脘闷，胸中发热伴恶心呕吐，吐物为酒食夹血，若呕吐量多，酒食已吐尽，则吐鲜血，苔厚腻，脉滑数。治宜清胃凉血，葛花解酲汤加黄连、丹皮、白及等。

伤酒泄泻 病证名，见《医略六书》。指饮酒过多所致的泄泻。因饮酒不节，损伤脾胃所致。症见脘腹胀满，不思饮食，大便泄泻，不伴恶心呕吐，泻后腹痛减轻。苔厚腻，脉滑数。治宜消导解酲和中，葛花解酲汤加减。

伤酒恶寒 病证名，见《证治汇补》。指饮酒过多所致之恶寒。病因饮酒不节，郁热内停，阻遏营卫气机所致。症见酒后头痛、恶寒，口干口渴，苔厚，脉弦滑。治宜和胃解酲，葛花解酲汤合保和汤加减。参伤食恶寒条。

伤堕 病名，出《诸病源候论》。指妊娠期间时有胎动下坠，腰酸腹痛，甚至阴道少量出血，以致最终流产者。多因孕后气虚、血虚、肾虚、外伤等因，致使冲任不固，不能摄血养胎所致。参见胎动不安、胎身堕条。

伤暑 病名，出《素问·刺志论》。又称中暑。指感受暑邪所致的病证。因夏季感受暑热之邪，或炎热季节，过于贪凉，寒热夹杂，更易感暑邪。暑多夹湿，症见发热微恶寒，头晕头痛，无汗烦躁，小便短赤，口渴喜饮，身倦无力，恶心呕吐或腹痛泄泻，苔腻舌红，脉濡数。治宜清暑化湿，益气生津。用益元散合人参白虎汤加减。参暑温条。

伤暑头痛 病证名，见《世医得效方》。指感受暑邪所致的头痛。因夏季感受暑湿之邪，症见头痛头晕，身热口渴，心烦倦怠，恶心，不思饮食。苔腻，脉濡数。治宜清暑利湿，香薷饮合益元散加减。详参伤暑条。

伤暑全书 温病著作。2卷。明·张鹤腾撰于1623年。本书根据《素问》，论述各种暑病证治，为现存最早之暑症专书。后经清·叶霖增订，易名《增订伤暑全书》，内容有较多补充。现有《珍本医书集成》本、《中医医学大成》本等。

伤暑咳嗽 病证名，见《症因脉治》。指感受暑邪所致的咳嗽。因暑热夹湿之邪犯于肺所致。症见咳嗽声嘶，身热心烦，口渴引饮，头痛身痛，头昏目眩，苔腻脉滑。治宜清暑宣肺，用泻白益元散加减。

伤暑霍乱 病名，见《张氏医通》。指感受暑湿之邪所致之上吐下泻之病证。因感受暑热湿邪所致。症见上吐下泻，身热头痛，心悸喘闷，心烦口渴引饮，甚则神昏抽搐。苔厚腻，脉虚数。治宜解暑化湿和胃，急则用急救回生丹，轻者用香薷饮加减。

伤筋 病名，出《素问·宣明五气

篇》。筋指肌腱、肌肉等软组织。伤筋为软组织损伤，包括筋断、筋走、筋翻、筋转、筋强等症。多因跌打、扭挫所致。症见局部疼痛、青紫、肿胀，甚至关节屈伸不利。临床上一般分为扭伤和挫伤。治宜活血化瘀、舒筋通络为主。并可针灸、按摩、拔火罐、外用中药薰洗患部。适当配合功能锻炼。

伤湿自汗 病证名，见《三因极一病证方论》。指感受湿邪所致之自汗症状。因湿邪为患，最先犯脾，脾伤则气机阻遏所致。症见自汗，动则汗出更多，身倦体怠，头昏目眩，苔腻，脉滑。治宜健脾化湿，方用防己黄芪汤加减。

伤湿泻 病证名，见《幼科发挥》。"秋月得之，伤湿泻也。其证体重，所下溏粪，谓之濡泻，宜渗湿补脾，利小便，胃苓汤主之。或升麻除湿汤（升麻、柴胡、防风、神曲、泽泻、猪苓、苍术、陈皮、甘草、麦蘖）。"是指小儿秋季感受湿邪而引起的水泻。

伤湿咳嗽 病证名，见《症因脉治》。指感受湿邪所致的咳嗽。多因外感湿邪，损伤肺络所致。症见咳嗽痰多，喘满气促，伴身热、身痛、心烦，目浮面肿，小便不爽，时有自汗，口干，苔腻，脉濡缓。治宜化湿宣肺，用羌活胜湿汤合泻肺汤加减。

伤寒 病名，①指感受寒邪所致的表证。见《伤寒论》。症见恶寒、体痛，或已发热或未发热，脉浮紧，无汗，用麻黄汤。②泛指外感六淫之邪所致之病证。出《素问·热论》。包括中风、伤寒、湿温、暑温等热病。③指冬季受寒所致的病证。出《伤寒例》。又称正伤寒。其症用①。

伤寒九十论 《伤寒论》发挥著作。1卷。宋·许叔微撰。本书收载作者经治伤寒验案90例，结合《内经》《难经》《伤寒论》等书加以剖析论述。现存清咸丰三年木活字排印《琳琅秘室丛书》本。

伤寒大成 丛书。收清·张璐父子所撰5种伤寒论著，包括：张璐撰《伤寒缵论》《伤寒绪论》《诊宗三昧》，张登撰《伤寒舌鉴》、张倬撰《伤寒兼证析义》。

伤寒五法 《伤寒论》研究著作。4卷，一作5卷。明·陈长卿撰。撰年不详。作者将伤寒治法归纳为发表、解肌、和解、攻里、救里五法，再结合伤寒脉证，详论五法。清康熙年间经石楷校订，并加按语重刊。

伤寒分经 《伤寒论》注本。10卷。清·吴仪洛编订。书成于1799年。本书系将喻嘉言《尚论篇》重订补注而成。编者认为喻氏"将三百九十七法分隶于大纲之下，极得分经之妙"，因以"分经"为书名。书中补入喻氏《医门法律》中暴卒中寒一门，并附秋燥病因证治。现存明嘉靖刻本、《伤寒六书》本、《医统正脉》本。

伤寒六书 丛书。又名《陶氏伤寒全书》。6卷。明·陶华约撰于十五世纪中期。收陶华所撰6种伤寒著作，每种列为一卷。①《伤寒琐言》：系学习研究伤寒的随笔记录。②《伤寒家秘的本》：论述伤寒、风温、湿温、风湿证治，及伤寒总论、脉症指法等。③《伤寒杀车捶法》：论劫病法、制药、解药法，列秘验方37首。④《伤寒一提金》：为提要性伤寒读物。⑤《伤寒截江网》：全称《伤寒证脉药截江网》，介绍伤寒辨证识病、区别病因、用药法则。⑥《伤寒明理续论》：补充成无己《伤寒明理论》。6书内容颇多重复，所论后世亦多非议。

伤寒六书纂要辨疑 《伤寒论》发挥著作。4卷。明·童养学纂辑。刊于1632年。编者将陶华《伤寒六书》删订重纂，编次较为明晰。卷1总论，卷2～3分述伤寒及温热病证，卷4治法、方剂。现存明崇祯五年金陵原刻本，1984年中医古籍出版社据以影印。

伤寒六经辨证治法 《伤寒论》注本。8卷。清·沈明宗撰于1693年。沈氏于《伤寒论》注家推崇方有执、喻嘉言，并批评王叔和整理《伤寒论》编次不明。故本书编注突出六经主病，编次仿喻嘉言《尚论篇》，将六经篇目中合病、并病、过经不解、差后劳复等均另立篇名。有清康熙世德堂刻本、清步月楼刻本、《中国医学大成》本。

伤寒方经解 《伤寒论》方论。简称《经方解》。不分卷。清·姜国伊注。书成于1861年。本书注解《伤寒论》方113首。于药物气味、主治功用的释文，均本《神农本草经》，或据《名医别录》补充。解释方义简明扼要，但也偶有附会之处。书末附《内经脉学部位考》。现有清光绪八年刻本、《姜氏医学丛书》本。

伤寒心法要诀 书名。3卷，即《医宗金鉴》之卷36～38。清·吴谦等编撰。本书将《伤寒论》六经病证撮其要旨，编为歌诀，另加注释，以便学习记诵。

伤寒心要 书名。1卷。金·镏洪编，亦有题金·刘完素编者。本书宗刘完素之说，论述温热病证治。后人将本书附刊于《河间六书》之后。

伤寒心镜 《伤寒论》发挥著作。又名《伤寒心镜别集》《张子和心镜别集》。金·常德撰。全书收七篇短论，论述双解散用法、伤寒治法、传经，以及亢则害、承乃制机理等。后人附刊于《河间六书》之后。现存明万历刻本、《医统正脉》本。

伤寒头痛 病证名，见《兰室秘藏》。指感受风寒所致的头痛。因风寒外感，束于肌表，客于经络所致。症见头痛、身痛、骨节酸痛，恶寒或有发热，苔薄白，脉浮紧。治宜疏寒解表，麻黄汤合羌活冲和汤加减。详参外感头痛。

伤寒发黄 病证名，见《景岳全书》。外感时邪所致的黄疸。时邪犯表，郁而不达而致湿热蕴结于脾胃，熏蒸于肝胆，胆汁外泄，发生黄疸。症见发热头痛，身痛，心烦，身黄目黄，黄色鲜明，小便短少黄赤，大便不爽，或脘胀腹满，伴恶心欲吐，苔黄腻，脉浮滑而数。治宜表里双解，柴苓汤合茵陈蒿汤加减。

伤寒发微 《伤寒论》研究著作。刊于1933年。作者结合个人运用《伤寒论》方经验，融会仲景原文，阐述《伤寒论》病理，分析经义。后人将此书与《金匮发微》合刊，于1956年由上海千顷堂书局出版，名为《曹氏伤寒金匮发微合刊》。

伤寒发微论 《伤寒论》研究著作。又名《张仲景注解伤寒发微论》。2卷。宋·许叔微撰。本书列述伤寒72证证治，介绍伤寒证候用药法，扼要辨析伤寒、中风、风温、温疟等病脉证。现存元刻本、明万历乔山堂刻本。

伤寒百十三方发明 《伤寒论》方论。又名《伤寒方论》。1卷。清·徐彬撰，刊于1667年。作者推崇喻嘉言《尚论篇》，但认为喻氏书略于方论，遂选录《尚论篇》中论证大意，分注于《伤寒论》113方之下。并发挥己见，阐析仲景立方深意。现存清康熙六年刻本、日本刻本。

伤寒百问歌 《伤寒论》歌括。4卷。宋·钱闻礼撰。撰年不详。作者根据《伤寒论》原文，以七言歌诀形式讨论六经证候、类证鉴别、症状、治法等类93个问题，并引前人《伤寒论》注文阐析部分歌诀。卷1为汤尹才所撰《伤寒解惑论》。现存元至大二年刻本、明万历雷杏泉刻本。1960年人民卫生出版社出版排印本。

伤寒百证歌 《伤寒论》歌括。5卷。宋·许叔微撰。许氏将《伤寒论》证候析为100条，以七言歌诀阐述分析，并引医籍详加注释。现存元刻本、1937年商务印书馆排印本。

伤寒舌鉴 舌诊专著。1卷。清·张登撰于1667年。本书取申斗垣《伤寒观舌心法》137舌，正其错误，削其繁芜，删除与伤寒无关的舌象，结合张璐、张登父子经验编成。共有舌图120幅，包括白胎舌、黄胎舌、黑胎舌、灰色舌、红色舌、紫色舌、霉酱色胎色、蓝色胎舌及妊娠伤寒舌诸种。每种有总论，每图附说明。是一部有影响的伤寒舌诊专著。现存清康熙七年刻本。1958年上海卫生出版社出版排印本。

伤寒论 外感热病著作。10卷。东汉·张仲景撰于三世纪初。本书为张仲景原著《伤寒杂病论》中的伤寒证治部分。原书曾经西晋·王叔和整理编次。后经北宋校正医书局孙奇、林亿等校订。现存较早版本，有明·赵开美影宋刻本《伤寒论》、金·成无己《注解伤寒论》两种。全书内容包括辨太阳病、辨阳明病、辨少阳病、辨太阴病、辨少阴病、辨厥阴病脉证并治，是为《伤寒论》主体组成部分。此外还有平脉法、辨脉法、伤寒例、辨痉湿暍、辨霍乱病、辨阴阳易、差后劳复脉证并治等篇。全书对伤寒各阶段病证的辨脉审证大法和立法用药，以条文形式论述。世称本书共记述397法、113方。本书所采用的六经辨证方法，被后世奉为临证典范。所载白虎汤、小青龙汤、小柴胡汤、四逆汤、真武汤、乌梅丸等方，疗效卓著，迄今沿用不衰。故本书被后世誉为"众方之祖"，所载方剂称为"经方"。本书全面系统地总结了汉以前急性热病的诊治经验，奠定了中医辨证论治诊疗思想，对后世临床医学有深远影响。宋以后注释和研究《伤寒论》的著作很多。有据可考、刊行于世并有一定影响的注本即有400余种。现存明万历二十七年赵开美校刻《仲景全书》本。

伤寒论三注 《伤寒论》注本。16卷。清·周扬俊撰于1677年。本书以方有执《伤寒论条辨》、喻嘉言《尚论篇》两个注本为基础，再逐条注释，因名"三注"。于原文编次，较之方、喻二家亦有不少更动。作者强调伤寒病证应以风寒为重点，故将论中春温夏热、火劫、并病、合病、脏结、结胸、痞症、痉湿暍等另编于后。现存清康熙二十二年刻本、乾隆四十五年松心堂刻本。

伤寒论今释 《伤寒论》注本。8卷。陆渊雷撰于1930年。陆氏综合前人注疏，参考日人学说，注释《伤寒论》，分析医理。对原著中某些条文，试图用近代医学理论融会阐述。建国后有排印本。

伤寒论方解 中国医学科学院江苏分院中医研究所编著。本书注释《伤寒论》方，引述前人方解，并结合现代临床使用经验，介绍具体方剂。每方包括药物组成、调剂用法、原书指证、前贤阐述、拟用剂量、适应证候、禁忌证候、补充讲解8项。1959年江苏人民出版社出版。

伤寒论本义 《伤寒论》注本。18卷。卷首、卷末各1卷。清·魏荔彤撰于1724年。本书除前有总论外，六经病、瘥后劳复、霍乱等篇亦各有总论，提要钩玄。卷首并附方有执《阴阳表里图》、闵芝庆《传经论》，及对方、闵二家的评论。于原书编次，将合病、并病、坏病、痰病、过经不解等内容置于三阳经病和三阴经病之间。诠释颇详。魏氏自撰跋语，分析六经病八纲归属，举例说明治法。现存康熙刻本、雍正二年宝纶堂刻本。

伤寒论本旨 《伤寒论》注释、发挥著作。即《医门棒喝二集》。9卷。清·章虚谷撰于1835年。本书编次参考《伤寒论条辨》，以风伤卫、寒伤营、风寒两伤营卫为提纲，阐述各经病证。另取顾景文整理的《温证论治》加以注释，作为外感温病治法。又注释《湿热条辨》作为暑病治法，以补充《伤寒论》。现存清道光十五年俪山书屋刻本。

伤寒论后条辨 书名。又名《伤寒论后条辨直解》。15卷。清·程应旄撰于1670年。作者汲取方有执、喻嘉言两家综合整理《伤寒论》条文之长，再行归类条理，阐发己见。所列条文承上启下，注释入理。并将《伤寒论》原文、方有执《伤寒论条辨》、喻嘉言《尚论篇》三书附于书后，以便参检。现存清康熙十年式好堂刻本。

伤寒论阳明病释 《伤寒论》节注本。4卷。清·陆懋修撰。作者鉴于伤寒阳明病每多中焦危急之候，不容误诊或缓治，遂取《伤寒论》阳明病篇原文共78条予以诠释，并选集前人有关阳明病的释文287条。书中提出"阳明无死证"的观点。现存光绪九年刻本、《世补斋医书》本。

伤寒论条辨　书名。8卷。明·方有执撰。刊于1592年。作者认为《伤寒论》一乱于王叔和重编，再乱于成无己的注释，乃首倡《伤寒论》错简之说，调整篇目，重新编次条文，订为经11篇，法397条，方113首，以图恢复仲景原著旧貌。书中删去"伤寒例"，将太阳病归纳为风伤卫、寒伤营、营卫俱伤三种。前列图表，后附《本草钞》《或问》《痓书》各1卷。本书在《伤寒论》注本中是卓有影响的一种，其后喻昌、张璐、吴仪洛、程应旄等皆承其说。现存明万历方氏刻本、清康熙浩然楼刻本、《四库全书》本，1957年人民卫生出版社出版排印本。

伤寒论直解　《伤寒论》注本。6卷。清·张锡驹撰。刊于1712年。作者融会《内经》理论，注释、阐述《伤寒论》。书中王叔和整理本中"伤寒例"等内容，编排次序亦略有调整。书末附《伤寒附余》1卷。现存清康熙五十一年张氏三余堂刻本。

伤寒论述义　《伤寒论》研究著作。5卷。日本·丹波元坚撰于1827年。作者在钻研其父丹波元简《伤寒论辑义》的基础上，参考各家学说，剖析《伤寒论》中六经病、合病并病、温病、风温、坏病等8种兼变症的病因、病机、证治，以补《伤寒论辑义》之不足。收入《聿修堂医学丛书》。现存日本1843年青云堂刻本。1983年人民卫生出版社出版排印本。

伤寒论浅注　书名。6卷。清·陈念祖撰于1803年。本书采取原文夹以小注形式注释《伤寒论》。注文以张隐庵、张令韶两家之说为主，兼采诸家精义。通俗易懂，便利初学。刊本颇多，现存清嘉庆二年三让堂初刻本等40余种版本。

伤寒论浅注补正　《伤寒论》注本。《中西汇通医书五种》之一。7卷。清·唐宗海撰。本书在陈念祖《伤寒论浅注》的基础上补缺正误，并于每经篇首补总论一篇，以明大旨。作者试图以中西汇通观点诠释补正。

伤寒论注　《伤寒论》注本。4卷。清·柯琴编注。书成于1669年。本书贯串"仲景之六经为百病立法，不专为伤寒一科"的宗旨，逐条逐句注释阐析《伤寒论》原文。原文编排以汤证为主，列为麻黄汤证、桂枝汤证、白虎汤证、承气汤证等，各以相关条目归纳类聚。在《伤寒论》注本中影响较大。收入《伤寒来苏集》。现存清乾隆二十年绥福堂刻本、扫叶山房刻本等10余种清刻本，及民国间石印本。

伤寒论研究　《伤寒论》研究著作。4卷。恽铁樵撰于1924年。作者以中西汇通观点阐析伤寒六经、伤寒提纲、伤寒病证的用药、伤寒病型与传经、伤寒治法等多方面内容，并附作者治案。

伤寒论类方　《伤寒论》方论。不分卷。徐大椿编释。书成于1759年。本书将《伤寒论》中113方分为桂枝汤、麻黄汤、葛根汤、柴胡汤、栀子汤、承气汤、泻心汤、白虎汤、五苓散、四逆汤、理中汤及杂方共12类，每类先论主方条文，并以同类方条文附述于后，末载六经脉证及别证变证。现存清乾隆二十四年初刻本。1956年人民卫生出版社出版影印本。

伤寒论类方汇参　《伤寒论》方论。左季云撰于1927年。作者将《伤寒论》方分为桂枝汤、麻黄汤、葛根汤、柴胡汤等12大类，治疗作用相近者分别归入上述各类。每方详列适应症、禁忌症、方药作用、服用法、药后反应、预后等项，并辨析和鉴别与该方配伍或作用近似的方剂。建国后有排印本。

伤寒论读　《伤寒论》研究著作。清·沈尧封撰于1765年。作者认为《伤寒论》所论伤寒即《难经》所述伤寒，据此分析六经病证，并辨太阳证传经、病解和误治。末附脉法及《伤寒论》方剂。收入《三三医书》。现存清乾隆三十年宁俭堂刻本、三十四年博古堂刻本。

伤寒论章句方解　书名。6卷，其中章句4卷，方解2卷。清·陈恭溥编撰。刊于

1851年。作者认为《伤寒论》注文中，以张锡驹撰《伤寒论集》章句明晰，颇能阐发精义。故取该书为基础，分析《伤寒论》一书章节、句读，逐条注释，阐述己见。书后附伤寒刺灸法。现存清咸丰元年刻本。建国后有排印本。

伤寒论集成 书名。10卷。日本山田正珍撰于1789年。本书为《伤寒论》集注本，广集中、日历代《伤寒论》注本，撷精选粹，删繁考订而成。将原书条文编列序号，得408条，又据《玉函经》补充1条，共409条。现存日本宽政元年杏花园刻本。并收入《皇汉医学丛书》。

伤寒论集注 《伤寒论》注本。6卷。清·张隐庵撰，高世栻纂集。书成于1683年。据高世栻序言，本书原为其师张隐庵所撰，稿未成而病逝，乃由高世栻续成。书中集录各家《伤寒论》注文，包括较多张、高二氏注文。现存清乾隆刻本等多种清刻本、民国石印本。广益书局石印本有陈莲舫批语。

伤寒论辑义 《伤寒论》集注本。《聿修堂医学丛书》之一。7卷。日本·丹波元简撰于1801年。作者选辑成无己以下数十家《伤寒论》注文，结合个人心得，逐条阐析《伤寒论》原文。其原文依据宋·高保衡、林亿校订本；方解部分除注释外，并参考古今方书增补效方。1884年杨守敬据日本文政五年聿修堂书版重印。又有《聿修堂丛书》本、《皇汉医学丛书》本。

伤寒论辑义按 《伤寒论》研究著作。丹波元简辑义，恽铁樵按。恽氏以日人丹波氏《伤寒论辑义》为蓝本，将个人的读书临证体会写成按语，附于各节条文之后，并增补沈芊绿、王丙、喜多村等中、日医家《伤寒论》注文。1928年商务印书馆排印出版。

伤寒论新注 《伤寒论》注本。附针灸治疗法。承淡安注解，朱襄君参订。承氏参考多种《伤寒论》注本及有关著作，对仲景原文按条分提要、注解、小结诸项予以阐析，并补充针灸疗法。作者试用中西汇通理论注释经文。1956年由江苏人民出版社出版。

伤寒论辨证广注 《伤寒论》注本。14卷。清·汪琥撰于1680年。本书根据《素问》之论，取《伤寒论》原文中属于热病的原文，参考各家论述，逐条辨注。治法不泥守仲景成方，选用自晋迄明历代治疗热病效方作为辅翼。复撰《中寒论辨证广注》3卷，按前书体例逐条注说《伤寒论》属真寒证条文，附于前书之末。现存康熙十九年汪氏自刻本。1959年上海科技出版社出版排印本。

伤寒论翼 《伤寒论》研究著作。2卷。清·柯琴撰于1674年。作者认为"伤寒、杂病治无二理，咸归六经"。本此，上卷论述伤寒大法、六经、合病，及风寒、温暑、痉湿等证，并附平脉法；下卷论述六经分证。书末附制方大法。现存清康熙五十五年秩斯堂刻本，并收入《伤寒来苏集》。

伤寒寻源 《伤寒论》发挥著作。3集。清·吕震名撰于1850年。作者认为伤寒不尽属寒因，若风若湿若温若热，皆统辖于伤寒，故详辨风、寒、湿、温、热之源流，论述六经辨证诸法，辨别各症疑似之处，并述制方精义。现有1930年中医书局影印本、《珍本医书集成》本。

伤寒阴证 病证名，泛指伤寒病中的太阴少阴、厥阴证。详参各条。

伤寒医鉴 《伤寒论》发挥著作。1卷。金·马宗素撰。本书所论伤寒，多系温热范畴。分为医鉴、脉证、六经传受等11条，每条先引《南阳活人书》，继引刘完素之说予以辨证。后人编入《河间六书》。

伤寒来苏集 《伤寒论》研究著作集。本书为清·柯琴所撰《伤寒论注》《伤寒论翼》《伤寒附翼》三书之总称。建国后有排印本。

伤寒抉疑 《伤寒论》研究著作。清·程云来问，喻嘉言答。本书即《尚论后篇·答问篇》1768年程氏就伤寒发病、病理、临床辨证、治疗等提出16条疑问，喻氏逐一答辨。28年复由徐彬传录刊行，题名《伤寒抉疑》。

伤寒补亡论 《伤寒论》发挥著作。20卷，其中卷16明代即已亡佚，实存19卷。宋·郭雍撰于1181年。作者鉴于当时所见《伤寒论》已有残缺，遂取《素问》《难经》《千金方》《外台秘要》等书，朱肱、庞安时、常器之诸家之说，参以己见，补充阙略，故书名"补亡"。编次与一般《伤寒论》传本不同，内容也有扩充。但本书体例混杂，仲景原文与后世注文相互掺混，又未能考证原始出处，是为缺陷。现存明万历刻本。1959年上海科技出版社出版排印本，题名《仲景伤寒补亡论》。

伤寒补天石 《伤寒论》发挥著作。2卷。续编2卷。明·戈维城撰。上卷自伤寒统辨起至冬温伤寒共51篇；下卷自时行疫症起至足厥阴肝经证共46篇；续编2卷，自恶风、恶寒起至百合病，共43篇。书中统论四时外感诸病，所载黄耳伤寒、赤膈伤寒，为前人所未论及。治法选收民间草药方，如治黄耳伤寒用马蹄金等。有清康熙抄本、嘉庆十六年经义堂活字本。

伤寒补例 《伤寒论》发挥著作。2卷。清·周学海撰。刊于1905年。《伤寒论》"伤寒例"中有"即病为伤寒，伏气变为温热"之论，本书作者通过对伤寒、温病、疟、痢等病证的分析，结合读本临证体会，补充发挥，故名《伤寒补例》。有清宣统二年福慧双修馆刻本、《周氏医学丛书》本，并收入《中国医学大成》。

伤寒附翼 《伤寒论》研究著作。2卷。清·柯琴撰。本书专论《伤寒论》方，结合病因、病理及脉证，阐述方义及适应症。现存清康熙刻本，并收入《伤寒来苏集》。

伤寒直格 《伤寒论》研究著作。旧题金·刘完素撰，葛雍编。又名《刘河间伤寒直格方论》。3卷，原为6卷，或称6集。上卷叙干支配脏腑、病因、运气主病、脉诊等；中卷论伤寒六经传受，分析病证及治法；下卷集仲景麻黄汤、桂枝汤等方，及后世益元散、凉膈散、黄连解毒汤等共34立。汪琥认为，"是书之作，实为大变仲景之法"。卷终"伤寒传染论"，明确提出"秽气""秽毒"致病的观点。书中有时以运气学说解释伤寒病理。现存元天历元年建安翠岩精舍刻本，明宣德六年刻本。

伤寒尚论辨似 书名。清·高学山撰。作者认为喻嘉言《尚论篇》多有未尽恰当之处，遂加辨正成书。书中多有新见，如谓"伤寒诊法，惟以形、症、声、色，合之浮、大、数、动、滑、沉、涩、弱、弦、微十脉以为印证，便可得其大概。"又论伤寒必兼中风，风寒不从表皮而入经络，从口鼻而入胸分者，仲景概用吐法。对仲景三阳用针法，少厥二阴用灸法，亦颇重视。原系抄本，1956年新医书局出版排印本。

伤寒明理论 书名。4卷。金·成无己撰。约刊于1156年。卷1～3论述伤寒50症的病因、病理、分型、鉴别与治法，注重辨别症候的内外、阴阳、虚实、浅深。卷4专论方药，选《伤寒论》方20首，述其方义、配伍、药理、加减等。现存宋刻本等10余种刻本。建国后有1955年商务印书馆、1957年上海卫生出版社排印本。

伤寒典 《伤寒论》研究著作。即《景岳全书》卷7～8。明·张介宾撰。张氏根据《内经》理论，阐述伤寒多种病证，并运用八纲加以辨析。于伤寒治法，主张"古法通变"，吸取《伤寒论》以后诸家学术经验，将有关方剂归类分析。

伤寒图歌活人指掌 《伤寒论》歌括图注。一名《伤寒活人指掌》。5卷，一作3卷。元·吴恕撰于1337年。宋·李知先曾于1166年将《南阳活人书》中伤寒诸证编成歌括，书名《活人书括》。本书在《活人书括》基础上重订，融会《伤寒论》《南阳活人书》，增辑图表编纂而成。后经吴氏门人熊宗立续编为10卷本。改名《类编伤寒活人书括指掌图论》，内容有所补充。现存明万历二十八年乔山堂刻本、《医要集览》本。

伤寒法祖 《伤寒论》研究著作。2卷。清·任越庵编撰。刊于1822年。此书系据柯韵伯撰《伤寒论翼》删订而成,对伤寒分经、立论,悉遵柯氏原著。现有《珍本医书集成》本。

伤寒审症表 《伤寒论》研究著作。1卷。清·包诚纂辑。书成于1870年。本书以表格形式分析黄元御《伤寒悬解》中六经各类病证,提要钩玄,便于审证参考对照。现存清同治五年怀德堂刻本。

伤寒贯珠集 《伤寒论》注本。8卷。清·尤怡编撰。刊于1810年。本书立足临床实用,以治法为纲,重新编排《伤寒论》原文。卷1~2太阳篇,分为正治法、权变法、斡旋法、救逆法、类病法;卷3~4阳明篇,分为正治法、明辨法、杂治法;卷5少阳篇,分为正治法、权变法、刺法;卷6太阴篇,论太阴诸法,及脏病、经病、经脏俱病等;卷7少阴篇,论少阴病清、下、温诸法,生死法、病禁等;卷8厥阴篇,论厥阴诸法,包括厥阴进退之机、生死微甚之辨、清法、温法、病禁、简误、瘥后诸病等。本书提纲挈领,要言不繁,是一部有广泛影响的伤寒注本。现存清嘉庆十五年白鹿山房活字本、日本1826年稽古斋小川氏校刻本。1956年上海卫生出版社出版排印本。

伤寒标本心法类萃 《伤寒论》研究著作。简称《伤寒标本》。2卷。旧题金·刘完素撰。为论述伤寒证治专著。上卷叙述伤风、伤寒、中暑、中湿等44种病证证治;下卷载方64首,其中仲景方约占半数。所用双解散、益元散等方,可补充仲景治法之未备。本书或认为出于托名,非刘氏原著。后编入《医统正脉》。现存明万历二十九年吴勉学校刻本。1982年人民卫生出版社出版排印本。

伤寒括要 《伤寒论》研究著作。2卷。明·李中梓撰,刊于1649年。李氏曾撰《伤寒授珠》10卷,后毁于兵火,仅得十之二,故书名"括要"。本书首列总论,继则论述证候,末则列述诸方。收入《珍本医书集成》。现存清顺治六年刻本、康熙刻本。

伤寒指掌 《伤寒论》发挥著作。4卷。清·吴坤安撰于1796年。吴氏所说的伤寒,包括伤寒和温热二类病证。本书辨析伤寒、温热病证治,伤寒推崇王宇泰、喻嘉言、柯韵伯诸家;温热悉遵叶天士、薛生白学说。条理清楚,论述颇精。卷1辨类伤寒及三阳经,卷2述三阴经及瘥后诸病,卷3论伤寒变症,卷4列伤寒类症。原书后经邵仙根于正文后增写评语,多系经验之谈。晚清何廉臣曾又将本书略予删改,改名《感证宝筏》。1957年上海卫生出版社出版吴氏原著、邵氏评批本。

伤寒咳嗽 病证名,见《症因脉治》。指外感寒邪所致的咳嗽。因外感风寒,邪犯皮毛,肺气不宣所致。症见头疼鼻塞,恶寒发热,咳嗽白稀痰,咳甚则喘,苔薄白,脉浮紧。治宜疏散风寒,发汗宣肺,麻黄汤合大青龙汤加减。

伤寒类书活人总括 《伤寒论》发挥著作。简称《活人总括》。7卷。宋·杨士瀛撰。本书总括《伤寒论》《伤寒类证活人书》二书的内容,附以作者学术见解。卷1为活人证治赋,卷2伤寒总括,卷3伤寒证治,卷4~6分述发热、恶风、四逆、头痛等多种证候的证治,卷7介绍小柴胡汤加减法、伤寒诸笃证,及伤寒别名、戒忌、产妇伤寒、小儿伤寒等。现存元刻本、明嘉靖刻本、《仁斋直指医学四种》本。

伤寒总病论 《伤寒论》发挥著作。6卷。宋·庞安时约撰于1100年。卷1述六经分证;卷2述汗、吐、下、温、灸等治法;卷3论结胸、痞气、阴阳毒、狐惑、百合病、痉、湿、暍、劳复等证;卷4~5列述暑病、时行、寒疫、斑痘、天行温病,及变哕、变黄、坏病等证,附以小儿伤寒证;卷6载冬夏伤寒发汗杂方,妊娠伤寒方,伤寒暑病通用刺法,伤寒、温热病死生证,附差后禁忌、仲景脉说、华佗内外实辨。本书在《伤寒论》发挥著作中撰著较早而有相当影响。汪琥评述本书对仲景学说有所发明，但用药寒热错杂，经络不分。收入圣散子方通治诸病，更为失当。现存清道光三年黄氏士礼居覆宋刻本。1956年商务印书馆出版排印本。

伤寒活人指掌补注辨疑 《伤寒论》发挥著作。3卷。明·童养学纂辑。童氏以吴恕《伤寒活人指掌图》一书不能概括张仲景论述伤寒的全貌，且伤寒、杂病编次混淆，遂予补注辨疑成书。将诸证区分为正伤寒、类伤寒及传经、直中等。首卷六经传变；卷2伤寒诸症，包括温病、疫疠和一些杂病；卷3列方剂114首。现存明崇祯刻本、清顺治十八年醉耕堂刻本。

伤寒真方歌括 《伤寒论》方歌括。6卷。清·陈念祖撰。本书以诗歌形式阐释《伤寒论》方，末附魏念庭《伤寒论》跋语。1958年上海科技卫生出版社出版排印本，与陈氏《伤寒医诀串解》合刊。

伤寒秘要 《伤寒论》发挥著作。2卷。明·陈长卿撰。本书前为伤寒约论，次述六经病证，并分述伤寒诸症及与伤寒有关症候、病证66则。末附治疗方剂102首，备用效方19首。收入《十竹斋刊袖珍本医书十三种》。

伤寒兼症析义 《伤寒论》发挥著作。1卷。清·张倬撰。本书所称伤寒兼证，不拘于六经病兼证范畴，包括伤寒兼杂病的多种情况。书中列述中风、虚劳、内伤、宿食、头风、泻利、胎产等17种伤寒兼见病证，以问答方式，阐述其病因、病理、证候及治法。后附经脉、奇经、运气、方宜四篇。现存清康熙六年金阊书业堂刻本、《张氏医书七种》本、《中国医学大成》本。

伤寒准绳 《伤寒论》发挥著作。《证治准绳》组成部分。又名《伤寒证治准绳》。8卷。明·王肯堂编撰。刊于1604年。本书为便利读者因证检书以求治法，汇辑前人之说，论述伤寒证治。卷首入门辨证诀，鉴别外感、内伤发热，阐析伤寒及类伤寒病因、证候不同点。卷1伤寒总例；卷2～4列述六经病主要病证的方治；卷5～6为合病、并病，及汗下、吐后等病；卷7为劳复、食复、瘥后诸病，四时伤寒，妇人和小儿伤寒等；卷8伤寒脉法及伤寒常用药药性。

伤寒悬解 《伤寒论》注本。14卷。卷首、卷末各1卷。清·黄元御撰。作者谓王叔和整理《伤寒论》，编次破裂纷乱，乃条分缕析，复其次第。将《伤寒论》所载113方，分别六经病证，注明本病、经病、腑病、脏病、坏病，及传腑、传脏、入阳入阴等不同情况，解其脉法，详其经络，考其常变，辨其宜忌。现存清道光燮和精舍刻本，并收入《黄氏医书八种》。

伤寒喘 病证名，见《圣济总录》。指感受寒邪所致的喘证。因感受风寒束肺，肺失宣降所致。症见发热恶寒，身痛头痛，无汗而喘，脉浮紧，苔薄白。治宜解肌宣肺，华盖散加减。

伤寒蓄水证 病名，见《伤寒论》。由外感风寒所致之膀胱病证。因风寒之邪袭于太阳经不解，邪热随经入府而致。症见小便不利，小腹满痛面灼热，口渴喜饮。治宜通阳化气，五苓散加减。

伤寒蓄血证 病名，见《伤寒明理论》。指外感引起血蓄下焦之证。伤寒蓄血证有二：太阳蓄血证，由太阳病不解，热随经至膀胱，热与血结所致，其人如狂，少腹急结，血自下。表未解者，先解表，无表证者，可用桃仁承气汤。阳明蓄血证，多因素有瘀血，外感后热入阳明，血与热结所致，其人喜忘，屎虽硬，大便反易而色黑，治用抵当汤丸加减。

伤寒微旨论 《伤寒论》发挥著作。2卷。宋·韩祗和约撰于1086年。原书久佚。现存本系清代纂修《四库全书》时，据《永乐大典》辑佚而成，收伤寒源至劳复证共15篇，并附方论、治案。作者推崇张仲景之意，而能变通其间。元·王好古《阴证略例》曾引录本书论述。王履《医经溯洄集》则批评本书以温暑作伤寒立论，是为舍本徇末。现存《四库全书》本、清咸丰刻本、1914年千顷堂书局石印本。

伤寒腹胀 病证名，见《症因脉治》。指伤寒外感，邪热传里所致的腹胀。有热结膀胱腹胀，详见伤寒蓄水证条；阳明胃实腹胀，详见阳明腑证条；蓄血腹胀，详见伤寒蓄血证条。

伤寒溯源集 《伤寒论》注本。原名《重编张仲景伤寒论证治发明溯源集》。10卷，22篇。清·钱潢撰于1707年。作者鉴于《伤寒论》刊本、注本的条文，前后舛错，六经混乱，遂重予编订，详加诠释。各经皆列纲领，每方均有方论。析义、辨误、论治，颇多独到见解。现存清乾隆十四年虚白室刻本、日本享和三年刻本。1957年上海卫生出版社出版排印本。

伤寒摘锦 《伤寒论》节选发挥著作。全称《万氏家传伤寒摘锦》。2卷。明·万全编撰。本书重点摘录《伤寒论》中有关六经脉证治法条文，并记述伤寒两感、瘥后劳复、阴阳易、痉湿暍、霍乱等脉证治法，兼述温病、时行疫病证治。后收入《万密斋医学全书》。

伤寒瘟疫条辨 伤寒、温病著作。简称《寒温条辨》。6卷。清·杨璿撰，刊于1784年。作者鉴于伤寒、温病易于混淆，遂采集诸家学说予以详辨。卷1列述伤寒、温病的脉证、病因、治法等；卷2～3辨析伤寒、温病病候；卷4～5医方辨，计收正方180首，附方34首；卷6本草辨，辨述药物188种。书中选摘《瘟疫论》《伤寒辨证》论述颇多，又有所补充发挥。所拟升降散等方，对后世影响颇大。现存清乾隆初刻本等20余种刻本。

伤寒撮要 《伤寒论》发挥著作。4卷。清·王梦祖撰于1799年。本书以仲景学说为主，参考《内经》《难经》《伤寒论》注本及有关方书、论著近百种汇辑而成。论述伤寒传经、诊法、六经证治，伤寒多种病证的辨证和治疗。按证分为124门，选方264首，每方记述主治、功能及化裁。现存清道光十九年瑞鹤堂刻本。

伤寒潮热 病证名，见《伤寒明理论》。因伤寒太阳表证未结，其热传入阳明而成腑实，见有潮热之证。症见谵语，日晡潮热，手足汗出，大便燥结坚实，脉滑而疾。治宜泄热通腑，小承气汤。若大便难者，宜攻下实热，荡涤燥结，大承气汤加减。

伤寒辨证 《伤寒论》发挥著作。4卷。清·陈尧道撰。刊于1678年。本书汇集宋元以来诸家学说，以阴、阳、表、里、虚、实为纲，论述伤寒以及与伤寒有关杂病的诊断、治法。其治疗经方、时方兼用。现存清康熙刻本。1957年人民卫生出版社出版影印本。

伤寒缵论伤寒绪论 书名。本书为《伤寒缵论》2卷、《伤寒绪论》2卷合刊本。清·张璐撰。刊于1667年。作者遵述仲景原文，条理诸家纷纭之说。《伤寒缵论》取《伤寒论》重新分类，首详六经证治，次述结痉、温热、痉湿暍等杂病，采喻昌《尚论篇》及各家注说发明之。《伤寒绪论》共列140余证，分述诊脉、察色、劫病、刺灸诸法，附载杂方149首，辑录先哲方论。

伤燥论 燥证专著。清·张节撰。刊于1909年。本书以《内经》理论为指导，系统阐述燥证病源、病证、病脉、病忌及病辨，附列治疗方剂。并介绍与燥气有关的杂病证治。收入《张氏医参》。

华佗 东汉末著名医学家。又名旉，字元化。沛国谯（今安徽亳县）人。通晓内、外、妇、儿、针灸等科，尤精于外科手术治疗及针灸。据史书记载，他曾创用酒服"麻沸散"进行全身麻醉，进行腹腔肿物切除及胃肠手术等，获得较好效果。在针灸方面，他总结创用沿脊柱两旁夹脊的穴位，称"华佗夹脊穴"，沿用至今。又主张进行体育锻炼，以增强体质，防治疾病。指出：

"人体欲得劳动,但不当使极耳。动摇则谷气得消,血脉流通,病不得生,譬犹户枢终不朽也。"模仿虎、鹿、熊、猿、鸟的动作以活动肢体,创制"五禽戏"。后被曹操杀害。据史料记载,华佗著有《枕中灸刺经》等多种医书,均佚。华佗弟子有吴普、樊阿、李当之等。

华佗神医秘传 方书。22卷。托名汉·华佗撰。唐·孙思邈集。本书不同于一般书目和前人引录。卷首有孙思邈、徐大椿序言各一篇,亦均系托名之作。本书汇辑各科验方,包括病理秘传、临床秘传、神方秘传及内、外、妇、产、儿、五官、皮肤、伤科、结毒、急救、奇症、兽医、制炼、服饵等。内收一些不见于其他方书而有临床参考价值的方药。1920年上海古书保存会印行。

华洋脏象约纂 中西解剖学著作。3卷。附录1卷。清·朱沛文编撰于1892年。本书汇集中西医人体结构、解剖图谱。卷上为五脏六腑形态、部位、功能;卷中为眼、耳、鼻及骨骼结构、功能;卷下为十二经脉、气血营卫等生理作用及西医脏腑解剖图谱。所引资料先中后西。中医自《内经》迄清代诸家论述均有摘录,内容较为丰富、系统。作者试图以西方解剖生理知识阐述和印证中医理论,并纠正前人如程式、王宏翰、王清任等人在脏腑记述方面的一些错误。有光绪十九年佛山刻本。二十三年宏文阁石印本。

华盖 经穴名,出《针灸甲乙经》。属任脉。位于胸正中线,平第一肋间隙。主治咳嗽气喘、胸胁满痛、喉痹咽肿等。沿皮刺0.3~0.5寸。艾炷灸3~5壮,或艾条灸5~10分钟。

华盖散 方名,出自《太平惠民和剂局方》。炒苏子、赤茯苓、炙桑白皮、陈皮、炒杏仁、麻黄各一两,炙甘草半两。为粗末,每服二钱,水煎服。功能宣肺解表,祛痰止咳。治肺感风寒,见咳嗽上气,痰气不利,呀呷有声,脉浮数。

仿寓意草 医案著作。2卷。清·李冠仙撰于1835年。本书仿喻昌《寓意草》体例,以内科杂病为主,兼收妇科、五官科验案。案中议病析因颇详,主张"药不执方,相宜而用",同症异治、异症同治。立法处方灵活,诊治颇具胆识。收入《三三医书》。

伪药条辨 药物学著作。4卷。清·郑奋扬撰。刊于1901年。本书是鉴定药物真伪的专著。书中详辨110种药物的名称、形、色、气味。1930年曹炳章在本书基础上,改名《增订伪药条辨》印行。

自汗 病证名,见《三因极一病证方论》。指人体不因劳累或炎热而自然汗出的症状。常见病因有营卫不和自汗、气虚自汗、伤暑自汗、阳虚自汗、伤食自汗等。其症状与治法,营卫不和自汗见太阳中风条,其余均参各条。

自我推拿 推拿种类名。出《抱朴子·道意》。又名自我按摩。推拿的一种。在自己身体的一定部位上,运用手法来防治疾病的方法,也可配合气功及肢体运动等法。如眼保健操、摩腹等法。

自然力 维吾尔医学力学说中力分类的一种。指为人的生存和体力活动营造物质基础的力量。它在生命力和精神力的作用下产生。它的中心在肝脏。分为营养力、生长力、产生力、成形力四种。

自然铜 中药名,出自《开宝本草》。为天然黄铁矿(Pyrite)的含硫化铁(FeS_2)矿石。性平,味辛。归肝经。有散瘀止痛、接骨疗伤之功效,可治跌扑骨折、瘀阻肿痛等证。煎服:10~15g。

自缢死 证名,出《金匮要略》。指以绳物系颈致窒息、死亡之证。俗称上吊。救治方法要将病人抱下,放在棉垫上,上拉头发,胸部做人工呼吸及胸外心脏按摩。切忌忽然将绳剪断。如心跳恢复后喂少许粥食,使病人润喉,渐下咽,便可得救。

伊尹 商代人。名伊,尹为官名。一说名挚。传说系奴隶出身,原为有莘氏女的陪嫁之臣,负鼎俎以滋味取悦于汤,后佐汤伐桀。《甲乙经》序记载，伊尹撰用《神农本草》以为汤液。后世因有"伊尹创汤液"之说。

伊舍巴拉珠尔 蒙古族医学家。号松巴·堪布。1704年出生于青海省海亚州境内。1788年去世，幼读藏文《四部医典》等医学书籍。他勤于临床治疗，钻研藏、蒙文医籍，提出了"六基证"学说，著有《白露医法从新》《甘露之泉》《甘露点滴》《甘露汇集》《白晶药鉴》等5部医书。不仅奠定了蒙医学的理论基础，而且总结和丰富了蒙古民族的临床治疗技术和药物知识。

伊喜丹金旺吉拉 蒙古族医学家、诗人，1853年出生于正镶白旗都仁敖包村，1906年去世。他幼年聪明好学，7岁时被君王旗公召庙尊请为活佛，在那里学习蒙、藏语文知识，20多岁时到青海塔尔寺拜师学医。学成后周游于大漠南北，一边行医一边写诗。著有《珊瑚验方》《珍珠验方》《宝物宗旨》等医书。

血 指由饮食精微所化生而循行于脉管中的血液。《灵枢·决气》："中焦受气取汁，变化而赤，是谓血。"《灵枢·营卫生会》："中焦亦并胃中，出上焦之后，此所受气者，泌糟粕，蒸津液，化其精微，上注于肺脉，乃化而为血，以奉生身，莫贵于此。"血液赖气的推动以供养全身各脏腑组织，维持其正常的功能活动。《素问·五藏生成论》："肝受血而能视，足受血而能步，掌受血而能握，指受血而能摄。"

血亏经闭 病证名，《医宗金鉴·妇科心法要诀》。经闭之一。包括脾虚经闭。多因久病失血，营血亏损，或劳倦思虑，损伤脾气，血源不足，血海空虚，以致先见经期后错，月经量少，渐无血下，终成经闭。症见面色萎黄，不思饮食，心悸乏力，腹无胀痛，仅感空坠，头晕目眩。治宜养血益气调经。方用八珍益母汤。若阴血虚甚，可致枯竭，称为血枯经闭。详见血枯经闭条。

血分证 即卫气营血病变的最后阶段，为温热病发展过程中最为深重的证候。该证多由营分证病邪不解而传入血分，或由气分，邪热直入血分而致。血分证以心、肝、肾病变为主，其临床表现除具有营分热盛重笃外，更以耗血、动血、阴伤、动风为其特征。血分实热，可见烦热躁扰，昏狂谵妄，斑疹透露，色紫或黑，吐衄、便血、尿血，舌质深绛或紫，脉细数，或兼见抽搐，颈项强直，角弓反张，目睛上吊，牙关紧闭等症。血分虚热，则多由血分实热耗伤阴液所致，亦有从营分证候迁徙而成者，临床可见持续低热，朝热暮凉，五心烦热，热退无汗，口干咽燥，神倦，耳聋，肢体干瘦，舌上少津，或见手足蠕动，瘛疭，脉虚细等症。《金匮要略》则将妇女经闭、水肿称之为"血分"病。

血风疮 病名，见《外科正宗》。古代中医文献中，泛指皮肤如常或引起红粟，瘙痒无度，抓破溢血渗液的为皮肤病，今主要指身起红粟的瘙痒性皮肤病。相当于西医的丘疹性湿疹。多因肝脾二经湿热，复感风邪，郁于皮肤而成。局部或全身起成片红粟，剧痒，搔破溢血结痂或流脂水。若瘙痒日轻夜重，心烦口干，舌红苔薄，脉弦数，治以凉血清热祛风，消风散加减内服；若搔破后流脂水为主，舌红苔薄黄腻，脉弦滑，治以凉血清热除湿，龙胆泻肝汤加减内服；若瘙痒日久，皮肤干燥，舌淡苔净，治以养血润燥祛风，当归饮子加减内服。外治：身起红粟为主用三黄洗剂；脂水较多用龙胆草、马齿苋各50g煎水冷湿敷；皮肤干燥用润肌膏。

血为气母 为阐明气血关系的一种理论。指血是气的载体，并给气以充分的营养。由于气的活力很强，易于逸脱，故气必须依附于血和津液，方能存在于体内。如果气失去依附，则浮散无根而发生气脱。故血虚者，气易衰；血脱者，亦易逸脱。临床治疗上，补气常结合养血，行气通经常须活血散瘀，即是血为气母理论的具体运用。

血会 为八会穴之一。出《难经·四十五难》。指膈俞穴。凡血之为病，皆可酌情选用。

血呕 病证名,见《三因极一病证方论》。指呕吐食夹血的病证。病因饮食不节或饮酒、肝气犯胃致胃络损伤。症见胃脘部满胀,食已即吐,吐物为食物夹血。治宜化瘀止血,和胃止呕,地黄饮子加减。参吐血条。

血余炭 中药名,出自《名医别录》。为人发洗净后的加工品。性平,味苦。归肝、胃经。有止血散瘀、补阴利尿之功效,可治衄血、咯血、吐血、血淋、便血及崩漏等证。还可用于小便不通。煎服:6~10g;研末服,每次 1.5~2g。

血证论 血证专著。《中西汇通医书五种》之一。8 卷。清·唐容川撰。刊于1884年。本书专论血证病因、证治,涉及内、外、妇、儿各科。卷 1 总论,述阴阳水火气血、男女异同、脏腑病机、脉证死生、用药宜忌等。卷 2~5 分论血上干、外渗、下泄、中瘀 5 大类,吐血、呕血、咯血、唾血、咳血、鼻衄等 32 症证治。卷 6 述痨瘵、咳嗽、发热、厥冷等 40 种失血兼见症证治。卷7~8 为方解,选载古今血证用方 201 首,兼议适应症病机、治则。作者主张血证以调气和血为主要原则,和法为第一良法。对出血证,提出止血、消瘀、宁血、补血四个大法。本书多次刊印,深受医家重视。现存清光绪十年初刻本。1957 年上海卫生出版社出版排印本。

血郁汤 方名,出自《证治汇补》。香附二钱,牡丹皮、苏木、山楂、桃仁、赤曲、穿山甲、降香、通草、麦芽各一钱,红花七分。水、酒煎,兑姜汁半盏,和匀服。功能活血理气,通络止痛。治挫闪跌仆,身有痛处,胸膈不宽,大便黑色。

血轮 为眼科五轮之一。指内外眦部皮肤与白睛间血络部分和睑弦泪窍(泪堂)。血轮属心,故其疾患多与心及小肠有关。如《银海精微》说:"大小眦为血轮,属心火。"

血胀 病证名,见《世医得效方》。指因血瘀蓄留所致的鼓胀。症见烦躁,喘满,胀闷,大便黑,虚汗,四肢厥冷,溲赤,甚则神志迷离或惊狂。治宜散瘀消胀,用下瘀血汤加减。参臌胀条。

血府逐瘀汤 方名,出自《医林改错》。当归、牛膝、红花、生地黄各三钱,桃仁四钱,枳壳、赤芍药各二钱,柴胡、甘草各一钱,桔梗、川芎各一钱半。水煎服。功能活血祛瘀,行气止痛。治胸中血瘀,血行不畅,见胸痛、头痛日久不愈,痛如针刺而有定处,或呃逆日久不止,或饮水即呛,干呕,或内热瞀闷,或心悸怔忡,或夜不能睡,或夜寐不安,或急躁善怒,或入暮潮热,或舌质黯红,舌边有瘀斑,或舌面有瘀点,唇暗或两目暗黑,脉涩或弦紧。近代常用于治疗冠状动脉硬化性心脏病的心绞痛、风湿性心脏病、胸部挫伤与肋软骨炎之胸痛,以及脑震荡后遗症之头痛头晕、精神抑郁等证。

血疝 病名,古代中医文献描述不一。《诸病源候论》是指小腹结痛,硬满有形,月经不调等;《外台秘要》是指月经不调伴脐下结痛;《儒门事亲》是指鼠蹊部化脓性疾病;《医宗金鉴》则为便毒、鱼口的别名。今一般宗《寿世保元》之说,是指跌打伤及阴囊,使其瘀血积滞而肿大。相当于西医的外伤性阴囊血肿。损伤早期阴囊皮肤出现瘀斑、潮红、阴囊肿大、坠胀疼痛,治以活血散瘀,少腹逐瘀汤加减内服。外用定痛丸,日久血肿转为硬块,治以软坚散结,橘核丸加减内服,外用化坚膏;若瘀久化热,阴囊红肿灼痛治以清热解毒化瘀,龙胆泻肝汤加减内服,外用金黄膏;发热加重,阴囊持续性跳痛,按之应者,治以透托,透脓散加减内服,外应切开引流;脓尽用生肌散、玉红膏。

血泄 古病证名。出《素问·至真要大论》。指大小便下血之病证。病因下焦蕴热所致。症见大小便下血。详见尿血、便血。

血枯 古病名。出《素问·腹中论》。

指因肝血不足所致的妇女闭经。凡因失血或房室不节而损伤肝肾之患者，皆可致肝血不足。症见月事衰少不行，胸胁支满，食思不振，头晕目眩，耳鸣。治疗以滋补肝肾为主，兼调冲任养血，圣愈汤加减。

血枯经闭 病证名，见《丹溪心法》。又称血枯经绝。指阴血枯竭而致月经闭止。多因素患失血，或大病久病，或产多乳众，耗伤阴血，血虚日久乃致血枯，血海枯竭，无血可下而见经闭。症见面色无华，日渐消瘦，皮肤干燥，两颧发红，午后潮热，夜热骨蒸，手足心热等。治宜滋阴养血调经。方用人参养荣汤合大补阴丸。

血便 证名，见《素问·至真要大论》。为大便下血或尿血的古称。详见便血和溺血条。

血脉 简称脉。为气血运行的通道，有输送营养物质，濡润滋养脏腑百骸的作用。故《灵枢·九针论》说："人之所以成生者，血脉也"。《素问·痿论》："心主身之血脉。"《活人书》卷三："血脉者，营养百骸，滋润五脏者也"。

血逆 病证名，见《医学入门》。由外伤瘀血所致的呕逆病证。病因外伤后误用补涩之法，使血留瘀于胃。症见脘部胀满，食已即吐。治用化瘀止呕，二陈汤加减。参血呕条。

血室 ①指冲脉。《女科经纶》引"王太仆曰：冲为血海，诸经朝合，男子则运而行之，女子则停而止之，谓之血室"。②指肝。《伤寒来苏集》："血室者，肝也。肝为藏血之脏，故称血室"。③指子宫。《类经附翼》："故子宫者，医家以冲任之脉盛于此，则月经以时下，故名曰血室"。

血结胸 病名，见《伤寒全生集》。指瘀血与热邪互结于胸膈的结胸证。因外感邪热与宿瘀结聚上焦所致。症见胸腹胀满硬痛，身热，嗽水不咽，吐血衄血，大便色黑，喜忘如狂。治宜凉血止血，用犀角地黄汤合抵当汤加减。如因妇女适在经期又外感，则出现本症状，胸腹腰胁背膂刺痛，甚至搐搦，治宜化瘀止痛，海蛤散合元胡索散加减。参结胸条。

血热 指血分有热，血行加速的病理状态。多由于邪热入于血分，或由于情志郁结，五志过极化火等所致。由于血得热则行，故在血热情况下，血液运行加速，甚则灼伤脉络，迫血妄行。而且邪热入血，则可煎熬血液而伤阴。故血热的临床表现，以既有热象，又有耗血、动血及伤阴为特征。临床可见午后发热，或五心烦热，吐衄，咳血、咯血，或尿血，女子月经先期，舌质红绛，脉弦数等症。

血热不得卧 病证名，见《症因脉治》。指热邪入于血分引起的夜卧不宁。因邪热入于血分，血热则阴不内守，故睡卧不宁。症见夜晚发热，盗汗，心烦，睡中惊起。治宜清血中伏热，用知柏四物汤加减。

血热月经过多 病证名，月经过多之一。多因素体阳盛，热则血溢，或气郁化火，热扰冲任，或过食辛辣，血分蕴热，热迫血行所致。症见月经血量过多，血色紫红质稠，兼见面赤身热，口干作渴，渴欲饮冷，心烦燥热，治宜清热凉血、固冲调经，方用清经散加栀子、藕节。若热邪伤阴、阴虚血热者，见午后潮热，两颧发红，手足心热，脉细数，治宜滋阴清热，方用两地汤。

血热经行先期 病证名，见《景岳全书》。又名血热月经先期、血热经早。指血中有热，热邪扰动血海，迫血妄行而导致月经先期而至者。月经先期之一。引起热邪的原因不同，故又有虚实之分。有因素体内热，或嗜食辛辣助阳之品，或感受热邪，热扰冲任；有因素体阴虚，或久病失血伤阴，虚热内扰，热迫血行；有因抑郁多怒，肝郁化火，迫血妄行。实热者，症见经期超前，出血量多，色深红质稠，心烦口渴、喜冷饮，便干尿赤，治宜清热凉血，方用先期汤加减。虚热及肝郁者，详见虚热经行先期、肝郁经行先期各条。

血热崩漏 病证名，崩漏之一。多因素体阳盛，或感受热邪及过食辛辣，或五志化火，热炽于内，或忿怒伤肝，肝经火盛，热扰冲任，血热妄行。症见突然阴道大出血，或淅沥不止，血色深红，血质黏稠，兼见头晕面赤，口渴喜饮冷，烦躁失眠，便干溲黄，治宜清热凉血、固经止血，方用清热固经汤。若五志化火，肝热炽盛者，兼见胸胁胀满，心烦易怒，口苦咽干，时欲叹息，治宜平肝清热佐以止血，方用平肝解郁止血汤加焦山栀、益母草。

血热盗汗 病证名，见《张氏医通》。指血热所致的盗汗证。病因阴虚火旺，火在血分则血热所致失寐。症见五心烦热，夜寐不宁，盗汗。治宜清热凉血养阴，知柏地黄汤加减。

血秘 病证名，见《医碥》。指血虚津枯所致或瘀血所致的大便秘结。因老人或产后，病后血虚津亏，肠道失润而致。症见大便不通，头眩心悸，面色少华，唇舌淡，无力排便。治宜补血滋阴润肠，五仁丸加减。若因于外伤瘀血而致便秘者，当破瘀导滞，枳实导滞汤加减。

血海 ①经穴名。出《针灸甲乙经》。又名百虫窠。属足太阴脾经。位于大腿内侧，髌骨内上缘上2寸，当股四头肌内侧头隆起处。主治月经不调、经闭、崩漏、带下、腹胀气逆、小便淋沥、丹毒，以及贫血，功能性子宫出血，湿疹，带状疱疹，荨麻疹，皮肤瘙痒症，神经性皮炎等。直刺1~1.5寸。艾炷灸3~5壮，或艾条灸5~10分钟。②中医术语。出《灵枢·海论》。四海之一，指冲脉，又名十二经之海。其气血输注出入的重要穴位，上在大杼穴，下出于上巨虚和下巨虚穴。其症候："血海有余，则常想其身大，怫然不知其所病；血海不足，亦常想其身小，狭然不知其所病。"

血虚 指血液不足或血的濡养功能减退的病理状态。多由失血过多，新血不及生成补充；或因脾胃虚弱，饮食营养不足，化生血液功能减退；或化源不足而致血液化生障碍；或因久病不愈，慢性消耗等因素而致营血暗耗，均可导致血虚。《素问·调经论》：

"气之所并为血虚。"临床可见面色不华，唇舌爪甲色淡无华，头目眩晕，心悸怔忡，神疲乏力，形体疲怯，或手足麻木，关节屈伸不利，或两目干涩，视物昏花，脉细无力等症。

血虚不孕 病证名，出《女科指掌》。又名血少不孕。指由于女子阴血不足，冲任空虚，不能养精成孕的不孕症。多因素体虚弱，禀赋不足，或大病久病，失血伤阴；或脾胃两虚，化源不足等所致。症见月经量少色淡，月经后期，面色萎黄，体弱乏力，头晕目眩等。宜补血养阴，滋肾益精，方用养精种玉汤加味。

血虚月经过少 病证名，月经过少之一。包括形瘦经少。多因素体虚弱，或久病失血伤阴，或脾虚化源不足，血海不充，冲任血虚所致。症见经来量少，或点滴一二天即净，色淡质稀，小腹空痛，喜得揉按，头晕目眩，心悸少寐，面色萎黄，形体消瘦。治宜补血益气健脾。方用人参滋血汤。

血虚心汗 病证名，见《医钞类编》。指心血不足所致的心胸部汗出。病因思虑太过，伤耗心血所致。症见心胸部位汗出，别处无汗，面色少华，心悸，睡不宁。治宜调养心血，生脉饮或天王补心丹加减。

血虚心悸 病证名，见《不居集》。指由阴血不足所致之心悸。因思虑过度，耗伤心脾，生血之源不足所致。症见身体消瘦，五心烦热，睡卧不宁，心悸怔忡，脉细数。治宜养血益阴，安神定悸。朱砂安神丸加减。

血虚生风 指由于血虚不能濡养筋脉，导致虚风内动的病理状态。多由于生血不足或失血过多，或久病耗伤营血，以致肝血不足，筋脉失养，或血不荣络，从而引发虚风内动。临床可见肢体麻木不仁，筋肉跳动，甚则手足拘挛而不伸等症，或可兼有其他贫血症候。

血虚头痛 病证名，见《兰室秘藏》。指阴血不足所致的头痛。多因血虚不能上荣所致。症见头痛而晕，心悸易慌，舌淡，脉虚细。治宜养血，四物汤加减。

血虚发热 病证名，见《内外伤辨惑论》。指因血虚所致的发热。病因失血以后，阴虚阳亢，阳无所依而浮散于外而致。症见失血以后，面色苍白，心悸，头晕目眩，脉虚大，舌质淡。治宜养血，四物汤加减。

血虚发痉 病证名，见《类证治裁》。指血虚所致之痉病。多由失血过多，血不养筋所致。症见手足抽搐，或角弓反张，面色苍白，神志不清，苔白舌质淡，脉虚细。治应急予止血，并气血双补，用八珍汤加减。

血虚发躁 病证名，见《脾胃论》。指因血虚所致的烦躁。多因血虚阴伤，阳气独亢所致。其症见发热烦躁，睡卧不宁，口渴引饮，脉虚大无根。治疗当先止血凉血，再滋阴补血，用当归补血汤合四生饮加减。

血虚自汗 病证名，见《世医得效方》。指因血虚所致的自汗证。病因失血过多，阴血亏少，心阴不能内守而外溢所致。症见心悸，少气倦怠，面色苍白，心烦汗多。治当补气养血止汗，八珍汤加减。

血虚经行后期 病证名，见《医宗金鉴·妇科心法要诀》。指阴血亏虚，血海不能按时满盈，而致经行后期。经行后期之一。多因久病体虚，或素患失血，或产乳过多，数伤其血，或饮食劳倦伤脾，化源不足，阴血衰少，以致血海空虚，胞宫不得按时满溢而经行错后。症见月经退后，量少色淡，小腹空痛喜按，身体虚弱，面色萎黄，头晕心悸等。治宜养血益气。方用人参养荣汤。

血虚咳嗽 病证名，见《症因脉治》。指由血虚所致的咳嗽。因血虚阴亏，肺络失濡而不宣所致。症见咳嗽午后尤甚，伴潮热骨蒸，自汗盗汗，五心烦热。治宜养血滋阴利肺，四物汤合紫菀汤加减。

血虚热 病证名，同血虚发热。见《杂病源流犀烛·虚损痨瘵源流》。见血虚发热条。

血虚眩运 病证名，见《症因脉治》。又作血虚眩晕。指因血虚所致的眩晕。多因失血过多，血不上荣所致。症见头运目眩，兼见头痛，面色苍白，动则眩晕，卧则缓解。肝血不足可见五心烦热，睡卧不宁，目花耳鸣等。治宜补血滋阴，归脾汤合知柏四物汤加减。

血虚盗汗 病证名，见《保婴撮要》。指阴血不足引起的盗汗。因失血过多，或忧思伤脾，脾不生血，阴不内守而致。症见面色苍白，五心烦热，午后潮热，夜多盗汗，卧不宁。治宜养血滋阴，当归六黄汤加减。

血虚痹 病证名，见《医学入门》。指血虚所致的痹证。因血虚阴亏，四肢失于濡养所致。症见四肢麻痹，关节疼痛，皮肤不仁，以致四肢活动不利。治宜养血滋阴行痹，用十全大补汤合黄芪五物汤加减。参血痹条。

血崩昏暗 病证名，出《傅青主女科》。指不在经期而突然阴道大量出血，因失血过多出现双目昏暗，卒倒不省人事者。多因阴血骤脱，心肝失养所致。症见血崩不止，面色苍白，头晕目眩，眼前发黑，卒然昏倒，不省人事。治宜补益气血，固涩止崩，方用固本止崩汤。若气随血脱，症见汗出肢冷，脉微欲绝之危重症候时，治宜回阳救逆，急与参附汤。

血脱 古病名。出《灵枢·决气篇》。又名脱血。指血海虚竭的病证。因忧思伤脾，后天失养，先天不足，劳伤气阴，经络损伤出血，均可致生血无源而成本病。症见身无血色，面无华，头晕目眩，四肢清冷，唇舌色淡，脉细弱。治宜补血益气，人参养荣汤加减。

血痔 病名，出《五十二病方》。又名血攻痔、血箭痔。是指便血症状显著的内痔。病因证治见该条。

血淋 病名，见《诸病源候论》。指尿与血夹杂而下的淋证。本症与尿血的鉴别：一般以痛为血淋，不痛为尿血。多因湿热聚于膀胱，或心火移于膀胱，热伤血络，迫血妄行，小便涩痛有血。血色鲜红，尿出灼热而刺痛，脉实，为热甚，宜清热凉血，小蓟饮子加减。若尿色淡红，痛不甚，病久，脉细数，为阴虚火动，宜滋阴清热，知柏地黄汤加减。

血液质 维吾尔医学四种体液的一种。产生于骨髓，位于肝脏。正常血液质色红，味微甜，性质湿热。其属性和作用与"气（空气）"的属性和作用相似，所以被认为是"气（空气）"在体内的象征物。它依靠心脏的推动，通过血管循环于全身，将营养物运送到各部位，补充消耗的营养。它把肺脏吸取的清洁空气输送全身，并将生命活动中产生的废物和不清洁空气通过肺、肾、汗孔等排出体外。它以自己的湿热，调节人体的热度和湿度。异常血液质是指由于体内、外各种因素的影响在数量和质量上发生了变化的血液质。其变化多以偏盛、偏衰或浓度的偏高或偏低来表现。偏盛时可导致出血、偏衰时可导致贫血，浓度偏高时可导致发热等疾病，浓度偏低时可导致水肿等。

血随气陷 指气虚下陷，固摄失权，导致下部出血的病理状态。多由脾虚胃弱，中气不足，而致气虚下陷，不能统摄血液，则血郁于下而从下溢出所致。临床多见于功能性子宫出血及某些便血、呕血患者，可见精神不振，肢体倦怠，出血量多或连续不断，面色苍白，舌淡苔少，脉虚数或沉细无力等症。

血厥 病证名，见《普济本事方》。指血菀于上或失血所致的厥证。有实虚之分。实证因郁怒肝气上逆，血随气升，上蔽神明，清窍闭塞所致，妇女多有之。症见突然昏倒，不省人事，牙关紧闭，面赤唇紫，舌红，脉弦。治宜活血顺气平肝，羚羊角散加减。虚证因失血过多血虚不能上承所致。症见突然晕厥，面色苍白，四肢震颤，口张自汗，息微，舌淡，脉细无力。治宜气血双补，人参养荣汤加减。

血痣 病名，见《医宗金鉴》。因初起色红如痣而名。相当于西医的皮肤血管瘤。多因肝经火旺，全血郁结而成。常在出生时即有，或出生后不久显现，瘤体如小米粒，或豆大，甚或更大些，皮色鲜红，质地柔软，压之褪色，松之复原，发展缓慢，擦破则出血。婴儿患者，一般可观察数年，若不消退或渐大者，可选择适当的治疗。见该条。

血痢 病证名，见《诸病源候论》。又称赤痢。指痢下夹血或痢下纯血之病证。邪在大肠，损伤肠络为主要病因。因热邪者，下痢鲜血，口渴，溲赤，里急后重，肛门灼痛，脉数，治宜清热解毒，调气行血，用芍药汤加减。因寒邪者，下痢血黯，口中和，小便清长，手足冷，脉细，治宜温中祛寒，理中汤加减。

血滞经闭 病证名，见《妇人良方大全》。经闭之一。多因情绪刺激，或环境改变，肝气郁结，气结血滞，或经期产后，感受寒凉，或内伤生冷，寒凝血滞，经脉阻闭，经血不得下达胞宫所致。症见经闭不行，下腹疼痛拒按，或痛引胸胁，精神郁闷，倦怠心烦，唇舌紫黯。治宜开郁行滞，活血通经。方用通经导滞汤加桂枝、细辛。

血滞腹痛 病证名，见《症因脉治》。指因气血凝滞所致的腹痛。多因肝气郁结，气滞血瘀，或因外伤跌扑所致。症见腹痛部位有定处，定而不移，得热则痛减，夜间痛甚。且无明显的饱胀。治宜活血祛瘀，用桃仁承气汤或少腹逐瘀汤加减。

血寒月经过少 症证名。月经过少之一。多因素体阳虚，阴寒内生，或感受寒凉，冒雨涉水，或过食生冷，血被寒凝所致。症见经血过少，色黯质稀，小腹冷痛，得温痛减，形寒怕冷，带下清冷。治宜温经散寒，活血调经。方用温经汤加巴戟。

血寒经行后期 病证名，见《景岳全书》。又称血寒经迟。指血被寒凝，经脉运行失畅，导致的月经后错。经行后期之一。多因经产之时感受寒凉，或过食生冷，寒邪侵入胞宫，血为寒凝；或素体阳虚，寒从内生，阴寒内盛所致。若实寒者，症见经期延后，色黯量少，小腹冷痛，得热痛减，面色苍白，周身畏寒，四肢冰冷，治宜温经散寒，活血调经，方用温经汤。若虚寒者，症见经行过期，色淡量少，小腹隐痛，喜暖喜按，腰酸冷坠，头晕气短，治宜温阳散寒、养血调经，方用大营煎。

血鼓 病名，见《石室秘录》。指由血行瘀滞所致的鼓胀。病因肝郁气滞血瘀不行，或跌扑外伤瘀血不散，或外邪入内与血搏结成蓄血等所致。症见腹部胀满，胁满烦躁口渴，脉络怒张，胁腹攻痛，面色黧黑，身有丝纹状血痣，大便色黑，舌质紫红或有紫斑，脉细涩。治宜活血化瘀，调营饮加减。

血鼓腹胀 病证名，见《症因脉治》。同血鼓。参血鼓条。

血痹 病名，见《金匮要略》。指邪入血分所致的痹症。因素体虚弱，外邪侵袭，壅阻于血脉经络之间，络道不通，气血运行不畅而成。症见肢体麻木重着，关节疼痛酸楚，脉涩，治宜益气和血，通阳行痹。黄芪桂枝五物汤加减。

血瘀 指血液循行迟缓和不流畅，或血行郁滞停积的病理状态。一名蓄血。多由于气滞而血行受阻，或气虚而血运迟缓，或痰浊阻于脉络，或寒邪入血，血寒而凝，或邪热入血，煎熬血液而成瘀等所致。瘀血是血瘀的病理产物，而在瘀血形成之后，又可阻于脉络，成为血瘀病机的形成原因。血瘀为病，临床可见脏腑、经络等某一局部，发为疼痛，痛有定处，得寒温而不减，甚则可形成癥块，并见面色黧黑，肌肤甲错，唇舌紫暗，以及瘀斑、红缕等症。

血瘀不孕 病证名，又称血滞不孕、经滞不孕。指瘀血阻滞，蓄积不行，冲任阻闭而不能受孕。不孕之一。多因气滞血瘀，或寒凝血滞，或邪毒侵袭，蕴结胞脉，气血失畅，冲任受阻而难以受孕。症见月经不调，血色黯有块，小腹疼痛拒按。治宜活血化瘀，方用少腹逐瘀汤。

血瘀月经过少 病证名，月经过少之一。多因忧思忿怒，肝气郁滞，气滞血瘀，冲任受阻，或经行产后，余血未净，外伤寒凉，内伤生冷，血被寒凝，瘀血壅滞，冲任不畅所致。症见经行量少，淋漓不畅，色黯有块，小腹憋痛拒按，血块排出后疼痛减轻。治当活血化瘀，行气调经。方用折冲饮。

血瘀经行后期 病证名，由瘀血阻滞，经血不得及时下达胞宫，而致经期错后。经行后期之一。多因气滞、寒凝、血瘀内阻所致。气滞血瘀者，症见月经后错，经量涩少，色黯有块，腹痛拒按，块下痛减，治宜行气活血，化瘀调经，方用过期饮。寒凝血瘀者，症见小腹冷痛，拒按，得热则舒，治宜温经散寒，活血化瘀，方用少腹逐瘀汤。

血瘀崩漏 病证名，崩漏之一。多因经期、产后余血未净，或兼外感、内伤，以致瘀血停滞于内，阻滞经脉，瘀血不去，新血不得归经所致。症见阴道突然出血，量多不止，血色紫黯，内夹瘀块，或量少淋沥不净，小腹疼痛拒按，血块排出疼痛减轻。治宜活血行瘀，方用逐瘀止血汤减大黄，加益母草、茜草炭。

血瘀痛经 病证名，痛经之一。多因经期产后，余血未尽，感受寒凉；或情志所伤，气滞血瘀，瘀阻胞中，碍血下行。症见经前或经行之时，小腹刺痛拒按，经血量少，色紫夹块，甚则如烂肉样片状，血块下后痛减。治宜活血祛瘀，理气止痛。方用膈下逐瘀汤。

血瘀腰痛 病证名，见《医学入门》卷四。又名沥血腰痛。指因血瘀所致的腰痛。多因跌扑损挫或久病气血瘀滞所致。症见腰痛如刺，痛有定处，轻则俯仰不能，重则不能转侧，痛处拒按。大便秘结色黑，舌质紫暗，或有瘀斑，脉涩。治宜活血化瘀，理气止痛，身痛逐瘀汤加减。

血溢 古病名。出《素问·六元正纪大论》。泛指血由上窍而出的病证。包括吐血、衄血、呕血等。病因多由热邪伤及脉络所致，其证治分别参见吐血、鼻衄、呕血等条。

血竭 中药名，出自《新修本草》。又名麒麟血、麒麟竭。为棕榈科植物麒麟竭 Daemonorops draco Bl. 及同属植物的果实和树干渗出的树脂。性平，味甘、咸。归心、肝经。外用止血生肌敛疮，内服活血散瘀止痛。可治外伤出血，溃疡不敛；跌打损伤，瘀血肿痛；妇女瘀血经闭、痛经、产后瘀阻腹痛，以及一切瘀血阻滞心腹刺痛等证。内服每次 1~1.5g。

血瘤 病名，出《外台秘要》。因瘤肿或紫或红，擦破血流难止而名。相当于西医的海绵状血管瘤。多因心火妄动，逼血入络，脉络扩张纵横丛集而成。瘤体为半球形或扁平隆起，质柔软如海绵，外呈红色或紫红色，压之缩小、褪色，松之复原，或可并发血栓而发生隐痛，治以清火凉血，散瘀消肿，芩连二母丸加减内服，外治可用消痔灵注射液使之硬化、萎缩，或行手术切除。

血瘿 病名，出《三因极一病证方论》。因瘿病肿块皮色紫红，上有赤脉红丝而名。可能相当于西医的颈部血管瘤或甲状腺血性囊肿。多因心火妄动，逼血沸腾，复感外邪，阻隔经络，凝滞气血而成。证见颈前（多单侧）有近圆形肿块，上有赤脉红丝交叉显露，按之柔韧或囊性感，且可缩小和褪色，松之复原，病程缓慢。治以清热凉血，散瘀消肿，芩连二母丸加减内服。外用金黄膏，或手术治疗。

血翳包睛 病证名，见《银海精微》。又名彩云捧日。指角膜血管翳侵入整个角膜者。常由赤膜下垂演变而来。多因肝肺风热壅盛，心火内炽，瘀血凝滞所致。症见赤膜渐次变大增厚，从四周漫掩黑睛，纵横满布而成血翳包睛。自觉灼痒涩痛，羞明流泪，视力障碍，难辨人物。治宜清热祛风，凉血散瘀。用菊花通圣散或破血红花散加减。外点石燕丹。参见赤膜下垂条。

血灌瞳神证 病名，见《证治准绳》。又名血灌瞳人、目血灌瞳人。指前房及玻璃体出血。可因肝胆火炽，热入营血，迫血妄行；或阴虚火旺，血不循经，溢于络外；或外伤及内眼手术后引起。症见黑睛与黄仁之间血液溢滞，轻者仅瘀积于其下方，甚者全掩瞳神，一片鲜红，视力剧降。治法：由肝胆火炽所致者，宜清热凉血，用清营汤加减；由阴虚火旺引起者，宜滋阴降火，用知柏地黄丸加生蒲黄、侧柏炭；由外伤引起者；宜止血凉血活血为主，用生蒲黄汤加减。

向日葵子 中药名，出自《采药书》。为菊科植物向日葵 Helianthus annuus L. 的种子。性平，味甘、淡。有滋阴、止痢、透疹之功效。可治食欲不振、虚弱头风、血痢、麻疹不透。煎服：15~30g。向日葵花功能平肝降压，祛风止痛，止咳平喘；向日葵茎髓能利尿通淋，止咳平喘；向日葵根能行气，利尿，润肠，祛瘀。

囟会 经穴名，出《灵枢·热病》。又名顶门。属督脉。位于头正中线，入前发际 2 寸。主治头痛目眩、鼻渊鼻痛、鼻痔、鼻衄、癫疾、小儿惊痫等。沿皮刺 0.5~0.8 寸。艾条灸 5~10 分钟。

囟骨 又名囟门，即额囟。由于婴幼儿两顶骨前内角尚未发育完全所致。幼儿两岁以后，额囟闭合而称顶骨。囟门下陷或隆起，有助于判断颅内压的高低。《医宗金鉴·正骨心法要旨》："囟骨者，婴儿顶骨未合，软而跳动之处，名曰囟门。"一说囟骨指囟门四围之骨；囟门指囟孔未合跳动处。

囟骨伤 病名，出《医宗金鉴》。即顶骨前囟部损伤，脑骨伤之一。多因跌打、坠撞所致。轻者仅局部肿痛，骨缝绽开，泛恶昏睡；重者骨陷损脑，身软屈手，昏迷不醒，气息微弱。治疗参见脑骨伤条。

囟陷 病证名，出《诸病源候论》。指小儿囟门下陷的证候。6 个月以内的小儿前囟门微陷，是属正常。但如在慢惊、久泻后，囟门显著下降甚至如坑，则为囟陷。并见面色萎黄，神疲气短，食少便溏，四肢不温，脉沉缓无力，指纹淡滞等。如枕部同时下陷的，尤为严重。治宜培元补肾，用固真汤；中气下陷者，用补中益气汤。

囟填 病证名，见《诸病源候论》。指囟门突出，隆起如堆者。多见于发热惊厥的患儿，亦有因寒凝气滞而致者。因热上冲者，宜疏风清热解毒，用大连翘饮，因于寒凝者，宜温中散寒，用理中汤加减。

囟填陷 病证名，囟填、囟陷的合称。《普济方》："囟肿为热，以黄柏膏涂足心涌泉穴；陷则为冷，以半夏涂足心妙。"详囟填、囟陷条。

后下 中药学名词。指煎药时，一些药物较另一些药物迟一段时间投入煎煮。如大黄、薄荷、钩藤等，须后下，才不致使其有效成分被破坏。

后山骨伤 病名，出《医宗金鉴》。即枕骨部损伤。多由跌打坠撞所致。轻者头昏目眩、耳鸣、项强、饮食难进、烦躁、肢软；如骨伤过重，筋翻气促，痰声如锯，昏迷不省人事，易于危及生命。治宜接骨散瘀，宣窍开闭。内服苏合香丸等芳香开窍之品；伤重者，宜中西医结合治疗。

后天之本 指脾胃。人体出生之后的生长发育和维持人体生命活动所需要的物质和能量，依赖于脾胃吸收水谷精微以供养，故称脾胃为后天之本。《医宗必读》："谷入于胃，洒陈于六府而气至，和调于五藏而血生，而人以资为生者也。故曰：后天之本在脾。"

后不利 古病名。出《素问·厥论》。指大便秘结。参大便秘结条。

后血 病证名，出《素问·百病始生篇》。便血的古称。详见便血条。

后顶 经穴名，出《针灸甲乙经》。又名交冲。属督脉。位于头正中线，百会穴后1.5寸。主治头痛、目眩、项强、失眠、癫狂、痫症等。沿皮刺0.5~0.8寸。艾条灸5~10分钟。

后重 ①古病名。痢疾的古称。见《难经·五十七难》。又称大瘕泄条。②证名。指痢疾的腹痛急迫；肛门重坠的症状。见《医宗必读·痢疾》。通称里急后重。多因邪迫大肠所致。症见肛门重坠，急迫欲便，便后仍有后重，则湿邪黏滞较重。治宜导滞化湿，枳实导滞汤加减。若慢性痢疾，久不脱肛而后重者，宜补气固敛，真人养脏汤合补中益气汤加减。参痢疾条。

后溪 经穴名，出《灵枢·本输》。属手太阳小肠经，该经输穴，八脉交会穴之一，通于督脉。位于手掌尺侧缘第五掌骨小头后方，握拳时，当掌横纹端，赤白肉际处。主治头痛、项强、盗汗、疟疾、耳聋、目翳、鼻衄、喉痹、齿痛、黄疸、肘臂挛痛，以及癫痫，神经衰弱，精神分裂症，肋间神经痛等。直刺0.5~1寸。艾炷灸3~5壮，或艾条灸5~10分钟。

行气 气功术语。出《行气玉佩铭》。又称食气、服气、炼气。着重呼吸锻炼以吸气为主的功法。

行气玉佩铭 气功文物。现存最早的完整描述气功锻炼文字的玉石制品。铭文刻在十二面体的玉佩上，计36字，加上重文9字，合为45字。郭沫若译文为："行气：深则蓄，蓄则伸，伸则下，下则定，定则固，固则萌，萌则长，长则退，退则天。天几春在上，地几春在下。顺则生，逆则死。"似为吐纳之法。

行气法 针刺方法名。出《针灸大成》。又名引气法、通气法、导气法。指能使针刺感应向一定方向扩散传导的一类针刺方法。主要可用提插、捻转、呼吸、按压等法。

行军散 方名，出自《随息后重订霍乱论》。又名武侯行军散、诸葛行军散。犀牛黄、麝香、珍珠、冰片、硼砂各一钱，雄黄八钱，火硝三分，金箔二十片。为细末，每服三到五分。功能开窍，辟秽，解毒。治暑月痧胀，见吐泻腹痛，烦闷欲绝，头目昏晕，不省人事；并治口疮咽痛。点目可去风热障翳；搐鼻可避时疫之气。

行医八事图 诊断著作。1卷。清·丁雄飞撰。刊于1695年。丁氏总结诊治疾病，不外地、时、望、闻、问、切、论、订8

项，即审风土、按时令、望形色、闻声音、问情状、切脉理、论治法、订药物八事，遂作图式加以说明。辑入《檀几丛书》二集。

行针 针法名。出《灵枢·行针》。又名运针。即施行针刺之意，亦指针刺时施行各种手法。针刺得气后，以捻转提插等运动针体，使针感得以保持或加强。可根据需要采取持续运针法或间歇运针法。

行间 经穴名，出《灵枢·本输》。属足厥阴肝经，该经荥穴。位于足背第一趾蹼缘中点上0.5寸。主治头痛、目眩、目赤肿痛、嗌干善渴、癫痫、瘈疭、失眠、疝气、遗尿、小便不通、消渴、心痛、胁肋痛、月经过多、茎中痛，以及高血压、青光眼、扁桃体炎、睾丸炎、肋间神经痛、功能性子宫出血、神经衰弱、精神分裂症等。直刺0.3～0.5寸。艾炷灸3～5壮，或艾条灸5～10分钟。

行迟 五迟之一。出《小儿药证直诀》。小儿周岁以后甚至2、3岁尚不能步行者。小儿肝肾不足，脾胃虚弱，元气不足所致。肝肾虚弱者，宜滋补肝肾，用六味地黄丸加鹿胶、牛膝之类；元气不足者，宜补益元气，用调元散。

行痹 病名，出《素问·痹论》。又称风痹、走注。指风邪所致之痹证。因人体气血不足，风邪或兼寒邪、湿邪乘虚而入而致。症见肢体关节疼痛，游走不定，可涉及多个肢体、关节，以腕、肘、膝踝、手指、腰部为多见，关节屈伸不便。治以祛风通络，防风汤加减。

舟车丸 方名，出自《景岳全书》。又名舟车神佑丸。黑丑四两，甘遂、芫花、大戟各一两，大黄二两，青皮、陈皮、木香、槟榔各五钱，轻粉一钱。共为末，水糊丸如小豆大，空心温水下，初服五丸，日三服，以快利为度。功能行气逐水。治水热内壅，气机阻滞，见水肿水胀、口渴、气粗、腹坚、大小便秘、脉沉数有力。

全元起 南北朝齐梁医家。仕南齐为侍郎。精于医术。注《黄帝素问》8卷，为《内经》较早注本，已佚。其书宋代尚存。部分内容保存在《重广补注黄帝内经素问》的注文中。

全生指迷方 方书。又名《济世全生指迷方》。3卷。宋·王貺撰于12世纪初。明代以后原书失传。今本4卷，系清代纂修《四库全书》时自《永乐大典》辑出后改编而成。卷1为诊脉法；卷2～4为寒证、热证、风湿、疟疾、痹证、劳伤等20种内科、妇科疾病的医论和方剂。全书以方为主，兼论病因、证候。有清嘉庆十三年刻本、《四库全书》本。建国后有《宋人医方三种》本。

全幼心鉴 儿科著作。4卷。明·寇平撰。刊于1468年。本书汇集"古方效用今日者"。卷1总论儿科医生守则，服药须知，小儿生理、血气、禀赋、保育、调理，面部与手部望诊等；卷2论小儿脉法、初生儿护理及常见病；卷3～4分论小儿诸病，附录《小儿明堂灸经》。书中附图40余幅。现存明成化四年全幼堂刻本、嘉靖二十六年玉峰书堂刻本。

全国中医图书联合目录 中国中医研究院图书馆编。薛清录主编。1991年出版。本书收录全国113家图书馆截至1980年底馆藏1949年10月1日以前出版的中医药图书，共12124种。其中包含少数民族文字图书，以中文撰写或有中文译本的国外中医药图书。分为医经、基础理论、伤寒金匮、诊法、针灸按摩、本草、方书、临证各科、养生、医案医话医论、医史、综合性著作12大类。每种图书均注明在书中排列序号、著作年代、书名、卷数、异名、著者年代、姓名、字、号、别名、著作方式（撰、编、注）、版本（出版时间、地点、出版者、版本类别）、收藏馆代号诸项，如为丛书则具列子目，有的还加注释。本书集中而有条理地反映了建国前出版的中医药图书的现存情况。1991年中医古籍出版社出版。

全国中草药汇编 药物学著作。《全国中草药汇编》编写组编。分上、下二册，共收中草药 2200 种左右。各药均按名称、来源、形态、生境、栽培、采制、化学、药理、性味功能、主治用法、附方制剂等项顺序编写，并附墨线或彩色图。全书内容丰富，并结合现代医学知识。

全国中药成药处方集 药物学著作。中医研究院中药研究所等编。本书根据全国 25 个大中城市有代表性或通用的中成药配方整理汇编而成。共收集成药配方 2000 余首。总论略述中药炮制；各论分内、外、妇、儿、五官、杂症 6 门，每门又根据不同药性细分子目。每方记述方名、生产地区、功能、主治、处方、制法、禁忌等项。可据以了解当时我国中成药生产和临床应用的基本情况。1962 年人民卫生出版社出版。

全国名医验案类编 医案著作。何廉臣选编。刊于 1929 年。本书征集当时全国各地名医医案，共选辑 300 余案。分上下二集。上集为风寒、暑、湿、燥、火、四时六淫病案；下集为瘟疫、喉痧、白喉、霍乱、痢疫、瘄疫 6 种传染病案。医案记录完整，包括患者姓别、年龄、职业及所患疾病的病名、原因、证候、诊断、疗法、处方、效果等项。案后由何廉臣另加按语评述。按语精审，多具卓见。

全鹿丸 方名，出自《景岳全书》。中鹿一只，人参、炒白术、茯苓、炙甘草、当归、川芎、生地黄、熟地黄、炙黄芪、天门冬、麦门冬、枸杞子、炒杜仲、牛膝、炒山药、炒芡实、制菟丝子、五味子、锁阳、肉苁蓉、炒补骨脂、巴戟天、胡芦巴、川续断、覆盆子、楮实子、秋石、陈皮各一斤，川椒、炒小茴香、沉香、青盐各半斤。鹿肉加酒煮熟，横切，焙干为末，取皮同内脏仍入原汤熬膏，和肉末及诸药末，炼蜜和捣为丸，梧桐子大，每服八十至九十九。功能补虚填精，益气养血。治百损五劳七伤，肾阴亏损，精神衰惫，神志不安，头眩耳聋，盗汗遗精，面色萎黄，腰膝无力，及妇女血亏，崩漏带下等症。

全蝎 中药名，出自《开宝本草》。又名全虫、蝎子。为钳蝎科昆虫东亚钳蝎 Buthus martensi Karsch 的干燥体。性平，味辛，有毒。归肝经。有息风止痉、解毒散结、通络止痛之功效。可治急慢惊风、中风面瘫、破伤风等痉挛抽搐之证；疮疡肿毒、瘰疬结核；顽固性偏正头痛、风湿痹痛。煎服：2～5g。研末吞服，每次 0.6～1g。本品有毒，用量不可过量。血虚生风者慎用。

全蝎散 方名，出自《阎氏小儿方论》。炒全蝎、炒僵蚕、甘草、赤芍药、桂枝、制南星、麻黄、川芎、黄芩各三钱，天麻六钱。为粗末，每服三钱，加生姜七片，水煎服。功能化痰通络，息风止痉。治小儿惊风中风，口眼㖞斜，言语不正，手足偏废不举。

会厌 喉的组成部分。见《难经》。又名吸门。即现代解剖之会厌。形如树叶，位于舌根之下，声门之上，当呼吸、发音时，会厌抬起，当吞咽食物时，会厌将喉头盖住，以防食物呛入气道。《灵枢·忧恚无言》："喉咙者，气之所以上下者也。会厌者，音声之户也。"

会厌逐瘀汤 方名，出自《医林改错》。桃仁、红花各五钱，生地黄四钱，甘草、桔梗、枳壳、赤芍药、当归各二钱，玄参、柴胡各一钱。水煎服。功能活血祛瘀，清咽理气。

会阳 经穴名，出《针灸甲乙经》。又名利机。属足太阳膀胱经。位于尾骨下端两旁，距骶正中线 0.5 寸所。主治腹痛、泄泻、痢疾、便血、阳痿、带下、腿痛等。直刺 1～1.5 寸。艾炷灸 3～7 壮，或艾条灸 5～15 分钟。

会阴 经穴名，出《针灸甲乙经》。又名屏翳、下极、下阴别、海底。属任脉，任、督、冲三脉之会。位于会阴部正中，男子当肛门与阴囊之间，女子当肛门与阴唇后联合之间。主治溺水窒息、昏迷、癫狂、脱肛、痔疾、疝气、月经不调、小便不通、遗精、阴挺、肛门肿痛、阴部瘙痒、带下等。直刺 0.5～1 寸。艾炷灸 3 壮，或艾条灸 5～

10分钟。

会宗 经穴名，出《针灸甲乙经》。属手少阳三焦经，该经郄穴。位于腕背横纹上3寸，尺骨之桡侧缘。主治耳聋、癫痫、肌肤痛、臂痛等。直刺0.5~1寸。艾炷灸3~5壮，或艾条灸5~10分钟。

合穴 腧穴分类名。出《灵枢·九针十二原》。为五输穴（井、荥、俞、经、合）之一。意为脉气至此最为盛大，犹如水流合入大海，故名。合穴多分布在肘、膝关节附近。临床应用，"经满而血者，病在胃及以饮食不节得病者，取之于合""合主逆气而泄"。

合邪 ①指内外邪气相合为病。《素问·咳论》："皮毛者肺之合也，皮毛先受邪气，邪气以从其合也。其寒饮食入胃，从肺脉上至于肺，则肺寒，肺寒则外内合邪，因而客之，则为肺咳。"②指两种或两种以上的邪气结合侵犯人体，或从病证表现出其病因为两种以上的邪气为患，如湿温、燥热、风寒湿等。

合阳 经穴名，出《针灸甲乙经》。属足太阳膀胱经。位于小腿后面，腘窝横纹中点直下2寸处，当腓肠肌二头之间。主治腰脊强痛、膝腿酸重、腘筋挛急、疝痛、崩漏、带下，以及功能性子宫出血，睾丸炎等。直刺1~1.5寸。艾炷灸3~5壮，或艾条灸5~10分钟。

合欢皮 中药名，出自《神农本草经》。又名合昏皮、夜合皮。为豆科植物合欢 Albizzia julibrissin durazz. 或山合欢 A. kalrora（Roxb.）Prain 的树皮。性平，味甘。归心、肝经。有安神解郁、活血消肿之功效。可治情志所伤的忿怒忧郁、虚烦不安、健忘失眠；跌打骨折及痈肿、内痈。煎服：10~15g。合欢花有安神、解郁之功效，可治虚烦不安、抑郁不舒、健忘失眠等证。

合谷 经穴名，出《灵枢·本输》。又名虎口。属手阳明大肠经，该经原穴。位于手背第一、二掌骨之间，近第二掌骨之中点处。主治发热、头痛、鼻衄、鼻渊、齿痛、面肿、口噤、口疮、流涎、牙关紧闭、口眼㖞斜、咽喉肿痛、目赤肿痛、眦烂、咳嗽气喘、腹痛、腹胀、半身不遂、指掌臂痛、便秘、痢疾、疟腮、瘾疹、多汗、小儿惊风、经闭、痛经、滞产，以及感冒、支气管炎、支气管哮喘，咽炎，扁桃体炎，下颌关节炎，鼻炎，神经衰弱，癔病，精神分裂症，肩胛神经痛，单纯性甲状腺肿等。直刺0.5~1寸。艾炷灸3~5壮，或艾条灸5~10分钟。孕妇不宜针灸。

合谷刺 古刺法名。出《灵枢·官针》。五刺之一。指在患部肌肉进针，而针向左右斜刺形如鸡爪的针刺方法。本法刺入肌肉，因脾主肌肉，故本法应脾，多用于治疗与脾有关的肌肉痹证等疾患。

合治内腑 针灸术语名。出《灵枢·邪气藏府病形》。合，指下合穴，即六腑有病取其所属的下合穴进行治疗。如胃病取足三里，大肠病取上巨虚，小肠病取下巨虚，膀胱病取委中，三焦病取委阳，胆病取阳陵泉等。

合骨法 正骨手法。见对扣捏合条。

合骨垫 为两头高，中间凹陷的固定垫，适用于桡尺下关节分离。

合病 指伤寒病二经或三经同时受邪，起病即同时出现各经证候，亦偏重于某一经为主。《伤寒论》："太阳与阳明合病者，必自下利，葛根汤主之。"明代陶华《伤寒家秘的本》卷二："事病者，两经或三经齐病不传者为合病"。临床常见有太阳阳明合病、少阳阳明合病、太阳少阳合病、太阳少阴合病等。

杀血心痛 病证名，出《妇人良方大全》。又名血崩心痛、失血心痛。指妇女因出血过多而出现心胸疼痛。多因失血过多，心脾失养；或瘀血凝滞所致。心脾失养者，症见阴道出血如崩，血色浅淡，心胸痛甚，心悸不宁，面色苍白，小腹喜按，治宜补益心脾、益气止血，方用归脾汤。瘀血阻滞者，症见血崩如注，色紫有块，心腹俱痛，掣痛如刺，疼痛拒按，唇舌紫黯，治宜活血化瘀、理气止痛,先用失笑散,后用八珍益母汤。

肌肉不仁 证名,出《素问·痿论》。指肌肉麻木,不知冷热痛痒的证候。见于中风、痿证。病因有虚实之分。虚证因气血虚少,不能濡养肌肉所致,治当补气健运,补中益气汤加减。实证因邪阻经络,气血不能达,肌肉失濡所致,治以逐邪为主,同时通经活络。

肌肉消瘦 证名,见《难经·十四难》。指全身肌肉损消的状态。见于虚劳、泄泻等病。多因脾胃受纳运化功能失常,肌肉失于濡养所致。治疗以健脾益气为主,示病情辨证施治。

肌肉蠕动 证名,出《素问·调经论》。指肌肉有虫蠕动的感觉。多因气血本不足,风湿热邪乘虚而入于络所致。症多发于面部,重则可伴口眼㖞斜。治当祛邪通络,用天麻钩藤汤或牵正散加减。

肌肤不仁 证名,出《金匮要略》。即皮肤不仁。详见皮肤不仁条。

肌肤甲错 证名,见《金匮要略》。指皮肤枯燥粗糙如鳞甲交错之状。多因久病阴血耗损,或温邪久留、痈疡积脓,阴液耗伤,津血不能外荣所致。久病阴血不足者,头昏,两目黯黑,形体消瘦,午后潮热,治宜滋阴养血,大补阴煎加减。温邪耗阴者,当清热养阴,用人参白虎汤加减。痈疡以肠痈为多见,用薏苡附子败酱散加减。

肌热 证名,见《内外伤辨惑论》。指肌表发热的症状。实证者,因邪热入于阳明,或饮食不节,积滞肠胃所致,症见身热鼻干,口渴喜饮,烦躁,脉洪大,治宜解肌清热,柴葛解肌汤加减。虚证者,多因气阴两虚所致,见于久病不愈的患者,心燥口渴,肌热面颧红,其热休作无时,脉虚浮,舌淡而肥,有齿痕,治宜补气养阴,补中益气汤加减。

肌衄 证名,见《证治要诀》。又名血汗、红汗。指血液不循脉道而溢出肌表从毛孔而出。因气血虚而血液失固,或因阴虚火旺,迫血妄行所致。因气虚者,可用保元汤合当归补血汤。因阴虚火旺者,可用大补阴丸加减。

危亦林 1277~1347年。元代著名医学家。字达斋。南丰(今江西南丰)人。曾任南丰医学教授。世代以医为业。对内、妇、儿、眼、正骨、口齿咽喉等科均有研究,尤擅长骨伤科。1328年,以元代医学十三科名目,将古代医方和家传经验方分门整理,历时十年,于1337年编成《世医得效方》19卷。经江西医学提举司送太医院审阅,1345年刊行。该书于正骨科论述尤精,如对骨折、脱臼的整复,主张用乌头、曼陀罗(风茄儿)先行麻醉,采用悬吊复位法治疗脊柱骨折等,是伤科史上的最早尝试。

杂证谟 内科著作。29卷。即《景岳全书》卷9~37。明·张介宾撰。本书为《景岳全书》的主要部分,论述内科杂病,共分71门。每论一病,首列经义,罗列《内经》《难经》的有关记载;次为论证,讨论本病之虚实寒热、所犯脏腑;后为论治,详述各种治法,有的附有病案。辨证精审、方治详明。后世著作有引用。

杂疫证治 瘟疫专著。2卷。清代著作。不著撰人,或题清·刘一明辑。撰年不详。现存本最早为1820年刊本。所谓杂疫,即广义的瘟疫。此书主要根据《松峰说疫》《敬信录》等书,论述杂疫72证证治。治法包括方药、外治、针灸等,其中不乏方士口授、村老传闻的民间效方和疗法。现存清嘉庆二十五年刻本。

杂症会心录 综合性医书。2卷。清·汪蕴谷撰于1754年。本书汇辑作者数十年临证经验及读书心得。内收医学总论3篇,内科、妇科、杂症证治50余篇,并列医方、验案。治法宗张介宾之说。收入《珍本医书集成》。

杂病广要 内科著作。30卷。日本·丹波元坚撰。刊于1853年。本书分类选辑我国历代医籍中有关内科杂病的论述。分为外因类、内因类、诸气病、诸血病、脏腑类及身体类6类，每类又分若干病证，系统介绍每种病证的名义、病因、脉候、症状、治疗及方药等。有日本跻寿馆活字本、1958年人民卫生出版社排印本。

杂病心法要诀 内科著作。5卷。即《医宗金鉴》卷39～43。清·吴谦等撰。本书以七言歌诀加注形式，记述40余种常见内科杂病的病因、证候及治疗。简明扼要，便于诵记。长期以来几为学习中医内科必读书，影响甚大。

杂病源流犀烛 内科著作。30卷。清·沈金鳌撰。刊于1773年。本书为《沈氏尊生书》的组成部分。卷首载有脉象统类、诸脉主病诗。全书以论述杂病证治为主，分为脏腑门、奇经八脉门、六淫门、内伤外感门、面部门、身形门等，每门又分若干病证，每病各著源流一篇，并详述病因、证治、用方。并附导引等治法。在杂病著作中颇有影响。现存清乾隆四十九年师俭堂刻本。1962年上海科技出版社出版排印本。

名方类证医书大全 方书。简称《医书大全》，又作《医方大全》。24卷。刊于1446年。明·熊宗立辑。本书分类汇辑医方，在《南北经验医方大成》基础上增补而成。按病证分为68门，每门又细分小类，每类之前有简要的论述。以选方为主，共收方2200余首。现存明成化三年熊氏种德堂刻本及日本重刻本。

名医传 医史著作。见《唐书·艺文志》。《宋史》作《历代名医录》。7卷。唐·甘伯宗撰。据《玉海》记载，此书收集"自伏羲至唐，凡一百二十人"。原书已佚，宋·周守忠《历代名医蒙求》等书存有部分内容。

名医别录 药物学著作。3卷。魏晋时名医集撰，梁·陶弘景整理。本书收录魏晋名医在《神农本草经》中增附的资料，是继《神农本草经》之后有重要价值的本草文献。书中新增药物近400种；补充记载了《本经》原有药物的性味功用，如甘草、橘柚止咳，枣仁止汗安眠，陈皮、半夏止吐，桑蛸止遗溺遗精，薏仁利水消肿等；并扩大记载药物的产地、采收时间和粗加工方法。原书已佚。梁·陶弘景《本草经集注》择录其中新增药物365种，每药记其正名、性味、主治功用、异名、产地生长环境、采集加工。现有尚志钧辑佚本，1986年人民卫生出版社排印。

名医类案 医案著作。12卷。明·江瓘编辑。原撰于1549年，后由其子江应宿增补，刊于1591年。本书汇辑明以前历代医籍中名医验案。按病证分类编纂，共分205门。所收医案，以内科杂病为主，兼及外、妇、儿、五官、口腔等科。注意选收记录完整、疗效卓著、理法方药契合，有参考借鉴价值的医案。并附有编者按语。本书是我国第一部类案著作，有较高临床和文献价值。其后清·魏之绣仿本书体例，编有《续名医类案》。刊本较多。1957年人民卫生出版社据清知不足斋刊本影印。

多忘 证名，见《诸病源候论》。又名善忘、健忘。指记忆力减退的症状。多因过度劳心，心气不足而致。症见多忘、睡眠不宁、心悸、怔忡。属心阴不足为主者，滋补心阴，用天王补心丹加减。属心气不足者，用柏子养心汤加减。

多卧 证名，出《灵枢·大惑论》。又名嗜卧。指经常困倦喜卧之症状。多因脾阳不足，水湿不运所致。症见肢体沉重，倦怠乏力，嗜卧困倦多眠，水湿停滞更困脾，故可见大便溏泄，腹胀满等症。治当温阳醒脾，补中益气汤加减。

多眠 证名，见《类证活人书》。同多卧。详见多卧条。

多寐 证名，见《杂病源流犀烛》。同多卧、多眠。详见多卧条。

色似胭脂证 病名，见《证治准绳》。又名白睛溢血。即今之球结膜下出血。多因热客肺络，肺气不利，致血热妄行，溢于络外；也有因外伤、剧咳、呕吐等损伤血络引起者。本证不论白睛上下左右，但见一片或一点红色，俨似胭脂，边界分明，无痛无痒。治宜清肺散血，可用退赤散加减。因外伤者，内服四物汤加桃仁、红花。全身无见症，可不服药，十天左右即可消散，不留痕迹。

色诊 望诊内容之一。即通过观察颜面肤色的变化而诊断病情的方法。察色时，以五色主病为重点，并结合颜色的浮沉、散抟、泽枯和上下扩散的方向等。如颜色浅显为浮，主表病；颜色隐晦为沉，主里病；颜色淡而疏落为散，多为新病邪浅；颜色深而壅滞为抟，多为久病或邪盛；颜色润泽为胃气和顺；颜色枯槁为胃气衰败。而病色上下扩展的方向，则常与病变方向有关。故临床上应用色诊，须注意结合四诊其他方面，进行全面分析，方能作出较为正确的诊断。

色脉合参 为在辨证过程中，将脉象与病色的变化互相参照而进行分析，以推断病情的新久、顺逆之方法。例如病者面赤唇红，舌红苔黄，均属热邪炽盛的病色，若脉见洪数或滑数，则为新病，为顺；若脉洪数而面色苍白，则为病重或久病，为难治。《素问·脉要精微论》："征其脉小色不夺者，新病也；征其脉与五色俱夺者，此久病也；征其脉与五色俱不夺者，新病也。"

[、]

庄一夔 清代医家。字在田。江苏武进人。读儒书，兼学医。后鉴于侄孙辈每因痘疹及惊风夭折，乃钻研诸症治法。撰《遂生篇》《福幼编》，前者专论痘疹，主张治痘宜温补兼散，疹宜养血兼散。后者主论惊风，主张慢惊属虚寒，治当以温补为主；急惊属实热，治当清热为主，反对不辨虚实寒热，一概用凉药治惊风之论。

庄绰 宋代文学家、医家。字季裕。清源（今山西清徐）人。曾任朝奉郎、前江南道都总管同干公事。撰有《膏肓腧穴灸法》。另撰《本草节要》《脉法要略》等书，均佚。

庄履严 明代医家。字若旸。江苏江阴县人。工医善诗，诊治有奇验，活人甚多。著《医理发微》，已佚。

刘开 南宋医家。字立之，号复真先生。庐山（今属江西九江）人。从崔嘉彦学习医术，精于脉学，人称刘三点。三点，谓三指诊脉。淳祐元年（1241年），撰《刘三点脉诀》及《脉诀理玄秘要》各1卷。又撰《太素脉诀》2卷、《方脉举要》《伤寒直格》5卷、《医林阐微》1卷、《已效方》等，均佚。南宋名医严用和，曾在其门下学医。

刘元宾 约十一世纪。北宋医家。字子仪，自号通真子。庐陵（今江西吉安）人。精通方脉，著有《通真子补注王叔和脉诀》《通真子续注脉赋》《脉诀机要》《脉要新括》《诊脉须知》《通真子伤寒诀》《伤寒括要》《神巧万全方》等书。

刘宇 明代官吏兼医家。字志大。钧州（今河南禹县）人。成化8年（1472年）进士，曾任吏部尚书等职。通医学，将宋代陈直《安老书》、元代邹铉《寿亲养老新书》、明代娄子贞《恤幼集》等，合为《安老怀幼书》4卷。

刘完素 1120~1200年。字守真，自号通玄处士。河北河间人，人称刘河间。因母病失治，立志学医。25岁时研读《内经》，历时30余年，终至触类旁通，于医理多有创新。立说多本于《内经》，在运气学说研究与火热病机阐发方面卓有贡献。认为研究运气学说应着眼于风、寒、暑、湿、燥、火对疾病发生与发展的影响，创用五运六气作为疾病分类纲领。阐发《素问》病机十九条，强调火热致病。治病喜用寒凉药，以降心火、益肾水为主，被后世称为寒凉派代表人物。撰有《素问玄机原病式》《黄帝素问宣明论方》《素问病机气宜保命集》等。

刘纯 明代医家。字宗厚。祖籍淮南吴陵，洪武（1368~1398年）中移居咸宁（今陕西西安）。父刘橘泉为朱丹溪门人，从父习医多年。又师从冯庭幹、许宗鲁、邱克容等。精于医学。撰《医经小学》6卷、《伤寒治例》1卷。增补明·徐用诚《医学折衷》，为《玉机微义》50卷。

刘若金 1585～1665年。明末清初医家。字云密，号蠡园逸叟。湖北潜江人。明天启五年（1625年）进士，官大司寇等职。明亡后，究心医术。竭30年之功，撰《本草述》32卷，节取《本草纲目》，采编诸家方论，探讨药理。

刘明之 南宋医家。字信甫。居桃溪（今福建永春溪），人称桃溪居士。初习儒，后弃儒学医。辑录经效之药与秘传妙方，编《活人事证方》20卷。其中记载取痔用砒、矾、草乌、蝎梢等外治方，是历史上较早之枯痔疗法。

刘昉 ？～1150年。南宋官员。字方明。潮阳（今属广东）人。曾任漳州知州，兼荆湖南路安抚使。素喜方书，虑儿科世无全书，乃留意访求古代医家方论，与王历、王湜编纂《幼幼新书》。该书是我国宋以前儿科集大成著作，取材广博，保存了大量散佚儿科文献。

刘河间伤寒三书 丛书。金·刘完素撰。又名《河间全书》。刊于1186年。内收《宣明论方》《素问玄机原病式》《素问病机气宜保命集》三书。

刘河间医学六书 丛书。金·刘完素等撰。明·吴勉学等编校。刊于1601年。内收刘完素所撰《黄帝素问宣明论方》《素问玄机原病式》《素问病机气宜保命集》《伤寒直格》《伤寒标本心法类萃》及元·马宗素撰《伤寒医鉴》。并附镏洪撰《伤寒心要》，常德撰《张子和心镜别录》二种。

刘奎 清代医家。字文甫，号松峰。山东诸城人。少习儒，后弃举业，专攻医学。师从郭右陶，并问学于名医元御、臧枚吉等。长于疫疠证治，据《内经》温病理论、《伤寒论》六经证治之说，结合多年临证体验，立瘟疫六经治法。撰《松峰说疫》《瘟疫论类编》等。子秉锦、秉淦承其学。

刘哈喇八都鲁 元代医官。河东（今山西太原）人。本姓刘，世代业医。善骑射，尤精医术。至元八年（1271年）元世祖忽必烈留侍左右，赐名哈喇斡脱克赤。后任太医院管勾。

刘禹锡 772～842年。唐代文学家。字梦得。彭城（今江苏徐州）人。贞元九年（793年）进士，出任苏州刺史。因曾任太子宾客，故又名刘宾客。喜集医方，曾集平素所得并经观察实践之方药，纂为《传信方》2卷，流传甚广，后佚。现有辑录之《传信方集释》。

刘涓子鬼遗方 外科著作。东晋·刘涓子撰，南北朝·齐龚庆宣整理。因托名"黄父鬼"所遗，故名《鬼遗方》。原书10卷。现存宋刻5卷，系残本。其书卷1论痈疽病因，各种痈疽的鉴别；卷2述金疮外伤治方；卷3述痈疽、发背、乳痈、肠痈等病治方；卷4为黄父痈疽论及痈疽诊治；卷5述痈疽、发背、疥癣、恶疮、面黡皰、面瘥皰、妇人乳肿、瘰疬等病用方。另存题名《刘涓子治痈疽神仙遗论》1卷本，内容主要为痈疽证治。此外，1902年在新疆吐鲁番出土《刘涓子方》残叶，属本书早期传本。本书是现存较早的外科专著，反映了两晋南北朝时期外科学的主要成就。书中记载了当时治疗痈疽、疖疮、皮肤病的丰富临证经验，提倡早期治疗，主张积极的刀针排脓法，均有参考价值。现存宋刻本，1956年人民出版社据以影印。1986年又出版点校排印本。

刘渊然 明代医家。江西赣县人。幼年出家，为祥符宫道士。通医药，师赵原阳。洪武二十年（1387年），朱元璋闻其名召见，赐号高尚，馆南京朝天宫。永乐（1403～1424年）年间到北京。仁宗时，号"长寿真人"。宣德（1426～1435年）初年，称"大真人"。编有《济急仙方》一书。

刘寄奴 中药名，出自《新修本草》。又名六月霜、化食丹、南刘寄奴。为菊科植物奇蒿 Artemisia anomala S. Moore 的全草。性温，味苦。归心、脾经。有破血通经、散瘀止痛之功效。可治血滞经闭、产后瘀阻腹痛、折跌损伤，以及创伤出血等证；食积不化，脘腹胀痛。煎服：3~10g。孕妇忌服。

刘温舒 宋代医家。曾任朝散郎太医学司业。根据五运六气学说，揉合医学理论，撰《素问入式运气论奥》《运气全书》等书。

刘翰 919~990年。宋代医官。河北临津人。曾在后周任翰林医官。963年宋政府太常寺考试医官，以刘翰成绩为优。972年任尚药奉御。973年奉诏与马志、翟煦、张素、吴复珪、王光祐、陈昭遇、安自良等九人共同校定本草，编《开宝新详定本草》20卷。后又与马志等校定《开宝重定本草》20卷。979年升为翰林医官使，再加检校户部郎中。

刘默 明代医家。字默生。浙江杭州人，明末迁居苏州。曾跟随名医缪仲醇学医，活人甚众，名噪一时。晚年闭门与弟子刘紫谷、叶其辉讨论医术，用三年时间，将师徒问答编成《青瑶疑问》4卷。此书后经石楷（临初）校订，改名为《证治百问》。另著有《本草发明纂要》，已佚。

刘赟 北宋医家。擅长骨伤科。据《宋史》记载，天武右厢都指挥使韩晟于征战中被弩矢贯穿右髀，箭头不出近30年，行走困难，经刘赟敷药治疗，箭头得出，步履如常。后升任医官。

刘彝 1017~1086年。宋代官吏。福州人。庆历六年（1046年）进士，通晓水利。熙宁（1069~1077年）间主管虔州（今江西赣州）时，鉴于当地风俗相信巫祝鬼神，不信医药，刘彝严禁巫医，并作《赣州正俗方》2卷，以宣传医学，移风易俗。

齐氏医案 医论医案著作。6卷。清·齐有堂撰于1806年。本书兼收医案、医论，记述齐氏学术见解、临床经验和一些效方。卷1~2阐述六经辨证，分经治病，卷3论述先天肾和命门学说，卷4~5论述后天脾胃学说及有关疾病证治，卷6为妇、外、儿科治案。现存清嘉庆十一年初刻本。

齐仲甫 南宋医家。宋宁宗赵扩时为翰林医官，步军司医官兼太医局教授，分管女科。收集妇产诸病常用有效方剂，并附妊娠、产前、产后杂病病例，于嘉定十三年（1220年）编成《女科百问》二卷。又撰《产宝杂录》，述胎前产后诸病杂证证治。

齐刺 古刺法名。出《灵枢·官针》。又名三刺。十二刺之一。其法当病处直下一针，左右两旁各下一针，三针齐下，故名齐刺，或三刺。适用于治疗痹症，寒邪稽留范围较小而又较深者。

齐秉慧 清代医家。字有堂。敍州（今四川宜宾）人。年轻时经商，后弃商业医。学宗张仲景、喻嘉言，旁及赵养葵、冯兆张。编有《齐氏医书四种》，包括《医案》《家传医秘》《痢症汇参》《痘麻医案》。

齐德之 元代外科学家。曾任医学博士、御药院外科太医。其学强调以整体观认识疮疡病因，是阴阳不和，气血凝滞所致。诊断治疗重视全身症状，结合脉证，作为辨证论治的依据。整理元以前医书中有关痈疮证治论述，结合自己多年临证经验，编《外科精义》3卷。

交叉选穴法 选穴法名。指根据经脉相互交贯的理论，取用健侧的穴位进行治疗的方法。本法与缪刺法类同。如左牙痛取右合谷，左侧瘫痪取右侧穴位等。

交会穴 经穴分类名。出《针灸甲乙经》。指有两条或两条以上经脉交会通过的穴位。这类穴位大多分布在头面和躯干部。一般阳经与阳经相交，阴经与阴经相交。表明经脉之间的交叉会合，脉气互通和穴位主治作用的特异性。临床上有主治本经和交会经病证的作用。如三阴交为脾、肝、肾三经所交，除能治脾经病证外，也能治肾经和肝经病证。

交信 经穴名，出《针灸甲乙经》。又名阴跷。属足少阴肾经，阴跷脉之郄穴。位于内踝尖与跟腱水平连线中点直上2寸，再向前0.5寸处，当胫骨内侧缘的后方。主治月经不调、崩漏、阴挺、泄痢、大便难、阴部肿痛、小便不利、疝气等。直刺0.5～1寸。艾炷灸3～5壮，或艾条灸5～10分钟。

交泰丸 方名，出自《韩氏医通》。黄连、肉桂。为细末，炼蜜为丸。功能交通心肾。治心肾不交，怔忡失眠。本方名为医界所习称，原书无方名。《脾胃论》《增补万病回春》载同名方，组成、功用、主治皆异。

交接出血 病名，见《妇人良方大全》。又称交感出血、交结出血。指性交出血。多因脾虚不能摄血，肝火妄动不能藏血，湿热下注毒邪迫血所致。脾虚气弱者，统摄失司，交接出血色淡红，兼见气短懒言，神疲乏力，腹胀便溏，白带较多，治当健脾益气，方用补中益气汤。肝火妄动者，热扰血海，交接出血量多色红，并见性急易怒，乳痛胁胀，口苦咽干，治当疏肝泄热，方用柴胡清肝散。湿热下注者，经期产后不洁，湿毒侵入，热伤络脉，交接出血色紫红，带下黄稠，秽浊有味，或带中夹血，伴有腰骶酸痛，小便赤热，治当清利湿热，方用清脾凉血汤。新婚初次性交时少量出血，不属病态无需治疗。其他情况性交出血应配合妇科检查，以排除有无损伤及病变。

交遇 朝医名词。出《东医寿世保元》。指人们的社会交际。

产门 见《妇人良方大全》。又名儿门。指已婚妇女的阴道外口。

产门不闭 病名，出《妇人良方大全》。又名产门不合、阴门不闭、玉门不闭。指产后阴道外口松弛或裂伤而不能闭合。多因产后气血大虚，或产时产门破损所致。气血大虚者，症见面色苍白，气短懒言，心悸自汗等，治宜大补气血，方用十全大补汤。若产时损伤，则见阴户破溃，焮痛不闭，宜内服补益气血药品，方用八珍益母汤，外用浓煎甘草汤洗之。后者相当于产时会阴裂伤，应在产后即刻采取手术缝合修补。

产门颓 病名，见《女科秘要》。又名产癫、产颓。指产后有如帕状脂膜物垂出产门之外。因胎前气虚，产时过力，气虚下陷所致。治宜补中益气，方用补中益气汤。同时配合针刺维胞、三阴交、百会等穴。相当于产后阴道壁膨出。

产孕集 产科著作。2卷。清·张曜孙撰。书中扼要介绍妊娠及临产前后诸病证治。共分辨孕、养孕、孕宜、孕忌、孕疾、辨产、产戒、用药、应变、调摄、怀婴、拯危、去痰13门，条析症状，援引方书，罗列治法。后经包兴言增入补遗1卷，名为《重订产孕集》。现有《中国医学大成》本。

产后三冲 病证名，见《张氏医通》。指产后恶露当下不下，逆而上冲引起的三种危重证候，即败血冲心、败血冲肺、败血冲胃。治疗详见各条。

产后三审 见《张氏医通》。指古代人对产后疾病诊断的经验。先审少腹痛与不痛，以辨恶露之有无，次审大便通与不通，以辨津液之盛衰；再审乳汁行与不行及饮食多少，以辨胃气之充馁。

产后三急 见《张氏医通》。指产后三种较为危急的病证。为产后呕吐、产后盗汗、产后泄泻三症。多因产后亡血伤津或产伤脏腑所致。若产后患此三病，易重伤津液，导致产妇阴血更虚、阳气愈浮，可发展成产后痉病或元气虚脱危急重症。治疗详见产后呕吐、产后盗汗、产后泄泻各条。

产后三病 见《金匮要略》。指产后病痉、产后郁冒、产后大便难三种病证。因产后气血俱虚，卫外失固，汗出较多，风邪侵袭，化燥伤津，筋脉拘急，而为痉病。若亡血多汗，寒邪侵入，头眩目瞀，发为郁冒。因亡血伤津，肠失濡润，故大便难。此三病俱为亡血伤津所致。详见产后病痉，产后郁冒，产后大便难各条。

产后三脱 见《绛血丹书》。指产后出现的气脱、血脱、神脱，称为产后三脱。若产后患血崩，谓之血脱。气短似喘者，或产后气随血脱出现唇白口张、眼闭手撒、厥冷、脉微欲绝者，谓之气脱。产后妄言妄见者，谓之神脱。

产后三禁 见《景岳全书》。指产后禁止用药发汗、攻下、利小便应注意的事项。因产后气血俱虚，虽有表证，但不可过汗，以免汗脱亡阳。产后便难，乃为津液干枯，若强用下法，则重伤其阴，元气必脱。产后小便不利，实为津枯阴伤，若利小便，更损津液。临床并非绝对禁用，应本着"勿拘于产后，亦勿忘于产后"的原则灵活掌握。

产后下利 病名，出《金匮要略》。又称产后痢、产子痢、产后滞痢、产后赤利、产后冷热痢、产后痢疾。指产后大便窘迫，伴有腹痛，里急后重，甚见脓血者。属产后危证。寒湿者，症见腹中绞痛，下利稀冷，或如胶冻，治宜温中止利，方用香砂六君子汤。湿热者，症见腹痛发热，暴注下迫，肛门灼热，里急后重，便夹脓血，治宜清热化湿，方用葛根芩连汤加芍药、甘草。阴虚者，症见发热，腹痛后重，下利脓血，五心烦热，口渴尿赤，治宜养阴清热，方用白头翁汤加阿胶、甘草。食滞者，症见下利窘迫，腐臭难闻，腹中绞痛拒按，下利后痛减，治宜消食导滞，方用枳实导滞丸。恶露不下者，症见便利鲜血，腹中刺痛，无里急后重，恶露量少或无，治宜化瘀止利，方用泽兰、益母草、枳实、荆芥水煎服。

产后大便难 病证名，出《金匮要略》。指产后大便艰涩，或数日不解，或便时干燥疼痛难以排出者。产后三病之一。多因产后失血、多汗，津液亏耗，血虚肠燥；或阴虚火旺，灼伤津液，肠道枯涩；或气虚不足，大肠传送无力等所致。血虚肠燥者，症见大便难下，或多日不通，腹无胀痛，兼见面色萎黄，心悸自汗，头晕失眠，治宜养血润燥，方用滋肠五仁丸加当归。阴虚火旺者，症见大便数日不解，便硬干燥，便时疼痛，腹部胀痛，脘中痞满，低热口渴，小便黄赤，治宜滋阴通下，方用麻仁丸。气虚不足者，症见大便艰涩，临厕乏力，便出并不干硬，气短自汗，神倦纳差，治宜益气通便，方用黄芪汤。

产后小便不通 病证名，见《诸病源候论》。指产后排尿困难，小腹胀急疼痛，坐卧不安，甚则尿闭者。包括产后小便不利。多因产后脾肺气虚，不能通调水道，下输膀胱；或素禀元气不足，分娩损伤肾气，以致肾阳不足，不能化气行水；或产后情志不畅，肝气郁结，气机阻滞，升降失调，水道不利所致。气虚者，症见小便不利，甚则欲解不下，小腹胀急，四肢浮肿，精神萎靡，气短懒言，治宜益气健脾、宣肺行水，方用补气通脬饮加桔梗。肾虚者，症见小便不下，小腹满痛，坐卧不宁，腰酸冷坠，面目四肢浮肿，身寒肢冷，治宜温阳补肾、化气行水，方用肾气丸。气滞者，症见小便不利或尿闭，小腹胀痛，急躁不安，胸闷胁痛，治宜疏肝理气、行滞利尿，方用木通散加乌药。

产后小便数 病证名，出《诸病源候论》。指产后小便次数增多，甚至日夜数十次者。多因产后耗损气血，肺气虚弱，难以制约膀胱；或肾虚不固，膀胱失约；或阴精不足，产时伤血，阴虚内热，热移膀胱所致。气虚者，症见排尿频数，尿液清白，小腹坠胀，少气懒言，面色㿠白，四肢无力，治宜补气固摄，方用补中益气汤加桑螵蛸、益智仁。肾虚不固者，症见小便次数增多，日夜无度，尿液清长，夜尿尤频，形寒肢冷，腰膝酸软，治宜温肾固脬，方用金匮肾气丸加补骨脂、桑螵蛸。阴虚内热者，症见小便频数，尿少色黄，手足心热，潮热颧红，失眠盗汗，治宜滋阴清热，方用知柏地黄汤。

产后中风 病名，出《金匮要略》。又名风痓、风痉。指产后感受风邪而出现的表证，甚则可见筋脉挛急、不省人事者。多因产后气血骤虚，卫阳失调，风邪乘虚侵袭所致。症见发热恶风，头痛汗出，鼻塞流涕，治宜调和营卫，方用桂枝汤。若虚阳上浮，症见发热面赤，头痛而喘，治宜扶正解表，方用竹叶汤。若风搏筋脉，症见筋脉挛急，牙关紧闭，身如角弓，不省人事，治宜发汗解表，祛风止痉，方用葛根汤加荆芥穗、花粉。

产后中暑 病名，指产时正值盛夏炎热之际，产后突然出现晕闷，身热大汗，气喘不语，甚则昏不知人者。症见头痛恶心，心中烦乱，身热大汗，口渴引饮，面赤气粗，治宜益气解热清暑，方用清暑益气汤。若见高热神昏，大汗气喘者，治宜驱暑解热、益气生津，方用人参白虎汤加香薷。情况紧急时，可针刺十宣放血。

产后风痿 病证名，见《妇科玉尺》。又称产痿。指产后手足痿弱无力，麻木不仁而难以提举和行动者。多因产时失血，血海空虚，不能濡养肌肉筋脉所致。症见产妇四肢痿软无力，两足尤甚，活动困难，日久双手不能提举，兼见面色萎黄，头晕目眩，心悸失眠。治宜补血养营，方用补血荣筋丸。

产后玉门不敛 病证名，见《医征女科》。又名产后玉户不敛、产户不敛、阴门不闭、产后阴户不闭。指初产妇产后阴门撕裂，浸淫溃烂，日久不敛。多因初产妇人产门窄小，胎产不快，用力过猛，乃至裂伤，护理不当可溃烂而不敛。治宜益气养血，托毒外出。方用内服八珍益母汤，外用银藤、败酱草煎汤，洗浴后敷白及、黄柏粉。此相当于产时会阴裂伤。可结合会阴修补术及局部换药等法处理。

产后目病 病证名，见《证治准绳》。指妇女生产后所患目疾。多因气血俱虚所致。症见两眼干涩，视物昏朦，头晕耳鸣等。治宜补益气血，用熟地黄汤加减。若因劳瞻、悲泣等而致泪溢、内障昏渺者，宜疏肝解郁，用丹栀逍遥散加减。若眼有红赤湿烂等，为虚中挟湿挟热，宜清热除湿，滋养气血，用加减四物汤加减。

产后四不活 见《妇科秘兰》。产后四种危急重症。一为蓐风，产后风邪所中，见身体强直，角弓反张，口噤不开，小腹胀痛。二为产后气急，喉中如猫声，此因败血冲心入喉。三为产后中风，筋脉挛急，角弓反张，牙关紧闭。四为产后面黑及遍身黑靥，呼吸急促欲死，因败血壅滞所致。

产后四字真言 出《生生宝录》。指古人总结产后调养的四项注意事项。一曰静，静则宁神益血，气机调畅；二曰淡，咸易伤肾而绝产，酸易伤肝而行步艰难，厚味伤脾而中虚；三曰乐，乐则血气调和，运行畅达；四曰坐，坐则血不上攻，心宁神清。

产后头痛 病证名，见《妇人良方大全》。指产后时发头痛者。多因产后失血过多，不能上荣于脑；或瘀血停蓄，循厥阴之脉上冲于脑所致。血虚不荣者，症见头晕而痛，头中空痛，过劳少寐尤甚，面色㿠白，心悸身倦，目涩昏花，治宜补血益气，方用归脾汤加蔓荆子。瘀血上攻者，症见头痛剧烈，痛有定处，痛如针刺，兼见恶露不畅，小腹刺痛拒按，治宜活血化瘀、通络止痛，方用通窍活血汤。

产后发热 病证名，见《医学纲目》。指分娩后因各种原因引起的全身发热，并伴有其他症状者。常见的病因有外感、气虚、血虚、血瘀、伤食、感染邪毒、蒸乳等。外感者，多因气血骤虚，卫外不固，外邪乘虚侵入所致，症见恶寒发热，头痛身疼，鼻塞流涕，治宜养血解表，方用荆防四物汤。气虚者，素体虚弱，产时过力，产后过劳，损伤中气，虚阳外浮，症见热势不甚，动则热增，气短自汗，身倦乏力，治宜益气除热，方用补中益气汤。血虚者，因产时失血，阴不敛阳所致，症见低热不退，头晕耳鸣，心悸失眠，治宜补血益气，方用八珍汤加黄芪、地骨皮。血瘀者，因恶露不畅，瘀血阻滞而致发热，症见恶露不下或甚少，腹痛拒按，寒热时作，热势不高，治宜活血散瘀，方用生化汤加益母草。伤食者，因食滞内停所致，症见热势不扬，时热时止，脘腹饱胀，嗳腐吞酸，食入欲吐，大便腐臭，治宜消食导滞，方用保和丸。感染邪毒者，因分娩创伤，邪毒直入，正邪交争，症见高热寒战，甚则神昏谵语，恶露紫黯臭秽，腹痛拒按，治宜清热解毒、凉血化瘀，方用清热解毒汤、清营汤等。蒸乳者，因乳络欠通、乳汁壅滞所致，症见乳汁不下，乳房胀硬而痛，身热恶寒，治宜清热通络，方用通草散，并于两乳外敷芒硝。

产后伤食 病证名，见《傅青主女科》。指产妇饮食无度导致食物停滞者。多因饮食不节，食冷过饱，损伤脾胃，食入不化所致。症见胃脘痞满，腹部胀闷，嗳腐吞酸，大便酸臭，不思饮食，治宜健脾和胃，消食化滞，方用生化汤合和中丸。若伤于生冷者，症见脘腹冷痛作胀，遇热则舒，治宜温中散寒，方用生化汤加吴茱萸、肉桂，外用炒神曲热熨胃脘部。

产后伤寒 病名，见《诸病源候论》。指产后感受寒邪而出现的表证。症见恶寒发热，头痛身痛，无汗不渴。治宜养血益气、祛寒解表，方用麻黄四物汤加黄芪。

产后血晕 病名，出《经效产宝》。又称产后血运闷。指产妇刚分娩后，突然头晕眼花，不能坐起，或心下满闷，恶心欲吐，手足厥冷，甚至口噤神昏，不省人事者。为产后危急重症，若救不及时可危及产妇生命。血虚气脱者，症见分娩后阴道大量出血，突然头晕目眩，面色苍白，心悸闷乱，手足厥冷，渐至昏迷，不省人事，脉微欲绝，急宜回阳救逆，方用参附汤，同时针刺人中，待神志清醒后治宜气血双补，方用圣愈汤。若血瘀上攻者，症见产后恶露不下，或下血甚少，小腹硬结，疼痛拒按，心下满闷，气急喘促，面色紫黯，甚至口噤不开，神志昏迷，治宜活血化瘀，方用夺命丸灌之，同时针刺眉心出血以急救。

产后血崩 病名，见《卫生家宝产科备要》。指产妇分娩后或产后数日内阴道发生大量出血者。乃产后危急重证，属产后三脱之血脱。若冲任受损者，症见产后阴道出血如崩，血色淡红，无腹痛，面色苍白，心悸气短，头晕眼花，肢冷汗出，治宜补气摄血，方用升举大补汤去黄连。若暴怒伤肝者，症见产后暴怒后骤然血崩，血色紫红，腹胀胁痛，头晕目眩，胸闷太息，口苦纳差，治宜平肝固冲，方用平肝解郁止血汤。若瘀血内阻者，症见大量出血，时下血块，小腹硬痛拒按，治宜化瘀止血，方用生化汤合失笑散。若有胎盘残留，应及时采取手术处理。

产后危证 出《坤元是保》。指产后呕吐、产后盗汗、产后泻痢、产后喘息四种危证。详见各条。

产后交肠病 病名，出《济阴要旨》。又称大小肠交、交肠、小便出粪。指因难产或接生不慎损伤产道直肠，而大便从阴道排出者。治宜补气益血、分利水道，方用人参养荣汤合五苓散，并吞服腊矾丸。本病相当于产后阴道直肠瘘，现采用手术修补。

产后妄言妄见 病证名，又称产后乍见鬼神、产后狂言谵语。指产后出现狂言乱语或幻觉幻视者。属产后三脱之神脱。血不养心者，症见心悸烦乱，语言颠倒，怵惕不安，心神恍惚，眼见异物，头晕失眠，面色无华，治宜补血养心宁神，方用归脾汤。若败血攻心，兼见烦躁昏乱，心下胀闷，恶露涩滞量少，治宜活血化瘀宁神，方用安神生化汤合失笑散。

产后汗出不止 病证名，出《诸病源候论》。产后自汗。指产后汗出过多，不能自收者。本病乃因产后亡血伤阴，气随血脱，卫阳不固，以致阳浮于外，虚浮不敛引起。血虚者，症见汗出不止，时感微热，头晕心悸，虚乏无力，治宜养血益气、固表敛汗，方用桂枝四物汤加黄芪、麻黄根。气虚者，症见产后大汗如雨，身冷恶风，气短懒言，精疲乏力，稍动汗出更甚，治宜益气固表止汗，方用玉屏风散合牡蛎散。若汗如雨下，身冷气弱，甚则筋脉拘急，出现阴竭阳脱之象，急用大剂参附汤和牡蛎散以回阳固脱。

产后呕吐 病证名，出《妇人良方大全》。又称产后恶血入脾。指产后出现呕吐及不思饮食的病证而言。属产后三急之一。脾胃气虚者，症见呕吐不食，脘腹发胀，气短乏力，治宜益气和胃，方用参苏饮。痰浊中阻者，症见呕吐痰涎，头晕胸闷，口中黏腻，治宜祛湿化痰、降逆止呕，方用加味小胃丹。食滞不化者，症见呕吐酸腐，夹有食物残渣，脘腹饱闷，治宜化滞消食、和胃止呕，方用和中丸。脾胃受寒者，症见呕吐食水，脘中冷痛，不思饮食，得热痛缓，治宜温中散寒，方用温胃丁香散。瘀血上攻者，兼见脘腹疼痛拒按，恶露不爽，色黯夹块，块下痛减，治宜活血祛瘀、和胃止呕，方用抵圣汤。

产后肝萎 病名，出《妇科良方大全》。指产后阴道大出血，随血排出如脂膜状块物者。多因气血素虚，产前劳伤所致。兼风面色苍白，气短头晕，肢冷自汗，甚则昏厥。宜急服参附汤救脱，再予大补气血，方用八珍益母汤。本病相当于产后胎膜残留。

产后狂越 病名，见《女科指南集》。指产后精神失常，妄乱无度，喜笑不休，甚则弃衣登高者。多因产后败血冲心，心无所主；或素有痰郁，产后阴虚火旺，心火痰结，凝滞心窍所致。败血冲心者，症见喜笑不休，狂言叫骂，甚则弃衣而走，登高而呼，治宜活血祛瘀，方用膈下逐瘀汤。心火痰凝者，兼见气粗脘闷，两颧红赤，痰多口渴，治宜泻火涤痰，方用涤痰汤。

产后尿血 病证名，出《诸病源候论》。又名产后溺血。指产妇小便中混有血液，而无疼痛之感者。因产后失血伤当，阴虚火动，血热妄行所致。症见小便短赤带血而无疼痛，兼见头晕目眩，五心烦热，腰腿酸软。治宜养阴清热、凉血止血，方用小蓟汤加茅根、琥珀粉。

产后郁冒 病名，出《金匮要略》。指产后忽见头晕目眩，心中郁闷，恶心呕吐，大便秘结，甚则昏不知人者。产后三病之一。因产后失血、多汗，腠理不密，寒邪乘虚侵袭，产后正气内虚，难以驱邪外达，逆而上冲所致。症见头目晕眩，郁闷不舒，恶心呕吐，不思饮食，大便不通，甚则神识昏迷，不省人事，脉细微弱。治宜和解表里、调和阴阳，方用小柴胡汤。

产后拘挛 病名，见《女科经纶》。指产后出现四肢拘紧挛屈，不得伸直者。多因产后气血骤虚，风寒乘虚侵袭筋脉；或因产时失血，肝血不足，筋失所养而致。风寒侵袭者，症见四肢筋脉拘急，身热恶寒，头痛流涕，有汗或无汗，治宜养血祛风，方用荆防四物汤。肝血不足者，症见四肢挛屈不伸发麻，头晕眼花，心悸失眠，两目干涩，治宜养血柔筋，方用四物汤加钩藤、鸡血藤。

产后乳汁自出 病证名，出《经效产宝》。又名漏乳，乳汁自涌。指产妇乳汁不经婴儿吮吸而自然流出者。多因产后脾胃气虚，摄纳无数，乳汁随化随出；或肝火内炽，疏泄太过，迫乳外溢。气虚者，症见乳房柔软不胀，乳汁量少清稀，兼见面色苍白，气短心悸，倦怠乏力，治宜补气益血，佐以固摄，方用人参养荣汤。肝热者，症见乳房胀满，乳汁自出，乳质稠浓，急躁易怒，心烦失眠，口苦咽干，治宜平肝清热，方用柴胡清肝散。

产后胁痛 病证名，出《达生保赤编》。指产妇出现一侧或两侧胁肋部疼痛的病证。多因产后气滞或血瘀，或产后失血，肝脉失养所致。气滞者，症见右胁胀痛或窜痛，精神抑郁，胸脘满闷，心烦太息，治宜理气止痛，方用柴胡疏肝散。血瘀者，症见左胁刺痛，恶露量少，色黯有块，治宜活血化瘀，方用延胡索散。血虚者，症见两胁隐隐作痛，劳累加剧，头晕目眩，心悸失眠，治宜补血养肝，方用补血行滞汤。

产后怔忡 病名，见《妇科玉尺》。指产后时时心中慌恐，跳动不安者。血虚者，症见心中惕然，悸动不安，面色㿠白，头晕失眠，恶露量多，疲乏无力，治宜养血宁心，方用人参养荣汤。血瘀者，症见胸中满闷，惕惕不安，时发心悸，恶露量少，腹痛拒按，治宜活血祛瘀，方用生化汤加失笑散。

产后泄泻 病证名，见《丹溪心法》。又名产泄、产后水谷利、产后完谷不化。指产后大便次数增多，粪便溏稀，甚或泻下如水者。产后三急之一。脾虚者，症见大便次数频多，时干时稀，或泻下完谷，纳食不香，脘腹虚胀，神疲倦怠，治宜健脾和中，方用参苓白术散。伤食者，症见腹痛即泻，泻后痛减，泻物腐臭，脘腹痞满，嗳腐吞酸，不思饮食，治宜消食导滞，方用和中丸。寒湿者，症见泻下完谷，腹痛肠鸣，脘腹冷痛，遇热则舒，治宜温中化湿，方用胃关煎。湿热者，症见泻下急迫，腹痛即泻，粪色褐臭，肛门灼热，心烦急躁，小便赤涩，治宜清热利湿，方用葛根芩连汤。肾虚者，症见天亮前下腹隐痛，继则肠鸣而泻，泻物清冷，腰腹冷坠，喜热畏寒，身寒肢冷，治宜温肾固肠，方用四神丸加党参、白术。

产后咳嗽 病证名，出《诸病源候论》。指产后出现咳嗽，痰声俱作，甚则咳嗽气急喘促者。风寒袭肺者，症见恶寒发热，鼻塞声重，咳嗽痰多，清稀易出，呼吸气促，治宜散寒止嗽，方用参苏饮。瘀血犯肺者，症见咳嗽气急，或喘促难安，痰少黏稠，胸膈满闷，恶露不畅，治宜化瘀止嗽，方用生化汤合杏苏散。阴虚肺燥者，症见干咳少痰或无痰，痰中带血，咽干口渴，两颧红赤，午后潮热，治宜滋阴清热止嗽，方用麦味地黄汤加阿胶。

产后病痉 病名，出《金匮要略》。指产后突然发生手足抽搐，颈项强直，甚至口噤不开，角弓反张者。产后三病之一。阴血亏损者，症见产后出血过多，骤然发痉，面色苍白，牙关紧闭，手足抽搐，脉见虚细，治宜补血益气、柔筋止痉，方用三甲复脉汤加人参、当归。虚极生风者，症见唇青气冷，虚汗自出，神昏欲脱，手足挛急，口噤项强，角弓反张，小便失禁，治宜滋阴息风，方用大定风珠加钩藤、菖蒲。

产后痉风 病名，见《经效产宝》。产后痉病之一。多因产后伤血耗气，汗出过多，腠理不固，风邪乘虚侵入所致。症见产后出血较多，气短自汗，恶风发热，口噤不开，项背强急，角弓反张，四肢抽搐，气息如绝，频繁发作。治宜养血祛风止痉，急用小续命汤灌服或鼻饲。

产后痉病 病名，见《证治准绳·女科》。又名产后痉、产后发痉。指产后出现口噤不开，四肢抽搐，腰背强直，角弓反张者。因其发病原因不同，又有产后痉风、产后病痉、产后惊风、蓐风等。详见各条。

产后浮肿 病证名，见《沈氏女科辑要笺正》。又称产后四肢虚肿、产后水肿。气滞肿胀者，症见肢体浮肿，肿势不甚，皮色不变，压痕随手而起，兼见胸闷胁胀，口苦心烦，不思饮食，治宜理气消肿，方用天仙藤散。脾肾阳虚者，症见头面四肢浮肿，皮肤光亮，按之凹陷不起，兼见气短乏力，身寒肢冷，治宜温肾健脾、利水消肿，方用利水益气汤合真武汤。败血流注者，症见恶露不畅，腹痛拒按，四肢面目浮肿，皮色发黯，触之痛胀，治宜活血化瘀、行血消肿，方用调经散。

产后虚烦 病证名，出《诸病源候论》。指产后出现心烦躁热，胸膈满闷，夜燥不眠者。多因产后失血，阴血亏虚，阴虚内热，虚火上扰所致。症见胸中烦闷，燥热不安，夜卧虚烦不得眠，潮热盗汗，两颧赤红，口渴咽干。治宜养阴清热，宁心除烦，方用加减清心莲子饮。

产后虚渴 病证名，出《诸病源候论》。又称产后口渴。指产后出现口燥咽干，口渴引饮者。多因素体阴虚，产后失血多汗，阴损津亏，阴虚生热所致。症见口干咽燥，饮水不止，夜间尤甚，伴头晕失眠，五心烦热。治宜养阴清热、生津止渴，方用滋阴清燥汤。

产后虚羸 病名，出《诸病源候论》。又称产后虚羸不足。指产妇在百日内，饮食减少，四肢无力，动则气短自汗，头昏眼花，日渐疲乏消瘦，面色萎黄者。多因产时损伤气血，产后调护失宜，气血、阴阳损伤所致。气虚者，症见面色㿠白，气短自汗，倦怠懒言，四肢乏力，不思饮食，治宜补气升阳，方用补中益气汤。血虚者，症见面色无华，头晕心悸、失眠多梦，日渐消瘦，治宜补血益阴，方用加味四物汤。阳虚者，症见面色苍白，肢冷畏寒，腰膝酸软，头晕耳鸣，夜尿频多，乏力纳差，治宜温肾扶阳，方用三才大补丸。阴虚者，症见两颧潮红，头晕耳鸣，虚羸消瘦，潮热盗汗，手足心热，干咳咯血，治宜滋阴益血，方用大补阴丸。

产后麻瞀 病名，见《张氏医通》。指产后肢体发麻，兼有眩晕者。血虚者，症见四肢发麻，头目空眩，面色㿠白，心悸失眠，治宜补血益气，方用十全大补汤。痰饮阻滞者，症见周身麻木，头重昏眩，肢体沉重，倦怠嗜卧，甚者昏闷不识人，治宜健脾益气、涤痰开窍，方用济生涤痰汤。

产后惊风 病名，出《产科心法》。产后痉病之一。因产后血虚多汗，伤血亡津，肝血虚损，不能荣养筋脉所致。症见手足抽搐，牙关紧闭，甚则颈项强直，角弓反张。治宜养血荣筋，息风止痉，方用十全大补汤加天麻、钩藤。

产后惊悸 病证名，见《产科心法》。指产后出现心悸易惊，怵惕不安，神思不定，慌乱无主者。血虚者，症见产后失血较多，心中惊悸，惕怵不安，恍惚不宁，慌乱无主，甚则目不转睛，口不能言，治宜补血养心，方用养心汤。心脾虚者，症见产后心悸易惊，神思不定，虚烦不眠，面色萎黄，气短体倦，治宜补益心脾，方用归脾汤加龙齿、朱砂。

产后盗汗 病证名，见《傅青主女科》。指产后出现睡眠时汗出较多而醒来时汗出自止者。属产后三急之一。多因产时失血过多，阴虚内热，阳无所附，迫汗外泄所致。症见睡卧汗出，醒后自止，面色潮红，手足心热，头晕耳鸣，口干舌燥。治宜养阴清热敛汗，方用止汗散。

产后淋 病名，出《诸病源候论》。又称产后溺淋、产后血淋。指产后小便频数，淋沥涩痛者。阴虚火旺者，症见小便频数，涩痛不已，尿黄淋沥，甚则尿血，腰酸坠痛，五心烦热，盗汗失眠，低热烦渴，治宜滋阴清热、利尿通淋，方用麦味地黄丸加车前子、茅根。湿热下迫者，症见尿频而短，溲时热涩刺痛，小腹满急疼痛，尿液黄赤，身重嗜卧，胸脘满闷，身热心烦，口中黏腻，治宜清利湿热、利尿通淋，方用八正散。

产后遗尿 病证名，出《诸病源候论》。指产后排尿不能自行控制，甚至失禁者。多因产后肾气亏损，下元不固，膀胱失约；或气虚下陷，难以制下；或产伤膀胱所致。肾虚不固者，症见小便自遗不禁，形寒肢冷，腰膝酸软，头晕耳鸣，治宜补肾固脬，方选肾气丸加桑螵蛸、益智仁。气虚下陷者，症见尿意频频，滴沥失禁，小腹胀坠，气短乏力，治宜补中益气，方选升阳调元汤加桑螵蛸。若产伤膀胱者，则应手术修补。

产后遗粪 病证名，出《外台秘要》。指产后粪便自行遗出，不能控制者。多因脾肾素虚，产后气虚，中气下陷，肾虚不固而致。症见大便溏薄，自行遗出，次数无度，腹部虚胀，腰酸下坠，食少倦怠，四肢不温。治宜温补脾肾，方选补中益气丸合金匮肾气丸常服。若因产时会阴撕裂，损伤肛门括约肌者，应及时行缝合修补术。

产后喉中气急喘 病证名，出《经效产宝》。称产后孤阳绝阴。指产妇出现呼吸急促，喉中气急，喘息不定，甚则不得卧者。属产后三脱之气脱。多因产时失血过多，营阴内竭，卫气无主，孤阳上越所致。症见呼吸气急，喘促不安，难以平卧，脉见虚浮无根。治宜大补气血，回阳固脱。先服参附汤，继用救脱活母汤。

产后遍身疼痛 病证名，出《经效产宝》。指产后出现肢体关节酸楚、疼痛、麻木、重著者。血虚者，症见遍身疼痛，肢体麻木，关节酸楚，活动不利，头晕心悸，恶露量多，色淡质稀，治宜养血益气、荣养筋脉，方用黄芪桂枝五物汤加当归、鸡血藤。

血瘀者，症见遍身关节掣痛，或针刺样痛，屈伸不利，按之局部痛甚，兼见恶露量少或不下，小腹疼痛拒按，治宜活血化瘀、通络止痛，方用身痛逐瘀汤。风寒袭入者，症见遍身疼痛，项背不舒，关节拘急，重著不利，得热痛减，遇冷痛剧，兼见头痛流涕，恶寒发热，治宜祛风散寒、活络止痛，方用趁痛散。

产后腰痛 病证名，出《诸病源候论》。指产妇出现腰部疼痛者。多因产后肾气虚损，腰无所主；或瘀血内阻，流注腰部；或真气内虚，风寒侵袭；或起居不慎，闪挫腰部所致。肾气虚损者，症见腰酸空痛，足跟亦痛，治宜补肾壮腰，方用当归地黄饮。瘀血阻滞及闪挫腰部者，症见腰痛如刺，痛有定处，拒按，活动受限，时作时止，治宜活血祛瘀，方用身痛逐瘀汤。感受风寒者，症见腰冷作痛，转侧不利，得热痛减，遇阴寒天气疼痛尤甚，痛无定处，治宜驱散风寒，方用养荣壮肾汤。

产后腹痛 病名，出《金匮要略》。又名儿枕痛、儿枕不安、块痛、产枕痛、血枕痛、血母块、产后儿枕腹痛、产后腹中块痛等。指产妇分娩以后，发生以小腹部疼痛者。多因产后气血虚弱，运血无力，胞脉失养，迟滞而痛；或败血未尽，瘀滞而痛；或风寒侵袭胞脉，血被寒凝，瘀血内停所致。气血虚者，症见小腹隐隐作痛，腹软喜按，恶露淡少，心悸气短，头昏体倦，治宜补血益气，方用八珍益母汤。若血瘀者，症见小腹硬痛拒按，或可摸到硬块，兼见恶露不下或不畅，治宜活血祛瘀，方用当归玄胡索汤。若血被寒凝者，症见小腹冷痛拒按，得热痛减，兼见面色青白，四肢不温，恶露涩滞不下，治宜温经散寒祛瘀，方用温经汤加减。

产后瘛疭 病证名，见《妇人良方大全》。指产后出现四肢不能自主控制而抽搐者。多因产后失血，阴血不足，筋失濡养所致。症见四肢抽搐，筋脉拘急，酸楚麻木，面色苍白，心悸头晕。治宜养血柔筋，方用八珍汤加桂枝、钩藤。

产后漏牛膜片 病证名，见《女科秘宝》。指产后出血量多，恶露中夹有大片如脂膜样块状物排出者。多因产后胞内瘀血阻滞，新血不得归经所致。症见恶露量多，内有大块脂膜样物，腹痛拒按，块下疼痛稍缓，兼见面色苍白，口唇青紫。治宜化瘀止血，方用八珍益母汤合失笑散。相当于胎膜或胎盘部分残留，情况紧急，宜采取手术处理。

产后膨胀 病证名，出《傅青主女科》。指产后出现腹中胀满，脘腹膨闷不舒，甚则呕吐的病证。包括产后痞满、产后腹胀。脾胃虚弱者，症见脘腹虚胀，柔软喜按，乍轻乍重，乍作乍止，矢气则舒，气短神疲，不思饮食，治宜健脾和胃，方选香砂六君子汤。伤食停滞者，症见脘腹膨满，胀痛拒按，嗳腐吞酸，恶心呕吐，吐物腐臭，厌食口臭，治宜消食导滞，方选保和丸。瘀血阻滞者，症见脘腹痞满，胀痛拒按，恶心呕吐，吐物有血腥气味，纳食如常，恶露量少，治宜活血祛瘀，方选抵当汤。

产妇 见《诸病源候论》。指产后在产褥期的妇女。

产育三难 出《胎产护生篇》。指三种难产：横生、逆生、坐生，即横位产、足位产、臀位产。

产育保庆集方 产科著作。原名《产科经验宝庆集》，又名《妇人产育保庆集》。1卷。此书系多人叠经增补而成。先是北宋时李师圣收得产论21篇，但有论无方；后医学教授郭稽中增以家藏良方，附于诸论之末，纂成于大观三年（1109年）。南宋时陈言在《三因方》中对此书评说得失，婺医杜莁将陈评附于各条之下。后赵莹得《产乳备要》，增以杨子建七说，与上书合为一集。后冀致君又采掇御药院杂病方论及入月产图、体元子借地法、安产藏衣方位等缀于书末，辗转增益成书。原书清代已佚，现存本为清代纂修《四库全书》时从《永乐大典》中辑出。书分2卷，卷上列21论，每

产科心法 产科著作。2卷。清·汪喆撰。刊于1780年。分种子、胎前、临产及产后4门，扼要记述产科常见病证证治。现存清嘉庆九年刻本等20余种清刻本，并收入《三三医书》。

产室 见《卫生家宝产科备要》。为孕妇临产分娩而准备的房屋。

妄言 证名，出《素问·厥论》。又名妄语。指语言妄乱者。多见于阳热证中。因热邪入里，扰于心包所致。症见神志昏乱，妄言骂詈，不避亲疏，甚则登高而歌，面赤身热，口渴，大便秘结，脉洪大。治宜清热镇惊，用清营汤加减。若大便秘结，用大承气汤加减。

闭息 气功术语。见《养性延命录》。又称闭息。指吸气后呼吸暂停，以延长吸气时间。

问诊 四诊之一。即通过询问了解患者过去病史、起病原因、发病和治疗经过，以及现在自觉症状，饮食喜恶，并结合其他三诊，进行全面分析，最后作出正确的判断。此即问诊的过程和目的。《素问·三部九候论》："必审问其所始病，与今之所方病，而后各切循其脉。"《素问·疏五过论》："凡欲诊病者，必问饮食居处。"

问荆 中药名，出自《本草拾遗》。又名节节草、笔头菜、接续草。为木贼科植物问荆 Equisetum arvense L. 的全草。性凉，味苦。有利尿、止血、止咳之功效，可治尿路感染、小便涩痛、水肿、吐血、衄血、肠出血、痔血、月经过多、慢性气管炎。煎服：6～9g。

羊毛瘟症论 温病著作。又名《瘟症羊毛论》。清·随霖撰于1795年。作者认为羊毛瘟属伏气温病，虽不多，却易误诊误治，遂撰此书详论证治。现有《中国医学大成》本等。

羊外肾 中药名，出自《本草纲目》。又名羊肾、羊石子。为牛科动物山羊 Capra hircus L. 或绵羊 Ovis aries L. 的睾丸。性温，味甘、咸。归肾经。有补肾、益精、助阳之功效，可治肾虚腰痛、遗精、带下、阳痿、消渴、小便频数、疝气、睾丸肿痛。

羊肉 中药名，出自《本草经集注》。为牛科动物山羊 Capra hircus L. 或绵羊 Ovis aries L. 的肉。性温，味甘。归脾、肾经。有补虚益气、温中暖下之功效。可治虚劳羸瘦、腰膝酸软、产后虚冷、中虚反胃、腹痛、寒疝；羊血能止血、祛瘀、解毒；羊肝能滋补强壮，明目；羊肺能补肺，利尿；羊胆能清火、明目、解毒；羊乳能温润补虚；羊骨能补肾，强筋骨；羊脂能补虚、润燥，祛风毒；羊髓能益阴补髓，润肺泽肌。

羊肉当归汤 方名，出自《备急千金要方》。羊肉三斤，当归、黄芩、川芎、甘草、防风各二两，芍药三两，生姜四两。为粗末，先以水煮羊肉，令熟，减半，纳诸药再煎，去渣，分三次服。功能补虚祛风，散寒止痛。治产后脘腹作痛，不能食，往来寒热，中风乏力。《备急千金要方》还载有同名方一首，组成、功用、主治有异。

羊欣 370～442年。南北朝刘宋医家。字敬元。泰山南城（今山东泰安）人。曾任新安太守、中散大夫等职。善医术，撰有《羊中散杂汤丸散酒方》1卷、《羊中散药方》20卷，均佚。

羊胡疮 病名，出《外科启玄》。又名羊须疮，是一种发于下颏部的皮肤病。相当于西医的须疮。多因脾胃湿热上熏，郁于皮毛而成。初起潮红的如粟如豆的丘疹，顶有脓头，破流脓水，糜烂结痂，自觉灼热痒痛。治以清热解毒燥湿，芩连平胃散加减内服，外用三黄洗剂或碧玉散麻油调搽。

羊踯躅根 中药名，出自《本草纲目》。又名山芝麻根、巴山虎、闹羊花根、三钱三、一杯倒。为杜鹃花科植物羊踯躅

Rhodendron molle（Bi.）G. Don 的根。性温、味辛，有大毒。有祛风除湿、散瘀止痛、止咳之功效。可治风湿痹痛、坐骨神经痛、腰椎间盘突出症、跌打损伤、慢性气管炎。煎服：1.5～3g。煎汤熏洗可治痔漏；煎水和醋涂搽可治癣疮。

羊蹄 中药名，出自《神农本草经》。又名鬼目、土大黄、牛舌大黄、野菠菜。为蓼科植物羊蹄 Rumex japonicus Houtt. 的根。性寒、味苦、涩。归心肝、大肠经。有凉血止血、杀虫疗癣之功效。可治出血病证；疥疮、顽癣；血小板减少性紫癜；大便秘结。煎服：10～15g。

羊癫风 病名，见《增广验方新编》。即癫痫病。俗称羊痫疯。多因素体脾虚痰盛，当肝阴不足、阳升风动之时，触及积痰，乘势上逆，壅闭经络，阻塞清窍所致。症见发作时突然仆倒，昏不知人，口吐涎沫，两目上视，四肢抽搐，或口中如羊叫，移时苏醒后一如常人。治宜豁痰宣窍，息风定痫，定痫丸加减。

并月 见《医宗金鉴·妇科心法要诀》。指妇女身体无病，每两月来一次月经者。

关门 经穴名，出《针灸甲乙经》。又名关明。属足阳明胃经。位于腹部，脐上3寸，再旁开2寸处。主治腹痛、腹胀、肠鸣、泄泻、食饮不振、水肿、遗尿等。直刺0.8～1.2寸。艾炷灸3～7壮，或艾条灸5～15分钟。

关元 经穴名，出《灵枢·寒热病》。又名三结交、下纪、次门、丹田、大中极。属任脉，小肠之募穴，足三阴、任脉之会。位于腹正线，脐下3寸。主治中风脱症、虚劳羸瘦、泄泻、遗尿、尿闭、遗精、早泄、阳痿、小便频数、小腹痛、疝气、不孕、月经不调、痛经、经闭、赤白带下、阴挺、崩漏、产后恶露不止、溺血、便血、消渴，以及休克，神经衰弱，菌痢，胃肠炎，肠道蛔虫症，尿路感染，肾炎，盆腔炎，睾丸炎等。并有保健作用。直刺1～1.5寸。艾炷灸7～10壮，或艾条灸15～30分钟。

关元俞 经穴名，出《太平圣惠方》。属足太阳膀胱经。位于腰部，第五腰椎棘突下旁开1.5寸处。主治腹胀、肠鸣、泄泻、休息痢、腰痛、消渴、遗尿、小便数或难、妇人瘕瘕积聚等。直刺1～1.5寸。艾炷灸5～10壮，或艾条灸10～20分钟。

关冲 经穴名，出《灵枢·本输》。属手少阳三焦经，该经井穴。位于无名指尺侧，指甲角旁约0.1寸。主治头痛发热、目赤肿痛、咽痛舌强、吐泻、昏厥，以及急性扁桃体炎，结膜炎等。斜刺0.1～0.2寸，或点刺出血。艾炷灸1～3壮，或艾条灸5～10分钟。

关刺 古刺法名。出《灵枢·官针》。五刺之一。指在患处两端尽筋上，即关节的肌腱附着部直刺而避免出血的刺法。以其刺处在关节附近，故名关刺。因肝主筋，故本法应肝而用于治疗与肝有关的筋痹等疾患。

关格 ①病名。见《医贯》。指二便不通与呕吐不止并见者。症见食已即吐，吐物与食物量等，二便不通，形体消瘦乏力，口渴不能饮，饥不能食，病情较重。治疗视病情通关利格，启膈散、大承气汤可参考。②病理名。指阴阳盛衰不能相互消长和制约，即将离绝之状态。见《灵枢·脉度篇》。

米皮糠 中药名，出自《本草纲目》。又名谷白皮、米秕、米糠、杵头糠。为稻的种皮。性平，味甘、辛。可治噎膈、脚气。

灯火灸 灸法名。出《本草纲目》。又名打打火。指用灯草蘸油燃火在穴位上直接点灼的一种灸法。操作时，取灯心草一段，蘸以植物油，点燃后对准穴位迅速灼灸，当灼及皮肤时，可听到"拍"的响声。灼灸次数，根据病情需要掌握，一般3～5次。灸后局部应保持清洁，涂以消炎软膏，防止感染。适用于腮腺炎、小儿惊厥、小儿消化不良、呃逆等病证。

灯心草 中药名，出自《开宝本草》。又名灯心、灯草、龙须草。为灯心草科植物灯心草 Juncus offusus L. 的干燥茎髓。性微寒，味甘、淡。归心、肺、小肠经。有利水通淋、清心除烦之功效。可治热证小便不利、淋漓涩痛；心热烦躁、小儿夜啼、惊痛；喉痹。煎服：1.5~2.5g。

灯笼病 病名，出《医林改错》。指瘀血所致外凉里热的病证。病因胸中有瘀血，气血不能外达则外寒，瘀热不散则心热。治用活血化瘀法，血府逐瘀汤主之。

州都之官 指膀胱。州都，为水液聚会之处。膀胱能贮尿和排泄尿液，故称"州都之官"。《素问·灵兰秘典论》："膀胱者，州都之官，津液藏焉"。

壮 灸法术语。①指艾炷灸中的壮数单位。每灸一个艾炷，称为一壮。②指艾炷。如大壮灸，即指用较大的艾炷施灸，小壮灸即指用较小的艾炷施灸。

壮火 指过亢的能耗损人体正气的火热之邪。《素问·阴阳应象大论》："壮火食气……壮火散气"。

壮水之主，以制阳光 治则之一。出于《素问·至真要大论》王冰注。即用滋阴补肾水之法，以抑制阴虚所导致的阳亢火盛。肾主真水，肾阴不足，阴不制阳，虚火上炎，则可见阳亢之象，临床可见头晕目眩，腰膝酸软，咽燥耳鸣，烦热盗汗等症。此非火之有余，实乃水之不足所致，故必须滋养肾水以制约虚火之亢盛。

壮医药线点灸疗法 壮医传统灸法之一。是采用经过药物炮制的苎麻线，点燃后直接灼灸患者体表的一定穴位或部位，以治疗疾病的一种治疗方法。施术者以食、拇指捏线的一端，在酒精灯上点燃，扑灭火焰，仅留火星，然后，稳重而敏捷地将火星线头直接点按于穴位上。此法具有通痹、止痛、止痒、祛风、消炎、活血化瘀、消肿散结等功效，广泛应用于临床各科，尤其适宜于畏寒、发热、肿块、疼痛、麻痹、麻木不仁、瘙痒等七个范畴的疾病，已在国内外许多地区推广应用。

壮热 证名，见《诸病源候论》。指实热发热势盛的症状。多因外感六淫邪气，正邪相搏所致。症见高热，烦渴，大便燥结，尿黄，脉实数。治宜逐邪清热，用白虎汤加味。

冲门 经穴名，出《针灸甲乙经》。又名慈宫、上慈宫。属足太阴脾经。位于耻骨联合上缘旁开3.5寸，股动脉外侧。主治腹痛、泄利、疝气、痔痛、崩漏、带下、小便淋沥、下肢麻痹，以及股神经痛等。直刺0.5~1寸，避开血管。艾条灸5~10分钟。

冲气 病名，出《金匮要略》。指冲脉之气上逆所致之病证。多因宿有痰饮，阳气衰于下，冲脉之气沿经上逆所致。症见气从少腹上冲胸咽，伴手足厥逆，小便不通，头晕目眩，面赤，脉沉微。治宜温肾平冲、引火归元，方用茯苓桂枝五味甘草汤加减。

冲气犯心 病证名，见《杂病源流犀烛》。指冲脉病误汗误下所致的心经病证。因冲脉病误治所致。误汗症见气上冲心而心悸。误下症见五心烦热，自汗，口渴引饮。治用甘草李根汤。详参冲脉病条。

冲气犯肝 病证名，见《杂病源流犀烛》。指冲脉病误用汗下法所致之肝经病证。误汗者症见头晕目眩，筋惕肉瞤，汗不出。误下者症见腹痛，食后痛甚，身欲踡卧。治用防风白术牡蛎汤。详参冲脉病条。

冲气犯肾 病证名，见《杂病源流犀烛》。指因冲脉病误用汗下法所致脾肾经经气逆乱的病证。病因冲脉病误治，损伤脾肾之阳，耗竭脾肾之阴所致。误汗症见心中大烦，骨节疼痛，头晕，恶寒无汗，不能进食，食已即吐。误下后症见头晕耳鸣、腹胀、脘痞不思饮食，食则清谷不化。治用大橘皮汤加减。详参冲脉病条。

冲气犯肺 病证名，见《杂病源流犀烛》。指因冲脉病误用汗下法所致之肺经病证。病因冲脉病误治，损伤肺气，耗伤肺阴所致。误汗症见心烦口渴，咳逆，鼻衄。误下症见咽干鼻燥，头晕目眩心悸。治用养肺滋阴降逆之法，紫菀汤加减。详参冲脉病条。

冲为血海 指冲脉为十二经脉气血会聚

之要冲，具有调节诸经气血的重要作用。《灵枢·海论》："冲脉者，为十二经之海。"《素问·上古天真论》："女子……二七而天癸至，任脉通，太冲脉盛，月事以时下，故有子"。王冰注："冲为血海"。

冲头痛 古病名。出《灵枢·经脉篇》。指因膀胱经经气逆乱所致之头痛。后人称为正头痛。因膀胱经脉起于目内眦，上额交巅，直入脑络，别下项。当外邪犯扰膀胱经时即可致经气逆乱，发生冲头痛。其症特点是"目似脱，项如拔"。治当逐邪通络。详参正头痛条。

冲阳 ①经穴名。出《灵枢·本输》。又名会原、会骨、跗阳。属足阳明胃经，该经原穴。位于足背最高点，解溪穴下1.5寸，当第二、三跖骨与楔状骨间凹陷处。主治腹胀、身重、齿痛、消化不良、头面浮肿、口眼㖞斜、足痿、癫狂、脚背冲痛、下肢麻痹，以及癔病，高血压病，脉管炎等。直刺0.3~0.5寸，避开血管。艾条灸5~10分钟。②经穴别名。出《针灸甲乙经》。即迎香穴。

冲和汤 方名，出自《医醇賸义》。山茱萸、炒酸枣仁、当归、人参、茯神各二钱，酒炒白芍药一钱五分，甘草五分，沙苑蒺藜、白蒺藜各三钱，大枣五枚，橘饼四钱。水煎服。功能养血疏肝。治郁怒动火，胁痛心烦意躁，筋节不利，入夜不寐等。

冲服 中药学名词。①指某些药（如沉香、木香等芳香药）先放入碗内，另将煎好的药液趁热冲入碗内，浸渍片刻，待温后单喝药液。②指某些粉末药（如川贝、三七、人参、犀角、羚羊角、鹿角、牛黄、朱砂等贵重药）加开水或药液冲后服下。

冲服剂 中药剂型之一。又称颗粒散。系以中药为原料，经提取、浓缩、干燥、制粒等工序制成的颗粒状制剂。是在汤剂和糖浆剂的基础上发展起来的新剂型，具有散剂和汤剂的特点，由于生产、运输、携带、服用方便，故为广大患者所接受，目前在国内外已广泛应用。如清热感冒冲剂、五苓散冲剂等。冲服剂易服用，宜置封闭容器中保存，一般用塑料袋分剂量包装备用。

冲脉 奇经八脉之一。其循行部位是起于胞中，下出会阴之后，从气街部起与足少阴肾经相并，挟脐上行，散布于胸中，再向上行，经喉，环绕口唇，到目眶下。其分支与足少阴之大络同起于肾，向下从气街部浅出于体表，沿大腿内侧进入腘窝，再沿胫骨内缘，下行到足底；又有支脉从内踝后分出，向前斜入足背，进入大足趾。又有分支从胞中出后，向后与督脉相通，上行于脊柱内。冲脉的功能是调节十二经气血，故有"十二经脉之海"及"血海"之称，并同妇女的月经来潮具有密切关系。本脉病候，主要为气上冲心，月经不调，崩漏，不孕等症。

冲脉病 病名，见《杂病源流犀烛》。指冲脉脉气逆乱所致的病证。其病因有二。一为阳虚，名寒逆，症见少腹痛、疝气、癥瘕、遗尿、女子月经失调、不孕，脘腹痛胀，胸胁支满，脉紧，治宜温中祛寒，用理中汤加减。一为阴虚，名火逆，症见阳亢之征，烦热躁动，四肢如焚，神志恍惚或眩仆，甚则发癫，治宜滋阴降火，用大补阴煎。冲脉病忌汗、忌下。误治可致冲气犯心，冲气犯肺，冲气犯肝，冲气犯肾。

次髎 经穴名，出《针灸甲乙经》。属足太阳膀胱经。位于骶部，在第二骶后孔中，约当髂后上棘下与骶正中线之中点。主治腰骶痛、赤白带下、月经不调、痛经、不孕、小便不利、泄泻、便秘、痔、疝气、下肢瘫痪等。并可用于催产、引产等。直刺1~1.5寸。艾炷灸3~7壮，或艾条灸5~15分钟。

汗 ①指汗液。为五液之一，即津液代谢的产物。《灵枢·五癃津液别》："天暑衣厚，则腠理开，故汗出"。汗为心之液，这是因为心血由津液所化，汗液亦由津液外泄所形成，故大汗不但散热过多而耗气，同时亦会伤及津液而损于心血。②指出汗。《素问·玉机真藏论》："身汗得后利，则实者活。"③指汗法。《素问·热论》:"其未满三日者,可汗而已"。

汗法 八法之一。通过宣发肺气,开泄腠理,调畅营卫,使在表之邪随汗而解。《素问·阴阳应象大论》:"其有邪者,渍形以为汗;其在皮者,汗而发之。"这是汗法的理论根据,也是汗法的应用原则。汗法具有发汗、解肌、透疹等作用,主要适用于外感六淫之邪所致的表证。此外,麻疹初期疹出不畅,或隐而不透;水肿病腰以上肿甚;痈肿初起而有寒热,以及疟疾、痢疾或其他病证而见寒热无汗者,均可应用汗法治疗。

汗淅疮 病名,见《外科启玄》。是多发于皱襞部位的皮肤病。相当于西医的褶烂,或称间擦症、擦烂红斑。多因体胖多汗,浸渍皮肤;复因皱襞部位皮肤易于互相摩擦,致湿热蕴阻于肌肤而成。好发于颈部、腋下、腹股沟等处,皮肤潮红、微肿,红斑范围常与相互摩擦的皮肤皱襞面相一致,渐有丘疹、水疱、糜烂、渗出,伴灼热、瘙痒、刺痛。轻证外治即可,用松花粉、六一散等份和匀外扑;糜烂、渗出用青黛散掺麻油调搽,治宜尽量保持患部干燥。重证并以清热解毒除湿,五味消毒饮合二妙丸加减内服。

江考卿 晚清骨伤科医家。字国兴。清华(今江西婺源)人。精于医治跌打损伤,常有奇验,闻名一时。撰《伤科方书》,记载以触诊检查骨擦音诊断骨折。据传遇骨碎甚者,即以他骨填接。《婺源县志》记其施行类似泌尿结石及睾丸摘除等手术。

江苏历代医林人物志 陈道瑾等编。1986年出版。本书为地方性医学人物辞典,收集江苏历代医家3000余人。资料取自地方志、史籍、医著、传记及报刊杂志。词目着重记述医家生平事迹、医事活动、师承、著述及学术成就等。书末附地名朝代人名索引、文献索引。1986年江苏科学技术出版社出版。

江涵暾 清代医家。字笔花。归安(今浙江吴兴)人。中年开始研究医学,往来于江浙之间。鉴于有些医生不习医理,遂采集张仲景、李杲、张景岳、程钟龄等医家论述,编成《笔花医镜》4卷,以便利穷乡僻壤不及延医者。

江瓘 1503~1565年。明代医家。字廷莹。安徽歙县人。少时母病故,其后自己患呕血证,医治无效,遂弃仕途,钻研医学。搜集历代医家医案,参考自《史记》至明代文献百余种,结合家藏秘方和个人医案,历时二十年,编成《名医类案》12卷,未及刊刻而去世。后其子江应宿增辑问世。此书为我国第一部较为系统完备的类案著作。

汛期 见《赤水玄珠》。指月经期。

汤火伤 病名,见《圣济总录》。又名汤泼火烧。病因证治见烧伤条。

汤头歌诀 方剂歌诀。清·汪昂撰于1694年。本书分为补益、发表、攻里、涌吐、和解、表里、消补、理气、理血、祛风、祛寒、祛暑、利湿、润燥、泻火、祛痰、收涩、杀虫、痈疡、经产20门,收中医临证常用古今名方300首,编为七言歌诀200余首,概述诸方药物组成、功能、主治,每方并附简要注释。本书流传甚广,为著名之中医入门书。多次刊刻,并有多种续补、增注、改编及白话注解本。建国后多次排印出版。

汤头歌诀白话解 方书。北京中医学院中药方剂教研组编。本书以通俗白话逐方解释汪昂《汤头歌诀》,并对个别内容增删修订,便利初学。人民卫生出版社出版。

汤头歌诀续集 方书。严苍山撰于1924年。作者选集临床常用方剂139首(包括附方),按清·汪昂《汤头歌诀》的体例编写,与《汤头歌诀》合编为《汤头歌诀正续集》。建国后有排印本。

汤剂 中药剂型之一。即把药物配齐后,用水或黄酒,或水酒各半浸透后,再煎煮一定时间,去渣取汁而成的液体制剂。汤剂一般作内服用,如麻黄汤、大承气汤等。汤剂的特点是吸收快,能迅速发挥药效,而且便于加减，能较全面、灵活地照顾到每一病人或各种病证的特殊性，是中医过去和现存临床使用最广的一种剂型。

汤烫伤 病名，见《外科启玄》。是指人体被高温液体如沸水、滚油等触及所引起的急性损伤，病因证治见烧伤条。

汤液本草 药物学著作。3卷。元·王好古撰。撰年不详。本书以《神农本草经》、伊尹汤液为医家正学，论药物及汤方配合用药方法，故名《汤液本草》。卷上相当于总论，以金元医家尤其是李杲、张元素药学理论为基础，论述作者用药宜忌和方剂配合方面的心得。卷中、卷下载药242味，分为草、木、果、菜、米谷、玉石、禽、兽、虫九部。每药述其气、味、有毒无毒、归经，次引张元素、李杲及宋代本草诸家，论药物功效主治及配伍应用。现存元刊本。并收入《东垣十书》《古今医统正脉全书》。近代以来有多种石印本、铅印本。

宇文士及 隋代官吏。字仁人。京兆长安（今陕西西安）人。文帝诏尚炀帝女南阳公主，为尚辇奉御。集其妻所传之方，撰《妆台方》1卷，已佚。《宋史·艺文志》作《妆台记》6卷。

宇妥·元丹贡布 唐代著名藏医学家。生于西藏堆龙德庆。出身藏医世家。勤勉好学，曾游学全藏、内地及尼泊尔、印度等地。医术高明，被藏王赤松德赞任命为御医。主持编成《四部医典》，是古代藏医学经典著作。精于脉诊，擅长内科，在外科、妇科方面亦有很深造诣，并经常采用精神疗法、针灸疗法治病。提倡医生应有崇高医德，在藏医史上有"医圣"之称。其家族世代业医，是藏区著名世医之家，影响深远。

宇陀·宁玛元丹贡布 著名藏医学家。约生活于公元729～853年。又称老宇陀·元丹贡布。堆龙格那（今西藏堆龙德庆）人。世业医，初随父习医，后学医于汉族入藏之名医东松岗哇。曾为藏王赤松德赞御医。多次游学内地、尼泊尔、印度等地，博学多闻，造诣颇深。继承前人经验，总结个人医药实践，吸取《医学大全》《丹王药诊》等之精华，于公元8世纪末，编著成藏医学经典著作《四部医典》。《四部医典》的问世，为藏医学形成本民族独特之医学体系奠定了基础。被尊为藏医"医圣"，据说他活了125岁。

宇陀·萨玛元丹贡布 著名藏医学家。生活于公元1126－1202年。又称小宇陀·元丹贡布。系老宇陀·元丹贡布第13代孙。8岁始学习十明，尤其专攻医学，学业日精，遂成名医。于藏医文献之整理，作出贡献。特别是用厘定后的藏文改定《四部医典》，并加以注释、补遗，分本则、论述、医诀、后续四部分，使之成为一部更完善、丰富的医学巨著，为后来传世《四部医典》之母本。

决明子 中药名，出自《神农本草经》。又名草决明、马蹄决明、假绿豆。为豆科植物决明 Cassia tora L. 的成熟种子。性微寒，味甘、苦。归肝、大肠经。有清肝明目、润肠通便之功效。可治肝热或肝经风热所致的目赤肿痛、羞明多泪；热结便秘或肠燥便秘；血管硬化与高血压病。煎服：10～15g。

决渎之官 指三焦。因为三焦为水液运行之道路，并有疏通水道，调节水液代谢之功能，故名决渎之官。《素问·灵兰秘典论》："三焦者，决渎之官，水道出焉"。

守一 气功术语。见《太平经》。在练功过程中，身心安静，意念集中于身体某一部位。义同意守。

安坤赞育丸 方名，出自《中药制剂手册》。鹿茸、阿胶、砂仁、炒白术各九十六两，紫苏叶二十两，炒补骨脂四十四两，鹿尾三十两，制香附三百八十四两，紫河车八十两，天门冬四十六两，当归、白芍药、熟地黄、生地黄、炒酸枣仁各六十四两，川牛膝、怀牛膝、陈皮各五十六两，炒黄芩、续断、龙眼肉各四十两，沉香五十二两，乌药十二两，血余炭、丹参、丝棉炭、人参、木香各八两，沙参、炙没药、川芎、白术各四十八两，桑寄生、炒菟丝子、鸡血藤、炙甘草、琥珀、红花各十六两，锁阳、炙鳖甲、炙龟板、秦艽、艾炭、茯苓、黄柏、白薇、炒杜仲、炙延胡索、泽泻、炙远志、山茱萸、橘红各三十两，枸杞子、肉苁蓉、黄芪、鹿角胶、炙乳香、红鸡冠花、藁本、柴胡、煨肉豆蔻、青蒿、煅赤石脂各二十四两，藏红花三两二钱。为细末，炼蜜为丸，每丸重三钱。每服一丸。功能补益气血，滋补肝肾，调经止带。治气血亏损而致月经不调，腰腿酸痛，大便溏泻，崩漏带下，骨蒸潮热，精神不振。

安胃饮 方名，出自《景岳全书》。陈皮、山楂、麦芽、木通、泽泻、黄芩、石斛。水煎服。功能泻火降逆。治胃火上冲，呃逆不止。《医学衷中参西录》载同名方，组成不同，治妊娠恶阻。

安胎 治法名。出《经效产宝》。指对胎动不安，胎漏，或有滑胎史的孕妇进行治疗，以防流产的方法。安胎治则有二，若因母病而致胎动者，应治母病，其胎自安；若因胎气不固以致母病者，安胎母自愈。肝肾同源，冲任所系，肝肾充足，胎有所载；脾胃强载；脾胃强健，血有所生，胎有所养。故安胎以补养肝肾、调理脾胃为要。此外孕后血聚养胎，阴虚内热，热扰胎元，使胎不安，故当不忘清热安胎。

安胎丸 方名，出自《寿世保元》。酒当归、川芎、炒白芍药、黄芩、炒白术各一两。为细末，酒糊为丸，梧桐子大，每服五十丸。功能健脾养血，清热安胎。治胎动不安，火旺或半产者。《妇科玉尺》载同名方，系由黄芩、白术组成，功能清热安胎，治胎动不安由于火热者。

安胎饮 方名，出自《寿世保元》。当归身、白芍药、陈皮、熟地黄各一钱，川芎、苏梗各八分，黄芩一钱五分，炒白术、砂仁各二钱，甘草四分。为粗末，水煎服。功能养血安胎。治妊娠气血虚弱不能养胎而致的半产。《妇科玉尺》《揣摩有得集》载同名方，皆为安胎而设，但组成有异。

安宫牛黄丸 方名，出自《温病条辨》。牛黄、郁金、犀角、黄连、朱砂、栀子、雄黄、黄芩各一两，珍珠五钱，冰片、麝香各二钱五分。为细末，炼蜜为丸，金箔为衣，每丸重一钱，每服一丸。功能清热开窍，豁痰解毒。治温热病，热邪内陷心包，痰热壅闭心窍，见高热烦躁，神昏谵语，以及中风昏迷，小儿惊厥属邪热风闭者。近常用于治疗流行性脑脊髓膜炎、中毒性痢疾、尿毒症、脑血管意外、中毒性肺炎等属痰热内闭者。

安神丸 方名，出自《小儿药证直诀》。马牙硝、茯苓、麦门冬、山药、寒水石、甘草各五钱，朱砂一两，冰片一字。为细末，炼蜜为丸，芡实大，每服半丸。功能泻火安神。治面黄烦赤，身壮热，及心虚肺热，神思恍惚。《中药制剂手册》《兰室秘藏》载同名方，皆治心神不安，失眠多梦，但组成有别。

安神定志丸 方名，出自《医学心悟》。茯苓、茯神、人参、远志各一两，石菖蒲、龙齿各五钱。为细末，炼蜜为丸，梧桐子大，朱砂为衣，每服二钱。功能养心安神，镇惊定志。治惊恐不安，睡卧不宁，梦中惊跳怵惕。《杂病源流犀烛》载同名方，组成有异，善治健忘。

安眠 奇穴名，位于翳风与翳明两穴连线之中点处。主治失眠、偏头痛、精神分裂症等。直刺1~1.5寸。

安息香 中药名，出自《新修本草》。为安息香科植物青山安息香 Styrax tonkinensis pierre 或粉背安息香 S. hypoglaucus Perk. 等的树干受伤后分泌出的香树脂。性平，味辛、苦。归心、肝、脾经。有开窍、安神、辟秽、行气血之功效，可治卒中暴厥、心腹诸痛、产后血晕、小儿惊痛。研末服：0.3~1.5g。忌见火。

冰片 中药名，出自《新修本草》。又名梅片、梅花冰片。为龙脑香科常绿乔木龙脑香 Dryobalanops oromatica Gaertn. F. 的树干经蒸馏冷却而得的结晶。现主要用松节油、樟脑等为原料，经化学方法合成，称"机制冰片"；或由菊科植物艾纳香 Blumea balsamifera DC. 叶的升华物经加工劈削而成，称"艾片"。性微寒，味辛、苦。归心、脾、肺经。有开窍醒脾、清热止痛之功效。可治神昏、痉厥；各种疮疡、咽喉肿痛、口疮、目疾。0.03～0.1g，入丸散，不入煎剂。孕妇慎服。

冰片三味散 蒙医增盛热病方。方由冰片、竹黄，治骚热加紫檀，治疫热加查干榜叶组成。功能祛热。主治疫热、骚热、增盛热等证。

冰瑕翳 病名，见《证治准绳》。①又名冰瑕障、冰壶秋月。即今之角膜云翳。指宿翳之菲薄透明，有如冰上之瑕，须在集光下方能察见者。病因、治疗参见宿翳条。②水晶障翳证之别称。参见圆翳内障。

冰硼散 方名，出自《外科正宗》。冰片五分，朱砂六分，玄明粉、硼砂各五钱。为细末，每用少许吹搽患处。功能清热解毒，利咽消肿。治咽喉口齿新久肿痛，及久嗽痰火，喑哑作痛。《重楼玉钥》回生丹，亦名冰硼散。

冰麝散 经验方。见《中医喉科学讲义》。黄柏、黄连、玄明粉各一钱，鹿角霜五钱，甘草、明矾各五分，炒硼砂二钱五分，冰片四分，麝香一分。为细末，每次取少许，吹布患处。治风热喉痹、红肿痛甚者。

祁坤 清初外科学家。字愧庵，一字广生，号生阳子。山阴（今浙江绍兴）人。顺治年间为御医，康熙时擢为太医院院判。鉴于当时习外科者多以外治法为主，忽视内治法，乃搜辑古今名贤确论，结合家传与个人经验，撰《外科大成》4卷。另撰《内科证治粗评》，已佚。

许仁则 唐代医家。撰有《子母秘录》10卷，已佚，《外台秘要》《证类本草》等书多引用该书。

许半龙 1898～1939年。又名观曾，字盟孚。从金天翮学医，继又从其舅陈仲威习医。毕业于上海中医专门学校。临证尤长于外科。1927年与秦伯未、王一仁等创办中国医学院。著有《内经研究之历程考略》《中国外科学大纲》《内科概要》等书。

许孝荣 唐代药学家。一作许孝忠。显庆（656～660年）间任尚药奉御。与苏敬等共撰《新修本草》。另撰有《箧中方》3卷，已佚。

许佐廷 清代医家。字乐泉。安徽歙县人。少业儒，长习医，尤留意喉科。同治三年（1864年），将郑墅喉科本增订而为《喉科秘钥》。1868年再与《紫珍集喉科》合刊而为《喉科合璧》。治喉科40余年，整理治疗白腐（白喉）经验为《喉科白腐要旨》，主张治以肺肾为主，养阴清润。另与其侄许维贤合编《活幼珠玑》3卷。

许希 宋代医生。河南开封人。以医为业，擅长针灸，补翰林医学。景祐元年（1034年）仁宗病，侍医数进药不效，希被荐施针刺心下包络治愈，命为翰林医官，后为殿中省尚药奉御。撰有《神应针经要诀》，已佚。

许宏 1341～1421年。明代医家。字宗道。建安（今福建建瓯）人。少学儒，后学医。据成无己《注解伤寒论》，分类注释张仲景方，撰《金镜内台方议》12卷。又集有效验方，编《湖海奇方》8卷。

许坤 明代医生。京师（北京）人。世医出身。嘉靖初供职于御药房，后任御医、太医院院使。因得明世宗赏识，官至通政史、礼部侍郎、工部尚书。1542年宫女杨金英等勒缢世宗，几致气绝，经许坤救治而愈，遂加官为太子太保、礼部尚书，是明代医生任官职最高者。

许叔微 1079～1154年。宋代医学家。字知可。真州白沙（今江苏仪征）人。绍兴二年（1132年）进士，曾任集贤院学士，人称许学士。幼年家贫，父母双亡，成年后发愤学医。治病不求答报，救人不可数计。精研《伤寒论》，撰《伤寒百证歌》3卷、

《伤寒发微论》5卷、《伤寒九十论》1卷。晚年集平生经验，编《普济本事方》，深为后世医家推重。

许国桢 元代医官。字进之。山西曲沃人。博通经史，尤精医书。元世祖忽必烈即位前，即随之出征并掌管医药。曾治愈忽必烈及庄太后病，深得信任。世祖即位后，主管太医院，后为礼部尚书、集贤大学士、光禄大夫。至元四年（1338年），据御药院所刊方书板，正讹补缺，集二三医官编《御药院方》11卷。奉诏主持增修本草，名《至元增修本草》。

许昭 1862~1922年。清末医家。字君明，号明斋。江苏常熟人。以母病学医。曾在湖南、上海等地执教。精痘科，长于接种牛痘。并撰有《世界历代名医传略》。

许胤宗 约540~约626年。隋唐间名医。常州义兴（今江苏宜兴）人。曾任尚药奉御、散骑侍郎。以擅长治疗骨蒸病（结核病）著名。诊治疾病重视切脉识病，批判那种"不能别脉，莫识病源，以情臆度，多安药味"的医生。主张病药相当，不宜杂药乱投。据载陈国柳太后病风不语，口噤不能下药，名医皆不能治。他用熏蒸疗法，以黄芪防风汤数十剂，置于床下，使药气如烟雾，令入腠理奏效。此即后世药物熏蒸疗法。

许洪 南宋药物学家。字可大。武夷（今福建崇安）人。父祖三世为医。任太医局，助教，差充四川总领所检察惠民局。嘉定元年（1208年）取监本《太平惠民和剂局方》精加校定，择取本草所载药性功效注于各药之下；又编《和剂指南总论》3卷，简述药物合和、炮制及几十种病证、治法及用药，附于书后（原在卷首）。

许智藏 537~617年。隋代医生。河北高阳人。因母疾，览医方，以医术名闻乡里。曾任梁、陈散骑侍郎，入隋为员外散骑侍郎。隋炀帝每病，即请智藏诊治。年八十卒。

许澄 隋代医生。河北高阳人。得父许

奭之传，历尚药典御、谏议大夫，封贺川伯。父子以医术闻名于时。撰有《备急单要方》3卷。

许豫和 1737~？清代医家。字宣治，号橡村。安徽歙县人。先后从程嘉予等名医学医。博览医书，长于儿科，尤长于痘疹。采集诸家论述，结合个人临证心得，撰《重订幼科痘疹金镜录》《橡村痘诀》《痘诀余义》《怡堂散记》《散记续编》《小儿诸热辨》《橡村治验》，合刊称《许氏幼科七种》。

农经酌雅 药物学著作。2卷。清·黄山采药翁撰。撰年不详。参阅自《神农本草经》至《本草纲目》共29家本草著作编成。分为水、火、土、金石、草、谷等16部，列举药物异名，而略于性味主治。末附《炮炙论·序》节文。现存抄本。

[一]

聿修堂医学丛书 丛书。内收日本·丹波元简及其子元胤、元坚辑注的中国医药著作12种，附小阪氏著作1种，计为13种。1884年杨守敬购得原板辑印。包括《素问识》《难经疏证》《伤寒论辑义》《伤寒论述义》《伤寒论广要》《金匮要略辑义》《金匮述义》《药治通义》《脉学辑要》《救急选方》《医胜》《医略抄》《经穴纂要》。丹波氏父子治学严谨，考证、注释古籍精审详明。我国建国后有排印本。

寻骨风 中药名，出自《植物名实图考》。又名巡骨风、清骨风、白面风、白毛藤、黄木香、猴耳草。为马兜铃科植物绵毛马兜铃 Aristolochia mollissima Hance 的干燥根茎或全草。性平，味辛、苦。归肝经。有祛风湿、通络、止痛之功效。可治风湿痹痛、肢体麻木、筋脉拘挛和跌打损伤疼痛；胃痛、牙痛。煎服：10~15g。

异功散 方名，出自《小儿药证直诀》。又名五味异功散。人参、茯苓、白术、陈皮、甘草各等分。为细末，每服二钱，加生姜五片，大枣二枚，水煎服。功能

健脾，益气，和胃。治脾胃虚弱，见食欲不振，或胸脘痞闷不舒，或呕吐泄泻等。《医学正传》《外科正宗》《重楼玉钥》载同名方，组成、功用、主治各异。

异经选穴法 选穴法名。又名他经选穴法。指本经患病而取用他经穴位进行治疗的方法。如足阳明胃经的胃痛，取足太阴脾经的公孙；任脉为病的崩漏，取足太阴脾经的三阴交等。

异授眼科 清代眼科著作。1卷。撰人佚名。本书载眼病证治、歌赋及眼科验方，并用问答体记述眼科72症治法。建国后出版排印本，与《一草亭目科全书》合刊。

异常气质 维吾尔医学气质的一类，指相互对立的属性中，受到制约，失去中庸，而出现相互不适应状态的气质。又称非平和气质。有单纯型和复杂型2类。单纯型气质分为绝对热性、绝对湿性、绝对寒性、绝对干性4种；复杂型气质分为干热性、湿热性、湿寒性、干寒性4种。

异常分娩 分娩过程能否顺利完成，取决于产力、产道、胎儿三个因素。任何一个或一个以上因素发生异常以及三个因素相互不能适应，分娩过程受阻，称为异常分娩，通常称为难产。异常分娩包括产力异常、产道异常和胎儿异常。

导气 气功术语。见《备急千金要方》。有意识引导呼吸之气的功法。

导气汤 方名，出自《沈氏尊生书》。川楝子四钱，木香三钱，茴香二钱，吴茱萸一钱。水煎服。功能行气疏肝，散寒止痛。治寒疝疼痛。《素问病机气宜保命集》载同名方，系三黄汤合香连丸加味而成，治下痢脓血症。

导气法 ①针刺手法名。出《灵枢·五乱》。指进针后，徐缓入针，得气后再徐缓出针的方法。②针刺手法名。即行气法，详见该条。

导引 气功术语。出《黄帝内经素问》。又名道引。气功的古代名称。①包括静功、动功在内的气功方法。晋·李颐："导气令和，引体会柔"。（转引自《庄子集解》）②气功中的动功。隋·杨上善："导引谓熊经鸟伸五禽戏等，近愈痿躄万病，远取长生久视也"。（《黄帝内经太素》）。③现有用作意念诱导之意者。

导引图 出土的古佚医学帛书。撰人未详，约为秦汉之际作品。1973年于湖南长沙市马王堆三号汉墓出土。长帛上绘各种姿式彩色导引图，现存40余幅小图，图上分别记录所治病名或姿式名称，是我国发现最早的医疗体育图。

导痰汤 方名，出自《校注妇人良方》。半夏二钱，天南星、炒枳实、茯苓、橘红各一钱，甘草五分。加生姜十片，水煎服。功能燥湿祛痰，行气开郁。治痰涎壅盛，胸膈痞塞，或咳嗽恶心，饮食少思，以及肝风挟痰，呕不能食，头痛眩晕，甚或痰厥者。《脉因症治》载同名方，组成不同，治痰注。

阮炳 南北朝时期北魏医家。字叔文，一说文叔。曾任河南尹，又称阮河南。精于医术，撰有《阮河南药方》16卷，已佚。

阳 指与阴相对的一类事物或性质。中国的古代哲学认为阴阳是一对范畴，是贯穿于一切事物的两个对立的方面。阳一般代表轻清的、功能的、亢进的、运动的、上升的或热性的一面；阴一般代表重浊的、形质的、衰退的、静止的、下降的或寒性的一面。《素问·阴阳应象大论》："阴静阳躁、阳生阴长、阳杀阴藏。阳化气，阴成形"。由此说明阳性事物与阴性事物的对立统一。

阳中隐阴 针刺手法名。出《金针赋》。其法先进针至浅部（0.5寸左右），行紧按慢提九次，觉微热，再进针至深部（1寸左右），行慢按紧提六次，此为一度。必要时可反复施术。适用于先寒后热、虚中夹实之症。本法以补为主，补中有泻，故名曰阳中隐阴。

阳气 泛指事物的两个相反相成的对立面之一。阳气与阴气相对而言。其所指有多种含义：就物质与物质而言，则阳气指具有温煦、推动和促进作用的物质；就功能与形态而言，阳气指功能；联系到脏腑的功能与状态，则阳气指六腑之气；就营卫而言，阳气指卫气；就运动的方向和性质而言，则行于外表的、向上的、亢盛的、增强的、轻清的为阳气。作为人体，则阳气乃是具有很强活力，并能温煦和推动脏腑组织，维持其正常生理活动的生命物质。《素问·生气通天论》："阳气者，若天与日，失其所，则折寿而不彰""故阳气者，一日则主外，平旦人气生，日中而阳气隆，日西而阳气已虚，气门乃闭"。

阳水 病证名，见《丹溪心法》。指外感之邪客于三焦所致之水肿。病因外感风寒暑湿热邪，致肺失宣降，三焦滞塞，水道不通所致。症见恶寒发热、咽痛、咳嗽，面部浮肿，小便短少，甚则腹胀四肢浮肿，口渴烦热。治则早期宣肺利水，用越婢汤合五皮饮加减。重则清热逐水，用疏凿饮子加减。参水肿条。

阳旦汤 方名，见于《外台秘要》引《古今录验》方。桂枝、芍药、炙甘草、生姜各三两，大枣十二枚，黄芩二两。为粗末，水煎服。功能调和营卫，清泄胆热。治中风伤寒，发热往来，汗出恶风，颈项强，鼻鸣干呕，脉浮。《金匮要略》称桂枝汤为阳旦汤。

阳旦证 病名，出《伤寒论》。指桂枝汤证。阳旦汤即桂枝汤之别名。病因外感风邪。症见脉浮，汗出恶风，颈项强，发热脉缓。治用桂枝汤。

阳白 经穴名，出《针灸甲乙经》。属足少阳胆经，足少阳、阳维之会。位于前额眉中直上1寸，正视时与瞳孔相直处。主治头目昏痛、颈项强急、眼睑瞤动、迎风流泪、外眦疼痛、胬肉攀睛、近视、夜盲、面神经麻痹、三叉神经痛等。沿皮刺0.3~0.5寸。艾条灸5~10分钟。

阳邪风 病证名，见《张氏医通》。指因眼疾而引起的前额疼痛，或因前额疼痛而导致的目疾。此种头痛见于现代医学之屈光不正、眼球运动功能失调、角膜溃疡以及由前组副鼻窦炎引起之眼疾，如虹膜睫状体炎、球后视神经炎，眶内急性炎症等。须以眼症为主，结合全身症状辨证论治。

阳刚 奇穴名，出《古今医统》。又名肠风。位于第二腰椎棘穴下，旁开1寸处。主治小儿饮水不歇、黄疸、肠风下血、痔疮、腰痛、遗尿、遗精等。直刺0.5~1寸。艾炷灸3~7壮，或艾条灸5~10分钟。

阳交 经穴名，出《针灸甲乙经》。又名别阳、足髎。属足少阳胆经，阳维脉之郄穴。位于小腿外侧，外踝尖上7寸，当腓骨后缘处。主治胸胁胀满、足胫痿痹、惊狂、癫狂、喑不能言、膝痛、下肢麻痹、喉痹、脚气等。直刺1~1.5寸。艾炷灸3~5壮，或艾条灸5~10分钟。

阳关 经穴名，有二：一属督脉，在腰，名腰阳关。一属胆经，在膝，名足阳关。详见各条。

阳汗 证名，见《景岳全书》。又名热汗。泛指阳盛阴虚发热汗出之证。

阳池 （1）经穴名。出《灵枢·本输》。又名别阳。属手少阳三焦经，该经原穴。位于腕背横纹中，当指总伸肌腱尺侧缘凹陷处。主治腕痛无力、臂肘疼痛、疟疾、头痛、目赤、耳聋、喉痹、项强、消渴等。直刺0.3~0.5寸。艾条灸5~10分钟。（2）推拿穴位名。①位于腕背尺骨下端桡侧，掌背横纹上1寸许的凹陷处。用掐法或揉法，有降逆、清脑、止头痛等作用。出《小儿按摩经》。②位于前臂背侧，掌根三寸处。用于治疗风痰、头痛。出《小儿推拿方脉活婴秘旨全书》。③位于掌侧腕部横纹的靠桡侧一边。治头痛、风寒无汗、肢冷等症。出《幼科推拿秘书》。

阳谷 经穴名，出《灵枢·本输》。属手太阳小肠经，该经经穴。位于手腕尺侧缘，当尺骨茎突与三角骨之间凹陷处。主治头痛目眩、耳鸣耳聋、齿痛、颔肿、舌强、口噤、胁痛、癫狂、瘈疭、臂腕外侧痛，以及腕指关节痛、癫痫等。直刺0.3~0.5寸。

艾条灸5~10分钟。

阳证 指阳性的病证。①指八纲辨证中的表证、热证、实证。②指典型的实热证，可见壮热面赤，头痛，身热喜凉，狂躁不安，口唇燥裂，烦渴引饮，语声粗壮，呼吸气粗，大便秘结或臭秽，腹痛拒按，小便短赤，舌红，苔黄燥，脉浮洪数有力等症。③外科疮疡病证之见红肿热痛者，为阳证。

阳证发斑 病证名，见《丹溪心法》。又称阳斑。指实热证合并发斑。因实热郁闭未能散泄所致。症见高热、无汗、烦渴，皮肤发斑，发斑色红。若斑色紫暗、斑填密布则病情险恶。急救用犀角地黄汤合清瘟败毒饮加减。如结合现代医学，用强有力的抗菌素治疗更有益。

阳证似阴 指热性病证发展到极期所出现的一种假象。即疾病的本质是阳证，反见四肢厥冷，形体畏寒，脉沉伏等类似阴证的症状。应注意结合病史、舌诊和有病情资料进行全面分析。参见真热假寒条。

阳证咳逆 病证名，见《类证活人书》。指肺经实热壅盛所致的咳嗽气上逆。病因多为"寒、热、风邪等壅积于肺、肺失宣降所致。症见身热、咳嗽、痰多、呼吸急促。治当清热宣肺化痰，麻杏石甘汤加减。参见咳逆、咳逆上气条。

阳纲 经穴名，出《针灸甲乙经》。属足太阳膀胱经。位于背部，第十胸椎棘突下，旁开3寸处。主治身热、黄疸、肠鸣、泄泻、腹痛、食不下、消渴等。斜刺0.3~0.5寸，艾炷灸3~7壮。或艾条灸5~15分钟。

阳明头痛 病证名。①一般指伤寒阳明经病的头痛。见《兰室秘藏》。病因多为外邪由太阳经向阳明经传入。症见头痛、身热、恶寒、目痛、鼻干。治当清热驱邪，葛根汤（升麻、葛根、石膏、白芷）加减。②指头痛部位在阳明经循经部位。见《冷庐医话》。其症见头痛在前额、上连目珠。详参三阳头痛、头痛条。

阳明经证 病证名，见《医学心悟》。即阳明经病。详见阳明经病条。

阳明经病 病证名，见《伤寒辨证》。又称阳明经证。指六经辨证的阳明证一类。病因外感之邪传入阳明经，热邪亢盛，未与肠胃积滞搏结。症见大热、大渴、大汗、脉洪大等。治当辛寒清热或兼益气生津，用白虎汤或人参白虎汤加减。详参阳明病。

阳明病 《伤寒论》六经病证之一。《伤寒论·辨阳明病脉证并治》说："阳明之为病，胃家实是也。"阳明主里，统属肠胃。阳明病分经证与腑证。"胃家实"，即是指阳明经证和腑证均属实热性病变。阳明经证是无形之邪热盛于经脉，故临床可见身大热，汗大出，口大渴，脉洪大等症。阳明腑证则是有形之燥实结于胃肠之腑，故临床可见潮热，谵语，腹满痛，便结，脉沉实有力等症。阳阳病由于里热外蒸，故身热汗多，所以不恶寒，反恶热，为阳明病之特征。

阳明病外证 证名，出《伤寒论》。指阳明病的特有症状。症见身热，汗自出，不恶寒，反恶热。无论阳明经病还是腑病均可有上述症状。治疗当清阳明邪热，依阳明经病和阳明腑病的变化而施治。详见阳明经病、阳明腑病条。

阳明腑证 病证名，见《医学心悟》。同阳明腑病。详见阳明腑病条。

阳明腑病 病证名，见《伤寒辨证》。又称阳明腑证。指六经辨证阳明病之一类。病因参见阳明病条。症见蒸蒸发热，汗出，心烦，口渴，腹满而痛，大便秘结，甚则谵语，舌苔黄燥，脉滑数。治以泻下燥实，调和胃气，方用调胃承气汤加减。

阳明蓄血 病名。①指伤寒阳明病中热邪与宿瘀互结不解之证。见《伤寒溯源集》。其症见健忘、大便硬、色黑而易解。治当化瘀清热，抵当汤加减。②牙齿被蛀蚀作痛之证。见《张氏医通》。嗜酒者多患此证。治以清热化瘀，桃仁承气丸加减。

阳易 病名，见《三因极一病证方论》。为阴阳易病男病传于女者。详见阴阳易条。

阳物 ①指阴茎。《外科正宗·下疳》："男为房术所伤,蕴毒所致,初起阳物痒痛……不时兴举"。②指属于阳性的事物。如火、太阳、雷电等。如《素问·方盛衰论》说:"心气虚,则梦救火阳物。"

阳和汤 方名,出自《外科全生集》。熟地黄一两,白芥子二钱,鹿角胶三钱,姜炭、麻黄各五分,肉桂、生甘草各一钱。水煎服。功能温阳补血,散寒通滞。治阴疽属于阳虚寒凝证者,诸如贴骨疽、脱疽、流注、痰核、鹤膝风等,见患处漫肿无头,酸痛无热,皮色不变,口中不渴,舌苔淡白,脉沉细等。近代常用于治疗骨结核、腹膜结核、淋巴结核、血栓闭塞性脉管炎、慢性深部脓肿等属于阴寒证者。若做蜜丸,又名阳和丸。

阳脉 ①指阳经。包括手足三阳经和督脉、冲脉、阳维、阳跷等经脉。②指脉象之大、浮、数、动、滑等。《素问·水热穴论》:"所谓盛经者,阳脉也"。《伤寒论·辨脉法》说:"凡脉大、浮、数、动、滑,此名阳也。"

阳结 ①病名。见《兰室秘藏》。指由燥热之邪结聚肠胃所致之便秘实证。其气壮盛,可伴腹满腹胀,脉实,舌质红,苔黄厚。治以攻下,承气汤加减。若伤阴者佐以养阴,用增液承气汤加减。②脉象名。见《注解伤寒论》。形容本脉象为"脉蔼蔼如车盖者"。

阳络 ①指阳经之脉络。《灵枢·百病始生》:"阳络伤则血外溢。"一说指脏腑之别络上行者。②指胃络。《素问·调经论》:"……不足则补其阳络。"此处之阳络,即为胃络。

阳起石 中药名,出自《神农本草经》。又名白石、羊起石。为硅酸盐类矿物阳起石 Actinolite 或阳起石石棉 Actinolite asbestus 的矿石。性微温,味咸。归肾经。有温肾壮阳之功效,可治肾阳虚衰之男子阳痿、女子宫冷,以及下焦虚寒、腰膝冷痹等证。入丸散服,3~6g。阴虚火旺者忌用。不宜久服。

阳桃 中药名,出自《本草纲目》。又名五敛子、三敛子、三稔、杨桃、三棱子、酸五棱。为酢浆草科植物阳桃 Arerrhoa carambola L. 的果实。性寒,味甘、酸。有清热、生津、利水之功效,可治热病烦渴、风热咳嗽、咽喉痛、口疮、小便不利、石淋。煎服:15~60g。鲜汁滴入耳内,治中耳炎。阳桃叶能清热解毒,利水祛湿;阳桃根能祛风,止痛,消滞,涩精。

阳损及阴 指由于阳气虚损,无阳则阴无以生,累及阴液的生化不足,从而在阳虚的基础上又导致了阴虚,形成了以阳虚为主的阴阳两虚病理状态。此常由阳虚病变发展而致。如水肿、腰酸膝冷等肾阳虚病证,病久发展,由于缺乏阳气的温煦和蒸化作用,则阴精的产生和摄取不足,即会出现烦躁,咽干,喉痛,齿龈出血等肾阴虚证候。此即阳损及阴。

阳病治阴 为阴阳学说在临床上所运用的治疗原则之一。出《素问·阴阳应象大论》。指由于阴虚不能制阳而导致阳亢者,证属虚热病证,一般不能用寒凉药直折其热,须用"壮水之主,以制阳光"的方法,即用滋阴壮水(补肾阴)的方法,以抑制其阳亢火盛。《内经》称此治疗原则为阳病治阴。

阳痓 病名,见《丹溪心法》。即刚痓。详见刚痓条。

阳消 病名,见《景岳全书》。指消渴病中因阴虚火旺所致者。详见消渴条。

阳浮发热 病证名,见《金匮翼》。指脾肾气虚而阳浮于外之发热。因脾肾气虚,阳气不敛所致。脾气下陷者,症见发热,呕恶,大便溏泄,脉虚大,治当辛甘补中气,补中益气汤加减。肾气不足者,症见烦渴引饮,面赤、舌淡唇黑,足冷如冰,治当益肾引火归源,金匮肾气汤加减。

阳陵泉 经穴名,出《灵枢·本输》。属足少阳胆经,该经合穴;八会穴之筋会。

位于小腿外侧，腓骨小头前下方凹陷处。主治半身不遂、下肢痿痹、膝痛、胁肋痛、口苦、呕吐、黄疸、便秘、脚气、膝股外侧痛，以及肝炎，胆囊炎，胆道蛔虫症，肋间神经痛，坐骨神经痛，膝关节及周围软组织疾患等。直刺1～1.5寸。艾炷灸5～7壮，或艾条灸10～15分钟。

阳黄 病证名，见《伤寒微旨论》。为黄疸病中属湿热型者。因湿热蕴蒸于肝胆，溢于肌肤所致。症见一身面目俱黄，其色鲜明如橘子色，小便色如浓茶，大便色白，伴身热，烦渴，食思不振或恶心呕吐，胁痛腹胀，舌苔厚腻而黄，脉弦数。治以清利湿热为主。热重于湿者，茵陈蒿汤合大柴胡汤加减；湿重于热者，用茵陈五苓散加减。参见黄疸条。

阳盛 指机体在疾病过程中所出现的阳邪偏盛，机能亢奋，热量过剩的病理状态。多由于感受温热阳邪；或虽感受阴邪，但从阳化热；或情志内伤，五志过极而化火；或因气滞、血瘀、食积等郁而化热等所致。一般地说，阳盛的病机特点多表现为阳盛而阴未虚的实热证候。阳盛则外热，阳胜则阴病。故临床多见壮热，无汗，气粗，烦躁，口干、便干尿赤，苔黄、脉数等症。

阳盛则外热 指阳盛病机表现于外而有热象的病理状态。人体感受外邪之后，卫外阳气盛于肌表，与邪气相争，从而引起发热症状。《素问·调经论》："上焦不通利，则皮肤致密，腠理闭塞，玄府不通，卫气不得泄越，故外热。"

阳盛格阴 指邪热内盛，深伏于里，阳气被遏，郁闭于内，不能外达于肢体，致使阴阳之气不相顺接而格阴于外的病理状态。由于病的本质属热，而临床表现为四肢厥冷，脉象沉伏等假寒之象，但病人心胸烦热，腹部扪之灼热，身大寒而反不欲近衣被等，则反映病证的热盛本质。《医宗金鉴·伤寒心法要诀》："阳气太盛，阴气不得相荣也。不相荣者，不相入也，既不相入，则格阴于外，故曰阳盛格阴也。"

阳辅 经穴名，出《灵枢·本输》。又名分肉、绝骨。属足少阳胆经，该经经穴。位于小腿前外侧，外踝尖上4寸，腓骨前缘，当趾长伸肌与腓骨短肌之间凹陷处。主治偏头痛、目外眦痛、喉痛、腋下肿痛、胸胁痛、腰腿痛、脚气、下肢麻痹、疟疾，以及颈淋巴结炎，坐骨神经痛等。直刺0.5～1寸。艾炷灸3～5壮，或艾条灸5～10分钟。

阳虚 指机体阳气虚损，机能减退或衰弱，热量不足的病理状态。多由于先天禀赋不足，或后天饮食失养和劳倦内伤，或久病损伤阳气所致。阳虚病机的特点多表现为机体阳气不足，阳不制阴，阴相对亢盛的虚寒证候。阳气不足，一般以脾肾阳虚为主，其中尤以肾阳虚衰（命门之火不足）占有重要地位。《素问·调经论》："阳虚则外寒"。通常即是指气虚和命门火衰。脾肺气虚，则表气不固，故外寒；阳虚则阴盛，肾命不足，则多见机能衰惫、浊阴积聚之病证。临床可见畏寒，面色㿠白，倦怠乏力，大便溏薄，小便清长，或腰膝酸冷，水肿等症。

阳虚小便不利 病证名，见《症因脉治》。为小便不利中属肾阳不足者。因肾气不足所致。症见小便不爽或淋漓不通，伴有畏寒喜暖，小腹冷，手足不温，脉沉迟等。治当温肾通阳利尿。金匮肾气汤加减。参见小便不利条。

阳虚失血 病证名，见《金匮翼》。所由阳虚所致之失血。多为脾虚挟寒或肾阳不足而火不归经所致。症见各种失血，血色黯红，身虚冷。治以温中补肾，可用理中汤、金匮肾气汤合花蕊石散加减。详参失血条。

阳虚头痛 病证名，见《景岳全书》。指头痛病属阳气不足者。病因阳气不足，症见头痛、头沉，身倦乏力，神疲，逢阴寒则头痛加重。治当升阳益气，补中益气汤加减。参气虚头痛条。

阳虚发热 病证名，见《丹溪心法》。指元阳衰败而格阳于外的发热。因阳气虚衰，火不归元所致。其症虽烦热而按之不热，口虽渴而不欲饮，颧红而色淡，两足膝冷，小便清长，或下利清谷，脉沉细或浮数无力，按之欲散。治当温热之剂，引火归元，四逆汤、附子理中汤等加减。参阳浮发热条。

阳虚则外寒 指阳虚病机表现于外而有寒象的病理状态。见《素问·调经论》。全身性阳气虚损或命火不足，脏腑机能衰弱，抗病能力低下，而产生虚寒性病证。其临床表现是既可见到畏寒肢冷，面色㿠白，舌淡脉迟等寒象，亦可见到踡卧神疲，小便清长，下利清谷等虚象，以及由于阳虚气化无力，阳不化阴，水液代谢功能减退或障碍而导致水湿贮留之水肿等病变。

阳虚自汗 证名，见《赤水玄珠》。指阳气虚衰所致的自汗症状。病因多为阳气不足，卫阳不能固表，致腠理不密而汗液自泄。症见畏寒倦怠，汗出觉冷。治宜温阳固表，用芪附汤、黄芪建中汤加减。参自汗、气虚自汗条。

阳虚恶寒 证名，见《证治汇补》。由火衰皮腠失温所致的恶寒症状。症见身冷卷缩，手足逆冷，小便清长，腹部喜暖喜按，或下利清谷。治当温阳益肾，用大补元煎、四逆汤等加减。详参恶寒、内伤恶寒条。

阳虚眩晕 病证名，见《世医得效方》。指阳虚所致的眩晕症状。因阳气不足，清阳不达清窍所致。症见恶寒、手足逆冷，头晕目眩，兼见头痛、耳聋耳鸣，脉沉细。治宜温阳益气，可用参附汤或正元饮（丹溪心法方）。详参眩晕条。

阳虚喉痹 病名，《景岳全书·杂证谟·卷二十八》："阳虚喉痹，非喉痹因于阳虚，乃阳虚因于喉痹也。盖有因喉痹而过于攻击致伤胃气者；又有气体素弱不耐劳倦而伤胃气者，凡中气内虚，疼痛外逼，多致元阳飞越，脉浮而散或弱而涩，以致声如鼾睡，痰如拽锯者，此肺胃垂绝之候，速宜挽回元气，以人参一味浓煎，放心徐徐饮之，如痰多者或加竹沥、姜草亦可。"

阳常有余 阴阳盛衰论点之一。见《格致余论》卷一。阳，指气和火。指人体阴液精血常处于亏损状态，阴不制阳，常产生内火。朱丹溪认为饮食不节，嗜酒纵欲，伤戕过度，则可导致阳热易亢，虚火妄动。故说阳常有余，阴常不足。

阳维脉 奇经八脉之一。见《素问·刺腰痛论》。《难经·二十八难》："阳维起于诸阳之会。"其循行部位是起于外踝下，与足少阳胆经并行，沿下肢外侧向上，经躯干部后外侧，从腋后上肩，经颈部、耳后，前行到额部，分布于头侧及项后，与督脉会合。阳维脉的基本功能是维络诸阳。《难经·二十八难》："阳维、阴维者，维络于身，溢畜（同蓄）不能环流灌溉诸经者也。"阳维脉的病候，主要可见恶寒发热等阳经表证。

阳维脉病 病名，出《难经·二十九难》。指阳维脉经气异常出现的病证。多为本脉受外邪侵袭所致。症见头晕、恶寒、发热等。治用桂枝汤、麻黄汤或黄芪建中汤等化裁。

阳斑 证名，见《明医指掌·斑疹》即阳证发斑。详见阳证发斑条。

阳厥 ①证名。见《景岳全书》。即热厥。指邪热过盛，伤耗阴精所致的厥证。症见四肢厥逆，高热神昏，面赤唇红，口舌干燥，大便燥结，小便短赤。治当宣通郁热，用白虎汤、大承气汤加减。详见热厥条。②古病名。出《素问·病能论》。指精神受到过度的刺激而出现的狂怒病证。③古病名。出《灵枢·经脉篇》。指足少阳胆经之病证。症见口苦、喜叹息、胸胁痛，不得转侧，气色失于华润，足外反热等。治宜利胆。

阳强 病名，见《张氏医通·杂门》。又名强中、纵挺不收、阴纵、茎强、阴举不衰等。指阴茎异常勃起不萎而精液自泄之病证。多由过服壮阳之剂，或色欲过度耗损肾阴，阴不制阳，相火妄动所致。治宜滋阴泻火，用苁蓉丸（《三因方》方）参强中条。

阳跷脉 奇经八脉之一。见《灵枢·寒热病》。《难经·二十八难》："阳跷脉者，起于跟中……。"其循行路线，从足外踝（申脉）分出，沿外踝后上行，经腹部，沿胸部后外侧，经肩部、颈外侧，上挟口角，到达目内眦，与手足太阳经、阴跷脉会合，再上行进入发际，向下到达耳后，与足少阳胆经会于项后。其主要功能是濡养眼目，主司眼睑之开合和下肢的运动。古人有阴阳跷脉"分主一身左右之阴阳"说法。

阳跷脉病 病名，见《难经·二十九难》。指阳跷脉经气异常所致的病证。阳跷为病，阴缓而阳急。《杂病源流犀烛》："阳急则狂走，目不昧。""若在阳表，当汗，桂枝汤、麻黄汤。若在阴里，当下，承气汤。"详参阳跷脉条。

阳痿 病名，见《景岳全书》。又称阴痿。指男子阴茎不举或举而不坚之病证。因命门火衰者，常并发滑精、腰酸、膝软、善惊等症状，治宜温肾补元，右归丸化裁。因房室过度，耗伤肾阴，虚火内动者，当滋阴降火，八味地黄汤加减。兼心脾两虚者，常伴神疲心悸、失眠等，当补益心脾，归脾汤加减。还可因肝郁、惊恐、忧虑等情志因素所致本病，当辨证施治和调理情志。

阳溪 经穴名，出《灵枢·本输》。又名中魁。属手阳明大肠经，该经经穴。位于腕关节桡侧，拇指上翘时，在拇长伸肌腱与拇短伸肌腱之间凹陷中。主治头痛、目赤、耳聋、耳鸣、喉痹、牙痛、肘臂不举。直刺0.3~0.5寸。艾炷灸3~5壮，或艾条灸5~10分钟。

阳缩不伸 病证名，见《得心集医案》。又称茎缩。指男子阴茎内缩之证。属阴缩范畴。详阴缩条。

阳躁 证名，见《赤水玄珠》。指躁证中属邪热实证者。病因实热之邪耗损阴津。症见烦乱而躁动不宁，甚则谵语，伴烦渴引饮。治当清热养阴。

阴中隐阳 针刺手法名。出《金针赋》。其法先进针至深部（1寸左右），行紧提慢按6次，觉微凉，再退针至浅部（0.5寸左右），行紧按慢提9次，此为一度。必要时可反复施术。适用于先热后寒、实中夹虚之症。本法以泻为主，泻中有补，故名阴中隐阳。

阴气 泛指事物的两个相反相成的对立面。与阳气相对而言。其所指有多种含义，就物质的特点而言，阴气指具有滋养、濡润和宁静作用的物质；就功能与形态而言，阴气系指有形态的物质；就脏腑机能而言，则指五脏之气；而人体营卫之气，阴气代表营气；就运动的方向和性质，则行于里的、向下的、抵制的、减弱的、重浊的为阴气。又从人体阴气而言，阴气乃是指具有营养滋润生理作用的精血津液等物质，亦是脏腑经络组织器官的物质基础。人过中年以后，则阴气逐渐虚亏，脏腑机能亦渐衰弱。《素问·阴阳应象大论》："年四十，而阴气自半也，起居衰矣。"又阴气或指为生殖器者，《灵枢·经脉》："筋者，聚于阴气……。"

阴火怔忡 病证名，见《不居集》。怔忡病中由阴虚火旺所致者。症见怔忡心悸，头昏耳鸣目眩，手足心热等。治当滋阴抑火，养心安神，天王补心丹加减。详参怔忡条。

阴水 病证名，见《丹溪心法》。水肿病属肺脾肾气虚所致者。为本虚标实证。病因肺脾肾功能不足，水液代谢功能失调致水液外溢。脾阳虚者，下肢浮肿，按之凹陷，伴有便溏脘胀、面色萎黄，舌淡苔白滑，脉濡细等，治宜健脾利水，实脾饮加减。肾阳虚衰者，腰以下肿，腰膝酸软，畏寒肢，神疲面白，舌胖嫩苔白，脉沉细，治宜温肾化水，真武汤加减。详参水肿条。

阴平阳秘 指人体阴气和平，阳气固秘，两者相互调节维持其相对平衡，是进行正常生命活动的基本条件。如《素问·生气通天论》说："阴平阳秘，精神乃治"。

阴生于阳 阴阳互根互用理论的生化观点。根据阴阳相互依存的道理，阴以阳的存在为自己存在的前提，并互根互用。如

《素问·四气调神大论》王冰注："阳气根于阴，阴气根于阳，无阴则阳无以生，无阳则阴无以化，全阴则阳气不极，全阳则阴气不穷。"就人体而言，阴代表精血津液等物质，但精血津液的化生，则有赖于阳气的温煦、摄纳、运化、输布和固护。

阴包 经穴名，出《针灸甲乙经》。属足厥阴肝经。位于大腿内侧，股骨内上踝上4寸，当股内肌与缝匠肌之间。主治月经不调、小便不利、遗溺、腹痛、腰骶神经痛等。直刺1~1.5寸。艾炷灸3~5壮，或艾条灸5~10分钟。

阴市 经穴名，出《针灸甲乙经》。又名阴鼎。属足阳明胃经。位于大腿前外侧，髂前上棘与髌骨外缘连线上，距髌底外侧端3寸处。主治腹胀、腹痛、股膝痛、脚气、疝气、水肿、下肢麻痹或瘫痪等。直刺1~1.5寸。艾炷灸3~5壮，或艾条灸5~10分钟。

阴地蕨 中药名，出自《本草图经》。又名一朵云、小春花、蛇不见、独脚蒿、破天云。为阴地蕨科植物阴地蕨 Botrychium ternatum（Thunb.）Sweet 的带根全草。性凉，味甘、苦。有平肝、清热、止咳、解毒之功效，可治头晕头痛、惊痫、瘰疬、火眼、目翳、百日咳、支气管肺炎、哮喘。煎服：6~15g。煎服并捣敷，可治痈疮肿毒、蛇咬伤。

阴邪风 病证名，见《张氏医通》。指因眼疾而引起的枕部疼痛，或因枕部疼痛而导致的目疾。此种头痛，见于今之眼集合力不足、视疲劳及蝶窦疾病、视神经炎、眼外肌麻痹等。需按眼部症状为主，结合全身症状辨证论治。

阴交 经穴名，出《针灸甲乙经》。又名少关、横户。属任脉，任、冲脉、足少阴之会。位于腹正中线，脐下1寸。主治腹痛、泄泻、月经不调、崩漏、带下、痛经、阴痒、不孕、疝气、水肿等。直刺1~1.5寸。艾炷灸3~7壮，或艾条灸10~20分钟。

阴汗 病证名。①由阳衰阴盛所致之汗证。见《景岳全书》。其症多为冷汗，伴有四肢不温，身冷畏寒等。治宜益气温阳，方用参附汤、黄芪建中汤等。②指前阴、阴囊部位汗出。见《医林绳墨》。多因肝经湿热所致，汗出腥秽；有因肾阳虚衰而致者，汗出而冷。当辨证施治。

阴阳 是中国古代哲学的一对范畴，是对自然界相互关联的某些事物和现象对立双方的概括，含有对立统一的内涵。阴阳学说认为，宇宙间一切事物的发生、发展和变化，都是阴和阳对立统一矛盾运动的结果。《素问·阴阳应象大论》："阴阳者，天地之道也，万物之纲纪，变化之父母，生杀之本始，神明之府也"。事物或现象的阴阳属性，并不是绝对的，而是相对的。其相对性表现为在一定的条件下，阴和阳之间可以发生相互转化，以及事物阴阳属性的无限可分性。《类经·阴阳类》："阴阳者，一分为二也"。即阴阳之中，仍可分为阴阳。阴阳学说的基本内容，包括对立制约、互根互用、消长平衡和相互转化等方面。但是，阴阳是交感相错的，阴阳对立的两个方面是相互调控和约束的，并以对方之存在为自己存在的前提。对立双方的消长运动是绝对的，对立双方的平衡则是相对的。阴阳的消长运动在一定的条件下可以产生质的飞跃，从而导致阴阳的转化。阴阳学说作为一种矛盾范畴，广泛应用于中医学领域，主要是用以说明人体的组织结构和位置，如《素问·宝命全形论》载述："人生有形，不离阴阳"；《灵枢·寿夭刚柔》："人身内有阴阳，外亦有阴阳。在内者，五脏为阴，六府为阳；在外者，筋骨为阴，皮肤为阳。"说明人体的生理功能，如《素问·阴阳应象大论》有"清阳出上窍，浊阴出下窍；清阳发腠理，浊阴走五脏；清阳实四肢，浊阴归六府"的学术理论。《素问·生气通天论》："阴者，藏精而起亟也；阳者，卫外而为固也。"说明人体的病理变化，如《素问·阴阳应象大论》："阴胜则阳病，阳胜则阴病"

"阳胜则热，阴胜则寒"。《素问·调经篇》："阳虚则外寒，阴虚则内热；阳盛则外热，阴盛则内寒。"用于临床的诊病辨证，故《素问·阴阳应象大论》："善诊者，察色按脉，先别阴阳"。阴阳为辨证诊断之总纲。指导临床治疗用药，则强调"谨察阴阳所在而调之，以平为期。"即调理阴阳，补偏救弊，创造条件，使失调的阴阳关系向着协调的方面转化，从而在新的基础上，达到阴平阳秘，恢复阴阳的相对平衡。《灵枢·行针》亦强调"阴阳和调"的重要性。

阴阳二十五人 为体质分类之一。出《灵枢·阴阳二十五人》。主要根据阴阳五行分类方法。把人体禀赋不同的各种体质类型。归纳为木、火、土、金、水五种类型，每一类型，又根据五音的阴阳属性以及左右上下等各分出五类，即成为二十五种体质分类。此为中医学最早的体质分类记载。所谓阴阳和平之人，则以少阴、太阴、少阳、太阳诸型为多见。

阴阳互用 指阴阳在相互依存的基础上，彼此之间还存在着相互资生、相互为用的关系。《医贯砭·阴阳论》："阴阳又各互为其根，阳根于阴，阴根于阳。无阳则阴无以生，无阴则阳无以化。"就自然界而言，天地之气的升降和云雨的形成就是阴阳相互资生、相互为用的过程。就人体而言，则气血的生化，脏腑"体阴而用阳"的理论，以及人体的兴奋与抑制、分解与合成等的生理活动及代谢过程等等，无不体现着阴阳相互为用的关系。如《素问·阴阳应象大论》："阴在内，阳之守也；阳在外，阴之使也"。即是运用阴阳互根互用理论，对机体的物质与物质之间、功能与功能之间，以及物质与功能之间相互依存、相互为用关系的高度概括。

阴阳互根 即是阴阳的相互依存关系，是说阴和阳任何一方都不能脱离对方而单独存在，且每一方都以另一方作为自己存在的条件或前提。故《素问·四气调神大论》王冰注："阳气根于阴，阴气根于阳"《类经》亦指出："阳生于阴，阴生于阳""孤阴不生，独阳不长"。如果由于某些原因、阴阳的互根互用关系被破坏，双方即失去其互为存在的条件，"孤阴"或"独阳"则不能单独存在。如人体的阳气与阴液、功能与形体，以及物质与功能等的互根互用关系失常，则机体的生生不息之机亦就遭到压抑或破坏，甚则导致"阴阳离决，精气乃绝"（《素问·生气通天论》），即意味着阴阳矛盾的消失，其生命活动亦随之而告终。

阴阳匀平 出《素问·调经论》。指阴阳在正常的情况下，由于彼此之间存在着相互制约的关系，因而其阴阳消长运动总是在一定调节限度内，即一定的阈值、一定的时限内维持着此消彼长或此进彼退的动态平衡。一般而言，由于阳得阴济，则阳不致过分亢盛；阴得阳和，则阴亦不致过分衰沉，从而并不表现为阴阳某一方面的偏盛偏衰，只是维持了事物正常的发展变化。在人体，即是正常的生理、生化活动状态。故《素问·生气通天论》有"阴平阳秘，精神乃治"之说。

阴阳失调 为基本病机理论之一。指机体在疾病的发生、发展过程中，由于各种致病因素的影响，导致机体阴阳两方面失去相对的协调与平衡，从而形成阴阳之偏盛、偏衰，或阴不制阳，或阳不制阴，或阴阳互损，或阴阳相互格拒，或阴阳消亡等的病理状态。同时，阴阳失调又是脏腑、经络、气血、营卫等相互关系失去协调，以及表里出入、上下升降等气机失常的病理概括。从中医学的发病观点看，不论外感六淫、内伤七情、饮食劳伤等各种致病因素作用于机体，都必须通过机体内部的阴阳失调才能形成疾病。因此，阴阳失调不仅是机体各种生理性矛盾关系遭到破坏的总概括，亦是疾病发生、发展的内在根据。具体到机体的阴精（包括精、血、津液）和阳气，既是机体重要的组成成分，亦是维持人体生命活动的物质基础，同时阴精、阳气两方面之间亦是相互促进、相互制约，维持着相对的动态平衡。故在中医学的病机理论中，阴阳两方面的关系失去协调平衡，则是对人体各种功能性或器质性病变的高度概括，具有重要的纲领性意义。

阴阳对立 是指自然界一切事物或现象都存在着相互对立的阴阳两个方面。如上与下、左与右、天与地、动与静、出与入、升与降，以及昼与夜、明与暗、寒与热、水与火等。故阴阳是对自然界相互关联的某些事物对立双方的概括，具有对立统一的内涵。阴和阳，既可代表相对立的事物，又可用以分析一个事物内部所存在的相互对立的两个方面。故《灵枢·阴阳系日月》有"阴阳者，有名而无形"之说。《类经·阴阳类》："阴阳者，一分为二也"。

阴阳交 古病名。出《素问·评热论》。指热病汗出后复发之证。因热病汗出后，阳热之邪入于阴分所致。其症见发热，汗出，脉躁，狂言，不进食等。治宜养阴清热，白虎汤加味。若有阳明腑实，可用承气汤加减。

阴阳论 朝医四象医学的理论基础。出《东医寿世保元》。朝医学以阴阳的相互依存、相互对立，来解释人体的生理、病理现象，指导诊断、治疗。把人分为太阳人、少阳人、太阴人、少阴人，提出了调整阴阳，恢复阴阳的相对平衡的治疗原则。

阴阳转化 是指事物或现象的阴阳属性，在一定的条件下可以向其对立面转化。为阴阳运动的另一种形式。即阴阳两方面的消长运动发展到一定阶段，其消长变化达到一定的阈值，就可能发生阴阳属性的变化，如阴可以转化为阳，阳亦可以转化为阴。而且其转化一般都再现于事物发展变化的"物极"阶段。但阴阳的转化须具备一定的条件方能发生。故《灵枢·论疾诊尺》指出："重阴必阳，重阳必阴""寒甚则热，热甚则寒"。《素问·阴阳应象大论》："寒极生热，热极生寒。"《素问·六元正纪大论》："动复则静，阳极反阴"。此"重""甚""极"即是促进转化的条件。就自然界而言，则四季气候的变迁、昼夜寒凉的更迭、天地之气升降所致云雨的变化，无不体现了阴阳的转化。就人体而言，则生理上的抵制与兴奋的转化、营养物质与功能作用的转化，以及病理上阴证与阳证的转化等，亦无不体现了阴阳转化的规律。总之，阴阳的消长和转化是事物发展变化全过程的密不可分的两个阶段，阴阳的消长是其转化的前提，而阴阳的转化，则是其消长运动的结果。

阴阳易 病名。①指伤寒病后余热未尽而行房导致病传于对方。出《伤寒论·辨阴阳易差后劳腹脉证并治》其症见身体重，少气，少腹里急，或引阴中拘挛，热上冲胸，头重不欲举，眼中生花，膝胫挛急。本病有阴易和阳易之分。参该条。②指脉象与运气易位。出《素问·至真要大论》。当运气于"阴位"时见阳脉，于"阳位"时见阴脉，属变易失常。故曰：阴阳易者危。

阴阳制约 即相互对立的阴阳两个方面之间存在着相互调控、相互约束的关系，从而表现出错综复杂的动态联系。如《类经附翼·医易》说："动极者镇之以静，阴亢者胜之以阳"。即是说动与静、阴与阳之间存在着彼此相互制约的关系。实际上阴阳相互制约的过程，也即是相互斗争的过程。相互斗争的结果，取得了统一，亦即是取得了动态平衡。正是由于这种相互制约，相互调控发生着作用，才推动着事物的发展和变化，并维持着事物发展的动态平衡。自然界阴气、阳气的相互制约调控是如此。就人体而言，则其生命物质是为阴（精），其生命能则为阳（气），而其矛盾运动的过程即是阳化气，阴成形，即机体的气化生理过程。而气化的本质，即是阴阳两者之间相互对立制约，进而达到相互协调平衡的过程。

阴阳胜复 指阴阳双方在矛盾斗争中，一方亢盛、导致另一方的报复，出现阴胜阳复或阳胜阴复的情况，从而影响事物变化过程的转归。古人即运用这种变化规律来解释自然界和疾病过程的变化。如在气候变化方面，若某年湿气（阴）胜，雨水过多，则来年即可能有燥气（阳）来复，出现干旱的气候，从而影响疾病的发生及疾病的流行；如病理方面，邪正相争的过程亦可以出现胜复现象。如《伤寒论·辨厥阴病脉证治》成无己注"阴气胜，则厥逆而利；阳气复，则发热，利必自止。见厥，则阴气还胜而复利也。"

阴阳脉死候 出土古佚医学帛书。撰人未详，约为秦以前作品。1973年湖南长沙市马王堆三号汉墓出土。全文约百余字，主要论述死亡证候的鉴定。

阴阳离决 即阴阳关系的分离或决裂。阴阳彼此之间是对立制约、互根互用、消长平衡和相互转化的。若由于阴阳失调，此消彼长发展到一方消灭另一方，或一方损耗过度而致另一方失去依存，则阴阳两方面发生分离或决裂。在人体则产生精气衰亡直至生命终结。《素问·生气通天论》："阴阳离绝，精气乃绝"。

阴阳消长 指事物或现象相互对立制约、互根互用的阴阳两个方面不是处于静止的状态，而是处于阴阳相互消长的运动变化之中。阴阳的消长，即是阴阳运动的基本形式之一。《语类》："阴阳虽是两个字，然却是一气之消息，一进一退，一消一长"。《类经图翼》："太极分开，只是两个阴阳，阴气流行则为阳，阳气凝聚则为阴，消长进退，千变万化。"阴阳消长，多指数量上的变化，其表现形式主要为两种：一是阴消阳长或阳消阴长，表现为阴阳双方的你强我弱或我强你弱。二是阴阳皆消或阴阳皆长，表现为阴阳矛盾统一体的我弱你也弱或你强我也强。此种运动形式则多与阴阳的互根互用关系相维系。阴阳消长运动的结果是在一定的调节限度内，即一定的阈值范围或一定的时限内维持其动态平衡状态，从而维持着事物正常的发展变化。中医学即是运用阴阳消长、动态平衡及消长盛衰等理论观点，来说明自然界的气候变化、人体的生理活动及病理变化的，其消长是绝对的，平衡是相对

的，事物就是在消长和平衡这一矛盾运动中生化不息，发生和发展。

阴吹 病名，出《金匮要略》。指妇人阴中时时有气排出如矢气之状。若别无所苦则不为病，若阴吹频作而兼见大便燥结，是为病候。多因肠胃枯燥，谷气实，谷道欠通，而走阴户；或中气不足，运行无力，谷气失循常道所致。肠胃枯燥者，症见肠枯便结，阴户出声响亮，连续不断，治宜润燥通便，方用五仁丸。若中气不足，症见阴中出气，兼见气短乏力，面色㿠白，神疲懒言，治宜补中益气，方用补中益气汤。

阴谷 经穴名，出《灵枢·本输》。属足少阴肾经，该经合穴。位于膝内侧横纹头，半腱肌腱与半膜肌腱之间凹陷处，曲膝取之。主治阳痿、疝气、崩漏、小便难、霍乱、癫狂、阴部湿痒、膝股内侧痛，以及尿路感染，尿潴留等。直刺1～1.5寸。艾炷灸3～5壮，或艾条灸5～10分钟。

阴冷 病名，见《诸病源候论》。又名阴寒。指妇人自觉阴中寒冷，甚则冷及小腹和尻股间而言。本病易于导致不孕。多因肾阳虚衰，或风寒外袭所致。肾阳虚衰者，下元虚寒，发为阴寒，症见阴户寒冷，小腹冷坠，形寒肢冷，带下清稀，便溏尿频，治宜温补肾阳，方用加减内固丸。风寒外袭者，乘经期产后，血室正开而入，遂致阴冷，症见阴中寒冷，甚则两腿作冷，喜温恶寒，治宜温经散寒，方用阴冷方加桂枝。

阴证 指阴性的病证。①指八纲中的里证、寒证、虚证。②指正气不足，虚寒内生之病证，可见面色苍白或晦暗，踡卧肢冷，静而少言，语声低微，呼吸微弱，气短乏力，不烦不渴，或喜热饮，大便溏薄，小便清长，腹痛喜按，舌淡胖嫩，苔润滑，脉沉迟细而无力等症。③外科疮疡病证之见疮根散漫，皮色暗淡，不红不肿，不焮热，不硬不痛者，为阴证。

阴证头痛 病证名，见《医垒元戎》。指头痛病由阳虚所致者。因阳气不足，清阳不升，清窍失养而致。症见头痛，身倦畏

冷，手足不温等。治宜温中补气，理中汤加减调之。

阴证发斑 病证名，见《阴证略例》又称阴斑。指发斑病中由虚寒所致者。病因体虚内有伏寒，或误服寒凉，阴寒内盛，虚阳外越。症见斑点稀少，色淡红，或隐约可见，伴有手足逆冷，身体虚弱，苔白滑，舌质胖嫩，脉虚缓。治宜补气温中，附子理中汤、大建中汤加减。

阴证伤寒 病证名，指寒邪直中三阴经的病证。按寒邪直中部位分证：寒中太阴，治用胃苓汤、附子理中汤；寒中少阴，治用真武汤；寒中厥阴，治用当归四逆汤、通脉四逆汤。

阴证略例 伤寒著作。1卷。元·王好古撰于1236年。本书以论述阴证伤寒的辨识与治疗为主，采掇前人有关学说，参附个人见解，按病举例说明。首列述《内经》阴阳脉例，张洁古及作者内伤三阴例，伊尹、扁鹊、张仲景、许叔微、韩祗和诸例，方论详备。书末附作者治验。现存清光绪五年陆心源刻《十万卷楼丛书》本。1956年商务印书馆出版排印本。

阴易 病名，见《三因极一病证方论》。为阴阳易病女病传于男者。详参阴阳易条。

阴郄 ①经穴名。出《千金要方》。又名少阴郄。属手少阴心经，该经郄穴。位于前臂掌侧，当尺侧腕屈肌腱桡侧缘，腕横纹上0.5寸处。主治心悸怔忡、心腹绞痛、骨蒸盗汗、衄血、失音，以及神经衰弱、肺结核等。直刺0.3～0.5寸。艾炷灸1～3壮，或艾条灸5～10分钟。②经穴别名。出《医学原始》。即长强穴。

阴肿 病名，见《诸病源候论》。又名子户肿胀、前阴漫肿、阴户肿痛、阴户风肿、阴户湿肿。指妇人阴部漫肿作胀，甚则肿痛者。本病因风邪侵入阴部，气血相搏，腠理壅滞，发为阴肿；或肝郁化火，肝病及脾，湿热互结，下注为肿。若风邪侵入，症见阴部肿胀，焮红作痛作痒，治宜疏风消肿，方用消风散，并用艾叶、荆芥、防风煎汤熏洗。湿热下注者，症见阴户肿痛，焮红灼热作痒，带多色黄，少腹作痛，甚则伴发寒热，小便短涩，治当清热利湿，方用龙胆泻肝汤，外用黄柏、苦参、防风、地肤子煎汤熏洗。

阴虱疮 病名，见《外科证治全书》。又名八脚虫疮。相当于西医虫咬皮炎这一种。因阴虱叮咬，毒素侵入肌肤而成。多见于卫生较差者，生于前阴毛际内，叮咬处发丘疹，有不同程度瘙痒，剧搔后可出现糜烂、血痂，在少腹或股内侧可见豆大色青或深灰的斑疹。外治为主，先剃去阴毛，再用蛇床子、百部、石菖蒲各30g煎水温洗，然后或用50%百部酊外搽，涂搽雄黄膏。

阴挺 病名，见《诸病源候论》。又名阴突、阴㿗、阴挺下脱、阴痔、阴脱、㿗病、下翻、鸡冠疮、阴癫、瘶病、子宫不收、子肠不收、子宫脱出。俗称吊茄子、癞葫芦。指妇女阴中有物脱出。多因气虚下陷或肾虚不固所致。气虚下陷者，阴中有物突出，卧后回纳，劳累加剧，小腹下坠，神疲无力，少气懒言，带多质稀，小便频数，治宜补气升提，方用补中益气汤加减。肾虚不固无力系胞，见阴中有物脱出，少腹下坠，腰酸腿软，头晕耳鸣，小便频数，治宜补肾固脱，方用无比山药丸减牛膝。若阴挺久脱不收，摩擦损伤，或邪毒感染，见局部红肿溃烂，黄水淋漓，心烦口苦，便秘溲赤，治当清热利湿，方用龙胆泻肝汤加减，外用苦参、黄柏、乌梅、五倍子煎汤熏洗。针刺维胞、子宫、三阴交等穴。

阴疮 病名，出《肘后方》。又名阴中生疮、阴蚀、阴疳、阴蚀疮、阴烂、阴䘌、䘌等。若肝经湿热，症见外阴溃烂流水，灼热疼痛，甚或脓水淋漓，兼见心烦急躁，口苦咽干，小便灼痛，带下黄稠味臭，治当清泻肝火、利湿解毒，方用龙胆泻肝汤加土茯苓、败酱草。脾胃湿热者，症见外阴溃疡，黄水淋漓，发病较急，灼热痛剧，同时可发口疮，伴牙痛口臭，心中烦热，渴喜冷饮，面红目赤，便干尿黄，带下量多，色黄腥臭，治宜清胃泻火、解毒祛湿，方用栀子金花丸。气血亏损者，症见外阴溃烂，瘙痒出血，脓水清稀，久不愈合，兼见神疲体倦、心悸头晕，纳差失眠，治宜益气养血、清热解毒，方用托里消毒散。同时用溻痒汤煎汤外洗，以黄柏、青黛、蛤粉、冰片共为细粉，外涂局部。

阴结 古病名。见《兰室秘藏》。泛指由阴虚或阳虚所致之大便秘结。包括寒秘、气秘、虚秘、湿秘。其症见大便秘结，不能食，脉弦细。阳虚阴结，治当壮火益肾，用大补元煎或右归饮加减。阴虚阴结，治当滋肾壮水，用六味地黄丸、当归地黄饮加减。

阴络 ①指从手足三阴经分出的络脉。②指下行的或位置较薄的络脉。《灵枢·百病始生》："阴络伤则血内溢，血内溢则后血（即便血）。"

阴络伤则血内溢 指下部或在里的络脉受到损伤，则可发生内出血的病理变化。阴络，即指下部的或属里的络脉。血内溢，一般指大便下血。大多由于湿热下注大肠，或脾虚不摄，血不循经，伤及阴络所致。《灵枢·百病始生》："阴络伤则血内溢，血内溢则后血"。

阴都 ①经穴名。出《针灸甲乙经》。又名食宫、石宫、通关。属足少阴肾经，冲脉、足少阴之会。位于腹正中线脐上4寸，再旁开0.5寸处。主治腹胀、腹痛、嗳气、呕吐、肠鸣、大便难、不孕等。直刺0.5～1寸。艾炷灸3～5壮，或艾条灸5～10分钟。②奇穴别名。出《针灸集成》。即经中穴。

阴损及阳 指由于阴液（精、血、津液）亏损，累及阳气生化不足或阳气无所依附而耗散，从而在阴虚的基础上又导致了阳气虚亏，形成了以阴虚为主的阴阳两虚病理状态。多由于热病日久，阴液亏耗，或遗精、盗汗、失血等慢性消耗病证发展而成。临床可见低热，盗汗，五心烦热，舌红少苔，或颧红升火，咽干，咳血或痰中带血，继见畏寒肢冷，神疲乏力，少气懒言，脉沉弱无力等症。

阴病治阳 为阴阳学说在临床治疗上所运用的原则之一。出《素问·阴阳应象大论》。若因阴液不足，阴虚不能制阳而形成的阳亢病证，则须用滋阴潜阳的方法予以解决。但阴虚阳亢临床常表现为虚热证，而阴虚最终常是导致肾阴的亏损，临床上滋阴之法，亦常是壮水之主的滋肾阴，故肾阴亏耗时，则应以"壮水之主，以制阳光"的方法治之。

阴疸 病名，见《医钞类编》。又名阴瘅、阴黄。指黄疸病中由寒湿所致者。因寒湿欠蕴不化所致。症见一身面目悉黄而晦暗，无寒热表证，小便自利，脉迟而微。治宜温阳利湿，茵陈附子干姜汤加减。详见黄疸条。

阴痓 病名，见《丹溪心法》。同柔痓。见柔痓条。

阴宽 病名，见《千金要方》。指妇人阴中松弛宽大者。多因孕产过多，产时过力，或产后劳伤所致。古人用皂荚子浸去黑皮，取其白肉，加白及、五倍子、蛇床子、石榴皮、甘松、山奈、龙骨煎汤薰洗。可配合针刺三阴交、维胞、百会等穴。

阴陵泉 经穴名，出《灵枢·本输》。属足太阴脾经；该经合穴。位于小腿内侧，胫骨内侧髁下缘，当胫骨后缘和腓肠肌之间凹陷处。主治腹胀、腹痛、水肿、黄疸、吐泻、便溏、小便不利或失禁、疝瘕、遗精、脚气、膝痛、下肢痿痹、肠炎、尿潴留、尿路感染、高血压、膝关节周围软组织疾患等。直刺1～1.5寸。艾炷灸3～5壮，或艾条灸5～15分钟。

阴黄 病名，见《景岳全书·黄疸》。又称阴疸、阴瘅。黄疸病中属寒湿型者。因脾阳不振，寒湿内蕴，或阳黄日久过服寒凉所致。症见一身面目悉黄，黄色晦暗，胃呆腹胀，神疲乏力，胁肋隐痛，舌淡苔白腻，脉迟微。治宜温化寒湿，健脾和胃，茵陈术附汤加减。详参黄疸条。

阴盛 指机体在疾病过程中所出现的阴邪偏盛，机能障碍或减退，产热不足，以及病理性代谢产物积聚的病理状态。多由感受寒湿阴邪，或过食生冷，寒滞中阻，阳不制阴，因而阴寒内盛所致。通常阴盛的病机特点多表现为阴盛而阳未虚的实寒证。阴盛则内寒，阴胜则阳病，故临床多见恶寒肢冷，腹冷痛拒按，或腹痛喜暖，溲清便溏，苔白脉沉等症。

阴盛则内寒 指阴邪过盛，导致脏腑组织机能抵制或障碍，温煦气化作用不足，从而出现阴寒内盛、血脉凝涩，或痰湿、水液贮留等内寒性病变。临床可见四肢厥逆，腹冷痛喜暖，泄泻，水肿，痰液清冷等症。

阴盛格阳 指由于阴寒之邪壅滞于内，逼迫阳气浮越于外，致使阴阳之气不相顺接，相互格拒的一种病理状态。多由久病阳衰阴盛，或阴寒邪盛伤阳所致。临床除见四肢厥逆，下利消谷，脉微欲绝等虚寒症状外，又可见身热，口渴，手足躁动不安，面颊泛红等假热症状。但病人身热却反而喜盖衣被，口虽渴但饮水不多；喜热饮或仅漱口而不欲饮水；亦可表现为身冷自汗，阴躁欲坐泥水中，脉浮数，按之若无等症。

阴虚 指机体精、血、津液等物质亏耗，以及由于阴液不足，阴不制阳，导致阳相对亢盛，机能虚性亢奋的病理状态。多由邪热炽盛，灼耗津液；或五志过极化火耗伤阴液；或久病亏耗阴液所致。阴虚病机的特点，多表现为阴液不足和滋养、宁静功能减退，以及阳相对亢盛的虚热病证。所谓"阴虚生内热"（见《素问·调经论》）阴虚病证，一般以肺、肝、肾之阴虚为主，由于肾阴为诸脏阴液之本，故肾阴不足在阴虚病机中又占有极其重要的地位。阴液不足，不能制约阳气，阳气相对亢盛，从而形成阴虚内热、阴虚火旺、阴虚阳亢证候。临床可见五心烦热，骨蒸潮热，并见消瘦，盗汗，口干，舌红，脉细数等症，此即阴虚内热之表现。若见潮热，盗汗，五心烦热，颧红升火，咳血或痰中带血，消瘦或失眠等症，则是阴虚火旺之表现。若见眩晕耳鸣，或遗精、或性欲亢进，腰膝酸软，失眠多梦等症，则为阴虚阳亢之表现。

阴虚内热 又称阴虚发热。指由于阴液亏耗，阴不制阳，水不制火所致的虚热病证，为阴虚病理表现之一。《素问·调经论》："阴虚则内热"。临床可见潮热，夜热，或五心烦热，并兼见盗汗，口干，舌红，脉细数等症。

阴虚内热滑胎 病证名，滑胎之一。多因素体阴虚，或堕胎小产失血，屡伤阴血，孕后血聚养胎，阴血更虚，虚热内生，热盛伤胎，迫血妄行所致。症见屡孕屡堕，孕后腹痛，阴道出血，甚则胎动欲坠，烦乱不宁，头晕头痛，口渴喜冷饮，手足心热。治宜清热凉血安胎，方用保阴煎。

阴虚火旺 指由于阴精亏损而导致的虚火炽盛病理表现。临床可见潮热、盗汗，五心烦热，烦躁易怒，两颧潮红升火，口干咽痛，性欲亢进或遗精、早泄，咳血或痰中带血等症。

阴虚头痛 病证名，见《景岳全书》。指由阴血不足引起的头痛。因精血不足，阴亏火旺所致。症见头痛心烦，面红，阵阵潮热，手足心热，失眠或少寐，舌质红，脉细弦。治宜滋阴养血，杞菊地黄丸加减。详参头痛条。

阴虚发热 病证名，见《丹溪心法》。指阴精亏损的虚热证。因久病伤阴或素体精血不足，或过劳伤精所致。其症见午后身热，口干唇红颧赤，心烦失眠，或兼见遗精盗汗，脉细数，舌质红少苔。治宜滋阴养津，方用六味地黄汤或青蒿鳖甲汤加减。

阴虚吐血 病证名，见《医学心悟》。由阴虚火旺损伤肺络所致的咯血。因素体真阴虚亏，或久病伤阴，或温热病邪伤阴所致。症见咯血，伴盗汗，午后潮热，手足心热，小便短赤，脉数，舌红少苔。治宜滋阴止血，麦味地黄汤合四生饮加减。参见吐血条、阴虚证条。

阴虚阳亢 指由于精血或津液亏虚，以致阴阳平衡失调，阳气失制而浮亢的病理表现。由于浮亢之阳又能使阴液进一步亏损，互为因果，形成恶性循环，则能导致病情恶化。阴虚阳亢临床可见消瘦，或失眠多梦，腰膝酸软，眩晕、耳鸣，或遗精，或性欲亢进，烦躁易怒，舌红而干，脉细数等症。

阴虚劳复 病名，见《重订广温热论》。指温热病后劳动中复感风寒所致之证。病因温热病后阴精大亏，余热未尽，微加劳动则复感风寒。症见头痛、发热、恶风、口干口渴。治宜养阴解表，用七味葱白汤加减。详见劳复条。

阴虚证 证名，见《素问·调经论》。泛指精血津液不足出现的病证。病多为素体肾阴虚衰，或久病伤于精血，或热病耗伤津液。症见形体消瘦，面红颧赤，口干舌燥，五心烦热，或盗汗，潮热，舌红少苔或花剥苔，脉细数。治宜滋补阴精，并依五脏阴虚的症状而辨证施治。详参肺阴虚、心阴虚、肝阴虚、肾阴虚等条。

阴虚胃脘痛 病证名，由胃阴不足所致的胃脘痛。因过食辛燥药品、食品，或饮食不节，伤及胃阴所致。症见胃脘痛而嘈杂，大便干结，口干舌燥，口渴喜饮，舌红少苔，脉细弦数。治宜滋养胃阴。用益胃汤加减。详见胃脘痛条。

阴虚盗汗 病证名，见《赤水玄珠》。指阴虚热扰、津液外泄所致的盗汗证。症见盗汗伴有潮热，口干，五心烦热，舌红少苔，脉细数。治宜滋阴清热，黄芪鳖甲汤加减。

阴虚喘 病证名，见《医学入门·痰类》。又名阴虚喘逆。指阴虚阳浮的喘逆。多为阴血亏耗，肾精虚损，阴虚不能抑阳。阳气上逆而致。症见喘时气由小腹上冲喘声浊重，时作时止，时轻时重，伴有盗汗潮热等。治宜补肾益阴，七味都气汤加减。

阴虚喉癣 病名，是指咽喉溃烂，边缘参差不齐，上附灰黄色污秽腐物，因其形似苔藓，属阴虚之症，故名阴虚喉癣。又名喉癣、鱼鳞风、弱证喉癣。《景岳全书·卷二十八》："喉癣征，凡阴虚劳损之人，多有此病，其证则满喉生疮红肿，久不能愈，此实水亏虚火证也。"《咽喉经验秘传》："癣证原因损肺余，斑生苔藓若虾皮，时时发热频频嗽，面赤声嘶命可虞……。"治宜滋阴降火，养血润燥，益气生津，兼杀痨虫。选用知柏地黄汤合四物汤。相当于咽喉结核。

阴常不足 此为朱丹溪侧重滋阴理论观点之一。见《格致余论》卷一。阴，指人体的津液和精血。朱丹溪认为津液精血为人身之宝贵物质，人之生命活动，在不断地消耗着津液和精血，且易损而难复，故阴常不足。如果人体不注意保养精血、津液，则阴虚阳亢，百病易于丛生。参见阴虚条。

阴痒 病名，出《肘后备急方》。又称阴门瘙痒。指妇女外阴或阴道瘙痒，其则痒痛难忍，坐卧不安者。多因肝热脾湿，湿热蕴结，流注于下，或外阴不洁，病虫侵入；或因年老精亏，久病劳伤，阴血暗耗，阴虚血燥所致。湿热下注者，症见阴部痒痛难忍，坐卧不安，带下量多，黄稠如脓，或呈泡沫米泔样，其气腥臭，心烦少寐，胸闷不舒，口苦而腻，纳差便赤，治宜清热利湿、杀虫止痒，方用萆薢渗湿汤加鹤虱、白藓皮。阴虚血燥者，症见阴部干涩，灼热瘙痒，夜间加剧，或局部皮肤变白，或阴部萎缩，带下黄少，或如血样，兼见五心烦热，头晕耳鸣，烘热汗出，腰酸腿软，治当滋阴养血、润燥祛风，方用当归饮子，外用蛇床子洗方煎汤薰洗，或针刺阴廉、曲骨、三阴交穴。

阴维脉 奇经八脉之一。见《素问·刺腰痛论》。其循行路线是起于小腿内侧足三阴经之交会处，沿下肢内侧上行，至腹部，与足太阴脾经同行，到胁部，与足厥阴经相会，然后上行至咽喉，与任脉相会。其功能是"维络诸阴"。《难经·二十八难》："阳维、阴维者，维络于身，溢畜（同蓄）不能环流灌溉诸经者也。故阳维起于诸阳会也。阴维起于诸阴交也。"本脉病候，主要为心痛，胃痛等阴经里证。

阴维脉病 病名，见《杂病源流犀烛》。阴维脉经气异常所致之病证。症见胸痛、胁满痛、胃脘痛、腰痛、女子阴中痛等阴维脉所循之三阴经病证。治疗依症状表现的所属经脉而施治，如属太阴病用理中汤，属厥阴病用当归四逆汤，属少阴病用四逆汤等。

阴斑 病证名，见《丹溪心法》。由虚寒所致的发斑，同阴证发斑。见阴证发斑条。

阴厥 病证名，见《医林绳墨》。又名寒厥、冷厥、清厥。因精气不足，阳气内损，阴寒之邪乘虚而入所致。症见四肢逆冷，屈身倦卧，唇口发青，小便清长，大便自利。治当温阳救逆，四逆汤加减。如有吐利用吴茱萸汤加减。详参寒厥条。

阴痛 病名，出《诸病源候论》。又名阴中痛、阴户痛、妇女阴户作痛。包括新婚初交而致的嫁痛、小户嫁、小户嫁痛、新室嫁孔痛。多因肝郁气滞，失于条达，气血运行不畅。肝经贯穿阴中，致阴中掣痛；或因先天不足，阴户发育窄小；或早婚多产，伤损阴精；或年老肾虚，失于濡养而阴痛；或经期产后，调护失宜，阴户感受风邪作痛。肝郁气滞者，症见阴中掣痛，连及少腹，甚则两胁乳牵引作痛，胸闷太息，治宜舒肝理气，方用川楝汤。肝肾亏损者，症见阴道干涩作痛，带下极少或无带下，腰脊酸楚，头晕耳鸣，治宜滋养肝肾，方用保阴煎。若风邪外袭者，症见阴门疼痛，痛势较剧，衣被碰触则痛，治宜活血祛风，方用祛风定痛汤，外用艾叶、荆芥、防风煎汤熏洗。

阴寒 证名，出《金匮要略》。又名阴冷。指前阴部有阴冷的感觉。多因下元虚衰，寒气夹湿凝结所致。其症男子阴冷而萎缩，睾丸冷而汗出。女子小腹冷痛，伴有白带色清。治宜温肾散寒，用金匮肾气丸加鹿茸、十补丸等。夹湿者，佐以燥湿化痰，用二陈汤或四妙散等。

阴寒小便不利 证名，见《症因脉治》。因阴寒所致小便不利之证。因肾阳虚衰，寒湿内结膀胱所致。症见小便不利，伴小腹痛，四肢沉重，或下利，脉沉迟，舌质淡嫩，舌苔润滑。治宜温肾利水，用真武汤加减。参小便不利、癃闭条。

阴搏阳别 脉象之一。指尺脉搏动明显滑利，而有别于寸脉。此阴，即指尺脉。阳，则指寸脉。阴搏阳别脉象，可见于妊娠。《素问·阴阳别论》："阴搏阳别，谓之有子。"

阴蹻脉 奇经八脉之一。见《灵枢·寒热病》篇。其循行路线是从内踝下照海穴分出，沿内踝后直上下肢内侧，经前阴，沿腹、胸进入缺盆，出行于人逆穴之前，经鼻旁，到目内眦，与手足太阳经、阳蹻脉会合。其功能是濡养眼目，司眼睑之开合与下肢运动。故古人有阴阳蹻脉"分主一身左右之阴阳"的说法。

阴廉 经穴名，出《针灸甲乙经》。属足厥阴肝经。位于大腿内侧，当耻骨联合上缘旁开2寸，再直下2寸，长收肌外缘处。主治月经不调、赤白带下、外阴瘙痒、不孕证、腿股痛、下肢痿痹等。直刺1～1.5寸。艾炷灸3～5壮，或艾条灸5～10分钟。

阴痹 病名，出《素问·四时刺逆从论》。指阴邪阻络所致之痹证。因寒湿之邪客于经络而致。其症见肩背四肢骨节疼痛，得热则缓，遇寒加重，可伴腰痛、四肢逆冷等。治宜温经散寒、燥湿通络，独活寄生汤加减。

阴痿 病证名，见《灵枢·经脉篇》。阳痿的古称。详见阳痿条。

阴缩 病证名，出《灵枢·邪气藏府病形篇》。指前阴内缩，包括男子阴茎、阴囊、睾丸上缩，及妇人阴户急，痛引入腹。因多为足厥阴肝经受邪所致。感受寒邪则症见阴缩伴有四肢逆冷、喜暖畏寒等状。治当温散厥阴之寒邪，当归四逆汤加减。因于热者，多属阳明经热邪陷入厥阴所致，症见阴缩伴有烦热口渴、腹胀便秘、脉实有力等，治当急下存阴，增液承气汤加减。

阴器 指外生殖器。为足厥阴肝经循行所过之处。主司两性交配及生育，故其生理功能和发育情况均与肾气之盛衰有关。故阴器病证，常从肝肾论治。《素问·热论》："厥阴脉循阴器而络于肝"。

阴癣 病名，见《外台寿世方》。即发于股阴部的癣疾。相当于西医的股癣。病因病机同圆癣，见该条。好发于腹股沟与外阴相连的皱褶处，常延及阴囊、会阴、肛周、臀部等处，病证类同圆癣，惟其病处温湿多汗，易受摩擦，故常见糜烂、渗液、结痂、瘙痒剧烈，亦可有苔藓样变。外治即可，阴囊、会阴、肛周处用颠倒散洗剂；余则用二号或一号癣药水；若有糜烂、疼痛改用青黛膏。

阴躁 证名，见《类证活人书》。指阴盛格阳而躁动不宁之症状。病因阳衰之人，阴寒内盛，格阳于外所致。症见口干不欲饮，身觉热而又畏寒，烦躁不宁，脉沉微。治宜补阳救逆、引火归元，可用吴茱萸汤、四逆汤等。参见躁条。

阴囊汗 证名，见《丹溪心法附馀》。指阴囊部位出汗之证，属阴汗之一种。详见阴汗条。

防己 中药名，出自《神农本草经》。又名汉防己、木防己、白木香、倒地拱。为防己科植物粉防己 Stephania tetrandra S. Moore 或马兜铃科植物广防己 Aristolochia fangchi Wu 的根。前者药材称汉防己，后者药材称木防己。性寒，味苦、辛。归膀胱、肾、脾经。有祛风湿、止痛、利水之功效，可治风湿痹痛；水肿、腹水、脚气浮肿。煎服：5～10g。食欲不振及阴虚无湿热者忌用。

防己汤 方名，出自《备急千金要方》。防己、茯苓、白术、桂心、生姜各四两，乌头七枚，人参二两，甘草三两。为粗末，苦酒和水煎服。功能祛风胜湿，散寒止疼。治历节风，四肢疼痛不可忍。《千金翼方》《外台秘要》《普济本事方》《全生指迷方》《证治准绳》等皆载有同名方，组成、功用、主治各异。

防己茯苓汤 方名，出自《金匮要略》。防己、黄芪、桂枝各三两，茯苓六两，甘草二两。水煎服。功能益气，通阳，利水。治皮水，见四肢肿，水气在皮肤中，四肢聂聂动。

防己黄芪汤 方名，出自《金匮要略》。又名汉防己汤。防己一两，黄芪一两一分，炒甘草半两，白术七钱半。为粗末，每服五钱匕，加生姜四片，大枣一枚，水煎服。功能益气祛风，健脾利水。治卫表不固，风水或风湿，见汗出恶风，身重，小便不利，舌淡苔白，脉浮等。近常用于治疗慢性肾炎、心脏病水肿属气虚湿重者。

防风 中药名，出自《神农本草经》。又名屏风、关防风、青防风。为伞形科植物防风 Saposhnikovia divaricata (Turcz. Schischk. 的根。性微，味辛、甘。归膀胱、肝、脾经。有祛风解表、胜湿、止痛、解痉之功效。可治外感风寒所致的头痛、身痛、恶寒；风寒湿痹、关节疼痛、四肢挛急；破伤风角弓反张、牙关紧闭、抽搐痉挛。煎服：3～10g。

防风通圣散 方名，出自《宣明论方》。作水丸，又名防风通圣丸。防风、川芎、当归、芍药、大黄、芒硝、连翘、薄荷、麻黄各半两，石膏、桔梗、黄芩各一两，白术、栀子、荆芥穗各二钱半，滑石三两，甘草二两。为粗末，每服一两，加生姜，水煎服。功能疏风解表，泻热通便。治风热壅盛，表里俱实，见憎寒壮热，头目昏眩，目赤睛痛，口苦口干，咽喉不利，胸膈痞闷，咳呕喘满，涕唾稠黏，大便秘结，小便赤涩。并治疮疡肿，肠风痔漏，丹斑瘾疹等。

如宜方 方书。2卷。元·艾元英撰。撰年不详。本书分证列方，以"如某证宜用某汤"为体，故名《如宜方》。卷首列药石炮制总论，简述常用药物数十味。卷1述头痛、咽喉、诸气、腰痛、心恙、补益、消渴、痈疽、肿病、脚气、失血、大便、小便、疮疥、妇人、小儿、杂病等17类病证证治；卷2列述卷1所用304首方剂药物组成，并编序号。现存明刻本。

如神散 方名，出自《卫生宝鉴》。川大黄，为末，新汲水调敷。功能清热凉血止痛。治冻疮，皮肤破烂，痛不可忍。《太平惠民和剂局方》载同名方，组成、功用、主治皆异。

如意金黄散 方名，出自《外科正宗》。又名金黄散。天花粉十斤，黄柏、大黄、姜黄、白芷各五斤，厚朴、陈皮、甘草、苍术、天南星各二斤。为细末，调敷患处。功能清热解毒，消肿散结。治痈疽发背，诸般疔肿，跌扑损伤，湿痰流毒，大头时肿，漆疮火丹，风热天泡，肌肤赤肿，干湿脚气，妇女乳痈，小儿丹毒等症。

如意宝石丸 藏医方剂名。见《藏药标准》。珍珠母100g，毛诃子100g，石灰华100g，余甘子130g，红花100g，香旱芹子40g，丁香40g，黑种草40g，肉豆蔻40g，荜茇30g，豆蔻40g，高良姜80g，草果30g，桂皮50g，檀香80g，乳香60g，降香330g，决明子60g，诃子130g，黄葵子50g，甘草膏40g，藏木香70g，沉香100g，木香80g，金礞石30g，鹿角40g，螃蟹50g，孜孜酒糟150g，麝香2g，牛黄2g，用甘草膏加水泛丸，1日2次，1次2~2.5g，用于四肢麻木，瘫痪，口眼㖞斜，神志不清，关节不利。

妇人大全良方 妇产科著作。简称《妇人良方》。24卷。南宋·陈自明撰于1237年。全书分为调经、众疾、求嗣、胎教、妊娠、坐月、产难、产后8门，载266论，1118方，48例医案。引述南宋以前与妇产科有关的医书30种，医家30余位。涉及妇产科疾病200余种。每病分述病因、证候及治法。本书总结了南宋以前妇产科学的成就。并保存了大量已佚中医妇产科文献及其他资料，如昝殷《产宝方论》、杨子建《十产论》等。此后各代重要妇产科著作，均以本书作为主要参考文献。本书经明·熊宗立补遗刊印，名《妇人良方补遗大全》，基本保持原貌。后又经明·薛己校注刊印，名《校注妇人良方》，已做大量删改、补充，实已自成一书。现存最早版本为元勤有堂刻本。近年有标点排印本出版。

妇人水分 病名，出《圣济总录》。又名水分。指先有肢体浮肿而后月经闭止的疾病。因脾虚失运，水湿停留，脾不生血，水散其经，泛溢肌肤，先见浮肿而后闭经。治宜健脾利水，水去则肿自消，肿消则经自通。方用健脾利水汤。

妇人血分 病名，出《圣济总录》。又名血分。指先见月经停闭而后出现肢体浮肿的疾病。因经行之际，感受寒湿，伤及冲任，血阻凝滞，气机不行，以致经闭不通，血壅湿停，溢留肢体，症见先经闭而后水肿。治宜散寒调经，经行则肿自消。方用脱花煎。

妇人血膈 病名，见《妇人良方大全》。又称血膈。指血气阻隔中焦而致月经闭止。多因长期忧思郁怒，气郁血滞，瘀血结内，阻隔胃脘，胃失和降所致。症见月经停闭，胸脘刺痛，食入即吐，水饮难下，甚则呕吐紫血或如赤豆汤，大便干黑，坚如羊粪。治宜舒肝解郁，化瘀安胃。方用活血散瘀汤。

妇人规 妇科著作。2卷。即《景岳全书》卷38~39。明·张介宾撰。共分总论、经脉、胎孕、产育、产后、带浊梦遗、乳病、子嗣、癥瘕及前阴10类，论述妇科诊治法则。另有《妇人规古方》1卷，即《景岳全书》经61卷，可与本书互参。

妇人疝瘕 病名，见《妇人良方大全》。又称便痈、便毒，俗称痞子。指妇人两侧腹股沟及下腹部和阴部肿痛的一种病证。多因肝经湿热、循经下注；或阴虚肝郁、气郁化火所致。肝经湿热者，症见恶寒高热，少腹急痛拒按，鼠蹊及阴部焮红肿痛，小便赤涩，伴两胁胀痛，治宜清肝利湿，方用龙胆泻肝汤。若肝郁化火，症见寒热往来或午后低热，胸胁痞闷，腹痛腰坠，腹股沟及阴部肿胀，治宜养血疏肝，方用柴胡清肝汤。相当于急性盆腔炎或急性外阴炎。

妇人脏躁 病名,见《金匮要略》。指妇人无故悲伤,甚或哭笑无常,频作呵欠,而不能自控者。多因忧思不悦,积久伤心,心血亏耗,神失所舍;或素体阴虚,心肝失养,怒气所触,心肝火旺;或阴虚化火,煎液成痰,痰火交炽,上扰清窍所致。心血不足者,症见精神恍惚,心烦意乱,悲伤欲哭,频作呵欠,失眠健忘,治宜甘缓益阴、养心宁神,方用甘麦大枣汤加远志、柏子仁。心肝火旺者,症见易怒心烦,坐卧不安,哭笑无常,口干喜饮,夜卧善惊,便燥尿黄,治宜滋阴降火、定志安神,方用滋阴安神汤。痰火交炽者,症见心胸烦闷,乱想纷纭,甚则语无伦次,殴打怒骂,意识不清,治宜清热涤痰、定志醒神,方用清气化痰丸。

妇女白浊 病证名,出《妇人良方大全》。指妇女阴道内流出秽浊如脓的黏液而言。多因下焦湿热所致。症见阴道浊液如脓,或如米泔水,外阴灼痛瘙痒,小便涩痛。治宜清热渗湿,方用萆薢渗湿汤。

妇女白淫 病证名,出《妇人良方大全》。指妇女阴道内时时流出白色秽液,形如胶汁黏液者。多因肾气虚损,房劳伤肾,肾虚不固所致。见阴道浊液黏稠如胶冻,腰腹冷坠,小便清长。治宜补肾固涩,方用金锁正元丹。

妇科心法要诀 妇科著作。6卷,即《医宗金鉴》卷44～49。清·吴谦等编。本书以七言歌诀加注形式,述妇人经、带、胎、产及妇科杂症证治。其中卷44为调经及经闭诸证;卷45为崩漏、带下、癥瘕、积、痞、痃、癖、疝等病及嗣育;卷46为胎前诸症;卷47～48生育及产后;卷49乳症、前阴病等妇科杂症。所论简明扼要,切合临床实用,且便于记诵,有广泛影响。

妇科玉尺 妇科著作。《沈氏尊生书》中的一种。6卷。清·沈金鳌撰于1774年。本书分求嗣、月经、胎前、小产、临产、产后、带下、崩漏及妇女杂病9门,分述妇科诸病病因、病机、证候、治法及用方。每门先为总论,论述颇详。1959年上海科技出版社出版排印本。

妇科金丹 中成药,见《全国中药成药处方集》。醋制延胡索、生黄芪、人参、阿胶、白薇、白芍、甘草、茯苓、制没药、当归、黄柏、鹿角各四斤,制松香、杜仲炭、鸡冠花各二斤,益母草膏十斤,制乳香、补骨脂、锁阳、菟丝子各一斤,小茴香、血余炭、艾炭各八两,生山药、川芎、牡丹皮、熟地黄、炒白术、藁本、煅赤石脂、白芷、黄芩、砂仁各四斤,红花、木香、续断、青蒿、肉桂、苏叶各一斤,陈皮六斤,益母草十五斤。为细末,炼蜜为丸,每丸重三钱。每服一丸,白开水送下。功能和血调经。治体虚血少,月经不调,腰酸背痛,肚腹疼痛,饮食不化,呕逆恶心,自汗盗汗。

观法 气功术语。六妙法之第四法。观,即观息。高度入静,细细审视自己细微的呼吸出入,犹如清风,了无实在。久而体会到呼吸出入遍诸周身毛孔,返观内景诸象。

买麻藤 中药名,出自《本草纲目拾遗》。又名大节藤、麻骨风、接骨藤、竹节藤。为买麻藤科植物小叶买麻藤 Gnetum parvifolium (Warb.) C. Y. Cheng 的茎藤。性平,味苦。有祛风活血、消肿止痛、止咳化痰之功效。可治风湿痹痛、腰肌劳损、跌打损伤、蛇咬伤、慢性支气管炎。煎服:6～9g。鲜品捣敷可治骨折。

红丸子 方名,出自《太平惠民和剂局方》。三棱、莪术、青皮、陈皮各五斤,炮姜、胡椒各三斤。为细末,醋煮面糊为丸,梧桐子大,矾红为衣,每服三十丸。功能活血祛瘀,散寒止疼。治脾积不食,血癥气块,及小儿食积,骨瘦面黄,肚胀气急。《仙授理伤续断秘方》《丹溪心法》载同名方,组成、治证有异。

红升丹 方名,出自《医宗金鉴》。又名红粉。朱砂、雄黄各五钱，水银、白矾各一两，硝石四两，皂矾六钱。先将二矾、硝石研细拌匀，入大铜勺内，加火硝一小杯炖化，一干即起，研细，另将水银、朱砂、雄黄研细，至不见星为度，再入硝矾末研匀；先将泥罐用纸筋泥，搪一指厚，阴干，入煎药于内，罐口以铁油盏盖定，用棉纸捻条蘸蜜，塞罐口缝间，外用煅石膏细末，醋调封固；然后将泥罐放火上加热，先用文火升炼一柱香，继改用文武火一柱香后，再用文火，共升炼三柱香，即可去火，放冷，开启取丹，用刀刮下研极细，每用少许，撒于疮口，外用膏药覆盖。功能去腐拔毒，生肌长肉。治一切疮疡溃后，疮口坚硬，肉暗紫黑。

红玉膏 方名，出自《疡医大全》。蛇蜕、蜈蚣各一条，血余、黄蜡各二两，香油四两。同熬滤清，用黄丹收膏，再下黄蜡熔化，摊贴患处。功能拔毒去脓。治疮毒。

红丝疔 病名，出《疡医准绳》。又名红丝疮、红线疔、血丝疔、血丝疮、赤疔、金丝疮。病灶多在四肢远端，继而在肢体内侧起红丝一条迅速向上走窜而名。相当于西医急性淋巴管炎。多因邪热火毒内蕴聚于经脉所致。初起原发病灶处红肿热痛，继在前臂或小腿内侧皮肤有红丝一条向上走窜。轻者无全身症状，重者可伴有寒战、发热、乏力等。治宜大剂清热解毒，常以五味消毒饮或五神汤加减内服。外治在处理原发病灶的同时，可在红丝尽头挑刺或沿红丝走行轻轻挑刺皮肤。余类同蛇蝮疔，见该条。

红丝瘤 病名，见《医宗金鉴》。因瘤肿色红，中含血丝而名。多因肾中伏火妄动，迫血入络，瘀滞交结，脉络显露而成。系血瘤的另一临症类型。证治见该条。

红花 中药名，出自《开宝本草》。又名红蓝花、刺红花、草红花。为菊科植物红花 Carthamus tinctorius L. 的筒状花冠。性温，味辛。归心、肝经。有活血祛瘀、通经之功效。可治痛经、血滞经闭、产后瘀阻腹痛、癥瘕积聚、跌打损伤瘀痛，以及关节疼痛；热郁血滞所致斑疹色暗；冠心病心绞痛、血栓闭塞性脉管炎。煎服：3～10g。孕妇忌用。

红豆蔻 中药名，出自《药性论》。又名红蔻。为姜科植物大高良姜 Alpinia galanga (L.) Willd 的果实。性温，味辛。有温中散寒、行气止痛之功效，可治胃寒疼痛，呕吐，吞酸，噎膈反胃，消化不良、腹痛泄泻。煎服：3～9g。

红炉点雪 痨瘵（红核病）专著。又名《痰火点雪》。4卷。明·龚居中撰。刊于1630年。书中以肺肾阴亏，心肝火炽为痨瘵病因病机，以滋肾清肺，柔肝降火为治疗原则。卷1～2论痨瘵（痰火）主证、兼证治疗，卷3介绍治疗方法与杂症补遗，卷4为痨瘵灸法禁忌及保健气功疗法。现存明建邑书林刘大易刻本。1958年上海科技卫生出版社出版排印本。

红粉 方名，出自《外科大成》。水银一两，火硝（一两炒干为末）四钱五分，白矾（一两煅枯）四钱五分，朱砂末一钱。用筛过净香炉灰二三斤，盐卤水四五斤备用。取新铁锅一口，以砖架起，安朱砂末于锅中，如莲子大为度，次取硝、矾末研匀，盖朱砂上，次将茶盅盖之，如口外有硝、矾，即吹去之，将盅揭起，用筷子在硝矾中轻轻点一小窝，用茶匙挑水银入窝内，仍将先覆茶盅盖之，次取前香灰用盐卤水调，干稀得所，则将手按茶盅勿令动，随将湿灰周围涂过，只留盅底在外，用石压之，次锅下燃火，不时视香灰，如稍有白色，即用棕蘸卤水，于灰上刷之，约三炷香，离火过宿，轻轻凿开，取茶盅，用黄纸包收，临时刮用。功能解毒消肿，去腐生肌。治一切顽疮及杨梅粉毒，喉疳，下疳等。《外科大成》另载一同名方，组成有异，治证相同。红升丹亦名红粉。

纤毛婆婆纳 藏药名，出《晶珠本草》。Veronica ciliata Fisch.，性寒，味苦，涩。具有清热解毒，祛风利湿之功效。主治肝炎，胆囊炎，风湿痛，荨麻疹等病证。

级痰 病名，见《医门补要》。即发于背脊后流痰，因病中背脊渐后突似龟背而名。相当于西医的胸椎结核。其病因证治参见流痰条。因脓肿位于脊柱两侧，病损严重者可伴有二便潴留或失禁，或两足萎弱瘫软等神经压迫症状。

纪天锡 金代医家。字齐卿。山东泰安人。早年弃儒习医，以医疗名于世。集注《难经》5卷，大定十五年（1175年）进献其书，授医学博士。

孙一奎 明代医家。字文垣，号东宿，又号生生子。安徽休宁人。生活于嘉靖、万历年间。先师从汪机的弟子黄古潭，后又到江、浙等地求师。长期钻研，择善而从，为人治病，每有良效。在医理上，对三焦、命门之火有独到见解；在临床上，于噎膈、反胃及癫、狂、痫之辨证治疗，卓然有识。撰《赤水玄珠》30卷，采集古代名医言论，辨述古今病证，甚为明晰。但其中亦有论述采炼之法，唯心思想色彩较浓。又撰《医旨绪余》4卷，论太极阴阳五行，评议过去医家的医理，持论较为平正。其《痘疹心印》一书，综合儿科医家痘疹方论。其子泰来、明来，门人余煌，将其医案编辑成《孙文垣医案》9卷行世。

孙文垣医案 医案著作。又名《生生子医案》《赤水玄珠医案》。5卷。明·孙一奎撰，其子泰来、明来同编。本书收载医案250余则。以经治地区分为三吴医案、新都医案、宜兴医案。孙一奎精于辨证，治疗能融会前人学术经验，提出新的见解。然案语颇嫌烦琐蔓衍，旁文常多于正论。现有《中国医学大成》本。

孙用和 北宋医家。本卫州（今河南汲县）人，后客居河阳（今河南孟县）。精医书，善用张仲景法治疗伤寒。曾治愈光献皇后病，授宣德郎尚药奉御。著有《传家秘宝方》3卷。子孙奇、孙兆，皆以医闻名。

孙兆 北宋医家。河阳（今河南孟县）人。名医孙用和次子。与其兄孙奇皆登进士第。父子三人俱以医闻名。官至仕郎殿中丞。撰《伤寒方》《伤寒脉诀》，均佚。并曾改正《素问》传本之误。

孙志宏 明代医家。字克容，别号台石。钱塘（今浙江杭州）人。父孙桂岩为当地名医。他年轻时攻科举，长而业医，以医术闻名。行医50余年。搜辑古今方书，结合家传及已验心得，撰《简明医彀》8卷。

孙星衍 1753~1818年。清代经学家。字伯渊，又字渊如、季仇。阳湖（今江苏武进）人。乾隆五十二年（1787年）进士。深究经史文字音训之学，校勘辑录书籍甚多。据《证类本草》，与孙冯翼合辑《神农本草经》。校刻医书有《华氏中藏经》《素女方》《秘授清宁丸》《宋提刑洗冤录》《千金宝要》《轩辕黄帝传》等。

孙思邈 约581~682年。唐代著名医学家。世称孙真人。京兆华原（今陕西耀县）人。因幼遭风疾，钻研医学，唐太宗、高宗多次征召，均力辞不就，医德高尚，对病家不计贫富贵贱，一心救治。公元652年，撰《备急千金要方》30卷。30年后，又撰成《千金翼方》30卷。从事医药学研究凡80年，对中国医学的发展有着承先启后的重大贡献。如总结前代本草著述，重视道地药材；重视妇女、小儿疾病的治疗和预防；发展张仲景的伤寒学说，倡导以脏腑虚实寒热为辨证纲领；创用孔穴主对法、阿是穴法；用动物甲状腺防治甲状腺肿大，用动物肝防治夜盲；应用葱叶为尿闭病人导尿，施行下颌关节脱臼复位术；发展养生学说，提倡动功、静功相结合，将养生锻炼与防治老年病相结合；他记载的"硫黄伏火法"是我国最早的火药配方。由于他在医药学方面的巨大成就，被后世尊为"药王"。

孙络 又名孙脉，简称孙。指络脉之细小者。《灵枢·脉度》："经脉为里，支而横者为络，络之别者为孙"。孙络为输布气血、营养形体及脏腑组织器官的末端。并为病邪内传之通络。《素问·调经论》："风雨之伤人也，先客于皮肤，传入于孙脉，孙脉满，则传入于络脉"。

七画

[一]

寿世保元 综合性医书。10卷。明·龚廷贤撰。约成书于17世纪初期。本书详述各科病证证治。卷1为诊断、治疗基础理论，内有医说、五脏六腑脉病虚实、五脏补泻主治例、十二经络等27节；卷2～6以内科杂病为主，论述中风、痰饮、眩晕、头痛等99种病证证治，兼及面、耳、鼻、口舌、牙齿、眼目病证；卷7为妇科证治，首为总论，以下分述经带、妊娠、产育、产后诸病；卷8为儿科病证治，分述惊痫、热证、脾胃、伤食、吐泻诸病；卷9外科证治，分述痈、疗、疥、癣、瘰疬、下疳、打伤、汤火诸病；卷10收单方、杂方、通治方，及金疮、齿伤、中毒、骨髓等病证验方。本书内容丰富，切合实用，流传甚广，刊本有数十种之多。现存明经纶堂刻本、日本1645年风月宗知据明周氏光霁堂影刻本等70余种版本。建国后有1959年上海科技出版社排印本。

寿胎丸 方名，出自《医学衷中参西录》。炒菟丝子四两，桑寄生、续断、阿胶各二两。前三味扎细，水化阿胶为丸，每丸重一分，每服二十丸。功能补肾安胎。治滑胎。

寿亲养老新书 养生著作。4卷。宋·陈直原撰，元·邹铉续增。刊于1307年。本书系陈直《养老奉亲书》增补本。卷1即《养老奉亲书》原文；卷2～4为新增部分，从其他著作中收集养生、老年保健与食治诸方，并加阐述。现存元至正二年刻本。建国后有标点排印本。

弄舌 病证名，出《小儿药证直诀》。又名蛇丝惊。即患儿舌头频频外伸，随露随收，并上下、左右掉弄如蛇舌者。与吐舌有别。温热病中往往见之。多由心脾积热所致。心热偏重者，多见面赤心烦；心热偏重者，多见面赤心烦，温喜冷饮，甚者扰动欲惊；脾热偏重者，多见面黄腹胀，大便黄稠而臭甚。治宜清脾泻热，用泻黄散。

麦门冬 中药名，出自《神农本草经》。又名麦冬、寸冬。为百合科植物沿阶草 Ophiopogon japonicus Ker－Gawl 或大叶麦冬 Liriope spieata Lour. 的须根上的小块根。性微寒，味甘、微苦。归肺、心、胃经。有润肺养阴、益胃生津、清心除烦之功效。可治燥咳痰黏、劳嗽咯血；胃阴不足、舌干口渴；心烦失眠；肠燥便秘。煎服：10～15g。

麦门冬汤 方名，出自《金匮要略》。麦门冬七升，半夏一升，人参、甘草各二两，粳米三合，大枣十二枚。水煎服。功能滋养肺胃，降逆和中。治肺阴不足，见咳逆上气，咯痰不爽，或咳吐涎沫，口干咽燥，手足心热，舌红少苔，脉虚数；或胃阴不足，见气逆呕吐，口渴咽干，舌红少苔，脉虚数。《外台秘要》《三因极一病证方论》《医垒元戎》《证治准绳》皆载有同名方，组成、功用、主治各异。

麦芽 中药名，出自《名医别录》。又名麦蘖、大麦芽。为禾本科植物大麦 Hordeum rulgare L. 的成熟果实经发芽干燥而成。性平，味甘。归脾、胃、肝经。有消食和中、回乳之功效。可治食积不化，消化不良、不思饮食、脘闷腹胀；妇女断乳或乳汁郁积所致的乳房胀痛；肝郁气滞或肝脾不和。煎服：10～15g；大剂量30～120g。授乳期不宜用。

麦粒灸 灸法名。出《千金要方》。指用麦粒大小的艾炷施灸，一般作直接灸。

形不足者温之以气 治则之一。指对形体虚弱，气虚或元阳不足的病人，宜用补气温阳的方药进行治疗。出《素问·阴阳应象大论》。《类经》："形不足者，阴之衰也，非气不足以达表而温之"。如用参芪之甘温以益气，附桂之温阳以养元阳等皆是。

形气相失 指病者的形体与正气的发展

状态不平衡，形气相失的病证，往往病情较为深重，预后较差。故《素问·玉机真藏论》指出："形气相失，谓之难治"。如某些消渴病患者，形体瘦弱，但胃火亢盛，多食善饥，则为气盛形虚；又如某些痰饮病患者，形体肥胖，动则气喘、心悸、汗出，则属形盛气虚。这类病证，即称之为形气相失。

形气相得 指病人的形体与其正气强弱的发展处于平衡的状态。如形盛气亦盛，形虚气亦虚等。此种形气相得的病人，即使病情较重，一般预后亦大多较好。《素问·玉机真藏论》："形气相得，谓之可治"。

形色外诊简摩 诊断学专著。2卷。清·周学海撰于1894年。本书以论述望诊为主，问诊、闻诊为辅，搜集《内经》《难经》及历代医著中有关资料编成。上卷望形，叙形诊总义，及生形（生理的）、病形（病理的）、络脉形色等；下卷以望色为主，叙面色总义，及面色、目色、舌色、外诊杂法等。有《周氏医学丛书》本，1959年上海科学技术出版社出版排印本。

形如虾座 病证名，见《证治准绳》。白睛因瘀滞，致红赤肿胀高起，甚者突出于胞睑之外，其形如虾故名。类今之尖性或外伤等所致之结膜高度水肿。见于眼眶炎症、眼眶外伤、颅底骨折、海绵窦血栓等。多因火毒攻目，瘀滞已甚所致。治宜清热泻火解毒，凉血散瘀。用宣明丸加减。

形肥痰滞经闭 病证名，见《叶氏女科证治》。指因形体肥胖，痰湿壅盛，血脉阻滞而出现月经闭止者。症见体胖肥盛，月经不行，胸满腹胀，呕恶痰多，身倦乏力，四肢微浮，纳差便溏，白带黏稠量多。治宜导痰行气，化湿通经。方用苍附导痰丸加丹参、川芎以活血调经。

进针法 针刺手法名。又名下针法。指将针刺入穴位的方法。为了减轻疼痛，不论何种进针法在透皮入穴时都应快速。针入以后，再根据补泻手法的需要区分轻重快慢。进针法，主要有捻转和提插两种，也可结合使用。

进针管 针具名。呈管型，长度略短于所用毫针，粗细以通过针尾为度。应用时，将针放入管内，置于穴上，以指力弹击针尾，使针迅速刺入皮内，可以减轻疼痛。

吞酸 证名，见《诸病源候论》。又称咽酸。指从胃中反酸复又吞咽下。多因肝气郁结，化热扰胃，胃失和降所致。可伴胃脘灼痛，痞胀。治宜和胃理气，苦降辛开法，左金丸合越鞠丸加减。详见反酸、吐酸条。

远志 中药名，出自《神农本草经》。又名小草根、苦远志、远志筒。为远志科植物远志 Polygala tenuifolia willd 或宽叶远志 P. sibirica L. 的根。性微温，味辛、苦。归肺、心经。有宁心安神、祛痰开窍、消痈肿之功效。可治心神不安、惊悸、失眠、健忘；痰阻心窍所致的精神错乱、神志恍惚、惊痫；痈疽肿毒。煎服：3~10g。有溃疡病及胃炎者慎用。

远志饮子 方名，出自《济生方》。远志、茯神、肉桂、人参、炒酸枣仁、黄芪、酒当归各一两，炙甘草半两。为粗末，每服四钱，加生姜五片，水煎服。功能养血安神。治心劳虚寒，梦寐惊悸。

远近配穴法 配穴法名。指以局部与远道相结合的配穴方法。如胃痛取中脘、胃俞为近取；内关、足三里为远取；两相结合，即为远近配穴法。

远道取穴法 选穴法名。出《灵枢·官针》。即病在上取之下。现今泛指远离病变部位选取穴位的方法。又名远取法。如牙痛选取合谷、内庭；肝病选取太冲、阳陵泉等。

远道刺 古刺法名。出《灵枢·官针》。九刺之一。指身体上部有病取用肘膝以下阳经的穴位进行治疗。亦有指取用下肢足三阳经穴位或六腑下合穴者，以其针刺穴位距病处较远而名。近代所称"远道取穴法"，实源于此。

运气同化 运气术语。指五运与六气属于同类而化合，从而形成影响该年气候与发病的一个因素。如木同风化、火同暑化、土同湿化、金同燥化、水同寒化等。同时，在属于运气同化的年分，又有天符、同天符、岁会、同岁会、太乙天符等之不同。

运气学说 为中国古代推演气象变化规律的一种理论知识和方法。约起始于秦汉而盛于唐宋。是在当时天文、历法、物候、气象等学科成就的基础上发展起来的，并为古代农家、医家、兵家、阴阳家、天文历法家等所广泛应用。后世则主要应用于医学范围。其内容集中反映于王冰所注释的《素问·天元纪大论》以下之七篇大论之中。运气，指气之当运者。《素问·六元正纪大论》："安其运气，无使受邪。"运气学说以六十年为一个周期，以十天干和十二地支相配来推算每年的五运、六气、主气、客气、司天、在泉、太过、不及等情况，用以观察运与气之间的相互生治和承制关系，推测每年气象的特点及气候变化对疾病发生的一般规律。

坏病 病证名，见《伤寒论》。指伤寒病因治疗失误而使病情恶化的病证。病因为误用或过用汗、吐、下法或温针、火熏、火熨、火灸、火劫等治法，损伤气阴，甚至出现大汗亡阴、汗后亡阳等重症。其症可各有不同，如心烦、腹满、口干舌燥，甚则发斑神昏、谵语等。当酌情辨其寒热虚实而治之。

走马牙疳 病名，见《外台秘要》。又名走马疳。相当于坏疽性龈口炎。主要见于牙龈红肿，腐碎出血，继则龈腐骨露，齿牙脱落，直至穿腮蚀唇，属危急重证。《疡医大全》描述本病："走马牙疳……一日腐一分，二日腐一寸，故名走马，以喻其速也。"初期见于齿龈暗红，口味恶臭，颊黏膜出现紫块，治宜清热活血，解毒利湿，用清疳解毒汤加减；中期见于齿龈晦暗，腐烂流水，齿松脱落，发热恶寒，治宜清热解毒，凉血敛阴，用清温败毒饮；后期症见口内大量腐肉脱落，腮颊内外相通，腐水淋漓，恶臭难闻，身体虚弱，目陷无神，治宜扶正培元，清疳解毒，用清疳解毒汤合独参汤。外治以3%双氧水反复清洗患处，去除坏死组织，用10%硝酸银烧灼溃疡面。

走火入魔 气功术语。在练功过程中，由于选功不当，意念强烈，呼吸急重等原因，造成练功偏差且不能自制的现象。走火的表现，轻者气冲而胸腹胀痛，头重如箍，重者内气周身乱窜，或身体摇动不止。入魔的表现，对幻景信以为真，神志错乱，躁狂疯癫。

走罐法 拔罐法名。又名推罐法、拉罐法。为拔罐法的一种。在拔罐时，把火罐推拉移动，以扩大作用面的方法。此法宜选用罐口光滑的大罐，在罐口和治疗部位上分别涂上一层凡士林或油膏之类的润滑剂，当火罐吸着后，用手捏住罐体慢慢分段来回推移若干次，待局部充血出现红晕为主。此法多用于腰背部及四肢肌肉丰满处，适用于风湿痛、失眠、胸闷等症。

赤小豆 中药名，出自《神农本草经》。又名红豆、红小豆、朱赤豆。为豆科植物赤小豆 Phaseolus calcaratus Roxb 或赤豆 P. angularis Wight 的干燥成熟种子。性平，味甘、酸。归心、小肠经。有利水消肿、解毒排脓之功效，可治水肿腹满、脚气浮肿、热毒痈疮、湿热黄疸。煎服：10～30g。

赤小豆当归散 方名，出自《金匮要略》。赤小豆三升，当归三两。为末，每服一方寸匕，浆水调服。日三次。功能祛湿利水，和血消肿。治湿热蕴毒，积于肠中，形成痈脓，肌表热不甚，微烦，欲卧，汗出，目四眦黑，能进食，脉数；亦治大便下血，先血后便。

赤凤迎源 针刺手法名。出《金针赋》。又名凤凰展翅。其法先进针至深（地）部，再提针至浅（天）部，得气后，再进针至中（人）部，随即大幅度的快速捻转，一捻一放，针柄飞旋，如凤展翅状。病在上者，吸气时右转提针；病在下者，呼气时左转插针。有通行络脉的作用，适于经络气血壅滞的疾患。

赤凤摇头 ①小儿推拿方法名。操作法有三：一是一手握住小儿肘部，一手挟住小儿手指，进行摇动。又名摇抖肘，有通关顺气、补脾和血等作用。出《小儿推拿方脉活婴秘旨全书》。二是捧住小儿头部耳前上方处，轻轻摇动。用于治疗惊风。出《小儿按摩经》。三是摇动小儿的拇指。有健脾等作用。出《秘传推拿妙诀》。②针刺手法名。又名白虎摇头。出《金针赋》。其法进针后，先插针左转，再提针右转，并左右摇动如手摇铃状，如此反复操作六次或六的倍数。有行血的作用，适用于治疗血瘀等症。

赤巴 藏医基础理论术语。亦有译作"胆"的。相当于中医之"火"，但其作用较火为广，是脏腑机能活动之热能，维持体温，主消化，长气色，壮胆量，长智慧等。依其生理功能分为能消赤巴、明色赤巴、能视赤巴、变色赤巴和能作赤巴。详见各条。

赤巴病 藏医病证名。亦有译为"胆"病。见《藏医药选编》。多由过食热、酸、咸及油腻等不易消化之食物，或情志不舒、暴怒，或铁器伤及身体要害部位所致。常见症状为：全身肌肤、巩膜、颜面及小便发黄，皮肤作痒，呕吐或下泻，腹部膨胀等。治疗：①赤巴热证：以獐牙菜、波棱瓜子、麻花艽花、西柏利亚紫堇、白草乌等同煎服。若因胃火不足导致消化不良者加荜茇。并取"如通""霞仁"或"诺嘎"穴位放血。②赤巴寒证：以十味黑冰散、石榴八瓣莲散、六味能消散口服。或以荜茇、光明盐、都尔吉、长嘴诃子尖、大黄、波棱瓜子煎服。泄泻后以热糌粑、牛肉、温酒等止泻。或于第八、九、十二椎处施灸治之。

赤水玄珠 ①丛书。《赤水玄珠全集》的略称。又名《孙氏医书三种》。明·孙一奎撰。刊于1584年。内收《赤水玄珠》《医旨绪余》及孙氏医案5卷（卷1~2名《三吴医案》，卷3~4名《新都医案》，卷5名《宜兴医案》）。②综合性医书。即《赤水玄珠全集》之一种。全书分风门、瘟疫门、火热门等70余门，列述内、外、妇、儿各科病证，引录《内经》及各家学说，结合个人经验，论述病因、病证、处方，并附诸家治验。

赤石脂 中药名，出自《神农本草经》。又名红土、赤石土。为单斜晶系的多水高岭土Halloysite。性温，味甘、酸、涩。归大肠、胃经。有涩肠止泻、止血之功效，可治下焦不固，泻痢不止，便血脱肛，崩漏带下。煎服：10~20g。外用可收涩生肌，敛疮，治溃疡不敛。

赤石脂丸 方名，出自《金匮要略》。又名乌头赤石脂丸。蜀椒、干姜、赤石脂各一两，炮乌头一分，炮附子半两。为末，炼蜜为丸，梧桐子大，每服一丸。功能散寒止痛。治阴寒固结，心痛彻背，背痛彻心。《备急千金要方》载同名方二首，组成有别，治证有异。

赤石脂禹余粮汤 方名，出自《伤寒论》。赤石脂、禹余粮各一斤。水煎去渣，分三次服。功能涩肠止泻。治泻痢日久，滑泄不禁。

赤白带下 病证名，出《千金要方》。又名赤白沥、赤白漏下、妇人下赤白沃。指妇女阴道内流出似血非血，红色夹有白色的黏液，连绵不断者。多因湿热久结带脉，损伤血络；或虚热内生，热扰脉络所致。湿热久结者，症见带下赤白，量多黏稠，气味臭秽，阴部瘙痒肿痛，少腹腹痛，小便赤涩，治宜清热除湿，方用二黄三白丸。阴虚内热者，症见带稠少，赤白相杂，阴部灼热痛痒，五心烦热，腰酸耳鸣，治宜滋阴清热，方用麦味地黄丸加黄柏。

赤白游风 病名，见《保婴撮要》。是皮肤组织疏松部位突然发生非凹陷性水肿的疾病。其中水肿表面色红者称赤游风；色白者称白游风。相当于西医的血管神经性水肿。或因脾肺郁热，复感风邪，蕴于肌肤血分而成；或因脾肺气虚，复感风寒，阻于肌肤气分所致。多见于眼睑、口唇、耳垂、外阴等处，突然发生肿起，境界不清，压之无凹陷，可有绷紧、瘙痒、麻木感。若水肿表面色潮红，伴自觉灼热、舌红苔薄黄等，治以清理脾肺、疏散风热，消风散加减内服，外用玉露散水调敷。若水肿表面色浅白或正常，伴微恶寒，舌淡苔薄白等，治以益气解毒、调和营卫，玉屏风散合桂枝汤加减内服，外用冲和膏水调敷。

赤丝乱脉证 病名，出《证治准绳》。又名赤丝虬脉、白睛乱脉。相当于今之慢性结膜炎。多因受邪日久，白睛血络瘀滞所致。症见气轮丝脉赤乱，纵横分布，粗细疏密不等，或沙涩不爽，或微泪少眵。宜散邪祛瘀为主。选服退赤散或归芍红花散加减。

赤芍药 中药名，出自《神农本草经》。又名木芍药、赤芍、红芍药。为毛茛科植物毛果赤芍 Paeonia veitahii Lynch 和卵叶芍药 P. obovata Maxim 或芍药 P. lactiflova Pall 的根。性微寒，性苦。归肝经。有清热凉血、祛瘀止痛之功效。可治温热病热在血分，身热、发斑疹，及血热所致吐血、衄血；血滞经闭、痛经及跌打损伤瘀滞肿痛；痈肿、目赤肿痛；热淋、血淋及热痢带血等血热证。煎服：4.5～15g。反藜芦。

赤带 病证名，见《千金要方》。又名带下赤候、女子赤淫。指妇女阴道内流出似血非血的黏液，连绵不断者。多因湿热蕴郁，伤及血分；或阴虚内热，灼伤血络而致。湿热者，症见带下色赤，似血非血，质稠腥秽，烦躁胁痛，口苦纳差，治宜清热利湿，方用二黄三白丸。虚热者，症见赤带淅沥，质稠，阴热瘙痒，心烦失眠，腰酸耳鸣，治宜滋阴清热，方用知柏地黄汤加芡实。

赤脉传睛 病证名，见《银海精微》。又名赤脉侵睛。赤脉从大眦发出者，称大眦赤脉传睛；从小眦发出者，称小眦赤脉传睛。相当于从眦部发出至球结膜曲张之血管。多因心火亢盛，三焦积热，或心阴不足，肾水亏虚所致。症见赤脉呈多数分支状，自眦部发出，走向白睛，甚至延及黑睛。丝脉红赤粗大，痒涩刺痛，眵干泪热者属实证，宜清心泻火，用泻心汤加减；丝脉淡红，微痒不痛为虚，宜养阴清热宁心，用补心汤或六味地黄丸加减。

赤浊 病名，见《医宗必读》。今中医谓血精。指男性精液中含血而言。似西医的精囊结核或精囊炎。多因房劳耗阴，虚火扰及精室，迫血妄行；或相火炽盛，伤及精室血络；或性交不洁，湿热火毒上炎精室而成。若伴头晕心烦，盗汗口燥，舌红脉细数，治以滋阴降火、凉血止血，知柏地黄汤合二至丸加减内服；若伴阳事易举、烦躁易怒、舌红脉弦数，治以清泻相火、凉血止血，龙胆泻肝汤合二至丸加减内服；若伴小便黄热，茎中刺痛，尿频尿急、苔黄腻，治以清热利湿，凉血止血小蓟饮子加减内服。

赤疵 病名，见《诸病源候论》。相当于西医的鲜红斑痣。多因心肝火旺，扰及营卫不和，气血瘀滞而成。多出生时即有，好发于面部，次为颈部，躯干等处，为一片或数片形态大小不一的紫红色斑，表面平滑，境界清楚，压之褪色，发展缓慢，到一定时候停止扩大。治以清热凉血散瘀，芩连二母丸加减内服，一般不需外治。

赤斑 证名，见《诸病源候论》。指发斑见赤红色。多因时疫热病，热入营血所致。症见高热烦渴，甚至神昏不清，斑色深紫密布为病情危重。治宜清营凉血，急用清营汤、犀角地黄汤加减。参斑、阳斑、斑疹条。

赤痢 病证名，见《诸病源候论》。指下痢挟血或下痢全血者。同血痢。详见血痢条。

赤痛如邪 病证名，见《证治准绳》。相当于今之神经性眼痛、头痛。因肝肾阴虚，虚火上炎所致。症见目痛则头痛，可寒热交作，或伴腰膝酸软，五心烦热。轻者一年数发，重者一月数发。治宜滋阴降火，用十珍汤加减。

赤游丹 病证名，出《疮疡全书》。又名赤游丹毒、赤游肿。为皮肤感染毒邪所引起。其症皮肤色赤如丹，形如云片，游走不定，故名。多见于初生儿、婴幼儿。一般发于四肢，由腹背流于四肢者轻，由四肢流于腹背者为重。邪毒内扰，出现神昏、抽搐、胸满气促者，多属危候。治宜清火凉血解毒，用犀角解毒饮，外用大青叶煎水和如意金黄散调敷患部。

赤游丹毒 病名，见《医宗金鉴》。又名赤游丹、游火。相当于西医的新生儿丹毒。多因胎火胎毒内蕴，复感风热毒邪，郁于肌肤而成；或断脐时染毒所致。多起始于初生婴儿脐腹部，初为一片红斑，迅速向外走行，重则延及遍体，或有皮肤坏死，伴高热、烦躁、呕吐等。治以凉血清热解毒，犀角地黄汤合黄连解毒汤加减内服，可并服紫雪丹，外用玉露散或金黄散蜜水调敷；或用鲜马齿苋、鲜大青叶捣烂湿敷。

赤膜下垂 病证名，出《银海精微》。又名垂帘翳、垂帘膜、赤脉下垂。类今之沙眼性角膜血管翳。多因肺肝风热，脉络瘀滞所致，与椒疮失治有关。症见黑睛上缘轮白之际有细小血丝，似帘垂向黑睛，渐渐向下延伸，变宽增厚，掩盖瞳神。赤丝尽头可有细小星翳，羞明流泪，沙涩疼痛，视力下降。严重者，赤丝翳膜遮满黑睛，是为血翳包睛。治宜疏风清热，散瘀退翳。内服归芍红花散或石决明散加减。外点石燕丹。

坎离砂 中成药，见《中药制剂手册》。又名坎粒砂。防风、透骨草、川芎各八两，当归六两，米醋九十六两，生铁屑一千六百两。前五味药水煎浓缩，将生铁屑煅红，趁热倾入药汁中，至药液吸尽，分装袋内备用。每次用一袋，置大碗内，加米醋二羹匙，迅速拌匀，装入布袋内，待药发热后，熨敷患处。功能散寒止痛。治感受风寒而致的四肢麻木，腰腿筋骨疼痛，及小肠疝气，阴寒腹痛等症。

志室 经穴名，出《针灸甲乙经》。又名精宫。属足太阳膀胱经。位于腰部，第二腰椎棘突下旁开3寸处。主治腰脊强痛、下肢瘫痪、遗精、阳痿、阴部肿痛、小便淋沥、水肿、吐泻等。直刺0.5～1寸。艾炷灸5～10壮，或艾条灸10～20分钟。

劫刺 古刺法名。出《灵枢·经筋》。劫为快之意，指于痛处取穴，用火针速刺即出的刺法。

芙蓉膏 方名，出自《证治准绳》。紫荆皮、天南星各一两，芙蓉叶二两，独活、白芷、赤芍药各五钱。为末，用生姜汁、茶水调敷患处。功能活血消肿，止痛愈疮。治打扑损伤肿痛。《疡医大全》载同名方二首，亦治疮肿，但组成有异。

芜荑 中药名，出自《神农本草经》。又名山榆仁、臭芜荑、白芜荑、大果榆糊。为榆科植物大果榆 Ulmus macrocarpa Hance 果实的加工品。性温，味辛、苦。归脾、胃经。有杀虫消疳之功效，可治虫积腹痛及小儿疳积等证。外用可治疥癣。煎服：3～10g。

芜菁 中药名，出自《名医别录》。又名九英菘、诸葛菜、蔓菁、大头菜。为十字花科植物芜菁 Brassica rapa L. 的块根及叶。性平，味辛、苦、甘。有下气、宽中、清利湿热之功效，可治食积不化、消渴、黄疸。煎服：30～60g。外用可治热毒风肿、疔疮、乳痈、阴囊肿大、小儿秃疮。芜菁子能清热利湿，明目，解毒。

芫花 中药名，出自《神农本草经》。又名老鼠花、头痛花、药鱼草、癞头花、棉花条、芫条花、银腰带。为瑞香科植物芫花 Daphne genkwa Sieb. et Zucc. 的花蕾。性温，味辛、苦，有毒。归肺、肾、大肠经。有泻水逐饮、祛痰止咳之功效。可治身面浮肿、大腹水肿、胸胁积液，以及慢性支气管炎属于寒湿型者。外用能杀虫疗疮，治头疮、白秃、顽癣。煎服：1.5～3g。散剂每次服0.6g。虚弱者及孕妇忌用。反甘草。

芫荽 中药名，出自《日用本草》。又名胡荽、香菜。为伞形科植物芫荽 Coriandrum sativum L. 的带根全草。性温，味辛。归肺、胃经。有发汗透疹、健胃消食之功效，可治麻疹透发不畅、感冒发热无汗、食滞胃痛、痞闷。煎服：9～15g。

苇茎汤 方名，出自《备急千金要

方》。又名千金苇茎汤。苇茎二升，薏苡仁、冬瓜仁各半升，桃仁三十枚。先将苇茎煮汁去滓，将它药为粗末，入苇汁中，煮取二升，分二次服。功能清肺化痰，逐瘀排脓。治肺痈咳嗽，有微热，甚则咳吐腥臭痰，胸中隐隐作痛，肌肤甲错，舌红苔黄腻，脉滑数。

芸苔 中药名，出自《新修本草》。又名芸苔菜、红油菜。为十字花科植物芸苔 Brassica campestris L. 或油菜 B. campestris L. var. olelfera DC. 的嫩茎叶。性寒，味辛。有散血、消肿之功效，可治劳伤吐血、血痢、瘕癖。煎服：60～150g。捣敷可治丹毒、乳痈。

苣荬菜 中药名，出自《植物名实图考》。又名牛舌头、野苦荬、山苦荬、北败酱。为菊科植物苣荬菜 Sonchus arvensis L. 的全草。性寒，味苦。有清湿热、消肿排脓、凉血、化瘀解毒之功效，可治阑尾炎、肠炎、痢疾、吐血、衄血、便血、倒经、产后瘀血腹痛。煎服：9～15g。外用可治疮疖痈肿、痔疮。

芽儿 见《育婴家秘》。婴儿初生的称谓。婴儿初生如草木之芽，受气初生，其气方盛，生机蓬勃，欣欣向荣。

芷园臆草存案 医案著作。明·卢复撰。共载医案19则。强调审因求本，"不可泥其形症"。所载医案，以问答形式阐述病因、病理，分析治疗方药。收入《医林指月》。

苋实 中药名，出自《神农本草经》。又名苋菜子。为苋科植物苋 Amaranthus mangostanus L. 的种子。性寒，味甘。归肝、大肠、膀胱经。有清肝明目、通利二便之功效，可治目赤肿痛、角膜云翳、青盲、乳糜血尿、二便不利。煎服：6～9g。苋根能活血、凉血、解毒。

花椒 中药名，出自《神农本草经》。又名川椒、蜀椒、点椒。为芸香科植物花椒 Zanthoxylum bungeanum Maxim. 或青椒 Z. schinifolium siebee Zucc. 的干燥成熟果皮。性热，味辛，有小毒。归脾、胃、肾经。有温中、止痛、杀虫之功效。可治脾胃虚寒，脘腹冷痛，呕吐、泄泻；蛔虫引起的腹痛、呕吐或吐蛔。煎服：2～5g。

花韵楼医案 医案著作。1卷。清·顾鬘云撰。作者为女医家，擅治妇科疾病。本书以妇科及内科杂病为主，记录较详。多为连续就诊病案，从中可以看出顾氏辨证用药的层次和思路。收入《珍本医书集成》。

花蕊石 中药名，出自《嘉祐本草》。又名花乳石。为矿石类含蛇纹石大理岩 Ophicalcite 之石块。性平，味酸、涩。归肝经。有止血、化瘀之功效，可治咯血、吐血等内出血而兼有瘀滞者。煎服：10～15g。外用可治创伤出血。

花蕊石散 方名，出自《十药神书》。煅花蕊石，为细末，每服三至五钱，用童便一盏炖温调服。功能收涩止血。治咳血。《伤科汇纂》载同名方，采由花蕊石、石硫黄二味组成，可治金疮刃伤，打扑创伤，患处瘀血者。

花翳白陷 病名，见《世医得效方》。又名花翳、枣花翳、萝卜花、白陷鱼鳞。相当于今之角膜溃疡。多因肝肺积热，风邪外袭，风火热邪搏结于上所致。此外，外伤亦可引起。症见黑睛生白翳，如花瓣，似鱼鳞，中央低陷，四围高起，眼痛头痛，羞明流泪，视力下降，白睛红赤，抱轮尤甚。常伴瞳神缩小，黄液上冲等。失治易成蟹睛。治宜疏风清热，泻火解毒。用新制柴连汤、龙胆泻肝汤或泻肝散加减。外用抗生素、散瞳孔药。

花癫 病名，见《续广达生篇》。又称花风、花心风。指女子性欲亢盛，思男子而不得，欲火炽盛，以致成癫者。病由欲念萦怀，思慕不遂，肝郁化火，内火燔盛，而致发癫。症见语无伦次，不知羞耻，见男则喜，见女则怒，甚至衣被不敛，赤身裸体。治宜泻肝清热，解郁宁神，方用散花丹。

芥子 中药名，出自《名医别录》。又名芥菜子、黄芥子。为十字花科植物芥菜

Brassica juncea (L.) Czern. et Coss. 的种子。性温，味辛。归肺经。有利气豁痰、温中散寒、消肿止痛之功效，可治咳喘痰多、胸胁胀痛、胃寒吐食、心腹疼痛、阴疽痰核。煎服：3～9g。研末醋调敷可治跌打损伤、关节疼痛。芥菜，又名雪里蕻，能通肺豁痰，利膈开胃。

苍术 中药名，出自《神农本草经》。又名赤术、枪头菜。为菊科植物茅苍术 Atractylodes lancea (Thunb.) DC. 或北巫术 A. chinensis (DC.) Koidz. 的根茎。性温，味辛、苦。归脾、胃经。有燥湿健脾、祛风湿之功效。可治湿阻中焦，运化失司，而见脘腹胀满，食欲不振，恶心呕吐，倦怠乏力，舌苔浊腻；风寒湿痹，脚膝肿痛，痿软无力；夜盲症及眼目昏涩。煎服：5～10g。

苍龙摆尾 ①小儿推拿方法名。出《小儿推拿广意》。在小儿前臂曲侧正中部，用手掌侧由腕至肘来回搓摩，然后一手握住肘部，一手握住手指进行摆动。本法有退热开胸的作用。②针刺手法名。出《金针赋》。又名青龙摆尾。其法进针得气后，斜刺向病所，持针勿转，不进不退，然后向左右慢慢摆动针柄，如扶船舵状。有行气至病所的作用，适用于经络气血壅滞之症。

苍生司命 综合性医书。8卷，卷首1卷。明·虞抟辑。卷首列述常用药物性味功能，摘论与临床密切相差的基础理论，及脉学《四言举要》、内景图解。正文8卷以内科杂病为主，兼及五官、口腔、妇产科等，列述诸病证治，有论有方。现存清初还读斋刻本。1987年中医古籍出版社出版影印本。

苍耳子 中药名，出自《神农本草经》。又名葈耳实、苍子、苍棵子、牛虱子。为菊科植物苍耳 Xanthium sibiricum patr. et widd. 的果实。性温，味辛、苦，有小毒。归肺经。有通鼻窍、祛风湿、止痛之功效。可治鼻渊，头痛，不闻香臭，时流浊涕；风湿痹痛，四肢拘挛。煎服：3～10g。过量易致中毒，引起呕吐、腹痛、腹泻等证。苍耳草能祛风、清热、解毒；苍耳虫能解毒散肿。

苍耳散 方名，出自《济生方》。又名苍耳子散。辛夷仁半两，苍耳子二钱半，白芷一两，薄荷半钱。为细末，每服二钱。功能祛风通窍。治鼻渊。

苍龟探穴 针刺手法名。出《金针赋》。其法进针得气后，向上下左右四方斜刺，每方均按浅、中、深三层行三进一退的"钻剔"动作。有通行经脉的作用。运用于治疗经脉壅滞之症。

芪附汤 方名，出自《赤水玄珠》。炙黄芪、炮附子各等分。每服四钱，加生姜十片，水煎服。功能补气助阳，固表。治阳气大虚，汗出不止，肢体倦怠。

芡实 中药名，出自《神农本草经》。又名鸡头实、鸡头、鸡头米、刺莲蓬实。为睡莲科植物芡 Euryale ferox salisb. 的成熟种仁。性平，味甘、涩。归脾、肾经。有补脾去湿、益肾固精之功效。可治脾虚泄泻，日久不止；肾虚遗精、小便不禁、白带过多。煎服：10～15g。

严氏济生方 方书。又名《济生方》。10卷。南宋·严用和撰于1253年。本书分类辑录内、外、妇科效验医方，凡医论80则，主433首（据玉枝轩本统计）。作者持论谨慎，不轻攻，不轻补。所论"补脾不若补肾""气道贵乎顺，顺则津液流通"，后世评价很高。所收诸方，或选自《太平惠民和剂局方》《三因方》，或采自民间单验方。多数为作者亲试验方，如实脾饮、归脾汤、加味肾气丸、鳖甲饮子、橘皮竹茹汤等，临床沿用迄今。本书我国明以后散佚，清代纂修《四库全书》时，据《永乐大典》辑佚，得医论56则，方240余首。日本枫山秘府尚存原书。人民卫生出版社1957年据《永乐大典》辑佚本影印；1980年出版排印本，名《重订严氏济生方》。

严用和 约1206～1268年。南宋医家。字子礼。庐山（今属江西九江）人。12岁即从名医刘开学医，17岁即医名显扬。认为世变有古今之殊，风土有燥湿之异，人禀有厚薄不齐，一概以古方治今病，往往枘凿不入。故取古人可用之方，集所学已试之方，于宝祐元年（1253年）撰《济生方》10卷。后又撰《严氏济生续方》10卷。所创归脾汤，深为历代医家推重。

严观 明代医生。仁和（今浙江杭州）人。精于医术，治病不拘泥古方，有药有法。以善于用附子，人称"严附子"。

苎麻根 中药名，出自《名医别录》。又名苎根。为荨麻科植物苎麻 Boehmeria nivea (L.) Gaud. 的根。性寒，味甘。归心、肝经。有凉血止血、清热安胎、利尿、解毒之功效。可治咯血、吐血、衄血、尿血、崩漏及紫癜等证属于血分有热者；怀胎蕴热所致的胎动不安及胎漏下血；湿热下注、小便淋沥不畅；热毒疮痈、蛇虫咬伤。煎服：10～30g。

芦荟 中药名，出自《药性论》。又名草芦荟。为百合科植物库拉索芦荟 Aloe vera L. 及好望角芦荟 A. ferox Mill. 的液汁经浓缩的干燥物。性寒，味苦。归肝、大肠经。有泻下、清肝、杀虫之功效。可治习惯性便秘及热结便秘；小儿疳积；癣疮。入丸散，1～2g。脾胃虚寒、食少便溏及孕妇忌用。

芦荟肥儿丸 方名，出自《医宗金鉴》。炒五谷虫、炒扁豆、炒山药、炒神曲各二两，生芦荟、炒胡黄连、炒黄连、炒芜荑各一两，炒银柴胡一两二钱，山楂、炒使君子各二两半，煅虾蟆四个，煨肉豆蔻七钱，槟榔五钱，炒麦芽一两六钱，炒鹤虱八钱，飞朱砂、麝香各二钱。为细末，醋糊为丸，黍米大，每服一钱，米汤送下。功能健脾清热，消食杀虫。治小儿肝疳，面目爪甲皆青，目生眵泪，陷涩难睁，腹大青筋，身体羸瘦，燥渴烦急，粪青如苔。

芦荟消疳饮 方名，出自《外科正宗》。芦荟、胡黄连、石膏、羚羊角、栀子、牛蒡子、银柴胡、桔梗、黄连、玄参各五分，薄荷叶四分，升麻、甘草各三分。加竹叶十片，水煎服。功能清热泻火。治小儿

走马牙疳，身热气粗，牙龈腐烂，气味作臭，甚则穿腮破唇。

芦根 中药名，出自《名医别录》。又名苇根、芦柴根、芦通、芦芽根、甜梗子。为禾本科植物芦苇 Phragmites communis Trin 的地下茎。性寒，味甘。归肺、胃经。有清热生津、止呕、除烦之功效。可治热病伤津，烦热口渴，或舌燥少津；胃热呕逆；肺热咳嗽，痰稠、口干及外感风热的咳嗽；小便短赤，热淋涩痛。煎服：15～30g。鲜品用量应加倍。

劳 ①病名。见《金匮要略》。虚劳的简称。详见虚劳条。②病因之一。见《素问·举痛论》。指过度劳累。属不内外因。③痨的古字。

劳风 病名，出《素问·评热病论》。指劳力感伤风寒所致咳嗽。与风咳、劳风咳均属同一病证。病因劳动汗出感受风寒，初起可见咳嗽咯白沫痰，恶风寒，继而痰变稠黄如脓，为风寒化热壅肺。初起当辛温解毒宣肺止咳化痰，荆防败毒散合三拗汤加减；有肺热时当清肺化痰，麻杏石甘汤加减。

劳发 病证名，见《张氏医通》。指气虚之人遇劳力而致寒热。病因为气虚加过劳而致气阴两伤。症见发热恶寒，伴有腿疼，劳力而发。治以补气为主，补中益气汤加减。

劳则气耗 指劳累过度则损耗精气的病理表现。临床可见气喘，汗出，继则倦怠乏力，精神萎靡等症。《素问·举痛论》："劳则气耗，……劳则喘息汗出，外内皆越，故气耗矣。"

劳伤月经过多 病证名，月经过多之一。多因经期不慎，过度劳伤，冲任受损，经血失固所致。症见经血过多，带经日久，血色发黯，腰腹酸坠，身乏无力，面色萎黄。治宜养血固冲。方用阿胶散配云南白药口服。

劳汗 证名，见《素问·生气通天论》。指稍事劳动即有汗出之证。多因心脾不足，其症多有气短乏力，身体沉重。治宜

补益心脾，用归脾汤或补中益气汤加减。

劳极 古病名。①指肾虚劳损之证。见《济生方》。病因过劳伤肾，肾阴阳俱虚，症见夜寐盗汗，小便余沥不尽，阴湿冷等。治宜补益肾气，金匮肾气丸加减。②指劳瘵。见《医学正传》。相当于肺劳晚期，有传染性。症见咳嗽、潮热、咯痰带血、遗精、乱梦纷纭，身体羸瘦。治当气阴两补，兼以固肺，黄芪鳖甲汤合百合固金汤加减。

劳咳 病证名，①指虚劳咳嗽。见《济生方》。同劳嗽。病因外感六淫经久不愈或七情所伤或过劳等，致五脏之气损伤，肺伤则咳嗽不止。其症同虚劳，全身疲乏无力、消瘦、咳嗽无力，脉虚，治宜补益肺气，如补肺阿胶汤、人参蛤蚧散加减。②仅指肺劳咳嗽。详见肺劳、痨瘵条。

劳复 病证名，出《伤寒论》。指伤寒温病后，余热未尽，劳累后复发原病者。详见房劳复、食劳复、温病劳复、阴虚劳复等条。

劳宫 经穴名，出《灵枢·本输》。又名五里、掌中、鬼路。属于厥阴心包经，该经荥穴。位于掌心横纹，第二、三掌骨间，屈指握拳时当中指端下是穴。主治心痛、癫狂、痫、中风昏迷、口臭、舌烂、气逆、呕哕、黄疸、胸胁疼痛、中暑、吐血、衄血、口疮、脏躁、鹅掌风等。直刺0.3~0.5寸。艾炷灸3壮，或艾条灸3~5分钟。

劳损 病证名，见《景岳全书》。指虚劳、虚损中属阴虚为主者。病因恣情纵欲，劳倦过度，耗伤精血。症见骨蒸潮热，盗汗，五心烦热。治宜滋阴补肾，大补阴丸。详参虚劳、虚损条。

劳热 证名，见《丹溪心法》。指虚劳骨蒸发热。多因气血亏损，阴阳俱衰所致。症见骨蒸潮热、五心烦热等。治当补气养血，益肾滋阴，用人参养荣汤或合用青蒿鳖甲汤加减。参见虚损、虚劳、劳损条。

劳倦 内伤性病因之一，又名劳伤。泛指劳累过度、房室不节、饥饱失常等虚损性因素。其致病多伤及脾气与肾精。临床可见困乏懒言，动则气喘，烦热自汗，心悸不安等症。《素问·调经论》："有所劳倦，形气衰少，谷气不盛，上焦不行，下脘不通，胃气热，热气熏胸中，故内热"。临床上"劳倦伤脾"亦颇多见。

劳倦恶寒 证名，见《证治汇补》。指过度劳累而气虚所致的恶寒症状。见恶寒伴疲惫无力，脉缓弱，寸口脉虚大无力。治当补益脾气，补中益气汤加减。参恶寒、内伤恶寒条。

劳淋 病证名，见《诸病源候论》。指过度劳累而引起淋证。症见小便淋漓不爽，伴小腹痛，尿频尿急，过劳则复发等。治当益气通淋，补中益气汤合五苓散加减。有肾阴虚者，可用知柏地黄汤加减。

劳痢 证名，见《证治要诀》。指久痢不愈成虚劳者。病因痢久耗伤气阴。症见下痢伴身疲乏力、五心烦热、身体消瘦等。治当补脾化湿，用参苓白术散合平胃散加减。详参痢疾、虚痢条。

劳蒸 病证名，见《三因极一病证方论·劳瘵诸证》。又称蒸病、骨蒸。以潮热如蒸发之楚，故名。属劳瘵症状之一。详见劳瘵条。

劳瘵 病名，见《三因极一病证方论》。又名痨瘵、传尸痨、劳极、尸注、殗殜、鬼注等。指有传染性的虚劳病。病因劳虫传染所致。症见身体羸瘦，疲惫无力，头发干枯，潮热骨蒸，盗汗，或颈部有瘰疬，或咳嗽气短、咯脓血，或遗精梦交等，病情逐月逐年加重。治当益气养阴，黄芪鳖甲汤或紫菀汤加减。并应结合西医的抗结核治疗，达到更好的疗效。

芭蕉根 中药名，出自《日华子诸家本草》。又名芭蕉头。为芭蕉科植物芭蕉 Masa basjoo Sieb. et Zucc. 的根茎。性寒，味甘。归肝、脾经。有清热解毒、利尿、消肿之功效，可治热病头痛狂躁、消渴、黄疸、水肿、脚气、血尿、血崩、白带、高血压病。煎服：15~30g。捣敷可治痈肿、发背、疔疮、丹毒。芭蕉花能平肝，化痰，活血。

苏子降气汤 方名。出自《太平惠民和剂局方》。苏子、半夏各二两半,肉桂、当归各一两半,炙甘草二两,前胡、炒厚朴各一两。为粗末,加生姜二片,大枣一枚,紫苏五叶,每服二钱,水煎服。功能降气平喘,祛痰止咳。治上实下虚,见痰涎壅盛,喘咳短气,胸膈满闷;或腰疼脚弱、肢体倦怠;或肢体浮肿,舌苔白滑或白腻等。近代常用于治疗慢性支气管炎、支气管哮喘、轻度肺气肿和肺原性心脏病的咳喘属痰涎壅盛者。《杂病源流犀烛》载同名方,组成不同,为治肺痿方。

苏木 中药名,出自《新修本草》。又名红柴、赤木、苏枋、苏方木。为豆科植物苏木 Caesalpinia sappan L. 的心材。性平,味甘、咸、微辛。归心、肝、脾经。有活血通经、祛瘀止痛之功效,可治血滞经闭、产后瘀阻腹痛,以及跌打损伤等证。煎服:3~10g。孕妇忌用。

苏合香 中药名,出自《名医别录》。又名苏合油、苏合香油。为金缕梅科植物苏合香树 Liquidambar orientalis Mill. 的树脂。性温,味辛。归心、脾经。有开窍辟秽、止痛之功效,可治中风痰厥、卒然昏倒的寒闭之证;胸腹冷痛满闷之证。宜入丸剂,0.3~1g。

苏羌达表汤 方名,出自《重订通俗伤寒论》。苏叶一钱半至三钱、防风、羌活、白芷各一至一钱半,杏仁、茯苓皮各二至三钱,橘红、生姜各八分至一钱半。水煎服。功能解表散寒,化痰止咳。治头痛身痛,恶寒发热,脉紧无汗,或兼鼻塞咳嗽。

苏沈良方 方书。本书是南宋时人将宋·苏轼《苏学士方》和宋·沈括《良方》两书合编而成。原书共15卷,现存10卷本及8卷本两种,10卷本流传较广。又名《苏沈内翰良方》。本书选辑临床各科验方,及医理、本草、灸法、养生、炼丹等内容。方药后或附载医案。治法多简便易行。现存明嘉靖刻本、清乾隆武英殿聚珍本。1956年人民卫生出版社出版影印本。

苏轼 1037~1101年。北宋著名文学家。字子瞻,号东坡居士。今四川眉山人。兼通医学,南宋时人将其所集方药与沈括《良方》合编为《苏沈良方》。所撰《志林》《仇池笔记》,亦多载医药经验。

苏颂 1020~1101年。宋天文学家、药学家。字子容。原籍泉州南安(今属福建),后徙居丹阳(今属江苏)。嘉祐二年(1057年)任太常博士集贤校理时,参与校正医书局校注《嘉祐补注神农本草》。又主编《本草图经》20卷,是我国现存最早的绘图本草著作。

苏敬 599~674年。唐代药学家。曾任朝仪郎行右监门府长史骑都尉等职。显庆二年(657年),奉命与李世勣、孔志约等20余人共同编撰《新修本草》。659年成书,由政府颁行天下。该书被誉为世界上第一部药典。又以善治脚气病闻名于时,撰《脚气方卷论》1卷,已佚,《外台秘要》曾加引录。

苏澄 宋医家,一作五代时人。隐为道士,号栖真子。真定(今河北正定)人。善养生之术,年80余不衰老,卒年百岁。撰有《婴孩保健方》10卷。

杜本 1276~1350年。元代学者。字伯原,号清碧先生。清江(今江西清江)人。博学善文,兼通医学,隐居武夷山。顺帝时召为翰林侍制,兼国史院编修官,以病力辞不就。增订敖氏十二舌苔图为三十六图,并列治法方药,于1341年(至正元年)撰成《敖氏伤寒金镜录》,为我国最早的舌诊专书。

杜光庭 唐末五代时道士。字圣宾,自号东瀛子,赐号广成先生。括苍(今浙江丽水)人。唐僖宗至蜀曾召见,任以谏议大夫、户部侍郎。知医,撰《玉函经》3卷,为脉学著作。后有崔嘉彦《注广成先生玉函经》及黎民寿《广成先生玉函经解》行世。

杜仲 中药名,出自《神农本草经》。

又名木绵、思仲、丝棉皮、扯丝皮、丝连皮。为杜仲科植物杜仲 Eucommia ulmoides Oliv. 的树皮。性温，味甘。归肝、肾经。有补肝肾、强筋骨、安胎之功效。可治肝肾不足，腰膝酸痛或痿软无力；肝肾虚寒，阳痿、尿频；胎动不安或习惯堕胎；肝阳上升，头目眩晕。煎服：10～15g。

杜自明 1878～1961年。现代正骨医生。四川成都人。擅长骨伤科，其手法具有独到之处。曾任全国政治协商委员会委员。其门徒将其治疗经验整理成《正骨经验概述》《扭挫伤治疗常规》《增补少林十二式》等。

杜鹃花 中药名，出自《本草纲目》。又名艳山花、清明苑、映山红、水躑躅。为杜鹃花科植物杜鹃 Rhododendron simsii planch. 的花。性平，味酸，有小毒。有化痰止咳、活血止血、祛风湿之功效，可治支气管炎、月经不调、闭经、崩漏、吐血、衄血、风湿痛。煎服：9～15g。孕妇忌服。杜鹃花叶能镇咳祛痰，清热解毒；杜鹃花根能活血，止血，祛风，止痛。

杜衡 中药名，出自《土宿本草》。又名土细辛、马蹄香、马辛、南细辛。为马兜铃科植物杜衡 Asarum forbesii Maxim. 的根或全草。性温，味辛，有小毒。有祛风散寒、止痛、平喘之功效，可治风寒头痛、牙痛、痰饮咳嗽、胃痛、肋间神经痛、痧气腹痛、风寒湿痹、跌打损伤。煎服：1.5～3g。捣敷可治毒蛇咬伤。孕妇忌服。

杏仁 中药名，出自《神农本草经》。又名苦杏仁。为蔷薇科植物山杏 Prunus armeniaca L. var. ansu Maxim 辽杏 Prunus mandshurica（Maxim）Koehne. 西伯利亚杏 Prunus sibirica L. 及杏 Prunus armeniaca L. 的成熟种子。性微温，味苦，有小毒。归肺、大肠经。有止咳平喘、润肠通便之功效。可治咳嗽气喘，肠燥便秘。煎服：3～10g。

杏仁滑石汤 方名，出自《温病条辨》。杏仁、半夏、滑石各三钱，黄芩、郁金、厚朴各二钱，橘红一钱五分，黄连、通草各一钱。水煎服。功能清热祛暑，化痰祛湿。治暑温伏暑，症见胸膈痞闷，潮热呕恶，烦渴自利，汗出尿少，舌苔灰白。

杏苏散 方名，出自《温病条辨》。苏叶、半夏、茯苓、前胡、苦桔梗、枳壳、甘草、生姜、大枣、陈皮、杏仁。水煎服。功能轻宣凉燥，宣肺化痰。治外感凉燥，见头微痛，恶寒无汗，咳嗽痰稀，鼻塞嗌干，苔白脉弦。

杉木 中药名，出自《新修本草》。又名杉材。为杉科植物杉木 Cunninghamia lamceolata（Lamb.）Hook. 的心材及树枝。性微温，味辛。归脾、胃经。有祛风燥湿，解毒消肿、下气止痛之功效，可治奔豚、心腹胀痛。煎服：30～60g。煎水洗可治漆疮、臁疮、脚气、风疹痒疮；烧灰油调可治烫伤。

杉篱 骨科器具名。见《医宗金鉴》。为四肢干骨骨折的一种外固定器具。因其系由杉木制成且形似圆篱，故名"杉篱"。其制作为根据患肢的形状制成数根杉木条，每根两头各钻一孔，以绳穿贯缚于竹帘或纱布绷带的外层以加强固定。

巫妨 一作巫方，传说中的古代医家。相传为尧帝之臣。据《杂病源候论》载，巫妨著有《小儿颅囟经》，后世不传，是为小儿方之始。

巫咸 传说中商王太戊的大臣，一作巫戊，一说即甲骨文中的咸戊。是我国史书记载的早期巫医。

巫彭 商代巫医。约生活于公元前16世纪。《说文》记载："巫彭初作医。"

极泉 经穴名，出《针灸甲乙经》。属手少阴心经。位于腋窝中间，腋动脉的内侧，举臂开腋取之。主治胁肋痛、心腹痛、目黄、咽干、瘰疬、肩痛不举、肘臂冷痛、上肢麻痹等。直刺0.5～1寸，避开动脉。艾炷灸1～3壮，或艾条灸5～10分钟。

杞菊地黄丸 方名，出自《医级》。枸杞子、菊花、熟地黄、山茱萸、山药、泽泻、牡丹皮、茯苓。为细末，炼蜜为丸，梧桐子大，每服三丸，空腹服。功能滋肾养肝。治肝肾阴虚所致两眼昏花，视物不明，或眼睛干涩，迎风流泪。

杨士瀛 南宋医家。字登文，号仁斋。三山（一作怀安，今福建福州）人。世代以医为业。自幼立志学医，钻研《内经》《难经》《伤寒论》和历代名医著作。著述较多，有《伤寒类书活人总括》《仁斋直指方论》《仁斋小儿方论》《医学真经》《察脉总括》等书。又撰《医学真诠》，今佚。

杨上善 585～670年。隋唐时期医学。隋大业（605～616年）间任太医侍御，唐时任太子文学、太子司议郎。精于医。是我国最早注释《内经》的医家之一。撰《黄帝内经太素》30卷，取《素问》《灵枢》，改编经文，各归其类，并加注释，阐发经义。另撰有《黄帝内经明堂类成》13卷，为针灸经脉俞穴专书，唐代曾定为学习针灸之教材。

杨子建 宋代医家。名康侯，号退修。青神（今属四川）人。精研医理。撰《十产论》，论述横产、倒产、坐产、碍产诸难产病证甚详，且记胎位转正手法。又《杨子建七说》亦为妇产科著作，佚文见于《产育保庆集》。另撰有《护命方》《通神论》，均佚。

杨天惠 1048～1118年。宋代官吏，通医药。字佑父，号西州文伯。郫县（今四川三台）人，一说郫县人。元丰（1078～1085年）间进士，曾任邛州学官、双流县丞、彭山县丞、彰明县令等职。著《彰明附子记》，详述彰明附子栽培面积、产量、种植法、植物形态、药材鉴别特征等。

杨介 北宋医家。字吉老。泗州（今江苏盱眙）人。世业医。为太医生。崇宁年间（1102～1106年）泗州处决刑犯，郡守李夷行派遣医生、画工剖腹观察，将所见绘图。杨介取此图校以古书，以所见五脏之真绘图，又取烟梦子所画，条析订正，益以十二经图，撰《存真图》一卷，已佚。又撰有《四时伤寒总病论》，亦佚。

杨氏家藏方 方书。20卷。宋·杨倓撰。刊于1178年。本书汇辑杨倓家藏经用或闻见之验方，分为诸风、伤寒、中暑、风湿、脚气等49类，录方1111首。其方多属宋代医家常用方。并采用当时新药，如以大风油治大麻风等。本书与洪遵《洪氏集验方》、胡元质《胡氏经验方》并行江淮，医家用之多效。现存日本1777年活字本、日本据南宋淳熙十二年福建官刻本抄本。1988年人民卫生出版社出版点校排印本。

杨氏提纲医方纂要 综合性医书。又名《杨氏提纲》《杨氏提纲全书》。清·杨旦升辑。刊于1728年。4卷。本书内容多据《伤寒论》《景岳全书》《本草纲目》三书摘录，分门类编。卷1阴阳五行、四诊等；卷2～4辑伤寒、妇科、儿科、外科诸证用方，附加减法、简便方、救急方。现存清雍正六年博济堂初刻本。

杨玄操 唐代医家。曾任歙州（今安徽歙县）县尉。对吕广所注《难经》之未解及注释不详者再予注释，并别为音义训释，以彰其旨，历时10年，撰成《黄帝八十一难经注》5卷。原书已佚，内容大部保留在《难经集注》中。另撰有《黄帝明堂经》，现存残本。还有《素问释音》《明堂音义》《本草注音》等，均佚。

杨时泰 清代医家。字贞颐，号穆如。江苏武进人。1819年（嘉庆乙卯）举人。精于医，先宗名医周慎斋之学，后又宗张璐。长于辨证，用药兼取金元四家之法。选刘若金所撰《本草述》一书精华，辑成《本草述钩玄》32卷。

杨珣 明代医家。字恒斋。长安（陕西西安）人。曾任职太医院。博览群书。著有《伤寒撮要》《丹溪心法集要》《针灸详说》，均佚。另撰《针灸集书》，有残本存世。

杨损之 唐代医家。曾任润州（今江苏镇江）医博士。以唐以前本草诸书所载药物繁杂，检阅不便，乃删去不急用和有名未用药物，撰成《删繁本草》5卷，已佚。

杨倓 约1120～1185年。南宋医家。字子靖。原籍代州崞县（今山西代县、原平间）人。曾任签书枢密院事、昭庆等节度使等职。赐徽猷学士、太中大夫等。1178年，汇集家藏经用或闻见验方1111首，编《杨氏家藏方》20卷。

杨继洲 1522～1620年。明代著名针灸学家。名济时。三衢（今浙江衢州）人。出身世医之家，祖父曾任太医。幼攻举子业，屡厄于有司，遂改业医。曾任嘉靖帝侍医，隆庆、万历年间任太医院医官。博览群书，通各家之说。行医四十余年，临证经验丰富，尤精于针灸，治病常针药并重。以家传医方与诸家针书参合汇考，编《卫生针灸玄机秘要》3卷。后又在此书基础上，博采群书，与考绘而成之《铜人明堂图》合刊，为《针灸大成》。该书集明以前针灸学之精华，起到承前启后作用，对国外针灸学界也有影响。

杨梅 中药名，出自《食疗本草》。又名圣生梅、白蒂梅、朱红、树梅。为杨梅科植物杨梅 Myricaruha (Lour.) Sieb. et zucc. 的果实。性温，味甘、酸。归肺、胃经。有生津解渴、和胃消食之功效，可治烦渴、口腔咽喉炎症、胃痛、食欲不振、吐泻、痢疾。内服：15～30g。研末搐鼻治头痛，烧存性油调治烫伤。杨梅根能理气、止血、化瘀。杨梅树皮能理气、散瘀、止痛、利湿。

杨梅疮 病名，见《疮疡经验全书》。广义即同霉疮；狭义是指中期霉疮病。相当于西医的二期梅毒。其中夹湿邪而生脓疱的称杨梅天疱疮；破烂肉翻、色呈腊黄的称翻花杨梅；形如赤豆嵌于肉内的称杨梅痘，形如风疹的称杨梅疹；先起红晕，后发斑点的称杨梅斑；红斑大小不一、二三个相套成圈的称杨梅圈。病因、治疗均见霉疮条。

杨梅结毒 病名，见《霉疮秘录》。又名杨梅痈漏。是指晚期霉疮。相当于西医的晚期梅毒。因霉疮毒气走窜经络，侵入骨骼关窍而成。初起筋骨疼痛，随处结肿，将溃时皮色暗红，溃后疮口凹陷，腐臭不堪，甚至颅顶塌陷、鼻崩唇缺、上腭穿溃、肢体强直等。治见霉疮条。

杨梅疳 病名，见《医宗金鉴》。是指早期霉疮病。相当于西医的硬下疳。症见疳疮条中的硬下疳。病因、治疗见霉疮条。

李子 中药名，出自《滇南本草》。又名嘉庆子。为蔷薇科植物李 Prunus salicina Lindl. 的果实。性平，味甘、酸。归肝、肾经。有清热、利水、生津、健胃之功效，可治虚劳骨蒸、消渴、腹水、小便不利、消化不良、嘈杂嗳气。李树胶能治目翳，透发麻疹。李核仁能散瘀、止咳、利水、润肠。李根皮能清热、止渴、下气。

李子毅 清代医家。字庆申。湖北蕲水人。长于诊治瘰疬等证，撰有《痰病法门》1卷，认为轻微易治者为痰，迟重难治者为瘰疬，论述痰病之鉴别、内治、外治、禁用宜忌、饮食服药等，并附验案。

李中立 明末药物学家。字正宇。雍丘（今河南杞县）人。尝核药物名实，考性味，辨形态，定施治，撰《本草原始》12卷。并附药图，多据药材写生，旁注优劣标准、采收季节、药材特征等，为本草史上论述生药之早期著作。

李中梓 1588～1655年。明末医家。字士材，号念莪，又号尽凡居士。华亭（今上海市松江）人。初习儒，为诸生，有文名。后因病习医。博览群书，究心医学50年，临证常获奇效。受张元素学说影响较深，并常与王肯堂、施笠泽、秦昌明、喻嘉言等名医交往，相互切磋医术。撰述较多，有《内经知要》《医宗必读》《本草征要》《雷公炮炙药性解》《伤寒括要》《颐生微论》等。另有《诊家正眼》《病机沙篆》《本草通玄》各2卷，合为《士材三书》。其书流传很广。

李中梓医案 医案著作。明·李中梓撰。共收医案50多则，不分门类，不立标题，多为内科杂病疑难治案。作者长于脉诊辨证，处方灵活，案语明晰。初未刊行，后收入李延昰《脉诀汇辨》。

李氏医鉴 方书。10卷。清·李文来撰。刊于1686年。本书将汪昂《医方集解》《本草备要》重新分类，合为一书，并参考其他有关医方著作纂集而成。书中将疾病分为60余大类，按病载方，方后释药。后附用药加减、治法提纲等。现存清康熙三十五年李氏贻安堂刻本。

李用粹 清初医家。字修之，号惺庵。原籍浙江鄞县，至其父移居上海。因家传而精研医术，博览医籍。康熙年间，与徐子瞻、刘道深、沈无裕并为上海四医家。撰《证治汇补》10卷，汇集前贤内科证治经验，删繁存要，补缺纠偏。全书条理清晰，尤详于辨证审治。其门人唐廷翊辑李用粹及其义子李赞化临证治案，为《旧德堂医案》。

李当之 三国时药学家。一作李谙之。华佗弟子。精本草。著《李当之本草经》，已佚。

李当之本草经 药物学著作。见《隋书·经籍志》。三国时李当之撰，已佚。

李庆嗣 金代医家。洺（今河北永年、肥乡）人。少习举业，后学医。天德间（1149~1152年）广平大疫，救活甚众。著有《伤寒纂类》《考证短人书》《李庆嗣伤寒论》《针经》《医学启元》，均佚。年八十余而终。

李迅 南宋医家。字嗣立。福建泉州人。本以儒学传家，官至大理评事。精于外科，尤善治背疽。广集医方，并亲自试用，有求医者随证赠方。庆元二年（1196年）编成《集验背疽方》1卷，为疡科善本。

李辰拱 宋元间医家。字正心。延平（今福建南平）人。曾从杨仁斋学医，取其《活人总括》，经30余年，编成《伤寒集成方法》。因杨氏著述虽富，而独阙产科，乃补杨氏之缺，著《胎产救急方》一卷。

李时珍 1518~1593年。明代杰出的医药学家。字东璧，晚号濒湖山人。蕲州（今湖北蕲春）人。世代业医，父李言闻，有医名。幼习儒，三次应乡试不中。后弃儒业医。精于医药，楚王聘为良医，后又被荐赴京师太医院供职一年。念本草一书历代注解谬误颇多，乃考古证今，辨疑订误，广采博收群书，历时27载，三易其稿，于万历六年（1578年）撰成《本草纲目》52卷。《本草纲目》为明代本草集大成著作，载药1892种，内新增药物374种。参考历代医药和其他文献800余种。在药物、分类、鉴定、采集、炮制、功用、主治等方面详加记述，并纠正了历代本草中不少错误。内容丰富，保存了大量动、植、矿物资料，被近人视为博物学巨著。他注重实践，书中许多结论来自实地考察和验证。另撰有《濒湖脉学》《奇经八脉考》。李时珍是世界公认的古代著名科学家，在国内有崇高声誉和很大影响。《本草纲目》自十七世纪先后传到亚洲和欧洲不少国家，被译为英、法、德、拉丁、日等多种文字。

李言闻 ？~约1572年。明代医家。字子郁，号月池。蕲州（今湖北蕲春）人。李时珍之父。世业医。任太医院吏目。博冶经史，精究医理。撰《四诊发明》8卷，已佚。后李时珍撮O粹撷华，撰《濒湖脉学》，广行于世。又撰《蕲艾传》1卷、《人参传》2卷。所撰《痘疹证治》《医学八脉注》等，已佚。并删补宋·崔嘉彦《脉学举要》后，附刊于《濒湖脉学》，名《四言举要》。

李杲 1180~1251年。金代著名医学家，金元四大家之一。字明之，自号东垣老人。真定（今河北正定）人。拜名医张元素为师，尽得其传。时当战乱，人们生活动荡不安，经常遭受饥饿寒冷和精神刺激，由此致病甚多，应用伤寒治法往往无效。李杲根据长期医疗实践心得，提出"内伤"说，认为"内伤脾胃，百病由生"。又据《内经》四时皆以养胃气为本的理论，在治疗上强调调理脾胃，升提中气，自制补中益气汤等新方。因其善于用温补方法调理脾胃，后世称以他为代表的学术流派为补土派。晚年传其学于罗天益等。有《脾胃论》《内外伤辨惑论》《兰室秘藏》《用药法象》《东垣试效方》等。

李昉 925~996年。五代宋代间官吏。字明远。深州饶阳（今河北饶阳）人。五代时为秘书郎、集贤殿修撰，至后周为翰林学士。归宋亦为翰林学士，累官右仆射，加中书侍郎平章事等职。宋开宝七年（974年）与卢多逊、王佑、扈蒙等审定本草，编成《开宝重定本草》21卷。

李駉 南宋医家。字子野，号晞范子。临川（今江西抚州）人。业儒精医，钻研《难经》《脉经》等古代医书，详加注解，撰《难经句解》《脉诀集解》《脉髓》《幼幼歌句解》等。

李柱国 西汉时医家。汉成帝侍医。我国第一位校勘医药书籍的医家。据《汉书·艺文志》。李柱国曾校汉以前医经、经方共18家490卷。另校有神仙家、房中家诸书。

李柽 南宋医家。字与九。姑孰（今安徽当涂）人。为尚书左司郎，精于医术。将张仲景《伤寒论》加以整理，列方于前，类证于后，撰《伤寒要旨》1卷。另撰《小儿保生方》《伤寒治法撮要》，均佚。

李修 南北朝北魏医家。字思祖。阳平馆陶（今河北馆陶）人。父亮、兄元孙均享医名。晚入代京（今山西大同一带），历位中散令，以功赐爵下蔡子，迁给事中。太和（477~499年）间，常在宫廷内为高祖文明太后治病，多有效验。曾集诸学士及工书者百余人，在东宫撰《药方》百余卷，皆行于世，今佚。北魏迁都洛阳后，为前军将军，领太医令，卒赠威远将军、青州刺史。

李俊良 太平天国医生。广西人。原经营药材，兼通医理。1851年参加金田起义。因治愈洪秀全所患时疫，封为国医。1852年加封指挥，次年擢升检点，为典内医道。他筹建医院，设国医衙，建总药库。又治杨秀清目疾，使得免失明。1856年天京内讧时罹难，年仅30余。

李炳 1729~1805年。清代医家。字振声，号西垣。仪真（今江苏仪征）人。临证数十年，治验丰富，世多传其奇验案。苦《金匮》无佳注，撰《金匮要略注》22卷。又录平生验案，为《西垣诊籍》。撰《辨疫琐言》，阐疫疾诸症如发斑、战汗、寒热等机理，每有独到之见。焦循集其医案为《李翁医记》上下篇，刊以传世。

李济马 朝鲜医学家，号东武。1837年出生于朝鲜咸境南道咸兴。1900年去世。幼读儒家和军事书籍。曾从军、习武术并担任过镇海县监。后因对当局不满，乃弃官从医。他勤于临床，钻研国内外医籍，提出了"四象"学说，从体格和气质把人的体质分为太阳、太阴、少阳、少阴四象人，主张辨象施治。著有《东医寿世保元》一书，奠定了朝鲜民族医学的理论基础。

李珣 约855~约930年。唐末五代间药学家、文学家。字德润。祖籍波斯，传为波斯商人李苏沙后裔。随唐僖宗入蜀，定居樟州（今四川三台）。其家经营香药为业。撰《海药本草》6卷，已佚。据《证类本草》《本草纲目》所存佚文统计，尚存124种药物。是我国古代研究和介绍外来药物的重要著作。《全唐诗》存其诗作54首。

李梴 明代医家。字健斋。南丰（今属江西）人。精于医术，注重考求医经奥义，常以儒家理论注释医理。撰《医学入门》8卷，列医学略论、医家传略、经络脏腑诊法、针灸、本草及各科证治，是一部有较大影响的医学门径书。

李虔纵 唐代医生。洛州洛阳（今河南洛阳）人。武则天时为侍御医，与张文仲、韦慈藏齐名，并为当时三大名医。

李延昰 1628~1697年。清代医家。原名彦贞，字期叔，号漫庵。祖居南汇，后迁居华亭（今上海松江）。汇集脉学著作70余种之精论，撰《脉诀汇辨》10卷。又补订贾所学《药品化义》。所撰《痘疹全书》《医学口诀》，未见流传。

李濂 1489～约1569年。明代文学家、医史学家。字川父。祥符（今河南开封）人。正德九年（1514年）进士。历任沔阳知县、宁波同知、山西佥事等职。以文著名于时。撰述颇多。所撰《医史》10卷，为现存最早之医史人物传记汇编。

更衣丸 方名，见《先醒斋医学广笔记》引张选卿方。朱砂五钱，芦荟七钱。为末，滴好酒少许和丸，如梧桐子大。每服一钱二分，好酒或米汤送下。功能泻火通便。治肠中燥热，津液不足，大便不通。

束骨 经穴名，出《灵枢·本输》。属足太阳膀胱经。该经输穴。位于足跗外侧，第五跖骨小头后下方赤白肉际处。主治头痛、项强、目眩、眦赤、耳聋、腰背痛、小腿转筋、泄泻、癫狂、疟疾、痈疽、疔疮等。直刺0.3～0.5寸。艾炷灸3～5壮，或艾条灸5～10分钟。

豆豉灸 灸法名。出《千金要方》。又名豉饼灸。隔饼灸之一。将淡豆豉粉末用黄酒调和，制成6毫米厚的药饼，用细针穿刺数孔，上置艾炷施灸。适用于痈疽发背溃后久不收口，疮色黑暗者，可促使疮口愈合。

两丸冷 证名，见《兰室秘藏》。又称病外肾冷。指病睾丸作冷之症。多因肝经湿热所致。症见睾丸冷或前阴尻臀皆冷，并伴有阴汗、阳痿、小便淋漓赤短，气味臭臊。治当清利肝经湿热，用柴胡胜湿汤、固真汤加减。参小便淋漓条。

两止汤 方名，出自《辨证录》。熟地黄三两，山茱萸、麦门冬各一两，五味子、白术各五钱。水煎服。功能滋阴补血。治脐中出血。

两手撮空 证名，见《普济本事方》。指病情危重时病人神志恍惚出现的两手空摸物的动作。常与循衣摸床、撮空理线并提。治疗当予急救阴阳，酌情明辨虚实寒热施治。

两地汤 方名，出自《傅青主女科》。生地黄、玄参各一两，白芍药、麦门冬各五钱，地骨皮、阿胶各三钱。水煎服。功能滋阴降火，养血调经。治肾脏火旺水亏，月经先期量少。

两胁刺痛 证名，见《儒门事亲》。指两侧胁肋部疼痛如刺。其症状可伴寒热、食思不振、腹胀等症，治以不同病因辨证施治。详见胁痛等条。

两胁下痛 证名，见《素问·咳论》。指两侧胁肋下疼痛之状。因肝气瘀滞，痰凝阻络所致。症见两胁下疼痛，咳嗽引痛。治当疏肝理气活血，柴胡疏肝散加减。详见胁痛、肋下痛条。

两胁痛 证名，见《慎斋遗书》。指两侧胁肋部疼痛。有外感、内伤之分。因于外感伤寒之少阳证，伴口苦、咽干目眩，往来寒热，胸胁苦满等，治以小柴胡汤和解之。因于内伤肝胆湿热蕴积，症见黄疸或有或无，寒热、腹胀等，治当清利肝胆，龙胆泻肝汤加减。

两虚相得 指人体正气先虚，复感受虚邪，两虚相合而发病。在疾病的发生过程中，正气虚是形成疾病的内在因素，六淫邪气所感是引发疾病的外在因素，外来邪气必须通过内因正气之虚，方能发生疾病。故《灵枢·百病始生》说："邪不能独伤人。此必因虚邪之风，与其身形，两虚相得，乃客其形"。

两脚麻木 证名，见《医学入门》。两足肌肉麻木不舒。因湿热下流，痹阻经络所致。其症见两足麻木，灼热感如"火燎"。治法燥湿，四妙散加减。

医门补要 综合性医书。3卷。清·赵濂撰于1883年。上、中二卷医法补要，论述内、外科多种病证证候、治法和方药。下卷见症实录，收载治案196则，记述作者各科临床经验。赵氏在治疗上勇于创新，重视手术治疗、外治法和民间效方。书末附载《先哲察生死秘法》等3篇。有清光绪刻本、1957年上海卫生出版社排印本。并收入《珍本医书集成》。

医门初学万金一统要诀 综合性医书。8卷,卷首、卷末各1卷。明太医院原本,罗必炜参订。卷首《脉学四言举要》;卷1~5诸品药性及常用药物;卷6伤寒诸证及暑、湿、疟、痢等病证治;卷7咳嗽、霍乱、水肿、宿食、妇人、小儿各病证治;卷8药性赋及诸品药性赋;卷末论用药、汤散方剂等。现存清光绪十四年南京李光明庄刻本、光绪二十年三让堂刻本。

医门法律 综合性医书。6卷,一作12卷。清·喻昌撰于1658年。本书结合临床病证,阐述辨证论治法则,谓之"法";指出辨证治疗时的易犯错误,提示禁例,谓之"律",故名《医门法律》。卷1四诊法律和《内经》《伤寒论》证治法则;卷2~6分风、寒、暑、湿、燥、火及杂证诸门,论述各类疾病证治。每门首为"论",分析每一病证的病因、病理、变化;次为"法",再次为"律"。所论析理透彻,其中大气、秋燥诸论均有创见,对后世颇有影响。现存清顺治十五年刻本、日本1665年村上勘兵卫尉刻本、清扫叶山房石印本等40余种版本。1957年上海卫生出版社出版排印本。

医门要诀 书名。清·王泰林撰。原系抄本,经周小农整理校正刊行。本书概述中医临床辨证论治常法,及内科杂病、妇科病证治。内容简要,颇有见解。建国后经北京中医学院整理,改名为《医学刍言》(中医临证指要),由人民卫生出版社排印出版。

医门棒喝 医论著作。4卷。清·章楠撰于1825年。内收六气阴阳论、太极五行发挥等30余篇论文,杂论医理、诊法及内、儿各科病证证治,并附医案。作者意在阐明医理,评论诸家流弊,以警当世,故名"棒喝"。其学术思想推崇叶天士,并吸收刘河间、李东垣、朱震亨、张景岳诸家之说。对温病辨证治疗,有新的见解和发挥。建国后有排印本。另有一种刊本,以本书医论部分为初集,另取章氏《伤寒论本旨》为二集。现存清道光刻本。1987年中医古籍出版社出版点校排印本。

医方一盘珠 综合性医书。一名《增补医方一盘珠》。10卷。清·洪金鼎纂。刊于1749年。卷1总论运气、经络、脏腑、脏象及外淫诸病,卷2~4内科杂病,卷5外科,卷6~7女科,卷8~9小儿科,卷10眼科。每种疾病首载医论,次记治例,末记诸方及验案。现存清乾隆初刻本等30余种版本。

医方大成 方书。又名《新编医方大成》《类编经验医方大成》。10卷。元·孙允贤辑。刊于1321年。本书集录宋元医家习用重要方剂,按病分类编成。共分风、寒、暑、湿、伤寒、疟、痢等72门,每门首先扼要论述病候,次选医方,并注明出处。全书共录方约2000余首。方论简要,当时流传颇广。此后明代及日本医家又有增补和选编本。现存明初刻本及多种日本刻本。

医方丛话 医话著作。8卷。清·徐士銮辑。刊于1886年。本书杂录诸子百家著作中所载本草、单方及医论资料800余条,不加分类,每条立小标题,附记出处,间有简短按语。卷6末另辑附钞1卷,系据家藏宋本药方摘编而成。现存清光绪十五年徐氏蜷园刻本,及1930年据蜷园刻本补刻本。

医方考 方书。明·吴昆撰。刊于1584年。本书选录历代常用医方700余首。按疾病分为中风、伤寒、感冒、暑、湿、瘟疫、大头瘟等44类。每类首为简论,略述选方范畴;每方均附方义解说。是明代著名方论著作。现存明万历刻本、日本1619年梅寿刻本等多种中、日刻本。1987年中医古籍出版社出版点校排印本。

医方论 方书。4卷。清·费伯雄撰。刊于1865年。本书保持汪昂《医方集解》诸方次序,删去原书各方主治与注文,逐方评论,阐述个人看法。现存清同治四年刻本。

医方易简集 方书。9卷。清·王晋夫辑,王鹏寿续增。刊于1852年。本书酌古准今,纂辑典籍所载及作者先辈所拟经验良方。分上部、中部、下部、四肢、杂症、伤损、疮毒、妇女、小儿9类，录方2400余首。另附《外科大症形图》《遂生篇》《福继篇》3种。现存清咸丰二年杭州著者自刻本。

医方易简新方 方书。又名《家用良方》。6卷。清·黄统、龚自璋合辑。成书于1851年。本书汇编各科简便验方。卷1治身体各症方；卷2治妇女各症方；卷3治小儿各症方、痘疹方等；卷4治各种痧证、疫疠、中寒、中暑等证方，附急救解毒方；卷5治外科各症及跌打损伤方；卷6补遗。收方数千首。方皆简便易求。现存清代刻本。

医方经验汇编 医话著作。清末余奉仙撰。全书分51章。1～5章阐述四诊、用药等说，其余分述风痫、风寒、时气、瘟疫及各种异型疫病证治经验200余条。每症记述病因证候、治疗方药及经治医案，对疫病证治有独到之处。1955年由上海中医书局出版。

医方选要 方书。10卷。明·周文采撰。刊于1495年。本书分类汇编作者平日常用及见闻有效之方。按病证分为诸风、诸寒、中暑、中湿、伤寒、疟、痢等45类，包括内、外、妇、儿各科疾病，每类先论后方。选方精审，切于实用。现存明嘉靖费寀刻本等多种明刻本。

医方便览 方书。4卷。卷首1卷。明·殷之屏撰。刊于1582年。本书据皇甫中《明医指掌》医论歌括重加修订补注，共编歌括100首，歌括之后分列治疗方剂。卷首辑有运气、经络、病机、歌赋和医论。本书为学医门径书。现存清康熙刻本。

医方类聚 方书。原书365卷，已佚。现存日本江户学训堂本，266卷，存262卷。朝鲜金礼蒙、柳诚源等奉敕编集，李朝世宗二十七年（1445年）成书。本书据中国明初以前152部医书，及朝鲜高丽中期著名医书《御医撮要》，分类整理编成，共辑医方5万余首。首为总论，以下按病因、病位、疾病种类分为92门，包括内、外、妇、儿、五官各科数百种疾病。收方繁富，为我国明以前医方之集大成著作，也是现存收录我国医方最多的著作。所据医书包括大量古代佚书，辑入内容皆未加更动，故为后世辑佚工作提供了丰富资料。原书在朝鲜久佚，日本嘉永五年（1852年），喜多村直宽据丹波元坚家藏本补充刊行，为江户学训堂本。我国建国后有排印本。

医方集解 方书。3卷。清·汪昂撰。刊于1682年。本书选录古今医籍常用方剂近800首，按方剂治疗作用分为补养、发表、涌吐、攻里、表里、和解、理气、理血、祛风、祛寒、清暑、利湿、润燥、泻火、除痰、消导、收涩、杀虫、明目、痈疡、经产等21类。每方列述组成、主治，并引录各家论说阐述方义。选方切合实用，流传甚广。现存清康熙二十一年三槐堂初刻本等70余种版本。1957年上海卫生出版社出版排印本。

医心方 综合性医书。30卷。日本·丹波康赖撰于982年。本书分类辑录整理我国唐代以前多种医书，内容包括医学理论及各科临床。卷1治病大体及服药法、合药法等，卷2针灸孔穴，卷3～14内科杂病及六淫、时行诸病，卷15～17痈疽、疔肿等外科病证，卷18汤、火、金、木及虫兽所伤，卷19～20服石，卷21～23妇产病，卷24占候，卷25小儿病，卷26延年、断谷诸术，卷27养生导引，卷28房内，卷29饮食禁忌，卷30医疗本草。全书引用晋唐医书约150种，共分7000余条。书中每条文字均记明出处，间附丹波氏按语。从本书可以了解日本十世纪时医疗状况，看出中日古代医学的密切联系。书中引录了大量我国已佚古医籍，为辑佚工作提供了丰富资料。原书为卷子本，日本安政（1854～1859年）间由多纪元坚校勘纂写刊行，称安政本。1956年人民卫生出版社据安政本影印发行。

医史 医史著作。10卷。明·李濂撰于正德年间，约为1513年。又称《李濂医史》。本书辑集明代以前历代名医68人传记。其中收录有《左传》《史记》以下至《元史》所载医和至李杲52人传,另补写张机、王叔和、王冰、王履、戴元礼、葛应雷6人传记。现存明正德间刻本及后世刊本、抄本。

医权初编 医论医案著作。2卷。清·王三尊撰于1721年。上卷收医论55条,下卷收医案78则。医论个人临床经验,广论辨证施治、各家治法和用药方剂。其治病不泥古执方,强调直治病本。多系外感、时疫病案,案语简要。现有《珍本医书集成》本。

医旨绪余 医论著作。2卷。明·孙一奎撰于万历年间。本书汇集作者医学心得与诸家论说,阐述太极、阴阳、五行之理,畅发脏腑、气血、经络、命门、相火、三焦之义,评价先世名医,杂论脉象、诊法、病机、药性等。共载医论60篇。颇有独到之见。收入《赤水玄珠》。现存明万历刻本、《赤水玄珠全集》本。

医灯集焰 诊断学著作。2卷。清·严燮撰于1864年。本书集诸医家之言。卷上为医论、阴阳、五行、治法、望闻问诊;卷下察舌辨症、脉诀。多用韵文、歌诀记述,并加注释。内容简略。现存清光绪刻本。

医灯续焰 脉学著作。21卷。明·王绍隆传,清·潘楫增注。初刊于1652年。潘氏取崔嘉彦《四言举要》(明·李言闻删订本)予以注释,注文多据《内经》《难经》《伤寒杂病论》《脉经》及张洁古、刘完素、朱丹溪、李东垣诸家论说,结合潘氏业师王绍隆所授,联系各科病证阐述脉理治法。1928年上海中华新教育社重印此书,删去原书医范、病则2卷,改为12卷,并集中原书各卷所述方药,另编附方1卷,改名《崔真人脉诀详解》。现存清顺治刻本、《中国医学大成》本。

医阶辨证 诊断学著作。1卷。清·汪必昌撰。本书辨析病状相同而病因不同的内外诸证,阐述各病要点,有助临床鉴别诊断。但对某些病证,分析鉴别过于简略,或只是病名解释,是其不足。原系抄本,后收入《三三医书》。

医医小草 医论著作。清·宝辉撰于1901年。作者认为"医家之难,难于无偏",历代医家无偏者仅张仲景一人。本书就寒、温、疫三病治法,指出金元诸家均有所偏,遂总括重点问题18条予以辨析。后附《游艺志略》,为作者与其师友的医理问答。收入《珍本医书集成》。

医医病书 医论著作。2卷。清·吴鞠通撰于1798年。本书针对当时医界弊端,论述医生诊治中的弊病,故名《医医病书》。所论多属内科杂证诊治,语多中肯。如诊病以现症为主,不必拘执古方;对药物不可有丝毫成见,宜针对病情用药。原书76条,后经曹炳章增补为81条,名《增订医医病书》,并加按语。有1915年绍兴育新书局石印本。

医纲提要 综合性医书。8卷。清·李宗源撰。刊于1830年。作者以"阴阳、内外、表里、寒热、虚实、燥湿、升降、通塞"八项为医学大纲,即所谓"十八字二八反对之法"。全书按此分为8门,先辑历代医书有关论述,结合个人经验,论证处方,并附医案。治法多宗张仲景《伤寒论》。现存清道光间多种刻本。

医林改错 医论医方著作。2卷。清·王清任撰于1830年。据作者40余年对人体脏腑结构的观察研究,包括亲赴坟地、刑场观察尸体内脏器官,乃绘成全图,撰成本书。上卷以论脏腑为主,附所绘改正脏腑图,纠正前人关于脏腑的一些错误之处。所论耳、目、鼻、舌功能均归于脑,发前人所未发。下卷主要论述瘀血证治,所立活血化瘀诸方,至今仍为临床沿用。书中论"抽风不是风""痘非胎毒"等,亦有卓见。现存清道光十年三槐堂刻本等40余种版本。建国后有1956年上海卫生出版社排印本等多种。

医林绳墨 综合性医书。8卷。明·方隅编集,方谷校正。刊于1584年。本书论述多种常见病证证治,包括内科、妇科、外科及五官口舌病证。以医论为主,以《内经》、仲景学说为本,参考金元李东垣、朱丹溪、刘河间、诸家学说,结合己见,参酌补充。系方谷为学生讲学所用,经其子方隅整理,由方谷校正并加按语刊行。现存明万历刻本、清康熙刻本。1957年商务印书馆出版排印本。

医述 丛书。16卷。清·程文囿辑。刊于1826年。本书取"述而不作"之义命名,将作者平素摘录医书的札记分类汇编而成。引述原文,附记出处,但不加按语。卷1~2《医学溯源》,卷3《伤寒提钩》,卷4《伤寒析疑》,卷5~12《杂证汇参》,卷13《女科原旨》,卷14《幼科集要》,卷15《痘疹精华》,卷16《方药备考》。引录资料较多,条理清晰。

医事启源 医史著作。1卷。日本·今村亮撰于1862年。本书介绍各种医学发明的起源。时当西洋医学传入日本,作者为了尊崇和提倡汉医而编写此书,特别提出西医的某些医疗技术源于中国古代医学。书中列述解剖、化学制药(颁剂、制炼)、麻醉(蒙汗)、导尿、灌肠(唧筒)、引痘、刺络、酒剂等20项,挖掘不少重要史料。我国建国后有排印本。

医和 春秋时秦国名医。他提出疾病并非鬼神所致,而是由自然界气候异常变化引起,即阴、阳、风、雨、晦、明六气致病,为我国最早的病因学论述。

医学入门 综合性医书。明·李梴编撰。刊于1575年。本书以《医经小学》为蓝本,参考诸家学说分类编纂而成。内容包括医学略论、医家传略、经穴图说、经络、脏腑、诊法、针灸、本草、外感病、内伤病、内科杂病、妇人病、小儿病、外科病、各科用药及急救方等。正文为歌赋,加注文补充说明。除引录各家学说,并附己见。是一部有影响的医学门径书。现存明刻本、清刻本、日本刻本、朝鲜刻本等30余种版本。

医学三字经 综合性医书。4卷。清·陈念祖撰于1804年。全书以三言歌诀辅以注释编成。卷1~2医学源流及内、妇、儿科常见病证治;卷3~4列述临床常用方剂。并附录脏腑说及四诊运用。通俗易懂,便于记诵,是医学门径书中流传较广的一种。现存刻本、石印本、影印本、排印本40余种。

医学大典 藏医学著作。汉族医僧马哈德瓦和藏族翻译家达玛郭卡合作编译。成书于7世纪中叶。以汉族医学内容为主,结合藏医实际情况略作取舍,有所发挥。此书是有史记载最早的藏医著作。已佚。

医学从众录 综合性医书。8卷。清·陈念祖编撰。初刊时托名叶桂,后改署本名。刊于1820年。本书论述内科杂病证治,兼及妇科。每病先概述病源、病理及诊治要旨,次为脉诊,后列方药,结合作者临床经验加以阐述。建国后有排印本。

医学心悟 综合性医书。5卷。清·程国彭撰于1732年。卷1总论,阐述八纲辨证、八法治病和保健预防要点,卷2辨析《伤寒论》六经证治,卷3~5分述内科、外科、妇产、五官等科常见病辨证论治。本书在医学理论和治则方面均有新见,如归纳寒、热、虚、实、表、里、阴、阳八纲辨证,汗、吐、下、和、温、清、补、消治疗八法,都为后世沿用。是一部有广泛影响、切合实用的门径书。刊刻颇多。建国后有影印本、排印本。

医学正印种子编 嗣育专著。又名《妙一斋医学正印种子编》。2卷。本书专门论述男子不育、女子不孕的辨证治疗。上卷男科,有先天灵气、交合至理、交合有时、养精有道、服药节宜等10则简论,种子方30余首;下卷女科,方论结合,兼述调经、固胎、护产,论求子必先调经。1986年中医古籍出版社出版排印本。

医学正传 综合性医书。8卷。明·虞抟撰于1515年。本书以丹溪治法为主体,兼采诸家之长,结合祖传经验,折衷编成。卷首"医学或问"51条,以问答形式辨析医理。以下分述各科诸病证治，列述近百种病证，录方千余首。每病分述病理、脉法、方治，或附医案。伤寒宗张仲景，内伤宗李东垣，儿科采用钱乙，脉法取王叔和，诸病疗法以丹溪为主。内容丰富，立论平正。现存刊本10余种。1965年人民卫生出版社有排印本。

医学汇函 综合性医书。13卷，并卷首1卷。明·聂尚恒编撰于1616年。卷首为历代医家传略、导引法、医学或问等。卷1王叔和脉诀；卷2《难经》；卷3～11临证各科，列述病证、病理、治法、方剂，间附聂氏治案；卷12～13本草，按病证分类论述诸药。现存明跃剑山房刻本、带月楼刻本。

医学发明 医论著作。1卷。金·李杲撰。撰年不详。本书论述杂病辨证用药，共收膈咽不通并四时换气用药法、本草十剂、中风同从高坠下、呕咳气喘、饮食劳倦论、四时用药加减法等20余篇医论，载方73首。重点论述五脏疾病证治，谆谆于"人以胃气为本"，对虚损之用补肾益精，肺虚寒饮用益气温肺化饮，亦多阐发。又论中风非外来风邪，乃本气病。有《济生拔萃》《医统正脉》本。1987年中医古籍出版社有排印本。

医学问对 医论著作。又名《医学课儿策》。清·高鼎汾撰于1843年。全书采用问答体裁，共15题，包括温热、湿温、燥病、痢疾、中风、虚劳、妇科等病，阐述病原、诊断、治疗处方。于疑似类同处，如温、湿二症，痉、瘈、痫、厥四症等，反复辨析，提示辨证要点、治疗方药。收入《三三医书》。建国后有排印本。

医学求是 医论著作。二集，3卷。清·吴东旸撰于1879年。本书辑录内、儿科病证论治医论30篇，对伏暑、血症、咳嗽等杂病和时症论述较详，反复告诫滥用滋阴补药误治之弊，并指出不可拘泥运气学说推论病证用药。现存清光绪刻本、民国石印本。

医学近编 临床著作。20卷。清·陈治撰。约成书于1697年左右。《证治大还》之一种。本书以内科杂病为主，论述90种病证证治。每病引述各家论说，参以己见。

医学启源 综合性医书。3卷。金·张元素撰。撰年不详。上卷论述脏腑、经脉、病因、治法。中卷辑注《内经》五运六气为病，汇录六气方治62首。下卷"用药备旨"，详述药性气味厚薄、阴阳升降、脏气法时、泄泻、引经、用药分两、生熟用法等；其中"药类法象"，详述139种药物之升降浮沉、补泻主治。本书是一部内容充实的门径书。有1978年人民卫生出版社点校本。

医学妙谛 综合性医书。3卷。清·何书田撰。撰年不详。本书以内科杂症为主，论述56种病证证治。书中自拟经验方颇多，并将一些病证病因、治法编为歌诀。收入《三三医书》。

医学实在易 综合性医书。8卷。清·陈念祖撰于1808年。本书简述中医理法方药，包括脏腑、经络、四诊、运气，并按表里、寒热、虚实分类，介绍诸病证治及诸证对症方药。文字浅近易懂，并附歌诀。为学医门径书。有清道光善成堂刻本等30余种版本。

医学要则 综合性医书。4卷。清·沈懋官纂于1743年。本书择《内经》及后世医家论述之要，订立24则医家规范。内容包括脏腑、经络、四诊、运气及诸病证治，并附药性歌括、脉经歌括、经络歌括、司天歌括并图等。现存清乾隆八年致远堂刻本。

医学真传 综合性医书。清·高士宗撰述。1699年由高氏弟子据讲稿整理而成。全书共43篇，阐述病因、病理、诊治要则、用药及辨药大略。辨别疑似之证，力究疾病原委。治病反对拘泥成方。后收入《医林指月》。

医学原理 综合性医书。明·汪机撰。13卷。撰年不详。前2卷为十二经脉、奇经八脉图论；后11卷为各科临床，包括六淫、气血、内伤诸病、内科杂症、瘟疫、五官、口腔、外科、妇产、小儿及痘疹等病证治。所论病机药性，悉本《内经》《本草》；治方脉法，皆据名医格言。每门病证的治疗均有"丹溪活套"。现存明刻本。

医学衷中参西录 综合性医书。30卷。张锡纯撰。初刊于1918～1934年。书名"衷中参西"，意在沟通中西医学，以中医为主体，取西医之长补中医之短。作者结合医疗实践阐发医理，勇于探讨，颇多独到见解。所拟镇肝息风汤、活络效灵丹等新方，及对许多药物的运用经验，深受临床医家的重视并被广泛应用。由于历史条件的限制，书中不乏片面和牵强附会之处。有1957年河北人民出版社排印本。

医学读书记 医学笔记著作。3卷，续记1卷。清·尤怡撰于1729年。本书为作者读书札记，记其阅读《内经》及历代医籍心得86则。涉及基础理论、诸病辨证论治、诸书论述正误，或作扼要辨析，或于评述考证。后附《静香楼医案》31则。有1983年江苏科学技术出版社点校本。

医学精要 儿科著作。8卷。清·黄岩撰。约成书于1800年。卷1～5论儿科用药、诊法及灯火燋法，分述儿科多种杂病证治；卷6～8专论痘科、麻科证治。书中摘录历代文献，并附医案。现存清嘉庆刻本。

医法征验录 诊断学专著。2卷。清·李文庭撰。初刊于1818年。上卷专论脉诊，以两手寸关尺三部脉之浮、沉、迟、数及其兼脉，联系临床诸证分析主病、病源及治法；下卷在《敖氏伤寒金镜录》36舌的基础上，扩充为75舌，论证立方，并绘简图。本书于1849年重刊时，由王名声另加按语，增补内容，并附医案。现存清道光刻本。

医宗必读 综合性医书。10卷。明·李中梓撰于1637年。卷1医论及图说，载医论14篇，以医学源流、学医门径知识为主，并有人体骨度部位图及脏腑图说等。卷2载四言脉诀、脉法心参及色诊三篇。卷3～4本草征要，选录《本草纲目》部分药物，旁采诸家学说，注释性味功用。卷5～10，论述以内科杂病为主33种病证的病因证候及治疗，并附医案。简明扼要，切合实用，在中医门径书中卓有影响。现存明崇祯刻本等60余种版本，建国后有影印本、排印本。

医宗金鉴 综合性医书。14卷。明·罗周彦撰。刊于1612年。本书所论，多宗《内经》及张仲景、王叔和、刘河间、李东垣、朱丹溪、罗谦甫诸家，选摘其精粹之言汇编成书。首列总论，分述阴阳、脏腑、病机、伤寒、运气、摄生等。卷1～2元气论；卷3订补吴鹤皋《脉语》；卷4药性论；卷5～6用药准绳；卷7～10四时方论，以内科杂病为主，兼述五官、口齿病证；卷11～14四科备录，分述妇人、小儿、外科、针灸科病证。现存明万历刻本。

医经 指中医的古典著作。《汉书艺文志·方技略》载汉以前医书七部共216卷，即《黄帝内经》《黄帝外经》《扁鹊内经》《扁鹊外经》《白氏内经》《白氏外经》和《旁篇》，称为医经。后世或称《黄帝内经》《难经》为医经，或称《黄帝内经》《伤寒论》《金匮要略》《神农本草经》为医经，也有把以上诸书统称为医经。

医经小学 综合性医书。6卷。明·刘纯撰。刊于1388年。本书参阅上自《内经》《难经》、张仲景、王叔和，下迄刘河间、张洁古、朱震亨诸家，集其精要，以韵语形式编纂而成。分述本草、脉诀、经络、病机、治法和运气。卷首列医学指南总诀。作者为朱震亨再传弟子，书中反映朱氏学术经验尤多。现存明洪武刻本、正统刻本。并收入《珍本医书集成》。

医经原旨 《内经》选注本。6卷。清·薛雪撰注。刊于1754年。本书选录《内经》的重要条文，参酌张景岳《类经》注文和各家论说重予注释。按摄生、阴阳、藏象、脉色、经络、标本、气味、论治和疾病等分类，共14篇。注文简明，颇多阐发。现存清乾十九年薛氏扫叶庄刻本。建国后有影印本。

医经溯洄集 医论著作，1卷。元明之际王履撰于1368年。全书共集医学论文23篇，意在对医学探本溯源，贯彻源流，故名。内容有研究《内经》《伤寒论》等医著的心得，温病、伤寒的辨析和对李东垣学说的探讨。根据《内经》"亢则害，承乃制"的观点，阐发人体内外环境的统一性，并以此讨论病理与治疗法则。提出热病应严格区分伤寒与温病，治伤寒用仲景桂枝汤、麻黄汤等辛温之剂，治温病宜用辛凉之剂。所论为以后温病学说的创立打下理论基础，对后世影响较大。此外，并考辨《伤寒论》397法，解释《内经》原文，发挥丹溪学说等。现存明初刻本、日本1688年养志堂刻本、《四库全书》本。

医贯 医论著作。六卷。明·赵献可撰。刊于1617年。作者推崇薛己温补学说，倡言"命门之火"是人体之本，强调命门真火、真水的重要性。全书以保养"命门之火"贯穿处理养生、治病及有关疾病的一切问题，故名"医贯"。所述中风、伤寒、温病、血症等病的治疗，均从水火二气盛衰着眼，并以六味地黄丸、八味地黄丸为主要方剂。对水火阴阳的辨析较为细致，所倡"命门相火"学说是现代医学探讨研究命门实质的重要参考资料。现存明万历步月楼刻本等20余种刻本。建国后的排印本。

医贯砭 医论著作。清·徐大椿撰于1764年。本书是针对赵献可《医贯》一书所作的书评。引录或节录原文，逐段批驳，对该书重用温补忌用攻下的理论、治则，提出截然不同的见解。提出当时医界中拘泥一、二温补成方通治诸病之弊，力主辨证论治。但对《医贯》一书全盘否定，亦有失片面。现存清乾隆半松斋刻本。并收入多种《徐灵胎医书》。

医故 医史著作。又名《医诂》。2卷。清·郑文焯撰。刊于1891年。本书属医史评论、训释性著作。作者评述唐以前医籍，疏证经籍传注所记杂象之言，论述经方要旨并辨其本末，按治经学义例编撰。书中收集医史文献资料颇多，所论亦多切中时弊。现存清光绪平江梓文阁刻《书带草堂丛书》本。

医说 医史医话著作。10卷。宋·张杲撰。刊于1224年。本书广集南宋以前文史著作中所载医学典故、传说资料，分为历代医家、医书、本草、针灸、诊法、及多种病证、养生、修养调摄等49类。资料丰富，并注明出处。现存宋刻本、明嘉靖刻本等20余种版本。建国后有影印本。

医垒元戎 综合性医书。12卷。元·王好古撰。初撰于1291年，后原稿佚失，经追忆"十得七八"，刊于1297年。作者序称，良医用药，如临证用兵，故名《医垒元戎》。此书以十二经为纲，首述伤寒，附以杂症。以六经分门，每门以方为目，方下列述主治、药品、用量、加减。内收自拟方颇多。此外，载有一些通用方药。论学以张仲景为本，参酌张元素、李东垣之说，亦颇采用《和剂局方》，主张"随脉察病，逐脉定方"。有后人节录整理的1卷本，收入《济生拔粹》《东垣十书》《医统正脉》等丛书。现存明嘉靖刻本、万历吴勉学校刻本。

医效秘传 综合性医书。3卷。题清·叶桂述，吴金寿校。刊于1831年。卷1～21以辨析伤寒诸证为主，兼论温病，附录《温热论》；卷3列述阴阳升降之理，切脉审证之要。书末附方80首。曾附刊于《三家医案合刻》。现存清道光十一年贮春仙馆刻本。1963年上海科学技术出版社出版排印本。

医理真传 医论著作。4卷。清·郑寿全撰于1869年。作者认为诊病"识阴阳"至关重要，最为困难。故全书以阴阳化生阐述医理，探求病因，并据证立法用方。卷1医理总论；卷2～4以问答形式，论述阳虚证、阴虚证及杂病证治。现存清同治八年抱一山房刻本等10余种清刻本。

医寄伏阴论 伏阴专著。2卷。清·田宗汉撰于1888年。本书专论"伏阴"病因、证治。以伏阴病为春夏淫雨阴霾太过，阴邪伏藏孙络，至夏秋卒发。其证先痢后呕、厥逆转筋，与先呕后痢、腹痛转筋之霍乱病不同。治宜仿张仲景四逆、理中、白通、吴茱萸诸汤方之法，忌猛投苦寒。书中列述伏阴原病、变症、死候、禁令、瘥后调理，详析伏阴、霍乱异同，摘引《伤寒论》阴病条文进行比照，并附舌鉴图25幅。收入《珍本医书集成》。

医缓 春秋时秦国名医。据《左传》记载，晋侯有病，先召巫师医治，无效。后求医于秦，秦王派缓出诊。医缓指出病在"膏之上，肓之下"，病重不治。后世以"病入膏肓"形容疾病不可救药，即源于此。

医碥 综合性医书。7卷。清·何梦瑶撰。刊于1751年。碥为上马登车之踏脚石，借喻本书为习医阶梯，故名《医碥》。全书以论述杂病证治为主。卷1脏腑、经络、阴阳、水火、寒热、补泻等基础理论，及气、血病证，发热、潮热、恶寒、寒热各证，诸中总论；卷2～4分述内科杂病证治，其论融汇张仲景、刘河间、李东垣、朱丹溪诸家学说，分析病证，明白晓畅，颇多个人见解；卷5详述望闻问切四诊；卷6～7辑录以上诸证用方。方用附录七方、十剂、服药法则、煎药用水歌。现存清乾隆十六年刻本。1982年上海科学技术出版社出版排印本。

否 证名，见《素问·五常政大论》。否通痞。详见痞条。

还少丹 方名，出自《仁斋直指方论》。炮山药、酒牛膝、茯苓、山茱萸、炒茴香各一两五钱，续断、酒菟丝子、姜炙杜仲、巴戟天、酒肉苁蓉、五味子、楮实、姜制远志、熟地黄各一两。为末，炼蜜为丸如梧桐子大。每服30丸，盐汤送下。功能填精益血，调补心肾。治心肾不足，精血亏损，身体虚羸，目暗耳鸣。《普济方》引《经验良方》方与本方组成、功用、主治略同。

还法 气功术语。六妙法之第五法。还，即还息。用意念还归于心智本身，进而提高意念运用水平，开发智力，排除内外干扰，达到返本归原的高度境界。

扶寿精方 方书。1卷。明·吴旻辑。刊于1530年。本书选辑各科验方（包括一些成方），分为诸虚、药酒、痰、眼目等共30门。现有《珍本医书集成》本。

扶突 经穴名，出《灵枢·本输》。又名水穴。属手阳明大肠经。位于颈外侧，喉结旁开3寸，胸锁乳突肌后缘处。主治咳嗽、气喘、咽喉肿痛、暴喑、瘿肿、瘰疬、吞咽困难等。直刺0.3～0.5寸。艾炷灸1～3壮，或艾条灸3～5分钟。

扶桑丸 方名，见于《医方集解》。又名桑麻丸。桑叶、白蜜各一片，巨胜子（即黑芝麻）四两。将巨胜子擂碎，熬浓汁，和蜜炼至滴水成珠，入桑叶末为丸。每次服三钱，早晚分别用盐汤和酒送下。功能滋肝肾，清头目，除风湿。治阴虚血燥，身体羸弱，久咳眼花，肤肤甲错，及津枯便秘、风湿麻痹等症。

扶桑叶 中药名，出自《本草纲目》。为锦葵科植物朱槿 Hibiscas rosasinensis L. 的叶。性平，味甘。有清热解毒之功效，可治痈疮肿毒、汗斑。扶桑花能清肺化痰，凉血解毒。扶桑根能清热解毒，止咳，利尿，调经。

抚芎汤 方名，见《丹溪心法附余》引《澹寮方》。川芎、白术、橘红各一两，炙甘草半两。为粗末，每服四钱，加生姜二片，水煎服。治自汗头眩，痰逆恶心。

抚法 推拿手法名。出《保生秘要》。用手掌或指腹贴放于治疗部位上，徐缓、轻柔地来回作直线形或圆周形抚摩。有消肿止痛、镇静解痉等作用。

扼法 推拿手法名。出《诸病源候论·白发候》。拇食指张开如钳法，用力按掐穴位或紧握肢体片刻。如用于口眼㖞斜等症。

连文冲 清末时医家。字聪甫。钱塘（今浙江杭州）人。连自华之子。光绪六年（1880年）进士，曾任内阁中书，升侍读，充军机章京，擢户部陕西司郎中、江西赣州知府。善于医，京师疫病，有求治者，则布方施药。撰《霍乱审证举要》，采集前贤论述，参以西法，述霍乱证治。

连朴饮 方名，出自《随息居重订霍乱论》。又名王氏连朴饮。制厚朴二钱，黄连（姜汁炒）、石菖蒲、制半夏各一钱，炒豆豉、焦栀子各三钱，芦根二两。水煎服。功能清热化湿，理气和中。治湿热蕴伏，霍乱吐泻，胸脘痞闷，舌苔黄腻，小溲短赤者。

连自华 清末时医家。字书樵。钱塘（今浙江杭州）人。世代业医。继承家学而又深究易理。历任慈利、醴陵、衡山、宜章、兴宁知县。晚年居北京。撰有《连自华医书十五种》，论述诊断、针灸，及温病、杂病证治。子连文冲亦以医名。

连钱草 中药名，出自《质问本草》。又名金钱草、马蹄草、穿墙草、金钱薄荷、江苏金钱草、一串钱。为唇形科植物活血丹 Glechoma longituba（Nakai）Kupr. 的全草。性微寒，味苦、辛。有清热利尿、祛风解毒之功效，可治尿路感染、尿路结石、肾炎水肿、黄疸、感冒咳嗽、脑漏、风湿关节痛、疟疾。煎服：9～30g。外用可治毒蛇咬伤、腮腺炎、疮疡肿毒、跌打损伤、疥癣、湿疹。

连理汤 方名，出自《症因脉治》。人参、白术、干姜、黄连、炙甘草。水煎服。功能温中散寒，兼以清热。治外感寒邪，发热，呕吐酸水，脉弦迟者。《张氏医通》载方多茯苓，治胃虚挟食，痞满发热。

连梅汤 方名，出自《温病条辨》。黄连、阿胶各三钱，乌梅、麦门冬、生地黄各三钱。水煎服。功能清暑益阴。治暑热伤阴所致消渴、麻痹等症。

连翘 中药名，出自《神农本草经》。又名大翘子、连壳、落翘、连轺。为木犀科植物连翘 Forsythia suspensa（Thunb.）Vahl 的果实。性微寒，味苦。归肺、心、胆经。有清热解毒、消痈散结之功效。可治外感风热或温病初起，发热、头痛、口渴；热毒蕴结所致的各种疮毒痈肿，或瘰疬结核。煎服：6～15g。

连翘败毒散 方名，出自《证治准绳》。羌活、独活、连翘、荆芥、防风、柴胡、升麻、桔梗、甘草、川芎、炒牛蒡子、当归尾（酒洗）、红花（酒洗）、苏木、天花粉。水酒各半，煎取汁，徐徐温服。功能疏风散邪，清热解毒。治发颐及痈疽初起，憎寒壮热者。《伤寒全生集》《伤寒指掌》均载本方，主治近同，组成略有区别。

折针 针灸术语名。出《针灸聚英》。又名断针。指针刺时针体发生折断的现象。多由针身伤蚀，操作粗猛，体位变动或外力碰撞所致。折针后，患者应保持原体位，如断端尚在体外，可即拔出；如断端与皮面相平或稍低，可在其附近按压，当断端外露时，再予钳除；如断端埋入较深，简易方法不能取出时，又在重要脏器、血管附近，或妨碍肢体活动且有明显不适者，则需手术取出，否则可暂缓取出，但应严密观察，必要时再据情处理。

折肱漫录 医话著作。六卷，一作七卷。明·黄承昊撰。初刊于1635年。黄幼年多病，自称"凡方书所载之症十患四五，本草所载之药亦十尝四五"，遂取"三折肱成良医"之义而题书名。书中记录黄氏案身阅历，分养神、养气、医药3门，既论医理，又附医案。收入《六醴医书十种》。

折法 推拿手法名。出《孟子·梁惠王》。是指帮助关节屈曲的一类手法。

抓法 推拿手法名。出《肘后备急方·治卒腹痛方》。将五指分开满把拿捏，常用于头部和肌肉丰满处，有通调气血作用。

扳法 推拿手法名。出《保生秘要》。又名搬法。扳动肢体，使关节伸展或旋转活动。常用于四肢及颈腰部。有舒展筋脉、滑利关节、松解粘连、帮助复位等作用。根据用力方向和施行方法的不同，有侧扳、后扳、斜扳等多种。

抑肝散 方名，出自《保婴撮要》。柴胡、甘草各五分，川芎八分，当归、炒白术、茯苓、钩藤各一钱。水煎，子母同服。功能和肝理脾，止痉定惊。治小儿肝经虚热，发为抽搐，或发热咬牙，或惊悸寒热，或呕吐痰涎，腹胀少食，睡卧不安。

抖法 推拿手法名。又名颤法。用手握住患者上肢或下肢的远端，用力连续上下抖动，使患肢作小幅度颤动。有放松肌肉、滑利关节等作用。

护场 证名，出《疡医准绳》。指疔疮高突、周围赤肿不散漫，谓之有护场，是正盛束毒的表现，属顺证，治较易。反之，疮顶黑陷，肿势散漫，谓之不护场，是疔毒鸱张走黄之兆，治较难。

扭法 推拿手法名。用手指挟住肌肤，反复扭转，使局部皮肤呈现紫红色。多用于肩颈部和腰背部，有排除风邪的作用，本法与揪法相似，但揪法有转动。

扭痧 推拿法名。出《急救痧证全集》。又名提痧、扯痧。其法用水拍湿结喉及其两边皮上，两手臂弯皮上、两腿弯皮上、项颈皮上；医者将食指、中指拳曲，夹着皮上用力揪扯10～20下，则皮上露出红紫色。主要用于秋夏的痧症，尤以南方民间使用为多。

报灸 灸法术语。出《千金要方》。指分次重复施灸的方法。用于多壮灸或须反复多次灸治的疾病。

报刺 古刺法名。出《灵枢·官针》。十二刺之一。指治疗游走性疼痛一类病证的针刺方法。其法直刺痛处，并予留针，再以左手按其周围痛处乃出针再刺。报，为复之意，刺而复刺，故名报刺。

轩岐救正论 综合性医书。6卷。明·萧京撰于1644年。作者针对庸医不明医理，执方误人，遂采集《内经》等书要旨，阐明救正之法，故名"轩岐救正"。卷1医论，统论生理、病理、治法和方剂；卷2四诊正法，以脉证为主，兼及望、闻、问三诊；卷3药性微蕴；卷4、5作者医案；卷6医鉴、病鉴，载述告诫医家、病家之箴言。现存清初刻本、日本庆安刻本。1985年中医古籍出版社出版影印本。

求子 出《千金要方》。又称求嗣。指不孕的妇女要求生育。

[丨]

坚者耎之 治则之一。耎，同软。指临床对于坚实的癥积病证宜用软坚化瘀的方药进行治疗。出《素问·至真要大论》。如腹中瘀血阻滞停积，形成癥积，则宜用破瘀消癥软坚之法治之。如瘰疬结块，可用消瘰丸之类。

坚者削之 治则之一。指腹内坚硬有形的一类病证，如癥瘕、痃癖等病变，可有攻削的方药进行治疗。如鳖甲煎丸之类。出《素问·至真要大论》。

旱莲灸 灸法名。药物发泡灸之一。用新鲜旱莲草捣烂敷贴有关穴位，使之发泡的方法。敷贴时间约为3～4小时，以局部起泡为度。适用于疟疾等。

里内庭 奇穴名，出《中国针灸学》。位于足底，当第二、三趾骨间，与内庭穴相对处。主治足趾疼痛、小儿惊风、癫痫、胃痛等。直刺0.3～0.5寸。艾炷灸3～5壮，或艾条灸5～10分钟。

里实 又称为内实。①指外感病邪化热入里，伤及气分，或实热结于胃肠的病理表现。可出现壮热，烦渴，腹痛，便秘等腑实证候。②泛指人体内部气血郁结、痰饮停积、宿食积滞、虫积所伤等病变。

里急后重 证名，出《难经·五十七难》。指腹痛频频欲便、肛门重坠的症状。因湿热或寒湿之邪凝聚大肠所致。为痢疾主症之一。或下痢脓血，或下痢黏沫，或有寒热。治当化湿导滞。湿热痢用枳实导滞丸或白头翁汤加减。寒湿痢用胃苓汤合香砂枳术丸加减。

里热 指胃肠、肺胃实热,或肝胆郁热等病理表现。多由外邪内传入里,从阳而化热;或热邪直中脏腑;或气滞、食积、痰郁、血瘀等内郁生热等所致。临床多见发热,不恶寒而恶热,口渴引饮,烦躁或心烦口苦,小便短赤,舌质红苔黄,脉洪数或弦数有力等里热炽盛病证。

里虚 泛指脏腑气血虚损的病理表现。各脏腑经络、阴阳气血的亏损,均属里虚证的范围。一般气血虚衰,临床多见少气懒言,心悸神疲,头晕目眩,食少肢倦,腰酸腿软,失眠梦遗,舌质淡嫩,脉象虚弱等症。

里喉痈 病名,见《咽喉经验秘传》。相当于咽后壁脓肿。多发生于小儿。起病急,疼痛剧烈,语言带鼻音,颈项强直,吞咽困难,甚至气急痰鸣,呼吸困难。检查可见喉底红肿突起,颈部常有瘰核。治疗本病,早期宜消散,参见喉痈;成脓后应切开排脓。

里寒 指脏腑阴盛或阳衰具有寒象的病理表现。①指实寒病理表现。多由阴寒之邪侵袭人体所致。可见畏寒喜暖,面色苍白,四肢欠温,腹痛喜按,肠鸣腹泻,或痰鸣喘嗽,口淡多涎,小便清长,舌苔白润,脉迟或紧等症。②指虚寒病理表现。多由病之体内阳气虚衰所致。可见精神不振,面色淡白,畏寒肢冷,腹痛喜按,大便溏薄,小便清长,少气乏力,舌质淡嫩,脉微或沉迟无力等症。

吴又可 清末著名医学家。名有性。吴县(今属江苏苏州)人。崇祯十四年(1641年),江苏、河北、山东、浙江大疫,死者无数,时医以伤寒法治之不效。吴氏推究病原,撰《瘟疫论》2卷,提出"戾气"说。他指出,瘟疫与伤寒虽有相似之处,但病因、病机、治法迥然不同。瘟疫为病,非风非寒,非暑非温,乃天地间别有一种异气即戾气所感。戾气从口鼻而入,内居于膜原。故其治疗,"守古法不合今病",创达原、三消疗法。所论瘟疫病因及传授途径,对温病学说的形成与发展起到很大促进作用。另撰有《伤寒实录》,已佚。又有《瘟疫合璧》,吴氏原撰,清王嘉谟增删补辑而成。

吴正纶 约1529~1568年。明代医家。字子叙,号春岩子。歙县(今属安徽)人。幼年丧父,家贫力学,笃好医术。曾游三吴求师,后至齐燕游医。在北京治愈不少公卿重疾,名噪一时。因治愈帝妃、皇子之疾,获明穆宗奖谕。后遭曹太医妒杀。其学崇尚《内经》,吸取诸家之长。将《伤寒论》要旨归纳为阴、阳、表、里、虚、实、寒、热;临证强调详审脉、症、治、方。撰有《脉证治方》《养生类要》《活人心鉴》,均佚。

吴仪洛 清代医家。字遵程。浙江海盐人。弃儒学医,读家藏医书。曾游楚、粤、燕等地。居留四明(今宁波)五年,阅览范氏天一阁藏书。行医40年,名噪乡里。著述颇多,且皆实用。订补汪昂《本草备要》,撰《本草从新》,收常用药720种。采《医方考》《医方集解》之长,撰《成方切用》。师法喻昌《尚论篇》,参照周禹载《伤寒论二注》、程郊倩《后条辨》,撰《伤寒分经》。

吴医汇讲 11卷。清·唐大烈辑。刊于1792~1801年间。本书是我国早期具有医学刊物性质的著作。每年1卷。共发表江浙地区40多位医家的文章100篇左右。文章不分门类,不限卷数,不拘体裁,有医学理论、专题讨论、验方交流、考据、笔记、书评等。内容丰富,其中有叶桂《温症论治》、薛生白《日讲杂记》、顾雨田《书方宜人共识论》等。对当时医药交流,活跃学术空气起了积极作用。刊本流传甚广。1982年江苏人民出版社出版排印本。

吴其濬 1789~1847年。清代植物学家。字瀹斋,别号雩娄农。河南固始人。嘉庆二十二年(1817年)状元。历任翰林院修撰,湖北、江西学政,兵部侍郎,湖南、湖北、云南、贵州、福建、山西省巡抚和湖广、云贵总督。对植物学有浓厚兴趣，读书时凡涉及草木者，莫不辑录。足迹遍及大半个中国，广泛访问调查，组织人力采集植物标本，绘制成图。参考文献书籍800余种，历时七年（1841~1847年），完成巨著《植物名实图考》38卷，《植物名实图考长编》22卷，为我国最早大型区域性植物志，堪称沟通古代本草学与近代植物分类学的桥梁。

吴尚先 约1806~1886年。清代医家。名樽，又名安业，字师机、杖仙。钱塘（今浙江杭州）人。道光十四年（1834年）举人。寓居扬州，设存济堂药店。时值太平天国战争时期，缺乏药物，每见因缺药或误治丧生者，遂专心研究外治法，谓外治可与内治并行，能补内之不及。总结出敷、熨、熏、浸、洗、罨、擦、坐、嚏、脂、缚、刮痧、火罐、推拿、按摩等十余种外治法。最常用的用膏药薄贴疗法，辨证施治贴敷穴位，疗效卓越，人称"自来医家未有若是之简捷"。集前贤论述，汇聚个人治验并采撷民间疗法，撰外治法专著《理瀹骈文》。

吴昆 1552~约1620。明代医学家。字山甫，别号鹤皋山人。歙县（今安徽歙县）人，又号参黄子。家藏方书丰富，攻读医书，从师同邑余午亭。后历游江、浙、燕、赵等地，求师访友，医术日精。在宣城一带行医，著有声名。推崇《内经》，主张针药并用。撰有《医方考》6卷、《脉语》2卷、《吴注黄帝内经素问》24卷、《针方六集》等，对后世影响较大。另有《药纂》《十三科证治》《参黄论》《砭焫考》等，均佚。

吴茱萸 中药名，出自《神农本草经》。又名吴萸、茶辣。为芸香科植物吴茱萸 Euodia rutaecarpa (Juss.) Benth. 石虎 E. rutaecarpa (Juss) Benth. var officinalis (Dode) Huang 或疏毛吴茱萸 E. rutaecarpa (Juss) Benth var bodinieri (Dode) Huang 的将近成熟果实。性热，味辛、苦，有小毒。归肝、脾、胃经。有散寒止痛、疏肝下气、燥湿之功效。可治脘腹冷痛、疝痛、头痛及虚寒泄泻；寒湿脚气疼痛，或上冲入腹；呕吐吞酸。煎服：1.5~5g。研末醋调敷足心，可引火下行，治口舌生疮。不宜多用久服，阴虚有热者忌用。吴茱萸叶能温中散寒，理气止痛。吴茱萸根能行气温中，燥湿杀虫。

吴茱萸汤 方名，出自《伤寒论》。吴茱萸一升，人参三两，大枣十二枚，生姜六两。水煎去滓，分三次服。功能温中补虚，降逆止呕。治阳明胃中虚寒，食谷欲呕，胸膈满闷，或胃脘作痛，吞酸嘈杂；少阴吐利，手足厥冷，烦躁欲死；厥阴头痛，干呕吐涎沫者。《圣济总录》《证治准绳》《审视瑶函》《验方新编》均载有同名方，组成、功用、主治各异。

吴勉学 明代文人。字肖愚。歙县（今安徽歙县）人。留心医学，校刊和辑刻医书甚多，如《古今医统正脉全书》《刘河间六书》《痘疹大全八种》《儒门事亲》等，对传播医药知识，保存医药文献有贡献。自编《师古斋汇聚简便简方》7卷，已佚。

吴恕 元代医家。字如心，号蒙斋。钱塘（今浙江杭州）人。善治风疾。征至京师，授太医院御医。以《伤寒论》深奥难明，乃本《南阳活人书》及宋·李知先《活人书括》，撰《伤寒活人指掌图》3卷，以利初学。

吴绶 明代医家。钱塘（今浙江杭州）人。访求师友，穷究医书30余年。被举为医学正科，后召入太医院，历升御医院判。以疾告退，精研伤寒，搜辑仲景伤寒大要之法为主，旁取诸书之精为辅，探求五运六气、经络、察色、切脉、审证、伤寒正名，撰《伤寒蕴要全书》4卷。汪琥评论其书胜于陶氏六书，但只可寻例检方，只供通俗学习。

吴普 约149~250年。三国时魏国医学家。广陵（今江苏扬州）人。华佗弟子。治病依准其师，多所全济。著名的五禽戏即华佗所创，教给吴普的。吴普经常锻炼，年九十余尚耳目聪明，齿牙完坚。撰有《吴普本草》6卷，已佚，佚文散存于《证类本草》《太平御览》诸书。另有《华佗方》10卷，集华佗治病方剂，亦佚。

吴普本草 药物学著作。6卷。魏·吴普撰。原书已佚，据《嘉祐补注本草》称，本书"修《神农本草》，成四百四十一种"药物。佚文散存于《证类本草》《太平御览》等书中。据现存佚文，知本书对药物别名、产地、性味、主治、功用、形态、采集、加工等均有介绍。是我国比较重要的早期本草著作之一。

吴谦 清代医学家。字六吉。安徽歙县人。雍正、乾隆年间名医。供奉内廷，任太医院院判。乾隆中奉敕与刘裕铎为总修官，主持编纂综合性医学丛书《医宗金鉴》，包括医学各科15种。其中《订正伤寒论注》17卷、《订正金匮要略注》8卷，为吴谦自撰。两书逐条注释，订正讹误，撰用20余家注本。

吴瑭 1758~1836年。清代著名医学家。字鞠通。江苏淮阴人。少习儒，以父、子相继病故，乃专事医术。在京师检校《四库全书》，得览明·吴又可《瘟疫论》，深受启发。又研读晋、唐以降各家名著，从事临证治学10年，对温病颇有心得。其学本于叶天士。因叶氏所论甚简，乃于嘉庆三年（1788年）撰《温病条辨》7卷。其书首倡温热病三焦辨证理论，阐述清热养阴疗法。大力倡导养阴保液，有别于伤寒之扶阳保阳之法。并拟制较多温病治方，有较好疗效，多被后世医家采用。吴氏于妇产科、幼科证治亦有较深造诣。其医案手稿经金月笙分类编次，为《淮阴吴鞠通医案》5卷。又撰有《医医书》2卷，针砭时医弊端。

吴嘉言 1507~约1585年。明代医家。学梅坡。分水（今浙江桐庐）人。出身世医家庭，任太医院吏目。撰《医经会元》10卷，发明脉诀，删药性之繁杂，创制心、脾、肾3方以保生，详察病机、运气、标本，于医理颇有见地。另撰《针灸原枢》《医学统宗》，均佚。

吴鞠通医案 医案著作。5卷，或作4卷。清·吴瑭（鞠通）撰。包括温病、伤寒、杂病、妇科、儿科医案，作者尤擅长温病，能于辨证治疗中示读者以规矩。书中颇多连续治疗的完整病案，记录详明，有利领会治疗的始终变迁。1916年绍兴医药学报社用木活字排印，1960年人民卫生出版社铅字排印出版。

助道方服药须知 方书。1卷。宋·温大明（隐居）撰于1216年，收作者五世家传名方，行医40余年所得效验方及古今名医诸方，按症载方。共77种病证，每症编七言歌诀四句，附简要医论及医方。明·熊宗立重编后，更名《温隐居备急海上仙方》。明·胡文焕将本书与《孙真人活上仙方》合集，名《海上仙方》。

时气 病名，见《肘后备急方》。又名疫疠、天行、时疫。指具有季节性、流行性的传染疾病。因地区和季节不同，疫情各异。如时行感冒、时行伤寒、时行疫痢、时行寒疫、时行发颐、时行暴咳、时行顿咳等。详见各条。

时方歌括 方书。2卷。清·陈念祖撰于1801年。本书选辑唐宋以后时方108首，分宣、通、补、泄、轻、重、滑、涩、燥、湿、寒、热12剂，编成歌诀，记述诸方组成及方解，间或引用李中梓、柯韵伯等诸家医论。现存清光绪十三年务本堂刻本等20余种清刻本。1984年福建科技出版社出版校注排印本。

时行伤寒 病名，见《外台秘要》。即时行寒疫。详见该条。

时行疫痢 病名，见《先醒斋医学广笔记》。即疫痢。详见疫痢条。

时行寒疫 病名，见《外台秘要》。又名时行伤寒。指感受寒邪而引起的疫病。症见头痛、身痛、发热恶寒、无汗，或伴恶心呕吐，脉浮紧。治当辛温解表，荆防败毒散加减。

时行感冒 病名，见《类证治裁》。指感冒病情较重而广泛流行。症见高热恶寒、头痛、骨节酸痛、口渴、咽痛、脉浮数等。治宜清热解表。偏于风寒重者，用荆防败毒散；偏于风热重者，银翘散加减。

时毒 病名，出《景岳全书》。又称温毒、热毒。泛指感受温邪热毒引起的急性热病，多流行于冬春季节。其症开始均有突然高热寒战、头痛恶心、烦躁口渴、舌红苔黄、脉洪数等，继而出现颐肿、头面红肿、咽喉肿痛等，或伴发斑疹。可分为痄腮、大头瘟、缠喉风、烂喉痧等。

时复证 病名，见《证治准绳》。类似变态反应性结膜炎。其症类似赤热，不治自愈，及期而发，过期又愈，如花如潮，久而不治，遂成其害。应按发病季节治疗用药。发于春季，宜驱风清热，用洗肝散加减；发于夏季，宜清心泻热，用洗心汤加减；发于秋季，宜泻火润燥，用泻肺汤加减；发于冬季，宜滋阴抑火，用六味地黄汤加减。

时疫 病名，见《瘟疫论》。又称疫、瘟疫。泛指由口鼻传入疫疠毒气的病证。相当于现代的流行性传染病的统称。

时疫发斑 病证名，见《瘟疫论补注》。又名瘟疫发斑、温毒发斑。疫邪传入营血引起的发斑。症见壮热烦渴，骨节痛，头痛等，斑疹色淡红稀小为轻，色暗稠密为重。初起有表症者用葛根升麻汤加减；壮热烦渴脉洪大者用白虎汤加减。

时病论 外感病著作。8卷。清·雷丰撰于1882年。此书专论四时感受六气所致时病。以《素问·阴阳应象大论》"冬伤于寒，春必病温；春伤于风，夏生飧泄；夏伤于暑，秋必痎疟；秋伤于湿，冬生咳嗽"为纲领，分述春温、风温、温毒、伤风、泄泻、痢疾、中暑、疟疾、湿温、秋燥、咳嗽、伤寒、冬温等各种时令病的病因、病机、辨证、立法，列述作者自拟诸法和常用成方，末附作者治案。全书共论病72种，拟法60余则，列方106首，医案87例，理法方药齐备。所拟诸法及选方有较高临床实效，近代医家颇多采用。有清刻本十余种。1972年人民卫生出版社重印时，作部分删节。

呆病 病名，见《辨证录》。又称痴呆。指情志过于痴顿的病态。本病成年人多因肝气郁结，伤于心脾，痰湿内生，蒙蔽心窍；少儿则多因温热病后心包损伤，心窍被蒙所致。其病起病慢、病程长，少言寡语，对喜怒哀思悲恐惊均无明显反应，处于无欲状态。治以祛痰为主，如指迷茯苓丸、指迷汤等。

呕 证名，出《素问·诊要经终论》。指胃内之物由口中涌出。古时呕与吐有别：有声有物谓之呕，有物无声谓之吐，有声无物谓之干呕，其病因、病机基本相同，皆胃气上逆所致。详见呕吐条。

呕汁 证名，出《素问·痹论》。指呕吐物为清水和涎沫。因寒湿蕴积于胃，胃失和降所致。症见呕吐清水或涎沫，胃脘喜暖。治宜和中燥湿，平胃散合左金丸加减。

呕吐 病证名，出《素问·六元正纪大论》。指胃内容物由口中涌出。因于外感六淫、痰饮、食积为邪实阻遏胃气，胃失和降而上逆，食后呕吐。治当针对邪实予以辨证施治。因于情志不舒，肝气横逆于胃，胃气逆乱所致者，当疏肝和胃降逆。因于脾胃气虚，脾胃升降失常所致者，当和胃益气滋养胃阴等。详参外感呕吐、内伤呕吐条。

呕苦水 证名，见《赤水玄珠·呕吐哕门》。同呕吐苦水。详见呕吐苦水条。

呕血 病证名，见《素问·厥论》。指呕吐物为暗红色或咖啡色血水或胃内容物夹血者。因于暴怒伤肝者，伴胸胁痛，治宜疏肝泻火，丹栀逍遥散加减。因于胃中积热者，宜凉血止血，犀角地黄汤加减。因于素体虚弱，胃气不足，又饮食不节而损伤胃络所致呕血者，当健脾摄血，归脾汤加减。

呕吐苦水 证名，见《症因脉治》。又称呕苦、吐苦水、呕胆等。指苦水由胃中呕出。因邪在肝胆，胆液外泄，随胃气上逆而出所致。症见呕吐苦水，脘胁不舒，胸闷嗳气，或伴有黄疸、寒热。治宜清利肝胆，平胃理气，柴胡清胆汤加减。

呕乳 病证名，初生儿呕乳而无其他症状者。往往是由于小儿贲门松弛，乳母哺乳方法不当，以致有时在哺乳后有少量乳汁倒流出口腔而出现。只要改进哺乳方法或随年龄增长就会消失。

呕逆 证名，见《灵枢·经脉篇》。同呕吐。详见呕吐条。

呕家 出《金匮要略》。呕吐病证的患者。

呕清水 证名，见《证治准绳》。同呕吐清水。详见该条。

呕酸 证名，见《素问·至真要大论》。同吐酸。详见该条。

呃逆 证名，见《万病回春》。指胃气上冲发出短促的呃声。又作呃逆，古称哕、咳逆。临床常见有实呃和虚呃。实呃见于进食过速或感受寒热，可不治自愈，或针刺按摩膈俞穴。虚呃见于病重患者，呃声低微，间歇时间长，治需急救胃气，补气和胃，四君子汤加味。

足三里 经穴名，出《灵枢·本输》。又名三里、下陵、下三里、鬼邪。属足阳明胃经，该经合穴。位于小腿前外侧，犊鼻穴直下3寸，胫骨前嵴外侧一横指处。主治脘腹满痛、恶心呕吐、肠鸣泻痢、便秘、胸胁支满、噎膈不利、胃痛、痹痛、癃淋、遗尿、膨胀、水肿、痫症、目疾、耳聋、喉痹、发热、头痛、心悸、虚喘、五劳七伤、癫狂、乳痈、子痫、半身不遂、脚气、下肢麻痹等，以及急慢性胃炎，胃痉挛，消化性溃疡，消化不良，急慢性肠炎，一般虚弱等。并有保健作用。直刺1～1.5寸。艾炷灸5～10壮，或艾条灸10～30分钟。

足下热 证名，见《素问·刺热篇》。指两足掌发热。多因肾阴不足所致。症见心如烙，常伴有心烦，腰膝酸楚等。治以滋补肾阴，知柏地黄汤加减。

足五里 经穴名，出《针灸甲乙经》。又名五里。属足厥阴肝经。位于大腿内侧，当耻骨联合上缘旁开2寸，再直下3寸，长收肌外缘，股动脉搏动处。主治少腹痛、小便不利、遗尿、痢疾、嗜卧、瘰疬、肠风下血、股内侧痛、阴部湿疹等。直刺1～1.5寸，避开血管。艾条灸5～10分钟。

足不收 证名，出《素问·藏器法时论》。指足下垂不得随意活动。因脾气不足，筋脉失养，肾气不足，经络不通所致。症见下肢痿软，足下垂不能转动自如，甚则伴有足痛。半身不遂或下肢痿症病人多并发此症。治疗当补脾肾，补阳还五汤合八味丸加减。

足太阳之筋 即足太阳经筋。十二经筋之一，出于《灵枢·经筋》篇。其分布部位是起于足小趾，向上结于外踝，斜上结于膝部，在下者沿外踝结于足跟，向上沿跟腱结于腘部，其分支结于小腿肚（腨外），上向腘内侧，与腘部另支合并上行结于臀部，向上挟脊到达项部；分支入结于舌根；直行者结于枕骨，上行至头顶，从额部下，结于鼻；分支形成"目上网"（即上睑），向下结于鼻旁。背部的分支从缺盆出，斜上结于鼻旁。

足太阳经别 十二经别之一。原称足太阳三正。出《灵枢·经别》篇。其循行部位是从足太阳经脉的腘窝部分出，其中一条支脉在骶骨下五寸处别行进入肛门，上行归属膀胱，散布联络肾脏，沿脊柱两房的肌肉到心脏后散布于心脏内；直行的一条支脉，从脊柱两旁的肌肉处继续上行，浅出项部，脉气仍注入足太阳本经。

足太阳经病 即膀胱经病。十二经病证之一。如《灵枢·经脉》说："是动则病冲头痛，目似脱，项如拔，脊痛、腰似折，髀不可以曲，腘如结，腨（腓）如裂，是为踝厥。是主筋所主病者，痔、疟、狂、癫疾，头顖项痛，目黄、泪出、鼽衄、项、背、腰、尻、腘、踹（腓）、脚皆痛，小趾不用。"

足太阳络脉 十五络脉之一。原称足太阳之别。出《灵枢·经脉》。其分布部位是委阳穴分出，在外踝上七寸处，走向足少阴经。本络脉发生病变为实则鼻塞、头痛、背痛；虚则鼻流清涕或鼻出血。

足太阳膀胱经 十二经脉之一。原称膀胱足太阳之脉。出《灵枢·经脉》篇。其循行部位是起于目内眦（睛明穴），向上到达额部，左右交会于头顶部（百会穴）。其分支则从头顶部分出，到耳上角部。其直行者从头顶部分别向后行至枕骨处，进入颅腔，络脑，回出分别下行到项部（天柱穴），下行交会于大椎穴，再分左右沿肩胛内侧，脊柱两旁（一寸五分），到达腰部（肾俞穴），进入脊柱两旁的肌肉（膂），深入体腔，络肾，属膀胱。其分支则从腰部分出，沿脊柱两旁下行，穿过臀部，从大腿后侧外缘下行，至腘窝中（委中穴）。其另一分支则从项分出下行，经肩胛内侧，从附分穴挟脊（三寸）下行至髀枢，经大腿后侧至腘窝中与前一支脉会合，然后下行穿过腓肠肌，出走于足外踝后，沿骨背外侧缘至小趾外侧端（至阴穴），交于足少阴肾经。

足太阴之筋 即足太阴经筋。出《灵枢·经筋》篇。其分布部位是起于足大趾内侧端，向上结于内踝；直行者，络于膝内辅骨（胫骨内踝部），向上沿大腿内侧，结于股骨前，聚焦于阴部，上向腹部，结于脐，沿腹内，结于肋骨，散布于胸中；其在里者，附着于脊椎。

足太阴气绝 指足太阴脾经的经气衰竭病理状态。主要病理表现是舌萎，唇反。如《灵枢·经脉》说："足太阴气绝者，则脉不荣肌肉。唇舌者，肌肉之本也。脉不荣则肌肉软；肌肉软则舌萎人中满；人中满则唇反；唇反者，肉先死。"

足太阴经别 十二经别之一。原称足太阴之正。出《灵枢·经别》篇。其循行部位为从足太阴经脉的股内侧分出后，到大腿前面，同足阳明的经别相合并行，向上结于咽，贯通舌中。

足太阴经病 即脾经病。十二病证之一。如《灵枢·经脉》说："是动则病舌本强，食则呕，胃脘痛，腹胀，善噫，得后与气，则快然如衰，身体皆重。是主所生病者，舌本痛，体不能动摇，食不下，烦心，心下急痛，溏泄，水闭，黄疸，不能卧，强立，股膝内肿厥，足大趾不用"。

足太阴络脉 十五络脉之一。原称足太阴之别。出《灵枢·经脉》篇。其分布部位是从足太阴经的公孙穴处分出，在第一趾跖关节后一寸处，走向足阳明经；其支脉进入腹腔，联络肠胃。

足太阴脾经 十二经脉之一。原称脾足太阴之脉。出《灵枢·经脉》篇。其循行部位是起于足大趾内侧端（隐白穴），沿内侧赤白肉际，上行过内踝的前缘，沿小腿内侧正中线上行，在内踝上八寸处，交出足厥阴肝经之前，上行沿大腿内侧前缘，进入腹部，属脾，络胃。向上穿过膈肌，沿食道两旁，连舌本、散舌下。其分支从胃别出，上行通过膈肌，注入心中，交于手少阴心经。

足少阳之筋 即足少阳经筋。出《灵枢·经筋》篇。其分布部位是起于第四趾，向上结于外踝，上行沿胫外侧缘，结于膝外侧；其分支别起于腓骨部，上走大腿外侧，前边结于"伏兔"，后边结于骶部。直行者，经季肋，上走腋前缘，系于胸侧和乳部，结于缺盆，行于太阳经筋的前方，沿耳后，上额角，交会于头顶，向下走向下颌，上结于鼻旁；分支结于目外眦，成"外维"。

足少阳经别 十二经别之一。原称足少阳之正。出《灵枢·经别》篇。其循行路线是足少阳经脉在大腿外侧循行部位分出，绕过大腿前侧，进入毛际，同足厥阴的经别会合，上行进入季肋之间，沿胸腔里，归属于胆，散布上达肝脏，通过心脏，挟食道上行，浅出下颌、口旁，散布在面部，系目系，当目外眦部，脉气仍注入足少阳经。

足少阳经病 即胆经病。十二经病证之一。如《灵枢·经脉》说："是动则病口苦，善太息，心胁痛，不能转侧，甚则面微有尘，体无膏泽，足外反热，是为阳厥。是主所生病者，头痛，颔痛，目锐眦痛，缺盆中肿痛，腋下肿，马刀侠瘿，汗出，振寒，疟，胸、胁、肋、髀、膝外至胫、绝骨、外踝前及诸节皆痛，小趾次趾不用。"

足少阳胆经 十二经脉之一。原称胆足少阳之脉。出《灵枢·经脉》篇。其循行部位是起于目外眦（瞳子髎穴），上至头角（颔厌穴）。再向下到耳后（完骨穴），再折向上行，经额部至眉上（阳明穴），又向后折至风池穴，沿颈下行至肩上，左右交会于大椎穴，前行入缺盆。其分支从耳后进入耳中，出走于耳前，至目外眦后方。其分支从目外眦分出，下行至大迎穴，同手少阳经分布于面颊部的支脉相合，行至目眶下，又折向后下方，经过下颌角部下行至颈部，与前脉会合于缺盆后，进入体腔，穿过膈肌，络肝，属胆，沿胁里浅出气街，绕毛际，横向至环跳穴处。其直行者，则从缺盆下行至腋，沿胸侧，过季胁，下行至环跳穴处与前脉会合，再向下沿大腿外侧、膝关节外缘，行于腓骨前面，直下至腓骨下端，浅出外踝之前，沿足背行出于足第四趾外侧端（窍阴穴）。其分支，则从足背（临泣穴）分出，前行出足大趾外侧端，折回穿过爪甲，分布于足大趾爪甲后丛毛处，交于足厥阴肝经。

足少阳络脉 十五络脉之一。原称足少阳之别。其分布部位是从足少阳经的光明穴处分出，在外踝上五寸处，走向足厥阴经，向下联络足背。本络脉发生病变，为实则阳气郁伏而足部厥冷；虚则下肢痿瘫。

足少阴之筋 即足少阴经筋。出于《灵枢·经筋》篇。其分布部位是起于足小趾的下边，同足太阴经筋并斜行内踝下方，结于足跟，与足太阳经筋会合，向上结于胫骨内踝下，同足太阴经筋一起向上，沿大腿外侧，结于阴部，沿脊里，挟膂，向上至项，结于枕骨，与足太阳经筋会合。

足少阴气绝 指足少阴肾经经气衰竭的病理状态。其主要病理表现是骨枯，齿长面垢，毛发枯而无泽。如《灵枢·经脉》说："足少阴气绝，则骨枯。少阴者，冬脉也，伏行而濡骨髓者也，故骨不濡，则肉不能著也；骨肉不相亲，则肉软却；肉软却，故齿长而垢，发无泽；发无泽者，骨先死。"

足少阴肾经 十二经脉之一。原称肾足少阴之脉。出《灵枢·经脉》篇。其循行部位是起于足小趾下，斜行于足心（涌泉穴），出行于舟骨粗隆之下，沿内踝后，分出进入足跟，向上沿小腿内侧后缘，至腘内侧，上股内侧后缘入脊内（长强穴），穿过脊柱，属肾，络膀胱。其直行者从肾上行，穿过肝和膈肌，进入肺，沿喉咙，到舌根两旁。其分支则从肺中分出，络心，注于胸中，交于手厥阴心包经。

足少阴经别 十二经别之一。原称足少阴之正。出于《灵枢·经别》篇。其循行部位是从足少阴经脉的腘窝部分出，与足太阳的经相合并行，上至肾，在十四椎（第二腰椎）处分出，归属带脉；其直行的经脉继续上行，系舌根，再浅出项部，脉气注入足太阳经的经别。

足少阴经病 即肾经病。十二经病证之一。如《灵枢·经脉》说："是动则病饥不欲食，面如漆柴，咳唾则有血，喝喝而喘，坐而欲起，目䀮䀮如无所见，心如悬，若饥状。气不足则善恐，心惕惕如人将捕之，是为骨厥。是主肾所生病者，口热，舌干，咽肿，上气，嗌干及痛，烦心，心痛，黄疸，肠澼，脊股内后廉痛，痿厥，嗜卧，足下热而痛。"

足少阴脉络 十五络脉之一。原称足少阴之别。出《灵枢·经脉》篇。其分布部位是从足少阴经的大钟穴处分出，在内踝后绕过足跟，走向足太阳经；其支脉与本经相并上行，走到心包下，外行通贯腰脊。

足心痛 证名，见《张氏医通》。又称脚心痛。指足底正当涌泉穴处作痛。多因肾虚湿著，命门之火失于温煦敷布所致。症见脚心痛及踝骨热痛，治用肾著汤合八味丸加减。若肥人足心痛，站立则痛甚，行动则痛缓者，属湿痰流注，宜肾著汤合二妙散加减。

足发背 病名，出《疡科选粹》。又名足跗发、脚发、脚背发。即"发"在足背者。相当于西医的足背部急性蜂窝组织炎。多因湿热下注凝滞全血；或因外伤感染化热所成。初起足背红肿热痛，肿势弥漫，边界不清，治以清热解毒利湿，五神汤合萆薢渗湿汤加减内服。成脓治以透脓托毒，上方加炙山甲、皂角刺内服。外治均同臀痛急性者，见该条。

足阳关 经穴名，出《针灸甲乙经》。又名阳关、膝阳关、阳陵、寒府、关陵、关阳。属足少阳胆经。位于膝外侧，阳陵泉穴上3寸，股骨外上髁之边缘处。主治膝部红肿疼痛、腘筋挛急、小腿麻木、鹤膝风，以及下肢麻痹或瘫痪，膝关节及周围软组织疾患等。直刺0.5～1寸。艾条灸5～10分钟。

足阳明之筋 即足阳明经筋。出《灵枢·经筋》。其分布部位是起于第二、三、四趾，结于足背；斜向外上盖于腓骨，上结于膝外侧，直上结于髀枢（大转子部），向上沿胁肋，连属脊椎。其直行者，上沿胫骨，结于膝部。其分布结于腓骨部，并合足少阳的经筋。其直行者，沿伏兔向上，结于股骨前，聚焦于阴部，向上分布于腹部，结于缺盆，上颈部，挟口旁，会合于鼻旁，下方结于鼻旁，上方合于足太阳经筋。太阳为"目上网"（上睑），阳明为"目下网"（下睑）。其分支从面颊结于耳前。

足阳明经别 十二经别之一。原称足阳明之正。出《灵枢·经别》。其循行部位是从足阳明经脉的大腿前面处分出，进入腹腔里面，归属于胃，散布到脾脏，向上通过心脏，沿食道浅出口腔，上达鼻根及目眶下，回过来联系目系，其脉气仍注入足阳明本经。

足阳明经病 即胃经病。十二经病证之一。如《灵枢·经脉》说："是动则病洒洒振寒、善呻、数欠，颜黑，病至则恶人与火，闻木声则惕然而惊，心欲动，独闭户塞牖而处。甚则欲上高而歌，弃衣而走，贲响腹胀，是谓骭厥。是主血所生病者，狂疟温淫，汗出，鼽衄，口喎，唇胗，颈肿，喉痹，大腹水肿，膝膑肿痛，循膺乳、气冲、股、伏兔、骭外廉、足跗上皆痛，中趾不用，气盛则身以前皆热，其有余于胃，则消谷善饥，溺色黄；气不足则身以前皆寒慄，胃中寒则胀满。"

足阳明胃经 十二经脉之一。原称胃足阳明之脉，亦称胃脉。其循行部位是起于鼻翼旁（迎香穴），挟鼻上行，左右侧交会于鼻根部，旁行入目内眦，与足太阳经相交，向下沿鼻柱外侧，入上齿中，还出，挟口两旁，环绕嘴唇，在颏唇沟承浆穴处左右相交，退回沿下颌骨后下缘到大迎穴处，沿下颌角上行过耳前，经过上关穴（客主人），沿发际，到额前。其分支则从大迎穴前方下行到人迎穴，沿喉咙向下后行至大椎，折向前行，入缺盆，深入体腔，下行穿过膈肌，属胃、络脾。其直行者，从缺盆出体表，沿乳中线下行，挟脐两旁（旁开二寸），下行至腹股沟处的气冲穴。其分支则从胃下口幽门处分出，沿腹腔内下行到气冲穴，与直行之脉会合，而后下行大腿前侧，至膝膑，沿下肢胫骨前缘下行至足跂，入足第二趾外侧端（厉兑穴）。其分支则从膝下三寸处（足三里穴）分出，下行入中趾外侧端。其分支从足背上冲阳穴分出，前行入足大趾内侧端（隐白穴），交于足太阴脾经。

足阳明络脉 十五络脉之一。原称足阳明之别。出《灵枢·经脉》篇。其分部部位是从足阳明经脉的丰隆穴分出，在外踝上八寸处，走向足太阴经；其支脉沿着胫骨外缘，向上联络头项，与各经的脉气相合，向下联络咽喉部。本络脉发生病变，为实则发狂；虚则为足胫部肌肉萎缩，弛缓不收。如脉气逆乱，则可见咽喉肿痛和失音。

足针疗法 针刺疗法名。是指针刺足部特定部位的治疗方法。临床操作时，应先用温水浸泡足部或以酒精反复擦拭，促使较厚的足底皮肤软化，减轻进针疼痛，并可清洁消毒，避免感染。选定部位后，快速进针，应注意不要刺伤骨膜，给予中强刺激，留针5～15分钟，可据情加用电针等刺激。本法适于神经衰弱、失眠、头痛、腰腿痛、三叉神经痛等。

足针麻醉 针刺麻醉法名。是在足针疗法的基础上发展起来的针刺麻醉方法。目前多用于眼部、口腔、颌面部、颈部手术。一般取对侧足底后1/3内侧"头""目"二穴；也可根据脏象学说选取相应穴位。

足软 证名，见《理虚元鉴》。即脚软。详见脚软条。

足底疔 病名，出《疡科心得集》。又名脚心痛、脚底穿心疔、井泉疽、足心发、穿板疽；发于涌泉穴者，则名涌泉疽，俗名病穿板。泛指发于足底部的疔疮。相当于西医足底软组织感染。多因湿热下注，毒邪蕴结，凝滞气血而成。初起足底部疼痛，着地尤甚，按之较硬。数日后成脓，有搏动性疼痛，修去老皮，可见白头。溃后脓出痛止。总以清热解毒利湿为治，五神汤合三妙丸加减内服，外治同托盘疔，见该条。

足临泣 经穴名，出《灵枢·本输》。又名临泣。属足少阳胆经，该经俞穴，八脉交会穴之一，通带脉。位于足背部，当第四、五跖骨结合部之前方凹陷处，当小趾伸肌腱的外侧。主治头痛目眩、目外眦痛、胸胁痛、瘰疬、足跗肿痛、月经不调、乳痈、足趾挛痛、疟疾等。直刺0.3～0.5寸。艾炷灸3壮，或艾条灸5～10分钟。

足胫肿 证名，出《素问·平人气象论》。指足及小腿水肿。多因脾肾气虚，脾失运化，水湿停聚，或肾之气化功能失职所致。为水肿病所最常见的症状，严重者还可伴腹水、胸水，头面一身悉肿等。治疗当补益脾肾，真武汤、五苓散加减。详见水肿条。

足胫肿痛 证名，见《寿世保元》。指两足及小腿部肿胀作痛。多因风湿或湿热下注所致。症见肢节烦痛，肩背沉重，胸胁不利，兼遍身疼痛及足胫肿痛。治宜宣壅逐湿，祛风清热，可用鸡鸣散加减。详见脚气条。

足胫胕肿 证名，出《素问·至真要大论》。指两足及小腿浮肿。见于浮肿病人。多为脾肾两虚所致。症见头重、身疲乏力、腹胀、腰痛，脉濡细等。治疗当予健脾、益肾，用五苓散、真武汤加减。详见水肿条。

足胫痛 证名，出《素问·平人气象论》。指两足及小腿疼痛。可见于肾虚、气虚、阴寒湿邪痹阻经络不通等病证。

足胻肿 证名，见《素问·脉要精微论》即足胫肿。见足胫肿条。

足窍阴 经穴名，出《灵枢·本输》。又名窍阴。属足少阳胆经，该经井穴。位于第四趾外侧，趾甲角旁约0.1寸处。主治头痛心烦、耳鸣耳聋、眩晕、失眠多梦、目痛、胁痛、喉痹舌强、手足烦热、足跗肿痛、四肢转筋、月经不调、疮疖、热病等。斜刺0.1～0.2寸，或点刺出血。艾炷灸1～3壮，或艾条灸5～10分钟。

足通谷 经穴名，出《灵枢·本输》。又名通谷。属足太阳膀胱经，该经荥穴。位于足跗外侧，第五跖趾关节前下方凹陷处。主治头痛目眩、项强、癫狂、鼻衄、食不化、胸满、喘逆、疝气等。直刺0.3～0.5寸。艾炷灸3～5壮，或艾条灸5～10分钟。

足厥阴之筋 即足厥阴经筋。出《灵枢·经筋》篇。其分布部位是起于足大趾上边，向上结于内踝之前，沿胫骨向上结于胫骨内踝之下，向上沿大腿内侧，结于阴部，联络各经筋。

足厥阴气绝 指足厥阴肝经经气衰竭的病理状态。其主要病理表现是唇青，舌卷，卵缩。如《灵枢·经脉》说："足厥阴气厥，则筋绝。厥阴者肝脉也，肝者筋之合也，筋者聚于阴气，而脉络于舌本也。故脉弗荣则筋急；筋急则引舌与卵，故唇青舌卷卵缩，则筋先死。"

足厥阴肝经 十二经脉之一。原称肝足厥阴之脉。出《灵枢·经脉》篇。其循行部位是起于足大趾爪甲后丛毛处，向上沿足背至内踝前一寸处（中封穴），向上沿胫骨内缘，在内踝上八寸处交出足太阴脾经之后，上行过膝内侧，沿大腿内侧中线进入阴毛中，绕阴器，至小腹，挟胃两旁，属肝，络胆，向上穿过膈肌，分布于胁肋部，沿喉咙的后边，向上进入鼻咽部，上行连接目系，出于额，上行与督脉会于头顶部。其分支从目系分出，下行于颊里，环绕在口唇的里边。其另一分支则从肝分出，穿过膈肌，向上注入肺，交于手太阴肺经。

足厥阴经别 十二经别之一。原称足厥阴之正。出《灵枢·经别》篇。其循行部位是从足厥阴经脉的足背上分出，上行至毛际，与足少阳的经别会合并行。

足厥阴经病 即肝经病。十二经病证之一。如《灵枢·经脉》说："是动则病腰痛不可以俯仰，丈夫癀疝，妇人少腹肿，甚则嗌干，面尘，脱色。是主肝所生病者，胸满，呕逆，飧泄，狐疝，遗溺，闭癃。"

足厥阴络脉 十五络脉之一。原称足厥阴之别。出《灵枢·经脉》篇。其分布部位是从足厥阴经脉的蠡沟穴处分出，在内踝上五寸处，走向足少阳经；其支脉经过胫骨，上行到睾丸部，结聚于阴茎处。

足寒 证名，出《素问·解数微论》。指两足感觉寒冷。因阳气虚弱，阴寒下盛所致。症见膝以下有寒冷、胀、木的感觉，全身喜暖，小便清长，舌淡脉沉迟。治当温补肾阳，金匮肾气汤加减。

足跟痛 证名，见《丹溪心法》。又称脚跟痛。指足跟部疼痛。多因肾气虚亏所致。症见一侧或两侧足跟痛，不红不肿，行走和站立不便。肾阴偏亏者还可见足胫时热，宜补肾滋阴为主，六味地黄汤合四物汤加减。肾阳偏亏者不耐久立，用桂附八味丸。夹湿者，两足重着而肿，用知柏地黄汤加减。

串邪雅编 方书。4卷。清·赵学敏撰于1759年。本书汇编走方医即串铃医经验，与《串雅内编》合称《串雅》。全书分为禁药、起死、保生、奇药、针法、灸法、熏法、贴法、蒸法、洗法、熨法、吸法、杂法、伪品、法制、药品、食品、杂品、取虫等28门。收593方，其中56方存目略方，实为537方。由罗广泛，治法多样，用药简例。方药治法均与一般医书不同。其中禁药门并有辟疫、截疟诸法，及禁蚊、灭虱、除蚤、辟蝇等除害灭病方。书中记述有多种外治法及其主治、适应症。现存清抄本、民国石印本。建国后有人民卫生出版社1960年排印本及选注本。

串雅内编 方书。4卷。清·赵学敏撰于1759年。本书汇编走方医即串铃医经验，故名"串雅"。全书分为截药总治、截药内治、截药外治、截药杂治、单方内治、单方外治、单方杂治、单方奇病8门，收录427方。诸方来源，取自赵柏云手抄本、《救生苦海》《百草镜》《养素园传信方》《江闽方本》及世医所传。所收串雅方，以用药贱、验、便为其特点，顶、串、截为治病三大法。凡药上行为顶，故顶药多吐，如涌吐上焦浊邪之巴霜顶、黑盐顶等；下行者曰串，故串药多泻，如治痞积、水饮、膨胀之牛郎串、无极丸、牵牛串等；截有截绝之意，使病截然而止，如截头风之治疗头痛，安寐丹之治疗失眠，皂矾复方治疗黄肿等。本书用药别开生面，奏效迅捷，足资启发。所载五倍子研末涂脐治盗汗，吴茱萸贴足心治咽舌生疮，地榆治烫火伤，雷丸复方治疗蛊臌等，迄今仍具实用价值。现存清乾隆刊本。建国后有人民卫生出版社影印本、选注本。

串臀漏 病名，出《外科大成》。泛指多个外口与窦道所形成的肛漏。似今之复杂性肛瘘、病因证治参肛漏条。

员利针 针具名。出《灵枢·九针》。九针之一。是一种针体细小而尖微大圆利的针具。用于治疗痈肿、痹症等。

呗乳 病证名，又名转乳噫奶。哺乳期婴儿常见病证。①因患儿呗乳汁过多而上溢出者。②小儿无故乳常流出者，即哺露。③吐乳直出而不停留者。皆为胃气上逆所致。治宜和胃降逆。用二陈汤去甘草加藿香、木瓜，或以炒麦芽、橘红、丁香水煎服。

听会 经穴名，出《针灸甲乙经》。又名听呵、后关、耳门。属足少阳胆经。位于面部，当耳屏间切迹前方，下颌髁状突之后缘，张口有空处。证治耳鸣、耳聋、头痛、腮肿、齿痛、癫疾、呕吐、瘈疭、口眼㖞斜等，直刺0.5～1寸。艾条灸5～10分钟。

听宫 经穴名，出《灵枢·刺节真邪》。又名多所闻。属手太阳小肠经，手足少阳、手太阳之会。位于耳屏前方，下颌骨髁状突的后缘，张口时呈凹陷处。主治耳鸣耳聋、聤耳、齿痛、癫狂、音哑、聋哑、面神经麻痹、下颌关节炎等。直刺0.3～1寸。

听息 气功术语。练功中意念集中，两耳默听自己呼吸出入，不计次数，以排除杂念，达到入静的方法。

吹花癣 病名，出《疡科选粹》。又名桃花癣。相当于西医的白色糠疹，又称单纯糠疹。多因外受风热，郁于肌肤而成。常发于春季，儿童、妇女多见。好发于颜面部，初起为大小不等的近似圆形红斑，并有小丘疹，渐变为边缘不大清楚的淡白色斑，其表面干燥，上有少量糠秕状白色鳞屑，稍有痒感。外治为主，红斑丘疹期搽三黄洗剂；干燥脱屑期涂擦润肌膏。

别络 指络脉之较大者，为本经别走邻经之络脉。共包括十二经脉与任督二脉各有一支别络，再加上脾之大络，合为十五别络。如《难经》说："别络十五，皆因其原，如环无端，转相灌溉，朝于寸口人迎，以处百病而决死生也。"

岐伯 传说中上古医家。传为黄帝臣，黄帝令其研究医药而创立医经、经方。《黄帝内经》即托名黄帝、岐伯问答写成。故中医学亦称岐黄或岐伯之术。

[丿]

针向行气法 针刺方法名。又名针芒行气法。行气法之一。指以针刺方向来控制针感传导的方法。欲使针感向上传导，则针尖宜向上斜刺；欲使针感向下传导，则针尖宜向下斜刺。

针灸 针灸疗法名。又名针灸疗法。指针刺、艾灸两种治疗方法的总称。针刺疗法是用特制的金属针具，刺激人体穴位，运用操作手法，藉以疏通经络，调和气血。艾灸疗法是以艾绒搓成艾团或艾条，点燃后温灼穴位皮表，达到温通经脉、扶阳散寒的目的。方法虽异，但都是通过刺激经络穴位而达到防治疾病的目的，临床上常配合使用。针灸疗法是我国劳动人民及医药学家在长期同疾病作斗争的过程中创造出来的一种独特的医疗方法。它具有简便、效验、安全、适应症广等特点，数千年来对广大人民的医疗保健作出了一定的贡献。

针灸大成 针灸著作。一名《针灸大全》。10卷。明·杨继洲撰。刊于1601年。本书在杨氏早年所撰《卫生针灸玄机秘要》的基础上，汇集明以前多种针灸文献编成。卷1摘录《内经》《难经》等书针灸理论；卷2～3为针灸歌赋，如周身经穴赋、百症赋、标幽赋、五运六气歌、十二经咏歌等；卷4为针法；卷5为井荥俞原经合穴、子午流注及灵龟飞腾针法；卷6～7为经络及腧穴；卷8诸症针灸法；卷9选录各家针法、灸法，附以杨氏本人针灸医案；卷10录陈氏（佚名）《小儿按摩经》。本书全面总结明以前历代针灸学成就，内容丰富，影响较大。现存明万历刻本、清顺治刻本等70余种版本。1956年人民卫生出版社出版影印本，1963年出版排印本。

针灸大全 针灸著作。一名《针灸捷法大全》。6卷。明·徐凤撰于1439年。卷1载针灸经穴、经脉宜忌及治疗歌赋22首；卷2为《标幽赋》全文及注释；卷3载周身经穴歌；卷4载窦文真公八法流注，记灵龟飞腾八法的取穴时日歌及八法主治的各种病证与所用配穴；卷5载金针赋及子午流注针法；卷6为灸法，包括点穴、艾炷、壮数、避忌、灸疮保养、要穴取法及经穴别名等。现存明万历二十九年赵文炳刻本等70余种版本。建国后有人民卫生出版社影印本、排印本。

针灸节要 针灸著作。又名《针灸要旨》《针灸素难要旨》。3卷。明·高武撰，刊于1519年。本书将《黄帝内经》《难经》中有关针灸论述分类汇编而成，以针灸理论和经脉流注为主，并酌加按语。现存明嘉靖十六年陶师文刻本与《针灸聚英》合刊本。

针灸甲乙经 针灸著作。原名《黄帝三部针灸甲乙经》，简称《甲乙经》。10卷，南北朝时改编为12卷。皇甫谧撰于259年左右。本书是将《素问》《针经》（《灵枢》古名）和《明堂孔穴针灸治要》（即《黄帝明堂经》）三书分类合编而成。主要论述脏腑经络、脉诊理论、腧穴部位、针灸法及禁忌、病因病理及各类疾病的证候、针灸取穴等。是我国现存最早内容完整的针灸学著作，也是研究《黄帝内经》古传本的重要文献，对后世针灸学的发展有很大影响。在唐代和同期稍后的日本、朝鲜医事律会中，均列为学医必修教材。现存明万历吴勉学校步月楼刻《医统正脉》本，1955年商务印书馆据以排印，1956年人民卫生出版社据以影印。

针灸四书 丛书。元·窦桂芳辑。1311年刊行。内收《子午流注针经》《针经指南》《黄帝明堂灸经》和《灸膏肓腧穴法》4书，附刊窦桂芳《针灸杂说》。

针灸问对 针灸著作。又名《针灸问答》。3卷。明·汪机撰于1530年。本书以问答形式阐述针灸学基本理论，如阴阳、气血、经络、要穴、病因、病机、诊法、针刺手法、针法补泻、灸法及经穴流注等。收入《汪氏医学丛书》。现存明嘉靖刻本、《汪石山医书八种》本。1959年上海科学技术出版社出版排印本。

针灸体位 指针灸治疗时患者身体应采取的姿势。一般分为坐位和卧位两种。坐位可分为仰靠式，适用于头面、颈部和胸部；伏案式，适用于头顶、颈项和背部。卧位可分为仰卧，适用于头面、胸腹、四肢前面；侧卧，适用于侧头部和胸膜、四肢的侧面；俯卧，运用于头后、腰背、四肢后侧部。针灸治疗时，选用正确的体位，便于暴露施术部位，便于操作，也可使患者感到舒适。

针灸经穴模型 针灸教具名。即标示体表经络循行路线和经穴位置的人体模型、多用塑料或石膏制成。供针灸教学和临床参考之用。

针灸资生经 针灸著作。7卷。宋·王执中撰。刊于1220年。本书参考多种针灸文献，结合作者临证经验编成。卷1记述俞穴部位主治及针灸法，按头、面、肩、背俞、侧颈项、膺俞、侧腋、腹、侧胁及手足三阴三阳分列诸穴，共载360穴，附经穴图46幅；卷2论针灸法；卷3~7论述各科193种病证的取穴配方。本节收罗资料丰富，并不拘前人旧说提出自己独到看法，纠正了古书中的一些错误。现存元广勤书堂刻本。1959年上海科学技术出版社出版排印本。

针灸铜人 用于针灸教学考试用的铜铸人体模型。宋代针灸学家王惟一始创于1026年。用铜铸造，体表刻有经络和腧穴名称，胸腹腔有脏器，中空。考试时用铜人体表涂蜡，体内注入水银，令考生取穴进针。如果取穴部位准确，则针进而水银出；如取穴有误，则针不能入。宋代共铸铜人两具，惜因战乱均已遗失。明、清、民国到建国后，不断有官方或个人仿制针灸铜人。据不完全统计，全国现约有各型铜人百余种。

针灸集成 针灸著作。又名《勉学堂针灸集成》。4卷。清·廖润鸿撰。刊于1874年。卷1论针灸法、禁针灸穴、别穴、要穴、奇穴、针灸禁忌时日等；卷2论骨度法及诸病针灸法；卷3~4为十四经经穴及经外奇穴。后附"考正周身穴位歌"，以五言韵语编成。本书引用文献较多，多系转录张介宾《类经图翼》。现存清同治刻本。1956年人民卫生出版社出版影印本。

针灸聚英 针灸著作。又名《针灸聚英发挥》。4卷。明·高武撰。刊于1529年。卷1论脏腑、经络、腧穴；卷2集录各家取穴方法，如骑竹马法、四花穴、灸痨穴、窦氏八穴、子午流注等；卷3论针法、灸法，如煮针、火针、温针、折针艾炷、灸疮等，及针灸禁忌；卷4载多种针灸歌赋。本书集录了明以前针灸学的主要成就，并以按语形式提出个人见解。现存明正德十四年刻本、嘉靖十六年与《针灸节要》合刊本。1961年上海科学技术出版社出版排印本。

针灸纂要 针灸著作。2册。吴炳耀撰，吴韵桐绘图。书成于1933年。上册论内景、阴阳、五行、诊法、经络、针灸法及各种病证针灸取穴法；下册载十四经经穴分寸歌、循行歌、主病歌等，每经绘经脉经穴彩图，图上标明穴位，图后附记该穴局部解剖。

针刺手法 针刺术语。又名针法、刺法。①指针刺时（包括进针、运针及出针）所使用的各种操作方法。②专指运针时使用的各种促使针刺得气或保持与加强针感以及各种针刺补泻的方法。

针刺角度 针刺术语。指进针时，针体和穴位皮肤间的角度而言。一般分为直刺、斜刺和横刺三种。采用何种角度主要与穴位的所在部位和治疗要求有关。有时同一穴位也可采用不同角度进行针刺。

针刺补泻法 针刺手法名。指针刺治疗中，为了达到补虚泻实目的而使用的各种针法。一般分补法与泻法两类。早在《内经》已有记载，如"微旋""出针按穴"为补，"切而转之""摇大其穴"为泻。《金针赋》提出慢提紧按为补，紧提慢按为泻；左转为补，右转为泻等等。目前主要有徐疾补泻、开合补泻、迎随补泻、捻转补泻、提插补泻等。近代也有以刺激量强弱来区分，以弱刺激为补，强刺激为泻。

针刺麻醉 针刺术语。又名针麻。它是在我国传统针灸学术原理基础上发展起来的一种具有镇痛作用并能达到麻醉效果的新技术。其法根据手术部位、手术病种等，按循经取穴、辨证取穴、局部取穴等方法，选取适当穴位，术前一般按麻醉常规给予辅助用药，进针后经15～30分钟捻转诱导，多数即可开始手术，术间酌情运针，以加强镇痛效果。手术完毕，即可出针。临床已广泛用于头面、五官、颈、胸、腹及四肢的一百多种手术。也适用于肝、肾、肺功能不正常、休克、体衰等，或对麻醉药物过敏的患者。它没有麻醉药物所产生的副作用，具有术中患者能配合、术后恢复也快等优点。针刺麻醉，包括体针麻醉、鼻针麻醉、面针麻醉、唇针麻醉、手针麻醉、足针麻醉、电针麻醉、水针麻醉等。

针刺深度 针刺术语。指针刺时，针体进入机体的深浅程度。针刺时要根据疾病的情况，采用适当的深度。一般在肌肉丰厚处可予深刺，在重要脏器邻近的穴位或肌肉浅薄处则应浅刺。

针经节要 针灸著作。1卷。撰人佚名。约成书于金元之际。后辑入元代医学丛书《济生拔萃》。本书节录《针经》即《灵枢》中十二经脉的五腧穴流注部分并加以发挥而成。论述十二经气血多少、十二经脉注孔穴66穴、十二经是动病及所生病、十二经穴治症，分述66穴的部位、主治及针刺法等。现有涵芬楼影印本。

针经指南 针灸著作。1卷。金·窦杰撰。初刊于1295年。内容有标幽赋、通玄指要赋及经络循行、气血、流注八穴、补泻手法、针灸禁忌等，为针灸入门书。现有《针灸四书》本。

针经摘英录 针灸著作。1卷。撰人佚名。约成书于宋末元初之际，后辑入《济生拔萃》。首为九针式及图、折量取腧穴法、补泻法、用针呼吸法；次则列述针灸治疗69种内科、妇科病证之取穴及针刺手法。现有涵芬楼影印本。

针砂 中药名，出自《本草拾遗》。又名钢砂。为制钢针时磨下的细屑。性平，味酸、辛。归脾、大肠经。有补血、除湿、利水、散瘿之功效，可治血虚黄胖、湿热黄疸、水肿、瘿瘤。煎服：6～9g。

针挑疗法 壮医针法之一。针挑疗法是选用大号缝衣针等针具，根据病证选择体表上某些部位或穴位，运用不同手法挑破其浅层皮肤或挑出皮下纤维而达到治疗效果的一种方法。具体操作方法：常规消毒后，用针对准针挑点下针。其手法有：浅挑、深挑、疾挑、慢挑、轻挑、重挑、跃挑和搅挑等8种。针挑方式有：点挑、行挑、丛挑、环挑、散挑和排挑等6种。一般一个针挑点可反复挑几次，挑后用碘酒和酒精消毒创口。此法常用于治疗痧症、疳积、痔疮、痫症、腰痛等病证。

针害 针刺术语。出《灵枢·九针十二原》。指针刺时患者发生组织或器官损伤等异常情况。由于针刺时选用的针具不当或有损伤，或手法粗猛，过深过重，可造成胀痛久留不退，或局部血肿。如刺伤内脏或脑脊髓后果更为严重，可致气胸、内脏出血、休克，甚至死亡。针刺时，除选择适宜而质优的针具外，对重要血管神经及脏器附近的穴位，应特别注意针刺手法，避免进针过深，刺激过重，防生意外。

针眼 病名，出《诸病源候论》。又名土疳、土疡、偷针、偷针眼、偷针窝。俗称挑针、包珍珠。相当于今之麦粒肿。多由风热外侵或脾胃热毒所致。本病初起，微痒微痛，近睑弦皮肤红肿，继之出现局限性硬结，常有压痛，数日后成脓。初起宜祛风清热，泻火解毒，消肿止痛。用仙方活命饮加减。已成脓者应切开排脓。

针感 针刺术语。又名针刺感应。指患者对针刺所产生的酸、麻、重、胀或触电样等感觉反应。不同针感的出现，与患者的体制、病种、针刺部位以及刺激量的大小有关。凡进行针刺治疗，一般均要求有适当的针感，才能获得预期的疗效。至于针刺感应的强弱，则应视具体情况而定，目前临床上通常所说的"得气"，主要是指针感。

钉翳 病证名，见《银海精微》。又名丁翳、疔翳、钉翳根深、钉头翳、钉翳障、风轮钉翳。相当于角膜溃疡深陷者。多因肝火蕴郁，外受风热毒邪，风火热毒相搏，上攻黑睛所致。症见黑睛生翳，来势迅猛，根脚如钉深入，目赤疼痛，牵连头额，羞明泪出，视力下降。失治则穿透黑睛，接引黄仁，形成蟹睛。治宜清肝泻火，用龙胆泻肝汤加石决明、蒙花。

牡丹皮 中药名，出自《神农本草经》。又名丹皮、粉丹皮。为毛茛科植物牡丹 Paeonia suffruticosa Andr. 的根皮。性微寒，味苦、辛。归心、肝、肾经。有清热凉血、活血散瘀之功效。可治温热病热入血分而发斑疹，及血热妄行所致的吐血、衄血；温热病后期，阴分伏热发热，或夜热早凉，以及阴虚内热；血滞经闭、痛经，或癥瘕；痈肿疮毒及内痈。煎服：6~12g。血虚有寒、孕妇及月经过多者不宜用。

牡荆子 中药名，出自《本草经集注》。又名牡荆实、荆条果。为马鞭草科植物牡荆 Vitexnengundo L. var. cannabifolia (Sieb. et Zucc.) Ifand. Mazz. 的果实。性温，味苦、辛。归肝、胃经。有祛痰止咳、化湿消滞、理气止痛之功效，可治咳嗽哮喘、消化不良、痢疾、肠炎、胃痛、疝气、白带。煎服：6~9g。牡荆叶能解表，祛痰，化湿。牡荆茎能祛风，清热，解毒；牡荆根能祛风解表，化痰，通络；牡荆沥能除风热，导痰涎，通络，止痉。

牡蛎 中药名，出自《神农本草经》。又名蠔壳、海蛎子壳、左壳、左牡蛎、蛎蛤。为牡蛎科动物长牡蛎 Ostrea gigas Thunb 和大连湾牡蛎 O. talienwhanensis Crosse 或近江牡蛎 O. rivularis Gould 等的贝壳。性微寒，味咸。归肝、肾经。有平肝潜阳、软坚散结、收敛固涩之功效。可治阴虚阳亢所致的烦躁不安、心悸失眠、头晕目眩及耳鸣等证；痰火郁结之瘰疬、痰核；虚汗、遗精、带下、崩漏；胃酸过多、胃溃疡。煎服：15~30g。

牡蛎散 方名，出自《太平惠民和剂局方》。牡蛎、黄芪、麻黄根各一两。为粗末，每服三钱，加小麦百余粒水煎，去渣热服，日二次。功能固表敛汗。治诸虚不足，身常汗出，夜卧尤甚，心悸惊惕，气短烦倦者。《世医得效方》载有同名方，组成、功用与本方不同，治产后恶露淅沥不绝，胸闷短气，不思饮食，头目昏重，五心烦热，面黄体倦。

牡痔 病名。①见《诸病源候论》。指肛边生疮，时时出脓血者。即肛漏。见该条。②见《外科实验录》因发于外者属阳，故亦指外痔。见该条。

牡蒿 中药名，出自《名医别录》。又名齐头蒿、土柴胡、臭艾、油蒿、脚板蒿。为菊科植物牡蒿 Artemisia japonica Thunb. 的全草。性平，味微苦。有解表、清热、凉血之功效，可治感冒发热，小儿疳热，肺结核潮热，疟疾。煎服：4.5～9g。外用可治外伤出血、湿疹、风疹。牡蒿根煎服可治风湿痹痛。

利 病证名。①指大便泄泻。见伤寒论。又称下利。详见该条。②指痢疾。见《金匮要略》。亦称下利。详见该条。

利尿穴 奇穴名，又名止泻、血清、关元上。位于腹中线，当脐下2.5寸处。主治尿潴留、腹痛、腹泻、痢疾、血尿、淋病、肾炎等。直刺1～1.5寸。

秃鹫胆 藏药名，出《晶珠本草》。性凉，味苦。具有明目，清热解毒之功效。用于眼病、疮疖、肺病等。可内服或外敷。

体气 病名，见《外科正宗》。又名体臭。是指身体多处汗液，有特殊臭味而言。相当于西医的臭汗症。多因先天禀于父母，湿热内蕴，秽浊之气随汗而出所致。常始于青春期，尤多见于女性，好发于腋窝、乳晕、脐窝、腹股沟、阴部等处，汗液色黄，臭如狐骚，夏重冬轻，外治为主，用密陀僧散加枯矾粉外扑；或用铜绿6g，轻粉1g，研细末醋调外搽。亦可辅以内治，宜清热利湿化浊，甘露消毒丹加减内服。

体厥 病证名，见《瘟疫论》。指热厥证之全身冰冷的症状。病因热胜之极，兼有阳明腑实。症见全身厥冷如冰，脉微弱，治当苦寒泄热，大承气汤加减。详见厥证条。

何世仁 1750～1806年。清代医家。字元长，号澹安，又号福泉山人。青浦（上海）人。其先人自宋代起数代业医，世仁为第22代世医，长于望、闻之术，撰有《伤寒辨类》《何元长先生医案》。其医案另见《重古三何医案》，即何元长、何书田、何鸿舫医案，由陆锦燧等选订。其子孙亦继医业。

何其伟 1774～1837年。清代医家。字韦人，又字书田，晚号竹竿山人。上海青浦人。出身世医之家，自宋代起世代业医。父世仁，有医名。精于医学，兼工诗文。与林则徐交游，向徐建议禁绝鸦片等十三策，多采纳之。撰《救迷良方》，详论鸦片之毒，并拟戒鸦片方，其方风行数十年。另撰《医学妙谛》，仿《金匮要略》论述杂病证治。外有《竹竿山人医案》《医人史传》《医学源流论》及《竿山草堂诗稿》《悆生斋文集》等。

何若愚 金代医家，善针灸。探讨经络之原、针刺之理，撰《流注指微论》，已佚。后又取其精义，撰《流注指微赋》便于记诵，流传至今。

何首乌 中药名，出自《开宝本草》。又名首乌、地精、红内消、赤首乌、小独根。为蓼科植物何首乌 Polygonum multiflorum Thunb. 的块根。性微温，味苦、甘、涩。归肝、肾经。有补益精血、截疟、解毒、润肠通便之功效。可治精血亏虚，头晕眼花、须发早白，腰酸脚软、遗精、崩带；久疟、痈疽瘰疬、肠燥便秘。煎服：10～30g。补益精血当用制首乌；截疟、解毒、润肠当用生首乌。

何梦瑶 1693～1763年。清代医家。字报之，号西池。广东南海人。雍正八年（1730年）进士。历官义宁、阴朔、岑溪、思恩、辽阳等地。旁通医学，所治多验。任官思恩时，疫疠流行，广施方药。乾隆十五年（1750年）归里行医。撰《医碥》7卷，力纠时医仿张景岳温补之偏，为其代表作。另撰有《神效脚气秘方》《追痨仙方》《妇科良方》《幼科良方》《痘疹良方》《四诊韵语》《本草韵语》《诊脉谱》《汤头歌诀》等。其遗稿由佛山僧在禅增订而成《乐只堂人子须知韵语》。

何游 1663～1741年。清代医家。号澹庵,一作澹安。江苏丹徒人。出身世医之家,其父何金琇亦以医名。家藏医书甚多。继承家学,通内、外、针灸等科,疗效甚佳,医名颇著。撰有《何澹安医案》,经曹炳章分类编次刊行。另有《医学折衷论》《何氏十三方注解》等,未见刊行。其子何修业(学庵),婿余京,孙梦熊(太占)等,皆以医名于时。

何廉臣 1861～1929年。名炳元,号印岩。浙江绍兴人。世业医。从祖父何秀山学医,又随沈兰垞、严继春等问学。曾任绍兴医学会会长,创办《绍兴医药月报》。治学严谨,精研《内经》《难经》及仲景著作。主张以六经辨热病。兼习西医书籍,进行中西对照,试图中西医汇通。著有《重订广温热论》,晚年纂辑《全国名医验案类编》。

佐 即佐药。有三种意义:一是佐助药,即方剂中配合君、臣药以加强治疗作用的药物;二是佐制药,即用以消除或减低君、臣药的毒性,或制约君、臣药的烈性,纠正君、臣药的偏性的药物;三是反佐药,即在病重邪甚,可能拒药时,于方剂中配用的与君药性味相反,而又能在治疗中起相反作用的药物。

但欲寐 证名,出《伤寒论》。指精神不振、昏昏欲睡的状态。多因少阴病心肾阳虚,精神不振所致。症见昏昏欲睡,四肢逆冷,大便清薄,畏寒,小便清长,脉沉细。治当温振心阳肾阳。详参少阴病条。

伸舌 又称舌纵。指舌体伸出口外,不能回缩口内之病理表现。若舌伸出而舌觉灼热,神志不清,则为痰热扰乱心神,影响苗窍功能所致。若舌体伸出痿软无力,麻木不仁,则多属气虚所致。

伸法 推拿方法名。是帮助运动功能障碍的关节进行伸展的一种方法。本法可活血舒筋,增加关节的活动度,促使错位组织复位。

伸筋草 中药名,出自《分类草药性》。又名宽筋藤、舒筋草、狮子毛草、筋骨草、凤尾伸筋。为石松科植物石松 Lycopodium Clavaeum L. 的带根全草。性温,味苦、辛。归肝、脾、肾经。有祛风散寒、舒筋活络之功效。可治风湿痹痛,关节酸痛,皮肤不仁、扭伤肿痛,小儿麻痹后遗症。煎服:9～12g。研末麻油调涂可治带状疱疹。

作强之官 为肾之别称。指肾气充盛则精神健旺,筋骨强劲,动作敏捷,同时生殖能力正常,而胎孕由此化生。如《素问·灵兰秘典论》说:"肾者作强之官,伎巧出焉"。张志聪注:"肾藏志,立志则强于作用,能作用于内,则伎巧施于外矣。"马莳注:"惟肾为能作强,而男女构精,人物化生,伎巧从是而出。"

身体不仁 证名,见《金匮要略》。指体肤麻痹不知痛痒冷热之症状。因肌肤失濡所致。由正气空虚而失濡者,予补中益气汤加减。风痰阻络者,治宜去风化痰,二陈汤加味。

身灼热 证名,出《伤寒论》。指发烧病人身体壮热。多因外感温热之邪,或风寒化热所致。症见发热不恶寒,口渴喜饮,汗已发或未发,身体壮热不解。治疗可参照温病清气法,白虎汤加减。

身肿 证名,出《金匮要略》。指水肿。详见水肿条。

身柱 经穴名,出《针灸甲乙经》。又名尘气、和利气、智利毛、知利介。属督脉。位于第三胸椎棘突下凹陷中,俯卧取之。主治咳嗽、气喘、癫痫、腰脊强痛。向上斜刺5分～1寸。艾炷灸3～5壮,艾条灸3～5分钟。

身面卒浮肿 证名,见《太平圣惠方》。指头面和全身突然出现水肿。病因素体脾肾气虚,而又有外感风寒,水津不能正常输布,则水病卒发。其症见上气喘息,面色少华,头面四肢悉肿,甚则伴有胸腹水,头昏目眩，尿少。治宜健脾益肾，开肺利水，鲤鱼汤加减。

身重 证名，出《素问·气交变大论》。指身体沉重、活动不便之症状。因脾虚湿困所致，湿为重着之邪，常与风、热、寒邪交结于体内。症见身体沉重，疲乏，或伴浮肿，肢体疼痛等。治当健脾化湿，酌情用羌活胜湿汤、五苓散、实脾饮等。

身热 病证名，出《素问·阴阳应象大论》。即发热。详见发热条。

身热不扬 证名，见《王旭高医案》。指病人自觉身热而肌肤温度不太高的症状。多为湿热互遏所致。多见于湿温病中。湿重于热者，治用渗湿透热法，热重于湿者，宜用清泄芳开法调治。

身痒 证名，见《伤寒论》。指全身皮肤瘙痒的症状。多为风燥或郁热于肌肤所致。风燥者，皮肤粗糙、干燥，老年人多见，治宜润肺养阴。郁热者，多于温热病或斑疹发出后，治宜清泄郁热。

身痛逐瘀汤 方名，《医林改错》方。秦艽、香附、羌活各一钱，川芎、甘草、没药、地龙、炒五灵脂各二钱，桃仁、红花、牛膝、当归各三钱。水煎服。功能活血行气，祛瘀通络，除痹止痛。治气血痹阻经络所致的肩痛、臂痛、腰痛、腿痛，或周身疼痛，经久不愈。

皂角丸 方名，出自《世医得效方》。皂角、枳壳、羌活、桑白皮、槟榔、制杏仁、麻仁、防风、白芷、陈皮各等分。为末，炼蜜为丸，梧桐子大，每服三十五丸，温水或蜜汤吞下。功能疏风化痰，宣壅导滞，治风秘。《奇效良方》用炙皂角子炒枳壳各等份，为末蜜丸，治老人、虚人风秘。

皂角刺 中药名，出自《本草衍义补遗》。又名天丁、皂荚刺、皂刺、皂角针、皂针。为豆科植物皂荚 Gleditsia sinensis Lam. 的棘刺。性温，味辛。归肝、胃经。有搜风、活血、消肿、杀虫之功效，可治痈疽肿毒初起或脓成不溃，急性扁桃体炎、麻风。煎服：6~9g。醋熬嫩刺取汁，可涂治癣疮。孕妇忌服。

皂荚 中药名，出自《神农本草经》。又名皂角、大皂荚。为豆科植物皂荚树 Gleditsia sinensis Lam 的果实。性温，味辛，有小毒。归肺、大肠经。有祛痰、开窍之功效，可治顽痰阻塞，胸闷咳喘，咯痰不爽；卒然昏迷、口噤不开，以及癫痫痰盛，关窍阻闭。煎服：3~6g。焙焦存性，研粉吞服，每次0.6~1.5g。熬膏涂可治疮肿未溃。内服剂量过大，可引起呕吐及腹泻。孕妇、气虚阴亏及有咯血倾向者均不宜服。

皂荚丸 方名，出自《金匮要略》。皂角刮去皮，酥炙，为末，炼蜜为丸，如梧桐子大。每服三丸，以枣膏和汤送下，昼三夜一服。功能宣壅化痰。治咳逆上气，时时吐浊痰，但坐不得眠者。《医宗金鉴·眼科心法要诀》载有同名方，组成功用皆异。

佛手 中药名，出自《本草图经》。又名佛手柑、五指柑、佛手香橼。为芸香科植物佛手 Citrus medica L. var. sarcodactylis Swingle 的果实。性温，味辛、苦。归肝、脾、胃、肺经。有舒肝、理气、和中、化痰之功效。可治肝郁气滞所致的胁痛、胸闷，及脾胃气滞所致的脘腹胀满、胃痛纳呆、嗳气呕恶，咳嗽痰多。煎服：3~10g。佛手花也入药，功近佛手。

佛甲草 中药名，出自《本草图经》。又名火烧草、铁指甲、佛指甲、鼠牙半支、禾雀舌。为景天科植物佛甲草 Sedum lineare Thumb. 的全草。性寒，味甘。有清热解毒之功效，可治咽红肿疼痛，风火牙痛；黄疸、痢疾；痈肿、疔疮、丹毒、汤火烫伤、毒蛇咬伤、带状疱疹、漆疮、外伤出血。煎服：15~30g。

佛顶疽 病名，出《疡医准绳》。又名顶门疽。即发于头部上星穴处的有头疽，病因证治见该条。

近血 证名，见《金匮要略》。指便血之先血后便者。多见于肠风、脏毒。其便血色鲜红。治疗详参肠风条或脏毒条。

近时十便良方 方书。又名《新编近时十便良方》《备全古今十便良方》,简称《十便良方》。40卷。宋·郭坦撰。刊于1195年。本书在孙绍远《大衍方》基础上扩充编成。书名"十便",指本书对读者有10种便利。选方以药少而精,药品日常习见为原则。卷1~3记述常用药64种;卷4~6介绍梅、橘、禽、虫等寻常易得药物75种;卷7~8炮炙、辨药;卷9~33为临床各科疾病,包括一切风疾、伤寒、气疾、脾胃、虚损、痰饮、积热、眼目、大小肠、妇人、小儿、疮肿、折伤等类,每类分若干病证,按病列述单方、简要方及群方,共载2000余方,并附记出处;卷34~40杂方,包括脉诀、养生、丹药、服食、酒治、食治、解毒等项。今存日本残抄本。

余午亭 明代医家。字淙。歙县(今属安徽)人。先学儒,因好养生及医术,乃钻研各家之说,结合多年临证心得,编成《诸证析疑》,1746年由其八世孙余昭令编次刊刻。另著《余午亭医案》《脉要》等。子小亭、仰亭、孙幼白、曾孙士冕等,皆继医业。

余甘子 藏药名,出《晶珠本草》。Phyllanthus emblica L.,性味凉、锐。具有清血平逆,生津止咳。主治赤巴病入五腑及新发肝病,坏血病等。

余伯陶 1868~?,字德壎。嘉定(今属上海市)人。精通医理,擅长内科。1902年,与李平书、陈莲舫等创设上海医会。后又组建上海医务总会,并参加中国医学会,任评议。辛亥革命后,创办神州医药总会,任会长。1918年建立神州医药专门学校,任校长。撰有《鼠疫抉微》。

余奉仙 1860~1939年。字涤凡。江苏阜宁人。长于内科杂病及伤寒、温病,于疫症诊治,尤有造诣。清末时,与兴化赵海仙、淮安张子平并称"苏北三大名医"。著有《医方经验汇编》,论述外感病及疫病证治。

余岩 1979~1954年。近代医家。字云岫。浙江镇海人。早年赴日本大阪学医,回国后任上海医院医务长,后开业行医。撰有《古代疾病名候疏义》,考证古代疾病源流。受日本明治维新取缔汉方医学影响,认为中医理论"不科学",主张"废医存药"。1929年提出"废止旧医以扫除医事卫生之障碍案",由南京政府卫生部召开的第一届中央卫生委员会会议通过,因遭到中医界强烈反对而未实现。建国后参加第一届全国卫生工作会议,又图推行其废止中医方案,受到与会者一致反对。另撰有《医学革命论》《灵素商兑》。

余毒流注 病名,流注病的一种。泛指因原发病余毒未尽流散到其它部位而成者,故名。其证类同暑湿流注,唯其邪热更甚,故起病较急,初即寒战高热,口渴引饮,甚或神昏谵语。其治初宜清热解毒,凉血通络,黄连解毒汤合犀角地黄汤加减内服;神昏谵语则加服安宫牛黄丸。脓成治以透托,遗后内治及各期外治均同暑湿流注,见该条。

余景和 1847~1907年。清代医家。字听鸿。江苏宜兴人。早年在孟河药肆为学徒,刻苦攻读医书。名医费兰泉见其勤谨,收为弟子。得与孟河诸名医切磋,医治多效。尤重医德,贫病不计报酬。后在常熟行医,医名甚著。撰有《余注伤寒论翼》《诊余集》《外证医案汇编》《余听鸿医案》等。

余霖 清代著名医家。字师愚。江苏常州人。少业儒,后弃儒攻医,博览医书。乾隆年间,曾旅居安徽桐城。因其父染时疫,为群医所误而亡,归里奔丧,检视所用方剂,皆治伤寒剂,因而研读本草,见石膏性寒,有清胃热、表肌热、泄实热之功而恍然大悟。时桐城疫病流行,死亡甚众,遂用石膏重剂试治,取得良效。后到京师,盛暑疫病流行,诸医治以张景岳温补法多死,或用吴又可疏解分消法亦不尽验。余氏投与大剂石膏,创用清瘟败毒饮等方施治,活人甚多。经30年临证,于1785年撰《疫疹一得》2卷。

希拉 蒙医术语。三根之一。其含意大致与中医的"火""热"相近。希拉为人体正常生理活动的热能,具有产生热量和调节体温、振奋精神、增加勇气、使头脑聪明、促进食物之消化及精华之成熟等功能。它以巴达干为自己存在的前提,与其保持相对平衡状态。希拉虽遍布于全身,但主要赖于横隔,位于心脏到脐部的身体之中部及肝、胆、小肠等处。如若希拉本身失去平衡,就导致病变。希拉具有热、锐、轻、臭、泻、湿、腻等7种特性。包括变色希拉、显色希拉、司视希拉、消化希拉、司志希拉等5种类型(详见各条)。

希拉大剂 蒙医希拉病方。方由当药、伞梗虎耳草、木鳖子、止泻子、查干榜戈、山苦荬、金腰草、龙胆花、黄柏、熊胆、冰片、石灰华、鱼胆、白檀、紫檀、拳参、白花龙胆、甘草、槟榔、巴沙嘎组成。功能镇希拉、祛热。主治巩膜及皮肤黄染等。

希拉乌苏 蒙医术语。意为黄水。由人体胆汁之精华化生而来,存在于全身各处,尤其在肌肤及关节较多。它使皮肤柔润光泽,关节活动自如。

希拉乌苏病 蒙医病名。希拉乌苏受到内外各种因素的不良影响而失去相对平衡,即导致本病。多见于长时间在寒湿环境中生活者。有偏盛、偏衰、紊乱3个类型。偏盛者多现皮肤粗糙而发痒,现粒状细疹,全身浮肿,眉毛头发脱落、折断,关节疼痛;偏衰者则现皮肉赢瘦而失去弹力,体力衰竭;紊乱者常现皮疹、奇痒,以手搔之则流黄水,皮肤粗糙,全身肿胀,关节疼痛。治疗以调理滋养为主。用云香十味散,水银十八味丸、驴血二十五味散等。

希拉型体质 蒙医名词。人体特性之一种。希拉型体质者的特征为:中等身材,肤色及毛发浅黄色,因体热旺而耐寒,又因消化希拉之功能优势而易于饥渴,对泻性饮食和药物则易泻,行动敏捷反应迅速,稍高傲,汗水带有臭味,嗜欲甘、苦、涩味及凉性食物。

希拉病 蒙医病名。希拉受到内外各种因素的不良影响而失去相对平衡,即导致本病。多见于青壮年者。有偏盛、偏衰、紊乱3个类型。偏盛者多现全身皮肤和巩膜、颜面及小便发黄,发热、睡眠不安、饥渴、下泻等症状;偏衰者则现胃火式微,全身发凉,皮肤发黑等症状;紊乱者常现高热,夜不安寐,易于饥渴、头痛、鼻干,两眼发红、多汗、腹泻等症状。治疗以祛热调理为主。常用希拉大剂,龙胆八味散等。

坐马痈 病名,见《外科大成》即生于尾骨附近处的肛痈。病因证治见该条。

坐功 气功术语。静功姿势之一。坐着练功的方法,有平坐、盘坐、跪坐等。

坐忘 气功术语。出《庄子》。练功中静坐属想,不知自己形体存在的高度入静状态。

谷芽 中药名,出自《本草纲目》。又名谷蘖、稻蘖、稻芽。为禾木科植物稻 Oryza sativa L. 的成熟果实,发芽晒干而成。性平,味甘。归脾、胃经,可治食积停滞,消化不良,以及脾虚食少。煎服:10~30g。

谷雨 二十四节气之一。如《通纬·孝经授神契》说:"清明后十五日,斗指辰,为谷雨,三月中,言雨生百谷清净明洁也。"在谷雨节气前后,我国大部分地区降雨量比前增加,有利于农作物之生长。

谷疸 病证名,见《金匮要略》。属黄疸之阳黄范畴。五疸之一。病因湿热薰蒸郁于脾胃所致。症见身黄如橘,怫郁发烦,寒热头眩,食欲不振,胃中满塞,小便不利,苔黄腻,脉滑数。治宜清热、化湿、消导,茵陈五苓散加减。详见五疸、阳黄、黄疸条。

谷精草 中药名,出自《开宝本草》。又名珍珠草、流星草、谷精珠、移星草、鼓槌草。为谷精草科植物谷精草 Eriocaulon buergerianum Koern 和赛谷精草 E. sieboldtianum Seib. ee Zucc 的全草或花序。性平,味甘。归肝、胃经。有疏散风热,明目退翳之功效,可治肝经风热,目赤肿痛,羞明多泪及目生翳膜。煎服:6~15g。

邻近取穴法 取穴法名。指在病痛的临近部位选穴治疗的一种取穴方法。或称近取法。如鼻病取通天，目疾取风池。本法可配合局部取穴以加强疗效，也可代替局部取穴。

肝 五脏之一。肝与胆互为表里，居于胁下，其经脉布于两胁。其主要生理功能一是肝主疏泄，主要表现为调畅气机，即肝的疏泄功能正常，则气的升降出入平衡协调。气机调畅，气血和调，经络通利，则脏腑、组织、器官的活动亦就正常而和调。肝气疏泄能促进脾胃的运化功能。故《血证论》指出："木之性主于疏泄，食气入胃，全赖肝木之气以疏泄之，而水谷乃化"。肝气疏泄还能调畅情志，即通过调畅气机，气血和调，而使心情易于开朗，反之则情志易于郁结或亢奋。肝的生理功能二是主藏血，指肝有贮藏血液和调节血量的功能，因而对人体各部分血量的分配，特别是对外周血量的调节起着主要作用。故《素问·五藏生成篇》王冰注："肝藏血，心行之，人动则血运于诸经，人静则血归于肝脏。"此外，肝又主筋，全身筋腱关节的运动功能，须赖肝的精气的滋养，如肝之精气衰则筋不能动，故肝又有"罢极之本"的称呼。又主谋虑，与精神活动有关，故肝病多急躁易怒而谋虑不周。又肝开窍于目，故《灵枢·脉度》说："肝气通于目，肝和则目能辨五色矣"。

肝气 ①指肝脏的精气，有濡养筋腱和充养眼目的功能。如《素问·平人气象论》说："肝藏筋膜之气也"。②指肝的功能活动。如肝有升发、透泄的生理功能，能使全身的气机调达舒畅，则称之肝气条达。

肝气不和 指肝主疏泄功能太过或不及，气机失于和调的病理状态。临床常可见急躁易怒，胸胁胀满，甚则作痛，少腹胀痛，妇女乳房胀痛，月经不调等症；亦可影响脾胃运化，可出现呕恶、泄泻等消化不良等症。

肝气犯脾 又称肝脾不和。指肝气横逆，疏泄太过，影响脾胃，以致运化功能紊乱的病理状态。多由精神刺激，情志抑郁不畅，肝失疏泄所致。临床可见急躁易怒，胸闷胁痛，脘腹胀痛，厌食，大便泄泻，脉弦等脾虚病证。若主要表现嗳气，吞酸，呕吐等症者，则为肝气犯胃。

肝气郁结不孕 病证名，见《女界须知》。指情志不舒，肝气郁结，气血失调而不能成孕者。包括嫉妒不孕。症见经期不定，经末腹痛，行而不畅，量少色黯，经前乳胀，精神抑郁，胸胁不舒，烦躁易怒。治宜疏肝解郁，养血调经。方用开郁种玉汤加减。

肝气逆 即肝气郁结进一步发展，或因发怒而引起的上逆或横逆的病理状态。如肝气上逆，气火上炎，则可见眩晕头痛，胸胁苦满，面赤耳聋，甚则呕血；若肝气横逆，犯脾犯胃，则可见腹胀，腹痛，嗳气吞酸，月经失调等症。故《素问·藏气法时论》说："肝病……气逆则头痛，耳聋不聪，颊肿。"

肝气盛 指肝气逆盛引发肝阳上亢，使人善怒性躁的病理状态。又称肝气实。如《灵枢·淫邪发梦》说："肝气盛，是梦怒。"《诸病源候论》说："肝气盛，为血有余，则病目赤，两胁下痛引小腹，善怒，气逆则头眩，耳聋不聪，颊肿，是肝气实也。"

肝风 ①病证名。见《临证指南医案》。指肝风内动的病证。多为肝肾阴虚，肝阳上亢，阴虚血燥生风，风阳之邪上扰清窍所致。症见眩晕，甚至抽搐、昏厥等。治疗当养阴柔肝潜阳，羚羊钩藤汤加减。②古病名。见《素问·风论》。指外感风邪中于肝者。其症恶风多汗等，治用射干汤。

肝风内动 又称内风。指在疾病发展过程中由于阳盛，或阴虚阳亢，升动无制，阳气亢逆变动所形成的一种病理状态。其病理表现有肝阳化风，多由情志所伤，操劳过度，耗伤肝肾之阴，阴虚阳亢，水不涵木，浮阳不潜，肝阳升动无制化风所致。临床多见筋惕肉瞤，肢麻震颤，眩晕欲仆，或口眼喎斜，或半身不遂，甚则血随气逆而发卒然仆倒，或为闭厥，或为脱厥；热极生风，多由热病极期，邪热炽盛，煎灼津液，伤及营血，筋脉失养，热极动风所致。临床可见痉厥，抽搐，鼻翼动，目睛上吊，以及高热，神昏，谵语等；即虚风动，多见于热病后期，阴津亏损，或久病耗伤，阴液大亏，筋脉失养，虚风内动所致。临床可见筋挛肉瞤，手足蠕动；血虚生风，多由生血不足或失血过多，或久病耗伤营血，以致肝血不足，筋脉失养，或血不荣，虚风内动所致。临床可见肢体麻木不仁，筋肉跳动，甚则手足拘挛不伸等病理表现。此外，尚有血燥生风，多由久病耗血，或年老精亏血少，或营养缺乏，生血不足，或瘀血内结，新血生化障碍所致。临床可见皮肤干燥，或肌肤甲错，并皮肤瘙痒或落皮屑等病理表现。

肝火上炎 又称肝火。为肝郁气滞，郁久而化火，上冲头目或影响肺胃的病理状态。多由暴怒伤肝，肝气暴张，引发肝火上升；或情志所伤，五志过极而化火，心火亢盛，引动肝火所致。临床可见头胀头痛，面红目赤，急躁易怒，耳暴鸣或暴聋等症。若肝火灼伤肺胃脉络，则易出现咯血、吐血、衄血。若气火上逆之极，则血壅于上，可发为"薄厥"重证。

肝火犯肺 指肝气郁结，郁久而化火，上逆犯肺的病理状态。多由于肺病日久，肺肾阴虚，而又肝火亢盛所致。临床可见烦热口苦，头眩目赤，性急善怒，胸胁窜痛，咳嗽阵作，甚则咳吐鲜血，舌红，脉弦数等症。

肝火胁痛 病证名，见《金匮翼》。指肝火旺所致的胁痛。病因肝气郁而化火。症见两胁下痛引少腹；喜怒，心烦口渴，小便赤涩等。治宜清肝泻火，龙胆泻肝汤加减。详见胁痛条。

肝火眩晕 病证名，见《证治汇补》。指肝火旺所致的眩晕。因肝肾阴亏，肝火独旺所致。症见眩晕，头痛目赤，口苦，面红，口渴，舌质红，脉弦数。偏于肝肾阴虚者，用杞菊地黄汤加减。偏于肝火旺者，用龙胆泻肝汤加减。

肝为刚脏 指肝为将军之官，其气易亢、易逆，具有刚强之生理特性。见《临证指南医案》。肝脏体阴而用阳，性喜条达舒畅，而恶抑郁，亦忌过亢。其刚强之性与谋虑之能，则相反相成，刚柔相济，从而保持肝主疏泄，调畅气机与情志的正常生理状态。若肝气太过，则易于急躁，易怒；肝气不足，则使人恐惧胆怯。

肝主升发 指肝气的一种上升发散生理作用。如肝的生理功能正常时，则如春天树木，充满生机，表现出升发之象。但升发太过，则为肝阳上亢，反会出现头痛，眩晕等证候。

肝主目 即肝开窍于目。指肝脏经脉连目系，上至额，与督脉会于巅。故肝的精气盛衰，可影响视力的强弱。如肝火上炎，可见两目肿赤；肝血不足，则见两目干涩，视物不明。故《灵枢·脉度》说："肝气通于目，肝和则目能辨五色矣。"

肝主筋 指肝主管全身的筋膜。筋，即筋腱，主司全身之活动。筋腱依赖肝脏精气之滋养，方能活动有力。故《灵枢·九针论》说："肝主筋"。《素问·六节藏象论》说："肝者……其充在筋"。故肝不养筋，则动作迟钝，活动不灵。又如《素问·上古天真论》说："丈夫……七八，肝气衰，筋不能动。"故年老体衰，肝脏精血不足，则可致筋痿而不用。此外，肝风内动，则可出现筋脉拘挛抽搐等病理表现。

肝主疏泄 肝的生理功能之一。指肝气有升发透泄的作用。能调畅全身的气机，从而使气血和调，经络通利，脏腑、组织、器官的生理活动正常而和调；能促进脾胃的运化，从而体现于胆汁的正常分泌、排泄，以及脾胃的升清降浊正常而和调；能调畅情志，从而使情志既不抑郁，亦不亢奋，从而保证了气机的调畅，心情的愉快和开朗。此外，妇女的排卵和月经的来潮，以及男子的排精，亦与肝的疏泄功能密切相关。

肝血 指脏所藏的血液。肝血与肝阴一般不能截然分开。但从临床上看，提到肝血虚的某些病证，常和血虚、失血等情况相联系，而不一定有阴虚阳亢之临床表现。

肝血虚 又称肝血虚亏、肝血不足。指肝藏血不足，濡养功能减退的病理状态。多由失血过多，或久病损耗，或化生气血功能减退，以致肝血乏少所致。临床可见血虚亏少不能濡养筋脉，则肢体麻木不仁，关节屈伸不利；血虚不能上荣头目，则眩晕眼花，两目干涩，视物模糊不清；血亏化燥生风，以致虚风内动，则皮肤瘙痒，或筋挛肉瞤，瘈疭等病理表现。

肝合筋 即五脏与五体相合，肝合于筋腱。筋能束骨而系于关节，能维持肢体正常的运动，但筋腱须肝之精气濡养方能正常。而且爪为筋之余，故肝其华在爪，通过爪甲之荣枯可以反映肝脏精气的盛衰。故《素问·五藏生成篇》说："肝之合筋也，其荣爪也"。《素问·经脉别论》说："食气入胃，散精于肝，淫气于筋"。因此，肝脏精气充足则筋力劲强，关节屈伸有力而灵活；肝之精气衰则筋力疲惫，屈伸困难。故《素问·上古天真论》说："七八肝气衰，筋不能动。"

肝阳上亢 又称肝阳偏旺。为肝阴不足，阴不制阳，肝之阳气升浮亢逆的病理状态。多由肾水亏损，不能滋养肝木，或肝阴不足，阴不潜阳所致。临床多见眩晕耳鸣，面红目赤，情绪易于激动，脉弦数等上盛病理表现；同时，由于肝肾之阴不足，故亦可见到腰酸膝软，两足软弱无力等下虚病理表现。

肝阴 指肝的阴血和阴液。根据阴阳相制互用之关系，肝阴与肝阳相互制约，相互为用，保持着阴阳的协调平衡。如肝气太过，肝阳偏亢，则可以耗伤肝阴。而肝阴不足，肝阳无制，则可引起肝阳上亢病理现。

肝志怒 即肝在志为怒。出《素问·阴阳应象大论》。肝为将军之官，其气易亢易逆。肝又主疏泄，能调节气机，调节情志，怒则气机逆上，如怒为肝志。

肝劳 病证名，见《千金要方》。即今之视力疲劳。指持续注视近距离目标，使眼过劳而出现眼胀头痛等症状者。因目为肝窍，故名肝劳。见于远视、老视、散光。此外，素体虚弱、气血两亏或肝肾不足者，易发本病。治法：心血亏虚，心神不宁者，宜滋阴养血，神心宁神，用天王补心丹加减；肝肾不足者，宜补养肝肾，用杞菊地黄丸或驻景丸加减方加减；素体虚弱，气血两亏者，宜益气养血，用八珍汤加减。由屈光不正、老视引起者，应验光配镜。

肝体阴用阳 体，指肝之实体或实质；用，泛指作用或机能。肝为藏血之脏，血为阴，故肝体属阴。肝主疏泄、升发，内寄相火，又主筋，在其发生病变时，则易于化火动风，故其作用属阳。

肝郁 又称肝气郁、肝气郁结。为肝气失于调畅舒达，导致气机郁滞的病理状态，见《赤水玄珠》。肝有主疏泄的功能，性喜升发和疏泄，如因情志不舒，恼怒伤肝，或因其他原因影响气机的调畅，则均可导致肝郁病证。临床可见两胁胀满或窜痛，胸闷不舒，其胁痛亦常随情绪变化而增减。或气上逆于咽喉，使咽中似有异物梗阻感觉。此外，肝郁常能影响脾胃之运化，导致肝脾不调或肝胃不和病证。亦可见妇女月经不调或乳房胀痛等。

肝郁胁痛 病证名，见《金匮翼》。又称肝气胁痛。指由肝气郁结引起的胁痛。因多为情志失调。肝气失于疏泄而痹阻经络所致。症见胁肋痛引胸背，情志不遂时加重，疼痛部位移走不定，喜嗳气，脉弦。治宜疏肝理气，柴胡疏肝散加减。如肝郁化火，可伴有目赤、口苦等症，治宜清泄郁火，丹栀逍遥散合金铃子散加减。

肝郁经水先后无定期 病证名，经水先后无定期之一。多因忿怒伤肝，肝郁气乱，气乱则血乱，血海蓄溢失常，故致经乱。症见经期先后不定，经量或多或少，色紫质稠，小腹胀痛，经前心烦，胸胁乳胀，时欲太息，不思饮食。治宜疏肝解郁、理气调经，方用柴胡疏肝散。

肝郁经行先期 病证名，出《妇人良方大全》。经行先期之一。多因情志抑郁，喜怒伤肝，肝郁化热，扰动冲任，迫血妄行而致。症见经期提前，经量或多或少，色红或紫，内夹血块，经行不畅，经前乳胀，小腹胀痛，精神抑郁或心烦易怒，口苦咽干等。治宜疏肝解郁、清热理气，方用丹栀逍遥散。

肝郁脾虚 指由于肝气郁结，引起脾胃机能虚弱，导致消化不良的病理变化。临床多见胁痛，厌食，腹胀，大便溏泄，四肢倦怠等。

肝肾亏损痛经 病证名，痛经之一。多因素体虚弱，或早婚多产，损伤肝肾，精亏血少，经行之后，血海空虚，胞脉失养所致。症见经后小腹隐隐作痛，喜揉喜按，经来色淡量少，头晕耳鸣，腰膝酸软。治宜调补肝肾，滋养冲任。主用调肝汤加川断、菟丝子。

肝肾同源 五脏相差理论之一。亦称乙癸同源。①指肝阴和肾阴相互滋养；肝藏血，肾藏精，精血相互滋生。此观点最为通用。②指肝和肾内均内寄相火，且相火源于命门。故临床上肝或肾不足或相火亢盛，常可肝肾并治。如滋水涵木、补肝养肾，或泻肝肾相火等，均依此理论观点而产生。③指和虚实补泻有关。如《医宗必读》说："东方之木，无虚不可补，补肾即所以补肝；北方之水，无实不可泻，泻肝即所以泻肾"。

肝肾阴虚崩漏 病证名，崩漏之一。多因先天不足，或早婚多产，或房室不节，或久病失血，耗伤精血，以致肝肾阴虚，阴虚生热，虚热损伤冲任，迫血妄行。症见阴道出血时多时少，淋沥不断，血色鲜红，头晕耳鸣，手足心热，腰腿酸软，甚则午后潮热，两颧发红，失眠盗汗。治当滋补肝肾、清热固冲，方用左归丸减牛膝，加女贞子、旱莲草以养阴止血。

肝肾虚肿 证名，见《症因脉治》。即肾阳不足之水肿。因肾阳不足，肾之气化功能失职，溢为水肿。症见面色黑黄，腰腹及四肢逆冷，腰痛，二便不利，水肿由腹部到全身，脉迟弦。治用温肾固本，选用金匮肾气汤、人参固本汤等，详参水肿条。

肝和胆 脏腑相合之一。指胆附于肝，肝之余气聚于胆而成精汁，即为胆液。肝气对贮藏和疏泄胆汁，具有相互为用之作用；肝足厥阴经脉与胆足少阳经脉相互络属；而且肝为脏，属阴。胆为腑，属阳。一脏一腑，阴阳表里互相输应。故《灵枢·本输》说："肝和胆，胆者中精之府"。临床上肝胆病证相互影响，如肝气热则胆泄口苦；胆火炽盛或肝阳偏亢，则易发急躁易怒；用平肝之品可泻胆火。用泻胆药物亦可平肝等，均体现了肝胆相合之关系。

肝实证 证名，见《脉经》。泛指盛实之邪所致之肝经者。病因多为气滞或火热之邪郁于肝所致。其症可见两胁引小腹痛，头目痛眩，善怒，喜太息，目赤，抽筋，掉眩等。治宜疏肝解郁，清热镇风。参肝火、肝实热证等条。

肝实热证 证名，见《千金要方》。指肝经邪热炽盛之病证。因肝郁日久化热，或火热之邪犯于肝经所致。症见烦热、易怒、目赤肿痛，胁胀，脘闷，甚则头晕目眩。脉弦数。治当清泄肝火，龙胆泻肝丸、冯青丸加减。

肝经失血 病证名，见《不居集》。由肝不藏血而出血者。病因多为暴怒或郁怒而致。症见面色青白，胁胀脘闷，可有呕血、咯血或便血，妇女也可见有崩漏。若肝火旺者，还可能有烦躁不安，头眩目赤等。治当柔肝止血，宗丹栀逍遥散加减。参失血条。

肝经湿热带下 病证名，带下之一。多因郁怒伤肝，日久化热，下犯脾土，湿浊内蕴，湿热互结，流注于下，损伤带脉所致。症见带下淋沥，色黄或赤白相兼，黏稠味臭，阴中作痒，心烦善怒，头晕目眩，口苦咽干，胸闷胁痛，少腹坠胀，尿黄涩痛。治宜清肝泻热、利湿止带，方用龙胆泻肝汤。

肝胃不和 亦称肝气犯胃。指肝气郁结，疏泄失常，导致胃失和降的病理状态。临床多见胸胁胀满，善太息，胃脘胀满作痛，嗳气吞酸，嘈杂或呕恶，苔薄黄，脉弦等症。

肝胃气痛 病证名，见《柳选四家医案》。由肝气犯胃引起的脘痛。因肝气郁结，横逆于胃所致。症见脘胁胀痛，吞酸嗳气，或不思饮食，其症随情志舒调而缓解，随肝气不疏而加重，脉弦细。治当疏肝和胃理气，柴胡疏肝散、左金丸加减。参胃气痛条。

肝俞 经穴名，出《灵枢·背俞》。属足太阳膀胱经，肝之背俞穴。位于第九胸椎棘突下旁开1.5寸处。主治黄疸、胁痛、吐血、鼻衄、目赤、目眩、雀目、癫狂、痫证、脊背痛。向下斜刺5～8分，或向脊柱方向斜刺至横突，不可深刺，以免刺伤内脏，艾炷灸5～15壮，艾条灸5～15分钟。

肝逆头痛 病证名，指肝气上逆所致的头痛。因肝气郁滞，或暴怒伤肝，肝气上逆所致。症见头痛，眩晕，耳鸣，胁胀，嗳气，脉弦。治当疏肝解郁，丹栀逍遥散合川芎茶调散加减。参肝气、肝阳头痛条。

肝热恶阻 病证名，恶阻之一。多因平素性情急躁，肝火偏旺，孕后血聚养胎，阴血益虚，则肝火愈旺，肝热上逆犯胃所致。症见呕吐酸水或苦水，食入即吐，头晕目眩，心烦易怒，胸闷胁痛，口苦口臭。治宜清肝和胃，降逆止呕。方用清胆竹茹汤。

肝热病 病名，见《素问·刺热篇》。由肝郁化热所致的病证。多因情志失调，肝气不疏，郁而化热所致。症见胁胀痛，烦躁不安，身热，小便短赤，甚则口出狂言，或惊。妇女好发此病。治宜疏肝清热，越鞠丸或丹栀逍遥散化裁。

肝乘脾 指肝气亢逆而乘虚侵犯脾土的病理状态。如《伤寒论》辨太阳病脉证并治中说："伤寒腹满，谵语，寸口脉浮而紧，此肝乘脾也"。喻昌注："其证腹满谵语，其脉寸口浮而紧，寸口即气口，脾胃脉之所主也。浮而且紧，即弦脉也，肝木过盛，所以脾胃之土受制也。"现存临床上多见于肝气犯脾病证。

肝疳 五疳之一。又名筋疳、风疳。出《颅囟经》。由乳食不调，肝脏受热所致。见面目、爪甲发青，眼涩不能睁开，昏暗雀盲成疳眼，肚大筋青，体瘦，大便色青等。治宜清肝泄热，用泻青丸加减，次用集圣丸以清热除疳，健脾消积。

肝著 病名，出《金匮要略》。指喜蹈压之胸痛病证。病因邪气留著于肝脏，气血滞而不畅，上逆于肺所致。其证初起欲热饮，继而胸痛引背及两胁，并欲蹈压。治疗当清肝降气，旋覆花汤加减。

肝虚目暗 病证名，见《世医得效方》。类今之多种内障眼病引起的视物不明症状。症见远视不明，眼花频起。治宜养肝明目。用补肝散加减。

肝虚雀目内障 病证名，见《秘传眼科龙木论》。又名肝虚省目。相当于今之维生素A缺乏引起的夜盲症。多因后天失养，脾失健运所致。症初起，入暮则视物不清，眼干涩羞明，频频眨动。失治则成疳积上目，甚或黑睛糜烂，溃破穿孔而成蟹睛。治宜健脾益气，杀虫消疳，用肥儿丸或猪肝散加减。

肝常有余 小儿生理、病理特点之一。肝为风木之脏，其性刚而不柔，旺于春，春乃少阳之气，可使万物生发和成长。明·万全根据自然界的这种春生夏长的规律，认为阳气自然有余。小儿犹如草木之芽，受气初生，其气方盛，亦少阳之气方长而已。说明小儿生长发育迅速，在生理上正是肝常有余的体现。同时在病理上他还认为"五脏之中肝有余"。因为肝属木，木生风，肝有风则目连劄，或直视大叫，筋急项强，搐搦牵引。小儿禀性纯阳，感受病邪，每易嚣张，邪正交争则剧，最易出现壮热惊搐之证，内陷心包则惊悸神昏，肝风内动则抽搐瘛疭，甚则角弓反张。此均为肝常有余之象。故在治疗上有"肝则有泻无补"的论点。

肝厥 病证名，见《证治汇补》。因肝气厥逆上冲所致之厥证。病因多为情志不疏，肝气郁结而上逆所致。症见昏厥或僵仆不醒，醒则呕吐，伴头昏目眩，并发热。治宜平肝降逆，用钩藤散加减。参厥证条。

肝脾不调 指肝脾两脏功能失于和调的病理状态。在生理上，肝气疏泄条达，有助于脾气升发健运。若肝气郁结，失其疏泄之职，则脾失健运，可导致肝郁脾虚病变；若肝气亢盛，则可横逆而侵犯脾土，则称为肝木乘克脾土。脾与胃相为表里，一脏一腑，因而可致肝脾不调等病证。

肝藏血 指肝脏具有贮藏血液和调节血量的功能。血液来源于水谷之精气，贮藏于肝脏，以供全身脏腑组织维持正常生理活动及筋骨运动之需要。故《素问·经脉别论》说："食气入胃，散精于肝，淫气于筋"。《素问·五脏生成篇》说："肝受血而能视，足受血而能步，掌受血而能卧，指受血而能摄。"肝藏血功能还包含着调节人体各部分血量分配，特别对外周血管的调节起着主要作用。如《素问·五藏生成篇》说："故人卧血归于肝。"王冰注："肝藏血，心行之，人动则血运于诸经，人静则血归于肝脏。"又肝主血海，血海即是十二经脉之海。若肝病而失其藏血之职，则血不养神，神不安藏，而见多梦易惊、卧寐不宁等病理表现。

肝藏魂 指精神情志活动的组成部分。魂由肝脏精气所化生，为肝所藏。魂乃神之变，是神所派生的。故《灵枢·本神》说："随神往来者谓之魂，"肝藏血，血舍魂。《类经》注："魂之为言，如梦寐恍惚，变幻游行之境，皆是也。"若肝不藏血，血亏不能舍魂，就可以出现梦游、梦语或幻视幻觉等所谓魂不附体之病理表现。

肛门 又名魄门、后阴、谷道。简称"肛"。指消化道的最末端。其功能是排出粪便并控制排便。故《证治要诀》说："肛门者……又曰魄门"。

肛门内合 病名，见《证治准绳》。是指初生婴儿肛门内闭不通。相当于西医的先天性直肠闭锁，或肛管闭锁。病因症状同肛门皮包（见该条），唯检查肛门时，或见外观正常（直肠闭锁）；或虽肛门闭锁，但封闭之皮肉较甚（肛管闭锁）。须行手术治疗。

肛门皮包 病名，见《医门补要》。是指初生婴儿肛门有薄皮包裹，无孔，相当于西医的先天性膜式肛门闭锁。是因胎中发育不良而成。婴儿出生以后。数日不见矢气和胎粪排出，腹胀呕吐，啼哭不安，检查肛门有薄皮封闭，须手术治疗。

肛门旁皮下脓肿 由肛腺感染向下蔓延，在内外括约肌之间突出至皮下，脓液积聚肛周皮下，而称为肛门旁皮下脓肿。病人肛周局部剧烈持续性跳痛，全身感染症状较轻。局部检查：肛旁皮肤局部红、肿、热、痛明显，伴硬结，脓已成可有波动感。

治疗：①清热解毒，消肿散结，仙方活命饮加减，方药：穿山甲15g，皂角刺15g，双花20g，当归20g，乳香15g，没药15g，花粉15g，白芷15g，贝母15g，赤芍15g，甘草10g。②消瘀膏、金黄膏、黄连膏外敷。③脓肿一次切开术：切口呈放射状，与脓肿等长，切开感染的肛隐窝内口，使引流通畅。

肛门痒痛 证名，见《类证治裁》。又称肛头痒痛。指肛门作痒作痛之症状。多为风火湿邪蕴于大肠所致。肛门则肿痛或作痒，甚则大便燥结而下血、脱肛。治宜清利大肠湿热，用槐角丸、槐花散等。若肛门有虫可用苦楝根皮煎汤坐浴。参肠风条。

肛痈 病名，见《医门补要》。又名脏毒。相当于西医肛门直肠周围脓肿。多因过食辛辣肥甘，湿热内生，下注肛门，或肛门破损染毒而成；亦有脾肺两虚，复因湿热下注所致。主症为肛周肿痛，溃后多成肛漏。若局部红肿热痛，病势发展快，溃脓黄稠带粪臭，伴寒热交作，便秘尿赤，苔黄腻，治以清热利湿解毒，龙胆泻肝汤加减内服。外治：初起用金黄膏；脓成切开；溃后用九一丹或八二丹纱条引流；脓尽用生肌散纱条。若局部红肿热痛不显，成脓较慢，溃脓稀薄，疮凹陷，伴倦怠乏力，不发热或低热，或有骨蒸盗汗，或有大便溏薄，治以养阴清热除湿或健脾补血托毒，青蒿鳖甲汤合三妙丸加减或托里消毒散加减内服，外治初用冲和膏，余同上述。

肛漏 病名，见《外科医案汇编》。又名肛瘘。西医亦名肛瘘。多因肛痈溃后，余毒不尽，脓水淋漓。久不收口而成。一般由内口，瘘管，外口组成。依瘘口多少和开口部位不同而有单纯与复杂之分；按瘘管是否经过外括约肌深部上下，又有高位与低位之别。局部以流脓、疼痛、瘙痒为主，但有虚实之辨。实者，局部可扪及硬条索状物，外口凸形，脓水较稠厚，伴发热口干，便秘尿赤，苔黄等；虚者，局部无硬索状物，外口凹形，脓水清稀，伴潮热盗汗，舌红少苔等；或伴气短纳差，舌淡苔白等。手术治疗为主，常用的有切开、挂线、切开与挂线相结合的三种疗法。内治为辅，实证宜清热利湿，萆薢渗湿汤加减内服；虚证宜养阴清热或调补气血，青蒿鳖甲汤或十全大补汤加减内服。

肘后备急方 方书。简称《肘后方》。8卷。晋·葛洪撰。本书系作者据所撰《玉函方》（共100卷），摘录其中可供急救医疗、实用有效的单验方及简要灸法汇编而成。原名《肘后救卒方》，后经梁·陶弘景增订，改名《补阙肘后百一方》。金·杨用道又摘录《证类本草》单方作为附方，名《附广肘后方》，即现存《肘后备急方》。全书共73篇（现缺3篇），记述各种急性病证和某些慢性病急性发作时的治疗方药，及针灸、外治等法，个别病证并略记病因、症状等。所选方药大多简便有效。书中对天花、恙虫病、脚气病及恙螨的记载，均属首创。倡用狂犬脑组织外敷伤口防治狂犬病，被认为是我国医疗免疫思想的萌芽。所载青蒿绞汁治疗疟疾、食道异物救急术、捏脊疗法、烧灼疗法、拔罐疗法，亦属创新，并具实用价值。现存明嘉靖三十年吕氏刻本（残）、万历三年李栻刻本。1955年商务印书馆出版排印本，1956年人民卫生出版社据明万历刻本影印。

肘痈 病名，出《外科大成》。即发于肘窝部的痈。相当于西医的肘窝部急性化脓性淋巴结炎。病因证治同外痈，见该条。

肘髎 经穴名，出《针灸甲乙经》。又名肘尖、肘窌。属手阳明大肠经。位于曲池外上方1寸，肱骨边缘处，曲肘取之。主治肘臂疼痛、拘挛、麻木、上肢不举或不遂、瘰疬等。直刺1～1.5寸，艾炷灸3～5壮，艾条灸5～10分钟。

肠风 病名，出《素问·风论》。指大便下鲜血的病证。多由风热湿邪蕴积大肠，灼伤肠络所致。其症可有腹痛、腹胀、肠鸣。肛门不红肿而下血者，当清化湿热，用地榆散合槐花散加减。如有痔疮肛裂等可用槐角丸加减。详参便血条。

肠风下血 病证名，见《太平圣惠方》。同肠风。详见肠风条。

肠鸣 证名，出《素问·藏器法时论》。又名腹鸣。肠动作声的症状。因于脾胃气虚者，常伴有腹痛喜按、便溏、食少纳呆等，治以补气和中，用香砂六君子汤合参苓白术散加减。如因肝气横逆，常伴胁痛，脘痛嗳气腹胀，治以疏肝利胆，柴胡疏肝散加减。如因寒邪在肠胃，则脘腹胀痛，喜暖畏冷，大便泻泄等，治以温中散寒，用理中丸加减。参腹胀条。

肠胃 ①胃与肠的合称。如《灵枢·平人绝谷》说："肠胃之长，凡五丈八尺四寸，受水谷九斗二升一合合之大半，此肠胃所受水谷之数也"。②泛指口至肛门的消化道。如《灵枢·肠胃》说："肠胃所入至所出，长六丈四寸四分，回曲环反，三十二曲也"。

肠痈 病名，出《素问·厥论》。即发于肠上的痈肿。相当于西医的急性阑尾炎或及其合并症。多因饮食不节、寒湿不适、劳累过度、情志内伤等，以致肠道传化失司，酿生湿热,凝滞气血而成。初期:腹痛始于上腹或脐周,后转移至右下腹天枢穴附近,若伴低热、恶心、便结尿黄等,治以行气祛瘀,通腑泄热,大黄牡丹皮汤合红藤煎加减内服;若见病情缓慢,便溏尿清等,则宜疏化导滞,理气行瘀,藿香正气散合红藤煎加减内服。酿脓期:腹痛加剧,壮热不退,舌苔黄腻等,治以通腑泄热、解毒透脓,大黄牡丹皮汤合红藤煎加减内服。溃脓期:腹皮挛急,全腹压痛、反跳痛,甚或腹部膨胀,舌红苔黄糙等,治以通腑排脓,养阴清热,大黄牡丹皮汤合液汤加减内服;若伴精神萎顿,肢冷自汗,舌淡苔白等,则宜温阳健脾,化毒排脓,薏苡附子败酱散加减内服。外治:各期均可用金黄散醋调外敷压痛最著处;或用大黄牡丹皮汤煎剂200毫升作保留灌肠。必要时行中西医结合治疗。

肠蛊痢 病证名,见《诸病源候论》。指下痢脓血或下痢瘀血的病证。多因寒热之邪,蕴于肠道,互相交争,损伤脉络所致。症见下痢脓血或下痢瘀血,伴腹痛,病恙缠绵不愈。治可用驻车丸加减。

肠痔 病名,见《诸病源候论》。指肛边肿痛,发寒热而出血者。似肛痈或内痔(痔核脱出嵌顿)。各参该条。

肠覃 病名,出《灵枢·水胀》。指妇人下腹部出现肿块,逐渐增大,推之可移,久则形如怀孕,按之坚硬,而月经按时来潮者。多因气阻血瘀或痰湿凝滞所致。气滞血瘀者,症见腹部触及肿块,逐渐增大,固定不移,按之疼痛,月经规律,色黯有块,治宜行气活血、软坚散瘀,方用香棱丸。痰湿凝聚者,症见腹部肿块渐大,初软后硬,推之可移,无触疼,月经正常,治宜化痰除湿散结,方用蓬莪术丸加南星。本病相当于附件肿物。

肠痈腹痛 病名,见《症因脉治》。指肠中痈肿所致的腹痛。因六淫之邪内伏,蕴久化热,损伤肠络;或肝气郁结,气滞血瘀;或过食肥甘厚味,积热肠道,使肠中发生痈肿。其症见腹痛拒按,或发寒热,时时汗出,局部腹皮紧急。治宜泄热解毒,大黄牡丹皮汤或桃仁承气汤加减。若已化脓,用薏苡附子败酱散加减。

肠痹 古病名。见《素问·痹论》。指大小肠气机痹阻的病证。病因大肠、小肠气机受阻,其传导和化物功能失职所致。症见多饮而小便不利,中焦喘争,大便泄泻。治宜健脾利尿,五苓散加减。

肠澼 病名,出《素问·通评虚实论》。澼,痢的古称。澼乃垢浊之脓液和黏液。肠澼即下利脓冻和黏液,如夹血液即肠澼下血,现代称血痢。详参痢疾条。

肠澼下血 病证名,见《脾胃论》。即血痢。详见肠澼、血痢条。

龟版 中药名,出自《神农本草经》。又名龟板、龟甲、龟壳、玄武版、败龟版。为龟科动物乌龟 Chinemys reeresii(Gray)的腹甲。性寒,味甘、咸。归肝、肾、心经。有滋阴潜阳、益肾健骨、养血补心之功效。可治阴虚阳亢或热病伤阴,虚风内动;阴虚发热;肾虚引起的腰脚痿弱、筋骨不健、小儿囟门不合;心虚惊悸、失眠、健忘;阴虚有血热的崩漏,或月经过多。煎服:10~30g。先煎。脾胃虚寒者忌服。

龟背 病证名,见《小儿药证直诀》。脊骨弯曲突起,如龟之背者。由胎禀不足,调养失宜,脾肾两虚,脊骨柔弱所致。症见脊柱弯曲畸形,高突隆起,步行伛偻,形体羸瘦。治宜培补脾肾为主,用补天大造丸。可见于佝偻病、脊柱结核。

龟背驼 病名,见《马培之医案》。相当于脊椎结核或佝偻病所致之驼背。多因先天肾亏,冷风入脏,或痰饮攻注或内挫折伤,或婴儿强坐太早所致。表现为腰脊板强,渐致背驼。

龟鹿二仙胶 方名,出自《医方考》。又名二仙胶、龟鹿二仙膏。鹿角十斤,龟板五斤,枸杞子三十两,人参十五两。先将鹿角、龟板锯截,刮净,水浸,桑柴火熬炼成胶,再将人参、枸杞熬膏和入。每晨酒调服三钱。功能填阴补精,益气壮阳。治肾中阴阳两虚，任、督精血不足，以致全身瘦弱，遗精阳痿，两目昏花，腰膝酸软者。

龟龄集 中成药，见《全国中药成药处方集》。鹿茸二两五钱，地黄、大青盐（炒）、穿山甲（苏合油制）各八钱，补骨脂（黄酒炙）、枸杞子（蜜炙）、锁阳（黄酒炙）、菟丝子（黄酒炙）各三钱，人参二两，石燕（鲜姜炙）、海马（苏合油制）各一两，熟地黄六钱，急性子（水煮）、丁香（川椒炒，去椒）、朱砂各二钱五分，细辛（醋炙）一钱五分，砂仁、地骨皮（蜜炙）、天门冬（黄酒炙）、牛膝（黄酒炙）各四钱，杜仲（盐水炒）、蜻蜓（去足翅）、淫羊藿（牛乳炙）各二钱，麻雀脑十个，蚕蛾（去足翅）九分，硫黄三分，肉苁蓉（酒蒸）九钱，生附子（清水煮一次，醋煮一次，用蜜炙）一两八钱，甘草（蜜炙）一钱。先将硫黄研细，与麻雀脑搅匀，共入猪大肠内，两头扎紧，以清水煮至硫黄与雀脑融合时取出，剥除猪大肠，晒干；除朱砂外，诸药共为细末，装银罐内密封，蒸至三十二小时，取出微凉；将朱砂研极细粉，与上药研匀，再装银罐内密封，蒸至三十二小时，取出待干过罗。每服五分，温开水送下。功能补肾壮阳。治阳争不举，阴寒腹痛，腰膝酸软无力等症。

狂 病证名，出《灵枢·癫狂》。属神志失常而躁动、妄言、妄为的病证。多因恼怒伤肝，肝火暴张，鼓动阳明痰热，痰火上扰神明，则神志错乱。症见起病急，开始性情急躁，失眠，两目怒视，突然狂乱骂詈，不避亲疏，或毁物殴人，登高而歌，弃衣而行，妄自尊大，脉实。治宜镇心涤痰，泻肝清火，生铁落饮、礞石滚痰丸加减。如狂势较轻，呼之能自止，治以滋阴降火，安神定志，二阴煎合千金定志丸加减。

犹见三光 眼科术语。见《龙树菩萨眼论》。三光指日、月、火之光。犹见三光指视力严重减退，仅能辨别日、月、火光之存在。类今之存在光感。以判断患眼视觉能力及决定能否进行金针拨障手术等。

卵子瘟 病名，见《外科大成》。相当于两经病毒引起的急性睾丸炎。是因痄腮（流行性腮腺炎）余毒未清传入肝经，凝滞气血于睾丸而成。多发于12岁以上儿童或成人，腮肿后一周左右突然高热，睾丸（多为单侧）肿痛质硬，一般不化脓。治以解毒清热，活血消肿。枸橘汤加减内服，外敷金黄膏。

角弓反张 症名，见《诸病源候论》。指项背强急，仰而不能，如反张之弓状。多见于阳痉病、破伤风，多因风毒之邪，侵于肌腠经脉。营卫不得宣通，以致筋脉拘急所致。常伴有噤龂齿，四肢抽搐等症状。详见痉病、破伤风条。

角孙 经穴名，出《灵枢·寒热病》。属手少阳三焦经。位于耳尖正上方，颞颥部入发际处。主治耳鸣、目翳、龈肿、唇燥、项强、偏头痛。向下平刺0.3～0.5寸，艾炷灸2～3壮，艾条灸5～10分钟。

角花头 出《广嗣纪要·择配篇》。又名角、角花。多指阴蒂过长。生殖器官发育畸形的一种情况。为五不女之一。因阴蒂过长，当性欲冲动时可见勃起，形状如角，故名。

角法 即拔罐法。因古代用兽角做拔罐疗法的器具，故称角法。详见拔罐法条。

角蒿 中药名，出自《新修本草》。又名羊角草、羊角蒿、大一枝蒿。为紫葳科植物角蒿 Incarvillea sinensis Lam. 的全草。性平，味辛、苦，有小毒。有清热解毒、散风祛湿之功效，可治口疮、齿龈腐烂、耳疮、疥疮、蛇咬伤、肝硬化、风湿痹痛。煎服：9～12g。

删补名医方论 方书。8卷。本书即《医宗金鉴》卷26～33，亦有单行本行世。全书选录临床常用方剂近200首，每方记述主治、药物组成、方义，并择选历代名医有关论述。

删注脉诀规正 脉学著作。简称《脉诀规正》。2卷。清·沈镜编撰。刊于1693年。本书据高阳生《脉诀》删订加注而成。

内有内景真传图说、脏腑十二官、四时五脏平脉、邪脉图、背部五脏之腧图说等,并附《濒湖脉学》、奇经八脉脉病歌等。现存清康熙三十二年大文堂刻本等30余种刻本。

鸠尾 ①经穴名。出《灵枢·九针十二原》。又名尾翳、𩩲骬。属任脉,膏之原穴,任脉之络穴。位于腹正中线,剑突下,脐上7寸处。主治心胸痛、胃痛、反胃、惊悸、癫痫、精神分裂症、心绞痛。向下斜刺4~6分,不可深刺。艾炷灸3~5壮;或艾条灸5~10分钟。②人体部位名。又名𩩲骬、蔽骨。指胸骨剑突部。

条口 经穴名,出《针灸甲乙经》。又名前承山。属足阳明胃经。位于膝下8寸,上巨虚下二横指,当犊鼻与解溪连线之中点取穴,正坐取之。主治膝胫酸痛、两足无力、脚气、转筋、腹痛、泄泻、肩凝症等。直刺1~1.5寸,艾炷灸3~7壮,艾条灸5~15分钟。

条剂 中药剂型之一。又称纸捻。是用桑枝纸黏药后捻成细条线状,或将桑皮纸捻成细条后直黏着药物而成的外用制剂。用于插入疮口,化腐拔管,如化管药条等。此外,还有将艾叶和药研成粗末,用纸裹制成圆条状,供灸穴用者,称作艾条。

灸剂 中药剂型之一。系将艾叶捣碎如绒状,捻成一定大小形状后,置于体表某些俞穴或患部,点燃熏灼,以达预防或治疗目的之外用制剂。

灸法秘传 灸法专著。1卷。清·金冶田传,雷少逸编。刊于1883年。内有正面穴图、背面穴图、指节图、灸盏图、灸药神方、灸法禁忌、应灸七十症。书末由刘国光附入太乙神针方及雷火针法。现存清光绪九年刘氏乐善堂刻本。

灸疮 病名,见《刘涓子鬼遗方》。又名灸火疮。是指艾灸烧灼肌肤所成之疮。属西医烧伤范畴。仅因过用艾灸,火热之气侵淫肌肤而成。轻者,灸处初起红斑、微肿、灼痛,继或起小水疱,外搽万花油即可。较重者,灸处即起燎疱,周围焮红,脱去表皮则见灰白或暗红肉色,中心焦黑,灼痛明显,可外用地榆、大黄等量,加冰片少许共调细末,麻油调敷。若烧灼伤严重,伴发热、烦躁等全身症,当参烫火伤条治疗。

灸盏 灸具名。形如杯盏,故名。据《灸法秘传》载:"四周银片稍厚,底宜薄,须穿数孔,下用四足,计高一分许,将盏足钉在姜片上,姜上亦穿数孔,与盏孔相当,俾药气可以透入经络脏腑也。"近代所用艾斗即由此发展而来。

灸疱 灸法术语。出《针灸甲乙经》。指以艾炷直接灸灼穴位,致使灸处皮肤引起脓疱,是化脓灸过程中的正常现象。

灸焫 出《素问·异法方宜论》。指灸法。王冰注:"火艾烧灼,谓之焫"。

灸痨 奇穴名,出《中国针灸学》。即从足中趾尖经足经至腘窝横纹之长度做为度量长度,自鼻尖向后沿正中线量至脊背尽处标记,此点旁开半口寸处是穴、主治虚劳盗汗、咳吐脓血、面黄消瘦、神疲乏力等。艾炷灸3~7壮,或艾条灸5~15分钟。

灸膏肓腧穴法 灸治专著。又名《膏肓腧穴灸法》。1卷。宋·庄绰撰。1128年刊行。本书专门介绍膏肓穴灸治法,包括膏肓穴的主治、部位及不同流派取穴法等,并附插图。收入《针灸四书》。

灸癜风 奇穴名,出《针灸经外奇穴图谱》。位于手中指掌侧,远侧指节横纹中点稍前方处。灸治白癜风,每穴3壮。

邹铉 1237~约1307年。元代医家。字冰壑,号敬直老人。泰宁(今福建泰宁)人。任中都总管,得人传授养生法。将宋·陈直《奉亲养老书》1卷,续增为3卷,名《寿亲养老新书》。

邹澍 1790~1844年。清代医家。字润安,晚号闰庵。江苏武进人。潜心医学,并通晓天文、地理、诗文。撰有《本草经疏》12卷、《本草续疏》6卷、《本草序疏要》8卷。又著有《伤寒通解》《伤寒金匮方解》《医理摘要》等,均未刊行。

迎香 经穴名,出《针灸甲乙经》。又名冲阳。属手阳明大肠经，手、足阳明经交会穴。位于鼻唇沟内，横平鼻翼外缘中点处。主治鼻病，面痒浮肿，胆道蛔虫症等。一般斜刺 2～3 分或沿皮刺 5 分～1 寸；治鼻病时，针尖透向鼻通斜刺 5～8 分。

迎随补泻 针刺手法名。指以针尖方向与经脉之间的逆（迎）、顺（随）关系来分别补泻的方法。《灵枢·终始》："泻者迎之，补者随之，知迎和随，气可全和。"较原则的提出了泻法为迎，补法为随的见解。后世医家据此加以发挥，认为迎随应以经络循行的顺逆为准。即顺（随）着经脉循行方向进针的为补法，逆（迎）着经脉循行方向进针的为泻法。故亦称针向补泻。也有以顺着经脉循行方向取穴，依次用针的为补法；逆着经脉循行方向取穴，依次用针的为泻法者。

饭后服 中药学名词。指在进食之后服药。一般认为除补益药、驱虫药外的多数药，或治上焦病的药，可以饭后服。

饭前服 中药学名词。指在进食之前服药。一般认为补益药或治下焦病的药，可以饭前服。

饮 ①病名。见《金匮要略》。指体内水液停积，不得输化所致之证。古称积饮，现统称痰饮。病因中阳素虚，外感寒湿或饮食劳欲不节，致脾失健运，水湿停积而成。依据饮在体内停积的部位分为痰饮、悬饮、溢饮、支饮。饮留肠胃者为痰饮，症见心下坚满、自利，或水走肠间沥沥有声，腹满口干，实则攻下逐水，用己椒苈黄丸加减，虚则温阳利水用苓桂术甘汤加减。饮留胁下者为悬饮，症见胁痛、咳嗽引痛，肋间胀满、呼吸短促，治攻逐水饮，十枣汤或控涎丹加减。淫溢四肢肌肉者为溢饮，症见肢体浮肿，身体沉重，无汗恶寒，治以温散发汗，小青龙汤加减。支撑胸肺者为支饮，症见咳逆喘息不得卧，面部浮肿，咯白沫痰，历年不愈，治宜泻肺逐饮，葶苈大枣泻肺汤加减。②饮食水谷的总称。见《素问·经脉别论》。③方剂剂型之一。如生脉饮。

饮食须知 食疗著作。元·贾铭撰。1 卷。本书介绍 250 余种食物性味相忌。分为水、谷、菜、果、味、鱼、禽、兽 8 类。书中载有 15 世纪以后才传入中国的落花生、南瓜等，且引有明代陶节庵之语，故知为托名之作。现存《学海类编》本、《丛书集成》本。

饮膳正要 食疗著作。3 卷。元·忽思慧撰。刊于 1330 年。本书记述元代朝野饮食谱及食疗本草。卷 1 为养生避忌、妊娠食忌、乳母食忌、饮酒避忌及 94 种膳食方；卷 2 为诸般汤煎、诸水、服食、四时所宜、五味偏走、食疗诸病、服药食忌、食物利害、食物相反、食物中毒等，内有汤煎、服食 83 方，食疗 61 方；卷 3 列述米谷、兽、鱼、果、菜、料物等 230 余种，附图 168 幅。本书为研究古代营养学提供丰富史料。所收古代各兄弟民族食疗法更为他书罕见。现存明经厂刻大字本残卷、1930 年涵芬楼据明景泰刻本影印《四部丛刊》本。1986 年人民卫生出版社出版点校排印本。

[、]

库房 经穴名，出《针灸甲乙经》。属足阳明胃经。位于胸部，在第一肋间隙中，距胸正中线 4 寸处。主治气喘、胸胁胀痛、咳嗽气逆、咳吐脓血。斜刺 3～5 分，不宜深刺。艾炷灸 3～5 壮；或艾条灸 5～10 分钟。

疔俞 奇穴名，见《针灸秘开》。位于前臂屈侧，神门穴直上 4 寸，向内侧旁开 0.3 寸。主治疔疮、痈疽，灸患侧 3～7 壮。

疔疮 病名，出《仙传外科集验方》。又名丁疮、丁肿、疔肿、疔毒。属西医体表急性化脓性感染或特异性感染范畴。中医古代文献中以"疔"名病者繁多，然病因证治实有不同，今则依据大体解剖部位及证治差异，一般分为颜面部疔疮、手足部疔疮、红丝疔、烂疔、疫疔等 5 类。其中颜面部疔疮包括眉心疔、颧疔、鼻疔、唇疔等，手足部疔疮包括蛇眼疔、蛇头疔、蛇背疔、螺疗、蛀节疗、蛇腹疗、托盘疗、足底疗等。各见该条。

疗疮走黄 证候名。出《仙传外科集验方》。又名走黄,癀走。系疗毒走散,毒入血分,内攻脏腑的一种急性危重证候。相当于西医的脓毒血症。多因疗疮,尤其是颜面部疗疮早期失治、误治,或挤压碰伤,致使毒邪走散入营血或攻脏腑而成。症见忽然疮顶黑陷,肿势散漫,迅速散扩,皮色暗红;并伴寒战高热,头痛,烦躁,呕恶,便秘或腹泻;或身发瘀斑、黄疸等,甚或神昏谵语、痉挛厥逆等。治以凉血清热解毒,犀角地黄汤合五味消毒饮、黄连解毒汤加减内服,外用八二丹、金黄膏,四周用金黄散或玉露散冷开水调敷,余参见疗疮外治法。总宜中西医结合治疗。

疗疮要诀 疗疮专著。1卷。清·应遵诲撰于1874年。本书首载疗疮论,并介绍用针按穴挑疗治法;次列98种疗疮证候及其挑治,附图说明;末附疗疮治疗方剂及杂病经验方。现存清光绪元年宁波三文堂刻本、1918年千顷堂书局石印本。

疖 病名,出《刘涓子鬼遗方》。疗之小者通称作疖。有脓头者称有头疖、石疖;无脓头者称无头疖、软疖。西医亦称疖,谓为单个毛囊及其所属皮脂腺或汗腺的急性化脓性感染。多因不良卫生习惯,感受暑、热、湿、毒,热瘀皮肤之间而成。起初局部潮红,次日发热,肿痛,根脚浅,范围约3cm,治以清热解毒,五味消毒饮加减内服,外用金黄膏、金黄散或黄连膏。3~5天成脓,治以透托,透脓散加减内服,脓熟未溃可切开排脓,脓多外撒七三丹;脓少外撒九一丹,均外敷金黄膏。溃后脓尽,不需内服药,外用生肌散、玉红膏。由于发病部位、季节、体质的不同,又有蝼蛄疖、暑疖、发际疮、坐板疮之称,各见该条。

辛夷 中药名,出自《神农本草经》。又名迎春花、木笔花、姜朴花。为木兰科植物辛夷 Magnolia liliflora Desr. 的花苞。性温,味辛。归肺、胃经。有散风寒、通鼻窍之功效,可治外感风寒,头痛鼻塞,尤为鼻渊头痛、鼻塞、香臭不闻、浊涕常流等症之要药。煎服:3~10g。内服宜用纱布包煎。

肓门 经穴名,出《针灸甲乙经》。属足太阳膀胱经。位于第一腰椎棘突下旁开3寸处。主治腹痛、便秘、痞块、妇人乳疾。向内斜刺5~8分,艾炷灸5~30壮,或艾条灸10~30分钟。

肓俞 经穴名,出《针灸甲乙经》。属足少阴肾经,足少阴肾经与冲脉的交会穴。位于脐中旁开5分处。主治腹痛、腹胀、呕吐、泄泻、便秘、疝痛、痛经、小便淋沥。直刺5分~1寸。艾炷灸3~5壮;或艾条灸5~10分钟。

肓募 奇穴名,出《千金要方》。先量乳头至脐的距离,然后取此长度的一半,从乳头直下,以上长度的端点处是穴。主治病后衰弱、萎黄、腹中积块疼痛等。艾炷灸3~7壮,或艾条灸5~15分钟。

肓膜 指心下膈上的脂膜。如《素问·痹论》说:"熏于肓膜"。王冰注:"肓膜谓五藏之间,鬲中膜也。"

怀少集 儿科著作。13卷。清·王世隆撰。刊于1758年。本书整理前人儿科证治论述,结合个人经验编成。卷1诊治总论;卷2~10分述200余种儿科病证证治;卷11~12痘科;卷13麻科。现存清光绪四年刻本。

忧伤 病证名,见《医醇賸义》。指过度忧愁所致的情志病证。病因忧愁太过,伤及脾气,脾失健运,痰气随生所致。症见闷闷不乐,睡眠不安,食思不振,治宜萱草忘忧汤。参忧郁条。

忧郁 病证名,见《景岳全书》。指悲忧过度所致之情志病。病因七情过度,悲伤肺,忧伤脾而致。症见胸膈痞闷、嗳气吞酸,食思不振,消瘦日渐加重。治宜香砂六君子汤加减。若兼有困倦怔忡,用补益心脾之剂,归脾汤加减。同时开导和劝慰患者。参情志三郁、七情郁证条。

闻以太息 指平常的呼吸中,所出现的一次较长的呼吸。如《素问·平人气象论》说："人一呼脉再动，一吸脉亦再动，呼吸定息，脉五动，闰以太息，平日平人"。张景岳注："闰，余也，犹闰月之谓，言平人常息之处，间有一息甚长者，是谓闰以太息。"

间日疟 病名，见《诸病源候论》。指隔日发作的疟疾。病因疟之疫邪内薄五脏，深入募原，不能与卫气同出，故间日发作。症见寒热与疟疾同，只是发作时间为隔日发作。治用小柴胡汤加常山。详参疟疾条。

间气 运气术语。指六气分治，在上者谓之司天，在下者谓之在泉，其余四气分司左右，称为间气。如《素问·至真要大论》说："司左右者，是谓间气也。""间气者，纪步也"。谓间气以步为纪，如初之气、二之气、三之气、四之气、五之气、终之气。每气为一步，故每岁六步，每步六十天零八十七刻半。合成三百六十五天零二十五刻为一周年。（每百刻为一昼夜）故间气是以它所司的这一时期为纪的。

间使 经穴名，出《灵枢·本输》。又名鬼路。属手厥阴心包经。经穴。位于前臂掌侧，腕横纹上3寸，掌长肌腱与桡侧腕屈肌腱之间。主治心痛、惊悸、胃痛、呕吐、热病烦躁、胸痛、疟疾、癫狂、痫症、肘臂。直刺5分～1寸。艾炷灸3～5壮；或艾条灸5～10分钟。

间经 见《玉峰郑氏女科秘传》。指妇女身体无病，月经时常三四个月一潮，腹中不痛，面色不改，饮食如常者。不属病态。

间接灸 灸法名。又称间隔灸、隔物灸。艾炷灸之一。指艾炷与穴位皮肤之间衬隔物品的灸法。通常以生姜、大蒜、盐和辛温芳香药制成的药饼作衬隔，具有加强温通经络的作用，而不使艾火直接灼伤皮肤。其名称亦通常以所垫隔的物品而定，如隔姜灸、隔蒜灸、隔盐灸、隔饼灸等。

间歇运针法 针刺手法名。指针刺得气后，每隔一定时间进行提插捻转等手法操作，使患者的针感能够保持或加强。每次运针时间和间隔时间，可视病情而定。

闷气生 病证名，出《养儿宝》。又称闷肠生、闷脐生、梦生、生后不啼、瘖生、草迷。指婴儿生下后气闭不啼，即新生儿窒息。多因产难胎儿在宫内早已气闭，或胎水黏液阻塞气道所致。情势紧急，威胁产儿生命，应积极采取措施清除胎儿咽喉浆水，轻轻拍打胎儿脚掌，人工呼吸或吸氧，以救其急，同时针刺人中、十宣、涌泉等穴，酒精擦胸，以复苏而啼。此后应对婴儿加强护理，严密观察情况变化。

闷脐生 ①出元·朱震亨《幼科全书》。即初生不啼。详该条。②初生儿肛门有膜闭塞的畸形。宜手术治疗。

闷瞀 症名，出《素问·玉机真藏论》。指心胸闷乱、眼目昏花的症状。多因热邪入里，郁于肺胃。症见皮热、腹胀、小便黄少，大便燥结，心胸闷乱，眼目昏花、脉实等。治宜清热养阴，增液承气汤加减。

羌活 中药名，出自《药性论》。为伞形科植物羌活 Notopterygium incisum Ting 及同属植物宽叶羌活 N. forbesii Boiss 或川羌活 N. fvanchetii Boiss 的根茎及根。性温，味辛、苦。归膀胱、肾经。有解表散寒、祛风胜湿、止痛之功效。可治外感风寒，恶寒发热，头痛身痛；风寒湿邪侵袭所致的肢节疼痛、肩背酸痛。煎服：3～10g。

羌活胜湿汤 方名，出自《内外伤辨惑论》。羌活、独活各一钱，炙甘草、藁本、川芎、防风各五分，蔓荆子三分。为粗末，水煎服。功能发汗祛风除湿。治风湿在表，头痛身重，腰脊重痛，或一身尽痛，难以转侧，苔白脉浮者。《证治汇补》载有同名方，治湿胜自汗。

兑端 经穴名，出《针灸甲乙经》。属督脉。位于上唇尖端，上唇与人中沟下端皮肤相接处。主治癫狂痫症、口㖞唇动、牙痛、鼻病、口疮、口臭、晕厥等。直刺2～3分。

冻耳 病名，见《太平圣惠方》。即冻疮发于耳廓者。病因证治见冻疮条。

冻产 病名,出《十产论》。又称冻生。指寒季临产,因天气寒冷,产妇气血受寒凝滞,使胎儿不能迅速娩出者。产妇衣服宜厚,产室宜温,胎儿娩出则易。

冻疮 病名,见《外科启玄》。又名冻风、冻瘃、冻烂疮。西医同名。多因素体不耐,外寒侵袭,阻隔经络,凝滞气血而成。好发于冬季,多见于手指、手背、足趾、足背、足跟、耳廓、面颊等处。初起多为局限性红斑或青紫色肿块,触之冰冷,压之退色,撤压复原,受热后瘙痒加剧,重者可有水疱或紫血疱,疱破形成糜烂或溃疡,伴疼痛。治以温通气血,当归四逆汤加减内服。外治:红肿痒痛者,用红灵酒或姜汁,辣椒汁频擦;有疱者,可挑破排液,再敷玉红膏。

冻跟 病名,见《外科正宗》。即冻疮发于足跟部者。病因证治见冻疮条。

状如鱼胞 病证名,见《证治准绳》。又名状若鱼胞、状如鱼脬、气胀、白睛浮壅。白睛肿起,色白或淡红,形似鱼腹中之鱼鳔,因而得名。类今之非炎症性球结膜水肿,见于血管神经性水肿、颅内肿瘤、搏动性眼球突出、眼外伤,及心脏病、肾脏病、甲亢等。多因热邪壅遏于肺,气机不得宣畅所致。治宜泻肺清热。用泻白散或泻肺汤加减。

冷气 病证名,见《诸病源候论》。指寒邪搏于脏腑所致之病证。病因阳虚之体,寒气内生,又外感寒邪,共搏于脏腑所致。症见气短、皮肤拘急、恶寒战栗、骨节酸痛、咳嗽、胸胁疼痛、脘痞腹胀、腹痛、面青、手足逆冷。治宜温中散寒,用温阳四逆汤合桂枝汤。

冷汗 证名,见《类证活人书》。又名柔汗、阴汗。指阴证所致汗出者。因阳气虚衰,阳不守阴,则阴无所主而汗随气泄。症见身冷、肢冷、冷汗出。治宜益气温阳,用黄芪建中汤、参附汤等。

冷灸 灸法名。相对热灸而言,指不用任何热源进行灸治的方法,如药物发泡灸等。

冷庐医话 医话著作。5卷。清·陆以湉撰。刊于1857年。卷1为医范、医鉴、慎疾、保生、慎药、诊法、用药等;卷2评述古今医家医书;卷3~5分门搜集历代名医治案,参以己见,评其利弊。现存清咸丰八年刻本、1954年千顷堂书局石印本、1957年上海卫生出版社排印本。

冷服 中药学名词。指将煎好的药液冷却后服下。一般多适用于实热证。

冷泄 病证名,出《素问·至真要大论》。又名冷泻、寒泄。指感受寒冷所致的泄泻。病因外感寒邪或食生冷饮食,伤于脾胃所致。症见脘腹疼痛,得暖则缓,伴腹胀、恶心、不思饮食,腹泻频转。苔薄的舌质暗淡。治宜温中散寒,用香砂理中汤加减。

冷泪 证名,见《银海精微》。三泪之一。类似名称尚有无时冷泪、迎风冷泪、迎风洒泪症、目泪出不止、不时泪溢、目浸等。相当于泪液排出系统障碍之泪溢症。多因肝肾两虚,精血亏损,招引外风所致。症见眼无红痛,而无时泪下,迎风加重,泪液清稀,无热感。治宜补益肝肾,用左归丸或菊晴丸加减。泪道阻塞者,宜冲洗探通或手术治疗。

冷香汤 方名,出自《瘴疟指南》。高良姜、川姜、草豆蔻各一两,丁香五钱,檀香、甘草各二两。为细末,每取三钱,水煎数沸冷服。功能温中行气化湿。治瘴病,胃脘刺痛,胸膈不利,或吐或泻,引饮无度,及夏秋暑湿,恣食生冷,霍乱吐泻,脐腹刺痛,胁肋胀痛,烦闷口渴等证。

冷香饮子 方名,出自《张氏医通》。甘草、附子、草果仁、橘红各一钱,生姜五片。水煎冷服。功能温中化湿。治中暑内挟生冷饮食,腹痛泻泄。

冷热利 病证名,出《诸病源候论》。又名冷热泻。指冷热之邪相杂损伤胃肠而致的腹泻。治宜和胃止泻。用胃苓汤加减。

冷热痢 病名,见《诸病源候论》。指寒热之邪挟杂所致之痢疾。病因素体虚弱，寒热之邪乘虚而入，伤及肠胃。若热搏于血，血渗肠间则泄血痢；若冷伏于肠，凝津液而成白滞。故其痢乍黄乍白，时而有血，亦可发展成赤白痢。详参痢疾、赤白痢条。

冷哮 病名，见《类证治裁》。指感受寒邪所致之哮喘。病因素有寒痰内伏于肺，又外感风寒，寒入肺经，引动伏邪所致。其症见呼吸急促，喉中有哮鸣声，咳痰清稀而少，色白呈黏沫状，胸膈满闷如窒，面色晦滞带青，口不渴，或喜热饮，舌苔白滑，脉象浮紧。或兼有头痛恶寒等状。治宜温肺散寒，豁痰利窍，用射干麻黄汤加减。

冷哮丸 方名，出自《张氏医通》。麻黄、生川乌、细辛、生白矾、炙皂角、半夏曲、胆南星、杏仁、生甘草各一两，紫菀茸、款冬花各二两。为细末，姜汁调，神曲末打糊为丸。发作时，睡前生姜汤送服二钱，羸者一钱。功能散寒涤痰。治顽痰结聚，喘嗽时作，感寒即发，胸膈痞满者。《外科证治全生集》以豆豉一两、白矾一钱为末，用饭三钱研烂，入药末为丸，治冷哮，亦名冷哮丸。

冷积 病证名，积病之一。脾胃虚，寒邪积滞于中而致的腹痛。症见形寒，面色㿠白，腹痛不思饮食，四肢厥冷，小便清长，大便秘结，舌淡苔白润，脉沉迟。治宜温通镇痛、散寒祛积，用温脾汤加减。

冷秘 病证名，见《圣济总录》。指阴寒凝结所致的大便秘结证。病因年高或体弱，阴寒内生，留于肠胃，凝阴固结，阳气不通，津液不行，肠道艰于传送所致。症见面色青淡，腹中气攻，或有腹痛，大便艰难，口中和，小便清长，喜暖畏寒，舌质淡白，苔白润脉沉迟。治宜温通开秘。方用半硫丸。

冷疳 病证名，见《证治准绳》。疳积之一。由内脏虚寒所致。症见下利其沫清白，肢软，目肿，饮食不进等。治宜先用木香丸，后用九味地黄丸。

汪机 1463～1539年。明代医家。字省之，别号石山。安徽祁门人。父汪谓为当地名医。行医几十年，临证经验丰富。编著有《石山医案》《医学原理》《本草会编》（佚）、《读素问钞》《脉诀刊误》《外科理例》《痘治理辨》《针灸问答》《伤寒选录》《运气易览》等。对内、外、针灸、痘疹等都有一定见解。论治主要依据《内经》，强调以调补气血为主，更偏于理气。推崇朱震亨学说，治病多用丹溪之法。认为相火论的"阳有余"是指气有余。故不宜用补法。又论外科应本于内，主张治宜内外结合。

汪昂 1615～约1695年。明清间医家。字讱庵。安徽休宁人。早年业儒，为邑诸生。30余岁后潜心医学。著述颇富，风行海内。整理《素问》《灵枢》，分类编纂，附以旧注，删繁辨误，为《素问灵枢类纂约注》。仿陈言《三因方》及吴崑《医方考》遗义，撰《医方集解》。采集诸家本草，择要编成《本草备要》。又编有《汤头歌诀》，选常用方300余首，以七言歌诀编成，易于记诵。诸书对普及中草药知识贡献甚大，刊印甚多。

汪绂 清代医家。字双池。安徽婺源（今属江西）人。博通医卜、星历、地志、乐律、兵制、阴阳等。医著辑有《医林纂要探原》10卷，分述五行生克、脏腑、经络、脉理、药性、方剂等。

汪宦 明代医家。字子良，号心谷。安徽祁门人。年轻时学儒，后弃儒学医。隆庆年间前后，授太医院吏目。与徐春甫等46人组成"一体堂宅仁医会"，为我国早期医学学术团体。研究《内经》，撰《医学质疑》，对王冰注释《素问》有所评议和质疑，今存抄本。又撰《统属诊法》《证治要略》，均佚。

汪逢春 1882～1948年。名朝甲，字凤椿。江苏苏州人。出身吴门望族，受业于艾步蟾。在北京行医50余年，为北京四大名医之一。以擅长治疗时令温病著名。举办国医会馆讲习班，培养中医药人材。门人整理其治疗验案，为《泊庐医案》。

汪淇 清代医家。字憺漪，又字右之。钱塘（今浙江杭州）人。长于妇、儿科。取武之望《济阴纲目》，笺释重订。后附自撰《保生碎事》1卷，简述小儿从初生至七日内，拭口、断脐、洗浴、稀痘、哺乳等事。另有《慈幼纲目》，未见刊行。

汪琥 清代医家。字苓友。长洲（今江苏苏州）人。先业儒，后改业医。撰《伤寒论辨证广注》14卷，广参《伤寒论》各家注本，逐条辨注。另有《痘疹广金镜录》《养生君主编》等。

沥浆生 病证名，见《胎产心法》。又名沥胞生、沥浆产、裂浆、胞衣先破。即指早期破水。多因产妇气血虚弱，或胎位异常，或用力过早过猛等原因造成。应即刻卧床，抬高臀部，以防胎浆出多，产道干涩。并急用人参、当归煎服，或用八珍益母汤，以助产妇气血，使胎儿顺利产下。切不可用催生耗气之药，使胎浆流出过多，导致脐带脱垂及肢体脱出，甚至浆涸难产。

沙石淋 病证名，见《世医得效方》。又称砂淋、石淋。指尿中有时夹有砂石的淋病。五淋之一。病因过食肥甘酒热之品，致湿热蕴积于下焦，煎熬尿液，久而结为砂石，小者为砂，大者为石。症见小便涩痛，色黄赤而混浊，有时尿中带有砂石，时或突然阻塞，尿来中断，小便刺痛窘迫，或觉腰腹疼痛，或尿中带血，舌色如常。治宜消石利尿，用八正散合石苇散，加用金钱草。

沙苑子 中药名，出自《本草衍义》。又名潼蒺藜、沙苑蒺藜、潼沙苑。为豆科植物扁茎黄芪 Astragalus complanatus R. Br. 的成熟种子。性温，味甘。归肝、肾经。有补肾固精、养肝明目之功效，可治肾虚腰痛、阳痿遗精、遗尿尿频、白带过多、目暗不明、头昏目花。煎服：10～20g。阴虚火旺及小便不利者忌服。

沙图穆苏 元代蒙古族医家。或译萨里弥实。字谦斋。泰定（1324～1328年）间以御史出为建昌（今江西南城）太字。留意收集经验效方，遇病谨试之，日久经验丰富。撰《瑞竹堂经验方》15卷。

沙虱毒 病名，见《肘后方》。相当于西医的沙螨皮炎。多因人涉水中或阴雨天行草中，被沙虱叮哟，虫毒郁于肌肤而成。多见于夏秋，多发于暴露部位。症见小丘疹，红斑或丘疱疹。损害的顶端可见虫咬痕迹。甚则红肿一片，或有大疱，自觉剧痒，伴低热及局部淋巴结肿大。外治为主，先清洁患部再擦三黄洗剂，或青黛散麻油调搽。若症重，宜清热解毒利湿，五味消毒饮合草薢渗湿汤加减内服。

沙参麦冬汤 方名，出自《温病条辨》。又名沙参麦冬饮。沙参、麦冬各三钱，玉竹二钱，生甘草、桑叶、白扁豆、天花粉各一钱五分。水煎服，日二次。功能清养肺胃，生津润燥。治燥伤肺胃，咽干口渴，或干咳少痰，舌红少苔者。

沃雪汤 方名，出自《三因极一病证方论》。苍术、炮姜、炙甘草各六两，防风、葛根、厚朴、芍药各四两。为粗末，每服三钱半（10g）。水煎去渣服。功能温和表里，通顺阴阳。治伤寒、瘟疫、湿疫、热疫。《杂病源流犀烛》载方较本方少炮姜，多川芎、当归、陈皮，功用主治略同。《医学衷中参西录》以生山药、牛蒡子、柿饼霜治脾肺阴分亏损，饮食懒进，虚热劳嗽及肾不纳气而作喘者，亦名沃雪汤。

没药 中药名，出自《开宝本草》。又名末药。为橄榄科植物没药树 Commiphora myrrha Engl. 或其他同属植物茎干皮部渗出的油胶树脂。性平，味苦。归心、肝、脾经。有活血止痛，消肿生肌之功效，可治经闭、痛经、胃腹疼痛、跌打伤痛、痈疽肿痛及肠痈。煎服：3～10g。入煎剂汤液混浊，胃弱者多服易致呕吐。无瘀滞者及孕妇不宜用。

没食子 中药名，出自《海药本草》。又名无食子、没石子。为没食子蜂幼虫寄生于壳斗科植物没食子树 Quercus infectoria Olivier 幼枝上所生的虫瘿。性温，味苦。归肺、脾、肾经。有固气、涩精、敛肺、止血、生肌之功效，可治泻痢不止、便血、遗精、咳嗽、咯血、盗汗。煎服：6～12g。外用可治创伤出血及疮疡久不收口，止痛。

沉香 中药名，出自《名医别录》。又名蜜香、沉水香。为瑞香科植物沉香 Aquilaria agallocha Roxb. 及白木香 A. sinensis (Lour.) Gilg 含有黑色树脂的木材。性温，味辛、苦。归脾、胃、肾经，有行气止痛、降逆调中、温肾纳气之功效。可治寒凝气滞，胸腹胀闷作痛；胃寒呕吐、呃逆；下元虚冷，肾不纳气之虚喘，以及痰饮咳喘，上盛下虚。研末冲服，1～1.5g。阴虚火旺者慎用。

沉香三十五味散 蒙医赫依病方。方由黑沉香、白沉香、紫沉香、广木香、沙参、石灰华、红花、肉豆蔻、丁香、白豆蔻、草果、巴沙嘎、当药、三籽、广枣、胡黄连、旋覆花、蓝刺头、毛莲菜、草乌、麝香、兔心、黑云香、白云香、木棉蕊、马钱子、木香、苦参、珍珠干、山奈、白檀香、紫檀香组成。功能调理赫依和热、黏相搏，止咳平喘。主治赫依证。

沉脉 脉象之一。其脉位低沉，轻取不应，重按始得。故《脉经》说："沉脉举之不足，按之有余"。沉脉主里证。沉而有力为里实，沉而无力为里虚。

沈之问 明代医家。自号无为道人。于1550 年撰《解围元薮》一书，为我国早期麻风病专书。其书肯定麻风是传染病，记述大风子对麻风的疗效，列方 249 首，并附医治麻风病例。

沈氏医案 书名。1 卷。清·沈璠撰。作者主张病应"随病而施，中病而止"，不可谬于定方。案中温、凉、攻、补诸法皆备，尤擅长豁痰清火法。卷末附医论数则。收入《珍本医书集成》。

沈氏尊生书 丛书。72 卷。沈金鳌撰。刊于 1773 年。内收《脉象统类》《诸脉主病诗》《杂病源流犀烛》《伤寒论纲目》《妇科玉尺》《幼科释谜》《要药分剂》7种。对医理、诊法及内、儿、妇各科证治均有论述。现存清乾隆三十八年刻本等 10 余种版本。1957 年上海卫生出版社出版排印本。

沈彤 清代医家。字贯云，号果堂。江苏吴江人。世业医。少受业于何焯，后从张伯行、杨名时问学。精研医学，尤长于骨科，撰有《释骨》一书，取《内经》所述人身诸骨，参考有关文献，考证训诂，对考证针灸经穴亦有参考价值。

沈明宗 清代医家。字目南，号秋湄。樵李（今浙江宁波）人。少攻举子业，潜心禅宗，精通医典，为清初名医石楷高弟。精研张仲景之学，于《伤寒论》注家，推崇方有执、喻嘉言。撰《伤寒六经辨证治法》8 卷，突出六经主病，颇多创见。仿喻嘉言《尚论篇》，将《伤寒论》原文重新编次。又撰《金匮要略编注》24 卷，注文亦多新见。

沈金鳌 1717～1776 年。清代医家。字芊绿，号汲门，晚号尊生老人。无锡（今属江苏）人。少举孝廉，博通经史，著有《尚书随笔》等。中年后潜心医学，博采诸家之长，遍读仲景以下名家医著。就平日所读医书，研审其理，参互考订，撰《杂病源流犀烛》《妇科玉尺》《要药分剂》等七种，计 72 卷，总名《沈氏尊生书》，流传甚广。

沈括 1031～1095 年。宋代著名科学家。字存中。钱塘（今浙江杭州）人。曾任翰林学士。对自然科学有广泛兴趣，博通天文、历法、算学、物理、生物、医药等。留心收集效验良方，著有《良方》，后人与苏轼医方合刊，名《苏沈良方》。所撰《梦溪笔谈》中亦载医药资料，其卷 26 及《补笔谈》卷 3，共议药 44 种，涉及药物形态、生长环境、采收、配伍、药理、制剂等方面。另有《灵苑方》20 卷，今仅存佚文，散见于《本草纲目》等书。

完带汤 方名，出自《傅青主女科》。白术（土炒）、炒山药各一两，人参二钱，白芍药（酒炒）、车前子（酒炒）、制苍术各三钱,甘草一钱,陈皮、荆芥穗(炒黑)各五分,柴胡六分。水煎服。功能健脾疏肝,化湿止带。治脾虚肝郁,湿浊下注,带下色白或淡黄,无臭,倦怠便溏,面色㿠白,舌淡苔白,脉缓或濡弱者。

完骨 ①骨名。见《医宗金鉴》。又名寿台骨、耳后完骨。相当于现代解剖乳突部。②经穴名。出《素问·气穴论》。属足少阳胆经。位于颞骨乳突后方凹陷处。主治头痛、牙痛、面神经麻痹、腮腺炎等。

宋元明清名医类案正续编 医案著作。徐衡之、姚若琴合编。刊于1933年。本书选辑宋至清代46位医家医案。案后多附前人评注,阐发医理,衡其利弊。1934、1936年上海国医印书馆排印出版。

宋以前医籍考 目录学著作。日本冈西为人编于1945年前后。本书收辑我国宋代以前医学书目1860种,分为内经、运气、难经、脉经、五脏、针灸、女科、幼科、外科、口齿、眼科、养生、月令、按摩导引、房中、祝由、兽医、医史制度、仲景方论、医经、经方、本草、食经等23类。每书分出典、考证、序跋、版本等项,记载既往著录情况,详考作者、成书年代、各家评论,辑录各种版本的序、跋,记述流传情况。资料丰富,考证精详,对研究中国医学及整理中医古籍有重要参考价值。1958年人民卫生出版社排印出版。

宋耕棠 清末医生。江苏南京人。儒而兼医。1853年太平天国军攻克江宁(南京)后,在内医杨斐成主持下,以民间方药治疗军内疫病有效。后随李俊良等为东王杨秀清治病。曾任太平天国督理内医之职。1854年因治愈洪秀全妻病,封恩赏丞相。

宋慈 1185~1249年。宋代法医学家。字惠父。福建建阳人。幼习儒,长入太学。嘉定十年(1217年)进士。先后在赣州、长汀、邵武军、南剑州、湖南、广东等地为官,四任提点刑狱公事。办案认真果断,注重刑命案件现场检验,积累了丰富经验。采集《内恕录》以下数家著述,结合个人审案经验,撰《洗冤集录》。内载人体解剖、尸体检查、现场堪察、死伤原因鉴定及急救、解毒等,是我国现存第一部有系统的司法检验专书,后世法医检验诸书多本于此。被译为朝、日、英、德、法、荷等国文字。

牢脉 脉象之一。其脉似沉似伏,重按实而弦长。牢脉主阴寒积聚,如癥瘕、痞块、疝气等。如《脉诀汇辨》引沈氏语:"似沉似伏,牢之位也。实大引长,牢之体也。牢脉不可混于沉脉、伏脉,须细辨耳。沉脉如绵裹砂,内刚外柔,然不必兼大弦也;伏脉非推寻至骨,不见其形。在于牢脉,既实大,才重按之便满指有力,以此为别耳。"又如《濒湖脉学》说:"寒则牢坚里有余,腹心寒痛木乘脾"。

良方集腋 方书。又名《良方集腋合璧》。2卷,又有4卷本。清·谢元庆编集。刊于1842年。本书汇编民间验方,按人体部位及病证分为32门,辑录400余方。现存清道光二十二年留耕堂刻本等近20种刻本。

良附丸 方名,出自《良方集腋》。高良姜(酒洗七次),香附子(醋洗七次)各等分。二药各研各贮,用时以米饮汤加入生姜汁一匙,盐一撮为丸服下。功能行气疏肝,祛寒止痛。治肝寒或客寒犯胃,脘痛呕吐,或连胸胁胀痛者。《全国中药成药处方集》载方,以高良姜、制香附各四两,木香、炒青皮、当归各三两,干姜二两,沉香一两,为细末,水泛丸,每次一钱至一钱半,温开水送服。治胸膈满痛,得暖便轻,呕吐清水者。

良朋汇集经验神方 书名。又名《良朋汇集》。5卷。清·孙伟撰。刊于1711年。本书汇编临床各科验方,分为中风、伤气、中寒、瘟疫等132门,共收方1600余首。现存刊本另有4卷本、6卷本和10卷本,内容大致相同。现存清康熙广惠堂刻本等20余种版本。

证治心传 医论著作。明·袁班辑。约刊于崇祯年间。本书辑录历代医家经验,结合作者临证心得，论述治病必须四诊合参，详辨标本表里虚实，合以四时寒暑，精审药物，随诊定方，以免误治。早于叶天士提出以卫气营血理论指导温病辨证论治，对温邪上受、顺传、逆传亦有阐发。因书成后久未刊行，故影响不广。本书原系抄本，后收入《三三医书》《国医小丛书》。

证治汇补 内科著作。8卷。清·李用粹撰。刊于1687年。本书列述内科杂病80余种病证证治，分为提纲、内因、外体、上窍、胸膈、腹胁、腰膝、下窍8类。汇集各家之长，删繁存要，补缺纠偏。首述《灵枢》《素问》之论，下注诸书，附以己见。重视脉法，以脉法为施治之本。全书纲目井然，而尤详于辨证审治。现存康熙二十六年刻本等10余种版本。1958年上海卫生出版社排印出版。

证治百问 内科著作。又名《证治名镜录》。4卷。清·刘默撰。原名《青瑶疑问》，系刘默在顺治十三年（1656年）于所居青瑶轩，与弟子刘紫谷、叶其辉等讨论医术、剖析疑问，笔录而成。后于1673年由石楷校刊，改名《证治百问》。以问答形式，探讨62种内科杂病的病因、证治。实际内容不限于百问，多切合实用。1753年林开遂略加修改补充，易名《（林氏）活人录汇编》。重刻本亦有名《活人方》《活人方汇编》者。现存清康熙十二年颐志堂刻本。

证治合参 综合性医书。18卷。清·叶盛辑。刊于1729年。本书分门别类汇辑《内经》及历代医书有关资料。卷1～2为脏腑、病机、四诊、用药等；卷3～17为内、妇、儿、外科疾病证治，每病先列证候，次列治法、脉象、方药，并附方解；卷18食物单方。全书纲目清晰，资料丰富。现存清雍正七年刻本。

证治要诀 综合性医书。又名《秘传证治要诀》。12卷。明·戴元礼撰。作者以朱丹溪学说为本，汇集《内经》《难经》至宋元诸家学术经验，参以个人心得，以内科杂病为主，兼及疮疡、妇科、五官科，论述诸病证治。分为诸中、诸伤、诸气、诸血、诸痛、诸嗽、诸热、寒热、大小腑、虚损、疮毒、妇人12门。每病分述病因、病源、病证及治法。全书叙述扼要，条理清楚。1955年商务印书馆将此书与戴氏《证治要诀类方》合并出版，题名《秘传证治要诀及类方》。

证治要诀类方 方书。4卷。明·戴元礼撰。约刊于1443年。本书取《证治要诀》中各门病证所引诸方，分为汤、饮、散、丸、丹、膏六类，简要说明主治、配伍及服用法等。1955年商务印书馆将此书与《证治要诀》合并出版，题名《秘传证治要诀及类方》。

证治准绳 丛书。一名《六科证治准绳》。明·王肯堂撰。刊于1602年。内收《杂病证治准绳》8卷、《杂病证治类方》8卷、《伤寒证治准绳》8卷、《疡医证治准绳》6卷、《幼科证治准绳》9卷、《女科证治准绳》5卷，共6种。论及科目、病种广泛。每一病证先综述明以前历代医家治验，后附己见，辨别病证、脉象异同，因证论治，立法处方。资料丰富，条理分明。现存明万历三十年初刻本。1957年上海卫生出版社出版影印本。

诃子 中药名，出自《药性论》。又名诃黎勒。为使君子科植物诃子Terminalia chebula Retz.的成熟果实。性平，味苦、酸、涩。归肺、大肠经。有涩肠、敛肺、下气、利咽之功效，可治久泻、久痢、脱肛，肺虚喘咳或久咳失音。煎服：3～10g。敛肺清火开音宜生用，涩肠止泻宜煨用。外有表邪，内有湿热积滞者忌服。

启脾丸 方名，出自《景岳全书》。人参、白术、陈皮、厚朴、青皮（去瓤）、炒神曲、炒麦芽、砂仁、干姜各一两，炙甘草一两半。研末，炼蜜为丸，如弹子大。每服一丸，食前细嚼米饮下。功能启脾和胃、消食除满。治脾胃不和，气不升降，中满痞塞，心腹膨胀，肠鸣水泄泻，不思饮食者。

《医学入门》载有同名方，治脾积，五更泄泻。又名人参启脾丸。

启脾散 方名，见于《成方便读》。潞党参、制冬术、建莲肉各三两，山楂炭、五谷虫炭各二两，陈皮、砂仁各一两。共为末，每服二钱（6g），温开水送下。功能益气健脾，消食止泻。治小儿因病致虚，食少形羸，将成疳积，或禀赋素亏，脾胃薄弱，极易生病者。

启膈散 方名，出自《医学心悟》。沙参、丹参各三钱，川贝一钱五分，茯苓一钱，郁金五分，砂仁壳四分，荷叶蒂二个，杵头糠五分。为粗末，水煎服。功能活血润燥，开郁畅膈。治噎膈，咽食梗噎不顺，时发噎气或疼痛，或食入反出者。

补中益气汤 方名，出自《脾胃论》。黄芪五分至一钱，炙甘草五分，人参、白术和各三分，当归二分，陈皮、升麻、柴胡各二至三分。水煎去滓，食远稍热服。功能调补脾胃，升阳益气。治脾胃气虚而致身热自汗，渴喜热饮，头痛恶寒，少气懒言，饮食无味，四肢乏力，舌嫩色淡，脉虚大，或气虚下陷而致脱肛、子宫脱垂、久泻久痢或久疟等症。本方制做蜜丸或水丸名补中益气丸。功用主治皆同。

补阳还五汤 方名，出自《医林改错》。生黄芪四两，当归尾二钱，赤芍一钱半，地龙、川芎、红花、桃仁各一钱。水煎服。功能补气，活血，通络。治中风后，半身不遂，口眼㖞斜，语言謇涩，口角流涎，下肢痿废，小便频数，或遗尿不禁，苔白脉虚者。

补肾不如补脾 治则中不同观点之一。见宋·张子刚《鸡峰普济方》。脾肾二脏，一主先天，一主后天。脾为后天生化之源，是人体营养之根本，补益脾气即能充分吸收水谷精微，精血得以旺盛，不但肾精得以充养，机体的各种功能亦可以保持正常，抗病能力亦可以增强，故有补肾不如补脾之说。

补肺阿胶汤 方名，出自《小儿药证直诀》。原名阿胶散，又名补肺散。阿胶珠一两五钱，牛蒡子二钱五分，炙甘草二钱五分，马兜铃五钱，杏仁七个，糯米一两。为末，每次一至二钱，水煎食后温服。功能养阴补肺，镇咳止血。治肺虚热盛，咳嗽气喘，咽喉干燥，咯痰不爽，或痰中带血，脉浮细数，舌红少苔。

补法 八法之一。补养人体气血阴阳不足，治疗各种虚证。《素问·至真要大论》说："损者益之""不足补之"；《素问·三部九候论》说："虚则补之"；《素问·阴阳应象大论》说："形不足者，温之以气。精不足者，补之以味"，是补法的主要理论根据。虚证有气虚、血虚、阴虚、阳虚等不同，补法亦相应有补气、补血、补阴、补阳等之分。

补注洗冤录集证 法医学著作。5卷。宋·宋慈撰，清·王又槐增辑，阮其新补注。本书是《洗冤集录》增补注释本的一种，也是流行较广的一种传本。现存清道光十三年初刻本。此后又有张锡蕃重订本，文晟校补本。

补注神农本草 药物学著作。又名《嘉祐补注本草》。20卷，目录1卷。宋嘉祐年间掌禹锡等撰。本书以《开宝本草》为基础，参考诸家学说，由掌禹锡、林亿、苏颂等补充修订。共收集药物1082条。原书已佚，其内容保存在《证类本草》。

补骨脂 中药名，出自《药性论》。又名破故纸、胡韭子、补骨鸱。为豆科植物补骨脂 Psoralea corylifolia L 的种子。性大温，味苦、辛。归肾、脾经。有补肾壮阳、固精缩尿、温脾止泻之功效。可治阳痿、腰膝冷痛；滑精、遗尿、尿频；脾肾阳虚的泄泻；虚寒喘咳。煎服：5~10g。阴虚火旺及大便秘结者忌服。

补脾不如补肾 治则中不同观点之一。肾为先天之本，肾阳（命门之火）可以生脾土，使脾土健旺，发挥其正常的功能；肾又是五脏六腑藏精之处，关系到一身精气的消长盛衰，故有补脾不如补肾之说。如宋·严用和《济生方》说："补脾不如补肾。肾气若壮，丹田火往上蒸，脾土温和，中焦自治，膈开能食矣。"

初之气 运气术语。指主气六气之第一气，为厥阴风木之气。出《素问·六微旨大论》。初之气主春分前60日又87.5刻。即由大寒至春分，包括立春、雨水、惊蛰三个节气。

初生下吐 病证名，出《小儿药证直诀》。指初生儿吐泻并见者。多由哺乳过早、过量，或外感寒热之邪，扰及胃肠所致。轻证宜减少乳量，代以米汤、糖、盐水等；重证则应禁食，给以静脉补液等治疗。

初生无皮 病证名，见《医宗金鉴》。小儿生下无皮，除由早产发育未全所致，在旧社会时多由父母素患梅毒遗传而来。临床表现多为上半身或下半身赤烂，甚至色带紫黑，尤以鼻沟、肛门、阴囊等处更为明显。如因早产的，多遍身红嫩光亮，面色发白，四肢不温。属胎元不足者，用当归饮以调补气血，外用糯米粉扑之。梅毒遗传者，宜清解胎毒，用换肌消毒饮。

初生不尿 病证名，出《证治准绳》。婴儿初生后，一般在36小时内初次排尿。如果初生后两天仍无小便，即为初生不尿。除先天尿道畸形外，大多由胎热蕴结膀胱，或禀赋不足，膀胱气化不行所致。胎热者，治宜清热利尿，用导赤散；胎禀不足者，宜益气利尿，用春泽汤。

初生不乳 病证名，见《证治准绳》。指婴儿出生12小时后，在并无兔唇等先天性缺陷的情况下，不能吮乳。若元气不足者，息弱声低，宜培补元气。若脾胃虚弱者，面白肢冷，曲背啼哭，声音低微，宜温中健脾。若秽热郁积者，烦啼声粗，腹胀便秘，宜清热逐秽。

初生目闭 病证名，见《本草纲目》。小儿初生目闭不开，多系胎有伏热，热蒸于脾所致。症见眼泡赤肿，不能睁开。热盛者，并有面赤唇燥。治宜清胃泻脾，用生地黄汤，外用药棉浸凉开水洗之，其目自开。

初生拭口 又名拭口法、拭秽法。婴儿初生，口中往往含有秽液，必须乘其啼哭未出，拭净口中秽液。亦可倒提婴儿片刻，让黏液、秽血自由流出。如鼻内有分泌物引起呼吸困难，可用消毒棉签轻轻拭去，使之通畅。

初虞世 北宋医家。字和甫。深究《内经》《难经》，论医每有卓见，以医名天下。撰《古今录验养生必用方》3卷，又名《养生必用方》《初虞世方》。原书已佚，有佚文10余条存于《证类本草》。又撰《尊生要诀》2卷，亦佚。

识病捷法 综合性医书。10卷。明·缪存济撰。本书论述内科杂病及女科、五官、口齿、金疮等科病证之病因、脉象、证候、治法。以病证为目，察司天之候，定生死之脉，列效验之方。现存明万历十一年刻本。

诊尺肤 切诊内容之一。即诊察肘关节内侧（尺泽穴）至寸中的皮肤。通过诊察这部分皮肤的缓急、滑涩、寒热等情况，结合全身症状、脉象，即可以判断疾病的寒热虚实。如《灵枢·论疾诊尺》说："审其尺之缓急，大小，滑涩，肉之坚脆，而病形定矣。"

诊余集 医案著作。清·余听鸿撰。刊于1918年。作者擅治内外科疾病。本书所载医案以内科为主，多为治愈之大症及疑难杂症，兼及平日所集师友治案。辨证论治细致灵活，切于病情。对于痿症、黄疸等，阐析治疗规律，便于读者掌握要领。余氏力倡对病者负责，治病要死中求生，反对开平淡处方，敷衍塞责的医疗态度。有1918年海虞寄舫排印本。1963年上海科学技术出版社出版排印本，改名为《余听鸿医案》。

诊法 即诊病的方法。包括四诊和辨证两个过程。中医学通过望、闻、问、切等方法了解和掌握病情，并据此以进行辨证，对疾病作出诊断。中医诊法，随着中西医结合的发展，现代的物理和化学等检查方法，被广泛地结合应用，因而丰富了诊法的内容。

诊宗三昧 脉学著作。全称《石顽老人诊宗三昧》。1卷。清·张璐著，张登编纂。成书于1689年。共12篇。1~2篇阐明宗旨，并批判《脉诀》等脉学著作；3~6篇，叙述脉位、脉象、经络；7篇师传三十二则，详述浮、沉、迟、数等32种脉象及其主病；8篇口问十二则，辨析诸脉；9~12篇论脉之逆顺、异脉、妇女婴儿诸脉。全书分析脉证全面深入，所论多为后人引证。现存清康熙二十八年书业堂初刻本等10余种版本。1958年上海卫生出版社出版排印本。

诊指纹 小儿诊法之一。指诊察小儿食指掌面的表浅小静脉，以判断病情的一种方法。幼儿皮肤薄嫩，指纹比较明显，三岁以下的小孩，常可结合指纹的变化以辅助切诊。此法始见于唐代王超的《水镜图诀》，乃由《灵枢》诊鱼际络脉法发展而形成。小儿正常指纹是红黄隐隐而鲜明，一般不超过第一指节（风关）。在病变情况下，一般指纹浮现，多属表证；沉着多属里证；色淡多属虚证、寒证；紫红多属热证；青紫可见于惊风、风寒、痛证、伤食、风痰等；黑色多属血瘀；指纹超出中节（气关），表示病情较重；指纹延伸至指尖（命关），则病情更为险重。近代研究证实，指纹变化与静脉压有关，静脉压愈高，则指纹充盈度就愈大，亦就愈向指尖方向伸延。而且指纹的色泽，又与缺氧、贫血等病理变化有关。因此，指纹在一定程度上确能反映病变的性质和轻重。

诊脉三十二辨 脉学著作。清·管玉衡撰。本书论述诊脉大法，浮、沉、迟、数、滑、涩6脉所统29脉的阴阳所属及脉象；详述12经脉源流、循行、主病，及切脉法等。有《珍本医书集成》本。

诊病奇侅 腹诊专著。2卷。日本·丹波元坚撰。此书专论腹诊，以腹诊非四诊正法，故名"奇侅"。广泛收集腹诊资料，联系各科病证加以分析。书末附五云子诊腹法。1888年由丹波氏再传弟子松井操译成汉文刊行。现存清光绪十四年排印本。

诊家正眼 脉学著作。2卷。明·李中梓撰于1642年。原刻本已散佚。1667年，李氏门人尤乘将此书与《病机沙篆》《本草通玄》合刊为《士材三书》，后世或刊刻单行，但内容已经尤氏增补。卷1论述脉学基本理论及临床应用，以《内经》《难经》理论为主，并引王叔和、李东垣、朱震亨、滑寿、戴同父、李时珍诸家之说，另加注按。并择要叙述望、闻、问三诊。卷2评述各家脉学理论，以四言歌诀形式分述28种脉象。并辨高阳生《脉诀》之误。末附脉法总论。现存清顺治十七年二雅堂刻本。1966年上海科学技术出版社出版排印本。

诊家直诀 脉学著作。《周氏医学丛书脉学四种》之一。2卷。清·周学海撰。本书撷取《脉义简摩》《脉简补义》精要，综论脉象、指法及主病；以对比方式阐述24脉脉象；以位、数、形、势、微、甚、兼、独八字真言，作为分析正脉、变脉提纲。后经作者增补，改名《重订诊家直诀》。有《周氏医学丛书》本、《中国医学大成》本。

诊家枢要 脉学著作。1卷。元·滑寿约撰于1359年。本书论述脉象大指及辨脉法，阐析29种脉象及其主病，并述妇人、小儿脉法。有清·周学海评注本，卷后附录程文囿《医述》、李中梓《士材三书》"持脉总论"。现存明弘治十七年刻本。1958年上海卫生出版社出版影印本。

诊家索隐 脉学著作。2卷。清·罗浩辑。刊于1799年。本书论述诸脉脉象、考辨、主病等。参阅《脉经》以下有关论脉著作45种，取其精华，附以己见编成。辑录崔紫虚、余抑庵、张石顽三家学说尤多。并按李士材所论28脉，益以张石顽增附之脉；又据宋·刘立之以浮、沉、迟、数为大纲，增弦、短、长三部。对诸脉的脉象、考辨、主病及参变等，论述颇为简要。现存清嘉庆四年刻本。

诊虚里 中医切诊中按胸腹内容之一。虚里，相当于心尖搏动部位，属胃之大络。人以胃气为本，虚里部位又是宗气会聚之处，故诊虚里的动势，有助于探察胃气和宗气的盛衰。在正常情况下，虚里之动，按之应手，但动而不紧，缓而不急。若按之微弱，则为不及，属宗气内虚；若动而应衣，则为太过，是宗气外泄之象；若搏动过速，多为胸腹积热，邪气亢盛，或正气衰弱而虚阳外脱。若停止搏动，则为宗气已绝，生命告终。故《素问·平人气象论》说："胃之大络，名曰虚里，贯膈络肺，出于左乳下，其动应衣，脉宗气也。"

诊断十则 蒙医术语。即认识疾病本质，作出正确诊断所必须遵循的准则。其内容包括发病原因、主要症状、疾病部位、时令、居住环境、患者体质特性、年龄、生活习惯、体质强弱、发病缓急等。医者对所获取的临床资料，按上述10个方面的内容进行综合分析，辨明其内在联系和各种病变间的相互关系，以作出正确诊断。

诊籍 指记载患者诊疗情况的记录，即古代的医案。西汉时期，淳于意为人治病，已有诊籍记载，是后世病历医案的原始。如《史记·扁鹊仓公列传》载："医意所诊者，皆有诊籍"。

[一]

君 即君药。针对主病或主证起主要治疗作用的药物，是方剂组成中不可缺少的主药。君药药味不宜过多，用量相对较大。

君火 指心火。即心脏的阳气。由于心为君主之官，故名君火。君火与相火相对而言。如《素问·天元纪大论》说："君火以明，相火以位。"即是说君火居于上焦，能煦照脏腑组织而主宰全身；相火居于下焦，能温养脏腑组织，以潜藏守伏为宜。君火和相火在人体内，一主后天，一主先天，各安其位，共同维持机体正常的生命活动。

君主之官 指心。君主，为古代国家皇帝之称呼。由于心主神明，主全身之血脉，在脏腑中居最重要的位置，故《内经》以君主之官而比喻之。如《素问·灵兰秘典论》说："心者，君主之官也，神明出焉。"

张景岳注："心为一身之君主……脏腑百骸，惟所是命，聪明智慧，莫不由之。"

君臣佐使 说明方剂组成原则及其基本结构的理论。最早见于《内经》。《素问·至真要大论》说："主病之为君，佐君之为臣，应臣之为使。"元·李东垣说："主病之为君，兼见何病，则以佐使药分治之，此制方之要也。""君药分量最多，臣药次之，佐使药又次之，不可令臣过于君，君臣有序，相与宣摄，则可以御邪治病也。"明·柯伯斋更进一步说："大抵药之治病，各有所主。主治者，君也；辅治者，臣也；与君药相反而相助者，佐也；引经及引治病之药至病所者，使也。"临证制方，只有按照君臣佐使理论周密设计，才能选药精，配伍严谨，针对性强，疗效显著，祛邪愈病而不伤正气。

灵台 经穴名，出《针灸甲乙经》。属督脉。第六胸椎棘突下凹陷中，俯卧取之。主治咳嗽、气喘、项强、背痛、痈疽、疔疮、胆道蛔虫症、疟疾。向上斜刺5分~1寸。艾炷灸3~5壮；或艾条灸5~10分钟。

灵芝草 中药名，出自《滇南本草》。又名灵芝、木灵芝、菌灵芝。为多孔菌科植物紫芝 Ganoderma japonicum（Fr.）Lloyd 或赤芝 G. lucidum（Leyss. ex Fr.）Karst. 的子实体。性温，味淡，微苦。归肾、脾经。有滋补强壮、安神、健胃之功效，可治虚劳、头晕、失眠、消化不良、老年慢性气管炎、小儿支气管哮喘、血胆固醇过高症、白细胞减少症。煎服：1.5~3g。

灵枢经 医经著作。9卷。又称《灵枢》《针经》《九卷》。与《素问》合为《黄帝内经》。共81篇。1~9篇论述九针形制、十二原穴、五腧穴、根结穴、针刺方法、针法补泻、脏腑病候及与情志的关系；10~18篇论述人体经络系统、骨度、脉度、营卫气血、三焦所主等；19~30篇论述四时病、五脏病、寒热病、癫狂、厥病、周痹及其他杂病的证候及刺法；31~40篇论述脏腑解剖、色诊、不同体质刺法、泻血、四海、五乱、阴阳清浊、阴阳十二月、胀病、癫病等；42～46篇论述五行与五腧、疾病传变、梦与疾病、五变病等；47～55篇论述脏腑类型、人迎寸口脉诊、望诊、疼痛病机、灸法补泻、人体发育、标本、气街及刺禁；56～66篇论述阴阳二十五人、百病始生、病之顺逆、卫气失常、五行五味、贼风、水胀等；67～81篇论述人与自然、五行所主、尺肤诊法、卫气行、九宫八风、九针论、刺节及多种杂病。本书现存最古版本系南宋史崧据家藏旧本《灵枢》9卷，校定扩编之24卷本。《灵枢》原文至此定型。自南宋绍兴二十五年刊行，曾多次翻刻。建国后人民卫生出版社曾据明赵府居敬堂刻本影印，并出版排印本。有多种注本、语译本。

灵枢经白话解　陈璧琉、郑卓人合编。本书为《灵枢》语译注释本。按原书编次，每篇首列题解，然后逐节于原文后语译，并加注解。1962年人民卫生出版社出版。

灵枢经脉翼　经络腧穴著作。3卷。明·夏英编撰并绘图。约撰于15世纪末。上卷绘五脏侧面图及经脉流注图说；中下两卷分绘十二经及任、督脉循经经穴共14图，图后为该经循行、腧穴、主病等歌诀及其注文。注释主要根据《灵枢》、滑寿《十四经发挥》等。有1982年中医古籍出版社影印本。

灵枢素问节要浅注　内经注本。又名《灵素节要浅注》。12卷。清·陈念祖集注。刊于1865年。本书分类选辑《内经》原文，分道生、脏象、经络、运气、望色、闻声、问察、审治、生死、杂论、脉诊、病机等12类，加以浅近注释。现有《陈修园医书十六种》本。

灵枢悬解　灵枢注本。9卷。清·黄元御撰注。刊于1756年。本书根据通行本《灵枢》81篇的主要内容，分为刺法、经络、营卫、神气、脉象、外候、病论、贼邪及疾病9类，重新编次，并在个别原文段落之后加以简注。现有《黄氏遗书三种》本。

灵道　经穴名，出《针灸甲乙经》。属手少阴心经，该经经穴。位于前臂掌侧，在尺侧腕屈肌腱桡侧缘，腕横纹上1.5寸处。主治心痛、悲恐、失音、腕臂痛、暴喑、狂证。直刺3～5分。艾炷灸1～3壮；或艾条灸5～10分钟。

灵墟　经穴名，出《针灸甲乙经》。又名灵墙。属足少阴肾经。位于第三肋间隙，距胸正中线2寸处。主治咳嗽、气喘、呕吐、胸胁胀痛、乳痛、肋间神经痛、消化不良。斜刺3～5分，不宜深刺，艾炷灸3～5壮；或艾条灸5～10分钟。

尾闾关　气功术语。见《瘳阳殿问答篇》。三关之一。在脊椎骨的最下段，上连骶骨，下端游离，肛门之后上方，该处有长强穴，为任督脉交会之处。

尾闾骨折　病名，见《伤科补要》。又名撅骨骨折、尾桩骨骨折。即尾骨骨折。因跌打压撞所伤。症见局部肿痛、压之加剧，活动可有骨声，步履、坐卧、翻身受限。治宜手法复位，给予固定，药物治疗同背脊骨折条。

尾骶骨伤　病名，见《伤科补要》。又名尻骨伤。即骶椎和尾骨伤折。多因跌打、压撞所致。症见局部肿胀疼痛，压之加剧，行走，坐卧受限，尤其不能仰卧及翻身。治宜手法复位，予以固定，余治法参见背脊骨折条。

局方发挥　医论著作。1卷。元·朱丹溪约撰于14世纪中期。本书以问答体例批评宋代《太平惠民和剂局方》（简称《局方》）。共设30余问，批评《局方》只列各方主治证候，不载病原；所载主治范围广泛，不辨寒热虚实；偏用芳香温燥药物，易耗伤阴液。在批评宋元时期因受《局方》之学影响，一部分医家不事辨证，采用简单的按图索骥方法治病的流弊的同时，阐发了滋阴降火治疗原则。所论不无偏激之处，但对遏止偏用温燥的医风起到一定作用。现存元刻本、明嘉靖梅南书屋刻本。1956年人民卫生出版社出版影印本。

局部选穴法 取穴方法名。指在病变局部选穴治疗的方法。如额痛取印堂、攒竹；胃痛取中脘、梁门等。适用于周身体表各部的局部病变，对内脏和深部疾患也有一定疗效。

尿门无孔 病证名，由于先天性畸形尿门无孔，以致婴儿出生后小便不通者。宜采取外科手术治疗。

尿白 病证名，出《婴童百问》。指小儿小便初下色黄赤，落地良久凝如白膏，或状如米泔者。由乳食伤脾，脾不散精，湿热内蕴，清浊相干，下注膀胱所致；亦由肺脾气虚而致者。脾伤湿蕴者，治宜健脾分利，用胃苓丸。肺脾气虚者，宜培补中气，用补中益气汤。

尿血 病证名，出《素问·气厥论》。古称溲血、溺血。指小便中混有血液而无疼痛感觉的病证。病因相火妄动，损耗肾阴，阴虚火旺，络伤血溢，或因烦劳过度，耗伤心阴，心移热于小肠，迫血妄行，或因脾不统血所致。症见血随小便而出。肾虚火旺者，兼腰酸腿软，耳鸣目眩，当滋阴降火，大补阴丸加减。心火亢盛者，兼小便赤热，带血鲜红，心烦口渴面赤，宜清心泻火凉血，小蓟饮子为主。脾虚者，兼精神困惫，面色萎黄，补中益气汤加减。

尿血穴 奇穴名，出《针灸经外奇穴图谱》。位于第七椎两旁各5寸。艾炷灸随年壮，用治小儿尿血。

尿来 病证名，见《古今医统》。指小儿夜间小便不禁者。

尿诊 藏医利用患者尿液进行疾病诊断的方法。藏医应用此法历史悠久，对其检查方法与步骤和观察指标有严格之规定。尿诊前一天夜里，不要过劳，饮水不宜过量，禁饮酒、茶，尿液标本应在清晨患者空腹时收集。盛尿液标本之器皿只能用白色、干净之陶器或瓷碗，避免用红色器皿，以免发生误诊。检查尿液的时间，宜在早晨太阳刚升起时。当检查时，首先观察其颜色、蒸汽、气味、气泡的形成，随后，用小木棒搅拌，放置一段时间，待尿液静止后，观察是否有漂浮物及沉淀物。热病，尿液暗红色并有发霉之气味、大量的沉淀物；寒病，尿色清，无气味，无沉淀；隆病，尿色深蓝并有波状之表面；赤巴病，尿红黄色，有刺激性气味；培根病，尿色清，稍有臭气，有少量蒸汽。健康人尿液呈淡黄色，尿中泡沫适中，蒸汽与泡沫均匀。此为藏医独具特色的一种诊断方法。

改容丸 方名，出自《病医大全》。浙贝母、白附子、菊花叶、防风、白芷、滑石各五钱，为细末，用皂角十荚，蒸熟去筋膜，同药捣丸，早晚擦面。治面斑。

张乃修 1843～1905年。清末医家。字聿青。江苏无锡人。治病处方灵活，不守一家之言。撰《张聿青医案》，论证详而有要，议病理明词畅。《清代名医医案精华》录其病案多则。

张三锡 明代医家。字叔承，别号嗣泉。应天府（今江苏南京）人。出身世医之家。苦心钻研30年。博采群书，编《医学六要》19卷，包括《四诊法》《经络考》《病机部》《治法汇》《本草选》《运气略》6部分，认为医学要旨在此6者。王肯堂曾校订该书，评价较高，竟以"医圣"称之。其书系摘录汇编，虽较全面扼要，但很少个人独到见解。

张士政 唐代民间医生。荆州（今湖北江陵）人。精外科，善治骨折。对复杂性骨折病人，使用药酒麻醉，然后手术切开皮肉，剔除碎骨，外贴药膏，封闭伤口，数日即愈。

张山雷 1873～1934年。清末至民国时期医家。字寿颐。江苏嘉定（今属上海）人。曾在神州中医学校、兰溪中医医专执教。治学严谨，对历代医家学术均有研究。主张中西合参，吸收现代医学知识，丰富中医学内容。于临床各科多有创见，自成一家之言。治内科中风证，主真阴亏而内热生风之论，初用清热顺气化痰，继用培本，有中风八法论。于外科辨证，重视局部与脏腑气血关系,外证内治。著述颇富,有《体仁堂医药丛刊》,收《中风斠诠》《本草正义》《难经汇注笺证》《疡科纲要》等15种。另有未刊之《古今医案平议》《皇汉医学平议》等。

张千里 约1784～1839年。清代医生。字广文,又字子方,号梦卢。浙江桐乡人。精于医术,常行医于苏、浙、闽诸省。家藏医书数万卷。著有《珠村草堂医案》《张千里医案》等。

张千里医案 书名。5卷。清·张千里撰。分中风、暑温、湿、燥、火等类别编辑,以内科杂病为主,间有外科、五官科治案。强调"凭脉症以去病,去病即所以顾正也",反对一味投以腻补,甚至停药以待胃气恢复再议。本书原系抄本,后收入《三三医书》。

张元素 金代著明医学家。字洁古。易州(今河北易县)人。弃科举专心学医。精通医术,据记载曾治愈名医刘完素伤寒病,因而成名。对当归医学界泥守古方的风气提出批评,认为"运气不齐,古今异轨,古方新病不相能也"。主张根据当时的气候变化和患者体质等情况灵活用药,以适应临证实际需要。善于化裁古方,自制新方。对药物性能有深刻研究,辨药性味之厚薄阴阳、升降浮沉,倡导药物归经及引经报使之说,拟定"脏腑虚实标本用药式"。李时珍称赞张为《灵枢》《素问》之后第一人,可见评价之高。著作有《医学启源》《洁古珍珠囊》《脏腑标本药式》等。学生李杲,尽得其传。子璧,继父业,著名于时。

张介宾 1563～1640年。明代著名医学家。字景岳,又字会卿,别号通一子。山阴(今浙江绍兴)人。年十四随父到京城。从名医金英学医,尽得其传。壮年从戎,抵河北、山东及东北各地。以功名未就,回乡矢志攻读医书。日久医名大振。深研《素问》《灵枢》,历30年编成《类经》,以类分门,详加注释。又编有《类经图翼》《类经附翼》。晚年撰《景岳全书》。提出"阳非有余,真阴不足"及"人体虚多实少"等论,于命门、阴阳学说颇有阐发。主张补真阴元阳,认为善补阴者必于阳中求阴,善补阳者必于阴中求阳,创拟左归、右归等方。治病喜用熟地及温补方药,故人称"张熟地",为温补派代表人物之一。他的著作和学说对后世影响较大。

张从正 约1156～1228年。金代著名医学家。金元四大家之一。字子和,号戴人。睢州考城(今河南睢县、兰考)人。先世曾授以医方,后随刘从益问学。精通医术。兴定(1217～1221年)间召入太医院,不久离去。日与麻知几、常仲明游隐水之上,研究医理。其学宗刘完素,用药偏于寒凉。谓外邪伤,以热证、实证为多,治宜速攻。主张祛邪以扶正,邪去正自安。分疾病为风、寒、暑、湿、燥、火六门,治以汗、吐、下三法,凡病在上者皆可吐,在表者皆可汗,在下者皆可下。三法各有禁忌证,宜辨证施行。以其善用攻下法,后世视为攻下派代表人物。然亦注意适时补益。撰有《儒门事亲》。

张氏医通 综合性医书。16卷。清·张璐撰于1695年。卷1～12以内科杂病为主,兼及五官、疮疡、妇人、婴儿各科,共分16门,论述诸病证治。每病先引述《内经》《金匮要略》及孙思邈、李东垣、朱丹溪、赵献可、薛己、张介宾诸家论述,继则作者综述上说,而发挥不多。卷13～16,分94门,列述治方。本书引述详备,编选精审实用,故刊印颇多,影响较广。建国后有上海科技出版社排印本。

张氏温暑医旨 温病著作。不分卷。清·张畹香撰。撰年不详。本书介绍作者温暑治疗心得,包括舌苔辨、伤寒治论,及湿邪、瘄疹、风温、热入血室、痢、疟、暑湿、伏暑证治,结合治案论析各病,用药强调因地制宜。现有《中国医学大成》本。

张文仲 唐代著名医家。洛州洛阳(今河南洛阳)人。与韦慈藏、李虔纵并为当时三大名医。曾任侍御医、尚药奉御。善治风疾。曾奉诏与当时名医共撰治疗风气诸疾医书。撰有《疗风气诸方》《四时常服及轻重大小诸方》18 首、《随身备急方》3 卷，均佚，佚文可见于《外台秘要》。其论风疾诸证甚详，强调风疾因人体质差异及气候变化，用药效果各不相同。

张世贤 明代医家。字天成，号静斋。浙江宁波人。正德年间，以医术闻名。因感《难经》注解欠当而图未全，遂折衷诸家，附以己意，撰《图注八十一难经》。他误以《脉诀》为王叔和的著作，加图注成《图注王叔和脉诀》，附方一卷。主张因脉用药，泥于"一定之脉用一定之方"，失之机械。

张永 宋代医家。洛阳（今属河南）人。随宋高宗南渡，居余姚（今属浙江）。精于医术，为翰林医学。宫中有疾，太医令李会通以煎剂治之不效，张永改用散剂治愈，以功擢升驻泊郎。排行第八，人称"八伯驻泊"。后登进士，官至礼部尚书。著有《卫生家宝》《小儿方》，今佚。其子孙精医者甚多，皆以"驻泊"为名。

张耒 1052～1112 年。宋代文学家。字文潜。楚州淮阴（今江苏淮阴）人。从苏辙学，举进士。官著作郎、史院检讨。徽宗召为太常少卿。旁涉医学，与庞安常友善。辑有《治风方》1 卷，凡 32 方，已佚。

张仲华 清代医家。字大燨。江苏吴县人。道光（1821～1850 年）间以医术驰名江浙。论病用药，常发前人所未发。1846 年撰《爱庐医案》1 卷，由柳宝诒收入《柳选四家医案》。另辑《临证经验方》1 卷。

张仲景 汉代著名医学家。名机。据唐·甘伯宗《名医传》记载，曾任长沙太守，故又称张长沙。南郡涅阳（今河南邓县，一说南阳）人。学医于同郡张伯祖，尽得其传。后在荆州遇王粲（时年二十余），谓其有病，四十当眉落，服五石汤可免。粲受汤未服，后果如其言。建安（196～220 年）年间疫病流行，染病者甚众。张氏宗族亦死三分之二，伤寒十居其七。张氏感伤之余，乃勤求古训，博采众方，撰用

《素问》《九卷》《八十一难》《阴阳大论》《胎胪药录》《平脉辨证》等书，为《伤寒杂病论》16 卷。该书原本散佚，经后世医家搜集整理，分成现在通行之《伤寒论》《金匮要略》二书。前者主要论述伤寒证治，后者主要论述杂病证治，均为中医古典名著。其辨伤寒，创六经传变，分经辨证，审因立法，依法定方，历代医家继承发展而臻完善，从此建立辨证施治理论体系。《伤寒论》载方 113 首，《金匮要略》载方 262 首，疗效卓越，后沿用不衰，尊为"经方""众方之祖"。历代注释发挥仲景书者逾五百家。张仲景被推崇为"医圣"。其影响及于国内外千余年。弟子卫汛传其学。

张汝珍 晚清医家。字子培。四川成都人。长于温病，认为温病之名愈多，诊治之法愈不易明确，故力主简化，于 1861 年撰《春温三字诀》，加注阐析证治。1935 年张骥取此书所载温病常用方 20 首，编成七言歌诀，为《春温三字诀方歌》。

张志聪 1610～1674 年。清代著名医家。字隐庵。钱塘（今浙江杭州）人。其家九代业医。幼年丧父，于名医张卿子门下学医。从医数十年，博览群书，穷究医理。在杭州胥山建侣山堂，聚同道及生徒数十人论医讲学，从学者甚众。学宗《内经》《伤寒论》《神农本草经》，强调以阴阳、五运六气之理论述伤寒、本草，注重药物之形色性味、升降浮沉。著书立说，必遵经法。对《伤寒论》，维持旧论编次，反对方有执、喻嘉言"错简"之说。撰有《素问集注》《灵枢集注》《伤寒论宗印》《金匮要略注》《侣山堂类辨》《伤寒论纲目》等书。其注释医籍，以经解经为其特点。

张时彻 1504～?，明代医家。字维静，号东沙、芝园主人。鄞县（今浙江宁波）人。嘉靖二年（1523 年）进士，官至南京兵部尚书。因多病，收集验方甚丰，积久分门别类，于 1550 年编《摄生众妙方》11 卷。另撰《急救良方》2 卷，方简而药物易得，取其便利荒僻乡村。又辑《伤寒金镜

录》1卷,《摄生总论》12卷,及《艺园全集》《姜行录》《明文范》等。

张伯祖 东汉时医家。南郡涅阳(今河南邓县,一说南阳)人。张仲景之师。性志沉静,笃好方书,精于切脉审证,为当时所重。

张杲 约1149~1227年。南宋医家。字季明。新安歙县(今属安徽)人。自祖父以下三代业医。承家学而尤善论医。采摄诸书,撰《医说》10卷。记载与历代医家、医书、医术有关之典故、传说。

张采田 1861~?,清代医家。字纯庵,一字孟劬。钱塘(今浙江杭州)人。擅长喉科证治。1901年冬,苏州疫喉流行,时医专恃养阴一方无效。张氏撰《白喉证治通考》,采集先贤论述,结合个人经验。阐发白喉初起须发表,至白膜已见始可镇润,而升提之品尤宜慎用。

张宗良 清代医家。字留仙。江苏松江(今属上海)人。世业医。擅长喉科。诊治喉证,重视神、气、脉及局部色泽,声音高下沉浮。采辑成方,参以己见,编成《喉科指掌》。为近代影响较大的喉科专著。

张绍修 清代医家。字善吾。湖南浏阳人。精于喉科。论白喉初起类伤寒,不可误投发表、攻下剂。其治不用奇方僻药,主辨证施治。撰喉科专书多种,有《白喉症论》《时疫白喉捷要》《喉科神效方》《喉证约精》等。

张倬 清代医家。字飞畴。长洲(今江苏苏州)人。名医张璐次子。继父业,亦以医名。撰有《伤寒兼证析义》1卷。又与其兄张登参订张璐所著《伤寒缵论》《伤寒绪论》。《张氏医通》书稿所佚目科1卷,张倬辑"目科治例"补入。

张卿子伤寒论 《伤寒论》注本。7卷。明末清初张卿子编撰于1624年。本书以金成无己《注解伤寒论》为本,旁参许叔微、张洁古、庞安常、李东垣、朱丹溪、王安道诸家之论,复加补充发挥编成。立论平正,于伤寒学说多有阐发,为后世所重。现存明刻本、清初圣济堂刻本。1956年上海卫生出版社出版排印本。

张涣 北宋医生。籍贯不详。五世皆为小儿医。初于民间行医,常卖药于开封,曾用草药治愈宋徽宗子寿王痼疾,授官至翰林医正。撰有《小儿医方妙选》3卷,收方420首,已佚。

张琦 1763~1832年。清代医家。字翰风,一字宛邻。阳湖(今江苏武进县东)人。嘉庆十八年(1813年)举人,历官知县。常州派诗人,通医术。著《素问释义》10卷。又节录刘若金《本草述》,成《本草述录》6卷。

张琰 清代医家。字逊玉。山东宁阳人。长于痘疹。自称其家远祖承聂久吾之教,祖传人痘接种术数代。临证治疗痘疹病例近万。晚年撰成《种痘新书》12卷(1741年),详述种痘选苗、减毒、贮藏、接种之法。为我国早期种痘专书之一,影响颇大。

张锐 宋代医家。字子刚。蜀(今四川)人,后居郑州(今属河南)。精通医术。官太医局教授、成州团练使。撰《鸡峰备急方》1卷。旧题张锐撰《鸡峰普济方》30卷,其中卷30"备急单方",据考即《鸡峰备急方》。

张遂辰 约1589~1668年。明末清初著名医家。字卿子,号相期,又号西农老人。原籍安徽歙县,随父迁居钱塘(今浙江杭州)。年轻时体弱多病,医治不效,乃自检方书,治愈己病。行医当地,颇具声名。兼工诗词,著《湖上白下集》。明亡后隐名乡里,以医自给,远近争迎,后人称其诊所处为张卿子巷。其学宗张仲景,据成无己《注解伤寒》,旁采诸家,撰《张卿子伤寒论》10卷。又撰《张卿子经验方》。弟子张志聪、张开之、沈亮辰均以医名。

张登 清代医家。字诞先。长洲(今江苏苏州)人。名医张璐长子。业医,学有家传。与弟张倬(飞畴)共同参订张璐所撰《伤寒缵论》《伤寒绪论》。又据《观舌心法》，订误删繁，结合自己经验，编成《伤寒舌鉴》。

张锡纯 1860～1933年。字寿甫。河北盐山人。幼习举子业，后改习医学。民国初年，应德州驻军统领之聘，任军医正。1918年，在沈阳创办立达中医院，任院长。后在天津办国医函授学校。勇于探索，每多创制新方。用药讲求实效，不拘成说。倡导"衷中参西"，即以中医为主体，取西医之长，补中医之短。并尝试中西药并用。是中西医汇通派的代表人物之一。医术精湛，疗效卓著。与陆晋笙、杨如侯、杨蔚如同负盛名。又与张山雷、张生甫并称："海内三张"。撰《医学衷中参西录》30卷，集其平生治学及临证心得，影响较大。

张锡驹 清代医家。字令韶。钱塘（今浙江杭州）人。精研伤寒，其学承张志聪。撰《伤寒论直解》6卷，于伤寒疑似症辨析颇明，重视气化理论。又撰《胃气论》，以胃气为人身之本，不可妄伤，引经明理，证诸亲验。

张鹤腾 约1558～1635年。明代医家。字凤逵。颍州（今安徽阜阳）人。万历进士，曾任户部陕西司郎中等职。因患暑症频危，经徽医汪韫石诊治获救，乃精研暑症，撰《伤寒伤暑辨》一文，于暑月印发，并施药饵。搜集历代名医疗暑症著述，先后十余年，编成《伤暑全书》2卷，是现存最早的暑症专书。

张璐 1617～1699年。清代著名医家。字路玉，晚号石顽老人。长洲（今江苏苏州）人。少习儒，兼攻医学。明亡后弃儒业医，行医近60年。著述自娱，至老不倦。著述颇富。康熙六年（1667年），集30余年研究心得，撰《伤寒缵论》《伤寒绪论》。治伤寒学宗方有执、喻嘉言，本三纲鼎立说。著《诊宗三昧》，专论脉理。仿《证治准绳》体例，撰《张氏医通》。其书汇集古人方论，时贤名言，参以己见，并附验案，理论、实践俱富。1705年，康熙帝南巡，其子进献此书，御医张叙谓可比《证治准绳》。又撰《本经逢原》《千金方衍义》，或依《本草纲目》阐发药理，或发挥孙思邈奥义。张著诸书，条理清晰持论平实，不尚玄虚，然缺乏创见。

张曜孙 清代医家。字仲远。阳湖（江苏武进）人。少时曾学医，后以孝廉任官于湖北。1830年撰《产孕集》2卷，列述辨孕、养孕、孕宜、孕忌、孕疾、辨产、产戒、用药、调摄、拯危等项。此书后经包兴言补遗，增子痫、双胎等方。

张璧 金代医家。号云岐子。张元素之子。易州（今河北易县）人。继父业，名闻当时。撰《云岐子脉法》《云岐子保命集》《脉谈》《医学新说》《叔和百问》《云岐子论经络迎随补泻法》。

忌口 中药学名词。指在患病服药期间，由于治疗的需要，要求病人忌食某些食物。如水肿忌食盐，黄疸、腹泻忌食油腻等。

陆氏三世医验 医案著作。又名《习医钤法》。5卷。明·陆岳及其子陆桂、孙陆士龙撰。刊于1838年。陆岳祖孙，三世业医，本书汇辑其治案。内载一世医案66例，二世39例，三世63例，附陆氏自制各方。其治随证处方，而又灵活化裁。如胎逆重用大黄峻下，痢疾用补塞法等，治法寓变于常，颇有特色。现存清道光十六年刻本。

陆以湉 清代医家。字薪安，一字定圃。浙江桐乡人。曾任教谕，精于医术，博极群书。摭拾闻见，随笔记述，撰《冷庐医话》，内多医史文献资料，后人评价较高。又撰《再续名医类案》，未见刊行。

陆英 中药名，出自《神农本草经》。为忍冬科植物蒴藋 Sambucus chinensis Lindl. 的花。性寒，味苦、辛。有祛风除湿、散瘀消肿之功效。可治风湿痹痛、水肿、脚气、跌打损伤。煎服：9～15g。煎水洗可治风疹瘙痒。

陆真翘 1897～1969年。现代医家。原名甘崇兰。江苏太仓人。年轻时从本乡一陆姓医生学习，后改姓陆。曾任中央医馆顾问。建国后先后任武汉市中医联合会主任委员、卫生局副局长,并当选为市二、三届人大代表。著有《湿温枕证》等。

陆贽 754~805年。唐代政治家,通医。字敬舆。嘉兴(今浙江嘉兴)人。大历(766~769年)间进士,德宗时为翰林学士。贞元八年(792年)任中书侍郎,同平章事。主张积谷边境,改进边防等。被裴延龄所谮,于795年罢相,贬忠州(今四川忠县)。因当地多瘴疠,乃收录疗瘴医方,编撰《今古集验方》(或称《陆氏集验方》)15卷,刊行于世,后佚。

陆昉 宋代医家。奉化(今浙江奉化)人。精于医术。新昌有一妇人难产,自二百里外抬至奉化,已气绝,但胸中尚有微热,陆昉诊为"血闷",用红花数十斤煮汤薰之,半日即苏醒。

陆渊雷 1894~1955年。现代医家。名彭年。上海川沙人。师事恽铁樵,执教于多所中医院校。1929年与徐衡之、章次公创办上海国医学院,任教务长。后任中央国医馆学术整理委员。创办《中医新生命》杂志。建国后任上海市卫生局中医顾问、中医学会主任委员。教学、著述力图沟通中西医学。撰《伤寒论今释》《金匮要略今释》,引证古代医家及日本汉方医家,证以现代医学理论,自成一家之言。但亦有牵强附会之处。

陆懋修 1818~1886年。清代医家。字九芝,勉旃,号江右下工、林屋山人。元和(今江苏吴县)人。先世以儒显,皆通医。懋修初为诸生,以文学著名。咸丰(1851~1861年)间徙居海,致力医学而以医闻名。晚年定居北京。一生博览群书,至老著书不倦。精研《素问》,恪守仲景家法。推崇柯琴、尤怡两家,故每以两家之论评述清代诸医得失。著述丰富,撰有《世补斋医书》,内有《文集》《不谢方》《伤寒论阳明病释》等6种33卷。所论运气《内经》《难经》《妇科》等,多为后世医家重视。但有明显保守倾向,如论"治温病法不出《伤寒论》之外",否定温病三焦辨证;抨击王清任亲见脏腑,是教人于杀人场上学医道等。

阿士良 五代南唐医家。汴州(今河南开封)人。以医名子时。曾任剑州(今四川剑阁)医学助教、药局奉御。以古有食医之官,食养可治百病,取《神农本草经》《本草经集注》《新修本草》《食疗本草》《本草拾遗》中食疗药物,分类编写,附以己见,并载食疗诸方、四时调养之术,撰《食性本草》10卷。原书已佚,《证类本草》《本草纲目》存有部分遗文。

阿西年木司丸 藏方剂名。见《藏药标准》。诃子200g,藏木香80g,丁香40g,尕架100g,波梭瓜子50g,大黄120g,寒水石(制)130g,甘松80g,木棉花50g,碱花150g,荜茇50g,草果50g,以水泛丸,1日3次,1次3~3.5g,用于脾肿大、疼痛,嗳气腹胀,消化不良。

阿是穴 腧穴分类名。出《千金要方》。凡以压痛点或其他病理反应点作为穴位治病,即称此穴为阿是穴。此类穴位无固定的名标与位置,与《灵枢·经筋》所说的"以痛为输"意同。后世亦称不定穴、天应穴等。

阿胶 中药名,出自《神农本草经》。又名驴皮胶。为马科动物驴 Equus asinus L. 的皮,经漂泡去毛后熬制而成的胶块。性平,味甘。归肺、肝、肾经。有补血止血、滋阴润肺之功效。可治血虚眩晕、心悸;吐血、衄血、便血、崩漏;阴虚心烦、失眠;虚劳喘咳或阴虚燥咳。内服:5~10g。

阿胶鸡子黄汤 方名,见于《重订通俗伤寒论》。阿胶、钩藤各二钱,白芍、络石藤各三钱,石决明五钱,生地黄、生牡蛎、茯神木各四钱,鸡子黄二枚,炙甘草六分。水煎服。功能滋阴养血,柔肝息风。治邪热久羁,灼伤阴血,以致筋脉拘急,手足蠕动,或头目眩晕,唇焦舌燥,舌绛苔少,脉细而数。

阿胶黄连汤 方名,见于《重订通俗伤寒论》。阿胶一钱半，白芍二钱，黄连六分，鲜生地六钱，黄芩一钱，鸡子黄一枚。水煎服。功能滋阴泻火。治血热而致心烦不寐，肌肤枯燥，神气衰弱，咽干尿赤，大便脓白者。

阿魏 中药名，出自《新修本草》。又名臭阿魏。为伞形科植物新疆阿魏 Ferula sinkiangensis K. M. Shen 或圆茎阿魏 F. conocaula korovin 及其具有蒜样特臭的同属植物的油胶树脂。性温，味苦、辛。归肝、脾、胃经。有消积、杀虫、解毒之功效。可治癥瘕痞块、疟疾；虫积、肉积、脘腹胀痛、痢疾。内服：0.9～1.5g。孕妇忌服。

陈士铎 清代医家。字敬之，号远公，别号朱华子、大雅堂主人。山阴（浙江绍兴）人。少习儒。康熙二十六年（1687年）客居北京，称遇异人传授医理，归而撰《石室秘录》6卷。又撰有《辨证录》14卷。康熙三十二年再游北京，见疮疡患者多用刀针，不喜方药，又撰《洞天奥旨》（又名《外科秘录》）16卷。近世有评其著作多剽袭傅青主遗著。另撰有《本草会编》《内经素问尚论》《灵枢新编》《外经微言》《藏府精鉴》《六气新篇》《伤风指迷》等。

陈元赟 1587～1671年。明代医家。名珣，字义都，一字士升。浙江余杭人。通诗文、书法、绘画等。27岁时到河南登封县少室山少林寺，主管陶器，兼管医药。通晓医药、针灸、气功、养生、食疗等。万历四十七年（1619年）秋，东渡日本，在长崎居留52年，传播中国文化艺术，医疗技术。与日本医界名人野间三竹、泷川恕水、黑川道祐、儿岛春意、板坂卜斋、深田正室等交往。钻研《丹溪心法》，日本一度盛行丹溪学说，与其大力宣传颇有关系。

陈文中 宋代医家。字文秀。宿州符离（今安徽宿县）人。居江苏涟水15年。官和安郎判太医局，兼翰林良医。擅长医术，精通内、儿等科，尤精于小儿疮疹，诊治多收显效。著有《小儿病源方论》4卷、《陈氏小儿痘疹方》1卷。治痘多采用温药托里、疏通和营卫之法。

陈玄 约855～约942年。五代时医家。一作陈立。京兆（今陕西西安）人。其家世代业医。后唐明宗（926～933年）时，任太原少尹，迁太府卿。长兴（930～933年）间，集平生验方75首，及修合药法百件，编为《要术》1卷，刊于石碑，置太原府衙之左，以供病人选用。

陈司成 明代医家。字九韶。浙江海宁人。八代业医。年轻时曾考科举，后继承家业，研习医术，探究针灸术，于老人、带下、婴儿三科皆有心得。曾行医于江浙等地。长于治疗梅毒，1632年写成《霉疮秘录》。其书总结前人经验，并有不少新的认识，如论述梅毒的性交传染、非性交传染、遗传、体内传播、预防、治疗等，为我国现存最早的梅毒专著。以砒和轻粉为主制成生生乳治疗梅毒，亦属创举。

陈邦贤 1889～1976年。现代医史学家。字冶愚，自号红杏老人。江苏镇江人。早年随丁福保学医，后专攻中国医学史。1919年写成我国第一部医史著作《中国医学史》，该书于1937年收入商务印书馆《中国文化史丛书》。另辑有《二十六史医学史料汇编》《十三经医学史料汇编》《诸子集成医学史料汇编》等，未及刊行。又与严菱舟合编《中国医学人名志》。先后发表学术论文50余篇。曾任江苏医学院教授、国立编译馆编审。建国后曾任第四届全国政协委员。

陈达夫 1905～1979年。现代眼科医家。四川西昌人。两世业医。积数十年经验，把西医眼球解剖知识与中医脏腑学说相结合，对中医内眼疾病的诊疗理论提出新的见解。著有《中医眼科六经法要》。曾任四川省第五届人民代表大会代表。

陈尧叟 961～1017年。北宋大臣。字唐夫。阆中（今属四川）人。官至尚书左丞、户部尚书。因见岭南风俗，病者祷神不服药，乃将所集验方刻于桂州驿站石柱上。并植树凿井，每三二十里置亭舍供水，以防中暑。其方名《集验方》，已佚。

陈师文 宋代医家。临安（今浙江临安）人。曾任朝奉郎、尚书库部郎中、提辖措置药局等职。大观（1107～1110年）间，与陈承、裴宗元共同校正和剂局方，成《校正太平惠民和剂局方》，所用方剂至今仍为临床常用。另著有《指南总论》。

陈自明 约1190～1271年。宋代著名医学家。字良父，晚号药隐老人。临川（今江西抚州）人。世代以医为业，曾任建康府明道书院医学教授。系统总结南宋以前妇产科成就，于嘉熙元年（1237）编成《妇人大全良方》24卷。是当时最完善的妇产科专书，为以后妇产科的发展奠定基础。又取南宋名医李嗣立、伍起予、曾孚先等人所集方论，删繁就简，撰《外科精要》。对外科学的发展亦有相当影响。另撰有《管见大全良方》。

陈芥菜卤汁 中药名，出自《本草纲目拾遗》。又名腌芥卤。为腌芥菜的陈年卤汁。性凉，味咸。有清热化痰之功效，可治痈吐脓血。内服：每日100～200ml。

陈虬 1851～1904年。清末医家。原名国珍，字志三，号蛰庐。浙江瑞安人。曾学医于孟河费氏，善用经方。光绪十一年（1885年）在瑞安创办利济医院、利济医学堂。撰有《利济元经》《瘟疫霍乱答问》等。于时政主张改良，戊戌变法后曾被清政府通缉，著政论《治平通议》。

陈言 南宋著名医家。字无择，号鹤溪道人。青田（今属浙江）人。精于方脉，治病多效。1161年，集方编成《依源指治》6卷，分81门，论病因病理，集注《脉经》，并附方若干，然未刊行。长于医理，执简驭繁。1174年，著《三因极一病证方论》（简称《三因方》），将病因分为外因六淫、内因七情及不内外因三类，对后世中医病因病理学有一定影响。倡用"名体性用"四字"读脉经、看病源、推方证、节文草"。

陈沂 宋代妇科医家。字素庵。其先为汴（今河南开封）人。建炎（1127～1130年）间南迁，居钱塘（今浙江杭州）。世代业医。曾治康王妃危疾获奇效，赐御前罗扇，宫中有疾召之，听其持扇入禁中。官至翰林金紫良医。子孙传其术，刻木扇以为荣，杭州人称之"陈木扇"。撰《素庵医要》20卷。其裔孙加注数条后，于明嘉靖间付梓，易名《陈氏秘兰全书》。

陈直 宋代医家。元丰（1078～1085年）年为泰州兴化县（今江苏兴化县）县令，著《奉亲养老书》1卷，述老年病防治理论与方法，四时摄养及老年病食疗等。

陈念祖 1753～1823年。清代著名医家。字修园，号慎修。福建长乐人。祖父陈居廊，博学通医。修园少年孤贫，边读书边学医。肄业于福州鳌峰书院。乾隆五十一年（1786年）补诸生。后曾随泉州名医蔡茗庄学医。乾隆五十七年（1792年）中举人，寓居京师。因治愈刑部郎中伊朝栋中风症，医名大振。乾隆五十九年（1794年），任威县知县，公余则为人治病。嘉庆二十四年（1819年）以病告归，于长乐嵩山井山草堂讲学，从学者甚众。平生博览群书，临证经验丰富，著述甚多。学宗《素问》《灵枢》，尤推崇张仲景。撰有《金匮要略浅注》《金匮方歌括》《伤寒论浅注》《长沙方歌括》《伤寒医诀串解》《神农本草经读》《医学三字经》《医学实在易》《医学从众录》《女科要旨》《时方妙用》《时方歌括》《灵素节要浅注》《新方八阵砭》等。其书通俗易懂，便利初学，流传甚广，对普及医药知识贡献颇大。其学尊经崇古，对金元医学、张景岳、李时珍、温病学说等持批评意见。

陈治 清代医家。字三农。云间（今上海市松江）人。家中五世精于医。继承家学，撰《证治大还》43卷，包括《医学近编》20卷、《伤寒后编》前后编各5卷、《幼幼近编》4卷、《诊视近纂》2卷、《药理近考》2卷、《济阴近编》5卷。另撰有《璜溪医约解》《医师窹言》《外台秘典》《脉药骊珠》等。

陈实功 1555～1636年。明代著名外科学家。字毓仁，号若虚。江苏南通人。年轻时学医，尤喜外科。行医40余年，临证经验丰富。1617年编成《外科正宗》4卷，分门别类，论治精详。认为外症必根于内，提倡内外兼治，主张外科手术与药物治疗结合。创用多种外科手术法，如鼻瘜肉摘除术、气管缝合术、下颌骨脱臼整复、咽喉和食道异物摘除等手术。其著述流传很广，对我国古代外科学的发展有较大影响。是明代外科学代表人物之一。

陈承 宋代医药学家。祖籍阆中（今属四川）。幼丧父，奉母移居江淮间。少时好学，尤喜医，精通诸家之说，治病多有奇效。好用凉药，故谚云"陈承箧里一盘水"。合《嘉祐补注神农本草》《本草图经》二书为一，附古今论说及己所见闻，编成《重广补注神农本草并图经》23卷。大观（1107～1110年）间官将仕郎措置药局检阅方书，与陈师文、裴宗元共同校正《和剂局方》。

陈昭遇 北宋医家。南海（今广东南海）人。世为名医。迁居开封（今属河南）。性谨慎，精究医药，诊脉辨证多有奇验。开宝初任翰林医官，领温水主薄。后加光禄寺丞，赐金紫。开宝六年（973年）与尚药奉御刘翰、道士马志、医官翟煦、吴复珪等详校本草，编《开宝新详定本草》20卷。太平兴国三年（978年）又与翰林医官使王怀隐、副使王祐、郑奇等编修《太平圣惠方》100卷。

陈复正 清代医家。道士。号飞霞。广东罗浮人。幼年多病，留意医药。及长，习道家丹鼎、气功等术。云游海内，临证救治甚多。尤擅小儿科证治。撰《幼幼集成》6卷。反对妄立小儿惊风名目，轻用金石镇坠药。力戒滥用寒凉，败儿脾胃。善用外治法。

陈莲舫 约1840～1914年。清代医家。名秉钧，号乐余老人，别署庸生。青浦（今属上海市）人。世代业医，随其祖学医，尽得家传。光绪年间五次应召入京为光绪帝诊治。敕封三品刑部荣禄大夫，充御医值御药房事。足迹遍及直、粤、鄂、湘、皖、浙诸省。晚年寓居上海。1902年，与李平书、余伯陶、黄春圃等创立上海医会。擅治杂病，用药不尚峻烈之品。其医案选载于《名医会诊方案》《七家会诊张越阶方案》及《清代名医医案精华》。其门人辑有《陈莲舫医案秘钞》。撰有《加批时病论》《女科秘诀大全》《庸庵课徒草》《纪恩录》等。

陈莲舫医案秘钞 医案著作。董韵笙辑。本书汇辑陈莲舫治疗验案，大半为诊治清帝及王公王臣医案，以虚证及脏腑功能失调病证为多，用药平稳，偏于调理、滋补。常一案拟具多方。并列有各季调理方。1921年上海图书集成公司排印出版。

陈嘉谟 1486～1570年。明代医家。字廷采。祁门（今安徽祁门）人。善医，尤长于本草，晚年以七年时间，五易其稿，编成《本草蒙筌》12卷。用对偶句简介药物产地、性味、采集、储藏、辨别、使用方法等，便于初学。

陈藏器 唐代著名药学家。四明（今浙江宁波）人。他鉴于《新修本草》遗漏药物尚多，乃撰《本草拾遗》10卷，以一人之力，拾掇补充遗漏药物至少692种之多，并订正了《新修本草》的一些失误。他提出的"十剂"说，作为重要药学理论之一收入后世本草。李时珍高度评价陈藏器："博极群书，精核物类，订绳谬误，搜罗幽微，自本草以来，一人而已。"

附子 中药名，出自《神农本草经》。为毛茛科植物乌头 Aconitum carmichaeli Debx. 的子根的加工品。性热，味辛，有毒。归心、肾、脾经。有回阳救逆、补火助阳、散寒止痛之功效。可治亡阳证，见冷汗自出、四肢厥逆、脉微欲绝；肾阳不足，命门火衰，而见畏寒肢冷、腰酸脚弱、阳痿尿频；阴寒内盛，脾阳不振，而见脘腹冷痛，大便溏泄；脾肾阳虚，水气内停，见小便不利、肢体浮肿；心阳衰弱，而见心悸气短、胸痹心痛；卫阳虚自汗；阳虚外感风寒；寒湿偏盛，周身骨节疼痛较甚。煎服：3~15g。宜先煎。孕妇忌用。

附子汤 方名，出自《伤寒论》。附子二枚，茯苓三两，人参二两，白术四两，芍药三两。水煎去滓，分三次服。功能温经助阳，祛寒化湿。治少阴病，身体骨节疼痛，恶寒肢冷，苔白滑，脉沉微。

附子泻心汤 方名，出自《伤寒论》。大黄二两，黄连、黄芩、附子（另煎取汁）各一两。前三味开水渍泡去滓，入附子汁，分二次服。功能泻热消痞，扶阳固表。治心下痞，而复恶寒汗出。

附子理中丸 方名，出自《阎氏小儿方论》。人参、白术、炮姜、炙甘草、炮附子各一两。为细末，炼蜜和，一两作十丸。每服一丸，水一盏，化开，煎至七分，食前稍热服。小儿分作三、二服，大小以意加减。功能温阳祛寒，益气健脾。治脾胃虚寒，风冷相乘，腹痛吐泻及霍乱转筋。

附分 经穴名。出《针灸甲乙经》。属足太阳膀胱经，手、足太阳经交会穴。位于背部，第二胸椎棘突下旁开3寸处。主治肩背拘紧、项强、肘臂麻木。斜刺5~8分，不可深刺。艾炷灸3~7壮；或艾条灸5~15分钟。

附骨疽 病名，出《肘后备急方》。又名多骨疽、朽骨疽、股胫疽、咬骨疽、疵疽等。相当于骨髓炎、骨结核。多因毒气深沉，附着于骨所致。本病可发生于全身骨骼。初起多见寒热往来，病处多漫肿无头，皮色不变；继则筋骨疼痛如锥刺，甚至肢体伸屈旋转困难；久则郁而化热，肉腐成脓，溃后稀脓淋漓不尽，色白腥秽，不易收口，形成窦道或有死骨脱出。宜辨证施治，分期治疗。如见寒热往来，宜清热化湿、行瘀通络，用仙方活命饮加减；化脓期宜清热化湿、和营托毒，用黄连解毒汤加减；若气血双虚者，宜补益气血，用八珍汤加减。脓成宜切开排脓，药线引流；有朽骨者应取出朽骨；成窦道者，宜扩创，或用药捻引流；脓水将尽则用生肌散收口。

附骨痈 病名，出《诸病源候论》卷三十二。多因素体热盛而当风取凉。风冷入于肌肉，与热气相搏，伏结近骨而成痈。初起病势急骤，全身不适、倦怠，继而寒战、高热、汗出热不减，食少、苔黄腻、质红，脉滑数，甚则恶心呕吐，患处疼痛如锥，色红、肿胀、焮热、拒按，活动受限等。类似急性化脓性骨髓炎。治法：初期脓未成者，以消为主，宜清热解毒、活血通络，方选仙方活命饮合黄连解毒汤，局部外贴金黄散；若脓已成而未溃，应以托为主，宜托里透脓，方选托里消毒饮加减，局部切开排脓，或采用其他方法施治。

附骨痰 病名，见《疡科心得集》卷中。为流痰病的一种。多为先天不足、三阴亏损，或有所伤，致使气血凝滞所致。多发于小儿，常见于大腿内侧或外侧处。症见：初起全身寒热间作、食少、困倦乏力、面黄肌瘦、腰痛腿酸，朝轻暮重，甚则午后潮热，进而患处漫肿，破色不变，久而破溃，脓呈清稀或夹有败絮样物，淋漓不断，疮口难敛。相当于腰椎结核或股骨大转子滑囊结核，形成脓液流注于大腿内侧或外侧的冷脓肿。治疗参见流痰条。

附饼灸 灸法名。出《千金要方》。又名附子灸。隔物灸之一。用生附子3份，肉桂2份，丁香1份，切细碾末，以黄酒或蜂蜜调和，制成6毫米厚的药饼，细针穿刺数孔，上置艾炷施灸。有温阳散寒作用，适用于阳痿、早泄、命门火衰、疮疡久溃不敛等症。

坠胎 病证名，出《诸病源候论》。指妇人怀孕三个月以内，胎儿未成形而自然坠下。多因气血虚、血热、郁怒、外伤、药物中毒等因，伤及冲任，或肾虚冲任不固，以致妊娠中断，胎坠而下。若在未坠之前，可按胎动不安、胎漏下血治疗。自然坠下以后，以防坠之不全，则应活血祛瘀，方用生化汤合失笑散。

坠睛 病名，见《圣济总录》。相当于麻痹性下斜视。指眼珠向下偏斜，转动不灵者。属目偏视、神珠将反范畴。参见该条。

妙应丸 方名，出自《济生方》。附子二枚，硇砂三钱，木香七钱半，补骨脂、荜茇各一两。依法制丸，如绿豆大。每服15～20丸，食后生姜汤送下。功能散寒行气，破瘀消积。治老人虚人一切虚寒，痃癖积块，攻胀疼痛。《杂病源流犀烛》卷十四载同名方与本方近同。卷六、卷十六载方与本方名同药异，功用主治各别。

妙香散 方名，见于《太平惠民和剂局方》。煨木香二两半，山药、茯神、茯苓、黄芪、远志各一两，人参、桔梗、炙甘草各半两，麝香一钱，辰砂三钱。麝香、辰砂别研，余药共为细末，混调均匀。每治二钱，温酒调服，不拘时候。功能补益气血，安神镇心。治男子、妇人心气不足，志意不定，惊悸恐怖，悲忧惨戚，虚烦少睡，喜怒不常，夜多盗汗，饮食无味，头目昏眩。《杂病源流犀烛》载方与本方近同。

妊娠 出《金匮要略》。又名有子、六甲、有身、有妊、有娠、任娠、双身、妊子、怀子、怀孕、怀身、怀胎、怀娠、怀躯、重身、孕、躯。指妇女受孕。

妊娠下痢 病证名，出《诸病源候论》。又名胎前赤白痢、子痢。指妊娠期间患痢，便脓血赤白，伴有腹痛、里急后重的病证。多因孕后脾弱，外受暑湿热毒之邪，内伤生冷油腻之物，寒热相杂，伤及肠胃所致。症见下痢赤白相杂，腹中绞痛，里急后重，日夜无度，小便短赤，甚则身热，治宜清热利湿、行气化滞，方用当归黄芩芍药汤。若痢下日久，中气下陷，固摄无权，则胎易坠，症见下痢腹痛，滑下不禁，甚则脱肛，治宜温阳健脾、固涩升提，方用真人养脏汤。

妊娠大小便不通 病证名，出《诸病源候论》。指孕妇大便不通及小便不利。因孕后血聚养胎，血燥生热，脏腑热盛，热积于大小肠，大肠热则大便不通，小肠热则小便不利。治宜养血润燥、清热利便，方用清热饮。

妊娠大便秘不通 病证名，出《诸病源候论》。指妊娠期间出现大便秘结不通。孕后血聚养胎，阴血不足，津液竭燥，肠失濡润，而见大便秘结，蕴积肠间。治宜养血润下。方用润麻丸去桃仁，加芝麻。

妊娠小便不通 病证名，出《诸病源候论》。又名转胞、转脬、胞转、妊娠尿难、脬转。指妊娠期间出现小便不通，甚至脐下胀急疼痛者。包括妊娠小便不利。多因气虚、肾虚、气郁、燥热导致水气内停于脬，紧迫难以屈张、水道下输不得入，内溲应出不得出，内外壅滞而见腹胀急痛，大便不通。气虚者，难于举胎，胎压膀胱，溺不得出，兼见面色㿠白，气短乏力，治宜益气举胎，方用举胎四物汤加乌药。肾虚者，无力系胎，胎压膀胱，或肾虚难以化气行水，致小便滴沥或尿闭不通，腹胀急痛，兼见畏寒肢冷、四肢浮肿、腰酸腿软，治宜温阳补肾、化气行水，方用济生肾气丸去牛膝、肉桂；气郁者，暴怒忧郁，气机不畅，气阻水道致小便不通，脐下急痛，兼见烦急易怒，胸闷胁胀，治宜调气行水，方用沉香散去王不留行。若燥热者，血聚养胎，阴虚血燥，小肠热盛，故见小便短黄，继而不通，小腹胀痛，大便干燥或便而不爽，饮食如常，治宜清热利尿，方用清热饮。若脐下急满，溺仍不出时，就平卧后抬高臀部，使胎上浮以利排尿；或配合针刺气海、膀胱俞、阴陵泉，灸关元穴；或用热毛巾热敷下腹部。若情况紧急，则应导尿。

妊娠中风 病名，出《诸病源候论》。指孕妇在妊娠期突然手足麻木，口眼㖞斜，半身不遂，甚则卒然昏倒，不省人事。多因孕后血聚养胎，孕妇血虚，脏腑经络失其荣养，易被风邪所中而致。中于经络者，症见手足麻木，口眼㖞斜，甚则半身不遂，治宜养血祛风，佐以安胎，方用增损八物汤。中于脏腑者，症见卒然昏倒，痰涎壅盛，不省人事，治宜搜风开窍、祛痰安胎，方用防风散。

妊娠中暑 病名,见《竹林女科证治》。指妊娠期,孕妇感受暑热之邪,烦热口渴,闷乱喘促,甚则突然昏倒者。由于孕妇体虚,暑令炎热,烈日暴晒,暑热之邪,闭塞清窍所致。症见突然昏倒,不省人事,或闷乱喘促,烦热燥渴,甚而可致胎动不安。治宜清暑安胎。方用清暑益气汤加藿香。

妊娠中温 病名,见《万氏女科》。指孕妇冒雨或久坐湿地,久居湿处,及汗出冷浴以致湿邪伤于肌腠者。症见鼻塞发热,头重身重,骨节烦痛。治宜祛湿安胎,方用通草散。

妊娠心腹胀满 病证名,见《太平圣惠方》。指孕妇出现心胸及腹部痞满而胀,不思饮食的病证。包括妊娠伤食,多因孕妇饮食不节,胃气壅滞,浊邪内阻,升降失调所致。症见胸腹胀满,痞闷纳差,恶心欲吐,嗳腐吞酸,食后胀甚而痛。治宜消食化滞,方用保和丸。过食寒凉者,症见心腹冷胀,得热则舒。治宜温中散寒,方用温胃丁香散。

妊娠心腹痛 病证名,出《诸病源候论》。指孕妇胸脘及腹部疼痛的病证。包括妊娠心痛。多因孕妇胃肠素有冷积及痰饮停滞于内,再感风寒之邪,寒气凝滞所致。症见发病较急,痛势较剧,脘腹痛如刀绞,喜暖怕凉,口唇青紫,治宜散寒止痛,方用吴茱萸汤。若寒邪与痰饮交结,痹阻胸阳,轻者时痛时止,重者痛剧彻背,不得睡卧,呕吐寒涎,遇热痛减,治宜温中化痰止痛,方用加味小胃丹。

妊娠目病 病证名,出《证治准绳》。亦名兼胎症。泛指妊娠时期而患目疾者。证治与常人不同,多为邪有余而正不足之候,故不可攻伐太过,恐伤胎气。应避免用破血、攻下、峻下之品。除按眼疾辨证外,方中应加入适当固胎之品。

妊娠耳鸣 病证名,见《叶氏女科证治》。指孕妇耳内如有鸣声,可如蝉鸣、钟鸣、流水声,或如风雷鼓鸣声者。多因孕后肾阴亏虚、髓海不足,或血虚肝旺,或肝火炽盛所致。肾阴亏虚者,症见耳鸣如蝉声,音低而微,随孕期渐重,伴有头晕目眩,五心烦热,失眠盗汗,腰膝酸软,治宜滋阴补肾,方选大补阴丸。血虚肝旺者,症见耳中蝉鸣,时轻时重,甚则耳失聪敏,伴有头胀眩晕,口苦咽干,目睛干涩,失眠多梦,治宜养血平肝,方选当归饮子。肝火炽盛者,症见突然耳鸣,声如鸣钟,或如风雷潮水声,伴有双耳胀痛,面红目赤,急躁心烦,便干溲黄,治宜清肝泻火,方选龙胆泻肝汤。

妊娠吐血 病证名,出《诸病源候论》。指孕妇呕吐血液,或食物中夹血的病证。多因孕后胃中积热,或肝郁化热,热伤胃络,气逆而上,血随上溢而致。若吐血不止,易致伤血损阴而堕胎。因胃中积热者,症见吐血色紫红,夹有食物残渣,吐物秽浊,脘腹胀痛,口臭作渴,喜食饮冷,大便色黑,治宜清胃泻热,凉血止血,方用清胃汤加茅根、乌贼骨。若肝火犯胃者,症见急怒后口中吐血,血色鲜红,兼见口苦咽干,心烦胁痛,急躁易怒,不思纳食,治宜平肝清热、凉血止血,方用平肝解郁止血汤。

妊娠多怒坠胎 病证名,见《傅青主女科》。指妇女孕后性急多怒,胎元受损,胎儿欲坠的病证。因孕后血聚养胎,阴虚火旺,肝火妄动,性急多怒,气迫血乱,下扰冲任,而致胎元受损,胎动不安,出血欲坠。症见腰酸下坠,腹胀作痛,胸闷胁胀,心烦易怒,甚则阴道出血。治宜平肝清热、止血安胎,方用保阴煎加柴胡、侧柏炭。

妊娠尿血 病证名,出《诸病源候论》。指孕妇小便时尿中带血而无疼痛的病证。多因受孕以后,心火亢盛,移热小肠,渗于膀胱,热扰血分;或肾阴亏虚,阴虚火动,逼血流溢,下出膀胱所致。心火亢盛者,症见小便带血,其色鲜红,小便灼热,心烦口渴,口舌生疮,夜寐不安,治宜清心泻火、凉血止血,方用小蓟汤。阴虚火动者，症见尿中带血，血色紫红，兼见头晕耳鸣，腰腿酸软，五心烦热，治宜滋阴清热、凉血止血，方用知柏地黄汤加藕节、琥珀粉。

妊娠乳肿 病名，见《叶氏女科证治》。又名胎前乳肿、内吹、内吹乳。指妊娠六七个月时，出现乳房胀硬肿痛，并见发热恶寒者。乃因孕期情志抑郁，肝郁不舒，气机不畅，肝经络乳，乳络阻塞，聚结不散所致。治宜疏肝清热、理气通络，方用瓜蒌牛蒡汤，双乳外敷芒硝。

妊娠肿胀 病证名，出《沈氏女科辑要笺正》。又称妊娠水肿、妊娠浮肿、妊娠肿满、子水不利、胎肿。指妊娠以后，孕妇发生的面目及四肢浮肿，甚则遍身俱肿者。根据肿胀发生的妊月、部位、症状及程度的不同，又有子气、子肿、子满、皱脚、脆脚、胎水肿满等名称。详见各条。

妊娠胁痛 病证名，见《增补胎产心法》。指孕妇在妊娠期间，出现两胁疼痛者。多因孕期恚怒伤肝，气郁不舒；或痰浊中阻，气机壅滞所致。肝郁不舒者，症见两胁胀痛，遇怒尤甚，烦闷急躁，嗳气太息，口苦纳差，治宜舒肝解郁，方选柴胡疏肝散。若痰浊阻滞者，症见胸胁满痛，呕逆不食，痰涎壅盛，口中黏腻，治宜理气化痰，方选二陈汤加柴胡、郁金。

妊娠疟 病名，出《诸病源候论》。指孕妇感受疟邪，出现寒战壮热、休作有时者。多因孕妇脾胃虚弱，饮食停滞，夏伤于暑，感染疟邪所致。症见寒战发热，或但寒不热，发作有时，恶心头痛，骨节酸痛。若属初起，治宜和解驱邪、健脾安胎，方用散邪饮。若孕妇体弱发作寒战，易动其胎，则应健脾益气、截疟安胎，方用人参养胃汤加青蒿。

妊娠泄泻 病证名，出《妇人良方大全》。又名子泄。指妊娠期间出现腹痛肠鸣，大便次数增多，粪便稀薄，甚则如水样便者。包括胎前食泻、胎前寒泻、妊娠暑泻。多因孕妇脾肾本虚，孕后越虚，外受风寒暑湿之邪，内伤食滞生冷，或脾失健运，或肾虚不能温化，及肝气犯脾而致腹痛泄泻。伤于风寒者，症见泻物清稀，腹痛肠鸣，治宜散寒化浊，方用温脾丹。伤于暑湿者，症见腹痛即泻，泻物臭秽，肛门灼热，心烦口渴，小便短赤，治宜清热利湿，方用葛根芩连汤。伤食不化者，症见腹痛肠鸣，泻后痛减，吞酸胀饱，矢气臭秽，治宜消食导滞，方用保和丸。伤于生冷者，症见泻下清稀，脘中冷痛，腹胀肠鸣，治宜温中散寒，方用温胃丁香散。脾虚者，症见泄下完谷，脘闷腹痛，不思饮食，治宜健脾燥湿，方用参苓白术散。肾阳不足者，症见五更作泻，腹痛肠鸣，手足厥冷，腰酸冷坠，治宜温补肾阳，方用四神丸。肝气犯脾者，症见痛则即泻，泻后痛止，胸胁痞满，口苦纳差，治宜抑肝扶脾，方用痛泻要方。

妊娠咽喉痛 病证名，出《胎产新法》。指孕妇咽喉疼痛的病证。多因孕后阴虚火盛，火热上攻，肺中积热，复感风热时邪，热灼肺经，发为咽喉作痛。症见发热头痛，咽喉疼痛，咽物难下，口鼻咽干，思冷饮，咳嗽黄痰。治宜清热解表，降火祛痰。方用四物凉膈散。

妊娠脉 指孕妇脉象。其脉常见滑而冲和，或滑数搏指有力，或见尺脉滑数，寸脉微小等。与常人之脉有所不同。故《素问·阴阳别论》说："阴搏阳别，谓之有子"。《濒湖脉学》说："滑而冲和，娠孕可决"。《医宗金鉴·四诊心法要诀》说："滑疾而数，胎必三月；按之不散，五月可别"。

妊娠眩晕 病证名，见《妇科辑要》。又称子眩、子晕。指妊娠后期，出现头目眩晕，耳鸣眼花，视物不清，甚或忽然昏倒不省人事，倾刻即醒，又若常人而言。导致本病的原因，有气血两虚，肝阳上亢及痰浊壅盛等。气血两虚者，症见头目眩晕，甚则昏倒，醒后如常，面色㿠白，心悸气短，体倦神疲，宜气血双补，方用归脾汤。肝阳上亢者，症见头晕目眩，心烦耳鸣，面色潮红，口苦胁痛，甚或突然不醒，少顷即醒，治宜养阴平肝，方用杞菊地黄汤加减。痰浊壅盛者，症见头重眩晕，胸闷恶心，口吐痰涎，时发眼发目瞤，难以站立，片刻如常，治宜除湿化痰，方用半夏白术天麻汤。

妊娠衄血 病证名，见《证治准绳》。指孕妇鼻中出血的病证。多因孕妇阴虚肺热，复加嗜食辛辣，上蒸于肺，灼伤肺络，发为鼻衄。症见鼻中衄血，血色鲜红，鼻息气热，口鼻干燥，干咳无痰，喜欲饮冷，便赤尿黄。治宜养阴清热，止血润燥，方用清金散。

妊娠烦渴 病证名，见《普济方》。又称妊娠口渴、胎前焦渴。指妊娠期间出现心中烦躁，口干作渴者。多因孕后血聚养胎，阴血亏损，阴虚内热，津液灼枯而致。症见心烦失眠，口干思饮，夜间焦渴，头晕目眩，五心烦热。治宜滋阴清热、生津止渴，方用清化饮。

妊娠遗尿 病证名，指《妇人良方大全》。又名孕妇尿出。指孕妇小便不能控制而自行排出者。多因孕后肾虚，或脾肺气虚，膀胱失约，导致遗尿；或阴虚内热，热扰膀胱所致。肾虚不固者，症见小便失禁，尿液清长，行走过劳尤甚，兼见腰酸下坠，身寒肢冷，两足无力，治宜补肾固脬，方用菟丝子丸。脾肺气虚者，症见尿意频数，滴沥不禁，咳嗽尤甚，小腹下坠，纳食欠佳，治宜补益脾肺，方用补中益气汤加益智仁。膀胱有热者，症见小便频数，渐沥不禁，尿短而赤，心烦不寐，治宜滋阴清热，方用知柏地黄汤。

妊娠喘 病证名，见《胎产辑萃》。又名胎喘。指孕妇出现气逆喘息，甚则呼吸困难、不得平卧者。多因孕后脾失健运，痰饮停滞，痰湿逆上，上壅于肺；或感受风寒，肺气失宣；或胎热上逆，气逆作喘。痰饮壅肺者，症见喘息气急，痰多胸闷，夜不得卧，甚则呼吸困难，治宜化痰平喘，方选二陈汤合杏苏散。感受风寒者，兼见恶寒发热，治宜疏风散寒，方选参苏饮。胎火上逆者，兼见发热烦躁，治宜清热安胎，方选清白散加黄芩。

妊娠腰痛 病证名，出《诸病源候论》。指妊娠期间出现腰酸下坠、腰痛、腰背窜痛，甚则转动不利者。包括妊娠腰背痛。多因孕后肾气虚弱；或风冷寒湿所乘，阻滞经络；或跌闪触撞所致。肾虚者，症见腰酸下坠，腰痛如折，膝软无力，过劳尤甚，治宜温阳补肾安胎，方用青娥丸。若风冷寒湿所乘，症见腰部冷痛沉坠，腰背窜痛，屈伸不利，得热则舒，治宜散寒祛湿安胎，方用独活寄生汤去牛膝。若跌撞闪挫者，症见腰痛如刺，转侧不利，重则可致胎坠，治宜养血止痛、补肾安胎，方用胎元饮加川断、寄生。

妊娠腹痛 病证名，出《金匮要略》。又称胞阻、妊娠小腹痛、子痛、痛胎。指孕妇出现小腹部疼痛的病证。多因孕后血虚、虚寒、气郁，气血运行失畅，胞脉阻滞所致。血虚者，血少而气不行，运行无力，虚而阻滞，症见孕后腹痛绵绵，喜揉喜按，面色萎黄，头晕目眩，心悸少寐，治宜养血安胎，方用胶艾汤。虚寒者，素体阳虚，阴寒内结，失于温煦，胞脉阻滞，症见小腹冷痛，得热痛减，面色苍白，身寒肢冷，治宜温胞散寒，方用艾附暖宫丸。气郁者，肝郁气滞，血行失畅，症见小腹胀痛，胸胁胀满，心烦急躁，嗳气太息，治宜舒肝解郁，方用逍遥散加香附、苏梗。

妊娠瘛疭 病证名，见《妇人良方大全》。指孕妇手脚抽筋的病证。多因孕后血聚养胎，阴血不足，阴虚火旺，筋失濡养所致。症见妊娠后双手及小腿时发抽筋疼痛，夜间尤甚，治宜养阴柔筋，方用钩藤汤加白芍、甘草。阴虚阳亢，肝风内动者，兼见头晕耳鸣，视物不清，五心烦热，烦躁易怒，治宜滋阴潜阳、平肝息风，可在上方中加山栀、天麻、黄芩。若抽搐急者，可用天麻丸。

努法 针刺手法名。指进针得气后，用大指次指捏住针头，用中指侧压针身使之成弯弓之状，以使气行的方法。

邵英俊 唐代口齿科医家。据《新唐书·艺文志》载，撰有《口齿论》1卷、《排玉集》2卷，为我国现知最早的口齿科专书，均佚。

忍冬藤 中药名，出自《本草经集注》。又名银花藤、金银藤、鹭鸶藤、忍寒草、右旋藤、二花秧。为忍冬科植物忍冬 Lonicera japonica Thunb. 的茎叶。性寒，味甘。归心、肺经。有清热、解毒、通络之功效，可治温病发热、咽炎、肺炎、肺脓疡、腮腺炎、痢疾、肠炎、肝炎、风湿性关节炎、痈疮肿毒。煎服：15~60g。

鸡子黄 中药名，出自《名医别录》。又名鸡卵黄。为雉科动物家鸡 Gallus gallus domesticus Brisson 的卵黄。性平，味甘。归心、肾经。有滋阴养血、润燥息风之功效。可治阴虚心烦不寐、卒然干呕不止、胎漏下血；肺结核潮热、盗汗、咳嗽、吐血、婴幼儿慢性消化不良、烧烫伤、热疮、湿疹、皮肤溃疡。鸡子白能清热解毒；鸡子壳能制酸、止血。

鸡内金 中药名，出自《神农本草经》。又名鸡肫皮、鸡黄皮、鸡肫胵。为雉科动物鸡 Gallus gallus domesticus Brisson. 的砂囊的角质内壁。性平，味甘。归脾、胃、小肠、膀胱经。有运脾消食、固精止遗之功效。可治消化不良、食积不化，以及小儿疳积；遗尿、遗精；泌尿系结石及胆结石；煎服：3~10g。研末服，每次1.5~3g，效果优于煎服。

鸡心痔 病名，见《疮疡经验全书》。指形如鸡心的痔疮。似静脉曲张性外痔，病因证治参外痔条。

鸡血藤 中药名，出自《本草纲目拾遗》。又名血风藤。为豆科植物三叶鸡血藤 Spathlobus saberectus Dunn. 和香花崖豆藤 Millettia dielsiana Harms 等的藤茎。性温，味苦、微甘。归肝经。有行血补血、舒筋活络之功效，可治月经不调、经行不畅、痛经、血虚经闭，以及关节酸痛、手足麻木、肢体瘫痪、风湿痹痛。煎服：10~30g。

鸡苏散 方名，出自《伤寒直格》。滑石六份，甘草一份，薄荷叶一份。为细末，每服三至五钱，水煎温服，日三次。功能疏风祛暑。治暑湿兼见发热，微恶风寒，头痛头胀者。《济生方》《证治准绳》均载有同名方，组成、功用、主治各异。

鸡肝 中药名，出自《名医别录》。为雉科动物家鸡 Gallus gallus domesticus Brisson 的肝。性微温，味甘。归肝、肾经。有补肝肾之功效，可治目暗、夜盲、小儿疳积、萎黄病、产后贫血、胎漏。鸡肉能补中益气。鸡血能祛风，安神，活血，解毒。鸡胆能消炎，止咳，祛痰，明目。鸡屎白能利水，泄热，祛风，解毒。

鸡鸣散 方名，见于《类编朱氏集验方》。槟榔七枚，陈皮、木瓜各一两，吴茱萸二钱，桔梗、生姜各半两，紫苏三钱。为粗末，分作八份，每份水煎，早晨空腹分二至三次冷服。功能宣化水湿，下气降浊。治湿脚气，症见足胫肿重无力，或麻木冷痛，行走不便，及风湿流注，脚痛不可着地，筋脉浮肿者。《三因极一病证方论》以大黄、杏仁为末，酒煎去渣，黎明时服，治外伤性瘀积疼痛，气绝欲死者；《伤科补要》用当归尾、桃仁、大黄酒煎，黎明时服，治胸腹蓄血，亦均名鸡鸣散，与本方有别。

鸡骨香 中药名，出自《生草药性备要》。又名滚地龙、驳骨消、黄牛香。为大戟科植物鸡骨香 Croton Crassifolias Geisel. 的根。性温，味辛、苦。有理气止痛、祛风活络之功效，可治胃肠胀气、脘腹疼痛、疝痛、咽喉肿痛、风湿关节痛、腰腿痛、跌打扭伤。煎服：9~15g；研末，每服0.9~1.5g。

鸡冠花 中药名，出自《滇南本草》。又名鸡髻花、鸡冠头。为苋科植物鸡冠花 Celosia Cristata L. 的花序。性凉，味甘。归肝、大肠经。有清热利湿、收敛止血之功效，可治吐血、咳血、痔血、痢疾、崩漏、带下、产后瘀血腹痛、尿路感染。煎服：9~15g。

鸡冠蚬肉外障 病名,出《秘传眼科龙木论》。又名奚魁蚬肉。相当于沙眼性胶质样滤泡增生。系由脾胃积热,肝风上冲于目所致。症见睑内或大眦部长出红肉,如鸡冠似蚬肉,可渐长大,遮掩气轮或风轮,常伴沙涩泪出,怕日羞明。治以疏风泄热。服抽风汤、石决明散之类,或配合外洗及手术切除。

鸡冠痔 病名,见《外科十三方考》。指形如鸡冠,硬而赤肿作痛的痔疮,即炎性外痔。病因证治见外痔条。

鸡屎藤 中药名,出自《生草药性备要》。又名臭藤、皆治藤、毛葫芦、甜藤、牛皮冻。为茜草科植物鸡矢藤 Paederia scandens (Lour.) Merr. 的全草或根。性平,味甘、酸。有祛风活血、利湿消积、止痛、解毒之功效。可治风湿筋骨酸痛、跌打瘀痛、黄疸型肝炎、肠炎、痢疾、食滞、白带、阑尾炎、久咳。煎服:9～15g。鲜叶捣敷可治疮疡肿毒、皮肤溃疡久不愈合、毒虫咬伤。针剂肌肉注射可治胆肾绞痛、胃肠痉挛性疼痛、骨折及手术后疼痛。还能治有机磷农药中毒,煎服后可出现呕吐腹泻。鸡屎藤果取汁外涂,可治毒虫螫伤。

鸡峰普济方 方书。30卷。原题宋·张锐撰。据陆心源《仪顾堂集》卷19考证,疑为北宋时孙兆撰。今存者为清代覆宋刻本,已缺2、3、6、8四卷。卷1为医论及炮炙法;卷4～27选录多种病证治疗方剂,大致概括了宋代医家临床成就;卷28～29列述丹药治法;卷30记录民间常用备急单方,此卷又有单行本,名《鸡峰备急方》。现存清道光八年汪士钟覆南宋刻本。

鸡胸痰 病名,见《医门补要》。即发于胸前的流痰,因病者胸前较高突似鸡胸而名。相当于西医的胸骨结核。病因证治见流痰条。

鸡眼 病名,见《医宗金鉴》。又名肉刺。西医亦称鸡眼。多因穿鞋紧窄或足跟畸形,局部受压和长期摩擦而成。多发于跖前中部、小趾外侧或踇趾内侧缘,大小一般如豆,根陷肉内,表面隆起,色淡黄或深黄,境界清楚,状似鸡之眼珠,受压则痛。外治即可,用千金散,或鸡眼散;或生半夏末、白糖少许,冷开水调敷;或用修脚术治疗。

鸡膪疳 病名,见《医宗金鉴》。是指痔疮并发阴囊肿坠、痛引睾丸者。病因证治见痔疮条。

纯阳之体 小儿生理特点之一。纯阳,含有小儿生长发育旺盛的意义,《颅囟经》:"三岁以内,呼为纯阳"。《小儿药证直诀》提出"小儿纯阳,无烦益火"。徐灵胎《医学源流论》亦谓:"小儿纯阳之体,最宜清凉"。认为小儿体禀纯阳,所患热病最多,在治法上不宜使用温阳药物。而后《温病条辨·解儿难》则说:"古称小儿纯阳……非盛阳之谓,小儿稚阳未充,稚阴之长也"。因此,对纯阳之体有两说。其中"小儿纯阳之体,最宜清凉"的论点,给后世影响较大。参稚阴稚阳条。

纳支补泻 指以十二经脉纳支时刻为基础的针刺补泻方法。十二经脉的血气盛衰,各有一定的时刻,古人以十二地支来相配,一经一时,依次而行,称为纳支。即肺经寅时,大肠经卯时,胃经辰时,脾经巳时,心经午时,小肠经未时,膀胱经申时,肾经酉时,心包经戌时,三焦经亥时,胆经子时,肝经丑时。经脉流注时刻已至,正当经气大盛之时,用针迎而夺之,损其有余,是为泻法。如肺经实证,应于寅时针刺。经脉流注时刻已过,正渐衰退而后进针,随而济之,以补充其不足,是为补法。如肺经虚证,应于卯时针刺。本法亦可与子母补泻法配合应用。

纳里病 蒙医病名。指食管或胃腔变狭窄的一种病变,(蒙语"纳里"为狭窄之意)。因长期情志忧郁,久用苦涩酽茶、酗酒和吸烟,导致巴达干偏盛,而致本病。治疗上以寒水石灰剂为主,嘎拉图呼和剂引用蜜水送服。如果病者元气尚佳,可用催吐剂,结合病势轻重及元气强弱加以调治。

纹 出《广嗣纪要·择配篇》。纹同文，又名石女。指阴道狭窄，影响性交与生育者。属五不女之一。

纹色 见《四诊抉微》。又名手筋色、虎口脉色。指小儿虎口脉纹的颜色。脉纹的颜色一般能反映病情的寒热虚实。纹色红赤多属火，淡红者为虚寒，纹色红紫黯，为热极邪郁或为血瘀内阻，纹色青紫多见肝热生风或伤食痰阻，亦主惊，主痛，多实证，指纹色淡多见体质虚弱、气血不足者。参见小儿指纹条。

驴血二十五味散 蒙医希拉乌苏病方。方由驴血、石灰华、红花、丁香、肉豆蔻、草果、诃子、白檀、紫檀、牛黄、当药、龙胆花、漏芦花、白豆蔻、栀子、白云香、木棉花蕊、木棉花萼、瞿麦、杜仲、苘麻子、决明子、川楝子、苦参、麝香组成。功能涸黄水，消肿。主治痛风、痹、坏血病、关节疼痛、皮肤病等。

纽扣风 病名，见《医宗金鉴》。是发生于胸颈间正当有钮扣处的瘙痒性皮肤病。相当于西医的胸前部脂溢性湿疹。多因汗出受风，与湿热相搏，阻于肌肤而成。初起粟疹，瘙痒无度，抓破流脂水，蔓延扩大，可及项背，治以疏风清热祛湿，消风散加减内服，外用冰硫散麻油调搽。

八画

[一]

奉亲养老书 养生学著作。1卷。宋·陈直撰。约成书于11世纪中。全书共15篇，记述老年人防病理论与方法，四时摄养措施及老年疾病食物疗法。所录四时通用药方及食疗方，大多用法简便，切于实用。对后世影响较大。元代邹铉又续增3卷，名《寿亲养老新书》。现存明万历三十一年文会堂刻《格致丛书》本。

环中 奇穴名，见《中国针灸学》。位于环跳穴与腰俞穴连线的中点。主治坐骨神经痛、腰痛、下肢痹痛腰骶臀部疼痛。直刺1~2寸，得气时酸麻感至足。艾炷灸5~7壮，或艾条灸5~15分钟。

环跳 经穴名，出《针灸甲乙经》。又名髋骨、髀枢、髀厌、枢中、分中、环谷、环铫、环跳、枢合中、膑骨、环骨。属足少阳胆经，足少阳、足太阳经交会穴。位于股骨大转子最高点与骶管裂孔连线的外1/3与中1/3交点处，侧卧屈股取穴。主治腰腿痹痛、下肢痿痹、半身不遂、风疹、脚气、坐骨神经痛、髋关节疾患。直刺2~3分，艾炷灸5~10壮；或艾条灸10~20分钟。

环跳骨出臼 病名，即髋关节脱位。见清·胡廷光《伤科汇纂》卷六。

环跳疽 病名，见《外科理例》。又名股阳疽。即发于髋部环跳穴的无头疽。相当于西医的急性化脓性髋关节炎。病因病机类同附骨疽，但病位是在关节间。初起髋部筋骨隐痛，皮色不变，继则肿胀疼痛灼热，关节呈半屈曲位，稍一活动即感剧痛，可使臀部外突，大腿略向外翻，伴寒战高热等；约1~3个月成脓；溃后易成窦道，可使关节畸形、僵硬，甚或脱位，强直而致残。内外治法同附骨疽，见该条。

环溪草堂医案 3卷。清·王泰林撰。分内伤杂病、伏气、暑病外伤、妇人、小儿等35门。诸案审证论病细致明确，疑难病证多详述治疗过程，以古法化裁的新方颇多。柳宝诒据多种抄本选辑加按，收入《柳选四家医案》。

武之望 ?~1629年。明代医家。字叔卿，号阳纡。临潼（今属陕西）人。万历十七年（1589年）进士。富于经史及经世之学。自幼多病，熟读《内经》及金元诸家医籍，遂精于医。据王肯堂《证治准绳》女科部分，编成《济阴纲目》，分门别类，纲目井然，流传颇广。又汇集众编，取诸家之卓识议论及医方，集成《济阳纲目》。另撰《慈幼纲目》，已佚。

武威汉代医简 方书。一名《治百病方》。甘肃省博物馆、武威县文化馆合编。本书系据1972年甘肃武威旱滩坡汉墓出土医简整理而成,包括医简图版、摹本、释文和注释。简牍共92枚,其中简78枚,牍14枚。简牍记述治疗内、外、妇、五官科疾病医方30余首,用药近100味。剂型有汤、丸、膏、散、醴、滴、栓剂等。内有9简涉及针灸。文字朴素,很少医学理论内容,体现了我国早期医药著作理论与临床经验分别记录和著述的特点。1975年文物出版社出版。

青木香 中药名,出自《新修本草》。又名马兜铃根、独行根、青藤香。为马兜铃科植物马兜铃 Aristolochia debilis Sieb. et Zucc. 及北马兜铃 Aristolochia contorta bge. 的根。性微寒,味辛、苦。归肝、胃经。有行气止痛、解毒消肿之功效。可治肝胃气滞所致的胸胁胀痛、脘腹疼痛;夏令饮食不慎,秽浊内阻引起的腹痛;毒蛇咬伤;高血压。煎服:3~10g。多服易引起恶心呕吐。

青风内障 病名,见《秘传眼科龙木论》。又名青风。为五风变内障之一。类似于今之开角型(单纯性)青光眼。多由于肝肾阴虚,风火升扰所致。症见瞳神呈淡青色,略散大,无抱轮红或微红,头眼轻度胀痛,视力下降等。宜滋阴清热,平肝息风。用阿胶鸡子黄汤,酌加知母、黄柏、地骨皮等。外点降眼压药物。

青龙摆尾 针刺手法名。出明·徐凤《金针赋》。又名苍龙摆尾。是以针向行气法结合九数为补的一种手法。其法是进针得气后,将针提至天部,然后再斜刺向病所,不做提插捻转,手持针柄使之左右摆动,左右摆动各9次或27。本法有行气作用,使气至病所,可用于浅部催气。

青皮 中药名,出自《本草图经》。又名小青皮、青橘皮、青柑皮。为芸香科植物橘 Citrus reticulata blanco 及其变种未成熟的果皮或幼果。性温,味苦、辛。归肝、胆、胃经。有疏肝破气、散结消滞之功效。可治肝气郁滞所致的胁肋胀痛、乳房胀痛及疝气疼痛;食积不化;气滞血瘀所致的癥瘕积聚,以及久疟癖块;低血压。煎服:3~10g。

青州白丸子 方名,出自《太平惠民和剂局方》生天南星三两,生白附子二两,生半夏七两,生川乌头五钱。捣罗为细末,以生绢袋盛,用井华水摆,使药粉浸出,未出者,以手揉令出。如有滓更研,再入绢袋摆尽为度。再置瓷盆中日晒夜露,至晓弃水,别用井华水搅,又晒。如此春五日,夏三日,秋七日,冬十日,去水晒干,候如玉片研碎,以糯米粉煎粥清为丸,如绿豆大。初服五丸,加至十五丸,生姜汤下,不计时候。如瘫痪风,以温酒下二十丸,日三服;小儿惊风,薄荷汤下二、三丸。功能助阳祛寒,逐风痰,通经络。治男子妇人半身不遂,手足顽麻,口眼㖞斜,痰涎壅塞,及小儿惊风、大人头风等证。

青灵 经穴名,出《太平圣惠方》。又名青灵泉。属手少阴心经。位于上臂前内侧,平腋前纹头下6寸,在肱二头肌内侧沟处;或于少海穴上3寸取穴。主治目黄、胁痛、腋下肿痛、肩臂痛、头痛振寒。直刺5分~1寸。艾炷灸1~3壮;或艾条灸5~10分钟。

青鱼胆 中药名,出自《食疗本草》。为鲤科动物青鱼 Mylopharyngodon piceus (Richardson) 的胆囊。性寒,味苦。归肝、胆经。有泻热、明目之功效,可治乳蛾、喉痹、目赤肿痛、翳障、热疮。

青盲 病名,见《肘后备急方》又名黑盲。类今之视神经萎缩。多因肝肾亏衰,精血虚损,目窍失养所致。症见外眼端好,而视力低下,视神经乳头苍白萎缩。治宜滋补肝肾,溢精养血,开窍明目。用杞菊地黄刃或驻景丸加减方。可配合针灸治疗。

青带 病证名,见《傅青主女科》。又名带下青候。指妇女带下如绿豆汁,色青绿而稠黏者。多因湿浊秽邪,乘虚侵入;或肝经湿热,流注带脉所致。湿毒者,症见带下量多,青绿如脓,或如米泔,气味腐臭,阴部痒痛,或见腹痛发热,小便涩痛,治宜清解湿毒,方用止带方。肝经湿热者,症见带下青绿黏稠，气味臭秽，阴痒红肿，心烦口苦，胸闷胁痛，头晕目眩，治宜平肝利湿，方用加减逍遥散。

青娥丸 方名，出自《太平惠民和剂局方》。胡桃肉二十个，补骨脂八两，杜仲十六两。为细末，大蒜膏四两为丸，每服三十丸，空腹温酒送下，妇人淡醋汤送下。功能温肾阳，上腹痛。治肾虚腰如折，起坐艰难，俯仰不利，转侧不能者。一方以面糊为丸，功用主治皆同。

青娘子 中药名，出自《本草纲目》。又名芫青、相思虫。为芫青科昆虫绿芫青 Lytta caraganae pallas 的全虫。性温，味辛，有大毒。有攻毒、逐瘀之功效，可治瘰疬、狂犬咬伤。炒炙后煎服：1～2枚，孕妇忌服。

青黄牒出 病证名，见《证治准绳》。又名青黄凸出。相当于今之眼内容物脱出。多因突然外伤，或肝胆火炽，黑睛破溃，珠内组织牒出。症见黑睛破口黄仁、神水、神膏，甚至睛珠、视衣脱出。肝胆火炽者，宜清肝泻火，用龙胆泻肝汤加减。外伤引起者，考虑手术治疗。

青蛇毒 病名，《见外科大成》。又名青蛇便。即发于小腿部的恶脉。症因症治见该条。

青葙丸 方名，自《医宗金鉴·眼科心法要诀》。青葙子、生地黄各二两，菟丝子、芫蔚子、防风、玄参、柴胡、泽泻、车前子、茯苓各一两，五味子、细辛各三钱。为细末，炼蜜为丸，如梧桐子大。每服三钱，空腹茶水送下。功能清肝明目。治肝虚积热，两目红肿涩痛，时发时止，久则渐重，遂生翳膜，视物昏暗。

青葙子 中药名，出自《神农本草经》。又名草决明、牛尾花子、狗尾巴子。为苋科植物青葙 Celosia argentea L. 的成熟种子。性微寒，味苦。归肝经。有清泄肝火、明目、退翳之功效。可治肝火上炎、目赤肿痛、目生翳膜、视物昏暗；肝阳上亢的高血压病。煎服：3～15g。本品有散瞳作用，肝肾虚及青光眼患者忌用。青葙茎叶也入药，能清热燥湿，杀虫，止血。

青筋 症名，见《张氏医通》。指人体皮肤表面异常显露的青色筋脉。多由瘀血引起。宜活血祛瘀，方用下瘀血汤或抵当汤加减。

青蒿 中药名，出自《神农本草经》。又名香蒿、苦蒿、草蒿。为菊科植物青蒿 Artemisia apiacea Hance 和黄花蒿 A. annua L. 的全草。性寒，味苦、辛。归肝、胆、肾经。有退虚热、凉血、解暑、截疟之功效。可治疟疾寒热；温热病后期，温热之邪入阴分、夜热早凉、热退无汗或温热病后低热不退；阴虚发热，见骨蒸劳瘵、日晡潮热、手足心热；暑热外感，发热无汗或有汗，头昏头痛，脉洪数。煎服：3～10g。不宜久煎。青蒿子能清热，杀虫。青蒿根能治劳热骨蒸、风湿性关节炎、便血。青蒿虫能镇静、镇痛，治急慢惊风。

青蒿鳖甲汤 方名，出自《温病条辨》。青蒿、知母各二钱，鳖甲五钱，生地黄四钱，牡丹皮三钱。水煎服。功能养阴透热。治温病后期，邪热深伏阴分，症见夜热早凉，热退无汗者。一方有桑叶、天花粉、无生地黄，治疟疾暮热早凉，汗解渴饮，脉弦。

青黛 中药名，出自《药性论》。又名靛花、靛沫花。为菘蓝、马蓝、蓼蓝、木蓝、草大青等叶中的色素，经加工制取，干燥而成。性寒，味咸。归肝、肺、胃经。有清热解毒、凉血散肿之功效。可治热毒发斑及血热妄行的吐血、咯血、衄血；小儿惊风，发热，痉挛；热咳气急痰稠；痄腮肿痛及热毒痈疮。1.5～3g，作散剂冲服或作丸服。

现代实用中药 书名。1册。叶橘泉主编。本书分为二篇。第一篇概说，为中药学总论；第二篇各论，选录常用中药500余种，分别记述各药异名、学名、科属、形态、产地、性味、品质、成分、药理、效用、用量、附方、制剂等项。末附索引。是结合现代科学知识整理中药的一部实用参考书。1952年千顷堂书局出版，1956年上海科技出版社出版增订本。

玫瑰花 中药名，出自《食物本草》。又名徘徊花、笔头花、刺玫花。为蔷薇科植物玫瑰 Rosa rugosa Thunb. 初放的花。性温，味甘、微苦。归肝、脾经。有疏肝理气、和血调经之功效，可治胸闷、胃脘胁肋胀痛、吐血、咯血、月经不调、赤白带下、噤口痢、跌打瘀痛。煎服：3~6g。

表邪 指在表的邪气。如六淫外感，病邪从口鼻或皮毛而侵入，客于体表，即为表邪。临床上外邪袭表，则可见发热恶寒（或恶风）、头痛，或鼻塞、流涕、咳嗽等症。

表里 为八纲辨证中用以辨别病位深浅和病情轻重的两个纲领。一般来说，外感初起，邪在肌表，则属表证，病较轻浅；若病在脏腑，则属里证，病较深重。在伤寒与温病的证候分类中，对于表证里证的辨别，亦有明确的区分：一般来说，伤寒以三阳为表，三阴为里，三阳之中又以太阳为表，阳明为里，少阳为半表半里；温热病，则初感在于上焦，病属于表，一入中焦、下焦，即属于里。这些表证、里证，虽各有其证候类型，但必须结合其寒热、虚实，才能分析其疾病的性质和邪正消长的情况。而且，由于体质强弱，邪正盛衰，病情的发展演变，亦可出现表证入里、里证出表、表里同病、表实里虚、表虚里实、表寒里热、表热里寒、表里俱虚等复杂证候。

表里同病 证名，指表证里证同时存在或表里出现同一性质的病证。如表寒里热证、表热里寒证、表里俱热证、表里俱寒证、表实里虚证、表虚里实证、表里俱虚证、表里俱实证。详见各条。

表里配穴法 配穴法名。指在互为表里的两条经脉上选配穴位用以治疗本脏本腑疾病的一种配穴方法。如胃病取足三里（胃经）与三阴交（脾经）；咳嗽取太渊（肺经）与合谷（大肠经）。以本经原穴与其表里经的络穴相配者则原络配穴法，详见该条。

表里俱实 为表里同病类型之一。多因表邪未解，内有宿食积热或兼其他停痰积滞所致。临床可症见发热无汗，头项强痛，烦躁恶热，甚或发狂，腹胀便秘，舌苔干燥，脉象滑数等症。

表里俱热 指表里同病的热证。多由感受外邪，郁久化热，充斥表里；或本有内热，又感温邪等所致。临床可见面赤，头痛，时时恶风，大渴，苔黄干燥，甚则心烦谵语等症。

表里俱虚 指表里同病的虚证。多由体质素虚，误汗复虚其表；或大病之后气血不足，卫表不固等所致。临床可见汗出恶风，气弱少言，头晕心悸，四肢倦怠，食少便溏，舌质淡嫩，脉象细弱等症。

表里俱寒 指表里同病的寒证。多由外感寒邪，内伤生冷寒滞之品，或平素脾肾阳虚，又感风寒外邪所致。临床可见恶寒无汗，头身疼痛，又伴见腹痛泄泻，四肢厥冷等症。

表证 指病在浅表的证候。多见于外感的初期，太阳经或肺卫受邪之时。临床可见恶寒，发热，头痛，鼻塞，咳嗽，舌苔薄白，脉浮等症。表证，以恶寒为其特征。表证又分表寒、表热、表虚、表实等病证。

表实 表证类型之一。指外邪侵袭机体，阳气汇聚于肌表，邪正相争，腠理闭密所出现的证候。临床上可见恶寒，无汗，头痛，身痛，脉浮紧等为证候特点。

表实里虚 指表里虚实错杂的证候。多由平素心、脾、肾虚，又感外邪，或外感表寒，误用攻下等所致。临床可见恶寒无汗，发热，又见神疲气短，纳呆肢倦，心悸腰酸腿软，舌白脉浮等症。

表热 表证类型之一。指外感风热阳邪，邪正斗争，卫表阳盛所出现的证候。临床以发热，微恶风寒，头痛，口渴，舌苔薄白或微黄略干，或舌尖红，脉浮数等为证候特点。

表热里寒 指表里寒热错杂，既有表热又兼虚寒之证候。多由素体脾胃虚寒，又感受风温外邪所致。临床可见发热无汗，头痛咳嗽，大便溏泄，小便清长，舌淡胖，苔微黄而浊，脉浮缓等症。

表虚 表证类型之一。指风邪外感，卫外阳气不足，腠理不密所出现的证候。临床上除有一般表证外，则以自汗或汗出恶风，脉浮缓为证候特点。

表虚里实 指表里虚实错杂的证候。多由平素卫气不足，感邪后邪热内结；或素有胃肠蕴热，宿食停积，复感外邪；或表证治疗失当，里实误用发汗方法等所致。临床可见既有恶风、汗出等表虚证，又有腹痛便秘，舌苔厚黄等里实证。

表寒 表证类型之一。指外感风寒之邪，腠理闭塞，邪正斗争，卫阳不得发越所产生的证候。临床以恶寒发热，无汗，体痛，舌苔薄白而润，脉浮紧等为证候特点。

表寒里热 指表里寒热错杂的证候。多由外邪传里化热而表寒未解；或本有内热，又复感寒邪等所致。临床多见恶寒发热，无汗身痛，又伴见烦躁口渴，便秘等症。

耵聍 外耳道内分泌物名称。出《灵枢·厥病》。又名耵耳。俗称耳垢、耳屎。正常时，耵聍随下颌关节运动，向外排除脱落，不发生堵塞和引起症状。部分人耵聍黏稠，不易排出，日久在外耳道内凝结成团块，形成耵聍栓塞，并有耳堵闷感及不同轻度的听力下降，取出耵聍后症状消失。

其下者引而竭之 治则之一。指病邪在下部的病证可用泻法、利法等疏导之，使病邪从下而出。出《素问·阴阳应象大论》。其中的下，指下部如腹部、二阴等部位；引，指引导、通利之法；竭，即竭除。其下者引而竭之，如阳明腑实证用承气汤，太阳蓄水证用五苓散之类即是。

其高者因而越之 治则之一。指病所在人体上部的病证可用升散或涌吐的方法治疗。出《素问·阴阳应象大论》。高，指人体上部，如咽喉、胸膈、胃脘等部位；越，即指升散、涌吐等治疗方法。"其高者因而越之"的应用，如实热风痰，壅遏上焦，可用瓜蒂散等即是。

耶律敌鲁 辽代医生，契丹族。字撒不椀。精通医术，善察形色而知病情。统和初（约984年）官至节度使。治病方法奇特。据《辽史》记载，擅长精神治疗法，枢密使耶律科轸妻有沉疴，数医不效，敌鲁谓心有蓄热，非药石所及，当以意疗，遂大击钲鼓，瓯之使狂，叫呼怒骂，力极而止，遂愈。治多类此。卒时年八十。

耶律倍 899~936年。辽代医家。小字图欲。契丹族。辽太祖之子。谥号义宗。通阴阳，知音律，精医药、砭焫之术，通晓辽、汉文。其弟僭帝位，被迫潜逃至后唐。唐明宗赐名李赞华，又名东丹李慕华。

耶律庶成 辽代医家。契丹族。字喜隐。精通汉文。重熙初（1032年）为枢密直学士。其时契丹医人少知切脉审药，奉兴宗耶律宗真命，将汉族地区医药方脉书籍译成契丹文，广为传播。

茉莉花 中药名，出自《本草纲目》。又名柰花、木梨花。为木犀科植物茉莉 Jasminum Sambac（L.）Ait. 的花，性凉，味辛、甘。有理气和中之功效，可治下痢腹痛。煎服：1.5~4.5g。煎水洗可治眼结膜炎。茉莉根有麻醉、镇静、止痛之功，能治跌打损伤、筋骨疼痛、龋齿、失眠。

苦丁茶 中药名，出自《本经逢原》。为冬青科植物枸骨 Ilex cornuta lind. 或大叶冬青 I. latifolia Thunb. 等的嫩叶。性寒，味苦。归肝、肺、胃经。有散风热、清头目、解毒消炎之功效，可治风热头痛、齿痛、目赤、耳鸣、热病烦渴、肠炎、痢疾。煎服：4.5~9g。外用可治口腔炎、水火烫伤、乳腺炎初起、外伤出血。

苦木 中药名，出自《四川中药志》。又名苦皮子、苦皮树、苦胆木、赶狗木、黄楝树。为苦木科植物苦木 Picrasma quassioides（D. Don）Benn. 的根皮、树皮或枝叶。性寒，味苦，有毒。能清热燥湿，解毒杀虫，可治细菌性痢疾、胃肠炎、胆道感染、蛔虫病、咽喉炎、急性扁桃体炎。煎服：皮4.5～9g，枝3～4.5g，叶1～3g。外用可治痈疖肿痛、疥癣、湿疹、烫伤。孕妇忌服。

苦地胆 中药名，出自《生草药性备要》。又名天芥菜、地胆头、土柴胡、草鞋底、毛刷子、地苦胆、铁烛台。为菊科植物地胆草 Elephantapus scaber L 的全草。性寒，味苦、辛。有清热解毒、利水消肿之功效，可治流行性感冒、咽喉疼痛、口腔溃疡、百日咳、眼结膜炎、黄疸、痢疾、腹泻、肠风下血、淋病、肝硬化腹水、肾炎水肿。煎服：9～15g。外用可治乳腺炎、疔疮、痈疖、湿疹、蛇虫咬伤、中耳炎。孕妇慎服。苦地胆根能清热解毒，利湿。

苦参 中药名，出自《神农本草经》。又名苦骨、地骨、牛参、川参。为豆科植物苦参 Sophora flavescens Ait. 的根。性寒，味苦。归心、肝、胃、大肠、膀胱经。有清热燥湿、祛风杀虫、利尿之功效。可治疗湿热所致的黄疸、泻痢、带下、阴痒；皮肤瘙痒、脓疱疮、疥癣、麻风；湿热蕴结、小便不利、灼热涩痛。煎服：3～10g。脾胃虚寒者忌用。反藜芦。

苦荬菜 中药名，出自《嘉祐补注神农本草》。又名盘儿草。为菊科植物苦荬菜 Ixeris denticulata（Houtt.）Stebb. 的全草。性凉，味苦。有清热、解毒、散瘀止血之功效，可治肺痈、尿血、血淋、崩漏、带下。煎服：6～12g。外用可治痈疖肿毒、阴道滴虫病、烧烫伤。

苦楝皮 中药名，出自《名医别录》。又名楝皮、楝根木皮。为楝科植物楝树 Melia azedarach L. 和川楝树 M. toosendan S. et Z. 的根皮或树皮。性寒，味苦，有毒。归脾、胃、肝经。有杀虫、疗癣之功效，可治蛔虫病、钩虫病、蛲虫病、头癣、疥疮。煎服：6～15g。不宜持续和过量服用。体虚者慎用，肝病患者忌用。

苦蘵 中药名，出自《本草拾遗》。又名灯笼草、野绿灯、天泡草、响铃草。为茄科植物苦蘵 Physalis pubescens L. 的全草。性寒，味苦。有清热、利尿、解毒之功效，可治咽喉肿痛、肺热咳嗽、肺痈、百日咳、腮腺炎、黄疸、细菌性痢疾、淋病、尿血、睾丸炎。煎服：15～30g。外用可治天疱疮、疔疮肿毒。孕妇忌服。苦蘵果也能清热解毒。

苜蓿 中药名，出自《名医别录》。又名金花菜、光风草。为豆科植物紫苜蓿 Medicago sativa L. 或南苜蓿 M. bispida Gaertn. 的全草。性平，味苦。有清热、利尿之功效，可治黄疸、痢疾、肠炎、痔疮出血、膀胱结石、小便不利、浮肿。煎服：15～30g。苜蓿根能清热，利尿，明目。

苘实 中药名，出自《新修本草》。又名苘麻子、空麻子。为锦葵科植物苘麻 Abutilon theophrastii Medic. 的种子。性平，味苦。能治赤白痢疾、痈肿、瘰疬、眼翳。煎服：6～9g。苘麻的全草和叶也入药，有祛风、解毒之功效。

苓甘五味姜辛汤 方名，出自《金匮要略》。茯苓四两，甘草、干姜、细辛各三两，五味子半升。水煎去滓，分六次服，日服三次。功能温肺化饮。治寒饮内蓄，咳嗽痰多，清稀色白，胸膈满闷。

范东阳方 方书。又名《范东阳杂药方》，简称《范汪方》。170卷，或云500卷。原书已佚，佚文尚可见于《外台秘要》《医心方》。本书为唐以前研究伤寒较有成就的方书，于外科治疗亦有一定水平。陶弘景谓其书"勘酌详用，多获其效"。

范汪 约308～372年。晋代医学家。字玄平。颍阳（河南许昌）人。曾任东阳（今山东境内）太守，故又称范东阳。善医术，常以拯恤为事。凡有疾者，不问贵贱，皆为之治疗。撰《范东阳方》170卷，今佚。佚文可见于《外台秘要》《医心方》。

直中三阴 病证名，见《医学入门》。指寒邪不经三阳经，而直接侵犯三阴经，起病即见阴经病证。多在邪气盛、正气虚的情况下发生。以直中少阴经为多见，由肾阳虚衰、阴寒极盛所致，治宜急救回阳，用四逆汤加减。详参六经病、少阴病、太阴病和厥阴病。

直针刺 古刺法名。出《灵枢·官针》。十二刺之一。指将患处皮肤提起，然后将针沿皮刺入，以治疗留于肌表的寒邪痹症的方法。近代所用之沿皮刺即源于此。

直肠 ①大肠的末段，以其直通肛门而名直肠。②承筋穴之别名。见《针灸甲乙经》，属足太阳膀胱经。位于小腿后面，当腘横纹中点直下五寸处。

直肠泻 病名，见《医略六书》。又称直肠泄、直腹泄。指饮食不消化随即泻出。症见饮食入胃，完谷不化即泻下，苔薄白舌质淡，脉沉细。宜温肾健脾，方用附子理中汤加减。

直肠痈 病名，见《张氏医通》。即病程中见脓血大便的肠痈。病因证治见该条。

直推法 推拿手法名。推法之一。即用拇指或食中两指腹在体表一定部位上轻快地作直线移动。

直接灸 灸法名。又名明灸、着肤灸。艾炷灸之一种。是将艾炷直接放在穴位皮肤上施灸的方法。根据灸量的大小与机体反应的不同，可分为化脓灸和非化脓灸两种。详见各条。

直鲁古 915～1005 年。辽代医生。吐谷浑人。世善医。在战乱中为辽太祖收养。后任太医，擅长针灸。著《脉诀》《针灸书》，已佚。

茄子 中药名，出自《本草拾遗》。又名落苏、矮瓜、吊菜子、草鳖甲。为茄科植物茄 Solanum melongena L. 的果实。性凉，味甘。有清热、止血、消肿之功效。可治肠风下血，血痔；热毒疮痈、皮肤溃疡、乳头皲裂、蜈蚣螫伤。茄叶有散瘀、止血、消肿之功。茄根能祛风通络，止血，止痛。茄蒂能止血，消肿，止痛。

苔滑 即舌苔润滑。在正常时舌有津液之象。若热病而见苔滑，为里热未清；舌淡而苔白滑或灰滑，则为阴寒凝滞，或痰湿内阻。

茅膏菜 中药名，出自《本草拾遗》。又名石龙芽草、捕虫草、露珠草、胡椒草、夏无踪、黄金丝。为茅膏菜科植物茅膏菜 Drosera peltata Smith var. lunata (Buch.Ham.) C. B. Clarke 的全草。性温，味甘、辛，有毒。能祛风除湿，活血止痛。治风湿性或类风湿性关节痛、跌打损伤、腰肌劳损、瘰疬；疟疾；偏头痛、角膜云翳；湿疹、神经性皮炎；胃疼、痢疾、小儿疳积。煎服：3～9g。不可多服、久服，以免中毒。孕妇忌服。

林亿 北宋医家。官朝散大夫、光禄卿直秘阁。精医术。嘉祐二年（1057 年）宋政府设立校正医书局，仁宗赵祯命掌禹锡、林亿、高保衡、孙兆等校订医书。经十余年，于神宗熙宁（1068～1077 年）年间完成《素问》《灵枢》《难经》《伤寒论》《金匮要略》《脉经》《诸病源候论》《千金要方》《千金翼方》《外台秘要》等医书的校订工作，并刊印流传，对保存古代医学文献和促进医药学术的传播作出贡献。

林珮琴 1772～1839 年。清代医家。字云和，号羲桐。江苏丹阳人。勤奋钻研医学数十年。不以医为业，然治愈病者颇多。晚年采各家之长，结合自身临证经验，仿《张氏医通》，于 1839 年编成《类证治裁》。强调治病首在辨证，引用诸家论述，分门别类，列述内科杂证、妇科、外科病证之病因、脉证、治法、方剂，并附医案。

枇杷叶 中药名，出自《名医别录》。为蔷薇科植物枇杷 Eriobotrya japonica (Thunb.) Lindl. 的叶。性平，味苦。归肺、胃经。有化痰止咳、和胃降逆之功效，可治咳喘痰稠、胃热口渴、呕哕。煎服：10～15g。枇杷果也入药，能润肺、止渴、下气。

板蓝根 中药名，出自《本草纲目》。又名靛青根。为十字花科植物菘蓝 Isatis tinc toria L. 或爵床科植物马蓝 Baphicacanthus casia (Nees) bremek. 等的根。性寒，味苦。归肝、胃、肺经。有清热解毒、凉血之功效。可治流行性感冒、流行性腮腺炎、流行性脊髓膜炎、流行性乙型脑炎、急性传染性肝炎、细菌性痢疾、急性胃肠炎；热毒斑疹、丹毒、吐血、衄血、咽喉肿痛、暴发性火眼。煎服：9～30g。

松节 中药名，出自《名医别录》。又名黄松木节、油松节、松郎头，为松科植物油松 Pinus tabulaeformis Carr. 马尾松 P. massoniana Lamb. 等枝干的结节。性温，味苦。归肝经。有祛风燥湿、止痛之功效，可治风湿痹痛、跌打损伤疼痛。煎服：10～15g。松叶能祛风通络，养肝明目，燥湿止痒。松木皮能祛风胜湿，止血敛疮。松花粉能祛风、收湿、止血。松塔能祛痰，止咳平喘，祛风，润肠。松香能燥湿杀虫，生肌止痛。

松峰说疫 瘟疫著作。6 卷。清·刘奎撰于 1785 年。卷 1 述古，广采前人瘟疫之论，以明学术渊源；卷 2 论治，先列总论 12 条，次举瘟疫统治八法；卷 3 杂疫，述诸疫 70 余证证治，并述放痧、刮痧诸法及用药宜忌；卷 4 辨疑，列举 14 条论瘟之疑，详加剖析；卷 5 诸方，载方 120 余首；卷 6 运气，阐述运气与瘟疫的关系。本书将疫症分为瘟疫、寒疫、杂疫，主张治疫最宜通变，首倡瘟疫统八法。流传甚广，现存清嘉庆间刻本及其他多种刻本。

松萝 中药名，出自《神农本草经》。又名云雾草、老君须、金钱草、树挂、天蓬草、龙须草、松上寄生。为松萝科植物长松萝 Usnea lougissima Ach. 或破茎松萝 U. diffracta Vain. 的丝状体。性平，味苦、甘，小毒。有止咳化痰、活血通络、清热解毒之功效。可治慢性支气管炎、肺结核咳嗽痰多、风湿痹痛、头痛、目赤翳膜；白带、崩漏、月经不调。煎服：6～9g。外用可治瘰疬、痈肿、溃疡、创伤出血、烧伤。

松崖医径 综合性医书。2 卷。一作 4 卷。明·程玠撰。刊于 1600 年。上卷论述伤寒及伤寒诸证，并图说各脏（包括五脏及命门）脉证及 24 脉，附治疗方剂 165 首；下卷分述多种内科杂病，兼及外科、妇科、儿科、目齿等病证证治，内容简要，在治疗方药中，颇多秘传效方。程氏在前人"肝肾同治"说的启发下，提出"心肺亦当同归于一治"。现存明万历二十八年刻本、《珍本医书集成》本。

事务 朝医名词。出《东医寿世保元》。指人们在社会中所从事的职业。

刺五加 中药名，出自《中药材手册》。又名刺拐棒、老虎獠子。为五加科植物刺五加 Acanthopanax senticosus (Rupr. ee Maxim.) Harms 的根及根茎。性温，味辛、微苦。有益气健脾、补肾安神、祛风除湿之功效，可治脾肾阳虚、腰膝酸痛、筋骨拘挛、步履乏力、失眠多梦、老年慢性气管炎。煎服：9～27g。

刺手 针法名。指针刺时持针操作的手。一般多用右手。

刺血疗法 针刺疗法名。又名刺络疗法、放血疗法。是指用三棱针、皮肤针或小眉刀等针具刺破浅表小静脉放出少量血液以治疗疾病的方法。具有开窍醒神、泻火散热、消瘀活血等功效。适用于治疗扁桃体炎、神经性皮炎、过敏性皮炎、中暑、头痛、发热、急性扭伤、急性结膜炎、湿疹、淋巴管炎、静脉炎、痔疮等。施术时应注意着力适宜，避开动脉。对体弱、贫血、低血压、妇女妊娠或产后等慎用，有出血倾向及血管瘤者忌用。

刺灸心法要诀 针灸著作。8 卷。即《医宗金鉴》卷 79～86。清·吴谦等编。刊于 1742 年。其中卷 79 为九针，十二经井、荥、输、经、合、原、络穴，八会穴及经脉流注；卷 80 为周身骨度及各部诸穴；卷 81～84 为十二经、奇经的循行及经穴部位；卷 85 为头、胸腹背及手足各部要穴主治病证；卷 86 为各种灸法及针灸禁忌等。全书均编成七言歌诀，加注说明，便于习诵，并附插图 134 幅。

刺疗捷法 针刺治疗专著。①清·张镜撰。1卷。刊于1876年。首论治疗要言，次为全身穴位图，末载治疗歌，记各种疗症取穴法。本书后收入《陈修园医书七十二种》。②旧题清·孙德章家藏。撰年不详。1卷。内容有辨疗及刺疗手法，各种疗疮部位图及所用针穴，治疗良方及治疗取穴歌等。现存清光绪五年扫叶山房刻本。

刺络拔罐法 拔罐法之一。又名刺血拔罐法。是指在刺络（刺血）之后再行拔罐的综合治疗方法。局部消毒后，先用皮肤针叩打或用三棱针或平口小刀点刺，据不同疾病，使皮肤出现红晕或点状出血为度；然后再于其上拔火罐，一般留罐10～15分钟，起罐后用消毒棉球擦净血迹。每次出血总量成人不超过10ml为宜。一般隔3～7天治疗一次，4～6次为一疗程。主治肌肉劳损、扭伤、腰腿风湿痛、神经性皮炎、皮肤瘙痒、丹毒、神经衰弱、胃肠神经官能症等疾病。急性传染病，癌症、有出血倾向者和孕妇忌用。大血管部位慎用。

刺猬皮 中药名，出自《神农本草经》。又名猬皮。为刺猬科动物刺猬 Erinaceus europaeus L. 的皮。性平，味苦。归胃、大肠、肾经。有收敛止血、固精缩尿之功效，可治便血、痔漏、遗精、遗尿，气滞血瘀引起的胃脘疼痛。煎服：3～10g。研末服，每次1.5～3g。

刺蒺藜 中药名，出自《神农本草经》。又名蒺藜子、白蒺藜、硬蒺藜、三角蒺藜。为蒺藜科植物蒺藜 Tribulus terrestris L. 的果实。性平，味苦、辛。归肝经。有平肝疏肝、祛风明目之功效。可治肝阳上亢所致的头痛、眩晕；肝气郁结之胸胁不舒、乳闭不通；风疹瘙痒；风热所致的目赤多泪。煎服：6～10g。

刺禁 针灸术语名。指针刺禁忌。《灵枢·终始》指出，有惊恐、恼怒、劳累、过饱、饥饿、大渴、房事、醉酒等各种情况者，均不宜立即针刺。此外，某些重要内脏、器官或组织附近的穴位，及某种特定情况下（如妊娠）的个别穴位，亦不宜针刺。近代临床实践表明，这些禁忌并非绝对，除个别穴位及特殊情况外，只要认真负责，谨慎操作，一般亦可针刺。

刺激量 针灸术语名。指针灸治疗时给予患者的刺激强度。一般分为强、中、弱三种。针刺刺激量由针具的粗细，针刺手法和持续的时间来决定。灸治的刺激量则以艾炷大小、壮数多少及艾卷熏灸时间来区分。一般机体反应与刺激量大小成正比，刺激越重，反应越强。但患者的反应尚与体质强弱、敏感程度、取穴、病种等因素有关，同一刺激量可引起不同程度的反应。临床上应全面分析，酌情使用。

枣树皮 中药名，出自《本草纲目》。为鼠李科植物枣 Ziziphus jujuba Mill. var. inermis（Bge.）Rehd. 的树皮。性温，味苦、涩。有收敛止泻、祛痰止咳、消炎止血之功效，可治痢疾、肠炎、崩漏、慢性气管炎。煎服：30～60g。外用可治刀伤出血。枣树根能祛风，活血，调经。

雨水 二十四节气之一。在立春与惊蛰两节气之间，主十五日。如《素问·刺法论》说："于雨水日后，三浴以药泄汗"。

卖药所 宋代官方设立的专门经营药品的机构。始创于熙宁九年（1076年），后又在各地增设，达七所之多。

郁冈斋医学笔麈 书名。明·王肯堂撰，钱季寅辑。本书系钱氏选辑王肯堂《郁冈斋笔麈》（笔记著作）中有关医药的论述，包括医学理论、诸病证治及临床验案、效方。书中记有西方历算及王肯堂与利玛窦交往史料。现存明刻本、1929年中医书局排印本。

郁气崩漏 病证名，见《竹林女科证治》。指因情志因素，郁气伤肝而致崩漏者。此因肝郁不舒，郁久化火，心肝热盛，热则血动，迫血妄行所致。症见血非时而下，或来或断，或暴下不止，或淋沥不断，兼见心烦急躁，胸胁苦满。治宜清热平肝、宁心止血，方用清热固经汤。

郁李仁 中药名，出自《神农本草经》。为蔷薇科植物欧李 Prunus humilis Bge. 和郁李 P. japonica Thunb. 的成熟种子。性平，味辛、苦。归大肠、小肠经。有润肠通便、利水消肿之功效，可治肠燥便秘；水肿腹满、脚气浮肿。煎服：5~12g。郁李根也入药，可治气滞积聚、龋齿痛。

郁证 病证名，①泛指郁滞不得发越所致的病证，见《素问·六元正纪大论》载有五郁。《丹溪心法》载有六郁。②指情志不舒、气机郁结引起的病证见《张氏医通》。临床多见实证，如肝气郁结、气郁化火、痰气郁结等。肝气郁结者，症见精神抑郁，胸闷胁痛，腹胀嗳气，不思饮食，脉弦细，治宜疏肝理气，用柴胡疏肝散加减。气郁化火者，症见头痛头晕，胸胁闷胀，口苦口干，舌红苔黄，脉弦数，治宜清肝泻火，用丹栀逍遥散加减。痰气郁结者，症见咽中似有物阻，咯之不出，咽之不下，治宜理气化痰，用半夏厚朴汤加减。

郁金 中药名，出自《新修本草》。又名马蒁、玉金。为姜科植物郁金 Curcuma aromatica Salisb. 和莪术 Curcuma zedoaria (Berg.) Rosc. 或姜黄 Curcuma Longa L 或广西莪术 Curcum kwangsiensis S. Leeet C. F. Liang 的块根。性寒，味辛、苦。归心、肝、胆经。有活血止痛、行气解郁、凉血清心、利胆退黄之功效。可治肝气郁滞、血瘀内阻所致的胸腹胁肋胀痛、月经不调、痛经及癥瘕痞块；湿温病浊邪蒙蔽清窍，胸脘痞闷，神志不清，以及痰气壅阻、闭塞心窍所致的癫痫或癫狂；肝郁化热、迫血妄行所致的吐血、衄血、尿血及妇女经脉逆行；黄疸、胆石症。煎服：6~12g。

郁冒 ①证名。出《素问·至真要大论》。指郁闷昏冒，神志不清的病证。多见于血虚、亡津液，或肝气郁结，外邪阻遏，或重病后期者。宜随证选用理中汤、四逆汤、人参养荣汤加减。②病名。见《普济本事方》。指血厥，详见该条。

郁结血崩 病证名，见《傅青主女科》。指因肝气郁结，肝不能藏血而致血崩者。因郁怒伤肝，肝郁气结，血失所藏而致。症见暴崩下血，量多色紫有块，口干作渴，心烦胸闷，呕吐酸水。治以开郁平肝，方用平肝解郁止血汤。

郁热失血 证名，见《金匮翼》。指热郁于内，迫行外溢之证。其症若为寒邪束表、热郁于内，迫血妄行而失血者，宜疏风解表清热，用大青龙汤加减。若肺气虚，邪热不去，咳嗽咽干，痰中带血者，宜甘润养血、润肺止咳，百合固金汤加减。

郁热头痛 病证名，见《明医杂著》。指外寒束闭，内热引起的头痛。其症见头痛头晕，心烦口渴，略感风寒即发，舌苔黄，脉滑数。治宜清热泻火，佐以辛温散寒。用清空膏、川芎茶调散加减。

郁热衄血 病证名，见《丹溪心法》。指肝胆郁热，迫血妄行引起的衄血。症见衄血不止，烦闷胁痛，口苦易怒，烦躁不眠，舌红苔薄黄，脉弦数，治宜清火解郁、滋阴泄热，用河间生地黄散加减。若因外感、邪热郁于阳明不得发越所致者，症见目痛鼻干不眠，或身热口渴，脉洪，无汗用干葛解肌汤加减，有汗者用犀角地黄汤加减。

矾石 中药名，出自《神农本草经》。又名太白石、立制石。为毒砂的矿石。性热，味辛、甘，有大毒。可祛寒湿、破积聚、蚀恶肉、杀虫。治远年风寒湿痹，痼冷腹痛，积聚坚癖；痔瘘息肉、赘瘤、瘰疬、疥、癣。

奔豚 病名，出《灵枢·邪气藏府病形》。又称贲豚。指病人自觉有气从少腹上冲胸咽的一种证候。症见有气从少腹上冲胸腹、咽喉，或有腹痛，或往来寒热，病延日久可见咳逆、骨痿、少气等。多由肾脏阴寒之气上逆，或肝经气火冲逆所致。治宜温散寒邪，或清肝降逆，用桂枝加桂汤、茯苓桂枝甘草大枣汤、奔豚汤等。

奔豚气 病名，见《金匮要略》。亦称奔豚、卉豚、贲豚气。其证可分为肝肾之气上逆，自觉气从少腹上冲咽喉，惊悸不宁，或腹痛、喘逆、呕吐、烦渴、反复发作，舌苔薄白，或薄黄，脉弦数，治宜平肝降逆，理气和营，方用奔豚汤合旋覆代赭汤加减。另有小寒之气上逆者，症见先有脐下悸动，旋即逆气上冲，形寒，苔白腻，脉弦紧，治宜温阳行水，理气降逆，方用苓桂枣甘汤加减。

奔豚汤 方名，出自《金匮要略》。甘草、黄芩、川芎、芍药、当归各二两，半夏、生姜各四两，葛根五两，甘李根白皮一升。水煎服。功能养血平肝，和胃降逆。治奔豚气上冲胸，腹痛，往来寒热。

奇穴 腧穴分类名。又名外奇穴。指有固定名称和部位，但尚未纳入十四经系统的临床有效腧穴。奇穴在《黄帝内经》中已有记载，《千金要方》《外台秘要》等书记载更多，至《奇效良方》才列"奇穴"门。奇穴分布比较分散，但与经络仍有密切联系，如印堂实际位于督脉上。其中少数腧穴后被补入十四经内，如督脉的阳关、中枢、灵台等。随着针灸学术的发展，现代发现的一些新穴，诸如阑尾穴、球后穴等，亦列入奇穴。

奇邪 ①留于大络之邪。如《素问·三部九候论》说："其病者在奇邪，奇邪之脉，则缪刺之。"用缪刺法，即刺大络之法。②指特殊的邪气。如《灵枢·口问》说："凡此十二邪者，皆奇邪之走窍者也。"

奇经 奇经八脉的简称。如《难经·二十七难》说："脉有奇经八脉者，不拘于十二经"。因为这些经脉"别道而行"，不受十二经脉的拘制，且无脏腑配偶之关系，与正经有别，故称奇经。

奇经八脉 指十二经脉以外的经脉，包括任脉、督脉、冲脉、带脉、阴跷脉、阳跷脉、阴维脉、阳维脉等八条经脉。如《难经》说："凡此八脉者，皆不拘于经，故曰奇经八脉也。"奇经八脉具有联系十二经脉，调节人体阴阳、营卫、气血的作用。故有以十二经脉比作江河，奇经八脉犹如湖泊之说。

奇经八脉考 经脉专书。1卷。明·李时珍撰。刊于1578年。本书专论奇经八脉，据历代文献，考证每条奇经的循行主病。现有与《濒湖脉学》合印本，1956年人民卫生出版社出版。

奇胎 指胎儿畸形。见《妇女病续集》。

奇恒 异于平常之意。如《素问·疏五过论》说："善为脉者，必以比类奇恒，从容知之"。又《素问·病能论》说："奇恒者，言奇病也。所谓奇者，使奇病不得以四时死也。恒者，得以四时死也。"

奇恒之腑 指脑、髓、骨、脉、胆、女子胞六个脏器组织。奇者，异也。恒者，常也。奇恒，即异于平常之意。这些都是贮藏阴精的器官，似脏非脏，似腑非腑，故称其为奇恒之腑。如《素问·五脏别论》说："脑、髓、骨、脉、胆、女子胞，此六者，地气之气生也，皆藏于阴而象于地，故藏而不泻，名曰奇恒之府。"

奇恒痢 病名，见《医学实在易》。指一种病情危重的痢疾。症见下痢不甚，而见神昏谵语，咽干喉塞，气呛喘逆等。治宜泻火救阴，方用大承气汤急下存阴。

奇症汇 医案著作。8卷。清·沈源编辑。刊于1786年。编者搜罗历代医书及笔记、小说所载疑难、怪疾治案400余条，按头、目、耳、鼻等部位分类，间加按语，阐明医理。其中杂有部分传奇式病案。现存清乾隆五十一年刻本。1999年中医古籍出版社据以影印。

奇疾方 方书。又名《治奇疾方》。宋·夏子益撰。撰年不详。本书收奇疾怪症38种，并具治法，其方甚为平易。原附刊于作者所撰《卫生十全方》后，已佚。现存《传信适用方》后附本书，又散见于《本草纲目》。

抹法 推拿手法名。①用拇指指腹或手掌面紧贴皮肤，略用力作上下左右或弧形曲线缓慢的往返推动，要求用力均匀，动作缓和，防止推破皮肤。常用于头面部、掌指部、颈项及胸腹部。②推拿的俗称。《理瀹骈文》:"推拿,乡村人谓之抹。"

拔伸托入法 正骨手法。用于肩关节脱位的整复。出清·胡廷光《伤科汇纂》:"肩膊骨出臼,如左手出者,医者以右手叉病人左手,如右手出者,医者以左手叉病人右手,却以手撑推其腋,用手略带伸其手,如骨向上,以手托上。"此法让患者正坐,术者站于患肩外侧,以两手拇指压住其肩峰,余四指插入腋窝把住肱骨上端内侧。一助手站于患者健侧肩后,两手斜向环抱固定患者,另一助手握住患肢外展外旋,由轻到重向前外方向拔伸牵引。此时,术者用双手将肱骨头向外上方提托,在持续牵引下,助手逐渐将患肢内收、内旋即可复位。

拔伸足蹬法 正骨手法。用于肩关节脱位的整复。出明·朱棣《普济方》。其操作是:患者仰卧,用软布垫患侧腋下,术者立患侧,两手握住患肢腕部,并用足(右侧脱位用右足,左侧脱位用左足)抵于腋窝内,在肩外旋、稍外展位置沿患肢纵轴方向缓慢而有力地牵引,继而徐徐将患肢内收、内旋,利用足跟为支点的杠杆作用,将肱骨头挤入关节盂内,当有入臼声响,复位成功。足蹬时,不可使用暴力。

拔伸法 正骨手法。即牵引法。见拔伸牵引条。

拔伸屈肘法 正骨手法。用于肘关节后脱位的整复。见清·钱秀昌《伤科补要》:"其骱若出,一手捏住骱头,一手拿其腋窝,先令直拔下,骱内有声响,将手曲转,搭着肩头,肘骨合缝,其骱上矣。"此法,助手用双手握患肢上臂,术者用一手握住患肢腕部,沿前臂纵轴牵引,另一手握伤肘,在对抗牵引的同时,用拇指推肱骨下端向后,其余四指在肘后推尺骨鹰嘴向前,并慢慢将肘关节屈曲,若闻入臼声、复位成功。

拔伸牵引法 是正骨手法中的重要步骤,主要是矫正患肢的短缩移位,恢复肢体长度。按照"欲合先离,离而复合"的原则,开始牵引时,肢体先保持在原来位置,沿肢体纵轴,由远近骨折段作对抗牵引,然后再按照正骨步骤改变肢体方向,持续牵引。拔伸牵引是骨折正复的基本手法,可为捺正、端提等手法创造条件。

拔罐法 排除杯、筒或罐内空气以产生负压,使其吸附体表,刺激经络腧穴,以治疗疾病的方法。古代常以兽角或竹筒为工具,故又称角法、吸筒法、拔筒法。近今常多用竹筒、陶瓷或玻璃制成火罐吸拔。具有活血行气、止痛消肿、散结、退热、祛风散寒、除湿、拔毒等作用。适用于感冒、咳嗽、肺炎、哮喘、头痛、胸胁痛、风湿痹痛、扭伤、腰腿痛、消化不良、胃痛、高血压、疮疖痈肿、毒蛇咬伤(排除毒液)等症。使用时罐口宜光滑,大小要适宜;拔罐部位以肌肉丰满和毛发较少的地方为宜;拔罐时间一般约10~15分钟。常用有投火拔罐法、抽气拔罐法、水罐法、闪罐法、留罐法、走罐法、刺络拔罐法等。详见各条。

拈痛汤 方名,出自《兰室秘藏》。又名当归拈痛汤。白术一钱五分,人参、苦参(酒炒)、升麻、葛根、苍术各二钱,防风、知母(酒洗)、泽泻、黄芩(炒)、猪苓、当归各三钱,炙甘草、茵陈(酒炒)、羌活各五钱。共为粗末,每服一两,水煎,空腹服。功能清热除湿。治湿热为病,肩背沉重,肢节疼痛,胸膈不利。

担肩瘤 病名,见《外科启玄》。因瘤肿发生于肩部而名。相当于西医的脂肪垫。多因长期肩负重物,复受风寒,以致痰湿凝滞而成。肩部一侧或双侧起有扁球形肿块,或呈分叶状,质软,可推动,有酸胀感,但多无明显自觉症状,一般无需治疗,对较大肿物可手术摘出。

押手 针法名。针刺时用来按压穴位配合进针的手称押手。一般习用左手作押手以固定穴位。既可使针身按要求角度顺利进针,防止针体弯曲,又可减轻进针疼痛,有助于行针,加强针刺疗效。有脂切押手、撮捏押手、舒张押手、骈指押手法,详见各条。

押法 推拿手法名。见《诸病源候论》。用指腹压在局部不动，用力比压法要轻。

抽气罐法 拔罐法的一种。常用青霉素等废瓶，将底切去，磨至光平制成火罐。拔罐时，将罐子紧扣在需要吸拔的部位上，用注射器从橡皮塞内抽去罐内空气，即可将罐吸住。如果在罐内事先贮存一定的药液（约为罐子的1/2～2/3），然后按本法抽去空气，使之吸在患部皮肤上，则称"贮药罐"。参见药罐法。

抽搐 证名，见《医碥》。又称瘛疭。指手足频频伸缩。详参瘛疭条。

拍打法 推拿手法名。五指并拢，用虚掌或手指，有节律地平衡拍打体表部位，能使局部充血，增进血液循环。具有促进气血运行，消除肌肉疲劳及解痉止痛等作用。拍打背部还有助于痰液的排出。

抵当丸 方名，出自《伤寒论》。水蛭（炒）、虻虫（去翅足炒）各二十个，桃仁（去皮尖）二十五个，大黄三两。共捣分为四丸，以水煮一丸服。功能攻下瘀血。治伤寒蓄血证，少腹满，小便自利。

抵当汤 方名，出自《伤寒论》。水蛭（炒）、虻虫（去翅足炒）各三十个，桃仁（去皮尖）二十个，大黄三两。水煎去滓取汁，分作三份，先服一份，不下再服。功能破血逐瘀。治伤寒蓄血证，少腹硬满，小便自利，其人发狂或如狂。

拘 证名，见《素问·生气通天论》。指筋脉痉挛不伸。常与挛、急并称。多由湿热、风寒或血虚所致。详参拘急、拘挛条。

拘法 推拿手法名。食、中两指并拢，以其指腹在头颞部作圆弧形的推抹。有清醒头目等作用，常用治头痛。

拘急 证名，出《素问·六元正纪大论》。指肢体牵引不适或有紧缩感，碍于屈伸的症状。常见于四肢及腹部。四肢拘急，多因六淫外邪伤及筋脉，或血虚不能养筋所致。少腹拘急，多因肾阳不足，膀胱之气不化，常并见腰痛、小便不利。详参四肢拘急、少腹拘急条。

拘挛 证名，出《素问·缪刺论》。指四肢牵引拘急，活动不能自如的症状。多因阴血不足、风寒湿热侵袭以及瘀血留滞所致。其症可见四肢筋脉挛急，活动受限，治宜养血温经，方以独活寄生汤加减。本证相当于现代医学中的类风湿性关节炎、脑血管病后遗症等。

抱儿痨 病证名，见《血证论》。指妇人怀孕期间，咳嗽不已，并见发热盗汗，形体消瘦，痰中带血者。多因孕妇素体阴虚，孕后血聚养胎，阴血不足，津不上承，阴虚火旺，虚火上炎，灼肺伤津，阴枯肺燥所致。症见咳嗽不止，干咳无痰，口燥咽干，渴喜饮冷，颧红潮热，甚则五心烦热，胎动不安。若久嗽不愈，骨蒸发热，倦怠乏力，日渐消瘦，咳嗽吐血者，则成劳嗽。治宜滋阴清热，润肺止嗽，方用清燥救肺汤加紫菀、地骨皮。

抱龙丸 方名，出自《太平惠民和剂局方》。雄黄四两，白石英、犀角、麝香、朱砂各一两，藿香二两，胆南星十六两，牛黄半两，阿胶珠三两，金箔、银箔各五十片。为细末，用温汤搜和为丸，如芡实大。每服一丸，食后白开水化开，入盐少许服。功能豁痰镇惊。治风痰壅实，头目昏眩，胸膈烦闷，心神不宁，恍惚惊悸，及中暑烦渴，阴毒狂躁等证。

拨筋法 又称拨络法。是根据伤情用拇指加大劲力，用强而快的手法取与筋络循行方向横向揉动，或拇指不动，其他四指取与肌束、肌腱、韧带等垂直的方向，单向或往复揉拨，起到类似拨动琴弦一般的拨动筋络的作用。

[丨]

非风 病名，见《景岳全书》。即类中风。指内生之风所致的突然昏仆、半身不遂、口眼㖞斜、语言謇涩等病证。详参类中风条。

虎骨酒 中成药，见于《中药成药

学》）。虎骨、薏苡仁、萆薢、淫羊藿、熟地黄、陈皮、玉竹、牛膝各80g，当归、五加皮、青皮、川芎、白芍、草乌（制）、续断、羌活、独活、苍术、白芷、补骨脂、蕲蛇、杜仲、乌药、防风、牡丹皮、佛手、人参、砂仁、檀香、肉桂、豆蔻、木香、丁香、鹿茸各5g，松节油40g，麝香0.2g，红曲200g，没药、乳香各20g。制作酒剂，每次10～15毫升，日服二次。亦可根据酒量酌情增加。功能补益肝肾，强壮筋骨，祛风散寒，通络止痛。治风寒湿痹、寒湿腰痛，肝肾不足，气血两亏者。《备急千金要方》《三因极一病证方论》《普济本事方》《世医得效方》均载有虎骨酒方。市售虎骨酒多按《中药成药学》方制备。

虎潜丸 方名，出自《丹溪心法》。又名健步虎潜丸。黄柏（酒炒）半斤，龟板（酒炙）四两，陈皮、知母（酒炒）、熟地黄、白芍药各二两，锁阳一两半，炙虎骨一两，干姜半两（一方加金箔一片，一方用生地黄）。为末，酒糊为丸，或粥糊为丸。功能滋阴降火，强壮筋骨。治肝肾不足，阴虚内热，腰膝酸软，筋骨痿弱，腿足消瘦，步履乏力。

肾 五脏之一。与膀胱相为表里。其功能是主藏精，包括生殖之精和五脏六腑之精。由于生殖之精是人类生育繁殖最基本的物质，故称肾为先天之本。如《素问·六节藏象论》说："肾者主蛰，封藏之本，精之处也"。肾主水，合膀胱、三焦二腑而主津液，故与肺、脾二脏同司体内的津液代谢及其调节，故肾是人体津液代谢的重要脏器。如《素问·逆调论》说："肾者水脏，主津液"。肾又主骨、生髓，故有充养骨骼，滋生脑髓的作用。因此，骨与脑的生长发育和功能活动，亦取决于肾气的盛衰。故《素问·痿论》说："肾主身之骨髓"，齿更发长，亦与肾气的盛衰有关。肾寄命门之火，为元阴、元阳之所藏，故又有"水火之脏""阴阳之宅"之称。肾上连于肺，其足少阴肾经脉上贯膈，入肺中，故肾亦主纳气。肾上开窍于耳。故《灵枢·脉度》说："肾气通于耳，肾和则耳能闻五音矣。"下开窍于二阴，则司二便。

肾之府 指腰部。如《素问·脉要精微论》说："腰者，肾之府，转摇不能，肾将惫矣"。马莳注："肾附于腰之十四椎间两旁，相去脊中各一寸半，故腰为肾之府。"

肾之官 指耳。如《灵枢·五阅五使》说："耳者肾之官也。"马莳注："肾在内而耳为之窍，所以听五声也，故为肾之官。"

肾子 器官名。见《外科真诠》。又名卵子睾丸。包括现代解剖学的睾丸与附睾。与脏腑的关系归属于肾。

肾不纳气 指肾虚而不能摄纳肺气的病理状态。多由年高体衰，或肺病及肾，肾气虚损等所致。临床多见气短，气喘，呼多吸少，动则喘甚而汗出，面㿠虚浮，脉细无力，或脉虚浮无根等症。多见于慢性心肺功能不全等病证。

肾气 即肾中之精气。肾气由肾精所化生。人体的生长、发育和生殖，以及性机能，均依赖于肾脏精气的盛衰。故《素问·上古天真篇》说："女子七岁肾气盛，齿更发长，……丈夫八岁肾气实，发生齿更。二八肾气盛，天癸至，精气溢泻，阴阳和，故能有子"。肾气的盛衰，与耳的听力密切相关，故《灵枢·脉度》说："肾气通于耳，肾和则耳能闻五音矣"。

肾气丸 方名，出自《金匮要略》。又名金匮肾气丸、八味肾气丸、八味丸、崔氏八味丸、附子八味丸、桂附八味丸、桂附地黄丸。干地黄八两，山萸肉、山药各四两，泽泻、牡丹皮、茯苓各三两。为末，炼蜜和丸，如梧桐子大，每服十五至二十五丸，酒送下，日二次。功能温补肾气。治肾阳不足，肾气虚弱，以致腰酸脚软，身半以下常有冷感，少腹拘急，小便不利，或小便反多，及脚气、痰饮、消渴、转胞等证。

肾气不固 又称下元不固。指肾气虚损，表现为肾不藏精，封藏失司的病理状态。多由于幼年肾之精气未充，或老年肾之精气衰退，或因早婚，房室不节而耗伤肾气，或久病肾虚，失于固摄所致。临床多见遗精，滑精，早泄，或夜尿频多，遗尿，小便失禁等症。

肾气虚 即肾的精气不足。出《素问·方盛衰论》。多由肾阳素虚，或劳累过度，或房事不节，或久病失养等所致。其临床表现包括：①肾阴阳之气俱虚，可见滑精早泄，尿后余沥，小便频数而清，甚则小便不禁，腰脊酸软，听力减退，短气，四肢不温，面色少华，舌淡苔白，脉细弱等症。②单纯指肾阳虚，可见形寒肢冷，精神不振，气短而喘，腰酸膝软，阳痿，夜多小便，舌淡而胖，脉沉迟两尺尤弱等症。

肾火偏亢 又称命门火亢。指阴虚火旺，命门相火妄动，出现火迫精泄的病理状态。肾为阴脏，内藏水火，即真阴、真阳。在生理上水火必须保持相对的平衡。若肾水亏损，或肝肾阴虚，则可使肾火偏亢，出现性欲亢进，或遗精，早泄等症。

肾为唾 指唾为肾之液。为五液之一。出《素问·宣明五气篇》。足少阴肾经有一络脉上挟舌本，通舌下廉泉、玉英二穴，故肾在液为唾。

肾水 ①病名。见《金匮要略》。五脏水肿病之一。多因肾阳虚不能化气行水所致。其症见腰痛、排尿困难、腹大而脐肿，阴部常有水湿渗出，足冷，面形消瘦，舌淡苔白，脉沉细。治宜温阳化气行水，用真武汤合五苓散加减。②即肾阴。详该条。③推拿部位名。

肾生骨髓 指肾中精气，能化生骨髓和滋养骨骼。出《素问·阴阳应象大论》。肾主骨，生髓而通于脑。故骨骼与脑的生长、发育，及其功能活动，均取决于肾气的盛衰。故《素问·逆调论》说："肾不生则髓不能满"。

肾主水 肾的主要生理功能之一。泛指肾脏有藏精和主持调节津液代谢的功能。如《素问·上古天真论》说："肾者主水，受五藏六府之精而藏之"。《素问·逆调论》亦说："肾者水藏，主津液。"

肾主生殖 指男女生殖器官的发育成熟及其生殖能力，均有赖于肾气（肾中精气）的充实，而精气的生成、储藏和排泄，亦均由肾所主。故《素问·上古天真论》说："二八肾气盛，天癸至，精气溢泻，阴阳和，故能有子"。

肾主耳 指肾主司耳的听力。出《素问·阴阳应象大论》。肾开窍于耳，耳为肾之官，肾气足则听觉聪敏，肾气衰则耳鸣、耳聋。如《灵枢·脉度》说："肾气通于耳，肾和则耳能闻五音矣"。耳通于脑，脑为髓海、脑髓则有赖于肾中精气之化生和濡养，故肾虚则脑失所养，而影响听力。故《灵枢·海论》则说："髓海不足，则脑转、耳鸣"。《医林改错》说："两耳通脑，所听之声归于脑"。

肾主伎巧 指肾中精气充足，则机体动作轻劲、灵敏而精巧。伎巧，即精巧灵敏之意。这是由于肾有藏精、生髓、主骨的功能，而脑又为髓之海，故肾气充盛，则机敏而灵巧，无迟钝、呆滞之象。故《素问·灵兰秘典论》说："肾者，作强之官，伎巧出焉。"

肾主纳气 肾的生理功能之一。纳，即固摄、收纳之意。指肾有摄纳肺所吸入的清气，防止呼吸表浅的作用，以保证体内外气体的正常交换。肾的纳气功能，实际上即是肾的闭藏作用在呼吸运动中的体现。就是说，肺所吸入的清气，从理论上说应下达于肾，实质上是肺之呼吸必须保持一定的深度，而有赖于肾的纳气功能之配合。故《难经》说："呼出心与肺，吸入肾与肝。"《类证治裁》说："肺为气之主，肾为气之根，肺主出气，肾主纳气，阴阳相交，呼吸乃和"。因此，肾的纳气功能正常，则呼吸深沉，均匀而和调。若肾的纳气功能减退，摄纳无权，则呼吸表浅，可见动辄气喘，呼多吸少等症。

肾合骨 为五脏与五体相合关系之一。

肾藏精，精能化生骨髓，髓则充养于骨。故骨骼的发育、成长及荣枯，与肾中精气的盛衰密切相关。如《素问·阴阳应象大论》说："肾生骨髓"。《素问·五藏生成篇》则说："肾之合骨也"。

肾合膀胱 脏腑相合之一。肾与膀胱通过经脉联系及生理功能的配合而互为表里。膀胱为水液归注之腑，主排出尿液，属阳；肾为水脏，主津液之蒸化，开窍于二阴，属阴。膀胱的排尿，要靠肾阳的气化开合方能完成。若肾阳虚，气化无权，则膀胱气化不利或失常，则可见小便不利，或癃闭，或尿频尿多，或小便失禁等症。故《灵枢·本输》说："肾合膀胱，膀胱者津液之府也"。

肾阳 又称元阳、真阳、真火、命门之火、先天之火。与肾阴相对而言，两者相互依附为用。肾阳是肾生理功能的动力，亦是人体生命活力的源泉，故称肾阳为一身阳气之根。肾所藏之精，需命门之火的温养，方能发挥其滋养机体各部分组织器官和繁殖后代的作用。尤其是脾胃的功能，需命门之火的温煦，方能正常的腐熟水谷和运化水谷精微。

肾阳虚 又称命门火衰。指肾的阳气虚损，温煦、气化和生殖机能减退的病理状态。多由素体阳虚或久病不愈，亏损过度，或年老体弱等所致。临床可见形寒肢冷，精神不振，气短而喘，腰膝酸软，阳痿，滑精，夜多小便，舌淡胖，苔白厚，脉沉迟，两尺脉弱等症。

肾阳虚衰 又称肾阳衰微、命门火衰、下元虚惫、真元下虚等。此即肾阳虚损的严重病理状态。多由肾阳虚损病证发展所致。临床可见腰膝酸冷，精神萎靡，动则气喘，四肢清冷，腹大胫肿，黎明前泄泻，癃闭或夜尿频数，尺脉沉迟等症。

肾阴 又称元阴、真阴、肾水、真水。与肾阳相对而言。指肾本脏的阴液（包括肾脏所藏之精），与肾阳相互依附为用，是肾阳功能活动的物质基础。亦是一身阴液之本，故五脏之阴液非此而不能滋。肾阴有濡养脏腑组织和制约肾阳的作用，肾阴不足，则肾阳即会亢奋，甚则命门相火妄动。相火妄动反过来亦会灼耗肾阴。

肾阴虚 指肾的阴精不足，滋养和濡润功能减退，或阴不制阳的病理状态。多由伤精耗液，或急性热病，耗伤肾阴等所致。临床多见腰膝酸软，头晕耳鸣，遗精早泄，口干咽痛，两颧潮红，五心烦热，或午后潮热，舌红少苔或无苔，脉细数等症。

肾志恐 五脏与五志相合关系之一。指肾在志为恐。恐是人们对事物惧怕的心理状态，恐为自知，俗称胆怯。肾精充足则肝血足而胆壮，肾精亏则肝血虚而胆怯易恐。反之，恐惧过度亦耗伤肾气。故《素问·阴阳应象大论》说："在脏为肾，……在志为恐。"

肾劳 病名，见《千金要方》。因劳损伤肾所致。症见遗精、盗汗、骨蒸潮热，甚则腰痛如折，下肢痿弱不能站久，舌苔白，脉沉细。治宜滋阴清热，用知柏地黄丸加减。

肾间动气 指两肾之间所藏的真气，为命门之火的体现。故《难经》说："所谓生气之原者，谓十二经之根本也，谓肾间动气也，此五藏六府之本，十二经脉之根，呼吸之门，三焦之原，一名守邪之神。"因此，人体脏腑经络的正常功能、三焦之气化，以及抗御外邪之作用等，均有赖于肾间动气，故称之为生气之原。

肾泄 病名，见《普济本事方》。又名五更泄、五更泻。指肾虚闭藏失职所致的泄泻。症见黎明之前泄泻，脐腹作痛，肠鸣即泻，泻后痛止，大便溏薄，或完谷不化，形寒肢冷，腰膝酸软，舌淡苔白，脉沉细。宜温肾健脾、固涩止泻，用四神丸加附子、肉桂、炮姜。

肾实证 证名，见《脉经》。指肾病因邪气盛实所出现的证候。由寒热偏胜，水湿壅闭等所致。症见口燥咽干，咳喘汗出，腰背强急，足胫肿胀，大便干，小便黄，舌苔黄腻，脉沉弦。宜滋阴降火、燥湿清热，泽泻汤、知柏地黄丸加减。

肾实热证 病证名,见《千金要方》。指肾经邪热炽盛的病证。症见舌燥咽肿,心烦咳喘,腰背强急,身重骨热,耳聋,尿黄而伴涩痛,舌苔黄腻,脉沉而滑数。治宜清热利湿,用清源汤、地黄汤加减。

肾咳 病名,出《素问·咳论》。指咳引腰背痛,耳聋,甚则唾涎者。症见咳引腰背痛,脐中痛,耳聋,甚则咳涎,舌淡苔白,脉沉。因肾受寒邪所致者,治宜温肾宣肺,用麻黄附子细辛汤;因肾阴枯涸而致者,治宜滋阴温肾纳气,方用人参固本丸加减。

肾俞 经穴名,出《灵枢·背俞》。属足太阳膀胱经,肾之背俞穴。位于腰部,第二腰椎棘突下旁开1.5寸处。主治遗精、阳痿、遗尿、溺血、泄泻、眩晕、耳鸣、耳聋、虚喘、月经不调、赤白带下、痛经、水肿、腰痛、哮喘、坐骨神经痛、神经衰弱。直刺1~1.5寸。艾炷灸5~10壮;或艾条灸10~20分钟。

肾俞虚痰 病名,见《疡科心得集》。即发于腰椎两旁的流痰,因脓肿多出于腰部肾俞穴处而名。相当于西医的腰椎结核。病因证治见流痰条。

肾绝 五脏绝候之一。①见《华氏中藏经》。指肾气绝出现的危重脉证。症见面黑目黄,大汗淋漓,语无伦次,目呆齿枯,二便失禁,尺脉微欲绝者,此为肾绝不治。②见《医林绳墨》。指中风脱证之一。

肾恶燥 指肾有喜润而恶燥的生理特性。出《素问·宣明五气篇》。肾为水脏,主藏精,主津液的蒸化;燥则阴津受伤,肾精亏耗,甚则骨髓枯竭。故有肾恶燥之说。

肾损 病名,见《慎斋遗书》。五脏虚损之一。又称损肾。症见四肢无力,腰脊酸软,步履维艰。舌质淡、苔薄白,脉沉细无力。治宜益精填髓,用六味地黄丸加减。

肾热证 病证名,见《素问·痿论》。症见骨蒸劳热,轻按之不热,重按之至骨,其热蒸手,如火如炙,腰脊酸痛,虚烦不寐,潮热盗汗,咽干,多梦遗精,大便秘结,小便短赤,舌质红苔少,脉细数。治宜滋阴降火,用知柏地黄汤加减。

肾哮 病证名,见《类证治裁》。指肾水凌肺所致的哮证。其症见痰嗽起沫,气逆哮喘,神疲息促,心慌气短,腰酸,头眩耳鸣,或低热口干,肢冷畏寒,动则气急,舌红苔少,脉细弱。治宜补肾纳气、培本化痰,用肾气丸加减。

肾疳 五疳之一。又名骨疳、急疳。多系先天不足,禀赋虚弱,患有解颅、鹤膝、五迟等病;复因嗜食甘肥,不知节制,以致脏腑伏热,津液耗伤,日久肾阴枯涸而成。《小儿卫生总微论方》载肾疳"其候上热下冷,寒热时作,齿龈生疮,耳焦脑热;手足逆冷,吐逆滑泄;下部生疮,脱肛不收,夜啼饶哭,渐成困重,甚则高骨乃败"。治宜先用集圣丸消疳解毒;继进九味地黄丸滋阴养肾。如体质极端虚弱,宜大补气血,用人参养荣丸。

肾病 五脏病候之一。出《素问·藏气法时论》。泛指肾脏发生的多种病证。肾病的虚证为多,即使实证,亦多属本虚标实。肾虚多由精气耗伤所致。临床表现可见头晕耳鸣,精神不振,腿膝痿弱,腰酸遗精等症。若肾阴虚,则可伴见颧红潮热,口干咽痛等症;肾阳虚,则可伴见肢冷畏寒,阳痿,夜尿频多,或黎明前泄泻(五更泄)等症。此外,又有肾不纳气而致之气喘;阳虚水泛而致的水肿。其他如气化失常,或阴虚火旺,湿热下注等,则可发生癃闭、淋浊等病证。

肾虚五更泄泻 病证名,见《症因脉治》,又称脾肾泄、肾泄。指真阳不足,肾经虚寒不能闭藏所致的晨泄。其症见每于清晨泄泻,脐腹作痛,肠鸣即泻,泻后痛止,大便稀溏,完谷不化,形寒肢冷,腰膝酸软,舌苔淡白,脉沉细无力。治宜温补脾肾,固涩止泻,用四神丸合附子理中汤加减。

肾虚不孕 病证名,出《女科指掌》。

指因肾气虚弱,胞脉失养,不能摄精成孕的不孕症。多因禀赋素弱,肾气不足,或大病久病及房劳伤肾,致使精血亏耗,肾气虚衰,冲任胞脉失养而不孕。肾阳不足者,症见不孕,经期后延或闭经,形寒肢冷,小腹寒凉,腰酸冷坠,小便清长,治宜温补肾阳、调养冲任,方用毓麟珠加巴戟天、仙灵脾、肉桂等。肾阴亏耗者,则兼见月经不调,量少色黯,唇赤颧红,潮热盗汗,心烦失眠等症,宜养阴清热、调补肝肾,方用清骨滋肾汤。

肾虚不固滑胎 病证名,滑胎之一。多由素体肾虚,或年力已衰,或滑胎屡伤,或劳倦过度,肾精暗耗,冲任虚损,无能载胎,胎失所系所致。症见孕后腰酸下坠,小腹隐痛,或胎漏下血,兼见头晕耳鸣,神疲乏力,平素月经紊乱,有堕胎滑胎后多年不孕史。治宜补肾安胎,方用寿胎丸加杜仲炭、苎麻根。

肾虚月经过少 病证名,月经过少之一。多因先天不足,或早婚多产,或房事不节,精血亏耗,血海不盈所致。症见经量过少,行经期短,甚或点滴即净,色淡质稀,腰腹酸坠,足跟作痛,头晕耳鸣。治宜益肾填精、调经养血,方用当归地黄饮加川断、黄芪。

肾虚水泛 指肾阳虚损,不能温化水湿而引起水肿的病机。肾主水,与膀胱相为表里,若肾阳虚损,蒸化失权,则膀胱气化不利,则小便量少,同时影响脾的运化,以致水湿泛滥,形成水肿。临床可见全身浮肿,下肢尤甚,按之凹陷,腰痛酸重,畏寒肢冷,舌淡胖,苔白润,脉沉细等症。

肾虚头痛 病证名,见《证治准绳》。指肾中元阴或元阳虚损所致头痛。肾阴虚为主者,症见头脑空痛,眩晕耳鸣,腰膝无力,遗精带下,舌红,脉沉细无力,治宜滋阴补肾为主,用六味地黄丸、大补元煎加减。肾阳虚为主者,症见头痛畏寒,手足不温,面色苍白,舌淡、脉沉细,治宜温阳补肾,用右归丸加减。

肾虚耳鸣 病证名,见《世医得效方》。指因肾虚精气不足所致的耳鸣。症见双耳微鸣,头晕目眩,腰酸遗精,舌红,脉弦细或细弱,治宜补肾益精,方用六味地黄丸加减。若伴肾阳不足,其症兼见肢软腰冷,阳痿早泄,夜尿频数,脉细舌质淡,治宜温补肾阳,方用金匮肾气丸加减。

肾虚耳聋 病证名,见《普济本事方》。指肾虚精气不足所致的耳聋。症见耳聋渐重,头晕目眩,健忘多梦,咽干不欲饮,腰膝酸软,烦热,心悸盗汗,遗精早泄,月经量少,面色黧黑,舌红,苔少,脉沉细,治宜补养肝肾,育阴聪耳,可用六味地黄丸加味。

肾虚自汗 证名,见《证治汇补》。肾虚引起的自汗。其症见自汗喘息,腰膝酸软,或夜间骨蒸,舌红苔少,脉细数。治宜补益肾阴,可用七味都气丸、五味子汤加减。

肾虚证 证名,见《脉经》。指肾阴、肾阳不足所致的各种证候。肾阴虚,其症见形体虚弱,头昏耳鸣,少寐健忘,腰酸腿软,或有遗精,口干、舌红少苔、脉细,治宜滋肾养阴,用六味地黄汤加减。肾阳虚,其症见面色淡白,腰酸腿软,阳痿,头昏耳鸣,形寒尿频,舌淡白,脉沉弱,治宜温补肾阳,用右归丸加减。

肾虚泄 病名,见《世医得效方》,因肾虚而致泄泻。详参肾泄、肾虚五更泄泻条。

肾虚经水先后无定期 病证名,又名肾虚经乱。经水先后无定期之一。多因禀赋不足或早婚多产,耗伤精血,肾虚不固,封藏失职,冲任失调,血海蓄溢失常而致。肾阳虚者,症见经期错乱,量少色淡质稀,腰腹冷坠,四肢不温,夜尿频多,治宜温肾调经,方用大补元煎。肾阴虚者,症见经期紊乱,量少色红,五心烦热,腰酸耳鸣,治宜滋肾调经,方用大补阴丸加丹皮。

肾虚经行后期 病证名,经行后期之一。指因肾气不足,精亏血少,冲任不充而致血海不能按时满溢，导致月经错后。多因先天不足，早婚早孕，分娩多胎，或房事不节，损伤肾气而致。症见经期错后，血量较少，头晕耳鸣，腰膝酸软等。治宜补肾养阴调经，方用益气肾气丸。

肾虚经闭 病证名，经闭之一。多因先天不足，天癸未充，或早婚多产，或房事不节，损伤肾气，精亏血少，冲任空虚所致。症见月经超龄不至，或潮后复闭，兼见头晕耳鸣，腰膝酸软，口干咽燥，潮热盗汗，五心烦热。治宜养阴益肾、补血调经，方用当归地黄饮加龟板、菟丝子。

肾虚带下 病证名，带下之一。多因素体肾虚，或早婚多产，肾脏虚损，肾阳不足，命门火衰，阴寒内盛，下焦虚寒，带脉失约所致。症见带下量多，淋沥不断，质薄清稀，色白如水，或如黑豆水，并见面色晦暗，腰痛如折，小腹发凉，四肢不温，月经紊乱，或闭经不孕，小便频数清长。治宜补肾温阳，固涩止带，方用苁蓉菟丝丸。若年老体衰，带下如注者，可酌加黄芪、升麻以补气升提固摄。

肾虚崩漏 病证名，见《竹林女科证治》。崩漏之一。乃因肾气不足，闭藏失职，以致冲任不固而致。症见阴道出血量多，或淋沥不止，血色黯淡质稀，头目虚眩，畏寒肢冷，腰痛如折，尿频清长。治宜益肾温阳、固冲止血，方用右归丸减附子、肉桂，加补骨脂、赤石脂。

肾虚寒 指肾阳虚损而生内寒的病理状态。多由心脾阳虚影响及肾，或房劳过度，损耗肾阳等所致。临床可见形寒肢冷，腰膝酸软，阳痿，精冷不育，或宫冷不孕，或水肿，或下利清谷，五更泄泻等症。

肾虚寒证 证名，见《千金要方》。指肾气亏损，肾阳虚衰所出现的证候。症见面色淡白，形寒肢冷，耳鸣目眩，腰痛肢软，阳痿，小便清长，舌质淡苔白，脉沉弱。治宜温补肾阳为主，方用八味丸、右归丸等方加减。

肾虚腰痛 病证名，见《千金要方》。

又称肾经腰痛。腰痛之一。肾阳虚者，症见腰冷痛，手足不温，面色㿠白，少腹拘急，大便溏，小便清长，舌淡，脉沉细，治宜温补肾阳，可用右归丸、八味丸等方，肾阴虚者，症见腰痛酸软，绵绵不绝，头晕耳鸣，咽干口燥，心烦失眠，五心烦热，小便黄，舌质红，脉细数，治宜滋补肾阴，方用左归丸、大补阴丸、六味地黄丸等方加减。

肾着 病名，出《金匮要略》。指寒湿内着肾经而见腰部寒冷沉重者。由肾虚寒湿内著所致。其症见腰部冷痛重着，转侧不利，渐渐而甚，舌质淡，苔白润滑，脉沉迟。治宜温肾散寒祛湿。用肾着汤加减。

肾厥头痛 病证名，见《普济本事方》。指肾气上逆所致的头痛。由于下虚上实，肾气厥逆所致。症见头顶痛不可忍，四肢逆冷，胸脘痞闷、多痰，或有动则气急，喘急不得卧，脉弦。治宜温肾纳气。选用至真丸、黑锡丹等方加减。

肾喘 病证名，见《证治准绳》。指肾中水邪上犯于肺的气喘。其症见气逆喘急，不得平卧，咳而呕吐痰涎，舌苔白腻，脉滑。治宜肃肺降气、温肾利水，方用直指神秘汤、泻白散、真武汤加减。本证与真元耗损，肾不纳气的气喘有别。

肾痨 病名，即肾劳。详该条，见《慎柔五书》。以虫在于肾则成肾痨。治以千金散。

肾痫 五痫之一。由肾虚木少水涵，筋失所养而发。其症面黑目张，吐涎沫，形体强直等。因肾虚宜补，用地黄丸、紫河车丸之类。

肾藏志 肾的生理功能之一。指人的记忆能力或意志，为肾所藏。出《素问·宣明五气篇》。肾的精气充盛，则脑髓充盈而精力旺盛，记忆力强；肾志不足，则每多健忘，精神不振，或未老先衰。

肾藏精 肾的主要生理功能之一。肾所藏之精，包括：①藏生殖之精，又称先天之精，主管人类的生育繁殖。②藏五脏六腑之精，主管人体的生长发育。肾精为生命之根，生身之本。故《素问·六节藏象论》说："肾者主蛰，封藏之本，精之处也"。《素问·上古天真论》说："肾者主水，受五藏六府之精而藏之"。

肾囊 器官名。见《外科正宗》。又名阴囊、脬囊。现代解剖学名阴囊与脏腑的关系归属于肝。

肾囊风 病名，见《外科正宗》。又名绣球风、胞漏疮。是发于阴囊的瘙痒渗液性皮肤病。相当于西医的阴囊湿疹。多因肝经湿热下注阴囊而成；日久则伤阴耗血，风盛化燥，以致肌肤失养。初起潮红、丘疹、水疱、灼痒，搔破糜烂，流汁甚多，浸淫渐大，治以清利湿热，龙胆泻肝汤加减内服，外用龙胆草、马齿苋、黄柏各15g煎水冷湿敷，间用青黛散麻油调擦。后期皮肤干燥肥厚，有薄痂或鳞屑、色素沉着，剧痒，治以养血祛风除湿，四物汤合萆薢渗湿汤加减内服，外用青黛膏加热烘疗法。

尚药局 古代管理药品及其他有关事务的最高机构。南北朝时期北魏等归属门下省，至唐属殿下省。局内设奉御2人掌管，官阶五品下。直长2人，掌管为帝王配制药品，并由文武长官1人监督。药成后，由医佐、奉御、殿中监、皇太子等先后尝过，然后送给皇帝服用。

昙鸾 476～542年。南北朝北魏僧人。一作昙峦。雁门（今山西代县）人。幼出家，奉净土宗。以研习大藏经而感气疾，乃四方求医，至汾州病愈，遂研求本草及长生神仙之学。并随陶弘景学习方术，得授仙方10卷。调心练气，对病识缘。撰有《调气论》1卷、《疗百病杂丸方》3卷，均佚。

昆仑 ①经穴名。出《灵枢·本输》。又名下昆仑。属足太阳膀胱经，位于足外踝尖与跟腱水平连线中点凹陷处。主治头痛、目眩、项强、鼻衄、腰痛、脚跟痛、小儿癫痫、难产、胞产不下、下肢麻木或瘫痪、坐骨神经痛、足踝关节及周围软组织疾患。直刺1～1.5寸，可透太溪或略偏外踝；斜刺1～3寸，针尖向上透向跗阳穴。艾炷灸5～10壮；或艾条灸10～20分钟。②道家养生术语。出《云笈七签·太上黄庭外景经》。为脑的别称。

昆布 中药名，出自《名医别录》。又名纶布、海昆布。为昆布科植物海带Laminaria japonica Aresch.和翅藻科植物昆布Ecklonia kurome Okam的叶状体。性寒，味咸。归肝、胃、肾经。有消痰软坚、利水之功效，可治瘿瘤、瘰疬；水肿或脚气浮肿。煎服：10～15g。

呵欠 证名，见《医碥》。又称欠。详见欠条。

明目上清丸 中成药，见于《全国中药成药处方集》。黄连、菊花、玄参、熟大黄、枳壳、陈皮、桔梗、黄芩、薄荷、甘草、当归、荆芥、栀子、生石膏、连翘、蝉蜕、车前子、赤芍药、炒蒺藜、天花粉、麦门冬各五两。为细末，水泛小丸，滑石粉为衣。每服二钱，开水送下，日二次。功能清热散风，明目止痛。治暴发火眼，红肿作痛，头晕目眩，云翳遮睛。

明目地黄丸 方名，出自《审视瑶函》。熟地黄四两，生地黄（酒洗）、山药、泽泻、山茱萸（去核，酒洗）、牡丹皮（酒洗）、柴胡、茯神（乳蒸）、当归身（酒洗）、五味子各二两。为细末，炼蜜为丸，梧桐子大。每服三钱，空腹淡盐汤送下。功能滋阴明目。治肾虚目暗不明。

明目至宝 眼科著作。又名《明目至宝赋》。4卷。元代作品。撰人不详。后由杨希洛、夏惟勤整理，刊于1600年。卷1总论眼病，并载明目赋等歌赋，五轮八廓所主病证，眼科问答等；卷2分论眼科七十二证，每病编成歌赋，并有图说；卷3～4为眼科疾病治疗方剂和灸法。内容简要。现存明万历二十一年刻本。

明目良方 眼科著作。2卷。明代作品。撰人佚名。首卷为目疾症候总论、五轮八廓病证等。卷1眼科治疗方，并分论药性品目；卷2五轮八廓主病图，72种眼病证治。末附眼科用药便览。现存明万历二十八年刻本。

明目菊花散 方名，出自《银海精微》。菊花、车前子、熟地黄、木贼、密蒙花、薄荷、连翘、白蒺藜、防风、荆芥穗、川芎、甘草各等分。水煎服。功能清肝明目。治目中发热或赤肿，初起红肿赤脉穿睛，渐生翳膜。

明色赤巴 藏医基础理论术语。存在于皮肤，使皮肤细腻、油润、有光泽。

明色赤巴病 藏医病证名。见《藏医药选编》。多由热邪所致。常见症状为：体温升高，皮肤发青黑之色，粗糙而灼痛。治疗：以波梭瓜子、白檀香、黄葵子、诃子、毛诃子、余甘子加白糖研细内服。或以白檀香、红花浸泡取汁涂擦皮肤，此后再用凉水喷洗。或于小胆脉处施放血术。

明医杂著 医学杂著。6卷。明·王纶撰于1502年。前3卷以医论为主，论述发热、劳瘵、泄泻、痢疾、咳嗽、痰饮等内科杂病及妇产、眼、耳、鼻、齿等科病证证治，评述李杲、朱震亨治法及方论等，末附元·滑寿《诊家枢要》；卷4专论风症；卷5小儿诸证及小儿用药法；卷6附方。书中提出"外感法仲景，内伤法东垣，热病用河间，杂病用丹溪"的观点，对明清医家影响较大。现存明弘治刻本、嘉靖二十八年刻本。又收入《薛氏医案》，薛己另加注按，并附医案。1985年江苏科学技术出版社出版排印本。

明医指掌 综合性医书。10卷。明·皇甫中撰注，王肯堂订补，邵从皋参校。撰年不详。本书仿吴恕《伤寒活人指掌图》，以歌赋、论述结合形式记述各种证治。卷1病机赋、经络总抄及龚云林"药性歌"；卷2~7内科杂病；卷8为五官、外科病证；卷9妇人科；卷10小儿科。每证先列歌括，次载医论，再记脉法，后附成方。简明易懂，便利初学。现存明万历七年安正堂刻本等20余种版本。

明堂 ①望诊部位，指鼻。《灵枢·五色》："明堂者，鼻也。"②针灸模型表明腧穴的标志点，人体经脉孔穴图，古称明堂图或明堂孔穴图。《医说》："今医家记针灸之穴，为偶人点志其处，名明堂。"③指上星穴。《太平圣惠方》："明堂一穴，在鼻直上入发际一寸是穴。"

易黄汤 方名，出自《傅青主女科》。山药（炒）、芡实（炒）各一两，黄柏（盐水炒）二钱，车前子（酒炒）一钱，白果十枚。水煎服。功能健脾燥湿，清热止带。治脾虚湿盛，带下黄白，稠黏腥臭，腰酸腿软。

易筋经 气功术语。动功之一。其特点是刚劲有力，刚中有柔，动中有静，能强壮筋骨，增强体质。包括韦驮献杵、摘星换斗、出爪亮翅、倒拽九牛尾、九鬼拔马刀、三盘落地、青龙探爪、卧虎扑食、打躬、工尾等动作姿势。

易简方 方书。1卷。宋·王硕撰。约刊于十二世纪末期。本书以《三因方》为基础，参考其他著作选录临证常用方药。首记人参、甘草、附子等30种常用中药药性；次载三生饮、姜附汤等常用方30首，介绍方剂组成及临床应用；末载养正丹、来复丹等10种市售丸药的处方及适应症。简便易行，特为救急和医药不便之地而设，故当时流传甚广。现存日本1748年刻本、清光绪十四年集古斋刻本。本书有多种续编增补本，如亡名氏《校正注易简方论》、卢祖长《续易简方论》、施发《续易简方论》等。

固冲汤 方名，出自《医学衷中参西录》。炒白术一两，生黄芪六钱，煅龙骨、煅牡蛎、山萸肉各八钱，生杭芍、乌贼骨各四钱，茜草三钱，棕榈炭二钱，五倍子粉五分。水煎服。功能补气健脾，固冲摄血。治脾气虚弱，冲脉不固，妇人血崩或月经过多。

固经丸 方名，出自《医学入门》。黄芩、白芍药、龟板各一两，椿根皮七钱，黄柏三钱，香附二钱半。为末，酒糊为丸，如梧桐子大。每服五十丸，酒送下。功能滋阴清热，止血固经。治阴虚内热，经行不止，及崩中漏下。

固胎丸 方名,出自《妇科玉尺》。人参、黄芪、茯苓、白术、杜仲、续断、山茱萸、白芍药、丹参、川芎、山药、当归、生地黄、香附、砂仁、薄荷。为末,制丸服。功能益气养血,固本安胎。治滑胎。

固胎煎 方名,出自《妇科玉尺》。黄芪二钱,白术一至二钱,陈皮一钱,当归、白芍药、阿胶各一钱半,砂仁五分。水煎服。功能益胎健脾,补血和肝。治肝脾两虚,多火多滞而屡堕胎者。

固真汤 方名,出自《兰室秘藏》。又名正元汤。升麻、柴胡、羌活各一钱,炙甘草、龙胆草、泽泻各一钱五分,黄柏、知母各二钱。为粗末,分作两服,水煎去渣,空腹稍热服。功能清热除湿。治两睾丸冷,前阴痿弱,阴汗如水,小便后有余沥,尻臀并前阴冷,恶寒而喜热,膝下亦冷。

固真散 方名,出自《证治准绳》。龙骨一两,韭子一合。为细末,每服二钱匕,空腹酒调下。功能涩精,固真气,暖下元。治遗精滑泄。

固脬丸 方名,出自《奇效良方》。制菟丝子二两,茴香一两,炮附子、炙桑螵蛸各半两,戎盐一分。为细末,酒煮面糊为丸,如梧桐子大。每服三十丸,空腹米汤送下。功能温肾助阳,固脬止遗。治下元虚冷,小便不禁。

呼吸补泻 针刺手法名。指进、出针时配合病人呼吸来分别补泻的方法。呼气时进针,吸气时出针,针气相顺为补法,用于虚证。吸气时进针,呼气时出针,针气相逆为泻,用于实证。

岩白菜 中药名,出自《分类草药性》。又名岩壁菜、石白菜、红岩七。为虎耳草科植物岩白菜 Bergenia purpurascens (Hook. f. ee Thoms.) Engl. 的根茎或全草。性平,味苦、甘、涩。有滋补强壮,止咳,止血,止痢,止带之功效,可治肺虚咳喘、劳伤咯血、吐血、衄血、便血、功能性子宫出血、腹泻、痢疾、白带、淋浊。煎服:6~12g。外敷治肿毒、黄水疮。

罗天益 元代医家。字谦甫。真定(今河北正定)人。从李杲学医数年,潜心钻研,尽得其传。李杲临终以所著书相托。后为太医。遵师嘱,取《内经》分经类证,历时三年,三易其稿而成《内经类编》,惜今已佚。1266年,以所录李杲效方,类编而成《东垣试效方》9卷。又集录诸家之说,结合己验,讨论方药、各科证治、药治失误病例,并附验案。另撰有《药象图》《经验方》,均佚。

罗氏会约医镜 综合性医书。20卷。清·罗国纲辑。刊于1789年。本书撷取历代医籍精要,汇编而成。论述脉法、治法大要、伤寒、瘟疫、杂症、妇科、儿科诸病证治及本草等。辨析病证细致,治法灵活。书中并附作者化裁新方。现存清乾隆五十四年大成堂刻本。

罗布麻 中药名,出《陕西中草药》。又名吉吉麻、泽漆麻、野茶、野麻、红麻、茶叶花。为夹竹桃科植物罗布麻 Apocynum venetum L. 的全草或叶。性凉,味甘、苦,有小毒。能平肝降压,强心,利尿。治高血压眩晕头痛,失眠梦多;急慢性心功能不全;心肝肾性的水肿腹胀。煎服:6~9g。

罗汉果 中药名,见《岭南采药录》。又名拉汗果、假苦瓜。为葫芦科植物罗汉果 Momordica grosvenori swingle 的果实。性凉,味甘。有清肺止咳、润肠通便之功效,可治痰火咳嗽、百日咳、扁桃体炎、咽喉炎、急性胃炎、肠燥便秘。煎服:9~30g。

罗国纲 清代医家。字振召,号整斋。湖南人。少习举子业,兼学医术。辨证细致,治法灵活,治验丰富。晚年辑成《罗氏会约医镜》20卷。其书撷取历代医籍精华,论述脉法、治法精要,及伤寒、瘟疫、内科杂病、妇科、儿科、疮科、痘科证治。所制新方,多切实用。

罗知悌 约1243~1327年。宋末元初医学家。字子敬(一作敬夫),号太无。钱塘(今浙江杭州)人。能词章,善书法,精研天文、地理。医学得刘完素门人荆山浮屠之传。南宋末入宫为侍人，以医侍理宗，甚见宠厚。宋亡后被掳至燕京，但拒不进内廷。其学宗刘完素，旁通张从正、李东垣之说，将金元时北方医学学术传播到江南地区。弟子朱丹溪，尽得其传。撰《心印绀珠经》（或云李汤卿撰）1卷。明·孙一奎《医旨绪余》引有《罗太无药戒》，以政喻医，主张王道治法，不可伤正气。吴澄《不居集》引有罗太无《风热论》《神芎导水丸散》等，遵刘河间风热怫郁致病之旨。又有《罗太无先生口授三法》，载各科36症之脉因证治。

罗周彦 明代医家。字德甫，号赤城。歙县（今属安徽）人。少时多病，遍求名医治疗，因而研习医学。又南游吴楚，北涉淮泗，结交医学名流。并广搜方技群书，医术益精。历时十余载，撰《医宗粹言》。

罗适 宋代医家。宁海（今属浙江）人。曾任桐城（今属安徽）县尉。因见当地民俗信巫不信医，乃召集医家编校医书，撰《伤寒救俗方》1卷，刻石以传。

罗美 清代医家。字澹生，别字东美，号东逸。新安（今安徽徽州地区）人，侨居虞山（今江苏常熟）。康熙（1662～1722年）间名医。撰有《古今名医方论》4卷、《古今名医汇粹》8卷、《内经博议》4卷。

罗勒 中药名，出自《重修政和经史证类备用本草》。又名兰香、香菜、翳子草、九层塔、家佩兰、省头草。为唇形科植物毛罗勒 Ocimum basilicam L. var. pilosum (Willd.) Benth. 的全草。性温，味辛。归脾、肺经。有化湿和中、疏风解表、活血止痛之功效，可治脘腹胀闷、泄泻、外感头痛、月经不调。煎服：6～9g。外用可治跌打扭伤、湿疹、皮炎、齿龈烂疮。

罗遗编 针灸著作。3卷。清·陈廷铨撰。刊于1763年。本书收罗古代针灸遗法，故名。卷上论述经络、要穴、针灸禁忌等；卷中记述经腧穴部位及五脏用药；卷下内外各科疾病针灸取穴及五运六气论等。内容多辑自有关专著，间附按语。现存清乾隆二十八年刻本，1984年中医古籍出版社据以影印。

罗裙带 中药名，出自《本草纲目拾遗》。又名水蕉、海蕉、郁蕉、引水蕉、扁担叶、玉带风。为石蒜科植物文殊兰 Crinum asiaticum L. var. sinicum Bak. 的叶。性凉，味辛，有小毒。有解毒散瘀，消肿止痛之效，治咽喉炎。煎服：3～9g。捣敷治跌伤、骨折、痈疖肿毒、蛇咬伤。

岭南卫生方 方书。3卷。元·僧继洪辑。本书辑录宋元时期医学著作中有关我国岭南地区瘴疟等多发病证治资料。原书已佚，现存娄安道增补。内收李璆《瘴疟论》、张致远《瘴疟论》、王棐《指迷方》瘴疟论、汪南容治冷热瘴脉证方论、章杰《岭表十说》，继洪卫生补遗四头瘴说、治瘴用药七说、治瘴续说等。附娄安道八证标类及"李杲药性赋"。又有日本再次增补覆刻本，附日人山田简之《募原偶记》。1983年中医古籍出版社据日刻本影印。

败血冲心 病证名，见《张氏医通》。产后三冲之一。指分娩恶露、瘀血当下不下，或下而不畅，上冲于心的病证。因败血停蓄，上扰心神所致。症状见神志错乱，言语颠狂，如见鬼神，或心中烦躁，坐卧不宁，闷乱不语。治宜活血祛瘀、宁志安神，方用花蕊石散。苦闷乱不语未致颠狂者，可用失笑散加郁金。

败血冲肺 病证名，见《张氏医通》。产后三冲之一。指恶露当下不下，逆而上冲于肺的病证。因产后肺虚，败血乘虚，冲逆于肺，肺失宣降所致。症见胸闷烦躁，面赤喘急，咳嗽鼻衄，甚或面黑，喘满欲死。治当攻逐瘀血，急服夺命散。若喘急不得卧，痰血杂涌而上，治宜活血化瘀、宣肺化痰，方用血府逐瘀汤。

败血冲胃 病证名，见《张氏医通》。产后三冲之一。指产后恶露不下，逆冲于胃的病证。因产后脏腑伤动，冲脉隶于阳明，恶露败血上乘于胃，胃失和降而致。症见腹满腹痛，脘痞饱闷，呕恶不食。治宜活血化瘀、安胃止呕，方用抵圣汤。若见呕逆胀甚时，治宜逐瘀行血，方用下瘀血汤。

败酱草 中药名，出自《新修本草》。又名泽败、鹿酱、苦菜、苦猪菜、野苦菜。为败酱科植物黄花败酱 Patrinia scabiosaefolia Fisch. ex Link 白花败酱 P. villosa Juss. 的带根全草。性微寒，味辛、苦。归胃、大肠、肝经。有清热解毒、消脱排脓、祛瘀止痛之功效，可治热毒痈肿，并善治内痈，尤多用于肠痈；血滞之胸腹疼痛。煎服：6～15g。

图注八十一难经 《难经》图注。8卷，又有4卷本，内容同。明·张世贤注。刊于1510年。本书于《难经》八十一难，每难均附一图，以帮助读者理解原文蕴义。其注折衷群书，附以己意。为全图注释《难经》较早的一种，且注文通俗，刊本又多与作者《图注王叔和脉诀》合刊（称《图注难经脉注》），故流传较广，影响较大。后世书商曾改名为《图注八十一难经辨真》。现存明正德五年刻本等30余种明清刻本及民国石印本、排印本。

贯叶蓼 中药名，出于《本草纲目拾遗》。又名杠板归、河白草、犁尖草、蛇倒退。为蓼科植物贯叶蓼 Polygonnm pexfoliatum L. 的全草。性凉，味酸。归肺、小肠经。有清热解毒，利水消肿之功效，主治疮痈肿毒、湿疹、蛇串疮、咽喉肿痛、水肿、小便不利、淋浊、泄泻、痢疾等。煎服15～30g；外用适量，捣敷或煎水洗。

贯众 中药名，出于《神农本草经》。又名贯仲、管仲。为鳞毛蕨科植物粗茎鳞毛蕨 Dryopteris crassirhizoma Nakia. 或紫萁科植物紫萁 Osmunda japonica Thunb. 带叶柄残基的根茎。性微寒，味苦，有毒。归肝、脾经。有杀虫、清热解毒、凉血止血之功效，主治蛲虫、钩虫、绦虫、鞭虫病、风热感冒、温热斑疹、热毒疮疡、痄腮、添疮作痒、吐血、衄血、便血、尿血、崩漏、产后出血过多。煎服10～15g，外用适量，煎煮熏洗或研末调敷。孕妇忌用。本品煎汤代茶饮或投入水缸中，可预防流感、麻疹、流脑；还常用于妇产科出血，并对肺结核咯血、支气管扩张咳血、上消化道出血、乳糜尿等有显著疗效。

贯脓 出《古今医鉴》。又名灌浆、灌脓指痘疮贯脓。凡痘疮七、八、九日渐贯脓，脓水之盈亏，视气血盛衰而定。气血充盈者，易脓易痂；气血不足者，毒不成浆，气不胜者，则毒内陷，出现五陷等现象。分灌浆顺证、灌浆逆证。详各条。

[J]

制化 五行学说术语。即制约、生化之意。指五行系统结构相互制约，相互生化，制中有化，化中有制，才能维持事物正常的相对平衡。故《素问·六微旨大论》说："亢则害，承乃制，制则生化"。《类经》则说："造化之机，不可无生，亦不可无制。无生则发育无由，无制则亢而为害。必须生中有制，制中有生，才能运行不息，相反相成。"

知母 中药名，出自《神农本草经》。又名地参、羊胡子根、穿地龙。为百合科植物知母 Anemarrhena asphodeloides Bge. 的根茎。性寒，味苦、甘。归肺、胃、肾经。有清热泻火、滋阴润燥之功效。可治温热病，邪热亢盛，壮热、烦渴、脉洪大等肺胃实热证；肺热咳嗽或阴虚燥咳、痰稠；阴虚火旺，肺肾阴亏所致的骨蒸潮热、盗汗、心烦；阴虚消渴，症见口渴、饮多、尿多。煎服：6～12g。脾虚便溏者不宜用。

知医必辨 医论著作。清·李冠仙撰于1902年。本书收医论25则，评论诸家医书得失，阐述临证须知，辨析病证治方等，多能切中时弊，颇有见地。有1985年江东科学技术出版社排印本。

知柏地黄丸 方名，见于《医宗金鉴》。又名知柏八味丸。熟地黄八钱，山茱萸四钱，干山药四钱，泽泻三钱，牡丹皮三钱，茯苓三钱，知母二两，黄柏二两。配为蜜丸，或作汤剂煎服。功能滋阴降火。治阴虚火旺而致骨蒸劳热，虚烦盗汗，腰脊酸痛，遗精等证。

知聪 南北朝时吴（今江苏苏州）人。曾于562年携《明堂图》和其他医书160卷到日本，是为中国医学传到日本的最早记录。

物损真睛证 病名，见《证治准绳》。相当于今之眼球外伤，包括眼球穿通伤。多因金石竹木及高压气体爆炸所致。症见伤眼疼痛，羞明流泪，肿胀难开，白睛红赤，视力下降，黑睛或白睛裂开或穿孔，或伴珠内容物脱出。伤后急宜清洁伤口及结膜囊，进行包扎或手术后包扎。内服平肝清热，活血化瘀之品，如石决明散、桃红四物汤、七厘散。有化脓趋势者，宜清热解毒为主，服五味消毒饮或黄连解毒汤加减。全身及眼局部用抗生素。

物偶入睛证 病名，见《证治准绳》。又名眯目、眯目飞扬、异物入目。即结膜或角膜异物。指尘砂、谷壳、麦芒、飞虫、游丝以及金属、玻璃、竹木之细屑飞溅、碰刺入眼者。异物入目部位不同，症状各异，以黑睛受伤症状为重，预后较差。症见沙涩疼痛，羞明流泪，睑内或黑睛上有细小异物。宜在无菌条件下取出异物，并点清热解毒或抗生素眼药水。

刮法 1. 针刺手法名。指用指甲向上或向下频频刮动针柄以促使得气和加强针感的方法。2. 推拿手法名。①以拇指侧或食、中指指面在体表上用力快速推动。②用光滑的嫩竹板、瓷器片、象牙板、玻璃棒或圆针等代替手指，在体表上进行推动。

刮痧 推拿方法名。又称刮沙。用边缘光滑的瓷器或硬币，蘸取植物油或温水刮颈项、肩胛、背部或胁间等处，自上而下，由内向外反复数次，至皮肤出现紫红色为止。常用于感冒、中暑、恶心、呕吐、头昏头胀、胸闷、腹痛、腹泻、食积、晕车晕船、水土不服等症。

和法 八法之一。又称和解法。原指解除少阳（半表半里）病邪的治疗方法，故有"和解专治少阳"之说。后世扩大其范围，泛指以调和为手段祛邪愈病，或调盈济虚，平亢扶卑，协调寒热，以恢复脏腑气血和调的治疗方法。如戴北山《广瘟疫论·和法》说："寒热并用谓之和，补泻合剂谓之和，表里双解为之和，平其元后谓之和。"和法的应用范围很广，程钟龄《医学心悟》说："有清而和者，有温而和者，有消而和者，有补而和者，有燥而和者，有润而和者，有兼表而和者，有兼攻而和者，和之义则一，而和之法变化无穷焉。"临证常用和法有和解少阳、透达募原、调和营卫、调和肝脾、舒肝和胃、分消上下、调和肠胃等。

和凝 898～955年。五代时文学家。字成绩。郓州须昌（今山东东平）人。曾任中书侍郎、太子太傅等职。长于短歌艳曲。曾取古今史传所载断狱、辨雪冤枉等事，撰《疑狱集》2卷。子和㠓增益2卷。书中涉及很多法医知识，是为宋慈《洗冤集录》成书创造条件。

和髎 经穴名，出《针灸甲乙经》。又名耳和髎。属手少阳三焦经，手足少阳、手太阳交会穴。位于耳廓根上缘前方，鬓发后缘，颞浅动脉处。主治头痛、耳鸣、牙关紧闭、颈颌肿痛、口㖞。斜刺3～5分，避开动脉。艾条灸5～10分钟。

委中 经穴名，出《灵枢·本输》。又名血郄、郄中、中郄、委中央、腿凹、曲瞅内。属足太阳膀胱经，该经合穴。位于膝关节后面，腘窝横纹之中点，股二头肌腱与半膜肌肌腱的中间。主治中暑、衄血、癫痫、疟疾、下肢痿痹、膝肿痛、腰脊强痛、坐骨神经痛、急性胃肠炎、腓肠肌痉挛。直刺1～1.5寸；或点刺出血。

委中毒 病名，见《疡医准绳》。俗名曲鳅。即发于腘窝委中穴处的痈。相当于西医的腘窝部急性化脓性疾患。多因湿热下注，凝滞气血而成，或由患肢破伤、糜烂染毒循经继发。其证类同外痈，其治初宜清热利湿，化毒通络，五神汤合草薢化毒汤加减内服。成脓治以透托，上方酌加炙山甲、皂角刺内服。如敛后筋缩难伸者应加强功能锻炼。余内外治法同外痈，见该条。

委阳 经穴名，出《灵枢·本输》。属足太阳膀胱经，该经之下合穴。位于膝关节后面，腘窝横纹中点外开1寸，股二头肌腱内侧缘处；或于委中穴外侧1寸处取穴。主治腰背强痛、腘筋挛急、小腹胀满、小便不利、腿足挛痛。直刺1～1.5寸。艾炷灸3～5壮，或艾条灸5～10分钟。

委陵菜 中药名，出自《救荒本草》。又名痢疾草、蛤蟆草、鸡爪草、翻白草。为蔷薇科植物委陵菜 Potentilla chinensis Ser. 的根或全草。性平，味苦，有小毒。有清热解毒，利湿，止血之效，治阿米巴痢疾、细菌性痢疾、肠炎、风湿性关节炎、咽喉炎、百日咳、吐血、咯血、便血、尿血、功能性子宫出血。煎服：9～15g。外用可治外伤出血、痈疖肿毒、疥疮。

季胁 ①又名季肋、软肋、撅肋。相当于侧胸第十一、第十二肋软骨部分。如《灵枢·经脉》："胆足少阳之脉……其直者，从缺盆下腋，循胸，过季胁"。②章门穴之别名。属足厥阴肝经，位于腹侧，腋中线第十一肋骨端稍下处。见《针灸大全》。

季德胜蛇药 由多种中草药加工配制而成。又名南通蛇药。片剂，每服1.5g，日三次。同时将药片以温水化开，涂于伤口周围约半寸处。功能解毒，止痛，消肿。治毒蛇、毒虫咬伤。

秉风 经穴名，出《针灸甲乙经》。又名肩解。属手太阳小肠经、手阳明、太阳及手、足少阳交会穴。位于肩后肩胛岗上窝之中央，天宗穴直上，举臂时有凹陷处。主治肩臂疼痛、肩胛痛、上肢酸麻、颈项强直。直刺5分～1寸。艾炷灸3～5壮，或艾条灸5～10分钟。

供养巴达干 蒙医名词。巴达干五种类型之一。存在于头部，有主眼睛等五官之发达，保持正常之感觉，使人产生满意和知足感的功能。

使 即使药。有两种意义：一是引经药，即用以引导方中诸药至于病所的药物；二是调和药，即用以调和方中诸药，使之协同发挥治疗作用的药物。

使君子 中药名，出自《开宝本草》。又名留求子、五棱子、索子果、冬均子。为使君子科植物使君子 Quisqualis indica L. 的种子。性温，味甘。归脾、胃经。有杀虫消积之功效，可治蛔虫病及小儿疳积。煎服：6～10g。炒香嚼服，小儿每岁每天1～1.5粒，总量不应超过20粒。大量服用能引起呃逆、眩晕、呕吐；与热茶同服，亦能引起呃逆。停药后可缓解。

侠白 经穴名，出《针灸甲乙经》。又名夹白。属手太阴肺经。位于上臂前外侧，平腋前纹头下4寸，肱二头肌外侧沟处；或于尺泽穴上5寸取穴。主治咳嗽、气喘、心痛、胸满、上臂痛。直刺5分～1寸。艾炷灸3～5壮；或艾条灸5～10分钟。

侠承浆 奇穴名，出《千金要方》。位于下颌部，承浆穴旁开1寸处。主治中暑、齿龈溃烂、黄疸、面瘫、唇口疔疮、面颊浮肿齿痛、三叉神经痛。针1～3分。

侠溪 经穴名，出《灵枢·本输》。又名夹溪。属足少阳胆经，该经荥穴。位于足背部，第四、五趾缝间，趾蹼缘上5分处。主治胁痛寒热、头痛、目眩、耳鸣、耳聋、目外眦痛、颊颌肿、足背肿痛、足趾痉挛、高血压、乳腺炎、经闭。斜刺3～5分。艾炷灸2～3壮；或艾条灸5～10分钟。

侣山堂类辨 医论著作。2卷。清·张志聪撰于1663年。本书为作者集同道、门生于杭州胥山之侣山堂讲学论医文集。上卷多以问答形式杂论医理，载医论60篇，涉及脏腑、经络、气血、病因、四诊、八纲、病证辨证论治、医籍评介等。下卷论述中药药性与方剂配伍。收入《医林指月》。1982年江苏科学技术出版社出版单行点校本。

侧柏叶 中药名，出自《名医别录》。又名柏叶、丛柏叶。为柏科植物侧柏 Bioea

orientalis（L.）Endl 的嫩枝及叶。性微寒，味苦、涩。归肺、肝、大肠经。有凉血止血、祛痰止咳之功效，可治各种内外出血证，咳喘痰多，脂溢性皮炎。煎服：10～15g。

佩文斋广群芳谱·药谱 药物学著作，又名《广群芳谱·药谱》。8 卷。清·刘灏著。刊于 1708 年。本书为《佩文斋广群芳谱》卷 93～100。共收药物 720 余种。系在《二如亭群芳谱·药谱》基础上增补而成。每种药物下标记"原"字，为《群芳谱》原文；"增"字为新增内容。新增的"汇考"及"集藻"二项，补充文史资料尤为丰富。并删去原书中种植、修治、服食、疗治等内容。

佩兰 中药名，出自《神农本草经》。又名省头草、香草。为菊科植物兰草 Eupatorium fortunei Turcz. 的地上部分。性平，味辛。归脾、胃经。有化湿、解暑之功效，可治湿阻中焦证，外感暑湿或湿温初起。煎服：5～10g。

质问本草 药物学著作。9 卷。清代琉球中山人吴继光撰。刊于 1782 年。作者采集琉球群岛各种草木药物，亲自写生绘图，并携带实物数百种到福建、北京等地咨询老药工、药农，经反复鉴定后编写成书。内篇 4 卷，收药 41 种，以常用内治药物为主。外篇 4 卷，收药 96 种，多属用于外治的民间药。附录 1 卷，收药 22 种，为不能移植或"不知其状"的药物。书中插图绘制精致。内容多为经征询后所作鉴定按语。现存日本 1837 年摩府学刻本。1984 年中医古籍出版社出版影印本。

质疑录 医论著作。明·张介宾撰，或疑为托名之作。共收医论 45 篇，专就金、元诸家论医偏执之处，辨论以正其失，故名。重点论述多种病证的治则，发挥温补学说。对张氏著作亦有辨析纠正。现存清康熙二十七年刻本、《医林指月》本。

往来寒热 证名，见《伤寒论》。指恶寒与发热间代而作，日发一次或数次。为伤寒少阳病主症。有表证而往来寒热者，用小柴胡汤；有里证而往来寒热者，用大柴胡汤，已表或已下而往来寒热者，皆可用柴胡桂枝干姜汤。本证亦可见于虚劳，详参虚劳发热条。

所生病 经脉病候之一类。由于其病一般由本脏腑所生，而非由经脉传来，故名所生病。出《灵枢·经脉》。其内容包括：①该经脉所络属的脏腑本身的病证。如手太阴经"是主肺所生病者，咳，上气喘渴，烦心胸满"。②脏腑病变延及所属经脉，反映于所属经脉循行经络的病证。如手太阴经所生病还有"臑臂内前廉痛厥，掌中热"。

舍证从脉 指辨证分析取舍病情的一种方法。即在辨证过程中，当脉证表现不一致时，通过分析，认为脉象才能反映病机的本质，而症状只是一种现象，故即以脉象作为诊断治疗的依据。如《医宗必读》说："仲景曰：病发热头痛，脉反沉，身体疼痛，当救其里，用四逆汤。此从脉之沉也"。

舍脉从证 指辨证分析取舍病情的一种方法。在辨证过程中，当脉证表现不一致时，经过分析，认为症状能足以作为审定病机，确立治疗方案的依据，而脉象则不能反映病情，故当舍脉从证进行诊断和治疗。如《医宗必读》说："脉迟为寒，常用干姜、附子温之矣。若阳明脉迟，不恶寒，身体濈濈汗出，则用大承气，此又非迟为阴寒之脉矣。……世有切脉而不问证，其失可胜言哉"。

金门 ①经穴门。出《针灸甲乙经》。又名梁关、关梁。属足太阳膀胱穴，该经郄穴。位于足外踝前下方，股骨外侧凹陷处。主治头痛、眩晕、癫痫、腰膝痛、外踝痛、下肢痹痛、小儿惊风。直刺 3～5 分。艾炷灸 3～5 壮；或艾条灸 5～10 分钟。②经穴别名。即会阴，见该条。

金子久 1870～1921 年。名有恒。浙江桐乡人。自南宋以来，世代业医。1915 年至上海行医，医名大噪。晚年居桐乡。擅治温病，尤得力于《临证指南》《寓意草》。

用药轻灵，讲究炮制。其医案以叙理精辟，见称于时。著有《问松堂医案》《金子久医案》《和缓遗风》等。

金元四大家 清代医家多以刘完素、张从正、李杲、朱震亨为四大医家，又称金元四大医家。刘完素以应用苦寒药治疗温热病著称，为寒凉派。张从正擅长应用汗、吐、下三法，为攻下派。李东垣重视温补脾胃，为脾胃派。朱震亨倡"阳常有余，阴常不足"之说，主滋阴清热，世称滋阴派，而于杂病治疗重视气血痰郁辨证。

金气肃降 肺的生理功能之一。肺属金，主气。肺气宜清肃而下降，方能保证人体气化活动和津液代谢之正常。此为借用五行学说"金"之特性来说明肺气清肃下行的功能特点。金气肃降，则由"金曰从革"演化而来。

金丹 气功术语。出《抱朴子》。外丹、内丹之总称。

金水六君煎 方名，出自《景岳全书》。当归、茯苓、半夏各二钱，熟地黄三至五钱，陈皮一钱半，炙甘草一钱。加生姜三至五片，水煎，远食服。功能滋养肺肾，祛湿化痰。治肺肾阴虚，水泛为痰，症见咳嗽呕恶，喘逆多痰，腰酸乏力，舌苔白润，脉滑无力。

金运 运气术语。五运之一。金主乙庚，故凡乙年、庚年，均属金运主令。如《素问·天元纪大论》说："乙庚之岁，金运统之"。

金运临西 运气术语。出《素问·六微旨大论》。指乙酉年为岁会年份。乙为金运，酉为金之正位，中运金与岁支酉同气，故所指即乙酉年为岁会。

金花丸 方名，出自《洁古家珍》。半夏一两，槟榔二钱，雄黄一钱半。为末，姜汁浸，蒸饼为丸，梧桐子大，生姜汤送下。治脾虚肝乘所致之吐食。

金针 针具名。①指黄金质所制的针具。1968年在我国河北省满城县西汉刘胜墓葬中发现医用金针四枚、银针五枚，形与九针中锋针、圆针、圆利针相合。因其质贵，今已鲜用。②泛指金属制成的针具。

金针开内障 眼科手术名称。见《张氏医通》。又名针内障眼法、开金针法、开内障眼。源于《外台秘要》的金篦治疗内障法。即现存的金针拨障术、针拨白内障术。其方法已在原金针开内障基础上加以改进。适用于圆翳内障老定，光觉、色觉正常而年老体弱者。系采用特制之拨障针，将混浊之晶珠拨离原位，使其沉于眼珠前下方。

金针菜 中药名，出自《滇南本草》。又名黄花菜、萱草花、宜男花。为百合科植物萱草 Hemerocallis fulval. 黄花萱草 H. flava L. 或小萱草 H. minor Mill. 等的花蕾。性凉，味甘。有清热利湿、解毒、通乳之功效，可治小便赤涩、黄疸、胸膈烦热、夜不安寐、风火牙痛、腮腺炎、痔疮便血、产后乳汁不下。煎服：15～30g。

金鸡勒 中药名，出自《本草纲目拾遗》。又名金鸡纳。为茜草科植物金鸡纳树 Cinchona ledgeriana Moens. 或红色金鸡纳树 C. succirubra par. 及数种同属植物的树皮、枝皮及根皮。性寒，味辛、苦，有小毒。有抗疟解热之效。治疟疾，高热。煎服：3～9g。孕妇忌服。

金郁泄之 治则之一。出《素问·六元正纪大论》。指肺气不利病证可用解表或利小便之法治之。故王冰注："金郁泄之，谓解表，泄小便也"。金郁，即肺气郁而不利；泄，即宣泄。如因肺气不利，不能通调水道，以致咳嗽气喘而水肿，则宜用宣通水道法治之。又如风寒袭肺，肺失肃降，鼻塞喉痒，咳嗽痰多，则宜用宣肺化痰法治之。

金果榄 中药名，出自《本草纲目拾遗》。又名金梧榄、地苦胆、金牛胆、金钱吊葫芦、九牛子。为防己科植物金果榄 Tinospora capillipes Gagn 或青牛胆 T. sagittata (Oliv.) Gagn 的块根。性寒，味苦。归肺、胃经。有清热解毒、利咽消肿之功效。可治急性咽喉炎、扁桃体炎、口腔炎、热咳失音；急性胃肠炎、胃痛、细菌性痢疾。煎服：3~9g。外用可治痈肿疔毒、瘰疬、蛇咬伤。

金沸草 中药名，出自《神农本草经》。又名旋覆梗。为菊科植物旋覆花 Iuula japonica Thunb. 的全草。性微温，味苦、辛、咸。归肺、大肠经。有化痰止咳、利水除湿、消肿、止血之功效。可治咳喘痰多、胁下胀痛、水肿、风湿痹痛。煎服：4.5~9g。外用可治疔疮肿毒、创伤出血。

金沸草散 方名，见于《太平惠民和剂局方》。旋覆花、麻黄、前胡各三两，荆芥穗四两，炒甘草、姜半夏、赤芍药各一两。为粗末，每次三钱，加生姜三片，枣一个，水煎，不拘时候服。功能宣肺化痰，止咳平喘。治外感风寒，咳嗽喘满，痰涎不利。《类证活人书》载方无麻黄，有细辛，证治相同。

金实不鸣 ①指肺气壅实而声音嘶哑的病理状态。多由感受外邪而致。但又有寒热之分：如外感风寒，内遏于肺，寒气凝滞，肺气失宣，开合不利，则可突然声音嘶哑。若感受风热燥邪，灼伤肺津，或寒郁化热煎熬津液，痰热交阻，肺失清肃，则亦见声音嘶哑。又如肺蕴实热，复感外寒，热为寒束，肺气失于宣畅，则亦音哑。②指暴瘖病证。

金荞麦 中药名，出自《新修本草》。又名开金锁、金锁银开、天荞麦、荞麦三七。为蓼科植物野荞麦（天荞麦）Fagopyrum cymosum Meissn. 的根茎和块根。性平，味苦。归肺、脾、胃经。有清热解毒、清肺化痰、健脾消食之功效。可治肺痈咯痰浓稠腥臭及瘰疬疮疖；肺热咳嗽、咽喉肿痛；脾失健运所致的腹胀少食或疳积消瘦。煎服：15~30g。

金津、玉液 奇穴名，见《针灸大全》。位于舌下，舌系带两侧静脉上。左名金津、右名玉液。主治舌卒肿、舌炎、扁桃体炎、口疮、喉痹、消渴、失语、呕吐、音哑、腹泻。点刺出血。

金蚕毒 病名，见《医学正传》。相当于西医的桑毛虫皮炎。因桑毛虫毒毛刺入皮肤所引起。好发暴露部位，多见于颈肩、上胸、上背、上肢屈侧，患处有绿豆至黄豆大小的丘疱疹或风团，其中心或有一小黑点或小水疱，痒剧；若毒毛附于眼睑，揉进眼内，可引起结膜炎、角膜炎，甚或失明。治以清热解毒、五味消毒饮加减内服。外治应尽早用胶布或膏药在患处反复粘贴多次，以粘出青毛，再用1%薄荷三黄洗剂涂擦；眼病时，可用适量黄连煎水待凉，冲洗眼内。

金莲花 中药名，出自《本草纲目拾遗》。又名旱金莲、金梅草、旱地莲、金疙瘩。为毛茛科植物金莲花 Trollius chinensis Bge. 或短瓣金莲花 T. ledebouri Reichb. 等的花。性寒，味苦。有清热解毒之功效，可治急慢性扁桃体炎、急性中耳炎、急性鼓膜炎、急性结膜炎、急性淋巴管炎、口疮、疔疮。煎服：3~6g。

金破不鸣 ①指肺脏气阴亏损而声音嘶哑的病理状态。肺在五行属金。金破，即指肺气阴两虚。肺主行气，肾主纳气，二脏均与发声有关。肺肾阴亏则肺燥而热郁，阴液不能上承，咽喉失于濡润，故发作声音嘶哑。②指久瘖病证。

金铃子散 方名，出自《素问病机气宜保命集》。川楝子、延胡索各一两。为细末，每服三钱，酒调下。功能舒肝泄热，活血止痛。治肝郁有热，心腹胁肋诸痛，疝气疼痛，及妇女经行腹痛等证。《济生方》用川楝子与巴豆同炒令色黄，去巴豆，为细末，每服二钱，空腹食前热盐酒调下，治七疝，寒注下焦，小腹引睾丸疼痛，大便多闭者，亦名金铃子散。

金疳 病名，见《证治准绳》。又名金疡。即泡性结膜炎。多因肺火亢盛及火邪瘀滞所致。症见白睛上生出形如玉粒样颗粒，其周绕以赤丝，沙涩不爽，怕光流泪。治宜清泻肺火为主。用桑白皮汤加减。若反复发作或经久不愈者，为阴虚火旺，宜养阴清热，用养阴清肺汤加减。

金黄散 方名，出自《外科精义》。黄连、黄芩、黄柏、大黄、黄芪、郁金各一两，甘草五钱，冰片（另研）五分。为细末，干掺或水或油调涂敷患处。功能消肿解毒，生肌止痛，治湿毒丹肿，热疮毒赤。《寿世保元》《医宗金鉴》皆载有同名方，组成、功用各异。

金匮方论衍义 《金匮要略》注本。3卷。元·赵良仁撰。约成书于1368年。本书为现存最早的《金匮要略》注本。注文遵循《内经》理论，参酌成无己《注解伤寒论》，旁及金元诸家所论，结合临证理法方药。清·周扬俊评论本书"理明学博，意周虑审"。本书选注原书前22篇，删除"杂疗方"等后3篇，为后世多数注家所采纳。未见刊本传世。清代与周扬俊注本合刊，名《金匮玉函经二注》。

金匮玉函经 8卷。系东汉·张仲景所撰《伤寒论》的古传本之一。1066年经北宋校正医书局校定，与宋本《伤寒论》同时刊行。其内容与宋本基本相同，但体例编次不同。前6卷论述病证和治法，后2卷介绍治疗方剂。其中卷1证治总例；卷2~4痉、湿、暍、辨脉、六经病、厥利、呕哕、霍乱、阴阳易、差后劳复等病证；卷5~6为汗、吐、下、灸刺、水等治法的"可"与"不可"，及热病阴阳交并生死证；卷7~8收载方剂115首。对校勘和研究《伤寒论》有参考价值。现存清康熙五十六年起秀堂刻本、日本1746年平安成美堂刻本。1955年人民卫生出版社据起秀堂本影印。

金匮玉函要略述义 《金匮要略》注本。3卷。日本丹波元坚撰于1894年。本书意在补充丹波元简《金匮要略辑义》失载之处，并增入个人研究心得。本书补入清朱光被《金匮要略正义》注文，并采日本稻叶元熙、丹波元胤所论，旁及中日多种医籍加以注释。又广引明赵开美刻本《金匮要略》《医方类聚》《脉经》《千金方》《外台秘要》《图经》，及赵以德、周扬俊、朱光被等家注本，详加校勘。注释、校勘，俱以严谨见称。有1983年人民卫生出版社排印本。

金匮玉函要略辑义 《金匮要略》注本。《聿修堂医学丛书》之一。6卷。日本丹波元简撰于1806年。作者采辑徐彬、程林、沈明宗、魏荔彤及《医宗金鉴·订正金匮要略注》等注本，结合个人心得，逐条阐析《金匮要略》原文，以考订精详著称。并参考古今方书增补适用效方。建国后有排印本。有日本1809年刻本，1956年人民卫生出版社排印本。

金匮发微 《金匮要略》注本。曹家达注。刊于1936年。作者结合临床心得注解《金匮要略》，提要钩玄，分析精审，校订原文，纠正前人错误或不当注解。1956年上海千顷堂书局出版本书与《伤寒发微》合刊本，名《曹氏伤寒金匮发微合刊》。

金匮要略广注 《金匮要略》注本。3卷。清·李彣撰。刊于1682年。本书以《内经》理论为主导，参酌诸家，注释《金匮要略》。每篇篇首有总论，概括本篇诸病病因、证候、脉象、治法、方药。注释简明精当，颇多独到见解。现存初刻本。

金匮要略五十家注 《金匮要略》集注本。24卷。吴考槃编。刊于1931年。吴氏集古今《金匮要略》注本53种，择其精要，汇编而成。间附编者个人见解。末附《素灵药义》1卷。

金匮要略今释 《金匮要略》注本。8卷。陆渊雷撰于1934年。本书综合前人注疏，参考日本医家之说，诠注《金匮要略》。对某些条文的释义试图融汇中西医学说。有1934年上海陆氏医室排印本、1955年人民卫生出版社排印本。

金匮要略方论 内科杂病著作。简称《金匮要略》。3卷。东汉·张机撰。约成书于三世纪初。作者原撰《伤寒杂病论》16卷，魏晋时经王叔和整理后，其古传本之一名《金匮玉函要略方》3卷。1065年北宋校正医书局根据当时所存蠹简文字重予整理编校，取其中杂病证治部分，略去伤寒部分，厘为3卷，改名《金匮要略方论》。全书共25篇，方剂262首。所述病证，内科杂病有痓、湿、暍、百合、狐惑、阴阳毒、疟病、中风、历节、血痹、虚劳、肺痈、咳嗽、上气、奔豚气、胸痹、心痛、短气、腹满、寒疝、宿食、风寒、积聚、痰饮、消渴、小便不利、淋、水气、黄疸、惊悸、吐衄、下血、胸满、瘀血、呕、吐、哕、下利、趺厥等40多种病证；外科有痈肿、肠痈、刀斧伤、浸淫疮等病证；妇科有经、带、妊娠、产后、杂病等病证。此外还记述急救卒死、脏腑经络病脉及饮食禁忌等。总结汉代以前的丰富临床经验，把多种发病原因明确归纳为三大类，辨证以脏腑经络为重点，重视预防和早期治疗，确立了辨证论治及方药配伍的一些基本原则。书中许多实用有效的方剂，如大柴胡汤、黄芪建中汤、茵陈蒿汤、肾气丸、甘麦大枣汤、大黄牡丹汤等，迄今仍广泛应用于临床。现存元代至元六年刻本、明万历二十九年吴勉学《医统正脉》本。建国后有1956年人民卫生出版社据赵开美本影印本、1963年排印本。历代注释和研究《金匮要略》的著作甚多。

金匮要略方论本义 《金匮要略》注本。22卷。清·魏荔彤撰于1720年。本书注释《金匮要略》前22篇。以《内经》理论为本，旁参喻嘉言等诸家之论，逐条注解。注文详明，说理透彻。所加按语，概括每证病因、病机、证候、兼证、治法及方药，使之更为系统完整。现存清康熙五十九年兼济堂初刻本等多种清刻本。

金匮要略方论集注 《金匮要略》注本。黄竹斋编于1925年。本书汇辑赵良仁、徐忠可、程云来、沈明宗、魏荔彤、尤在泾等十余家《金匮要略》注文。并上考《灵枢》《素问》《难经》以探其源，下参《玉函》《巢源》《千金》《外台》以别其流。凡义有未详者，附以按语，阐发其蕴，以求无义不析，无疑不释。对一般注本删去不释之"杂疗方"等末3篇，亦搜罗百家，详加注释。1957年人民卫生出版社排印出版。

金匮要略心典 《金匮要略》注本。简称《金匮心典》。3卷。清·尤怡撰于1729年。本书取张仲景《金匮要略》1~22篇，删去原书最后3篇，逐篇逐段注释。其注精审简明，词旨通达。于原书索解为难之处，不勉强衍释。改正原文传写之误，删略后人增补内容的一种。现存清雍正十年遂初堂刻本等20余种版本。1956年上海卫生出版社出版排印本。

金匮要略正义 《金匮要略》注本。2卷。清·朱光被撰注。撰年不详。本书注文，以作者研读心得、个人见解为主，阐发明晰。日本丹波元坚《金匮玉函要略述义》多采用之。刊本甚少，现仅存日本跻寿馆聚珍版。1936年王一仁将本书重校加按，易名《金匮读本》，收入《国医读本八种》。

金匮要略论注 《金匮要略》注本。25卷。清·徐彬撰于1671年。本书据徐镕本《金匮要略》条文次序予以诠释，注文浅显易晓，旨在发明原书蕴奥。注后或补以论述，故以"论注"名书。所论颇为后世医家所重。现存清康熙十年刻本等多种清刻本。

金匮要略直解 《金匮要略》注本。3卷。清·程林编注。刊于1673年。本书注释引证《内经》《神农本草经》《伤寒论》《脉经》《甲乙经》等书，并参考六朝、唐、宋有关著作，以经证经，力求直截简切，义理详明，便于取用。所谓直解，是谓融会前人学术经验直接解释原书各篇条文。注文亦中杂有主观附会之论。现存清康熙十二年刻本。

金匮要略浅注 书名。10卷。清·陈念祖撰于1803年。本书采取原文夹以小注形式注释《金匮要略》。节中删去林亿整理本书25篇中的最后3篇，于第22篇妇人杂病脉证并治篇增补妇人阴挺论等内容。注文通俗易懂，便利初学。现存清道光十年刻本等30余种版本。1958年上海科技卫生出版社出版排印本。

金匮要略浅注补正 《金匮要略》注本。《中西汇通医书五种》之一。9卷。

清·唐宗海撰。本书以中西汇通观点诠释《金匮要略》，以陈念祖《金匮要略浅注》为基础，补缺正误，并加发挥。

金匮要略注 《金匮要略》注本。4卷。清·张志聪撰于1664年。本书对原文25篇不作删节，均予注释。注文体现"以经解经"特点，多据《内经》理论诠解。于原文难释之处，宁缺毋滥，存疑待释。本书未见刻本，仅存清抄本。

金匮要略编注 《金匮要略》注本。24卷。清·沈明宗编注。刊于1692年。初名《张仲景金匮要略》，1693年重刊时改题本名。沈氏以世传《金匮要略》刊本"编次失序"，因将《金匮要略》重予编排，首冠序例，以下方论略予贯串整理，使之趋于条理，再行注释。现存清康熙三十二年致和堂刻本。又收入《中国医学大成》，曹炳章改名为《沈注金匮要略》。

金匮要略简释 书名。秦伯未编著。作者认为，钻研仲景著作，主要是辨症和治法。遂不依原书编次，按病类分为痉病、湿病、暍病、疟疾、虚劳病、消渴病、黄疸病、妇科病等37题，深入浅出，阐析诸病证治。原系《中医杂志》连载稿，1957年由人民卫生出版社出版单行本。

金匮要略新义 《金匮要略》注本。余无言编著。本书对《金匮要略》原文予以校订整理，注文选取前人学术见解，并发挥己见。按原书病证分为25篇，附病证方治表及部分医案。编者试图用中西医汇通的观点诠释原文。1952年由新医书局出版。

金匮钩玄 综合性医书。3卷。元·朱震亨撰，明·戴元礼校补。本书简要论述临床各科病证证治。卷1~2以内科杂病为主，兼述喉科、外科病证；卷3为妇人、小儿病证。全书分证论治，条理赅括，词旨简明。朱氏治以滋阴降火著称，本书论郁病证治亦具特色，所拟大补阴丸、越鞠丸可代表这方面的学术经验。戴氏校补、阐述亦颇多发明。薛己将本书收入《薛氏医案》，改名《平治荟萃》。现存明成化二十一年沈纯刻本。1980年人民卫生出版社排印出版。

金匮悬解 《金匮要略》注本。22卷。清·黄元御编纂。刊于1754年。本书逐篇诠释《金匮要略》原文，并详述四诊九候之法，推阐"阳自阴升，阴由阳降"之理。收入《黄氏医书八种》。

金匮翼 内科杂病专著。8卷。清·尤在泾撰。本书参考历代方书，参以个人心得经验，阐述内科杂病证治。全书共分48门，每门首为统论，其次分述各种病证证治，后附作者按语。论述简明扼要，选方切于实用。现存清嘉庆十八年心太平轩本。1957年上海卫生出版社出版排印本。

金雀花 中药名，出自清·赵楷《百草镜》。又名黄雀花、阳雀花、斧头花、猪蹄花。为豆科植物锦鸡儿 Caragana sinica (Buchoz) Rehd. 的花。性平，味甘。归肺、脾、肝经。有滋阴、健脾、和血祛风之功效，可治肺虚咳嗽、头晕头痛、耳鸣眼花、腰膝酸痛、白带、疳积、风湿痹痛、跌打损伤。煎服：3~15g。金雀根能健脾补气，活血，调经，降压。

金银花 中药名，出自《名医别录》。又名忍冬花、银花、双花、金花、二花、二宝花。为忍冬科植物忍冬 Lonicera japonica Thunb. 的花蕾。性寒，味甘。归肺、胃、大肠经。有清热解毒之功效。可治外感风热或湿热病初起，发热而微恶风寒；疮、痈、疖肿；热毒泻痢、下痢脓血。煎服：10~15g。

金笥玄玄 早期有关寄生虫著作。1卷。约为公元九世纪以后著作，撰人佚名。本书记述人体寄生虫名称、形态、图形及治疗方药，多凭想象，且杂有浓厚道家迷信色彩。收入《夷门广牍》。

金锁固精丸 方名，见于《医方集解》。沙苑蒺藜、芡实、莲须各二两，酥炙龙骨、煅牡蛎各一两。莲子粉糊为丸，盐汤下。功能补肾涩精。治肾虚不固，遗精滑泄。

金樱子 中药名，出自《蜀本草》。又名刺榆子、山石榴、野石榴、糖罐、山鸡头子、糖刺果、刺头。为蔷薇科植物金樱子 Rosa laevigata Michx 的果实。性平，味酸、涩。归肾、膀胱、大肠经。有固精、缩尿、涩肠止泻之功效。可治遗精滑精、遗尿尿频、白带过多；久泻久痢；脱肛、子宫下垂、崩漏。煎服：6～18g。有实火、实邪者不宜用。金樱叶能清热解毒。金樱花能固涩、杀虫。金樱根能固精涩肠、祛风除湿、杀虫。

金橘 中药名，出自《本草纲目》。又名卢橘、山橘。为芸香科植物金橘 Fortunella margarita（Lour.）Swingle 或金弹 F. crassifolia swingle 等的果实。性温，味辛、甘。有理气、解郁、化痰、消食之功效，可治胸闷郁结，食滞胃呆。金橘叶能舒肝、开胃、散结。金橘根能行气散结。金橘核能治喉痹、瘰疬。

金镜内台方议 《伤寒论》发挥著作。12卷。明·许宏撰集。原书约成于1422年，1794年复经程永培校订刊行。许氏称《伤寒论》方为"内台方"，将原书113方归纳为汤、散、丸3类，每方记述方剂配伍与辨证论治准则，或阐明制方深意及临床加减法。全书议论平实，条理明晰。现存清乾隆五十九年程永培校刻本。1957年上海卫生出版社出版排印本。

命门 ①有生命之门、生命根本之意。为先天之气蕴藏所在，人体生化之来源，生命之根本。命门之火体现为肾阳的部分重要功能，包括肾上腺皮质功能。故《难经》说："命门者，诸神精之所舍，原气之所系也，故男子以藏精，女子以系胞"。但其所指有二说：一是指右肾。如《难经》说："肾两者，非皆肾也，其左者为肾，右者为命门"。二是指两肾，具体体现于两肾之间的动气。见虞抟《医学正传》。②经穴名。出《针灸甲乙经》。属督脉，位于第二、三腰椎棘突之间。③石门穴之别名，见《针灸甲乙经》。属任脉，位于脐下二寸。④两眼睛明穴部位之别称。如《灵枢·根结》说："太阳根于至阴，结于命门。命门者，目也。"

命门之火 简称命火。亦即肾阳的重要组成部分。命火为生命本元之火，寓于肾阴之中，是性机能和生殖能力的根本，与人身的生长、发育、衰老有密切的关系。并能温养五脏六腑。脏腑得命火之温养，才能发挥正常的功能。尤其是脾胃，亦需命火之温煦，才能发挥正常的运化机能。

命功 气功术语。又称修命。以炼精、炼气为主，促使精气充实、内气运行的功法，从下丹田着手，达到炼精化气、炼气合神的境界。

命关 ①小儿指纹的诊断部位之一。指纹透达食指第三节为命关，表示病情危重。②经外穴名称。见《扁鹊心书》。位于胁下，以中脘穴至乳中穴连线为底边，向外侧作一等边三角形，其顶角即为是穴。

郄 经穴分类名。见《针灸甲乙经》。郄，是间隙的意思，经脉元气深聚之处的穴位称郄穴。十二经及阴跷、阳跷、阴维、阳维各有1个郄穴（见表）。大多分布于四肢肘膝以下，临床多用于治疗急性病证，如胃痛取梁丘，吐血取孔最等。

郄穴表

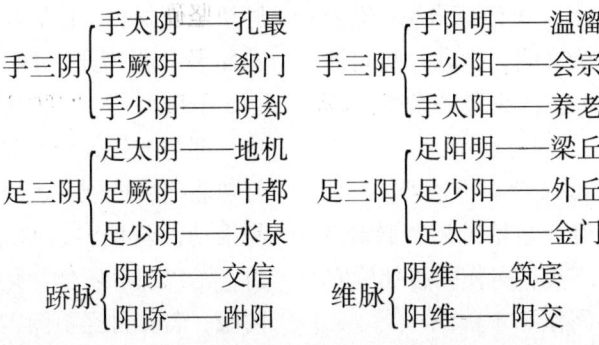

郄门 经穴名,出《针灸甲乙经》。属手厥阴心包经,该经郄穴。位于前臂掌侧,腕横纹上5寸,掌长肌腱与桡侧腕屈肌腱之间。主治心痛、心悸、衄血、呕血、咳血、胸胁痛、前臂痛、疔疮、癫疾、癔病。直刺5分~1寸。艾炷灸3~5壮;或艾条灸5~10分钟。

采艾编翼 灸治专著。3卷。清·叶茶山撰。刊于1805年。卷1为总论,介绍经络、腧穴及灸治法;卷2治症综要,以灸法为主,配合药物治疗多种病证,并介绍很多民间验方;卷3为肿疡主治类方。现存清嘉庆十年六艺堂刻本,1985年中医古籍出版社据以影印。

受盛之腑 指小肠,又称受盛之官。是说小肠是承受胃所腐熟的食糜进行区别清浊的消化器官。如《灵枢·本输》说:"心合小肠,小肠者,受盛之腑。"《素问·灵兰秘典论》说:"小肠者,受盛之官,化物出焉"。

受精 精子与卵子的结合,称为受精。当精子与卵子相遇时,精子顶体外膜破裂,释放出顶体酶,通过酶的作用,精子得以穿过放射冠和透明带。当精子头部与卵子表面接触,即开始了受精,已获能的精子穿过次级卵母细胞透明带为受精的开始,卵原核与精原核融合为受精的完成。

乳下 奇穴名,出《针灸集成》。位于乳头直下一寸处。主治腹痛腹胀,胸胁疼痛,乳肿少乳,小儿癖疾,久嗽,反胃,干呕,吐逆,胃脘痛,闭经等。艾炷灸3~5壮;或艾条灸5~10分钟。

乳上 奇穴名,出《类经图翼》。位于乳头直上1寸处。主治乳痈,少乳;肋间神经痛等。艾炷灸3~5壮;或艾条灸5~10分钟。

乳中 经穴名,出《针灸甲乙经》。又名当乳。属足阳明胃经。主治乳癌。微刺3分,禁灸。一般不针不灸,只作胸腹部腧穴的定位标志,两乳头间作8寸。

乳头风 病名,见《疡科心得集》。即乳头破碎。相当于西医的乳头表皮擦伤及乳头皲裂。多因素体盛阳,复因郁怒伤肝,气郁化火,或恣食厚味,湿热内生,致湿热火毒蕴结于乳头而成。亦与乳汁不足,或乳头内陷,过度吮吸;或乳汁过多,流溢浸渍有关。主要见于哺乳妇女。乳头、乳晕皮肤有小裂口和擦伤,或有糜烂,渗脂水,结黄痂,哺乳时痛如刀割,易继发乳痈。一般不需内服药,若痒痛,脂水多,苔黄腻者,治以清肝利湿,龙胆泻肝汤加减内服。外用黄连膏,或青黛油膏,或蛋黄油涂敷。

乳发 病名,出《仙传外科集验方》。又名发乳,俗称脱壳乳痈。即发于乳房的重症急性化脓性炎症。相当于西医的乳房部急性蜂窝组织炎或坏死性蜂窝组织炎。多因外有毒邪侵袭,内有肝胃湿热蕴蒸,内外毒邪聚结于乳房而成;或因乳痈毒盛而并发。起病迅速,乳房皮肤焮红漫肿,毛孔深陷,疼痛较剧,伴恶寒发热等。治以泻肝清胃,解毒利湿,龙胆泻肝汤加减内服。若症见皮肤湿烂,继则发黑腐溃,疼甚,伴壮热口渴等,治以透托,上方加炙山甲、皂角刺内服。溃后治以托里排脓,四妙散加减内服;若见高热神昏等,是为火毒内攻,治宜清热解毒,凉血开窍,黄连解毒汤合犀角地黄汤加减并安宫牛黄丸内服。外治同外吹,见该条。

乳利如膏 病证名,出《颅囟经》。初生小儿一月内,大便如膏者。由母寒气伤胃所致。

乳岩 病名,又名石榴翻花发。因乳部肿块坚硬如石,溃后状若岩穴,亦若石榴翻花而名。相当于西医的乳癌。多因情志太过,肝脾两伤,气郁痰凝血瘀互结于乳部而成;亦与冲任失调有关。初起乳房肿块,无红热胀痛,质硬,表面不平,边界不清,不易推动,若伴情志抑郁,胸闷胁胀,脉弦滑,治以疏肝解郁,化痰散结,开郁散加减内服;若伴月经不调,脉沉细,治以调理冲任，解郁散结，二仙汤合逍遥散加减内服，外用阿魏化痞膏。中期肿块增大如堆栗，疼痛，乳头内缩或抬高，皮肤厚似橘皮，且色泽发暗。伴心烦易怒，发热面赤，脉弦数，治以清肝开郁、解毒散结，柴胡清肝汤合消瘰丸加减内服，外用红灵丹油膏。后期溃烂如菜花，血水淋漓、秽臭，若伴潮热盗汗，月经不调，舌红无苔，治以滋阴降火，知柏地黄汤加减内服；若伴形瘦面白，气短乏力，舌淡脉细弱，治以调补气血，归脾汤加减内服，外用红油膏。总宜中西医结合治疗。

乳疠 病名，出《疮疡经验全书》。又名奶疠。相当于西医的乳房异常发育症。多因肾脏亏损，或阳虚或阴虚，致痰湿凝结而成；或因情志内伤，肝郁不疏，气滞痰凝所致。乳晕中央有扁圆形肿块，或有轻度压痛或胀痛，甚则乳房较健则稍大。发于中老年患者，可伴畏寒乏力，阳痿便溏，舌淡脉沉细等，治以温补肾阳，化痰散结，右归丸合二陈汤加减内服；若伴头晕耳鸣，口干咽燥，舌红脉细数等，治以滋补肾阴，化痰散结，左归丸合消瘰丸加减内服；若伴心烦易怒，胸胁胀痛，脉弦等治以疏肝理气，化痰散结，开郁散加减内服。外治均用阳和解凝膏掺黑退消。

乳泣 病名，出《妇科秘兰》。又名乳胎、鬼泣。指孕妇在妊娠期间，乳汁自行流出者。多因孕妇气血虚弱，不能统摄而致。乳汁出多则血不足以养胎，可影响胎儿发育。治宜补气养血，方用八珍汤。

乳香 中药名，出自《名医别录》。又名熏陆香、乳头香、天泽香、浴香。为橄榄科植物乳香树 Boswellia carterii Birdw. 及其同属植物皮部渗出的树脂。性温，味辛、苦。归心、肝、脾经。有活血止痛、消肿生肌之功效。可治痛经、经闭、胃脘疼痛、风湿痹痛、跌打伤痛及痈疽肿痛、肠痈；疮疡溃破久不收口。煎服：3～10g。本品味苦，入煎剂汤液混出，胃弱者多服易致呕吐。

乳食作痛啼 病证名，见《普济方》。指小儿因乳食所伤而致腹痛啼哭者。治宜消乳导滞，用保和丸加木香、厚朴。

乳食积滞 病证名，指婴幼儿伤乳、伤食而致的胃肠病。多因脾胃虚寒、乳食不化，久而成积所致。单纯饮乳积滞者，参见乳积条。乳食俱伤积滞者，称宿食不消，参见食积条。

乳根 经穴名，出《针灸甲乙经》。又名薛息、气眼。根指基底部。属足阳明胃经。位于胸部、第五肋间隙中，乳头直下。主治咳嗽、气喘、胸痛、少乳、乳痈、气喘、呃逆、肋间神经痛、乳腺炎、斜刺3～5分，不宜深刺。艾条灸5～10分钟。

乳积 病证名，见《幼科金针》。又名伤乳、乳不消、乳滞。由婴儿哺乳失宜，停滞不化而致。症见呕吐泄泻，吐出物与泄下物均有未消化的乳瓣，且馊臭气，伴有面色青黄，发热，口渴，多睡，口疮，身渐黄瘦等。治宜开胃消导，先服消乳丸，后服健脾散。

乳衄 病名，出《疡医大全》。因乳头溢出血性液体而名。属西医的乳导管内乳头状瘤、乳房囊性增生症、乳癌等早期症状范畴。多因郁怒伤肝，气郁化火，迫血妄行；或思虑伤脾，统血失权，血溢脉外而成。乳头不时溢出血性液体，一般不痛，多在乳晕部有小肿块，质软，推之活动，按之则有血性或黄色液体从乳头溢出，若伴心烦易怒，胸胁胀痛，口苦咽干，脉弦数等，治以疏肝解郁，清热凉血，丹栀逍遥散加减内服；若伴倦怠乏力，纳差，舌淡，脉沉细等，治以健脾养血，益气摄血，归脾汤加减内服，局部肿块无红热疼痛者，外用阳和解凝膏，有红肿热痛者用金黄膏，治效不显或疑恶变者，宜手术治疗。

乳疳 病名，出《外科启玄》。相当于西医的乳头湿疹样癌。多因情志太过，肝气郁结，脾胃失运，湿热内生，以致郁火湿热凝滞气血而成。好发于中年以上妇女，常患于单侧。多由乳头开始，渐及乳晕，初起为边界清楚的红斑，上有小片鳞屑，继见糜烂，渗出，或结黄褐色痂，渐溃烂向四周扩延，久而不愈，可使乳头回缩，甚至破溃，但基底坚硬。治以疏肝解郁，清热除湿，丹栀逍遥散加减内服，外用青黛散麻油调敷；若溃烂流水甚者，可先用千里光、马齿苋、龙胆草各20g，煎水冷湿敷，再搽前药。

乳疽 病名，见《医宗金鉴》。系乳痈的一种类型。相当于慢性乳腺炎。多因肝郁气滞，胃有积热，相互结聚，阻络凝血于乳房深部而成。初起乳房结块，稍硬、微痛，皮色不变，继则肿块渐大，疼痛加剧，皮色微红，或不红，治以疏肝清胃，和营消肿，瓜蒌牛蒡汤加减内服，外用太乙膏掺红灵丹。如不消散则可成脓，治以透托，上方加皂角刺、炙山甲内服，或切开排脓。溃后脓出黄稠，治同外吹，见该条。

乳痈 病名，出《肘后备急方》。又名妒乳、吹乳、乳毒、吹妳、乳根痈、乳疯。为发于乳房部的急性化脓性疾患。相当于西医的急性乳腺炎。总因肝气郁结，胃热壅滞而成。由于发病在怀孕、哺乳等不同时期，病因证治有异，又分为内吹，外吹，蓐风呵乳三种，各见该条。

乳菌 病证名，指婴儿口中有肉肿起，高如菌状者。多由胎中火旺或胃有热毒所致。肿势严重者，妨碍吮乳而引起啼哭。治宜清热解毒，方用凉膈散、清胃散，外以薄荷、甘草煎汤洗拭口腔。肿重者可用消毒三棱针刺破菌头，再以冰硼散涂之。

乳悬 病名，出《疮疡经验全书》。又名乳卸。即两乳过度下垂，甚于胸腹。或因产后暴怒，瘀血上攻，阻塞经验，气血难至乳房，继而失养松弛下垂；或因胃虚血燥，气散不收，乳房失养而松弛下垂。多见于产妇，两乳房伸长下垂，甚或垂过小腹，若伴心烦易怒，胸胁胀闷，垂乳痛甚，舌质紫暗等，治以疏肝理气，化瘀止痛，逍遥散合活络效灵丹加减内服；若伴倦怠乏力，垂乳坠痛，纳差；舌淡脉细弱等，治以补中养血，益气升陷，补中益气汤加减内服，外治用当归、川芎各500g，烧烟令患者口鼻吸之；或用蓖麻子49粒，麝香0.3g，同研烂，敷百会穴。

乳痨 病名，出《外科理例》。又名乳痰。因病久常有虚痨症状表现及溃脓稀薄如痰而名。相当于西医的乳房结核。总因情志太过，肝脾两伤，气滞痰凝，结于乳房而成；或因肺肾阴亏，火旺灼津，痰火凝结于乳房所致。初起乳中有1个或数个结块，硬而不痛，边界不清，推之可动，皮色不变，进而增大，肿块与皮肤粘连，伴有日晡潮热，全身倦怠，呆纳等虚损见症。患处不痛或微痛。若伴胸胁胀闷，苔白脉弦滑，治以疏肝健脾，行气消痰，逍遥散合二陈汤加减内服，外用阳和解凝膏；若伴低热，舌红脉细数，治以滋阴化痰、解郁散结，消瘰丸合开郁散加减内服，外用冲和膏。成脓治以托里透脓，透脓散加减内服，外宜切开排脓。溃后阴虚者治宜养阴清热，六味地黄汤加减内服；气血虚者，治宜调补气血，香贝养营汤加减内服，外用七三丹或八二丹药线、红油膏；脓腐尽用生肌散，玉红膏；成漏者参乳漏条。

乳漏 病名，出《外科启玄》。即发生在乳房或乳晕部的漏。相当于西医的乳房窦道或乳腺导管扩张综合症（乳晕部漏）。病因证治类同漏，参该条。惟其多继发于乳痈、乳疽、乳痨等病；且哺乳期妇女患者或有乳络损伤，疮口可见乳汁流出，治宜辅以回乳，内服方药中当加焦山楂、炒麦芽。

乳癖 病名，出《中藏经》。又名乳栗，奶栗。因乳房部发生不易被发现之结块而名。相当于西医的乳腺增生病或乳腺良性肿瘤。多因情志太过，肝脾两伤，气郁痰凝于乳房所致，或因冲任失调，痰湿凝结于乳房而成。乳房部出现单个或多个形状大小不一的结块，表面光滑，质地坚实，推之活动，边界清或不清，皮色不变，或有隐痛，或月经前肿痛加重，经后疼痛减轻或消失，终不溃破，可数年无变化，若伴心烦易怒，胸胁胀痛,脉弦滑等,治以疏肝理气、化痰散结,开郁散加减内服;若伴月经不调,腰酸乏力,脉弦细等,治以调补冲任、理气化痰,二仙汤合逍遥散加减内服。外治均用阳和解凝膏掺黑退消。

念盈药条 灸具名。药艾条之一。含有桂枝、川乌、雄黄、广皮、檀香、丹参、香附、白芷、藿香、降香、良姜为主。用于风寒湿痹、寒性腹痛、痛经等。

肤胀 病名,见《灵枢·水胀》。指因阳气不足,寒气留于皮肤而出现的全身肿胀。症见腹大,全身浮肿,按之凹陷,舌淡苔白,脉滑。治宜温阳祛寒,理气化浊,用祛寒建中汤加减。

肤𥆧 症名,见《伤寒论》。指筋肉跳动。详参筋惕肉𥆧条。

肤蒸 见《诸病源候论》。二十三蒸之一。详参二十三蒸。

肺 五脏之一。与大肠相互表里,居于胸中,为五脏之华盖。其生理功能为主持诸气而司呼吸,肺吸入清气与脾运化的水谷精微相结合,化生为宗气,是维持人体生命活动不可缺少的物质基础。故《素问·五藏生成篇》说:"诸气者,皆属于肺"。肺朝百脉,血液的循环运行,有赖于气的推动,故肺能辅助心脏调节全身血液的运行。故《素问·灵兰秘典论》说:"肺者,相傅之官,治节出焉。"肺主宣发肃降,通调水道,并为水之上源,参与人体的津液代谢。故《素问·经脉别论》说:"饮入于胃,游溢精气,上输于脾,脾气散精,上归于肺,通调水道,下输膀胱"。肺开窍于鼻。故《灵枢·脉度》说:"肺气通于鼻,肺和则鼻能知臭香矣。"

肺气不利 指肺气肃降和通调水道的功能障碍的病理状态。肺主一身之气而肃降水液通调水道,如因某种原因引发肺气不利,除出现咳嗽、鼻塞、气逆症状外,还可致肃降无权,通调水道失职,影响水液的运行和输布,致使小便不利,或为浮肿、喘咳等病证。

肺气不宣 指肺失宣散,皮毛闭塞,鼻窍不利的病理状态。多由感受风寒外邪所致。临床可见恶寒发热,鼻塞流涕,咳嗽等症。肺气不宣与肺气不利大致相同,但通常肺气不宣多指外感表证而言,肺气不利则多对内伤杂病而言。

肺气实 证名,见《灵枢·本神》。即肺气盛。详参肺气盛条。

肺气盛 指邪气犯肺,肺气壅盛的病机或病证,出《灵枢·淫肺发梦》。多由风寒燥湿痰等病邪犯肺或壅肺,肺气阻滞壅盛所致。临床可见喘咳气逆,汗出,肩背、尻、阴、股、膝、喘、胫、足部位疼痛。如《诸病源候论》说:"肺气盛为气有余,则病喘咳上气,肩背痛,汗出,尻、阴、股、膝、喘、胫、足皆痛,是为肺气之实也。"

肺气虚 即肺气虚损。指肺气不足,呼吸及津液代谢功能减退的病理状态。多由肺失宣肃,日久不复发展而成;或久病气虚,或劳伤过度耗损肺气所致。临床可见咳嗽气短,甚则喘促或呼吸困难,痰多清稀,疲倦懒言,声低怕冷,自汗,面色㿠白,舌质淡嫩,脉虚或弱等症。

肺风 病证名。①出《素问·风论》。指肺受风邪所致的疾患。症见咳嗽气短,多汗恶风,苔白,脉浮。宜疏风益肺、五味子汤加减。②见《类证治裁》。指类似酒齄鼻的病证。因血热郁于肺,见鼻色赤,宜清肺泄热。用清肺饮加减。③见《圣济总录》。指肺脏感受风毒而致皮肤生疮、瘙痒,或颜面生疮,鼻头赤烂等病证。治宜清热解毒,用牛黄解毒丸加减。

肺为华盖 指肺的位置与生理特性。是说肺在体腔脏腑中位居最高,具有覆盖诸脏的作用。且肺又主一身之表,为脏腑之外卫,故称华盖。如《素问·痿论》说:"肺者,脏之长也,为心之华盖。"《灵枢·九针论》说:"肺者五藏六府之盖也。"

肺为娇脏 肺的生理特性之一。指肺为清虚之体,外合皮毛,开窍于鼻,为机体内外气体交换之所,又为诸脏之华盖,百脉所朝。因肺叶娇嫩，不耐寒热，易于受邪，故称其为娇脏。临床所见，六淫外感病邪，多从皮毛、口鼻而入，常先犯肺，即为明证。

肺水 病名，出《金匮要略·水气病脉证并治》。五脏水肿病之一。多因肺失宣降，不能通调水道，下输膀胱所致。其症见全身浮肿，颜面尤重，小便不利，大便溏，多有恶风寒，发热，或咳喘，舌苔薄白，脉浮，治宜宣肺行水，方选越婢加术汤加减。

肺失清肃 指肺气失却清肃下降功能或引发肺气上逆的病理状态。肺气以清肃下降为顺，如因外感、内伤等各种病因，影响清肃下降功能，则可见咳嗽，痰多，气促，胸膈胀闷等症。若肺气损伤，肃降失常，水道失于通调，则可致津液代谢障碍而发水肿等病证；肺失肃降则可引发肺气上逆，则可见咳嗽，气喘等证。

肺主气 为肺主要生理功能之一。肺主气包括两方面：一是主呼吸之气。即通过肺的呼吸，吸入自然界的清气，呼出体内的浊气，不断地吐故纳新，是人体内外气体交换的主要器官。如《灵枢·五味》说："其大气之抟而不行者，积于胸中，命曰气海，出于肺，循喉咽，故呼则出，吸则入"。一是主一身之气。即体内各种气机活动与营卫之气、宗气、元气的生成和盛衰，均与肺有密切关系。故《素问·六节藏象论》说："肺者，气之本"。《素问·五藏生成篇》说："诸气者，皆属于肺。"

肺主行水 肺的生理功能之一。即肺气能肃降下行而通调三焦水道，因此后世医家又有"肺为水之上源"的说法。故《素问·经脉别论》说："饮入于胃，游溢精气，上输于脾，脾气散精，上归于肺，通调水道，下输膀胱。水精四布，五经并行。"若肺气肃降失常，则可致津液代谢障碍，水液滞留，甚则小便不通，形成水肿。

肺主声 即声音由肺气鼓动声带而发。见《难经》。如肺气充足，则声音洪亮；肺气虚损，则声音低弱。若风寒外感，肺气壅塞，声音嘶哑，称之为"金实不鸣"；若内伤肺痨，肺气大伤，则声音嘶哑，则称之为"金破不鸣"。说明肺气盛衰与声音的关系，至为密切。

肺主治节 肺的生理功能之一。治节，即治理、调节。指肺能助心治理调节脏腑组织生理活动。出《素问·灵兰秘典论》。肺的治节作用，主要体现于四个方面：一是肺主呼吸，人体的呼吸运动有节奏地一呼一吸而维持正常气体交换；二是随着呼吸运动的进行，调节全身的气机，保持升降出入运动的正常；三是通过调节气机，辅助心脏，推动和调节血液的正常运行；四是肺的宣发和肃降，治理和调节津液的输布、运行和排泄，保证津液代谢之正常。

肺主肃降 肺的生理功能之一。指肺气清肃下行，从而保证气体交换和津液代谢的正常进行。肺气宜清宜降，肺气肃降，则吸气可下纳于肾，从而保持呼吸的深沉和气体交换的完全。肺为水之上源，肺气肃降，水道通调，才能保证津液代谢的正常进行。如肺气失于肃降，则可致肺气上逆而发喘逆咳嗽。或导致津液代谢障碍而致小便不利或水肿。

肺主通调水道 指肺为水之上源，体内水道的通畅疏达有赖于肺气的肃降。故《素问·经脉别论》说："饮入于胃，游溢精气，上输于脾，脾气散精，上归于肺，通调水道，下输膀胱。"

肺主鼻 又称肺开窍于鼻、肺在窍为鼻。指肺司呼吸，鼻为呼吸之门户。肺气调和，呼吸畅利，鼻通气和嗅觉功能方能正常。故《灵枢·脉度》说："肺气通于鼻，肺和则鼻能知臭香矣"。若风寒袭肺，肺气失宣，则鼻塞，嗅觉不灵；肺有燥热，则鼻干而涩；邪热壅肺，则可见气急鼻煽。说明肺与鼻窍关系密切。

肺合大肠 脏腑相合关系之一。肺为脏，属阴；大肠为腑，属阳。其经脉与肺、大肠相互络属，互为表里关系。故《灵枢·本输》："肺合大肠，大肠者，传道之腑"。肺与大肠在功能上相互为用。肺气肃降下行，能促进大肠传导糟粕；大肠传导通畅，则肺气方能清肃通利。故在临床上，通大便能清泄肺热；宣发肺气，则能使便秘得通。

肺合皮毛 五脏与体表组织相互关联之一。肺气主表，故合于皮毛。皮毛为一身之外卫，依赖肺宣发卫气以温养。肺气充盛则卫外固密，邪不可干。同时，皮毛的散气作用，亦与肺司呼吸有密切关系，故称其为相合关系。故《素问·五藏生成论》说："肺之合皮也，其荣毛也。"

肺阴 指滋润肺脏的阴液。肺受脾气上输的水谷精气所滋养，又受肾水上承的濡润，合称肺阴，它与肺气相互为用。如邪热燥气犯肺，或肺脏受伤，久则可以损耗肺阴，从而使肺失其滋润，出现干咳、痰血、潮热、盗汗等病证。

肺阴虚 指肺脏阴津亏损，阴不制阳，或阴虚内热自生，或阴虚火旺的病理状态。多由燥热之邪灼肺，或痰火内郁伤肺；或五志过极化火灼肺，以及久咳耗伤肺阴所致。临床可见干咳少痰，潮热盗汗，两颧潮红，手足心热，咽燥音哑，舌红而干，少苔，脉细数等症。若虚火伤络，则痰中带血。

肺劳 病名，出《诸病源候论》。指由劳损伤肺所致的慢性消耗性疾患。多因过忧耗气，燥胜伤津，咽干乏津，面肿，胸闷气短，消瘦乏力，或咳喘痰逆，舌淡红苔薄白，脉细弱，治宜补肺益气，方用益气补肺汤加减。

肺极 病名，见《奇效良方》。六极之一。其症见腰部冷痛，胃脘痞硬，手足麻木，小便不利，治宜温肺散寒，方用天门冬大煎加减。详参六极条。

肺饮 病名，见《金匮要略·痰饮咳嗽病脉证治》。痰饮之一，因饮邪在肺而致。其症见咳逆喘息，胸满不能平卧，面目微肿，痰如白沫，量多，遇寒则发，发则咳喘加甚，或寒热身痛，痰涌气急，舌苔白腻，脉滑数，治宜温肺化饮，方以小青龙汤加减，详参痰饮支饮条。

肺系 指肺的附属器官与联系组织。出《灵枢·经脉》篇。①指喉头气管。见承淡安《校注十四经发挥》。②指肺与喉咙相联系之部位。③指肺的附属器官如气管、喉、鼻道等呼吸道。

肺肾两虚 泛指肺肾两脏同时出现虚损不足的病机或病证。多由久病耗损肺肾两脏所致。肺肾两虚有肺肾阴虚与肺气虚、肾阳虚。临床见症，肺气虚、肾阳虚可见咳嗽，气短，自汗，畏寒肢冷，或见浮肿等症；肺肾阴虚，则可见咳嗽，盗汗，五心烦热，潮热，梦遗等症。

肺肾相生 又称"金水相生"。肺属金，肾属水。根据五行学说相生规律，肺金和肾水是母子相生关系，两者在生理上互相滋生，相互促进。发生病变时则相互影响，如母病及子或子病犯母等。从津液代谢而言，肾脉上连于肺，肺为水之上源，肾为水之化源。上靠肺气之通调，中靠脾气的逆化，下靠肾的蒸化开合，一脏失职，则发水肿；就呼吸功能而言，则肺为气之主，肾为气之根，肺司呼吸，肾主纳气，肺肾相互资生，则呼纳正常，气体交换完全；从病理关系而言，则肺病及肾，肺虚常可导致肾气亦虚。肾病及肺，则肾阴亏耗，精气不能上滋于肺，亦能导致肺阴虚。故有"肺肾同源"之说。

肺胀 古病名。出《灵枢·胀论》。胀病之一。其症见咳喘不能平卧，痰多而黏稠脉浮大者，宜宣肺清热化痰平喘，用越婢加半夏汤加减，痰多清稀如涎，烦躁而喘，脉浮者，宜表现化痰，清热平喘，方用小青龙加石膏汤加减。

肺实证 证名，见《脉经》。指肺病因邪气盛实所出现的证候，多由外邪侵袭，或气壅痰聚所致。若寒邪犯肺可见恶寒发热，头痛身疼，无汗，咳嗽，痰稀薄，苔薄白，脉浮紧，治宜温肺散寒化饮，小青龙汤加减。若邪热乘肺则见咳嗽，痰黄稠，咽痛，苔薄黄，脉浮，治宜清热宣肺，用桑菊饮加减。若痰浊阻肺，则见咳嗽多白痰，气息急促，舌苔白腻，脉滑，宜燥湿化痰，二陈汤加减。

肺实咳嗽 病证名，见《不居集》。指肺胀气逆所致的咳嗽。多因寒郁化热，或痰火、风热内炽所致。其症见咳嗽痰多，质黏色黄，发热面赤，烦渴引饮，咽红肿痛，大便干结，舌苔黄腻，脉滑数，治宜宣肺清热，化痰止咳。方用千金苇茎汤、泻肺汤加减。

肺实热证 证名，见《备急千金要方》。指肺经邪热炽盛的病证。其症见咳嗽不能平卧，大汗出，痰黄黏稠，不易咯出，大便干，小便黄舌苔黄腻，脉滑数，治宜泻肺清热，方用麻杏石甘汤合泻白散加减。

肺俞 经穴名，出《灵枢·背腧》。属足太阳膀胱经，肺之背俞穴。位于背部，第三胸椎棘突下旁开1.5寸处。主治咳嗽、气喘、咯血、骨蒸潮热、盗汗、支气管炎、支气管哮喘、肺炎、肺结核、荨麻疹、皮肤瘙痒症。向下斜刺3~5分或向背柱方向斜刺至横突，不可深刺。艾炷灸3~7壮；或艾条灸5~15分钟。

肺津不布 指肺不能正常输布津气，出现肺气上逆，发作喘咳的病机或病证。如肺受燥热熏灼，耗伤肺阴，则津液输布失常，皮毛失于濡润；或肺为寒束，则水津不行，均可聚液成痰，或水停成饮，则可发生喘咳等症。

肺绝 证名，五脏绝候之一。①指肺气绝出现的危重脉证。见《中藏经》，其症见喘息不得卧，胸闷气短，面赤汗出，脉微欲绝等。②指中风脱证之一，见《医林绳墨》。详参中风脱证条。

肺恶寒 指肺为娇脏，厌恶寒冷之邪。恶，有畏恶之义。肺主一身之表，外合皮毛，开窍于鼻。寒气侵袭而伤卫外之阳气，亦可直接侵犯肺经，肺脏受寒，寒则气滞，故厌恶寒邪。如《素问·宣明五气篇》说："五藏所恶：肺恶寒。"如《灵枢·邪气藏府病形》说："形寒寒饮则伤肺"。

肺损 病名，见《慎斋遗书》。五脏虚损之一。又称损肺。其症见肺损伤气，气短形怯，动则气喘，肢冷自汗，毛槁皮焦，急宜养气保元汤加减。参虚损条。

肺损咯血 病证名，见《丹溪心法》。指久咳肺络损伤之咯血。其症见咯出痰血，甚则纯咯鲜血。潮热盗汗，舌红少津，脉细数，治宜清金保肺。方用清肺汤加减。

肺热 又称肺气热。为肺热壅盛的病机或病证。多由外邪犯肺化热，或由内热引发肺热所致。临床多见咳嗽，痰黄黏稠，或喘促，或咳吐脓血，胸痛，或恶寒发热汗出，舌红苔黄或黄腻，脉数或滑数等症。出《素问·刺热篇》。

肺热久嗽 病证名，见《医说》。指肺热而致长期不愈的咳嗽。症见咳嗽痰少，消瘦乏力，潮热盗汗，舌红苔少，脉细数，治宜清肺润燥，以清燥救肺汤加减。

肺热叶焦 指肺脏被郁热长期熏灼而发生痿证的病机。故《素问·痿论》说："肺热叶焦，发为痿躄"。其病变有两种：一为肺痿，以咳吐浊唾涎沫为主症。一为手足痿弱，则以皮毛、肌肉枯痿，四肢无力，不能举动为主症。

肺热身肿 证名，见《症因脉治》。身肿之一。由肺热郁闷，耗伤肺阴，升降治节失职所致。症见喘咳烦满，不得平卧，喘息，颜面四肢皆肿，小便赤涩，舌苔黄腻，脉弦数，治宜清热润肺，方用泻白散合葶苈大枣泻肺汤加减。

肺热证 证名，见《素问·痿论》。指肺热引起的病证。有虚实之分，当审因辨治，详参肺实热和肺虚热条。

肺热咳嗽 证名，见《医宗金鉴》。又名火嗽。因肺受热邪而引起的咳嗽。症见咳嗽频繁，吐黄色稠痰，面红咽干，指纹紫色。治宜清宣肺热，用泻白散加减。

肺热鼻衄 病证名，见《中国医学大辞典》。指因肺热上壅而致的鼻腔出血。若风热犯肺，其症见鼻燥而衄，口干，咳呛痰少，或发热舌红，脉数，治宜宣肺清热。桑菊饮加丹皮，白茅根等，若因肺阴虚而致鼻衄者，可用养阴清肺汤加减。

肺积 古病名。见《难经·五十四难》。又称息贲。五积之一。详参息贲条。

肺脏怯 证名，又名怯肺、肺虚损。《小儿药证直诀》："脾肺病久，则虚而唇白，脾者肺之母也，母子皆虚，不能相营，故名曰怯肺，主唇白，白而泽者吉；白如枯骨者死"。其证可伴有气怯，神疲、便稀，舌淡等。治宜健脾益肺，方用阿胶散、参苓白术散加减。

肺疳 病证名，又名气疳、疳䘌。五疳之一。由于乳食不调，壅热积滞，使伤肺经所致。《小儿药证直诀》："肺疳，气喘，口鼻生疮。"伴有面白咳嗽，毛发枯焦，肌肤干燥，恶寒发热，常流清涕等。治宜疏散风邪用止嗽散，继则清热润肺用阿胶散，日久气虚，则宜用参苓白术散加减益气。

肺病 五脏病候之一。出《素问·藏气法时论》等篇。泛指肺脏发生的多种病证。可概括为虚实两类。其实证多由外邪犯肺，或痰热饮邪蕴肺等所致，临床多见咳嗽多痰，气急或胸痛，或伴见寒热，鼻塞流涕等症。虚证又有阴虚、气虚（或气阴两虚）之别。肺阴虚，则多见干咳少痰，咯血，失音，潮热，盗汗等症；肺气虚，则多见咳嗽短气，声音低弱，畏风自汗，时易鼻塞等症。

肺痈 病名，见《金匮要略·肺痿肺痈咳嗽上气病脉证治》。指肺部发生的痈疡。多由外感风邪热毒，蕴阻于肺，热壅血瘀，郁结成痈，久则化脓所致。其症为发热寒战，咳嗽，胸痛，气急，吐出腥臭脓性黏痰，甚则咳吐脓血。治宜清肺化痰，解毒排脓。方选银翘散、千金苇茎汤、葶苈大枣泻肺汤、桔梗汤。

肺萎 病名，见《杂病源流犀烛》。即肺痿，详参肺痿条。

肺虚 泛指肺的气血、阴阳虚损不足的病机或病证。多由寒温不适，或病久体弱，或久咳伤肺等所致。临床可见咳嗽气短，痰多清稀，倦怠懒言，声音低弱，怕冷自汗，午后颧红，口干咽燥，咳嗽无痰，或咳痰带血，舌淡嫩或嫩红，脉虚或弱或细数等症。

肺虚自汗 病证名，见《医略六书》。指因肺气虚，卫表不固而汗出。其症见自汗，畏寒，咳嗽，气短困倦，舌质淡，苔薄白，脉细弱，治宜补肺气固表止汗。方用玉屏风散加减。

肺虚身肿 证名，见《症因脉治》。指因肺气虚，治节无权，三焦不利，而引起的身肿。其症见咳喘，面色苍白，身肿，小便不利，大便溏，苔薄白，脉细数，治宜补肺消肿，方选生脉散、人参固本丸加减。

肺虚热证 证名，见《杂病源流犀烛》。指由肺阴虚引起的热证。其症见干咳少痰，痰中带血，潮热盗汗，五心烦热，舌红苔少，脉细数，治宜补肺清热，方选百合固金汤加减。

肺虚寒证 证名，见《备急千金要方》。指肺气不足出现的证候。其症见咳而乏力，痰稀量少，气短形怯则喘息，畏寒，四肢欠温，自汗，舌苔白质淡，脉细数，治宜补益肺气，方用补肺汤加减。

肺虚嗽 病名，见《赤水玄珠》。指肺气、肺阴亏虚的咳嗽。因肺阴不足所致者，症见咳嗽少痰，或痰中带血，形体消瘦，心烦失眠，午后潮热，面红颧赤等，治宜养阴清肺、化痰止咳，用月华丸加减。因于肺气虚者，症见咳嗽气喘，咳声低微，易汗，脉软无力，宜补益肺气，用温肺汤加减。

肺朝百脉 指全身血液都要流经朝会于肺，以进行清浊交换，吐故纳新。朝，即朝向、会合之意。故《素问·经脉别论》说："脉气流经，经气归于肺，肺朝百脉"。肺主气，心主血，由于肺气的贯通百脉，故能协助心脏主持血液循环。故《类经》说："经脉流通，必由于气，气主于肺，故为百脉之朝会"。

肺痨 病名，见《慎柔五书》。指由劳伤正气，感染痨虫所引起的病证。其症可见咳嗽，咯血，消瘦，潮热盗汗，四肢乏力，舌尖红，苔少，脉细数，治宜滋阴润肺，止咳杀虫。以月华丸加减。

肺痫 五痫之一。由肺气虚，或阴虚火旺而发。其症面如枯骨、目光反视、惊跳反折、摇头吐沫等。气虚者用五味异功散；阴火上冲于肺者，用地黄丸。

肺痿 病名，①指肺叶萎弱不用，以咳吐浊唾为主症的一种病证。见《金匮要略·肺痿肺痈咳嗽上气病脉证治》。其证有虚热和虚寒之分。虚热者，症见咳吐浊唾涎沫，其质黏稠，气急喘促，口干咽燥，形体消瘦，或有潮热，皮毛干枯，舌干红，脉虚数，治宜滋阴润肺，清热生津，以麦门冬汤清燥救肺。虚寒者，其症见唾涎沫，其质清稀量多，口不渴，头眩短气，形寒神疲，纳少，小便数，舌质淡，脉虚弱，治宜温肺益气，以甘草干姜汤加味。②传尸的一种。见《外台秘要·传尸方》。③指皮毛痿。见《医学必读》。详见该条。

肺雍 病名，见《素问·大奇论》。即肺痈。详参肺痈条。

肺藏魄 指精神活动中有关本能的感觉和支配动作的魄，为五脏精气所化生，并认为属肺所藏。出《素问·宣明五气篇》。如《灵枢·本神》说："并精而出入者，谓之魄"。《素问·六节藏象篇》说："肺者，气之本，魄之处也"。

肢节肿痛 证名，见《张氏医通》。指四肢关节肿胀疼痛。多因风寒、湿、热侵袭或瘀阻经络所致。症为四肢关节疼痛，脉滑者，宜清热燥湿，四妙丸加减；若肢节肿痛，脉涩数者，宜理血化瘀，桃红四物汤加减。

肢节烦疼 证名，见《伤寒来苏集》。即支节烦疼。详支节烦疼条。

肢节痛 证名，见《灵枢·百病始生》。指肢体至关节疼痛不适的症状。多因风、寒、湿或痰饮、瘀血留滞经络，或因血虚不能养筋所致。宜审因辨治。

肢肿 证名，见《医林绳墨》。即四肢浮肿。因脾虚湿停所致。宜健脾利湿，方用实脾饮加减。详参水肿、四肢肿条。

肢痹 病名，见《临证指南医案》。指四肢的痹证。详见风痹、寒痹、湿痹条。

肿胀如杯 病证名，见《证治准绳》。又名覆杯、目堵塞、胞肿如桃。相当于胞睑的急性炎症性水肿。由风热外侵或肝经实热传脾所致。症见胞睑红赤焮肿，高起如覆杯、如桃李，不能睁开，泪热羞明等。治宜祛风清热，泻火解毒。可选用洗肝散或龙胆饮加减。

肿疡 证名，出《周礼·天官》。泛指一切体表外科疾病中尚未溃破的肿块称肿疡。

肿腮 病名，见《杂症会心录》。指一侧或双侧腮肿胀。由疫毒引起。症见发热恶寒，耳之前后肿痛，微红，咀嚼时尤甚，舌红，苔微黄，脉浮数。治宜清热解毒，疏风消肿。方用普济消毒饮加减。

胀 病证名，①病名。见《灵枢·胀论》又称胀病、鼓胀、单腹胀，以腹部膨大胀满为主症，故名。详见鼓胀条。②证名。指膨胀不适的自觉症状，如头胀、腹胀、胁胀等。

胀病 病名，见《灵枢·胀论》。指以腹部胀满为主症的疾病。胀病按脏腑分，五脏六腑、三焦皆有胀病；按邪正盛衰分，有虚、实之分；按病因分，有寒胀、热胀、谷胀、水胀、气胀、血胀、蛊胀、酒胀等。

股不收 证名，出《素问·脉解篇》。指两腿弛缓无力，屈伸不利。

股阴疽 病名，见《外科大成》。又名赤施。即发于股内阴囊之侧的疮疡。相当于西医的腹股沟淋巴结结核。病因证治同腋疽，见该条。

股胫疽 病名，出《灵枢·痈疽》。即发于骨胫部的附骨疽。病因证治见该条。

肥儿丸 方名，出自《太平惠民和剂局方》。炒神曲、黄连各十两，煨肉豆蔻、使君子、炒麦芽各五两，槟榔二十个，木香二两。为细末，猪胆汁为丸，如粟米大。每服三十丸，空腹服。功能杀虫消积，健脾清热。治小儿虫疳，虫积腹痛，消化不良，面黄肌瘦，肚腹胀满。《幼科发挥》《医宗金鉴》载有同名方，组成、功用各别。

肥气 古病名。出《灵枢·邪气藏府病形》。即肝积。指胁下痞块，状如覆杯的疾患。由肝气郁滞，瘀血凝结所致。其症为左胁下痞块，如覆杯面有头足，病程久延，常伴有疟疾或咳嗽等症，治用肥气丸或增损五积丸。

肥疮 病名，①出《千金要方》。又名赤秃、肥粘疮。相当于西医头黄癣。多因脾胃湿热蕴蒸上攻头皮；或接触传染而成。初于发根处起红色丘疹或小脓疱，继变点状黄色薄痂，渐扩大增厚成硫黄色、边缘翘起、中心微凹似碟状，从中有毛发穿出的黄癣痂，将痂剥去可见潮红湿润面，此痂日渐增多、融合，有似谷物发霉的臭味，且瘙痒明显，头发干燥无泽，易脱落，易拔除，日久成秃。治同白秃疮，见该条。②见《圣济总录》。为燕口疮之别称。见该条。

胁下支满 证名，见《金匮要略·痰饮咳嗽病脉证并治》。指胁下支撑胀满。多因水饮或肝气郁结，滞于胁肋部位，脉络不和所致。详参悬饮，肝郁胁痛条。

胁下痞硬 证名，出《伤寒论·辨太阳病脉证并治》。指胁肋部满闷，按之坚硬的症候。伤寒病在表不解，腠理开，邪气入侵，与正气相搏，结于胁下，故见硬满。常兼见寒热往来，胸胁满闷、呕吐、苔薄白、脉弦，治宜和解或清解疏散。方用小柴胡汤加减。

胁下痛 证名，见《金匮要略·痰饮咳嗽病脉证并治》。指季肋部疼痛。详参两胁痛，两胁下痛，留饮各条。

胁下满 证名，见《伤寒论·辨太阳病脉证并治》。指胁下胀满。多因气血郁滞，或外邪侵袭所致。其症见发热、恶风、颈项强，胁下满、口渴、脉弦，可用小柴胡汤加减。详参胁满、胁下支满条。

胁肋胀痛 证名，见《明医杂著》。指胁肋部发胀而痛的症状。多由气郁、痰凝、脉络阻滞所致。如系肝气郁结者，多兼见胸闷、纳减，胀痛常随情志变化而增剧，宜疏肝理气，用逍遥散或柴胡疏肝散加减。如系痰湿走注所致，多兼风而头目眩晕，肢体麻木。如系气血郁滞引起者，胁肋刺痛，固定不移，宜疏肝散结，旋覆花汤加减。详参气郁胁痛、痰饮胁痛条。

胁疽 病名，见《外科大成》。即发于胁肋部的阴疽。相当于西医的胸壁结核。病因证治同肋疽。若其溃后疮口"有声"，为透胸膜之征，须慎之。

胁痈 病名，出《医学入门》。又名胁疮、穿胁痈。即发于胁部的痈。相当于西医的胁肋部浅表脓肿。多因肝胆郁热，壅塞经络，凝滞气血而成。证治同腋痈，见该条。

胁堂 奇穴名，出《外台秘要》。位于腋窝下二寸陷中，当渊液穴斜上1寸之处。主治心内膜炎，肝病，胸膜炎。灸3壮。

胁痛 病证名，见《素问·藏器法时论》。指一侧或两侧胁肋部疼痛。本病主要与肝胆疾患有关，其病因主要有肝气郁结，瘀血停着，肝阴不足等，治宜疏肝、活血、养阴等为主。常用逍遥散、旋覆花汤加减。

胁痛里急 证名，见《金匮要略·腹满寒疝宿食病脉证治》。指胁肋部疼痛，拘急不舒。多因血虚感寒而致。当以养血散寒，常以当归生姜羊肉汤加减。亦有因湿热内郁所致者，当用清利肝胆湿热，龙胆泻肝汤加减。

胁满 证名，出《素问·六元正纪大论》。指胁肋部胀满。可因气滞、痰凝，或少阳受邪所致，应分别以疏肝理气，涤痰开郁，疏解少阳治之，常用柴胡疏肝散、温胆汤、小柴胡汤加减，详见胁下满条。

周之干 约1508~1586年。明代医家。号慎斋。太平（今安徽太平）人。中年因病学医，后就正薛己。精通脉理，善治内伤。撰有《周慎斋三书》《脉法解》。又有由其门人记录后人整理之《周慎斋遗书》《慎斋医案》。弟子有胡慎柔等。

周天 气功术语。出《周易参同契》。内丹术中内气在任脉、督脉中的周流运转。

可分为小周天、大周天两种。

周扬俊 清代医家。字禹载。江苏苏州人。少攻举业，屡试不第。年近四十，弃举业转攻医学。钻研张仲景之学十余年。1671年至京师，有医名。撰《温热暑疫全书》，论温、热、暑、疫诸病，选释《伤寒论》《瘟疫论》原文。于方有执《伤寒论条辨》、喻嘉言《尚论篇》，附以己见，编成《伤寒论三注》。又补注元·赵以德《金匮方论衍义》，成《金匮玉函经二注》。推崇《十药全书》，加注刊行。

周守忠 南宋医家。一名守中，字榕庵。钱塘（今浙江杭州）人。博采群书，集前代医人医事，撰《历代名医蒙求》，载人物202人。又撰有《类纂诸家养生至宝》（又名《养生类纂》）、《养生月览》《养生杂纂》《养生延寿书》等。

周学海 1856～1906年。清代医家。字澄之，一字健之。安徽建德人。光绪十八年（1892年）进士，授内阁中书，官至浙江候补道。精医学，治疑难症多有奇效。著有《脉义简摩》《脉简补义》《诊家直诀》《辨脉平脉章句》，后人合刊为《周氏医学丛书脉学四种》。服膺张璐、叶桂两家，于证治每取张说，曾评注叶著《温热论》《幼科要略》《叶案存真类编》。历时20年，辑刻《周氏医学丛书》3集，收医籍32种，188卷，为中医丛书之佳作。

周学霆 清代医家。字荆威，号梦觉道人。湖南邵阳人。以患病求医，得导引术而愈，遂改攻医，精于诊治。著有《三指禅》《医学百论》《外科便览》等。

周荣 经穴名，出《针灸甲乙经》。又名周营。属足太阴脾经。位于胸部，第二肋间隙中，距胸正中线6寸处。主治咳嗽、气喘、胸胁支满、饮食不下。斜刺3～5分，不宜深刺。艾炷灸3～5壮；或艾条灸5～10分钟。

周祜 明末清初女画家。又名淑祜。江阴（今属江苏）人。画家周仲荣之女。与其妹周禧共临文淑之本草图，成《本草图谱》。现存残本5卷，计彩色绢绘73图，图皆源自《本草品汇精要》。

周恭 明代医家。字寅文，号梅花主人。昆山（今属江苏）人。初为儒生，隐居乡里，能诗文，好方书。精通医理，以授徒市药为生。增补宋·张杲《医说》，成《续医说会编》18卷传世。又著《增校医史》《医效日钞》《事亲须知》，均佚。

周痹 病名，出《灵枢·周痹》。因气血虚弱，风寒湿邪侵入血脉、肌肉之中所致。其症见全身疼痛，游走不定，沉重麻木，项背拘急，舌苔白，脉涩。治宜益气和营，祛邪通痹，用蠲痹汤加减。

昏迷 证名，①见《太平惠民和剂局方》。指神昏不省人事，或神识模糊的症状。多因邪阻清窍，神明被蒙所致。可见于伤寒、温病、中风、厥证、癫痫等多种疾病。治应审因论治，而又以开窍醒神为先，选用苏合香丸、至宝丹、紫雪散、安宫牛黄丸等。②指郁冒。见《伤寒明理论》。参郁冒条。

昏晕 证名，见《证治汇补》。又称昏运。指头脑有眩晕的感觉，亦有指眩晕之常发于黄昏者。多由阴虚所致。详参阴虚眩晕条。

鱼口 病名，见《外科正宗》。一说指发于左侧之横痃；一说指横痃溃破（相当西医的腹股沟部软下疳性淋巴结炎溃脓），站立时疮口闭合，身屈时疮口张开，似鱼嘴的开合。以后说为妥。病因证治见横痃条。

鱼子石榴证 病名，见《证治准绳·杂病》。又名鱼子障、石榴翳。类今之结膜乳头状瘤、结膜原位癌及上皮癌等。多因脾肺积毒，心火炽盛，毒火上壅于目所致。症见羞明流泪，灼热疼痛，胞内、白睛等处颗粒细小如砂粒，累累丛生，色黄如鱼子，如石榴。治宜清热解毒，服抽风汤选加夏枯草、白花蛇舌草、蒲公英等。应考虑手术治疗。

鱼尾毒 病名，出《外科大成》。即发于项后发际两旁角处的痈。相当于西医的枕后急性化脓性淋巴结炎。病因证治同颈痈，见该条。

鱼际 ①相当于拇指（趾）屈肌处。如《素问·气府论》说："手足诸鱼际脉气所发者"。吴崑注："凡手足黑白肉分之处，如鱼腹色际，皆曰鱼际"。②经穴名称。出《灵枢·本输》。为手太阴肺经之荥穴。位于手掌当第一掌骨中点之桡侧，赤白肉际处。

鱼脑石 中药名，见于《药材资料汇编》。又名鱼首石、鱼枕骨。为石首鱼科动物大黄鱼 Fseudosciaena crocea（Rich.）或小黄鱼 P. poly actis bleeker 头骨中的耳石。性寒，味咸。有化石通淋，清热解毒之功效，主治石淋，鼻渊，及误食野蕈中毒症。煎服 6～18g，研末服 3～9g；外用适量，烧存性研末撒。本品对化脓性中耳炎有较好的疗效。

鱼脑痢 古病名。见《诸病源候论》。指赤白痢之下如鱼脑状者。详参赤白痢条。

鱼翔脉 七怪脉之一。脉搏似有似无，如鱼之翔泳状。主病势危重。

鱼腰 奇穴名，出《医经小学》。位于眉之中点处。主治眼红肿疼痛、青少年近视、面神经麻痹、前额痛等。直刺 2 分，或沿皮透刺攒竹或丝竹空。

鱼腥草 中药名，出于《名医别录》。又名蕺菜、臭菜、侧耳根、肺形草、猪姆耳。为三白草科植物蕺菜 Houttuynia cordata Thunb. 的全草。性微寒，味辛。归肺经。有清热解毒，排脓，利尿之功效，主治肺热咳嗽，肺痈咳吐脓血，热毒疮疡痈肿，热淋、小便涩痛。煎服：15～30g，不宜久煎，鲜品用量加倍，亦可捣汁外敷。本品对支气管炎、大叶性肺炎、肺脓疡、上呼吸道感染、慢性宫颈炎、慢性化脓性中耳炎、萎缩性鼻炎、慢性上颌窦炎、输液性急性静脉炎、疔疮、钩端螺旋体病及防治外科手术后感染等均有较好疗效。

鱼腥哮 病名，见《医说》。因服食鱼腥而致发哮者。类似齁喘。其症见喘息而喉中痰鸣，喘鸣迫急，不能平卧，舌苔白，脉滑数，治宜平喘化饮，宜小青龙汤、越婢汤加减。详参齁喘条。

鱼鳔 中药名，出于《本草纲目》。又名鱼肚、鱼脬。为石首鱼科动物大黄鱼 Pseudosciaena crocea（Rich.）或小黄鱼 P. polyactis Bleeker 等的鱼鳔。性平、味甘。归肾经。有补肾益精，息风，止血之功效，主治肾虚滑精，产后风痉，破伤风，吐血，血崩，创伤出血等。煎服 9～15g，亦可熬膏或研末入丸、散；外用适量，溶化涂敷。

鱼鳞障证 病名，①属宿翳。见《证治准绳》。为凝脂翳损及大片，病甚而过用寒凉及过点冰片而引起者。翳白涩而不光亮。参见宿翳条。②属圆翳内障。详该条。

兔儿伞 中药名，出于《救荒本草》。又名一把伞、破阳伞、雨伞菜、雨伞草、南天扇。为菊科植物兔儿伞 Syneilesis aconitifolia Maxim. 的根或全草。性微温，味苦、微辛。有祛风除湿，活血解毒之功效，主治风湿痹痛，腰痛，血滞痛经，月经不调，跌打肿痛，及痈疽疮肿，毒蛇咬伤。煎服或浸酒服 6～15g；外用适量，捣敷。本品治颈部淋巴结炎亦有一定效果。

兔唇 病名，见《诸病源候论》。又名兔缺、唇裂。即为西医之唇裂。属先天疾患，由于胚胎期发育不全所致，出生后见上唇裂如兔唇。我国早在晋代已有手术修复的记载（《晋书·魏咏之传》）。对于身体好的小儿，在一岁内即可手术，手术越早，效果越好。

狐尿刺 病名，出《千金翼方》。又名狐狸刺。是指接触螳螂等昆虫分泌物而引起的皮肤病。相当于西医的接触性皮炎。好发于暑天，患部出现红斑、肿胀、丘疹、水疱，甚至大疱、糜烂等，皮疹边界清楚，自觉痒痛。治以清热利湿解毒，消风散加减内服，外治：红斑、丘疹为主，搽三黄洗剂；肿胀、糜烂流滋较多，用马齿苋、龙胆草适量煎水冷湿敷；糜烂结痂，搽青黛膏。

狐疝 病名，出《灵枢·本脏》。又名阴狐疝气、狐疝风。俗称小肠疝气。指小肠坠入阴囊，时上时下的病证。多因寒气凝结厥阴肝经所致。治宜疏肝理气，温经散寒，方同导气汤，茴香橘核丸加减。

狐臭 病名，出《肘后方》。又名胡臭、腋气、腋臭。是指仅腋窝部汗液有明显特殊臭味而言，属体气范畴。西医亦称腋臭。病因证治见体气条。唯其大部分患者伴有油耳朵症。

狐惑 病名，出《金匮要略·百合狐惑阴阳毒病脉证并治》。指因湿邪浸淫、热毒遏郁所致的一种精神恍惚，惑乱狐疑，尤以咽喉及前后二阴溃疡和目赤为主要特征的疾患。本病是因湿热毒郁遏不化所致。治宜清热解毒化湿，方用甘草泻心汤加减，兼用外治法如用苦参汤洗之或以雄黄熏之。

忽思慧 元代营养学家。蒙古族人。于延祐至天历（1314～1329 年）间任饮膳太医，主管宫廷饮食卫生、药物补益诸事。与赵国公普兰奚将历代宫廷奇珍异馔、汤煎膏造，及诸家本草所载食品，集为《饮膳正要》3 卷，为我国著名营养学专著。

忽泰必烈 元代医家。一名忽公泰，字吉甫。蒙古族。官翰林集贤直学士、中顺大夫。绘针灸经络图，并加注释，成《金兰循经取穴图解》。

狗尾草 中药名，出自《本草纲目》。又名光明草、狗尾半支、谷莠子、洗草、小米草、犬尾草。为禾本科植物狗尾草 Setaria viridis（L.）Beaur. 的全草。性凉，味甘、淡。有清热解毒、明目、利水之功效，可治急性肝炎、小儿疳积、目赤肿痛、淋病。煎服：15～30g。外用可治痈肿疔毒、痄腮、痔疮、瘰疬。

狗宝 中药名，出自《本草纲目》。为犬科动物狗 Canis familiaris L. 的胃中结石。性平，味甘、咸。有降逆、止痛、解毒之功效，可治噎膈反胃、胃痛、痈疽疮疡。研末服 0.9～1.5g。

狗骨 中药名，出自《名医别录》。为犬科动物狗 Canis familiaris L. 的骨骼。性温，味甘。有祛风除湿、活血生肌之功效，可治风湿痛、腰腿无力、四肢麻木、久痢。煎服：9～15g。外用可治疮瘘、冻疮。

狗脊 中药名，出于《神农本草经》。又名金毛狗、金狗脊、金毛狗脊。为蚌壳蕨科植物金毛狗脊 Cibotium barometz（L.）J. Sm. 的根茎。性温，味苦、甘。归肝、肾经。有补肝肾，强腰膝，祛风湿之功效，主治肝肾不足之腰痛脊强、不能俯仰、足膝无力、小便不禁、妇女白带过多，及复感风湿之腰膝酸痛。煎服，10～15g。肾虚有热者忌服。狗脊根茎上之茸毛名金狗脊黄毛，外敷创伤处，可止血生肌。

备急千金要方 方书。又名《千金要方》《千金方》。唐·孙思邈撰。约成书于永徽三年（652 年）。30 卷。卷 1 为医学总论及本草、制药，卷 2～4 妇科病，卷 5 儿科病，卷 6 七窍病，卷 7～10 诸风、脚气、伤寒，卷 11～20 按脏腑列述内科杂病，卷 21 消渴、淋闭等症，卷 22 疗肿痈疽，卷 23 痔漏，卷 24 解毒并杂治，卷 25～28 依次为备急、食治、养性、平脉，卷 29～30 针灸孔穴主治。全书共分 232 门，全方论 5300 首。系统地总结和反映了自《内经》以下迄唐代初期之医学成就，保存了大量已佚医药文献，被后世称为中国历史上第一部临床医学百科全书。现存 1849 年日本江户医学据北宋影刻本，1955 年人民卫生出版社据以影印。

备急如圣散 方名，出自《卫生宝鉴》。生雄黄、白矾、生藜芦、皂角各等分。为末，每次取少许搐鼻取嚏。功能开窍催吐。治缠喉风、咽喉闭塞，水谷不下，牙关紧急，不省人事。

备急灸法 灸法专著。1 卷。南宋时闻人耆年编。1245 年孙炬卿重刊，并附佚名氏《骑竹马灸法》及《竹阁经验备急药方》二种，仍称《备急灸法》。书中介绍 22 种急性疾病灸治法，并附简明图说。《骑竹马灸法》介绍痈疽发背灸法。《竹阁经验方》记录 30 多首验方。收入《三三医书》。

备急管见大全良方 方书。又名《管见大全良方》《管见良方》。南宋陈自明撰于1271年。本书就《太平惠民和剂局方》撮要编成。首为诊脉部位图及脉诀大要，以下分为诸风、伤寒、瘴疫、脾胃、诸虚不足、积热、妇人诸疾、妇人产后、小儿诸疾等10门，凡收方证250余则。其妇产科诸方颇类《妇人大全良方》。现存清抄本。

炙甘草汤 方名，出自《伤寒论》。又名复脉汤。炙甘草四两，生姜、桂枝各三两，生地黄一斤，人参、阿胶各二两，麦门冬、火麻仁各半斤，大枣三十枚。以清酒七升，水八升，先煮八味，取三升，内阿胶烊消尽。每服一升，日三服。功能益气补血，滋阴复脉。治气虚血少，心动悸，脉结代。亦治虚劳肺痿。

饴糖 中药名，出于《本草经集注》。又名麦芽糖、白饴糖、胶饴。系糯米或粳米磨粉煮熟，加入麦芽微火煎熬而成。性微温，味甘。归脾、胃、肺经。有补脾益气、缓急止痛、润肺止咳之功效，主治劳倦伤脾之气虚无力、纳食减少、里急腹痛，及肺虚干咳、气短作喘，并可粘裹误吞之鱼骨、稻芒等异物。入汤剂须烊化冲服，30～60g。本品助湿生热，令人中满，凡湿热内蕴、中满吐逆、小儿疳积者忌服。

[、]

变色赤巴 藏医基础理论术语。存在于肝脏，其作用使精华之色素转变成多血液、胆汁以及皮、骨和二便等各不相同的颜色。

变色赤巴病 藏医病证名。见《藏医药选编》。常见症状为：黄水盈于腹，肢体沉重，困乏无力。治疗：先以泻剂泻之，后以六味大香散加獐牙菜内服，并在胆脉之霞仁处方色放血术。

变色希拉 蒙医名词。希拉五种类型之一。存在于肝脏，有转变食物精华的色素，成为血液、胆汁的颜色的功能。

京门 经穴名，出《针灸甲乙经》。又名气府、气俞、肾募。属足少阳胆经，肾募穴。位于侧腰部，第十二肋骨游离端下际。主治腹胀、腹痛、肠鸣、泄泻、腰胁痛、肾炎。直刺3～5分，不宜深刺。艾炷灸3～5壮；或艾条灸5～10分钟。

京骨 ①经穴名。出《灵枢·本输》。又名大骨。属足太阳膀胱穴，足太阳膀胱经原穴。位于足跗外侧，第五跖骨粗隆下方赤白肉际处。主治头痛、项强、癫痫、腰腿痛、踝关节前、目翳。直刺3～5分；或针尖向内下方斜刺，深5分～1寸。艾炷灸3～5壮；或艾条灸5～10分钟。②骨骼部位名。出《灵枢·经脉》。相当于足外侧第五跖骨基底部分。

庞安时 约1043～1100年。宋代医家。字安常。蕲州蕲水（今湖北浠水）人。自幼随父学医，深研古代医籍。后患病耳聋，与人交谈须助以纸笔。医术高明，疗效卓著。不可治之，必实以告之。著述甚多，现仅存《伤寒总病论》，是研究《伤寒论》较早的专著。另著《难经解义》《主对集》《本草拾遗》《庞氏家藏秘宝方》《验方书》等，均佚。

夜不安 证名，见《医林改错》。指夜晚坐卧不宁。系血府血瘀所致，治宜血府逐瘀汤加减。

夜交藤 中药名，出于《开宝本草》。又名首乌藤。为蓼科植物何首乌 Polygonum multiflorum Thunb. 的蔓茎。性平，味甘。归心、肝经。有养心安神、通络祛风之功效，主治阴血虚之失眠、多梦、肢体酸痛、风湿痹痛，及皮肤风疮痒疹。煎服15～30g；外用适量，煎汤外洗。本品治精神病有一定效果。

夜明砂 中药名，出于《神农本草经》。又名蝙蝠屎、天鼠屎。为蝙蝠科动物蝙蝠 Vespertilio superans Thomas 或大耳蝠 Plecotusauritus L. 等的干燥粪便。性寒，味辛。归肝经。有清热明目、散血消积之功效，主治肝热之目赤肿痛、白睛溢血、青盲不见、雀目夜昏、内外障翳、惊悸、瘰疬、痈肿、小儿疳积、跌扑损伤等。煎服：3～

9g。孕妇慎用。

夜热 证名,见《证治准绳》。指夜间发热,或热至夜间升高。多因热入血室,或阴血不足,或血瘀所致,其症见昼则安静,夜则发热,烦躁,为内有瘀血所致,可用血府逐瘀汤加减。

夜惊 病证名,小儿在夜间入睡后,突然惊醒,瞪目起坐,躁动不安,面露恐怖,有时喊叫,一般持续10分钟,可隔数日或数十日发作1次。治宜安神镇惊,用琥珀抱龙丸。结合针刺内关、大椎等穴。

夜啼 病证名,出《诸病源候论》。婴儿初生在未满月时,日间安静,夜间时有啼哭不安,持续不停,至天明又转安静。由脾寒、心热所致。如见夜啼面色清白,手腹俱冷,不欲吮乳,曲腰不伸者为脾寒;如面赤唇红,身腹俱热,小便不利,烦躁多啼者为心热。脾寒宜温,兼以活血行气,用钩藤饮;心热宜清,兼以安神除烦,用导赤散加减。参夜啼四证条。

夜啼四证 指小儿夜啼四种不同症候①指寒、热、重舌口疮、客忤(《三因极一病证方论》)。②指夜惊啼,热烦啼,腹痛啼,神不安(《片玉心书》)。③指热夜啼、寒疝夜啼、触邪夜啼、心烦夜啼(明·秦景明《幼科金针》)。④指脏寒啼、心热啼、神不安啼、拗哭(《幼幼集成》)。

府 ①同腑。指六腑。如《难经》说:"五藏各有所,府皆相近。……小肠者,受盛之府也。大肠者,传泻行道之府也。胆者,清净之府也。胃者,水谷之府也。膀胱者,津液之府也。"②指所在之处或储藏之处。如《素问·脉要精微论》说:"夫脉者,血之府也。""腰者,肾之府。""骨者,髓之府。"

府舍 经穴名,出《针灸甲乙经》。属足太阴脾经,足太阴、足厥阴、阴维脉交会穴。位于腹部耻骨联合上缘上0.7寸,腹正中旁开4寸处。主治腹痛、积聚、痞块、疝气。直刺1~1.5寸。艾炷灸3~5壮;或艾条灸5~10分钟。

剂型 中药制剂的形式。历代医家在长期的医疗实践中,创造了多种剂型,如汤、丸、散、膏、丹、锭、饼、酒、露、条、线、栓、熏烟、熏洗、灌肠剂及坐药等。根据古为今用、推陈出新的原则,目前中药剂型既保留了传统剂型好的内容,又采用现代技术研制出不少新剂型,如针剂、片剂、冲服剂、糖浆剂、油剂、霜剂、气雾剂、胶囊剂、海绵剂等,更符合临床各科治疗的需要。

卒上气 证名,见《肘后备急方》又称卒喘。指突然气喘发作。详参卒喘条。

卒中 病名,①即中风。见《三因极一病证方论》又称卒中和卒中风。因中风系卒然发生故名。详见中风。②泛指卒然如死而气不绝者。见《医学纲目》。其症见卒然不省人事,但呼吸心跳如常,或脉律不整,忽大忽小,或微细不绝,而心胸温暖者。

卒心痛 证名,见《素问·刺热篇》。指突然发作的心痛。可因脏腑虚弱,寒、热、风邪等侵袭手少阴心经,正气不足,邪气胜盛,正邪相搏,上冲于心所致。当审因论治。详参寒厥心痛,热厥心痛条。

卒耳聋 证名,即暴聋。出《肘后备急方》,详暴聋条。

卒脑风 病证名,见《证治准绳》。指因眼疾而引起的太阳穴疼痛。此种头痛见于今之角膜溃疡、前部葡萄膜炎、视网膜中央动脉阻塞,以及视神经之急性炎症、水肿、肿瘤等。当以眼部症状为主,结合全身症状,辨证论治。

卒病 卒同猝。①指急病或暴病。见《灵枢·岁露论》。②指新起之病,与痼疾相对而言。见《金匮要略·脏腑经络先后病脉证》。③卒有众多的含义,引申为"杂"。如《伤寒卒病论》亦作《伤寒杂病论》。

卒聋 耳聋的一种,亦称暴聋。见《卫生宝鉴·耳卒聋》。由于肾虚风邪所乘,随其血脉上入于耳,正邪相搏,而致耳卒聋。详见暴聋条。

卒喘 证名，见《诸病源候论》。又称卒上气、忽作喘。指卒然发作的气喘。多因暴感风邪或情志过极，气逆上壅所致。详参卒上气、忽作喘条。

卒腰痛 病证名，见《诸病源候论》。指突然发作的腰痛。多因肾虚复感外邪或闪挫外伤所致。治以补肾祛邪，疏通经络，以肾气丸合桃红四物汤加减。

疟 病证名，见《素问·疟论》。即疟疾。详见疟疾条。

疟门 奇穴名，位于手背侧，中指与无名指之间蹼缘稍后之赤白肉际处。主治疟疾。斜刺5分~1寸。

疟母 病证名，见《金匮要略·疟病脉证并治》。指疟疾日久不愈，顽痰挟瘀，结于胁下，形成的痞块。本病相当于久疟形成的脾脏肿大。治宜祛痰化瘀，软坚散结。用鳖甲丸加减。

疟劳 病名，见《杂病源流犀烛》。指疟疾之重危变证。其症为体质素虚，久患疟疾，寒热时作，倦怠食少，自汗，面色萎黄，形体瘦弱，舌淡，脉细无力，治宜扶养正气，调和营卫。可选何人饮加减。参劳疟条。

疟积 病名，见《杂病源流犀烛》。即疟母。详参疟母条。

疟疾论 疟疾专著。3卷，或作1卷。清·韩善徵撰于1897年。1893年疟疾流行，时医率投小柴胡汤而不效。作者读叶天士治疟医案、王孟英论述，悟出诸医执正疟之治以疗时感疟，致轻病变重，重病至死。乃撰本书，上参《内经》《难经》《伤寒杂病论》，下参清代温病诸家，论述疟疾之脉、因、症、治，未附古今疟疾医案和治疗方剂。现存清光绪二十三年上海知止轩石印本。

疟黄 病名，见《太平圣惠方》。也称疟后黄。指患疟疾所致的发黄。症见面色萎黄，憎寒壮热，头痛，口干多饮，四肢消瘦，纳少，苔白质淡，脉细弱。治宜截疟祛邪扶正，用常山饮加减。

疠 ①指疠气，又称疫疠之气、毒气、异气、戾气或杂气。为具有强烈传染性的致病邪气。如《素问·六元正纪大论》说："厉大至，民善暴死"。厉，通疠。古人认为疠气的产生及其流行，与久旱、酷热等反常气候有关。②疫疠。指某些烈性传染病。③单指麻风病。如《素问·风论》说："疠者，有荣气热胕，其气不清，故使其鼻柱坏而色败，皮肤疡溃"。

疠疡机要 麻风专著。3卷。明·薛己撰。刊于16世纪中期前后。本书记述麻风病本症、变症、兼症、类症的辨证治疗、验案及方药。所收医案病例较多，论述病候清晰。现有《薛氏病案》本。

疝 病名，出《素问·长刺节论》。①泛指体腔内容物向外突出的病证，多伴有气痛症状，故有疝气、小肠气、小肠气痛等病名。②指生殖器、睾丸、阴囊部位病证，如男女外生殖器溃肿流脓，睾丸或阴囊的肿大疼痛等病证，详参五疝、七疝、寒疝、气疝等条。③指腹部剧烈疼痛，兼有二便不通的病证。多因气血虚弱、寒凝气滞，其寒疝绕脐痛，手足厥冷、自汗、脉沉紧，宜大乌头煎。若寒疝腹中痛逆冷，手足不仁，全身疼痛，用乌头桂枝汤加减。

疝气穴 奇穴名，见《世医得效方》。即以两口角间长度为一边作一等边三角形。顶角置脐心，底边呈水平，下两角是穴。后《医宗金鉴》定名疝气穴。《针灸集成》定名脐旁穴。近代《针灸学》又改称三角灸。

疙瘩瘟 病名，见《伤寒温疫条辨》。瘟疫的一种，以全身红肿发块如瘤为特征。其症遍身红肿，发块如瘤，遍身流走，其证危笃。宜急用三棱针刺委中出血，外用玉枢丹，内服增损双解散。详参瘟疫条。

疡 病名，出《周礼》。又名外疡。或指身体受伤；或泛指一切脓肿；或作为一切外科疾病的总称。因此，古代称外科为疡科，谓外科医生为疡医，许多外科专著亦冠以"疡"字，如《疡医大全》《疡科心得集》等。

疡医大全 外科著作。40卷。清·顾世澄撰于1760年。本书汇集历代名医外科证治论述，益以其祖宁华、父青岩所藏秘方及个人临证经验编成。首标《内经》义旨，阐析脉法精微，详明经络穴位，汇集内景形证，上自巅顶，下至涌泉，全身各种外科病证，多绘图立说，按证立方。于痈疽疮疡、形杖跌扑、汤火刀伤、麻风、小儿痘疹、中毒急救及外科手术，皆有详论。认为外证本诸于内，提倡疡医必须谙熟内科证治与脉理。收罗广博，资料丰富，为外科巨著。现存清乾隆达安堂刻本等10余种版本。1987年人民卫生出版社出版点校排印本。

疡医证治准绳 外科著作。一名《疡科证治准绳》《外科证治准绳》，简称《外科准绳》《疡医准绳》。6卷。明·王肯堂撰。本书汇集整理前代外科著作，为《证治准绳》的第四部分。卷1总论痈疽病源、诊治大法、肿疡；卷2为溃疡、久漏及痈疽所兼诸证；卷3～4分论身体各部痈疽证治；卷5为外科及皮肤科杂病证治，如诸肿、时毒、流注、杨梅疮、丹毒、乌白癜、疥、癣、瘿瘤等；卷6损伤门，为正骨、金伤等病证治。收罗方剂较多，并多注明出处。

疡科心得集 外科著作。包括《疡科临证心得集》3卷，《疡科心得集方汇》1卷。清·高秉钧撰。刊于1805年。本书记述作者治疗外科病的临床经验心得，对外科病证的辨证阐述详细。书末附《家用膏丹丸散方》1卷。主张"外科必从内治"，推崇陈远公"阳毒可以攻毒，阴毒必须补正"，朱丹溪"痈疽未溃以疏托解毒为主，已溃以托补元气为主"之说。书中每以两症互相发明，揭示治法。所论多为江浙疡医所宗。现存清嘉庆十一年尽心斋刻本。

疡科选粹 外科著作。8卷。明·陈文治撰。刊于1628年。本书辑录外科各家论说，参以作者经验编成。共分111篇，包括外科、皮肤科、五官科及伤科的各类病证，方治多切于实用。现存明崇祯元年刻本。

兖州卷柏 中药名，出于《本草图经》。又名金扁柏、石卷柏、地柏枝、柏叶草、地侧柏。为卷柏科植物兖州卷柏Selaginellainvolovens（S W.）Spring的全草。性凉，味甘、辛、淡。归肺、肝、心、脾经。有凉血止血，清热利湿，化痰止咳之功效，主治吐血、衄血、咳血、大便下血、崩漏、外伤出血、黄疸、水肿、淋病、痰湿喘嗽及烫伤等。煎服9～15g，鲜品30～60g；外用适量，捣敷或研末调敷。

放血疗法 一种藏医疗法。利用针具在一定部位刺破血管，使病血排出体外的一种疗法。其方法有二：一种是用针具在选定的穴位上针刺放血；另一种是切开血管放血。放血前3～5天口服三果汤（诃子、毛诃子、余甘子）。放血时，首先选定部位，然后用止血带绑扎，绑扎后轻轻按摩或拍打局部血管，使之充分暴露，此时术者用左拇指把该血管推至一边并用手术刀切开皮肤和血管，血管的切口与皮肤切口保持一致。放血之量依病情而定。放血疗法具有清洁血管，除去污血，减轻疼痛，消除肿胀等功效。此法为目前藏医仍然常用之疗法。

放松功 气功术语。静功之一。陈涛整理。练功时结合默念"松"字，有意识地让身体各部位逐步放松，解除精神紧张状态，排除杂念，达到入静。一般用自然呼吸法。放松功的内容，可分为身体松、呼吸松、腹部松三部，而以身体松为基础。身体松的基本功法为三线放松功。

盲肠气 病名，见《太平圣惠方》。即疝气。又称小肠气。症见少腹提睾而痛，形寒足冷，苔白，脉细沉。宜温肝散寒，方用暖肝煎加减。

育婴秘诀 儿科著作。又名《万氏家传育婴秘诀发微赋》《育婴家秘》。4卷。明·万全撰。约刊于16世纪中期。本书首载幼科发微赋，论儿科诊治要点；卷1论述保胎、养胎、小儿病诊法及五脏症治；卷2胎疾、脐风、变蒸、惊痫等症证治；卷3～4小儿四时感冒及内伤杂病证治；末附医案问答。每篇之前编有歌诀。现存清乾隆四十三年重印康熙三十一年忠信堂刻本、《万密斋医书十种》本。

怔忡 病证名，①指心悸的重症。见《素问玄机原病式》。又名心忪、忪悸等。心悸跳动往往上至心胸，下达脐腹。属心悸一类，但又常为心悸或惊悸的进一步发展。多由阴血亏损，心失所养；心阳不足，水饮上逆，或突受惊恐所致，以虚者为多，治同心悸。参见心悸条。②指心跳有恐惧感。见《赤水玄珠》。

怵惕 病证名，见《灵枢·本神》。怵，恐惧之意；惕，惊骇之状。多因七情内伤所致。详见善惊、善恐条。

性功 气功术语。又称修性。以意念锻炼为主的功法，常从上丹田入手，达到炼神还虚、炼虚入道的境界。

性命 气功术语。①性指神，命指精、气。②性指上丹田，命指下丹田。③性为先天，命为后天。④人的生命。

性能 中药学名词。指药物的四气、五味、升降浮沉、归经、有毒与无毒等性质与功能。详见有关条目。

怫热 证名，见《素问·至真要大论》。指郁热。参见发热、热郁条。

怪脉 即生命垂危时所出现的特殊奇怪脉象。有七怪脉、十怪脉之分。

闹羊花 中药名，出于《本草纲目》。又名踯躅花、老虎花、石棠花、黄杜鹃、一杯倒。为杜鹃花科植物羊踯躅 Rhodod endron molle（Bl.）G. Don 的花。性温，味辛苦，有大毒。归心、肝经。有祛风除湿、活血镇痛之功效，主治风湿痹痛、历节肿胀、折伤疼痛、皮肤顽癣、痈毒疔疮、癫痫头、龋齿痛等。煎服，0.3~0.6g；亦入丸散或浸酒服。外用适量，捣烂外搽或煎水含漱。不宜多服、久服，以免中毒（恶心、呕吐、腹泻、心跳缓慢、呼吸困难、血压下降，甚则呼吸衰竭致死）。孕妇忌服。

郑声 证名，见《伤寒论·辨阳明病脉证并治》。指疾病晚期语言重复，语声低怯，若断若续的危重征象。为精神散乱、神识不清之危候。

郑宏纲 约1727~1787年。清代喉科医学家。字纪元，号梅涧，又号雪萼山人。安徽歙县人。自幼得父郑于丰传授喉科。医技精良，常救危起死，救治者盈门。集多年临证经验，经方成培整理后，成《重楼玉钥》2卷。阐发白喉症，乃发于肺肾本质不足者，或遇燥气流行，或多服辛烈之物，感触而发。故治疗时重视养阴清肺，创喉症名方养阴清肺汤。其书其方流传甚广。

郑承瀚 清代喉科医家。字若溪，一字枢扶。安徽歙县人。喉科名医郑宏纲（梅涧）长子。自幼爱好医学，遍游湖北、江苏、浙江等地。承家学，擅长喉科，并通儿科、痘科、针灸。积多年临证经验，复采古今方书，增订郑宏纲《重楼玉钥》，撰《重楼玉钥续编》2卷。于喉科治法，亦倡用养阴清热等法。又撰《白喉阐微》，多述其临证经验，于1956年由其后裔郑景岐献出藏本印行。另有《咽喉辨证》《痘科切要》，未见刊行。

郑重光 1638~1716年。清代医家。字在辛，号素圃，晚号完夫。安徽歙县人。博览医书，精研医理，以医名世50年。临证详密周慎，于伤寒、温病尤具心得。取方有执《伤寒论条辨》，删其繁复，参以喻昌、张璐、程郊倩三家之说，附以己见，撰《伤寒论条辨续注》。另撰《伤寒论证辨》，并参校柯韵伯《伤寒论翼》。注释吴又可《瘟疫论》，并附发挥，撰《瘟疫论补注》。集平生医案为《素圃医案》。后世将以上五书合刊为《郑素圃医书五种》。

郑虔 唐代医家。字弱斋。郑州荥阳（今属河南）人。曾被控"私撰国史"贬谪十年。回京后，为广文馆博士。擅书画，与张通、王维齐名。又长于地理，于山川险易、方隅物产、兵成众寡无不详。曾收集西域传入药物，撰《胡本草》7卷，为我国最早记载外域及民族药物的专著，已佚。

卷柏 中药名，出于《神农本草经》。

又名长生草、佛手草、成年草、不死草、老虎爪。为卷柏科植物卷柏 Selaginella tamariscina（Beaur.）Spring 的全草。性平，味辛。归肝、肾经。有活血止血之功效。主治血滞经闭、癥瘕、跌打损伤，及吐血、衄血、便血、尿血、月经过多等。煎服 3～9g，生用活血，炒用止血；外用适量，捣敷或研末敷。孕妇忌服。

单行 中药学名词。药物"七情"之一。指单用一味药物治疗疾病。

单鼓 病名，见《丹溪心法·鼓胀》。即鼓胀。详鼓胀条。

单腹胀 病名，见《景岳全书》。指腹部胀大，四肢不肿（或肿亦不甚）的病证。即鼓胀，又名蜘蛛蛊、蜘蛛胀、血鼓、蛊胀，详见各条。

单漏 病名，出《疮疡经验全书》。指肛门两边分别有一外口流脓血。即今之复杂性肛瘘，病因证治见肛瘘条。

炉甘石 中药名，出于《本草纲目》。又名甘石、羊甘石。为天然的菱锌矿石 Smithsonite（碳酸锌 $ZnCO_3$）。性平，味甘。归肝、胃经。有明目退翳，收湿敛疮之功效，主治肝热之目赤、肿烂、羞明多泪、目生翳膜胬肉，及皮肤湿疹、疮疡脓水淋漓、久不收口。不作内服。外用适量，水飞点眼、研末撒或调敷。

学古诊则 脉学著作。4 卷。明·卢之颐撰。撰年不详。作者采辑《内经》《难经》《伤寒杂病论》等书有关脉学理论，参以己见，荟萃成书。全书共 40 则，阐述脉义、脉法、生理及病理脉象、经络、经穴等。原书略有残缺、重复或引文错误，1765 年由王琦考订刊印。书中反映后世脉学的发展和变化甚少。收入《医林指月》。

学医便读 综合性医书。陆锦燧辑于 1922 年。本书辑录清代名医江涵暾、费伯雄、吴贞、薛承基等八家所编医学歌赋，包括脉诊、舌诊、伤寒辨证、药物及方剂等，为中医入门书。

学医随笔 医学笔记。清·顾淳庆撰于 1821 年。全书分伤寒、温病、痢疾、霍乱、咽喉及胎产 6 篇。每篇引古代医学文献有关论述，阐明作者对引文学习心得。书中并附民间简易方和救急方。有 1929 年金佳石好楼排印本。

净法 气功术语。六妙法之第六法。净，即净息。一心清净，心如止水，杂念全无，一尘不起的高度入静境界。

浅刺 针法名。出《灵枢·终始》。指针刺时，针体进入组织较浅或仅及皮肤的程度。一般用于皮肉浅薄处或重要脏器附近的穴位，或病变部位较浅，属于热、虚之证，或体质虚弱、感应灵敏者。浅刺虽不致引起不良后果，但也应该获得适当的针感才能达到预期的目的。

泄 病名，①同泻，多种腹泻的总称。见《素问·风论》。指排便次数增多，粪便稀薄，甚至泻出如水样。详参泄泻条。②指筋脉缓弱之症。见《金匮要略·中风历节病脉证并治》。详参筋缓条。

泄阳 病名，出《坤元是保》。指怀孕以后阴道出水不止的病证。多因孕后脾虚气弱，运化失司，不能化生精微，反聚为湿，流注下焦所致。症见阴户出水，量多色白，无气味，腹胀下坠，气短懒言，浮肿倦怠，纳差便溏。治宜健脾益气、化湿安胎，方用异功散。

泄利 病名，见《华氏中藏经》。即泄泻。详见泄泻条。

泄注 证名，出《素问·气交变大论》。水泻之古称。指泄下如水注。又称注泄、注下。详参水泻条。

泄注赤白 证名，见《素问·至真要大论》。指大便泄下如水样，并有赤白黏冻。详参赤白痢条。

泄泻 病证名，见《三因极一病证方论》。指排便次数增多，粪便稀薄，甚至泻出如水样便。泄泻一般无脓血和里急后重。详参有关条。

泄脓血 症名，见《中藏经》。指大便稀薄而带脓血。又称便脓血，圊脓血、泄脓血，有寒热之。详参便脓血条。

泄痢 病名，见《局方发挥》。痢，古通利。指泄泻。也有称痢疾为泄痢者。详见泄泻、痢疾条。

河车 气功术语。出《周易参同契》。即内丹术中的内气，在任、督脉的运转。可分为小河车、大河车、紫河车，或羊车、鹿车、牛车3种，合称三车。

河车丸 方名，出自《医学心悟》。紫河车一具，茯苓、茯神、远志各一两，人参五钱，丹参七钱。为细末，炼蜜为丸，每服三钱，每早开水送下。功能补精养血，益气宁神。用于痘证愈后，以断其根。

河车封髓丹 方名，出自《症因脉治》。天门冬、熟地黄、人参、紫河车。为丸服。功能滋阴填精，固本封髓。治腰痛遗精，小便时时变色，足挛不能伸，骨痿不能起，房劳精竭者。

泪 五液之一。即眼泪，具有清洁和濡润眼球的作用。泪为肝液，故《素问·宣明五气篇》说："肝为泪"。肝开窍于目，故若非因悲痛而泪出者，多属病状。

泪泉 解剖名，见《眼科临症笔记》。即今之泪腺。位于眼眶外上方之泪腺窝中。有分泌泪液的功能。

泪堂 解剖名，见《银海精微》。又名泪窍。即今之泪点。位于上下眼弦之内侧端。为泪液排泄通道之起始点。

油风 病名，出《外科正宗》。又名鬼舐头、鬼薤刺、油风毒、梅衣秃。是一种突然头发脱落，头皮光亮的皮肤病。相当于西医的斑秃。多因血虚风燥；或气滞血瘀，或肝肾不足，以致头发失养、脱落而成。多在无意中发现，头发突然迅速脱落，头皮鲜红光亮，呈圆形或不规则形，此称斑秃；头发全脱称全秃；全身毛发脱落称普秃。若病程较短，伴瘙痒、头昏、脉细等，治以养血祛风，神应养真丹加减内服；若病程较长，伴头部、胸胁疼痛，或患处有外伤血肿史，舌有瘀斑等，治以理气活血，逍遥散合通窍活血汤加减内服；若病程长久，甚至全秃、普秃，伴头昏、耳鸣、目眩、苔剥等，治以补益肝肾，七宝美髯丹加减内服。外治均可用生姜或生姜烤热后涂擦。

油汗 证名，见《杂病源流犀烛》。指汗出黏腻如油。详参汗出如油条。

沿肛痔 病名，见《外科大成》。为痔疮中之一种。相当于西医的扁平湿疣。多因湿热秽毒注于肛门，凝滞气血而成。肛门周围皮肤出现扁平状隆起，有时呈疣状或乳头状，表面湿烂，有恶臭，或伴痛痒。治以清热除湿解毒，土茯苓合剂加减内服，外用鹅黄散。余参杨梅疮条。

注下 见《素问·气交变大论》。又称注泄、泄注。水泻的古称。指泄下如水注之状。详见水泻条。

注下赤白 证名，见《素问·至真要大论》。指便下赤白黏冻。即痢疾。详参赤白痢条。

注车注船 病名，见《诸病源候论》。指晕车、晕船。乘坐舟车出现头晕、呕吐等症状。症见乘坐舟车时，恶心呕吐，头晕、心闷乱，苔薄白、脉弦滑数。宜平肝和胃，降逆止呕。用此柴胡汤合温胆汤加减。尚可用针刺或指掐内关穴。

注夏 病名，见《丹溪心法》。注与疰通。即疰夏。于夏初，见头痛发热，纳少，四肢乏力，舌红苔少，脉细数。治宜益气养阴，方用补中益气汤加减。详见疰夏条。

注射剂 中药剂型之一。又称针剂。是以中药为原料，经提取精制后按注射剂工艺配制而成的新制剂。供皮下、肌肉、静脉注射使用。本类制剂剂量准确，药效迅速，适宜用于急救，并不受消化液的影响，如柴胡注射液、清开灵注射液、盐酸川芎嗪注射液等。

注解伤寒论 《伤寒论》注本。10卷。金·成无己注。书成于1144年。本书是现存最早的《伤寒论》全注本。作者本《难经》《素问》《灵枢》诸书，旁参众说，详加注释脉理、方义、药性，发明奥蕴，辨析医理，及表里、虚实、阴阳、列生之说，究药病轻重去取加减之意。在《伤寒论》注本中有很大影响。严器之详其所论，"实前贤所未言，后人所未识"。现存元刻本、明嘉靖二十四年汪济川刻本、《医统正脉》本。1956年人民卫生出版社据明赵开美本影印，1962年出版排印本。

泻 病证名，古亦作写。①泄泻的简称，亦有仅指水泻者。见《奇效良方·泄泻门》。详泄泻条。②指呕吐。见《广雅·释宫》。详见呕吐条。③治法。泛指与补相对的各种治法。如泻下、泻火及针刺的泻法等。

泻心汤 方名，出自《金匮要略》。大黄二两，黄连、黄芩各一两。水煎顿服。功能泻火止血。治心火亢盛，吐血衄血。

泻白散 方名，出自《小儿药证直诀》。又名泻肺散。地骨皮、炒桑白皮各一两，炙甘草一钱。为粗末，加粳米一撮，水煎，食前服。功能泻肺清热，止咳平喘。治肺热咳嗽，甚则气喘，皮肤蒸热，或发热，午后尤甚者。《杂病源流犀烛》载同名方，多人参、茯苓、知母、黄芩，治肺热咳嗽，晨起尤甚者。《证治准绳》以炒桑白皮、地骨皮、炙甘草、贝母、紫菀、当归、炒桔梗、瓜蒌仁，加生姜水煎服，治肺痈初起，亦名泻白散。

泻肝散 方名，出自《银海精微》。桔梗、黄芩、大黄、芒硝、栀子、车前子。为末，冲服。功能清肝泻火。治小眦赤脉传精。原书另有同名方五首，组成、治证各异。

泻青丸 方名，出自《小儿药证直诀》。又名泻肝丸。当归、冰片、川芎、栀子、煨大黄、羌活、防风各等分。为末，炼蜜和丸，芡实大，每服半丸至一丸，竹叶煎汤，用砂糖、温水化下。功能清肝泻火。治肝经郁火，目赤肿痛，火躁易怒，夜卧不安，尿赤便秘。《症因脉治》载同名方，无冰片，有龙胆草。

泻南补北 治则之一。即泻心火滋肾水。在五行归类中，心主火，属南方；肾主水，属北方。肝实肺虚病证，可采用泻火补水之法治疗。如《难经》说："泻南方火，补北方水，南方火，火者木之子也；北方水，水者木之母也，水胜火，子能令母实，母能令子虚，故泻火补水，欲令金不得平木也"。

泻黄散 方名，出自《小儿药证直诀》。又名泻脾散。藿香叶七钱，栀子一钱，石膏五钱，甘草三两，防风四两。上药同蜜、酒微炒香，为末。每服一至二钱，水煎服。功能泻脾胃伏火。治脾胃伏火，热在肌内，口燥唇干，口疮口臭，烦热易饥，及脾热弄舌等症。《幼幼集成》卷四载有同名方，组成与本方不同，治小儿心脾有热，舌不运转，不能吮乳。

泻痢 病名，见《局方发挥》。痢，古通利。指泄泻。可参泄泻、痢疾条。

泌别清浊 小肠生理功能之一。即小肠承受经胃初步消化的食糜进行消化、吸收和分清别浊的过程。其中的水谷精微经小肠吸收后，由脾气散精转输到身体各部；其中的糟粕部分则下注于大肠，经过大肠主津而再吸收津液，部分水液则泌入膀胱，成为大小便而排出体外。

泥丸 气功术语。见《道枢》。指脑，一般认为即上丹田。

泥鳅 中药名，出于《滇南本草》。又名鳅鱼、鱼鳅。为鳅科动物泥鳅 Misgurnus anguillicaudatus（Cantor）的肉或全体。性平，味甘。归脾、肺经。有补益气阴，祛湿杀虫之功效，主治脾虚泄泻、小便不利、消渴、阳痿、皮肤瘙痒、疥疮发痒等。煮食30~60g，烘干研粉服6~9g，亦可入丸、散剂；外用适量，研末调敷。

泽兰 中药名，出于《神农本草经》。又名红梗草、甘露秧、虎兰、小泽兰、奶孩儿。为唇形科植物地瓜儿苗 Lycopus Turcz. var. hirtus Regel. 的全草。性微温，味苦、辛。归肝、脾、膀胱经。有活血祛瘀，行水渗湿之功效，主治血滞之经闭、痛经、腹中包块、产后腹痛、跌打损伤、痈肿疮毒、产后小便淋漓，身面浮肿。煎服，10～15g。无瘀血者慎用，孕妇忌服。

泽泻　中药名，出于《神农本草经》。又名水泻、及泻、芒芋、天秃。为泽泻科植物泽泻 Alisma plantago - aquatica L. var. orientale Samuels. 的块茎。性寒，味甘、淡。归肾、膀胱经。有利水渗湿，泄热之功效，主治水湿停滞之小便不利、水肿、泄泻、淋浊、带下、痰饮、眩晕、脚气。煎服，5～10g。本品对高脂血症、慢性肝病合并或继发高甘油三酯血症、急性肾炎有较好疗效。

泽泻汤　方名，出自《金匮要略》。泽泻五两，白术二两。水煎，分两次服。功能健脾利水。治心下有支饮，其人苦冒眩者。《圣济总录》载有同名方，组成、功用与本方迥异。

泽漆　中药名，出于《神农本草经》。又名五朵云、五凤草、凉伞草、乳浆草、猫儿眼睛草。为大戟科植物泽漆 Euphorbia helioscopia L. 的全草。性微寒，味辛、苦，有毒。归大肠、小肠、肺、脾经。有利水消肿，化痰散结，杀虫之功效，主治大腹水肿，四肢面目浮肿，肺热咳嗽，痰饮喘咳，瘰疬，癣疮。煎服或熬膏服，5～10g；外用适量。本品对浸润型肺结核有较好疗效。

泾溲　①泛指小便。如《素问·调经论》说："形有余则腹胀，泾溲不利"。吴崑注："泾，水行有常也；溲，溺溲也。"②指大便和小便。如《素问经注节解》说："泾，大便也。溲，小便也。"③泾变作经，指妇女月经。如《素问经注节解》杨上善说："泾作经，妇人月经也。"

治则　治疗疾病的法则。即在整体观念和辨证的基础上，以通过四诊收集的客观资料为依据，对疾病进行全面分析、综合与判断，从而针对不同的病情而制定的各种不同的治疗原则。又叫治疗大法。如治病求本、扶正祛邪、标本缓急、虚实补泻、正治反治、病治异同，以及因时、因地、因人制宜等。如《素问·移精变气论》说："无失色脉，用之不惑，治之大则。"

治疗汇要　疗症专著。又名《治疗大全》2卷。清·过铸撰。刊于1896年。卷上为治疗总论、辨证及50余种疗症证治；卷下列述治疗外敷、内治方剂和药物。作者尤擅针刺治疗疗疮，深得陈实功所论疗疮"禁灸不禁针，畏绵不畏铁"之旨。现存清光绪二十二年木活字本、文范阁刻本。

治病必求于本　指临床治疗必须追究疾病的根本原因，即审察疾病的阴阳逆从，并针对根本原因而确定治法。出《素问·阴阳应象大论》。为辨证论治的一个根本原则。一般来说，疾病的发生、发展，总是通过若干症状而显示出来的，但这些症状只是疾病的现象而不是疾病的本质。只有充分地搜集、了解疾病的各个方面，包括症状在内的全部情况，在中医基础理论的指导下，进行综合分析，才能透过现象看本质，找出疾病的根本原因，从而确立恰当的治则与方法，以治愈疾病。

治崩三法　见《丹溪心法附余》。指治疗暴崩出血量多时，经常运用的三个基本法则。即塞流、澄源、复旧三法。塞流即止血，以防虚脱，此为急则治标之要着。澄源即澄清本源，当急救止血后，必须审证求因以清其本，切忌犯虚虚实实之戒。复旧即善后固本，培补气血以复其旧。以上三法，临证时应细心体察、评审寒、热、虚、实，灵活运用。

宗气　为后天宗始之气。由经脾运化的水谷精微之气由肺吸入之大气相结合而成。宗气积于胸中，是一身之气运转输布的出发点。宗气的主要功能有两方面：一是走息道以行呼吸。故凡语言、声音、呼吸的强弱，都与宗气的盛衰有关。二是贯心脉以行气血。凡气血的运行、肢体的寒温和活动能力、视听的感觉能力、心搏的强弱及其节律等，皆与宗气的盛衰有关。

宗筋　①泛指前阴。如《素问·厥论》说："前阴者，宗筋之所聚"。②专指阴茎。如《灵枢·五音五味》说："官者去其宗筋，伤其冲任"；《素问·痿论》说："宗筋弛纵，发为筋痿。"

宗筋之会 ①指若干肌腱的集合处。如《素问·痿论》说："阴阳总宗筋之合，会于气街"。②指男性生殖器。如《素问·厥论》说："前阴者，宗筋之所聚，太阴阳明之所合也"。

宗筋弛纵 病证名，出《素问·痿论》。①病证名，痿躄病理之一。②病名。指阳痿。见《临证指南医案·阳痿》。

定志丸 方名，出自《杂病源流犀烛》。人参、茯苓、茯神各三两，菖蒲、姜远志各二两，朱砂一两。蜜丸，每服二钱，卧时白滚汤下。功能补心益智，镇怯安神。治心情善恐，夜卧不安者。一方有白术、麦门冬。

定喘 奇穴名，见《针灸学》。在第七颈椎棘突下旁开5分处。主治支气管哮喘、支气管炎、落枕、荨麻疹等。直刺1~1.5寸。艾炷灸3~7壮，或艾条灸5~10分钟。

定喘汤 方名，出自《摄生众妙方》。白果二十一枚，麻黄、款冬花、桑白皮、法半夏各三钱，苏子二钱，甘草一钱，杏仁、炒黄芩各一钱五分。水煎，分两次服。功能宣肺平喘，清热化痰。治风寒外束，痰热内蕴，痰多气急，咳嗽哮喘。

定痫丸 方名，出自《医学心悟》。天麻、川贝母、姜半夏、茯苓、茯神各一两，丹参、麦门冬各二两，陈皮、远志各七钱，石菖蒲、僵蚕、胆南星、琥珀、全蝎各五钱，朱砂三钱。为末，以竹沥一小碗，姜汁一杯，甘草四两熬膏和药为丸，如弹子大，朱砂为衣。每服一丸。功能涤痰息风。治男女小儿痫证。

审视瑶函 眼科著作。一名《眼科大全》《傅氏眼科审视瑶函》。6卷，卷首1卷。明·傅仁宇撰。刊于1644年。本书采集《龙木论》《证治准绳》《原机启微》诸书精论，结合作者30余年临证经验编成。卷首为前贤医案，及五轮八廓、脏腑表里阴阳、五运六气等基本理论。卷1列五轮所属。目为至宝等医学短论15则。卷2论眼病病因病机，录自《原机启微》。卷3~6列述眼病证治，兼述小儿目疾、眼病针灸。本书将眼病分为19类，108症，收眼病方300余首。书中介绍金针拨障术，钩、割、针、烙、点、洗、敷、吹等外治法。又绘图说明多种外科器械。后附眼科针灸要穴图象。现存清康熙六年尊古堂刻本等50余种版本。建国后有1956年上海卫生出版社等多种排印本。

空窍 泛指体表的孔窍。包括九窍（即目、舌、口、鼻、耳及前后二阴）、汗窍（即汗孔，又称玄府）、津窍、精窍等。如《素问·四气调神大论》说："天明则日月不明，邪害空窍。"

空虚热 蒙医病名。多继发于盛热之后，余邪未尽而合并赫依，转而成为空虚热。出现高热、呼吸喘急，全身呈游走性疼痛，目红赤、口干渴、鼻翼煽动，烦躁不寐，有时惊悸及谵语，肌肤粟起，小便色赤，清而不浑浊，泡沫较大，脉象空虚而数。治疗以镇赫依、用偏凉药物祛除热邪为主。投用沉香四味汤、冰片六味散，兼服羊肉汤。

空腹服 中药学名词。又称平旦服。指早晨进食之前空腹服药。一般而言，治疗四肢血脉病或寄生虫病，多采用此服药法。

实火眩晕 病证名，见《症因脉治》。指眩晕由风火相搏所致者。症见眩晕，每因劳累或烦怒而增剧，面色潮红，急躁易怒，口苦，少寐多梦，便干溲黄，舌苔黄腻，舌质红，脉弦数。宜平肝泻火。方用龙胆泻肝汤、三黄汤、天麻钩藤汤加减。

实则泻之 治则之一。指凡属实证均可用泻法祛邪以治之。出《素问·三部九候论》。如临床常见的阳明腑实证，以及水饮、食积、停痰、瘀血等病证，则可用泻下、逐水、消导、豁痰、祛瘀等方法治疗，包括针刺疗法的泻法在内。

实证 指邪气盛，正邪斗争激烈所出现的病证。如热性病的实证，表现为高热、面赤，口渴，烦躁，谵语；或腹满痛而拒按，便秘，尿短赤，以及舌质苍老，苔黄干糙，脉实有力等。实证病机所结取的病机，以气血郁结、热邪炽盛、寒邪凝滞、水饮贮留、痰湿停聚、食积虫积、癥瘕积聚等较为常见。故《素问·通评虚实论》说："邪气盛则实"。《医学心悟》说："假如病中无汗，腹胀不减，痛而拒按，病新得，人禀厚，脉实有力，此实也。"

实者泻其子 运用五行相生和母子相差的理论，治疗脏腑实证的一种治疗法则。出《难经》。如肝木生心火，肝为母，心为子。当出现肝病实证时，不仅要泻肝，还必须泻心火。如肝经实火，症见头痛，眩晕，耳鸣，急躁易怒，面红目赤，胁肋灼痛，小便黄赤，口苦，大便秘结，苔黄，脉弦数等，则可采用清泻心火之法，有助于平泻肝之实热实火。

实热 证名，①见《张氏医通》。指外感病邪化热入里，邪气盛正气足。症见高热，烦渴引饮，便秘或腹痛拒按，尿黄赤，苔黄干，脉洪数等。②见《石室秘录》。指热病而见发狂等精神病症。参见发热条。

实热证 证名，见《此事难知》。指邪热亢盛，内外俱实的病证。症见壮热烦渴，喜冷饮，面红目赤，胸痛痰黄，腹痛拒按，大便秘结，小便短赤，舌红苔黄，脉洪大。治宜清热泻火，方用白虎汤、承气汤加减。

实哮 证名，见《类证治裁》。指实邪所致的哮证。因其病因有寒邪、郁热、暑热、水饮、胶痰等不同。治疗有散寒宣肺、涤痰化饮、清热降气等不同治则。详冷哮、热哮、痰哮条。

实秘 病证名，见《洁古家珍》。指胃肠实热所致的大便不通。症见大便秘结，潮热谵语，口渴饮冷，腹胀肠鸣，苔黄腻，脉滑数。治宜泻热通腑、承气汤加减。参见大便秘结条。

实喘 病证名，见《证治准绳》。指邪气盛实引起的气喘。多因风寒痰浊等邪气阻肺，肺失宣降而引起。风寒引起者，见喘急胸闷、咳嗽痰白，初起多兼恶寒发热，头痛，无汗，口不渴，舌苔薄白，脉浮紧，治宜散寒宣肺平喘，方用麻黄汤加减。痰浊阻肺者，症见咳嗽痰多黏腻，便秘，舌苔白腻脉滑，治宜祛痰平喘，方用三子养亲汤合二陈汤加减。

实脾散 方名，《重订严氏济生方》方。又名实脾饮。姜汁炒厚朴、白术、木瓜、木香、草果仁、大腹子、炮附子、茯苓、炮姜各一两，炙甘草半两。为粗末。每服四钱，加生姜五片，大枣一枚，水煎服。功能温阳健脾，行气利水。治阳虚水肿，症见腰以下肿甚，胸腹胀满，身重食少，手足不温，口中不渴，小便短少，大便溏薄，舌苔厚腻，脉沉迟者。近多用于慢性肾炎水肿。

实痞 病证名，见《景岳全书》。指邪滞引起的痞证。多由湿浊内阻，寒滞脾胃，痰食内结，或肝气郁遏，或外邪内恋所致。症见胃脘痞塞满闷，甚至疼痛不能饮食，呕逆便秘，舌苔厚腻，脉弦滑。治宜调气通腑，方用平胃散、厚朴枳实汤（刘河间方）、枳实消痞丸等方加减。

试水 病名，见《妇人良方大全》。又称试月、试水症。指妊娠晚期胎水早破而腰不痛，或临近产期胎水已破，腹痛而不产者。此并非即将分娩之候，妊娠晚期者可至足月分娩，临产者亦可推迟几日而产。多因气血不足所致。此时孕妇宜卧床，以防胎浆出多而致难产。治宜补血益气、固肾养胎，方用当归寄生汤，使胎水不出，至足月及正产之日顺利分娩。

试胎 出《大生要旨》。亦称弄胎、弄产、弄痛。指妊娠中期或晚期，出现胎忽乱动，时有腹痛，或作或止，但腰不痛，脉象并无分娩症候者。此并非将产之兆，孕妇切勿紧张，宜宁静以待。

试痛 见《产孕集》。指妊娠晚期由于某种原因而出现的腹痛，或指临产前的假阵痛而言。多因妊娠晚期孕妇有热，或起居不时，导致胎儿不安，而见腹痛。临产前，必有假阵痛，多见腹痛而腰不痛，或腰痛而腹不痛，或痛无规律，时痛时止，痛如欲产，止如常人。此均非即将分娩之候。

戾气 又称疠气、疫疠之气、毒气、异气、杂气。指一类具有强烈传染性的病邪，包括瘟疫病和某些外科感染的病因。多通过空气或接触而传染。戾气有多种，某一特异性的戾气，可引起相应的疾患。见《瘟疫论》。

肩三针 ①为分布在肩关节周围的肩髃、肩前、肩后三个穴位的合称。肩髃见该条。肩前在腋前皱襞头上1寸。肩后在腋后皱襞头上1寸半处。主治肩痛不举，上肢瘫痪或麻痹等，均直刺1～1.5寸。艾炷灸5～7壮，艾条灸5～10分钟。②肩髃、肩髎、肩贞之合称。

肩上热 证名，见《灵枢·邪气藏府病形》。指肩部灼热或有热感。肩背部为手太阳小肠经及足太阳膀胱经的循行部位。如该经络发生病变，可伴有肩上热的症状。

肩井 经穴名，出《针灸甲乙经》。又名膊井、肩解。属足少阳胆经，手、足少阳，足阳明，阳维脉之交会穴。位于肩上，在大椎穴与肩峰间连线之中点处；或以手拉拢，食指靠颈，中指尖位置处。主治项强、肩背痛、手臂不举、中风偏瘫、滞产、产后血晕、乳痈、瘰疬、高血压、功能性子宫出血。直刺3～5分，不宜深刺。艾炷灸3～7壮；或艾条灸5～15分钟。

肩井骨伤 病名，见《疡医准绳》卷六。肩井骨即锁骨的肩峰端。多因跌扑、坠堕所伤。症见局部肿胀、疼痛、拒按、活动受限，可有骨声。治宜手法整复，固定。内服活血化瘀、消肿止痛之品，后期用中草药煎汤外洗，并配合功能锻炼。

肩不举 证名，出《灵枢·经筋》。指肩背部不能抬举。多因风湿外袭或由外伤所致。症见肩关节痛，臂不能上举，或兼颈项强急等。治宜祛风化湿为主，结合针灸、推拿治疗。详参肩痛条。

肩中俞 经穴名，出《针灸甲乙经》。又名肩中。属手太阳小肠经。位于背部，第七颈椎棘突下旁开2寸处。主治咳嗽、气喘、唾血、项强、肩背疼痛、寒热、目视不明。直刺5～8分。艾炷灸3～5壮；或艾条灸5～10分钟。

肩内俞 奇穴名，见《腧穴学概论》。位于肩髃穴与云门穴连线之中点直下1寸处。主治肩臂痛不举。直刺5分～1寸。艾炷灸3～5壮；或艾条灸5～15分钟。

肩风毒 病名，见《外科大成》。又名臂风毒。即发于肩髃穴处的痈。病因证治同外痈。见该条。

肩胛骨出 病名，出《仙授理伤续断秘方》。即肩关节脱臼。又名肩胛上出臼、肩胛骨脱出、肩胛骨髎脱、肩骨脱臼、肩骨失落、肩骺迭下、肩骺落下、肩骨出髎、肩髆骨出臼、肩髆骨脱出、臑骨突出、髃骨骱失等。因跌打、闪坠所致。按脱方向，可分前、后、上、下脱臼，尤其以前脱臼为多见。症见局部疼痛、肿胀、方肩畸形、功能障碍等。治宜采用足蹬法、肩头捐法、扛抬法等手法复位。腋下填以椭圆形压垫、绷带固定。其他参见脱臼条。

肩外俞 经穴名，出《针灸甲乙经》。又名肩外。属手太阳小肠经。位于背部，第一胸椎棘突下旁开3寸处。主治肩背酸痛、颈项强急、落枕、肘臂冷痛。直刺5分～1寸。艾炷灸3～5壮；或艾条灸5～10分钟。

肩贞 经穴名，出《素问·气穴论》。属手太阳小肠经。位于肩部后下方，腋后纹头直上1寸处；垂臂合腋取穴。主治肩胛疼痛、手臂不举、上肢麻木、耳鸣、齿痛、瘰疬、肩关节周围炎、寒热。直刺1～1.5寸。艾炷灸3～7壮；或艾条灸5～15分钟。

肩后痛 症名，见《杂病源流犀烛》。指肩后部肌肉、筋脉疼痛。多因风热气郁手太阳经脉所致。治宜祛风行气。用独活寄生汤加减。参见肩痛条。

肩胛疽 病名，出《疡医准绳》。又名太阴疽。即发于肩胛部的有头疽，病因证治见该条。

肩前 奇穴名，又名肩内陵。位于腋前皱襞顶端与肩髃穴连线的中点；又说在腋前，皱襞上1寸处。主治肩臂痛、臂下能举。直刺1～1.5寸。

肩前痛 症名，见《杂病源流犀烛》。指肩前部肌肉、筋脉疼痛。因邪袭手阳明经脉或肺气郁阻所致。治宜疏风宣肺。用羌活胜湿汤加减。参肩痛条。

肩息 症名，出《素问·通评虚实论》。形容张口抬肩以助呼吸的状态。本症多见于严重呼吸困难的患者。参见张口抬肩条。

肩痛 症名，见《针灸甲乙经》卷十。指肩关节、肩胛周围筋骨肌肉作痛。多由外感风湿所致。如肩痛偏后，常与背痛并见，治宜祛风化湿，方用羌活胜湿汤加减；如因肺受风热，肩痛偏前，痛连手臂，治宜祛风清热，方用防风汤加减；如因强力负重或跌仆损伤，痛有定处，伸屈不利，或痛牵颈项者，可结合推拿、针灸治疗。

肩解 指肩胛棘端与肱骨头交会之处。出《灵枢·经脉》。如《医宗金鉴·正骨心法要旨》中说："其曰含纳臑骨上端，其处名肩解，即肩骸与臑骨合缝处也"。

肩髃 ①经穴名。出《针灸甲乙经》。又名中肩井、扁骨、偏肩、偏骨、肩尖、尚骨、髃骨、肩骨。属手阳明大肠经、手阳明、阳跷交会穴。位于肩部，锁骨肩峰端与肱骨大结节之间，三角肌上部中央凹陷处；上臂外展至水平位时，在肩峰锁骨关节前缘下际出现二个凹陷，在前方凹陷中。主治肩臂挛痛不遂、项强、齿痛瘰疬、风热瘾疹、肩关节周围炎。直刺，抬臂内极泉进针，或斜刺横刺至三角肌深2～3寸。艾炷灸3～5壮；或艾条灸5～10分钟。②人体部位名。出《灵枢·经脉》。指肩关节上方。

肩髎 经穴名，出《针灸甲乙经》。又名中肩井。位于肩峰突起之后下方，约在肩髃穴后1寸凹陷处。主治肩臂痛，上肢麻痹或瘫痪，肩关节周围炎。直刺1～1.5寸。艾炷灸3～5壮；或艾条灸5～15分钟。

房劳 又称房室劳伤、色欲伤、色劳等。指性生活过度，可使肾精亏耗，常为虚损证的病因之一。

房劳胁痛 病证名，见《医碥》。指由于性生活过度引起的一侧或两侧胁肋疼痛的一种病证。症见胁肋隐隐作痛，头晕目眩，口干心烦，失眠多梦，舌红少苔，脉细数。治宜滋肾养肝和血止痛，方用一贯煎加减。

房劳咳嗽 病证名，见《医学入门》。指房劳伤肾引起的咳嗽。症见咳引腰背痛，或寒热发作，或喘满。舌苔白，脉沉滑。治宜补肾滋肺，方用大菟丝子丸加减。

房劳复 病证名，见《重订广温热论》。劳复证之一。指病初愈，气血尚未平复，或余热未清，未适当调养，但房劳不节，肾气受损，则易导致疾病复发。详参阴阳易条。

房劳蓄血 病证名，见《张氏医通》。指饱后行房，竭力伤肝所致的蓄血。若蓄血在胃，用越鞠丸或平胃散去苍术加桃仁、丹皮；体虚者，理中丸合越鞠丸加减；少腹蓄血，宜抵当丸加附子；虚弱者必加人参，以助药力。

房黄 病名，见《太平圣惠方》。三十六黄之一。症见身黄目赤，头目昏痛，疲乏无力，腰腿酸痛，梦遗，小便黄。舌苔腻，脉沉滑。治宜滋肾清热祛湿，方以知柏地黄丸加减。

视歧 证名，出《灵枢·大惑论》。又名视一为二证、目视一物为两候、睹一成二、睹物成二体、视一为两、视一如二。类今之复视症状。常由于肝肾不足，火邪郁壅及外伤等引起。治法：肝肾不足者，宜滋补肝肾，用驻景丸加减方加减；火邪壅于脉络引起者，宜清热泻火解毒为主，用内疏黄连汤加蒲公英之类；由外伤引起者，宜活血化瘀，舒筋通络，用桃红四物汤加味。

视物易色 病证名，见《病源辞典》。又有视赤如白、视赤为白、视黑为赤、视白为黄、视红为紫等名称。相当于先天性及后天性色觉异常。多由于先天禀赋不足，也有因后天脏腑功能失常，出现于某些内障之后，如视瞻昏渺、青盲之类。先天性者，两眼轮廓如常，目力无损，唯不能正确辨认某些颜色，或颠倒色彩，常见为红色或绿色盲。后天性者辨色力减退或全部丧失，多伴发有视衣、目系等相应病变。治法：先天性者，调治困难，可滋阴和肝，用炙甘草汤加减；后天性者，当参考原发病主证，辨证论治。

视物易形 证名，见《病源辞典》。根据视物体变易形态的不同，历代医家又有诸多命名，如视直如曲、视正反斜、视定为动、视大为小、视小为大等。视物易形常出现于某些内障眼病的水肿或瘢痕形成时。此外，也可见于某些全身性疾患。当根据其具体病证施治。

视瞻有色证 病证名，出《证治准绳》。相当于今之中心性脉络膜视网膜病变、癔病性弱视、晶状体混浊、玻璃体混浊等。是指自觉视物有某种颜色阴影的证候。常由于肝肾不足，精亏血少或痰火湿热所引起。此证外眼正常，而自视有黄、绿、青、白、黑等色的阴影，可兼有视力下降，视物变形等。治法：肝肾不足，虚火上炎者，宜滋阴降火，用知柏地黄丸加减；肝肾不足偏脾肾阳虚者，宜温补脾肾，用五苓散酌加附子、党参等；痰火湿热所致者，宜清热除湿化痰，用温胆汤或三仁汤加减。

视瞻昏渺 病证名，见《证治准绳》。亦名瞻视昏渺症。①为多种内障眼病的常见症状，如视网膜炎、脉络膜炎、慢性球后视神经炎。②为老年人所患之老视。多因湿热痰浊内蕴，上犯清窍；或情志不舒，气滞血瘀，玄府不利；或肝肾不足，精血亏耗；或心脾两虚，气血不足，目失所养而致。患眼外观端好而神光衰微，视物昏朦，如遮隔轻纱薄雾，或视物变形，视大反小，视直似曲等。检视眼底，或见视乳头水肿，静脉充盈，或眼底有黄白色渗出病灶，或黄斑区水肿、渗出、色素沉着。治法：湿热痰浊内蕴，宜利湿清热，祛痰化浊，用三仁汤或温胆汤加减；气滞血瘀者，宜行气活血，清热疏肝，用丹栀逍遥散加减；肝肾不足者，宜补益肝肾，用杞菊地黄丸或加减驻景丸加减；心脾两虚者，宜养心益脾，补血行血，用人参养荣汤加减。

[一]

建里 经穴名，出《针灸甲乙经》。属任脉。位于腹正中线，脐上3寸。主治胃痛、呕吐、腹胀、腹痛、肠鸣、泄泻、水肿、食欲不振、急慢性胃炎。直刺1～2寸。艾炷灸5～7壮；或艾条灸10～20分钟。

建瓴汤 方名，出自《医学衷中参西录》。生山药、怀牛膝各一两，代赭石八钱，生龙骨、生牡蛎、生地黄各六钱，白芍药、柏子仁各四钱。铁锈水煎服。功能镇肝息风，滋阴潜阳。治肝阳上亢而致头目眩晕，目胀耳鸣，心悸健忘，失眠多梦，脉弦长有力。

居处 朝医名词。出《东医寿世保元》。指居住生活之处所。

居经 出《脉经》。又名季经、披季、按季。指妇女身体无病，而月经每三个月来潮一次者。属正常生理范围。

居髎 经穴名，出《针灸甲乙经》。属足少阳胆经，足少阳、阳跷脉交会穴。位于髂前上棘与股骨大转子连线的中点。主治腰腿痹痛、瘫痪足痿、疝气、白带、下腹痛。直刺1～1.5寸，艾炷灸5～6壮，或艾条灸5～15分钟。

屈曲漏 病名，出《外科大成》。即瘘管屈曲不直的肛漏。病因证治见该条。

弦脉 脉象之一。其脉端直而长，指下挺然，如按琴弦。如《素问·玉机真藏论》说："端直以长，故曰弦。"弦脉主痛证、风证、痰饮，以及高血压、肝胆疾患等。

降法 推拿手法名。见曹锡珍《外伤中医按摩疗法》。指向下拉或向深部用力按压一类的手法，使有突出或高凸形状的病变部位恢复原状。

降香 中药名，出于《海药本草》。又名降真香、紫藤香。为豆科植物降香檀 Dalbergia odorifera T. Chen 的根部心材。性温，味辛。归肝、心、脾经。有活血，止血，辟秽止呕之功效，主治创伤出血，跌折损伤，血瘀气滞之胸胁作痛、胸痹，呕吐，心腹气痛。煎服 3～6g，研末吞服 1～3g；外用适量。

妬乳 病名，出《肘后备急方》。又名乳妬。指产妇两乳胀硬疼痛或乳头生疮的病症。因产后无儿吮乳；或产妇体壮乳多，儿小不能饮尽，乳汁蓄积，而致乳房胀硬掣痛；或乳头生细小之疮，或痛或痒，搔之则黄水浸淫。治宜清热解毒，方用连翘散，外敷芒硝。

始胚 出《逐月养胎方》。又称胚。古代对妊娠一个月胚胎的称呼。

始胎 出《诸病源候论》。又称始胞。指妊娠三月开始呈现人形的胚胎。

始膏 出《逐月养胎方》。对妊娠二月胚胎的称呼。

参伍不调 指各部脉搏跳动参差不齐，不相协调。如《素问·三部九候论》说："参伍不调者病。"

参苏饮 方名，见于《太平惠民和剂局方》。又名易简参苏饮。人参、紫苏叶、葛根、姜半夏、前胡、茯苓各三分，木香、炒枳壳、桔梗、陈皮、炙甘草各半两。为粗末，每服四钱，加生姜七片，大枣一枚，水煎去渣稍热服。功能益气解表，理气化痰。治体虚气弱，感冒风寒，内有痰湿，症见恶寒发热，头痛鼻塞，咳嗽痰多，胸闷呕恶者。并治中脘痞满等证。《伤寒保命集》用人参八两，苏木二两水煎，治产后血入于肺，面黑，发喘欲死者，亦名参苏饮。又名二味参苏饮。

参附汤 方名，出自《校注妇人良方》。人参一两，炮附子五钱。加姜、枣水煎，徐徐服。功能回阳、益气、固脱。治元气大亏，阳气暴脱，手足厥冷，息微汗出，脉细欲绝。

参苓白术散 方名，出自《太平惠民和剂局方》。莲子肉、薏苡仁、砂仁、炒桔梗各一斤，白扁豆（姜汁液、微炒）一斤半，人参、白术、山药、炒甘草各二斤。为细末，每服二钱，枣汤调下。功能益气健脾，渗湿和胃。治脾胃气虚夹湿，症见食少便溏，形体消瘦，四肢乏力，胸脘满闷，苔白脉缓。

承山 经穴名，出《灵枢·卫气》。又名鱼腹、肉柱肠山、伤山。属足太阳膀胱经。位于小腿后面，腓肠肌两肌腹交界处下端，当踝关节伸展时呈"人"字形凹陷处。主治小腿痛、腰背痛、转筋、便秘、痔疮、脱肛、腓肠肌痉挛、坐骨神经痛、下肢麻痹或瘫痪、脚气。直刺1～2寸。艾炷灸3～5壮；或艾条灸5～10分钟。

承气养营汤 方名，出自《瘟疫论补注》。又名养营承气汤，养荣承气汤。生地黄一两，芍药二钱，枳实、大黄各一钱，厚朴三分，当归、知母各三钱。加生姜，水煎服。功能滋阴养血，泄热通便。治温病数下亡阴，症见唇燥口裂，咽干渴饮，身热不解，腹中硬满而痛，大便不通畅，小便赤涩。

承光 经穴名，出《针灸甲乙经》。属足太阳膀胱经。位于头正中线入前发际2.5寸，再旁开1.5寸处；或于五处穴后1.5寸处取穴。主治头痛、目眩、鼻塞、目翳、口㖞、热病无汗。沿皮刺3～5分。艾炷灸3～5壮；或艾条灸5～10分钟。

承扶 经穴名，出《针灸甲乙经》。又名肉郄、阴关、皮郄、扶承、皮部。属足太阳膀胱经。位于大腿后面，臀下横纹中点。主治腰、骶、臀、股部疼痛、痔疾、大便难、坐骨神经痛、下肢麻痹或瘫痪等。直刺1～3寸。艾炷灸3～5壮，或艾条灸5～10分钟。

承灵 经穴名，出《针灸甲乙经》。属足少阳胆经，足少阳、阳维交会穴。位于头项部，瞳孔直上入发际4.5寸处；或于正营穴后1.5寸处取穴。主治头痛、眩晕、鼻渊、鼻衄、耳鸣、项强、目痛、喘息、发

承泣 经穴名，出《针灸甲乙经》。又名鼷穴、面髎、谿穴、鼠穴、面髎。属足阳明胃经，足阳明、阳跷、任脉交会穴。位于眶下缘与眼球之间，瞳孔直下方。主治眼病。直刺，嘱患者眼向上看，固定眼球，沿眶下壁缓慢刺入0.5~1寸，不宜过深。禁灸。

承浆 ①经穴名。出《针灸甲乙经》。又名天池、悬浆、垂浆、鬼市。属任脉，任脉、足阳明经交会穴。位于颏唇沟正中凹陷处。主治口眼㖞斜、面肿、龈肿、齿痛、流涎、癫狂、口腔溃疡、三叉神经痛、暴喑。斜刺3~5分。艾条灸5~10分钟。②人体部位名。在下唇中央部下方凹陷处。

承筋 经穴名，出《针灸甲乙经》。又名腨肠、直肠、直阳。属足太阳膀胱经。位于小腿后面，腘窝横纹中点直下5寸，在腓肠肌肌腹中央；或在合阳穴与承山穴连线中点处取穴。主治腰背痛、小腿痛、痔疮、转筋、下肢麻痹、吐泻。直刺1~2寸。艾炷灸3~5壮；或艾条灸5~10分钟。

承满 经穴名，出《针灸甲乙经》。属足阳明胃经。位于脐上5寸，旁开2寸处，上脘外2寸处。主治胃痛、吐血、胁下坚痛、食欲不振、肠鸣、腹胀。直刺0.8~1寸。艾炷灸5~10壮，或艾条灸10~30分钟。

线剂 中药剂型之一。系将丝线或棉线浸泡药液中，加热同煮，经干燥而成的外用制剂，多用于结扎瘘管或赘肉，使其自行萎缩脱落。

线瘊 病名，即疣之一种。相当于西医的丝状疣。病因病机同疣目。好发于颈或眼睑，为细软的丝状物，色正常或棕灰，顶端被有干燥角质，散在发生，无自觉症。主要是外治，可用细软丝线或头发结扎其根部，使疣体坏死脱落。内治同疣目。见该条。

细辛 中药名，出于《神农本草经》。又名小辛、少辛、独叶草、金盆草。为马兜铃科植物北细辛 Asarum heterotropoides Fr. Schmidt var. mandshuricum（Maxim.）Kitag. 或华细辛 A. Sieboldii Miq. 的带根全草。性温，味辛。归肺、肾经。有祛风散寒，解表止痛，温肺化饮，宣通鼻窍之功效。主治外感风寒之表证、偏正头痛、牙痛、身痛、寒饮咳喘、鼻渊、口舌生疮。煎服1~3g；外用适量，研末吹鼻或调敷脐部。反藜芦。本品常用于口腔科止痛及五官科局部麻醉，并对阿弗他口腔炎、冠心病有较好疗效。

细脉 脉象之一。其脉细直而软，状如丝线，稍显于微脉。细脉主气血两虚，诸虚劳损。如《素问·脉要精微论》说："细则气少"。

孟诜 621~713年。唐代著名医家。汝州梁（今河南临汝）人。少好医学及炼丹术。曾师从孙思邈。举进士。睿宗在藩，召为侍读。长安（701~704年）中为同州刺史，人称孟同州。神龙初（约705年），致仕归隐伊阳之山。重视收集医方和饮食疗法，主张保养身性，应"善言莫离口，良药莫离手"。撰《补养方》3卷，经张鼎增补，改名《食疗本草》，现存敦煌莫高窟发现之残抄本及近人辑佚本。又撰《必效方》3卷，已佚。创用白帛浸于黄疸患者尿中，凉干，按日推列对比，观察黄疸病疗效。

孟昶 919~965年。五代时后蜀皇帝。字保元。邢州龙冈（今河北邢台）人。好方药，群臣有疾，亲召诊视，医官亦表饮服。令翰林学韩保昇取《新修本草》《图经》，参校删定，增补注释，成《蜀本草》。

孟继孔 明代医家。字春沂。山东人。孟子后裔。宋南渡后，世居吴门（今江苏苏州），先习儒，后学医，以小儿、痘疹闻名。曾任南京太医院吏目。根据过去儿科名著，结合自身临证经验，编成《幼幼集》4卷。

孤脏 ①指脾脏。在五脏中，心肝肺肾四脏之脉均各主四时中之一时，唯脾脏之脉不得独主一时，故谓孤脏。如《素问·玉机真藏论》说："脾脉者土也，孤脏以灌四傍者也。"张志聪注："四时之脉，止合四脉，而脾脏之脉各主四季月十八日，不得独主于时，故为孤脏。"②指肾脏。肾主水，为牝脏，与心肝二脏以火气用事不同。故《素问·逆调论》说："肝一阳也，心二阳也，肾孤脏也，一水不能胜二火"。

孤腑 即三焦。如《灵枢·本输》说："三焦者……属膀胱，是孤之腑也"。《类经》卷三："于十二脏之中，惟三焦独大，诸脏无与匹者，故名曰是孤之腑也。"

终之气 运气术语。即主气之第六节。又称六之气。出《素问·六微旨大论》。终之气，为太阳寒水主令，主冬至前后各30日又43、75刻。亦即小雪至大寒，其中包括大雪、冬至、小寒三个节气。

驻车丸 方名，出自《备急千金要方》。黄连六两，干姜二两，当归、阿胶各三两。为细末，以醋烊阿胶为丸，如大豆大。每服三十丸，米饮送下，日三次。治阴虚发热，下痢脓血，日夜无度，腹痛难忍。

驻景丸 方名，出自《银海精微》。炒楮实、枸杞子、五味子、制乳香、川椒、人参各一两，熟地黄、肉苁蓉、菟丝子各四两（一方加当归）。为末，炼蜜为丸，梧桐子大。每服三十丸，空腹盐汤送下。功能补阳填精，益气养血。治心肾俱虚，气血不足，下元衰惫。《证治准绳》用熟地黄、菟丝子（一方加枸杞子）为末，制蜜丸，食前茯苓或菖蒲煎汤送下，治肝肾不足，眼昏生翳，亦名驻景丸。

绍兴校定经史证类备急本草 药物学著作。简称《绍兴本草》。绍兴二十九年（1159年）南宋政府委派王继光任详定总校官，会同医官高绍功、柴源、张孝直等，校订《经史证类备急本草》，名《绍兴校定经史证类备急本草》。现仅存日本传钞残本。

经水 ①比喻人身之经脉。如《素问·离合真邪论》说："天有宿度，地有经水，人有经脉。天地温和，则经水安静；天寒地冻，则经水凝泣；天暑地热，则经水沸溢，卒风暴起，则经水波涌而陇起"。②月经之别称。

经水先后无定期 病名，见《傅青主女科》。又称经水无常、经行或前或后、经乱、经血不定、月经愆期。指月经来潮或提前，或错后，周期无规律者。多因肝郁气乱，或肾虚封藏失职所致。详见肝郁经水先后无定期、肾虚经水先后无定期各条。

经史证类备急本草 药物学著作。简称《证类本草》。31卷。宋·唐慎微撰。初稿写于元丰五年（1082年），元符元年（1098年）增订成书。本书在《嘉祐补注神农本草》及《（嘉祐）图经本草》基础上，参考大量医药及文史文献撰成。共收药物1746种。卷1~2为序例，相当于药物总论，收载前代重要本草著作的序文、凡例、药物炮炙、药性、配伍、各种病证常用药等。卷3~29为各论，将药物分为玉石、草、木、人、兽、禽、虫鱼、果、米谷、菜10部。每药附有药图，广引历代文献，记其正名、别名、性味、毒性、药效、主治、产地、生药形态、采制法、有效单方及医案等。卷30为"有名未用"类，辑录《神农本草经》《名医别录》中194种后世已不详用途的药物。卷31为"本草图经外草类"及"本草图经外木蔓类"。本书系统总结北宋以前本草学成就，收罗广博，体例严谨，深受重视。首刻于大观2年（1108年），称《经史证类大观本草》，简称《大观本草》。政和六年（1116年），曹孝忠等又对《政和本草》重予校订，将30、30卷合为一卷，将书名改为《政和新修经史证类备用本草》，简称《政和本草》。南宋绍兴二十九年（1159年），王继先等再次校定《大观本草》，书名改称《绍兴校定经史证类备急本草》，简称《绍兴本草》。1249年，张存惠将《本草衍义》的药物逐条加入《政和本草》，题名《重修政和经史证类备用本草》。此后此本叠经刊刻。1957年人民卫生出版社据以影印。

经穴 ①十四经穴之简称。评见该条。②五输穴之一。《灵枢·九针十二原》："所行为经"。意为脉气至此，犹如畅通之河水，迅速经过，故名经穴。多分布在腕、踝关节附近或臂、胫部。其临床应用。《灵枢·顺气一日分为四时》："病变于音者，取之经。"《难经·六十八难》："经主喘咳寒热。"

经穴纂要 针灸腧穴专著。5 卷。日本·小坂营升撰。刊于 1810 年。卷 1～3，根据古今各家学说，详细考证十二经脉及奇经八脉的经穴并附绘图；卷 4 论内景脏腑；卷 5 为周身名位、诸穴导名及动脉等。其图形多参考西医解剖图绘成。现存日本 1810 年万笈堂刻本、青云堂刻本、《皇汉医学丛书》本、《聿修堂医学丛书》本。

经血 见《圣济总录》。又称月经水、脉汁、月水汁、月候血。指经之血。

经行发热 病证名，见《医宗金鉴》。又称经病发热、经来发热。指妇女每值经期或经期前后，出现发热，经后渐退者。多因肝郁化火，或阴虚内热，或胞宫瘀血，或气虚营卫失固，或感受外邪所致。肝郁化火者，症见经前或经期发热，经后即退，月经提前，量多色紫质稠，并见头晕心烦，胸胁胀痛，口苦咽干，治宜舒肝清热，方用柴胡清肝汤。阴虚内热者，症见平素低热，经前经期热势明显，午后尤甚，月经量少色红，潮热盗汗，五心烦热，口燥咽干，治宜养阴清热，方用加味地骨皮饮。胞宫瘀血者，症见经前或经期发热，经来不畅，腹痛拒按，色黯有块，治宜活血化瘀，方用清热调血汤。若气虚发热者，症见经期或经后低热，动则汗出，气短懒言，月经量多，色淡质稀，治当益气固表，方用补中益气汤。感受外邪发热可有外感风寒与外感风热之分。风寒者，症见发热恶寒，脉浮缓，治宜解表祛风，方用桂枝四物汤加荆芥；风热者，症见发热不恶寒，口渴咽痛，脉浮数，治宜清热解表，方用银翘散。

经行先期 病名，见《竹林女科证治》。又称月经先期、经水先期、经期超前、月经趱前、月经前期、经早、一月经再行等。指月经周期比正常周期提前一周以上，甚至一月两至者。多因血热、虚热、肝郁化热，热迫血行，或因气虚不固，统摄无权而致。治疗详见血热经行先期、虚热经行先期、肝郁经行先期、气虚经行先期各条。

经行后期 病名，见《女科秘要》。又称月经落后、月经后期、经水后期、经期退后、经期错后、经迟、过期经行等。指月经来潮较正常周期推迟七天以上，甚至每隔四十或五十天一行者。发病原因，则有因于寒者，有伤于七情气滞者，有肾气亏虚者，有痰湿阻胞者，有因瘀血内阻者，也有因阴血不足，血海空虚，以致胞宫不能按时满溢而致。其治疗可详见血寒经行后期、气滞经行后期、肾虚经行后期、痰阻经行后期、血瘀经行后期、血虚经行后期诸条。

经行身痛 病证名，见《医宗金鉴》。每逢经期或行经前后，出现遍身作痛，经后逐渐消失者。多因气血虚弱，筋脉失养；或寒湿阻络，不通则痛；或瘀血阻滞，血脉壅塞；或卫阳不固，风寒侵袭所致。气血虚弱者，症见经行经后，遍身酸痛，肢体麻木，头晕气短，心悸失眠，经来量少，色淡质稀，治宜补气养血、柔筋止痛，方用独活寄生汤。寒湿阻络者，症见经期遍身及腰膝关节冷痛，得热痛减，遇寒疼甚，经行量少，色黯夹块，小腹冷痛，治宜散寒除湿、活血止痛，方用蠲痹汤。瘀血阻滞者，症见经前或经期周身作痛，痛如锥刺，筋脉胀痛，经行不畅，量少夹块，少腹疼痛，经畅块下身痛减轻，腹痛缓解，治当活血化瘀、通络止痛，方用身痛逐瘀汤。若外感风寒，症见经期遍身骨节酸痛，恶寒发热，鼻塞头痛，月经量少，无汗者宜养血解表，方用麻黄四物汤；有汗者宜养血和营，方用桂枝四物汤。

经行泄泻 病证名，见《医宗金鉴》。又称经来泄泻、经行而泻。妇人每经行时大便泄泻，或溏薄，或清稀如水，日解数次，经后则愈者。多因脾虚气弱，湿浊内聚；或肾阳亏虚，无以制水；或肝郁犯脾，升降失常所致。脾虚气弱症见经来大便溏薄，或完谷不化，次数增多，下腹胀痛，喜暖喜按，月经提前，量多色淡，肢体肿胀，带下绵绵，口淡纳差，治当益气健脾、温中止泻，方用参苓白术散。肾阳虚者，症见经前或经期大便溏薄或如水样，或五更泄泻，少腹冷痛下坠，形寒肢冷，夜尿频多，治宜温肾扶阳、固肠止泻，方用四神丸合健固汤。若肝木犯脾，症见经前即泻，经来更甚，痛则欲泻，泻后痛止，兼见乳胀胁痛，小腹胀痛，心烦纳差，治宜疏肝和脾、扶土抑木，方用痛泻要方加青皮、甘草。

经行腹痛 病名，见《妇人良方大全》。又名月水来腹痛、经前腹痛、经后腹痛，俗称痛经。指每在月经期，或经行前后，出现小腹及腰部疼痛，甚则剧痛难忍或昏厥，经净后缓解者。可因气滞、血瘀、气血虚弱、寒湿凝滞、肝肾亏损所导致。治疗可详见气滞痛经、血瘀痛经、寒湿凝滞痛经、气血虚弱痛经、肝肾亏损痛经各条。

经闭 病名，出《妇人良方大全》。亦名不月、月闭、不月水、月不通、经不通、月水不来、月水不通、月水不利、月信不行、月事不来、月事不通、月使不来、月经不通、月经不行、经水不行、经水不通、经闭不行、经闭不利、经脉不行、经脉不利、经脉不通、经候不行、红脉不通、歇经等。指女子年龄超过十八周岁以上，仍未见月经来潮，或曾来过月经，又闭止三个月以上者。除妊娠期、哺乳期生理闭经外，均称为经闭。包括女子暗闭、女子暗闭经。多因血亏、肾虚、气郁、血滞、寒湿凝滞等原因所致。详见血亏经闭、肾虚经闭、气郁经闭、血滞经闭、寒湿凝滞经闭各条。

经闭腹大如鼓 病证名，见《竹林女科证治》。指经闭后腹大如鼓，状如怀孕，突然下血量多，血内有物如血胞、虾蟆子者。症见月经二三月不行，腹部增大明显，膨起如鼓，突见崩下如注，血内夹有大量细胞，形如虾蟆子，并见昏迷不醒。治宜气血双补，方用八珍益母汤。本病相当于葡萄胎，可行清宫手术。

经如虾蟆子 病证名，见《妇科易知》。又名经来下肉胞、经来下血胞。指经闭后腹部增大，形如怀孕，经血突下，血中夹物如虾蟆子、石榴子者。因出血量多，可致昏迷不省人事。本病相当于葡萄胎，急投八珍益母汤，同时配合手术清宫。

经志堂医案 医案著作。2卷。清·曹仁伯约撰于十九世纪中期。本书分门辑录作者治案。以内科杂证居多，每案剖析病情，阐述医理，推论病原。对湿热夹阴虚等复杂病证颇有心得。处方灵变周密，善于化裁古方。收入《柳选四家医案》，柳宝诒复加注按。

经来成块 病证名，见《竹林女科证治》。指月经来时，内夹血块而言。多因肝郁气滞，血行受阻；或寒滞经脉，血被寒凝所致。气滞血瘀者，症见经行不畅，色紫成块，腹痛拒按，块下痛减，兼见胸胁胀痛，心烦抑郁，治宜疏肝理气、活血化瘀，方用血府逐瘀汤。若寒凝血瘀者，症见经来成块，色黯无光，小腹冷痛，得热痛减，肢冷畏寒，治宜温经散寒、活血化瘀，方用少腹逐瘀汤。

经来色淡 病证名，见《竹林女科证治》。指经血颜色较正常浅淡而言。多因气血俱虚，脾肾阳虚所致。气血俱虚者，症见经色浅淡而量少，或淋漓不止，面色㿠白，气短心悸，小腹空坠，绵绵而痛，神倦乏力，头晕失眠，唇舌淡嫩，治宜补气养血，方用人参养荣汤。脾肾阳虚者，症见月经色淡而清稀，兼见腰腹冷坠，四肢不温，喜暖畏寒，经期紊乱，面白唇青，带下冷彻，便溏尿频，治当温补脾肾，方用右归饮。

经来色紫 病证名，见《竹林女科证治》。指经血颜色紫黯，晦暗不鲜而言。多因血中结热，或血中寒凝所致。血热内结者，症见月经色紫，经质黏稠，身热烦躁，乳胀胁痛，口渴喜凉，面赤唇红，治宜清热凉血，方用凉血四物汤。血寒凝滞者，症见经色紫黑不鲜，血质清稀，腰腹冷痛，遇热则舒，手足厥冷，面唇青黯，带下清冷，治当温经散寒，方用温经汤。

经来如牛膜片 病证名，见《叶氏女科证治》。指妇女经来之时，经血中夹有如膜样及烂肉样的片状物而言。多因气滞血瘀，气血聚结所致。症见经前及经期小腹疼痛拒按，经来不畅，色紫夹块，并下膜样片状物，下前腹痛剧烈，甚则昏厥，块下后疼痛减轻。治宜行气活血、化瘀止痛，方用膈下逐瘀汤加益母草。相当于膜样痛经。

经来呕吐 病证名，见《竹林女科证治》。每当经行之际，出现恶心呕吐者。由脾胃虚弱、升降失常，或肝逆犯胃、胃失和降，或痰饮内停、湿浊上犯所致。脾胃虚弱者，症见经行恶心呕吐，食水均吐，胃脘作痛，腹胀纳差，伴体倦嗜睡，月经色淡，治宜健脾和胃、降逆止呕，方用香砂六君子汤。若肝胃不和，症见经行呕吐苦水或酸水，胸闷烦躁，口苦咽干，不思饮食，治宜抑肝和胃、降逆止呕，方用解肝煎。痰饮内阻者，症见经行时每进食后即恶心欲吐，或呕吐痰涎，脘中满闷，不思饮食，治宜豁痰降逆、和胃止呕，方用涤痰汤。

经来狂言谵语 病证名，见《竹林女科证治》。又名经来发狂。指妇人经期出现神志失常，狂言乱语，如有所见，经后逐渐恢复正常者。多因急气暴怒，肝气逆乱，血随气逆，上攻于心所致。症见神志错乱，自言自语，或怒骂乱语，妄言妄见，月经不畅，量少色暗，不思饮食。治宜疏肝理气、定志宁神，方用加味定志丸。

经来胁痛 病证名，见《竹林女科证治》。又名经来胁气痛。指妇人每至经期出现两胁发胀，或胁内作痛，经后缓解。多因肝郁气滞所致。症见经来之时，两胁胀痛，兼见心烦急躁、胸闷不舒、乳房胀痛，月经量少，经色紫黯，少腹胀痛等。治宜疏肝解郁、理气止痛，方用柴胡疏肝散。

经来咳血 病证名，见《竹林女科证治》。妇人每至经来出现咳嗽，痰中带血，经后渐愈者。多因肺热壅盛，或阴虚肺燥所致。肺热壅盛者，症见经期咳吐黄痰，痰中带血，血色鲜红，咽干而痛，口渴喜冷饮，胸胁作痛，治宜清肺泻火、凉血止血，方用清金散。阴虚肺燥者，症见经来咳血，血色紫黯，干咳无痰，咽干口燥，月经提前，量少色紫，治宜养阴润肺、降火止血，方用清燥救肺汤加减。

经来浮肿 病证名，见《竹林女科证治》。妇女于经行前后或经期，出现面目、四肢浮肿，月经后自行消退者。多因脾虚气弱，水湿停聚，转输无能，泛于肌肤；或肾阳亏虚，气化不利；或肝郁脾虚，气阻水道所致。脾虚气弱者，症见经前及经期面浮肢肿，按之凹陷，月经量多色淡，食欲不振，泛恶欲呕，脘闷腹胀，倦怠乏力，治宜益气健脾、化湿消肿，方用利水益气汤。若肾阳亏虚，症见经期面目浮肿，四肢肿胀，下肢尤甚，按之凹陷不起，月经后错，量少色淡，腰骶冷痛，形寒肢冷，治宜温阳益肾、利水消肿，方用肾气丸。肝郁脾虚者，症见经前经期面目及四肢肿胀，按之凹陷，随手而起，经来不畅，胸胁胀闷，少腹胀痛，治宜疏肝理气、健脾消肿，方用缓肝理脾汤加香附、丹参。

经别 十二经脉另行别出而循行于身体深部的分支。故又合称十二经别。其循行途径是自正经经脉分出，经过躯干、脏腑、头项等处，最后仍归于正经的经脉之中。在其循行过程中，六阳经的经别仍复注于原来的阳经，六阴经的经别则注入于与其相表里的阳经。因此，十二经别在十二经脉的阴阳经之间离、合、出、入，成为经络中途联系的通路。其作用主要是加强表里两经在躯体深部的联系，并能通达某些正经未能循行到的器官与形体部位，以补其不足。

经刺 古刺法名。以其所刺之处均和经脉有关，故名。①九刺之一。《灵枢·官针》："经刺者，刺大经之结络经分也。"是指在经脉结聚不通之处（如压痛、瘀血等）进行针刺的方法。②指循经取穴法。《灵枢·禁服》："不盛不虚，以经取之，名曰经刺。"即某经有病即选某经穴位进行治疗。③指巨刺。《素问·缪刺论》："凡刺之数，先视其经脉……不调者，往刺之，有痛而经不病者，缪刺之。"即指巨刺刺经之法。

经脉 为经络系统中直行的主要干线，是气血运行的主要通道。如《灵枢·海论》说："经脉者，内属于府藏，外络于肢节"。经脉分为十二经脉和奇经八脉两大部分。经脉具有决死生，处百病，调虚实的重要作用。见《灵枢·经脉篇》。

经脉之海 指冲脉。如《素问·痿论》说："冲脉者，经脉之海也。"

经脉分图 经脉腧穴专著。4卷。清·吴之英撰。刊于1920年。首载十二正经、奇经八脉经脉图及腧穴，《内经》有关原文及考证。根据《内经》《难经》《甲乙经》等书，对历来经络文献中的腧穴名称和排列次序重予调整，其主张多与一般针灸文献不同。现有《寿栎庐丛书》本。

经脉图考 经脉专著。4卷。清·陈惠畴撰。刊于1878年。卷1总论人体内景、周身骨度及经脉循行要穴；卷2~3为十二经脉循行、主病、图象及歌诀；卷4论奇经八脉循行、主病及诸部经络循行发明。对全身各部经络分布考证较详，所绘经脉、经穴图亦较精细。现存清光绪四年贵川黎培刻本、光绪五年北京宝文堂刻本。

经前洩水 病证名，见《傅青主女科》。指妇人每在经前二三日，阴中先洩水而后行经者。多因脾虚气弱，运化失职，水湿停聚，经血将动，欲流血海，脾不制水，水先乘之，故见先洩水而后行经。症见经来质稀色淡，肢体肿胀，腹胀便溏。治宜健脾除湿，方用利水益气汤。

经逆赤肿 病证名，见《张氏医通》。指月经闭止后，出现两眼红肿涩痛者。多因肝郁气滞，血脉不行，血滞经闭，郁久化热，血随热上，肝窍于目，故见经闭后双目赤肿，眼内涩痛，或有胬肉。治宜疏肝清热、活血通经，方用坠血明目饮。

经络 为人体气血运行的通道。出《灵枢·痈疽》篇。经络系统，包括经脉和络脉两部分，其中直行的干线称为经脉，由经脉分出网络于全身各部位的分支称为络脉。故《灵枢·经脉》说："经脉十二者，伏行分肉之间，深而不见……诸脉之浮而常见者，皆络脉也。"通过经络系统的联系，即将人体内外、脏腑、肢节联结成一个有机的整体。

经络之海 指冲脉和任脉。如《灵枢·五音五味》说："冲脉、任脉，皆起于胞中，上循背里，为经络之海"。

经络伤 病名，见《圣济总录·折伤门》卷一百四十四。指外伤引起经络气血损伤的病证。多因跌打、碰撞伤及经络所致。伤后轻者脉道不畅，气机不利，血流受阻，局部轻度肿痛；重者脉道破裂，血离经脉，或瘀留体内，气机受阻；或溢于体表，伤部明显肿胀、疼痛。治疗参见内伤及跌打损伤条。

经络全书 经络专著。4册。分为前后两编，前编明·沈子禄撰于1566年，后编明·徐师鲁撰于1576年。后又经清·尤乘重辑，刊于1689年。前编名"分野"，记述全身体表部位名称共88条，逐一博引详考《内经》等书，并述其经络循行交会。后编名"枢要"，分为原病、阴阳、藏府、营卫、经络、常经（即十二经）、奇经、人迎气口、三部、诊脉、清浊、虚实、客感、传变等14篇，考《内经》以下各家论述，并加发挥，对经络学说术语进行系统整理。书末附音释。现存清康熙二十七年刻本。

经络学说 是研究人体经络系统的生理功能、病理变化及其与脏腑相互关系的学说。是中医学理论体系的重要组成部分。经络学说是古人在长期的医疗实践中，从针灸、推拿、气功等各方面积累了丰富经验，并结合当时的解剖知识，逐步上升为理论而产生的。它不仅是针灸疗法、推拿按摩、气功导引等学科的理论基础，而且对于指导中医临床各科，均有十分重要的意义。而中医学的脏象学说、气血津液理论、病因病机学说等基础理论只有同经络学说结合起来，才能比较完整地阐释人体的生理功能、病理变化，并用以指导临床诊断和确定治疗方法。对于经络学说的详细记载，最早可见于古典医著《内经》及《针灸甲乙经》中。此后，历代中医文献不断有所补充和发挥。近年来对经络感传实质的研究及对针刺麻醉效果的肯定，为深入研究经络系统开辟了前进的道路。但对经络实质的研究，目前尚存在有不同的见解，有待于进一步深入研究。

经络经穴玻璃人 针灸教具名。由上海医学模型厂等单位协作设计制造。是一种直立位正常成年男性体形的针灸电动教学模型。外壳及内脏均采用有机玻璃或塑料制造。经络穴位采用场致发光工艺装置，整机由一电子程序控制台操纵，随着演示需要模型能自动演转，并有录音磁带配合讲解。台面装有十四经脉。185 年经穴，16 个奇穴的按扭，可根据需要操作演示。

经络经穴测定仪 针灸仪器名。通过测定皮肤电阻观察脏腑经络功能变化和测定穴位位置的仪器。种类很多，但其主要组成部分均由电源、电流计（微安表），控制电量的可变电阻和接触人体的两个电极等组成。测定脏腑经络功能时，主要通过原穴、井穴及背俞穴进行。探测穴位位置则以皮肤电阻大小为标志，电阻小处即为穴位。

经络感传 又称经络敏感现象。指有感觉沿经络循行路线传导的现象。可在针刺、灸、按压穴位或在气功练功过程中出现，其感觉可为酸胀、麻木，也可有流水感、电麻感、抽痛感。呈双向性线状或带状传导，可被机械压迫或注射某些麻醉药物所阻断。经络感传现象对于探讨经络实质有重要意义。

经络感传现象 指感觉沿经络循行路线传导或循经出现各种皮肤病证的现象。又名经络现象、经络敏感现象、针灸感应现象。这种现象在某些人身上可因针刺、艾灸、通电刺激穴位或在气功练功过程中产生。经络感传出现的现象多种多样，有的出现酸、麻、重、胀感；有的呈跳动感、虫爬感、热线、冷线；有的呈红线、白线、湿疹样线、皮丘带等。其感传路线与十四经循行路线基本一致，感传可由一条经传到其表里的经或其他经，所谓"串经"现象。感传的速度一般较慢，能被受试者清楚地描述，而且可呈双向性传导。这种传导可被机械压迫或局部注射麻醉剂所阻断。刺激一旦停止，感传也就逐渐减弱以至消失。经络感传在人群中的出现率，据报道为 5% ~ 10%。年龄较小者感传率较低，年龄较大者感传率较高。经络感传现象对研究经络实质有重要意义。

经络歌诀 1 卷。清·汪昂撰。刊于 1694 年。本书将《灵枢·经脉》十二经循行、主病部分编成七言歌诀，后附奇经八脉歌诀，便利初学诵读。本书多与汪昂《汤头歌诀》合刊。

经效产宝 产科著作。又名《产宝》。3 卷。唐·昝殷撰于 852 年。本书为我国现存最早的产科专著。原书共 52 篇，371 方。现存本 41 篇，200 余方。上卷收妊娠病 12 论、产难 4 论，述妊娠呕吐、胎漏、胎动不安、数堕胎、胎死腹中、妊娠小便淋沥、妊娠大便秘结、妊娠水肿，及催产方药、乳胎不下、产程过长、胎衣不下等。中下卷收产后 25 论，述产后破伤风、产后虚脱、产褥感染、产后腹痛、产后出血不止、产后小便不通或涩痛、缺乳、乳痈、乳疮等。书中保存了唐以前产科经验方药。现存清光绪三年刻本、《中国医学大成》本、1955 年人民卫生出版社影印本。

经验良方全集 方书。4 卷。清·姚俊辑。刊于 1863 年。本书分保养、补益、急治、伤寒感冒、瘟疫瘴气、中风、中寒等 80 余门，收载各科病证验方约 2000 余首。末附《痘疹易知》，论痘疹病因证治，并附治疗方剂。现存清同治四年刻本。

经断 出《金匮要略》。又名经水断绝、经绝、经水绝。指妇女至五十岁左右，由于肾气已衰、天癸衰竭、冲任胞脉俱虚，最终导致月经断绝者。是正常的生理现象。

经断复来 病名，见《医宗金鉴》。又称年老经水复行，俗称倒开花。指老年妇女月经本已断绝一年以上，忽然又再行经而言。本病多因肝肾阴虚，虚火迫血；或肝郁化火，迫血妄行；或脾气虚弱，统摄失职；或湿毒下注，毒热迫血所致。肝肾阴虚者，症见断经后经血忽来，多发同房之后，出血量少，色红质稠，或淋漓不断，并见头晕耳鸣，五心烦热，颧红盗汗，失眠多梦，治宜滋补肝肾、凉血固经，方用益阴煎。肝郁化火者，症见平素性情暴躁，经量较多，色紫而稠，内夹血块，兼见乳胀胁痛，烦躁易怒，口苦目眩，治宜疏肝解郁、清热凉血，方用丹栀逍遥散。脾气虚弱者，症见出血色淡质稀，淋漓不断，且神疲倦怠，头昏心悸，气短懒言，四肢浮肿，食少腹胀，治当健脾益气、摄血固冲，方用安老汤。湿毒下注者，症见血色暗红而污浊，夹有臭味，并见腰腹坠痛，身热口苦，便干尿赤，治宜清热利湿、凉血解毒，方用二黄三白丸加减。本病应注意作妇科检查，以排除癌变的可能。

经渠 经穴名，出《灵枢·本输》。属手太阴肺经，该经经穴。位于前臂掌侧，在桡骨茎突内缘，腕横纹上1寸处。主治咳嗽、气喘、胸痛、喉痹、手腕痛等。直刺3～5分，避开动脉。

经筋 为十二经脉连属于筋肉的体系。其功能活动有赖于经络气血的濡养，并受十二经脉的调节，所以也划分为十二个系统，称为十二经筋。出《灵枢·经筋》篇。筋会于节，故经筋所行之部位，虽然多与经脉相同，但其结盛之处，则以四肢溪谷之间为最多。十二经筋具有联缀四肢关节，维络周身，主司关节运动的功能。其主要病证，亦多表现为痹痛、拘挛等运动障碍疾患。

九画

[一]

春分 二十四节气之一。古人的比喻人之形体与节气相应，则左胁与春分相应。故《灵枢·九针论》说："左胁应春分"。

春月咳嗽 病名，见《不居集》。指春天感受风寒引起的咳嗽。症见咳嗽痰稀，鼻塞流涕，或兼头痛、寒热无汗，舌苔薄白，脉浮。治宜疏风散寒、宣肺止咳，方用金沸草散加减。参见风寒咳嗽、咳嗽条。

春应中规 脉应四时之象。出《素问·脉要精微论》。春季气候温暖，脉象应圆滑流畅，像圆形之规一样。

春砂花 中药名，见于《饮片新参》。又名砂仁花。为姜科植物阳春砂 Amomum villosum lour. 的花朵及花序梗。性平，味辛。功效与砂仁、砂仁壳相似，又能降肺化痰，主治咳嗽痰喘。煎服，$1.5 \sim 3g$。参见砂仁、砂仁壳条。

春脉如弦 脉应四时之象。春季阳气上升，万物生发，其正常脉象亦相应呈现流畅柔和而挺直之象。如《素问·玉机真脏论》说："春脉如弦"，"其气来弱轻虚而滑，端直以长，故曰弦"。

春脚集 方书。2卷。清·孟文端辑，刊于1846年。本书汇辑作者业医30余年效验秘方，并择录其友谢玉堂所藏《回生集》《经验集》中验方。按人体部位分为头、目、咽喉等11部，依部类方。作者称本书"非敢谓著手成春，谓玉堂春满，得此以导之，庶几不胫而走"，故名《春脚集》。收入《珍本医书集成》。

春温 病名，见《温疫论》。①伏气温病的一种，指冬受寒邪，伏至春季所发的急性热病。见《温热经纬·叶香岩三时伏气外感篇》。详伏气温病条。②新感温病的一种，指春季感受风热而发的急性热病。见《增补评注温病条辨》。参见新感温病条。

春温三字诀 温病门径书。1卷。清·张汝珍撰于1861年。收名"春温"，实际以三字歌诀加注形成，阐析春温证治。1935年，张骥将本书所载春温常用方剂20首。编为七言歌诀，题名《春温三字诀方歌》，介绍其主治、方义及加减法。现存清光绪成都刻本、商务印书馆排印本。

玳瑁 中药名,出于《开宝本草》。又瑇瑁。为海龟科动物玳瑁 Erelmochelys imbricata（L.）背部的甲片。性寒,味寒,味甘、咸。归心、肝经。有平肝镇惊,清热解毒之功效,主治温热病高热烦躁、神昏谵语、中风、惊痫、痉厥,及痘毒、疔疮。入丸、散剂或水磨取汁服,3～6g。

珍本医书集成 丛书。裘庆元辑。刊于1936年。本书选取实用精本、孤本、抄本医书90种,分类辑成。计医经类5种,本草类5种,脉学类3种,伤寒类4种,通治类8种,内科类12种,外科类3种,妇科类4种,儿科类2种,方书类17种,医案类15种,杂著类（医话、医论）12种。内容丰富,校勘精审,是一部影响较大的医学丛书。1936年世界书局排印出版。

珍珠 中药名,出于《开宝本草》。又名真珠、濂珠。为珍珠贝科动物合浦珠母贝 Pteria martensii（Dunker）,或蚌科动物褶纹冠蚌 Cristaria plicata（Leach）、三角帆蚌 Hyriopsis cumingii（Lea）等双壳类动物贝壳内所形成的颗粒状珍珠。性寒,味甘、咸。归心、肝经。有镇心定惊,清肝除翳,收敛生肌之功效,主治惊悸、癫痫、惊风、目赤肿痛、翳障胬肉、疮疡久不愈合,咽喉、舌齿溃烂。入丸、散服0.3～1g,外用适量。

珍珠丸 蒙医白脉病方。方由珍珠、牛黄、犀角、栀子、肉桂、决明子、茴麻子、麝香、白檀香、黑沉香、木香、红花、丁香、川楝子、白种草子、黑种草子、荜茇、螃蟹、甘草、紫檀、白云香、地锦草、海金沙、肉豆蔻、青皮竹汁、草菓、白豆蔻、土木香、诃子组成。功能祛除陈热,疏通脉络,涸黄水。主治白脉病、半身不遂,口眼喎斜等。

珍珠母 中药名,出于《海药本草》。又名真珠母。为蚌科动物三角帆蚌 Hyriopsis cumingii（Lea）,或褶纹冠蚌 Cristaria plicata（Leach）、珍珠贝科合浦珠母贝 Pteria martensii（Dunker）等双壳类动物产珍珠的贝壳经煅烧而成。性寒,味咸。归肝、心经。有平肝潜阳,定惊安神,清肝明目,燥湿收敛之功效,主治肝阳上亢之头痛、眩晕、耳鸣、烦躁、失眠,肝热之目赤羞明,肝虚之目昏、夜盲,及湿疮瘙痒。煎服15～30g,打碎先煎；外用适量,研末敷。

珍珠母丸 方名,出自《普济本事方》。原名真珠丸。珍珠母三分,熟地黄、当归各一两半,人参、炒酸枣仁、柏子仁各一两,犀角、茯神、沉香、龙齿各半两。为细末,炼蜜为丸,梧桐子大,辰砂为衣。每服四、五十丸,金、银、薄荷汤下,日午、夜卧服。功能滋阴养血,镇心安神。治肝阳偏亢,神志不宁,入夜少寐,时而惊悸,头目眩晕。

珍珠囊药性赋 药物学著作。又名《雷公药性赋》《珍珠囊指掌补遗药性赋》。4卷。原题金·张元素撰,或题金·李杲撰。实为不同时期多种同类著作合编而成。卷1载药性赋,以对偶韵文简述寒性药66种、热性药54种、温性药60种、平性药68种,凡248种药物的临床效用；次为"用药发明",统论药性阴阳、标本、升降、浮沉、补泻、五脏苦欲、禁例等。卷2载"主治指掌",记述90种常用药物性味主治；次为"用药须知",包括用药法象、四时用药法、用药丸散、炮制药歌、妊娠禁忌等。卷3～4收另一药性赋,分述玉石、草、木、人、禽兽、虫鱼、果品、米谷、蔬菜九部410种药物临床效用。本书采用歌赋形式,内容切合实用,故流传甚广。现存清康熙刻本等60余种版本。建国后有商务印书馆、上海卫生出版社等多种排印本。

珊瑚验方 蒙医学著作。伊喜丹金旺吉拉编著。是一部以治疗临证各科疾病为主要内容兼载有药物炮制法等的临床手札。19世纪末叶木刻印行,共84页。

珊瑚痔 病名,见《疮疡经验全书》。指形如珊瑚的痔疮。即结缔组织性外痔中赘生皮瓣较长者。病因证治见外痔条。

毒蛇咬伤 病名,见《串雅内编》。西医同名。是因毒蛇咬伤人体,风、火、毒液侵入经脉,或蚀伤筋肉;或内入营血,攻及脏腑而成。症属风毒者,伤口无红肿,无渗液,微痛或麻木,近处臖核肿大触痛,伴头晕、胸闷、乏力,甚则瞳孔散大、吞咽及呼吸困难、昏迷等,治以活血祛风解毒,药如当归、川芎、红花、防风、威灵仙、白芷、僵蚕、七叶一枝花、半边莲等。症属火毒者,伤口肿胀剧痛,起瘀斑、水疱、血疱,甚则坏死溃烂,伴全身酸痛、黄疸、内脏出血、厥脱等,治以清热解毒止血,药如龙胆草、黄芩、黄柏、栀子、七叶一枝花、半边莲、紫花地丁、生地、丹皮、赤芍、白茅根、小蓟等。若为风火合毒,兼风、火毒症者,治以清热凉血,祛风解毒,酌选上述药物。据"治蛇不泄,蛇毒内结,二便不通,蛇毒内攻"之说,均可酌加生大黄。亦可及时内服季德胜蛇药片。外治包括早期缚扎、扩创、排毒等,还可用季德胜蛇药片研末醋调围敷伤口。若心、肺、肾等出现危症,当中西医结合救治。

毒痢 病名,见《三因极一病证方论》。指痢疾因毒热所致者。其症发病急骤,痢下鲜紫脓血,高热口渴,头痛烦躁,腹痛剧烈,里急后重,舌质红紫,舌苔黄腻,脉滑数。治宜清热解毒、凉血导滞。方用白头翁汤加凉血调气之剂。参见痢疾、热毒痢条。

封眼法 眼科治疗方法。指金针开内障术后覆盖患眼的方法。《银海精微》主张用湿纸层层封固。《审视瑶函》用芙蓉叶末加井水和匀敷盖术眼。上法现均已不用,改为以消毒纱布封盖。

封藏之本 指肾。故《素问·六节藏象论》说:"肾者主蛰,封藏之本,精之处也"。所谓封藏,即固密储藏之意。肾有贮藏五脏六腑之精,供身体生长发育之功能,肾脏精气宜固密而不宜耗泄,否则将影响身体其他脏腑以至全身的机能。

封藏失固 又称肾气不固。指肾脏贮藏精气和管理大小便的功能失调的病理状态。其形成或因幼年精气未充,或因老年肾脏精气衰退,或因早婚、性生活不节而耗伤肾气,或因久病肾虚失于固摄所致。临床可见遗精、滑精、早泄、小便失禁、夜尿频多、黎明前泄泻等症。

封髓丹 方名,出自《奇效良方》。又名凤髓丹。黄柏三两,砂仁一两半,甘草一两,为细末,煮糊为丸,梧桐子大。每服五十丸,用肉苁蓉半两切碎,酒浸一夜,次日晨煎三、五沸,去滓,以酒送下。功能益肾水,降心火。治遗精梦交。

项软 五软之一。见《保婴撮要》。又名天柱骨倒。指小儿颈项软弱无力,头向下垂不能抬起的证候。颈椎即天柱骨。见于胎禀不足,或病后阴虚及督脉空虚的病者。治宜滋阴益髓,用六味地黄丸、补天大造丸。

项昕 元代医家。字彦章,号抱一翁。永嘉(今浙江温州)人。幼好方。因母病误治致死,乃发愤学医,四方求师。得韩明善所藏方论,师从陈白云学医,得朱震亨所示刘河间、张戴人、李东垣等人医著,见葛可久、戴同父,向太医院使张廷玉学导引按摩。其内、妇、伤、外诸科俱精,疗效甚佳,所传验案颇富。撰《脾胃后论》,以补李东垣之未备。又撰有《医原》,已佚。

项背强 证名,出《伤寒论·辨太阳病脉证并治》。指颈项肌肉筋脉牵强引痛。多由风寒乘袭足太阳经;或气血凝滞,脉络不和;或因外伤所致。治宜温经通络,用葛根汤、姜黄散、香苏散等加减。外伤引起者,用活血止痛法治疗。

项背强几几 证名,出《伤寒论·辨太阳病脉证并治》。指颈项、背部拘急不舒,有俯仰不能自如的感觉。由于风寒外束,经气不舒,阻滞津液不能敷布,以致经脉失于濡养。多见于外感表证,有表虚和表实的不同。治宜解肌祛风,调和营卫,升清舒经。方用桂枝加葛根汤或葛根汤加减。

项脊强 证名,见《医学心悟》。项背强的别称,指后项背脊肌肉经脉牵引。详见项背强条。

项痛 证名,出《灵枢·杂病》。指项部的肌肉筋脉作痛。多由风寒之邪侵袭。或气血凝滞经络所致。治宜疏风散寒,活血通络。方用葛根汤合四物汤加减。

项强 证名,出《素问·至真要大论》。指颈项肌肉筋脉牵强引痛。亦称颈项强急。多因感受风寒湿邪侵袭太阳经,或外伤后病邪侵袭,或津血耗损,筋脉失养所致。本症可见于伤寒、中风、痉病等。

赵术堂 清代医家。字观澜,号双湖。原籍江苏高邮,久居兴化。少攻儒,弱冠从王芝藻学医。勤学博采,积20余年心得,撰《医学指归》2卷,并注解张元素《藏府标本药式》。

赵廷海 清代骨伤科医家。字兰亭。浙江天台人。少好勇,游历四方。崇尚西洋种痘法,归而广种牛痘。留心搜求骨伤科方药,辑成《救伤秘旨》,详述因拳击、点穴所致损伤、骨折诸证的辨证、整复手法。

赵自化 949~1005年。北宋医家。德州平原(今山东平原)人。父、兄均通医术,而自化医术尤精。历任翰林医学、尚药奉御、翰林医官使等职。撰《四时养颐录》,宋真宗为之制序,改名为《调膳摄生图》。又撰《名医显秩传》,均佚。

赵良仁 约1330~约1396年。元末明初医家。字以德,号云居。浦江(今属浙江)人。幼习儒,后从朱震亨习医。以医名享誉浙中。至正十七年(1357年)迁居长洲(今江苏苏州),治疗多验。撰有《金匮方论衍义》。另有《丹溪要药或问》《医学宗旨》,已佚。

赵学敏 约1719~1805年。清代著名医学家。字恕轩,号依吉。钱塘(今浙江杭州)人。早年业儒,博览群书,喜读医书本草。家有养素园,种植药物。并到各地访求医药。撰医书《利济十二种》,内有《医方集腋》《养素园传信方》《祝由录验》《囊露集》《串雅》《摄生闲览》《药性元解》《升降秘要》《本草话》《花名小录》《本草纲目拾遗》《奇药备考》。现仅存《本草纲目》《串雅》两书。《本草纲目拾遗》是继李时珍《本草纲目》之后一部有价值的本草学名著。《串雅》分内、外两篇,广集走方医经验,是我国少有的民间医药专著。

赵炳南 1899~1984年。学名德明。回族。祖籍山东德州,后迁河北宛平。14岁在北京德善医室师从丁德恩学外科,后设馆行医。曾在华北国医学院任职。建国后任北京中医医院副院长兼皮肤外科主任,北京中医研究所所长,中华全国中医学会副理事长,第四、五届全国人大代表。从事临床工作67年,经验丰富,疗效显著,善于治疗顽癣恶疮、瘘管等疑难病证。晚年著有《赵炳南临床经验》。

赵道震 明初医家。字处仁。金华(今属浙江)人。精于医。曾从朱震亨学医。洪武二十二年(1389年)迁居安徽定远。为人治病,不计报酬。永乐四年(1406年),参与纂修《永乐大典》有关运气部分。归而课子学医。著《伤寒类证》,已佚。

赵献可 明代著名医家。字养葵,号医巫闾子。鄞县(今属浙江)人。精医理而通《易经》。其学推崇薛己温补之说,于"命门"说颇有发挥。谓人身之主不是心,而是命门;命门在两肾之间,当一身之中。由此引发后世对命门部位的争论与研究。以命门之火为性命之本,火之有余乃真水不足,火之不足为水之有余。故其治疗重视推求水火阴阳二气的盛衰,用方以八味地黄丸、六味地黄丸为主。撰《医贯》6卷。其说颇遭后世非议,徐灵胎撰《医贯砭》,逐段驳斥。又撰有《邯郸遗稿》,为妇科专著,主调经必以滋水为主,滋水更当养火,后世亦有异议。

贲门 七冲门之一。指胃上口。出《难经》。贲,通奔,即投向、奔凑之意。贲门上与食道相接,食物从此处而进入胃,进行腐熟过程。

贲豚 古病名。见《金匮要略》。又称奔豚、贲肫、奔豚气。指病人自觉有气从腹上冲胸咽的一种证候。症见有气从少腹上冲胸脘、咽喉，发时痛苦剧烈，或有腹痛、或寒热往来。病延日久，可见咳逆、骨痿、少气等症。治宜温散寒邪，或养血平肝、和胃降逆。用桂枝加桂汤，或用苓桂枣甘汤、奔豚汤等方加减。

荆防败毒散 方名，见于《外科理例》。荆芥、防风、人参、羌活、独活、前胡、柴胡、桔梗、枳壳、茯苓、川芎、甘草各一钱。水煎，远食服。功能发汗解表，消疮止痛。治疮疡时毒，肿痛发热，左手脉浮数者。《摄生众妙方》亦载本方，组成、功用、证治略同。《杂病源流犀浊》载方无甘草，有薄荷、牛蒡子、人中黄，水煎缓服（加金汁一匙尤妙），治捻头瘟（又名虾蟆瘟），喉痹失音，项肿腹胀，如虾蟆状者。

荆芥 中药名，出于《神农本草经》。为唇形科植物荆芥 Schizonepeta tenuifolia Briq. 的茎叶及花穗。性温，味辛。归肺、肝经。有祛风解表，透疹消疮，止血之功效，主治感冒头痛，发热恶寒，风疹或麻疹透发不畅，疮疡初起有表证者，及衄血、便血、崩漏等。煎服，3~10g，不宜久煎，用于止血须炒炭用。本品对荨麻疹有较好疗效。

革脉 脉象之一。《脉诀指掌病式图说》："革者，沉伏实大，如按鼓皮。"后世医家一般认为革脉为脉浮而搏指，中空外坚。如按鼓皮者，则为牢脉。革脉主病亡血失精。

茜草 中药名，出于《神农本草经》。又名茹藘、活血丹、血见愁、活血草。为茜草科植物茜草 Rubia cordifolia L. 的根。性寒，味苦。归肝经，有凉血止血，活血祛瘀之功效，主治各种血热之出血，外伤出血，血滞经闭，跌打损伤，瘀滞肿痛，痹证关节疼痛。煎服，10~15g。本品对拔牙后急性渗血、中鼻甲损伤性出血、子宫颈电灼伤后疤痕脱落大出血、肝功能不良导致的牙残根出血均有良好的疗效。

荜茇 中药名，出于《新修本草》。又名荜拔、鼠尾。为胡椒科植物荜茇 Piper longum L. 的未成熟果穗。性热、味辛。归胃、大肠经。有温中散寒之功效，主治胃肠寒冷之呕吐、呃逆、腹痛、泄泻。煎服，2~5g。胃热及阴虚火旺者忌用。本品研粉涂于患处，可止龋齿疼痛。

荜拨散 方名，出自《医宗金鉴》。荜拔、高良姜、细辛各一钱。水煎漱口。治跌打损伤，颧骨青肿，坚硬疼痛，牙车紧急，嚼物艰难，鼻孔出血，两唇撅翻。

荜澄茄 中药名，出于《海药本草》。为胡椒科植物荜澄茄 Piper cubeba L. 及樟科植物山鸡椒（山苍子）Litsea cubeba (Lour.) Pers. 的果实。性温，味辛。归脾、胃、肾、膀胱经。有温里散寒、行气止痛之功效，主治脾胃寒凝之脘腹冷痛、呃逆呕吐，及寒疝疼痛、寒证小便不利、小儿寒湿郁滞之小便浑浊。煎服，2~5g。阴虚有火及热证忌用。

荜澄茄丸 方名，出自《类证治裁》。薄荷二钱，荆芥穗一钱，荜澄茄二分。为末，炼蜜为丸，含化。治鼻渊，不闻香臭。

荜澄茄散 方名，出自《太平圣惠方》。荜澄茄、炙鳖甲各一两，炮附子、木香、炮三棱、茯苓、肉豆蔻、沉香、人参、白术、桂心、丁香、桃仁、陈皮、厚朴各半两，吴茱萸、炙甘草各一分，煨诃子一两半。为细末，每服二钱，食前粥饮送下。温中健脾，行气调血。治冷劳，脏腑虚损，脘腹气胀，不能饮食，四肢无力。

带下 指妇女阴道溢出的一种黏性液体，有濡润阴道的作用。出《素问·骨空论》。其为病又有白带、青带、黄带、赤带、黑带、赤白带下、五色带下之分。

带下五色 病证名，①指带下五色俱出。出《诸病源候论》。详见五色带下。②指带下有五种颜色，为白、黄、赤、毒、黑。见《圣济总录》。详见白带、黄带、赤带、青带、黑带等各条。

带脉 ①经穴名。出《灵枢·癫狂》。

属足少阳胆经，为足少阳胆经与带脉的交会穴。位于侧腰部，在第十一肋游离端直下，与脐相平处，侧卧取穴。主治痛经、月经不调、赤白带下、经闭、疝气、腰痛、盆腔炎等。直刺5分~1寸。艾炷灸3~5壮，或艾条灸5~15分钟。②奇经八脉之一。详见该条。

带脉病 证名，见《素问·痿论》。指带脉不和出现的病证。症见腹胀、腰背痛、赤白带下、下肢沉重、全身无力、舌苔白腻、脉滑。治宜健脾补肾，固冲止带。方用完带汤加减。

草乌头 中药名，出于《药谱》。又名草乌。为毛茛科植物北乌头 Aconitum kusnezoffii Reichb. 或乌头 A. carmichaeli Debx. 等的块根。性味、归经、功效、主治、用法、禁忌与川乌同，惟毒性更强。用量1.5~4.5g。详见川乌条。本品对风湿性关节炎、神经痛、感冒等病有较好疗效。其复方常用作全身麻醉、表面麻醉剂。

草本图会 植物学著作。12卷。明·王恩义撰。约成书于15世纪。本书为《三才图会》内容之一，是以图为主的图解性植物学著作。共收录草木类植物531种，多是药用植物。同时收录不少本草书不收载的民间草药。每种绘有原植物图，后记产地、形状、别名、性味、主治等。绘图精细逼真。

草豆蔻 中药名，出于《名医别录》。又名草蔻、草蔻仁。为姜科植物草豆蔻 Alpinia katsumadai Hayata. 的种子。性温，味辛、清香。归脾、胃经。有燥湿温中之功效，主治寒湿阻滞脾胃之脘腹胀满疼痛、不思饮食、呕吐、泄泻、痰饮积聚、苔厚滑腻，及中寒之呕吐、反胃、脘腹冷痛、大便滑泄等。煎服，3~6g，宜后下。阴血不足，无寒湿郁滞者忌用。

草果 中药名，出于《饮膳正要》。又名草果仁。为姜科植物草果 Amomum tsao-ko Crevost et Lem. 的果实。性温，味辛而臭。归肺、胃经。有燥湿、温中、截疟之功效，主治寒湿阻滞中焦之脘腹胀闷疼痛、不欲饮食、呕吐、泄泻、痰饮积聚、舌苔浊腻；山岚瘴气、秽浊湿邪所致之瘴疟；温热疫邪内伏之温疫。煎服，3~6g。阴虚血少、无寒湿内阻者忌用。

草药图经 民间草药著作。又名《简易本草》《简易草药草方图说》。1卷。清·德丰撰，莫树蕃校。刊于1827年。本书收录南方地方草药60种，大多不见于一般本草文献。每药绘写真图，并记其别名、形态、性味、主治、应用。附刊于作者《集验简易良方》。

茧唇 病名，见《张氏医通》。又名茧唇风、白茧唇。指唇皱裂肿痛如蚕茧状。症见口唇部出现豆粒大硬结，逐渐增大，白皮皱裂，形如蚕茧，溃破后流血水，溃疡面高低不平，常覆有痂皮；后期可见形体消瘦，口干咽燥，即唇癌。早期治宜润燥生津，内服清凉甘露饮；唇燥便秘，宜通便泄热，内服凉膈散；若阴虚火旺，内服加减八味丸。外沿用蟾酥锭醋磨调敷。

茵陈五苓散 方名，出自《金匮要略》。茵陈蒿末十分，五苓散五分。上二物和，先食饮方寸匕，日三服。功能清热利湿。治黄疸湿重于热者。

茵陈术附汤 方名，出自《医学心悟》。茵陈、炙甘草各一钱，白术二钱，附子、干姜各五分，肉桂三分。水煎服。功能温化寒湿。治寒湿阻滞所致阴黄，症见身目色黄如烟熏，身冷不渴，小便自利，脉沉细者。《医醇賸义》载方无干姜、肉桂，有当归、茯苓、薏苡仁、姜皮、陈皮、半夏、砂仁，证治相同。

茵陈四逆汤 方名，见于《景岳全书》。茵陈二两，炮姜一两半，炮附子一个，炙甘草一两。分四帖，水煎服。功能温阳散寒化湿。治发黄，肢体逆冷，腰以上自汗出，脉沉迟而细。

茵陈蒿 中药名，出于《神农本草经》。又名茵陈、绵茵陈。为菊科植物茵陈蒿 Artemisia capillaris Thunb. 或滨蒿

A. scoparia waldst et kit 的幼苗。性微寒，味苦。归脾、胃、肝、胆经。有清热利湿退黄之功效。主治湿热黄疸，湿疮瘙痒，流黄水。煎服，10~30g。发黄由于蓄血者不宜用。本品对黄疸型肝炎、胆道蛔虫症、高脂血症、冠心病、浅层霉菌病均有较好的疗效，对流感的预防亦有显效。

茵陈蒿汤 方名，出自《伤寒论》。茵陈六两，栀子十四枚，大黄二两。水煎，去滓，分三次服。功能清热利湿。治湿热黄疸，一身面目俱黄，黄色鲜明，发热，但头汗出，身无汗，口中渴，腹微满，二便不利。

荞麦 中药名，出于《千金要方》。又名乌麦、甜荞。为蓼科植物荞麦 Fagopyrum esculentum Mocnch 的种子。性凉，味甘。归脾、胃、大肠经。有开胃益气，降气导滞，清热散肿之功效，主治胃肠积滞，腹痛泄泻，痢疾，白浊，白带，淋病，丹毒，痈疽发背，烫伤等。磨粉炒黄，水调服，10~15g；外用适量，调敷。

茯苓 中药名，出于《神农本草经》。又名白茯苓、云苓。为多孔菌科植物茯苓 Poria cocos (Schw.) wolf 的菌核。性平，味甘、淡。归心、脾、胃、肺、肾经。有利水渗湿，健脾和中，宁心安神之功效，主治水湿停滞之小便不利、水肿、停饮，脾虚湿困之食少、脘闷、体倦、便溏，及心悸、失眠。煎服，6~18g。近菌核外皮部的淡红色部分称赤茯苓，功专分利湿热，主治水湿停滞偏于热者。本品之复方对肾性水肿、心性水肿、产后水肿、羊水过多症有较好疗效。

茯苓甘草汤 方名，出自《伤寒论》。茯苓、桂枝各二两，炙甘草一两，生姜三两。水煎去滓，分三次服。功能温中化饮，通阳利水。治水停中焦，汗出而口不渴。

茯苓四逆汤 方名，出自《伤寒论》。茯苓四两，人参一两，生附子一枚，炙甘草二两，干姜一两半。以水五升，煮取三升，去滓，温服七合，日二服。功能回阳益阴。治伤寒发汗，或下之病仍不解，烦躁者。

茯苓皮 中药名，出于《本草纲目》。为多孔菌科植物茯苓 Poria cocos (schw.) wolf 菌核的黑色外皮。性平，味甘、淡。有利水消肿之功效，主治头面肢体水肿、小便不利。煎服，10~15g。

茯苓导水汤 方名，出自《医宗金鉴》。茯苓、槟榔、猪苓、砂仁、木香、陈皮、泽泻、白术、木瓜、大腹皮、桑白皮、苏梗各等分。加生姜，水煎服。功能行气利水。治妊娠水肿胀满，或喘而难卧。

茯苓泽泻汤 方名，出自《金匮要略》。茯苓半斤，泽泻、生姜各四两，甘草、桂枝各二两，白术三两。水煎去滓，分三次服。功能利水化饮。治胃有停饮，呕吐频作而渴欲饮水。

茯苓桂枝甘草大枣汤 方名，出自《伤寒论》。简称苓桂枣甘汤。茯苓半斤，桂枝四两，炙甘草二两，大枣十五枚。水煎，去滓，分三次服。功能温通心阳，化气行水。治伤寒发汗后，汗伤心阳，水气失制，其人脐下悸，欲作奔豚。

茯苓桂枝白术甘草汤 方名，出自《金匮要略》。简称苓桂术甘汤。茯苓四两，桂枝三两，白术、炙甘草各二两。水煎，去滓，分三次服。功能健脾渗湿，温化痰饮。治中阴不足，饮停心下，胸胁支满，目眩心悸，或短气而咳，小便不利者。《伤寒论》用本方治伤寒误用吐下，心下逆满，气上冲胸，起则头眩，脉沉紧。

茯神 中药名，出于《名医别录》。又称抱木神。为多孔菌科植物茯苓 Poria cocos (schw.) wolf 有松根的菌核。性平，味甘、淡。归心、脾经。有宁心安神之功效，主治心神不安、恍惚健忘、心悸、失眠等。煎服，9~15g，多以朱砂伴用。

茯神木 中药名，出于《本草纲目》。又名茯神心、茯神心木。为多孔菌科植物茯苓 Poria cocos (schw.) wolf 菌核中间的松根。性平，味甘。有平肝安神之功效，主治中风不语、口眼㖞斜、惊悸健忘、脚气转筋挛痛。煎服，6~9g。

茯菟丸 方名,出自《太平惠民和剂局方》。菟丝子五两,茯苓三两,石莲子(去壳)二两。为细末酒煮糊为丸,梧桐子大,每服三十丸,空腹盐汤调下(一本作菟丝子十两、茯苓五两、石莲子三两、五味子七两。为末,用山药六两煮糊为丸,梧桐子大,每服五、六十丸)。功能益心脾,固下元,涩精气。治心气不足,思虑太过,下元虚损,真阳不固,溺有余沥,小便白浊,梦寐烦泄。

茶叶 中药名,出于《本草图经》。为山茶科植物茶 Camellia sinensis O. ktze. 的芽叶。性凉,味苦,甘。归心、肺、胃经。有清热提神、化痰利尿、消食、解毒之功效,主治头痛、目昏、心烦、口渴、赤白痢、嗜睡、小便不利、水肿、食积内停、烧伤、烫伤、脚趾烂疮等。煎服 3~9g;亦可泡服,或入丸、散服;外用适量,研末调敷。

茶剂 中药剂之一。是由药物粗粉与黏合剂混合制成的固体制剂。使用时置于有盖的适宜容器中,以沸水泡汁代茶服用,故称茶剂。茶剂外形并无一定,常制成小方块形或长方块形,亦有制成饼状或制成散剂定量装置于纸袋中以备取用的。茶剂制作简单,服用方便,一般患者均乐于采用,如午时茶等。

茶积 病名,见《济生方》。指嗜茶成癖而致积者。症见饮茶成癖,或喜食干茶叶而成积,面黄,胸膈时胀。治宜温中化饮,方用枳术丸或磨积丸。

茶癖 病名,见《丹溪心法》。指嗜茶太过,积久所致癖病。症见面黄纳少,乏力,腹痛等。治宜消积散结,方用磨积丸或星术丸。

荠苎 中药名,出于《新修本草》。又名荔枝草、臭苏、青白苏。为唇形科植物荠苎 Mosla grosseserrata Maxim. 的根。性凉,味辛。归肺、肝经。有祛痰止咳、清热解毒、利尿、止血之功效,主治肺热痰多之咳喘、咽喉肿痛、痈肿疮毒、水肿、小便不利,及血热之咯血、便血、皮下出血等。煎服 9~30g,外敷适量。本品对肾性水肿有一定疗效。

荠菜 中药名,出于《名医别录》。又名香荠菜、荠草、菱角菜、护生草。为十字花科植物荠菜 Capsella bursa-pastoris (L.) Medic. 的带根全草。性凉,味甘、淡。归肝、胃、小肠、膀胱经。有凉血止血,清热利尿之功效,主治血热妄行之尿血、崩漏、产后出血、咯血,下焦湿热之膏淋、水肿、小便不利,及肝热之目赤肿痛。煎服 15~30g,鲜品加倍。本品之复方对肾性水肿、乳糜尿及视网膜出血等有一定疗效。

茺蔚子 中药名,出于《神农本草经》。又名益母草子、小胡麻、三角胡麻。为唇形科植物益母草、Leonurus heterophyllus sweet 的种子。性微寒,味甘。归肝、心包经。有活血调经,凉肝明目之功效,主治血滞之月经不调、小腹胀痛、经闭,产后瘀阻腹痛、恶露不尽,及肝热之目赤肿痛或生翳膜。煎服,5~10g。肝血不中,瞳孔散大者慎用。

荣气 即营气。如《素问·逆调论》说:"荣气虚则不仁,卫气虚则不用,荣卫俱虚,则不仁且不用,肉如故也。"

荣枯老嫩 为望舌质的基本内容。荣枯是辨别津液和舌神。荣指舌有光彩,红活鲜明,润泽而有血色,活动灵敏,为津足有神,预后多良好;枯指舌无光彩,枯晦干涩,活动迟滞,则为津亏失神,预后多较差。老嫩是辨别疾病的虚实。老指舌质纹粗糙苍老,多属实证;嫩指舌质纹理浮胖娇嫩,多属虚证。

荥穴 五输穴之一。《灵枢·九针十二原》:"所溜为荥"。意为脉气至此渐大,犹如泉之已成小流,故名荥穴。多分布在指(趾)、掌(跖)关节附近。《灵枢·顺气一日分为四时》云:"病变于色者,取之荥"。《难经·六十八难》云:"荥主身热"。

胡文涣 明代医家。字德甫,号全庵,自号抱琴居士。钱塘(今浙江杭州)人。精研医学,亦通诗文、音乐。著述丰富,校辑《素问心得》《灵枢心得》《香奁润色》，均佚。又校刻《食鉴本草》《寿善丛书选抄三种》《格致丛书》等行世。

胡芦巴 中药名，出于《嘉祐本草》。又名芦巴、胡巴、苦豆、季豆、香豆子。为豆科植物胡芦巴 Trigonella foenum-graecum L. 的种子。性温，味苦。归肝、肾经。有温肾阳，逐寒湿之功效，主治肾阳不足兼有寒湿之下焦虚冷，面色青黑，腹痛胁胀，腿膝冷痛，寒湿脚气，寒疝，煎服，3~10g。

胡洽 南北朝时期刘宋医家。或作胡道洽。广陵（今江苏扬州）人。好音乐，以医术知名。撰有《胡洽百病方》2卷，简称《胡洽方》，已佚。佚文部分存于《外台秘要》《医心方》。

胡桃仁 中药名，出于《开宝本草》。又名胡桃肉、核桃仁。为胡桃科植物胡桃 Juglans regia L. 果实的核仁。性温，味甘。归肺、肾、大肠经。有补肾助阳，温肺定喘，润肠通便之功效，主治肾阳虚衰之腰痛、两足痿弱，肺虚之久咳不止，或虚寒喘咳，老人或病后之肠燥便秘。煎服，10~30g。止咳定喘宜带皮用，润肠通便宜去皮用。

胡黄连 中药名，出于《新修本草》。又名胡连、假黄连。为玄参科植物胡黄连 Picrorhiza scrophulariiflora pennell. 的根茎。性寒，味苦。归心、肝、胃、大肠经。有清热燥湿之功效，主治阴虚骨蒸潮热，小儿疳积发热，胃肠湿热泻痢及痔疮肿痛。煎服，3~10g。

胡椒 中药名，出于《新修本草》。为胡椒科植物胡椒 Piper nigrum L. 的果实。性热，味辛。归胃、大肠经。有温中散寒之功效，主治胃肠有寒之脘腹疼痛，呕吐泄泻，不欲饮食。本品又是常用调味品，少量使用能增进食欲。煎服2~4g，研末吞服0.5~1g；外敷适量。

胡颓子 中药名，出于《本草拾遗》。又名卢都子、蒲颓子、半含春、羊奶奶、土蕚肉。为胡颓子科植物胡颓子 Elaeagnus pungens Thunb. 的果实。性平，味甘、酸。有消食止泻之功效，主治消化不良之腹泻。煎服，8~15g。

胡颓子叶 中药名，出于《本草拾遗》。又名胡颓叶、蒲颓叶、潘桑叶。为胡颓子科植物胡颓子 Elaeagnus pungens Thunb. 等多种同属植物的叶。性微温、味酸、微苦。归肺经。有止咳平喘之功效，主治肺寒咳喘，肺虚咳喘。研末服，2~5g。

胡颓子根 中药名，出于《本草拾遗》。又名牛奶根、贯榨根。为胡颓子科植物胡颓子 Elaeagnus pungens Thunb. 的根。性平，味酸，微辛。有止血、活血、利咽之功效，主治吐血、咯血、便血、跌打损伤、风湿痹痛及咽喉肿痛。煎服，15~30g。

胡慎柔 1572~1636年。明末医僧。法名释住想。毗陵（今江苏常州）人。博通经史儒学，因患痨病，经查了吾治愈，遂随了吾学医10余年，颇有所得。经查氏推荐随名医周慎斋继续学医。慎柔曾摘记周慎斋语录及临证经验。后归里行医，疗效极高。性好施予，故而家境清贫。临终前将手札及生平著述授与石震，由石校订刊刻，名《慎柔五书》。其书主要论述虚损痨瘵，皆以保护脾胃为主。

胡澍 1825~1872年。清代医家。字荄敷、甘伯，号石生。安徽绩溪人。咸丰九年（1859年）举人。后捐升郎中，分发户部山西司。中年多病，遂改治医术。得宋刻本《内经》，乃以明·熊宗立本、道藏本及唐以前古书校勘。晚年撰《黄帝内经素问校义》，摘取《素问》难解字词、文句30余条训释。

茹草编 野菜食谱。4卷。明·周履靖撰。刊于1582年。作者亲自采集可食野生植物，绘图编成本书。卷1~2收野菜101种，绘图说明，并以诗赋形式介绍采集时间及食用法。卷3~4引录古书中有关服食草木的资料。但书中医药内容不多。现存明万历二十五年金陵荆山书林刻本。

荔枝核 中药名，出于《本草衍义》。

又名荔仁、枝核。为无患子科植物荔枝 Litchi chinensis sonn. 的种子。性温，味甘、涩。归肝、胃经。有理气止痛，祛寒止痛之功效，主治肝经寒凝气滞之疝气、睾丸肿痛，及肝胃不和之胃脘疼痛，妇人气血瘀滞之经前腹痛或产后腹痛。煎服，10～15g。

南五味子 中药名，出于《神农本草经》。又名川五味子、西五味子。为本兰科植物南五味子（华中五味子）Schisandra sphenanthera Rehd. et wils. 的果实。性味、归经与五味子（北五味子）相同，功用略逊于五味子。参阅五味子条。

南瓜子 中药名，见于《现代实用中药》。又名白瓜子。为葫芦科植物南瓜 Cncurbita moschata Duch. 的种子。性温，味甘。归胃、大肠经。有杀虫之功效，主治绦虫、蛔虫、血吸虫病。多连壳或去壳研粉调服，亦可去皮生食，或捣碎入煎剂，60～120g。本品治丝虫病、百日咳亦有一定效果。

南沙参 中药名，出于《神农本草经》。又名百沙参、泡沙参、空沙参、羊婆奶。为桔梗科植物较叶沙参 Adenophora tetraphylla (Thunb.) Fisch. 或沙参 A. stricta Miq. 等多种同属植物的根。性味、归经与北沙参相同，功效略弱于北沙参，但兼有祛痰、补气之用，对于肺燥咳嗽、咯痰不爽，及热病后期，气阴两伤之证最为适宜。禁忌亦同于北沙参。参阅北沙参条。

南病别鉴 温病学著作。3 卷。宋兆淇辑注。初刊于 1878 年。宋氏鉴于江南地区温热、湿热病居多，因取叶天士《温证论治》，薛生白《湿热条辨》及薛公望《伤寒论直解辨证歌》三书增注校刊。其中《温证论治》《湿热条辨》二书，主要参考章虚谷注本，略加删补；《伤寒直解辨证歌》，虽沿用伤寒名称，仍宗叶、薛意旨论治。末附宋氏所撰《辨证要略》。现存清光绪四年著者自刻本。1958 年上海卫生出版社出版排印本。

南雅堂医书全集 丛书。又名《陈修园医书十六种》，或名《公余十六种》。清·陈念祖撰。内收《灵素节要浅注》《金匮要略浅注》《金匮方歌括》《伤寒论浅注》《长沙方歌括》《医学实在易》《医学从丛录》《女科要旨》《神农本草经读》《医学三字经》《时方妙用》《时方歌括》《景岳新方砭》《伤寒真方歌括》《伤寒医诀串解》《十药神书注解》等 16 种。此外尚有《陈修园医书二十一种》、四十八种、六十种、七十种、七十二种等多种刊本，增加各书均系书商附入其他医家著作。

药艾条 灸具名。指含有药末的艾条，如太乙神针、雷火神针等，详见各条。

药园 唐代官方在京师设置的种植药材和培养药材种植人员的机构，属太医署。择良田 300 亩为园，设药园师，以时种莳，收采诸药。招收民间青年人为药园生，随药园师学习药物阴阳配伍、根叶花实之异、有毒无毒、阴干暴干、采造时日等。是我国最早的中药学校。

药味别名录 药物学著作。曹瀛宾辑。刊于 1919 年。本书是北京药行商会为药业人员查检常用商品药材别名编印的一部工具书，共收药名 500 种左右。有 1919 年京师药行商会排印本。

药物发泡灸 灸法名。灸法之一，又名天灸、药物敷贴疗法或药物发泡疗法。指用刺激性药物敷贴于穴位使其发泡的方法。应据病情选用适当药物和贴敷部位掌握贴敷时间。发泡后需注意防止感染。常用的药物发泡灸有无痕灸、斑蝥灸、旱莲灸、蒜泥灸、白芥子灸等。详见各条。

药物竹罐疗法 壮医疗法。用杜仲藤、五爪风等药物，加水煎成药液，再用药液煮竹罐，竹罐取出，趁热迅速吸附于选定拔罐的部位上，拔 5～10 分钟。一般反复拔 2～3 次，还可在间歇中配以三棱针重刺拔罐部位。本疗法常用于治疗风湿痹痛、腰腿痛、半身不遂、跌打肿痛等疾病。

药性考 药物学著作。4 卷。清·尤柏撰于 1795 年。本书以浮、沉、迟、数四脉为纲，分草、藤、木、水、土、金、石、禽、兽、鳞、介、虫、人、服器、造酿15部，收药3341种。各药以四言歌诀形式述其功用主治。后附简注，说明用法、形态、品种。眉批介绍药用部位、形态、产地、炮制等。资料主要采自《本草纲目》，"删繁辑要，去误存实"。另补充200多味药物，多数为民间草药。现存清刻本及近代石印本。

药性通考 药物学著作。8卷。原题太医院手著，实为清·刘汉基所撰。约成书于19世纪中期。卷1~6药性考，载药415种，介绍其性味主治，颇多作者经验见解；卷7~8集录效验单方，列述黄疸、鼓胀、六郁、瘠症等各种病证证治。现存清道光二十九年刻本。

药性摘录 药物学著作。1卷。清·文晟辑于1850年。本书收药433种，按功效分为31类。每药摘抄性味、功能、主治。后列"常用药物"，分经封将，如"手少阴心经，补心猛将龙眼肉"。末为"食物"，简介330余种饮食物性味主治。收入文氏《六种新编》。

药治通义 药论著作。12卷。日本·丹波元坚撰。本书共收药论104题，包括用药法则、治病标本缓急、补泻要领、五脏苦欲、汗下吐清温补消涩诸法、各种剂型、方剂古今、君臣佐使、药性、引经报使、制药、煮药、服药、禁忌等。每题引述历代医家有关论述，后附按语加以发挥。收入《聿修堂丛书》《皇汉医学丛书》。有1933年中医书局、1935年千顷堂书局排印本。建国后有排印本。

药要便蒙新编 药物学著作。2卷。又名《药要便蒙》。清·谈鸿鋆撰。刊于1881年。本书取常用药物365种，分为补益、宣通、祛寒、泻热、驱风、除痰、润燥、利湿、收涩、消散等7门，每药各撰四言诗四句，并附眉注，记其功能主治，以供初学入门之用。现存清光绪八年岫云书屋刻本。

药品化义 药物学著作。13卷。明·贾九如撰，李延昰补论。约刊于1644年。卷首诸论为李延昰所补，有本草论、君臣佐使论、药有真伪论及药论。卷1为药母及辨药八法。所谓药母，取法于"书有字母，诗有等韵，乐有音律"，意在归纳中医药理要素，以为"辨药指南，药品化生之议"。具体内容为体、色、气、味、形、性、能、力八法；每法又分七项，如体分为燥、润、轻、重、滑、腻、干七项。卷2~13收药162种，分为气、血、肝、心、脾、肺、肾、痰、火、燥、风、湿、寒13类，每药根据辨药八法加以说明。本书别为一个较完整的药理体系，从编排列内容皆独具特色。现存清康熙刻本、道光无味斋刻本等。

药症忌宜 药物学著作。2册。清·陈澈撰。刊于1872年。本书将病证分为风、寒、暑、湿、燥、火、阳虚、阴虚、表虚、里虚、阳实、阴实、阳厥、阴厥、上盛下虚、心虚、肝虚、脾虚等50门，每门分列多种病证，每种病证列举应用药物，并说明药性和药物宜忌。末附诸病应忌药总例。综述各类药性。现存《述古丛抄》本、《珍本医书集成》本。

药准 药物学著作。2卷。明·许兆桢撰于1584年。上卷"药性赋"，以韵文述五脏六腑病情、药性；又收医论9则，论用药须辨君臣佐使、逆从反正、七方十剂、服药禁忌、因时用药、煎熬服法及各证分门检用药品等；下卷"药性论"，分草、木、果、谷、菜、人、禽、兽、虫鱼、石、水11部，述200余种常用中药性味、功能、主治。收入丛书《医四书》。建国后有影印本。

药鉴 药物学著作。2卷。明·杜文燮撰。刊于1598年。本书收载137种药物。卷1药性总论，首载寒、热、温、平四赋，较《药性赋》有所增补；次记用药、制方、禁忌、主病、运气等。卷2分述137种药物之性味、阴阳、升降、分经、配伍、应用，论述较详。现存明二十六年刻本。1975年上海人民卫生出版社出版排印本。

药谱 药物学著作。1卷。唐侯宁撰。撰年不详。本书所载药物异名，罕为诸书所载，如称牵牛为假君子，川乌头为昌明童子。收入《说郛》。《古愚山房方书三种》附载本书。

药镜 药物学著作。4卷。明·蒋仪撰于1641年。本书收药344味。凡例述药物归经、炮制、选辨、反畏等内容。以下分温、热、平、寒四类，每药撰骈语数句，概述功效主治。内容简要，便于记诵。后附"拾遗赋"，述120种药；"疏原赋"，述经络、用药法；"滋生赋"，述25种水类药品，补遗36种食品性味功用。现存明崇祯十四年著者自刻本、清初刻本。

药盦医案 医案著作。7卷。恽铁樵撰于1925年。分伤寒、温病、时病等类，以下按病证详分细目。多连续记载危重病例诊治经过，兼收成功、失败案例，以为临床借鉴。后收入《药盦医学丛书》。

标本 为相对的概念，亦是一种主次关系。应用于临床分析病证的主次先后，轻重缓急，确定治疗的步骤。①凡病因与疾病、先病与后病、正气与邪气、病在内与病在外等，都有标本关系。如从人体与致病因素角度来说，则人体正气为本，致病邪气为标；以疾病本身来说，则病因为本，症状为标；从疾病的新旧、原发与继发来说，则旧病、原发（先病）为本，新病、继发（后病）为标；在疾病的部位来说，则病在下、在内为本，病在上、在外为标。故临床上有"急则治其标，缓则治其本"之说。《素问·标本病传论》云："知标本者，万举万法；不知标本者，是为妄行"。②经络在四肢者为本，在头面、躯干者为标。见《灵枢·卫气》篇。

标本中气 运气术语。指在天六气的变化，可分为标、本、中见之气等，用以说明运气变化与人体发病的关系，并提示治疗法则。如《素问·至真要大论》云："气有从本者，有从标者，有不从标本者也。少阳、太阴从本，少阴、太阳从本从标，阳明、厥阴不从标本，从手中也"。少阳和太阴之气从本，因少阳本火而标阳，太阴本湿而标阴，二者都是标本同气，所以从本。少阴和太阳之气，或从本或从标，因少阴本热而标寒，太阳本寒而标热，二者都是标本异物，故根据变化或从本或从标。阳明和厥阴之气，不从标也不从本，而从其中见之气。是因阳明本燥而标阳，中见太阳湿土，燥从湿化，所以从手中气；厥阴是本风而标阴，中见少阳相火，风从火化，所以亦从手中气。古人认为人生活在天地气交之中，因天地有非常之变，感而发病，因此在病变过程中，也会与六气有相应的变化。概括标本中气的治法，无论取本取标或取中气，只要是病之所生，就是治之所施。又如《素问·六微旨大论》曰："少阳之上，火气治之，中见厥阴"。张景岳注："此以下言三阴三阳各有表里，其气相通，故通有互根之中气也。少阳之本火，故火气在上，与厥阴为表里，故中见厥阴，是以相火而兼风木之化也"（《类经》卷二十三）。如以经脉来说，则凡互为表里的，在六气互为中见。

柑 中药名，出于《本草拾遗》。又名柑子、金实。为芸香科植物茶枝柑 Citrus chachiensis Hort. 或瓯柑 C. suarissima Tanaka 等多种柑类的果实。性凉，味甘、酸。有生津、泻热、醒酒、利尿之功效，主治胸热烦满、口渴、小便不利，及饮酒过多之头昏、头痛、烦渴、胸膈饱胀、呕吐酸水等。生食。脾胃虚寒者忌服。

柯琴 清代医学家。字韵伯，号似峰。原籍浙江慈溪，后迁居吴之虞山（今江苏常熟）。博学多闻，能诗，善古文辞。弃举子业，矢志医学。撰《内经合璧》，已佚。撰《伤寒论注》《伤寒论翼》《伤寒附翼》，合称《伤寒来苏集》，根据《内经》理论阐述仲景之学。认为仲景之书经王叔和编次，多所窜乱；方有执、喻昌诸家注释，更远离经旨。谓张仲景之六经是为百病立法，不应限于伤寒一科，杂病亦应在其例。故以六经分篇，以证分类，以类分方，对伤寒及杂证，皆据六经分类注释。其书说理明晰，条理清楚，对后世医家有较大影响。

查万合 1556～1624年。明代医家。字了吾。泾县（今属安徽）人。从师名医周慎斋，尽得其传。曾为胡慎柔治愈痨瘵病，并传以医术，后又荐于周慎斋深造。撰有《正阳篇》1卷。

相反 中药学名词。药物"七情"之一。指两种药物合用后能产生毒性反应或副作用。详见"十八反""十九畏"条。

相火 与君火相对而言。君相配合具有温养脏腑，推动人体功能活动的作用。出《素问·天元纪大论》。《格致余论》说："君以位而言，……守位禀命，因其动而可见，故谓之相"。一般认为肝、胆、肾、三焦均内寄相火，而其根源则在命门。

相火妄动 指肝肾阴虚火旺，进而亢盛冲逆，或上扰清窍，或下扰精关而引起的病机和病证。临床常见眩晕头痛，视物不明，耳鸣耳聋，易怒，多梦，五心烦热，性欲亢进，或遗精，或早泄等症，常因相火妄动所致。

相生 五行学说术语。主要是运用木、火、土、金、水五种物质之间相互资生和促进的关系，来说明脏腑相互协调的生理现象。其相生次序是木生火、火生土、土生金、金生水、水生木。如《素问·阴阳应象大论》说："肝（木）生筋，筋生心（火）"，"心生血，血生脾（土）"，"脾生肉，肉生肺（金）"，"肺生皮毛，皮毛生肾（水）"，"肾生骨髓，骨髓生肝（木）"。

相杀 中药学名词。药物"七情"之一。是一种药物能减轻或消除另一种药物的毒性反应或副作用。如生姜杀生半夏、生南星。与相畏是同一种配伍关系的两种提法，可参阅该条。

相克 五行学说术语。主要是运用木、火、土、金、水五种物质之间相互制约的排斥关系，来说明脏腑之间相互制约的生理现象。其相克次序是木克土、土克水、水克火、火克金、金克木。如《素问·宝命全形论》指出："木得金而伐，火得水而夭，土得木而达，金得火而缺，水得土而绝。万物尽然，不可胜竭"。五行相克学说，在临床治疗运用中，不乏其例。

相使 中药学名词。药物"七情"之一。是两种以上药物同用，一种药物为主，余药为辅，以提高主药疗效。

相畏 中药学名词。药物"七情"之一。指一种药物的毒性反应或副作用，能被另一种药物减轻或消除。如生半夏、生南星生姜。与相杀是同一种配伍关系的两种提法，可参阅该条。

相思子 中药名，出于《新修本草》。又名红豆、相思豆、鸳鸯豆、土甘草豆。为豆科植物相思子 Abrus precatorius L. 的种子。性平，味辛、苦，有毒。有杀虫之功效，主治疥癣、痈疮、湿疹。外用适量，研末调涂；不宜内服，以防出现腹痛、腹泻、呕吐、尿闭、幻视、溶血、虚脱等中毒现象。

相思子根 中药名，见于《南宁市药物志》。为豆科植物相思子 Abrus precatorius L. 的根。性平，味甘。有清热利尿之功效，主治咽喉肿痛、黄疸等。煎服，9～15g。

相思藤 中药名，见于《广西药植图志》。又名土甘草、山甘草。为豆科植物相思子 Abrus precatorius L. 的茎叶。性凉，味甘，无毒。有生津润肺，清热利尿之功效，主治咽喉疼痛、咳嗽、感冒发热、小便不利、乳疮等。煎服9～15g；外用适量，煎水洗或捣敷。

相侮 五行学说术语。即相克的反向，又称反克、反侮。在人体则属病理变化范围。如在正常情况下，金克木，若金气不足，或木气偏亢，则木即可返过来侮金，从而出现肺金虚损而肝木亢盛的病证。故《素问·五运行大论》说："气有余，则制己所胜而侮所不胜；其不及，则己所不胜侮而乘之，己所胜轻而侮之。"

相须 中药学名词。药物"七情"之一。指两种性能相类的药物同用，以互相增强疗效。如知母配黄柏,大黄配芒硝。

相胜之脉 即脉克色。指病色与病脉相胜之脉象。如面色白(属金)得数脉(属火),或面色赤(属火)得沉脉(属水)之类。脉克色,提示病情重笃。故《难经》说:"经言见其色而不得其脉,反得相胜之脉者即死。"

相恶 中药学名词。药物"七情"之一。指一种药物能减弱另一种药物的性能。如人参恶莱菔子。

相乘 五行学说术语。乘,即乘虚侵袭的意思,相乘,指超过正常制约的程度而克伐,即相克太过,如在正常情况下,金克木,木克土。若肝气过亢,或土气不足,而肺金又不能对肝木制以亢盛的木气,便去乘土,使土气更虚,从而发生肝气犯脾或肝气犯胃之类的病证。故《素问·五运行大论》说:"气有余,则制己所胜,而侮所不胜;其不及,则己所不胜侮而乘之,己所胜轻而侮之"。

相傅之官 指肺。《素问·灵兰秘典论》说:"肺者,相傅之官,治节出焉"。心主血,肺主气,气为血帅,血为气配,肺助心行血,输送精微营养物质,以维持各脏器组织的机能活动及相互间的协调关系。

枳术丸 方名,见于《脾胃论》。麸炒枳实一两,白术二两。同为极细末,荷叶裹烧饭为丸,如梧桐子大。每服五十丸,白汤送下,不拘时候。功能健脾消痞。治脾虚气滞,饮食停聚,胸脘痞满,不思饮食。

枳术汤 方名,出自《金匮要略》。枳实七枚,白术二两。水煎取汁,分三次服。功能行气消痞。治水饮停滞于胃,心下坚,大如盘,边如旋盘。

枳壳 中药名,出于《雷公炮炙论》。为芸香科植物酸澄 Citrus aurantium L.、或香橼 C. wilsonii Tanaka、代代花 C. aurantium L. var. amara Engl.、枸橘 Poncirus trifoliata (L.) Raf. 等果实。性味、归经、功效、主治、禁忌等与枳实同,但作用较缓和,以行气宽中除胀为主。详见枳实条。

枳实 中药名,出于《神农本草经》。为芸香科植物酸澄 Citrus aurantium L.、或香橼 C. wilsonii Tanaka、枸橘 Poncirus trifoliata (L.) Raf. 等的未成熟果实。性微寒,味苦、辛。归脾、胃、大肠经。有破气消积,化痰除痞之功效,主治食积、痰阻之胸脘痞闷、腹胀满痛、嗳腐酸臭、大便秘结,或泻痢不畅、里急后重,及胃下垂、子宫下垂、脱肛等。煎服,3~10g。孕妇慎用。本品治各种休克、心力衰竭有显著效果。

枳实导滞丸 方名,出自《内外伤辨惑论》。大黄一两,炒枳实、炒神曲各五钱,茯苓、黄芩、黄连、白术各三钱,泽泻二钱。研为细末,汤浸蒸饼为丸,如梧桐子大。每服五十丸至七十丸,温水送下。功能消导化积,清热祛湿。治饮食积滞内阻肠胃,生湿蕴热,脘腹痞满,闷乱不安,食欲不振,大便秘结或下痢泄泻,舌苔黄腻,脉沉实有力。

枳实消痞丸 方名,出自《兰室秘藏》。一名失笑丸。生姜一钱,炙甘草、麦芽曲、白茯苓、白术各二钱,半夏曲、人参各三钱,炙厚朴四钱,枳实、黄连各五钱。为细末,汤浸蒸饼为丸,梧桐子大。每服五、七十丸,白汤下,食远服。功能消痞除满,健脾和胃。治脾胃不和,寒热互结,心下痞满,恶食懒倦,大便不调。

柏子仁 中药名,出于《神农本草经》。又名柏子、侧柏子。为柏科植物侧柏 Biota orientalis (L.) Endl. 的种仁。性平,味甘。归心、肾、大肠经。有养心安神,润肠通便之功效,主治血不养心之虚烦不眠、惊悸怔忡,及肠燥便秘。煎服,10~18g。

柏子仁丸 方名,出自《鸡峰普济方》。熟地黄三两,柏子仁、牛膝、卷柏各半两,续断、泽兰各一两。为细末,炼蜜为丸,梧桐子大,每服三十丸,空腹米饮送下。功能养血通经。主治妇人经候微少,渐渐不通,手足骨肉烦疼,目暗羸瘦,渐生潮热,脉微数者。《校注妇人良方》方较本方少熟地、续断,治室女禀气不足,阴血未充，经闭发热，咳嗽，饮食少思。《备急千金要方》《千金翼方》《全生指迷方》《普济本事方》皆载有同名方，组成、功用、主治各异。

柏子仁汤 方名，出自《类证治裁》。柏子仁、半夏曲各二两，牡蛎、人参、白术、麻黄根、五味子各一两，麦麸半两。为细末，枣肉为丸。功能养心宁神敛汗。治虚损心阳所致盗汗。《普济本事方》名柏子仁丸，组成、功用近同，治阴虚火旺，夜寐不安，盗汗。

柏子养心丸 方名，出自《体仁汇编》。柏子仁四两，枸杞子三两，麦门冬、当归、石菖蒲、茯神各一两，玄参、熟地黄各二两，甘草五钱。为末，炼蜜为丸，梧桐子大，每服四十至五十丸。功能养心安神，补肾滋阴。治营血不足，心肾失调，精神恍惚，怔忡惊悸，夜寐多梦，健忘盗汗。

柏子养心丹 中成药，见《全国中成药处方集》。又名柏子养心丸。柏子仁、远志、酸枣仁、五味子、人参、肉桂各二钱五分，茯苓二两，川芎、黄芪、当归、半夏曲各一两，甘草一钱。为细末，炼蜜为小丸，朱砂为衣，每服三钱，日二次。功能滋补气血，强心安神。治心血亏损，精神恍惚，怔忡惊悸，失眠健忘。

栀子 中药名，出于《神农本草经》。又名越桃、山栀、山栀子、黄栀子。为茜草科植物栀子 Gardenia jasminoides Ellis. 的果实。性寒，味苦。归心、肝、肺、胃、三焦经。有泻火除烦、清利湿热、凉血解毒、散瘀之功效，主治热病之心烦、郁闷、躁扰不宁，肝胆湿热郁结之黄疸、发热、小便短赤，血热妄行之吐血、衄血、尿血，及疖肿、外伤肿痛等。煎服 3～10g，外用适量。脾虚便溏者忌用。本品对急性黄疸型肝炎、膀胱炎、皮肤或黏膜感染、扭挫伤、上消化道出血、局部出血等均有一定疗效。

栀子干姜汤 方名，出自《伤寒论》。栀子十四个（擘），干姜二两。水煎去滓，分二次服。功能清上温中。治伤寒误下，身热不去，微烦者。

栀子大黄汤 方名，出自《金匮要略》。栀子十四枚，大黄一两，枳实五枚，豉一升。水煎，分三次服。功能清心除烦。治酒黄疸，心中懊憹或热痛。

栀子甘草豉汤 方名，出自《伤寒论》。栀子十四个（擘），甘草二两（炙），香豉四合（绵裹）。以水四升，先煮栀子、甘草，取二升半，内豉，煮取一升半，去滓，分二次服。功能清宣郁热，益气和中。治心烦不得眠，心中懊憹，兼少气者。

栀子生姜豉汤 方名，出自《伤寒论》。又名栀子生姜汤。栀子十四个（擘），生姜五两（切），香豉四合（绵裹）。先煮栀子、生姜，再入豉，去滓取汁，分二次服。功能清宣郁热，和胃止呕。治心烦不得卧，心中懊憹，兼呕者。

栀子金花丸 方名，出自《景岳全书》。黄芩、黄连、黄柏各一两，栀子二两。为细末，水泛为丸，小豆大，每服三十丸，凉水或茶渍任下。功能泻火解毒。治中外诸淋秘，溺血，嗽血，衄血，头痛骨蒸，咳嗽肺痿。

栀子柏皮汤 方名，出自《伤寒论》。栀子十五个（擘），甘草一两（炙），黄柏二两。水煎，去滓，分二次服。功能清泄湿热。治伤寒身黄发热。

栀子厚朴汤 方名，出自《伤寒论》。栀子十四个（擘），厚朴四两（炙，去皮），枳实四枚（水浸，炙令黄）。水煎，分二次服。功能清热除烦，宽中散满。治伤寒下后，腹满，卧起不安。

栀子豉汤 方名，出自《伤寒论》。又名栀豉汤。栀子十四个（擘），香豉四合（绵裹）。水煎，分煮栀子，再纳香豉，去滓，分二次服。功能清宣郁热。治伤寒，发汗吐下后，虚烦不得眠，心中懊憹。

枸杞子 中药名，出于《神农本草经》。又名杞子、枸杞果。为茄科植物宁夏枸杞 Lyciun barbarum L. 或枸杞 L. chinense Mill. 的果实。性平，味甘。归肝、肾、肺经。有养阴益精，滋补肝肾，润肺止咳之功效，主治肝肾精血不足之头晕目眩、视力减退、耳鸣、遗精、消渴、腰膝酸软，及肺虚劳嗽。煎服，5~10g。本品对各种慢性肝病（肝硬化、肝炎、中毒性或代谢性肝病、胆道疾患引起的肝功能障碍）均有一定疗效。

枸橘 中药名，出于《本草纲目》。又名臭橘、臭杞、枸橘李、野橙子。为芸香科植物枸橘 Poncirus trifoliata（L.）Raf. 的未成熟果实。性温，味苦、辛。归肝、胃经。有破气散结，疏肝和胃之功效，主治食积不化之脘腹胀满、不思饮食、大便闭结，及肝气郁结之乳房结块、疝气疼痛。煎服，3~10g。

柳州医话 又名《柳州医话良方》。1卷。清·魏之琇撰，王士雄辑评。约刊于十九世纪中期。本书汇编魏之琇在《续名医类案》中所加按语85条，单方100余首，并附评按。魏氏按语评论各家医案审证制方，利弊得失，语多中肯，所附单方亦简效实用。王氏评按又有补充发挥。现存清咸丰元年重庆堂刻本、《潜斋医学丛书》本。

柳宝诒 清末医家。字谷孙。江苏江阴人。长于诊治温热病，名重一时。光绪十二年（1886年）任正红旗官学教习，并在京师悬壶应诊，士大夫求治者多效。著书授徒，门生盈百。并设致和堂药店。著《惜余小舍医学丛书》十二种，现存《温热逢源》《柳宝诒医案》《柳选四家医案》三种。另有《素问说意》《惜余医话》《柳冠群方案》，及门人所辑《临证治验录》《恒余医案》《仁术志》等，今存抄本。

柳选四家医案 医案著作。清·柳宝诒选评。刊于1904年。本书选编清代四位医家治案，有尤在泾《静香楼医案》2卷，曹仁伯《继志堂医案》2卷，王旭高《环溪草堂医案》3卷，张仲华《爱庐医案》24条。全书按病类分为40个总目，下据不同病证又分子目，便于查阅。医案以内科杂病为主，理、法、方、药较为完备，按语简明中肯，影响较大。现存清光绪三十年惜余小舍刻本。1957年上海卫生出版社出版排印本。

柿蒂 中药名，出于《名医别录》。又名柿钱、柿丁、柿子把、柿蒂。为柿科植物柿树 Diospyros kaki L. f. 的宿存花萼。性平，味苦。归胃经。有降气止呃之功效，主治胃失和降之呃逆。煎服，6~10g。

柿霜 中药名，出于《本草纲目》。又名柿饼霜、柿霜饼。为柿科植物柿树 Diospyros kaki L. f. 的果实制成柿饼后所形成的白色粉霜。性凉，味甘。归心、肺、胃经。有清热，润燥之功效，主治口渴咽干、口舌生疮、燥咳、劳嗽吐血等。冲服或作丸含化，3~9g。

柽柳 中药名，出于《开宝本草》。又名西河柳、三春柳、赤柽柳、欢音柳。为柽柳科植物柽柳 Tamarix chinensi Lour. 的嫩枝叶。性温，味辛、甘。归肺、胃、心经。有发汗透疹之功效，主治麻疹初起透发不畅，或疹毒内陷，风疹身痒，风湿痹证。煎服3~10g；外用适量，煎汤熏洗。麻疹已透者不宜用。用量不宜过大，以免令人心烦。

彧中 经穴名，出《针灸甲乙经》。又名或中、域中。属足少阴肾经。位于第一肋间隙，距胸正中线2寸处。主治咳嗽、气喘、胸痛、食欲不振等。斜刺3分~5分，不宜深刺。艾炷灸3~5壮，或艾条灸5~10分钟。

要药分剂 药物学著作。10卷。清·沈金鳌撰。刊于1773年。本书为《沈氏尊生书》之一种。共收药物420种，分为宣、通、补、泻、轻、重、滑、涩、燥、湿10剂，每药记其性味、七情、主治、归经，前人所论及禁忌等，间附按语。现存清乾隆四十九年师俭堂刻本、《沈氏尊生书》本。1958年上海卫生出版社排印本。

咸哮咳 病名，见《不居集》。指食咸味过度引起的哮嗽。

威灵仙 中药名，出于《新修本草》。又名灵仙、铁脚威灵仙。为毛茛科植物威灵仙 Clematis chinensis osbeck 或棉团铁线莲 C. hexapetala Pall 或东北铁线莲

C. manshurica Rupr. 等多种同属植物的根及根茎。性温，味辛、咸。归膀胱经。有祛风除湿、通络止痛、消痰散积之功效，主治风湿痹痛、肢体麻木、筋脉拘挛、关节屈伸不利、脚气疼痛，及噎膈、痞积等，还可消诸骨鲠喉。煎服，5～10g，治骨鲠宜用30g。本品性走窜易伤气，体弱者慎用。对肥大性脊柱炎、腰肌劳损、丝虫病、急性乳腺炎、慢性胆囊炎、急性扁桃腺炎、小儿龟头炎、妇科引产均有一定疗效。

威喜丸 方名，出自《太平惠民和剂局方》。黄蜡、茯苓（用猪苓一分，同煮二十余沸，取出晒干，去猪苓）各四两。以茯苓为末，熔黄蜡为丸，弹子大。每服一丸，空心嚼下。治亢阳虚惫，精气不固，小便余沥白浊，梦寐频泄，及妇人血海久冷，白带白淫，下部常湿，尿如米泔，或不生育。

研经言 医论著作。4卷。清·莫枚士撰于1871年。本书收医论150余篇，为作者研究《内经》《伤寒论》《金匮要略》《神农本草经》之心得。诸论解释脉证含义，辨析古今病名、疑似病证的异同，纠正前人注释之误，多发前人之未发。收入《中国医学大成》。

研药指南 药物学著作。5卷。何舒撰于1948年。本书据邹澍《本经疏证》，摘其精要发挥编成。共收药物223种，每种药物分经文便读、气味功能、特效、用药举例、古方示范、宜忌、比较、物理、经旨等项，加以阐释。

厘正按摩要术 推拿专著。4卷。清·张振鋆辑。刊于1889年。本书据明·周于蕃《小儿推拿秘诀》订补而成。作者广泛征引有关文献，不仅内容有较大增补，编次也更为条理系统。卷1辨证，包括四诊及按胸腹等儿科诊断法；卷2立法，包括按摩及其他外治法，共28种方法；卷3取穴，包括十四经脉经穴图说、儿科推拿取穴及手法图说，共29则；卷4列证，叙述惊风、痧疾等24类病证证候及推拿法。书中将咒法、符箓之类亦列入外治法，是其不足。现存清光绪十六年刻本、《述古斋幼科新书三种》本。1955年人民卫生出版社出版排印本。

砒石 中药名，出于《开宝本草》。又名人言、信石、信砒、砒霜、红砒。为砷矿中的砷华 Arsenolite 矿石的加工品。除极少部分来自天然砷矿的氧化物外，大多由砷矿石烧炼升华或使雄黄氧化升华而成。性大热，味辛，有剧毒。归肺、肝经。外用蚀疮去腐，内服有劫痰平喘、截疟之功效。主治溃疡腐肉不脱、癣疮、瘰疬、牙疳、痔疮、瘘管、疟疾、寒痰哮喘。外用适量，研末撒或调敷，或入膏药中贴敷；内服入丸、散，0.002～0.004g。不能入酒剂，不宜连续服用或外敷，以防中毒。孕妇忌服。

厚朴 中药名，出于《神农本草经》。又名厚皮、重皮、川朴、紫油厚朴。为木兰科植物厚朴 Magnolia officinalis Rehd. et wils 或凹叶厚朴 M. officinalis rehd. et wils. var. biloba rehd. et wils 的根皮及枝皮。性温，味苦、辛。归脾、胃、肺、大肠经。有燥湿行气、消积导滞、降逆平喘之功效。主治湿阻、食积、气滞之脘腹胀满，呕逆，腹痛，饮食不下，及咳嗽痰喘。煎服，3～10g。本品对急性肠炎、细菌性痢疾、阿米巴痢疾、疖肿及制止针麻下全子宫切除术中的鼓肠现象均有一定疗效。

厚朴七物汤 方名，出自《金匮要略》。厚朴半两，甘草、大黄各三两，大枣十枚，枳实五枚，桂枝二两，生姜五两。水煎取汁，分五次服，日三次。功能解肌发表，行气除满，通便下实。治表邪未解，兼见腑实，腹满发热十余日，脉浮而散，饮食如故者。

厚朴三物汤 方名，出自《金匮要略》。厚朴八两，大黄四两（后下），枳实五枚。水煎取汁，分三次服。功能行气通便。治腹满痛而大便秘结者。

厚朴大黄汤 方名，出自《金匮要略》。厚朴一尺，大黄六两，枳实四枚。水煎取汁，分两次服。功能疏导肠胃，荡涤实邪，治支饮，兼胃家实而腹满者。

厚朴花 中药名，见于《饮片新参》。又名川朴花、调羹花。为木兰科植物厚朴 Magnolia officinalis rehd. et wils 或凹叶厚朴 M. officinalis Rehd. et wils var. biloba Rehd. et wils 的花蕾。性温，味辛、微苦。有芳香化湿，行气宽胸之功效，主治湿停气滞之胸闷不知、脘腹胀满或疼痛、食欲不振。煎服3～6g。

厚朴温中汤 方名，出自《内外伤辨惑论》。姜制厚朴、橘皮各一两，干姜七分，茯苓、草豆蔻仁、木香、炙甘草各五钱。为粗末，每服五钱匕，加生姜三片，水煎去滓取汁，食前服。功能温中燥湿，行气除满。治脾胃寒湿，脘腹胀满，或客寒犯胃，时作疼痛。

厚德堂集验方萃编 方书。又名《验方萃编》。4卷。清·奇克唐阿编于同治四年（1865年）。本书据历代典籍，或戚友传闻，分类广集验方。全书共分35门，包括内、外、妇、儿各科，及膏药、药酒方。诸方用药，皆取寻常易购、价廉工省者。每门先为总论，概述每证之病因、病机、辨证、治则等，以便读者遣方用药。现存初刻本，及多种木刻本、石印本。

厚翳 病名，见《中医眼科学》。即今之角膜白斑。指宿翳深厚，一望而知，色白如瓷者。一般均严重影响视力。内服外用，多难收效。必要时可考虑手术治疗。参见宿翳条。

砂仁 中药名，出于《药性论》。又名春砂仁、缩砂仁、缩砂蜜。为姜科植物阳春砂 Amomum villosum lour. 或海南砂 A. longiligulare T. L. Wu. 或缩砂 A. xanthioides wall. 的果实。性温，味辛。归脾、胃、肾经。有化湿行气、温脾止泻、安胎之功效，主治脾胃湿阻气滞之脘腹胀痛、不思饮食、呕吐泄泻，及脾寒泄泻，中虚气滞之胎动不安、妊娠恶阻。煎服，3～6g，宜后下。

砂仁壳 中药名，见于《中药志》。又名砂壳、春砂壳。为姜科植物阳春砂 Amomum villosum Lour. 的果壳。性味、归经、功效、主治与砂仁相似，但温性略减，药力较弱。适用于脾胃湿阻气滞之脘腹胀满、呕恶食少。煎服，3～5g。参见砂仁条。

砂仁花 中药名，见于《中国医学大辞典》。即春砂花。详见该条。

砂淋 病名，出《华氏中藏经》。指排尿涩痛，并有砂石从尿道中排出的病证。又名砂石淋。即石淋。症见小便不畅，阴中痛引少腹，尿中有时挟有砂石，小便黄赤或混浊，甚则尿中带血。舌苔薄黄，脉滑数。治宜清热通淋，方用八正散合石苇散加减。详见石淋条。

砭石 古针具名。出《素问·宝命全形论》。指一种楔形石块，是我国最古的医疗工具。又名针石、镵石、石针、砭针。约起源于新石器时代，用以砭刺患部治疗各种疼痛和排脓放血等。以后逐渐被九针代替。

面 即脸。指头的前部。人体的面部皮肤薄嫩，络脉丰富，手足三阳经皆上达于面。故《灵枢·邪气脏腑病形》说："十二经脉，三百六十五络，其血气皆上于面而走空窍"，"诸阳之会，皆在于面"。因此，当人体内脏发生病变时，往往可在面部反映出神色的变化。故面部望诊是中医望诊的重点内容之一。

面无血色 病名，见《金匮要略》。指面部缺少红活润泽的正常面色。常伴见口唇、指甲色淡白等血虚证候。多见各种失血病证。

面目浮肿 病证名，见《金匮要略·肺痿肺痈咳嗽上气病脉证治》。指目无痛无热、虚浮作肿。多属虚证。因脾肺阳虚，输化失常者，宜健脾益气，用参苓白术散、归脾汤加减。因肝肾阴虚，阳气上浮者，宜补肝肾，敛虚阳，方用八味地黄丸加减。湿热上聚或阳明实热者，则以清泄为主。

面目虚浮 证名，见《景岳全书》。指面目浮肿由虚所致者。详面目浮肿条。

面白 色诊之一。白为虚寒之色，属肺。色白主气虚、寒证。白为色淡，主肺虚失血；白而虚浮，主气虚有痰；白而颧赤，为气阴两虚；白而带青，为气虚寒重；白如傅粉，则属气色皆夺，病属危重；面多白斑，则为腹有虫积。色白光泽明润，则有胃气；色白枯槁晦滞，则多属危重证候。

面尘 指面色灰暗，如蒙尘灰。出《素问·至真要大论》。有实证和虚证之分。实证多由燥邪所伤或伏邪内郁所致，常伴有口苦咽干等症。虚证则多由久病肝肾阴虚所致，常伴有头晕耳鸣，五心烦热，腰酸，遗精等症。

面色萎黄 证名，见《中藏经》。指面色呈枯萎晦黄的病色。多因脾胃虚弱，气血不能上荣，见多种慢性消耗性疾病、失血、胃脘痛等疾病。

面色黎黑 证名，见于《金匮要略·痰饮咳嗽病脉证并治》。黎即黑色。指面部泛现晦黑的病色。多因肾气耗损，血气失荣于面所致。常见阴黄、黑疸等病。

面如漆紫 症名，见《灵枢·经脉》。指面黄如漆而形瘦如柴的症象。常伴见咽干心烦、喘息、咳唾带血等，为心肾病危重证候之一。

面赤 色诊之一。赤为火热之色，属心。一般来说，赤甚主实热，微赤主虚热。久病虚损患者，午后两颧红赤，则为肝肾虚火上炎；面赤如妆，嫩红带白，游移不定，则为戴阳证；肺病面见赤色，多属阴虚火旺；面赤耳鸣，头目眩痛，多属肝阳化火，肝火上炎。临床观察，赤而明润，为有胃气；赤而枯槁晦滞，则多属危重病证。

面针疗法 针刺疗法名。是针刺面穴以治疗疾病的方法。《灵枢·邪气脏腑病形》："十二经脉，三百六十五络，其血气皆上于面而走空窍"。《灵枢·五色》指出，在颜面，"五脏六腑肢节三部也，各有部分"，并记载了相应部位的划分。面针疗法是根据面部望诊理论发展而来的。用于各科常见病证与针刺麻醉。凡针刺疗法适应症均可使用。对神经衰弱、高血压、痹症、哮喘等效果尤佳。

面青 色诊之一。青为风木之色，属肝。青色主病是主惊、主风、主寒、主痛。一般来说，青而脱色，为惊恐；青而兼黑，为寒痛；青而淡白，为虚风；青而带赤，为肝火；青赤晦滞，为郁热；青而带紫，为郁血、缺氧，或中毒。青色多属凶险之色，忌单见，鼻部更忌。小儿惊风，成人痉厥，每有青色出现，多为发作先兆。妇女痛经，亦可见青色。临床观察，青而光泽明润，为有胃气；青而枯槁晦滞，则多属危重证候。

面肿 证名，见《素问·平人气象论》。指面部作肿。与面浮属虚者相对而言。因食后冒风，或风热相搏，上吹头面。症见面肿，或热或痛，恶寒发热，脉紧而数。宜散风清热，用犀角升麻汤加减。

面垢 证名，出《伤寒论·辨阳明病脉证并治》。指面部污秽，为蒙尘垢，洗之不去的证候。多因感受暑邪，胃热熏蒸，或积滞内停所致。治宜清泄保津，方用藿香正气散、白虎汤加减。

面胕庞然雍 症名，见《素问·评热病论》。指面部足部浮肿。参见水肿，胕肿条。

面热 证名，见《灵枢·邪气脏腑病形》。指面部热如火灼者。因胃有郁热，或饮食失节，湿热上行，独燎其面。治宜清泄为主，方用调胃承气汤、升麻黄连汤加减。

面浮 症名，见《古今医统》。指面部虚浮微肿。多属虚证。症见面虚浮，眼下如卧蚕之状，或气喘急，脉虚弱或浮而无力。属脾肺阳虚者，宜补中益气汤；肝肾阴虚，水湿上泛者，宜六味地黄汤、八味地黄汤加减。

面黄 色诊之一。黄为湿土之色，属脾。黄色主病为主湿病，主血虚。一般来说，黄而光亮，为脾胃湿热；黄而暗淡，为寒湿困脾；萎黄淡白，为脾虚血少；萎黄而带白斑，为有虫积。临床所见，黄而光泽明润，为有胃气；黄而枯槁晦滞，则多属危重病证。

面脱 症名，见《素问·玉版论要篇》。指面部肌肉消瘦如脱。多由正气大虚，气血耗竭所致。

面黑 色诊之一。黑为寒水之色，属肾。黑色主病为主寒、主痛、主劳倦、血瘀。一般来说，黑而疲削，多属阴火内伤，肾水枯竭；黑而焦干，多为下焦阴虚火热；黑而熏亮，多为水气支饮；黑而带黄，则属黄疸；黑色骤起，常见于中毒、中恶；黑色环绕口角，则属胃阴已绝。临床观察，黑色为病证凶险深重之候。如黑而光泽明润，为有胃气；黑而枯槁晦滞，则多属危重病证。

面焦 症名，出《素问·上古天真论》。指面部泛现干枯焦黑的病色。多由阳明气衰，气血失荣所致。可见于久病及老衰患者。

面痛 证名，见《证治汇补》。指鼻、口唇、颊车、发际等部痛不可触，甚至妨碍言语饮食者。因痛多属于热，治宜清热解毒，用犀角升麻汤加减。亦有因于虚者，宜补中益气汤加减。因于郁结积成胃热，宜越鞠丸加山栀、连翘、贝母等。本症可见于三叉神经痛等症。

面游风 病名，见《疡科选粹》。是一种瘙痒、脱屑或油腻的皮肤病。相当于西医的皮脂溢出性皮炎。多因素，有血燥复感风热；或肠胃湿热，泛于肌肤而成。好发于头面，亦见于项背等处。干性者基底微红的斑片上有弥漫而均匀的粉末状干燥皮屑，搔抓易脱落。治以祛风清热润燥，消风散加减内服。湿性者为红斑、糜烂、流滋，有油腻性皮屑或结痂，治以清热化湿通腑，防风通圣散加减内服。外治：凡颜面部，用颠倒微洗剂；凡头皮部，用白屑风酊。

面寒 证名，见《丹溪心法》。指面部有恶寒感觉者。多因胃中有寒湿，或胃气虚所致，治宜温胃散寒，用理中汤加减。

面瘦 症名，见《灵枢·阴阳二十五人》。指面部肌肉消瘦。多因体虚久病，气血耗损所致。

牵法 推拿手法名。见《千金要方》。即拉法。

牵推法 正骨手法。适用于颞颌关节脱位的整复。见唐·孙思邈《千金要方》："一人以手指牵其颐，以渐推之，则复入矣。推当疾出指，恐误啮伤人指也。"

拭法 推拿手法名。在治疗部位上用手掌或指腹作直线或螺旋形的推进，均匀用力，反复摩擦。是摩法中较重的一种手法。

挂金灯 中药名，出于《救荒本草》。又名酸浆实、金灯笼、灯笼果、锦灯笼。为茄科植物酸浆 Physalis alkekengi L. var. franchetii (Mast.) Mak. 带宿萼的果实。性寒，味酸。归肺、脾经。有清热、利咽、化痰、利尿、解毒之功效，主治咽喉肿痛、音哑、肺热咳嗽、骨蒸劳热、黄疸、水肿、淋病、天疱疮、湿疹。煎服，4.5~9g；用外适量，捣敷或研末调涂。孕妇慎用。

持针 术者操持针具的方法。出《灵枢·九针十二原》。一般用右手持针，以坚定有力为佳。以毫针为例，一般用右手拇、食、中三指捏持针柄，以无名指抵住针身，这样针刺时针体不致弯曲，亦即持针坚实有力，便于进行操作。

持命十一味散 蒙医赫依病方。方由黑沉香、丁香、桂心、阿魏、广枣、肉豆蔻、木香、诃子、木棉蕊、石灰华、白云香组成。功能镇惊止痛。主治胸前区刺痛、失语、狂妄等。

持续运针法 针刺手法名。指针刺得气后不间断地进行提插或捻转等运针手法，使患者一直保持明显的针刺感应，持续时间视病情而定。

挑治疗法 针刺疗法名。是指用三棱针等针具在体表特定部位或穴位，挑断皮下白色纤维样物，以治疗疾病的方法。又名针挑疗法、截根疗法。用以专门治疗痔疮者，又称挑痔疗法。临床操作时，于选定部位上，用三棱针或大号缝衣针，先将皮肤挑破0.2~0.3cm，再将皮下白色纤维样物挑断，包敷固定。隔2~3周可再选部位进行挑治。施术及术后应注意严密消毒，预防感染。适用于痔疮、脱肛、疔疮、痈疽、急性结膜炎、麦粒肿、月经过多、前列腺炎等症。

挑痔疗法 挑治疗法之一。指在腰骶部及上唇系带部挑治以治疗痔疮的方法。

指切押手法 针法名。又名爪切押手法。是以左手拇指指甲切压于穴位旁，以便右手持针刺入的押手方法。多用于短针进针。

指甲 手指足趾的爪甲。爪为筋之余，筋为肝所主，故肝脏精气的盛衰，常反映于爪甲。如《素问·五脏生成篇》说："肝之合筋也，其荣爪也。"《素问·六节脏象论》说："肝者，罢极之本，其华在爪，其充在筋"。

指甲脱落 病名，见《石室秘录》。指手指甲自行脱掉的证候。此因肾阳不足，行房之后凉水洗手，遂成此病。方用六味地黄汤加减。

指压行气法 针刺手法名。又名按压行气法。指用手指按压针刺穴位的前后来控制针感传导的方法。欲使针感向上，可用手指按压针刺穴位的下方，闭其下气则经气上行；反之，欲使针感向下，可用手指按压针刺穴位的上方，闭其上气则经气下行。

指针 ①以手指代针称指针。参见指针疗法条。②推拿方法名。在一定穴位或部位上专用按、压、点、掐等手法治疗疾病的方法。有舒筋活络，疏通瘀滞，开窍止痛等作用。

指针疗法 又名指压疗法、点穴疗法。手指在选定穴位上进行按压、爪切或掐拿等刺激以治疗疾病的方法。以手指代替针具进行穴位刺激，古已有之，如《素问·病能论》云："其中手如针也，摩之切之"，即是指此。此法在民间广为流传，解放后又有所发展。有舒筋活血、开窍止痛等作用。临床多用于急性疾患或畏惧针刺者，对中暑、晕厥、瘈病、癫痫、胃痛、牙痛等亦可应用。

指拨法 ①针刺时以手指拨动针柄以增强针感的方法。其法用拇、食指捏持针柄，以中指轻轻拨动针体。②推拿方法名，全称手指平推和拨法。见上海中医学院《推拿学》。施术时嘱患者指明在做某一动作时最痛点的位置，并保持这一体位不动，医者用拇指指腹按住最痛点；另一手握住病员肢体进行拨伸、旋转活动，或嘱其自作弯腰、抬腿、踏步等动作，使该最痛点转变为不痛或稍痛时，医者拇指向下、向外轻柔地平推数下。然后嘱患者重复前次活动，再找出最痛点，按同法施术。如此反复多次，直至痛点或活动障碍消失或显著减轻为止。原痛点处贴以胶布固定，这时不可再用外力按捺。适用于落枕、漏肩风、肩背痛、腕指腱鞘炎、踝关节扭伤等软组织损伤。

垫法 推拿手法名。在仰卧时，将掌背或拳背向上垫于腰背及骶部八髎穴处，并同时进行下肢屈伸活动或进行深呼吸，可对督脉和足太阳膀胱经穴位进行刺激。以疏通经络，调节脏腑功能，常用于消化不良、便秘、腰腿痛等症。

挤法 推拿手法名。又名挟按法。用单手或双手，在治疗部位对称用力向当中挤压。多用于治疗腱鞘囊肿等软组织损伤的疾患。

按法 ①针刺手法名。本法历代医家所述不一。小指捻针的同时用手指按压穴位的方法，用于补法。②推拿手法名。出《素问》。又名抑法。按是压抑的意思。即用手指或手掌面着力在体表某一部位或穴位上，逐渐用力下压，称为按法。可疏通经络，行气活血而止痛。

按胸腹 切诊内容之一。是通过切按病人的胸腹部，以了解病痛的部位、范围、冷热，以及是否喜按或拒按等情况的一种辨证检查方法。主要用于痞满、积液和癥瘕积聚等病变的诊察。

按跻 推拿法古称。出《素问·异法方宜论》。按指按压，跻指活动肢体，亦有以为足踩法的。

按摩法 是按法与摩法的总称。按法是用手指、掌、拳等着力于体表损伤部位或穴位上，逐渐用力下压的一种手法。摩法是指用手掌或手指在体表伤处抚摩的一种手法，是比较轻柔的手法。因两法常常共同应用，故称为按摩手法。按摩一般分为轻度按摩和深度按摩两种。轻度按摩手法，又称浅表按摩法。用单手或双手的手掌或指腹旋转患处，轻轻慢慢地作来回直线或圆形的抚摩动作。

挪法 推拿手法名。见曹锡珍《外伤中医按摩法》。把手掌平压在治疗部位上，然后如握拳状，将此部位的肌肤提住，稍停，再放手前移，提住前方肌肤，如此不断前移。

轻重 脉诊手法之一。指切脉时指力的轻按和重按。如《难经》说："初持脉，如三菽之重，与皮毛相得者，肺部也。如六菽之重，与血脉相得者，心部也。如九菽之重，与肌肉相得者，脾部也。如十二菽之重，与筋平者，肝部也。按之至骨，举指来疾者，肾部也。故曰轻重也。"所谓三菽、六菽、九菽、十二菽之重，应视作切脉时轻重的比例数。

轻粉 中药名，出于《本草拾遗》。又名水银粉、汞粉、腻粉、银粉。为水银、明矾、食盐等用升华法制成的氯化亚汞（Hg_2Cl_2）结晶。性寒，味辛，燥烈有毒。归大肠、小肠、肝、肾、膀胱经。外用攻毒杀虫，内服有逐水通便之功效。主治疥癣、梅毒、下疳，及黄水疮、臁疮等疮疡溃烂、水肿鼓胀，二便不利。外用适量，研末调敷或干撒；内服入丸、散，0.1~0.2g。本品毒性大，内服不宜过量或久服，以防中毒，服手宜及时漱口，以免口腔糜烂。孕妇忌服。

鸦胆子 中药名，出于《本草纲目拾遗》。又名鸦蛋子、苦参子、志鸦胆。为苦木科植物鸦胆子 Brucea javanica (L.) Merr. 的种子。性寒，味苦。归大肠、肝经。有清热解毒、截疟治痢、腐蚀赘疣之功效，主治间日疟或三日疟、热毒血痢、休息痢、鸡眼、寻常疣等。不宜入汤剂，可装入胶囊或用桂圆肉包裹吞服，截疟每服10~15粒，治痢每服10~30粒；外用适量。本品对胃肠道及肝肾有损害，不宜多用久服，胃肠出血及肝肾病患者忌用。其对阿米巴痢疾、疟疾、血吸虫、滴虫性阴道炎、晚期子宫颈鳞癌、食道癌、外耳道乳头状瘤、喉头乳头状瘤、刺瘊、瘢痕疙瘩等均有一定或较好疗效。

鸦啗疮 病名，出《疮疡经验全书》。是指疮形溃后如乌鸦所啄之状而言。相当于西医的寻常狼疮。因肺肾阴虚火旺，灼津为痰，痰热交阻或痰瘀互结于肌肤而成。多发于颜面，亦可见于四肢，初起为少数鲜红或褐红色、粟粒样或稍大的结节，渐增大增多、融合成片，表面有薄屑，结节可破溃成边缘穿凿不整的溃疡，状如鸦啗，愈后形成萎缩瘢痕，瘢痕上又可复发新的结节，不痛不痒，病程呈慢性。若病程较短，伴烦热盗汗、颧红咽燥等，治以滋阴清热化痰，月华丸加减内服；若病程较长伴腰酸耳鸣、舌淡紫、脉细涩等，治以养阴祛瘀化痰，六味地黄丸加减并小金丹内服，外治均贴蜂房膏。

韭子 中药名，出于《神农本草经集注》。又名韭菜子。为百合科植物韭 Allium tuberosum Rottler 的种子。性温，味辛、甘。归肝、肾经。有温肾壮阳、暖腰固精之功效，主治肾阳虚衰之阳痿、遗精、腰膝酸软冷痛、遗尿、尿频、白带、腰膝酸软冷痛、遗尿、腰膝酸软冷痛、遗尿、尿频、白带、白浊等。煎服，5~10g。阴虚火旺者忌服。

[丨]

背曲肩随 症名，见《素问·脉要精微论》。又称肩垂背曲。指背脊高突，两肩下垂的症象。多因精气亏虚，不能濡养筋骨所致，可见于老年阳衰、劳伤虚损患者。治宜补肝肾、益精气、养筋骨等法。

背伛偻 证名，见《东医宝鉴》。指曲背俯身，部分脊椎突出，按之离昝之症。又称大偻、背偻，俗称"驼背"。多属督脉病变。本症可见于胸椎结核，先天性胸椎后突畸形和部分类风湿性脊柱炎等病。参见大偻、背偻条。

背胂筋痛 证名,出《素问·标本病传论》。胂同臀。指背脊椎骨两侧的臀筋肌肉疼痛。多由脾、肾疾病,邪侵膀胱所致。

背法 推拿手法名。医者和患者背靠背站立,用两肘挽住患者肘弯部,然后弯腰屈膝挺臀,将患者背起,使其双脚离地,同时以臀部着力抵住病人腰部进行颠动,常用于腰扭伤等疾病。

背骨 ①指第七颈椎棘突与第一胸椎棘突之间(大椎穴)部位。如《灵枢·骨度》说:"项发以下至背骨,长二寸半"。②指脊髓。如《医宗金鉴》说:"背者……其骨一名脊髓……共二十一节,下尽尻骨之端"。

背恶寒 证名,出《伤寒论·辨少阴病脉证并治》。指背部有寒冷感觉。一般外感表证初期,症兼发热、头痛、脉浮等。治宜解表散邪为主,用荆防败毒散加减。因阳气不足,阴寒里盛,见背部恶寒、肢冷、脉沉细者,治宜温阳救逆为主,用四逆汤加减。因寒痰内伏见背心一片冰冷,宜化痰逐饮,用小青龙汤加减。因劳倦过度,阳气内伤,见背恶寒,时作时止,宜益气升阳,初中益气汤加减。

背疽 病名,出《外科理例》。即发于背部的有头疽,病因证治见该条。若以部位分又有发背、搭手之称,各见该条。

背脊骨折 病名,见《世医得效方》卷十八。包括胸椎和腰椎骨折。因跌打、坠撞所致。症见局部疼痛、肿胀、活动受限、折部压痛明显,可有后突畸形;严重者可合并脊髓损伤,出现截瘫。传统上采用绳索悬吊复位法,并予以固定。卧硬板床。初宜活血化瘀、消肿止痛,服复元活血汤加减,肿消痛减后以接骨续筋为主;后期应以补肾活络为主,并配合腰背肌锻炼。病程中注意防止褥疮、尿路及肺部感染。

背脊骨痛 证名,见《石室秘录》,指脊背疼痛。多因肾阴不足,筋骨失养所致。可选用六味地黄丸,久服可奏效。

背偻 证名,见《诸病源候论》。指曲背俯身、脊椎突出、腰曲不伸的症状。又称伛偻、大偻、俗称驼背。多因肾虚精血不足,日渐形成,属督脉病变。一般以补肾填精,强筋骨为治。

背痛 证名,出《素问·阴阳别论》。指背部板滞作痛。因风寒侵袭足太阳经,经脉涩滞所致,症见背痛或兼板滞,牵连肩项,兼有恶寒等,苔薄白,脉弦紧。治宜祛风散寒,疏通经络,以羌活胜湿汤加减。因脏腑病而引及背痛者,除有脏腑见证外,相应背部俞穴常有明显压痛,宜以治脏腑病为主。

战汗 出汗的一种。指在外感热病病程中,邪盛正虚,邪正相争,突然出现战栗,继而出现全身出汗,称为战汗。战汗是邪气与正气激烈相争的表现。正气胜,则战汗之后,病转痊愈;正气不支,战汗之后,则气随汗脱,可转为虚脱亡阳之危证。

战栗 证名,见《素问玄机原病式》。又称振寒,寒战。指身体抖动并有畏寒感觉。战栗见于疟疾,表现为先战栗,后高热,汗出而退,发作有时。若见于热病,乃因里热,阳气不得发越所致,用清解透邪法治之。因阳虚所致者,其病无热,脉虚细,治宜扶阳祛邪,选用黄芪建中汤、桂枝加附子汤加减。

临产 出《诸病源候论》。又名临盆、临蓐、临月、临草、卧蓐、坐蓐、坐草、上草、草蓐、免蓐、坐桶。指妊娠足月,胎位下移,腰酸坠痛,痛引背脊,腹痛阵作,越痛越紧,产门窘迫,肛门坠胀,胞水已下,即将分娩者。前人凭离经脉诊断临产,若见尺脉转急如切绳转珠,或产妇中指中节或末节脉跳应手等,以为欲产之候,可供临床参考。

临产七候 见《达生保赤编》。指分娩进程中的七种症状,为脐腹急痛,腰酸重坠,眼中出火,谷道挺进,室户肿满,手中指筋脉跳动,胞浆或血大来。

临产五忌 见《胎产须知》。指临产时应注意避免发生的五个事项。即一忌用力太早，二忌曲身坐卧，三忌惊忧，四忌不饮食，五忌锁闭（门窗紧闭）。

临产五要 见《产科一得》。指临产时应遵循的五项注意事项。即一要审时，二要饮食，三要戒喧，四要设法助其力量，五要安顿胞衣。

临产六字真言 出《达生篇》。即指"睡，忍痛，慢临盆"六字，古人以此六字概括临产时应注意的事项。睡，是要安卧宁静，消除焦急畏惧心理。忍痛，是使产妇惜力，切勿紧张，或狂呼乱动，以免娩出时乏力。慢临盆，即不宜过早上产床、过早用力，应充分休息，养精蓄力，分娩时才能顺利。

临产血晕 病证名，见《叶氏女科证治》。指临产时，由于出血太多，以致突然头晕眼花不省人事。此因气虚血脱而昏，宜速回阳救脱，急煎独参汤频频灌服。

临产晕绝 病证名，见《保产要旨》。指产妇临产时，突然出现昏不识人，四肢厥冷者。此因产时痛极所致。症见昏厥不醒，腹硬拒按，出血量少，血色紫黯，唇舌青紫。急当活血行瘀。方用清魂散。亦可针刺人中，使其苏醒后严密观察，慎防子宫破裂。

临证指南医案 医案著作。简称《临证指南》。10卷。清·叶桂撰，叶氏门人华岫云等辑录整理。刊于1766年。其中内科杂病医案8卷，妇科、幼科病案各1卷。按病证分为89门。叶氏治病，辨证细致，立法处方熨帖中肯，用药灵活而有法度。其中温病治案颇多，吴瑭撰《温病条辨》多取材于此。每门之后均附论一篇，由叶氏门人分别执笔，系统论述病因证治。流传甚广，现存清乾隆三十三年卫生堂刻本等50余种版本。1958年上海卫生出版社出版排印本。

临证验舌法 舌诊专著。2卷。清·杨云峰撰。上卷阐述临床验舌之法，辨其虚实、阴阳、脏腑；下卷依据证候、舌象、辨其当用何方治疗。多系作者经验之说。本书编入《三三医书》《中国医学大成》。

是动病 经脉病候的一类。出《灵枢·经脉》篇。其证候包括：①经脉循行经路的病证。如手阳明大肠经"是动则病齿痛颈肿"。②经脉经气变动引致所连络脏腑的病证。如手太阴肺经"是动则病肺用满，膨膨喘咳"；又如足少阴肾经从肾上贯肝膈，入肺中"是动则痛……咳唾有则血，喝喝而喘"。上述病证主要由经脉传来，非本脏腑所生，故各是动。

是斋百一选方 方书。20卷。宋·王璆（是斋）辑于1196年。本书分类汇辑作者"耳目所闻见，已试而必验"之方。全书分31门，145种病证，录方2000余首。涉及内、外、妇、儿、五官、皮肤等科，多为丸散膏丹方。选方精审，记述诸方传授、效验甚详。现存日本覆元刊本。

眊矂 证名，指眼目干涩少津，昏昧不眨证候。参见目昏条与目干涩条。

显色希拉 蒙医名词。希拉五种类型之一。存在于皮肤，有使皮肤色泽鲜明而柔润光滑的功能。

哑门 经穴名，出《素问·气穴论》。又名舌横、舌厌、瘖门、横舌、舌肿。属督脉、督脉、阳维脉交会穴。位于项正中线，入发际5分处，在第一、二颈椎棘突之间。主治暴瘖、失语、头痛、项强、脊强反折、聋哑、癫痫、精神分裂症、癔病、大脑发育不全、脑性瘫痪。直刺5分～1寸。对准口部与耳垂水平进针，不宜提插、捻转；或向下刺入1～1.5寸。斜刺，向对侧风池穴透刺2～3寸。禁向上斜刺或深刺。

冒风 病名，见《医学入门》。感冒之一种。指感受风邪所致的轻症。其症见恶风，微热，鼻塞、声重、头痛、咳嗽，苔薄白，脉濡滑。治宜微辛轻解法。用葱豉汤加减。

冒心 证名，指心手按心下之意。见《伤寒论》。由于胸阳不振，病人自觉心下空虚而悸动不宁，故喜以手按心下。治宜温阳益气。用桂枝甘草汤加减。

冒眩 证名，见《金匮要略》。指头目昏眩。义同眩冒。详见该条。

冒暑 病名，见《丹溪心法》。指感受暑热，传入肠胃所致疾病。其症见腹痛水泻，心烦躁热，口渴欲饮，舌苔黄腻，脉濡数。治宜涤暑化湿，方用黄连香茹饮加减。

冒暑眩晕 病证名，见《世医得效方》。即中暑眩晕。详见该条。

冒寒 病名，见《时病论》。感冒之一种。其症见发热恶寒，无汗，全身酸痛，头微痛，脉浮数。宜辛温解表法。可选苏羌达表汤加减。

胃 六腑之一。其功能是主受纳与腐熟饮食物，并能游溢精气。所化生的水谷精微，通过脾的运化，输布于五脏六腑，营养于全身。故《灵枢·五味》云："胃者，五藏六府之海也，水谷皆入于胃，五藏六府皆禀气于胃。"《灵枢·玉版》云："人之所受气者谷也，谷之所注者胃也，胃者水谷血气之海也"。足阳明胃经络于脾。胃与脾互为表里，共同完成饮食物的消化吸收过程，故脾胃常合称"后天之本"。

胃三阳 蒙医名词。指存在于胃部的腐熟巴达干、消化希拉、调火赫依3个类型。胃腑受纳饮食以后首先由腐熟巴达干腐碎成粘糊状，再由消化希拉将其溶化，最后由调火赫依分别精华与糟粕。胃三阳之分支遍布周身，保持人体的热能。

胃之大络 指由胃直接分出的大络脉。胃之大络与十五别络不同。其循行经路自胃上行，贯通横膈，连络肺，出于左乳下的虚里，即心尖博动部位。故《素问·平人气象论》说："胃之大络，名曰虚里，贯膈络肺，出于左乳下，其动应衣，脉宗气也。"

胃之五窍 指与胃相通的咽门、贲门、幽门、阑门及魄门等五个出入口。出《灵枢·胀论》。如《类经》十六卷说："胃之五窍，为闾里门户者，非言胃有五窍，正以上自胃脘，下至小肠、大肠，皆属于胃，故曰闾里门户。如咽门、喷门、幽门、阑门、魄门，皆胃气之所行也。故总属胃之五窍。"

胃之关 指肾。由于肾有蒸化和调节水液的功能，起着胃的关闸作用，故称肾为胃之关。在正常情况下，水入于胃，由脾上输于肺，肺气肃降，水津下流而归于肾，再从膀胱、尿道排出体外而为尿。如肾虚不化，津液代谢障碍，小便不利易致中焦痞满。故《素问·水热穴论》说："肾者，胃之关也，关门不利，故聚水而从其类也。"

胃不和卧不安 证名，出《素问·厥论》。指因胃脘不适而影响睡眠。多因饮食不节，损伤脾胃。其症见脘闷，不思饮食，嗳气吞酸，恶心呕吐，舌苔白腻、脉滑。治宜和胃化湿祛痰，方用二陈汤合平胃散加减。

胃中寒凝 即胃寒。指胃中寒盛，腐熟功能障碍或减退，甚则导致气滞血瘀的病理状态。多由过食生冷，或过用寒凉克伐药物，损伤胃阳，或素体中寒等所致。临床多见食入不化，脘腹疼痛，痛得温则减等症。

胃气 ①指胃的生理功能。如脾气主升，胃气主降。②泛指人体的多种精气。《脾胃论》云："胃气者，谷气也，荣气也，运气也，生气也，清气也，卫气也，阳气也"。③指脾胃功能在脉象上的反映，即缓和流利的脉象。如《素问·玉机真藏论》说："脉弱以滑，是有胃气"。《素问·平人气象论》说："平人之常气禀于胃，胃者，平人之常气也……所谓无胃气者，但得真脏脉，不得胃气也。"

胃气不足 证名，见《诸病源候论》。即胃气虚，胃气虚弱导致的证候。症见饥而不能食，怯寒，倦怠，少气懒言，大便溏泄，或完谷不化，肠鸣腹痛，舌清苔白，脉虚弱。治宜益气建中。方用小建中汤加减。

胃气不和 指胃的受纳、腐熟水谷功能失调的病理状态。多由胃阴不足，或邪热伤胃，或食滞胃脘，影响胃气和调所致。临床可见厌食或食后痞胀，泛恶，卧不安，大便失调等症。

胃气虚 指胃气不足，受纳腐熟功能减退，胃和降失调的病理状态。多由长期饮食失节或禀赋素虚，或久病元气不复等所致。临床可见胃纳不佳，饮食无味，甚则不思饮食，或见脘腹胀满、隐痛等症。甚则胃气上逆，可见嗳气，恶心，呕吐，呃逆等病证。

胃气虚喘 病证名，见《丹溪心法》。即胃虚喘。详参该条。

胃气痛 病名，见《春脚集》。其病见胃脘胀满，攻痛连胁，按之较舒，嗳气频繁，苔薄白，脉沉弦，治宜疏肝和胃。方用柴胡疏肝汤加减。

胃反 病名，见《金匮要略》。①指朝食暮吐或暮食朝吐者。即反胃，也称翻胃。由脾胃阳虚，运化无权，故见胃脘痞满。饮食不化，朝食暮吐或暮食朝吐，疲乏无力，大便溏，舌苔薄白，脉虚弱，治宜温胃健脾，和胃止呃，方用理中汤合大半夏汤加减。②霍乱病之别称。见《诸病源候论》。

胃仓 经穴名，出《针灸甲乙经》。属足太阳膀胱经。位于背部，第十二胸椎棘突下，旁开3寸处。主治胃脘痛、腹胀满、饮食不下、小儿积食、脊背疼痛、水肿。斜刺5～8分。艾炷灸5～10壮，或艾条灸10～20分钟。

胃风 古病名。①出《素问·风论》。指风邪中于胃者。症见项部多汗，恶风，饮食不下，膈塞不通，时易腹满，受寒长，饮食寒冷则泄泻，形瘦腹大。治宜祛风散寒，温中理气。用豆蔻丸、白术丸（《圣济总录》方）等加减。②见《赤水玄珠》。指胃中积热而生风者。以呕吐为主症。

胃风汤 方名，出自《太平惠民和剂局方》。白术、川芎、人参、白芍药、当归、肉桂、茯苓各等分。为粗末，每服二钱，加粟米百余粒，水煎去滓，空腹稍热。功能温中健脾，养血和血。治风冷客于胃肠，水谷不化，泄泻注下，腹胁虚满，肠鸣腹痛，及胃肠湿毒，下如豆汁，或下瘀血，日夜无度。

胃火 证名，见《校注医醇賸义》。指胃火炽盛而出现的证候。症见口渴思冷饮，消谷善饥、呕吐嘈杂，口臭、牙龈肿痛、腐烂，或出血，大便秘结，小便黄赤，舌苔黄腻，脉滑数，治宜清胃泄火。用清胃散加减。

胃火呕吐 病证名，见《症因脉治》。指饮食厚味，恼怒忧思，酿热化火所致的呕吐。症见食少呕吐，喜冷恶热，心烦，口渴，溺赤，舌质红，苔黄脉数。治宜清热降逆、和胃止呕。方用竹茹汤加减。

胃心痛 病证名，见《灵枢·厥病》。厥心痛之一。因胃病致邪上乘心所致。症见腹胀胸满、胃痛掣心，两胁胀、咽膈不通。治宜清热解郁。用草豆蔻丸加减。

胃失和降 即胃气不降。指胃的通降功能受阻，影响纳食化谷的病理状态。多由饮食所伤，胃火冲逆，或痰湿中阻，气机不降所致。临床可见不思饮食、胃脘胀满作痛、嗳气、呃逆、呕吐等症。

胃主受纳 胃的生理功能之一。指胃能接受和容纳水谷。此种功能，主要依赖于胃气的和降。故胃气正常则纳食正常；胃气虚则饥不受谷食，胃气逆。

胃主降浊 胃的生理功能之一。指胃能将初步消化的食糜（即浊）下降于小肠。如《灵枢·阴阳清浊》说："受谷者浊"。胃以受纳饮食水谷，饮食物在胃中经初步消化，成为食糜，并依赖胃气和降的作用而下降于肠道，即胃主降浊与脾主升清的功能有相反相成的作用。

胃主腐熟 胃的主要生理功能之一。指胃把受纳的饮食物初步消化成为食糜的作用。如《难经》说："中焦者，在胃中脘，不上不下，主腐熟水谷"。

胃阳 即胃的阳气，与胃阴相对而言。胃阴与胃阳相互为用，共同维持正常的纳食化谷功能。若胃阳虚损，纳降失职，则可见饮食不化，胃脘胀痛，呕吐清涎等症。

胃阴 指胃的阴液，与胃阳相对而言。胃阴与胃阳相互为用，共同维持正常的纳食化谷功能。故《临证指南医案》说："知饥少纳，胃阴伤也"。《温热论》说："舌绛而光亮，胃阴亏也"。临床所见，温热病证，热盛肺胃，易导致胃阴亏耗，可见烦渴，咽干，便秘，舌红少苔，脉细数等症。

胃阴虚 指胃的阴液虚亏不足，滋养濡润功能失调的病理状态。多由胃火炽盛，或脾胃湿热，或大吐之后，或温病热盛伤津等所致。临床可见口干喜饮，饮食乏味而减少，吞咽或感不适，食后胸膈痞阻不畅，甚则干呕呃逆，大便干结，舌中心干或干绛，脉细数等症。多见于慢性胃炎，糖尿病及热性病恢复期等。

胃苓汤 方名，出自《丹溪心法》。又名对金饮子。甘草、茯苓、苍术、陈皮、白术、官桂、泽泻、猪苓、厚朴。为粗末，每服五钱，加生姜三片，大枣二枚，水煎服。功能健脾和中利湿。治伤湿停食，脘腹胀满，泄泻，小便短少。《古今医鉴》载方多白芍一味。胃苓汤作散服，名胃苓散；制丸服，名胃苓丸。

胃胀 病名，见《灵枢·胀论》。胀病之一。症见腹满，胃痛，饮食减少，大便干结。治宜平胃祛寒，方用平胃散加减。

胃实 证名，见《脉经》。指胃腑病邪盛实的病证。胃实多化热，症见食滞胃脘，脘腹胀满，大便不爽，口臭嗳腐，舌苔薄黄，脉滑。治宜消导化滞。用保和丸加减。

胃实腹胀 证名，见《症因脉治》。伤寒腹胀之一。指由表邪已解、肠胃实热所致。其症见内热盛，不恶寒，自汗，大便不通，烦满燥实，治宜通便泄热，用承气汤加减。

胃经失血 证名，见《不居集》。指胃内出血。多因饮食太饱，或中气失调，邪热在中，迫血妄行所致。治宜清热凉血，用犀角地黄汤加减。

胃俞 经穴名，出《针灸甲乙经》。属足太阳膀胱经，胃之背俞穴。位于背部，第十二胸椎棘突下旁开1.5寸处。主治胃脘痛、胸胁痛、呕吐、反胃、腹胀、腹泻、痢疾、鼓胀、胃炎、溃疡病、胃下垂。向下斜刺5~8分；或向脊柱方向斜刺至横突。艾炷灸3~7壮；或艾条灸5~20分钟。

胃、神、根 脉诊方法之一。为诊察脉来是否有胃、有神、有根，以判断正气之虚实。一般来说，脉来有节律并带有柔滑冲和之象，是为有神、有胃之脉。故《素问·玉机真藏论》说："脉弱以滑，是有胃气"。尺脉沉取应指有力，是为有根之脉。说明肾气不衰。故临床凡见有胃、有神、有根之脉，则说明正气充实。

胃热呕吐 证名，见《金匮翼》。又称胃火呕吐、热呕。详见该条。

胃热恶阻 病证名，恶阻之一。多因平素胃有积热，孕后冲脉气盛，气逆上壅所致。症见呕吐较剧，吐物热秽，心烦口渴，喜食冷饮，颜面潮红，口臭便秘等。治宜清泻胃火、降逆止呕。

胃热渴 证名，见《圣济总录》。渴证之一。指因脾胃实热灼津而致口渴。症见胸膈烦闷，口渴引饮，大便秘结。治宜清胃生津，用玉女煎加减。

胃热（火）壅盛 指胃中实热之邪炽盛，郁而化火上炎，腐熟功能过于亢进的病理状态。多由邪热犯胃，或因嗜酒、嗜食辛辣，过食膏粱厚味，助火生热；或由气滞、瘀阻、痰、湿、食积等郁而化热、化火等所致。临床可见胃中嘈杂，消谷善饥，口苦，口渴引饮，大便秘结等症。胃火上炎，引致胃气上逆者，则可见恶心，呕吐酸水等症。胃火循经上炎，则或为齿龈肿痛，或为衄血。火热灼伤胃之脉络，则可见呕血。

胃疸 病名，①指已食而仍有饥饿感者为胃疸。见《素问·平人气象论》。②九疸之一。见《诸病源候论》。由于饮食过度，醉酒劳伤，脾胃瘀热所致，其症以身面皆发黄，食多喜饮为主症。③即谷疸。见《杂病源流犀浊》。参谷疸条。

胃消 病名，见《辨证录》。指消食善饥。因胃火炽盛，津液受灼，其主症见嘈杂易饥，口渴思饮，饮一溲二。治宜滋阴泻火，用止消汤加减。

胃家 泛指胃、小肠、大肠等胃肠消化器官。《灵枢·本输》云："大肠、小肠皆属于胃，是足阳明也。"《伤寒论》云："阳明之为热，胃家实是也。"

胃家实 ①证名。见《伤寒论》。指阳明经证和腑证的统称。②指瘀血阻胃。见《血证论》。

胃虚 证名，见《脉经》。指胃气虚、胃阴虚所出现的病证。参见胃病、胃气不足、胃阴虚条。

胃虚恶阻 病证名，见《妇人良方大全》。恶阻之一。多因脾胃素虚，孕后经闭，冲气上逆，升降无权所致。症见孕后呕吐频繁，食入即吐，不思饮食，腹胀脘闷，精神疲倦，乏力思睡。治宜益气健中、降逆安胎，方用香砂六君子汤。

胃脘 ①指胃腔。上口贲门部为上脘，中部为中脘，下口幽门部为下脘。如《灵枢·四时气》曰："饮食不下，膈塞不通，邪在胃脘"。②泛指胃部。从鸠尾至神阙间，又分上脘、中脘、下脘，为针刺之常用穴位。

胃脘痛 病名，见《素问·五常政大论》。又称胃痛、脘痛、心下痛、心痛等。指上腹部近心窝处疼痛。多因饮食不节、饥饱劳倦、脾胃虚寒、情志郁结所致。有寒、热、虚、实之分，但往往虚实错杂、寒热相兼，审因施治，详参有关条。

胃痛 六腑病候之一。泛指胃的病变。出《灵枢·邪气藏府病形》等篇。多由饮食不节，饥饱失调，冷热失宜，或胃气虚弱，或胃阴亏耗等所致。胃失和降，影响受纳与消化。临床可见脘腹胀满疼痛，呕吐恶心，嗳气纳减等症，甚则胸膈咽嗌阻滞不通，食饮不下。若食滞中阻，则可见脘腹胀满，口臭嗳腐，大便不爽等症。若胃腑虚寒，则可见胃脘隐痛，喜热喜按，食纳减少，泛吐清水；若胃气虚弱，则可伴见食入难化，大便不实，脉弱无力等症。若胃热炽盛，则可见胃脘灼痛，嘈杂易饥，口渴便秘，或牙龈肿痛等症；若胃阴不足，则可伴见干呕，舌干少苔等症。

胃寒呕吐 病证名，见《症因脉治》。指中阳不足，脾胃虚寒不能运化水谷所致呕吐。症见饮食稍多即吐，时作时止，倦怠乏力，口干而不欲饮，四肢不温，大便溏薄，舌质淡，脉虚弱，治宜温中健脾、和胃降逆，用理中汤加减。

胃寒恶阻 病证名，恶阻之一。因平素脾胃虚寒，中阳不振，阴寒内滞所致。症见呕吐不食，或呕吐清水，脘中冷痛，喜食热饮，面色青白，肢冷畏寒，体倦嗜卧。治当温中散寒、降逆止呕，方用半夏茯苓汤。

虾游脉 七怪脉之一。其脉跳动时隐隐约约，去时一跃而消逝，如虾游之状。为病势危重脉象。

虻虫 中药名，出于《神农本草经》。又中䗪虻、牛虻、瞎蠓。为虻科昆虫复带虻 Tabanus biuittatus Mats. 或中华虻 T. mandarinus schi 及其同属近缘昆虫的雌虫体。性微寒，味苦，有小毒。归肝经。有破血逐瘀、散结消癥之功效，治血滞经闭、癥瘕积聚、蓄血证及跌仆损伤之瘀痛。煎服 1～1.5g，研末吞服 0.3g。孕妇忌服。

思 七情之一。即指思虑。如《灵枢·本神》说："心有所忆谓之意；意之所存谓之志；因志而存变谓之思；因思而远慕谓之虑"。思虑过度则可致气机郁结，甚则伤及脾的运化功能。故《素问·举痛论》曰："思则气结"。《素问·阴阳应象大论》曰："思伤脾"。

思则气结 指过度思虑使脾气郁结。脾主运化和转输水谷精微，若思虑过度，则脾气郁结，运化失调或障碍，影响水谷精气的转输和散布，故临床可见胸脘痞满，食欲不振，大便溏泄等症。如《素问·举痛论》说："思则气结……思则心有所存，神有所归，正气留而不行，故气结矣。"

思伤脾 指思虑过度则可使脾气郁结。出《素问·阴阳应象大论》。若脾气久郁，则影响运化。临床可见胸脘痞满，饮食不思，腹胀便溏等症。

蚂蚁丹 病证名，见《幼科全针》。小儿丹毒的一种。小儿三焦风热，乘于肌表，风动火生，风火相博所致。症见发寒热，遍身如丹，似痧非痧，斑如雪片，上有风粟，发之多痒，烦渴焦躁者。方以化斑解毒汤。

蚂蚁窝 病名，见《疡医大全》。以疮形似蚁窝而名。相当于西医的汗疱疹。多因湿热内蕴，复感风邪，邪聚凝结而成。多见于夏季，好发于手掌及指侧，为米粒大、深在性水疱，群集或散在发生，多对称分布，水疱或可相互融合或大疱，有灼热、瘙痒感，疱壁难破，多自行干涸、脱屑，状似蚁窝，易反复发作。一般外治为主，用10%土槿皮酊外搽；或用王不留行30g，明矾10g，煎水浸洗。若症重，可并以祛风清热除湿，消风散加减内服。

品胎 见《医宗金鉴》。即一次怀孕三胎。

咽 又名嗌、咽嗌、喉嗌，古名嚨。为饮食和呼吸的共同通道。出《灵枢·经别》等篇。如《灵枢·忧恚无言》云："咽喉者，水谷之道也"。《重楼玉钥》则云："咽者嚨也。主通利水谷，为胃之系。现代所指的咽，则包括鼻咽部、口咽部和喉咽部"。

咽干口燥 证名，见《金匮要略》。指自觉咽喉，口腔干燥之症。详见口干、渴条。

咽门 为饮食和呼吸之气进入食管和气管的门户，故名咽门。如《灵枢·肠胃》曰："咽门重十两，广一寸半。"

咽喉 舌咽、发音器官。出《灵枢·忧恚无言》。古人常把咽、喉相提并论。喉部主要为发音器官，主要由喉部肌肉、软骨组织、声带组成。除发音外，咽部还在呼吸、保护方面起重要作用。

咽喉经验秘传 喉科专著。2册。著者佚名。清·程永培校刊。本书专门论述咽喉病证治。上册为咽喉总论、诊法、治法、喉症用药、喉症图形、针药秘传；下册为方药。书中并介绍了一些舌、牙病证主治。现存清光绪二年存济书屋刻本。1957年商务印书馆出版排印本。

咽喉脉证通论 喉科专著。1卷。著者未详，清·许楗相校。刊于1825年。本书总论咽喉诸证诊治、用药，汇辑丸散验方，并具体记述锁喉、重舌、气痛、乳蛾等18种咽喉病证的证候与治疗。作者认为喉症多属火毒上升，治以降气泻火为主。现存清嘉庆十二年静学斋刻本等20余种刻本。1957年上海卫生出版社将本书与《尤氏喉科秘书》合刊，排印出版。

咽痛 证名，见《伤寒论》。指咽部疼痛。有虚火与实火之分。风热侵袭、痰火上壅为实火，宜清热解毒，银翘散加减。阴虚阳亢、灼津伤液为虚火，宜养阴清热，用养阴清肺汤加减。当审因施治。

哕 证名，①指呃逆·呃逆之古称。见《灵枢·杂病》。详见呃逆条。②指干呕。见《丹溪心法》。详见干呕条。

咯血 证名，见《儒门事亲》。指喉中觉有血腥，一咯即出血块或鲜血，多因阴虚火旺或肺有燥热所致者，治宜滋阴降火，可用沙参麦冬汤、桑杏汤、六味地黄丸合茜根散加减。亦有指痰中带血丝为咯血者，多因心火旺盛、血脉不宁所致，治宜清心宁络为主。

咬牙 证名，见《六因条辨》。龂齿的别称。见于温热病，热极生风或蛔虫病。详见龂齿条。

咬骨疽 病名，见《外科正宗》。即发于大腿内侧的附骨疽。病因证治见该条。

咳 证名，出《素问·咳论》。指有声而无痰。其病因或因外邪犯肺，或因脏腑内伤而涉及于肺而作咳，治疗外感者以祛邪宣肺为主，内伤者以调理脏腑为主。应审因论治。

咳血 病证名，见《丹溪心法》。又称嗽血、咳嗽血。指血因咳嗽而出，或痰中带血，或纯血。多因外感风邪不解，化热化燥，损伤肺络，或肝火犯肺所致。因外感者，症见喉痒咳嗽，痰中带血，口干鼻燥，治宜祛风清肺、宁络止血，可用千金麦门冬汤、桑杏汤加减。若肝火犯肺，其后见咳嗽，痰中带血或纯血鲜红，胸胁刺痛，心烦易怒，便干，舌红苔黄，脉弦数，治宜泻肝清肺、和络止血，可用柴胡疏肝散合泻白散、黛蛤散加减。本病证可见于支气管扩张，大叶肺炎，肺结核，肺癌等。

咳血方 方名，出自《丹溪心法》。青黛、瓜蒌仁、诃子、海粉、栀子（原方未注分量）。为细末，以蜜同姜汁为丸，噙化。功能清火化痰，敛肺止咳。治肝火灼肺，咳嗽痰中带血。

咳论经旨 咳证专著。4卷。清·凌嘉六辑。撰年不详。本书辑录《内经》《难经》《金匮要略》《伤寒论》等书有关咳嗽证治的论述及诸家注释，汇编成书。现有《三三医书》本。

咳逆 证名，出《素问·六元正纪大论》。指咳嗽见气止逆的疾患。①指咳嗽气之症。见《金匮要略》。②哕之别名。见《丹溪心法》。

咳逆上气 证名，见《金匮要略》。又名咳喘。指咳嗽气逆，呼吸急促。本证有虚实之分，由外感六淫、痰饮内停或邪热炽盛所致者多属实证；因久病咳喘或大病后无气耗伤者多属虚证。其发病与肺脾肾密切相关，如肺气壅滞或虚耗，肺失健运，肾不纳气等均可致病。迁移日久，并可导致心气虚衰。

咳脓血 证名，见《金匮要略》。指咳唾脓血。多因邪热凝滞，损伤肺络所致。本症可见于支气管扩张，肺脓肿等病。

咳家 出《金匮要略》。指经常咳嗽的病人。详见咳嗽条。

咳喘 证名，出《素问·六元正纪大论》。又名咳逆上气。指咳嗽兼气喘之症。

咳嗽 病证名，出《素问·五藏生成篇》。指有声又有痰，谓之咳嗽。宋以前，咳、嗽同义。咳嗽或因外邪犯肺，或因脏腑内伤及肺，治病原则：外感者以祛邪为主，内伤者以调理脏腑为主，咳嗽分外感咳嗽（包括风寒、风热和燥热咳嗽）和内伤咳嗽（包括痰湿咳嗽、肝火犯肺咳嗽等），并有五脏咳嗽，详见有关各条。

贴骨疽 病名，见《外科理例》。指发于环跳穴处的附骨疽。病因证治见该条。

贴骨痈 病名，见《疡科心得集》。即狭义之附骨疽。病因证治见该条。

骨 指全身的骨骼。肾能藏精，精能生髓，髓藏于骨中，故肾主骨。骨属奇恒之腑。骨性坚刚，能支持形体，为人身之支架。故《灵枢·经脉》说："骨为干"。骨的作用有赖于髓之滋养。若精髓亏损，骨失所养，则可发生不能久立、行则无力等病证。

骨节疼烦 证名，见《伤寒论》。又称骨节烦疼。多因感复风湿之邪，损伤营卫，或邪热伤肾，而见全身关节疼痛，活动不利，自汗、气短、轻微浮肿，治宜温阳祛邪，甘草附子汤加减。

骨节烦疼 证名，见《千金要方》。骨节疼烦的别称。详见骨节疼烦条。

骨空 ①指两骨间的空隙部位。如《素问·骨空论》说："臂骨空在臂阳，去踝四寸两骨空之间"。②指骨髓腔。如《灵枢·五癃津液别》说："五谷之津液，和合而为膏者，内渗于骨空。"③指关节腔。如《素问·骨空论》说："䯒骨空，在辅骨之上端"。

骨枯髓减 证名，出《素问·痿论》。指腰脊萎软不举，步履艰难之症。因精髓减少，骨骼枯萎所致。症见腰膝酸软，难于直立，下肢萎弱无力，舌红，脉细数，治宜滋阴填髓，用地黄饮子加减。

骨蚀 病名，见《灵枢·刺节真邪篇》。多因久患疮疡，毒邪内著于骨而致骨烂成脓。相当于骨骺炎或骨髓炎。证治参见附骨疽条。

骨度法 腧穴定位方法名。定穴方法之一。出《灵枢·骨度》。古时以骨节作标志定出度数，测量人体各部长短、大小，称骨度。用骨度方法量取穴位则称骨度法。即不分人体高矮肥瘦，在一定部位内都折成相同分寸，厘定穴位所在。后世为了取穴方便，经过临床考察，在《灵枢·骨度》的基础上，对部分尺寸作了某些修改。

骨绝 古病名。见《千金要方》。指骨髓困枯败绝的疾患。其症见腰脊痛，步履艰难，腰沉重，转侧困难，治宜补肾填髓，大补阴丸加减，常见于现代医学的多发性骨髓痛、骨髓纤维化等病。

骨厥 病名，①见《灵枢·经脉》。足少阴经气是动病之一。其症见饥不欲食，面色无华，咳痰带血，喘息不能卧，视物不清，心慌、善恐，治宜滋肾养心。用六味丸合养心汤加减。②见《证治准绳》指两手大热。

骨痛 证名，出《素问·脉要精微论》。指肢体某部疼痛的骨。可见于痹证、骨伤、虚劳等病证。详参有关条。

骨蒸 病证名，见《诸病源候论》。五蒸之一。形容其发热自骨髓蒸发而出，故名。多因阴虚内热所致。症见潮热盗汗，喘息无力，心烦少寐，手足心热，小便黄，舌红苔少，脉细数。治宜养阴清热。常用清骨散加减。

骨蒸病灸方 灸疗专著。又名《灸劳法》。1卷。唐·崔知悌撰。这是一部以灸法治疗骨蒸病的专著。据自序称。以此法治疗骨蒸，治愈者数过二百。书有附图，易学易用。原书已佚，佚文可见于《外台秘要》《苏沈良方》等书。

骨碎 病证名，出《仙授理伤续断秘方》。即粉碎性骨折。详见骨折条。

骨碎补 中药名，出于《本草拾遗》。又名猴姜、申姜、毛姜。为水龙骨科植物槲蕨 Drynaria fortunei（kze.）J. sm 或中华槲蕨 D. baronii（christ）Diels（D. sinica Diels）的根茎。性温，味苦。归肝、胃经。有补肾续伤、活血止血之功效，主治肾虚之腰痛、脚弱、耳鸣、耳聋、牙痛、衄血、久泻，及跌仆闪挫或金疮之筋骨损伤、瘀肿疼痛。鲜品或酒浸汁搽擦可治癣或秃发。煎服10～20g，外用适量。阴虚有热及无瘀血者慎用。

骨骱接而复脱 病名，出《正体类要》。即习惯性脱臼。多因肝肾虚损，气血不足，筋肉松弛引起，或外伤性脱臼治疗不当，关节结构破坏所致。常由于旋转不慎或扭拉等动作而引起重复脱臼。症见局部疼痛、畸形，活动受限。治宜手法或切开复位，加强固定。并滋补肝肾。强筋壮骨，内服六味地黄丸；气血虚者，服补中益气汤。配合功能锻炼及针灸治疗。

骨痹 病名，出《素问·长刺节论》。指以骨节证候为突出表现的痹证。多由骨髓空虚，风寒湿乘隙侵袭所致。症见骨节疼痛，四肢沉重、麻木、肢冷。治宜补肾祛邪，选用安肾丸或小续命汤加减。

骨痿 证名，见《内经》。痿证之一种。因肾主骨，故又名肾痿。由于肾气热，或邪热伤肾，阴精耗损，骨枯髓虚所致。症见腰脊酸软，不能伸举，下肢痿弱，不能起床活动，伴有面色黧黑，牙齿干枯等。治宜滋阴清热，补肾益精。方用虎潜丸等。

骨酸 证名，出《灵枢·本神》。指骨节酸楚。多由肾虚精伤所致。症见腰膝软弱，面冷，耳鸣，尿频阳痿，舌苔清白，脉沉弱，治宜温补肾阳，右归丸加减。

骨槽风 病名，见《证治准绳》。又名穿腮、穿腮发。类似于颌骨骨髓炎。多因手少阳三焦、足阳明胃二经风火毒邪灼成，或病久脾阳虚衰，无力托毒外出而致。症见初起于耳前，并连及腮颊，痛引筋骨，隐隐于皮肤之内，略有小核，渐大如胡桃，或腐溃，溃后难愈，脓液臭秽或清稀，或牙根龈肉浮肿，色紫黑或有出血，久则腐烂而臭，伴有周身寒热，甚或牙龈腐溃、牙齿脱落，久之有朽骨排出。治宜祛风、散火、解毒。用升阳散火汤加减。若久不愈合，可用附子理中汤托毒外出。亦可以真君妙贴散敷肿处。

骨鲠 病名，见《中医耳鼻喉科学》。相当于咽喉及食道异物。多见于鱼刺卡于咽喉，而较坚硬锐利的骨块多易卡于食道狭窄处。无论异物卡于何种部位，一经确定，就必须设法取出。古时因缺乏特殊器械，对无法取出的异物用松脱法：用威灵仙煎汤或白醋半碗，徐徐含咽，意在软化鱼骨，使其松脱；还有黏附法，吞食饴糖及长纤维蔬菜，欲将骨刺包裹后咽下，现这类方法较少使用。咽喉的异物，切忌用食物迫咽，以免越扎越深。宜手术方法取出。

骨瘤 病名，见《黄帝内经》。因肾气不足，寒湿挟痰瘀侵袭骨骼，以致气血凝滞于骨所致。好发于长管骨的干骺端。良性者症状多不明显，发展缓慢；恶性者病初隐痛，继则疼痛难忍，入夜尤甚，生长较快，肿块推之不移，坚硬如石，与骨相连，皮色紫褐，表面静脉怒张，常伴有低热、消瘦、神疲、食欲不振等。治宜补肾益气、消肿散结、活血化瘀为主，内服肾气丸，外贴阳和解凝膏。必要时可用手术治疗或化学、放射等疗法。

幽门 ①经穴名。出《针灸甲乙经》。又名上门。属足少阴肾经，肾经与冲脉交会穴。位于脐上6寸，腹正中线旁开0.5寸。主治胸胁痛、心烦、呕哕、腹胀、积聚疼痛、便脓血、乳痈、目赤痛。直刺7分～1寸，不可深刺，以防刺伤肝脏。艾炷灸5～10壮，或艾条灸5～30分钟。②经穴别名。出《圣济总录》。即下脘，见该条。

幽门不通 症名，见《脾胃论》。指便秘之由于幽门不通者。其症见胃脘疼痛，呕吐黄汁，反复发作，大便不通，苔腻，脉滑数。治宜通便散结。用通幽汤加减。

[丿]

钟乳石 中药名，出于《本草崇原》。又名石钟乳、滴乳石、鹅管石。为碳酸盐类矿物钟乳石 Stalactite 的矿石。性温，味甘。归肺、肾经。有温肺的壮阳，下乳之功效。主治虚劳喘咳、寒嗽痰清、阳痿、遗精、腰腿冷痹、乳汁不下。煎服，10～15g。

钦饶诺布 藏医学家（1882～1965年）。早年出家受戒，后入拉萨药王山学习医学，拜达赖之侍医土登坚参为师。潜心研究《四部医典》及其他藏医著作，医术精湛，曾获达赖亲授奖品。曾建议13世达赖于大昭寺旁建立"门孜康（医学历算院，今西藏自治区藏医学院之前身），并担任该院院长。其医学造诣颇深，尤其擅长妇儿科治疗。著有《小儿病治疗经验》《草药鉴别法》《热带药物鉴别法》等医药论述，及十余部有关人体解剖测量、疾病诊断方法、病名解释、药物等教科书。并把分散的藏医彩色系列挂图整理成套，拉萨藏医院至今仍保存一套完整的彩色系列挂图。"

钩肠痔 病名，见《外科大成》。指肛边摺缝糜烂，便如羊粪，便后出血痛甚者，即裂肛痔。病因证治见该条。

钩脉 为夏季正常脉象。其脉稍坚洪大，来盛去衰，如钩之状。如《素问·玉机真脏论》说："夏脉者，心也，南方火也，万物之所以盛长也，故其气来盛去衰，故曰钩。"

钩藤 中药名，出于《名医别录》。又名钓藤、钩藤钩子、嫩双钩、莺爪凤、金钩藤。为茜草科植物钩藤 Uncaria rhynchophylla (Miq) Jacks. 及其同属多种植物的带钩茎叶。性微寒，味甘。归肝、心包经。有息风止痉、清热平肝之功效，主治惊痫抽搐，及肝热之头胀头痛，或肝阳上亢之头晕目眩。煎服，10～15g，不宜久煎。本品对高血压症有显著的疗效。

香加皮 中药名，见于《药典》。又名北五加皮、杠柳皮、香五加皮。为萝藦科植物杠柳 Periploca sepium Bge. 的根皮。性微温，味辛、苦，有毒，有祛风湿、壮筋骨、强心利尿之功效。主治风寒湿痹、小儿筋骨软弱、脚痿行迟、心悸、气短、水肿、小便不利。煎服，3～6g。不宜多用，以免中毒。

香苏散 方名，出自《太平惠民和剂局方》。炒香附、紫苏叶各四两，炙甘草一两，陈皮二两。为粗末，每服三钱，水煎服，不拘时候，日服三次。若作细末，只服二钱，入盐点服。功能疏散风寒，理气和中。治四时瘟疫伤寒，形寒身热，头痛无汗，胸脘痞闷，不思饮食。

香连化滞丸 方名，出自《妇科玉尺》。青皮、陈皮、厚朴、枳实、黄芩、黄连、当归、白芍、滑石、木香、槟榔、甘草。为末，水泛为丸。功能理气化滞，清热燥湿。治湿热壅滞，腹痛泄泻，或下利赤白，里急后重。

香附 中药名，出于《名医别录》。又名香附子、莎草根、雷公头、香附米。为莎草科植物莎草 Cyperus rotundus L. 的根茎。性平，味辛、微苦、微甘。归肝、三焦经。有疏肝理气、调经止痛之功效，主治肝郁气滞之胸胁作痛、脘腹胀痛、疝气疼痛、月经不调、痛经、乳房胀痛等。煎服，6～12g。本品对发热、腹泻、胃肠功能紊乱、丝虫病有一定疗效。

香岩径 方书。2卷。陆晋笙等选注于1929年。本书据《临证指南医案》《三家医案》《叶天士晚年医案存真》及《徐批真本叶天士医案》，分证选辑清代名医叶天士（香岩）医案，改编为医方著作，借以窥视叶氏治学门径。书中共分108门，仿经籍提要、案牍摘要体例，将每则医案删繁就简，概括证候处方；并加注按。现有1924年排印本。

香砂六君子汤 方名，出自《张氏医通》。人参、炒白术、茯苓、半夏各二钱，橘皮、炙甘草各一钱，木香、砂仁各八分。加生姜、乌梅、大枣，水煎服。功能健脾和胃，行气止痛。治脾胃气虚，痰湿阻滞，倦怠食少，脘腹胀痛，咳嗽痰多，呕吐泄泻等证。《增补万病回春》《景岳全书》均载有同名方，药物略有出入，证治基本相同。本方制作丸剂，名香砂六君子丸。

香砂平胃丸 中成药，见《北京市中药成方选集》。炒苍术、炙厚朴、橘皮各八十两，木香、砂仁、甘草各十六两。为细末，水泛为丸，滑石粉为衣。每服二至三钱，日二次。功能和胃止呕，顺气健脾。治脾虚伤食，胃脘不和，恶心呕吐，倒饱嘈杂。

香砂平胃散 方名，出自《增补万病回春》。炒香附、苍术（米泔水浸炒）、陈皮各一钱，枳实（麸炒）、藿香各八分，木香、甘草五分，砂仁七分。为粗末，加生姜一片，水煎服。功能燥湿健脾，行气和胃。治伤食。

香砂枳术丸 方名，出自《景岳全书》。木香、砂仁各五钱，炒枳实、炒白术二两。为末，荷叶裹烧饭为丸，梧桐子大。每服五十丸，白术煎汤送下。功能行气和胃，健脾消痞。治气滞停食，心胸满闷，不思饮食。市售中成药香砂枳术丸较本方多炒神曲、炒麦芽、山楂、陈皮、香附，为末，水泛为丸，每服二至三钱，日二次。功能顺气和胃，健脾消食。治气滞食停，胸膈胀满，脘腹疼痛，饮食减少，消化不良。

香橼 中药名，出于《本草图经》。为芸香科植物枸橼 Citrus medica L. 或香橼 C. wilsonii Tanaka. 的成熟果实。性温，味辛、微苦、酸。归肝、脾、肺经。有疏肝理气、和中化痰之功效，主治肝胃不和之胁痛、胸闷、脘腹胀痛、嗳气、呕吐、食欲不振，及痰湿壅滞之咳嗽痰多。煎服，3～10g。

香薷 中药名，出于《名医别录》。又名香茹、香茸、蜜蜂草。为唇形科植物海洲香薷 Elsholtzia splendens Nakai ex F. Maekawa 或石香薷 Mosla chinensis Maxim 的全草。性微温，味辛。归肺、胃经。有发汗解表、化湿和中、利水消肿之功效，主治夏季外感风寒，内伤饮冷之发热、恶寒、头痛、无汗、腹痛、泄泻，及水湿停聚之水肿、小便不利。煎服，3～10g，不宜热服，恐致吐逆。表虚有汗者忌用。

香薷散 方名，出自《太平惠民和剂局方》。又名香薷饮、三物香薷饮。炒扁豆、厚朴（姜汁炙）各半斤，香薷一斤。为粗末，每服三钱，加酒一分，水煎去滓，水中浸冷进二剂，不拘时候。功能解表散寒，化湿和中。治暑季乘凉饮冷，外感于寒，内伤于湿，身热恶寒，头重头疼，无汗胸闷，或腹痛吐泻。

种子 见《妇人秘科·种子章》。又名种玉。指受孕。

种杏仙方 方书。4卷。明·龚廷贤撰。刊于1581年。本书按病证汇录简便验方，每方多由一、二味药组成，所用药物皆为日常易取之品。现存明万历九年金陵周氏刻本、日本1650年刻本。

种福堂公选良方 方书。4卷。清·叶桂原著，华岫云辑。刊于1775年。本书系华岫云编成《临证指南》后，复取叶天士续补医案、《温热论》及平生所集验方汇编而成。卷1为《温热论》、续医案，卷2~4收内、外、儿、妇各科验方。现存清乾隆四十年文苑堂刻本。1960年人民卫生出版社出版点校排印本。

秋月咳嗽 病名，见《不居集》。指秋季感受湿热或燥热引起的咳嗽。症见咳而身热自汗，鼻咽干燥，干咳无痰，脉洪大，苔黄者，宜白虎汤加减；若身热而烦躁，呼吸急促，心下痞满，四肢困倦，宜香薷饮加减。若身热，干咳无痰，气逆而喘，咽干口燥，心烦口渴，舌苔薄黄而燥、舌边尖红，宜清燥救肺汤加减。

秋后晚发 病名，①指秋后发作，病势沉重的疟疾，见《医宗己任编》。②指伏暑。见《六因条辨》中卷。详见伏暑条。

秋时晚发 病名，见《时病论》。即伏暑。盛夏受邪，其邪盛则患于当时，其邪微则发于秋后，即谓秋时晚发，详见伏暑条。

秋暑 病名，见《时病论》。其症见壮热烦渴，蒸蒸自汗，脉洪濡或数。宜清凉涤暑法，方用银翘散加减。

秋温 病名，见《温热经解》。指秋季的一种热病。其症若见大便干燥，五六日不行，舌苔黄燥者，宜大承气汤；若化热入于厥阴，唇焦齿燥，耳聋，舌根焦黑，手指蠕动欲痉者，当以三甲复脉汤加减；若秋温之邪下陷，为热利，当以白头翁汤加减。

秋燥 病名，见《医门法律》。指感受秋季燥气而发的热性病，一般病情较轻，传变较少，有凉燥、温燥之别。凉燥偏于寒，症见发热头痛，恶寒无汗，口燥咽干，咳痰不爽，舌苔薄白而干，治宜辛开温润，疏邪宣肺，用杏苏散加减。温燥偏于热，症见发热，微恶寒头痛肤干，咳嗽痰黏，鼻燥咽干，口渴尿黄，治宜辛凉甘润，方用桑杏汤加减。

重广英公本草 药物学著作。一名《蜀本草》。20卷。五代时后蜀·韩保昇等撰。本书据《唐本草》（即《新修本草》，又称《英公本草》）、《图经》重广补注而成。原书已佚，其新增部分注文由宋·掌禹锡收入《嘉祐本草》，现可见于《证类本草》。

重舌 病名，出《灵枢》。又名子舌、重舌风、莲花舌。由心脾湿热，复感风邪，邪气相搏，循经上结于舌所致。症见舌下血脉胀起，或红或紫，或连贯而生，状如莲花，身发潮热，头痛项强，饮食难下，言语不清，口涎外溢，日久则溃腐。初起治宜泻心脾之热，用黄连解毒汤加大黄、犀角。重证治宜豁痰开窍，用安宫牛黄丸。外用冰硼散。

重庆堂随笔 医论著作。清·王秉衡撰于1808年，书末竟而卒，其子王国祥注，孙王升校，曾孙王士雄刊于1852年。本书以随笔形式，论述六气致病、虚劳病证治、方剂、药性、望闻问切等。现存清咸丰五年刻本、《潜斋医学丛书》本。1987年中医古籍出版社排印本。

重阳 指两种属于阳性的事或物重合在一起，以示阳热之亢盛。①日中为重阳。即日为阳，夜为阴，日中为阳中之阳，故名重阳。如《灵枢·营卫生会》说："日中而阳陇为重阳"。因此人之体温每于日中而有所上升。②病色之重阳。古人分男左女右，左为阳，右为阴，谓男子病色现于面左为重阳，属逆证。见《素问·玉版论要》篇。③脉象之重阳。即寸部属阳，尺部属阴，寸尺俱现浮滑而长之脉为重阳。如《难经·二十难》说："重阳者狂"。④身热、脉盛，脉证俱属阳者亦为重阳。⑤指阴阳转化，如阳极转阴，热极生寒。如《灵枢·论疾诊尺》说："四时之变，……重阳必阴"。⑥指重阳之人。如《灵枢·行针》说："重阳之人，其神易动，其气易往也。"张志聪注："重阳之人者，手足左右太少之三阳及心肺之脏气有余者也。"

重阳之人 指阳气偏盛之人。如《灵枢·行针》说："重阳之人，熇熇高高，言语善疾，举足善高。心肺之藏气有余，阳气滑盛而扬，故神动而气先行。"

重阳必阴 指阳气重叠过甚，必然向对立的阴气方面转化。参考重阴必阳条。

重阴 指两种属于阴性的事或物重合在一起，以示阴寒之弥漫。①夜半为重阴。即日为阳，夜为阴，夜半为阴中之阴，故名重阴。如《灵枢·营卫生会》说："夜半而阴陇为重阴"。故人体的体温，大多于夜半而有所下降。②病色之重阴。古人分男左女右，左为阳，右为阴，谓女子病色出现于面右为重阴，病属逆证。出《素问·玉版论要》篇。此说当存疑。③脉象之重阴。指寸部属阳，尺部属阴，寸尺俱现沉涩而短之脉为重阴。见《难经》。④肺病传肾，亦称重阴，属逆证。肺肾属阴，肺病及肾，病情危重。故《素问·阴阳别论》说："肺之肾，谓之重阴……死不治"。⑤重阴必阳，表示阴极转阳，寒极生热。如《灵枢·论疾诊尺》说："四时之变……重阴必阳"。

重阴必阳 重，指重叠，亦作极。谓阴气重叠过甚，必然向对立的阳气方面转化。系《内经》对发病和病机变化规律的认识，具有中国古代辨证观之内涵。如《素问·阴阳应象大论》说："喜怒不节，寒暑过度，生乃不固。故重阴必阳，重阳必阴"。

重听 证名，出《汉书》。指听音不清，乃听力减退。泛指因各种原因所引起的听力下降。

重迭痔 病名，见《外科大成》。指生于骑缝中间，层层迭起，干燥无水者。似结缔组织性外痔。参外痔条。

重楼玉钥 喉科著作。2卷，又有1卷本、4卷本。清·郑梅涧约撰于清乾隆年间，后经其子郑瀚补充，于1838年由冯相菜刊行。本书为喉科名著。上卷首列"咽喉说"等8篇咽喉病总论，并论述36种喉风名称、症状、治法、方药及牙疳、喉间发白（白喉）等证治。下卷"喉风针诀"，记述行针手法、禁忌及咽喉科常用经穴。对白喉诊治、宜忌论述尤详。所载白喉主方养阴清肺汤，后世广泛应用。所论忌药，为其后《白喉治法忌表抉微》之渊源。治法以针刺为详，略于方药，后世却多取其方，忽其针治经验。其后有方成培《重楼玉钥续编》2卷。现存清道光十九年喜墨斋刻本，1956年人民卫生出版社据以影印。

重楼玉钥续编 喉科著作。2卷。本书初由清·方成培采辑诸书，参以己见撰成，未刊。后与郑承瀚再加订补成书。书中详论喉科虚证，及喉科色脉辨证。对白腐证按虚燥论治，可补《重楼玉钥》之未备。收入《三三医书》。

重暍 古病名。见《伤寒类证活人书》。指温病误治的重症。其症见下肢逆冷、胸腹满、多汗、头昏目胀、脉濡弱，治宜白虎加苍术汤加减。

重腭 病证名，出《疮疡经验全书》。又名悬痈。由心脾热毒蕴结所致。症见上腭生疮，形如梅李，或如乳头，小儿多见，治宜清心泻脾，用黄连解毒汤加桔梗、马勃。外用冰硼散。

重龈 证名，见《千金要方》。多为小儿胃中有热，湿浊熏蒸而成。症见齿龈浮肿如水疱，口臭。治宜清胃泻火，用清胃散加减。外治用针刺去脓血，再以淡盐水含漱。

重瞳子 病证名，见《史记》。指一目有两个瞳神。多系先天性瞳神畸形。相当于今之多瞳症。无需治疗。

复元活血汤 方名，出自《医学发明》。柴胡半两，天花粉、当归各三钱，红花、甘草、炮穿山甲各二钱，大黄（酒浸）一两，桃仁（酒浸，去皮尖）五十个。为粗末，每服一两，水煎，去滓，食前服，以利为主。功能活血祛瘀，疏肝通络。治跌打损伤，瘀血留于胁下，痛不可忍。

复合手法 推拿手法名。将几种推拿基本手法综合在一起，在特定的穴位或部位上同时进行复合性操作。如总收法、宽喉法等。

复溜 经穴名，出《灵枢·本输》。又名昌阳、伏白、外俞、外命、伏留、复白。属足少阴肾经经穴。位于内踝尖与跟腱水平连线中点直上2寸，跟腱前缘处。主治腹胀、水肿、肠鸣、泄泻、盗汗、自汗、脚气、腿肿、足痿、淋病、带下。直刺6分~1.2寸。艾炷灸5~7壮；或艾条灸10~20分钟。

便血 病证名，出《素问·阴阳别论》，又称下血。指血由肛门排出。因饮酒嗜辣，或膏粱厚味以致湿热下注大肠，损伤阴络而便血，症见血色鲜红，或先血后便，大便不畅，口苦，舌苔黄腻，脉滑数，治宜清化湿热，用赤小豆当归散合地榆散加减。若因劳倦过度，损伤脾胃，以致气失统摄，血无所归，而致便血，症见下血紫黯，或先便后血，腹部隐痛，面色无华，神疲懒言，便溏，舌淡脉细，宜健脾温中，方用归脾汤加减。

便肠垢 病证名，见《金匮要略》。指大便排出垢腻腐败物质。其症见腹痛、里急后重，下利不爽，肛门灼热，小便短赤，舌苔微黄腻，脉浮数。治宜清热解毒燥湿。方用白头翁汤加减。

便毒 病名，见《外科正宗》。一说发于右侧之横痃；一说即指横痃。以后说为妥。病因证治见横痃条。

便浊 证名，见《医学正传》。又称溺浊。指以小便混浊不清为主症的疾患。如便浊兼见胸满口渴，舌苔黄腻，脉象滑数者，由脾胃湿热下注膀胱所致，治宜理脾化湿，用萆薢分清饮加减。如日久不愈，面白神疲，舌淡脉虚弱者，为脾虚气陷，精微下注所致，治宜益气升清，用补中益气汤加减。为兼见烦热口干，舌红脉细，则为肾阴亏损，移热膀胱，治以滋阴清热，用知柏地黄丸加减。如面白肢冷，精神萎靡，舌淡脉沉，下元虚衰，气化不行所致，宜温肾固涩，用鹿茸补涩丸加减。

便秘 病名，见《杂病源流犀烛》。指大便秘结不通，排便时间延长，或欲大便而艰涩不畅的一种病证。详见大便秘结条。

便脓血 证名，见《素问·脉要精微论》。指大便下脓血，为痢疾证候之一。其症见口渴、脉数者，为实热，治宜清热调气和营，用白头翁汤、香连丸、洁古芍药汤加减。若日久不愈，滑脱不禁者，多属虚寒，治宜温中固脱，可选用桃花汤、真人养脏汤加减。

便痛 病名，出《儒门事亲》。似指肛痈。参该条。

顺气散 方名，出自《洁古家珍》。厚朴一两，枳实二钱，大黄四钱。为末，每服三至五钱，水煎服。功能顺气泻热。治中消，热聚胃中，能食而小便黄赤。

修事指南 药物炮炙专著。1卷。清·张叡撰。刊于1704年。本书参考雷敩以后各家本草著作及有关资料编成。首为炮炙论，总论制药之法；次集《本草纲目》中232种药物，分述炮炙方法。现存清康熙四十三年刻本。1928年以后，又先后改名《制药指南》《国医制药学》印行。

保元汤 方名，出自《博爱心鉴》。黄芪、人参、肉桂、甘草（原书未注分量，可参考《景岳全书》方：人参、黄芪各二至三钱，炙甘草一钱，肉桂五至七分，加糯米一撮）加生姜一片，水煎温服。功能补气温阳。治虚损劳怯，元气不足，倦怠乏力，少气畏寒，小儿痘疮，阳虚顶陷，血虚浆清，不能发起灌浆者。《医学入门》载有同名方，无肉桂，治小儿慢惊风，及痘疹形气不足，应出不出，无表里证。

保生无忧散 方名，出自《妇科玉尺》。酒当归、盐枳壳、川芎、木香、白芍药、炙甘草各一钱半，血余炭、乳香末各五分。水煎前六味去滓，后入血余炭、乳香末，不拘时候。功能理气和血。治胎肥气逆，临蓐难产。

保产无忧散 方名，出自《傅青主女科》。又名保产无忧方。酒洗当归、川芎各一钱半，炒荆芥穗、炙黄芪各八分，炒艾叶、姜厚朴各七分，炒枳壳六分，酒炒菟丝子一钱四分，川贝母一钱，酒炒白芍一钱二分，羌活、甘草各五分。加生姜三片，水煎取汁，空腹温服，每月三、五服，临产热服。功能保胎，催生。治胎动不安，腰酸腹痛，及胎位不正，难产等。本方作蜜丸，名保产无忧丸。

保产神效方 方名，出自《傅青主女科》。全当归（酒洗）、川芎、菟丝子（酒泡）各一钱五分，厚朴（姜汁炒）七分，川贝母（去心，为末冲服）二钱，枳壳（麸炒）、羌活各六分，荆芥穗、黄芪（蜜炙）各八分，艾叶（醋炒）、炙甘草各五分，白芍药（酒炒）一钱二分（各用二钱）；生姜三片。水煎，临产随时热服。功能催生，安胎。治交骨不开，横生逆下，逆子死腹中，及偶伤胎气，腰疼腹痛，甚至见红不止。

保赤存真 儿科著作。又名《医林枕秘保赤存真》《幼科心法保赤存真》。10卷。清·余含棻撰于1834年。本书全面介绍儿科病证证治。对儿科学中的一些理论问题，如小儿体质属性与治法、惊风病名称及麻痘治法等，提出个人见解。现存清光绪二年慎德堂刻本。

保和丸 方名，出自《丹溪心法》。山楂六两，神曲二两，半夏、茯苓各三两，陈皮、连翘、莱菔子各一两。为末，煮糊为丸，梧桐子大，每服七十至八十丸，食远服。功能消食和胃。治食积停滞，胸脘痞满，腹胀时痛，嗳腐厌食，大便不调。

保健功 气功术语。又称按摩拍打功。是用自身按摩拍击等方法，达到疏经通络、调和气血作用的一种气功养生方法。包括耳功、叩齿、舌功、漱津、擦鼻、目功、擦面、项功、揉肩、擦胸、揉腹、夹脊功、搓腰、搓尾骨、擦丹田、揉膝、擦涌泉、浴手、浴臂、浴大腿等动作。

保健按摩 推拿按摩法之一。又名保健推拿。用作强身保健的按摩方法。常用浴面、摩腹、擦腰等法。

保婴易知录 儿科著作。2卷。补编1卷。清·吴宋澜撰。刊于1812年。上卷鞠养类，论述新生儿的护理与营养，如拭口、洗儿、断脐、灸脐等；下卷及补编为胎疾类、杂症类及疮疡类，简要介绍婴幼儿病证诊治。现存清嘉庆十七年汪和鼎刻本、《保赤汇编》本、《毓芝堂医书四种》本。

保婴金镜录 儿科著作。1卷。明代作品，撰人不详，薛己注。约刊于16世纪中期。本书首载小儿面部色诊法，小儿病证治验30余则；次述小儿指纹诊法，并治验10余则；末附儿科常用方剂60余首。收入《薛氏医案二十四种》。现存明嘉靖鹤洲草堂刻本、日本1654年武林市兵卫刻本。

保婴撮要 儿科著作。20卷。明·薛铠撰，薛己增补。刊于1555年。前10卷论述婴儿初生护养法、儿科疾病诊法、变蒸、五脏主病及幼儿内科杂病证治。系薛铠原作，薛己补入临床医案。后10卷论述小儿外科、皮科、痘疹证治，并附医案，均为薛己所撰。书中收载大量儿科医案，为本书特色。现有《薛氏医案》本。现存明嘉靖三十五年薛氏自刻本。

促脉 脉象之一。指脉来急促有力而有不规则之间歇。《脉经》说："促脉来去数，时一止复来"。促脉主阳盛热实，血气痰食停滞，亦主肿痛。《脉诀刊误》说："结、促者，因止以别阴阳之盛也。阳盛则促，脉疾而时止"。《诊家正眼》说："促因火亢，亦因物停"。

皇甫谧 215～282年。魏晋间著名医学家。字士安，幼年名静，自号玄晏先生。安定朝那（今甘肃灵台）人。中年患风痹症，以服石之故，致身体极度瘦弱，辗转床侧，一度萌生自杀之念。后专心攻读医书，汇集《素问》《针经》《明堂孔穴针灸治要》三部医书加以编辑，撰成《针灸甲乙经》。论述脏腑、经络、脉诊、腧穴部位、针灸手法及禁忌、病因病理、诸症证候、针灸取穴等，系统总结先秦两汉针灸学成就，是我国现存最早的针灸学专著，对后世针灸学的发展有很大影响。此外，还著有《帝王世纪》《高士传》《烈女传》《逸士传》《玄晏春秋》等。

鬼门 即汗孔。鬼，古代通魄。肺气通于皮毛，汗从皮肤汗孔而出，肺又藏魄，故称魄汗。汗孔称为鬼门，发汗方法则称之为开鬼门。故《素问·汤液醪醴论》有："开鬼门，洁净府"之说。

鬼针草 中药名，出于《本草拾遗》。又名婆婆草、一把针、鬼蒺藜、粘身草、脱力草。为菊科植物鬼针草 Bidens bipinnata L. 或三叶鬼针草 B. pilosa L. 的全草。性平，味苦。有清热解毒，散瘀消肿之功效，主治咽喉肿痛、腹泻、痢疾、肠痈、疟疾、黄疸、淋浊、小便不利、月经不通、产后瘀血、跌打损伤、蛇虫咬伤等。煎服 15～30g，外敷适量。孕妇忌服。本品对贲门痉挛、食道扩张、急性肾炎、肝炎等亦有一定治疗作用。

鬼臾区 传说中的上古时代名医。一作鬼容区，号大鸿。相传为黄帝臣下，曾为黄帝说《太始天元玉册》，其内容约为后世运气说之类。又佐黄帝发明五行，详论脉经。

鬼箭羽 中药名，出于《日华子诸家本草》。又名卫矛、鬼箭、六月凌、四棱锋、四面戟。为卫矛科植物卫矛 Euonymus alatus (Thunb.) Sieb. 具翅状物的枝条或翅状附属物。性寒，味苦。归肝经。有破血散瘀、祛风、杀虫之功效，主治血滞经闭、癥瘕、产后瘀血腹痛、跌打伤痛、风湿痹痛、荨麻疹、漆疮、虫积腹痛等。煎服 4.5～9g，研末服 1～3g；外用适量，煎水熏洗。

侵脑疽 病名，出《外科大成》。即发于头部五处穴处的有头疽，病因证治见该条。

九画

禹功散 方名，出自《儒门事亲》。牵牛子（头末）四两，炒茴香一两（或加木香）。为细末，每服一至二钱，临卧姜汁调下。功能行气、散寒、逐水。治阳水肿满，便秘，脉实，正气未伤。

禹余粮 中药名，出于《神农本草经》。又名禹粮石、余粮石。为氧化物类矿物褐铁矿 Limonite 的一种天然粉末状矿石。性平，味甘、涩。归胃、大肠、脾经。有涩肠止泻，止血止带之功效，主治大肠滑脱之久泻久痢，及月经过多、崩漏、带下等。煎服，10～20g。本品功专收涩，实证忌用。古书载有"催生"之功，故孕妇忌用。

侯氏黑散 方名，出自《金匮要略》。菊花四十分，白术、防风各十分，细辛、茯苓、牡蛎、人参、皂矾、当归、干姜、川芎、桂枝各三分，桔梗八分，黄芩五分。为末，每服一方寸匕，温酒调下，日一次。功能养血补脾，化痰祛风。治大风，四肢烦重，心中恶寒不足。

追风散 方名，出自《杂病源流犀烛》。炮川乌、熟石膏、炒僵蚕、荆芥穗、防风、川芎、甘草各五钱，制天南星、制白附子、羌活、天麻、地龙、全蝎、白芷各二钱半，炮草乌、乳香、没药、雄黄各一钱二分半。为末，每服五分，临卧茶酒送下。功能祛风散寒，化痰通络。治冷头风。

徇蒙招尤 证名，见《素问·五藏生成篇》。指眼睛抖动而视物不清，头晕作旋而动摇不定。本证常伴目瞑耳聋。相当现代医学的耳源性眩晕症。

俞正燮 1775～1840年。清代考据学家。字理初。安徽黟县人。道光元年（1821年）举人，晚年主讲江宁惜阴书院。致力经书，于史学、天文、医学亦无不穷究。撰有《癸巳存稿》《癸巳类稿》等书。在《类稿》卷4～6中，有《持素脉篇》等4篇文稿，摘要注释《素问》。卷14对来华天主教教士罗雅谷、龙华民、邓玉涵等译述的西洋解剖学《人身图说》，取抨击排斥态度。

俞茂鲲 清代医家。字天池。句曲（今江苏句容）人。雍正五年（1727年），撰《痘科金镜赋集解》6卷，为我国较早详记人痘接种术的文献。主张选用"熟苗"，认为痘苗递传愈久愈好，反对采用"败苗"，即天行痘痂苗。

俞府 经穴名，出《针灸甲乙经》。又名输府。属足少阴肾经。位于锁骨下缘，前正中线旁开2寸处。主治咳嗽、气喘、呕吐、不嗜食、胸痛。斜刺3～5分，不宜深刺。艾炷灸3～5壮；或艾条灸5～10分钟。

俞桥 明代医家。字子木，号溯洄道人。海宁（今属浙江）人。嘉靖（1522～1566年）间以医名，征去京师，官至太医院院判。博访名家，搜集古今秘方，曾得刘河间、张洁古、李东垣家未刻文稿及古秘方。耻事权贵，贫家延诊，悉心治疗，故医名大增。撰《广嗣要语》传世。另著《医学大原》，已佚。

俞根初 1734～1799年。清代医家。浙江绍兴人。因排行第三，故人称俞三先生。世代业医。精研医学，擅治伤寒，于外感热病，疗效甚佳。主张江南之伤寒可宗仲景六经辨证，但宜以轻灵透析为上。于热病治疗及按脉、察色、扪腹诊法，多所发明。撰《通俗伤寒论》12卷，后世奉为四时感证诊疗全书，流传甚广。

俞募配穴法 配穴法名。指以背俞穴与募穴相配，用以治疗本脏或本腑有关疾病的方法。如胃病取胃俞配中脘，心病取心俞配巨阙等。

俞震 清代医家。字东扶，号惺斋。浙江嘉善人。雍正、乾隆间名医，兼工诗词。师事金钧，得其传，治病多效。浏览古今医案，析其异同，著《古今医案按》。选案精严，按语重在论析，在医案著作中卓有影响。认为多读医案，能予医者以巧。

食已即吐 证名，出《金匮要略》。进食后片刻即吐出。多因胃热或痰气郁结，饮食停积所致。是噎膈主症之一。详参热呕、痰呕、食呕和噎膈等条。

食中 病名，见《医宗必读》。又名中食。类中风之一。多由醉饱过度，或感风寒，或着恼怒，以致停滞于中，胃气不行、升降失调而致。其症见忽然昏倒，口不能言，肢不能举，胸膈满闷等。先用姜盐汤探吐，再以疏邪化满、理气和胃之剂。方用藿香正气散、平胃散等加减。

食气霍乱 病名，见《症因脉治》。指霍乱由饮食所伤，又感外邪引起者。由于饮食不节，损伤脾胃，又感受暑湿、寒湿等秽浊之气所致。症见胸闷嗳气，腹胀痛，吐泻交作，呕吐食物，泻物酸臭，舌苔腻，脉浮数。治宜在上因而越之，用淡盐汤探吐；在中者用枳朴平胃散消之；在下者用枳朴大黄汤下之。挟六气者当审因辨治。详见霍乱条。

食夹痰嗽 病名，见《不居集》。指痰食夹杂所致的咳嗽。因痰食停留于肺胃，肺胃之浊气不降，则肺脾之清气难升而致。治宜消食去痰、降逆止咳，用三子养亲汤合保和丸加减。

食伤 病名，出《金匮要略》。指饮食不节，损伤脾胃所致。即伤食。其症见胸脘痞闷，嗳气腐臭，厌食，恶心呕吐，腹胀痛，泄泻，舌苔黄腻，脉浮数。治宜消食导滞，用保和丸加减。

食后昏困 病证名，见《东医宝鉴》。又称饭醉。指食入则困倦，精神昏冒欲睡的症状。

食㑊 古病名。出《素问·气厥论》。又称食㑊。多食而形体消瘦。由肠胃和胆有燥热所致。治宜养阴清热，益胃汤加减。本病可见于现代医学的糖尿病、甲状腺机能亢进等。

食远服 中药学名词。指离正常进食时间较远时服药。一般而言，治疗脾胃病的药物及泻下药多食远服。

食劳复 病证名，见《伤寒论》。又称食复。指因病后饮食不节，脾胃虚弱，引起疾病复发。轻症减食自愈，重者以保和丸加减。

食医心鉴 食疗著作。唐·昝殷撰。约成书于9世纪中期。本书记述以食物为主治疗各种疾病的食疗方剂。原书宋代尚存，后失传。今本系日人从《医方类聚》辑出，1卷。内有治疗中风、诸气、心腹冷痛等16类；211方。现有1924年东方学会排印本。

食呕 病证名，见《三因极一病证方论》。又称食积呕吐。呕吐之一由于七情内伤，外感邪气，饮食不节，损伤脾胃，食积不化所致。其症见脘腹满闷，甚而胀痛，嗳气腐臭，厌食，食入即吐，或朝食暮吐，舌苔浊腻，脉弦滑，治宜消食化滞，健脾和胃。用保和丸加减。

食疗 又称食治。为根据食物的不同性味，作用于不同的脏器，从而起调理阴阳气血的治疗作用。饮食疗法在中医治疗学中占有重要地位，《备急千金要方》有食治门，汇集了从《内经》至唐代以前用食物治疗疾病的经验，为著名食疗专辑之一。

食疗本草 药物学著作。3卷。唐·孟诜撰，其后张鼎又加增补。孟诜原著收138种药物，每药下注药性，记其功效主治。张鼎补入89种，总计227种药物。原书已佚，佚文散见于《证类本草》《医心方》等书。其内容记述以食物药治疗疾病。1907年英国人斯坦因在敦煌莫高窟中发现本书残卷，收从石榴到芋共26种食物药。1925年东方学会据以抄录，出自排印本。1984年人民卫生出版社出版辑佚本。

食郁 病证名，见《丹溪心法》。六郁之一。指饮食不节而致郁者。由于气机不利，食滞不消所致，其症见脘腹饱胀，嗳气酸腐，不能食，大便不调，脉浮数。治宜消食解郁。选用食郁汤或保和丸加减。

食物本草 药物学著作。①2卷。明·薛己约撰于16世纪初。为《本草约言》卷3～4。本书载食物385种，分为水、谷、菜、果、禽、兽、鱼、味八部。每种食物注其性味功效，间记形态、产地。多引前人记述，尤以丹溪之论为多。现有明刊本。②2卷。题明·汪颖撰，卢和编定。与薛己撰《食物本草》内容几乎全部相同。仅将薛氏所引"溪云""江云"改为"又云"。③4卷。不著撰人。为明代彩绘本。内容及分类悉同薛己《食物本草》，仅将"溪云""江云"改为"又云"。书中彩图467幅，风格极似《本草品汇精要》。④22卷。题元·李杲编辑，明·李时珍参订，或谓姚可成撰辑。卷首转录明·王西楼《救荒野谱》，录野菜60种，均有附图。又录姚可成《救荒野谱补遗》，亦收野菜60种。正文分水、谷、菜、果、鳞、介、蛇虫、禽、兽、味、草、木、火、金、玉石、土等16部，收食物1682种。资料多数摘自《本草纲目》。1990年中国医药科技出版社出版点校本。

食物本草会纂 药物学著作。8卷，或分作12卷。清·沈李龙撰辑于1691年。本书分类介绍食疗药物。主要取材于《本草纲目》，间有采访所得。共收药物621种，分为水、火、谷、菜、果、鳞、介、禽、兽等部。附图367幅。每药记其性味、主治及附方等。据考本书多袭取明·施永图《山公医旨·食物类》。12卷本后附《日用家钞》《脉学秘传》各1卷，前者集录救荒辟谷、饮食禁忌、病机、药性、食疗方等内容，后者简介脉学常识。现存康熙三十年刻本、乾隆四十八年金闻书业刻本。

食物考 食疗著作。又名《脉要联珠食物考》。1卷。清·龙柏撰于1795年。本书收食品1106种，补遗96种，分为诸水、诸火、五谷、造食、油、造酿、蔬菜、百果、茶、禽、畜、兽、鳞、介、盐15部。采用四言歌诀形式述其性味功用，并以眉批、脚注补充服用方法及个人经验。现存清刻本及近代石印本。

食胀 病证名，见《世医得效方》。又称谷胀、食积腹胀。指因饮食不节所致的肚腹胀满。症见脘腹胀满坚硬，甚则作痛，嗳气泛酸。属寒者，多见自利不欲食，治宜温中消导，用胃苓汤，或理中汤加减。属热者，大便干结，治宜消导清化，用保和丸或木香槟榔丸加减。

食饱咳 病名，见《不居集》。指饱食后发作咳嗽，多因脾胃虚弱所致。其症见每于食饱则发咳嗽，治宜温胃散寒，用温脾汤加减。

食泻 病名，见《杂病源流犀浊》。即伤食而泻。其症见腹痛即泄，泄后痛减，泻下粪便酸臭，腹脘痞满，嗳气，舌苔垢腻，脉浮数。治宜消食导滞，用枳实导滞丸加减。

食咸哮嗽 病证名，见《医宗必读》。即盐哮而兼见咳嗽者。治疗用砂糖、白面、轻粉制饼服用，以催吐痰涎。

食咳 病名，见《医学入门》。又称食积咳嗽、食积痰嗽。指因食积生痰，痰气上逆所致的咳嗽。其症见咳嗽多痰，胸闷腹胀，嗳酸呕恶，便溏，脉沉滑。治宜化痰消积。用二陈汤合平胃散、三子养亲汤、五积散加减。

食复 病证名，出《伤寒论》。指大病愈后，因饮食失宜，引起疾病复发。

食养 指饮食调养。如《素问·五常政大论》说："大毒治病，十去其六；……谷肉果菜，食养尽之，无使太过，伤其正也。"

食盐 中药名，出于《神农本草经》。又名大盐。为海水或盐井、盐池、盐泉中的盐水。经煎晒而成的结晶体。性寒，味咸。归胃、肺、肾、大小肠经。有涌吐痰食、清热解毒之功效，主治宿食停胃、膈上积痰、食物中毒，及牙痛、齿龈出血等。催吐须炒黄，冲服，9～18g；清热则适量含漱。水肿患者忌服。

食哮 证名，见《医旨绪余》。指饮食厚味，痰壅气阻所致的哮吼。其症见胸满腹痛，盗汗潮热，昼夜发哮，声如拽锯，苔腻，脉浮数。治宜消食健脾、清痰理气，可用瓜蒌丸、保和丸加减。

食积 病证名，见《儒门事亲》。指食滞不消，日久成积者。由脾胃运化失常，食物积滞不行所致。症见胸脘满闷或坚硬，有痞块，腹痛拒按，大便秘结，纳少，嗳腐吞酸，舌苔厚腻。如形证俱实，可用木香槟榔丸加减攻逐，年老体弱则用保和丸、大和中饮等运脾消积，脾虚者用香砂六君子汤加减。

食积呕吐 病证名，见《症因脉治》。又称食呕。详参食呕条。

食积泄 病名，见《不居集》。即伤食泻。详见伤食泻、食泻条。

食积喘逆 证名，见《症因脉治》。即食喘。详参食喘。

食积寒热 病证名，见《证治准绳》。指食积而兼寒热的证候。症见至夜发热，天明复凉，腹胀膨胀，呕吐吞酸，脚冷肚热，喜卧神昏，大便酸臭。若食在胃之口者吐之，胃之下口者消之，腹痛痞胀，按之益食，伤寒者先散，用参苏散。热甚便秘者先利之，用大柴胡汤。如无外感，但只伤食，用保和丸。

食积腹胀 证名，见《症因脉治》。指食积不化所致的腹胀。多因饮食不节，食滞肠胃所致。症见脘腹胀满疼痛拒按，恶食，嗳腐吞酸，或痛而欲泄，泄后胀痛皆减，苔腻，脉滑。治宜消胀化积，用厚朴三物汤合保和丸加减。

食积腹痛 证名，见《寿世保元》。指因饮食不节，积滞不消所致的腹痛。症见腹部胀满疼痛，拒按恶食，嗳气吞酸，便秘，或痛甚欲便、便后痛减，苔腻，脉弦或沉滑。治宜理气和中、消食导滞，用枳实导滞丸加减。

食臭 ①食物的气味。见《素问·脉解篇》。②指嗳气有酸臭味，多因宿食不消所致，见《伤寒论》。

食癥 病名，见《诸病源候论》。十二癥之一。由于脾胃虚弱，饮食失调。生冷不化，日渐成块引起。症见脘腹闷痛结块，结聚不移，病寒如疟，饮食困难，苔腻，脉弦紧。治先以疏导，佐以和中，方用消食丸。若食癥坚顽，肠胃剧痛，可用敦阜丸。

食减 证名，见《素问·气交变大论》。指饮食减少。详参不能食条。

食厥 病证名，见《明医杂著》。厥证之一。指暴饮暴食所致昏厥的病证。症见进食过多后，昏厥不省，气息窒塞，脘腹胀满，脉滑、苔腻。治以和中消导，用保加丸、加味平胃散加减。若昏厥在食后不久，应先以盐汤或姜汤探吐。

食喘 病证名，见《杂病源流犀烛》。又称食积喘逆。指因饮食不节引起的气喘。其症见胸满，胃痛腹疼，恶食饱闷，上气喘逆，喘呕嗳气，大便或结或溏。治宜消导为主，方用枳术丸、保和丸加减。

食痫 病证名，出《太平圣惠方》。饮食伤脾所引起的痫证。由脏腑壅滞，内有积热，因其哺乳过度，滞中脘，痰热上壅，内乱神明，外闭经络所致。症见嗳吐馊气即发搐，或大便酸臭。治以通降治搐为主，用礞石滚痰丸。

食滞中满 证名，见《类证治裁》。指饮食停滞，脾胃失降所致的脘腹胀满。其症见食滞中满而痛者，宜温散，平胃散加减；若宿食不消，面黄吞酸，宜丁香脾积丸或平胃散加减。

食滞脘痛 病证名，见《类证治裁》。指饮食停滞所致的胃痛。因过食生冷，饮食不节，引起胃失和降，脾失健运所致。其症见胃痛伴有嗳腐吞酸，脘腹胀闷，得吐则减，脉滑实。治宜消积导滞，方用保和丸、香砂枳术丸加减。

食鉴本草 药物学著作。①2卷。明·宁源撰。取兽、禽、虫、果等食疗药物百余种，简述性味功效，附前人论说及方剂，间附己见。现存明·胡文焕文会堂刻本。②1卷。清·尤乘编于1667年，收入尤乘《寿世青编》。后石成金略加修订，收入《石成金医书》。分为谷、采、瓜、果、味、鸟、兽、鳞、甲、虫10类，录食疗药品97种，简述功用、禁忌等。③4卷。清·柴裔辑于1740年。分14部，集日用饮食物468种，订正药性，记述宜忌。末附《食物全镜》一篇。④1卷。原题清·费伯雄撰。据考本书即石成金订集之《食鉴本草》《食愈方》合刊本，而非费氏所撰。《食愈方》收录经调制之饮食物，如绿豆粥、梨膏等，分为风、寒、暑、湿、燥、气、血、痰、虚、实10类，载方74首。

食窦 经穴名，出《针灸甲乙经》。又名命关。属足太阴脾经。位于胸部，第五肋间隙中，距胸中正线6寸处。主治胸胁胀满、腹胀水肿、咳嗽、痰饮、少乳等。斜刺3分~5分，不宜深刺。艾炷灸3~5壮，或艾条灸5~10分钟。

食癃 古病名。见《证治准绳》。指食入易消之症，类似消中。可参消中、中消条。

食噎 证名，出《诸病源候论》。五噎之一。其症见纳少，胸中苦塞，疼痛，不得喘息。治用五噎丸、五噎散、嘉禾散等。

胠胁肋痛 证名，见《杂病源流犀烛》。胠，指腋下。胠胁肋为腋下及胁肋部气郁、血瘀、痰饮、食积及外邪侵袭，均可发生胠胁肋部疼痛。

胚胎 受精卵在受精后6周（即妊娠8周）称为胚胎。此期是主要器官分化发育时期。

胆 为六腑之一。又属奇恒之腑。胆附于肝，内藏胆汁，助胃消化。如《东医宝鉴》载《脉诀刊误》说："肝之余气，泄于胆，聚而成精"。胆有"中精之府"之称。胆又主决断，指胆气除分泌胆汁外，还包括中枢神经的部分功能。故《素问·灵兰秘典论》说："胆者，中正之官，决断出焉"。《素问·六节藏象论》说："凡十一脏，皆取决于胆也"。故《医述》说："气以胆壮，邪不能干"。胆气虚则怯，善太息，或数谋虑而不能解决。见于《素问·奇病论》。足少阳胆经络于肺，故胆与肝相表里，其病变常相互影响。

胆气 指胆的生理功能活动，由气作用于胆而产生。体内各脏腑机能所以能维持正常的生理状态，均有赖于胆气的升发与条达，好比万物之生长变化遵循春气上升的自然规律。《脾胃论》："胆者，少阳春升之气，春气升则万化安。故胆气春升，则余脏从之。胆气不升，则飧泄、肠澼不一而起矣。"

胆气不足 又称胆虚、胆气虚怯。为胆病机之一。多由病后气虚，胆之决断功能减退，以致情志虚怯，心胆功能失调所致。临床可见虚烦不眠，心悸而易惊恐，口苦多疑虑，经常叹息。《诸病源候论·五脏六腑病诸候》："胆气不足，其气上溢而口苦，善太息，呕宿汁，心下澹澹，如人将捕之。"

胆主决断 胆之生理功能之一。指胆气具有防御和消除某些精神刺激（如大惊卒恐）的不良影响，维持和控制气血的正常运行，确保脏器之间协调关系的功能。《素问·灵兰秘典论》："胆者，中正之官，决断出焉。"胆对其他脏腑具有调节作用。故《素问·六节脏象论》有："凡十一脏取决于胆也"之记述。

胆矾 中药名，出于《神农本草经》。又名石胆、蓝矾、鸭嘴胆矾、翠胆矾。为硫酸盐类矿物胆矾的天然晶体或人工制成的含水硫酸铜（$CuSO_4 \cdot 5H_2O$）。性寒，味酸、辛，有毒。归肝、胆经。内服涌吐风痰毒物，外用解毒收湿、蚀疮去腐。主治风痰壅盛之癫痫、喉痹，误食毒物，及口疮、牙疳、风眼赤烂、鼻息肉、耳痛流脓、肿毒不破或胬肉疼痛等。内服 0.3~0.6g，温汤化服；外用适量，研末撒或调敷，或溶化外洗。体虚者忌服。

胆实 胆病证候。多由湿热壅盛，蕴结胆腑，胆失疏泄所引起。临床可见胁下胀痛，寒热往来，口苦口干，甚则头痛；或目锐眦痛，大便秘或干结，或发黄疸，舌红苔黄，脉弦数等症。

胆南星 中药名，出于《本草纲目》。又名胆星。为天南星用牛胆汁拌制而成的加工品。性凉，味苦。归心、肝、肺经。有清热化痰、息风定惊之功效，主治痰热之惊风抽搐、中风、癫狂。煎服，2~5g。

胆俞 经穴名，出《针灸甲乙经》。属足太阳膀胱经，胆之背俞穴。位于背部，第十胸椎棘突下旁开 1.5 寸处。主治黄疸、口苦、呕吐、胁痛、惊悸、胸腹胀满、骨蒸潮热、肝炎、胆囊炎、胃炎、肋间神经痛。向下斜刺 5~8 分；或向脊柱方向斜刺至横突。不可深刺。艾炷灸 3~7 壮；或艾条灸 5~15 分钟。

胆热 指足少阳胆经受邪化热所出现的证候。见《中藏经》。临床可见右胁或两胁疼痛，黄疸，尿短黄赤，口苦，咽干，寒热往来，或恶心呕吐，食少腹胀，或头痛眩晕，易怒，耳聋，鼻流浊涕，舌红苔黄，脉多弦数。

胆病 六腑病候之一。泛指胆的病变。出《灵枢·邪气脏腑病形》。多由胆热壅盛，或胆火亢盛，以及情志不舒等，而使胆气不畅，或胆气虚怯所致。临床可见头痛，眩晕，耳聋，寐则多梦，或寒热往来，口苦，呕吐苦水，目黄，胁痛，腹中气满，饮食不下，或见头晕目糊，少寐，易惊恐，善太息等症。

胆黄 病证名，出《圣济总录》。多因大惊大恐或斗殴受伤，胆伤致胆气败，胆液外泄，症见身目呈黄绿色，胸中气满或硬，不思饮食，昏沉困倦。治宜甘温补气，酸敛固脱，重镇安神，解除疑畏情绪。

胆虚 证名，见于《脉经》。又称胆气虚、胆气不足、胆虚气怯。指胆气虚怯所出现的证候。症见多疑虑，常叹息，虚烦不眠，心悸易惊，或口苦目黄，呕吐苦水等。治宜温胆补虚为主，选用十味温胆汤，定志丸等。

胆液质 维吾尔医学四种体液的一种，它产生于肝，流入胆囊而变稠。胆液质分为正常和异常两种。正常者色黄，味苦，性烈，其属性、作用与"火"相似，所以被认为是"火"在体内的象征物。它通过胆道进入肠道分解脂肪，帮助消化；促进肠的蠕动，亦有防毒、解毒的功能。胆质流入血液的部分，用其热性及烈性来推动血液中其它三种体液不断流动，流通到全身器官及最细小的部位，防止血液凝固，使人的精力和体力保持旺盛。异常胆液质是指由于各种原因，在数量和质量上发生变化的胆液质。这种变化多表现为胆液质的过盛形式表现。胆液质偏盛者多为面目、舌苔发黄，舌质发红，口苦、口干、失眠加重，倾向于患胃、肠、肝病。异常胆液质又分为浅黄、蛋黄色、墨绿水、浅蓝色、红蓝色5种。

胆囊穴 奇穴名，又名胆囊炎。位于阳陵泉下1~2寸之间，压痛明显处。主治急、慢性胆囊炎、胆石症、胆道蛔虫症、下肢麻痹或瘫痪等。直刺1~1寸5分。

胜复 运气术语。指五运六气的运行过程中胜气与复气的关系。如《类经》载述："六气盛衰不常，有所胜则有所复也。"即一年之中，若上半年有太过的胜气，下半年当有与之相反的复气。如上半年热气偏盛，下半年即有寒气以报复之。又如木运不及，金气胜木，木郁而生火，火能克金，称为复。胜复的一般规律，则是凡先有胜，后必有复，以报其胜。但胜复之气并非每年都有。运气胜复学说，主要用于说明自然气候的相胜相制现象，进而探讨疾病之流行、病机、预后及治疗之关系。故《素问·至真要大论》载述："治诸胜复，寒者热之，热者寒之……此治之大体也。"

胕 ①音义同浮。《素问·水热穴论》云："上下溢于皮肤，故为胕肿。"吴崑注："肌肤浮肿曰胕肿。"②音义同腐。指腐制食品，或热盛肉腐。《素问·异法方宜论》云："其民嗜酸而食胕。"③音义同跗。指足背。《素问·评热病论》云："面胕，庞然壅。"马莳注：胕，"足面也。"又：《金匮要略·水气病脉证并治》云："皮水其脉亦浮，外证胕肿，按之没指，不恶风，其腹如鼓，不渴，当发其汗。"④同肤。即皮肤。《丹溪心法》云："跗内廉胕痛。"

胕肿 证名。①胕通肤。指全身浮肿。②指足面浮肿。

胞 ①指子宫。《灵枢·水胀》云："石瘕生于胞中"。②胞衣之简称。即指胎盘。③又称胞脴、脬。指膀胱。《灵枢·浮邪发梦》云："厥气……客于胞脴，则梦溲便。"张景岳注："胞，溲脬也。"

胞门 又称作子门，即子宫口。《金匮要略·妇人杂病脉证并治》云："妇人之病……胞门寒伤，经络凝坚。"

胞不正 病证名，见《产家要诀》。指妊娠后期，胎儿在母腹内位置不正常而言。常见的胎位异常有臀位、横位、枕后位、枕横位及颜面位。古称倒产、横产、偏产。多因气滞、气虚所致。气滞者症见精神焦虑，胸闷胁胀，治宜养血理气、行滞转胎，方用保产无忧方。气虚者，症见形体肥胖，少气乏力，不耐繁劳，脘闷纳少，兼见浮肿。治宜益气健脾，兼血转胎，方用加减益气汤。胎位不正是引起难产的原则之一。若产前检查发现胎位有异常情况，应设法及时艾灸至阴穴或服中药转胎，以免发生难产。

胞气 胞，同脬，指膀胱。胞气，即指膀胱气化功能。《素问·通评虚实论》："暴痛筋缓，随分而痛，魄汗不尽，胞气不足，治在经俞。"

胞衣 又称人气、胎衣，或简称胞。经炮制后入药则名紫河车，即胎盘。胎盘有脐带相连，胎儿由此从母体摄取养料和排泄废物。药物功能大补精血。见《本草纲目》。

胞衣不下 病证名，出《经效产宝》。又名胞衣不出、息胎、息胞、胎衣不出、胎衣不下、儿衣不出、胞胀不下。指胎儿娩出后，胎盘经过较长时间不能娩出者，即胎盘滞留。多因气虚、血瘀所致。气虚者，症见产后胎衣不下，出血量多，色淡质稀，少腹微胀，按之不痛，气短自汗，面色苍白，头晕心慌，甚则唇指发绀，治宜补气益血，佐以行瘀，方用加参生化汤。血瘀者，症见胎衣迟迟不出，小腹疼痛，坚硬拒按，恶露较大，血色紫黯，心胞胀闷，面色紫暗，治宜温经活血，佐以祛瘀，方用黑神散加牛膝、益母草。同时可配合针灸合谷、中极、三阴交等穴或及时手术取出胎盘，以免发生危险。

胞肓 经穴名，出《针灸甲乙经》。属足太阳膀胱经。位于第二骶椎棘突下旁开3寸处。主治大小便不利、阴肿、肠鸣、腹痛、腹胀、腰背痛。直刺1～1.5寸。艾炷灸5～7壮；或艾条灸5～20分钟。

胞转 病名，见《诸病源候论》。即转胞。

胞轮振跳 病名，见《眼科精华录》。又名睥轮振跳、目瞤，俗称眼皮跳、眼眉跳。指眼睑不自主跳动的证候。即今之眼睑痉挛。常由于风热外袭；或气血虚弱，筋脉失养，血虚生风所致。治法：属风热者，宜祛风清热为主，用散热饮子加减；属血虚者，宜养血祛风，用当归活血饮或十全大补汤加减。可配合针刺治疗。

胞脉 又名胞络。指分布于胞宫（子宫）上的脉络，其中包括冲脉和任脉。《灵枢·五音五味》云："冲脉任脉皆起于胞中"。张景岳注：胞者子宫是也。此男女藏精之所，皆得称为子宫，惟女子于此受孕，因名胞，然冲、任、督脉，皆起于此，所谓一原三岐也。又如《素问·评热病论》载述："月事不来者，胞脉闭也。胞脉者，属心而络于胞中。"

胞宫 见《圣济总录》。又名子脏、子宫、子处、女子胞、胞脏、血脏。是妇女排出月经和孕育胎儿的器官。为奇恒之府。胞宫位于带脉之下，小腹正中，前有膀胱，后有直肠，下口连接阴道，形状如同倒置的扁梨形。在脏腑气血充盈，肾气盛，天癸至，冲任通盛及督、带的共同作用下，发挥其正常生理功能。

胞络 ①分布于胞宫上的脉络。《素问·奇病论》云："胞络者，系于肾，少阴之脉贯。"②胞，作包，指心包络。《素问·痿论》云："悲哀太甚则胞络绝。"《医门棒喝二集》曰："胞络居于膻中，……盖心脏如人，包络如人穿之衣，膻中如人居之屋，三焦经脉分布屋中而散络于衣上也。"

胞疸 黄疸二十八候之一。出《诸病源候论》："胞疸之病，小肠有热，流于胞内，故大小便皆如蘗汁，此为胞疸。"

胞睑 又名目胞、眼睥、眼胞、目裹、胞、睑、约束等。指上下眼睑（即眼皮）。上眼睑，又称目上胞、睑；下眼睑，又称目下胞、睑。胞睑有保护眼球及防御外伤的作用。胞睑为肌肉组织，在脏属脾，在五轮中为肉轮，故眼睑疾患，多以脾胃论治。

胞寒不孕 病证名，见《医宗金鉴》。又称宫冷不孕、胞冷无子、子脏冷无子、下部冰冷不孕、子脏虚冷不孕。是指因胞宫寒冷，难以摄精而致不孕者。由肾阳不足，寒自内生，胞宫失于温煦，或经期不慎，风寒侵袭胞宫所致。症见月经后期，量少色黯，小腹痛，形寒肢冷，治宜温经散寒，方用艾附暖宫丸。若肾阳不足，兼见腰酸腰冷，性欲减退，小便清长等症。治宜温阳补肾，方用毓麟珠。

胖大海 中药名，出于《本草纲目拾遗》。又名安南子、大洞果、大海子、大发。为梧桐科植物胖大海 Sterculia lychnophora Hance. 的种子。性寒，味甘。归肺、大肠经。有清宣肺气，清肠通便之功效。主治肺气闭郁、痰热咳嗽、肺热声哑，及轻度热结便秘而致头痛、目赤、发热者。沸水泡服，3～5枚，散剂减半。

脉 ①指脉管，为气血运行的通道。如《素问·脉要精微论》云："夫脉者，血之府也"。《灵枢·决气》云："壅遏营气，令无所避，是谓脉。"脉与心密切相连，血在脉中运行，为心气所推动。《素问·痿论》云："心主身之血脉。"②指脉搏、脉象。《灵枢·邪气脏腑病形》云："按其脉，知其病"。③五不女之一。指女子一生经脉不调不能孕育。

脉义简摩 脉学著作。《周氏医学丛书·脉学四种》之一。8卷。清·周学海撰于1892年。作者阐述脉理，主张由博返约，执简驭繁。认为《濒湖脉学》过于简略，于脉理无所发明，遂参阅有关文献五、六十种，结合个人心得撰成本书。卷1～3述切脉部位、方法及脉象；卷4～5论主病；卷6脉诊各论汇编；卷7～8为妇科、儿科诊略。论脉以《脉经》为本，于后世著作推崇《诊家枢要》《诊宗三昧》。

脉无胃气 指脉来失去从容和缓及正常的节律，表现出弦劲绷急，坚硬搏指，或浮散无根，杂乱不匀之象。表示胃气将绝，五脏真气败露，生命垂危。故《素问·平人气象论》载述："脉无胃气亦死。所谓无胃气者，但得真脏脉，不得胃气也。"

脉从四时 亦称脉应四时。指脉象可随着四时气候寒温变化而相应变化的生理现象。人体在春温、夏热、秋凉、冬寒四时气候变化的影响下，其脉象亦相应有微弦、微洪、微毛（浮）、微石（沉）的差异，此属生理范围内的变化，在诊脉时应注意结合四时气候以识别这些差异。脉不应时，或脉反四时，则均属病态。《素问·玉机真脏论》云："脉从四时，谓之可治。"

脉以胃气为本 指脉诊时用以推断疾病预后的依据之一。有胃气之脉，在平脉则指脉来不浮不沉，不急不徐，从容和缓，节律一致。在病脉则不论浮、沉、迟、数各种脉象，皆不失冲和之象。《望诊遵经》曰："凡诊脉有胃气者生，无胃气者死。"说明脉象中胃气的存亡，对疾病预后有重要意义。

脉因证治 书名。2卷，一作4卷。旧题元·朱丹溪撰。本书收各科病证70种，依次论其脉诊、病因、证候及治法，故名。一般认为本书并非朱氏原著，系采集《丹溪心法》《活法机要》《格致余论》等书编成。现存清乾隆四十年合志堂刻本。1958年上海卫生出版社出版排印本。

脉诀刊误 脉学著作。又名《脉诀刊误集解》。2卷。元·戴起宗撰。作者认为高阳生《脉诀》语意不明，立义偏异，并存在不少错误，乃据《内经》《难经》、张仲景、华佗、王叔和及历代有关论述，对《脉诀》原文考核辨妄，详为订正。后经明·汪机于1523年予以补订，集诸家脉说，并附所撰《矫世惑脉论》于后。现存明嘉靖二年刻本。1958年上海卫生出版社出版排印本。

脉诀四言举要 脉学著作。2卷。清·王道纯在宋·崔嘉彦《脉诀》基础上整理注释而成。原附于《本草品汇精要》之后。上卷据《内经》《难经》《伤寒杂病论》《脉经》等书，结合王氏个人见解，另立子目，诠释崔氏《脉诀》；下卷扼要叙述四诊，并附高阳生《脉诀》考证，崔氏《四言举要》原文。收入《本草品汇精要》。

脉诀汇编说统 脉学著作。简称《脉诀汇编》。2卷。明·翟良纂，清·林起龙鉴定。刊于1667年。本书分述诊脉指法、各脉形状、主病、从症、从脉、相类脉、相反脉、相兼脉等。末附四时顺逆脉及濒湖脉诗。论述简要，浅显易明。融会古说，强调读者明于书、明于心，以此领会脉之真传。现存清顺治十四年刻本。

脉诀汇辨 脉学著作。10卷。清·李延昰辑撰于1664年。作者鉴于高阳生《脉诀》言辞鄙俚，谬误颇多，遂汇集古今脉学论著，结合其叔父李中梓所传脉学，辨驳订正成书。卷1论述脉诊必须掌握六个要点，即辨析相类之脉，对举相反之脉，熟悉兼至之脉，察定平常本脉，准随时令变脉，确诊真藏绝脉；卷2~6以崔嘉彦"四言脉诀"为基本内容，予以增删，并采撷名家论述，诠释脉理；卷7阐述望、闻、切三诊，以示四诊合参；卷8以运气联系脉法；卷9选录李中梓医案，以脉参证，以示脉诊在临床诊治方面的灵活应用；卷10为经络脏象，摘选有关诊法的纲领，并附脉案图式。本书属汇编性质，个人发挥不多。1963年上海科技出版社据康熙刻本校订排印。

脉诀启悟注释 脉学著作。简称《脉诀启悟》1卷。原题清·徐灵胎撰。本书首论诊法，次述浮、沉、迟、数、滑、涩虚实等28脉，各辨其形象、主病、寸关尺、虚实、兼脉、兼象等。每脉均引《诊宗三昧》作为总结。收入《徐灵胎医学全书》及《徐灵胎医略六书》，后者并附"经络诊视图"。

脉诀乳海 脉学著作。6卷。清·王邦傅纂注，叶子雨参订。刊于1891年。本书取高阳生《脉诀》逐节注释，详论博引，且以河图洛书之说阐述脉理。收入《珍本医书集成》。

脉诀指掌病式图说 脉学著作。1卷。元·李杲撰。本书论述脉证诊法，包括三部九候、五运六气、十二经脉、男女各种病脉分析辨异等，并附图表说明。现通行本为明·吴勉学校刻本。

脉诀筌蹄 脉学著作。不分卷。清·吴姓选辑。约刊于1710年。本书取材于《王叔和脉诀》《濒湖脉学》，后附望、闻、问诊及小儿色诊。所述各脉体象以《濒湖脉学》27脉为宗，删去原《王叔和脉诀》七表八里九道脉。现存清初可继堂刻本。

脉极 证名，见《千金要方》。又称血极。指血脉亏损、重急的疾患。常伴见面无血色，头发脱落，易怒，言语不快，惊跳不定等症状。治宜益气养血，方选人参散、地黄汤、补荣汤等。

脉证合参 指在辨证过程中，把脉象和证候互相参照，推断病情的方法。通常以脉证一致为顺，脉证相反为逆。如阳热病证见浮数脉，虚弱病证而见细弱脉，则属顺证。若阳热证反见沉细脉，虚弱证反见洪大脉，则即是脉证相逆。说明表里邪正错综复杂，则病情较重，属于逆证。在这种情况下，其辨证必须透过现象看本质，以确定对脉证的从舍。

脉学发微 脉学著作。4卷。恽铁樵撰于1926年。本书用中西汇通的观点阐述脉理，解释脉要。卷1论脉诊以外诊法，包括望色、察呼吸、分析病状等；卷2为脉学概论、原理，并释十字脉象，即大、浮、动、数、滑、沉、涩、弱、弦、微十脉；卷3~4结合病例分析促、结、代、浮、沉、迟、数诸脉。

脉学辑要 脉学著作。3卷。日本·丹波元简撰于1795年。本书纂辑诸家脉学精要，附录家传及个人心得。上卷总论，中卷为28脉形象主病，下卷列述妇人、小儿及诸怪脉。1955人民卫生出版社出版排印本。

脉法 1973年长沙马王堆三号汉墓出土医学帛书。残卷。撰人未详，约为秦以前著作。全文约400字，主要谈脉法，特别是灸法、砭法与脉之间的关系。

脉经 脉学著作。10卷。西晋·王叔和撰。本书是我国现存最早的脉学专著。收集《内经》《难经》以及张仲景、华佗等有关脉诊精论。卷1论三部九候、寸口脉及24脉；卷2~3以脉合脏腑经络，举其阴阳之虚实，形证之异同，作为治疗依据；卷4决四时、百病生死之分，并论脉法；卷5述张仲景、扁鹊脉法；卷6列述诸经病脉；卷7~9述伤寒、杂病、妇人、小儿脉证治疗；卷10论奇经八脉及右侧上下肢诸脉。原有"手检图"三十部，已佚。本书全面总结脉学理论，为汉以前脉学集大成著作。后世脉学著作，多据本书推阐发挥，所论脉诊内容，至今仍为临床应用。所引古医籍，今多亡佚，赖本书以存梗概。尚有传本如《素问》《灵枢》《难经》《伤寒论》等书，亦不尽相同，可供校勘订正。现存元天历三年广勤书堂刻本、明嘉靖赵府居敬堂刻本等数十种刻本。建国后多次影印。

脉要图注 脉学著作。一名《脉要图注详解》。4卷。清·贺升平辑，刊于1783年。本书博采前人有关论著编纂而成。卷1脉学总论，兼述各科脉法及五运六气；卷2介绍28脉、奇经八脉及灸法；卷3列述骨度名位、十二经脉、十六络脉、十二经别、十二经筋；卷4专论形身、脏腑、营卫、颜色、声音、五行等诊法。书中附图颇多，有助理解。现存清乾隆四十八年思本堂刻本。

脉度 五度之一。①指测度经脉长短的度数。如《灵枢·脉度》记载手足三阴三阳十二经脉和跻、任、督脉等的长度。《灵枢·骨度》："先度其骨节之大小、广狭、长短，而脉度定矣。"②脉诊上用的辨别脉象的大小、浮沉、滑涩，别其左右、上下、前后，以求五脏四时逆从。

脉说 脉学著作。2卷。清·叶霖撰。上卷选取《内经》《难经》《脉经》等书论脉部分阐明新义，并分别论述脉机、妇人脉法、幼儿诊法、奇经八脉、脉色兼察等。所附察色节要，多采石芾南之说。下卷分析30种脉象，后附清脉、浊脉。收入《中国医学大成》《三三医书》。

脉绝 古病名。见《千金要方》。指血脉枯涩败绝的疾患。参脉极条。

脉理求真 脉学著作。3卷。清·黄宫绣撰。卷1为"亲著脉法心要"，介绍诊脉部位，各脉形象、主病等；卷2"新增四言脉要"，据《诊家正眼》所载崔氏"四言脉要"增删而成；卷3载汪昂所撰十二经脉歌、奇经八脉歌，末附"新增脉要简易便知"。书中结合临床实际叙述脉理，多有阐发。原附刊于《本草求真》之后，后出单行本。现存清乾隆三十九年昆明务本堂刻本。1959年人民卫生出版社出版排印本。

脉象 即脉动应指的形象。包括频率、节律、充盈度、通畅情况、动势的和缓、波动的幅度等。晋·王叔和《脉经》根据这些征象总结出二十四种脉象。元·滑寿《诊家枢要》则发展为三十种脉象。明·李时珍《濒湖脉学》增补为二十七种。明·李士材《诊家正眼》再增入疾脉，共合二十八脉象。后世沿用，甚至有增至三十余种脉象者，但多以二十八脉为准。

脉痔 病名，见《诸病源候论》。指肛边生裂，痔痛而出血者，即裂肛痔。病因证治见该条。

脉确 脉学专著。1卷。清·黄蕴合撰。约刊于1746年。本书以歌诀形式论述26脉及其主病。歌诀编法颇具特点，如浮、沉等脉，即用浮、沉等字之韵论析。各脉主病以《内经》记载为主，并摘录《脉经》及后世脉学著述以为补充。后辑入《疡医大全》等书。现存清王文藻精抄本。1981年中医古籍出版社出版排印本。

脉痹 病名，出《素问·痹论》。又称热痹，亦指心痹。指以血脉证候为突出表现的痹证。多因风寒湿邪阻滞血脉，或与体内蕴热相搏而流注关节所致。症见皮肤变色，皮毛枯萎，肌肉顽痹；或见关节肿痛，发热，烦闷，口渴。治宜导痹通脉，或清热祛邪、宣痹止痛。方选导痹汤、人参汤或白虎加桂枝汤、升麻汤等。

脉痿 病名，出《素问·痿论》又称心痿。痿证之一。由于心热火炎，血气上逆，下部血脉空虚；或悲哀太甚，阳气内动，屡屡失血，脉失濡养所致。症见四肢关节如折，不能举动，足胫软弱，不能着地站立。治宜清心泻火，养血活血。方选导赤各半汤、六味地黄丸合丹溪大补丸、大生脉汤等。

脉溢 证名，见《医学入门》。又称毛窍出血。"若血不出，皮膨胀如鼓，须臾眼鼻口被气胀合，此名脉溢。"

胫肿 证名，出《素问·藏气法时论》。亦称足胫肿、足胻肿，足胫胕肿。指小腿浮肿，为水肿常见症状之一。

胎 指孕而未出生的婴儿。又称胎元。《素问·五常政大论》云："故有胎孕不育，治之不全，此气之常也，所谓中根也。"一般从妊娠二周，称为孕卵；以后各种器官逐渐形成，称为胚胎；四月称始胎；六月称为胎儿。

胎不长 病证名，出《妇人大全良方》。又名荫胎、枯胎、胎不长养、胎萎不长、妊娠胎萎缩、卧胎等。指妊娠至五六个月时，腹形明显小于正常妊娠月份，经检查确属胎儿生长迟缓者。多因气血虚弱，无以养胎；或血寒宫冷，阳衰气少；或阴虚血热，真阴耗损所致。气血虚弱者，症见胎儿虽活，但明显小于正常月份，身体羸弱，面色㿠白，头晕气短，体倦无力，治宜补养气血，方用八珍汤。血寒者，症见身寒怕冷，喜暖畏寒，腰腹冷痛，四肢不温，治宜温胞养胎，方用长胎白术丸。血热者，症见心烦急躁，潮热盗汗，口干烦渴，五心烦热，失眠多梦，便干尿赤，治宜养阴清热，方用因胎煎。本病应及早治疗，否则会导致胎死腹。

胎气攻心 病证名,见《叶氏女科证治》。又名孩儿攻心。指因孕后胎中有热,而见胎儿不安,手足乱动,上冲于心而言。由孕后过食辛辣厚味,胃中积热而致。症见孕妇烦躁,心中痛苦,两胁疼痛。治宜清解胃热,佐以安胎,方用清胃散加白芍、甘草。

胎气喘息 病证名,见《叶氏女科证治》。指孕后感寒,而见痰喘气急而言。症见喘息气急,喉中有痰,痰多稀白,兼见恶寒发热,夜卧不安。治宜散寒宣肺、平喘安胎,方用紫苏饮加桔梗、贝母。

胎风赤烂 病名,见《银海精微》。又名目胎赤。指新生儿或婴幼儿所患之睑弦赤烂。为胎儿禀受热毒所致。治法同睑弦赤烂。可用小防风汤加减。

胎水肿满 病名,出《妇人良方大全》。又名胎水、胎水不利、胎间水气。指妊娠五六个月以后,出现腹大异常,遍身浮肿,胸满喘闷,甚则喘不得卧者。因脾虚气弱,运化失常,胞中蓄水,泛溢周身所致。症见孕后五六个月,胎水过多,腹部增大超出月份,全身浮肿,行动困难,胸膈满闷,小便短少,倦怠懒言,甚则头眩心悸,喘不得卧。治宜健脾益气,理气行水,方用健脾利水汤。本病相当于羊水过多症。

胎动不安 病证名,出《诸病源候论》。又称胎气不安。指妊娠后时有胎动下坠,腰酸腹痛,或见阴道少量出血而言。多因气虚不固,血虚难以养胎,肾虚胎元不足,血热扰胎,气郁结滞,气乱伤胎,外伤触撞损胎所致。气虚者,症见胎动下坠,腹胀腰酸,或阴道少量出血,色淡质稀,或下黄水,面色㿠白,气短懒言,治宜补气安胎,方用举元煎加阿胶。血虚者,兼见面色萎黄,头晕心悸,神疲乏力,治宜补血安胎,方用胎元饮。肾虚者,兼见头晕耳鸣,两腿酸软,尿频或失禁,治宜固肾安胎,方用寿胎丸加杜仲、鹿角霜。血热者,兼见口干咽燥,渴喜饮冷,便干溲黄,治宜清热安胎,方用凉胎饮加旱莲草、侧伯炭。气郁者,兼见心烦抑郁,胸胁胀痛,食少嗳气,治宜理气安胎,方用固胎煎加柴胡、甘草。外伤者,见外伤后突然胎动下坠,腰酸小腹胀坠,或见阴道出血色红,治宜养血益肾安胎,方用阿胶散加减治之。

胎死不下 病证名,又名死胎不下。指胎儿死于母腹后,日久不能自行产出者。这种情况可发生于妊娠期和临产时,应及早促其产出,以免影响孕妇安全。胎死不下多因孕妇气血虚弱,无力娩出死胎;或瘀血阻滞,难于排出死胎所致。气血虚弱者,症见妊娠期胎动停止,腹部不再继续增大,反见缩小,阴道流出淡红色血水,口有恶臭,面色苍白,气短懒言,精神疲倦,食欲不振等,治宜补气益气,佐以下胎,方用救母丹。瘀血阻滞者,症见胎动停止,阴道流出紫黑色血,口中恶臭,或临产时突然胎动停止,阵痛中断,久产不下,腰腹胀急作痛,胸满喘闷,面色青黯,口唇发青,治宜活血行气,祛瘀下胎,方用脱花煎,同时可配合针刺合谷、中脘、三阴交治疗。如见阴道出血量多,而死胎仍未排出时,则需中西医结合治疗,尽快行清宫术,迅速止血,以免重伤气血,发生危险。

胎自堕 病证名,见《丹溪心法》。指孕后胎动不安,阴道出血量多,腰腹痛剧见胎儿自行而堕者。多因孕妇气血虚损,胎失滋养;或血热燔灼,胎有所伤;或肾虚胎失所系;或外伤触撞,胎受损伤,冲任不固,其胎自堕。症见腰酸下坠,腹痛加剧,阴道出血量多,胎儿自行堕出。治宜活血化瘀,方用八珍益母汤合失笑散。若出血过多,暴下不止,面色苍白者,宜急煎独参汤服之。若堕而不全,最为危急,当手术清宫。

胎衣 见《妇人良方大全》。又名胞衣、儿衣、混元母、混元衣、混沌衣、水衣、子衣、紫河车。胎盘和胎膜的总称。

胎产心法 产科著作。3卷。清·阎纯玺撰。刊于1730年。本书折衷前贤,博采众方,并阐述个人心得,分述胎前、临产、产后多种病证的诊断与治疗。又有1935年沈楼增订本,名《增订胎产心法》,5卷,收入《中国医学大成》。

胎产秘书 产科著作。又名《胎产金针》。2卷,又有3卷及4卷本。清·陈笏庵撰。刊于1796年。书中载胎前34症,临产4症,产后47症证治,述难产救治调护各法,并附"保婴要诀",记述初生儿的护理。其中产后部分与傅青主《产后编》大致相同。现存清乾隆元年强恕堂刻本等40余种版本。

胎产辑萃 产科著作。又名《妇科胎产经验良方》。4卷。清·汪家谟辑。刊于1746年。本书辑录历代医籍所载胎产诸病证治精萃,并选附治案。卷1~2为胎前诸病,卷3~4为产后诸病。书中间附辑者己见。现存乾隆十七年安怀堂刻本等。

胎实不安 病证名,见《叶氏女科证治》。指因邪气实盛所致的胎动不安而言。多因感受热邪、食滞、痰滞、气滞、肝热、肺气壅盛所致。热邪束表,可见发热口渴,喜凉饮冷,面红目赤,呕吐不食,便干溲黄,治宜清热解表,方用银翘散加半夏、黄芩。食滞者,脘腹胀满不舒,恶心呕吐,呕腐食臭,吐出为快,治宜消导安胎,方用香砂宽中汤。痰饮停滞,症见呕吐痰涎,口中淡腻,治宜化痰安胎,方用涤痰汤。肝热气滞者,兼见心烦急躁,胸胁满闷,口苦咽干,治宜平肝安胎,方用解肝煎。肺热壅滞,兼见胸闷痰嗽,喘息气急,治宜清肺安胎,方用紫苏饮。

胎食 气功术语。出《后汉书》。模仿胎儿口津内咽的方法。

胎脉 见《坤元是宝》。即指妊娠脉。孕后由于生理变化的特点,其脉象常见滑疾流利,滑数搏指有力,或尺脉滑数搏击不绝,寸脉微小等。此脉象均属妊娠之脉。

胎前十字真言 出《生生宝录》。古人对孕妇提出的注意事项。即一节嗜欲,二节劳逸,三慎起居,四节饮食,五节见闻,称为胎前十字真言。

胎前手足麻木 病证名,出《邯郸遗稿》。指妊娠期间,出现手足发麻发木的病证。因孕后阴血不足所致。症见四肢麻木,头晕心悸,面色无华,目涩失眠。治宜养血安胎,方用补肝汤。

胎前节养六条 出《大生要旨》。指妊娠期应注意的六个方面。一除恼怒,二禁房劳,三戒生冷,四慎寒温,五服药饵,六宜静养。

胎前用药三禁 古人对妊娠期用药提出的禁忌,指不可过于发汗、攻下、利小便,将此列为三禁,以免损伤胃气及胎元。因过汗亡阳伤气,过下亡阴伤血,过利小便损伤津液。临证时应根据病情灵活掌握。

胎前头痛 病证名,见《女科秘要》。指孕妇在妊娠期间出现的以头痛为主的病证。多因孕后感受风邪;或血聚养胎,头失所养;或阴虚肝旺,火腾于上所致。感受风邪者,症见头痛发热,遇风痛剧,牵及项背,鼻塞流涕,骨节酸痛,治宜疏风解表,方用川芎茶调散。血虚者,症见头痛隐隐而作晕,午后加重,目涩昏花,面色无华,心悸失眠,治宜养血止痛,方用当归养荣汤。阴虚肝旺者,症见头痛而胀,偏于两侧,或连巅顶,怒则加重,耳鸣眩晕,心烦易怒,口苦胁痛,失眠纳差,治宜平肝潜阳,方用天麻钩藤饮。

胎前怔忡 病证名,见《女科秘要》。又名胎前恍惚。指孕妇常常发生心神恍惚,惊悸不安,周身烦热者。乃因平素气血虚弱,孕后血虚,心血不足,心神失养所致。症见心神不安,恍惚不定,惊悸不安,夜卧不实。治宜补血养心,安神定志,方用养心汤。若心火亢盛者,兼见烦躁不安,失眠口苦,治宜养血清心、宁神定志,方用安神丸。

胎前诸症 指妊娠期出现的各种疾病的总称。出《医宗金鉴》。如恶阻、胞阻、子肿、子气、子满、子嗽、子悬、子淋、子瘖、子痫、转胞、皱脚、脆脚、胎动不安、胎漏、小产、滑胎、坠胎、孕悲、子死腹中、胎不长等。其他如兼患伤寒、伤食、痢疾、中暑、泄泻、妊娠疹等均为妊娠诸病，应辨证治疗，并注意护胎。

胎热不安 病证名，见《叶氏女科证治》。指孕妇因热而致胎动不安。多因素体阳盛，嗜食辛辣，或感受热邪，或肝郁化热，孕后血聚养胎，阴虚火旺，热扰胎气，出现或热、或烦、或渴、或燥、或尿赤便干、或漏血，以致胎动不安。治宜养阴清热安胎，方用保阴煎。若见肝热动血者，加栀子、侧柏炭；若燥渴者，加石斛、知母；潮热不退者，加龟板、地骨皮。

胎倦 病证名，见《郑氏女科秘传万金方》。指孕后倦怠，疲乏无力而言。多因怀孕以后，血聚养胎，血虚益甚，故见周身酸懒，四肢无力，精神倦怠，不思饮食。治宜养血益气，方用滋血汤。

胎息 气功术语。见《后汉书》。又称脐呼吸、丹田呼吸。通过意念诱导，主观上不以口鼻行呼吸，高度柔和自然的一种腹式呼吸功法。此时腹部几乎不动，呼吸似在脐部或下丹田进行，如胎儿般，故名。

胎疸 病证名，见《诸病源候论》。又名胎黄。由妊母感受湿热，传于胞胎所致，症见新生儿面目通身皆黄如金色，壮热便秘，溺赤，治宜清热化湿，用茵陈蒿汤加味。亦有少数小儿，先天元气不足，脾气虚弱，寒湿不化，面色暗黄无泽，肢冷便溏，治宜温脾化湿，用理中汤加茵陈蒿。

胎疾 又名胎证、胎中病。指婴儿满月以内有病者（元·朱震亨《幼科全书》），或小儿周岁以内有病者（《幼科发挥》）。多胎禀不足，或儿母妊娠时调摄失宜以及胎毒等引起。文献所载胎寒、胎热、胎肥、胎弱、解颅、五软等，均属胎疾范围。

胎浆 出《女科指南集》。又称孤浆、胞浆、胎水、胞水。指羊水，即养胎之水。

胎虚不安 病证名，见《叶氏女科证治》。指孕妇因虚而致胎动不安而言。多因孕妇素体虚弱，脏腑功能不足，如气血双虚、心气虚、肝肾阴虚、脾肾阳虚，孕后血聚养胎，更显不足而致。若气血俱虚，症见胎动下坠，腰酸腹胀，或阴道出血，面色无华，头晕心悸，神疲乏力，气短懒言，治宜补气养血，佐以安胎，方用胎元饮为主。若心气虚，兼见心烦失眠，心神恍惚，治宜养血宁心，方用养心汤。若肝肾阴虚者，兼见急躁易怒，头痛眩晕，腰膝酸软，治宜滋补肝肾，方用保阴煎。若脾肾阳虚，兼见腹胀腰冷，畏寒肢冷，肠鸣腹泻，带下清稀，治宜温肾健脾，方用泰山磐石饮加杜仲、菟丝子。

胎患内障 病名，见《秘传眼科龙木论》。亦名小儿胎元内障。即先天性白内障。多因先天禀赋不足，或怀孕之时，母失将息，感受风邪或过食辛辣，或食药物不当，积热在腹，攻冲胎目所致。症见患儿出生后，观物转睛不快，检视瞳神，可见睛珠呈圆点状，或梭形、或花冠状混浊，甚则全掩瞳神，色白或青蓝，常双眼同时患病。治宜滋补肝肾，用杞菊地黄丸加减。视力极差，内障全掩瞳神，应早作手术，以利视功能发育。

胎敛疮 病名，出《医宗金鉴》。又名乳癣、奶癣、胎癣。是发于婴儿的瘙痒渗液性皮肤病。相当于西医的婴儿湿疹或部分婴儿期异位性皮炎。多因禀性不耐，风湿热阻于肌肤而成。症见红斑、丘疹、水疱，剧痒，疮破糜烂，流汁黄黏，或结黄痂，甚则浸淫多处，延及全身，此称湿敛，治以清热利湿祛风，龙胆泻肝汤加减内服，外用马齿苋、黄柏各15克煎水冷湿敷，间搽黄连油。皮肤潮红、干燥、脱屑、剧痒，或有丘疹和片状浸润，此称干敛，治以祛风清热除湿，消见导赤散加减内服，外用润肌膏或乌云膏。

胎寒不安 病证名，见《叶氏女科证治》。指孕妇因寒而致胎动不安而言。皆因孕妇阳气素虚，阳虚内寒，或过食生冷及当风取凉而致。若阳虚内寒者，症见腰腹冷坠，畏寒肢冷，呕恶吐酸，腹胀泄泻，治宜温阳散寒，佐以安胎，方用泰山盘石饮加山药、补骨脂。若食冷受凉者，症见腹部胀痛，脘中冷痛，肠中虚鸣，注泻如水，四肢拘急，治宜温中散寒、安胎止泻，方用安胎白术散加干姜、扁豆。

胎漏 病名，出《素问病机气宜保命集》。又名漏胎、漏胞、胞漏、漱经。指妊娠后孕妇阴道不时下血，量少而无腹痛、腰酸及小腹下坠者。孕后因气血虚弱、肾虚不足、阴虚血热等原因，致冲任不固，不能摄血养胎所致。气血虚弱者，兼见精神不振，面色无华，气短乏力，头晕心悸，漏下淡红，治宜补气养血、止血安胎，方用胎元饮加阿胶。肾虚者，兼见头晕耳鸣，畏寒肢冷，下肢浮肿，夜尿频数，漏下淡黯血水，治宜补肾固冲、止血安胎，方用寿胎丸加艾炭、杜仲。阴虚血热者，兼见口干思饮，五心烦热，漏下色红，治宜养阴清热、凉血安胎，方用保阴煎。

胎瘤 病名，出《外科正宗》。因胎中所生，出生后即有而名。相当于西医的毛细血管瘤，或称草莓状痣。多因孕母积热及胞、瘀血凝滞于肌肤而成。通常于出生后3～5周出现，多呈暗红色，或大或小，质软，压之退色。好发于面部、颈和头皮，随婴儿成长而增大，在1年内长到较大限度，以后数年可逐渐消减。治参血痣条。

独阴 奇穴名，位于第二趾掌侧，趾骨关节横纹之中点处。主治腹痛、呕吐、死胎、胞衣不下、月经不调、小肠疝气、心痛等。直刺2分。艾炷灸3～5壮，或艾条灸5～10分钟。

独肾 病名，见《小儿卫生总微论方》。指单侧睾丸。小儿生下时，一侧睾丸未降入阴囊，为单侧隐睾。绝大多数可在周岁以内自然下降；如至两岁以上仍未下降，则下降的机会很少。一般不影响日后生育功能。

独参汤 方名，出自《十药神书》。人参一两。为粗末，加大枣五枚，水煎，不拘时服。功能益气固脱。治元气大亏，阳气暴脱，面色苍白，神清淡漠，肢冷汗出，脉息微弱。

独活 中药名，出于《神农本草经》。又名大活、独摇草、独滑、长生草。为伞形科植物重齿毛当归 Angelica pubescens Maxim. f. biserrata shan et yuan 或毛当归 A. pubsescens Maxim. 等多种同科或不同科植物的根及根茎。性温，味辛、苦。归肝、肾、膀胱经。有祛风胜湿散寒、止痛解表之功效，主治风湿痹痛、腰膝酸痛、两足痿痹，及风寒夹湿之发热、恶寒、头痛、身重，关节酸痛，风火牙痛，少阴头痛，皮肤湿痒等。煎服，3～10g。本品对慢性气管炎、白癜风有一定疗效。

独活寄生汤 方名，出自《备急千金要方》。独活三两，桑寄生、杜仲、牛膝、细辛、秦艽、茯苓、桂心、防风、川芎、人参、甘草、当归、芍药、干地黄各二两。为粗末，水煎取汁，分三次服。功能祛风湿，止痹痛，补肝肾，益气血。治外感风寒湿邪，久痹不愈，气血不足，肝肾两亏，症见腰膝冷痛，肢节屈伸不利，或麻木不仁，畏寒喜温。

昝殷 唐代著名妇产科学家。成都（今属四川）人。官医学博士。宣宗大中（847～860年）年间，收集经、带、胎、产诸症医方378首，编成《产宝》3卷。现传本名《经效产宝》。是我国现存最早的妇产科专书。另撰《食医心鉴》3卷，已佚，有《医方类聚》辑本。书中记述食疗方211首。两书对后世均有较大影响。

急中风 古病名。见《肘后备急方》。又名急风。因毒厉之气乘虚入侵所致。症见筋脉紧急，身背强直，面黑鼻干，口噤不语，甚者壮热，汗出如油，直视唇青，痰涎拽锯，咽嗌壅塞。

急则治标 为治则之一。指病有标本，治分缓急，急则治其标，缓则治其本。可用于临床多种病证，如长期阴虚发热患者，忽然喉头肿痛，水浆难下。通过分析，此时阴虚发热是本，喉头肿痛是标。如喉头肿痛严重，或有窒息之危险，则成为主要矛盾。就要先治喉痛之标证，待标病解除后，再治疗阴虚发热的本病。《素问·标本病传论》："小大不利治其标。"《类经》注："二便不通乃危急之候，虽为标病，必先治之，此所谓急则治其标也。"

急者缓之 治则之一。出《素问·至政要大论》。指对拘急强直之证，如口噤项强，手足拘挛等，应使其舒展而缓解。例如寒邪侵袭，筋脉拘急，须用温经散寒法以缓解之；又如因热邪侵袭，灼伤津液，热盛动风而见手足抽搐等症，须用泻火息风法治之；如因肝肾阴虚，肝风内动而见抽搐，用平肝息风法治之等，皆属急者缓之范围。

急性子 中药名，出于《救荒本草》。又名凤仙花子、凤仙子。为凤仙花科植物凤仙 Impatiens balsamina L. 的种子。性温，味微苦，有小毒。归肾、肝、肺经。有破血通经、软坚消积之功效，主治血滞经闭、难产、积块、噎膈、外疡坚肿、骨鲠不下。煎服 3～4.5g；外用适量，研末熬膏中或调敷。本品对上消化道癌有一定疗效，其复方对避孕、催经止孕及鼻咽癌、肝癌、直肠癌、舌癌、乳腺癌、血友病等亦有一定疗效。

急脉 经穴名，出《素问·气府论》。属足厥阴肝经。位于耻骨联合下缘旁开 2.5 寸，腹股沟处。主治少腹痛、月经不调、阴挺、疝气、阴茎痛、腿痛。避开动脉，直刺 5～8 分。艾条灸 5～10 分钟。

急病 古病名。见《素问病机气宜保命集》。又称紧病。指突然发生在剧烈水泻病证。以其病势紧急而名。症见暴泄如水，汗出肢冷，少气脉弱，甚者可合并呕吐。类似急性胃肠炎、霍乱、副霍乱等疾病。治宜温阳散寒为主，方选浆水散。

急黄 病名，出《诸病源候论》。又称瘟黄。指黄疸病中病势急骤、险恶的一类。多因湿热毒邪燔灼营血所致。症见卒然面目全身发黄（亦有初不发黄，死后全身发黄者），高热烦渴，胸满腹胀，甚则神昏谵语、吐衄便血及腹水等。脉多弦滑数，舌红绛，苔黄腻或燥。治宜中西医结合抢救治疗，以清热解毒、凉血开窍为主。方如千金犀角散、黄连解毒汤、神犀丹、安宫黄丸等。

急救仙方 外科著作。又名《救急仙方》。北宋时作品。撰人佚名。撰年不详。本书是道教徒抄录的若干种方书的汇编，现有《四库全书》本和《道藏》本二种。《四库》本系《永乐大典》辑佚本，6 卷，收录发背、疔疮、眼科、痔症、杂疮，与内、妇、儿科病证治疗方剂。《道藏》本 11 卷，卷 1～5 为妇产科医方；卷 6～7 为《仙授理伤续断秘方》；卷 8 疔疮；卷 9 痔疮；卷 10～11 为"上清紫庭追痨仙方论"；卷 8～9 与《四库》本略同。

急救回生丹 方名，出自《医学衷中参西录》。朱砂一钱五分，冰片三分，薄荷冰二分，粉甘草一钱。为细末，分三次服，白开水送下，三十分钟服一次。治霍乱吐泻转筋，痧胀暴病，头目眩晕，咽喉肿痛，赤痢腹痛，急性淋证。若吐剧者，于吐后急服，服后温覆得汗则愈。

急救异痧奇方 方书。又名《急救奇痧方》《异痧杂证经验良方》。1 卷。撰人不详，陈念祖评。此书分述 49 种病状奇异的痧症证治，及疟、痢、伤寒、瘟疫、中暑、霍乱、喉症、外科、伤科、皮肤科病证证治。其中疟、痢部分，辑目《倪涵初疟痢三方》。流行颇广，现存清咸丰元年刻本等 20 余种版本。

急救良方 方书。2 卷。明·张时彻辑。刊于 1550 年。本书取佚名氏《急救方》增删订正而成。全书分五绝死、虚劳诸风、伤寒时疫、中诸毒等 39 篇，辑录急救效验医方。与《摄生众妙方》合刻行世。

急救稀涎散 方名，出自《圣济总录》。皂角四两，白矾一两。为极细末，每服半钱，重者一钱匕，温水调，灌下，令微微稀涎出。功能开关涌吐。治中风闭证初起，痰涎壅盛于咽喉，不能言语，或不省人事，脉象滑而有利者。

急惊风类证 见《幼科发挥》。与急惊风相类似的证候。包括有天钧似痫，痉病似天钧，内钧似痫，盘肠似内钧。客忤似痫，中恶似痫，白虎证似痫，马脾风似痫。详各条。

急喉风 病名，见《普济方》。又名紧喉风。属西医急性喉梗阻范围。本病以其发病急、病情变化快为特点。以咽喉红肿疼痛，痰涎壅盛，语言难出，呼吸困难为主要表现。根据呼吸困难程度不同而治疗方法各异。病初期，主要表现为咽痛声哑，轻度呼吸困难，可治以泄热解毒，祛痰开窍，用清瘟败毒散加减。病中期，表现为咽痛较剧，痰涎较多，呼吸困难并烦躁不安，治宜消肿解毒，豁痰开窍，用清瘟败毒散加安宫牛黄丸。病后期，呼吸浅速，唇青面黑，额汗如珠，身汗如雨，病情趋于紧急，必须行气管切开手术，以利呼吸畅通。

急喉瘖 病名，见《景岳全书》。又称暴瘖。与急性喉炎相似。突然发作声音嘶哑，为本病特点，因风热侵袭所致。症见喉内灼热疼痛，干痒咳嗽，发热恶寒，头痛身痛，治宜疏风清热，利喉开音，用疏风清热汤加蝉蜕、木蝴蝶；风寒外袭，证见卒然声音不扬，咽痒咳嗽，鼻塞流涕，头痛无汗，发热轻，恶寒重，治宜辛温散寒，疏风解表，宣肺开音，用六味汤加苏叶、杏仁、蝉蜕。

[、]

瘰科全书 瘰疬专著。1卷。清·梁希曾撰于1909年。本书论述颈瘰（颈淋巴结核）的病源、证治、点瘰药品、点瘰法、瘰家食忌、瘰家宜食诸项。谓瘰症之成，原与痨瘵相表里，同属火与痰为患。其治外则以药点之，内则审证施药，以期潜消默化，同时兼顾食疗、食忌。现有《三三医书》本。

疣 病名，出《五十二病方》。泛指发于皮肤浅表的赘生物。西医亦称疣。古代中医文献中，依据形态或病位有疣目、鼠乳之分，而民间俗称则还有扁瘊、臊瘊、丝瘊之别。

疣目 病名，出《诸病源候论》。又名千日疮、疣疮、悔气疮、瘊子、枯筋箭，俗称刺瘊。即疣之一种。相当于西医的寻常疣。多因风热毒邪搏于肌肤；或肝旺血燥，筋气不荣而成。好发于手指、手背等处，初发如粟米，渐大如黄豆，呈半球形或多角形隆出皮面，色灰白或污黄，蓬松枯槁，状如花蕊，压之微痛，摩擦撞击则易出血。疣目少者，主要是外治，用鸦胆子仁捣烂敷巾；或用艾灸之；或用荸荠白色果肉擦之。疣目多者，宜并内治以清热解毒，平肝化瘀，马齿苋、大青叶、败酱草、生牡蛎各30g，紫草10g，桃仁、红花各6g，水煎服。

疥疮 病名，见《外科启玄》。又名虫疥。西医亦称疥疮。因接触疥虫传染而成。好发于指缝、腕肘关节屈侧腰围、下腹部及两股内侧等皮肤皱褶处，初为小丘疹或水泡，或见线状隧道（为一灰白、浅黑或正常皮色的浅细纹），稍弯微隆起，长约0.5cm，自觉奇痒，遇热及夜间更甚，患处遍布抓痕、结痂。外治即可，先用花椒9g，地肤子30g煎水外洗，再涂5%～20%的硫黄软膏，或一扫光，或雄黄膏。

疮 病名，出《素问·至真要大论》。广义是一切体表外科疾病的总称。狭义指皮肤病及其有形可见的各种损害，如蛇串疮、脓窝疮等。

疮疡 病名，出《素问》。广义是一切体表外科疾病的总称。狭义指外科中一切感染性疾病。

疮疡经验全书 外科著作。又名《窦氏外科全书》。13卷。旧题宋·窦汉卿撰，实为明·窦梦麟于1569年补辑明代以前诸书而成。卷1咽喉牙舌毒，卷2发胸面部疽毒，卷3胸腹腰肋痈毒，卷4手腕发背、疔毒，卷5串毒、便毒、骨疽，卷6腿膝足部及诸瘤毒，卷7大麻疯、疳毒、痔漏，卷8痘疮形症，卷9灸法、开刀法、消托汤散膏丹，卷10用药、脉诀、五脏图说、决生死治法，卷11杂症奇方，卷12怪症及小儿杂症，卷13霉疮。内容庞杂，不限于外科疮疡、五官科、皮肤性病科、小儿科病证，乃至诊断、解剖等也有论述。多系全部或部分辑录他书。现存明三衢大酉堂刻本残卷、清康熙三十六年桐石山房刻本等20余种版本。

疮疹热 病证名，见《小儿卫生总微论方》。由发疹性疾患引起的发热。其症以面燥腮赤，目胞亦赤，呵见烦闷，乍寒乍热，咳嗽喷嚏，手足指冷，耳鼻尖冷为特征。宜分麻疹、飘疹、斑疹、天泡疹等辨证论治。

疯门全书 麻风专著。2卷。清·萧晓亭撰。刊于1796年。书中引述古代有关麻风的论述8则；立麻风二十一论，论麻风病源、证候、治则、治法、禁忌等；分述大麻风、暑温疯等36种麻风病证治，附图说明；并述五不治、五主治、内治九法、外治六法、疯门总论、疯门总药、正治、变治、攻下、外治诸方、针、灸、烧、熏洗诸法；后附点痣法、瘰疬烂法、雷火针法等。有1959年科技卫生出版社排印本。

疯犬咬伤 病名，见《卫生简易方》。又名猘犬伤、狂犬伤、癫狗伤。相当于西医的狂犬病。是因人被疯犬咬伤，创口染其唾涎，风毒侵入经脉，攻及脏腑而成。本病有潜伏期，多为三个月左右。初期头痛乏力，恶心纳差，忌风、光、声刺激，可有喉头紧缩感，已愈的伤口痛、痒、麻木，治以祛风解毒，人参败毒散加减（须加地榆、紫竹根）内服。中期出现狂躁不安，有恐水症，易抽搐、痉挛、吞咽、呼吸困难等，内治仍以上方加减。后期出现全身瘫痪，瞳孔散大等危象，治以扶正固脱祛邪，参附龙牡汤合生脉饮与前方交替内服。外治主要是咬后即于伤处刺令出血，继以火罐拔之，再用20%肥皂水冲洗，最后敷玉真散。

疫 病名，出《素问遗篇·刺法论》。指具有强烈流行性、传染性的一类疾病。多因时行疠气从口鼻传入所致。

疫疔 病名，出《诸病源候论》。疔的一种。因染疫毒而发，多见于皮革业或屠宰、肉业工作者。相当于西医皮肤炭疽病。初起患有一红色小斑丘疹、瘙痒，迅速扩大、化脓，甚或腐溃，色泽晦暗或伴发水疱，且并发寒战、高热等全身中毒症状，严重者可出现神昏谵语或疔毒走黄等逆症。治以大剂量清热解毒，五味消毒饮加减内服，并佐服蟾酥丸或玉枢丹，外用蟾酥合剂、玉露膏。如腐肉分离、渐脱、肿胀渐消，或伴口干、舌燥等，治以清余毒、生津液，五味消毒饮合增液汤加减内服；腐肉未脱，外撒蟾酥合剂或五五丹，敷黄连膏；腐脱，疮面鲜红，改用生肌散、玉红膏。

疫证治例 疫证专著。5卷。清·朱兰台撰。刊于1892年。作者认为，疫气传变途径，系由口鼻而入，直干气道，邪正混合，与伤寒始异而终同，出入不外乎六经之理。书中以六经为主，逐条分析疫证，并附医案。现存清光绪十八年易知堂刻本。

疫证集说 疫证著作。4卷，附补遗1卷。清·余伯陶编。刊于1911年。本书参考百余种医学文献，选取有关疫证的论述和证治资料，汇编而成。现存清宣统二年素庵排印本。

疫疟 病名，出《三因方》。疟疾之一。指在一个地区互相传染，引起流行，病情较重的疟疾。临床表现为寒热往来，壮热汗出，口渴胸闷等，每日可发作一次或二次。治宜结合时令，以辟秽除湿为主。可用达原饮、不换金正气散加减。如湿热偏重，渴不欲饮，汗出不彻，治宜清热化湿，选甘露消毒用。伴高热神昏，可酌用紫雪丹。

疫疠 病名，①见《诸病源候论》。又称瘟疫、时气。指具有强烈传染性，可造成一时一地流行的疾病。②见《六气感证要义》。指有强烈传染性的湿温病。③见《此事难知》。指大头痛，溃裂脓出而又染他人者。

疫毒痢 病名，见《史载之指南方》。又称疫痢、时疫痢。参疫痢条。

疫疹 病证名，见《疫疹一得》。指疫症发疹，且传染性较强，多兼发热的病证。多因感受疫疠之邪，热毒内盛，外发于肌肤所致。以松浮、红活者为邪浅病轻；紧束有根、色紫或黑者为热盛毒重。轻者一病即发，毒愈重则透发愈迟。初起时，伴见恶寒发热，头痛如劈，甚则烦躁谵语，唇焦，舌起红刺，脉数，或兼上呕下泄等症。治宜清热凉血解毒，可选清瘟败毒饮为主方。

疫疹一得 疫疹专著。2卷。清·余师愚撰于1794年。上卷论述疫疹病源与症候：阐述疫疹与四时运气，辨析疫与伤寒似同而异，详论疫疹之脉不宜表下，分述疫疹40种证候及其病机；下卷概述疫疹后遗症20种，以及瘟毒发疮、娠妇疫疹、疫疹形色、疫疹危证，后附治疫疹方28首、验案11则。书中着重指出石膏对瘟疫的治疗作用，所创清瘟败毒饮深受后世医家推崇。现存清道光八年延庆堂刻本。1956年人民卫生出版社出版排印本。

疫痢 病名，见《史载之指南方》。又称时疫痢、疫毒痢。指痢疾之传染性强而病情危重者。多因疫毒过盛，壅滞肠道，气血受损所致。主症为发病急骤，高热头痛，烦躁口渴，腹痛剧烈，痢下脓血，多为紫红色或血水状，甚至昏迷痉厥，舌质红绛，苔黄燥，脉浮数。重者可出现四肢厥冷、呼吸喘促等危象，类似中毒性菌痢。治宜清热凉血解毒为主。方选白头翁汤、犀角地黄汤、紫雪丹等。

疫痧 病名，见《疫痧草》。又称烂喉疫痧。指喉科急性传染病伴有皮肤痧疹者。因传染性强而烂喉，故名。多由口鼻吸受疫毒之气，与肺胃蕴热相蒸而发。以咽喉红肿疼痛腐烂，肌肤痧疹为主证。类似猩红热。治宜泄热解毒，滋养阴液为主。方选银翘散、凉营清气汤、养阴清肺汤等加减。

疫痧草 疫痧专著。3卷。清·陈耕道撰。刊于1801年。本书专门论述疫痧即猩红热之病因、证候和治疗。卷上辨论章，相当于总论部分；卷中见象章，论疫痧证治；卷下汤药章，列述治疗疫痧所用方药，拟定疏达、清散、清化、下夺、救液五法，为本病基本治疗法则。附汤液总论及吹药、嗽喉方、牙疳方。列证详明，治法有常有变，流传较广。现存道光十四年梓文斋刻本等20余种版本。

疫瘫 病名，出自李锡涛氏《钩端螺旋体脑动脉炎》。又称"伏疫瘫"。是指感染"钩端螺旋体"后较多见的继发病。因夏秋季感染暑湿疫毒，伏藏于内，致痰湿瘀毒阻塞脑络。临床以骤然发生偏瘫、失语或伴有智力减退为主要表现，部分病人留有不同程度的后遗症，甚至终生残废或死亡。患者中以青少年发病率为高。出血性疫瘫须采取中西医结合救治；闭塞性疫瘫治宜化瘀涤痰、除风解毒。常用乌龙方为主加减。

施今墨 1881～1969年。现代医家，北京四大名医之一。原名毓黔，字奖生。浙江萧山人。13岁从舅父李可亭学医。后入京师政法学堂。受民主革命思潮影响，追随黄兴奔走革命。辛亥革命后，引退从医，在北京开业。1931年任中央国医馆副馆长。1932年创办华北国医学院，办学近20年，培育大量中医人才。从事临床工作数十年，经验丰富，擅长治疗糖尿病、胃肠病及妇科疾患。创办中药制药厂及中医院，研制气管炎丸、神经衰弱丸等成药。主张中医学习西医长处，倡导以西医病名为主，中西对照疾病名词。提出十纲辨证，即八纲加上气、血。积极参加抗议余云岫等废止中医提案活动。建国后任北京医院、协合医院中医顾问，当选为第三、四、五届全国政协委员。其门人整理有《施今墨医疗经验集》《祝选施今墨医案》行世。

施发 南宋医家。字政卿。永嘉（今浙江温州）人。习儒之余攻医学。取《灵枢》《素问》《太素》《甲乙经》《难经》，及诸家方书、脉书常用有验者，分门别类，撰《察病指南》3卷，论述脉象。并载各种脉象图，是现知最早的脉图。以王硕《易简方》失之过简，不辨虚实寒热，撰《续易简方论》6卷。又著《本草辨异》，已佚。

施沛 明末医家。字沛然，号笠泽居士。华亭（今上海市松江）人。精于辨证，尤擅长治疗伤寒。著有《祖剂》4卷、《脉要精微》2卷、《藏府指掌图书》1卷、《经穴指掌图》《云起堂诊籍》等。

帝玛尔·丹增彭措 藏药学家。生活于清代。早年学医于八帮经院，成绩优秀，名声誉传康藏。后于四川甘孜藏族自治州德格印经院帝玛尔寺院学习，并在该寺获"格西"（相当于今日之博士）学位。平生著述甚富，包括化学、声韵、工艺、历算、医药等。晚年因名高，为当地豪绅洛哲甲布所嫉忌，大部分著作被焚毁。现存《晶珠本草》是藏药学之代表作。门徒众多。

恢刺 古刺法名。出《灵枢·官针》。十二刺之一。又名多向刺或放射刺。在治疗筋肉挛急痹痛时，可将针直刺在拘急之筋肉旁侧，提起针改换方向，或前或后地提插运针，以舒缓筋急症状的方法。

恍惚 证名，见《伤寒论·辨太阳病脉证并治》。指神思不定，慌乱无主。多因七情内伤，外邪内干，心气不足，心血亏虚所致。治宜养心安神，调宜情志。方选朱砂安神丸、养心汤、定志丸等。

恽铁樵 1879～1935年。现代医家。名树珏。江苏武进人。少孤贫，励志读书，考入南洋公学。曾在商务印书馆主编《小说月报》。后因长子病故，发愤学医。1920年以医应世。1922年撰《群经见智录》，与余云岫论辨，批驳余氏否定中医的民族虚无主义态度。1925年创办铁樵中医函授学校。1933年办铁樵函授医学事务所，受业者千余人。著作22种，编为《药盦医学丛书》。

闻诊 为四诊之一。指通过听病人声音和嗅病人气味而诊察疾病。听声音包括了解病人的语言、呼吸、咳嗽、呻吟等声音变化；嗅气味包括病人的口气、体气和排泄物的气味。闻诊的结果，可作为辨别寒热虚实的参考。

差经 病证名，见《竹林女科证治》。又名错经、蹉经、蹉缠、蹉理症、踵经、偏经。指月经从大小便而出，经量减少，甚或月经不潮者而言。多因素食辛辣之物，热久积蕴，或肝经郁热，或阴虚内热，热扰冲任，迫血妄行所致。实热者，症见经从大小便出，血色紫红，月经量少，面红目赤，烦热口渴，治宜清热凉血，方用约营煎。肝热者，症见经来二便出血，月经量减，血色紫黯质稠，胸闷腹胀，心烦易怒，口苦胁痛，治宜舒肝清热，方用柴胡清肝散。虚热者，症见错经妄行，二便出血，血少色红质稠，五心烦热，头晕目眩，治宜滋阴清热，方用两地汤。

养气功 气功术语。动功、静功相结合的气功功法。马礼堂整理。主要功法为六字诀养生法，配合功法为全身自我按摩动作的洗髓金经，还包括太极功和循经按摩功在内。

养心汤 方名，出自《校注妇人良方》。炒黄芩、茯神、茯苓、半夏曲、当归（酒拌）、炒酸枣仁、柏子仁、炒五味子、人参、肉桂各三钱，炙甘草四钱。为末，每服三至五钱，加生姜、大枣，水煎服。功能养血安神。治心血虚，惊悸怔忡，或盗汗无寐，发热烦躁。《傅青主女科》用黄芪、柏子仁、茯神、麦门冬、川芎、当归、人参、炙甘草、五味子，加生姜水煎服，治产后心血不足，心神不宁。亦名养心汤。

养老 经穴名，出《针灸甲乙经》。属手太阳小肠经，该经郄穴。以掌向胸，在尺骨小头桡侧缘凹陷中。主治目视不明、肩臂腰痛、落枕、呃逆。直刺5～8分。艾炷灸3～5壮，或艾条灸5～10分钟。

养阴清肺汤 方名，出自《重楼玉钥》。生地黄二钱，麦门冬一钱二分，生甘草、薄荷各五分，玄参一钱半，贝母、牡丹皮、炒白芍各八分。水煎服。功能养阴清肺，解毒利咽。主治白喉。近代亦用治急性扁桃体炎、慢性咽炎等。实验证明，本方煎剂对白喉毒素有解毒（或减毒）中和作用，对白喉杆菌有抑菌和杀菌能力。本方制成膏滋名养阴清肺膏，制成糖浆剂名养阴清肺糖

养性延命录 养生学著作。2卷。梁·陶弘景撰。撰年不详。书中以道家观点记述养生各种禁忌事项，及服气、疗病、导引、按摩诸法等。现有《道藏》本。

养胎 出《诸病源候论》。又称妊娠养胎、胎养、胎前摄养、胎教。指孕妇在妊娠期间生活起居和饮食宜忌等方面的注意事项，以预防疾病，增强体质，提高素质，达到护养胎儿，使之健康发育的目的。孕妇养胎，宜情志舒畅，血气平和，饮食有节，营养充足，忌食生冷，及辛辣厚味；起居有常，外避时邪，慎适寒温，少生疾病；劳逸适当，气血周流，胞胎得养；切忌房事，谨防坠胎。此外，孕妇衣着须宽大合体，有利胎儿舒展发育。

养脏汤 方名，见于《太平惠民和剂局方》。原名真人养脏汤，又名纯阳真人养脏汤。人参、当归、白术（焙）各六钱，肉豆蔻（面裹煨）半两、肉桂、炙甘草各八钱，白芍一两六钱，木香（不见火）一两四钱，诃子一两二钱，罂粟壳（蜜炙）三两六钱。锉为粗末，每服二大钱，水一盏半，煎至八分，去渣，食前温服。功能涩肠固脱，温补脾肾。治久泻久痢，脾肾虚寒，大便滑脱不禁，或下痢赤白，日夜无度，脐腹疗痛，倦怠食少。

养病庸言 养生学著作。1卷。清·沈子复撰。刊于1877年。作者从《遵生八笺》《老老恒言》诸书悟出养病之要，提出养病"六务""六戒"。"六务"，即知（病因何起）、忘（勿记在心）、拒（嗜欲勿肆）、看（置身病外如看他人一般）、耐（忍耐病痛）、调燮（思欲、饮食、起居诸项）；"六戒"，即昧、忧、迎、忽、愤、糟塌。现存清光绪三年刻本。

养精种玉汤 方名，出自《傅青主女科》。熟地黄一两，当归（酒洗）、白芍药（酒炒）、山茱萸肉（蒸）各五钱。水煎服。功能填精补血。治妇人身瘦，血虚不孕。

美人蕉根 中药名，见于《南宁市药物志》。又名小芭蕉头、观音姜。为美人蕉科植物美人蕉 Canna indica L. 的根茎。性寒，味苦、涩。有清热、利湿、收敛、止血之功效，主治黄疸、痈肿疮毒、久痢、白带、血崩、咯血等。煎服15～30g；外用适量，捣敷。本品对急性黄疸型传染性肝炎有显著疗效。

姜黄 中药名，出于《新修本草》。又名黄姜、毛姜黄、宝鼎香、片姜黄、片子姜黄。为姜科植物姜黄 Curcuma longa L. 的根茎。性温，味辛、苦。归心、肝经。有破血行气、通经止痛之功效，主治血瘀气滞之经闭腹痛、胸胁刺痛，及风湿肩臂疼痛。外敷可治跌打损伤及痈肿疼痛。煎服5～10g；外用适量，以麻油或菜油调敷。孕妇慎用，虚痛忌用。本品治高脂血症效果显著。对心绞痛有缓解作用。

送服 中药学名词。又称送下。指丸剂、片剂等用温开水或药液（包括酒或淡盐水等）送服。

类中风 病名，见《医经溯洄集》。又称类中。指风从内生而非外中风邪的中风病证。多由肾阴不足，心火炽盛，肝阳偏亢，肝风内动；或气虚血虚；或为湿痰壅盛，化热生风所致。但亦可由外邪引动而发病。主症为猝然昏仆，口眼㖞斜，半身不遂，言语謇涩等。常见于脑血管意外。治宜根据病情选平肝息风，宣闭开窍并配合育阴潜阳，或豁痰通络等法。方用镇肝息风汤、天麻钩藤饮、羚羊角汤或导痰汤加减。

类中暑 病名，见《六气感证要义》。指劳役血虚发热，类似中暑者。症见面赤肌肤灼热，烦渴引饮，脉大而虚，按之无力等。治宜益气养血为主，方选当归补血汤加减。

类方准绳 方书。又名《杂症证治类方》《类方》《王损庵先生类方》。8卷。明·王肯堂辑。本书是《证治准绳》之一种。分类汇编各科方剂，分卒中暴厥、中风、中寒等30大类，录方2000余首。

类证治裁 综合性医书。8卷，附1

卷。清·林佩琴撰于1839年。本书以《内经》理论为本，兼采古今名医经验编成。卷首列"内景综要"，简述脏腑生理。卷1～8详述内科杂病、妇科、外科多种病证的病因、证候、治法及应用方剂，间附治案。附卷为"生死辨"及"舌色论"。本书博采众长，取材审慎，编排明晰，便于检用，影响较广。现存清咸丰元年研经堂刻本等10余种版本。1959年上海科技出版社出版排印本。

类证活人书 《伤寒论》研究性著作。原名《增注无求子类证活人书》，现名为通用简称。22卷，一作20卷。北宋·朱肱撰，大观二年（1108年）成书。其内容可分为四个部分：①卷1～11，设问答100则，阐释经络、脉诊、表里阴阳辨证、伤寒辨证治则、伤寒与杂病各证证治，多以条列原文形式作答。②卷12～15，辨析《伤寒论》113方证候，及其加减法。③卷16～18，采辑《外台秘要》《千金方》《太平圣惠方》《金匮要略》方126首，以补《伤寒论》证多论少方少不足。④卷19～21，论妇人、小儿伤寒，及小儿疮疹证治，录方74首。各卷首多有小序，扼要说明本卷主要内容。书中对伤寒病的病因、病机、诊断、治法与方药，均有简要明晰的论述，对后世《伤寒论》研究多有启发。建国后有商务印书馆排印书。

类经 《内经》分类注本。32卷。明·张介宾撰。刊于1624年。本书为《内经》分类改编本。将《素问》《灵枢》二书内容重新调整归类，分为摄生、阴阳、藏象、脉色、经络、标本、气味、论治、疾病、针刺、运气、会通等12类，每类再分若干子目，使原文内容以类相从，并加注释，以方便学习与研究。现存明天德堂刻本等10余种明清刻本。1957年人民卫生出版社出版排印本。

类经附翼 医论著作。4卷。明·张介宾撰。刊于1624年。本书为补充《类经》而作。卷1医易，以《周易》理论联系医理；卷2律原，根据古音律理论联系医理；卷3求正录，发挥作者所倡养阴理论；卷4针灸赋，编集前贤多种针灸歌赋。1958年人民卫生出版社影印《类经图翼》，附刊本书。

类经图翼 综合性医书。11卷。明·张介宾撰。刊于1624年。本书以图解方式补充《类经》注文之不足，故名"图翼"。卷1～2为有关五运六气学说的论述和图表，共80余篇；卷3～11载经络俞穴、针灸要穴歌及诸证灸法要穴等。1958年人民卫生出版社影印本书，并附刊《类经附翼》4卷。

类消 病名，见《杂病源流犀烛》。指类似消渴的一种病证。多因中气虚寒，浮火上游所致。症见渴欲求饮，饮一、二口即厌，面赤烦躁等。治宜温中敛阳为主，方用理中汤送服八味丸。

类编朱氏集验医方 方书。15卷。宋·朱佐撰。刊于1266年。作者汇集宋代医家常用方剂。按病证分为诸风、伤寒、诸气、脾胃、痰饮、积聚、黄疸、虚损、头痛、妇人、小儿、痈疽、补损、中毒及拾遗等15门，录方1000余首。每卷之前附有简短医论。书中录有较多已佚宋代医书方论。有1935年上海商务印书馆据《宛委别藏》本影印本、1983年人民卫生出版社排印本。

前后血 证名，出《素问·腹中论》。指大、小便皆出血。

前后配穴法 配穴法名。前指前胸腹，后指背腰。前后穴位配伍处方的方法。如胃痛取腹部的中脘、梁门，背部的脾俞、胃俞；咳嗽气喘取胸部的膻中、天突，背部的定喘、肺俞等。以背俞穴和胸腹部的募穴相配者则称俞募配穴法，参见该条。

前闭 证名，出《素问·厥论》。又称癃闭。指小便闭塞不通。

前谷 经穴名，出《灵枢·本输》。又名手太阳。属手太阳小肠经，该经荥穴。握拳取穴，第五掌指关节前尺侧，横纹头赤白肉际处。主治热病无汗、头痛项强、耳聋、耳鸣、目赤、鼻塞、咽痛、产后无乳、手指麻木。直刺3~5分。艾炷灸3壮；或艾条灸5~10分钟。

前顶 经穴名，出《针灸甲乙经》属督脉。位于头正中线，入前发际3.5寸处；或于百会穴前1.5寸处取穴。主治癫痫、头痛、眩晕、鼻渊、目痛、颜面浮肿、小儿惊厥。向头顶方向沿皮刺5~8分。艾条灸5~10分钟。

前胡 中药名，出于《名医别录》。为伞形科植物白花前胡 Peucedanum praeruptorum Dunn. 或紫花前胡 P. decursivum (Miq.) Maxim. 的根。性微寒，味苦、辛。归肺经。有降气祛痰、宣散风热之功效，主治肺气不降之痰稠咳喘、胸膈满闷，及风热郁肺之发热咳嗽。煎服，6~10g。阴虚火动之咳嗽及寒饮咳喘均不宜用。

首 指头。因头部位居人体之首，故称为首。《素问·生气通天论》："因于湿，首如裹。"

首风 古病名。出《素问·风论》。因洗头感受风邪所致。症见头痛、恶风、头面多汗，遇风而发或加重。治宜祛风活血为主。方选大川芎丸、芎䓖散、天麻丸、防风饮、茶调散等。

首如裹 证名，出《素问·生气通天论》。指头如物裹、头面胀壅昏重的症象。多因湿邪壅遏清阳所致。

逆气 证名，出《素问·藏气法时论》。指喘急气逆。多因肺脏壅塞，气逆于上而致。

逆从 ①为正治、反治两大治疗法则的别称。指用药逆其证候性质而治者为逆；顺从疾病的假象而治者为从。《医门法律》指出："逆从者，以寒治热，以热治寒，是逆其病而治之；以寒治寒，以热治热，是从其病而治之。"故《素问·至真要大论》载述说："逆者正治，从者反治。"②为标本的不同治法。《素问·标本病传论》："病有标本，刺有逆从。"马莳注："逆者，如病在本而求之标，病在标而求之本；从者，如在本求本，在标求标，以乃治法之不同也。"

逆传心包 为温热病病机之一。出《温热论》。指温邪犯肺之后，不顺传气分而逆入心包。其临床表现可见高热、神昏、谵语、心烦、舌绛、脉数等症。

逆顺 ①指经脉的上下往来。《灵枢·营气》："此营气之所行也，逆顺之常也。"②指逆证和顺证。如《灵枢·阴阳二十五人》："察其形气有余不足而调之，可以知逆顺矣。"③指形气的相称与不相称，以及治疗的适当与否。一般而言，形气相称为顺，形气不相称为逆。在治疗上，则补泻适当为顺，补泻为适当为逆。见《灵枢·根结》。

逆顺生翳 病证名，见《银海精微》。又名逆顺障证。相当于角膜血管翳之类。古人认为，翳从上向下蔓延者为顺，反之为逆。多因风热外侵，脉络瘀滞所致。症见赤脉翳膜从黑睛向下或向上侵入黑睛中央，沙涩疼痛，羞明流泪。治宜祛风清热，通络散瘀，退翳明目。用蝉花无比散加减。病久正虚，酌加扶正药。参见赤膜下垂、因翳包睛条。

总按 为用三指同时按寸、关、尺三部以测察脉象的方法。如《重订诊家直诀》说："诊脉之指法，见于经论者，曰举、曰按、曰寻、曰推、曰初持、曰久按、曰单持、曰总按。"

炼气化神 气功术语。三关修炼的第二阶段。内丹术以大周天功法为练功方法，促使人体之气转化为神。

炼神还虚 气功术语。三关修炼的第三阶段，是内丹术结丹的最高层次。炼精化气、炼气化神后，精、气、神充盈体内，合化为一，还虚丹成。

炼精化气 气功术语。三关修炼的第一阶段。内丹术以小周天功法的练功方法，促使人体之精化为气。

炮制 中药学名词。又称修治、修事。指药材在制成各种剂型之前的加工处理过程。如药材的清洗，去除杂质或非药用部分，以及药材的切片、碾碎、捣烂、浸泡、晒干、阴干、蒸、煮、煅、淬、炮、炒、煨、炽、焙、炙、去油、制霜等。

烂疔 病名，出《备急千金要方》。又名水疔、卸肉疔、脱靴疔。发于皮肉间，易腐烂，病势急，易走黄。类似于西医"气性坏疽"。多因皮肉破损，接触潮湿泥土、脏物染毒，致湿热火毒凝聚肌肤，热盛腐肉而成。初起患肢沉重如绑，继而胀裂样痛，疮困皮肤高度水肿，色暗红，伴高热、头痛、面苍白等，治以清热解毒，制湿消肿，黄连解毒汤合五神汤加减内服，外用蟾酥合剂、玉露膏。中期疮面泛生水疱，腐烂坏死，脓水恶臭，疮形略凹如匙面，疮周紫黑，常并走黄，治以凉血解毒，利湿消肿，犀角地黄汤合黄连解毒汤、五神汤加减内服，外治宜切开引流，祛腐泄毒，再用蟾酥合剂、玉露膏。后期肿胀渐退，腐肉大片脱落，疮面渐红，常伴口渴、乏力、舌红少苔等，治以益气养阴、清解余毒，顾步汤加减内服，外用生脉散、玉红膏。宜结合西医治疗。

将军之官 即肝。出《素问·灵兰秘典论》。肝性刚强而主谋虑。故称将军之官。临床所见，凡急躁易怒，或恐惧胆怯，则多与肝生理功能失常有关。

举元煎 方名，出自《景岳全书》。人参、炙黄芪各三至五钱，炙甘草一至二钱，炒升麻五至七分，炒白术一至二钱，水煎服。功能益气升提。治气虚下陷，血崩血脱，亡阳垂危等证。

举、按、寻 为切脉方法之一。即切脉时用不同的指力和手法来候测脉象的方法。轻指力而浮取为举，重指力而沉取为按，中度指力或移动手指为寻。见《诊家枢要》。

洁净府 为疗法之一。指用通利小便的方药的清除膀胱（下焦）病邪的方法。出《素问·汤液醪醴论》。多用于小便不畅，尿频、尿急和小腹胀满等湿热证候。

洪氏集验方 方书。5卷。宋·洪遵撰。刊于1170年。本书汇集作者本人多年试用及得自传闻的验方共167首，以临床各科病证治方、灸法为主。南宋时与杨倓《杨氏家藏方》、胡元质《胡氏经验方》在江淮间流行，医家多用之。现存宋乾道六年姑孰郡斋刻本。1955年商务印书馆排印本《宋人医方三种》收入本书。

洪脉 脉象之一。其脉来如波涛汹涌，来盛去衰，《脉诀汇辨》："洪脉极大，状如洪水，来盛去衰，滔滔满指。"洪脉主热邪炽盛。若见于热病伤阴，阴虚于内，阳盛于外，则脉来亦洪，但应指有力。

洪涛 明代外科医家。弋阳（今属江西）人。少业儒，后改学医，常施药济人。曾任太医院副使。随军南征，军中疫病流行，用苍术、黄柏煮汤，遍饮皆效。后任荣藩良医正，为藩王修复缺唇成功，赐建国医坊，号补唇先生。

洪蕴 936～1004年。宋代医僧。俗姓蓝。潭州长沙（今属湖南）人。年十三，入本郡开福寺出家，习方会之书。后游京师，以医术知名。宋太祖召见，赐紫方袍，号广利大师。太平兴国（976～983年）间朝廷下诏购求医方，洪蕴献古方数十首。咸甲初年（998年），补右街首座，累转左街副僧录。精于诊脉。贵戚大臣有病，多诏遣治疗。

洪遵 1120～1174年。南宋医家。字景严。鄱阳（今江西波阳）人。曾任翰林学士、同知枢密院事。乾道六年（1170年），撰《洪氏集验方》5卷。另撰有《泉志》，为我国最早之钱币志书。

浊 病证名，见《丹溪心法》。又称赤白浊、二浊。浊病的简称。①指小便浑浊之症。色赤或有血者称赤浊，无血而色白者称白浊。由湿热下注而致。治宜清利湿热为主。②指精浊之症。症见尿道口常流少量米泔样或糊状浊物，溺时有痛感，而小便不混浊。治宜清热利湿为主，方选八正散、萆薢分清饮等。

浊气 ①指饮食水谷精华的浓浊部分。

《素问》云："食气入胃，浊气归心，淫精于脉。"②指污浊之气。如呼出的浊气、排出的矢气等。③指外感寒邪浊气。《灵枢》云："两泻其血脉，浊气乃辟。"④指重浊物质，与清阳相对而言。《素问·阴阳应象大论》云："清阳上天，浊气归地"，"浊气在上，则生䐜胀。"

浊气归心 指饮食水谷之精华浓浊部分，经脾转归于心脏，由心再通过经脉输送于全身，说明心起着输送营养的总枢纽作用。故《素问·经脉别论》载述："食气入胃，浊气归心，淫精于脉。"

浊邪 多指湿浊之邪。如《金匮要略·脏腑经络先后病脉证并治》云："清邪居上，浊邪居下。"《温热论》云："浊邪害清也。"

浊邪害清 湿温病机之一。指湿浊邪气阻遏清阳，蒙蔽清窍，可出现神识昏蒙和听觉障碍等病理表现。故《温热论》说："湿与温合，蒸郁而蒙蔽于上，清窍为之壅塞，浊邪害清也。"

浊阴 指体内重浊下降或浓厚的物质。如藏于五脏的水谷精微物质、归于六腑的饮食糟粕等，均属浊阴。《素问·阴阳应象大论》云："清阳出上窍，浊阴出下窍；清阳发腠理，浊阴走五脏；清阳实四肢，浊阴归六腑。"

浊者为卫 指水谷精微之浓浊部分化生为卫气。卫气与营气均源于后天的水谷精微，其浓浊部分化生为卫气，其清稀部分则化生为营气。如《灵枢·营卫生会》载述："人受气于谷，谷入于胃，以传于肺，五脏六腑，皆以受气，其清者为营，浊者为卫。"

洞天奥旨 外科著作。又名《外科秘录》。16卷。清·陈士铎述。刊于1694年。本书托名"岐伯天师"所传，故名《洞天奥旨》。卷1~4统论疮疡病候、诊法及用药；卷5~13记述外科、皮肤科及金刃、跌打、虫兽伤等150余种病证治法；卷14~16选录各家外科治疗方剂。治疗外科病重视辨明经络、阴阳，用药亦有独到之处。现存清康熙三十七年宏道堂刻本。1992年中国中医药出版社出版排印本。

洞泄 证名，出《素问·生气通天论》。①指阴寒内盛所致泄泻。症见食已即泄，完谷不化，腹痛肠鸣，手足厥冷等。治宜温中散寒，方用附子丸、木香诃黎勒丸等。②濡泄的别称。详见濡泄条。③脾泻的别名。

洞泻 病名，见《古今医彻》。指饮冷受寒所致的泄泻。多因夏日伏阴在内，虚寒之人恣食寒凉蔬果所致。治宜温阳祛寒为主，可选附子理中汤加减。

洄溪脉学 脉学著作。1卷。原题清·徐灵胎撰。本书总论部分，阐析脉位、审象、因形气以定诊等；以下分述大、小、清、浊诸脉，及冲阳脉、太溪脉、真脉、孕脉、五脏脉、新病久病脉等。后编入《徐灵胎医学全书》。

洗三 见《保产万全书》。指婴儿产下三天后，古人一般用艾叶、防风煎汤洗浴婴儿，以预防各种皮肤病。

洗冤录详义 法医学著作。4卷。清·许梿撰。本书为《洗冤集录》增注本，校录该书原文，并加评论、释义，每段加眉注小标题。根据作者多年验尸实践，按尸骨实物重新绘制比较确切的全身骨骼解剖图，并附加说明。现存清咸丰六年许氏吉均阁刻本等10余种清刻本。

洗冤集录 法医学著作。又名《宋提刑洗冤集录》，简称《洗冤录》。5卷，亦有2卷、4卷本。本书记述人体解剖、尸体检查、现场勘察、死伤原因鉴定及急救、解毒等内容。书中全面总结南宋以前尸体检验经验，是世界上现存第一部系统的法医学专著。我国自元迄清40余种法医学著作，均以本书为祖本。现存元至清代多种刊本。1957年法律出版社出版排印本。并译成朝、日、美、德、荷等国文字，在国际受到重视。

洗眼法 眼科外治方法。见《外台秘要》。是以清水或淡盐水或药物煎水，洗涤眼部的方法。适用于外障眼病刺痒多眵，或眵泪黏胶等病证。

活人心法 ①养生学著作。又名《新刊京本活人心法》《臞仙活人心方》。2卷。明·朱权（臞仙）撰。刊于14世纪末。卷上为养生法，包括治心、导引法、祛病延年六字法、保养精神及补养饮食等。卷下辑录"玉笈二十六方""加减灵秘十八方"。书中较多道家养生法。②综合性医书。4卷。清·刘以仁撰，王文选辑。成书于1838年。分门别类选辑各家医论、临床辨治和药性方剂，对伤寒病证辨析、伤寒察舌及伤寒方介绍较详。

活人事证药方 综合性医书。20卷。宋·刘信甫编。刊于1216年。本书论述各科证治，分为诸风、诸气、伤寒、虚劳、妇人、疮疡、小儿等20门。每门病证所述诸方，"各有事件引证，皆可取信于人"。选方颇多，其中有一些较有价值的方药，如用砒、矾、草、乌等外治取痔，在历史上较早记载枯痔疗法。现存日本抄本。

活幼口议 儿科著作。20卷。元·曾世荣撰。刊于1294年。本书分篇论述儿科生理、病理、诊断、证候与治疗。卷1~3载短论25篇，总论儿科生理、病理，并评论古今儿科著作；卷4~5论初生儿证候26篇；卷6论小儿指纹；卷7论面部气色；卷8论疑难病证18篇；卷9论胎中受病诸证15篇；卷10~20议小儿各种病证证治。现存明嘉靖二十四年叶氏作德堂刻本。建国后有中医古籍出版社影印本。

活幼心书 儿科著作。3卷。元·曾世荣撰。刊于1294年。卷上为"决证诗赋"，将儿科疾病编成歌赋75首，并择要详论，以便初学者记诵；卷中"明本论"，将儿科疾病分43篇立论，附补遗8篇，阐述作者临证心得；卷下"信效方"，选录儿科验方230首，分为汤、散、丸、膏、丹、饮、金饼诸类记述。现有《中国医学大成》本。

活幼心法 儿科著作。又名《活幼心法大全》。9卷。明·聂尚恒撰。刊于1616年。卷1~6为痘科，论述痘疹病原及其不同阶段的发病特点、症状与治法；卷7载作者治疗痘疹的经验与医案；卷8论痧疹；卷9论儿科惊风、吐泻、疳症、发热、腹痛等症，及小儿面部望诊。书中根据痘疹不同阶段特点提示治疗原则，颇多创见，为后世儿科学者重视，在痘疹专著中影响较大。现存明万历刻本、日本1666年刻本等50种版本。

活幼珠玑 儿科著作。2卷，补编1卷。清·许佐廷撰。刊于1873年。本书前编1卷，为儿科诸病证治歌赋，后编1卷，论儿科疾病的诊断及辨证用药治法，分为胎毒、变蒸、惊风等32门；补编1卷，集录前两卷中所用方剂。全书有论有证有方，内容简明扼要。现存清同治十二年芳选堂刻本。

活法机要 综合性医书。1卷。不著撰人，或题元·朱震亨撰。本书介绍临床常见病证的病因、证候及治疗方药。以内科杂病为主，兼及胎产、疮疡、眼病等。论述简要，治法灵活而有法度。书中自拟方颇多。有认为本书系朱氏门人编述。现存较早刊本有《济生拔粹》本、《医统正脉》本等。

活络丹 方名，出自《太平惠民和剂局方》。又名小活络丹。川乌（炮去皮脐）、草乌（炮，去皮脐）、地龙、炮天南星各六两，乳香、没药各二两二钱。为细末，酒糊为丸，梧桐子大。每服二十丸，空服日午冷酒送下。功能祛风除湿，化痰通络，活血止痛。治风寒湿邪痹阻经络，肢体筋脉挛痛，关节屈伸不利。亦治中风手足不仁，日久不愈。

活络效灵丹 方名，出自《医学衷中参西录》。当归、丹参、生乳香、生没药各五钱。水煎作汤服。若作散，一剂分作四次服，温酒送下。功能活血祛瘀，通络止痛。活气血瘀滞，心腹疼痛，腿疼臂痛，跌打瘀肿，内外疮疡，以及癥瘕积聚等。

涎 五液之一。出《素问·宣明五

气》。又称口津。与唾合称涎唾或唾液。涎具有滑润口腔和助消化的作用。涎为脾液。脾胃功能正常，则津足口中和，不燥不渴，食而知味。脾胃虚寒则涎冷而上涌，口淡泛恶；胃火炽盛则涎少而口燥；脾胃湿热或内有虫积，或中风，或癫痫病发作，亦每致口角流涎。

染苔 也称假苔。指舌苔被食物或药物颜色所染附，从而改变了原来的苔色，故称染苔。如食橄榄、杨梅可染成黑苔；食枇杷可染成黄苔等。临床望舌时须注意鉴别，排除假象。

济川煎 方名，出自《景岳全书》。当归三至五钱，牛膝二钱，肉苁蓉二至三钱，泽泻一钱半，升麻五分至七分或一钱，枳壳一钱（虚甚者不必用）。水煎，食前服。功能温肾益精，润肠通便。治老年肾虚，大便秘结，小便清长，头目眩滞，腰膝酸软。

济世养生集 方书。又名《济世养生集医方》。清·毛世洪辑。刊于1791年。本书集录作者试用有效方剂50首，后或附作者治验。现有《汇刊经验方》本。

济生拔粹 丛书。元·杜思敬辑。刊于1308年。是中国丛书中较早的一种。辑录金元时期医著19种，内收《针经节要》《云岐子论经络迎随补泻法》《窦太师流注指要赋》《针经摘英集》《云岐子七表八里九道脉诀论并治法》《珍珠囊》《医学发明》《脾胃论》《洁古家珍》《从事难知》《医垒元戎》《阴证略例》《云岐子保命集论类要》《痎论萃英》《田氏保婴集》《兰室秘藏》《活法机要》《卫生宝鉴》和《杂类名方》。其中《杂类名方》，系杜思敬自撰。现存元刻本。

济生续方 方书。又名《严氏济生续方》。8卷。南宋·严用和撰于1267年。本书为《济生方》的续集，以论述内科杂病证治为主，收风评治、痹评治、头评治等24篇方论，介绍作者临证效方90首。现存1822年日本刻本，内有丹波元简据《医方类聚》增入补遗1卷。

济众新编 综合性医书。8卷。朝鲜康命吉撰于1799年。本书据《医学正传》《丹溪心法》《万病回春》《本草纲目》《东医宝鉴》等21部医书，删繁取要，酌加增补而成。全书共分69门，分证记述其脉法、证候、治方，包括内、外、妇、儿、眼、耳、鼻、口齿、喉各科诸证及急救、养老用方。卷8录《万病回春》《寿世保元》药性歌括，并增补83药。书中凡作者自制方或述己意者，皆书"新增"；凡内医院处方，则书"内局"，以示区别。现存朝鲜内阁刻本，1983年中医古籍出版社据以影印。

济阳纲目 综合性医书。108卷。明·武之望撰于1626年。本书引述113家医书，论述养生、病因及内科杂病、外科、伤科、五官、口齿诸病证治，收方7000余首，保存了大量有价值的临床文献资料。现存清咸丰六年姚锡三重刊本。

济阴纲目 妇科著作。5卷。明·武之望撰。刊于1620年。本书在《女科证治准绳》基础上整理改编而成。1665年汪淇重订为14卷，仅加详注，内容未变，为现通行本。书中分为调经、经闭、血崩、赤白带下、虚劳、积聚癥瘕、求子、浮肿、前阴诸疾、胎前、临产、产后及乳病等13门，详述诸病证治，有论有方。引录资料丰富，分类详明，选方实用，流传甚广。现存明万历四十八年刻本等40余种版本。1958年上海科技卫生出版社出版排印本。

洋金花 中药名，出于《本草纲目》。又名曼陀罗花、风茄花、山茄花、胡茄花、酒醉花。为茄科植物白花曼陀罗 Datura metel L. 或毛曼陀罗 D. innoxia Mlll. 曼陀罗 D. stramonium L. 等多种同属植物的花。性温，味辛，有毒。归心、肺、脾经。有止咳平喘、止痛镇痉之功效，主治咳喘无痰或痰少，心腹冷痛，风湿痹痛，跌打疼痛，及癫痫与慢惊风之痉挛抽搐。散剂吞服，0.3～0.6g，如作卷烟吸可分次用，外用适量。本品有剧毒，每日用量不宜超过1.5g。服用本品后妨碍出汗，表证未解者忌用。青光眼、眼压增高者忌用，心脏病、高血压及体弱者、孕妇慎用。

本品对躁狂型精神病、顽固性疼痛、晚期恶性肿瘤所致之剧痛、休克、血栓闭塞性脉管炎、慢性气管炎、流脑败血症等均有较好疗效，并常用作各种手术麻醉剂。

浑身麻木 证名，见《兰室秘藏》。指自觉全身肢体麻木不适。多因气血不充，卫气不行，或痰湿，或气郁血瘀所致。参麻木条。

浓缩丸 中药剂型之一。是将处方中部分药物经提取、浓缩成适当浓度的药汁，再与其他药物混合制成的丸剂，故又称"粉膏丸"。浓缩丸是在蜜丸和水丸的基础上改革发展起来的一种新剂型，缩小了体积，减少了用量，并较易于吸收，从而提高了药效，同时保持了传统丸剂的特点。浓缩丸制法比较简单，宜于大量生产、贮藏、运输、保管和服务均较方便，是很有发展前途的一种剂型。近年已经大量生产的浓缩丸有安神补心丸、冠心苏合丸、喉症丸、养血安神丸、安神补心丸等。

津 ①即人体液的组成部分。一般将性质较为清稀，流动性较大，布散于体表皮肤、肌肉和孔窍，并能渗注于血脉，起滋润作用的称为津。津来源于饮食，随三焦气化，出入于肌肤腠理之间，以温养肌肉，充润皮肤。津出于腠理则为汗液，下达于膀胱即为尿液。若腠理闭塞，津不能出，则下行于膀胱而使小便增多；反之，若汗出过多，则津不化水下行，则小便就会减少，由此而进行生理性的体液调节。在病理上，津伤者汗尿减少；而汗尿排出过多，则伤津。《灵枢·五癃津液别》："津液各走其道，故三焦出气，以温肌肉，充皮肤，为其津。"②指唾液。又称口津。

津血同源 指津和血均源于水谷精微所化生，并同属于人体的阴液。津和血参与周身体液的调节，维持正常的生理活动，在病理上则相互影响。临床上因大汗则津泄而伤阴，故对失血、贫血患者不宜发汗。而临床所见凡大汗、大吐，或大泻等津液耗伤之患者，往往表现有心悸、气短、肢冷、脉细等心血亏虚证候。故《灵枢·营卫生会》载述："夺血者无汗，夺汗者无血。"

津液 指饮食水谷通过胃、脾、肺、三焦等脏腑的作用而化生成的液态营养物质。在脉内，则成为血液的组成成分；在脉外，则遍布于组织间隙之中。津和液常并提，但在性质、分布和功用方面，亦有一定的区别。泛指机体一切正常的水液，包括各脏腑组织器官的内在体液及其正常的分泌物、代谢产物在内。《素问·灵兰秘典论》云："膀胱者，州都之官，津液藏焉。"《灵枢·决气》云："腠理发泄，汗出溱溱，是谓津"。从而说明，汗与尿均由津液所化生，并对体液有重要的调节作用。

津液之腑 指膀胱。由于膀胱是贮藏水液的器官，故称津液之腑。《灵枢·本输》云："膀胱者，津液之腑也。"

宣白承气汤 方名，出自《温病条辨》。生石膏五钱，生大黄三钱，杏仁粉二钱，栝楼皮一钱五分。水煎，先服一半，不知再服。功能攻下热结，宣肺化痰。治阳明温病，腑气不通，肺气不降，便秘，痰涎壅盛，脉左寸实大。

宣毒发表汤 方名，出自《医宗金鉴》。升麻、葛根、前胡、桔梗、炒枳壳、荆芥、防风、薄荷叶、木通、连翘、炒牛蒡子、淡竹叶、生甘草。加芫荽，水煎服。功能疏风解表，宣毒透疹。治麻疹初起，欲出不出。

宣痹汤 方名，出自《温病条辨》。防己、杏仁、滑石、薏苡仁各五钱，连翘、栀子、半夏（醋炒）、晚蚕砂、赤小豆皮各三钱。水煎，分三次服。功能清利湿热，宣通经络。治湿热痹，症见寒战热炽，骨节烦疼，面目萎黄，舌色灰滞。一方以枇杷叶一钱、郁金、豆豉各一钱五分，射干、通叶各一钱，水煎，分二次服，治太阴湿温，气分痹郁而哕者。

室女 出《女科百问》。指未婚的

女子。

室女实热经闭 病证名，见《竹林女科证治》。指未婚女子素体热盛，热灼耗阴而致经闭。多因素体阳盛，或嗜食辛辣厚味，热盛于内，热灼阴血，导致经闭。症见面赤发热，咽燥唇干，喜食冷饮，便干尿赤，脉实有力等。治宜泻热活血通经，方用清热调血汤。

室女经闭 病证名，出《妇人良方大全》。又名室女月水不通、室女红脉不通。指未婚女子月经闭止而言。多因情志不遂，心绪抑郁，气郁不舒，血行不畅，气血凝结致而经闭不行。体质弱者，宜理气舒肝，养血通经，方用通经导滞汤。体质强壮者，宜活血通经，方用大黄䗪虫丸。

室女经闭成劳 病证名，见《妇人良方大全》。又称童子怯、童损。指未婚女子经闭不行后出现诸虚劳损的病证而言。包括室女经闭劳嗽、室女虚热经闭、室女经闭骨蒸。多因忧思积虑，损伤心脾，阴虚血少，水亏火旺，热灼阴耗所致。症见经闭不行，萎软倦怠，不思饮食，日渐消瘦，干嗽无痰，久咳不止，颧红低烧，五心烦热，骨蒸盗汗，皮肤干燥，毛发焦枯等。治宜滋阴清热，养血调经，方用加味地骨皮饮。

室女经闭腹痛 病证名，见《竹林女科证治》。又称室女经闭胀痛。指未婚女子月经停闭后出现小腹胀痛或刺痛者。多因肝郁不舒，气机失畅，气滞血瘀，瘀血阻滞所致。症见经闭不行，小腹胀痛，或腹硬刺痛，胸胁胀闷，心烦抑郁。治宜疏肝理气，活血化瘀，方用膈下逐瘀汤。

突起睛高 病证名，见《世医得效方》。又名睛高突起、突起睛高外障、睛胀。类西医学之炎性眼球突出。多因风热火毒，上冲于眼所致。症见疼痛难忍，眼珠高突胀起，目赤泪热，泪珠转动失灵，视力下降。宜泻火解毒。服郁金酒调散或退热桔梗饮子加减。

穿山龙 中药名，见于《东北药用植物志》。又名穿地龙、地龙骨、野山药、爬山虎。为薯蓣科植物穿龙薯蓣Dioscorea nipponica Mak.的根茎。性平，味苦、甘。归肝、肺经。有祛风除湿、活血化痰之功效，主治风湿痹痛、肌肤麻木、筋骨疼痛、关节屈伸不利，跌打损伤、瘀滞作痛，血脉凝滞之心痛，及热痰咳嗽，疮痈肿痛等。煎服，9~15g。本品对心绞痛、心肌梗塞、心力衰竭、高血压合并动脉硬化、脑血管硬化、风湿性关节炎均有较好疗效，对慢性支气管炎、慢性布鲁氏杆菌患者、急性化脓性关节炎、甲状腺瘤、甲状腺机能亢进等亦有一定疗效。

穿山甲 中药名，出于《名医别录》。又名鲮鲤甲、川山甲。为鲮鲤科动物穿山甲Manis pentadactyla L.的鳞甲。性微寒，味咸。归肝、胃经。有活血通经、下乳、消肿排脓之功效，主治血滞经闭、癥瘕痞块、风湿痹痛、筋骨拘挛、产后乳汁不通、痈肿初起或脓成未溃，及瘰疬痰核等。煎服3~10g，研末吞服1~1.5g，不宜过服。孕妇及痈肿已溃者忌用。

穿心莲 中药名，出于《岭南采药录》。又名一见喜、苦胆草、苦草、春莲秋柳、榄核莲。为爵床科植物穿心莲Andrographis paniculata (Burm. f.) Nees的全草。性寒，味苦。归肺、胃、大肠、小肠经。有清热解毒、燥湿之功效，主治温病初起之发热头痛、肺热喘咳、肺痈、咽喉肿痛、湿热泻痢、热淋、湿疹。鲜品捣烂外敷可治疔肿及毒蛇咬伤。煎服，6~15g。多入丸、散、片剂。外用适量。不宜多服久服，免伤胃气。本品对菌痢、肠炎、伤寒、流脑、呼吸道感染、结核病、钩端螺旋体病、麻风病、皮肤感染、带状疱疹、神经性皮炎、湿疹、肝炎、重症肝炎、急性肾盂肾炎、中耳炎、盆腔炎、阴道炎、宫颈糜烂、绒毛膜上皮癌、恶性葡萄胎、血栓闭塞性脉管炎、腮腺炎、咽喉炎、扁桃体炎、水痘、新生儿皮下坏疽、烧伤等均有显著或较好疗效，并有明显的引产作用。

穿拐痰 病名，见《疡科心得集》。又名穿踝痰。即发于踝部的流痰。相当于西医的踝关节结核。惟其病久，足常呈下垂、内翻畸形。溃后可形成多孔窦道。

穿裆发 病名，出《疡科准绳》。即生于后阴之前，阴囊之后的肛痈。病因证治见该条。

穿踝疽 病名，见《外科正宗》。即发于踝关节的无头疽。其发于内踝者，又称内踝疽、走缓、鞋带疽；起发于外踝者，又称外踝疽、脚拐毒、穿拐毒、鞋带痈。相当于西医的化脓性踝关节炎。病因病机类同附骨疽，但病位是在关节间。初起踝关节内侧或外侧活动时疼痛，继则红肿灼热痛剧，关节活动受限，压痛点在关节线而不在骨端；约1个月成脓；溃后出脓黄稠，收口缓慢，愈后常影响踝关节运动功能。内外治法同附骨疽，见该条。

客气 ①运气术语。出《素问·六元正纪大论》。客气，即是天阳之气本身的盛衰变化，也就是在天的三阴三阳之气的变化。客气虽然和主气同样也是每年分为六步走，但二者在六步的次第上则完全不同，并随着纪年的地支而变化。如《素问·六微旨大论》载述："上下有位，左右有纪，故少阳之右，阳明治之；阳明之右，太阳治之；太阳之右，厥阴治之；厥阴之右，少阴治之；少阴之右，太阴治之；太阴之右，少阳治之。"指出客气六步的次第，是以阴阳为序，三阴在前，三阳在后。其顺序是：一阴厥阴风木，二阴少阴君火，三阴太阴湿土；一阳少阳相火，二阳阳明燥金，三阳太阳寒水。客气的盛衰变化有其周期性，不同于主气的年年不变，而是随各年纪年地支而演变。客气的三阴三阳互为司天，互为在泉，互为间气，从而构成六十年一个周年的变化。②指病因外邪。《素问标本病传论》："人有客气，有同气。"

客主加临 运气术语。指每年轮转的客气加在固定的主气之上，用以推测气候的复杂变化。其规律是以司天之客气加临于主气的第三气（三之气）上，其余五气，则依次相连，相加之后，如客主两气相生，或客主同气，便为相得；如客主两气相克，则以主气克客气为不相得，客气克主气仍为相得。对发病的影响，则如《素问·五运行大论》所载述："气相得则和，不相得则病。"

客忤 出《诸病源候论》。又名中人、中客忤、中客、少小客忤。由于小儿神气未定，如骤见生人，突闻异声，突见异物，而引起惊吓啼哭、面色变异，甚而呕泻、腹痛，反侧瘛疭，状似惊痫者，宜用安魂丸加减，若痰热盛者可用温胆汤加钩藤豁痰清热。

客忤似痫 病证名，急惊风类证之一。小儿客忤，口吐青、黄、白沫，水谷挟杂，面色变异，喘息腹痛，反则瘛疭，状如惊痫，眼不上窜，为客忤似痫，治宜镇惊安神（《幼幼发挥》）。

客忤夜啼 病证名，出《三因方》。指小儿夜啼由客忤所致者。其症患儿于忽受外界刺激之后，面色变易不定，气郁如怒，睡中惊惕作啼，口吐青白沫，反侧瘛疭，状如惊痫，但眼不上窜。治法见客忤条。

客忤痉 病证名，小儿痉病之一。小儿神怯气弱，受惊吓所致的痉证。症见发热，或有汗，或无汗，面时青时赤，梦中呓语，手足蠕动。宜复脉汤去参、桂、姜、枣，加丹参、丹皮、犀角。

客者除之 治则之一。出《素问·至真要大论》。是说凡外来之病邪，诸如六淫、疫疠、饮食积滞等客于人体，均应予以驱除。如临床常用的疏风、散寒、清暑、祛湿、消导等治疗方法，即是"客者除之"原则的应用。

冠心苏合丸 经验方。见《中华人民共和国药典》（1977年版）。苏合香50g，冰片、制乳香各150g，檀香、青木香各210g。除苏合香外，余药为细末。炼蜜待温后，加入苏合香搅匀，再与上药粉末混匀，制成1000丸，含服或嚼碎咽下，每次1丸，日服1～3次；亦可临睡前感发病时服用。

功能理气，宽胸，止痛。治冠心病心绞痛，胸闷憋气。

语言謇涩 证名，见《中藏经》。亦称语言謇涩、口不能言。指舌体转动不灵活而说话艰难的征象。多因风邪乘袭，痰涎壅盛所致。多伴半身不遂，口眼㖞斜，重者舌强不语。常见于中风、瘫痪等病证。

语迟 五迟之一。出《小儿药证直诀》。小儿二、三岁一般能说简单的语言，到四、五岁还不能说话者。由先天肾虚、心气不和，或后天脾胃亏损、津气不能上荣所致。肾气不足者用六味地黄汤加菖蒲、远志，心气不足者用养心汤，脾胃虚弱者用补中益气汤。

谵语 证名，见《注解伤寒论》。又称谵语、谵言。指患者神志不清时，胡言乱语。多见于外感热病邪气盛实证。常因阳明实热，上乘于心，或邪热深入营血及妇人热入血室等，致心神昏乱者。可选用清宫汤、牛黄丸、紫雪丹、局方至宝丹等。

扁豆 中药名，出于《名医别录》。又名白扁豆、南扁豆、羊眼豆、蛾眉豆。为豆科植物扁豆 Dolichos lablab L. 的种子，性微温、味甘。归脾、胃经。有健脾、化湿、消暑之功效，主治脾虚湿胜之体倦乏力、食少便溏、妇女白带过多，及暑湿伤脾之呕吐、腹泻。煎服，10～20g。健脾宜炒用，消暑宜生用。

扁豆衣 中药名，见于《安徽药材》。又名扁豆皮、扁豆壳。为豆科植物扁豆 Dolichos lablab L. 的种皮。性味功效与扁豆相似，唯效力逊于扁豆，且无壅滞之弊。多用于脾虚有湿之泄泻、浮肿等。煎服，5～10g。

扁豆花 中药名，出于《本草图经》。又名南豆花。为豆科植物扁豆 Dolichos lablab L. 的花。性平，味甘、淡。有解暑化湿之功效，主治夏季感受暑湿之发热、泄泻、呕吐，及妇女赤白带下。煎服，5～10g。

扁鹊 战国时期著名医学家。约生活于公元前五世纪左右。本名秦越人。渤海郡鄚（今河北任丘）人。得名医长桑君传授禁方，医术高明，精于脉诊、望诊和各科诊治。在各地行医，尊重当地习俗，随俗为变，过邯郸为带下医（妇科），过洛阳为耳目痹医（五官科），过咸阳为小儿医（小儿），深受病家欢迎。临证采用汤药、针灸、砭石、蒸烫、按摩等多种方法治病，疗效甚高。曾治愈虢太子尸蹶（假死），当时天下尽知扁鹊能起死回生，扁鹊表示自己不能使死人复生，而是病人病愈"自当生者"，体现了实事求是的科学态度。他反对巫术迷信，提出"六不治"，即有"信巫不信医"者不治。秦太医令李醯出于嫉妒，派人将扁鹊刺杀。《汉书·艺文志》有《扁鹊内经》《扁鹊外经》，均佚。现存《难经》，系后人托名秦越人所撰。

扁鹊心书 综合性医书。3卷。附《神方》1卷。宋·窦材撰于1146年。作者以《内经》为医学正传，上卷论经络、灸法；中卷分述伤寒诸证与杂病证治；下卷续载内科杂病，及外科、妇科、儿科病证证治。《神方》共载94方。书中记述灸刺方法较多。所载中药麻醉方法，颇受后世重视。本书后经清·胡珏参论百余条，1765年由王琦重校刊行。

扁鹊神应针灸玉龙经 针灸著作。1卷。元·王国端撰。刊于1329年。本书托名扁鹊所传，载一百二十穴玉龙歌（简称玉龙歌）等多首针灸歌诀，记述经验取穴效方，并介绍王氏家传针灸经验。收入《四库全书》。

扁瘊 病名，相当于西医的扁平疣。多因风热搏于肌肤，或肝旺血瘀所致。多见于青少年，好发于颜面、手背或前臂，大都骤然发生，为粟米或稍大的扁平的稍高起皮肤的小疣，表面光滑，浅褐或正常色，呈圆、椭圆或多角形，边界清楚，密集或散在，偶有微痒，常因搔抓而疣体增多呈串珠状排列。治以散风清热、平肝活血，桑叶6g，野菊花6g，蒲公英15g，板兰根30g，马齿苋 30g，生牡蛎 30g（先煎），磁石 30g（先煎），紫草 10g，赤芍 10g，红花 10g，水煎服，外用上方第二汁温洗；或病损散在者，用鸦胆子仁油涂之。

祛邪扶正 治则之一。指针对邪实而正气稍虚之病证，采用以祛邪为主，扶正为辅的治疗法则。邪去则正自安。

祖师麻 中药名，见于《陕西中药志》。又名大救驾。为瑞香科植物黄瑞香 Daphne giraldii Nitsche. 等多种同属植物的茎皮及根皮。性温，味辛、苦，有小毒。归心、肝经。有止痛、活血之功效，主治风寒湿痹、筋骨疼痛，及跌打损伤，瘀肿作痛。内服 3~9g，水煎或酒浸；外用适量。孕妇忌服。本品有强烈的局部刺激性，外敷可致皮肤发赤起泡、内服有口舌麻感。经临床验证，其对风湿性关节炎、外伤性关节炎、类风湿性关节炎、冠心病心绞痛、血栓闭塞性脉管炎等均有较好的疗效。用于中药麻醉手术中，效果可靠。

祖先口述 藏医学著作，一译《祖传教诫》或《祖先口诫》。舒卡·洛最给布著。其内容主要是对《四部医典》中的三部，即"根本医典""论说医典"及"后续医典"的注释，全名又称《根本典、论说典、后续典口述》。作者根据自己长期临证实践，对《四部医典》中的三部分做了最详尽的注释，是《四部医典蓝琉璃》问世之前最有影响的一部经典著作注释本。西藏人民出版社有排印本。

祖剂 方书。4 卷。明·施沛撰于 1640 年。本书收历代名方 800 余首，其中主方 70 首，附方 700 余首。作者认为历代所传方剂，皆可溯流追源，故以主方为纲，附方为目，考其源流，并加注释。现存明刻本。1983 年上海古籍书店出版社影印本。

神 有广义与狭义之分。广义的神，为人体生命活动的总称，包括生理性或病理性外露的征象，往往通过人的眼神、表情、语言、动作等表现于外，又称作"神气"。狭义的神，即是指人的精神、意识、思维活动。《灵枢·本神》指出："两精相搏谓之神"。《灵枢·平人绝谷》载述："故神者，水谷之精气也。"说明先后天之精气是神的物质基础。故望神在诊断方面有重要的参考价值。凡神气旺盛，则能反映脏腑精气充足而机能协调；若神气涣散，则说明脏腑精气将竭而气机紊乱或衰败，生命即将终结。故《素问·移精变气论》有"得神者昌，失神者亡"的明确记述。

神门 ①经穴名。出《针灸甲乙经》。又名兑冲、中都、兑厉、锐中。属手少阴心经，该经输穴、原穴。位于掌后腕横纹尺侧端，尺侧腕屈肌腱桡侧缘凹陷中。主治心痛、心烦、惊悸怔忡，健忘失眠、癫狂、痴症、目黄、失音、喉痹、胁痛、腕关节痛。直刺 3~5 分。艾条灸 5~10 分钟。②耳穴名。位于三角窝上缘，对耳轮上下脚分叉处。具有镇静安神、消炎止痛、降气镇咳等功能。主治神经衰弱、精神分裂症、癫痫、高血压、头昏、头晕、烦躁不安，各种炎症、疼痛等。是耳针麻醉要穴。

神门脉 三部九候诊法脉诊部位之一。为手少阴心经神门穴处动脉。位于掌后锐骨端陷中的动脉处。如《素问·至真要大论》指出："神门脉绝，死不治。"

神不守舍 证名，见《和剂局方》。指心神失于藏守，发生神志异常者。多因七情所伤，痰火犯心，心气不足等所致。症见精神错乱，妄言妄见，时悲时喜，举止失常，或思虑恍惚，做事多忘。治宜理气豁痰，养心安神，活血化瘀等法。宜半夏茯神散、十味温胆汤、归神丹、养心汤、归脾汤、血府逐瘀汤等方。

神不安啼 病证名，见《片玉心书》。多由胎热，引起心神不安，入睡时扰于心，故睡中突然自哭，并有心烦，易惊等。治宜清心安神，用安神丸。

神水 解剖名。①常指在眼珠内者，即今之房水。晶莹清澈，有营养眼内组织和维持眼内压力之作用。②也指目之外者，即今之泪液。有润泽目珠之作用。

神水将枯 病证名,见《证治准绳》。相当于眼干燥症。多由于眼病失治日久、疳痰上目、泪泉疾患引起。症见泪液减少,甚至枯竭,不能润泽目珠,干涩不爽,转动欠灵,视力日减。治法:因阳虚所致者,宜健脾益气,用调中益气汤加减;因阴虚所致者,宜养阴明目,用杞菊地黄丸加减。

神术汤 方名,出自《阴证治例》。又名神术散。制苍术、防风各二两,炒甘草一两。为粗末,加生姜、葱白,水煎服。功能健脾祛湿,疏风散寒。治内伤冷饮,外感寒邪而无汗者。《重订通俗伤寒论》亦载神术汤方:藿香、焦神曲各三钱,制苍术一钱半,炒陈皮、厚朴各二钱,炒山楂四钱,砂仁一钱,炙甘草五分。水煎服。治素体湿盛,恣食生冷油腻,吐泻腹痛,胸膈痞满。

神术散 方名,出自《太平惠民和剂局方》。苍术(米泔水浸)五两,藁本、白芷、细辛(去叶)、羌活、川芎、炙甘草各一两。为细末,每服三钱,加生姜三片,葱白三寸,水煎服,若伤风鼻塞,用葱茶调下。功能疏风散寒除湿。治四时瘟疫,头痛项强,发热憎寒,身体疼痛,及伤风鼻塞声重,咳嗽头昏者。《医学心悟》载方以炒苍术、陈皮、姜汁炒厚朴、炙甘草、藿香、砂仁为末,每服二至三钱,开水调下。治感受时邪瘴气,发热头痛,伤食停饮,胸满腹痛,呕吐泻利。亦名神术散。

神仙解语丹 方名,出自《校注妇人良方》。又名解语丹。炮白附子、菖蒲、远志(去心,甘草水煮)、天麻、全蝎、羌活、胆南星各一两,木香半两。为细末,曲糊为丸,梧桐子大。每服二十至三十丸,薄荷煎汤送下。功能祛风化痰。治风脾受风,言语謇涩,涎唾溢盛。

神白散 方名,出自《卫生家宝》。苍术一两五钱,麻黄、甘草、防风、石膏、葛根、川芎各一两,白芷、天花粉各五钱。为粗末,加生姜三片,葱白三寸,水煎服。功能发汗解表,兼清里热。治四时伤寒,身体壮热,口苦舌干,恶风无汗。

神机 神,指生命活动;机,即机转。神机,即生命活动的表现和机转。如《素问·五常政大论》指出:"根于中者,命曰神机,神去则机息。"

神光 眼科术语。见《审视瑶函》。类今具备视觉功能之一系列神经活动。为目中自然能视之精华。

神光自现 证名,见《审视瑶函》。又名神光自见症、电光夜照。类今之视网膜受刺激时的内光症状。因阴精亏损,清气怫郁,玄府太伤,孤阳飞越所致。宜眼与全身结合论治。

神曲 中药名,出于《药性论》。又名六曲、六神曲。为面粉与其他药物(杏仁、赤小豆、青蒿、辣蓼、苍耳等)混合后经发酵而成的加工品。性温,味甘、辛。归脾、胃经。有消食和胃之功效,主治食积不化之脘腹胀满、不思饮食、肠鸣泄泻。及服用含有金石药物的丸剂之难于消化者。煎服,6~15g。

神曲丸 方名,出自《备急千金要方》。又名磁朱丸。神曲四两,磁石二两,朱砂一两。为末,炼蜜为丸,梧桐子大。每服三丸,日三次。功能摄纳浮阳,镇心明目。治两目昏花,视物模糊,心悸失眠,耳鸣耳聋。亦治癫痫。

神农 传说中我国农业与医药的发明者。西汉《淮南子·修务训》云:"神农乃始教民,尝百草之滋味,识水泉之甘苦,令民知所避就,一日而遇七十毒,由是医方兴焉。"神农被后世奉为医药始祖。我国现存最早的药物学著作即名《神农本草经》。

神农本草经 药物学著作。简称《本草经》《本经》《神农本草》等。3卷,一作4卷。托名神农,实非一人所撰。约成书于汉或更早。本书早期传本甚多,收药数量多寡不一。经梁·陶弘景整理后,载药365种。经后世分类,实存药品367种。卷前为序录,相当于总论,载药论13条,论述药物三品分类原则、君臣佐使配合、七情、四气、五味、采造时月、真伪新陈、药物调剂宜忌、用药察源、毒药用法、用药大法、服药时间、大病之主等。药物按三品分类。上品药 120 种，"主养命以应天，无毒，多服久服不伤人"，有轻身益气、不老延年之效；中品药 120 种，"主养性以应人，无毒、有毒，斟酌其宜"，可遏病补羸；下品药 125 种，"主治病以应地，多毒，不可久服"，用于除寒热邪气、破积聚等。这是我国最早的药物分类法。每药记其性味、功能主治及别名。其中有 200 多味药物沿用迄今。许多药物有可靠疗效，如麻黄平喘，大黄泻下，海藻消瘿等。本书为现存最早的本草著作，后世奉为中药经典著作。原书早佚，现知辑佚本至少有 16 种。著名的如清孙星衍、孙冯翼合辑《神农本草经》3 卷本，清顾观光辑 4 卷本，清王闿运辑 3 卷本，清姜国伊辑本。后世在本书基础上增补内容的补注本，以汉魏之际的《名医别录》，南北朝时期陶弘景的《本草经集注》最有影响。

神农本草经百种录 药物学著作。1 卷。清·徐大椿撰。刊于 1736 年。本书共辑《神农本草经》中的药物 100 种，仍分为三品，加以简要注释。论药多能结合作者治验。现有《徐灵胎医学全书》等刊本。

神农本草经校注 药物学著作。3 卷。清·莫文泉撰注于 1900 年。本书首列"神农本经释例"，解释药物命名意义、性味主治、病名含义等；继列《本经》十三条总论；后列正文。所辑药物据《本草纲目》所载《本经》目录，兼采顾观光、卢复等辑本，类列条文。重在注释药物名称字义。现存初刻本。

神农本草经读 药物学著作。简称《本草经读》。4 卷。清·陈念祖撰于 1803 年。本书从《证类本草》中辑出常用《本经》药物 118 种，分上、中、下三品。附入《本经》之外常用药 47 种，合计 165 种。遵《本经》原文，逐字疏证阐发，并将张仲景药物与《本经》药性互相印证。书中贬抑金元医家药论及李时珍《本草纲目》，赞扬清代《本草崇原》《本草经解》。现存 20 余种版本，收入多种《陈修园医书》。

神农本草经通俗讲义 《神农本草经》注本。安徽省中医进修学校编。本书以顾观光辑《神农本草经》为蓝本，注释原文，并增加科属、形态、产地、性味、归经、用量、禁忌、贮藏、炮制、参考等项，附有药物图。1959 年安徽人民出版社出版。

神农本草经赞 药物学著作。3 卷。清·叶志诜撰。刊于 1850 年。本书以孙星衍辑《神农本草经》为基础，再加赞、注而成。每药各撰四言诗为赞语，引诗赋、本草，注释出典。现有清《汉阳叶氏丛刻医书》及《珍本医书集成》本。

神志不定 症名，见《千金翼方》。神志异常症之一。多因心气不足所致。可兼见惊悸恐怖，恍惚健忘等症。治宜安神定志，可选定志丸、宁志膏等方。

神灸经纶 灸疗专书。4 卷。清·吴亦鼎撰。刊于 1851 年。卷 1 论灸疗方法、禁忌、灸后调养、经络循行，并释周身部位名称；卷 2 为十二经、奇经八脉经穴位置与灸法，附经穴歌、经络图；卷 3~4 论诸病病候及灸法。后附《医愿》一文。作者认为"针之手法未可以言传，灸之穴法尚可以度识"，对灸法理论有所发挥。1983 年中医古籍出版社据清咸丰三年古歙吴氏刻本影印。

神应经 针灸著作。1 卷。明·陈会撰，刘瑾校补。刊于 1425 年。作者据陈会所撰《广爱书》（针灸书，今佚）12 卷，择其精要，集治病常用要穴 119 穴，编成歌诀，附以插图；并述折量法、补泻直诀、取穴图说、诸病配穴、针灸禁忌等，为《广爱书括》。后刘瑾据以改编，为《神应经》。现存明刻本、日本 1645 年刻本。

神明 ①指神或精神。《素问·灵兰秘典论》云："心者，君主之官也，神明出焉。"②指日月星辰的运动变化。如《素问·五运行大论》载述："论言天地之动静，神明为之纪。"

神封 经穴名，出《针灸甲乙经》。属足少阴肾经。位于第四肋间隙,距胸正中线2寸处。主治胸满、咳嗽、气喘、乳痛、肋间神经痛等。斜刺3分～5分,不宜深刺。艾炷灸3～5壮,或艾条灸5～10分钟。

神庭 经穴名,出《针灸甲乙经》。又名发际。属督脉,督脉、足太阳、足阳明交会穴。位于头正中线,入前发际5分处。主治头痛、眩晕、惊悸、失眠、鼻渊、癫痫、目赤肿痛。斜向上沿皮刺3～5分。艾条灸5～10分钟。

神祐丸 方名,出自《儒门事亲》。甘遂(面裹不令透,水煮百余沸,取出用冷水浸过,去面焙干)、大戟(醋浸煮干)、芫花(醋浸煮)各半两,黑牵牛子、大黄各一两。为细末,水泛为丸,小豆大,每服五十至七十丸。临卧温水送下。功能峻下逐水。治停饮肿满,湿痹,胃脘作痛等证。

神珠 ①指眼珠。如《杂病证治准绳》指出:"神珠自胀证。目珠胀也。"②指黑睛。如清·黄庭镜《目经大成》云:"气轮之中,青睛则属木、属肝,轮曰风,世称神珠。"详黑睛条。

神珠将反 病名,见《证治准绳》。又名风牵偏见、风起喎偏。即麻痹性斜视。指眼珠突然偏斜。即麻痹性斜视。指眼珠突然偏斜,视一为二,转动受限者。属目偏视,参见该条。

神脏 五脏的别称。《素问·三部九候论》:"故神藏五,形藏四。"王冰注:"神藏五者,一肝,二心,三脾,四肺,五肾也。所谓神藏者,肝藏魂,心藏神,脾藏意,肺藏魄,肾藏志也。"

神效托里散 方名,出自《太平惠民和剂局方》。黄芪、忍冬叶各五两,当归一两二钱,炙甘草八两。为细末,每服二钱,酒煎。病在上者食后服,病在下者食前服,少顷再进二服,留渣敷患处。功能益气补血,托毒生肌。治痈疽发背、肠痈、乳痈、无名肿毒,焮红疼痛,憎寒壮热,状若伤寒。

神堂 经穴名,出《针灸甲乙经》。属足太阳膀胱经。位于背部,第五胸椎棘突下旁开3寸处。主治咳嗽、气喘、胸腹胀满、脊骨疼痛。斜刺5～8分,不可深刺。艾炷灸3～7壮;或艾条灸5～20分钟。

神祟眼痛 病证名,见《古今医统》。又名神祟疼痛外障、痛如神祟。相当于今之阵发性神经性眼痛,因阴阳失调所致。症见眼无赤肿,只是疼痛,疼痛时间、性质不一。治法:白昼痛剧,或痛如火灼,为阳气偏胜,宜行气止痛,用石膏散或川芎散加减;午后至夜间痛重,或痛如针刺,为阴血不足所致,宜养血止痛,用芎归补血汤加减。

神道 经穴名,出《针灸甲乙经》。又名冲道、脏俞。属督脉。位于背部第五、六胸椎棘突之间。主治健忘、惊悸、咳嗽、疟疾、脊背强痛、癫痫、神经衰弱、肋间神经痛。向上斜刺5分～1寸。艾炷灸3～5壮;或艾条灸5～10分钟。

神犀丹 方名,出自《温热经纬》。犀角(磨汁)、菖蒲、黄芩各六两,生地黄(冷水浸透,捣汁)、金银花(如鲜品捣汁尤良)各一斤,金汁(如无,可用人中黄四两)、连翘各十两,板兰根(如无,可用青黛代)九两,豆豉八两,玄参七两,天花粉、紫草各四两。为细末,以犀角汁、地黄汁、金汁和丸,每丸重三钱。每服一丸,凉开水化下,日二次。功能清热解毒,凉血开窍。治温热暑疫,耗液伤阴,逆传内陷,痉厥昏狂谵语,斑疹色紫,舌色干光,或紫绛,或圆硬,或黑苔者;及痘疹后余毒内炽,口糜咽痛,目赤神烦诸证。

神阙 ①经穴名。出《针灸甲乙经》。又名脐中、气台、气舍。属任脉,位于脐中央。主治腹痛肠鸣,水肿反胃吐食,小便不通。禁针。大艾炷灸5～10壮;或艾条灸5～15分钟;或以盐填满脐窝用隔姜灸。②人体部位名。即脐窝。

神膏 解剖名词。见《审视瑶函》。主要指玻璃体。如清·黄庭镜《目经大成》说:"风轮下一圈收放者为金井,内藏黑水曰神膏,有如卵白涂以墨汁。"神膏与神水、瞳神之间有着"水养膏,膏护瞳神"的关系。神膏与脏腑所属关系,一般主张其病变与肾、肝有关。

神藏 经穴名,出《针灸甲乙经》。属足少阴肾经。位于第二肋间隙距胸正中线2寸处。主治咳嗽、气喘、胸痛、呕吐、肋间神经痛、不嗜食。斜刺3~5分,不宜深刺。艾炷灸3~5壮;或艾条灸5~10分钟。

祝由 即祝说病由。是古代的祝祷方法进行治病的一种治疗方法。《素问·移精变气论》:"左之治病,惟其移精变气,可祝由而己。"后世则称用符咒禳病者为"祝由科"。属于巫医一类。在古代太医院机构中,多设有该科。

祝味菊 1884~1951年。现代医家。浙江绍兴人。世业医。曾任上海新中国医学院研究院院长。临证擅长应用温热重剂。论伤寒病理,颇有独到见解。主张中西医合作,曾合办中西医会诊所。与弟子罗济安等著《神氏医学丛书》,收《伤寒新义》《伤寒方解》《病理发挥》《诊断提纲》4种。又答弟子质疑,撰《伤寒质疑》。

[一]

退针 ①针法名。即出针,见该条。②针刺手法名。指针在穴位内由深处向浅部抽提。可单纯外抽或与捻转结合进行,退针快慢据病情而定。一般以急退为泻,缓退为补。

屋漏脉 七怪脉之一,亦为十怪脉之一。其脉象为很久才跳动一次,且间歇时间不匀,如屋漏滴水之状。属病危脉象。主脏气衰竭,病情危重。

屋翳 经穴名,出《针灸甲乙经》。属足阳明胃经。位于第二肋间隙,前正中线旁开4寸处。主治胸胁胀满、咳嗽气喘、咳吐脓血、乳痈等。斜刺或平刺5分~8分,不可深刺,免伤肺脏。艾炷灸3~5壮,或艾条灸10~20分钟。

费伯雄 清代医家。字晋卿。江苏武进人。世代业医。少习举业,弱冠有文名,后舍儒从医。以擅治杂证享名数十年,咸丰、同治年间名噪江南。治病主张和治、缓治,以平淡之法取胜,不尚奇炫异,戒偏戒杂。善于化裁古方,创制新方。道光年间两次入宫诊病。尝撰《医醇》24卷,于咸丰间毁于兵火。1863年追忆原书内容,成《医醇賸义》4卷,仅得十之二三。又取《医方集解》,逐方评论,为《医方论》。

费启泰 1590~1677年。明清间医家。字建中,乌程(今浙江吴兴)人。因科举失意,乃检家藏医书及诸家痘疹著作,潜心研读。认为痘疹流行与天时运气关系密切。时医治疗率以扶正为重,治毒为轻,失之于偏,为倡凉血解毒之法。撰《救偏琐言》5卷,详述攻下、解毒、凉血、清火诸法。另著有《一见能医》。

眉风癣 病名,出《疡医大全》。属面游风范畴,即始发于眉部,甚或延及额上、眼胞等处。病因证治见面游风条。

眉心疔 病名,出《医宗金鉴》。又名眉心疽、钱堂疔、印堂疽、面风毒。即发于两眉中间印堂穴的疔疮。病因证治同唇疔,见该条。

眉冲 经穴名,出《脉经》。又名小竹。属足太阳膀胱经。位于眉毛内侧端直上入前发际0.5寸处,或于神庭与曲差两穴连线之中点取穴。主治头痛、目赤、鼻塞、眩晕、癫痫等。沿皮刺3分~5分。艾炷灸3壮。

姚应凤 明末外科医家。钱塘(今浙江杭州)人。以疡医知名,其治法不尽合方书,似有异授。长于割皮刮骨,治肺痈、发背,每获良效。曾为官太医院院判。卒年77岁。

姚僧垣 499~583年。南北朝北周医家。字法卫。吴兴武康(今浙江德清)人。父姚菩提爱好医药。少好文史,为学者所称。年二十四即传家学,得梁武帝赏识,曾任梁太医正等职,医术精湛。梁亡,入仕北周,以医术见宠于北周诸帝,封长寿县公,继任太医下大夫。晚年撰《集验方》12卷，今佚。佚文散见于《外台秘要》《医心方》等书。

怒 七情之一。怒是肝脏精气活动的反应。《素问·举痛论》曰："怒则气上。"是指过于愤怒，可使肝失疏泄，引发人体气机横逆上冲，甚则血随气逆，并走于上而呕血，或蒙蔽清窍而发作昏厥。故《素问·举痛论》曰："有怒则气逆，甚则呕血"之论。《素问·生气通天论》指出："薄厥"可由大怒而引发。另外，肺主一身之气，肺气肃降而下行，故怒亦可引发肺气上逆，使气机逆乱或郁结而不畅。如《素问·至真要大论》载述："诸气膹郁，皆属于肺。"

怒则气上 指郁怒、暴怒所致肝气上逆或肝阳上亢的病机。肝主疏泄而藏血，为风木之脏，肝性喜条达而恶抑郁。若精神过度刺激，则失疏泄调节功能，肝气过于升发而上逆，可见胸胁胀满，头痛头晕，面红目赤肿痛等症。甚则肝血失藏，血随气升而出现呕血，或昏厥等症。《素问·举痛论》云："怒则气上"，"怒则气逆，甚则呕血"。《素问·生气通天论》指出："大怒则形气绝，而血菀于上，使人薄厥。"

怒伤肝 指大怒不止则可伤肝，导致肝气上逆，或血随气而上溢，可见面赤，气逆，头痛，眩晕，甚则吐血或昏厥卒倒等症。见《素问·阴阳应象大论》。

怒后崩漏 病证名，见《竹林寺女科证治》。指妇人大怒后，突然阴道大出血或淋沥不止而言。因暴怒伤肝，肝不藏血，乃致血脉妄行而成崩漏。症见暴崩下血，量多色紫，或量少淋沥不止，胸胁满闷，头晕目眩，口苦咽干，心烦急躁，不思饮食。治宜平肝清热，养血止血。方用平肝解郁止血汤加黄芩、郁金。

怒喘 病名，见《类证治裁》。指因郁怒伤肝所致的气喘。治宜舒肝理气、降逆平喘。宜选四七汤等方加减。

勇士七味丸 蒙医粘虫病方。方由草乌芽、诃子、多叶棘豆、茜草、黑云香、麝香组成。功能镇粘虫，祛热。主治瘟疫、痘疹、麻疹、肠刺痛、脑刺痛、胸刺痛、喉闭、转筋、痧症、白喉、炭疽等。

蚤嗽 病名，见《不居集》。"蚤"通"早"。指平时尚可，晨起咳甚。多因气动宿痰、食积所致。宜泻白散加知母或二母散加减。

柔风 古病名。见《诸病源候论·风病诸候》。指气血虚弱而风邪入中，表现为四肢缓弱，腹里拘急的一种疾患。治宜独活葛根汤等方。

柔痉 病名，出《金匮要略·痉湿暍病脉证并治》。又称柔痓。痉病的一种。多因感受风湿之邪所致。症见身热汗出，颈项强急，头摇口噤，手足抽搐，甚则角弓反张，脉沉迟。

结阳 证名，见《素问·阴阳别论》。指因气血不畅而引起的四肢浮肿。治宜犀角汤等方。

结阴 古病名。出《素问·阴阳别论》。便血之一种。厥阴肝血内结，不得阳气统运，血渗肠间而下所致。方用《卫生宝鉴》平胃地榆汤或结阴丹。参便血条。

结阴便血 证名，①便血之一。《景岳全书》云："结阴便血者，以风寒之邪，结于阴分而然，……以平胃地榆汤温散之剂主之"。详见便血、结阴条。②即远血。《血证论·便血》云："先便后血为远血，……即古所谓阴结下血也，黄土汤主之"。

结者散之 治则之一。系针对结聚病证采用消散的治疗原则。出《素问·至真要大论》。如痰热互结于心下，胸脘痞满，按之则痛，可用小陷胸汤以宽胸散结；又如瘿瘤、瘰疬等病，则须用软坚散结法以散之。

结脉 脉象之一。其脉来迟缓而呈不规则间歇。主病阴盛气结，气壅痰滞，积聚癥瘕。《脉经》云："结脉往来缓，时一止复来。"《脉诀刊误》云："结，促者，因止以别阴阳之盛也……阴盛则结，脉徐而时止，虽有止非死脉也。"《诊家正眼》云："结属阴寒，亦由凝质。"

结核 症名,有广义、狭义之分。广义是指多种疾病,如《外科证治全生集》有"大者名恶核,小者名痰核"之论;《外科真诠》等把多种乳房肿块性疾病统称为"乳房结核"。狭义是指一种症状,常作为发生在皮肉间性质不明的小肿块的暂用语。今一般宗后说。须知中西医有关结核的概念有根本的不同。

结胸 病证名,出《伤寒论·辨太阳病脉证并治》。指邪气结于胸中,而出现心下痛,按之硬满的病证。多因太阳病、太少并病误下,表热内陷或实邪传里,与胸中水饮互结;或不因误下,由太阳内传阳明,阳明实热与腹中原有水饮互结而成。根据病因证候、病情不同,可分为大结胸、小结胸、寒实结胸、热实结胸、水结胸、血结胸等。详见各条。

结瘕 古病名。见《圣济总录》。积聚一类的病证。伏聚积久不散谓之结,浮流腹内按抑有形谓之瘕。结之症,形体瘦瘁,食不作肌肤,遇阴寒冷湿之气,则发而胁块硬,隐隐然痛者。瘕之症,腹中气痛动转,横连胁下,有如癖气,遇脾胃有冷、阳气不足而发动者。治宜防己散、芎䓖散、紫葛丸、羌活丸等方。

绛雪园古方选注 方书。又名《十三科古方选注》。3卷。清·王子接撰于1731年。本书记载作者50年临证心得,系其晚年与门人切磋方义,由门人记录整理而成。书中分类记述张仲景《伤寒论》主要方剂;又按伤寒科、内科、内科丸方、女科、女科丸方、外科、幼科、痘疹科、眼科、咽喉科、折伤科、金镞科、祝由科、符禁科分类,选注古方之方义、配伍、功用主治;后附《绛雪园得宜本草》,收药354种。现存清乾隆二年介景楼刻本、日本1771年刻本、民国千顷堂石印本等。1982年上海科技出版社出版排印点校本。

络 ①泛指各类络脉。出《灵枢·经脉》等篇。络脉如罗网状,由大而小,遍布全身。络脉分为别络、浮络和孙络等类。其作用为加强表里经脉的联系,并通达经脉未能到达的器官与形体部位,从而扩大经络的治疗范围。②专指别络。即络脉的主干。《素问·调经论》云:"先客于皮肤,传入于孙脉,孙脉满则传入于络脉,络脉满则输于大经脉"。③指连络作用。如《素问·经脉》云:"肺手太阴之脉,起于中焦,下络大肠"。

络石藤 中药名,出于《神农本草经》。又名爬山虎、吸壁藤、沿壁藤、石龙藤。为夹竹桃科植物络石 Trachelospermum jasminoides (Lindl.) Lem. 的带叶藤茎。性微寒,味苦。归心、肝经。有祛风通络、凉血消痈之功效,主治风湿痹痛、筋脉拘挛、喉痹肿塞、痈疽疮肿。煎服,6~15g。

络穴 经穴分类名。指十五络脉从本经脉别出之处的穴位。其中十二经脉的络穴有沟通表里两经的作用,可治疗表病及里、里病及表、表里两经同病的证候。任脉、督脉与脾之大络的络穴可治疗胸膜、背腰及胁肋部的病证。

络穴表

	经脉	络穴
手三阴经	手太阴肺经	列缺
	手少阴心经	通里
	手厥阴心包经	内关
手三阳经	手太阳小肠经	支正
	手阳明大肠经	偏历
	手少阳三焦经	外关
足三阳经	足太阳膀胱经	飞扬
	足少阳胆经	光明
	足阳明胃经	丰隆
足三阴经	足太阴脾经	公孙
	足少阴肾经	大钟
	足厥阴肝经	蠡沟

任脉——鸠尾　督脉——长强　脾之大络——大包

络却 经穴名,出《针灸甲乙经》。又名络郄、强阳、脑盖。属足太阳膀胱经。位于头正中线入前发际5.5寸,旁开1.5寸处,在通天后1.5寸处。主治眩晕、耳鸣、青盲内障、鼻塞、口㖞、癫狂等。沿皮刺3分～5分。艾炷灸3壮，或艾条灸5～10分钟。

络刺 古刺法名。出《灵枢·官针》。九刺之一，又称刺络或刺血络。指用毫针或三棱针刺皮下血络出血的方法。本法用于治疗血瘀或血热的病证。

络脉 指由经脉分出的网络全身的分支系统。包括十五络、浮络及孙络等部分。其中连结十二正经及任、督两脉的分支共十四条，加上"脾之大络"合称十五络；由十五络则分出网络于全身的细小分支，为小络脉，其中浮现于皮表的，称为浮络；由小络脉再分出更细小的分支，则称为孙络。《灵枢·经脉》云："支而横者为络，络之别者为孙。"

绝子 出《千金要方》。又名绝生、绝育、绝胎、绝产、断子、断产。指用药物或手术等方法达到终身不孕的目的，即绝育。

绝孕穴 奇穴名，位于脐下2寸3分，腹正中线上。此穴可以绝育，并可治小儿深秋冷痢不止。直刺1寸，灸3～40壮。孕妇禁用。

绝汗 又称脱汗。出《素问·诊要经终论》等篇。为病危时阴阳离决的危症之一。一般有如下几种情况：气绝者，则汗出如珠，著身不流；气散者，则汗出如油，喘而不休；阳虚极则冷汗频出而不止。《灵枢·经脉》云："六阳气绝，则阴与阳相离，离则腠理发泄，绝汗乃出。"

绝骨 (1) 人体部位名。出《灵枢·经脉》。在外踝直上3寸的腓骨凹陷处。腓骨在此突然陷下如尽，故名。(2) 经穴别名。①悬钟穴别名。出《千金要方》。②阳辅穴别名。出《素问·刺疟篇》王冰注。详见各条。

绞肠痧 病名。①痧症之一。见《杂病源流犀烛》。又名盘肠痧。多因感受秽浊不正之气而致。以腹痛如绞，或按之如板等为主要表现。可采用放血疗法，并内服宝花散、沉香丸、郁金散、棱术汤等。②即干霍乱。见《证因脉治》卷四。

绞肠瘟 病名，见《杂病源流犀烛》。指瘟疫之腹痛如绞者。主症为肠鸣干呕、腹痛如绞、水泄不通。治宜双解散等。参瘟疫条。

骈指押手法 针法名。押手法之一，又名平掌压手法。是以左手五指相骈，手掌平伸，按放于施针部位，使穴位适当食、中二指缝间，针由缝间进入的押手方法。多用于长针进针或腰、背、臀部的穴位。

十画

[一]

秦之桢 清代医家。字皇士，一字思烜（一作垣）。云间（今上海市松江）人。明代名医秦昌遇（景明）从孙。承继家业，亦以医名。撰《伤寒大白》4卷，详析伤寒诸病证治。晚年撰《女科切要》，未完稿，后经须用恒编次，陈白寿增订成帙。又整理并刊行秦昌遇《症因脉治》。

秦艽 中药名，出于《神农本草经》，又名秦胶、左秦艽。为龙胆科植物秦艽 Gentiana macrophylla Pall. 或小秦艽 G. dahurica Fisch. 等多种同科植物的根。性微寒，味苦、辛。归胃、肝、胆经。有祛风湿、舒筋络、清虚热、退黄疸之功效，主治风湿痹痛、筋脉拘急、手足不遂，及骨蒸潮热，湿热黄疸。煎服，5～10g。本品治风湿性关节炎效果显著，对类风湿性关节炎、流行性脑脊髓膜炎有一定疗效。

秦艽扶羸汤 方名，出自《杨氏家藏方》。柴胡二两，人参、鳖甲（醋炙）、秦艽、地骨皮各一两半，半夏、紫菀、炙甘草各一两，当归一两一分。为粗末，每服五钱，加生姜五片，乌梅、大枣各一枚，水煎，食后服。功能益气和血，滋阴退热，治肺痿，骨蒸劳嗽，或寒或热，声嗄羸瘦自汗，四肢怠惰。

秦艽鳖甲散 方名，出自《卫生宝鉴》。柴胡、鳖甲（酥炙）、地骨皮各一两，秦艽、当归、知母各五钱。为粗末，每服五钱，加青蒿五叶、乌梅一个，水煎服。功能滋阴养血，清热除蒸。治骨蒸劳热，肌肉消瘦，唇红颊赤，四肢困倦，盗汗咳嗽，脉细数。

秦皮 中药名，出于《神农本草经》。又名蜡树皮、苦榴皮、梣皮。为木犀科植物苦枥白蜡树 Fraxinus rhynchophylla Hance. 或白蜡树 F. chinensis Roxb. 等多种同属植物的茎皮。性寒，味苦，涩。归肝、胆、大肠经。有清热解毒、清肝明目之功效，主治热毒泻痢、血痢，及肝热之目赤肿痛、目生翳障等。煎服3～12g，外用适量可煎水洗眼。本品对急性细菌性痢疾、慢性气管炎疗效显著。

秦伯未 1901～1970年。现代医家。名之济，号谦斋。上海人。祖秦笛桥，以医名。继承家学，早年就读上海中医专门学校，从师丁甘仁。在上海应诊、执教，并从事著述。1928年，与章次公等创办中国医学院。二十年代末至三十年代，主编《中医世界》《中医指导丛书》《中医指导录》。1938年起主持中医疗养院，设病床百余张。建国后任卫生部中医顾问、中华医学会副会长、农工民主党中央委员，第二、三、四届全国政协委员。治学严谨勤奋。临证宗法丁甘仁，以治疗内科杂病见长。著述丰富，多达五六十种，主要有《内经类证》《内经知要浅解》《清代名医医案菁华》《中医临证备要》《谦斋医学讲稿》等。

秦昌遇 明末医学家。字景明，号广埜山道人。上海（今属上海市）人。年轻时因多病而学医，始以儿科见称，后亦精通内科。撰有《幼科折衷》《症因脉治》《针法解珠》《幼科金针》《痘科折衷》等。另有《大方幼科》，已佚。

秦承祖 南北朝宋医学家。曾任太医令。精通医药、针灸，时称上手。著述甚多，有《秦承祖药方》40卷、《偃侧杂针灸经》3卷、《脉经》6卷、《偃侧人经》2卷、《秦承祖本草》6卷、《明堂图》3卷、《寒食散论》2卷，均佚。

泰山磐石散 方名，出自《景岳全书》。又名泰山磐石饮。人参、黄芪、当归、续断、黄芩各一钱，白术二钱，川芎、白芍药、熟地黄各八分，砂仁、炙甘草各五分，糯米一撮（一方无当归）。水煎，远食服。功能补气健脾，养血安胎。治妇人气血两虚，胎动不安，屡有堕胎之患者。今亦用于预防习惯性流产。

泰定养生主论 养生著作。16卷。元·王珪撰于1338年。本书取《庄子》"宇泰定者发乎天光"及"养生主"之语，故名《泰定养生主论》。书中阐述婚合孕育，人生婴幼童壮、衰老各期调摄避忌，以为预防；又述运气标本、阴阳虚实、脉证并治，以为全生去病之法；又论类方对证，以为规矩准则；尤详述痰症证治方药，足为方书拾遗补阙；更列杂治活法，常用验方，以备仓促之需；续抄"古今名训"二道，"自省"一篇，供自我修养之用。现存多种明刊本。

珠突出眶证 病证名，见《证治准绳》。又名目珠子脱出、肝胀。相当于今之眼球脱出于眶外。多由热盛火炽或外力暴伤所致。与鹘眼凝睛因壅滞而慢慢胀出不同，此为暴然突出于眶外。由火热所致者，宜清热泻火，用清凉膏加减；由外伤所致者，宜活血消瘀，用桃红四物汤加减，必要时配合手术。

珠黄散 方名，出自《绛囊撮要》。犀牛黄五分，冰片五钱，珍珠六钱，煅石膏五两。为细末，每用少许，吹患处。功能清热解毒止痛。治口疳，喉痛。市售中成药珠黄散只用珍珠、牛黄两味，共研极细末，每用少许吹入咽喉患处，亦可内服。治咽喉红肿，单双乳蛾，溃烂疼痛。

敖氏伤寒金镜录 舌诊专著。简称《伤寒金镜录》。1卷。作者敖氏,据明·卢复云:"敖氏不知何许人,有舌法十二首,以验伤寒表里。"后经元·杜清碧增补24图,合为36舌,初刊于1341年。经明·薛己润色,收入《薛氏医案》,始获广泛流传。本书是我国第一部舌诊专著。共收36幅舌苔图,其中24图专论舌苔,4图专论舌质,8图兼论舌苔、舌质。所论舌色有淡红、红、青等,论舌面变化有红刺、红星、裂纹等,苔色有白、灰、黄、黑4种,舌质有干、清、涩、刺、偏、全、隔瓣等。舌图下有文字说明,阐述诸舌所主外感热病之病因、病机、证治方药、病情轻重缓急、预后好恶。明·张时彻将本书附入《摄生众妙方》卷下,清·王琢崖复收入《医林指月》。1955年,史介生重订加按,由新医书局排印出版。

素女方 房中类著作。1卷。作者不详。本书最早著录于《隋书·经籍志》。唐代王焘据《古今录验》卷25,收入《外台秘要》卷17。内容以黄帝与素女、高阳负问答形式,述男女交接禁忌即"七忌""七伤"病状与四时治疗药物。清·孙星衍据《外台秘要》辑入《平津馆丛书》。

素仙简要 综合性医书。4卷。清·奎瑛撰于1842年。本书包括药性、脉诀二编。"药性"编按平、温、寒、热分类,结合升降浮沉和配伍,阐述药物功用主治;"脉诀"编简述脉象、诊脉各法,并介绍望、闻、问诊法。现存清道光二十四年明道堂刻本。

素问入式运气论 运气著作。3卷。宋·刘温舒撰于1099年。本书专门论述五运六气及其在医学方面的应用。卷上绘有五运六气枢要、六十年纪运等图,编有十干起运、十二支司天等诀,并论五行生死顺逆、干支、纳音、六化、四时气候交六气时月日刻、六气标本、五行成数等;卷中论五天之气、五音建运、月建、天地六气、主气客气、天符岁会、南政北政等,下卷论气运相临、纪运、手足经、腹复、九宫分野、六病、六脉及治法等。现存元、明刻本,日本刻本等。

素问玄机原病式 《内经》研究性著作。1卷。金·刘完素撰。约成书于1152年左右。本书根据《素问·至真要大论》病机十九条,整理归纳为五运六气主病十一条病机,共277字,逐条逐证注释阐发,并提出相应治疗原则。作者把病机十九条概括的症候,由36种增加到91种。其中属火热者,由17种增加到50余种。书中阐发"六气皆从火化""五志过极皆为热甚"的理论,从而提出应用寒凉清热解毒之法。并补入"诸涩枯涸,干劲皴揭"一条,对后世治燥启发很大。现存明宣德六年刻本等多种明刻本。建国后有人民卫生出版社1956年影印本、1983年排印本。

素问识 《素问》注释著作。8卷。日本丹波元简撰于1806年。本书取《素问》72篇(除七篇大论及刺法、本病论)中难解语词,博引王冰、马莳、吴昆、张介宾诸家注文以为训释。诸家相径甚远者,则简要评论是非从舍。间加按语,阐述己见。卷首附素问解题、素问汇考、素问诸家注解书目及全元起本卷目。本书汇粹诸家,识见允正,是学习和研究《素问》重要参考文献之一。有1984年人民卫生出版社排印本。

素问灵枢合注 本书系明·马莳《黄帝内经素问注证发微》《黄帝内经灵枢注证发微》与清·张志聪《黄帝内经素问集注》《黄帝内经灵枢集注》之合刊本。清·王成甫于1910年合刊。其体例是先录张注,次录马注。故又名《张马合注黄帝内经》。合编时未增入新内容,但本书在《内经》注本中确有较大影响。

素问灵枢类纂约注 《内经》注本。又名《素灵类纂约注》《黄帝素问灵枢合纂》。3卷。清·汪昂撰。刊于1689年。本书选录《素问》《灵枢》二书中除针灸以外的主要内容，分为藏象、经络、病机、脉要、诊候、运气、审治、生死和杂论9篇，参考各家，简要注释。流传颇广。现存清康熙二十九年还读斋刻本等40余种版本。1958年上海卫生出版社出版排印本。

素问直讲 《素问》注本。又名《黄帝内经素问详注直讲全集》。9卷。清·高士亿注。刊于1867年。本书为《素问》全注本。每篇首先概述全篇大意，次则分段注释原文。注释分为注、讲两项，注为诠释个别字义，以通俗文字解说医理。其中刺法论、本病论两篇，谓得自三峰山道士原本，与通行本之"素问遗篇"不同。现存同治十一年绿云冈刻本。

素问病机气宜保命集 综合性医书。3卷。金·刘完素撰于1186年。本书系作者晚年总结临床心得之作。卷上总论医理，阐述养生、诊法、病机、本草理论等，共9篇。中、下两卷分述内科杂病、妇产、小儿等科多种常见病证的病原、症候及治疗。所载防风通圣散、双解散等方，切合实用，对后世影响较大。现存明万历王来贤刻本、明吴勉学校刻《医统正脉》本。1959年人民卫生出版社出版排印本。

素问悬解 《素问》注本。16卷。清·黄元御撰于1755年。本书取通行本《素问》81篇的主要内容重新编次，分为养生、脏象、脉法、经络、孔穴、病论、治论、刺法、雷公问、运气10类；并调整各篇文字，将"刺法论"和"本病论"二篇补出，以复81篇之制，逐段扼要注释。其注以经解经，兼采前贤，间有发明。书末附冯承熙撰《校余偶识》1卷。现有《黄氏医书三种》本。

素问遗篇 医论著作。又名《黄帝内经素问遗篇》《素问佚篇》《素问亡篇》。1卷。撰者佚名，一作北宋·刘温舒撰。本书是唐以后人因《素问》王冰注本缺"刺法论篇第七十二""本病论篇第七十三"两篇，遂托名补出。内容以论述运气学说中的前后升降、迁正退位等为主，"刺法论篇"还明确提到疫病的传染问题。

素问释义 《素问》注本。10卷。清·张琦注。刊于1830年。本书根据王冰注本《素问》篇次，逐篇注释。作者认为王冰旧注多"牵合附会"，故不取其说，主要参考黄元御《素灵微蕴》、章合节《素问阙疑》二书。现存稿本、清道光十年《宛邻书屋丛书》本。

素灵微蕴 医论著作。4卷。清·黄元御撰于1800年。本书集作者晚年研究《内经》的心得，共收胎化解、脏象解、经脉解、脏候解、五色解、医方解、齁喘解、吐血解等26篇医论。以阴阳升降立说，尊崇《内经》、张仲景及孙思邈之说，而对历代医家多有贬抑之词。收入《黄氏医书八种》。

素质 维吾尔医学基本理论的名词。指支配人体一切力量和正常活动及时纠正异常从而预防各种疾病的力。素质是人体自然力的总合，它能够识别和支配各种异常现象，对各种疾病产生抵抗力。有些人生了病，不治疗也自行康复，就在于素质的作用。如果异常现象比较严重，素质无力纠正时，疾病不能自愈，出现各种症状，则需利用外援加以治疗。

素髎 经穴名，出《针灸甲乙经》。又名面王、鼻准、准头、面正、面玉。属督脉。位于鼻尖正中。主治昏迷、鼻塞、鼻衄、鼻渊、酒皶鼻、鼻息肉、小儿惊风、低血压、心动过缓。直刺2~3分或向上斜刺5分。

蚕矢汤 方名，出自《霍乱论》。晚蚕砂五钱，生苡仁、大豆黄卷各四钱，陈木瓜三钱，川连（姜汁炒）三钱，制半夏、黄芩（酒炒）、通草各一钱，焦山栀一钱五分，陈吴萸（泡淡）三分。地浆或阴阳水煎，稍凉徐服。功能清热利湿，升清降浊。治湿热内蕴，霍乱吐泻，腹痛转筋，口渴烦躁，舌苔黄厚而干，脉濡数。

蚕豆 中药名,出于《救荒本草》。又名胡豆、寒豆、夏豆。为豆科植物蚕豆 Vicia faba L. 的种子。性平,味甘。归脾、胃经。有健脾利湿之功效,主治膈食、水肿。前者宜炒熟磨粉伴红糖食,每日60g;后者宜与黄牛肉炖服。极少数人食入本品或吸入其花粉后,可发生急性溶血性贫血(蚕豆黄病)。

蚕豆壳 中药名,出于《本草纲目拾遗》。又名蚕豆衣、蚕豆皮。为豆科植物蚕豆 Vicia faba L. 的种皮。性平,味甘、淡。有利水渗湿、消食健胃之功效,主治水肿、脚气、小便不利、消化不良,及天疱疮、黄水疮。煎服9~15g,外用适量,煅存性研末油调敷。

蚕沙 中药名,出于《名医别录》。又名晚蚕沙、原蚕沙、原蚕屎、蚕矢、蚕屎。为蚕蛾科昆虫家蚕蛾 Bombyx mori L. 幼虫的粪便。性温,味甘、辛。归肝、脾、胃经。有祛风除湿、和胃化浊之功效,主治风湿痹痛,肢体不遂,腰膝冷痛,湿疹瘙痒,及霍乱之吐泻转筋。煎服3~10g,宜包煎,外用适量。

蚕茧 中药名,出于《本草纲目》。为蚕蛾科昆虫家蚕蛾 Bombyx mori L. 的茧壳。性温,味甘。有止血、止渴、止呕、消痈之功效,主治便血、尿血、血淋、血崩、消渴、反胃、痈肿、疳疮。煎服3~9g,研末服1.5~3g,外用煅存性,研末撒或调敷。

蚕蜕 中药名,见于《本草纲目》。又名蚕衣、蚕退、马明退。为蚕蛾科昆虫家蚕 Bombyx mori L. 幼虫的蜕皮。性平,味甘。有祛风、利湿、止血、消肿之功效,主治妇人惊风、痢疾、热麻、带下、崩漏、肠风下血、吐血、衄血、牙疳、牙宣、牙痛、口疮、缠喉风、疔疮肿痛、目翳等。焙干研末服1.5~3g;外用适量,研末撒。

蚕蛹 中药名,出于《白华子诸家本草》。为蚕蛾科昆虫家蚕 Bombyx mori L. 的蛹。性平,味甘。有祛风、健脾、止渴、杀虫之功效,主治小儿疳积、消瘦、消渴、蛔虫病。煎服9~15g,研末服3~6g,亦可炒食或捣烂绞汁服。本品治高胆固醇血症有一定效果。

顽淋不痛症 病证名,见《经验医库》。指因淋症日久,虽溲行艰涩而不觉痛的病证。多因骨髓精血俱虚,心肾不交,心气下陷而成。症见小便滴沥不绝,臭气难闻,屈出不痛,脉弱无力等。方选威喜丸。参见淋条。

顽痹 病名,见《诸病源候论》。又称痛痹。指皮肤、肌肉麻木不知痛痒或手足酸痛等症。

顽痰 证名,痰症之一。①见《症因脉治》。又称老痰、结痰、郁痰。指坚结胶固之痰。常为某些顽固性疾病的原因或表现。②见《证治汇补》。指痰迷心窍而发癫狂者。治宜豁痰利肺,宁心安神,选滚痰丸等。

起坐生花 证名,见《古今医统》,亦称坐起生花。指久坐突然起立时眼冒金花之症状,多因肝肾虚损,气血不足所致。分别选用六味地黄丸、金匮肾气丸、补中益气丸、十全大补丸等。

盐肤子 中药名,出于《开宝本草》。又名盐麸子、木附子、假五味子、油盐果。为漆树科植物盐肤木 Rhus chinensis Mill 的种子。性微寒,味酸。归肝、肺经。有清热凉血、化痰止咳、截疟之功效,主治肺热之痰嗽、咳血、咽喉肿痛及疟疾。煎服,3~6g。

盐肤叶 中药名,出于《开宝本草》。又名盐麸叶。为漆树科植物盐肤木 Rhus chinensis Mill. 的叶。性微寒,味酸。归肝、肺经。有清热凉血、化痰止咳、透疹之功效,主治肺热之痰嗽、咳血、咽喉肿痛,热病发斑疹,外感发热,及麻疹初期等证。煎服,9~15g。

盐肤根 中药名,出于《日华子诸家本草》。又名盐麸根、五倍根、泡木根。为漆树科植物盐肤木 Rhus chinensis Mill. 的根或根皮。性微寒，味酸。归肝、肺经。有截疟、清热凉血、化痰止咳、透疹之功效，主治疟疾，肺热之痰嗽、咳血、咽喉肿痛，热病发斑疹，外感发热，及麻疹初起等病证。煎服，9～15g。

盐哮 证名，见《类证治裁》。属虚哮范畴。指食过多咸味饮食引发的哮吼。多因饮食酸咸太过，渗透气管，痰湿结聚，久延体虚，一遇风寒，气郁痰壅而发。治宜分辨属冷属热，利肺调气豁痰。于处方中加入饴糖或砂糖等甘味药。或以参芦煎汤饮之，探吐。

都气丸 方名，出自《医宗己任编》。又名都炁丸、七味都气丸。熟地黄、山茱萸、山药、泽泻、丹皮、茯苓、五味子。为细末，炼蜜为丸。功能补肾纳气。治肾虚气喘，呃逆等证。

恐 七情之一。恐为肾脏精气活动的反应。是由于受到外界刺激人体所产生的一种畏怯情绪。所谓"惊则气乱，恐则气下"，是说惊恐情志所伤，可引起机体脏腑气机的紊乱和脏腑气机的陷下。故《素问·举痛论》指出："恐则精却，却则上焦闭，闭则气还，还则下焦胀，故气下行矣。惊则心无所倚，神无所归，虑无所定，故气乱矣。"《灵枢·本神》云："恐惧而不解则伤精，精伤则骨酸痿软，精时自下。"因此，大惊卒恐主要是伤心肾，可使心肾精气虚损，功能紊乱。即肾气虚损，封藏失固而虚陷；或心气虚损，心神无所依附而涣散不收。故伤于惊恐，临床可见易惊、易恐而神却，心悸怔忡，怵惕不宁，精神萎靡，或精神错乱，语言举止失常，并见腰酸腿软，遗精，尿失禁，或腹泄，或妇女月经紊乱，或淋漓不断等症。

恐则气下 出《素问·举痛论》。气下，指气机陷下。是说肾藏精而主司二便，恐惧过度，则伤肾气，可使气机下陷，临床可见二便失禁，遗精，滑泄等气机下陷，封藏失固等病证。故《素问·举痛论》载述："恐则气下，……恐则精却，却则上焦闭，闭则气还，还则下焦胀，故气下行矣。"

恐伤肾 指大惊卒恐则使精神内损，可致肾中精气受伤，封藏失固而气陷于下。肾主藏精，精能生髓养骨。肾中精气受损，则封藏失固，故临床可见惶恐不安，骨酸痿弱，滑精或小便失禁等症。《灵枢·本神》曰："恐惧而不解则伤精，精伤则骨酸痿厥，精时自下。"

壶翁 东汉时民间医生。或作壶公，佚名。传说常于市肆悬挂一壶，卖药治病。后世称医生开业行医为"悬壶"，即源于此。

荸荠 中药名，出于《名医别录》。又名马蹄、乌芋、地栗。为莎草科植物荸荠 Eleocharis tuberosa (Roxb.) Roem. et Schult. 的球茎。性微寒而滑，味甘。归肺、胃、大肠经。有清热生津、润燥滑肠、明目退翳之功效，主治热病烦渴、便秘，阴虚肺燥之咳嗽，及肝热之目赤肿痛、目生翳障。鲜品打汁服，30～60g，外用适量。

莱菔子 中药名，出于《日华子诸家本草》。又名萝卜子。为十字花科植物莱菔 Raphanus sativus L. 的种子。性平，味辛、甘。归脾、胃、肺经。有消食化积、降气祛痰之功效，主治食积不化之脘腹胀满、嗳腐吞酸、腹痛泄泻、泻下不畅，及痰涎壅盛之咳喘。煎服，6～10g。气虚及无食积、痰滞者慎用。本品对顽固性便秘、小儿便秘、原发性高血压有较好疗效。其复方对蛔虫性肠梗阻、粘连性肠梗阻疗效亦佳。

莲子 中药名，出于《神农本草经》。又名莲蓬子、莲肉、藕实。为睡莲科植物莲 Nelumbo nucifera Gaertn. 的种仁。性平，味甘、涩。归脾、肾、心经。有补脾止泻、益肾固精、养心安神之功效，主治脾虚之久泻、食欲不振，肾虚之遗精、滑精，心肾不交之虚烦，惊悸失眠，及妇女崩漏、白带过多等。煎服，6～15g。大便燥结者不宜服。

莲子心 中药名，出于《食疗本草》。

又名莲心、莲薏、苦薏。为睡莲科植物莲 Nelumbo nucifera Gaertn. 的青嫩胚芽。性寒，味苦。归心经。有清心、止血、涩肠之功效，主治温热病高热、烦躁、神昏谵语，及吐血、遗精等证。煎服或研末服，1.5~6g。本品治高血压亦效。

莲子发 病名，见《仙传外科秘方》。又名莲蓬发。因病初皮肤上即有多个脓头，状似莲蓬而名。即有头疽，病因证治见该条。

莲房 中药名，出于《食疗本草》，又名莲壳、莲蓬壳。为睡莲科植物莲 Nelumbo nucifera Gaertn. 的成熟花托。性温，味苦、涩。归肝经。有消瘀止血之功效，主治崩漏下血、尿血等证。炒炭用，煎服，5~10g。

莲须 中药名，出于《本草通玄》。又名莲花须、莲花蕊、莲蕊须。为睡莲科植物莲 Nelumbo nucifera Gaertn. 的花蕊。性平，味甘、涩。归心、肾经。有清心固肾、涩精止血之功效，主治遗精、滑精、白浊、遗溺、尿频，及吐血、崩漏等。煎服，2~6g。本品收敛固涩，小便不利者忌用。

莫枚士 清代文字学家、医学家。名文泉，号苕川迂叟。浙江归安（今吴兴）人。少治训诂之学。咸丰末年避乱海上，见时疫流行，始志于医学。治学本文字学以读医经。所著医书有《研经言》《神农本草经校注》《经方例释》等。

莪术 中药名，出于《药性论》。又名蓬莪茂、蓬莪术、温莪术、蓬术、广术。为姜科植物莪术 Curcuma zedoaria (Berg.) Rose. 等多种同属植物的根茎。性温，味辛、苦。归肝、脾经。有破血行气、消积止痛之功效，主治气滞血瘀之经闭腹痛、癥瘕积聚，饮食不节之食积内停、脘腹胀满疼痛。煎服，3~10g，止痛宜醋制。月经过多者及孕妇忌用。本品对早期宫颈癌有较好的疗效。

荷叶 中药名，出于《本草拾遗》。为睡莲科植物莲 Nelumbo nucifera Gaertn. 的叶片。性平，味苦、涩。归脾、胃、心、肝经。有清暑利湿，升阳止血之功效，主治暑热病、脾虚泄泻，及多种出血证。煎服，3~10g。

荷叶蒂 中药名，出于《本草拾遗》。又名荷蒂、莲蒂、荷鼻。为睡莲科植物莲 Nelumbo nucifera Gaertn. 的叶片的茎部。性味、功用与荷叶相似，唯升阳之力较胜，多用于清阳下陷之脾虚泄泻。煎服，5~10g。

荷梗 中药名，出于《本草再新》。又名藕杆。为睡莲科植物莲 Nelumbo nucifera Gaertn. 的叶柄。性平，味苦、涩。有清热解暑、通气宽胸之功效，主治夏受暑湿之胸闷不畅。煎服，9~15g。

恶中 病名，类中风之一。见《万病回春》。又名中恶。因冒犯不正之气所致。症见手足逆冷，肌肤粟起，头面青黑，精神不守，或错言妄语，牙闭口紧，昏晕不守，或错言妄语，牙闭口紧，昏晕不知人。宜苏合香丸灌之，俟少醒，服调气平胃散。

恶气 ①为病邪。泛指六淫或疫疠之气。《素问·四气调神大论》："恶气不发，风雨不节，白露不下，则菀槁不荣"。②指由于气血阻滞而产生的瘀浊病理产物。《灵枢·水胀》："癖而内著，恶气乃起。"

恶风 ①证名。出《素问·风论》。即怕风。多因外邪伤卫所致。治宜疏风解表。②病邪名。恶（è厄）。出《素问·脉要精微论》。指风邪之中人凶恶者。③古病名。见《圣济总录》。指厉气中人所致的疾患。治用殊圣散、胡麻散、天麻散等方。

恶心 证名，见《诸病源候论》。又作噁心。指胃气上逆，欲吐不吐。常为呕吐的前兆，也有时时恶心，并不继之呕吐者。多因胃虚，或胃有寒、热、湿、痰、食滞而导致。治宜和胃理气为主，兼顾寒、热、湿、痰、食滞。方选二陈汤、橘皮半夏汤、理中汤、左金丸等。

恶血 ①指败坏之死血。如《素问·调经篇》："视其血络，刺出其血，无令恶血得入于经，以成其疾"。②厌恶（wù 误）之意，指不宜刺出血。如《素问·气血形志》："刺阳明出气血；刺太阳出血恶气；刺少阳出气恶血。"

恶色 又称夭色。为疾病反映于面部呈现晦暗枯槁的色泽，表示胃气枯竭，脏气衰败，病势多属凶险。其色表现如"青如草兹""黄如枳实""黑如炲""赤如衃血""白如枯骨"等均为恶色。见《素问·五脏生成篇》。

恶阻 病名，出《诸病源候论》。亦名子病、阻病、病儿、病阻、病鬼、病膈、选饭、恶子、恶字、恶食、妊娠呕吐等。指妊娠早期出现的恶心、呕吐、择食或食入即吐，甚则不食亦吐，呕吐苦水，或血性物者。多因胃虚、胃寒、胃热、痰饮及肝热导致冲气上逆，胃失和降而发恶阻。可详见胃虚恶阻、胃寒恶阻、胃热恶阻、痰滞恶阻、肝热恶阻各条。

恶食 证名，见《兰室秘藏》。即见食则恶之意。为宿食病主要症状之一。多因饮食所伤，宿食不化所致。症见胸腹痞满，恶心恶食，嗳气酸腐，粪臭如败卵等。治宜健脾消食为主，选保和丸、失笑丸等方。若脾胃气虚，见身体倦怠，面色萎黄者宜补益脾胃，可用异功散加减。

恶脉 病名，出《肘后备急方》。是指身中忽有赤络脉起伏状如蚯蚓而言。相当于西医的血栓性浅静脉炎。多因湿热侵入，阻塞脉络，凝滞气血而成。有急慢性之分。急性者，病脉处疼痛，局部皮肤成条索状红肿，压痛明显，或有水肿，伴发热、不适等，治从清利湿热，活血通络，五味消毒饮合三妙丸加减内服，外敷金黄膏。慢性者，红斑消退，外敷金黄膏。慢性者，红斑消退，肿胀著减，但遗留条索状块物长期不消，时有隐痛及坠胀感，或有色素沉着，无全身症状。治以活血化瘀，通络散结，桃红四物汤加减内服，外用红灵酒搽擦。

恶热 证名，即怕热。①见《伤寒论·辨阳明病脉证并治》。为外感热病反映于外的一种证候。②见《格致余论》。为阴虚内热的特征之一。多因阴液亏虚，阳无所附，浮散于肌表所致。治宜补养阴液为主。③见《杂病广要》引《医学统旨》。为胃中实火亢盛的特征之一。多因饮酒、恣食厚味所致。治宜清火消积。

恶寒 证名，出《素问·骨空论》。即怕冷。多由诸邪郁遏表阳，或阳虚卫弱所致。本证有外感恶寒、内伤恶寒两类。外感者可见于感冒、伤寒、温病、疟疾等病证。内伤者主要有阳虚恶寒，痰饮恶寒，郁火恶寒等。

恶露 出《肘后方》。指产妇分娩后胞宫内遗留的余血和浊液而言。恶露血色呈黯红或鲜红，以后逐渐变淡，量亦随之减少，一般在产后20天左右完全排净。如果超过这段时间仍然淋漓不断，排出过多或少则属病态。参见恶露不下、恶露不绝条。

恶露不下 病名，见《太平圣惠方》。又称恶露不行。胎儿娩出后，胞宫内的瘀血和浊液留滞不下，或虽下甚少者。多因气血虚弱或瘀血阻滞所致。气血虚弱者，症见恶露量少或不下，色淡质稀，腹软不痛，或绵绵作痛，头晕耳鸣，心悸气短，神疲倦怠，舌淡，脉细弱等症状，治当益气养血，方用十全大补汤。瘀血阻滞者，症见恶露不下或所下极少，血色黯紫夹块，小腹疼痛拒按，痛处有块，唇舌紫黯，治当活血化瘀，方用生化汤合失笑散。

恶露不绝 病名，见《妇人良方大全》。又亦称恶露不尽、恶露不止。指产后恶露持续二十天以上不净，或淋漓不断而言。多因气虚、血瘀、血热、阴虚所致。气虚者，症见恶露日久不断，量多色淡，质稀无臭，小腹空坠不痛，精神疲乏，面色㿠白，气短多汗等症状，治宜补气摄血，方用升陷固血汤。血瘀者，症见恶露量少，色紫黯污浊，内夹血块，或形如烂肉，小腹疼痛拒按，按之有块，治当活血祛瘀，方用蒲索四物汤。血热者,症见恶露淋漓不绝,血色紫红,血质黏稠,或有臭味,腹痛拒按,身有低热,口干面赤等,治宜清热解毒、凉血化瘀,方用凉血四物汤。阴虚者,症见恶露淋漓不止,量少色红,头晕耳鸣,五心烦热,口干咽燥,潮热盗汗,治宜养阴清热、凉血止血,方用保阴煎加阿胶、乌贼骨。

真 ①真脏脉之简称。如《素问·经脉别论》云:"太阴藏搏者,用心省真。" ②真气之简称。《素问·上古天真论》云:"以耗散其真。"《素问·离合真邪论》云:"反乱大经,真不可复。"

真人养脏汤 方名,见于《太平惠民和剂局方》。原名纯阳真人养脏汤,又名养脏汤。人参、当归、白术各六钱,肉豆蔻半两,肉桂、炙甘草各八钱,白芍药一两六钱,木香一两四钱,诃子肉一两二钱,罂粟壳三两六钱。锉为粗末,每次两大钱(6g),水煎去渣,食前温服。功能温补肝肾,涩肠固脱。治久泻久痢,脾肾虚寒,以致大便滑脱不禁,或下痢赤白,日夜无度,里急后重,脐腹疗痛,倦怠食少者。

真元耗损喘 证名,见《证治准绳》。指肾虚不能纳气的气喘。多由喘证久延,或大病后元气受伤,真阳虚惫。肾气不能归元,孤阳浮越所致。治宜温阳益气,培补肾元。可用八味丸、安肾丸、养正丹之类,煎人参生脉饮送下。喘稍定后,以大剂参芪补剂加破故纸、阿胶、牛膝等。八味丸加河车为丸吞服亦可。

真牙 即智齿。指生长最迟的第三白齿,俗称尽头牙。《素问·上古天真论》云:"(女子)三七,肾气平均,故真牙生而长极","(男子)三八,肾气平均,筋骨劲强,故真牙生而长极。"

真中风 病名,见《医经溯洄集·中风》。简称真中。指外中风邪而致的中风病。症见猝然倒仆,昏不知人,或口眼㖞斜,半身不遂,舌强不能言。治疗则根据外见寒热等六经形证者,治宜疏解风邪为主,用小续命汤加减;内有二便不通而形气尚盛者,治以通利为主,宜三化汤或局方麻仁丸;或外无六经之形证,内无便溺之阻隔,仅见口眼㖞斜,言语不利,或半身不遂等症者,宜养血祛风,用大秦艽汤加减;如见痰涎壅盛,昏不知人,属于闭证者,先予开窍,宜至宝丹之类;若伴见口开、手撒、眼合、遗尿、鼻鼾、汗多等症,属于脱证者,急用大剂理中汤或参附汤以扶正固脱。本病可见于脑血管意外等疾患。

真气 ①同正气。如《灵枢·刺节真邪》曰:"真气者,所受于天,与谷气并而充身者也。" ②同元气。《脾胃论》曰:"真气又名元气,乃先身生之精气也。"

真心痛 病名,见《灵枢·厥病》。指心痛之极危重者。多由心气(阳),心阳(血)不足,痰瘀结阻于心脉而致。多以心前区或胸骨后剧烈绞痛,伴胸闷气短,烦躁不安,心慌,冷汗,面色苍白,四肢厥冷,脉象沉微欲绝为主要表现。类似急性心肌梗塞合并心源性休克。治宜回阳救逆,活血化瘀,芳香开窍为主。急含速效救心丸、苏冰滴丸、冠心苏合香丸,并用丹参注射液、参附注射液等。中西医结合抢救,可提高疗效,降低病死率。

真头痛 病证名,出《灵枢·厥病》。指头痛危症。由病邪(一说为风寒之邪)入脑所致。症见剧烈头痛,引脑及巅,手足逆冷至肘膝关节。病情危重,宜急灸百会穴,服黑锡丹及大剂参附汤或救脑汤等。

真色 望诊色诊之一。指五脏反映于外的正常颜色。如《灵枢·五色》:"真色以致,病色不见。"

真阳 与真阴相对而言,即指肾阳。为五脏六腑阳气之根,全身阳气之本。

真阴 即肾阴。与真阳相对而言。肾为五脏元真之所在,藏先天之精,是人体生长发育的最基本物质。

真武汤 方名,出自《伤寒论》。又名玄武汤。茯苓、生姜、芍药各三两,白术二两,炮附子一枚。水煎,分四次服。功能温阳利水。治少阴病，水气内停，小便不利，四肢沉重疼痛，腹痛下利，或肢体浮肿，以及太阳病发汗，汗出不解，其人仍发热，心下悸，头眩，身瞤动，振振欲擗地。

真实假虚 指实邪结聚为病，反现类似虚证的假象。如热结胃肠、痰食壅滞、大积大聚，可使经络阻滞，气血不能外达，因而出现精神委顿，身寒肢冷，脉象沉伏或迟涩等症。但细察患者，声高气粗，脉虽沉伏或迟涩但有力，体虽瘦而神不疲，舌质红绛，或有焦黄苔。即《景岳全书·传忠录》所谓："大实之病，反有羸状。"

真热假寒 为阳证似阴之病证。临床可见恶寒，但不欲盖衣被；手足冰冷，但胸腹灼热；下利纯水，但夹燥粪或矢气极臭；脉沉，但重按弦滑有力；并见烦渴，咽干，口臭，舌苔白干，小便黄等症。多由外感病邪，入里化热，阳盛格阴所致。

真息 气功术语。见《性命圭旨》。又称内呼吸。练功高度入静时自然出现的深长、均匀、柔和而口鼻呼吸似乎停顿的呼吸状态。

真脏色 为五脏精气败露的颜色。其色显而不泽，枯槁无华。如《素问·五脏生成论》所载述之"青如草兹""黄如枳实""黑如炲""赤如衃血""白如枯骨"等均是真脏色见。显示内脏有较严重的疾病。如黄色，黄而明润为正常色。若面目或全身枯槁如黄土，或发干枯的枳实，则是脾的真脏色见，表示脾胃衰败，脏真外露。可见于肝硬化、肝癌、胰头癌或某些严重的营养代谢障碍疾病。

真脏脉 为五脏真气败露之脉象。即无胃、无神、无根之脉。可见于疾病的危重阶段。其脉来形象如《素问·玉机真脏论》所载："真肝脉至，中外急如循刀刃，责责然如按琴瑟弦。……真心脉至，坚而搏，如循薏苡子累累然。……真肺脉至，大而虚，如以毛羽中人肤。……真脾脉至，弱而乍数乍疏……诸真脏脉见者，皆死不治也。"

真虚假实 为正气虚弱病证，反现类似实证的假象。如内脏气血不足，运化无力，反见实象。因而临床可见腹痛胀满，大便秘结等症。但病者畏寒而喜按，不渴或喜热饮，舌质胖嫩而淡润，脉势偏弦，而重按无力。治宜补气补血，则腹痛便秘可以缓解。此即《景岳全书·传忠录》所说："至虚之病，反见盛势。"

真寒假热 为阴证似阳的病证。可见身热，但喜盖衣被；口渴，但不多饮；手足躁扰，但神情萎疲；苔黑但滑润；脉洪大而无力等症。多由于素禀虚寒而感外邪，或劳倦内伤，而阴盛格阳，虚阳外露所致。

真意 气功术语。见《丹道九篇》。又称黄婆、真土、正觉等。练功时高度入静，杂念不起，思想安宁，身心放松，完全集中的意念。义同正念。

桂苓五味甘草汤 方名，出自《金匮要略》。茯苓四两，桂枝四两，甘草（炙）三两，五味子半升。水煎，分三次服。功能敛气平冲。治体虚支饮咳嗽，服小青龙汤后，多唾口燥，寸脉沉，尺脉微，手足厥逆，气从少腹上冲胸闷，手足痹，其面翕热如醉状，小便难，时作昏冒。

桂苓甘露饮 方名，出自《医学启源》。茯苓、白术、猪苓、炙甘草、泽泻各一两，寒水石（另研）一两，滑石（另研）二两，肉桂（去粗皮）半两。为末，或水煎，或水调，每服二、三钱，亦可入蜜少许。功能清热利水，除烦止渴。治饮水不消，呕吐泻利，水肿腹胀，泄泻不能止；及霍乱吐泻，中暑烦渴等证。

桂苓甘露散 方名，出自《宣明论方》。又名桂苓白术散、桂苓甘露饮。茯苓、泽泻各一两，炙甘草、石膏、寒水石各二两，白术、官桂、猪苓各半两，滑石四两。为末，每服三钱，温水或生姜汤调下。功能祛暑清热，化气利湿。治中暑多热，头痛发热，烦渴引饮，小便不利；及霍乱吐下，腹痛满闷；小儿吐泻惊风等证。《儒门事亲》载同名方无猪苓，有人参、藿香、葛根、木香，治伏暑烦渴，脉虚水逆，及大人小儿暴注泻水不已。

桂枝 中药名，出于《神农本草经》。为樟科植物肉桂 Cinnamomum cassia Presl. 的嫩枝。性温，味辛、甘。归心、肺、膀胱经。有发汗解表、温经通阳之功效，主治外感风寒之恶寒、发热、头痛，胸痹之胸痛、心悸、脉结代，痰饮证、风湿痹痛，及妇女经寒瘀滞之月经不调、经闭、痛经、癥瘕等。煎服，3～10g。温热病及阴虚有热、血热妄行证忌用，孕妇与月经过多者慎用。本品之复方对预防流感，治疗癫痫、心性水肿、肾性水肿均有满意效果，对冻疮亦有一定疗效。

桂枝汤 方名，出自《伤寒论》。又名阳旦汤。桂枝、芍药、生姜各三两，炙甘草二两，大枣十二枚。为粗末，水煎，分三次服。服已须臾，啜热稀粥一升余，以助药力。功能解肌发表，调和营卫。治太阳中风，头痛发热，汗出恶风，鼻鸣干呕，舌苔薄白，脉浮缓者。《症因脉治》用桂枝、白芍药、麻黄、甘草（一方有葛根，无麻黄），水煎服，治伤寒有汗恶风，脉浮缓者，亦名桂枝汤。

桂枝人参汤 方名，出自《伤寒论》。桂枝（后下）、炙甘草各四两，白术、人参、干姜各三两。水煎，分三次，日二夜一服。功能温里解表，益气消痞。治太阳病，外证未除而数下之，遂协热而利，利下不止，心下痞硬，表里不解者。

桂枝甘草龙骨牡蛎汤 方名，出自《伤寒论》。桂枝一两，炙甘草、煅牡蛎、龙骨各二两。水煎，分三次服。功能补益心阳，镇潜安神。治火逆证又行攻下，更加烧针，损伤心阳，以致烦躁不安，及心悸、怔忡。

桂枝甘草汤 方名，出自《伤寒论》。桂枝四两，炙甘草二两。水煎去滓顿服。功能补益心阳。治太阳病，发汗过多，其人叉手自冒心，心下悸，欲得按。

桂枝龙骨牡蛎汤 方名，原名桂枝加龙骨牡蛎汤。出自《金匮要略》。桂枝、芍药、生姜、龙骨、牡蛎各三两，甘草二两，大枣十二枚。水煎，分三次服。功能调和阴阳，潜镇摄纳。治男子失精，少腹弦急，阴头寒，目眩发落，脉芤动微紧，及女子梦交。

桂枝生姜枳实汤 方名，出自《金匮要略》。桂枝、生姜各三两，枳实五枚。水煎，分三次服。功能通阳降逆。治心中痞，诸逆心悬痛。

桂枝芍药知母汤 方名，出自《金匮要略》。桂枝、知母、防风各四两，芍药三两，甘草、麻黄、炮附子各二两，生姜、白术各五两。水煎，分三次服。功能祛风除湿，温经散寒，滋阴清热。治诸肢节疼痛，身体尪羸，脚肿如脱，头眩短气，温温欲吐。

桂枝附子汤 方名，出自《伤寒论》。桂枝四两，炮附子三枚，生姜三两，大枣十二枚，炙甘草二两。水煎，分三次服。功能温阳逐里。治伤寒八、九日，风湿相搏，身体疼烦，不能自转侧，不呕不渴，脉浮虚而涩。

桂枝茯苓丸 方名，出自《金匮要略》。桂枝、茯苓、丹皮、桃仁（去皮尖）、芍药各等分。炼蜜和丸，如兔屎大。每日食前服一丸，不知，加至三丸。功能活血化瘀，缓消癥块。治瘀血留结胞宫，妊娠胎动不安，漏下不止，血色紫黑晦暗，腹痛拒按。

桂枝姜附汤 方名，出自《温病条辨》。桂枝六钱，干姜、白术、熟附子各三钱。水煎服。功能温阳散寒除湿。治寒湿伤阳，形寒脉缓，舌淡或白滑，口不渴。

桔梗 中药名，出于《神农本草经》。又名苦桔梗、玉桔梗、大药。为桔梗科植物桔梗 Platycodon grandiflorum（Jacq.）A. DC. 的根。性平，味苦、辛。归肺经。有开宣肺气、祛痰、排脓之功效，主治咳嗽痰多或咳痰不爽，胸膈痞闷，咽痛音哑，肺痈咳吐脓血，痰黄腥臭。煎服，3～10g。

桔梗汤 方名，出自《伤寒论》。又名甘桔汤。桔梗一两，甘草二两。水煎，分二次服。功能清热利咽。治咽痛。

桐叶 中药名，出于《神农本草经》。又名白桐叶。为玄参科植物泡桐 Paulownia fortunei (Thunb.) Steud. 的叶。性寒，味苦。有清热解毒、利水、止血之功效，主治痈疽、疔疮、无名肿毒、手足浮肿、创伤出血等。煎服15~30g；外用适量，捣敷或以醋蒸贴。

桐皮 中药名，出于《神农本草经》。又名白桐皮，桐木皮，水桐树皮。为玄参科植物泡桐 Paulownia fortunei (Seem.) Hemsl. 或毛泡桐 P. tomentosa (Thunb.) Steud. 的树皮。性寒，味苦。有清热利湿、解毒、活血之功效，主治热病烦躁、淋病、痔疮、痈肿、丹毒、跌打损伤。煎服15~30g；外用适量，捣敷或煎汁涂或研末醋炒敷。

桐君 传说中的上古时代药学家。相传为黄帝之臣，识草木金石性味，定三品药物，立医方君臣佐使理论。《隋书·经籍志》著录桐君撰《采药录》3卷、《药性》4卷，均佚。

桐君采药录 药物学著作。一名《桐君药录》。3卷，一作2卷。托名桐君撰。约成书于汉代。记述药用植物根、茎、叶、花、实之形色，花期果期，并观察叶之刺、根之汁、皮之纹理等细微鉴别处。原书已佚，佚文散见于《本草经集注》中。

栝楼 中药名，出于《神农本草经》。又名栝楼实、瓜蒌、杜瓜、药瓜、全瓜蒌。为葫芦科植物栝楼 Trichosanthes kirilowii Maxim. 或双边栝楼 T. uniflora Hao 等的果实。性寒，味甘。归肺、胃、大肠经。有清热润燥、化痰利气、散结导滞之功效，主治肺热咳嗽，痰稠不易咯出，胸痹，结胸，胸膈痞闷或作痛，燥结便秘，及乳痈肿痛未成脓者。煎服，10~20g。反川乌、草乌。

栝楼子 中药名，出于《本草经集注》。又名瓜蒌仁、瓜蒌子、栝楼仁。为葫芦科植物栝楼 Trichosanthes Kirilowii Maxim. 或双边栝楼 T. uniflora Hao 等的种子。性寒，味甘。归肺、胃、大肠经。有润肺化痰、滑肠通便之功效，主治肺热咳嗽、咯痰不爽、肠燥便秘。煎服，10~15g。反川乌、草乌。

栝楼皮 中药名，出于《雷公炮炙论》。又名栝楼壳、瓜蒌皮。为葫芦科植物栝楼 Trichosanthes Kirilowii Maxim. 或双边栝楼 T. uniflora Hao. 等的果皮。性寒，味甘。归肺、胃经。有清肺化痰、利气宽胸之功效，主治肺热咳嗽、胸痹、结胸、胸膈痞闷或作痛。煎服，6~12g。反川乌、草乌。

栝楼薤白白酒汤 方名，出自《金匮要略》。亦作瓜蒌薤白白酒汤。栝楼实一枚，薤白半升，白酒七升。水煎，分二次服。功能通阳散结，行气祛痰。治胸痹，喘息咳唾，胸背痛，短气，寸口脉沉而迟，关上小紧数者。

栝楼薤白半夏汤 方名，出自《金匮要略》。亦作瓜蒌薤白半夏汤。栝楼实一枚，薤白三两，半夏半升，白酒一斗。四物同煮，分四次服，日服三次。功能通阳散结，祛痰宽胸。治胸痹痰浊较甚，不得卧，心痛彻背者。

栓剂 中药剂型之一。又称坐药。是将药物和基质混合制成一定形状，放入体腔内能溶化或溶解而释放药物的固体制剂。一般由直肠或阴道给药，起局部或全身性治疗作用。如紫珠草栓、大桉叶栓、三黄栓、莪术油栓、野菊花栓等。

桃仁 中药名，出于《神农本草经》。又名桃核仁。为蔷薇科植物桃 Prunus persica (Linn) Batsch. 或山桃 P. davidiana (Carr.) Franch. 的种仁。性平，味苦、辛。归心、肝、肺、大肠经。有活血祛瘀、润肠通便、止咳平喘之功效，主治血瘀之经闭、痛经、癥瘕、产后瘀滞腹痛、跌打损伤疼痛、肺痈、肠痈、肠燥便秘、咳嗽气喘。捣碎入煎剂，6~10g。孕妇忌服。

桃仁承气汤 方名，出自《校注妇人良方》。桃仁五钱，炒大黄二两，甘草二钱，肉桂一钱。加生姜少许，水煎，黎明时服。功能破血下瘀。治瘀血小腹急痛，大便不利，或谵语口干，漱水不咽，遍身黄色，小便自利，或血结胸中，手不敢近腹，或寒热昏迷，其人如狂。《温病条辨》《通俗伤寒论》均载有同名方剂，组成药物各别，证治略同。

桃花汤 方名，出自《伤寒论》。赤石脂一斤（一半全用，一半筛末），干姜一两，粳米一升。三味，以水七升，煮令米熟，去渣，温服七合，内赤石脂末方寸匕，日三服。功能温中涩肠。治久痢不愈，便脓血，色暗不鲜，小便不利，腹痛喜温喜按者。

桃花粥 方名，出自《温病条辨》。人参、炙甘草各三钱，赤石脂三钱（研末），粳米二合。先煎参、草，去渣，再入粳米，后纳赤石脂末，顿服。利不止，再服如上法；利止后停服。功能补中涩肠。治温病七、八日，脉虚数，舌绛苔少，下利日数十行，完谷不化，身热者。

桃核承气汤 方名，出自《伤寒论》。桃仁五十个，大黄四两，桂枝、炙甘草、芒硝各二两。先煮前四味，去渣，再入芒硝微煎，分三次服。功能破血下瘀。治太阳病不解，热结下焦，小腹胀满，大便黑，小便利，燥渴，其人如狂，昼夜发热者。

格 ①阻格不通，或相互格拒。如《灵枢·脉度》云："阳气太盛，则阴气弗能荣也，故曰格。"《素问·气交变大论》云："阴厥且格。"②指吐逆病证。《伤寒论·平脉法》曰："寸口脉浮而大，浮为虚，大为实，在尺为关，在寸为格，关则不得小便，格则吐逆。"③指人迎脉较气口脉成倍增大。《诊家正眼》曰："曰格者，人迎倍大也。"

格阳 ①指阳盛至极，不能与阴气相交，故气血盈溢于三阳经，与三阴格拒，表现为人迎脉大于寸口脉的四倍。《素问·六节脏象论》曰："人迎四盛以上为格阳。"②指寒邪壅遏胸中，胃阳被格拒之吐逆证，临床可见四肢逆冷，不欲饮食，食则吐逆等证。

格阳关阴 脉象之一。指人迎脉搏动较正常盛大四倍以上，称格阳。因气血盈溢于三阳经，与三阴经格拒所致。若寸口脉搏动较正常盛大四倍以上，称为关阴，是气血盈于三阴经，与三阳经隔绝所致。两者俱见则为格阳关阴，显示病情危重。《素问·六节脏象论》云："人迎……四盛以上为格阳。寸口……四盛以上为关阴，人迎与寸口俱盛四倍以上为关格。"

格阳衄血 病证名，见《景岳全书》。指因多劳过欲，真阴亏损，阳浮引阴血从上窍而出的衄血。治宜补益真阴为主。可用镇阴煎，或四物汤加人参、黄芪、麦冬、五味子，或磨沉香下养正丹等方。

格阳虚火失血 病证名，见《不居集》。指劳欲过度，真阴亏损，虚火上浮而致的大吐大衄。可见上热下寒，或头面红赤，或喘促躁烦，大量吐血、衄血不止，伴四肢厥逆，脉微细弱。治宜引火归源。急用镇阴煎、八味地黄丸等。

格致余论 医论著作。元·朱震亨撰于1347年。共收医论41篇。书中阐发"阳长有余，阴长不足"之理，滋阴降火及和血行气、导痰疏郁等治法。于养生强调节制饮食、色欲。所拟大补阴丸、琼玉膏等方，迄今仍为临床沿用。所论大多附有临证验案，以资印证。现存元刻本、明嘉靖梅南书屋刻本，建国后有影印本。

校正医书局 宋代校订和刊刻医药书籍的机构。属编集院。始创于1057年。这个机构系统校订并刊行《素问》《灵枢》《难经》《甲乙经》《伤寒论》《金匮要略》《诸病源候论》《千金要方》《千金翼方》《外台秘要》等医籍，对宋以前医书的订正、规范、保存和流传有重要贡献。

核桃痔 病名，见《外科大成》。指肛外一边有形如核桃，伴红肿痛流脓者。似肛痈或肛漏。各参该条。

鬲上 鬲，同膈。指膈膜以上之胸腔部位。如《素问·刺热论》："颊上者，鬲上也。"

鬲中热 症名，出《素问·刺热篇》。指心热。

鬲气 证名，见《诸病源候论》。又称膈气、膈证。指食入阻隔，未曾入胃即吐出，或反胃，或饮食不下，大便闭结者。多因心情抑郁，寒热不调，饮食损伤等所致。治以解郁化痰，活血化瘀，养阴清热等法。方选启膈散、通幽汤等。

鬲肓 指膈膜与肓膜，两者合称鬲肓。《素问·刺禁论》："鬲肓之上，中有父母。"杨上善注："心下鬲上为肓，心为阳父也，肺为阴母也，肺主于气，心主于血，共营卫于身，故为父母。"王冰认为："鬲肓之上，气海居中，……故气海为人之父母也。"

栗子 中药名，出于《千金要方》。又名板栗。为壳斗科植物栗 Castanea mollissima BL. 的种仁。性温，味甘。归脾、胃、肺、肾经。有健脾益气、补肾强筋、活血止血之功效，主治泄泻、痢疾、反胃、咳嗽、腰酸腿弱、筋骨疼痛、创伤肿痛、瘰疬、吐血、衄血、便血等。煎服 30～60g，亦可生食或煮食；外用捣敷。

栗子痔 病名，见《疮疡经验全书》。指形如栗子，色泽紫红深暗的痔疮。似静脉曲张性外痔。参外痔条。

唇 古作脣。又名口唇、唇口、正门。位于口之前端，分上唇、下唇，有开阖之功能。为脾之外候。《素问·五脏生成论》云："脾之合肉也，其荣唇也。"唇与发音有关。故《灵枢·忧恚无言》有"口唇者，音声之扇也"之记述。

唇口䐜动 证名，见《世医得效方》。指口唇颤动而不能自制的症象。多因血虚风燥，或久病脾虚所致。治宜养血疏风或补中健脾，方选四物消风散、薏仁汤等。

唇口燥裂 证名，见《温疫论》。指唇口干燥，甚则裂开的症象。多因阴津不足，脾热炽盛所致。治宜养阴清热为主，方用清凉散，清热养营汤等。

唇反 证名，见《灵枢·经脉》。指口唇上反的症象。可见于危重病证，为脾气将绝的败象。

唇风 病名，见《外科正宗》。又名唇䐜、驴嘴风、唇颤动。相当于剥脱性唇炎由胃经风火所致。多发于下唇，初起红肿发痒，破裂流水，痛如火灼，皲裂脱屑，状若无皮，久则口唇䐜动不止。初宜疏风清热，表里双解，用防风通圣散。久病宜养血祛风，用四物汤加蝉衣、僵蚕、全蝎。外用冰硼散调油擦于唇部。

唇甲青 证名，见《伤寒绪论》。指口唇与指甲泛现青紫的病色。多因寒中于里或热毒内流，血脉凝滞而致。常见于严重的心肺疾患并有明显缺氧者。

唇生肿核 证名，见《沈氏尊生书》。又名唇核。由脾经湿热凝聚所致。症见唇肿生核，色赤坚硬，治宜清利消散，用薏苡仁汤加贝母。

唇疔 病名，见《医宗金鉴》。又名反唇疔、龙唇发。因脾胃火毒上攻，聚于口唇所致。疔生于上下口唇或口角，初起如粟，形小根深，顶有白头，四周红肿坚硬，麻木疼痛，甚或使唇部肿胀外翻。初起发热恶寒、头痛，治宜解毒消肿，用醒消丸。若肿胀蔓延至头面部，多为逆证，治宜解毒泻火，方用五味消毒饮加减。

唇青 证名，见《灵枢·经脉》。指口唇泛现青暗的病色。多因寒中血脉凝滞，不能外荣所致。参见唇甲青条。

唇肿 病证名，见《丹溪心法》。因脾胃湿热所致，症见唇肿面赤，甚则痛痒并作，治宜清热利湿，用薏苡仁汤加黄柏。

唇䐜 病证名，出《灵枢》。又名唇疮。由脾经郁热所致者，见于唇生细粒小疮，时流黄水，或痒或痛，治宜清解脾经之热，用泻黄汤。由伤寒狐惑、小儿疳䘌所致者，见于唇疮并伴多食易饥，昏睡，烦躁，鼻烂等症，治宜清热杀虫，用连梅安蛔汤。

唇紧 病证名，见《沈氏尊生书》。又名口紧、口唇紧缩、撮口、沉唇。由风痰入络引起。见于唇口肌肉紧急，难于开合，不能进食，小儿可见吮乳哭闹，治宜祛风涤痰，用牵正散加胆星、竹沥。

唇疽 病名，见《医宗金鉴》。又名唇口疽。由脾胃积热所致。见于唇部生疽，位置不定，色紫有头，状如桃李，肿硬疼痛。初起治宜消肿解毒，活血散结，用仙方活命饮加减。如疽大而里热甚重，治宜清心凉膈，用凉膈散加黄连、蒲公英。

唇菌 病名，见《疮疡经验全书》。又名唇岩、茧唇、茧唇风。与唇癌相类似。多因七情动火伤血，或心火传授脾经，或因肥甘厚味积热伤脾，症见唇部肿起，质硬，晚期或呈菜花状，治疗宜采用放疗、激光、冷冻、手术等方法。配合中药辨证施治。

唇萎 证名，见《金匮要略·惊悸吐衄下血胸满瘀血病脉证治》。指口唇萎废。可由瘀血内停所致，也可见于脾气衰竭者。

唇裂 病名，见《石室秘录》。又名唇燥裂。由脾经积热所致。症见口唇干燥裂开，甚则干裂出血，治宜养阴清热，用清凉饮。外搽香油等。

唇焦 证名，见《医学入门》。指口唇泛现焦黑色的症象。可由瘀血、食积、热盛伤津所致。治疗应根据病因不同，以活血、攻下或养阴清热为法，方用鳖甲煎丸、承气汤类或五汁饮加黄芩等。

唇缩 证名，见《证治汇补》。指口唇内缩。多由脾经寒盛所致。治宜健脾温中。方选理中汤等。

夏子益 宋代医家。名德，一名德懋。取师传方药及家藏方，编《卫生十全方》12卷，附自著《奇疾方》1卷。原本散佚。今有清代纂修《四库全书》时据《永乐大典》辑佚本，有《卫生十全方》3卷，《奇疾方》1卷。

夏天无 中药名，见于《浙江民间常用草药》。又名夏无踪、伏地延胡索、无柄紫堇。为罂粟科植物伏生紫堇 Corydalis decumbens (Thunb.) Pers. 的块茎。性温，味辛、苦。归肝经。有止痛、活血之功效，主治风湿痹痛、麻木、跌打损伤疼痛，及胃痛、腹痛等。煎服，5~15g。本品对高血压症、脑血管疾患所致之瘫痪亦有较好疗效。对小儿麻痹后遗症、坐骨神经痛也有一定疗效。

夏云 1824~约1904年。清代医家。字春农，又字继昭。江都广陵（今江苏扬州）人。初学儒，后从杨慕昭学医。长于治外感，兼精喉证。撰有《疫喉浅论》2卷（附补遗上卷）、《会厌论》1卷。其治喉之法宗陈耕道，《会厌论》则结合西医解剖学知识。

夏月霍乱 病名，见《张氏医通》。指夏季时节饮食后冒寒伤湿所致的霍乱。以呕吐、泻泄、口渴为主症。方选胃苓汤加半夏、藿香或藿香正气散等方。

夏至 二十四节气之一。为一年之中阳气最盛，白昼时间最长的节气。《灵枢·九针论》云："膺喉首头应夏至。"古人比喻人之形体与节气相应，人之头部为诸阳之会，故胸膺、咽喉、头面等部位，在节气上与夏至相应。

夏应中矩 脉应四时之象。出《素问·脉要精微论》。指由于夏季阳气充盛，气候炎热，天人相应，脉象呈现洪大兼滑数，像方形的矩一样。

夏枯草 中药名，出《神农本草经》。又名夏枯球、大头花、铁色草、棒槌草、铡头草。为唇形科植物夏枯草 Prunella vulgaris L. 的带花的果穗。性寒，味苦、辛。归肝、胆经。有清热散结、清肝明目之功效，主治痰火郁结之瘰疬、瘿瘤，及肝火上炎之目赤肿痛，目珠疼痛，羞明流泪，或头痛、眩晕等证。煎服或熬膏服，10~15g；外用适量。本品治高血压有显效，对急性黄疸型肝炎有一定疗效。其复方治疗颈淋巴结核、浸润型肺结核效果明显。

夏秋霍乱 病名，见《张氏医通》。指夏秋季节饮冷伤食，湿热伏遏，或七情郁结所致霍乱吐泻者。可采用芳香化湿、温中散寒或清热化湿、辟秽泄浊等法。方选藿香正气散、理中丸、燃照汤等。

夏脉如钩 脉应四时之象。指夏季阳气旺盛，万物成长，正常脉象亦呈洪大之象，其势急升缓降，如洪水之来盛去衰。《素问·玉机真脏论》曰："夏脉如钩……其气来盛去衰，故曰钩。"

夏鼎 清代医生。字禹铸，号卓溪叟。安徽贵池人。长于小儿推拿及杂证诊治。著《幼科铁镜》，阐述小儿病证证治，对推拿疗法尤为重视，后世小儿推拿医生多宗其法。

破伤风 病名，见《仙授理伤续断秘方》。又名伤痉、金疮痉、金疮中风痉。西医同名。是因风毒经创口或溃疡侵入，引起肝风内动而成。有一定潜伏期，平均8~14天。初起头痛乏力，烦躁多汗，伤口干陷、疼痛、暗红，继则张口困难，面容成苦笑状，颈项强直，排尿不畅，阵发性抽搐，呼吸困难，甚至窒息。治以祛风解毒止痉，玉真散合五虎追风散加减内服。若见汗出肢冷，脉微欲绝，治以回阳救逆，参附汤内服；若诸症锐减，但见纳差乏力，肌肉酸痛麻木，治以益胃养阴活络，益胃汤加味内服。外治主要是彻底清创，再敷玉真散。总宜中西医结合治疗。

原气 亦称元气。为人体生命活动的原动力。元气包括元阴和元阳之气。由先天之精所化，故禀受于先天而赖后天水谷之精气而滋生。故元气发源于肾，通过三焦而通达于全身，推动人体的生长和发育，激发和温煦各个脏腑、经络及组织器官之生理活动，从而成为化动力之源泉。《难经·三十六难》云："命门者，诸精神之所舍，原气之所系也。"

原穴 经穴分类名。出《灵枢·九针十二原》。原，即本原、原气之义。原气经过和留止的穴位称为原穴。原气发源于肾间动气，通过三焦经输布于五脏六腑、十二经脉。脏腑病变往往反应于十二原穴，刺激原穴可治疗脏腑病证。十二经各有原穴1个，见下表。

原穴表

脏腑	肺	大肠	胃	脾	心	小肠	膀胱	肾	心包	三焦	胆	肝
原穴	太渊	合谷	冲阳	太白	神门	腕骨	京骨	太溪	大陵	阳池	丘墟	太冲

原机启微 眼科著作。2卷。元·倪维德撰，明·薛己校注。刊于明初。卷上共18论，论述眼病之病因、治则。卷下记述眼病之制方例法，药物之君臣佐使、从逆反正之义。附方46首，每方记炮制方法、临床应用及方义。书中按病因把眼病分为淫热、风热、七情五贼、血凝、气散、血气不分、积热、强阳搏阴、亡血、斑疹、深疳等18类，审因论治，立结处方。并注意将眼病与人整体状态、外部环境联系起来。附录1卷，系薛己增补，内有11论，39方。现存明嘉靖十一年刻本。

原络配穴法 配穴法名。指以本经原穴与其表里经的络穴相配合的方法，用以治疗本脏本腑有关疾病。如肝经有病取本经原穴太冲，配胆经络穴光明等。因本法是以取本经原穴为主，表里经的络穴为配（客），故又称主客配穴。其具体应用见下表。

原络配穴表

脏腑	肺	大肠	胃	脾	心	小肠	膀胱	肾	心包	三焦	胆	肝
原穴	太渊	合谷	冲阳	太白	神门	腕骨	膀胱	太溪	大陵	阳池	丘墟	太冲
络穴	偏历	列缺	公孙	丰隆	支正	通里	大钟	飞扬	外关	内关	蠡沟	光明

原蚕蛾 中药名，出于《名医别录》。又名晚蚕蛾。为蚕蛾科昆虫家蚕Bombyx mori L.的雄性虫体。性温、味咸，有小毒。归肝、肾经。有壮阳益精、涩精止血之功效，主治阳痿、遗精、白浊、尿血、损伤出血，及烫伤、冻疮、溃疡不敛。研末入丸、散服，或撒敷。

原病集 综合性医书。5卷。明·唐椿撰于1502年。本书共分元、亨、利、贞四类。"元类要法"分上、下二卷，为医学总论部分，论述医学习业、诊候、药性、察病、治法、经络等。"亨类钤法""利类钤法"各1卷，分论风、中气、中恶、寒等各类病证及外科、妇女科、小儿科病证证治。"贞类钤方"1卷，论述药方、用药方法，并载汤、散、饮、丸、丹、膏诸剂及杂法。现存明万历刻本。

原瘄要论 麻疹专著。1卷。清嘉庆年间袁氏（佚名）撰。刊于1828年。本书简要论述麻疹（瘄）的诊断、治疗及合并症等，并附虞氏"麻疹治法"一文。现有《中国医学大成》本。

顾氏知镜 综合性医书。清·顾靖远撰于1718年。16卷。包括《素灵摘要》《内景图解》《脉法删繁》《格言汇要》《本草必备》和《症方发明》6种，均系选录《内经》《伤寒论》及历代医著精华部分，予以阐述注解。全书论及生理、解剖、病原、病理、疾病各论、诊断、疗法、药物、方剂等方面，内容广泛。顾氏学术思想，主要受喻嘉言影响。书中《内景图解》部分插图，与生理解剖实际情况不相符合。1961年，河南人民卫生出版社据其后裔所献抄本校订出版，题名《顾松园医镜》，质量较前有所提高。

顾世澄 清代外科医家。一名澄，字练江，号静斋。安徽芜湖人，后迁居扬州。出身世医之家，业医40余年，闻名于时，尤以疡科著称。谓疡科外证必本诸内，故疡医须谙内科证治、脉理。汇集前代治方，并录其祖宁华、父青岩家藏秘方，辑成《疡医大全》40卷。其书凡涉外证者，多绘图立说，按证立方。内容丰富，搜罗广博，为个人外科撰述中的巨著。

顾观光 清代医家。考据学家。字尚之，又字漱泉，别号武陵山人。金山（今属上海市）人。世医出身。初为太学生。博通经史百家、天文历算。后继承家业。辑《神农本草经》，颇多考证。

顾金寿 清代医家。字晓澜，号雉皋逸叟。江苏如皋人。业儒，暇时喜读医书，后专攻医学。临证多效，颇有医名。门人录其验方、医案，辑为《吴门治验录》。著有《良方汇集》。并重订王肯堂《灵兰要览》、费养庄《痧疫指迷》等。

顾锡 清代眼科医家。字养吾。浙江桐乡人。长于眼科，撰《银海指南》4卷。用方多宗张景岳、朱丹溪、李东垣，忌用针刺、钩刺、炮烙，系眼科中擅长内治者。另撰有《眼科大成》。

顾靖远 清初医家。字松园，号花洲。长洲（今江苏苏州）人。康熙年间就职太医院，后以老病告归。撰《顾氏医镜》16卷行世。又著有《医要》，未见刊行。

顾德华 晚清女医家。字鬘云。江苏吴县人。长于内、妇科，咸丰年间多应士大夫延请诊病。撰有《花韵楼医案》1卷，刊入《珍本医书集成》。

振动法 推拿手法名。以一手手掌面平按在治疗部位上，另一手握空拳在其手背上作有节奏的捶击，使患者局部有振动感。有行气活血作用。常用于胸胁内伤等症。

振法 推拿手法名。又称颤法，振荡法，用手指或掌面按压在人体的穴位或一定部位上，作连续不断的快速颤动，使其产生振动感。有祛瘀消积、活血止痛、温中理气和调和肠胃功能。多用于胸腹部。

振胞瘀痛 病证名，见《证治准绳》。即外伤性眼睑瘀血。症见胞睑肿胀青紫，疼痛难睁。初宜冷敷，以止痛止血，二、三日后改为热敷，以活血散瘀，内服七厘散或桃红四物汤或云南白药。

振寒 证名，出《素问·至真要大论》。指发冷时全身颤动。亦指战慄之轻者。多因阳虚卫弱，寒客肌表或阴寒内盛所致。亦有因阳盛热郁而致者。

振慄 证名，出《素问·至真要大论》。指身体畏寒而颤抖。多因虚寒或热郁所致。可见于外感、疟疾、饮酒、恐惧时。

捏法 推拿手法名。与拿法相似，但需将肌肤提起。操作方法有两种：①用拇指和食、中两指相对，挟提皮肤，双手交替捻动，向前推进。②手握空拳状，用食指中节和拇指指腹相对，挟提皮肤，双手交替捻动，向前推进。用治食欲不振，消化不良、腹泻、失眠和小儿疳积等。

捏挤法 推拿手法名。以两手拇、食二指捏住一定部位后，再用力挤压，然后放松，如此反复数次，以局部皮肤出现红色、紫色或黑紫色为度。常用于小儿。

捏脊 推拿手法名。见《肘后备急方》。又称捏积。两手沿着脊柱的两旁，用捏法把皮肤捏起来，边提捏，边向前推进，由尾骶部捏到枕项部，重复3～5遍。为加强疗效，在挟捏到与病证相关的背俞穴上时，可加重挟提力量，并用力向上提捏一次。有调整阴阳，通调经络，促进气血运行，改善脏腑功能等作用。用于食欲不振、消化不良、腹泻、失眠及小儿疳积等症。

损伤咳 病证名，见《不居集》。又称损嗽。指因跌扑损伤，负重过劳，损伤肺经所致的咳嗽。可兼咳血。治宜活血消瘀。方选当归饮、养荣汤等。

损脉 指属于阴盛阳衰，脉搏至数减少一类的脉象。如迟脉、结脉之类。损，即耗损减退之意。《难经·十四难》云："何谓损？一呼一至曰离经；再呼一至曰夺精；三呼一至曰死；四呼一至曰命绝，此损之脉也。"

挫伤 病名，见《杂病源流犀烛》。多因跌打、挤压、钝挫所致。症见患处疼痛、按之痛剧，局部肿胀、青紫，但无破伤；严重者可致肌肉撕裂或深部血肿，甚则伴有内脏损伤。治宜活血化瘀、消肿止痛。内服复元活血汤，外用中药薰洗。若肌肉撕裂或深部血肿及内脏损伤，应采用中西医结合方法进行处理。

捋法 推拿手法名。出《金匮要略》。用手掌紧贴患者四肢外侧面，由近端推压至远端，使血聚指（趾）端末稍，随即迅速松开。有增加末稍循环的作用。

挼法 推拿手法名。见《诸病源候论》。用手掌轻压在治疗部位上作短促的揉搓的方法。

换睡 出《最新达生篇》。指怀孕六七个月以后，孕妇睡卧时不要长时间固定一侧，须经常左右转换者。此为妊娠摄养之一项，以利于胎儿在母腹内左右舒展及肢体活动。

挽法 推拿手法名。出《诸病源候论》。用手左右推拉或移动的方法。

捣法 推拿手法名。屈曲食指或中指，以近端指间关节的背面轻轻叩穴位。有疏通经络，调和气血之效。

热 ①热邪。指六淫中与火同一属性的致病因素。《素问·五运行大论》云："其在天为热，在地为火……其性为暑"。②热证。为辨证八纲之一。指由于各种原因（包括阳盛、阴虚、外感、内伤等）引起的发热病证。③指温法或祛寒法等治疗方法。《素问·至真要大论》云："寒者热之。"④药物性质四气之一。即寒热温凉中的热气。

热入心包 指湿热病热邪内陷营血的病理状态。临床可见高热，神昏，谵语，甚则昏迷不醒，四肢厥逆，或见抽搐等症。可见于各型脑炎、化脓性膜膜炎、大叶性肺炎、中毒性痢疾、中暑等急性热病的极期。

热入血室 指妇女在经期或产后，感受外邪，邪热乘虚侵入血室，与血相搏的病理状态。临床可见下腹部或胸胁下硬痛，寒热往来，白天神志清醒，夜晚则胡言乱语，神志异常等症。见《金匮要略·妇人杂病脉证并治》。

热中 病证名，①见《灵枢·五邪》。指善饥能食、小便多的病证。属中消类。又有指多饮数溲为热中，或谓热中即消瘅。②见《素问·风论》。指以目黄为主症的病证。由风邪入侵于胃，胃脉上系于目，因其人体肥而腠理致密，邪气不得外泄，故称为热中而致目黄。③见《脾胃论》。指由于饮食劳倦损伤脾胃所致气虚火旺的病证。症见身热而烦，气喘，头痛，或口渴，脉洪大等。治宜补中益气、甘寒泻火。方选补中益气汤加减。

热化 ①指寒从热化。即寒邪入里，从阳而化热。从阳，即从阳热体质，寒邪入里而化热。②指伤寒少阴病热化之证。《伤寒论·辨少阴病脉证并治》云："少阴病得之二、三日以上，心中烦，不得卧，黄连阿胶汤主之。"③运气学说术语。如《素问·至真要大论》云："少阴司天为热化。"

热化少阴 运气术语。三阴三阳分司六气，其中少阴属君火之热气。《素问·至真要大论》云："少阴司天，其化以热。"

热邪阻肺 指热邪壅盛，郁阻于肺，发生高热，咳嗽的病理状态。临床可见发热，咳嗽，痰稠黄或痰中带血，甚则呼吸迫促，胸胁作痛，舌边尖红，苔黄干，脉洪数或弦数等症。多见于呼吸道感染等病变。

热因热用 治法之一。以热药治疗真寒假热病证的方法。如病人四肢逆冷，下利清谷，脉沉细，面颊浮红，烦躁，口渴不欲饮。其症四肢逆冷，下利清谷，脉沉细是真寒；面颊浮红，烦躁，口渴，则是假热。可用白通汤加猪胆汁煎汤冷服。

热因寒用 反治法之一。出于《素问·至真要大论》。指以温热药治寒证，反佐以寒性药物而发挥作用。例如阴寒证格热于外，服温热药则常见格拒吐药，故常佐以少量寒药或热药凉服，则不致呕吐药液。故《素问注证发微》明确指出："热以治寒，而佐以寒药，乃热因寒用也"。临床以热剂治疗"真寒假热"，亦可称之为热因寒用。

热伏冲任 指热邪伏藏于冲脉和任脉的病理状态。热伏冲任，则使阴精暗耗，肾阴亏损，或迫血妄行。临床可见低热，腰酸痛，下腹疼痛，崩漏等妇科病证。

热伤气 指暑热伤人，则可使腠理开而多汗，开泄太过，则伤津耗气。《素问·阴阳应象大论》曰："寒伤形，热伤气。"马莳注："热为阳，而气亦属阳，热则气散而气斯病矣。"张志聪注："热则阳盛，故伤气。"

热伤风 病名。见《赤水玄珠》。指伤风有热象者。多因素有痰火郁热，外感风寒之邪，束而不得发越所致。症见咳嗽，咽痛，鼻塞，身热等。治宜清热散寒为主。方选消风散或二陈汤加玄参、薄荷、黄芩、花粉、桔梗等。

热伤风咳嗽 病名，见《医学心悟》。指天时应寒反暖，外感而致的咳嗽。症见咳嗽、咽喉肿痛、头痛等。治宜化痰止咳，清热疏风。方选止嗽散、甘桔汤加减。参见热伤风条。

热伤肺络 指肺络被火热病邪所伤，引发咳血或咯血等病理状态。该病有实热、虚热之分。实热属新病，多由外邪郁而化热，热灼肺络，临床可见咯血量多，发热面赤，舌红苔黄，脉滑数等症。虚热多属慢性病，多由肺肾阴亏，虚火灼肺所致。临床可见少量咳血或咯血，或仅痰中带血，时作低热，或午后潮热，两颧潮红，舌质嫩红苔少，脉细数等症。

热产 病证名，见《十产论》。又名暑产。指暑季分娩。孕妇正值盛暑天气分娩，产室应通风凉爽，温凉适宜，若室内人多，门窗紧闭，热气薰蒸，暑热伤阴，可致产妇烦躁大汗，头疼，面赤，伤暑眩晕。但切忌过于贪凉，当风睡卧，避受风寒。

热汗 证名，见《景岳全书》。又称阳汗。指热证自汗或盗汗者。多因内热炽盛或阳虚火旺而致。可见自汗或盗汗，夜热烦躁，渴喜冷饮等症。治以清热、凉血、滋阴为法。可选当归六黄汤、保阴煎、黄芩芍药汤、清化饮等方。

热极生风 即热盛动风的病理状态。多由温热病高热极期，邪热炽盛，伤及营血，燔灼肝经所致。临床可见壮热，昏迷，筋脉强急，抽搐，甚则两目上吊，角弓反张等症。多见于小儿高烧惊厥、流行性脑脊髓膜炎、乙型脑炎、中毒性痢疾、败血症等病证。

热极生寒 指阳热病变在一定条件下转化为阴寒病证的病理变化。一般由热转寒，多因热毒盛极，正气耗伤，病情急剧逆转所致。如热性病证，热极伤阴，阴竭而至阳脱，出现四肢厥冷，大汗淋漓，脉微欲绝的亡阳证候；亦有因热邪深伏于里而出现的"热深厥深"假寒症状。都是热极生寒的具体体现。《素问·阴阳应象大论》云："寒极生热，热极生寒"。张志聪注："寒极生热，阴变为阳也；热极生寒，阳变为阴也。"

热呕 证名，见《三因方》。指呕吐的一种。因脾胃积热，或热邪犯胃所致。症见食入即吐，吐多涌猛，面赤，心烦喜冷，口渴便秘，小便黄赤，脉洪数等。治宜清热泻火，和胃止呕为主，方选小柴胡汤、竹茹汤、栀连正气散、大黄甘草汤等。

热呃 病证名，见《丹溪心法》。又称火呃。为呃逆的一种。因胃火上逆，或痰火郁遏所致。症见呃声有力，面赤烦渴，口干舌燥，舌苔黄，脉洪大而数。治宜和胃降火，方选安胃饮等。热结便秘者，可用凉膈散。胃有痰火者，可选栀连二陈汤、半黄丸。胃虚膈热者，可用橘皮竹茹汤。

热证 指由六淫外邪引起或阳气亢盛而形成的热性证候。临床可见身热，恶热，烦躁，口渴喜冷饮，小便短赤，大便秘结，面色赤，舌质红，苔干黄干黑，脉数等症。《素问·阴阳应象大论》云："阳胜则热。"《医学心悟》云："假如口渴而能消水，喜冷饮食，烦躁，溺短赤，便结，脉数，此热也。"

热者寒之 治则之一。指热性病证应用寒凉方药进行治疗。出《素问·至真要大论》。但热证有表、里、虚、实之不同。表热证，则用辛凉解表以疏散风热；里热证，其实者则用清法或通里攻下，虚者则用甘凉养阴透热或滋阴以清热。

热郁 ①六郁之一。又称火郁。多属于情志不舒，肝气郁结，郁久化热的病理状态。临床可见头痛，口干苦，情绪急躁，胸闷胁胀，嘈杂吞酸，大便秘结，小便短赤，或目赤耳鸣，舌红苔黄，脉弦数等症。②亦作热遏。指热邪阻遏于内而不能透泄的病理状态。主要表现为心烦瞀闷，肌肤灼热等症。《素问·六元正纪大论》云："其变炎烈沸腾，其病热郁。"

热服 中药学名词。指将煎好的药液趁热服下。一般多适用于虚寒证。

热夜啼 病证名，见《证治准绳》。又称心躁夜啼。多因胎热、惊热、风热等内犯于心所致。其症面红身热，小便赤涩，入夜即烦躁不安，仰面啼哭而多泪，见灯火则烦啼更甚。治宜清热宁心，用导赤散加黄连。

热疟 病名，见《普济方》。为疟疾之一。指疟邪客于阳明经所致的病证。治宜清热达邪，方选竹叶石膏汤加减。

热泪 证名，见《银海精微》。三泪之一。类似名称尚有无时热泪、迎风热泪。相当于外眼急慢性炎症伴有的流泪症状。多因风热外袭，肝肺火炽，血热瘀滞；或肝肾阴虚，虚火上炎以及异物入目引起。症见患眼红赤疼痛，肿胀，羞明而目中多泪，泪下有热感，甚或热泪如汤。治当根据原发为何病何证，分别以祛风清热、滋阴降火、凉血祛瘀、退翳明目等法。异物入目，应及时剔除。

热泻 病证名，见《丹溪心法》。又名热泄、火泻、火泄。为泄泻之一。因热迫肠胃所致。症见肠鸣腹痛，痛泻阵作，泻下多黄色黏稠，或注泻如水，或米谷不化，肛门灼痛，后重不爽，口渴喜冷，小便赤涩，脉数。治宜清热泻火为主。可选黄芩汤、柴葛芩连汤、加味四苓散、香连丸等方。气虚有热者，可用卫生汤。阴虚火动者，可用升阴丸。

热实结胸 病证名，见《类证活人书》。又称热结胸、实热结胸。指邪热伏饮搏结于胸膈的病证。症见脘腹满硬痛，发热烦渴，懊憹，昏闷，口燥便闭，脉沉滑等。治宜开结泄热，方用柴胡陷胸汤、三黄泻心汤、大陷胸汤等。

热毒 指阳热郁结而成毒。如《素问·五常政大论》载述："太阳在泉，热毒不生。"余师愚《疫病篇·论治疫》说："此热疫乃五形之毒"。同出《论闷证》说："疫疹初起，六脉细数沉伏，面色青惨，昏愦如迷，四肢逆冷，头汗如雨，如痛如劈，腹内搅肠，欲吐不吐，欲泄不泄，……此为闷疫。"王孟英按："所谓闷者，热毒深伏于内而不发露于外也。"

热毒下血 病证名，见《丹溪心法附余》。便血的一种。多因暑食炙煿，或饮酒过多，热毒蕴结大肠，迫血妄行所致。症见便血鲜红，肛门灼热，腹痛口渴，舌红干燥，脉弦数等。治宜清热解毒，凉血止血。方用黄连丸、凉血地黄汤、芍药黄连汤。

热毒痢 病名，见《医学传灯》。指痢疾因骤受暑湿热毒所致者。可见腹泻下痢，大渴引饮等。治宜泻热解毒为主。若伴里急后重者，宜大黄黄连甘草汤大剂频服；若无里急后重，宜芩芍调中汤加黄连、肉桂。

热甚发痉 病证名，见上海中医学院主编《中医内科学讲义》。指热盛伤阴，筋脉失养所致的痉病。多因邪热壅滞，或热甚伤阴，筋脉失于濡养所致。症见壮热，项背强，口噤齘齿，手足挛急，腹满便秘，甚则角弓反张，神识不清，舌苔黄，舌质红，脉洪数或沉滑有力。治宜泄热存阴，用增液承气汤。无腹满便秘者，宜清热救津，可用白虎加人参汤、玉女煎等方。

热胜则肿 指阳热炽盛，郁结成毒，致使局部出现肿痛等病理变化。热邪郁于肌腠，气血壅塞，热盛则血聚成脓，故肌腠局部可表现为红肿热痛。故疮疡属热者必红肿而痛。如《素问·阴阳应象大论》云："风胜则动，热胜则肿。"王冰注："热胜则阳气内郁，故红肿暴作，甚则荣气逆于肉理，聚为痈脓之肿。"

热疮 病名，出《刘涓子鬼遗方》。又名热气疮，相当于复发性疱疹性口炎。在口唇或近口唇处出现成簇的小水疱，进而溃破、渗出、结痂。内外感风热所致者，兼见发热恶寒，口周疱疹糜烂、渗出、痒痛等，治宜疏风清热解毒。用疏风清热汤加减；脾胃积热者，兼见大便秘结，疱疹破溃、糜烂或流脓血，治宜清脾胃积热，用竹叶石膏汤加减；阴虚内热夹湿者，兼见咽干口渴，唇燥便溏，治宜养阴清热，解毒利湿，用增液汤加减。

热结 指热邪结聚于里的病理状态。如热结于胃肠，则可见腹痛，大便燥结，甚则潮热谵语，脉沉实等症；若热邪搏结血分，则可见蓄血证。如《温病条辨》载述："热结旁流，非气之不通，不用枳朴，独取芒硝入阴以解热结。"又《伤寒论·辨太阳病脉证并治》云："太阳病不解，热结膀胱，其人如狂，血自下，下者愈。"

热结下焦 下焦，指大肠、小肠、膀胱等。热结下焦，指热邪郁结于下焦大、小肠和膀胱等腑的病理状态。临床可见下腹痛，大便秘结，小便赤涩或尿血，甚则小腹痞满拒按，狂躁不安等症。

热结小便不利 病名，见《症因脉治》。小便不利证之一。多由热结脏腑所致。热在肺与胃肠者，小便不利而兼见喘咳面肿，气逆胸满，脉数，宜用清肺饮、黄芩泻白散、黄连枳壳汤、清胃汤等方。热在心与小肠者，小便不利而兼见烦热闷躁，舌赤便秘，脉细数或大数，宜用泻心汤、导赤各半汤等方。热在肾与膀胱者，小便不利而兼见腰痛骨蒸，两足心热，脉细数或大数，宜用知柏地黄丸、车前木通汤等方。

热结旁流 证名，见《温疫论》。指外感热病而见阳明腑实，肠内燥屎闭结，而时泄臭水者。多因邪热与有形之燥实结于阳明之腑所致。可兼见潮热、谵语、腹满痛、不大便而时泄臭水、脉沉实等症。治宜攻下燥实为主，方选大、小承气汤。

热结腹痛 证名，见《症因脉治》。指热邪内积所致的腹痛。多因心肝火动，煎熬于内，或饮食不节，停积发热所致。症见腹痛身热，烦躁不寐，时作时止，汗出口渴，脉数等。治宜清热消积导滞为主。方选承气汤，或栀连平胃散加枳葛、保和丸加枳连等。

热结膀胱 指膀胱被邪热困扰，出现血热搏结的病理状态。膀胱为足太阳膀胱之腑，伤寒太阳病不解，化热入里，与血相搏，结于膀胱。临床可见下腹部硬满，拘急不舒，小便自利，发热而不恶寒，神志如狂等症。故《伤寒论·辨太阳病脉证并治》云："热结膀胱，其人如狂。"

热哮 证名，见《类证治裁》。指肺热炽盛，痰壅气升所致的哮吼。多由痰热胶固、肺气壅逆所致。多在夏月暑火旺盛时发作。症见哮喘痰鸣，胸高气粗，咳痰黄稠，胸膈烦闷，面赤自汗，口渴喜饮，舌红，苔黄腻，脉滑数，或兼见表证。治宜清肺泻热，化痰定喘。方选桑白皮汤、定喘汤、白虎汤加黄芩、枳壳、栝楼等。

热晕 病证名，见《东医宝鉴》。眩晕之一种。指由火热上炎所致者。症见眩晕，烦渴引饮等。治宜清热泻火为主。可选大黄散、荆黄汤等加减。

热痦 病证名，出《颅囟经》。痦疾湿热浸入肌肤的一种证型。热痦病多在外，症见鼻下赤烂，头癣湿痒，五心烦热，撒衣气粗，渴饮冷水，烦躁卧地，肚热脚冷，潮热往来。先用胡黄连丸，继用柴胡清肝散清热消痦。

热病劳复 病证名，见《诸病源候论》。劳复证之一。指温热病瘥后，余邪未清，过度劳累而病复发者。

热烦啼 病证名，小儿心经扰热烦躁而啼。多系热扰心明所致。其哭无泪，见灯则喜而上。治宜清心养阴，用导赤散加麦冬、栀子。

热淋 病名，出《诸病源候论》。淋证之一。多因湿热结下焦而成。主症为小便短数，热涩刺痛，可伴有寒热，烦渴，腰痛，小腹拘急胀痛等。治宜清热利湿为主。可选八正散、五淋散等方。

热厥 病证名，见《素问·厥论》。又称阳厥。指热厥所致手足厥冷，甚至昏迷的病证。可因邪热过盛，阴分不足或阳郁于里不得外达所致。症见初病身热头痛，继则神志昏愦，手足厥冷，脉沉伏按之滑，或畏热，或渴欲饮水，或扬手掷足，烦躁不得眠，便秘尿赤，胸腹灼热等。治宜宣通郁热。轻症用四逆散，重症用白虎汤、大承气汤、双解散、凉膈散等。

热厥心痛 证名，《治法机要》。又名热心痛、火心痛。指热郁气逆所致心痛。多因暑毒入心，或因常服热药、热食致热郁作痛。症见胃脘灼热剧痛，畏热喜冷，时作时止，或兼见面赤目黄，身热烦躁，手心热，大便坚。治宜解郁泄热。选金铃子散或栀姜饮，甚者可酌用大承气汤。

热厥头痛 病证名，见《证治准绳》。指因热盛气逆所致的头痛。由邪热上攻，经气厥逆所致。症见头痛积年不愈，烦热，虽当严冬犹喜风寒，其痛便止，若近温暖或见烟火，痛则加重。治宜清热泻火为主。方选清上泻火汤，或选奇汤加川芎、柴胡、黄连、荆芥、黄柏等。

热遏 又作热郁。遏，抑郁、阻遏之意。即热邪被郁遏于内而不得泄越之病理状态。参热郁条。

热喘 证名，见《古今医鉴》。指肺热炽盛的气喘。多由肺受热灼，水津不能下行，痰火壅阻气道所致，常发于炎夏季节。症见气喘，痰多黄稠，烦热胸满。治宜清肺泻热涤痰为主。方选双玉散、泻火清肺汤、泻白散、五液散、桑白皮汤等方。

热痢 病名，出《金匮要略·呕吐哕下利病脉证治》。指痢疾之由胃肠酝热而致者。多因肠腑热盛，积滞不清所致。症见身热腹痛，里急后重，痢下赤白，烦渴引饮，小便热赤，舌苔黄腻，脉滑数有力等。治宜清热凉血解毒。方用白头翁汤、芩连芍药汤、香连丸等方加减。

热痹 病名，出《素问·四时刺逆从论》。又称脉痹。指热毒流注关节，或内有蕴热，复感风寒湿邪，与热相搏而致的痹证。症见关节红肿热痛，可有发热，口渴。治宜清热祛湿，宣痹止痛。方选导痹汤、白虎加人参汤、桂枝芍药知母汤、犀角汤等加减。

热痿 证名，见《医学纲目》。指痿证由内热所致者。多因内热灼阴耗血，筋失濡养所致。症见身热骨蒸，筋骨痿软，不能步履等。治宜滋阴清热，补益肝肾，方选虎潜丸加减。

热嗽 病名，见《外台秘要》。指邪热犯肺或积热伤肺所致的咳嗽。症见咳嗽痰少，色黄黏稠，屡咳难出，或带血丝，咽喉干痛，鼻出热气，或有发热。治宜清热润肺，方选黄连化痰饮、金沸草散。或见咳而多痰，色黄腥臭，胸脘满闷，烦热面赤，脉数。治宜清热豁痰，方选小陷胸汤、芩半丸等。

热霍乱 病证名，见《医学纲目》。又称热气霍乱。多因感受暑热湿浊之邪，或内伤饮食厚味，郁遏中焦所致。症见腹中绞痛，呕吐泻泄，泻下臭秽，心烦胸闷，发热口渴，小便黄赤，舌苔黄腻，脉洪数或沉数，重者昏不知人。挟有停滞者，更兼吐下皆有酸臭味。治宜清热化湿、辟秽泄浊。方用连朴饮、燃照汤、黄连香薷饮、清暑益元散、急救回生丹等。

漐漐 病证名，出《伤寒论·辨阳明病脉证并治》。指全身微似有汗，达到汗出皮肤稍有湿润的状态而言。①阳明腑实证的症状之一，见潮热，手足漐漐汗出，谵语，大便难等，治宜清热攻下，主选大承气汤。②太阳表证服桂枝汤，祛邪解表、调和荣卫，令病人遍身漐漐微似有汗，从而达到祛邪之目的。

顿呛 病名，见《医学真传》。指阵发性连咳不已的咳嗽。多因肺燥津伤，气机上逆所致。症见咳而不已，连续十数声至数十声。治宜清热润肺为主。可选二冬膏、清燥救肺汤加减。

顿服 中药学名词。指将药液多量一次服完。一般多用于危重病。

顿泻 病名，见《张氏医通》。指脾虚湿盛所致的泄泻。症见夜间腹鸣腹胀，早起泻泄，日间无事。治宜健脾利湿。偏湿盛者，用胃苓汤加木香、砂仁；偏脾虚者，用理苓汤加木香。

顿嗽 证名，见《医述》。又称顿呛。指咳嗽的一种。不咳则已，咳则连咳十数声至数十声。多因燥热灼津所致。症见咳则数十或十数声，痰黏不易咳出。治宜清燥润肺为主。可选清燥救肺汤、二冬膏加减。

[丨]

柴平汤 方名，出自《景岳全书》。又名柴平煎。柴胡、人参、半夏、黄芩、甘草、陈皮、厚朴、苍术。加姜、枣，水煎服。功能和解少阳，祛湿和胃。治湿疟，一身尽痛，手足沉重，寒多热少，脉濡者。

柴胡 中药名，出于《神农本草经》。为伞形科植物柴胡（北柴胡）Bupleurum chinense DC. 或狭叶柴胡（南柴胡）B. scorlonerifolium willd. 等的根或全草。性微寒，味苦、辛。归肝、胆、心包络、三焦经。有和解退热、疏肝解郁、升举阳气之功效。主治外感之发热或寒热往来、胸胁苦满、口苦咽干、目眩，肝气郁结之胸胁胀痛、头晕目眩、月经不调，及气虚下陷之脱肛、子宫脱垂、内脏下垂等。煎服，3~10g。真阴亏损，肝阳上亢者忌用。本品对普通感冒、流行性感冒、疟疾、肺炎等有较好退热效果，对传染性肝炎、疣、尿毒症均有一定的疗效。其复方对急性胰腺炎、急性胆道感染、口腔念珠菌症等亦有良好治疗效果。

柴胡加龙骨牡蛎汤 方名，出自《伤寒论》。柴胡四两，龙骨、黄芩、生姜、铅丹、人参、桂枝、茯苓、煅牡蛎各一两半，大枣六枚，大黄二两。先煮前十一味，再入大黄微煮，分四次服。功能和解少阳，通阳泻热，重镇安神。治伤寒八、九日，误用攻下之法，以致胸满烦惊，小便不利，谵语，一身尽重，不可转侧。

柴胡达原饮 方名，出自《重订通俗伤寒论》。柴胡、枳壳、厚朴、青皮、黄芩各一钱五分，炙甘草七分，桔梗一钱，草果六分，槟榔二钱，荷叶梗五寸，水煎服。功能宣化痰湿，透达膜原。治痰湿阻于膜原，胸膈痞满，心烦懊憹，头眩口腻，咳痰不爽，间日发疟，舌苔厚积如粉，扪之粗涩，脉弦而滑。

柴胡枳桔汤 方名,出自《重订通俗伤寒论》。川柴胡一钱至一钱半,枳壳一钱半,姜半夏一钱半,鲜生姜一钱,青子芩一钱至一钱半,桔梗一钱,新会皮一钱半,雨前茶一钱。水煎服。功能和解透表,畅利胸膈。治寒热往来,形如疟状,头昏咽干,胸胁痞满,或呕或哕,或耳聋目眩,脉弦苔白。《张氏医通》以小柴胡汤加枳壳、桔梗,水煎服,治少阳寒热痞满,亦名柴胡枳桔汤。《杂病源流犀烛》也载有同名方,组成功用与前二方有别。

柴胡桂枝汤 方名,出自《伤寒论》。桂枝、黄芩、人参、芍药、生姜各一两半,炙甘草一两,半夏二合半,大枣六枚,柴胡四两。水煎,分三次服。功能和解少阳,兼以散表。治伤寒六、七日,发热微恶寒,肢节烦痛,微呕,心下支结,外证未去。

柴胡陷胸汤 方名,出自《通俗伤寒论》。柴胡、苦桔梗各一钱,黄芩、小枳实各一钱半,姜半夏三钱,小川连八分,栝楼仁(杵)五钱,生姜汁四滴(分冲)。水煎服。功能清热化痰,宽胸畅膈,和解少阳。治少阳证具,胸膈痞满,按之痛。

柴胡舒肝散 方名,出自《景岳全书》。陈皮(醋炒)、柴胡各二钱,川芎、枳壳(麸炒)、芍药、香附各一钱半,炙甘草五分。水煎,食前服。功能疏肝行气,和血止痛。治肝气郁结,胁肋疼痛,寒热往来。《张氏医通》方有栀子(姜汁炒黑)一钱,煨姜一片。

柴葛解肌汤 方名,出自《伤寒六书》。又名干葛解肌汤。柴胡、葛根、羌活、白芷、桔梗、甘草、黄芩、芍药、石膏。加姜、枣,水煎服。功能解肌清热。治外感风寒,郁而化热,恶寒渐轻,身热增重,头痛肢楚,目痛鼻干,心烦不眠,眼眶疼痛,舌苔薄黄,脉浮微洪。

紧按慢提 针刺手法名。出金·窦汉卿《金针赋》。紧,作急解;按,指下按(插)。紧按慢提,就是急插缓提之义。紧按刺激较重;慢提刺激较轻,故亦称重插轻提。为提插补法。

紧脉 脉象之一。其脉来绷紧,状如牵绳转索。主病寒邪为患、痛证和宿食。《濒湖脉学》云:"肾为诸痛主于寒,喘咳风痫吐冷痰,浮紧表寒须发越,紧沉温散自然安。"

紧提慢按 针刺手法名。出金·窦汉卿《金针赋》。紧,作急解;按,指下按(插)。紧提慢按,就是急提缓插之义。紧提刺激较重;慢按刺激较轻,故亦称重提轻插。为提插泻法。

逍遥散 方名,出自《太平惠民和剂局方》。柴胡、炒当归、白芍药、白术、茯苓各一两,炙甘草五钱。为粗末,每服二钱,加煨姜一块,薄荷少许,水煎,不拘时服。功能疏肝解郁,健脾养血。治肝郁血虚而致两胁作痛,头痛目眩,口燥咽干,神疲食少,或见寒热往来,月经不调,乳房作胀等症。

党与 朝医名词。出《东医寿世保元》。指社会人群的依存交往关系。

党参 中药名,出于《本草从新》。又名上党人参、潞党参、台党参。为桔梗科植物党参 Codonopsis pilosula (Franch.) Nannf. 及多种同属植物的根。性平,味甘。归脾、肺经。有补中益气、生津养血之功效,主治中气不足之食少便溏,四肢倦怠,肺气亏虚之气短咳喘、言语无力、声音低弱,热病伤津之气短、口渴,血虚之面色萎黄、头晕心悸。煎服,10~30g。热证及中满邪实者慎用。反藜芦。本品对神经官能症、贫血、白血病、血小板减少症均有一定疗效。其复方对溃疡病、妊娠呕吐、肾炎等有较好疗效。

眩 证名,出《灵枢·卫气》。①见《丹溪心法》。指眩晕。②见《伤寒明理论》。指视物黑暗不明。③见《医学从众录》。指感觉昏乱,旋转欲倒,参眩晕条。

眩冒 证名,出《素问·玉机真藏论》。又称冒眩。指头昏重而眼前发黑欲倒的感觉。详见眩晕条。

眩晕 病证名，出《素问·至真要大论》。又称头眩、眩运。多因外感六淫，内伤七情，或气血虚弱，脏腑阴阳失调等所致。眩，眼花；晕，头旋。根据病因、症状之不同，可分为风晕、湿晕、痰晕、中暑眩晕、燥火眩晕、气郁眩晕、肝火眩晕、虚晕等。详见各条。

哮 病名，见《医学正传》。指呼吸急促而喉中有痰鸣者。详见哮证条。

哮吼 病名，见《万病回春》。即哮证。指呼吸急促，喉中痰鸣者。详见哮证条。

哮证 病证名，简称哮。见《医学正传》。又称哮吼。各种发作性气喘痰鸣疾患的通称。多因痰浊内伏，复感外邪或饮食不当而诱发。症见呼吸急促，喉间有哮鸣音，胸闷咽塞，咳痰不爽，重者可见张口抬肩，目胀睛突，面色苍白，唇甲青紫，不能平卧，汗出似脱，咳出大量黏痰，则症状逐渐缓解。每因气候变化、食物、情志或劳累过度诱发。初起时，常先见喉鼻作痒、喷嚏等症状。如反复发作，可导致脏气虚衰，真元耗损。治宜宣降肺气，涤痰平喘，培补脾肾。亦可用针灸、穴位注射等法。

哮喘 病名，①见《医学正传》。哮证与喘证的合称。哮，主要指呼吸气急而喉间有痰鸣声；喘，主要指呼吸迫促。二者严重时均可见抬肩张口，不能平卧等症。哮常并见喘，而喘则未必见哮。详见各条。②见《丹溪心法·哮喘》。指哮证。因哮证发作时常兼见喘逆气急，故习称哮喘。

鸭怪 病名，又名鸭粪风、鸭尿风。相当于西医的禽类血吸虫尾蚴皮炎。因水被含有毒虫的鸭粪污染，恰如人涉入水中，毒虫侵袭而染毒。多见于养鸭地区的农民，在2小时内有涉水史，初感局部瘙痒，随即出现红斑及丘疹，很快成绿豆到黄豆大小的丘疹或丘疱疹，边有红晕，重则膝至踝全部红肿。治以清热解毒利湿，五神汤加减内服，外用三黄洗剂或紫金锭醋磨外搽。

鸭跖草 中药名，出于《本草拾遗》。又名竹叶菜、耳环草、蓝花菜、翠蝴蝶、碧蝉花。为鸭跖草科植物鸭跖草 Commel in a communis L. 的全草。性寒，味甘。归肺、胃、膀胱经。有清热、解毒、利尿之功效，主治感冒发热、热病发热、热淋、小便短赤、水肿小便不利、咽喉肿痛、痈肿疮毒、毒蛇咬伤。煎服 15～30g，外用适量。

哺乳疳 病证名，由哺乳失宜造成的疳疾。小儿长期缺乏营养，或乳食伤脾，均能导致脾胃积热，灼损津液而成。证见形体消瘦，毛发萎黄易脱，面色黄黯，腹部胀大，时有潮热，皮肤松弛，囟门低凹，头骨不合等。治宜健脾利气，用养脾消积丸。

哺露 病证名，①指小儿胃弱，无时吐出，如瓶之漏者。当补其脾胃用六君子汤加减。②即乳的一种证型。

哺露疳 病证名，出《诸病源候论》。指小儿哺乳而变生的疳证。由小儿哺乳不调，伤于脾胃，脾胃衰弱，不能饮食，血气减损，不荣肌肉所致。症见骨瘦如柴、呕逆、吐虫、心烦、口渴、傍晚蒸热等。宜先用集圣丸（方见肝疳条）消积杀虫；如迁延日久，肚大青筋者，则宜人参丸以攻补兼施。参哺露条。

晕针 针灸术语名。见《针灸大全·金针赋》。指由于针刺而产生的晕厥现象。当针刺时，患者感觉头晕，目眩，恶心，心悸，继而面色苍白、冷汗出、四肢厥逆、血压降低，脉微弱欲绝，甚至突然意识丧失者，即为晕针。多因患者体质虚弱，精神紧张，饥饿，或针刺体位不当，刺激过强等而发生。一旦晕针，应让患者平卧，喂温开水或糖水，休息10～15分钟，一般可以恢复。必要时需用中西药物抢救。

晕灸 针灸术语名。见清·吴亦鼎《神灸经纶》。病人在灸治过程中发生的晕厥现象。多因体质虚弱，情绪紧张，或艾炷过大，壮数太多，火力过猛所引起。临床表现与处理方法参见晕针条。

晕厥 证名，见《古今医案按》。厥证之一。指突然头晕仆倒，神志不清，四肢厥冷的病证。参厥证条。

蚌粉 中药名，出于《日华子诸家本草》。又名蚌壳粉、蚌壳灰。为蚌科动物背角无齿蚌 Anadonta woodiana lea 或褶纹冠蚌 Cris tavia plicata Leach 等贝壳制成的粉。性寒，味咸。归肺、肝、胃经。有化痰消积、清热燥湿之功效，主治痰饮咳嗽、胃痛、呕恶、白浊、带下、痢疾、疳积、湿疮、痈肿、瘙痒等。研末服 1～2g，外用撒或调敷。

蚘动脘痛 病证名，见《类证治裁》。指因蛔虫积阻或攻窜所致的脘痛。症见脘痛时作，痛时剧烈，面色苍白，四肢厥冷，或呕吐蛔虫，痛止后饮食如常，平时面黄肌瘦，或面有白斑。类似胆道蛔虫症。治宜驱蛔为主。可用乌梅丸或理中安蚘汤。

蚘厥 病证名，出《伤寒论·辨厥阴病脉证并治》。厥证之一。指因蛔虫而引起的发作性腹痛、烦躁、手足厥冷病证。治宜安蛔为主。方选乌梅丸、理中安蛔汤等。

罢极之本 罢，音（pí），义通疲。指肝脏与耐劳能力的关系。肝藏血，血能养筋，故肝主管筋的活动。人体耐受疲劳的能力，与肝的气血盛衰有关，故肝是人体运动机能的根本。《素问·六节脏象论》："肝者，罢极之本，魂之居也，其华在爪，其充在筋，以生血气"。

圆翳内障 病名，见《秘传眼科龙木论》。又名圆翳。即今之白内障。泛指一切白内障，常指老年性白内障。历代医籍因其病因、形状、颜色、病变阶段不同而名称繁多。除胎患内障、惊振内障外，尚有水晶障证（水晶障翳证）、丝风内障、仰月内障、冰翳内障、如金内障、如银内障、沉翳内障、浮翳内障、涩翳内障、偃月翳内障、散翳内障、滑翳内障、横翳内障、白翳黄心内障、黑水凝翳内障等名称。可由肝经风热或阴虚湿热上攻眼目；或肝肾阴虚，目失濡养；或先天不足、外伤等所致。初患之时，眼前如蝇水、如薄烟轻雾，不痛不痒，渐渐加重，直到不辨人物，仅见三光。检查见瞳神内黄精失其透明，呈不同形色大小混浊。可一眼先发，可两眼同时而生。治法：因肝经风热者，宜平肝清热，用防风散或石决明加减；由阴虚湿热引起者，宜养阴清热除湿，用甘露饮加减；由肝肾阴虚引起者，宜滋养肝肾，用杞菊地黄丸或补肾丸加减。肝肾精血两亏，兼阳亢动风者，用石斛夜光丸。并可配合针刺治疗。凡翳障老定，光觉色觉正常者，可手术治疗。

圆癣 病名，见《诸病源候论》。因癣疾呈圆形而名。相当于西医的体癣。多因风湿热外侵皮肤或接触染毒而成；或由鹅掌风、脚气疮延及所致。好发于面部、躯干及四肢近端，初为丘疹或水疱，渐成边界清楚的覆有鳞屑的钱帛形红斑，以后中心部常自愈，而向四周扩展，边缘呈由红色小丘疹、水疱、鳞屑、薄痂构成的狭窄微隆起的环状或多环状，自觉瘙痒。外治即可，用二号癣药水或一号癣药水。

贼风 泛指四时不正之气。因其能乘虚而侵袭人体，使人致病，具有贼害性质，故称贼风。《素问·上古天真论》指出："虚邪贼风，避之有时"。王冰注："窃害中和，谓之贼风。"

[丿]

钱乙 约1032～1113年。北宋著名儿科学家。字仲阳。郓（今山东东平）人。幼孤，长随姑父吕氏学医。其学不偏执一家，不拘泥古方，时出新意，并精通本草诸书。以擅长治疗儿科病著名。元丰（1078～1085年）间至京师治愈长公主之女疾，授翰林医学。又治愈皇子瘈疭，擢为太医丞。其临证心得经验，由阎孝忠整理为《小儿药证直诀》3卷。治病以脏腑辨证立说，力戒妄攻误下，用药平和柔润，补泻兼施。创制新方如六味地黄丸、导赤散、升麻葛根汤等方，后世沿用不衰。其理论和治验对后世儿科学影响很大。

钱氏儿科案疏 儿科医案著作。2册。宋·钱乙原著，近人张山雷疏注，何光华参补。本书系张山雷取钱乙《小儿药证直诀》所录儿科医案23则及医案所用方剂，加以注释。后何光华补入万全、缪仲醇、江瓘、喻昌等人儿科医案22则及治疗方剂，再予补注。卷末附有薛己为钱乙医案所加评按，以为对照。1923年上海大东书局排印出版。

钱闻礼 南宋医家。绍兴（1131～1162年）间任建宁府（今福建建瓯）通判。好医方，尤精于伤寒，撰《伤寒百证歌》4卷，内有伤寒歌诀93首。

钱潢 清代医家。字天来。虞山（今江苏常熟）人。中年时患伤寒、痛痹几死，乃矢志学医，精研《内经》《伤寒论》。认为张仲景之方，后世无能踰越其矩度者，而王叔和之编次，成无己等之注释，皆附己意而有失仲景原意。主张治仲景之学当上溯《素问》《灵枢》，溯源及流，故撰《重编张仲景伤寒证治发明溯源集》10卷，简称《伤寒溯源集》。

铁苋 中药名，出于《植物名实图考》。又名人苋、血见愁、海蚌含珠、痢疾草。为大戟科植物铁苋菜 Acalypha australis L. 的全草。性寒，味苦、涩。归心、肺、大、小肠经。有清热利湿、凉血止血之功效，主治湿热泄泻、痢疾，及血热之吐血、便血、尿血。煎服，15～30g。本品治细菌性痢疾、中毒性痢疾、急性胃肠炎、消化不良、坏死性肠炎有良好效果。

铁树叶 中药名，出于《本草纲目拾遗》。又名凤尾蕉、凤尾松、避火蕉、番蕉叶。为苏铁科植物苏铁 Cycas revoluta Thunb. 的叶。性平，味甘、淡，有小毒。归肝、胃经。有理气、活血、止血、解毒之功效，主治肝胃气痛、血滞经闭、各种出血、痢疾、肿毒初起等。煎服9～30g，外用适量，煅存性研末撒或调敷。

铁笛丸 中成药，见于《北京市中药成方选集》。诃子肉、茯苓、麦门冬、栝蒌皮、玄参各十两，桔梗、贝母、甘草各二十两，青果四两，凤凰衣一两。为细末，炼蜜为丸，每服二钱，日三次。功能润肺利咽，治肺热咽干，失音声哑。《寿世保元》载同名方药物有别，功用主治相同。

铁落 中药名，出于《神农本草经》。又名生铁洛、铁屑、铁花。为生铁煅至红赤，外层氧化时被锤落的铁屑。性凉，味辛。有平胆镇惊之功效，主治癫狂、热病谵妄、心悸、易惊善怒、疮疡肿毒等。煎服9～30g，外用适量，研末调敷。

铁箍散 方名，出自《证治准绳》。芙蓉叶、黄柏、大黄、五倍子、白及。为末，水调搽敷患处四周。功能解毒消肿。治疮疖痈疽。《北京市中药成方选集》载同名方无黄柏、大黄，有生川草乌、生半夏、赤小豆。功能消肿解毒化坚。治无名肿毒，初起坚硬无头，久不消溃。

铃医 又名走方医。指旧时在民间流动行医的医生。使用草药、针灸、推拿及其他简易治疗方法为人治病。由于多以串铃招呼病家，故名。

铅丹 中药名，出于《神农本草经》。又名黄丹、广丹、东丹、丹粉。为铅的氧化物（Pb_3O_4）。性微寒，味辛，有毒。归心、肝经。外用解毒止痒、收敛生肌，内服有截疟之功效。主治黄水疮、疮疡久不收口，及疟疾等。外用适量，入膏、丹剂；内服0.3～0.6g，入丸、散剂。不宜过量或持续内服，以防蓄积中毒。

铅粉 中药名，出于《开宝本草》。又名宫粉、胡粉、粉锡。为铅的化合物碱式碳酸铅（$2PbCO_3Pb(OH)_2$）。性味、功用与铅丹相似，唯无截疟作用。用量、用法亦同铅丹，可参阅该条。

铍针 古针具名。出《灵枢·九针论》。九针之一，又名铓针、铍刀、剑针。是一种形如宝剑，两面有刃的针具。用于疮疡排脓放血。

缺乳 病名，见《济阴纲目》。又称乳难、乳无汁、乳汁不行、乳脉不行、乳少、乳汁不通。指产后乳汁少或无乳。若气血亏虚者，乳房柔软而无胀感，面色苍白，虚乏无力，食少便溏，治宜补气养血佐以通乳，方用通乳丹。若肝郁气滞者，症见乳房胀硬而痛，甚则身热，胸闷胁痛，情志抑郁，治宜疏肝解郁、通络下乳，方用下乳涌泉汤。乳房肿硬热痛时，可外用败酱草捣烂敷于肿处。

缺盆 ①经穴名。出《素问·气府论》。又名天盖、尺盖。属足阳明胃经。位于锁骨上窝中央，前正中线旁开4寸处。主治咳嗽、气喘、缺盆中痛、胸部满闷、喉痹、瘰疬、瘿瘤。直刺或斜刺3～5分，不可深刺。《类经图翼》云："孕妇禁针"。艾炷灸3～5壮；或艾条灸5～10分钟。②人体部位名。《灵枢·经脉》云："大肠手阳明之脉……从缺盆上颈贯颊"。指锁骨上窝。

缺盆疽 病名，出《疡医准绳》。又名锁骨疽、蠹疽。即发于缺盆穴（锁骨上窝处）的有头疽，病因证治见该条。

氤氲汤 方名，见于《中医临证备要》。大豆卷、藿香、青蒿、焦栀子皮、连翘、滑石、通草、佩兰、郁金、菖蒲。水煎服。功能清化宣透。治白㾦。

秫米 中药名，出于《名医别录》。又名小米、糯秫、糯粟、黄米。为禾本科植物粟 Setaria italica（L.）Beauv. 的种子。性微寒，味甘。归胃、大肠经。有和胃之功效。主治胃气不和之失眠，胃弱久泻。煎服，15～30g。

积水 指体内储存的水液。①为阴精的组成部分。《素问·解精微论》曰："水宗者，积水也，积水者至阴也，至阴者肾之精也。"②为体内病理性水液的储留。如《金匮要略》之悬饮，即为胸膜腔积液。

积吐 病证名，见《证治准绳》。指宿食积滞不消而引起的呕吐。症见眼胞浮，面微黄，足冷肚热，昼轻夜重，儿大者脉沉缓，此宿冷滞脾，故吐黄酸水；或有清痰，脉实而滑，为食积所伤，吐酸馊气；或宿食并出，儿小者，吮乳不化所致。治宜导滞降逆为主，用平陈汤加减。

积块 证名，见《保命歌括》。指腹胁部结块坚硬可以触及者。即癥积之属。治宜行气活血，除痰消积。方如膈下逐瘀汤，或用海石、三棱、莪术、桃仁、红花、五灵脂、香附等药为丸。

积饮 病证名，出《素问·六元正纪大论》。指饮邪留蓄不散的病证。亦泛指痰饮。症可因饮邪留积部位不同而异。治疗先当逐饮，后宜健脾温肾，扶正化饮。方如苓桂术甘汤、金匮肾气丸等。

积冷胃脘痛 证名，见《症因脉治》。指冷饮内伤，阴寒凝积所致的胃脘痛。症见胃脘疼痛，得寒饮则加重，二便清利，手足逆冷，口吐涎沫。治宜温中健脾。方如豆蔻丸、理中汤加附子、肉桂，吴茱萸汤等。

积泻 病名，见《医学传灯》。即伤食泻。指伤于饮食，食物不化所致的泄泻。症见饱闷，嗳气腐臭，腹痛则泻，泻下不畅，泻后痛减，苔腻，脉弦紧。治宜消食和中。方宜保和丸、七香丸、红丸子。虚者用治中汤加减。

积热 病证名，见《幼科全书》。小儿表里遍身俱热，日久不止，颊赤口干，大小便涩，谓之积热。乃内因乳食肥甘；外因重被厚棉，炉火侵迫所致。此内外蕴积之热，先以三黄丸下之，后以凉惊丸调之。

积热泄泻 病证名，见《症因脉治》。指因多进膏粱厚味，酒湿辛辣等物，热积胃肠而致的泄泻。症见泄泻，色黄多沫，发热口渴，腹胀疼痛，肛门重滞，小便赤涩，大便时结时泻，脉多沉数，或见促结。治宜清泻肠胃积热，方如黄连枳壳汤、龙胆泻肝汤、清胃汤等。欲便不爽者，大黄枳壳汤。元气虚者加人参。

积热胃脘痛 证名，见《症因脉治》。指热积于内所致的胃脘痛。多因恣嗜膏粱炙煿，或七情怫郁化火，热积于内所致。症见胃脘刺痛，时作时止，痛则多汗，或痛连两胁，口渴唇燥，大便干结，或见胸痞呕吐。治宜清胃泻热为主。方如栀连清胃汤、清热解郁汤、清上饮等。

积热咳嗽 病名，见《症因脉治》。指咳嗽由饮食积热，胃火乘肺引起者。多因膏粱积热，酒客豪饮，阳明受热，肺为火刑所致。症见咳嗽，晨起加重，面赤烦躁，咳则汗出，夜卧不宁，小便赤涩等。治宜清胃泻肺。方用家秘清胃汤、家秘泻白散、枳壳黄连汤。

积热便血 病证名，见《丹溪心法附余》。指因肠胃积热，热迫络伤导致的大便下血。与热毒下血相类。可兼见腹痛口渴，脉多弦数。治宜清热凉血解毒为主。方选黄连丸、当归承气汤等。

积滞泄泻 病证名，见《张氏医通》。又称积结泻。指饮食积滞伤脾所致的泄泻。见腹痛泄泻，泻后痛减，泻下臭如败卵，胸腹痞满，嗳腐吞酸等症状。治宜消导为主，方用保和丸、平胃散加磨积导滞药等。

积寒泄泻 病证名，见《症因脉治》。指寒邪内积而致的泄泻。多因过食生冷，或形寒饮冷，积渐而成。症见泄泻，腹痛绵绵，泻下色如清白鸭溏，脉多沉细而迟，或沉而结。治宜温中散寒。寒积内滞者，用豆蔻丸；肠胃虚冷者，用理中汤、补中汤。

积聚 病名，出《灵枢·五度》。指腹内结块，或胀或痛的病证。为积病与聚病的合称。一般以积块明显，痛胀较甚，固定不移的为积；积块陷现，攻窜作胀，痛无定处的为聚。性质与癥瘕、痃癖相似。多由七情郁结，气滞血瘀，或饮食内伤，痰滞交阻，或寒热失调，正虚邪结而成。治宜采用散寒、消积、攻瘀、行气、扶正等法。

秩边 经穴名，出《针灸甲乙经》。属足太阳膀胱经。位于第四骶椎棘突下旁开3寸处。主治坐骨神经痛、腰骶痛、下肢痿痹、痔疾、大便难小便不利、阴肿。直刺1.5～2寸，或向内下方斜刺2～3寸。艾炷灸3～7壮；或艾条灸5～20分钟。

秘元煎 方名，出自《景岳全书》。炒远志八分，炒山药、炒芡实、炒酸枣仁、金樱子各二钱，炒白术、茯苓各一钱五分，炙甘草一钱，人参一至二钱，五味子十四粒（畏酸者不用）。水煎，远食服。功能补脾涩精，养心宁神。治遗精带浊。

秘方集验 方书。2卷。清·王梦兰纂辑。刊于1665年。书中列歌诀88首，概述中风、伤寒、瘟疫、中暑等常见病证之病因、证候、治则及禁忌。又列36门，门下分证汇集秘验方，皆取简便易求药物，便于穷乡僻壤应手可得。卷末附"余方补遗"。现存初刻本。日本藤井见隆译为日文，易名为《锦囊妙药秘录》。

秘传抱龙丸 方名，出自《种福堂公选良方》。赤芍药一钱，川贝母、天麻各一钱七分，防风五钱，胆南星七钱，钩藤三钱三分，枳壳、薄荷叶、桔梗、陈皮、天竺黄各三钱，茯神二钱。为细末，炼蜜为丸，芡实大，朱砂为衣。每服一丸。功能化痰息风，清热定惊。治小儿受惊，口唇发青，四肢摇动，卧起不安。

秘传推拿妙诀 推拿专著。又名《小儿推拿秘诀》。2卷。明·周于藩辑注于1612年，后经清·钱汝明参订重刊。上卷为诊法及手法总论；下卷列诸病症状及推拿治法处方、推拿穴位图、手法图等。书后附钱汝明《秘传推拿妙诀补遗》1卷，杂论手法口诀、小儿诸病药物疗法、经络、诊候等。现存清代抄本。

秘传眼科龙木论 眼科著作。10卷。撰人不详，约为宋元间人编集。卷1～6载"龙木总论"及"七十二症方论"，内术眼科72种病证及治疗方药，其中论内障23症，外障49症。卷7"诸家秘要名方"，引录《三因方》等书所载38首眼科方剂。卷8"针灸经"，从各书辑录眼科常用针灸穴位、针灸治法及其适应症、禁忌症。卷9～10"诸方辨论药性"，记述155种眼病用药的药性、主治、炮制和用法。卷末附《葆光道人眼科龙木集》，内有论五轮八廓、钩割针镰法、论眼捷法、论眼昏花捷要、七十二问答。本书可谓我国现存最早的眼科著作，对古代眼科学的发展有较大影响。现存明万历大业堂刻本。1958年人民卫生出版社出版排印本。

透天凉 针刺手法名。出明·徐凤《针灸大全·金针赋》。其法将予定针刺深度分为浅（天部）、中（人部）、深（地部）三层，损伤时，由深至浅，将针直达地部，以紧提慢按6次，再退至人部做相同手法6次，再退至天部做相同手法6次。从深层至浅层共做九退三进，称为一度。如此反复几度，至病人自觉局部或全身有凉感时出针，出针时摇大针孔。此法有泻阳退热的作用，适用于肝阳上亢、温疟、骨蒸劳热等症。凡施术5~7度后，如无凉感出现，即应出针，改换他法。

透关射甲 诊小儿指纹术语。指小儿指纹透过风、气、命三关，一直射至甲端的现象。多属病势危重。但须结合四诊全面分析。

透刺法 针法名。又名透穴法、透针法。指透穴而言，即一针多穴的刺法。其法为刺入某穴后，将针尖刺抵相邻近的穴位但不可穿透皮肤，如地仓透颊车、条口透承山、外关透内关、合谷透劳宫等。本法为金代窦汉卿所创。在元·王圆端《扁鹊神应针灸玉龙经》及明·吴昆《针方六集》中均有记载。

透骨草 中药名，出于《灵秘丹药笺》。为大戟科植物地构叶 Speranskia tuberculata (Bge.) Baill. 的全草。性温，味辛、苦。有祛风除湿、活血之功效，主治风湿痹痛、筋骨挛缩、屈伸不利、寒湿脚气、阴囊湿疹、疮癣肿毒、腰扭伤、血滞闭经等。煎服6~9g，外用煎水洗。孕妇忌服。

透脑疽 病名，出《外科大成》。即发于头部百会穴前与囟门之间的有头疽，病因证治见该条。

透脓散 方名，出自《外科正宗》。黄芪四钱，川芎三钱，当归二钱，炒穿山甲一钱，皂角刺一钱五分。水煎服，或兑入酒一杯服。功能补益气血，托毒溃脓。治痈疽诸毒，内脓已成而不溃者。

透疹凉解汤 方名，见于《中医临床手册》。薄荷、荆芥、桑叶、菊花、连翘、金银花、蝉蜕、牛蒡子、赤芍药、紫花地丁。水煎服。功能疏风清热，解毒透疹。治小儿风疹。

笔花医镜 综合性医书。4卷。清·江涵暾（笔花）撰于1824年。本书为中医入门书。卷1总论四诊八纲、伤寒、时疫诸症；卷2内科诸证，按脏腑分部辨证、用药、处方；卷3儿科；卷4妇科。均先论后方。内容简要，流传较广。现存清道光四年初刻本等70余种版本。1957年上海卫生出版社出版排印本。

倒生 出《张氏医通》。又名倒产、逆生、颠倒、踹地生、踏盐生、脚踏莲花生、逆产、坐臀生、坐生、捧心生、儿捧母心。指臀足位分娩。

倒扣草 中药名，出于《岭南采药录》。又名倒钩草、倒刺草、倒挂草、铁马鞭。为苋科植物土牛膝 Achyranthes aspera L. 的全草。性凉，味微苦。有清热解毒、活血、利水之功效，主治感冒发热、暑热头痛、喉痛、痢疾、疟疾、痄腮、疮疡肿痛、跌打损伤、腰腿痛、水肿、淋病、脚气等。煎服9~15g；外用适量，鲜品捣敷或煎水洗。

倒经 病名，出《胎产证治录》。又名逆经、经逆、经行吐衄。指经期或行经前后，经血上逆，出现周期性的口鼻出血者。多因肝郁化火或阴虚肺燥所致。肝郁化火者，火炽气逆，血随气火上溢，症见经前或经期吐血、衄血，量多色红，致使月经量少甚或不行，心烦急躁，胸胁胀痛，头晕耳鸣，口苦咽干等，治宜疏肝清热、凉血降逆，方用清热调血汤去莪术加牛膝。若阴虚肺燥者，症见经期或经后吐血、衄血，量少色红，经来量少，两颧潮红，手足心热，干咳无痰，咽干口渴，治宜滋阴润肺、凉血止衄，方用顺经汤加茅根、牛膝。

倒睫拳毛 病名，见《秘传眼科龙木论》。又名倒睫、拳毛倒睫、倒睫拳、拳毛倒插。即现代医学之倒睫。为脾热肝风合邪上壅所致。常并发于椒疮。症见睫毛失其正常生长方向，倒刺入眼珠，因而涩痛难睁，怕光流泪。古代内服外涂方药甚多，疗效难以肯定。现对其轻者，行电解术，破坏睫毛囊，令其不再生。对倒睫多者，应行手术矫治。

候 ①指气候、时节。《素问·六元正纪大论》云："终之气，阳气布，候反温。"《素问·六节脏象论》云："五日谓之候，三候谓之气，六气谓之时，四时谓之岁。"②证候、征兆。如《素问病机气宜保命集》载述："凡觉中风，必先审六经之候。"③指诊脉的部位。《素问·三部九候论》云："故人有三部，部有三候，……三候者，有天有地有人也。"④诊察、推测之意。《素问·四时刺逆从论》云："刺伤人五脏必死，其动则依其脏之所变，候知其死也。"

候气 针灸术语名。出《素问·离合正邪论》。①指针刺未能得气时，停针不动，静候气至的方法。②指根据邪气的来去，掌握针刺的时机，即当邪气来时即可针刺的方法。

倪朱谟 明末医药学家。字纯宇。钱塘（今浙江杭州）人。业儒，通医学，尤精于本草。为人治病多效。博览历代本草书籍。谓李时珍《本草纲目》赅博倍于前人，已尽辨别之功，遂致力汇集后贤验证确论。周游浙苏皖各地，访求深明医学者，采录其经验与论述。于1624年撰成《本草汇言》20卷，辑录148位医家有关本草之言。后世有谓李时珍《本草纲目》得其详，倪朱谟《本草汇言》得其要。

倪枝维 清代医家。字佩玉，号凤宾。浦江（今属浙江）人。长于产科，1728年撰《产宝》一书，论述产后病证，为清以后流行较广的妇产科专书之一。又撰有《女科要略》。

倪涵初疟痢三方 疟痢专著。清·倪涵初撰。撰年不详。本书收载倪涵初所拟治疗疟疾、痢疾方各3首，介绍其适应症及加减用法，处方平易有效。对于痢疾治法，提出忌温补、忌大下、忌发汗、忌分利四忌。本书后刊入《济世专门编》。

倪维德 1303～1377年。元明间医家。字仲贤。祖籍大梁（今河南开封），后迁居吴县（今属江苏）。祖、父皆以医闻名，少时学儒，后继承家业。晚年在敕山建别墅居住，自号敕山老人。主张医生当通习伤寒、内伤、妇女、小儿治法，不可偏废。为人治病，有请必赴。治学不拘一家之言，处方不执一说。谓刘完素、张子和主攻，李东垣主补中气，乃随时推移，不得不然。著《原机启微》，为现存较早的眼科专著。

健忘 证名，见《太平圣惠方》。又称善忘、喜忘、多忘、好忘。指记忆力减退，前事易忘。多因思虑过度，心肾不足，脑力衰退所致。治宜滋养心肾为主。方用茯神散、枕中丹、定志丸、归脾汤、六味地黄丸等加减。

健脾丸 方名，出自《证治准绳》。炒白术二两半，木香、黄连（酒炒）、甘草各七钱半，茯苓二两，人参一两半，炒神曲、陈皮、砂仁、炒麦芽、山楂、山药、煨豆蔻各一两。为细末，蒸饼为丸，绿豆大。每服五十丸，空腹陈仓米煎汤送下，日二次。功能健脾和胃，消食止泻。治脾胃不和，饮食劳倦，症见食少难消，脘腹痞闷，大便溏薄。

臭田螺 病名，见《外科正宗》。是指脚湿气（足癣）之糜烂型继发感染。多因脾胃湿热火毒攻注；或外毒侵入而成。症见脚湿气之糜烂而秽臭，先痒后痛，伴恶寒发热，头痛骨楚等。治以清热解毒利湿，五神汤合萆薢渗湿汤加减内服。外治：糜烂面用马齿苋、生地榆、黄柏各适量煎水冷湿敷，间用青黛散麻油调搽；红肿热痛处用黄连膏围敷。

臭梧桐 中药名，出于《本草图经》。又名八角梧桐、海州常山、楸叶常山。为马鞭草科植物臭梧桐（海州常同）Clerodendrum trichotomum Thunb. 的嫩枝及叶。性凉，味辛、苦、甘。归肝经。有祛风除湿之功效，主治风湿痹痛、肢体麻木、半身不遂，及廉疮、湿疹、痔疮、鹅掌风等。煎服10～30g，外用适量。本品对高血压症、疟疾、慢性支气管炎等亦有明显疗效。用于高血压时宜研末吞服，或入丸剂，入汤剂须后下，以免影响降压作用。

射干 中药名，出于《神农本草经》。又名乌扇、扁竹、剪刀草、老鸦扇、铁扁担。为鸢尾科植物射干 Belarncanda chinensis (L.) DC. 的根茎，性寒，味苦。归肺经。有清热解毒、消痰利咽之功效，主治热毒蕴结或痰热壅盛之咽喉肿痛，及肺热痰甚之咳逆上气。煎服，6～10g。孕妇慎用。

射干麻黄汤 方名，出自《金匮要略》。射干十三枚（一作三两），麻黄、生姜各四两，细辛、紫菀、款冬花各三两，五味子半升，大枣七枚，半夏八枚（一作半升）。先煮麻黄，去上沫，再入他药同煎，分三次服。功能温肺化痰，止咳平喘。治寒饮郁肺，咳而上气，喉中如水鸡声。

射工伤 病名，见《医宗金鉴》。又名刺毛虫伤。射工即树间杂毛虫，又称瓦刺虫、刺毛虫。俗称"洋辣子"。相当于西医的刺毛虫皮炎。因被刺毛虫的刺毛刺中皮肤，毒素内侵而成。多发于面、颈、手及前臂等暴露位，症见绿豆至蚕头大小的绕以红晕的风团，甚则有较大面积的弥漫性红肿，少数可见水疱、溃烂。初感局部瘙痒、灼热、刺痛，久则外痒内痛。以外治为主，先用胶布在患处反复粘贴多次，以粘出刺毛，再用豆豉清油捣敷患，少时去豆豉，继用白芷煎汤洗之；溃烂处撒海螵蛸末，贴红油膏。若症重宜并以清热解毒，凉血消斑，五味消毒饮合犀角地黄汤加减内服。

息道 指呼吸的通道。为肺脏的附属器官，包括气管、喉、鼻道等连结成的呼吸道。《灵枢·刺节真邪论》："宗气留于海，……其上者，走于息道。"

衃 又名衃（pēi胚）血。指凝聚成紫黑色的瘀血。《灵枢·杂病》云："衄而不止，衃血流，取足太阳。"

衄 病证名，出《灵枢·杂病》。指鼻出血。也有统指鼻、齿、耳、目、舌以及皮肤不因外伤所致的出血。

衄血 病证名，①见《灵枢·百病始生》。指非外伤性所致的头部诸窍及肌表出血。如眼衄、耳衄、鼻衄、齿衄、舌衄、肌衄等。②见《丹溪心法》。指鼻出血。可因阴虚火盛，迫血妄行；或瘀血内阻，血不归经；或阳虚不能固阴，脾虚不能摄血所致。治疗可用泻火、清热、凉血、滋阴等法。

徐大椿 1693～1771年。清代著名医家。字灵胎，又名大业。江苏吴江人。祖父徐钊，曾任翰林院检讨，并参加纂修《明史》。学有家传，通天文、地理、音律、技击等，工诗文。年轻时因家人有误于医者，发愤学医。前后行医50年，经验丰富。两次被征入宫治病。晚年隐居洄溪画眉泉，因号洄溪老人。著述甚富，有《难经经释》《神农本草经百种录》《医贯砭》《医学源流论》《伤寒类方》《慎疾刍言》《兰台轨范》等。并评《临证指南》《外科正宗》。另著文集《洄溪道情》，亦为世所称。

徐之才 505～572年。南北朝北齐医学家。字士茂。丹阳（今江苏镇江）人。祖徐文伯、父徐雄均以医术闻名江左。初仕南齐，后被俘入魏，以医术见宠于北魏诸帝。武定（543～550年）间授大将军、金紫光禄大夫。武平二年（571年）封西阳郡王，故又称徐王。博识多闻，精于医药，尤擅长药物学。撰有《徐王八代家传效验方》《徐氏家秘方》《徐王方》，系总结数代家传经验之书。又撰《药对》，专论用药配伍。以上诸书均佚。

徐长卿 中药名，出于《神农本草经》。又名寮刁竹、逍遥竹、对叶莲、一枝香、鬼督邮。为萝摩科植物徐长卿 Cynanchum panjculatum (Bge.) Kitag. 的根及根茎或带根全草。性温、味辛。归心、肝、胃经。有祛风、止痛、止痒、解毒、利尿之功效，主治风湿痹痛、腰痛、跌打损伤疼痛、脘腹痛、牙痛、痛经、湿疹、风疹块、顽癣、皮肤瘙痒、痈肿疮毒、毒蛇咬伤、腹水、小便淋涩等。煎服，3～10g，不宜久煎。本品对腰肌劳损、各种癌痛及外科手术后疼痛亦有良好的止痛效果，对神经性皮炎、接触性皮炎、牛皮癣、慢性支气管炎、哮喘及疟疾均有较好疗效。

徐文伯 南北朝南齐医家。出身世医之家。撰《疗妇人瘕》《药方》等书，均佚。又撰《子午流注逐日按时定穴歌》，后世演变为针灸学中的一个流派。

徐春甫 明代医家。字汝元，号思鹤。安徽祁门人。家世业儒。早年攻举子业，后因多病，改习医学，师事名医汪宦。博览医书，通内、妇、儿诸科。在京师居住，求医者甚多。曾在太医院任职。隆庆初（1568年），参与组织一体堂宅仁医会，为我国最早之医学学术团体。编集《古今医统大全》《内经要旨》《妇科心镜》《幼幼汇集》《痘疹泄秘》《医学入门捷要六书》《蠡斯广育》等书。推崇李东垣学说，主张良医应当兼通针灸、药物，不可泥守古方，必须辨证加减运用。

徐彦纯 明代医家。字用诚。会稽（今浙江绍兴）人。为名医朱震亨私淑弟子。精医术。汇集金、元著名医家张洁古、李东垣、王海藏、朱震亨、成无己诸家论述，编《本草发挥》4卷，多为明初医生用药所参考。另撰《医学折衷》，后经刘纯增续，易名《玉机微义》。

徐疾补泻 针刺手法名。出《灵枢·小针解》。指以进出针的快慢来分别补泻的方法。"即慢进针，少捻转，快出针为补法，用于虚证；快进针，多捻转，慢出针为泻法，用于实证。

徐彬 清代医家。字忠可。秀水（今浙江嘉兴）人。因父死而转习医学。师从李士材、喻嘉言，得其指授。深究张仲景之学。临证主张四诊合参，于望诊尤为重视察目。因喻嘉言《尚论篇》略于方论，乃选其论证大意，撰《伤寒方论》1卷。又撰《金匮要略论注》25卷，继喻嘉言之论而发明之，颇为后世所重。此外尚著有《伤寒图说》《注许氏伤寒百证歌》等。

徐彪 明代医家。字文蔚，号希古。松江（今上海松江）人。其父徐枢曾任太医院院使。正统十年（1445年）被荐入太医院。因治愈代王久病及昌平侯危疾，遂留御药房任职。3年后升为御医。景泰二年（1451年）升为院判，撰《本草证治》等书，未见刊行。

殷门 经穴名，出《针灸甲乙经》。属足太阳膀胱经。位于大腿后面，臀下横纹之中点直下6寸处。主治臀股麻木、腰脊疼痛、急性腰扭伤、坐骨神经痛、下肢麻痹或瘫痪。直刺1～2寸。艾炷灸3～5壮，或艾条灸5～10分钟。

殷仲春 明代医家。字方叔，号东皋子。秀水（今浙江嘉兴）人。博学多识，精研医理，治病多有奇效。早年游学宁国（今安徽宣城一带），得见朱纯宇、饶道遵等所藏医书，录其书名、卷数、作者，依佛家经藏分类法分为20函，名《医藏书目》，为我国现存最早的医学书目。又撰《秘传痧子心法》，述小儿麻疹诸证治法。

拿法 推拿手法名。见明·周于蕃《秘传推拿秘诀》。以拇指和食、中指相对，或以拇指和其余四指的指腹，相对用力，捏住某一部位或穴位，逐渐用力内收，并作持续揉捏动作的方法。亦可用三指或四指作拿法。适用与颈、肩、四肢部位。五指拿又名抓法。

釜沸脉 七怪脉之一。指脉象浮数之极，有出无入，如锅中之水沸，绝无根脚。主病势危重。

爱庐医案 清·张仲华撰。原名《爱庐方案》，76门，100余案，刊于咸丰年间。1882年柳宝诒从抄本中选录24案，并加按语，编入《柳选四家医案》，改名《爱庐医案》。分为内伤杂病、内风、伏气、疫邪、外疡、妇人等18门。医案记述治病经过详明，审证、用药、列方契合病情。

豹文刺 古刺法名。出《灵枢·官针》。五刺之一。指在患部的前后左右进行散刺,刺中细小血脉,放出瘀血的一种刺法。因其针刺出血点如豹文而名。因心主血脉,故本法应于心而治疗瘀血阻络的病证。

胰 又称作颐。指肾脂。如《本草纲目·豕》云:"胲,音夷,亦作胰"。时珍曰:"一名肾脂,生两肾中间,似脂非脂,似肉非肉,乃人物之命门三焦发源处也。肥则多,瘦则少,盖颐养赖之,故谓之颐。"

胰俞 奇穴名,见《针灸学》(上海中医学院编,1974年版)。又名胃管下俞、八俞。在第八胸椎棘突下旁开1.5寸处。主治糖尿病、胃病、肋间神经痛等。斜刺5分~1寸。艾炷灸3~5壮,或艾条灸5~10分钟。

胻骨伤 病名,见《医宗金鉴》。即胫腓骨伤折。多因跌打、碰撞所致。可有单骨骨折、双骨骨折或横形骨折、斜形骨折等,症见局部肿胀、疼痛,甚则骨折端穿破皮肉成开放性骨折,患肢功能障碍,或见异常活动,并可闻及骨擦音。治疗时,无移位者,只夹板固定即可;移位者则在麻醉下行手法复位,用夹板固定,或持续牵引固定;开放性骨折,可行清创术后再复位,然后行外固定。用药参见骨折条。

脆者坚之 治则之一。为凡属脆弱虚证则应采用固补的方法进行治疗。出《素问·至真要大论》。如肺虚咳血,可用百合固金汤;肾虚遗滑,腰膝酸软,可用金锁固精丸治疗等,即是脆者坚之治则的应用。

脆脚 病名,见《医宗金鉴·妇科心法要诀》。指妊娠期下肢浮肿,双脚皮薄光亮,按之凹陷不起者。多因平素脾阳不振,胎体渐长,气机失畅,阻碍脾阳敷布水湿下注所致,双脚浮肿,光亮皮薄,按之压痕不起。治宜健脾渗湿消肿,方用全生白术散。

脂瘤 病名,出《备急千金要方》。又名粉瘤。因瘤中脂质可从皮脂导管排出(或挤出)而名。相当于西医的皮脂腺瘤或囊肿。多因痰湿凝结于皮肤之间而成。好发于头面、项背、臀部等处,呈圆形,豆粒至柑橘样大小不等,质柔软,边界清,与皮粘连,基可动,其中心皮肤上有一蓝黑色小点,挤之有味臭的脂浆物溢出,病程缓慢,无不适,一般不用内服药,多行手术摘除。

胸 人体胸部的简称。胸内藏有心、肺、心包、上焦等脏腑。十二经脉除足太阳膀胱经外,均循行于此。《灵枢·经脉》云:"心主手厥阴心包络之脉,起于胸中,……其支者,循胸出胁。"

胸乡 经穴名,出《针灸甲乙经》。属足太阴脾经。位于胸部第三肋间隙中,距胸正中线6寸处。主治胸胁支满,痛引胸背,咳嗽气逆等。斜刺3分~5分,不宜深刺。艾炷灸3~5壮,或艾条灸5~10分钟。

胸中烦热 证名,出《素问·至真要大论》。指胸闷烦热的感觉。多因心火上炎,肺胃热盛,阴血亏耗,或外邪传里所致。症见发热,胸中烦热,懊憹,口舌糜烂,口渴尿赤,失眠多梦等。治宜清热除烦、育阴安神,由外感而致者,可疏表清热。方选导赤散、黄连阿胶汤、补心丹、竹叶石膏汤等加减。

胸中痞硬 证名,见《伤寒论·辨太阳病脉证并治》。指胸中满闷不适而按之硬满者。多由痰涎阻膈,寒邪上壅所致。如伴见气上冲咽喉,呼吸困难等症,可根据"其高者因而越之"的治则,采用吐法,用瓜蒂散等。

胸汗 证名,见《中国医学大辞典》。指心胸局部多汗。多因忧思惊恐伤及心脾所致。治宜补养心脾,敛神益气。方用生脉散、归脾汤、补心丹加减。

胸阳 指胸中的阳气,亦即上焦阳气。《类证治裁·胸痹》云:"胸痹……由胸中阳气不舒,浊阴得以上逆,而阻其宣降。"

胸胁苦满 证名,出《伤寒论·辨太阳病脉证并治》。指胸胁部满闷不舒。多因肝胆气机失调,胆火内郁于胸膈所致。常见于少阳病、郁证等。治宜舒肝理气,和解少阳为主。方选小柴胡汤、柴胡疏肝散、丹栀逍遥散。

胸胁痛 证名,出《素问·刺热论》。

多见于肝胆疾患及少阳病。由外感风寒、暑热、疫疠；内伤气郁、痰饮、瘀血、食积等，影响肝胆等脏腑经络气血的畅行而导致。临床兼证因病因及影响脏腑不同而多样。治宜结合兼证，综合辨证治疗。如外感风寒而致者宜和解为主，方用小柴胡汤；气郁所致者宜舒肝解郁，选解肝汤；瘀血所致者宜活血祛瘀，选旋覆花汤；肾虚所致者宜补肾，选六味地黄丸加减。

胸骨伤 病名，见《医宗金鉴》。指胸胁部的肋骨伤折。多因跌打、压撞所致。症见局部疼痛，深呼吸或咳嗽时疼痛加剧，呼吸短促，局部有凹陷或突出畸形，并可闻及骨擦音，严重者可出现气、血胸及内脏损伤，伴见咯血、呼吸困难、昏迷等，治宜手法复位，并予固定。内服中药活血化瘀、消肿止痛、接骨续筋之品。后期配合功能锻炼。若并有内伤者，宜采取手术治疗。

胸骨肋断 病名，出《疡医准绳》。即胸肋骨伤折。详见胸骨伤条。

胸痞 病证名，①见《杂病源流犀烛》。指胸中满闷而不痛。与结胸证的胸中硬满疼痛者有别。多由湿浊上壅，痰凝气滞，胸阳遏郁所致。②见《三因极一病证方论》。指胸中闷痛，属胸痹。症见心下硬满，拒按，干呕短气，咳唾引痛，烦闷，自汗。治宜温阳益气；降逆开塞。方选栝蒌丸、橘皮生姜汤等。

胸痛 证名，出《素问·脉解篇》。指胸部正中或偏侧疼痛的自觉症状。多与心、肺、肝三脏有关。外感胸痛多为寒痰壅塞，水饮留积胸胁，心阳不足或心血瘀阻等阳虚阴盛所致，亦有因肝火上犯所致者。治宜宣通胸阳及散寒、理气、行瘀、化痰等法。

胸痹 病名，出《灵枢·本藏》。①指胸膺部闷窒疼痛的一种病证。多因痰浊、瘀血等阴邪凝结，胸阳失宣，气机闭阻，脉络不通的病证。症见胸满闷痛，甚则痛引彻背，喘息，不得平卧等。治以温阳益气，疏气豁痰为主；病延日久，络脉瘀阻者，兼以通络。常选用栝蒌薤白汤、栝蒌薤白半夏汤、乌头赤石脂丸等方。②见《症因脉治》。指胃痹。

胸满 证名，出《素问·腹中论》。指胸部胀满不适。可因风寒、热壅、停饮、气滞、血瘀等所致。病因不同其兼证各异。宜分别用解表、泻热、化饮、行气、活血等法治疗。

脏行气于腑 为脏腑相合的一种理论。脏与腑之间通过经络和营卫气血的正常运行而保持生理活动的协调。六腑传化水谷的功能，就是受五脏之气的配合而完成的。如胃的纳谷需脾气的运化相助，膀胱的排尿需赖肾气的蒸化作用。

脏会 出《难经·四十五难》"脏会季胁"。八会穴之一。即章门穴，章门为脾之募穴，脾为生化之源，五脏皆取禀于脾，故名。凡五脏疾患，皆可取之。

脏连丸 方名，见于《中药制剂手册》。黄连四两，黄芩二十四两，赤芍、当归、阿胶珠、荆芥穗各八两，炒槐花、地榆炭、地黄各十二两，槐角（蜜炙）十六两，猪大肠八尺。为细末，炼蜜为丸。每服三钱，日二次。功能清肠止血。治脏毒下血，日久不止，肛门坠痛，痔疮焮肿。本方原方仅用黄连、猪大肠二味，酒煮捣烂为丸，空腹温酒送服，治痔疮便血，肛门坠痛。见《外科正宗》。

脏毒 病名。①见《三因极一病证方论》。指脏中积毒所致的痢疾。②见《医学入门》。指内伤积及所致的便血，血色黯，多在便后。以粪后下血污浊色黯为主症，可伴见胃纳不振，身疲乏力，舌苔黄腻，脉濡数等。治宜清热解毒为主，方用槐花散、脏连丸等。郁滞重者，亦可先用调胃承气汤加减，次用清化之剂。③见《血证论》。指肛门肿硬类似痔疮、疼痛流血的病证。治宜赤小豆当归散、清胃散、龙胆泻肝汤。④即肛门痈。

脏毒下血 病证名，见《儒门事亲》。又称脏毒便血。指内伤蕴毒积久而致的便血。多由肠胃湿热郁滞脏毒引起。主要症状为大便下血污浊色暗，胃纳不佳，身困乏力，苔黄腻，脉濡数等。治宜清化湿热，初起用调胃承气汤加当归，次用芍药柏皮汤、黄连解毒汤，久不愈者用防风黄芩丸。参脏毒条。

脏象 指人体内脏组织器官及其表现于外的生理、病理征象。其主要内容包括五脏六腑、奇恒之腑，以及五官九窍、皮肉筋骨等组织器官和气、血、津液等的功能及其相互关系。如《素问·六节脏象论》载述："脏象何如？心者生之本，神之变也，其华在面，其充在血脉……。肺者，气之本，魄之处也，其华在毛，其充在皮……。肾者主蛰，封藏之本，精之处也，其华在发，其充在骨……。肝者罢极之本，魂之居也，其华在爪，其充在筋……。脾、胃、大肠、小肠、三焦、膀胱者，仓廪之本，营之居也，名曰器，能化糟粕，转味而入出者也，其华在唇四白，其充在肌……。"

脏象学说 为中医学理论体系的核心内容。是通过对人体生理、病理现象的观察，来研究人体脏腑系统活动规律、功能及其相互关系的学说。它认为人体是以心、肝、脾、肺、肾五脏为中心，以胆、胃、大肠、小肠、膀胱、三焦等六腑相配合，以气、血、津液为物质基础，通过经络系统使脏与脏、脏与腑、腑与腑密切联系，外连五官九窍、四肢百骸，构成一个有机的整体。内脏有病，与之相应的体表组织器官即可出现异常反应，如舌象、脉象及各种症状和体征。因此，临床上即可通过观察这些病理现象，根据其与人体内在脏腑的对应联系，来推断病情，为治疗用药提供理论依据。脏象学说是古代医家通过长期对人类生命活动的观察研究和进行防病治病的实践，并吸收了阴阳五行学说的理论内涵，逐步形成和发展起来的医学理论。长期的医疗实践证明，脏象学说具有丰富的科学内涵，对中医学诊治疾病具有重要的指导意义。

脏腑论 朝医研究人体组织器官结构和生理功能的学说。出《东医寿世保元》。朝医根据四维之四象结构，对人体的组织器官和生理功能，划分为四焦、四脏、四腑、四海、四气、四党与（各详该条）。

脏腑标本药式 药物学著作。1卷。旧题金·张元素撰。本书以五脏六腑为纲，述其本病、标病证候；以泻、补、寒、发为目，类列应用药物。即李时珍《本草纲目》卷1所载《脏腑虚实标本用药式》。清·赵双湖收入《医学指归》，并增小注。周学海收入其《周氏医学丛书》，始题张元素撰，恐系托名。近代张寿颐更加补正，扩为3卷，名《脏腑药式补正》，上海科技卫生出版社1958年排印出版。

脏腑相合 指脏与腑之间的相互联系和相互影响。这种联系与影响主要体现在生理功能上的相互配合与病理上的相互传变与相互影响等方面。人体脏与腑的配合，体现了阴阳、表里相输相应的关系。脏的经脉连于腑，腑的经脉络于脏，彼此经气相通，互相作用；脏行气于腑，腑输精于脏，病变则又相互影响，相互传变。《灵枢·本脏》云："肺合大肠，大肠者，皮其应；心合小肠，小肠者，脉其应；肝合胆，胆者，筋其应；脾合胃，胃者，肉其应；肾合三焦膀胱，三焦膀胱者，腠理毫毛其应。"后世则以心包络合三焦。

脏腑惊证 惊风手足抽搐所属脏腑的证候。《诸病源候论》云："肝惊，眼赤鼻青；胆惊，面青下白；心惊，面脸红赤；小肠惊，腹胀不食；肺惊，气喘吃水；大肠惊，喉中痰作声；肾惊，梦中咬牙；三焦（惊），睡中惊哭。"

脏腑辨证 辨证的基本方法之一。主要以脏腑生理、病理理论为基础，通过四诊、八纲来进行分析，以辨别五脏六腑的阴阳、气血、虚实、寒热等变化，为临床治疗提供依据。

脐下悸 证名，见《伤寒论·辨太阳病脉证并治》。指脐下跳动不宁。多因发汗后心阳不振，水气上逆所致。常为奔豚证的征兆。治宜通阳利水，方用茯苓桂枝甘草大枣汤。

脐下痛 证名,见《时方妙用》。指脐腹部疼痛。多因肾阳虚衰,阴寒凝结或湿热下注而致。可见脐下疼痛或小便不利,点滴胀痛,治宜温阳散寒或清利湿热,方选真武汤或桂枝茯苓汤,属湿热者可用五苓散送服通关丸。

脐中四边穴 奇穴名,出《针灸孔穴及其疗法便览》。《千金要方》用其灸治小儿暴痫及腹中雷鸣,未定名;《针灸孔穴及其疗法便览》取脐中及上下左右各1寸处为奇穴并定名,共5穴。主治慢性肠炎、小儿肢体痉挛、腹部疼痛、胃痉挛、水肿病、肠鸣、疝痛、胃扩张、消化不良等。直刺(脐中不针)5分～1寸。艾炷灸3～7壮,或艾条灸10～20分钟。

脐中出血 证名,见《伤寒九十论》。因少阴病误汗亡阳,或肾火外越而致。方选姜附汤或六味地黄汤加骨碎补等。

脐中痛 证名,见《张氏医通》。指脐周部疼痛。可因肾气虚寒,腹中燥实或虫积而致。宜分别选用通脉四逆汤、承气汤、驱虫类药物分布治之。

脐风 病名,又名风搐、七日口噤、四六风、七日风、马牙风、风噤、初生口噤。即新生儿破伤风。系由断脐不洁,感染外邪所致。本病以全身各部发生强直性痉挛,牙关紧闭,面呈苦笑状为其特征。属危重病,病死率高。一般4～7天内发病。治以通经开闭、镇痉息风。方用撮风散(选自《证治准绳》,蜈蚣、全蝎尾、钩藤、麝香、僵蚕、水飞朱砂、用竹沥水送服)等。

脐风三证 指脐风的三种危重证候。即撮口、噤风、锁肚。

脐风散 中成药,见《全国中药成药处方集》。又名小儿脐风散。皂角、全蝎各二两,大黄四两,当归六钱,为细末,兑入牛黄一钱、朱砂面十一两、巴豆霜二钱,再研细和匀。每服二厘。功能祛风解痉消痰。用于初生儿未食乳前,作开口药。并能予防脐风,治宿食停水,呕吐涎沫,腹胀腹痛。

脐带 ①见《妇人良方大全》。又名脐肠、脐、肚带、胞系、命蒂。连接胎儿和胎盘的管状通道。脐带长约50cm,内有脐动脉、脐静脉,是胎儿由母体获得血液营养和氧气并排泄代谢产物的通道,还可保持胎儿在宫腔内有一定的活动度。②中药名。出于《本草拾遗》。又名坎气。为胎儿之脐带。性温,味甘、咸。有补肾纳气、敛汗之功效,主治肾虚喘咳、盗汗。煎服1～2条,研末服1.5～3g,亦可入丸、散。

脐突 病证名,见《证治准绳》。即新生儿脐部突出。由于脐部发育不全,或啼哭过多,剧烈咳嗽等,造成腹腔内压力大于腹壁抗力,以致肠管从脐环突出至皮下而形成。大多数不需治疗。但年龄在2岁以上,脐环直径过大者,则应考虑手术切除疝囊,异修补腹壁的缺损。现代医学称之为脐疝。

脐痈 病名,见《疮疡经验全书》。又名脐痈毒。即发于脐部的痈。相当于西医的脐部化脓性感染,卵黄管残留症或脐尿管闭合不全致继发感染。多因心脾湿热火毒流入小肠,结于脐中;或先患脐中出水,复因瘙痒染毒而成。其证类同外痈,惟或有溃出臭脓挟粪质,及脐孔正下方有条状硬结者,常致脐漏而久不收口。宜手术才能根除。余内外治法同外痈,见该条。

脐粪 见《医宗金鉴》。指婴儿出生后,第一次排的粪便。一般初生儿于一日内均可排出粪便,呈青绿色,如过时而不解者,多为胎热所致。

脐湿 病证名,出《颅囟经》。指新生儿脐带脱落后,脐孔湿润不干,甚或有水溢出,或脐孔周围稍见红肿。由于断脐后护理不当,为水湿所侵,如洗浴未给揩干,或因尿布过分潮湿,久浸脐部而成。治宜外用收敛固涩药物,如枯矾、煅龙骨、煅牡蛎、滑石粉等干扑脐部。

胶艾汤 方名,出自《金匮要略》。原名芎归胶艾汤。川芎、阿胶、甘草各二两,艾叶、当归各三两,芍药四两,干地黄六两。加酒水煎,去滓,纳入阿胶化尽,分三次服。功能调补冲任，固经养血。治妇人冲任虚损，漏血不止，或月经过多，或半产后下血不止，或妊娠下血，腹中疼痛。

胶瘤 病名，出《儒门事亲》。因瘤体内容物如桃胶而名。相当于西医的腱鞘囊肿。多因劳累过度，筋脉受伤，痰液凝聚而成。好发于腕背侧、手背或掌侧、足背部等，肿块圆形，表面光滑，黄豆至核桃大，初起推之可动，按之囊软，日久则活动度不大，且表面坚实，局部可微有酸痛及乏力感。不需内服药，外用阳和解凝膏掺黑退消，或行手法或手术治疗。

脑 奇恒之腑之一。又称髓海、头髓。指藏于颅腔中的髓质，下通脊髓。《说文》云："脑，本作䐽，头髓也。"《灵枢·海论》云："脑为髓之海，其输上在于其盖，下在风府。"脑与全身骨髓有密切联系。故《素问·五藏生成篇》有："诸髓者，皆属于脑"之载述。脑是人体精髓和神明高度汇聚之处，凡人之视觉、听觉、嗅觉、感觉及思维记忆力等，均是由于脑的作用。如《素问·脉要精微论》载述："头者，精明之府，头倾视深，精神将夺矣。"《脾胃论》载："张洁古曰：视听明而清凉，香臭辨而温暖，此内受脑之气而外利九窍者也。"《本草纲目》曰："脑为元神之府。"《医林改错》转引金正希曰："人之记性皆在脑中。"因此，脑为人体极重要的器官，是生命要害之所在。

脑风 病名，出《素问·风论》。多因风邪上入于脑所致。属头风一类疾患。其症为项背怯寒，脑户极冷，痛不可忍等。治宜温散为主。方选神圣散、羌活附子汤、当归四逆汤等。

脑户 经穴名，出《素问·刺禁论》。又名匝风、会额、合颅、西风。属督脉，督脉与足太阳交会穴。位于头正中线，风府穴直上1.5寸，枕骨粗隆上缘凹陷处。证治癫痫、头晕、失眠、项强、痛不能言、枕神经痛等。沿皮刺5分~8分。艾条灸5~10分钟。

脑顶风 病证名，出《颅囟经》。指小孩无故摇头的病态。系由肝风内动所致。临床可伴有惊搐、咬牙、弄舌等。须依据具体的病情，辨证施治。

脑转耳鸣 病证名，见《灵枢·海论》。相当于西医耳源性眩晕。是因耳窍有病，致使耳的平衡功能失调，而引起的眩晕。本病特点为突然发作，自觉天旋地转，身体有向一侧倾倒感觉，并有耳鸣、耳聋、恶心呕吐等症状。耳眩晕的发病与肾、脾虚损和肝郁最多见，肾阴虚者，治宜滋阴补肾、填精益髓，用杞菊地黄丸加减；肾阳虚者，治宜温壮肾阳、散寒利水，用真武汤加减；脾脏虚弱者，治宜补益气血、健脾安神，用归脾汤加减；肝郁化火者，治宜平肝息风、滋阴潜阳，天麻钩藤饮加减。

脑鸣 证名，见《医学纲目》。亦称天白蚁。指头内如有虫蛀鸣响。多因髓海空虚，或因火郁、湿痰阻遏所致。一般常伴耳鸣、目眩等症。治宜分别虚实，实者当泻，用凉膈散、礞石滚痰丸等方；虚者当补，用独参汤、保元汤、地黄丸、济生鹿茸丸等方。外用茶子末吹鼻中。

脑空 经穴名，出《针灸甲乙经》。又名颞颥。属足少阳胆经。该经与阳维脉交会穴。位于风池穴直上1.5寸处。主治头痛、目眩、颈项强痛、心悸耳鸣、癫痫、鼻瘤、喘息。沿皮刺3~5分。艾炷灸3~5壮或艾条灸5~10分钟。

脑骨伤 病名，见《仙授理伤续断秘方》。脑骨包括囟骨、颠顶骨、凌云骨、山角骨、后山骨等。多因跌打、碰撞所致。临床上多见头颅骨折和脑髓损伤之症状，局部肿胀，颅骨凹陷，眼结膜出血，或流出脑脊液，昏迷不醒人事，轻者伤后出现暂时性昏迷，逐渐清醒，但多遗留有头昏、头痛、恶心、呕吐和嗜卧等症；重者清醒一段时间，再度陷入昏迷，双瞳孔不对称，或伴有抽搐、惊厥、偏瘫、脉数而弱，呼吸不规则，渐趋危象；最严重者可立即死亡。初起昏迷时，治宜宣窍开闭，内服安宫牛黄丸或至宝丹等；高热者用紫雪丹；伤重颅骨凹陷者，应立即配合手术急救。清醒后，宜接骨散瘀，方如正骨紫金丹；伴抽搐者，宜平肝息风，配服天麻钩藤饮，后期恢复时，宜益气养阴，方用补中益气汤或杞菊地黄丸等。

脑衄 病证名，见《医宗金鉴·杂病心法要诀》。指鼻出血甚者。多因气虚血瘀所致。治宜益气摄血、活血祛瘀为主，可选人参、苏木等药。若衄甚不止，气短肢厥，气随血脱者，可用独参汤加附子浓煎呷服。

脑疽 病名，出《集验背疽方》。又名对口、对口发、对口疮、对口疽、脑烁、落头疽、项疽、项中疽、脑后发。即发于脑后发际正中的有头疽，病因证治见该条。

脑湿 病名，出《诸病源候论》。即谓头上忽然生肉如角。相当于西医的皮角。多因湿气或湿热蕴蒸所致。多发于老年人，常见于头面，亦见于手、眼睑、外阴等处，赘生物大小如豆枣，触之坚硬，状如动物之角，多单个发生，无痛痒感。外治为主，先用双套结结扎根部，再用千金散外敷。亦可辅以内治，宜清利湿热、破瘀散结，药如银花、连翘、蚤休、茯苓、木通、桃仁、皂刺、炙山甲、莪术等。

脑漏 病名，见《景岳全书》。又称鼻渊。可因外感风寒、风热之邪，肺窍失宣，或因蕴热上逆于脑所致。主症为鼻流浊涕不止，甚则如髓如脓，腥臭难闻。治宜宣肺通窍，凉血解毒为主。方选苍耳子散加丹皮、蒲公英、辛夷等。

脑髓 脑和脊髓的合称。《灵枢·经脉》云："人始生，先成精，精成而脑髓生。"《医林改错》云："精汁之清者，化而为髓，由脊骨上行入脑，名曰脑髓。"

胼胝 病名，出《诸病源候论》。俗称脚垫。西医亦称胼胝。多因局部长期受挤压、摩擦，以致气血运行不畅，皮肤失养而成。好发于掌趾，或见于其它受压部位，患处皮肤增厚，以中央为甚，质硬而稍透明，边界不清，表面腊黄色，一般无自觉症，或有压痛，一般不需治疗，有压痛者先用热水浸泡患部，须用刀片修削厚皮，再用牛角散麻油调搽。

脓耳口眼㖞斜 病名，见《中医耳鼻喉科学》。脓耳失治，邪毒潜伏于里，损伤耳部脉络，致使脉络闭塞，气血阻滞，肌肤失养，面肌萎缩，运动无力，口眼向一侧㖞斜。相当于西医耳源性面神经麻痹。本病分实、虚两型。实者火热邪毒壅盛，治宜清热解毒，活血通络，用龙胆泻肝汤加减。虚者气血亏损，瘀阻脉络，治宜益气养血，祛瘀通络，用补阳还五汤加减。

脓耳变证 证名，见《中医耳鼻喉科学》。脓耳变证是指因脓耳所致的并发症，相当于西医化脓性中耳炎的颅内、颅外并发症。本证多因脓耳邪毒炽盛或治疗不当，邪毒久蕴，腐蚀骨质，脓汁流窜，邪毒扩散而变生的证候。故病情更为复杂、严重，甚至危及生命。常见有脓耳变证的耳根毒、脓耳口眼㖞斜和黄耳伤寒。

脓血痢 病名，出《诸病源候论》。指痢下多脓血者。多因积热蕴结，血化为脓所致。可见身热腹痛，里急后重，痢下脓血，烦渴引饮，小便热赤，舌苔黄腻，脉滑数等。治宜清热凉血解毒。方选白头翁汤、香连丸等。

脓疥 病名，出《疡科选粹》，又名脓窝疥。相当于西医的疥疮继发感染。多因疥疮剧痒，抓破皮肤，湿热毒邪外侵所致。疥疮（症见该条）伴有脓疱，痛痒兼作，甚则形成疔痈化脓，红肿热痛等。治以清热利湿解毒，消风散合黄连解毒汤加减内服，外治：脓疱未溃用黄连膏；脓疱已溃糜烂，青黛散麻油调搽；原有疥疮仍须继续治疗，见疥疮条。

脓窝疮 病名，出《外科正宗》。相当于西医的深脓疱疮。多因搔抓皮破，感受湿热毒邪，蕴于肌肤而成。多发于小腿，初起为绕以红晕的水疱或脓疱，破溃后流脓，表面结有黑褐色痂皮，痂皮附着牢固，剥离后可见凹陷成窝的溃疡，自觉灼痛，愈后可有瘢痕，并遗留暂时性色素沉着。若溃破脓水浸淫，患部红肿疼痛，舌红苔黄腻，治以清热利湿解毒，五神汤加减内服，外用青黛散麻油调搽；若溃破脓水稀薄，纳呆，舌淡苔白，脉细，治以扶正托毒，托里消毒散，加减内服，外用玉红膏掺九一丹。

脓瘤 病名，出《三因极一病证方论》。广义是指凡瘤体日久破溃化脓者；狭义是指脂瘤感染化脓。今一般从后者说。相当于西医的皮脂腺囊肿继发感染。脂瘤（症见该条）迅速增大，红肿疼痛，触之有波动感。一般不需内治。外治：切开排出脓液及脂浆，再用棉球黏少量红升丹或五五丹，塞入腔内，待囊壁完全腐除后，用生肌散、玉红膏收口。

狼毒 中药名，出于《神农本草经》。又名红狼毒、绵大戟。为瑞香科植物瑞香狼毒 Stellerà chàmàejasme L. 的根。性平，味辛、苦，有毒。归肝、脾经。有逐水、祛痰、破积、杀虫之功效，主治水肿腹胀、痰饮咳逆、食积、虫积、瘰疬、疥癣等。煎服 1~2.5g，多入丸、散服；外用研末调敷，或熬膏敷，或磨汁涂。不宜过服，以免出现腹痛、腹泻、里急后重等中毒现象。孕妇忌服。本品对慢性气管炎、皮肤结核、骨结核、附睾结核有一定疗效。

留针 针灸术语名。出《素问·针解篇》。指针刺得气后，将针留置于穴内至预定时间再拔出针的方法。留针期间可施行各种手法，亦可加用温针、电针等，留针时间应视患者的年龄、性别、体质与病情而定。一般病证可留针 20~30 分钟。寒证、痛证、痉挛性疾病可留针 1~2 小时，耳针、皮内针可留针 1~3 天，婴幼儿不留针。

留针补泻 针灸术语名。指留针时，配合一定的手法而达到补泻的一种方法。一般补法留针仍具有补的作用，泻法留针仍具有泻的作用。

留饮 病证名，出《金匮要略·痰饮咳嗽病脉证并治》。痰饮病的一种。指水饮蓄而不散者。因饮邪日久不化，留而不去，故名。留饮积蓄而不散者，名积饮。症可由留积部位不同而异。如饮留于背，影响督脉阳气上升则背寒；饮留于胁，肝胆气机失畅则胁下痛引缺盆；饮留于胸，胸阳受遏则短气而喘；饮留经络则四肢历节肿；饮留于脾则腹肿身重；饮留于肾则囊肿，足胫肿。若中阳不复，旧饮虽暂得排泄，新饮又可再留积，故迁延难愈。治疗宜逐饮扶正为法，后以健脾温肾固本。方选苓桂术甘汤、小青龙汤、真武汤、十枣汤等。

留者攻之 治则之一。出《素问·至真要大论》。指凡属气、血、痰、水等瘀积留滞的病证，均应用攻逐的药物进行治疗。如气滞者需行气解郁，血瘀需活血祛瘀；痰饮停滞者需涤痰，水饮停积者，则需逐水消饮等。

留罐法 拔罐法名。又名坐罐法。是拔罐后，让火罐留在吸着的穴位上不去动它。一般可留罐 10~15 分钟。有祛风散寒，活血化瘀，通络止痛功效。因此法吸着力大，应注意留罐时间不可过长，以免皮肤发生水疱。

皱脚 病名，见《三因极一病证方论》。指妊娠晚期，脚部浮肿，并见局部皮肤粗厚苍白，无其他不适，休息后可减轻者。多因胎体渐大，气机不畅，下元受压，气化不足，水湿下注所致。治宜益气养血，利水消肿。方用利水益气汤。

[、]

挛 证名，出《素问·异法方宜论》。指肢体及局部组织曲而不伸之状，常与拘、急并称，如拘挛、挛急，多属筋病。可分虚实寒热四证。虚挛多因血虚不能养筋，治用四物汤、养血地黄丸等方。实挛由于外受风寒，内有实热等所致，宜活血通经汤。寒挛则胫逆而痛，筋挛骨痛，治宜乌头汤、薏苡仁汤等方。热挛经谓肝气热则筋膜干，筋膜干则筋急而挛，用生地、当归之属，或六味丸加牛膝、当归等。

挛急 证名，出《灵枢·经脉》。义同拘急。指肢体牵引不适或自觉紧缩感，以至影响活动的症状。多因六淫外邪伤及筋脉，或因肝气失于疏泄，或血虚不能养筋所致。治宜分别采用疏邪柔筋、舒肝通络、养血益气等方法。

恋眉疮 病名，出《外科启玄》。又名铼眉疮。是发于婴儿眉部的瘙痒流滋性皮肤病。相当于西医的婴儿脂溢性皮炎。多由母体湿热毒邪遗淫于婴儿所致。多见于出生后1～2月，眉间皮肤出现小片红斑，上附黄色鳞屑，或见糜烂、渗出、结痂，瘙痒剧烈，时轻时重，不易痊愈。治以凉血清热利湿，导赤消风散加减内服，外搽黄连油。

衰者补之 治则之一。即虚则补之。出《素问·至真要大论》。即对于虚弱不足，机能衰退的病证，可用补益的方法进行治疗。补有峻补和缓补之分。峻补方药剂大力强，用于大虚之候，缓补是缓之调补，可用于一般虚弱之证，使正气逐渐恢复。

高风雀目内障 病名，见《秘传眼科龙木论》。又名高风雀目、高风内障、高风障症。类今之视网膜色素变性。多系先天禀赋不足，肝肾亏虚，精血不能上荣于目所致。症初起为夜盲，继之白昼视力亦下降，视野缩窄，甚者成青盲，久之瞳神内如金色混浊，眼底污秽，色素沉积，乳头蜡黄萎缩。治宜滋养肝肾，补益气血。用右归丸或补中益气汤加夜明砂等。可配合针刺治疗。

高斗魁 1623～1670年。明末清初医家。字旦中，号鼓峰。四明（今浙江鄞县）人。习儒而精医，学宗张景岳。言脉辨证，处方用药均有独到之处。主张脉、症、时三者合参，临证宜先察内外脏腑经络，新久虚实，食痰气血，再以脉合之。撰《四明心法》《四明医案》等。

高世栻 清代医家。字士宗。钱塘（今浙江杭州）人。从名医张志聪问学，讲论医学典籍，历时十年。以张志聪《素问》《灵枢》集注义艰深，乃撰《素问直解》，务求注释直捷明白。张志聪撰《本草崇原》未竟而卒，遂续成其书。又续加纂集张志聪《伤寒论集注》。晚年从学者甚众。康熙三十五年（1696年）聚弟子于侣山堂讲学。其弟子辑其论述，为《医学真传》。

高良姜 中药名，出于《名医别录》。又名良姜、小良姜、蛮姜。为姜科植物高良姜 Alpinia officinarum Hance. 的根茎。性热，味辛。归脾、胃经。有温中散寒、止痛、止呕之功效，主治脾胃有寒之脘腹冷痛，呕吐等。煎服，3～10g。

高武 明代著名针灸学家。字梅孤。四明（今浙江宁波）人。通天文、乐律、兵法、骑射。嘉靖年间中武举。晚年专精于医，尤长于针灸，治病多效。曾铸铜人男、妇、童各一具。据《内经》《难经》，摘编而成《针灸节要》，以明针灸源流、要旨。又据明以前十余种针灸文献，撰《针灸聚英》，于脏腑、经络、穴位、主治、各家取穴法、针灸注意事项等均有论述，并附针灸歌赋80余首。此外还撰有《痘疹正宗》，阐发张仲景、钱乙、张洁古、李东垣、王海藏、朱震亨、刘宗厚、王节斋诸家之说。

高者抑之 治则之一。出《素问·至真要大论》。指对于向上冲逆病证要用降逆下气的方药来进行抵制。例如肺气上逆，则咳嗽气喘，可用降逆下气之法；胃气上逆，则恶心呕吐，可用和胃降逆之法等。

高若讷 997～1055年。宋代医家。字敏之。并州榆次（今属山西）人，后迁卫州（今河南汲县）。进士及第，历官龙图馆直学士、史馆修撰、观文殿学士兼乾林侍读学士、尚书右丞等。因母病兼习医术，其学识虽国医亦表钦服。尝考校《伤寒论》《千金方》《外台秘要》并刊行之。自撰《素问误文阙义》1卷、《伤寒类要》4卷，均佚。

高秉钧 1755～1827年。清代外科医家。字锦庭。锡山（今江苏无锡）人。师从范圣学、杜云门，工内外科，尤精疮疡证治。虽治外科而必参究《内经》，谓"外科必从内治"。撰《疡科心得集》3卷，为江浙疡医所宗。另撰《谦补斋外科医案》《高氏医案》，并与吴长灿合辑《景岳新方歌》。

高保衡 北宋医家。熙宁（1068～1085

年）国子博士、太子右赞善大夫。精通医学，深明方药病机。在校正医书局任职，参加校正《黄帝内经素问》《伤寒论》《金匮要略方论》《脉经》等医书。宋神宗以其修《内经》有功，诏赐绯鱼加上骑都尉。

高濂 明代文学家。字深甫。钱塘（今浙江杭州）人。工诗曲，兼通医理，研究养生之术。撰《遵生八笺》19卷，记述四时调摄、生活起居、延年却病、饮食、灵秘丹药等。有英文节译本。

郭玉 东汉针灸学家。广汉新都（今四川广汉）人。少时师事程高，为涪翁再传弟子。汉和帝时任太医丞。用针灸术治病，疗效较高。反对迷信巫祝。曾与汉和帝论为达官贵人治病四难：不听医嘱，自作主张；养尊处优，好逸恶劳；不知摄养身体；筋骨柔弱，不能用药等。

郭志邃 清代医家。字右陶。檇李（今浙江嘉兴）人。见当时痧胀等疾疫流行，疗法不多，乃据儿科诊治痧疹之理，采集前人经验，撰《痧胀玉衡》3卷，论述痧胀脉症治法。后又补充1卷，共4卷。其书为痧症专著，流传颇广。又撰有《治痧概略》，未见刊行。

郭思 宋代官吏。字得之。河阳（今河南孟县）人。元丰（1078~1085年）间进士。官徽猷阁直学士通奉大夫。热心医药，推崇孙思邈《千金方》。节取《千金方》，为《千金宝要》6卷，于宣和六年（1124年）购巨石刊于华州公署。该碑明人又重刻，现存陕西耀县药王山，计四碑，文八面。

郭雍 约1106~1187年。南宋医家。字子和，号白云先生。洛阳（今河南洛阳）人。乾道（1165~1173年）间进行征召不赴，赐号冲晦处士。孝宗知其贤，封颐正先生。晚年精研仲景之书，撰《伤寒补亡论》20卷，采《素问》《难经》《千金方》《外台秘要》诸书，录朱肱、庞安常、常器之诸家之说，以补仲景阙略。

郭稽中 宋代医家。曾任医学教授，以擅长产科闻名，用药屡获奇效。取《产论》21篇，补辑家藏验方于各论之后，编成《妇人产育保庆集》1卷，后经李师圣等人附益传世。

症因脉治 综合性医书。4卷。明·秦景明撰，清·秦皇士补辑。刊于1706年。本书以内科杂病为主，论述各种病证证治。主张治病先辨症候，次查病因，再审脉象，最后决定治法，故名《症因脉治》。这一主张迄今对临证治疗仍有一定影响。书中对每病辨证，均分列条目，叙述条理，多切合实用。现存清康熙四十五年刻本。1958年上海卫生出版社出版排印本。

疳 病证名，又名疳症、疳疾、疳病。是泛指小儿因多种慢性疾患而致形体干瘦，津液干枯之证。临床上以面黄肌瘦，毛发焦枯，肚大青筋，精神萎靡为特征，并有食欲反常，大便失调等症。多见于5岁以内的小儿。主要由于喂养不当、饮食失调、损伤脾胃，以及六淫疫毒、诸虫感染，热病久病之后造成脾胃虚弱所致。病久则影响生长发育，或因病久正气伤残，导致其他并发症。

疳气入阴 病证名，出《证治准绳》。指疳气下注入阴，致阴囊水肿呈黄亮色者。多因疳疾脾胃虚弱，水湿下注所致。临床可伴有局部肿痛，小便不利，或瘙痒等。治宜化气利湿，用五苓散，外用蛇床子煎水淋洗。

疳气耳袭 病证名，出《本草纲目》。由疳气攻肾所致，治宜先祛其疳气，用牵牛研末煨猪腰子服；继服六味地黄丸补肾。

疳水 病证名，出《普济方》。指疳疾全身浮肿的证候。多由疳积日久，脾胃受伤，以致运化失常，水液泛滥，溢于皮肤。症见全身虚肿，皮色㿠白而亮，小便量少等。治以健脾利水为主，用茯苓导水汤，或五苓散合五皮饮加减。消肿后，再进养脾肥儿丸。

疳虫 见《太平圣惠方》。古人认为小儿五疳之疾，皆由乳哺不调，寒温失节而使腹内生虫所致。若久而不愈，则肌体黄瘦，下利不止。治宜服驱虫之药，虫去则疳气渐退。

疳后天柱倒 病证名，出《证治准绳》。指小儿久患疳疾，颈椎骨软弱，以致头不能抬的症状，为精气大亏之候。

疳肿胀 病证名，见《婴童百问》。疳疾兼见浮肿腹胀的证候。如脾失健运，则可伴有脘腹饱闷不舒，咳嗽气喘等，治宜健脾化气宣肺利水，用御院匀气散。如肾气不足，头面、四肢浮肿，宜化气利水，用五苓散合五皮饮加减。

疳泻 病证名，见《婴童百问》。指因疳而泄泻的证候。症见毛焦唇白，额上青纹，肛胀肠鸣，泄下糟粕。治疳必须治泻，以扶脾和胃，如参苓白术散，随证加减，标本兼治。

疳疮 病名，见《医宗金鉴》。又名下疳、妒精疮、耻疮。泛指生殖器生疮的疾病。相当于西医的混合性（硬、软）下疳。多因与疳疮患者性交或密切非性接触染毒而成。初起红斑、浸润、渐变硬结，触之如软骨，色由淡红变为紫红或铜红，无痛、痒感，硬结渐糜烂、溃疡、结痂，此即硬下疳，治见霉疮条。初起红斑或丘疹，迅即变为水疱或脓疱，疱破溃烂，形成近似圆形溃疡，疼痛明显，其表面可有流渗脓液或结黄白色痂皮，强行剥痂则易出血，此即软下疳，治以清热解毒利湿，五神汤合二妙丸加减内服，外用青黛散麻油调搽。

疳热 病证名，见《证治准绳》。指疳疾患儿的发热。诸疳皆有不同程度的发热，或高或低，或久或暂，或朝热暮凉，或寒热往来，或长期潮热，或五心烦热等。应根据主症，以求其本，分证施治。

疳积目曚 证名，疳疾引起双目昏曚，视物模糊者。属肝热上犯于目所致。治法详见疳眼条。

疳疾 病证名，出《小儿药证直诀》。古人认为"无积不成疳，""积为疳之母"。积的成因，多由嗜食生冷、甘肥，积滞中脘，脾胃不足消化而导致。症见腹胀腹痛、呕吐泄泻，气味酸腐，久则形体消瘦，精神萎靡，肚大筋青等，治以消积除疳为主，先用平胃散、消食丸，继用回味肥儿丸。

疳疾吐 病证名，疳疾日久而引起食入即吐的证候。由疳积日久，胃热灼津，津枯胃燥所致。其症除有疳疾症状外，兼有食入即吐，潮热不退。治宜养阴健脾，用参苓白术散加石斛、谷芽、胡黄连、鲜竹茹。

疳眼 病证名，又名疳涩眼。出《龙木论》。疳疾患儿两目肿涩不开者，多由肝经风热上犯于目所致。症见两目赤肿生翳，眵泪烂眶，痛痒揉擦，昏暗雀目，甚至经月合眼。宜服杀疳散，以疏风散热。如两目畏光羞明生白翳，由肝阴不足、虚火上炎者，治以养肝清肝，用杞菊地黄丸或石斛夜光丸。

疳痨 病证名，出《小儿卫生总微论方》。属肺疳的重证。由脾肺虚损所致。症见面色㿠白，骨蒸潮热，午后两颧发赤，精神疲倦，时有干咳或咽痛，睡中盗汗等。治以益气育阴，补肺养脾，用沙参麦冬汤及鳖甲散加减。

疳湿 病证名，出《千金要方》。疳疾患儿见心中烦懊，口鼻齿龈生疮，肛门烂痒者。用《千金》姜蜜汤，送服化䘌丸。

疳渴 病证名，出《婴童百问》。指疳疾而兼口渴喜饮者。多由于胃热或津液不足所致。治宜清热和胃、益气生津，用清热甘露饮或生脉饮加味。

疳瘦 病证名，出《小儿药证直诀》。指疳疾肌肉消瘦、形骸骨立者。多由乳食停滞，积而化热，脾胃受伤，运化失职，以致食物精微不能充养肌肤所致。可兼见面色萎黄，皮肤干燥，腹凹如舟等症。治宜消食和气，用异功散或橘连丸（橘皮、黄连）和人参粉同服。

病发于阴 ①泛指内脏或阴经所发生的病证，反映病变在里。②在辨证上，如病者无发热而出现恶寒，为发于阴经的病。见《伤寒论·辨太阳病脉证治》。

病发于阳 ①泛指肌表或阳经所发生的

病证，反映病变在表。②在辨证上，如病者发热而出现恶寒，为发于阳经的病。见《伤寒论·辨太阳病脉证并治》。

病机 即疾病发生、发展和变化的机理。主要是研究和探讨疾病发生的原因、部位、证候，以及脏腑气血虚实的变化等病理机转。素为历代医家所重视，《素问·至真要大论》云："谨候气宜，无失病机""谨守病机，各司其属。"中医病机学认为，疾病的发生、发展和变化，与患病机体的体质强弱和致病邪气的性质密切相关。病邪作用于人体，机体正气必然奋起而抗邪，正邪相争，破坏了人体相对的阴阳平衡，或使脏腑气机升降失常，或使脏腑、经络、气血津液功能紊乱，从而影响及全身脏腑组织器官的生理活动，产生全身或局部的复杂的病理变化。但是，尽管疾病的种类繁多，临床征象千变万化，错综复杂，但从总体而言，总不外为邪正斗争、阴阳失调、气血津液失常，以及脏腑经络等功能紊乱病机变化的一般规律。

病机十九条 指《素问·至真要大论》对病机的十九条论述。此为古代医家从实践中把某些类同的证候，归纳于某一病因或某一脏腑病变范围之内，作为辨证求因之根据，共十九条。即：诸风掉眩，皆属于肝；诸寒收引，皆属于肾；诸气膹郁，皆属于肺；诸湿肿满，皆属于脾；诸热瞀瘛，皆属于火；诸痛痒疮，皆属于心；诸厥固泄，皆属于下；诸痿喘呕，皆属于上；诸禁鼓慄，如丧神守，皆属于火；诸痉项强，皆属于湿；诸逆冲上，皆属于火；诸胀腹大，皆属于热；诸躁狂越，皆属于火；诸暴强直，皆属于风；诸病有声，鼓之如鼓，皆属于热；诸病胕肿，疼酸惊骇，皆属于火；诸转反戾，水液浑浊，皆属于热；诸病水液，澄沏清冷，皆属于寒；诸呕吐酸，暴注下迫，皆属于热。"实践说明，掌握病机十九条，对于一些症状较为复杂的疾病，具有执简驭繁的作用。但临证时尚须联系具体病情，全面分析，以求审因论治之准确无误。

病因辨证 辨证方法之一。即根据疾病的不同表现来推求病因、病机变化，为临床治疗用药提供依据。如眩晕、震颤、抽搐多属于风；发热，烦躁，发狂，神昏多属于火等，此种辨证分析方法，即称之为辨证求因。临床上常结合八纲辨证来相互补充。《素问·至真要大论》的病机十九条，即是将多种病证用病因、病机予以概括归纳，为研究病因辨证的范例。

病后多汗 证名，见《证治要诀》。指病后体虚而致多汗之证。可因病后表虚卫气不固，气血俱虚或气阴两伤而致。治宜补虚为主。方选黄芪建中汤、玉屏风散、八珍汤、十全大补汤、摄阳汤等。

病后多眠 病证名，见《杂病源流犀烛》。指因病后余邪未净，正气未复而睡眠过多者。可见多眠困倦，身热不净；或身冷喜卧，脉沉细。治宜扶正兼祛邪。方选沈氏葳蕤汤、四逆汤加减。

病色 指疾病反映于体表色泽的变化。在诊断上主要以面部的色泽为主。病色有善恶之分，但不论出现何种颜色，总以明润含蓄者称为善色，一般表示病情较轻或预后较好。若颜色显露而枯槁不泽者，则称为恶色，亦称夭色，一般表示病情较重，多预后不良。

病色相克 指病证的五行属性与面部色泽的五行属性相克。根据五行生克理论，来分析面部色泽变化，以判断病情顺逆的一种方法。病色相克，一般属逆证。如麻疹一类热性病人（病证属火）而见面白（白属金）。根据火克金之关系，则称为"病克色"，说明病情可能会加重。又如肺结核病人（肺属金）而见两颧潮红（属火），亦属"色克病"，亦表示病情加重。

病脉 指能反映疾病的脉象。《素问·三部九候论》云："察其腑脏，以知死生之期，必先知经脉，然后知病脉。"

病音 ①指病人呻吟的声音。②指病人喘息时喉间的声音。《素问·玉机真脏论》曰："其不及则令人喘，呼吸少气而咳，上气见血，下闻病音。"

疽 病名，见《五十二病方》。在中医古文献中，分疡科病为疽痈两大类别，认为证见红肿高大者为痈，多有头，属阳；肿势平塌者为疽，多无头，属阴。宋代后文献又有无头疽与有头疽之分，进一步发展了痈疽的病因证治，见各该条。

疾脉 脉象之一。又称极脉。其脉来急速，较数脉尤甚，成人一息七至八至。《脉诀汇辨》云："六至以上，脉有两称，或名曰疾，或名曰极，总是急速之脉，数之甚者也。"疾脉主病为阳极阴竭，元气将脱。临床多见于急性热病。虚损劳伤而见此脉，多是危重证候。如孕妇无病而见此脉，则为临产脉象，称为离经脉。

痄腮 病名，见《幼科全针》。又名炸腮、含腮疮、蛤蟆瘟。一年四季都可发生，以冬春两季为多见。由风温病毒壅阻少阳经络，郁而不散，结于腮颊所致。临床上以发病急，耳下腮部肿胀疼痛为其特征，或伴有恶寒发热，轻度全身不适及咀嚼不便等症。若受邪较重及较大患儿可并发睾丸红肿疼痛。如温毒内窜心肝，可见壮热、头痛、嗜睡、呕吐、惊厥、昏迷等（并发脑膜脑炎）。治宜清热、疏风、解毒为主，方用银翘散、普济消毒饮、五味解毒饮等。睾丸红肿可加金铃子、橘核、荔枝核。昏迷惊厥者用羚羊钩藤汤。外治可用青黛散、如意金黄散麻油调敷患处。

疹 ①证名。见《伤寒九十论》。又称疹子。指温热病发疹，多由风热郁肺，内闭营分，从血络外出所致。症见皮肤上出现红色小点，形如粟米，抚之碍手，伴见发热烦躁、咳嗽胸闷、口渴、舌绛等症。治宜宣肺达邪，清营透疹。可用银翘散去豆豉加细生地、丹皮、大青叶、倍玄参。热毒壅盛，神志不清者，可加用清宫汤、紫雪丹、安宫牛黄丸。②见《丹溪心法》。指疮疹。③见《素问·奇病论》。指久病。

疹后失音 病证名，出《治疹全书》。又名痖瘂。麻疹没后失音。由热毒闭塞肺窍所致。治宜清热解毒，用儿茶散。

疹后肺痈 病证名，见《治疹全书》。症见疹后久嗽，痛引胸胁，咳吐脓血，或吐如米粥。治宜泻热豁痰，解毒排脓，用宁肺桔梗汤。

疹后肺痿 病证名，见《治疹全书》。麻疹后并发肺痿。疹后久咳不止，津液受损所致。先用加味二冬汤，后用门冬清肺汤。

疹筋 证名，见《素问·奇病论》。指肝病筋急而见腹中拘急者。多由肾虚肝失滋养所致。治宜滋肾养血。可选六味丸加当归、牛膝。

痈 病名，见《灵枢·痈疽》。疮之大者为痈。是气血为毒邪所壅塞而不通的意思。多因外感六淫，恣食高粱厚味，致营卫失和，邪毒壅聚，气血凝滞而成。又有内痈和外痈之分，内痈生于脏腑（如肺痈、肝痈等），外痈发于体表，虽同属为痈，但证治有异。外科主论外痈，见该条。

痈疽阳证 证名，出《外科正宗》。今一般称阳症疮疡。外科治病首辨阴阳，故极为重要。常与痈疽阴证对称。一般概括辨要如下。

痈疽阴证 证名，出《外科正宗》。今一般称阴证疮疡。外科治病首辨阴阳，故其极为重要。常与痈疽阳症对称。其辨要参见痈疽阳证条。

痈疽顺证 证名，见《医宗金鉴》。今一般简称顺证。是指在外科疾病发展过程中，按顺序出现应有症状者（多指局部），表示预后良好。常与痈疽逆证对称。一般概括为初起由小渐大，疮顶高突，焮红疼痛，根脚不散；脓成：顶高根收，皮薄光亮，易脓易腐；溃后：脓液稠厚黄白，色鲜不臭，腐肉易脱，肿消痛减；收口：疮面红活鲜润，新肉易生，疮口易敛，感觉正常。

痈疽逆证 证名，见《医宗金鉴》。今一般简称逆证。是指在外科疾病发展过程中，不按顺序而出现不良症状者（多指局部），表示预后较差。常与痈疽顺证对称。一般概括为初起形如粟米，疮顶平塌，根脚散漫，不痛不热；脓成，疮顶软塌，肿硬紫暗，不脓不腐；溃后，皮烂肉坠无脓，时流血水，肿痛不减；收口，脓水清稀，腐肉虽脱，新肉不生，色败臭秽，疮口经久难敛，疮面不知痛痒。

痀挛 证名，出《灵枢·邪客》。即拘挛。属筋病。多因阴血不足，风寒湿热侵袭以及瘀血留滞所致。症见四肢牵引拘急，活动不能自如。可参挛急条。

疲劳咳嗽 病名，见《医学入门》。指疲极伤肝所致的虚咳。症见咳而右胁疼，牵引小腹。治宜补虚为主，兼以疏肝。方选黄芪建中汤或二陈汤加当归、川芎、白芍、柴胡、青皮等。

痉 病名，出《灵枢·经筋》。又称痓。以项背强急、口噤、四肢抽搐、角弓反张为主症。实证多因风、寒、湿、痰、火郁壅滞经络而成。虚证多因过汗，失血，素体虚弱，气虚血少，津液不足，筋失濡养，虚风内动所致。实证治以祛邪为主，可兼扶正。虚证以益气养血为主，兼予息风。痉有刚痉、柔痉、阳痉、阴痉、三阳痉、三阴痉、风痉、风寒痉、风痰痉、风痰痉、痰火痉、虚痉、湿热痉、血虚发痉、热甚发痉等。

痉病似天钓 病证名，急惊风之一。小儿痉病表现为颈项强直，腰身反张，摇头掣疭，噤口不语，发热腹痛，整日不醒，病与天钓不同。多由风寒外邪壅闭经络而致。风重汗出者用桂枝汤加葛根；寒重无汗者用葛根汤。

离照汤 方名，出自《医醇賸义》。琥珀、陈皮、青皮各一钱，丹参、茯神各三钱，朱砂、沉香、生姜皮各五分，柏子仁、郁金各二钱，灯心三尺。水煎服。功能理气宁神。治心胀，症见烦心短气，卧不安。

唐大烈 清末医家。字立三，号笠山。长州（今江苏苏州）人。庠生。选受苏州府医学正科。曾任典狱官，并为狱中犯人诊病。仿效康熙年间过孟起所辑《吴中医案》，汇集苏州、无锡、常熟、太仓40余名医家的文章约百篇，包括医学论述、专题评论、验方、考证、笔记等，刊于1792～1801年，名《吴医汇讲》。为我国最早具有刊物性质的医学文献。

唐千顷 清代医家。原名方淮，字桐园。上海人。曾入太学，好经术，兼精医学。急病人所急，治多效验，以医闻名于时。撰《大生要旨》，为妇产科专著，流传颇广。又撰《仙方合集》《汉长沙原本伤寒论注疏》等。

唐宗海 1847～1897年。清末著名医学家。字容川。四川彭县人。因父多病，遂留心医药，研究方书。光绪十五年（1889年）进士，授礼部主事。以医名世，为中西汇通派早期代表人物之一。撰《血证论》，为其代表作。此外著有《本草问答》《伤寒论浅注补正》《金匮要略浅注补正》《中西汇通医经精义》《医学见能》《医易通论》《医易详解》等书。治疗血证有丰富经验，认为气率阴血，治因必调气；治血有止血、消瘀、宁血、补血诸法。从维护中医的愿望出发，试图进行中西汇通。认为中西各有所长，亦各有所短，主张应损益古今，参酌中外，并注意吸收一些西方生理解剖知识。对当时崇外思想有所批判，但又有崇古倾向。

唐慎微 宋代著名医药学家。字审元。成都华阳人。一说蜀州晋原（今四川崇庆）人，后迁居成都，世代业医。曾师事李端伯，治病多效，不论贵贱，不避寒暑风雨，有召必往，或不取报酬，只求赠以名方秘录。经多年采集，编成《经史证类备急本草》31卷，集北宋以前本草之大成。收药达1746种，其中600余种是前代本草未曾收载的。其后不少本草著作以本书为基础增补而成。

颃颡 （háng sǎng 杭嗓），指咽后壁上的后鼻道，为人体与外界进行气体交换的必经通路，相当于鼻咽部。足厥阴肝经过此。《灵枢·忧恚无言》云："颃颡者，分气之所泄也，……。人之鼻洞涕出不收者，颃颡不开，分气失也。"《类经》曰："颃颡，即颈中之喉颡。当咽喉之上，悬雍之后，张口可见者也，颡前有窍，息通于鼻。"

颃颡癌 病名，见《中医耳鼻喉科学》。即西医鼻咽癌。指发生在鼻咽部的恶性肿瘤，较多发于广东省。本病主要表现为渐进性鼻塞、鼻出血、耳鸣及听力下降、头痛、颈部淋巴结肿大等。癌肿发展除颈部转移外，尚有向肺、肝、骨髓等远位转移。目前我国对本病能早期诊断、治疗，且效果较好。治疗以放射线治疗为主。中医辨证论治用于辅助治疗，多以行气活血，软坚散结之法，用丹栀逍遥散加三棱、莪术、穿山甲、昆布、牡蛎之类。

站桩功 气功术语。又称站功。静功之一。以站立为主，使躯干、四肢保持一定姿势，并配合适当的意念活动和呼吸方法的气功功法。有意拳站桩功、三圆式站桩功等。自然式站桩功，其姿势，两腿分开而平行，间距与肩等宽，头正含胸，膝关节微屈（可根据体质情况调整膝关节屈曲程度分为高、中、低位），两手掌相对或均下按，两目平视。

旅舍备要方 方书。1卷。宋·董汲撰。约成书于11世纪末。原书共载医方100余首，于明代失传。今本系清代纂修《四库全书》时自《永乐大典》辑出，仅存40余方。书中收行旅舍病者所用简易验方，分为斑疹、痰证、霍乱、腰痛、眼、耳、口、齿、妇人、小儿疮科及杂伤等12类。现存清嘉庆十三年刻本。1958年商务印书馆排印《董汲医学论著三种》本。

悍气 即指卫气。卫气与同生于水谷精微之营气相比，其性强悍，慓疾而滑利，故称水谷之悍气。《素问·痹论》云："卫者，水谷之悍气也。"

羞明 证名，见《秘传眼科龙木论》。又名羞明畏日、怕日羞明、畏日、恶日、畏明，即怕光的症状。常见于白睛、黑睛、瞳神等疾患。因风热上攻，或阴虚血亏所致。症见患者见光流泪，涩痛难睁，并见它轮之病变。羞明而兼红赤肿痛，眵多泪热者，多属风火实证；若眼无赤痛，干涩羞明者，多属阴虚血亏。当根据眼及全身病证辨证论治。

拳参 中药名，出于《本草图经》。又名紫参、虾参、山虾子、刀煎药。为蓼科植物拳参 Polygonum bistorta L. 等多种同属植物的根茎。性凉、味苦。有清热解毒、利湿消肿之功效，主治热毒痈疡、口舌生疮、湿热泻痢、泻下脓血、里急后重及水肿等。煎服或入丸，散服，3～12g；外用适量，研敷或含漱，水洗。

拳衡 元代医僧。住德兴（今属江西）烧香院。通释典，善医，治病多效。至治三年（1323年）皇后有疾，献药有功，赐号忠顺药师，领五省采运使。

粉刺 病名，出《外科正宗》。又名酒刺、粉花疮。因起丘疹如刺，可挤出白色碎米粉汁而名。相当于西医的痤疮。多因肺经积热蕴阻肌肤；或肠胃湿热外泛肌肤；或脾湿酿痰，痰瘀凝于肌肤而成。多发于颜面，亦见于胸前、颈后等处，基本损害为毛囊性丘疹，多数有黑头，周围色红，挤压可有碎米样白色脓栓，或有小脓疱，溃后或愈，或成结节、脓肿、囊肿及瘢痕等。若颜面潮红，皮疹焮热疼痛，或有脓疱，苔薄黄等，治以清宣肺热，枇杷清肺饮加减内服；若皮疹红肿疼痛，伴纳呆腹胀、便秘尿赤、苔黄腻等，治以清热化湿通腑，茵陈蒿汤加减内服；若皮疹以结节、囊肿、瘢痕为主，或伴纳呆、苔白腻等，治以化痰散瘀软坚，海藻玉壶汤加减内服。外治均可用痤疮洗剂或颠倒散洗剂。

益元散 方名，出自《宣明论方》。又名六一散、天水散、太白散。滑石六两，炙甘草一两。为细末，每服三钱，加蜜少许，温开水调下，日三次。功能清暑利湿。治暑湿身热，心烦口渴，小便不利，及三焦湿热，小便淋痛。本方加朱砂名辰砂六一散或辰砂益元散，治暑热烦渴，惊悸多汗，小便不利（参见《全国中药成药处方集》）。

益气聪明汤 方名，出自《证治准绳》。黄芪、人参各一钱二分半，升麻七钱半，葛根三钱，蔓荆子一钱半，白芍药、黄柏（酒炒）各一钱，水煎服。功能益气升清。治中气不足，清阳不升，风热上扰，头痛眩晕，或内障初起，视物不清，或耳鸣耳聋，或齿痛等症。

益火之源，以消阴翳 治则之一。即用扶阳益火的方药，以消退阴盛寒邪弥漫之病证。后世医家多简称益火消阴或扶阳退阴之法。肾主命门，为先天真火所藏之处。若肾阳虚损（命门火衰），则可出现阳微阴盛的寒证。临床可见腰脊酸痛，脚软身冷，阳痿滑泄等症，治当温补肾阳，以消除阴寒之证。可参考阴病治阳条。

益母丸 方名，出自《集验良方》。益母草一斤，川芎、赤芍、当归、木香各一两。后四味为细末，益母草熬膏为丸，弹子大，每丸重三钱，每服一丸，温酒送下。功能活血调经，行气止痛。治妇人胎前产后诸疾。如崩漏、痛经、月经后期、产后恶露不绝等。

益母草 中药名，出于《神农本草经》。又名茺蔚、益母、益母艾、坤草、红花艾。为唇形科植物益母草 Leonurus heterophyllus Sweet. 的全草。性微寒，味辛、苦。归肝、心、膀胱经。有活血祛瘀、利尿消肿、清热解毒之功效，主治血滞之月经不调、经行不畅、小腹胀痛、经闭、癥瘕、产后瘀阻腹痛、恶露不尽、跌打伤痛，及小便不利、水肿、疮痈肿毒、皮肤痒疹等。煎服或熬膏服，10～30g。本品对急、慢性肾小球肾炎、原发性高血压、冠心病等均有显著的疗效。对荨麻疹、产后尿潴留亦获得满意的结果，其复方治疗慢性宫颈炎、阴道炎、子宫内膜炎、输卵管炎、高血脂症等亦效果良好。

益母膏 方名，出自《惠直堂经验方》。又名还魂丹、益母草膏。益母草晒干，捣烂熬膏，每服五钱至一两。功能活血调经。治月经不调。以及胎动不安，腹痛下血（当归煎汤送下）；产后泻血（大枣煎汤送下）；产后血晕、中风（童便和酒送下）；产后咳嗽，恶心吐酸，胁痛无力（黄酒送下）；产后痢疾（米汤送下）；产后崩漏（糯米汤送下）；产后带下（阿胶汤送下）；产后二便不通，烦躁口苦（薄荷煎汤送下）等。

益胃升阳汤 方名，出自《兰室秘藏》。柴胡、升麻各五分，炙甘草、当归（酒洗）、陈皮各一钱，人参、炒神曲各一钱五分，黄芪二钱，白术三钱，黄芩少许。为粗末，分服二钱，水煎服。功能益胃升阳，治经水不调，或血脱后脉弱食少，水泄日二、三行者。

益胃汤 方名，出自《温病条辨》。沙参三钱，麦门冬、生地黄各五钱，冰糖一钱，炒玉竹一钱五分。水煎，分二次服。功能益胃生津。治阳明温病，下后汗出，胃阴受损，身无热，口干咽燥，舌干苔少，脉不数者。

益黄散 方名，出自《小儿药证直诀》。又名补脾散。陈皮一两，丁香（一作木香）二钱，炮诃子、青皮、炙甘草各五钱。为粗末，每服一钱五分，水煎，食前服。功能健脾止泻，理气和胃。治小儿脾胃虚弱，腹痛泄痢，不思乳食，呕吐脘胀，神倦面黄，疳积腹大身瘦。

益智仁 中药名，出于《本草拾遗》。又名益智子。为姜科植物益智 Alpinia oxyphylla Miq. 的果实。性温，味辛。归脾、肾经。有补肾固精缩尿，温中止泻摄唾之功效，主治肾阳虚寒之遗精、早泄、白浊、尿频、遗尿、尿有余沥、夜尿增多，及脾胃虚冷之泄泻、腹痛、食少、多唾等。煎服，3～9g。证属燥热或阴虚火旺者忌用。

烦 证名，出《素问·生气通天论》。①指热。见《伤寒论·辨太阳病脉证并治》："伤寒发汗已解，半日许复烦，……宜桂枝汤"。②指烦躁。见《素问·生气通天论》："烦则喘喝"王冰注："烦谓烦躁。"③指内热心烦。

烦热 证名，出《素问·至真要大论》。指心烦发热，或烦躁而有闷热的感觉。在外感热病中，属于表证者，为邪热不得外泄；属于里证者，为里实热盛；若大便不通，少腹满而烦者，系燥屎内结所致。内伤杂病中，可见于肝火旺盛，阴虚火旺等所引起的多种疾患。

烦满 证名，见《素问·热论》。指心烦而胸中闷满。多由邪热内盛，或痰瘀阻滞，或留饮、瘀血内停所致。可见于多种病证，如伤寒、癫狂等。

烦躁 证名，出《素问·至真要大论》。烦为心热、郁烦、胸中热郁不安，躁为躁急、躁动、手足扰动不宁。烦与躁常并见、并称。本证可见于内伤、外感多种疾病，有虚实寒热之分。在外感热病中，凡不经汗下而烦躁者多实，汗下后烦躁者多虚。内伤杂证，常烦多于躁，由阴虚火动，或脏腑实热而致。若不烦而躁者，多属阴证，间有属热者。

烧山火 针刺手法名。出明·徐凤《针灸大全·金针赋》。其法为将预定的针刺深度分为浅（天部）、中（人部）、深（地部）。操作时，由浅至深，将针先刺至天部，以紧按慢提9次，再将针刺至人部，用同样手法行针9次，再将针刺至地部，用同样手法行针9次。然后将针一次退到天部，如前法操作。自浅层至深层做3次，共九进三退，此为一度。如此反复几度，至病人感觉局部或全身有温热感时为止，出针时应按闭针孔。本法有引阳行气，温经通络之作用，适用于顽痹冷麻及虚寒证。凡经施术5~7度后，如温热感出现，即宜出针。

烧伤 病名，见《千金翼方》。本指火焰烧灼人体所成损伤，但今广义指沸水、滚油、蒸气、电、放射线、高温固体（如烙铁）、化学物质（如强酸、强碱）等作用于身体表面所引起的急性损伤。西医同名。是因火热毒邪侵犯机体，灼络致瘀，热盛肉腐，甚则热毒内攻，伤气耗阴损阳而成。轻浅者仅局部红肿热痛，或有水疱、糜烂，外用百花油，或地榆粉、大黄粉等量，麻油调搽包扎即可。重者，烧伤面大且深，皮溻肉烂或皮焦肉卷。若伴发热口干、便秘尿赤等，治以养阴清热，清营汤加减内服；若伴四肢厥冷，脉微欲绝等，治以护阴回阳救逆，生脉饮合参附龙牡汤加减内服；若伴壮热烦渴，神昏谵语等，治以凉血清心解毒，清瘟败毒饮加减内服；若伴微热神疲，形瘦纳差等，治以调补气血，八珍汤加减内服；若伴口舌生糜、纳差无苔等，治以清养胃阴，益胃汤加减内服。外治包括清创、暴露、焦痂处理、植皮等疗法。

烊化 中药学名词。指在煎好去渣的汤药中，加入某些药物后，再加温稍煎，使之融化。如芒硝、饴糖、蜂蜜、阿胶、小儿至宝丹、抱龙丸等多采用此法内服。

凌云 明代针灸学家。字汉章，号卧岩。归安（今浙江吴兴）人。北游泰山时得道人授以针术，为人疗治多效，名闻于时。弘治年间召至京师，太医官出针灸铜人，蔽衣试之，所刺无不中，乃授御医。著《经学会宗》《子午流注图说》等。

凌云骨伤 病名，出《医宗金鉴》。为"脑骨伤"之一。即前额部骨折伤。证治参见"脑骨伤"条。

凌奂 1822~1893年。清代医家。字晓五，号维正，晚号折肱老人。归安（今浙江吴兴）人。凌云11代孙。弃举子业习医，师从吴古年。集汉唐以来名医方术，撰《饲鹤亭藏书志》。通晓男妇大小方脉及疮疡、损伤诸科。曾与姚守梅等创立仁济堂，施医药。太平天国期间授天医院治病仙官，曾为李秀成等治病。著有《医学薪传》《饲鹤亭集方》《外科方外奇方》《凌临灵方》《本草害利》等。

凌霄花 中药名，出于《神农本草经》。又名紫葳花、堕胎花、杜灵霄花。为紫葳科植物凌霄 Campsis grandiflora (Thonb.) Loisel. ex K. schum. 的花。性微寒，味辛。归心包、肝经。有活血破瘀、凉血祛风之功效，主治血滞经闭、癥瘕及血热疮癣、周身瘙痒。煎服，3～10g。虚人及孕妇忌服。

凌德 清代医家。字嘉六，号蛰庵。归安（今浙江吴兴）人。精于医，尤以妇科闻名于时。采辑历代名贤妇科经验及治方，成《女科折衷纂要》。又辑古医籍中咳嗽、麻疹证治，成《咳论经旨》《专治麻疹初编》。兄凌奂，尤著医名。

浆水 中药名，出于《嘉祐补注本草》。又名米浆水、酸浆水。为用粟米加工经发酵而成的白色浆液。性凉，味甘、酸。有调中和胃、化滞、止渴、利尿之功效，主治呕哕、伤食、泻痢、烦渴、小便不利。冲水煎汤或煮粥食。孕妇忌用。

脊 脊椎。包括胸椎十二节、腰椎五节、骶骨四节。具有支柱人体躯干及脏腑的作用。脊椎内有督脉，其外两侧为足太阳膀胱经所过之处。《难经·二十八难》云："督脉者，起于下极之俞，并于脊里，上至风府，入属于脑。"《灵枢·经脉》云："膀胱足太阳之脉……挟脊，抵腰中。"

脊三穴 奇穴名，见《针灸经外奇穴治疗诀》。为哑门穴下1寸处、陶道穴、第五腰椎棘突下（十七椎下）共3穴之全称。主治脑脊髓膜炎，腰背神经痛等。各直刺5分～1寸。艾炷灸1～3壮，或艾条灸5～10分钟。

脊中 经穴名，出《针灸甲乙经》。又名神宗、脊俞、脊柱。属督脉。位于背部，第十一胸椎棘突下。主治腰背强痛、腹泻、黄疸、痔疮、癫痫、脱肛。向上斜刺5分～1寸。艾炷灸3～5壮，或艾条灸5～10分钟。

脊柱旋转复位法 推拿手法名。用一手拇指顶住偏歪的棘突，推向健侧；另一手搂住背部，使脊柱向偏歪的一侧作旋转运动；两手协同，以将偏歪的棘突拨正。常用于腰椎后关节紊乱、腰椎间盘突出症等。

脊背强 证名，见《千金要方》。又称脊强。指脊椎肌肉、筋脉强急。多因督脉、膀胱经脉病变所致。参见脊强、脊痛条。

脊疳 病名，出《婴童百问》。是指疳疾患者背部肌肉消瘦脊骨显露之证。诸疳后期形体羸瘦，均可出现此证。应根据主病辨证论治。

脊痛 证名，出《素问·风论》。指背部正中肌肉、筋脉、骨节疼痛。多因督脉及足少阴肾经病变所致。亦有因跌扑损伤、瘀血滞留所致者。治宜补肾益髓为主。方选六味丸、八味丸加鹿角、狗脊，地龙汤等。

脊强 证名，出《灵枢·经脉》。又称脊背强。指脊椎部肌肉、筋脉强急，身不能前俯后仰的症象。多由督脉受病，或风寒外袭，湿凝瘀滞所致。治宜温肾益阳、祛风胜湿，方用羌活胜湿汤、乌沉汤等。

资生丸 方名，出自《先醒斋医学广笔记》。又名资生健脾丸。白术、人参各三两，薏苡仁一两半，白茯苓一两五钱，山楂肉、橘红、川黄连三钱，白豆蔻仁、泽泻各三钱五分，桔梗、藿香叶、炙甘草各五钱，白扁豆、莲子肉各一两半，怀山药、芡实各一两五钱，炒麦芽一两。共研细末，炼蜜为丸，重二钱。每服一丸，用白汤或清米汤、橘皮汤、砂仁汤嚼化下，忌桃、李、雀、蛤、生冷。功能健脾开胃，消食止泻。治妊娠三月，阳明脉衰，或胎元不固。又治脾虚失运，不思饮食，呕吐泄泻，小儿疰夏。《兰台轨范》亦载同名方，但无泽泻，有神曲、砂仁。治妊娠脾虚呕吐，或胎滑不固。

资生汤 方名，出自《医学衷中参西录》。山药一两，玄参五钱，白术、炒牛蒡子各三钱，鸡内金二钱。水煎服。功能滋阴退热，健脾消食。治劳瘵羸弱已甚，饮食减少，喘促咳嗽，身热脉虚数，及血虚经闭。

凉解汤 方名，出自《医学衷中参西录》。生石膏一两，薄荷叶三钱，蝉蜕（去足）二钱，甘草一钱五分。水煎服。功能透表清里。治温病表里俱觉发热，脉洪而兼浮。

凉膈散 方名，出自《太平惠民和剂局方》。又名连翘饮子。大黄、朴硝、甘草（焯）各二十两，栀子仁、薄荷叶、黄芩各十两，连翘二斤半。为粗末，每服二钱，加竹叶七片，蜜少许，水煎，食后服，得利停服。功能清热解毒，泻火通便。治脏腑积热，烦躁多渴，面热头昏，唇焦咽燥，舌肿喉闭，目赤鼻衄，颔颊结硬，口舌生疮，痰实不利，涕唾稠黏，睡卧不宁，谵语狂妄，肠胃燥涩，便溺秘结。

凉燥 病名，见《重订通俗伤寒论》。又称燥凉。指感受秋燥之邪而偏寒者，与温燥相对而言。初起多见头痛身热，恶寒无汗，鼻塞流涕，状类风寒，惟唇燥咽干，干咳连声，舌苔薄白而干，脉浮弦紧等证，治宜辛开温润，用杏苏散、葱豉汤之类。如寒热已解，而胸满腹胀便秘，咳嗽不爽而多痰，此乃肺燥移于大肠，治宜肃肺化痰、润肠通便，用五仁橘皮汤。

酒 中药名，出于《名医别录》。为米、麦、黍、高粱等和曲酿成的一种饮料。性温，味甘、苦、辛，有毒。归心、肝、肺、胃经。有通血脉、御寒气、行药势之功效，主治风寒痹痛、筋骨挛缩、屈伸不利、胸痹、心腹冷痛、寒湿泄泻。温饮，或和药同煎服，或浸药服；外用淋洗、漱口或涂擦。

酒风 古病名。出《素问·病能论》。又名漏风。因饮酒后感受风邪所致。症见身热恶风，少气喘急，多汗乏力，口干欲饮等。可用五苓散热服取汗，后与黄芪建中加白术、泽泻，亦可用泽泻散、白术散、漏风汤等方。

酒剂 中药剂型之一。古称酒醴，后世称为药酒。是以酒为溶媒（白酒或黄酒）浸制药物，或加温同煮，去渣以供内服或外用的液体制剂。多用于体虚补养、风湿疼痛或跌打扭伤，如十全大补酒、风湿药酒等。阴虚火旺的病人不宜服用酒剂。

酒泄 病名，见《世医得效方》。又称酒湿泄、纵酒泄泻、伤酒泄泻。因饮酒过度，损伤脾胃所致。有寒热之分。属热者，症见泄泻，若一日不泻，反觉闷热，治宜清利湿热为主。用四苓散、大分清饮、葛花解

醒汤、酒蒸黄连丸之类。属寒者，症见饮食渐减，形体渐瘦，泄泻日久，畏寒困倦，甚则五更作泄，或秋冬加剧，脉多弦细。治宜培补脾肾、温化寒湿，用平胃散、补中益气汤、理中汤、八味丸、胃关煎等方。

酒积 病证名，见《儒门事亲》。九积之一。指因饮酒过多而成积滞者。症见食少，脘腹胀痛，目黄口干等。可选用枳实、葛根、麦芽等药，或用曲蘖丸、酒积丸、乌白丸等方。

酒疸 病名，见《金匮要略·黄疸病脉证并治》。亦称酒黄疸。多因饮酒过度，湿热郁蒸，胆热液泄所致。症见身目发黄，面发赤斑，心中懊憹热痛，鼻燥，腹满不欲食，时时欲吐等。治宜清利湿热，消解酒毒。若脉浮滑，欲吐甚者，当先探吐。脉沉滑，腹满，便秘者，当先下之。方如栀子大黄汤、葛花解醒汤等。

酒痔 病名，见《外治秘要》。指肛边肿痛生疮，似饮酒后发作的肛痛或炎性外痔。

酒渣鼻 病名，出《魏书·王慧龙传》。又名赤鼻、鼻齄。与西医酒渣鼻相同。因鼻色紫红如酒渣而得名。多见于中年以上的男女或嗜酒之人。本病以鼻准、鼻翼、上唇，甚至两颊、前额等部位皮肤发红为主。多因肺胃积热上蒸，复遇风寒外束，血瘀凝结而成；或因嗜酒者酒气熏蒸所致。根据其局部表现特点，又分为红斑型、丘疹型、鼻赘型。酒渣鼻治疗多以凉血清热，和营祛瘀之法，用凉血四物汤加减。外搽颠倒散洗剂。

酒臌 病证名，见《不居集》。臌胀之一。多因饮酒过量，损伤脾胃，水湿停聚而致。症见腹大胀满，甚则全身悉肿，肤按如泥。治宜清热利湿、健脾利水。方选中消分满丸、五苓散、加味异功散等加减。

浙贝母 中药名，出《本草纲目拾遗》。又名象贝母、大贝母、元宝贝。为百合科植物浙贝母 Fritillaria thunbergii Miq. 的地下鳞茎。性寒，味苦。归肺、心经。有清

热散结、化痰止咳之功效，主治外感风热或痰火郁结之咳嗽、咯痰黄稠，及瘰疬、疮痈肿毒、乳痈、肺痈。煎服 3~10g，研粉冲服 1~1.5g。反乌头。本品之复方对甲状腺腺瘤、颈淋巴结核，及慢性淋巴结炎有一定疗效。

娑罗子 中药名，出于《本草纲目》。又名梭罗子、苏罗子、开心果。为七叶树科植物七叶树 Aesculus chinensis Bge. 或天师栗 A. wilsonii Rehd. 的果实或种子。性温，味甘。归肝、胃经。有理气止痛、疏肝和胃之功效，主治肝胃气滞之胸闷胁痛、胃胀腹满、妇女经前乳房胀痛。煎服，3~10g。

消中 病名，出《素问·腹中论》。又称口消、脾中、内消。消渴的一种。由脾胃燥热所致。症见多食善饥，形体消瘦，小便频多，大便坚硬。治宜清胃泻火为主，兼以滋阴润燥，方用白虎汤、抽薪饮、黄连猪肚丸、调胃承气汤等。

消化希拉 蒙医名词。希拉五种类型之一。存在于幽门部，有融化食物、产生热量的功能。

消风散 方名，出自《太平惠民和剂局方》。荆芥穗、炒甘草、川芎、羌活、炒僵蚕、防风、茯苓、蝉蜕、藿香叶、人参各二两，姜厚朴、陈皮各五钱。为粗末，每服二钱，茶水调下。功能疏风止痉。治风邪上攻，头目昏痛，项背拘急，肢体烦痛，肌肉蠕动，眩晕耳鸣，鼻塞多嚏，皮肤顽麻，瘙痒瘾疹等症。《外科正宗》也载有消风散方：当归、生地黄、防风、蝉蜕、知母、苦参、胡麻仁、荆芥、苍术、牛蒡子、石膏各一钱，甘草、木通各五分。水煎，食远服。功能疏风清热，除湿止痒。治风湿浸淫血脉而致疮疥瘙痒，或风热瘾疹。《类证治裁》用苍术、麻黄、荆芥、白芷、甘草、陈皮、葱白、生姜，水煎服，治热伤风，亦名消风散。

消石 中药名，出于《神农本草经》。又名火消、焰消、水石。为矿物硝石 Niter 经加工炼制而成的结晶。性温，味苦、咸，有毒。归心、脾经。有破坚散积、利尿泻下、解毒消肿之功效，主治痃胀、瘰疬、心腹疼痛、小便不利、霍乱吐利、黄疸、石淋、喉痹、痈肿、疔毒。多入丸，散服，1.5~3g。外用研末调敷或吹喉。孕妇忌服。

消谷 证名，见《灵枢·大惑》。指食物入胃后，很快消化。常为中消主症。

消谷善饥 证名，见《灵枢·经脉》。指食入即消，自觉易饥的症状。多由中焦热盛所致。常为中消主症之一。

消法 八法之一。通过消导化积、理气活血、祛湿化痰、软坚散结等手段，使由气、血、痰、水、虫、食等积聚而形成的有形之法渐消缓散。《素问·至真要大论》云："坚者削之，结者散之。"是消法最早的理论根据。凡饮食不化，虫积成疳，癥块癥瘕，以及痈肿疮毒初起等，均可使用下法。下法又具体分为消食导滞、消疳杀虫、化积消癥、消疮散痈等。

消泺 经穴名，出《针灸甲乙经》。又名消铄。属手少阳三焦经。位于肘尖与肩髎穴连线上，在肘尖上5寸处。主治头痛、齿痛、项强、肩臂痛、上肢麻痹等。直刺5分~1寸。艾炷灸3~5壮，或艾条灸5~10分钟。

消疳散 方名，出自《审视瑶函》。使君子、雷丸各等分。为细末，用鸡肝（去净筋膜血水，炖半熟）蘸药食用。功能杀虫消疳，养肝明目。治疳积，眼生翳膜遮睛。

消痔丸 方名，出自《疡医大全》。生地黄四两，黄芩一两半，金银花、炒枳壳、秦艽各一两，防风、制大黄、当归、炒苍术、地龙、炒槐花、赤芍药各二两。为细末，空腹服。功能疏风宽肠，清肠凉血。治痔漏初起，大便秘结，血分壅热者。

消斑青黛饮 方名，出自《伤寒六书》。青黛、黄连、犀角、石膏、知母、玄参、栀子、生地黄、柴胡、人参、甘草。加生姜、大枣水煎，入醋一匙调服。功能泻火解毒，凉血化斑。治温病或伤寒化热，邪热入营,皮肤发斑,斑色深红,口渴烦躁,舌红苔燥。

消渴 病名,出《素问·奇病论》。又称痟渴、消瘅。①病证名。泛指以多饮、多食、多尿症状为特点的病证。多因过食肥甘,饮食失宜,或情志失调,劳逸失度,导致脏腑液燥,阴虚火旺所致。治疗一般以滋阴、润燥、降火为主。②见《外台秘要》。指以多饮、多尿、尿甜为特征的病证。类似糖尿病。③证名。见《伤寒论·辨太阳病脉证并治》。指口渴。

消渴方 方名,出自《丹溪心法》。黄连末、天花粉末、人乳(或中乳)、藕汁、生地汁、生姜汁、蜂蜜。搅拌成膏,开水送服。功能清热养阴,生津润燥。治消渴。

消瘅 病名,出《灵枢·五变》。①即消渴(见《证治准绳·消瘅》)详见该条。②见《杂病源流犀烛》。即热中。指肝、心、肾三经阴虚内,而外消肌肉的病证。

消瘰丸 方名,出自《医学心悟》。又名消疬丸。玄参、煅牡蛎、贝母各四两。为末,炼蜜为丸,每服三钱,日二次。功能清热化痰,软坚散结。治瘰疬,痰核,症见咽干、舌红、脉弦滑者。《医学衷中参西录》也载有消瘰丸:煅牡蛎十两,生黄芪四两,玄参三两,三棱、莪术、龙胆草、浙贝母各二两,血竭、乳香、没药各一两。为细末,炼蜜为丸,每服三钱,用海带五钱,切丝煎汤送下,日二次。治瘰疬。

海上方 方书。又名《海上名方》《海上仙方》《孙真人海上方》。1卷。旧题唐·孙思邈撰。《直斋书录解题》引《馆阁书目》,宋·钱竽撰。书中列述暑月伤热、伤寒咳嗽、鱼脐疮等120余种各科常见病证单验方。每病一方,每方编为七言歌诀。现存明代石刻拓本及多种清刻本。

海上医宗心领 综合性医书。66卷。越南黎有卓撰于1770年。本书用汉文写成,参考《内经》以后历代中医文献,介绍医学理论、药物、临床各科治疗及黎氏医案。作者推崇我国清代医家冯兆张,较多引用《冯氏锦囊秘录》。重视滋阴法,并专门介绍一些越南民间药物。内容丰富,对当时越南医学界影响较大。

海马 中药名,出于《本草拾遗》。又名水马、马头鱼。为海龙科动物克氏海马 Hippocampus kelloggi Jordanet Snyder. 或斑海马 H. trimaculatus Leach 等除去皮膜及内脏的干燥体。性温,味甘、咸。归肾、肝经。有补肾壮阳、活血散瘀之功效,主治肾阳虚衰之腰膝酸软、阳痿、尿频、癥瘕痞块、跌仆损伤、瘰疬、瘿瘤、阴疽疮肿、外伤出血。研末服 1~1.5g,外用适量。

海风藤 中药名,出于《本草再新》。又名风藤、巴岩香。为胡椒科植物风藤 Piper futokadsura Sieb. 或细叶青蒌藤 P. kadsura (choisy) Ohwi. 等多种同属植物的藤茎。性微温,味辛、苦。归肝经。有祛风湿、通经络之功效,主治风寒湿痹、关节不利、筋脉拘挛、腰膝疼痛。煎服,5~10g。

海龙 中药名,出于《本草纲目拾遗》。又名水雁、海蛇。为海龙科动物刁海龙 Solenognathus hardwickii Gray. 或拟海龙 Syngnathoides biaculeatus Bloch 等除去皮膜及内脏的干燥体。性味、功用与海马相似,但效力稍强,参见该条。

海金沙 中药名,出于《嘉祐补注本草》。又名左转藤灰。为海金沙科植物海金沙 Lygodium japonicum (Thunb.) Sw. 的孢子。性寒,味甘。归膀胱、小肠经。有清热、利水、通淋之功效,主治膀胱湿热之热淋、砂淋、血淋、膏淋,及脾湿太过之遍身肿满。煎服,6~12g,以布包煎。

海金沙藤 中药名,出于《本草纲目》。又名海金沙草,左转藤。为海金沙科植物海金沙 Lygodium japonicum (Thunb.) Sw. 的全草。性味、功效与海金沙相似,尚能清热解毒,除治热淋、砂淋、血淋、膏淋、水肿外,亦可治黄疸、痄腮、痈肿、疮毒。煎服,15~30g。

海狗肾 中药名,出于《开宝本草》。又名腽肭脐。为海狗科动物海狗 Callorhinus

ursinus (L.) 或海豹科动物海豹 Phoca vitulina (L.) 的雄性外生殖器。性热，味咸。归肾经。有暖肾壮阳、益精补髓之功效。主治肾阳虚衰之阳痿不起、精冷面黑、畏寒肢冷、腰膝痿软等。研末服 1~1.5g，煎服 6~12g。

海底漏 病名，见《外科证治全生集》。又名骑马漏。即发于会阴处的肛漏，病因证治见该条。

海参 中药名，见于《本草从新》。为刺参科动物刺参 Stichopus japonicus Selenka 的全体。性温，味甘、咸。归心、胃经。有补肾益精、养血润燥之功效，主治虚弱劳怯、阳痿、遗精、尿频、遗尿、失眠、肠燥便秘等。煎服、煮食或入丸剂服。

海带 中药名，出于《嘉祐本草》。又名海带、海马蔺。为大叶藻科植物大叶藻 Zostera marina L. 或海韭菜 Phyllospadix scouleri Hook. 的全草。性寒，味石咸。有软坚化痰、利水泄热之功效，主治瘿瘤结核、疝瘕、水肿、脚气。煎服 3~9g，或入丸、散服。

海药本草 药物学著作。5 卷，一说 2 卷。唐·李珣撰。本书是我国古代研究和介绍外来药物的重要著作，记述外来药物的产地及功能主治。原书已佚，《证类本草》《本草纲目》存部分佚文。据统计尚存 124 种药物，海桐皮、天竺桂、没药等药，为本书首载。

海泉 奇穴名，出《针灸大全》。位于舌系带中点处。主治呕吐、重舌肿胀、呃逆、喉闭、腹泻、消渴等。点刺出血。

海桐皮 中药名，出于《海药本草》。又名刺桐皮、钉桐皮、接骨药。为豆科植物刺桐 Erythrina variegata L. var. orientalis (L.) Merr. 的树皮。性平，味苦、辛。归肝、肾经。有祛风除湿、通络止痛、杀虫止痒之功效，主治风湿痹痛、四肢拘挛、腰膝疼痛，及疥癣、湿疹等。煎服 6~12g，外用适量。

海浮石 中药名，出于《日华子诸家本草》。又名石花、海石、浮石、浮海石。为胞孔科动物脊突苔虫 Costazia aculeata canu et bassler. 或瘤苔虫 C. costazii Audouin. 的骨骼，或火山喷出的岩浆凝成的石块 Pumice。性寒，味咸。归肺经。有清肺化痰、软坚散结、通淋之功效，主治痰热咳嗽、咳痰黏稠，及瘰疬结核、热淋、砂淋等。多入丸、散剂，6~10g。

海蛤壳 中药名，出于《神农本草经》。又名蛤壳。为帘蛤科动物文蛤 Meretrix meretrix L. 或青蛤 cyclina sinensis Gmelin 等多种海蛤的贝壳。性寒，味苦、咸。归肺、胃经。有清肺化痰、软坚散结、利尿、制酸、敛疮之功效，主治肺热痰稠之咳嗽气喘、胸胁疼痛、顽固之痰咳喘满、瘿瘤、痰核、水气浮肿、小便不利、胃痛泛酸、疮疡不敛等。多入丸、散服，1~3g，煎服宜包，10~15g；外用适量。

海蜇 中药名，出于《食物本草会纂》。又名海蛇、水母。为海蜇科动物海蜇 Rhopilema esculenta kishinouye 的腕部或伞部。性平，味咸、涩。归肝、肾经。有清热化痰、消积、润肠之功效，主治痰热咳嗽、哮喘、泻痢、带下、淋浊、脚气、痰核、痞积胀满、癥瘕、大便燥结、丹毒等。煎服 30~60g，或以姜、醋伴食。

海螵蛸 中药名，出于《神农本草经》。又名乌鲗骨、乌贼骨、乌贼鱼骨、墨鱼盖。为乌鲗动物曼氏无针乌鲗 Sepiella maindroni de rochebrune. 或金乌鲗 Sepia esculenta Heyle. 等的内贝壳。性微温，味咸、涩。归肝、肾经。有止血、止带、固精、止泻、制酸、敛疮、消瘿、散翳之功效，主治崩漏下血、便血、尿血、吐血、咯血、创伤出血、带下、遗精、早泄、久泻不止、胃痛吐酸、湿疮湿疹、溃疡多脓、瘿瘤结块、目生翳障等。煎服 6~12g。研末吞服 1.5~3g；外用适量，研末撒或调敷。阴虚多热者不宜服。

海藻 中药名，出于《神农本草经》。为马尾藻科植物海蒿子（大叶海藻）Sargassum pallidum（Turn.）C. Ag. 或羊栖菜（小叶海藻）S. fusiforme（Harv.）Setch. 的全草。性寒，味咸。归肝、胃、肾经。有消痰软坚、利水退肿之功效，主治瘿瘤、瘰疬、睾丸肿大、脚气浮肿、水肿等。煎服，10～15g。反甘草。

浮小麦 中药名，出于《本草蒙筌》。又名浮麦、浮水麦。为禾本科植物小麦 Triticum aestivum L. 未成熟的颖果。性凉，味甘。归心经。有益气、除热、止汗之功效，主治自汗、盗汗、骨蒸劳热。煎服或炒焦研末服，15～30g。

浮中沉 切脉指法。指切按脉搏时，用轻、中、重三种不同的指力，以测候脉象。《难经·十八难》云："九候者，浮中沉也"。

浮白 经穴中。出《素问·气穴论》。属足少阳胆经，该经与足太阳经交会穴。位于耳根上缘向后入发际横量1寸处。主治头痛、耳鸣、耳聋、目痛、瘿气、肩背不举、下肢痿弱或瘫痪。沿皮沿5～8分。艾条灸5～10分钟。

浮郄 经穴名，出《针灸甲乙经》。属足太阳膀胱经。位于股二头肌内侧，委阳穴上1寸处。主治便秘、臀股麻木、霍乱转筋、下肢麻痹等。直刺1寸～1寸5分。艾炷灸3～5壮；或艾条灸5～10分钟。

浮肿 证名，出《素问·气交变大论》。即水肿，又称虚浮。水肿病的常见证候之一。多由肺脾肾脏气虚衰所致，肺虚则气不化水，脾虚则不能制水，肾虚则水无所主而妄行，故传于脾而肌肉浮肿，传于肺则气息喘急。治宜益肺培补脾肾为主。方用实脾饮、金匮肾气丸、真武汤等。属实者，当以逐水为先，可用牵牛散等。

浮脉 脉象之一。其脉位浮浅，轻取即得。《脉经》指出此脉："举之有余，按之不足。"《素问·脉要精微论》载："春日浮，如鱼之游在波。"浮脉主病在表。浮而有力为表实；浮而无力为表虚。浮脉多见于感冒及某些急性热病的初期。某些久病阳气虚损者，也可见浮大无力之脉象。

浮络 指位于浅表部位的络脉。出《素问·皮部论》。临床可根据其部位和色泽来诊断病证，亦可以此进行放血治疗。

浮萍 中药名，出于《神农本草经》。又名水萍、田萍。为浮萍科植物紫萍 Spirodela polyrrhiza（L.）Schleid. 或青萍 lemna minoa L. 的全草。性寒，味辛。归肺、膀胱经。有发汗解表、透疹止痒、行水消肿之功效，主治外感风热之发热无汗，麻疹透发不畅，风热瘾疹，皮肤瘙痒，及水肿、小便不利。煎服，3～10g。自汗及体寒者忌用。

涤痰汤 方名，出自《奇效良方》。制南星、制半夏各二钱半，炒枳实、茯苓各二钱，橘红一钱半，石菖蒲、人参各一钱，竹茹七分，甘草五分。加生姜五片，水煎，食后服。功能涤痰开窍。治中风痰迷心窍，舌强不能言。

流气饮 方名，出自《太平惠民和剂局方》。炮大黄、川芎、菊花、炒牛蒡子、细辛、防风、栀子、炒白蒺藜、黄芩、炙甘草、玄参、荆芥、蔓荆、木贼各一两，炒苍术二两，草决明一两五钱。为细末，每服二钱五分，临卧冷酒调服。功能疏散风热，清肝明目。治肝经不足，风热上攻，眼目昏暗，视物不明，眼前黑花，当风多泪，怕光羞明，眵多赤肿，隐涩艰睁，或生障翳，倒睫拳毛，眼眩赤烂。

流火 病名，见《外科证治全生集》。又名腿游风、肾气游风、肾游风。即发于下肢的丹毒。多因湿热下注，或足癣糜烂、下肢创伤、臁疮等染毒而成。初起恶寒发热，便秘尿赤等，继而局部出现境界清楚的水肿性红斑片，很快扩大，自觉灼热疼痛，多先肿于小腿，亦可延及大腿，易反复发作而成象皮腿。治以清热利湿解毒，五神汤加减内服。若兼见高热神昏谵语，宜同服安宫牛黄丸；若反复发作，患脚渐粗，宜清热利湿散瘀，三妙丸内服。外用黄连膏或金黄膏；成象皮腿者，用乌桕叶、鲜樟树叶、松针各

60g，生姜30g，煎汤熏洗。

流饮 病名，出《诸病源候论》。①即狭义痰饮。指饮邪留于肠胃的疾病。症见肠鸣便溏，心悸，食少，呕吐涎沫等。治宜温阳化饮。方选苓桂术甘汤、金匮肾气丸等。②指痰饮流注无定者。

流金凌木 病名，见《目经大成》。类今之假性翼状胬肉。因肺经蕴热，侵及肝经；或外伤白睛、黑睛所致。其状如胬肉攀睛，然色白而薄，位且不定。治法：因肺经蕴热者，宜清热泻肺，用泻白散加减；由外伤所致者，宜平肝退翳，用石决明散加乌贼骨、密蒙花。必要时手术治疗。

流注 病名，见《仙传外科集验方》。泛指发生在身体深部组织的化脓性病证。因其毒邪走窜不定，随处可生，故名。产生本病的基本原因是正虚邪实气血虚弱，致使毒邪集聚，或流注到其他部位。由于病因及发病部位等不同，其临床表现及治疗亦异，如暑湿流注、湿痰流注、余毒流注、瘀血流注、髂窝流注等，各见该条。

流注指要赋 针灸著作。又名《窦太师流注指要赋》《通玄指要赋》。1卷。元·窦杰撰于1232年。本书将常用43个针灸要穴主治编成歌赋，赋后附针灸补泻等理论。现有1936年《丛书集成》影印本。

流痰 病名，见《外证医案汇编》。泛指慢性破坏性骨关节病。俗称骨痨，相当于西医的骨与关节结核。中医疡科把痰邪视为主要病因之一，又此类疾病脓成后可以"流窜"；溃后脓液稀薄如痰，故有流痰之称。多发生于青少年。多因先天不足，肾亏髓空，外因风寒侵袭，以致痰浊注聚于骨与关节间而成。初起患处隐隐酸痛，无肿胀红热，继则关节活动受限，动则痛，全身症状不显，治以补肾温经，散寒化痰，阳和汤加味内服，外用阳和解凝膏消退。中期患部渐肿起，若患处透红，按之应指，为成脓，伴身热朝轻暮重，治以透托，透脓散加减内服，外宜切开排脓。后期溃破时流稀脓，或挟有败絮样物，久则疮口凹陷，疮周紫暗，形成窦道。若伴神疲乏力，面白形寒，心悸自汗，舌淡脉细等，治以调补气血，人参养营汤加减内服；若伴潮热盗汗，咽干口燥，舌红少苔脉细等，治以滋阴清热，大补阴丸合清骨散加减内服，外用五五丹药线或七三丹药线，敷冲和膏；脓尽用生肌散、玉红膏；形成窦道，治参漏条。由于病位不同，证或有异，又有鸡胸痰、龟背痰、肾俞虚痰、环跳流痰、附骨痰、鹤膝痰、穿拐痰、蝼蛄窜、蜣螂注之称，各见该条。

润肠丸 方名，出自《兰室秘藏》。桃仁、麻仁各一两，当归尾、煨大黄、羌活各一钱。为细末，炼蜜为丸，梧桐子大。每服三十至五十丸，空腹服下。功能疏风活血，润肠通便。治脾胃伏火，血结肠燥，大便秘涩，不思饮食。《正体类要》载方较本方多皂角刺、秦艽，功用证治相同。《世医得效方》用沉香一两，肉苁蓉（酒浸）二两，为末，以麻子仁汁打糊为丸，治津液亏少，大便秘结，亦名润肠丸。

润僵汤 藏医方剂名。出《藏医药选编》。诃子、毛诃子、余甘子、獐牙菜、木藤蓼。煎服。主治：血热、心热等症。

涕 五液之一。即鼻涕。具有润泽鼻腔的作用。涕为肺液。故《素问·宣明五气篇》说："肺为涕"。肺开窍于鼻，故风寒犯肺，则鼻塞流涕；肺气燥热，则鼻孔干涩，甚或衄血；肺气虚寒，则常流清涕。

浪脐生 病名，见《张氏医通》。指胎位不正，胎膜已破，胎未娩出，脐带先出，即属臀足位分娩，脐带脱垂。多因盆腔狭窄或胎位不正所致。此对胎儿生命威胁甚大，先行脐带复位，用纱布把脱出的脐带包成一团，连同纱布一起将脐带送回宫内，再行分娩。如还纳脐带失败，或脐带再次滑出，可行剖腹产术。

浸淫疮 病名，出《金匮要略》。是一种可遍发全身的瘙痒渗液性皮肤病。相当于西医的急性泛发性湿疹。多因心火脾湿，外受风邪，阻于肌肤而成。初起皮肤潮红、肿胀、瘙痒，继见红粟、水疱，抓破后流黄水，浸淫成片扩大，若以上半身为重，红粟为主，水疱不多，治以祛风除湿，消风散加减内服；若发病急，皮肤潮红灼热，红粟、水疱均多，治以清热利湿，龙胆泻肝汤加减内服；若病情较缓，以下半身为重，水疱为主，渗液较多，伴倦怠纳呆等，治以健脾理湿，佐以清热除湿，胃苓汤加减内服。外治：流水多时，用马齿苋、龙胆草各50g煎水冷湿敷；间歇期用青黛散麻油调搽。

涩脉 脉象之一。其脉往来艰涩，如轻刀刮竹。《脉经》云："涩脉细而迟，往来难，且散，或一止复来。"涩脉主病为血少伤精，津液亏损，或气滞血瘀。临床可见于贫血、心机能不全等病证。

涌泉 经穴名，出《灵枢·本输》。又名地冲、蹶心、地衢。属足少阴肾经，位于足掌心，足趾跖屈时呈凹陷处。主治昏厥、头顶痛、眩晕、喉痹、衄血、舌干、失音、小儿惊风、癫痫、足心热痛、二便不利、中暑、神经衰弱、高血压、精神分裂症。直刺5分～1寸。艾炷灸3～5壮；或艾条灸5～15分钟。

涌泉疽 病名，①见《外科大成》。即生于尻骨之前长强穴的肛痈。病因证治见该条。②出《疡医准绳》。即发于足底涌泉穴处的化脓性感染。俗名病穿椒。病因证治见足底疔条。

浚川丸 方名，出自《证治准绳》。大戟、芫花（醋炒）、沉香、檀香、木香、槟榔、莪术、大腹皮、炒桑白皮各半两，黑白牵牛（研取生末）一两，巴豆（去壳、心）三十五粒。为细末，水煮面糊为丸，麻仁大，每服十七丸，浓煎葱汤，五更空腹送下；如再服可酌减，症退即止。功能行气逐水。治水肿，及单腹胀满，气促食减。

浚川散 方名，出自《张氏医通》。酒大黄、牵牛子头末、郁李仁各一两，芒硝、甘遂各半两，木香三钱。为细末。每服二钱，入生姜自然汁，和入稀粥服。功能峻下逐水。治水肿胀急，大便不通，大实大满者。

诸阳之会 指人体的头面部位。即人体清阳之气皆上注于头面。如手三阳经脉从手走向头部，足三阳经脉则从头走向足部，故十二经脉之中手足三阳经皆会聚于头面。《灵枢·邪气脏腑病形》指出："诸阳之会，皆在于面。"

诸证提纲 临床著作。10卷。明·陈文治撰。刊于1612年。本书分述以内科杂病（包括五官病）为主的病证100种，每病1篇，每篇先论病候及辨证治法，后附治疗方剂或针灸法。论述以《内经》及金元医家著述为本。书中选方较多，多属平妥之方。现存明万历四十年刻本。

诸疮一扫光 方名，出自《外科正宗》。又名一扫光。苦参、黄柏各一斤，烟胶一升，木鳖子、蛇床子、川椒、明矾、枯矾、硫黄、大枫子、樟脑、水银、轻粉各二两，砒石五钱。为细末，熟猪油二斤四两化开，入药搅匀作丸，龙眼大，外擦患处。功能杀虫止痒。治疥疮，或干或湿，多痒少痛者。《古今医鉴》载有同名方剂，药仅蛇床子、大枫子、水银三味，以白锡一钱化开，入水银搅匀，再入二味研匀，用柏油调搽。治风癣、疥癫、坐板疮、血风疮，瘙痒疼痛。

诸热之而寒者取之阳 治则之一。出《素问·至真要大论》。即用温热药治疗寒证，但寒象不解而更甚，此不属外寒之证，而是真阳（肾阳）不足的虚寒证，则应温补肾阳，寒象自解。参考益火之源，以消阴翳条。

诸病源候论 病因证候学专著。又名《诸病源候总论》《巢氏病源》。50卷。隋·巢元方等撰于610年。是我国现存第一部病因、证候学专著。全书共分67门，收载内、外、妇、儿、五官、口齿、骨伤各科疾病证候1720条，分述诸症病因、病理、证候，多数附记导引法。系统总结隋以前的病因证候学成就。卷1～30以外感热病与内科杂病为主，兼及五官、口齿病证；卷31～36论述疮疡、痈疽、瘿、瘤、瘰疬、皮肤病、肛肠病、烧伤、骨伤、内痈；卷37～44列述妇科病证；卷45～50为小儿杂病诸候。本书在疾病分类方面，较前人更为细致、明确，如将内科急性热病分为伤寒、时气、热病、温病、疫疠五类。对疾病病因亦有较准确的认识，如论传染性热病系因接触"乖戾之气"，山区瘿病系因饮用缺碘的"沙水"，漆疮是由于个体"禀性畏漆"，消渴病容易合并痈疽、水肿等。书中还记载有腹腔外科断肠"针缕"吻合手术、创面缝合及血管结扎术等。对寄生虫病、妇科、儿科病证也有不少精辟论述。内容丰富，对后世影响较大。《外台秘要》《太平圣惠方》《普济方》等书的病因病理部分，大多依据本书。现存元刻本（残）、明嘉靖刻本。1955年人民卫生出版社据清《周氏医学丛书》本影印。

诸寒之而热者取之阴 治则之一。出《素问·至真要大论》。即用苦寒药治疗热证，热象不减而反增，此不是有余的热证，而是真阴（肾阴）不足的虚热证，则应滋补肾阴，使热象自除。可参看"壮水之主，以制阳光"条。

读医随笔 医学笔记著作。6卷。清·周学海编于1891年，本书以笔记形式汇集作者读书、临症心得。卷1证治总论；卷2形气、脉法类；卷3～4证治类，列各种病证证治；卷5方药类，审辨药物性味效用；卷6证释类，记述研读古医书心得体会。有《周氏医学丛书》本、《中国医学大成》本、1928年广益书局石印本。

读素问钞 《素问》节注本。又名《续素问钞》。3卷。元·滑寿注，明·汪机续注。续注本刊于1519年。本书选录《素问》中的重要内容，分为藏象、经度、脉候、病能、摄生、论治、色诊、针刺、阴阳、标本、运气和汇萃12类，重新编次，并作简要注释。续注部分又作若干补充。现存明嘉靖五年刻本，并收入《汪石山医书八种》。

袖口疳 病名，见《医宗金鉴》。是指疳疮发于龟头，且包皮肿胀者。病因证治见疳疮条。

袖珍方 方书。又名《袖珍方大全》《周府袖珍方》。8卷，或作4卷。撰于1391年。本书系明李恒奉周定王朱橚之命，据朱橚所编《保生余录》《普济方》等书，选录经验方编成。全书分81门，包括内、外、妇、儿各种疾病，选方3077首。每病先论后方。而以选方为主。方剂皆注明出处。现存明永乐十三年刻本等多种明刻本。

被支配器官 维吾尔医学器官学说中器官分类的一种。指在支配器官的支配下对其它器官产生重要影响，并且通过其它有关被支配器官的作用来完成自身功能的器官。分为主要被支配器官和次要被支配器官两种。主要被支配器官包括肝、心、肺、神经、肾、胃、胆囊、脾；次要被支配器官包括骨髓、肌肉、肌筋、韧带、腱膜等。

调中益气汤 方名，出自《兰室秘藏》。橘皮、黄柏（酒洗）各二分，升麻、柴胡各三分，人参、炙甘草、苍术各五分，黄芪一钱。为粗末，水煎，食远服。功能补中益气，健脾燥湿。治因饥饱劳役，损伤脾胃，元气不足，四肢懒倦，肢节疼痛，难以屈伸，身体沉重，心烦不安，或大便失调，或胸满短气，不思饮食，脉弦洪缓而沉者。《脾胃论》亦载此方，无黄柏，有木香一至二分。

调火赫依 蒙医名词。赫依五种类型之一。存在于胃。运行于腹腔内各消化系管道等处。有调节胃火、增强胃肠活动能力，促进食物消化，分解精华与糟粕，促进血液生化等功能。

调心 气功术语。出《修习止观坐禅法要》。练功时意念集中与运用的锻炼。

调产 见《傅青主女科》。指临产时对产妇调护料理应注意的事项。临产前，应选择产婆，备好产包器物及药品。临产时，要使产妇消除恐惧，安静仰卧，调心养神，爱惜气力，鼓励照常饮食，以免产时乏力，嘱其忍痛为要，不可乱用气力强产。产室须安静，切忌人多嘈杂，室温要适宜，更宜通风凉爽，冬宜避风暖和。瓜熟蒂落，自有定时，不得强服催生药品，必见浆水已破、迟滞不产时，方可服药催生。

调身 气功术语。出《修习止观坐禅法要》。练功时姿势或动作的锻炼，要求不宽不急，不松垮，不紧张。

调服 中药学名词。指某些粉末药。如川贝、三七、人参、犀角、羚羊角、鹿角、牛黄、朱砂等贵重药，加少量水或药液调匀后服下。

调经 见《妇人良方大全》。指妇科治疗月经病的一种法则。月经病的治疗原则，重在调经以治本。如先因病而后经不调，当先治病，病去则经自调。若因经不调而后生病，当先调经，经调则病自除。此外，还须结合四诊以辨脏腑、经络、气血之盛衰，分清其寒、热、虚、实及轻、重、缓、急。调经之法主要有补肾、健脾、养血、理气、温经、化瘀等。

调胃承气汤 方名，出自《伤寒论》。大黄（酒洗）四两，炙甘草二两，芒硝半升。前二味，水煎去滓，再入芒硝微煮，少少温服。功能软坚通便，和胃泄热。治阳明病，热邪结于肠胃，心烦或谵语，腹满便秘，苔黄脉滑而数者。

调息 气功术语。出《修习止观坐禅法要》。练功时的呼吸锻炼，要求呼吸柔细深长，不粗浊短促。

调疾饮食辨 药物学著作。一名《饮食辨录》。6卷。清·章穆撰。刊于1813年。本书汇集调理疾病常用饮食物，辨其宜忌，故名。卷首有述臆（前言）、发凡、《内经》饮食宜忌三项，相当于总论。各论集录饮食物653种，分总类（水、火、油、盐等）、谷、菜、果、乌兽、鱼虫6类。资料多系节取《本草纲目》，作者再加辨析，主要辨其利弊宜忌，并考其名实。有独特见解，而语多偏激。地方色彩颇浓，记有江西鄱阳地方饮食物。附述较多马政、茶课、盐政、藏冰、水利、岁差等无关调疾饮食内容。现存清道光三年经国堂刻本。1987年中医古籍出版社出版点校排印本。

谈允贤 1461～1556年。明代女医家。一作杨谈允贤。无锡人。祖父为南京邢部郎中，兼以医名；祖母亦通医。少时即获祖父母指点，诵习医籍。祖父临终，授以平素经验方，遂行医济世，每获良效。妇科病人，络绎求治，名闻于时。撰《女科杂言》1卷。

[一]

剥苔 即舌苔剥落，长期剥蚀如地图状，多属虫积为患。若在热性病变中，舌苔于一、二日内全部消失，舌光绛无苔，或如镜面，则多属正不胜邪，肝肾之阴亏损而邪气内陷之重证。故《辨舌指南》说："舌苔忽剥蚀而糙干为阴虚，剥蚀边仍有腻苔为痰湿。"临床治疗，阴虚者宜滋养肝肾；痰湿所致则当化湿祛痰。

弱刺激 针灸术语名。指小量的针灸刺激。针刺用细针、小幅度提插捻转；电针用小强度、低频率；灸法用小艾米、短时间等均为弱刺激。用于体质虚弱、耐受性差、精神紧张，易于晕针晕灸的患者。

弱脉 脉象之一。其脉来细软而沉，柔弱无力。主病为气血不足之虚证。《四诊抉微》曰："弱脉阴虚阳气衰，恶寒发热骨筋痿，多惊多汗精神减。"

陵后 奇穴名，见《针灸孔穴及其疗法便览》。位于小腿外侧，在腓骨小头后缘下方凹陷处。主治腓神经痛、膝关节炎、坐骨神经痛、下肢麻痹或瘫痪。直刺5分～1寸。艾炷灸3～5壮，或艾条灸5～10分钟。

祟脉 指变化不定，与病证不符的一种脉象。前人错将鬼祟、客忤等作为出现此脉的病因，故又称鬼祟脉。《脉诀指掌病式图说》云："凡鬼祟附着之脉，两手乍大乍小，乍长乍短，乍密乍疏，乍沉乍浮，阳邪来见脉则浮洪，阴邪来见脉则沉紧，鬼疰、客忤三部皆滑洪大，嫋嫋沉沉泽泽，但与病证不相应者，皆五尸、鬼邪、遁疰之所为也。"

陶弘景 456~536年。南北朝梁代著名医药学家、道家。字通明，自号华阳隐居。丹阳秣陵（今江苏句容）人。未弱冠时即为诸王侍读。仕齐，拜左卫殿中将军。入梁，隐于茅山，梁武常礼聘不出，朝廷每有大事辄就咨询，时人称为山中宰相，卒谥贞白先生。于天文、地理、历算、医药均有造诣。整理《神农本草经》旧本，增收魏晋以来名医所撰《名医别录》，为《本草经集注》。首创按药物来源及自然属性（玉石、草木、虫、兽、果、菜、米实）分类药物，论述形态、产地、主治、炮制、贮藏等亦较《神农本草经》为详。所载"诸病通用药"，开创治疗作用进行药物分类的先例。增补葛洪《肘后方》，为《补阙肘后百一方》。收录魏晋以来各家养生学说，为《养性延命录》。此外还著有《隐隐居本草》《陶氏效验方》《太清草木集要》《太清诸丹集要》《服饵方》等，均佚。

陶华 1369~约1450年。明代医家。字尚文，号节庵。浙江余杭人。幼读儒书，旁通百家之学，精医学，于伤寒尤有研究。正统年间，至省郡治伤寒，名重一时。撰《伤寒六书》，流行较广。后世徐春甫、汪琥诸家曾加批评。

陶针 针具名。又名瓷针。以陶瓷碎片作针具刺激穴位，亦为古代砭石之变。

陶针疗法 针法名。是指用陶针在体表特定部位浅刺以治疗疾病的方法。本法起源很古，现尚流传于广西壮族地区。临床操作时，一般均选用中锋陶针，慢性虚寒证用轻刺激，急性实热证用重刺激。

陶道 经穴名，出《针灸甲乙经》。属督脉，该经与足太阳经交会穴。位于第一胸椎与第二胸椎棘突之间。主治脊强、头痛、疟疾、热病。向上斜刺1~1寸2分。艾炷灸2~5壮，或艾条灸5~10分钟。

陷谷 经穴名，出《灵枢·本输》。又名陷骨。属足阳明胃经，该经输穴。位于足背第二、三跖骨结合部之前方凹陷处。主治面浮身肿、胸胁支满、腹痛肠鸣、热病、目赤痛、疝气、足背肿痛。直刺5分~1寸；或向上斜刺1.5寸。艾炷灸3~5壮；或艾条灸5~10分钟。

通天 经穴名，出《针灸甲乙经》。又名天白、天臼、天旧、天伯。属足太阳膀胱经。位于承光穴后1.5寸处。主治头痛、目眩、鼻塞、鼻衄、鼻痔、急慢性鼻炎、口㖞。沿皮刺3~5分。艾炷灸3~5壮；或艾条灸5~10分钟。

通因通用 反治法之一。出《素问·至真要大论》。指采用通利的方法治疗通泄之病证。一般而言，凡属通泄病证，应采用固涩的治疗方法。但对于某些病证现象是"通"，而本质是瘀热或积滞的病证，则不但不能应用温补固涩，反而应用通利法治疗。故称以通治通，通因通用。主要适用于真实假虚之证。如湿热引起的小便频数、瘀血停积而引起的血崩，则应分别采用通利小便、破血行瘀的方法进行治疗。《类经》云："火热内蓄，或大寒内凝，积聚留滞，泻利不止；寒滞者以热下之，热滞者以寒下之，此通因通用之法也"。

通关丸 方名，出自《兰室秘藏》。又名滋肾丸、滋肾通关丸。黄柏（酒洗）、知母（酒洗）各一两，肉桂五分。为细末，水泛为丸，梧桐子大。每服一百丸，空腹白汤送下。功能清热化气利湿。治热蕴膀胱，尿闭不通，小腹胀满，尿道涩痛。

通关散 方名，出自《丹溪心法附余》。皂角、细辛各一钱。为细末，取少许吹鼻取嚏。功能通关开窍。治突然昏厥，不省人事，牙关紧闭，面色苍白，痰涎壅塞。《证治准绳》《喉科全科紫珍集》《伤科补要》及《集腋良方》均载有同名方剂。

通里 经穴名，出《灵枢·经脉》。又名通理。属手少阴心经，该经络穴。位于前臂掌侧，在尺侧腕屈肌腱桡侧缘，腕横纹上1寸处。主治心痛、心悸怔忡、头晕、目眩、咽喉肿痛、暴瘖、舌强不语、腕臂痛。直刺5~8分。艾炷灸1~3壮；或艾条灸

5~10分钟。

通身肿 证名,见《诸病源候论》。即遍身肿。水肿类型之一。多因脾肾虚弱而致。症见全身浮肿,按之凹陷,随手而起,小便涩少等。治宜健脾、补肾、利水。方选五苓散、猪苓散、五皮饮等。

通谷 ①经穴名。位于腹部者,称腹通谷,属足少阴肾经;位于足部者,称足通谷,属足太阳膀胱经。详见该条。②奇穴名。出《千金要方》。在乳下2寸。主治心痛、胁痛、乳腺炎、肋间神经痛等。艾炷灸3~5壮,或艾条灸5~10分钟。

通肠漏 病名,出《外科大成》。指肛瘘与直肠相通者,惟用挂线疗法得以治愈。即内口高位的完全肛瘘。病因证治参肛瘘条。

通草 中药名,出于《本草拾遗》。又名通脱木、白通草、方通草、丝通草、大通草。为五加科植物通脱木 Tetrapanax papyriferus (Hook.) K. Koch 的茎髓。性寒,味甘、淡。归肺、胃经。有清热利水、通气下乳之功效,主治小便不利,淋沥涩痛,湿温病小便短赤,及产后乳汁不多。煎服,2~5g。孕妇慎用。

通俗伤寒论 伤寒发挥著作。清·俞根初撰。原书3卷,后经何廉臣增订为12卷。分述伤寒要义、六经方药、表里寒热气血虚实、伤寒诊法、伤寒脉舌、伤寒本证、伤寒兼证、伤寒杂证、伤寒坏证、伤寒复证、调理诸法,论述伤寒、温病之病因、证候、治疗及护理甚详。本书前后经何秀山加按语,何廉臣重按,曹炳章参订,徐荣斋重订,深入阐发,订正错误,补充阙漏,使其更为充实,改名《重订重俗伤寒论》,1956年由新医书局出版。

通脉四逆加猪胆汁汤 方名,出自《伤寒论》。炙甘草二两,干姜三至四两,生附子(大者)一枚,猪胆汁半合。前三味水煎,去滓,入猪胆汁,分二次服。功能回阳救逆,益阴和阳。治霍乱吐下已断,汗出而厥,四肢拘急不解,脉微欲绝。

通脉四逆汤 方名,出自《伤寒论》。炙甘草二两,生附子(大者)一枚,干姜三至四两。水煎,分二次服。功能回阳通脉。治少阴病,阴盛格阳,下利清谷,手足厥逆,脉微欲绝,身反不恶寒,面色赤,或腹痛,或干呕,或咽痛,或利止脉不出。

通窍活血汤 方名,出自《医林改错》。赤芍药、川芎各一钱,桃仁二钱,红花、生姜各三钱,老葱三根,大枣七枚,麝香五厘。煎七味,用黄酒八两,煎至一盅,去渣,入麝香微煎,临卧服。功能活血通窍。治瘀阻头面所致头痛昏晕,或久聋,或脱发,或酒糟鼻,或白癜风,以及妇女干血痨、小儿疳积等症。

能远怯近症 病名,见《审视瑶函》。又名能远视不能近视、远视不能近视、视远怯近症。即今之远视。多由于阴不足阳有余之证。症见视远尚清,视近模糊,或视疲劳,甚或头晕眼胀。宜滋阴明目。用杞菊地黄丸或地芝丸加减。远视度数大,眼症明显,应验光配镜矫治。

能足培根 藏医基础理论术语。存在于头部。可感觉,使人有知觉及喜、怒、哀、乐之情绪变化。

能足培根病 藏医病证名。见《藏医药选编》。常见症状为:头晕目眩,两耳蔽塞不聪,囟门部有沉重感,喷嚏频作,多涕。治疗:先以摩苓草煎服引吐,继以甘草研细,萝卜汁、酥油、芝麻油调和,滴鼻,并于囟门穴放血,亦可于三结门(百会、囟门、后囟)处施艾条。

能味培根 藏医基础理论术语。存在于舌的部位。司味觉。

能味培根病 藏医病证名。见《藏医药选编》。常见症状为:味觉不敏,食物无味,纳差,口不渴,舌冷,上下嘴唇疼痛,语声不扬。治疗:以三果汤内服,或以沙棘果膏、野姜、甘草、诃子、毛诃子、余甘子研末,加蜂蜜内服。亦可于天突及第一椎施灸。

能化培根病 藏医基础理论术语。存在于胃部。其功能为磨碎食物，使食物消化吸收。

能化培根病 藏医病证名。见《藏医药选编》。常见症状为：消化不良，食物难消，不能分解食物之精微，嗳气频作，胃脘痞满而硬。治疗：以八味石榴散内服，并于第九椎、十三椎、胃穴等施艾灸。

能合培根 藏医基础理论术语。存在于关节。使各关节相互联结，并有伸屈运动。

能合培根病 藏医病证名。见《藏医药选编》。常见症状为：关节疼痛肿胀，四肢屈伸不利。治疗：以诃子、麝香、野姜、黑驴血共研末内服。或以草决明、酥油桶中之陈酥油，调和涂擦按摩患处，用牛角抽吸患处之黄水，并施以火针治疗。

能作赤巴 藏医基础理论术语。存在于心脏。其作用为支配意识，主心壮胆，出谋划策，滋欲望等。

能作赤巴病 藏医病证名。见《藏医药选编》。常见症状为：心痛，无喘急，身战栗，口渴喜饮，食欲不振，心肺灼痛。治疗：以沉香、肉豆蔻、诃子、红花、獐牙菜、木棉花丝共研末，白糖送服。或于小尖脉左右隔关交替放血，或于胆脉之霞仁处施放血术。

能近怯远症 病名，见《审视瑶函》。又名近视、能近视不能远视、目不能远视、视近怯远症。即今之近视。多由于先天不足，阅读习惯不良，劳瞻竭视所致。症见视近清晰，视远模糊，常需眯目。治宜滋补肝肾，益气明目。用定志丸或驻景丸加减方加减。配合针刺、耳穴埋针（豆）治疗。对近视日久，妨碍工作、学习者，应验光配眼镜矫正。重视预防，注意视力卫生，养成良好的用眼习惯，做眼保健操。

能依培根 藏医基础理论术语。存在于胸部。为五种培根之首，协调其它四种培根发挥作用。尤其在人体缺乏水分的情况下有调节体液之功能。

能依培根病 藏医病证名。见《藏医药选编》。常见症状为：胸胁胀痛，疼痛彻背，嘈杂吐酸，食物难下。治疗：先以蓬苓草煎汤内服催吐，继服五味石榴散或六味寒水石散。或于第八椎施以艾灸。

能视赤巴 藏医基础理论术语。存在于眼目。其作用为主视觉。

能视赤巴病 藏医病证名。见《藏医药选编》。常见症状为：头痛，酒后刺痛更甚，目发黄，能近视而不能远视。治疗：内服獐牙菜膏。或于全戟、银戟穴放血，并多次以水喷洗眼睛。

能毒者以厚药 治则之一。出《素问·五常政大论》。指用药应用人制宜，对于身体强壮，正气充足，能耐受攻邪药物的患者，就应给予气味厚、作用强的药物进行治疗，取其速效。

能消赤巴 藏医基础理论术语。主消化，产生热能，使食物分解成精微与糟粕。

能消赤巴病 藏医病证名。见《藏医药选编》。因饮食不节所致。常见症状为：舌黄、口渴、纳谷不化，食欲不振。治疗：以三味光明盐汤内服，或继用木鳖子催吐。

难产 病名，见《诸病源候论》。又名产难。指孕妇临产，胎儿娩出发生困难，为各种异常产的总称。多因气血虚弱、气滞血瘀等原因所致。气血虚弱难产，见临产无力，久产不下，阵缩微弱，面色苍白，心悸气短，精神疲倦，治宜大补气血，方用蔡松汀难产方。气滞血瘀难产，症见腰腹疼痛剧烈，胎儿不下，精神紧张，呼叫不止，胸闷脘胀，呕恶欲吐，下血量少，血色暗红或有血块，治宜理气行滞、化瘀催产，方用催生饮加益母草、牛膝。如因产道异常、胎位异常或胎儿过大造成的难产，均非药物所能解决，则应及时手术治疗为要。

难产七因 出《赞育编》。指孕妇方面容易导致难产的七种原因。即一因安逸，二因奉养，三因淫欲，四因忧疑，五因娇怯，六因仓皇，七因虚乏。

难经 医经著作。原名《黄帝八十一难经》。3卷，或作5卷。原题秦越人撰。约成书于东汉以前，一说在秦汉之际。本书以问难形式编写，亦即假设问答，释疑解难，故名《难经》。其中1~22难以论脉为主，简化切脉法，首倡独取寸口；23~29难论经脉流注始终、经脉长度、营卫度数、奇经八脉及其病证；30~47难以论脏腑为主；48~61难论诊候、病能、脏腑传病、积聚、泻、痢、伤寒诸病，望闻、问、切四诊；62~68难论脏腑井俞诸穴；69~81难论补泻针法。本书以基础理论为主，结合临床，重点阐述脉诊、脏腑、经脉、腧穴，丰富和发展了中医理论体系，对后世影响很大。有多种注本，如东吴·吕广《黄帝难经》、唐·杨玄操《集注难经》、宋·丁德用《补注难经》、元·滑寿《难经正义》、明·熊宗立《勿听子俗解八十一难经》、清·徐大椿《难经经解》等。

难经正义 《难经》注本。6卷。清·叶霖撰于1895年。叶氏认为《难经》一书"理趣深远，非浅学得窥堂奥"，遂参考诸家学说，与《内经》原文对照排比，诠释发挥。全书辨论精要，考证颇详。现有《珍本医书集成》本。

难经本义 《难经》注本。2卷。元·滑寿撰。刊于1366年。作者鉴于《难经》原书有文字缺漏，编次错乱，历代注本又不尽如人意，遂参考元以前《难经》注本及有关医籍诠注《难经》，并对其中部分内容考订辨论。释义能融会诸家，结合个人见解，颇多发挥。在《难经》注本中影响较大。现存明万历十八年薛己刻本。1956年商务印书馆出版排印本。

难经汇注笺正 《难经》注本。3卷。张寿颐注。刊于1923年。本书汇集历代诸家《难经》注文，并加笺正。其中主要选录滑寿《难经本义》、徐大椿《难经经释》。作者笺正颇多订讹正误之处。1961年上海科学技术出版社出版排印本。

难经经释 《难经》注本。2卷。清·徐大椿撰于1727年。作者认为"《难经》非经"，但又肯定其"悉本《内经》之语而敷昌其义，《内经》之传唯《难经》得其正宗。本书遂以《内经》理论诠释《难经》，故名曰'经释'"。书中对照《内经》《难经》两书有关内容，阐发义理及其学术渊源，颇多个人独到之见。收入《徐灵胎医学全书》《徐氏医书八种》。

难经悬解 《难经》注本。2卷。清·黄元御撰于1756年。本书对八十一难逐段注解，注文大多简要，诠释或与《内经》理论对照。以经解经，发挥不多。现有《黄氏医书三种》本。

难经集注 《难经》注本。5卷。明·王九思撰于1505年。本书是现存最早的《难经》集注本，选录吕广、杨玄操、丁德用、虞庶、杨康侯诸家《难经》注文，汇编成书。分为经脉诊候、经络大数、奇经八脉、营卫三焦、脏腑配象、脏腑度数、虚实邪正、脏腑传病、脏腑积聚、五泄伤寒、神圣工巧、脏腑井俞、用针补泻等13篇。卷末附"音释"。书中保存了较多《难经》注文佚本。版本较多，现存《守山阁丛书》本、《四部丛刊》本，1956年人民卫生出版社影印本。

难经疏证 《难经》注本。2卷。日本·丹波元胤撰于1879年。卷首载丹波元简《难经》题解一篇。疏证部分征引《难经经释》等诸家注文，分析得失，补其剩义。评按内容较为精审，每能考释经文，寻其指归，并旁参群籍，以为佐证。收入《聿修堂医学丛书》《皇汉医学丛书》。

桑叶 中药名，出于《神农本草经》。又名霜桑叶，冬桑叶，铁扇子。为桑科植物桑树 Morus alba L. 的叶片。性寒，味苦、甘。归肺、肝经。有疏风清热、清肝明目之功效，主治外感风热之发热、头痛、头昏、咽喉肿痛、咳嗽，肝经风热或实热之目赤、涩痛、多泪。煎服，5~10g。本品对下肢象皮肿有一定疗效，其复方对感冒、上呼吸道感染、百日咳、深层角膜炎、角膜溃疡、食道炎、萎缩性胃炎、慢性胆囊炎、失音、支气管扩张咯血等均有较好疗效。

桑白皮 中药名，出于《神农本草

经》。又名桑根白皮、桑根皮、桑皮。为桑科植物桑树 Morus alba L. 的根皮。性寒，味甘。归肺经。有泻肺化痰、降气平喘、利尿消肿之功效。主治肺热咳喘、痰涎壅盛，及浮肿、小便不利等。煎服，10~15g。本品对高血压症效果较好。

桑杏汤 方名，出自《温病条辨》。桑叶、桑贝母、豆豉、栀子皮、梨皮各一钱，杏仁一钱五分，沙参二钱。水煎服。功能清宣凉润。治外感温燥，头痛身热，口渴，干渴无痰，舌红，苔薄白而燥，右脉数大。

桑枝 中药名，出自《本草图经》。又名桑条。为桑科植物桑树 Morus alba L. 的嫩枝。性平、味苦。归肝经。有祛风、清热、通络、利水之功效，主治风湿痹痛、四肢拘挛、上肢痛甚，或风热肩臂疼痛，及水肿、小便不利等。煎服，10~30g。本品对淋巴细胞转化率低下的患者（如门脉性肝硬化、慢性肾炎、慢性肝炎、乙型肝炎带毒者，金黄色葡萄球菌带菌者，变应性亚败血症、慢性气管炎等），有一定治疗作用。其复方对慢性布氏杆菌病有较好疗效。

桑菊饮 方名，出自《温病条辨》。桑叶二钱五分，菊花一钱，杏仁、桔梗、芦根各二钱，连翘一钱五分，薄荷、甘草各八分。水煎，日二服。功能疏风清热，宣肺止咳。治风温初起，症见咳嗽，身热不甚，口微渴，舌苔薄白，脉浮数。

桑麻丸 方名，见于《医方集解》。又名扶桑丸。桑叶（为末）、白蜜各一斤，黑芝麻四两（一方各等分）。将芝麻擂碎熬浓汁，和蜜炼至滴水成珠，入桑叶末为丸。每次服三钱，早盐汤送下，晚酒送下。功能除风湿，润脏腑，清头目。治身体羸弱，久咳眼花，肌肤甲错，风湿麻痹。

桑寄生 中药名，出自《神农本草经》。又名桑上寄生。为桑寄生科植物桑寄生 Loranthus parasiticus（L.）Merr. 或槲寄生 Viscum coloratum（Komar.）Nakai. 的带叶茎枝。性平，味苦。归肝、肾经。有祛风湿、补肝肾、强筋骨、安胎之功效。主治肝肾不足兼感风湿之痹痛、腰膝酸痛，及胎漏下血，胎动不安。煎服，10~20g。本品对高血压、心绞痛，室性早搏、房性早搏、阵发性房颤、冻伤等亦有较好疗效。

桑椹 中药名，出于《新修本草》。又名桑实、桑果、桑枣、桑椹子。为桑科植物桑树 Marus alba L. 的果穗。性寒，味甘。归心、肝、肾经。有滋阴补血、生津、润肠之功效，主治阴血不足之头晕目眩、耳鸣、失眠，须发早白，津伤口渴、消渴，肠燥便秘。煎服10~15g，熬膏服15~30g。脾胃虚寒泄泻者忌服。

桑螵蛸 中药名，出于《神农本草经》。又名桑蛸、刀螂子、螳螂子、螳螂巢。为螳螂科昆虫大刀螂 Paratenodera sinensis de saussure. 或小刀螂 Statilia maculata Thunb. 或巨斧螳螂 Hierodula patellifera serville 的卵鞘。性平，味甘、咸。归肝、肾经。有补肾助阳、固精缩尿之功效。主治肾阳虚衰之遗精、滑精、早泄、尿频、小便失禁、小儿遗尿、白带过多、阳痿。宜入丸、散剂，3~10g。阴虚多火，膀胱有热而小便频数者忌服。

桑螵蛸散 方名，出自《本草衍义》。桑螵蛸、远志、菖蒲、龙骨、人参、茯神、当归、龟板（醋炙）各一两。为末，每服二钱，临卧人参汤下。功能调补心肾，固精止遗。治男女虚损，阴痿遗精，小便频数，心神恍惚。

验方新编 方书。8卷。清·鲍相璈辑。道光二十六年（1846年）成书。作者广搜古今医籍所载及民间流传验方，包括内科杂病、妇科、儿科、外科、急救用方，按人体部位及病证分为头、面、眉、目及咳嗽、吐血、哮吼、痰疾等99门。所收验方多属简、便、验、廉，切合实用。长期以来，在民间广泛流传，几为居家必备。在诸多验方著作中，本书录方繁富，翻刻最多，影响甚广。除8卷本外，另有16卷、18卷、24卷本，均系在8卷本基础上，或调整卷数，或增补内容。各种版本计有百余种

验胎 妊娠诊法。出《妇人良法大全》。又名候胎。指古代服中药检验是否怀孕的方法。当妇人二三月，经脉不行，欲验有胎，可用当归2g，生川芎3g为末，浓煎艾叶汤，空心服下，或好酒调服亦可，待觉脐腹微动即为怀孕。仅供参考，应结合现代医学的有关化验及检查，以明确诊断。

十一画

[一]

球后 奇穴名，位于眶下缘的外1/4与内3/4交点。治视神经萎缩、视神经炎、近视、青光眼、玻璃体混浊、内斜视等。嘱病人眼向上看，朝视神经孔方向直刺1～2寸。勿用强烈手法，出针后轻压针孔1～2分钟，以防出血。

理中丸 方名，出自《伤寒论》。人参、干姜、炙甘草、白术各三两。为细末，蜜和为丸，如鸡子黄大。每服一丸，沸汤数合研碎，温服之。日三服，夜二服。腹中未热，加至三、四丸。也可水煎作汤服。功能温中祛寒、补益脾胃。治太阴病自利不渴，寒多而呕，腹痛，脉沉而细；及中寒霍乱，胃中寒饮，喜唾涎沫者。本方作汤服名人参汤。

理中化痰丸 方名，出自《名医杂著》。人参、炒白术、干姜、炙甘草、茯苓、姜半夏。为细末，和丸，梧桐子大。每服四十至五十丸，开水送下。功能温中益气，健脾化痰。治脾胃虚寒，痰涎内停，呕吐食少，或大便不实，饮食难化，咳唾痰涎。

理中安蛔汤 方名，出自《万病回春》。人参七分，白术、茯苓各一钱，川椒、乌梅各三分，干姜（炒黑）五分。水煎服。如合丸，用乌梅浸烂蒸熟（去核）捣如泥，每服十丸，米汤吞下。功能温中安蛔。治中阳不振，脾胃虚寒，便溏尿清，腹痛肠鸣，四肢不温，吐蛔便蛔，苔白脉虚者。《类证治裁》也载有本方，治气冲心痛，饥不游食，吐蛔虫。

理法 推拿手法名。见曹锡珍《外伤中医按摩疗法》。又名缕法。用手握位肢体，然后一松一紧，自上而下循序移动，多用于四肢部，有理顺筋脉的作用。

理虚元鉴 虚劳专著。2卷。明·汪绮石撰。撰年不详。本书专门论述虚劳病因证治。卷上论述虚劳的病原、诊断及各种证候的辨析治疗。卷下记述治疗虚劳所用方剂药物。对虚劳辨证、审脉、立法处方均有独到之处。作者提出治疗虚劳的"三本""二统"理论，即虚劳本于肺、脾、肾三脏，分为阳虚、阴虚两种类型。主张阴虚应清金保肺，阳虚宜健中扶脾，取肺为五脏之天，脾为百骸之母之意。用方简明，药味无多，精纯邃密，对后世很有启发。现存清乾隆三十六年刻本、1958年人民卫生出版社出版排印本。

理筋 推拿手法名。见杜自明《中医正骨经验概述》。用手指顺着筋脉缓缓地进行按压推移，反复多次。有舒理筋脉、畅通气血等作用。

理筋法 亦称理筋手法。是应用按摩推拿手法治疗伤筋等疾病的方法的统称。理筋手法具有活血化瘀、消肿止痛、舒筋活络、调和气血、松解粘连、整复错位、驱风散寒、蠲痹除湿等作用。

理瀹骈文 外治法专著。一名《外治医说》。不分卷。清·吴尚先撰。刊于1864年。本书正文以骈文写成，取《子华子》"医者理也，药者瀹也"之意，故名《理瀹骈文》。卷首总论外治法。正文分述内、外、妇、儿、五官各科多种病证的外治法，并详加注释，阐述理法。书中收载大量膏药疗法，以及敷贴、熨、洗、熏、照、拭、浴、溻、吸入、取嚏、灌导、火罐、割治等多种外治法。其中许多方法至今仍有临床实用价值。书后附常用外治膏区方的配方与制法。现存清同治四年刻本等10余种刻本。

1955年人民卫生出版社出版影印本。

琉球百问 医论著作。1卷。清·曹仁伯撰于1824年。本书系曹氏回答其琉球弟子吕凤仪所提问题的记录。以临床病例的立法处方为主，旁涉针灸、本草等内容。书中于拟制方药、论述医理均有发挥。现存清咸丰九年、刻本。

培根 藏医基础理论术语。亦有译作"痰"的。相当于中医之"水"和"土"。但其作用较水和土为广。其功能为磨碎食物，使食物易于消化吸收，司味觉，供人体营养及输送体液，长肌肉，润皮肤，调节水液代谢。依其生理功能分为能依培根、能化培根、能味培根、能足培根和能合培根。详见各条。

培根病 藏医病证名。亦有译作"痰"病。见《藏医药选编》。由暴饮暴食，过多食用苦、甜、重、凉和油腻之食物，或食储藏过久之果品等类、腐败变质之肉类，油类和未发酵之乳酪、酪浆等疗效。常见症状为：脉象沉弱。小便色白、蒸气少，味觉不敏，有鱼腥味，齿龈色淡呈灰白色。眼球发白、眼睑肿胀。涕、痰分泌增多。头昏，身体沉重，体温偏低，食欲不佳，呕吐，腹泻。放出之血呈淡红色而有黏性，神志不清，多眠嗜睡，疲乏无力，皮肤骚痒，关节强硬。治疗：用四味光明盐汤，或六味能消散，或能要均宁散，或四味石榴散，八味石榴散。亦可石榴子、毛叶木瓜、藏木香、芫荽子、黄花杜鹃花、光明盐共研细末，开水送服。或以青盐炒热，温敷患部，以猞猁皮或狼皮，包扎胸腹部。亦可于第三椎、第六椎、第十二椎、剑突等穴施以艾灸。

勒法 推拿手法名。用屈曲食、中两指深夹患者手指（趾）根部，迅速滑出指（趾）端，常用于指、趾麻木，屈伸不利等症。

黄干苔舌 即舌苔黄而干燥。主热盛。若苔黄干而薄，均匀布于舌面，多为外感化热，入里伤津；若舌苔黄厚而干，虽无芒刺糙裂，则亦属内有实热。见《伤寒舌鉴》。

黄土汤 方名，出自《金匮要略》。甘草、干地黄、白术、炮附子、阿胶、黄芩各三两，灶心黄土半手。水煎，分二次服。功能温阳健脾，养血止血。治脾阳不足，中焦虚寒，大便下血，或吐血、衄血，及妇崩漏，血色黑淡，四肢不温，面色萎黄，舌淡苔白，脉沉无力者。

黄元御 1705～1758年。清代医家。字坤载，号研农，别号玉楸子。山东昌邑人。少为诸生，研习经史。29岁时，因被误治而致左目失明，于是弃举业，发愤学医。精研医典，广泛涉猎金元以来诸家之说。推崇岐伯、黄帝、秦越人、张仲景，称为"四圣"。主张理必《内经》、法必仲景、药必《本经》。论治力倡扶阳抑阴，偏于温补。撰《素问悬解》《灵枢悬解》《伤寒悬解》《金匮悬解》《难经悬解》《灵素微蕴》《四圣心源》《四圣悬枢》《长沙药解》《伤寒说意》《玉楸药解》等11种医学著作。外有经学著作《道德经悬解》《周易悬解》。

黄仁 解剖名。出《银海精微》。又名眼帘、虹彩。即今之虹膜。位于黑睛之后的眼内，其前后充满神水。黄仁因人种而色各异，我国人为棕褐色。黄仁为圆盘状，中有一约2.5～4毫米之圆形小孔，名瞳神。

黄风内障 病名，又名黄风。①为五风内障之一。类似今之青光眼绝对期并发白内障。因风、火、痰诸邪导致青风、绿风等证日久，气血失和，脉络不畅，玄府闭塞，神水积滞所致。症见瞳神散大，睛珠变黄，眼胀头痛，不睹三光；或抱轮红赤，黑睛晦暗，至此已为晚期重症。肝胆余火未尽者，宜清肝息风，用沈氏息风汤去犀角加石决明、菊花；阴虚火炎者，宜滋阴降火，用知柏地黄丸加减。②高风雀目内障后期并生晶珠金黄，即相当于今之由视网膜色素变性引起的并发性白内障。详高风雀目内障条。

黄水 ①古病名。见《中藏经》："黄水者，其根起于脾，其状先从腹肿也。"为十水之一。②藏医生理组织名称。系人体机体的组成物质之一。饮食水谷经消化吸收，其精华化生为血，血之糟粕归于胆腑，化为胆汁，胆之精华则又化为黄水。

黄水疮 病名，见《外科启玄》。又名滴脓疮、无疱疮、香瓣疮、烂皮野疮。相当于西医的脓疱疮。多因感受暑湿热毒、熏蒸肌肤而成。流行于夏秋，多见于儿童，好发于头面、四肢等暴露部位。初起红斑或水疱，约绿豆至黄头大，疱液初透明，继混浊，迅即脓样，疮周有红晕，痒甚，疱易破流黄水，疮面湿烂且痛，蔓延不止，疮面干后结脓痂，渐痂脱而愈。若无全身症状，单外治即可，用青黛散或蚕头荚烧灰麻油调搽。若伴变热口干，便结尿黄，舌红苔黄腻，治以清暑利湿解毒，清暑汤加减内服；若伴面色萎黄，纳呆便溏，舌淡苔薄，治以健脾化湿，参苓白术散加减内服。

黄水病 藏医病证名。相当于中医之湿和湿热。多由湿邪所致。常见症状为：皮肤发痒，发斑，全身肿胀，肤色青，皮肤粗糙而现粒状细疹。亦可致关节肿痛。治疗：以五味青鹏散、十味云香散、二十五味驴血散、月光宝鹏散等为主。若以皮肤症状为主症，可用硫磺、黑草乌、碱花、荜茇、陈青盐、马蔺子炭、陈马蹄、亚大黄，共研细末，酥油调敷。若以关节肿胀为主，可用新剥之旱獭皮或马皮，或用经过烟熏之毡片，于碱花水中煮沸后局部包扎。

黄龙汤 方名，出自《伤寒六书》。大黄、芒硝、枳实、厚朴、人参、当归、桔梗（后入）、甘草。加生姜三片、大枣二枚，水煎服。功能泻热通便，益气补血。治热邪传里，肠中燥屎，心下硬痛，下利清水，谵语发渴，身热者。《妇人良方》以柴胡、黄芩、人参、甘草各一钱（《妇科玉尺》再加姜、枣）同煎，治妊娠伤寒，寒热头痛，嘿嘿不食，胁痛呕痰及产后伤风，热入胞宫，寒热如疟，或经水适来，劳复热不解散。《证治准绳》以柴胡、炒黄芩、炙甘草各二钱，赤芍药三钱。为粗末服，或加姜枣煎服。治小儿发热不退，或寒热往来者。均名黄龙汤。

黄瓜痈 病名，出《疡医准绳》。又名黄瓜疽。即生于背脊旁的痈，因肿形长圆似黄瓜而名。相当于西医的背部浅表脓肿。病因证治参外痈条。

黄耳伤寒 病名，出《赤水玄珠》。又称。黄耳类伤寒。相当于西医化脓性中耳炎颅内并发症危重阶段。本病由于脓耳邪毒壅盛，入侵营血，扰乱心神或引起肝风所致。若治不及时，常可危及生命。根据病邪深浅、病情轻重不同，辨证分为热在营血、热入心包、热盛动风三型。热在营血则见脓耳日久，流脓臭秽，突然脓液减少，出现憎寒壮热，头痛项强，烦躁呕吐，舌红绛少苔等症。治宜清营凉血、泄热解毒，用清营汤加减。热入心包，除以上症状之外，还有神志不清、嗜睡或神昏谵语者，治宜清心开窍，用清宫汤加安宫牛黄丸等。热盛动风兼见抽搐，角弓反张。治宜清营凉血，平肝息风，用清宫汤加钩藤、羚羊角。

黄竹斋 1886～1960年。现代医家。名维翰。原籍陕西临潼，后迁居西安。幼时家贫，随父打铁为生。18岁始发愤攻读，通经史、天文、历算，尤精医学。曾参加辛亥革命，并襄办军需。1925年任军医官，后辞职返陕行医。任中央国医馆常务理事，曾组织医界人士重修南阳医圣祠。建国后西北医学院中医科主任，卫生部针灸学术委员会委员，中医研究院西苑医院针灸科主任。撰有《医圣张仲景传》《伤寒杂病论集注》《伤寒杂病论会通》《针灸经穴图考》等。

黄色比吉经函 藏医学著作。比吉·赞巴希拉著。成书于8世纪中叶。着重论述人体解剖测量、脉诊和诸科病证之治疗。书成后由作者献给藏王赤松德赞，改名为《佑王长寿经》，珍藏于王宫内。

黄汗 病名，出《金匮要略·水气病脉证并治》。多因汗出入水，壅遏荣卫或湿热内盛，风、水、湿、热交蒸溢渗所致。症见头面四肢浮肿，发热，汗出沾衣色黄如柏汁，周身重疼，小便不利，脉沉迟等。治宜调和营卫。方选芪芍桂酒汤、桂枝加黄芪

黄赤为热 五色主病之一。出《灵枢·五色》。面黄多为湿热，面赤主热，故黄赤为热。《望诊遵经》云："疸病面红黄，口渴，尿黄赤，身热者阳黄也。"

黄花菜 中药名，①见于《昆明民间常用草药》。又名金针菜、真金花、萱草。为百合科植物摺叶萱草 Hemerocallis plicata stapf 的根。性平，味甘。有养血平肝、利尿消肿、止血之功效。主治头晕、耳鸣、心悸、小便不利、水肿、淋病、咽痛、乳痈、吐血、衄血、大肠下血。煎服 9～15g，或炖肉服。外用捣敷。②出于《滇南本草》。为金针菜之别名。详该条。

黄芩 中药名，出于《神农本草经》。又名腐肠、空肠、元芩、枯芩、子芩。为唇形科植物黄芩 Scutellaria baicalensis Georgi 或粘毛黄芩 S. viscidula Bge. 等多种同属植物的根。性寒，味苦。归肺、胆、胃、大肠经。有清热燥湿、泻火解毒、止血、安胎之功效，主治肺热咳嗽、温病之壮热烦渴、苔黄脉数、湿温之发热、胸闷、苔腻、热淋、黄疸、泻痢、痈肿疮毒、血热妄行之吐血、咳血、衄血、便血、血崩，及胎热不安等。煎服，3～10g。脾胃虚寒、少食、便溏者忌用。本品对小儿上呼吸道感染、急性支气管炎、急性扁桃体炎、急性菌痢、急性胆囊炎、胆囊炎合并胆石症、胆道蛔虫合并胆管炎、肝硬化并发胆道感染、胆道感染继发肝脓疡、急性逆流性胰腺炎、高血压症均有较好疗效，对急性黄疸型肝炎、急性无黄疸型肝炎、慢性肝炎活动期亦有一定疗效。对预防猩红热、流脑，效果满意。

黄芩芍药汤 方名，出自《素问病机气宜保命集》。又名芍药黄芩汤。黄芩、芍药各一两，炙甘草五钱。为粗末，每服五钱，水煎服。功能清热治痢，和里止痛。治泄痢腹痛，或后重身热，久而不愈，脉洪疾，及大痢脓血黏稠者。

黄芩汤 方名，出自《伤寒论》。黄芩三两，芍药、炙甘草各二两，大枣十二枚。水煎，分三次服。功能清热治痢，和中止痛。治太阳少阳合病，腹痛下利；或痢疾腹痛有热，舌红，脉弦数者。《证治准绳》以黄芩、白术各半两，当归二钱。作一服，水煎不拘时服，治妇人胎孕不安，亦名黄芩汤。

黄芩清胆汤 方名，出自《重订通俗伤寒论》。青蒿一钱半至二钱，黄芩卫钱半至三钱，生枳壳、制半夏、陈皮各一钱半，碧玉散（包煎）、竹茹、赤茯苓各三钱。水煎服。功能清胆利湿，和胃化痰。治寒热如疟，寒轻热重，胸痞作呕，舌红苔白而腻，脉濡数。

黄芩滑石汤 方名，出自《温病条辨》。黄芩、滑石、猪苓、茯苓皮各三钱，大腹皮二钱，白豆蔻仁、通草各一钱。水煎二次，分三次服。功能清热利湿。治湿温脉缓身痛，舌淡黄而滑，渴不多饮，或不渴，汗出热解，继而复热，内不能运水谷之湿，外腹感时令之湿，发表攻里而不可施，徒清热则湿不退，徒祛湿则热愈炽者。

黄芪 中药名，出于《神农本草经》。又名黄耆、绵黄耆、绵芪、箭芪、口芪。为豆科植物膜荚黄芪 Astragalus membranaceus (Fisch.) Bge. 或内蒙黄芪 A. m. Bge. Var. mongholicus (Bge.) Hsiao 的根。性微温，味甘。归脾、肺经。有补气升阳、固表止汗、托毒生肌、利水退肿之功效。主治脾肺气虚之食少、便溏、气短、乏力、便血、崩漏，中气下陷之久泻、脱肛、子宫下垂，表虚不固之自汗，及痈疽不溃或溃久不敛，小便不利，面目浮肿，肢体麻木、关节痹痛、半身不遂等。煎服，10～60g。表实邪盛、气滞湿阻、食积内停、阴虚阳亢、痈疽初起或溃后热毒尚盛者，不宜用。本品对预防感冒效果较好，对慢性迁延性肝炎、胃及十二指肠溃疡、慢性白细胞减少症有一定疗效。其复方对小儿肠吸收功能障碍、慢性肾炎、慢性肾盂肾炎、慢性气管炎、脑血管意外后遗症、产后尿潴留、乳糜尿、瘤型麻风等亦有不同程度的疗效。

黄芪芍药桂枝苦酒汤 方名,出自《金匮要略》。又名芪芍桂酒汤。黄芪五两,芍药、桂枝各三两。以苦酒一升,水七升相和,煮取三升,每服一升。功能调和营卫,固表祛湿。治黄汗病,发热汗出而渴,状如风水,汗沾衣,色正黄如柏汁,脉沉者。

黄芪建中汤 方名,出自《金匮要略》。桂枝、炙甘草、生姜各三两,芍药六两,大枣二十枚,饴糖(烊化)一升,黄芪一两半。水煎分三次服。功能温中补虚,和里缓急。治虚劳里急,诸不足。

黄芪桂枝五物汤 方名,出自《金匮要略》。黄芪、芍药、桂枝各三两,生姜六两,大枣十二枚(一方有人参)。水煎,分三次服。功能益气温经,和营通痹。治血痹,肢体麻木,脉微涩小紧者。

黄连 中药名,出于《神农本草经》。又名王连、鸡爪黄连、支连、川连、雅连。为毛茛科植物黄连 Coptis chinensis Franch.、三角叶黄连 C. deltoidea C. Y. Cheng et Hsiao 或云南黄连 C. teetoides C. Y. Cheng 等的根茎、根须及叶。性寒,味苦。归心、肝、胃、大肠经。有清热燥湿、泻火解毒之功效,主治胃肠湿热之腹泻、痢疾、呕吐,热病之壮热烦躁、神昏谵语,胃火炽盛之呕吐或消谷善饥、烦渴多饮,及痈肿疮毒、疔毒内攻、耳口肿痛、口舌生疮等。煎服或入丸、散服,2~10g。易伤胃气,勿过量或久服。胃寒呕吐、脾虚泄泻证忌用。本品对细菌性痢疾、急性肠炎、轻、中度霍乱、伤寒、慢性胆囊炎、白喉、百日咳、肺结核早期浸润者、结核性胸膜炎、急、慢性支气管炎、肺炎、中耳炎、外耳道炎、上颌窦炎、慢性鼻炎、扁桃体炎、结膜炎、麦粒肿、睑缘炎、沙眼、角膜炎、奋森氏口炎、疔痈、脓肿、淋巴腺炎、乳腺炎、蜂窝组织炎、胆囊炎、腹膜炎、高血压症等均有显著疗效。

黄连上清丸 中成药,见于《全国中药成药处方集》。黄连半斤,旋覆花一斤,川芎、防风、黄柏、生石膏、薄荷、甘草各三斤,栀子、荆芥穗、黄芩、连翘、桔梗、白芷、蔓荆子各四斤,菊花八斤,大黄十六斤。为细末,水泛为丸,或炼蜜为丸。每服三钱。功能清热散风,泻火通便。治头昏耳鸣,牙根肿痛,咽喉红肿,暴发火眼,大便燥结,小便黄赤。

黄连羊肝丸 中成药,见于《全国中药成药处方集》。黄柏、黄连、龙胆草各二十两,草决明、密蒙花、青皮、柴胡、木贼草、胡黄连、黄芩、夜明砂、茺蔚子各四十两,鲜羊肝一百六十两(煮熟,连汤炮制,晒干)。为细末,炼蜜为小丸,每服三钱,日二次。功能补血清热,养肝明目。治血亏热盛,眼目昏暗,羞明怕光,胬肉攀睛。

黄连汤 方名,出自《伤寒论》。黄连、炙甘草、干姜、桂枝各三两,人参二两,半夏(洗)半升,大枣十二枚。水煎,分五次服。功能平调寒热,和胃降逆,治伤寒胸中有热,胃中有邪气,腹中痛,欲呕吐。

黄连阿胶汤 方名,出自《伤寒论》。黄连四两,黄芩、芍药各二两,鸡子黄二枚,阿胶三两。水五升,先煮三物,取二升,去滓,入阿胶烊尽,稍冷,入鸡子黄,搅令相得,分三次服。功能育阴清热。治少阴病得之二、三日以上,心中烦,不得卧。

黄连泻心汤 方名,出自《杂病源流犀烛》。黄芩三两,黄连、生地黄、知母各一两,甘草五钱。为粗末,每服五钱,水煎服。功能泻火养阴。治心经邪热狂乱,精神不爽。一方以姜黄连、甘草、生地黄、当归尾、赤芍药、木通、连翘、防风、荆芥,水煎服,治舌心生疮,无故出血。

黄连黄芩汤 方名,出自《温病条辨》。黄连、黄芩、豆豉各二钱,郁金一钱五分。水煎服。功能清热宣郁,治阳明温病,干呕口苦而滑。

黄连温胆汤 方名,出自《六因条辨》。黄连、半夏、陈皮、茯苓、甘草、生姜、竹茹、枳实。水煎服。功能清胆和胃,化痰宁心。治痰热内扰,失眠,眩晕,心烦,口苦,舌苔黄腻。

黄连解毒汤 方名,见于《外台秘要》。黄连三两,黄柏、黄芩各二两,栀子十四枚。水煎,分二次服。功能泻火解毒。治三焦热盛,大热烦扰,谵语不眠,或吐衄发斑,痈肺疔毒,口燥咽干,舌红苔黄,脉数而有力者。

黄肠 即胃。是以五脏所属的五色,分配于五脏而得名。《难经·三十五难》："小肠谓赤肠,大肠谓白肠,胆者谓青肠,胃者谓黄肠,膀胱者谓里肠。"

黄苔 即舌苔为黄色。主里热证。通常以黄色越深,表示邪热越重。如苔微黄而薄,为外感风热;苔黄厚干燥,为胃热伤津;若苔老黄而燥裂,则属热极;苔黄而厚腻,则为脾胃湿热或肠胃积滞。若舌质淡,苔微黄而润,则属脾虚有湿;苔色黄而淡润之厚苔,为浊苔,则多属湿滞。

黄明胶 中药名,出于《食疗本草》。又名牛皮胶、水胶、广胶。为牛皮熬制而成的胶。性味、功用与阿胶相似,惟止血力更强。常作止血药用。现一般作为阿胶的代用品。用量、使用注意均与阿胶同,参阅阿胶条。

黄金散 方名,出自《证治准绳》。黄柏(去粗皮,生蜜润透,烈日晒干,再涂蜜、晒,凡十数次)、甘草各一两。为细末,干点患处,或用麦门冬煎汤调点舌上。功能清热解毒。治口舌疮毒。也治痘疮后目生翳膜,汤泡澄渍,不拘时候服。

黄胀舌 指舌苔黄,舌体浮而肿大。主胃腑湿热蕴盛。如《辨舌指南》载述:"黄腻满布者,由湿热郁而化毒所致,宜清湿火化毒;白腻黄腻者,痰浊相搏上溢为胀也,宜蠲痰化浊;舌黄胀大满口者,乃胃府湿热蕴结不消也。"

黄狗肾 中药名,出于《神农本草经》。又名狗鞭、广狗肾、牡狗阴茎。为犬科动物黄狗 Canis familiaris L. 的雄性外生殖器。性温,味咸。归肾经。有补肾壮阳之功效。主治肾虚阳衰之阳痿、阴冷、畏寒肢冷、腰酸尿频等。入丸、散剂服,1.5~3g。内热多火者忌用。

黄油证 病名,见《证治准绳》。又名黄油障。类今之睑裂斑。由于湿热蕴积所致,症见气轮之鼻或由颞侧,生出如脂,淡黄浮嫩,不痛不肿,或微觉不适。一般不需治疗。

黄承昊 1576~约1645年。明代医家。字履素,号闇斋。秀水(今浙江嘉兴)人。万历四十四年(1616年)进士,官至福建按察使。因久病而熟知医药,归田后著《折肱漫录》,论养神、养形及医药,为明代著名医话。又据薛己《内科摘要》及薛注《明医杂著》,摘编而成《医宗撮精》。又著《评辑薛立斋内科》。

黄练芽 中药名,出于《本草纲目拾遗》。又名黄连芽、黄连茶,黄楝头、黄鹂芽。为漆树科植物黄连木 Pistacia chinensis Bge. 的叶芽。性寒,味苦、涩,有小毒。有清热解毒之功效,主治暑热口渴、咽喉肿痛、口舌糜烂、霍乱、痢疾、风湿疮、漆疮。煎服1.5~3g,外用煎水洗。

黄荆 中药名,出于《名医别录》。又名黄荆枝、黄金条。为马鞭草科植物黄荆 Vitex negundo L. 的带叶茎枝。性平,味辛、苦。归肺、胃、大肠经。有疏风止痛、化痰止咳、化湿和中之功效。主治外感风热之发热、咳嗽、头痛,夏伤暑湿之呕吐、腹痛、腹泻,及皮肤瘙痒等。煎服10~20g,鲜品30~60g;外用适量。本品对急、慢性支气管炎有较好疗效。

黄荆子 中药名,出于《本草衍义补遗》。又名布荆子、黄金子。为马鞭草科植物黄荆 Vitex negundo L. 的种子。性味、功效与黄荆近似,惟止痛作用更明显,多主治脘腹疼痛、疝痛等。煎服10~15g,研粉服3~6g。本品对慢性气管炎有较好疗效。

黄荆根 中药名,出于《草木便方》。为马鞭草科植物黄荆 Vitex negundo L. 的根,性温,味辛。归心经。有解表、止咳、截疟之功效,主治感冒、咳嗽、疟疾等。煎服6~15g。本品对慢性气管炎有较好疗效。

黄带 病证名,见《傅青主女科》。又名带下黄候。指妇女阴道内流出淡黄色,黏稠液体,甚则色浓如茶汁,且有臭秽气味者。多因湿浊蕴久,郁而化热;或湿毒之邪,乘虚而入,伤及带脉所致。湿热者,症见带下黄稠,气味臭秽,小便涩痛,治宜清热利湿,方用易黄汤。湿毒者,症见带多黄稠,甚或黄绿如脓,气味腐臭,阴中痒痛,坐卧不宁,小便黄少,治宜清热解毒、除湿止滞,方用止带方。外用苦参、黄柏、地肤子、土茯苓煎水外洗。

黄药子 中药名,出于《开宝本草》。又名黄独、黄药根、黄药脂。为薯蓣科植物黄独 Dioscorea bulbifera L. 的块茎。性寒,味苦,有小毒。归肺、肝经。有散结消瘿、清热解毒、凉血止血、止咳平喘之功效,主治瘿瘤结肿、疮疡肿毒、咽喉肿痛、毒蛇咬伤,血热之吐血、衄血、咯血,及肺热之咳嗽、气喘,百日咳等。煎服,10~15g。本品多服、久服可引起消化道反应(呕吐、泄泻、腹痛),并对肝脏有一定损害。凡脾胃虚弱,患有肝脏疾病者慎用。临床上用治甲状腺、食管、胃、肝、直肠的各种肿瘤,亦有一定疗效。

黄栌 中药名,出于《本草拾遗》。又名黄道栌、栌木、月亮柴。为漆树科植物黄栌 Cotinus coggygria scop. 的木材或根,性微寒,味苦。有清热利湿之功效,主治烦热、黄疸、目赤、烫伤、漆疮。煎服6~9g,外用水洗。

黄柏 中药名,出于《神农本草经》。又名黄檗、檗皮、檗木、元柏、川柏。为芸香科植物黄檗(关黄柏)Phellodendron amurense Rupr. 或黄皮树(川黄柏)P. chinense Schneid. 等除去栓皮的树皮。性寒,味苦。归肾、膀胱、大肠经。有清热燥湿、泻火解毒、退虚热之功效,主治湿热内盛之泻痢、黄疸、带下、足膝肿痛、热淋、湿疹、疮疡肿毒,及阴虚发热、骨蒸盗汗、遗精等。煎服3~10g。外用适量。脾胃虚寒者忌用。本品对急、慢性菌痢、肠炎、流行性脑脊髓膜炎、肺结核、婴幼儿湿疹、小儿臀红、阴囊湿疹等均有较好疗效,对急性结膜炎、慢性上颌窦炎、慢性化脓性中耳炎、黄水疮、急性尿路感染、宫颈糜烂,霉菌性或滴虫性阴道炎、慢性骨髓炎并发瘘管、多种外科感染亦有不同程度的疗效。

黄庭 气功术语。出边韶《老子铭》。气功中可意守的人体部位。①脑内空处。②上、中、下三黄庭,即上、中、下丹田。③中丹田。④脾神之名。

黄庭镜 清代眼科医家。字燕台(一作燕石),号不尘子。卢汀(今属福建)人。初业儒,因父亡,又患目疾,乃研习眼科医籍,自医、医人皆有良效。又从培风山人学内障头风针砭之术,医术益精。撰《目经大成》3卷,详述眼科证治方药,并附眼科器械图,为眼科总结性著作。

黄帝 传说中的中原各族共同祖先。姬姓,号轩辕氏、有熊氏。相传兵器、舟车、弓箭、文字、养蚕、衣服、音律、算术、医药等,皆创始于黄帝时期。现存《黄帝内经》,即托名黄帝与岐伯、伯高、少俞、桐君等讨论医学。又有《黄帝外经》《黄帝明堂经》等书均冠以黄帝之名。后世称中医学为岐黄、岐黄之术。

黄帝内经 医经著作。18卷。简称《内经》。约成书于战国时期。本书是在长期流传过程中,经多人不断增补编成。包括《素问》《灵枢》两部分,共分162篇,以古代朴素唯物论和辨证法为指导,全面论述摄生、藏象、经络、病因、病机、病证、诊断、治则、方药、针灸、导引、运气等,并涉及天文、地理、气象、物候、历算、哲学等多种学科,有完整的理论体系。对后世医学的发展有重大深远的影响,历代医家皆奉之为医学经典。注本甚多。参见《黄帝内经太素》《黄帝内经素问》《灵枢经》诸条。

黄帝内经太素 医经著作。本书为《黄帝内经》的早期传本之一。包括《素问》《灵枢》两部分内容。原书在隋代经杨上善重新编次,并加注释。共30卷,现国内仅存23卷残本。按论述列为摄生、阴阳、人合、脏腑、经脉、输穴、营卫气、身度、诊候、证候、设方、九针、补泻、伤寒、寒热、邪论、风、气论、杂病等至少19大类。分类归纳原文,并加史注,训释经文,考校字义。本书对学习和研究《内经》有重要参考价值。现存日本天保年间写本、日本影抄卷子本、清刻本。建国后人民卫生出版社据萧延平仿宋刻本影印、排印出版。

黄帝内经明堂类成 针灸经脉著作。简称《黄帝内经明堂》。13卷。是《黄帝明堂经》的一种注本。唐初杨上善注释改编而成。前12卷分论十二经脉腧穴;卷13论奇经八脉。唐代政府规定本书为学习针灸的主要课本。唐以后失传。现仅存1卷(卷一),系据日本发现的残卷刊印,收入《丛书集成》。

黄帝内经始生考 《内经》节录本。又名《内经类考》。原卷数不详,现存3卷。明代作品,撰人佚名。刊于1567年。本书分类节录《素问》《灵枢》两书有关"始生"(意为最早产生)的原文,不加注释。卷1天人相应,包括五方、五色、五脏、五窍、五味、五畜、五谷、五体、三部九候等;卷2为化生、形体、脏腑、五官、骨节、经脉等;卷3为胃与水谷的重要作用、水谷运化、营卫运行等。现存明隆庆元年刻本。

黄帝内经素问 医经著作。9卷。简称《素问》。与《灵枢》合为《黄帝内经》。全书81篇。内容广博。1~2篇论述养生的原则与方法,人体生长发育规律;3~7篇论述阴阳五行学说及其应用;8~11篇论述脏腑生理及病变;12~14篇论述针、砭、灸法及汤剂、药酒、按摩、温烫等疗法;15~21篇论述脉诊、望诊、问诊及疾病转归等;22~30篇论述有关脏腑经络病证的辨证规律;31~48篇论述热病、疟、厥、咳、痛、腹中痛、腰痛、风病、痹、痿、奇病的病候及治疗方法;41~65篇论述周身孔穴的名称、部位,针灸手法、补泻、禁忌,阐释经脉病候、疾病演变过程;66~71篇及74篇,共七篇,篇目均有"大论"字样,是唐·王冰补入,主要阐述运气学说在医学上的应用;75~81篇杂论学医方法、诊法、阴阳盛衰、哭泣涕泪之病等。第72、73两篇原文已佚,仅存篇名。南北朝齐梁医家全元起曾注释本书,其时第7卷已佚。唐代王冰补入七篇大论,重予编次注释,扩为24卷,因而流传。后经宋代校正医书局校勘注释,改称《重广补注黄帝内经素问》,遂为定本,刊本有数十种之多。

黄帝内经素问吴注 《素问》注本。又名《内经吴注》。24卷。明·吴崑注。刊于1594年。本书是《素问》全注本,将现存《素问》一书79篇(缺刺法论、本病论)原文逐篇分段注释,篇首简述该篇大意。现存明万三十七年石室刻本。1984年山东科学技术出版社出版排印本。

黄帝内经素问灵枢经合类 《素问》《灵枢》分类合编注释本。9卷。明·王九达编注。成书于1628年。本书将《素问》《灵枢》两书分类合编,并加注释。共分为摄生、藏象、经度、运气、脉候、色诊、病能、论治、针刺9类,类编篇目而不更动原文。每类先列《素问》,后列《灵枢》篇目。每篇篇名之后撰有题解,原文则分段逐句注释。注文浅近易懂,间附己见。现存明崇元年云间石林精舍刻本。

黄帝内经素问校义 《素问》注释考据著作。1卷。清·胡澍撰。刊于1880年。本书训释《素问》中难解字、句、文义30条,可供校勘、研究《素问》参考。收入《珍本医书集成》本。

黄帝明堂灸经 针灸著作。有1卷本及3卷本两种,内容全同。编者不详。系抄录《太平圣惠方》卷100中《明堂灸经》《小儿明堂灸经》全文,改题此名。原书系唐代佚名氏撰,分别记载成人及小儿常用要穴灸治经验,并附腧穴图40余幅。元代辑入《针灸四书》。现存日本延宝三年刻本。

黄帝明堂经 针灸著作。又名《黄帝内经明堂》。是我国现知最早的针灸专著。撰人未详。约成书于秦汉之际。原书已佚。魏晋以后有多种不同名称的传本及注本，主要有《明堂孔穴针灸治要》（后辑入《针灸甲乙经》）及《黄帝内经明堂类成》。现存日本影抄卷子本。

黄帝素问直解 《素问》注本。又名《素问直解》。9卷。清高士栻注。刊于1695年。作者鉴于王冰、马莳、张隐庵诸家《素问》全文注本，或未详察衍文、讹误，或注文"义意艰深"，乃注取"直捷明白，可合正文诵读"，故名《素问直解》。每篇撰有提要，诠解篇名，阐述本篇大旨。以下分段注释，务求详尽畅达。又据马莳《灵枢》注本，补"刺法论""本病论"两篇。并整理编次，将七篇大论联贯编排。现存清康熙三十四年侣山堂初刻本。1980年科学技术文献出版社出版排印本。

黄帝素问宣明论方 方书。又名《宣明论方》。15卷，一作7卷。金·刘完素撰于1172年。卷1~2诸证门，列述《素问》书中煎厥、薄厥、殒泄、膨胀、风消等61种病证，逐一依照原文分析阐发，并制定处方；卷3~15分为风、热、伤寒、积聚、水湿、痰饮、燥、妇人、补养、诸痛、痔漏、疟疾、眼目、小儿等门，每门先引《素问》之论，再加引伸，制定处方。本书阐发《内经》所述病证，补充方治，所载防风通圣散、双解散、黄连解毒汤、凉膈散等方，反映出作者偏重寒凉、降火益阴的治疗特色。现存元刻十卷本。通行本为15卷本，系后人整理而成，掺入部分元、明医家的方剂和治法，有《医统正脉》本、《刘河间伤寒三书》本等。

黄宫绣 清代医药学家。字绵芳。江西宜黄人。初业儒，为太学监生。乾隆三十八年（1773年），以所著《医学求真录》16卷、《本草求真》12卷呈四库全书局采择。又撰《医学求真录总论》5卷、《锦芳太史医案求真初编》。

黄病 病名，见《太平圣惠方》。指身体面目皆变黄的病证。多因脾胃湿热，熏灼肝胆所致。症见发热，全身发黄，腹满，大便不爽等。治宜清利湿热为主。方选茵陈蒿汤、茵陈四苓汤、甘露消毒丹等。

黄疸 病证名，出《素问·平人气象论》。又称黄瘅。多由感受时邪，或饮食不节，湿热或寒湿内阻中焦，迫使胆汁不循常道所致。主要表现为目黄、皮肤黄、小便黄。本病有属阴属阳，在脏在腑之分。一般把黄疸分为阳黄和阴黄两大类。历代又有五疸、三十六黄、黄疸二十八候等分类法。详见各条。

黄疸二十八候 古代对黄疸的一种分类方法。出《诸病源候论·黄病诸候》。即黄病候、急黄候、黄汗候、犯黄候、劳黄候、脑黄候、阴黄候、内黄候、行黄候、癖黄候、嚘黄候、五色黄候、风黄候、因黄发血候、因黄发痢候、因黄发痔候、因黄发癖候、因黄发病后小便涩兼石淋候、因黄发吐候、黄疸候、酒疸候、谷疸候、女劳疸候、黑疸候、九疸候胞疸候、风黄疸候、湿疸候等二十八种黄疸病候。

黄液上冲 证名，出《目经大成》。又名黄膜上冲、推云、内推云。即今之前房积脓。非一独立疾病，乃并发于凝脂翳、花翳白陷、瞳神紧小等风热火毒盛者。症见黑睛与黄仁之间下方，出现黄色或黄绿色脓液，有明显之液平面。宜结合原发病治疗。

黄蜀葵子 中药名，出于《本草衍义》。为锦葵科植物黄蜀葵 Abelmoschus manihot (L.) Medic. 的种子。性寒，味甘。有利水、通乳、健胃、滑肠、解毒之功效，主治淋病、水肿、乳汁不通、消化不良、大便秘结、痈肿、跌打损伤。煎服9~15g，外用研末调敷。孕妇慎用。

黄蜀葵花 中药名，出于《嘉祐补注本草》。为锦葵科植物黄蜀葵 Abelmoschus manihot (L.) Medic. 的花。性寒，味甘。有通淋、消肿、解毒之功效。主治淋病、痈疽肿毒、汤火烫伤、小儿秃疮、小儿口疮等。研末服3~6g，外用捣敷或浸油涂或烧存性调敷。孕妇慎用。

黄蜀葵根 中药名,出于《本草纲目》。为锦葵科植物黄蜀葵 Ablmoschus manihot (L.) Medic. 的根。必,味甘、苦。有利水通淋、消肿解毒之功效,主治水肿、淋病、乳汁不通、骨折、痈肿、痄腮等。煎服 15~30g,外用捣敷。

黄腻苔 即苔色黄而黏腻,颗粒紧厚,如鸡子黄涂罩舌上,主病为湿热结于中焦,或热邪与痰湿互结。

黄精 中药名,出于《名医别录》。又名老虎姜、大黄精、鸡头黄精、姜形黄精。为百合科植物黄精 Polygonatum sibiricum Redoute. 或囊丝黄精(多花黄精) P. cyrtonema Hua. 或金氏黄精(西南黄精、滇黄精) P. kingianum collet Hemsl. 的根茎。性平,味甘。归脾、肺、肾经。有润肺益精、补脾益气之功效,主治肺阴虚之咳嗽痰少或干咳无痰,肾精亏之腰酸腿软、头晕目眩,脾气虚之倦怠乏力、食欲不振,及消渴证。煎服,10~20g,鲜品宜30~60g。脾虚有湿、咳嗽痰多及中寒便溏者不宜服。本品治肺结核、癣菌病疗效良好。其复方治冠心病亦有显著效果。

黄鳅痈 病名,出《疡医准绳》。又名胫阴痈。即发于小腿内后侧的痈,初肿形如泥鳅。相当于西医的小腿部浅表脓肿。病因证治类同委中毒,参该条。

菝葜 中药名,出于《名医别录》。又名金刚藤、金刚根、铁菱角、铁刺茎。为百合科植物菝葜 Smilax china L. 的根茎。性平、味甘、酸。归肝、肾经。有祛风除湿、解毒散肿之功效,主治风湿痹痛、关节不利、腰背疼痛、淋浊、带下、痢疾、疮痈、风痒、烧烫伤等。煎服12~30g,外用适量。

萝卜 中药名,出于《新修本草》。又名莱菔、紫菘。为十字花科植物莱菔 Raphanus sativus L. 的根。性凉,味辛、甘。归肺、胃经。有清热化痰、消食、利湿、散瘀之功效,主治痰热咳嗽、咽痛失音、吐血、衄血、消渴、食积胀满、反胃吞酸、痢疾、带下、淋浊、跌仆肿痛、偏正头痛等。捣汁饮30~100毫升,亦可煮食或生嚼;外用适量,捣敷或捣汁滴鼻。本品对阴道滴虫、颈淋巴结核、矽肺、肺结核、咯血、过敏性结肠炎、结肠术后腹泻、消化不良性腹泻、慢性溃疡性结肠炎等有一定疗效。

萝芙木 中药名,见于《中国药用植物志》。又名鱼矮青木、鱼胆木、红果木、火烙木。为夹竹桃科植物萝芙木 Raurolfia verticillata (Lour.) Baill 的根。性寒,味苦,有小毒。有清热、平肝、解毒、活血之功效,主治感冒发热、咽喉肿痛、头痛目眩、耳鸣、失眠、风痒疮痒、蛇虫咬伤、跌打伤痛。煎服6~9g,外用捣烂敷。本品对高血压病、荨麻疹有显著疗效,对狂躁性精神病、瘙痒性皮肤病、神经性皮炎、湿疹、接触性皮炎、脂溢性皮炎、继发性营养不良症及甲状腺机能亢进均有一定疗效。

萎黄 病名,见《证治心得》。指皮肤色黄而枯槁不泽者,但两目并不发黄。多因脾胃虚弱,气血不足,或兼有食滞、虫积所致。治宜培脾益血。有虫积的,当先驱除虫积,再予补益。

萆薢 中药名,出于《神农本草经》。又名粉萆薢、绵萆薢、百枝、竹木、白菝葜。为薯蓣科植物粉背薯蓣 Dioscorea hypoglauca palib. 或绵萆薢 D. seplemloba Thunb. 等的根茎。性平,味苦。归肝、胃、膀胱经。有利湿浊、祛风湿之功效,主治下焦湿滞之小便混浊,色白如米泔(膏淋),妇女带下,及风湿痹痛、腰膝疼痛。煎服,10~15g。

萆薢化毒汤 方名,出自《疡科心得集》。萆薢、当归尾、牡丹皮、牛膝、防己、木瓜、薏苡仁、秦艽。水煎服。功能清热利湿、活血清痈。治外痈,局部红肿热痛,证属下部湿热者。

萆薢分清饮 方名,出自《丹溪心法》。萆薢、乌药、益智仁、石菖蒲各等分(一方加茯苓、甘草)。为粗末,每服五钱,水煎，入盐一捻，食前服。功能温肾利湿，分清去浊。治真元不足，下焦虚寒，小便白浊，频数无度，凝白如油，光彩不足，漩即澄下，凝如膏糊者。《医学心悟》载草薢分清饮，方用草薢二钱，炒黄柏、菖蒲各五分，茯苓、白术各一钱，莲子心七分，丹参、车前子各一钱五分。水煎服。治湿热下注所致赤白浊。习称程氏草薢分清饮。

菟丝子 中药名，出于《神农本草经》。又名菟丝实、吐丝子、豆须子、黄藤子、萝丝子。为旋花科植物菟丝 Cuscuta chinensis Lam. 或金灯藤 C. japonica choisy. 的种子。性平，味辛、甘。归肝、肾经。有补肾益精、养肝明目、补脾止泻之功效，主治肾虚之腰膝酸痛、阳痿、遗精、滑精、遗尿、尿频、头昏、耳鸣、白带过多，肝血不足之目暗不明，脾虚之便溏、泄泻，及肝肾亏损之胎动欲堕、消渴等。煎服，10～15g。阴虚火旺、大便燥结、小便短赤者不宜服。

菊叶三七 中药名，出于《本草纲目》。又名菊三钱、土三钱、血当归。为菊科植物菊叶三七 Gynura segetum（Lour.）Merr. 的根及叶。性平，味甘、微苦。归肝、胃经。有散瘀止血、解毒消肿之功效，主治衄血、吐血、外伤出血、跌打瘀痛，及疮疡肿毒、乳痈等。煎服 6～10g，研粉服 1.5～3g；外敷适量。

菊花 中药名，出于《神农本草经》。又名白菊花、黄菊花、杭菊花、滁菊花、甘菊花。为菊科植物茵 Dendranthema morifolium（Ramat.）Tzvel 的头状花序。性微寒，味辛、甘、苦。归肺、肝经。有疏风清热、平肝息风、明目、解毒之功效，主治外感风热及温病初起之发热、头昏、头痛，肝经风热或肝火上炎之目赤肿痛，肝阳上亢或肝风内动之头晕、头痛、目眩，及痈疖疔肿。煎服或入丸、散，10～15g。本品对冠心病、上呼吸道感染、扁桃体炎、急性病毒性肝炎等均有较好的疗效。其复方对高血压动脉硬化症、视神经炎、中心性视网膜炎、口腔溃疡、小面积烧伤、感染创面等也有一定疗效。

菊花茶调散 方名，出自《银海精微》。川芎、荆芥、细辛、甘草、防风、白芷、薄荷、羌活、菊花、僵蚕、蝉蜕。为末，茶水调服。功能疏散风热、清利头目。治风热上攻，头晕目眩，及偏正头痛。

菊花散 方名，出自《太平惠民和剂局方》。菊花六两，炒白蒺藜、羌活、木贼、蝉蜕（去头足翅）各三两，为细末，每服二钱，食后，临卧茶清调下。功能疏风清热，明目退翳。治眼目赤肿，昏暗羞明，隐涩难开，攀睛胬肉，或痒或痛，渐生翳膜。亦治暴赤肺痈。《证治准绳》也载有菊花散：菊花、防风、前胡各一两，细辛、桂心各半两，甘草一分。为细末，每服五分，加乳香少许，食后荆芥汤调下。功能疏风清热、辛温通窍。治鼻塞多涕。

菀 ①音运（yùn）。通，郁结、积滞之意。如《素问·生气通天论》有"血菀于上"的记载。《素问·示从容论》云："八风菀热"。又为郁伏、枯槁之意。《素问·至真要大论》云："名木敛，生菀于下。"②音玉（yù）。同郁，郁结之意。《素问·针解》："菀陈则除之者，出恶血也。"

萤星满目证 证名，见《证治准绳》。类今之玻璃状体病变出现的症状。多因恣酒嗜燥，痰火升扰，阴虚火炎等所致。患者自视目外有无数细细红星，如萤光飞缭，甚则如灯光扫星。需结合眼具体病证与全身证候论治。

营卫 为营气和卫气的合称。两气同出一源，皆水谷精气所化生。营行脉中，具有营养周身的作用；卫行脉外，具有捍卫躯体的功能。故《灵枢·营卫生会》曰："营卫者，精气也""营卫之行，不失其常，故昼精而夜瞑。"

营卫不和 指表证有汗的病机。出《伤寒论·辨太阳病脉证并治》。包括：①卫弱营强。卫气虚弱，则汗液自行溢出，症见身不发热而时有自汗。②卫强营弱，则阳气郁于肌表，内迫营阴而汗自出，可见时时发热而自汗，不发热则无汗。

营卫气血 ①为人体生命活动的四种精微物质和动力基础。②温病学说，鉴于卫与营、气与血的阴阳表里相对关系，将温热病传变由外而内，由气及血的过程，分为卫、气、营、血四个阶段，作为临床辨证论治的纲领。故《温热论》载述："辨营卫气血虽与伤寒同，若论治法，则与伤寒大异也。"

营气 指营运于脉中的精气。营气生于水谷，源于脾胃，出于中焦，有化生血液和营养周身的作用。《灵枢·邪客》："营气者，泌其津液，注之于脉，化的为血，以荣器末，内注五脏六腑。"

营气不从 指血脉中营气运行障碍，出现痈肿的病机。多由于邪气侵袭，营气运行不畅，瘀阻于肌肉腠理之间，血郁热聚，便成痈肿。《素问·生气通天论》云："营气不从，逆于肉理，乃生痈肿。"

营分 为温热病卫气营血辨证介于气分与血分之间者，是疾病发展的一个阶段。营是血中之气，营气内通于心，病邪传至营分，则显示正气不支，邪气深入，感及心包，影响神志，甚则涉及厥阴肝经。

营分证 指温热病变邪气内陷及营的阶段。多由气分证传变或卫分证逆传而来。临床的夜热为甚，心烦不寐，斑疹隐现，舌质红绛，脉细数为主证。营为血中之气，营气通于心，病传营分，显示正气不支，邪气深入，内犯心包，影响神志及厥阴肝经。一般来说，病变由营转气，表示病情好转；由营入血，则表示病情更加深重。

营在脉中 营，即营气。指营气运行于脉管之中。营气和卫气均由水谷精微所化生，但在其循行部位上有所不同，营气运行于脉管之内，卫气运行于脉管之外，发挥其不同的生理作用。《灵枢·营卫生会》曰："人受气于谷，谷入于胃，以传于肺，五脏六腑，皆以受气，……营在脉中，卫在脉外，营周不休。"

萧龙友 1870～1960年。名方骏，别号息翁，后改不息翁。祖籍四川，出生雅安。北京四大名医之一。自幼诵习诗书，弱冠后入成都尊经书院。博览群书，留意医籍。清光绪二十三年（1897年）拔贡，入京充任八旗教习，后任淄川、枣阳知县。辛亥革命后，任财政、农商部秘书。1928年弃官行医。1934年与孔伯华创办北京国医学院。建国后第一、二届全国人大代表，中国科学院学部委员，中医研究院学术委员等职。精内科，尤擅长治疗慢性虚弱症。推崇《伤寒论》，重视七情内因致病因素。疗效卓著。著有《现代医案选》。

萧埙 清代医家。字赓六，号慎斋。槜李（今浙江嘉兴）人。撰辑《医学经纶》134卷，援古证今，论述百余症证治。其中《女科经纶》8卷，于妇科证治颇多发挥。

梦泄精 病证名，见《诸病源候论》。又称梦遗、梦失精、梦泄。指因梦而遗精者。多因见色思情，相火妄动，或思虑过度，心火亢盛所致。治宜清心宁神为丸。方用清心莲子饮、妙香散、静心汤、补心丹、知柏八味丸等。气实火旺者，可用龙胆泻肝汤。湿热下扰者，宜用秘精丸、大、小分清饮。

梗通草 中药名，见于《饮片新参》。又名白梗通、水通草、野通草。为豆科植物合萌 Aeschynomene indica L. 茎的木质部。性味、归经、功效、主治、用量与通草相同，详见该条。

梧桐子 中药名，出于《履巉岩本草》。又名瓢儿瓜。为梧桐科植物梧桐 Firmiana simplex（L.）W. F. Wight 的种子。性平，味甘。归心、肺、肾经。有消食顺气、和胃、敛疮之功效，主治伤食、胃痛、疝气、小儿口疮、疮疡溃烂。煎服6～9g，炒焦研末服3g，外用煅存性研末敷。

梧桐叶 中药名，出于《本草纲目》。为梧桐科植物梧桐 Firmiana simplex（L.）W. F. Wight 的叶。性寒，味苦。有祛风除湿、镇咳去痰、清热解毒、止血之功效，主治风湿痹痛、麻木、哮喘、痔疮、痈疖肿毒、臁疮、烫伤、外伤出血。煎服15～

30g，外用捣敷、研末敷或煎水熏洗。本品治高血压病有一定效果。

檵木 中药名，出于《植物名实图考》。为金缕梅科植物檵木 Loropetalum chinense（R. Br.）oliv 的根、茎、叶或花。性平，味苦、涩。归肝、胃、大肠经。有收敛止血、清热解毒、止泻之功效，主治衄血、吐血、咯血、崩漏、外伤出血，水火烫伤，及腹泻等。煎服，根 6~15g，叶 15~30g，花 6~9g；外用适量。

梅氏验方新编 方书。8 卷。清·梅启照辑。刊于 1878 年。本书系梅氏刊于《验方新编》16 卷本时续补 8 卷，其后单行刊印，改为今名。仿《验方新编》体例，新辑各科民间验方，并辑入"叶天士眼科"及《痧症全书》等。现存清光绪四年刻本。

梅师 隋代僧人、医学家。号文梅。广陵（今江苏扬州）人。善疗瘴疠，运用单方治疗杂病，其效甚速。撰有《梅师方》，又名《梅师集验方》，已佚，佚文可见于《证类本草》。

梅花针疗法 ①针法名。皮肤针疗法之一。是使用梅花针叩打浅表皮肤，以疗疾病的方法。②书名。中国中医研究院广安门医院针灸科梅花针室编，人民卫生出版社 1973 年出版。本书是作者根据多年临床实践的心得体会整理汇编而成，初步介绍了梅花针疗法的基本知识和对常见疾病的治疗方法。

梅花点舌丹 方名，出自《外科全生集》。熊胆、冰片、雄黄、硼砂、血竭、葶苈子、沉香、乳香、没药各一钱，珍珠三钱，牛黄、麝香、蟾酥（人乳化）、朱砂各二钱。各研为末，药汁为丸，绿豆大，金箔为衣。每服一丸，以葱白打碎，陈酒送服；或用醋化开敷；或将丸入于舌下，候觉舌麻时吞下。孕妇忌服。功能清热解毒，消肿止痛。治疗毒恶疮、无名肿毒、红肿痈疖、乳蛾、咽喉肿痛。

梅核气 病名，是指咽喉中有异常的感觉，如梅核塞于咽喉，咯之不出，咽之不下。《圣济总录·卷一百二十四》："……咽喉中妨闷，如有物者，乃肺胃壅滞，风热客搏，结于咽喉使然。故《圣惠》谓忧愁思虑，气逆痰结皆生是痰。"《医宗金鉴·卷四十九》："梅核气，盖因内伤七情，外伤寒冷所致"。证见咽喉中有异物感觉如有物梗，咯之不出，不碍饮食，常兼有精神抑郁，多虑多疑，胸胁胀满，妇女月经不调。治宜疏肝解郁，行气导滞，散结除痰，选用半夏厚朴汤、越鞠丸、逍遥丸等。相当于咽部神经官能症。

曹元 唐初医家。字真道。京兆（今陕西西安）人。学医于北山黄公，精通医药，善于望气色诊断疾病，能行截肠剖胸手术。文学家王勃拜曹元为师，尽得其要。

曹禾 清代医家。字畸庵。原籍安徽含山，后迁居江苏武进。精于医，善治外科疮疡、儿科痘疹，尤擅伤寒之学。取所藏医书，研求大旨，考核作者行履，撰《医学读书志》2 卷。另撰《疡医雅言》《痘疹索隐》。

曹炳章 1877~1956 年。字赤电。浙江鄞县人。从师方晓安，习《内经》《难经》《金匮要略》等书。广搜医籍，研习揣摩，创办《药学卫生报》，开设和济药局。1931 年任中央国医馆名誉理事。主张医者必须博览群书，发前人所未发，临证要随机应变，不可墨守一家之法。1935 年编《中国医学大成》，拟收古今医学要籍 365 种，实际印行 128 种。各书撰有提要，汇为《中国医学大成总目提要》。另著有《辨舌指南》《医医病书》等。

曹颖甫 1866~1937 年。现代医家。名家达，字尹孚，号鹏南，晚署拙巢老人。江苏江阴人。工诗文书画，撰文集有《古乐府评注》《梅花集》。精医学，宗仲景之学，有独到见解。曾任上海中医专门学校教务长。八一三事变后避居故乡，被日寇杀害。临证四十年，疗效卓著，笃用仲景方治病，为近代著名经方家。主张研究经方，视为掌握中医学术的基本功。著有《伤寒发微》《金匮发微》《经方实验录》《曹颖甫医案》等。

豉饼灸 灸法名。出《千金要方》。又称豆豉灸。将淡豆豉研粉，用黄酒调和，制成6毫米厚的药饼，用细针穿刺数孔，上置艾炷施灸。运用于痈疽发背溃后久不收口，疮色黑暗者，可促使疮口愈合。

硇砂 中药名，出于《新修本草》。又名北庭沙。为紫色石盐晶体或氯化铵矿石。性温，味咸、苦、辛，有毒。归肝、脾、胃、肺经。有消坚化瘀、攻毒蚀疮、化痰利咽之功效，主治噎膈反胃、癥瘕积块、恶疮疔毒、目翳胬肉，及顽痰老痰、咳嗽痰稠、咽痛喉痹等。入丸、散剂，0.3~0.6g。本品对食道癌、胃癌、直肠癌、乳腺癌，及外耳道与皮肤良性肿瘤有一定疗效。

瓠子 中药名，出于《新修本草》。又名甘瓠、龙蜜瓜、天瓜、长瓠。为葫芦科植物瓠子 Lagenaria siceraria（Molina）Standl. rar. hispda（Thunb.）Hara 的果实。性寒，味甘。有利水、清热之功效，主治水肿腹胀、烦热口渴、口鼻生疮。煎服，鲜品60~120g。

龚廷贤 明代医家。字天才，号云林、悟真子。江西金溪人。出身世医之家，父龚信曾任职太医院。随父学医，精研《内经》《难经》等书，取法金元诸家，就教当世名医，遂以医术闻名。因治愈鲁王妃沉疴，鲁王赐"医林状元"匾额，被选入御医院任太医。著述甚富，有《寿世保元》《万病回春》《种杏仙方》《鲁府禁方》《医学入门万病衡要》《云林神彀》。其中《寿世保元》《万病回春》两书，流传甚广，风行数百年不衰。又为其文续编而成《古今医鉴》。

龚居中 明代医家。字应圆，号如虚子、寿世主人。江西金豁人。内、外、儿等科均有所长，尤精于诊治肺痨。著有《痰火点雪》（一名《红炉点雪》），阐述肺痨病证治。另著有《外科活人定本》《外科百效全书》《女科百效全书》《幼科百效全书》《小儿痘疹医镜》等书。

盛寅 明代医家。字启东。江苏吴江县人。为名医戴原礼再传弟子。永乐初为医学正科。因在宫廷治病多效，受明成祖赏识，授太医院御医，后掌管太医院事。著有《医经秘旨》，记其历试经验之方。另著《流光集》，已佚。弟盛宏，子盛僎，妹盛伦，孙盛临等皆以医术闻名。

雪上一支蒿 中药名，见于《科学的民间药草》。又名三转半、铁棒锤。为毛茛科植物短柄乌头 Aconitum brachypodum Diels. 或铁棒槌 A. szechenyianum Gay. 等多种同属植物的块根。性温，味苦、辛，有大毒。归心、肝、脾经。有活血散瘀、祛风除湿、止痛之功效，主治跌打损伤，风湿痹痛，疮毒肿痛。研末吞服，每次不超过0.02g，每日不超过0.04g。本品对牙痛、术后创伤痛、晚期肿瘤疼痛有一定疗效，对腰肌劳损、坐骨神经痛、外伤性腰痛等疗效显著。

雪胆 中药名，出于《云南中草药选》。又名罗锅底、曲莲、金龟莲、金盆。为葫芦科植物园果雪胆 Hemsleya amabilis Diels. 或中华雪胆 H. chinensis cogn. 等多种同属植物的块根。性寒，味苦。归肺、胃经。有清热解毒、止痛消肿之功效，主治热毒痈肿、牙龈肿痛、咽喉肿痛、烫伤、胃痛、腹痛等。研末服，0.6~0.9g。过量有腹胀、呕吐、出汗等反应，心脏不佳者戒。本品对外伤痛、牙痛、喉痛、腹痛有良好的止痛效果，对急性细菌性痢疾、慢性化脓性上颌窦炎、急性黄疸型肝炎有显著疗效，对急性扁桃腺炎、颌下淋巴腺炎、牙周炎、老年慢性气管炎、肺炎、烧伤后败血症、肺结核等亦有一定疗效。其复方对宫颈炎、冠心病也有较好疗效。

雪莲 中药名，出于《本草纲目拾遗》。又名雪莲花、雪荷花、大木花。为菊科植物绵头雪莲 Saussurea laniceps Hand-mazz. 水母雪莲 S. medusa Maxim. 等多种同属植物的带花全草。性温，味甘、微苦。归肺、肾、脾、肝经。有补肾壮阳、调经止血、散寒除湿之功效，主治阳痿、腰膝酸软、月经不调、崩漏带下、经闭痛经、胎衣不下、风湿痹痛、肺寒咳嗽、雪盲、创伤出血等。煎服，3～9g。孕妇忌服。本品对妊娠中期和早期引产有一定效果。对炭疽病亦有一定疗效。

雪梨浆 方名，出自《温病条辨》。雪梨一枚，薄切，新汲凉水内浸半日，时时频饮。功能养阴生津止渴。治温病口渴甚者。

捺正法 正骨手法。出自唐代蔺道人《仙授理伤续断秘方》。是矫正骨折侧方移位、成角、突起、凹陷等畸形的手法。

排脓汤 方名，出自《金匮要略》。甘草二两，桔梗三两，生姜一两，大枣十枚。水煎，分二次服。功能解毒排脓，调和营卫。治内痈。

排脓散 方名，出自《金匮要略》。枳实十六枚，芍药六分，桔梗二分。为末，取鸡子黄一枚，以药末与鸡子、黄柏等，揉和令相得，饮和服之，日一次。功能破滞和血，排脓补虚。治痈，脓从便出者（原书有方无证，据《张氏医通》补入）。《证治准绳》《外科正宗》也载有同名方。

掉眩 证名，出《素问·至真要大论》。又称眩掉。泛指头摇、肢体震颤、头晕目眩等症。多因风邪及肝病所致。参见痉、眩晕等条。

捶法 推拿手法名。出《千金要方》。用手掌尺侧部有节奏地击打治疗部位，用力较击法轻。一般用双手交替起落捶击。

推求师意 医论著作。2卷。明·戴思恭撰于1443年。作者本其师朱丹溪之意，推阐发挥而为本书。内容涉及各类病证的病因、病理、证脉、治法、方药，深入分析朱氏养阴学说及其临床运用。本书系嘉靖年间由汪机编录，汪氏门人陈桷校刊，编入《汪石山医书八种》。

推肚脐 推拿手法名。出《厘正按摩要术》，用两大指交互由脐向小腹或小腹向脐推。由脐向小腹推者为泻法，由小腹向脐推者为补法。常用于小儿。

推法 推拿手法名。用手指或手掌着力于人体一定部位或穴位上，用力向一定方向推动。常用的有平推法、直推法、旋推法、分推法、一指禅推法等法。有疏通经络，行气消瘀等作用。

推胃脘 推拿方法名。出《厘正按摩要术》。由喉部向下推至中脘穴，可止吐；由中脘向上推至喉部，可催吐。常用于小儿。

推食指法 推拿方法名。出《推拿指南》。指用右拇指外侧在食指虎口三关上向上下推之的方法。有发汗、调和气血之效。常用于小儿。

推拿 疗法名。见《小儿推拿方脉全书》。又名按摩、按跻、乔摩、矫摩等。是指在人体一定部位上，运用各种手法和进行特定的肢体活动，达到疏通经络、滑利关节，促使气血运行，调整脏腑功能，增强人体抗病能力等作用，以防治疾病的方法。《灵枢·九针论》云："形数惊恐，筋脉不通，病生于不仁，治之以按摩醪药。"《汉书·艺文志》记有《黄帝岐伯按摩》十卷。晋·葛洪《抱朴子》中有"自摩法"的记述。隋唐时代在太医署中设有按摩博士之职。明清时代在小儿推拿方面有较大发展，并开始应用"推拿"之名。解放后推拿得到了很大的发展，并大大丰富了保健按摩、正骨推拿、小儿推拿、运动推拿、推拿麻醉等方面的内容，从而广泛用于临床各科，形成了推拿学这一中医学科。

推拿手法 推拿术语名。在推拿过程中所施行的各种技巧动作。它通过各种不同形式的损伤方法来刺激人体的经络穴位，或运动躯体四肢，以防治疾病。以按捏为主者，有按法、压法、点法、拿法、捏法等；以摩擦为主者有推法、擦法、摩法、搓法、揉法等；以振动肢体为主者有拍法、抖法等；以活动肢体关节为主者有摇法、扳法、引伸法等。根据情况可选择或综合应用。

推拿抉微 推拿专著。4卷。涂蔚生撰。本书在夏云集《保赤推拿法》的基础上，兼采《推拿广意》及唐容川、陈紫山、陈飞霞等人推拿论述编成。卷1认症法，卷2推拿手法，卷3~4儿科多种病证药物处方。并附评述。1928年上海千顷堂书局出版石印本。

推拿法 推是用指腹或手掌的大小鱼际部，平稳地置于肢体体表，稍加按压，缓缓向上下或左右推动。拿是用拇指与其它手指相对，捏住肌肉稍稍提起，然后放松的手法。推拿法可舒筋活络，通经散结，疏通气血，散风祛寒。是治疗各种伤筋的常用手法。

推拿秘书 推拿著作。5卷。清·骆如龙撰于1691年。1935年商务印书馆排印本删去骆氏自序及卷5，成4卷本，改名《幼科推拿秘书》。卷1列保婴赋等歌赋，杂论儿科病诊法；卷2述推拿穴位；卷3论各种推拿手法；卷4为多种病证推拿治法。现存清乾隆三十七年宝兴堂刻本。1957年上海卫生出版社出版排印本。

推拿麻醉 推拿术语名。又名按摩麻醉。运用推拿手法刺激穴位以达到镇痛效果，使病人能在意识完全清醒的状态下接受手术的方法。常用于拔牙、甲状腺切除、胃部分切除等手术。由于在手法操作中，多用按压一类的手法，又有指压麻醉或点穴麻醉之称。

捻五指背皮法 推拿手法名。见《保赤推拿法》。将五指背面夹缝上皮轻轻捻之，治小儿惊吓。

捻法 ①针刺手法。见《针经指南》。指针入穴位后，医者以拇、食指旋针柄作前后交替动作使针体向左右转动的方法，现称捻转法。针体向左右均匀捻转，有催气、行气的作用。如以左转为主则为补法，用于虚证；右转为主则为泻法，用于实证。②推拿手法名。出《千金要方》。指用拇指和食指捏住一定部位时作均匀和缓的捻线状搓揉的方法。多用于指、趾、小关节及浅表肌肤部，有调和气血的作用。

掐法 推拿手法名。见《幼科推拿秘书》又名爪法、切法。用指甲按掐穴位的方法。有开窍解痉作用。常用于晕厥、惊风等证。

掐揉五指节法 推拿方法名。见《推拿指南》。"掐揉五指节法，此法治风痰咳嗽，口眼㖞斜，……术者用右拇指甲掐患者五指节，再以右拇指面揉之，可用于风痰咳嗽、口眼㖞斜。"

接经行气法 行气法之一。又称循经接气法。指按照经脉循行方向在其穴位上依次针刺，以使针感向一定部位传导的方法。如针刺足三里欲使针感达到胃，则可依次针刺足三里、梁丘、伏兔、髀关等穴。也可不按穴位针刺，但必须在经络上，在第一针针感的止点，再针第二针，依此类推，使针感达于病所。

接背 奇穴名，出《太平圣惠方》。又名接骨。位于背部中线。第十二胸椎棘突下凹陷处。主治小儿痢疾、脱肛、癫痫、消化不良等。向上斜刺5分~1寸。艾炷灸1~3壮，或艾条灸5~10分钟。

接骨木 中药名，出于《新修本草》。又名接骨草、续骨木，扦扦活、接骨风。为忍冬科植物接骨木Sambucus williamsii Hance的茎枝。性平，味甘、苦。有祛风除湿、活血止血之功效，主治风湿痹痛、风疹瘙痒、漆疮、水肿、产后血晕、跌打肿痛、骨折、创伤出血。煎服9~15g；外用捣敷或研末撒或煎水洗。孕妇忌用。

接骨紫金丹 方名，出自《疡医大全》。䗪虫十个，骨碎补、自然铜（煅淬）、巴豆霜、乳香、血竭、没药各五钱，当归尾、硼砂各三钱，地龙十四条。为细末，每服三分，酒送下。功能接骨续筋，活血止痛。治跌打损伤，昏迷不省人事，瘀血攻心发热。《杂病源流犀烛》《外科补要》《圣济总录纂要》均载有同名方剂，证治略同。

控涎丹 方名，出自《三因极一病证方论》。又名子龙丸、妙应丸。甘遂、大戟、白芥子各等分。为细末，面糊为丸，梧桐子大。每服五至十丸，临卧姜汤送下。功能祛痰逐饮。治痰饮伏在胸膈上下，忽然颈项、胸背、腰胯隐痛不可忍，筋骨牵引作痛，走易不定，或手足冷痹，或头痛不可忍，或神志昏倦多睡，或饮食无味，痰唾稠黏，夜间喉中痰鸣，多流涎唾。

探病诊法 壮医特诊法。多在病情复杂，难以断定为何种病或患者昏迷不省，不能自诉病史症状时采用。分药物试诊或非药物试诊两大法。药物试诊法常用的有芋头试诊、石灰水试诊、红薯叶试诊、酸橙汁试诊等；非药物试诊常用表里反应法、头发验病预后法等。在临床具有一定的诊断参考价值。

救母丹 方名，出自《傅青主女科》。人参、川芎、益母草、赤石脂各一两，当归二两，荆芥穗（炒黑）三钱，水煎服。功能养血活血，益气下胎。治难产，子死腹中不得下。

救伤秘旨 伤科著作。1卷。附《救伤秘旨续刻》1卷。清·赵廷海撰。刊于1852年。本书记述因拳术所致损伤及骨折的辨证、手法和治疗验方；因武术"点穴"所致损伤的治疗法，共34穴。现存清道光十六年刻本。1958年上海卫生出版社出版排印本。

救荒本草 植物学著作。明·朱橚等撰。初刊于1406年。4卷，又有2卷本、14卷本。本书收载荒馑时期可供充饥的植物。所收各种救荒草木，包括根、苗、花、实等，逐一描绘原植物图形，记明出产环境、外形特征、性味及食用方法。原书共收载138种植物，后增补至414种。又有112种本、434种本。本书虽未记述各种植物医疗主治，却有不少本草著作未收载的野生草药。现存明万历十四年刻本、万历二十一年钱塘胡氏校刻本、1959年中华书局影印本。

救急稀涎散 方名，出自《圣济总录》。又名稀涎散。皂荚（削去黑皮）四枚，白矾一两。为极细末，病轻者服半钱，重者服三钱匕，温水调灌下，不大呕吐，只有微涎稀冷而出，次缓而调治，功能开关催吐。治卒中风，昏昏若醉，心神瞀闷，四肢不收，或倒仆不省，或口角㖞斜，微有涎出；亦治喉痹。

救逆汤 方名，出自《温病条辨》。炙甘草、干地黄、白芍药各六钱，麦门冬五钱，阿胶三钱，生龙骨四钱，生牡蛎八钱。水煎服。功能滋阴养液，敛汗固脱。治温病误表，津液被劫，心中震震，舌强神昏，汗自出，中无所主。

[丨]

虚中风 病名，见《寿世保元》。虚中之一种。指元气虚衰而致的卒然昏仆等症。属类中风范畴。多因素体虚弱，过度劳作，耗气伤脾，痰气壅滞所致。症见猝然昏倒，伴见面色㿠白，鼻息轻微等。治宜益气为主。方用六君子汤、补中益气汤等加减。重证可用大剂参芪以益气固脱。

虚中夹实 指虚弱病证中类有实邪，以虚为主的病理状态。如干血痨病人有消瘦、肌肤枯糙、手足心烦热，不思饮食等虚证，且兼有经闭，舌质紫暗，舌边有瘀点，脉沉弦等血瘀实候。

虚风内动 指由于阴虚、血虚，不能濡养筋脉，而变生内风的病理症情。多由于大汗、大吐、大泄、失血或久病伤阴，则津液亏损，液少血枯，血不养筋，肝阴不足，阴不潜阳而肝风内动所致；亦可因肾阴不足，肝肾亏损，肾水不能涵养肝木，肝风上扰所致。临床可见眩晕、震颤或手足抽动，或昏仆等症。

虚火 ①指真阴亏损引起的发热，如两颧潮红，低热，五心烦热或骨蒸劳热等，多见于热病伤阴的后期，或阴虚劳损等。②指阴盛格阳引起的假热症状。

虚火上炎 指由于肾阴亏虚，水不制火，从而引发阴火上升的病理状态。临床可见咽干，咽痛，头昏目眩，心烦不眠，耳鸣，健忘，手足心热，或目赤，口舌生疮，舌质嫩红，脉细数等症。

虚火乳蛾 病证名，见《石室秘录》。

喉核大而硬者又称石蛾。相当于慢性扁桃体炎。主要表现为喉核潮红或肿大而硬，咽痛虽不剧烈，但反复迁延不愈，日久精神疲乏，可有低热等。肺阴亏虚者，兼见咽干咽痒，干咳少痰，咽喉不利，治宜养阴清肺，生津利咽，养阴清肺汤加减；肾阴虚损者，兼见口干不喜多饮，虚烦失眠，头晕耳鸣，治宜滋阴降火，清利咽喉，用知柏地黄汤为主治疗。对于长期不愈及引发全身疾病者，宜手术摘除喉核。

虚火咳嗽 病证名，见《不居集》。指元气亏损，三焦火炎所致的咳嗽。症见咳痰黏少或清薄，咳时面红，气喘，咽干，口渴，心烦，食少，喉痒或见喉癣，脉虚弱或浮弦无力。治宜滋补为主。可用虚火咳嗽方等。

虚火眩晕 病证名，见《症因脉治》。属火冲眩晕之一类型。多因肝肾阴虚，虚火上冲而致。症见头面眩晕，五心类热，面红口干，潮热盗汗，脉细数等。治宜滋补肝肾，填精益髓为主。方选知柏地黄汤、归芍地黄汤等。

虚邪 ①泛指致病邪气。因邪气乘虚侵入人体而发病，故称虚邪，如《素问·上古天真论》云："虚邪贼风，避之有时。"②五邪之一。指某脏因母病及子而发病，即病邪从母脏传来，谓之虚邪。见《难经·五十难》。

虚则补之 治则之一。出《灵枢·经脉》。指正气虚弱，体质较差之患者，可用以补益为主的治法。如气虚者益气；血虚者补血；阴虚者滋阴；阳虚者补阳；津液不足者滋阴生津等均系"虚则补之"治则的临床应用。

虚阳上浮眩晕 病证名，见《症因脉治》。属火冲眩晕之一。由命门火衰，真阳不足，虚阳上浮所致。宜用八味都气丸等方。详见火冲眩晕、阳虚眩晕等条。

虚劳 病名，出《金匮要略·血痹虚劳病脉治》。又作虚痨。包括气血、脏腑虚损所致的多种病证，以及相互传染的骨蒸、传尸。后世文献多将前者称为虚损，后者称为劳瘵或传尸劳。

虚劳失血 病证名，见《杂病源流犀烛》。指劳损内伤，阴虚火亢而失血者。

虚劳失精 病证名，见《诸病源候论》。为遗精的一种。因肾气虚损，不能固藏所致。可伴小腹弦急，阴头寒，目眩眶痛，毛发脱落，或有虚烦，心悸，脉数而散，或芤迟，或芤动微紧。治宜益阳固精。用黄芪散、龙骨散、桂枝龙牡汤等方。

虚劳发热 病证名，见《诸病源候论》。指虚劳亏损所致的发热。以阴虚为多见。多表现为低热，一般起病较缓，病程较长。为许多慢性病过程中的症状之一。后世分为阴虚发热、阳虚发热、血虚发热、气虚发热、劳热、潮热等。

虚里 为胃之大络，位于左乳下心尖搏动之处。人以胃气为本，宗气亦以胃气为源，故虚里是宗气汇聚之处，为十二经脉之气所宗。虚里的动势直接反映胃气和气血源流的变化。《素问·平人气象论》云："胃之大络，名曰虚里，贯膈络肺，出于左乳下，其动应衣，脉宗气也。"

虚呃 病证名，见《证治汇补》。指正虚所致的呃逆。多伴短气，脉虚无力等虚象。因中气虚所致者，宜六君子汤、补中益气汤、十全大补汤；因脾肾虚寒所致者，宜丁香柿蒂散、理中加丁香散，或温胃饮加丁香；肝肾阴虚、阴火上冲所致者，宜大补阴丸、滋肾丸等方；因脾肾虚寒所致者，宜理阴煎、大补元煎、右归饮等方。

虚冷腹痛 病证名，见《千金要方》。指体虚受寒而致的腹痛。可伴腹痛得热则舒，腹胀，不欲饮食，恶寒，手足不温等。治宜温中散寒。方选人参养荣汤加肉桂、木香、吴茱萸，或理中汤加良姜、吴茱萸等。

虚证 即人体气血不足或脏腑虚损而致机能减退的证候。如《素问》载述："精气夺则虚。"虚证临床可见面色苍白，精神萎靡，疲倦乏力，心悸气短，自汗、盗汗，舌嫩无苔，脉虚无力等症。故清·程国彭

《医学心悟》曰："假如病中多汗，腹胀时减复如故，痛而喜按，按之则痛止，病久，禀弱，脉虚无力，此虚也"。

虚者补其母 治则之一。为运用五行相生和五脏母子关系理论，子脏虚证而补其母脏的治疗法则。主要用于治疗五脏之虚。如肾为肝之母，肝病虚证，不仅应补肝，还须补肾。又如肝有虚火，症见失眠烦躁，头面烘热，脉弦细数无力，可用滋水涵木法，补肾水以制肝之虚火。针灸疗法，凡为虚证，多补其所属的母经或母穴。如肝虚证，可取肾经的水穴阴谷，或本经水穴曲泉，进行治疗。

虚肿 病证名，见《诸病源候论》。指水肿病属虚者。多因平日身心操劳，或酒色过度，日积月累，病起于渐。可伴见大便溏泄，小便清白，手足不温，神萎声怯等虚寒表现。治宜温补脾肾为主，方选实脾饮、参苓白术散、真武汤、金匮肾气丸等。

虚胀 病证名，见《医宗必读》。胀病之一。多因阴阳气血虚弱而致。脾肾阳虚者，腹部胀满，神疲纳呆，畏寒肢冷，面色苍白或萎黄，舌淡脉细。治宜健脾温肾，化气行气。用附子理中汤合五苓散，或金匮肾气丸。肝肾阴虚者，腹部胀满，形体消瘦，面色黧黑，心烦口燥，齿鼻衄血，小便短赤，舌质红绛，脉细数。治宜滋养肝肾，凉血化瘀。用一贯煎合膈下逐瘀汤加减。

虚泻 病证名，见《医学入门》。又称虚泄。指因脏腑虚弱不足所致的泄泻，以脾肾虚弱最为多见。症见困倦无力，自汗，消瘦，大便溏泄清稀，甚至完谷不化，四肢不温，脉多细弱。轻者属脾，重者属肾。治宜补脾益肾。方选参苓白术散、理中汤、升阳除湿汤、四神丸、椒附丸等方。

虚实 为八纲辨证中辨别邪正盛衰的两个纲领。邪气盛为实证，正气衰为虚证。《素问·通评虚实论》云："邪气盛则实，精气夺则虚。"虚证与实证的鉴别，则如《医学心悟》所载述："一病之虚实，全在有汗与无汗，胸腹胀痛与否，胀之减与不减，痛之拒按与喜按，症之新久，禀之厚薄，脉之虚实以分之。"但临床上证情之或由虚转实，或由实转虚，或虚实并见，则常与阴阳、表里、寒热等六纲错杂出现。

虚脉 ①脉象之一。其脉来软而无力，寻按呈空虚感，主气血不足之虚证。《脉经》云："虚脉迟大而软，按之不足，隐指豁豁然空。"《脉诀汇辨》曰："虚合四形，浮、大、迟、软"。②指虚陷之经脉。《灵枢·刺节真邪》云："视其虚脉而陷于之经络者取之。"《类经》曰："当视其在下虚陷之经，取而补之。"③指实热证用刺络泻血方法，以虚其脉而泄其热。《素问·长刺节论》云："刺之虚脉。"

虚损 病名，见《肘后备急方》。因七情、劳倦、饮食、酒色所伤，或病后失于调理，以致阴阳、气血、脏腑虚亏而成。虚损病可概括为气虚、血虚、阴虚、阳虚。气虚多见肺脾虚损，症见四肢无力，懒于言语，动作气短，自汗心烦，宜用补中益气汤。血虚多见心肝虚损，症见吐血便血，或妇女崩漏，头晕眼花，或成干血痨，宜用四物汤、当归补血汤。阴虚多见脾肾虚损，症见饮食减少，大便溏薄，或完谷不化，腰膝酸软，神疲乏力，畏寒肢冷，阳痿滑精，小便数而清长，面色苍白，舌淡苔白，脉沉细或沉迟，治宜温补，方用附子理中汤、桂附八味丸、右归丸等。阴虚多见肺肾虚损。肺阴虚者，症见干咳，咯血，口干咽燥，潮热，盗汗，两颧潮红，舌红少津，脉细数。治宜养阴清肺，可用沙参麦冬汤。肾阴虚者，症见腰膝酸软，头晕耳鸣，遗精早泄，咽痛，颧红，舌红少津，脉沉细数，治宜滋补真阴，兼予降火，方用大补元煎、六味丸、大补阴丸等。

虚损怔忡 病证名，见《不居集》。怔忡之一。指由虚损导致的自觉终日心中悸动不安的病证。主要由于阳气不足、阴血亏损而致。心脾气血虚损者，宜大补元煎、七福饮。真阴不足者，宜左归饮。真阳不足者，宜右归饮。阴阳两亏者，宜大营煎、理阴煎等。

虚热 指阴、阳、气、血不足而引起的发热。如《素问·调经篇》有"阴虚则内热"的记载。《素问·生气通天论》曰："阳气者，烦劳则张。"虚证的发热，必兼见其他虚性的症、脉、舌等征象，并鉴别其属气虚、血虚、阴虚、阳虚而施治。

虚热证 证名，见《此事难知》。指正气不足所出现的热证。多因气血阴液不足，或邪盛伤正所致。症见心烦不眠，口燥咽干，潮热盗汗，大便秘结，舌红，脉细数等。治宜养阴清热，或甘温除热。方用当归大黄汤、黄连阿胶汤或补中益气汤等。

虚热经行先期 病证名，见《医宗金鉴》。指阴虚血热，虚热内扰而出现的月经提前。是经行先期的症型之一。多因阴虚阳盛之体，或大病久病及失血伤阴，阴虚血热，虚热内扰冲任而致。症见经期提前，经量较少，色红质稠，两颧发红，手足心热，头晕失眠等。治宜养阴清热，方用两地汤加龟板、女贞子。

虚哮 病名，见《类证治裁》。指元气素虚，反复日久的哮证。多兼见自汗畏风，少气乏力，食少便溏，腰酸耳鸣，动则喘乏等。治以温通肺脏，下摄肾真为主，久发中虚宜补益中气，宜选四君子汤、金水六君煎、补中益气汤、肾气丸等方。

虚秘 病名，见《圣济总录》。指因精血津液亏耗所致的便秘。多因体气素亏，或因发汗、利小便耗伤津液，或病后元气未复，精亏血枯所致。如因气虚、气滞者治宜益气或理气润肠，方选厚朴丸等。因精亏血枯所致者，治宜益阴养血、生津润肠，方选四物汤合五仁丸，外用蜜煎导法。阳虚寒盛者，治宜补肾温阳为主，方选半硫丸或肾气丸加苁蓉、牛膝等。

虚烦 证名，见《伤寒论·辨太阳病脉证并治》。指因虚而致心胸烦热者。多由伤寒汗、吐、下后，邪热乘虚客胸中，或病后余热留恋，或津涸、血虚、肾亏、痰饮、虚劳等所致。常伴郁闷不寐、口干咽燥等症。亦有状似伤寒，但不恶寒，头身不痛，脉不紧数，独热者。治用竹叶汤、栀子豉汤加减。

虚烦不得卧 病证名，见《症因脉治》。外感不得卧之一。因外感热病发汗太过，或误下伤里，或妄用吐法而致。证见倦怠乏力，时时欲睡，但时惊醒，口渴不欲饮，二便清利。如脉大空虚者，宜补中益气汤加黄柏、知母；脉见细数者，生脉散合凉天地煎；真阳不足，心神失守者，枣仁远志汤，甚则八味肾气丸。

虚陷 证候名。见《疡科心得集》。即内陷之一种。相当于西医的全身化脓性感染。多发于疮疡中后期。证见疮肿已退，腐肉亦尽，但脓少灰薄，新肉不生，光白板亮，不知疼痛，伴形寒发热，神疲纳呆，或有腹痛泄泻，自汗肢冷，舌淡脉细等，旋即昏迷厥脱。治以温补脾肾，附子理中汤加减内服；若见口舌生糜，舌红绛，苔光剥，治以生津养胃，益胃汤加减内服，外治同有头疽，见该条。

虚脱呃 病证名，见《类证治裁》。指真元欲脱所致的呃逆，为虚脱重症。急宜大补元气，可选归气饮、理阴煎、大补元煎、右归饮等方。参虚呃条。

虚喘 病证名，见《丹溪心法》。指因正气虚衰所致的气喘。多由年老体弱，喘病久延，或大病后真元耗损，肺脾气虚，肾气不纳，或久服攻伐之药，损伤真气而成。一般起病较缓，病程较长，呼吸气短难续，声音低微，动则喘甚，从深吸气为快。根据病因和见症的不同，分为气虚喘、阴虚喘、胃虚喘、真元耗损喘等。

虚痘 病证名，痘出不红润，色灰白，痘顶陷凹者。由气血两虚所致，治宜保元汤加肉桂。

虚痞 病证名，见《景岳全书》。指无物无滞的痞证。多由饮食伤中，劳倦过度，或脏腑阴阳亏损，气机斡旋无力所致。临床表现以似觉胀闷而又不甚胀闷，不知饥食为特征。常伴中气短怯，大便溏泄，胸腹喜暖畏寒等症。治以培补温运为主。脾胃虚衰，嗳腐吞酸者，方选异功散或香砂六君子汤；心脾两虚，气失通畅者，方选归脾汤或治中汤；中焦虚寒，温运无力者，方选温胃饮或理中汤；脾肾不足，命门不暖者，方选六味回阳饮等。

虚痢 病名，见《医学入门》。指痢疾之属虚者。多由痢症经久不愈，或体虚患痢所致。症见下利脓血外，兼见困倦，谷食难化，腹微痛或大痛，虚坐努责。治疗宜虚实兼顾。血虚者，可用通玄二八丹、四物汤加减；气虚者，可用四君子汤、理中汤加减；肾虚者，可用肾气丸；虚劳挟痢者，可选香连猪肚丸等。

虚寒 指正气虚而兼寒的病理表现。虚寒多以内寒为主。临床可见面黄少华，食欲不振，口泛清涎，畏寒怕冷，脘腹胀痛，得热则舒，妇女带下清稀，腰背酸重，小便清长，大便稀薄，舌淡苔白，脉沉迟缓弱等症。

虚寒白喉 病证名，见《喉症指南》。病证名。由禀赋素弱并感寒邪所致。其症初起恶寒发热，饮食如常，惟唇白面青，精神疲倦，喉内起白皮，或白块，随时增加。治宜温经散寒为主，用附桂理中汤。参见阴寒白喉条。

虚寒证 证名，见《素问玄机原病式》。指阳气虚弱所致的证候。症见面㿠少华，食欲不振，得热则舒，小便清长，大便稀薄，舌淡苔白，脉沉迟缓弱等。治宜温补为主。可选理中汤、金匮肾气丸等方。参虚证等条。

雀目 病证名，出《诸病源候论》。又名雀盲、雀目内障、雀目昏睛、鸡盲、鸡蒙眼、鸡摸眼、黄昏不见、阴风障、阳衰不能抗阴之病。即今之夜盲症状。有先天与后天之分。先天者称高风雀目内障，多因先天禀赋不足所致；后天者称肝虚雀目内障，多由脾失健运所致，为疳积上目早期症状。参见高风雀目内障与肝虚雀目内障条。

雀卵 中药名，出于《名医别录》。为文鸟科动物麻雀 Passer montanus saturatus stejneger. 的蛋。性温，味甘、咸。归肾经。有补肾阳、益精血之功效，主治阳痿、血枯经闭、崩漏、带下。煮食或入丸剂服。

雀啄灸 灸法名。将艾条点燃着的一端在施灸部位上作一上一下忽近忽远的移动，使火力发生强弱变化。因其状如麻雀啄食，故名之。用于昏厥急救及虚寒病证。本法热感较强，应注意避免灼伤皮肤。

雀啄脉 七怪脉之一。其脉象急数，节律不调，止而复作，医生切脉时的手感，如雀啄食之状。为疾病危重脉象。

雀斑 病名，见《外科正宗》。又名雀子斑、面䵟黯。是一种面部出现褐色点状色素沉着斑的皮肤病。西医亦称雀斑。多因素禀肾水不足，虚火上炎，加之风吹日晒，风热郁于肌肤而成。好发于面部，为针尖乃至米粒大小的圆形或椭圆形褐色斑点，散在或密集分布，互不融合，无自觉症，夏日晒后加重，冬季避晒减轻。治以滋阴、降火祛风，知柏地黄汤加减内服，外用时珍正容散或玉肌散。

常山 中药名，出于《神农本草经》。又名鸣骨常山、黄常山、翻胃本、恒本。为虎耳草科植物常山 Dichroa febrifuga Lour. 的根。性寒，味苦、辛，有毒。归肺、心、肝经。有涌吐痰涎、截疟之功效，主治胸中痰饮、疟疾。煎服 5~20g，截疟酒炒用。因作用强烈，易损正气，体虚者慎服。本品对频发室性早博及陈发性室性心动过速疗效显著，对房性早搏、陈发性室上性心动过速和阵发性心房颤动、兰氏贾第鞭毛虫病亦有一定疗效。

常青藤 中药名，出于《本草拾遗》。又名三角风、追风藤、上树蜈蚣。为五加科植物中华常春藤 Hederanepalensis K. koch var. Sinensis（Tobl.）Rehd. 的藤茎和叶。性平，味辛、苦、甘。归肝、肾经。有祛风湿、强腰膝、解热毒之功效。主治老人、虚人之风湿痹痛，腰膝酸痛，四肢拘挛，及目赤肿痛、痈疽疮毒等。煎服，9~15g。

常数 指在一般情况下人体经脉气血之多少。如《素问·血气形志篇》载述："夫人之常数，太阳常多血少气，少阳常少血多气，阳明常多气多血，少阴常少血多气，厥阴常多血少气，太阴常多气少血。此天之常数。"

眦 又名目眦（音 zì 自），俗称眼眶。即上下眼睑连结部位。《列子·汤问》云："拭眦扬眉而望之。"靠鼻侧者为内眦（大眦），靠颞侧者为外眦（小眦、锐眦）。两眦均有血络分布，而内眦尤为丰富。由于心主血，故内外眦血络在脏属心，在五轮中属血轮。

眦赤烂 病名，见《证治准绳》。又名目眦赤烂、目眦溃烂、眦帷赤烂。属睑弦赤烂。类今之眦部睑缘炎。多因心火亢盛所致。症见睑眦红赤溃烂痛痒。治宜清心泻火为主。用导赤散合黄连解毒汤内服。外用万金膏，热水化开，乘热洗目。

野牛心 藏药名，见《藏药标准》。性温，味甘、涩。有养心安神之功能。用于心律不齐，心绞痛，背痛和隆病引起的心烦，失眠。捕杀后取出带血之心脏，阴干，切片、晒干，研粉。口服 1.5～2g。

野芋 中药名，出于《本草经集注》。又名野芋头、红芋荷。为天南星科植物芋 Colocasia antiguorum Schott et Endl. 的块茎。性寒，味辛，有毒。有清热、解毒、止痛之功效，主治乳痈、痈疖肿痛、疥癣、蛇虫咬伤、跌打损伤等。外用，捣敷或磨汁涂。

野芋头诊断法 壮医药物试诊法之一。主要用于诊断痧症。方法是取鲜野芋头一片给患者咀嚼，患者不觉舌喉刺痒反觉甘甜者为痧症。

野菜博录 植物学著作。3 卷。明·鲍山撰。刊于 1622 年。本书汇录可食用野菜 435 种，其中草部两卷，木部 1 卷。作者认为，野菜可"疗病以愈疾，备荒以赈饥"，乃广泛采访、园圃自种、亲尝滋味，参考《救荒本草》《野菜谱》，编成本书。每种野菜均绘图记用，别其性味，详其调制。所选植物多为一般本草著作不载之地方草药。1935 年江苏国学图书馆陶风楼影印出版。

野菜谱 植物学著作。1 卷。明·王磐撰于 1521 年。作者见当年江淮连年水旱，恐饥民误食野菜伤生，乃据其亲自采访所得，汇集 60 种荒年饥馑可用代食野菜，编成三言歌诀，各附一图，说明其采集、食用方法。是一部通俗实用的备荒本草著作。所记多为一些地方草药。现存抄本。

野菊花 中药名，出于《本草拾遗》。又名野黄菊、苦薏。为菊科植物野菊 chrysanthemum indicum L. 的头状花序。性微寒，味苦、辛。归肺、肝经。有清热解毒之功效，主治痈肿疔毒、咽喉肿痛、风火赤眼等。煎服或入丸、散服，10～18g；外用适量，水煎洗。本品对高血压、急性支气管炎、口腔炎、扁桃体炎、腮腺炎、肠炎、阑尾炎、乳腺炎、流行性结膜炎、麦粒肿、宫颈糜烂、盆腔炎、皮肤瘙痒等均有不同程度的疗效。对感冒、流感及流行性脑脊髓膜炎等病的预防亦有明显作用。

眵 为眼部的分泌物，（多为黄色黏质），俗称眼屎，眵多硬结属肺经实热；眵稀不结则属肺经虚热。应结合眼部及全身症状进行辨证论治。

眵泪 证名，见《秘传眼科龙木论》。三泪之一。指眼眵泪液混流。《银海精微》认为肺经实热所致，用泻肺汤，以泻肺经实热，后用省味金花丸治其肺火。

眯目 ①病证名。见《太平圣惠方》。即今之结膜角膜异物。参见异物入条。②证名。指上下眼睑眯合微闭之状。

眼力 眼科术语。见《银海精微》。又名目力。同今之视力。指辨别物体形象的能力，即视觉功能。

眼弦 解剖名。见《银海精微》。又名胞沿、胞弦、眼楞、眼棱、眼檐、眼沿、目唇、睑唇、睥沿。即今之睑缘。为眼睑之游离边缘。上有排列整齐之睫毛及腺体开口。内侧端上下眼弦各有一小孔，名泪窍。眼弦与眼睑共同起保护眼珠的作用。

眼弦赤烂 病名,出《银海精微》。又名睑弦赤烂、风弦赤烂、风弦赤眼、烂弦风眼、烂眶、烂眶眼、连眶赤烂、目眶岁久赤烂,俗称烂眼皮、赤瞎。即今之睑缘炎。多由脾胃蕴积湿热,复受风邪,风与湿热相搏,结于睑缘而发。症见眼弦红赤,脱屑或溃烂,痒痛并作,或见睫毛脱落,甚至眼缘变形。治以祛风清热为主。选用除湿汤、柴胡散或三黄汤加减。局部可涂鸡蛋黄油膏或铜绿膏。

眼科龙木论 眼科著作。一名《龙木论》10卷。撰人不详,约宋元间人编集。卷1~6龙木总论及七十二证方论,述72种眼病证候及治方,其中论内障23症,外障49症。卷7载《三因方》《本事方》等书眼病方38首。卷8针灸经,辑录各书眼病常用针灸穴位、针灸治法及适应症、禁忌症。卷9~10诸方辨论药性,记述155种眼病用药之药性、主治、炮制和用法。现存明万历大业堂刻本。1958年人民卫生出版社出版排印本。

眼科百问 眼科著作。2卷。清·王行冲撰于1654年。本书系将葆光道人《眼科龙木论》中72症重加增删编成。计有111问,论述眼科五轮八廓、内外虚实补泻之理,列述眼科病证近百种,并附述服药、起居、饮食、点药、制药等项内容。现存清刻本及民国间石印本。

眼科学 是研究视觉器官(包括眼球及其附属器、视神经及视路)疾病的发生,临床表现、诊断、治疗和预防的医学科学。

眼胞菌毒 病名,见《外科正宗》。又名睑中生赘。相当于霰粒肿突向结膜囊或溃后新生肉芽组织形成的息肉。其病因多由脾胃蕴热所致。症见眼胞内生出如菌状物,头大蒂小,不痛不痒,甚者眼翻流泪,视物受阻,经久不愈。治宜清脾泻胃为主。服凉膈清脾饮加减,不效,则应手术治疗。

眼珠 又名目珠,即眼球。位于眼眶靠前部中央,形圆似珠。为人体之视觉器官。眼珠外壁由黑睛和白睛组成。其前端中央为黑睛;黑睛后为黄仁,黄仁正中有圆孔,为瞳神。黑睛后接白睛。珠内有神水、神膏、视衣等。其珠后端接目系,上入于脑。

眸 解剖名,又名眸子。①指瞳神。②指眼珠。③泛指眼睛。

悬水 古病名。见《诸病源候论》。即玄水。十水之一。病位在胆。症见面目先肿,后延至足。

悬饮 病证名,出《金匮要略·痰饮咳嗽病脉证并治》。又名癖饮。四饮之一。因饮邪停留于胸胁所致。症见胁下胀满不适,咳唾痛增,转侧及呼吸均牵引作痛,兼有干呕短气,脉沉弦等。治宜逐饮为主,方用十枣汤、三花神佑丸等加减。

悬枢 经穴名,出《针灸甲乙经》。又名悬极俞。属督脉。位于腰部,第一腰椎棘突下。主治腰痛、腹痛、泄泻、痢疾脱肛、脾胃虚弱。直刺或向上斜刺5分~1寸。艾炷灸3~5壮;或艾条灸10~30分钟。

悬厘 经穴名,出《针灸甲乙经》。属足少阳胆经,手足少阳、手足阳明经交会穴。位于鬓角之下际,在头维穴与曲鬓穴间沿鬓发弧形连线的下1/2中点处。主治偏头痛、耳鸣、癫痫、目外眦痛、齿痛、三叉神经痛等。沿皮刺3分~5分。艾条灸5~10分钟。

悬钟 经穴名,出《针灸甲乙经》。又名绝骨、髓会。属足少阳胆经,为八会穴之髓会。位于外踝尖上3寸,在腓骨后缘,腓骨长、短肌肌腱之间凹陷处。主治胸腹胀满、颈项强急、落枕、偏头痛、脚气、坐骨神经痛、下肢瘫痪等。直刺5分~1寸。艾炷灸3~5壮,或艾条灸5~10分钟。

悬胆痔 病名,见《外科大成》。又名肠罩、樱桃痔、悬珠痔、息肉痔。相当于西医的直肠息肉。是直肠黏膜上的赘生物,是一种常见的直肠良性肿瘤。多因湿热下迫大肠,经络阻隔,瘀血浊气凝结而成。一般较高位小息肉常无症状,当其发炎糜烂时,则有鲜血及黏液随大便排出;较低位带蒂息肉,大便时常脱出肛外,多伴排便不畅或里急后重；多发性息肉常伴腹痛腹泻，有时带脓血。治以清热除湿，祛瘀散结，药用紫地丁、蒲公英、半枝莲、生地榆、白花蛇舌草、桃仁、石见穿、黄药子、炙甘草、干蟾皮粉等。外用灌肠法，药如6%明矾液50毫升或适量乌梅、五倍子、五味子、牡蛎、夏枯草、海浮石、紫草、贯众煎液50毫升。亦可酌选注射疗法、结扎法、电烙法、直肠结肠切除术等。

悬痈 病名，①见《外科大成》。又名骑马痈、偏马坠、海底痈，即生于会阴穴处的肛痈。病因证治见该条。②见《疮疡经验全书》。指生于上腭的痈。

悬颅 经穴名，出《灵枢·寒热病》。又名髓孔、髓中。属足少阳胆经，手足少阳、足阳明经交会穴。位于鬓发中，在头维穴与曲鬓穴间沿鬓发弧形连线中点。主治偏头痛、目外眦痛、齿痛、面肿。沿皮刺3～5分。艾条灸5～10分钟。

悬雍 即悬雍垂。又名喉花，俗称小舌。位于口腔中软腭后缘，悬垂如小舌状的软组织。其功能是吞咽时随同软腭向上收缩，防止食物由口腔窜入鼻腔。《灵枢·忧恚无言》云："悬雍垂者，音声之类也。"张志聪注："悬雍者，喉间之上腭，有如悬痈之下垂者，声以此而来，故为音声之关。"

曼陀罗子 中药名，出于《本草纲目》。为茄科植物白曼陀罗 Datura metel L. 或毛曼陀罗 D. innoxia Mill. 等多种同属植物的种子。性温，味辛，有毒。有止痛、平喘之功效，主治心腹冷痛、风湿痹痛、跌打伤痛及咳喘等。煎服，0.15～0.3g。勿过量或生食，儿童忌用。

曼陀罗叶 中药名，见于《现代实用中药》。为茄科植物白曼陀罗 Datura metel L. 或毛曼陀罗 D. innoxia Mill. 等多种同属植物叶。性温，味辛，有毒。有止痛、平喘之功效，主治咳嗽、哮喘、心腹冷痛、风湿痹痛、跌打伤痛、疝痛等。煎服，0.3～0.6g。勿过量，以免中毒。孕妇及心脏病、高血压、青光眼等患者忌服。

晚发 病名，伏气温病的别称。①见《时病论》。指冬令受寒，至来年清明之后，夏至之前发的温热病。②见《明医指掌》。指夏季感受暑湿之邪，留伏至秋冬而发的温热病。亦称伏暑晚发、冬月伏暑等。

趺阳脉 又称冲阳脉。三部九候诊法切脉部位之一。属足阳明胃经的经脉，位于足背胫前动脉搏动处。用以候脾胃。

蛊 病名，①见《赤水玄珠》。泛指由虫毒结聚，络脉瘀塞引起胀满、积块的疾患。②见《素问·玉机真藏论》。指少腹热痛而小便白浊的病证。③见《左传·昭公元年》。指男子房劳过度所致的病证。④见《诸病源候论》。指古代用毒虫所制的一种毒药。

蚱蜢 中药名，出于《本草纲目》。又名蚂蚱。为蝗科昆虫稻蝗 Oxya chinensis Thunb. 等的虫体。性平，味辛。有止咳平喘、镇痉、消积之功效，主治百日咳、咳嗽、气喘、小儿惊风、破伤风、疳积、冻疮。煎服3～8只，焙存性研末服1～5只，外用焙研油调搽。

蛀节疔 病名，①出《医宗金鉴》，又名蛇节疔。即发于疔毒手指。病因证治类同蛇腹疔，参该条。②出《外科发挥》，一说谓脱疽发于手指者，见脱疽条。

蛀发癣 病名，出《外科证治全生集》。是一种慢性脱发性皮肤病。类似西医的脂溢性脱发。多由过食肥甘，脾胃湿热内蕴、上蒸发根而成；或由血热太过，生风化燥，毛根干涸，发失濡养新致。常见于青壮年男性，多在头顶部位或前额两侧，呈均匀性或对称性脱发，患处皮肤平滑光亮，自觉瘙痒，病程缓慢。若并头发油腻发亮，瘙痒较剧，治以清热化湿通腑，茵陈蒿汤合二妙丸加减内服，外用透骨草方煎水洗头。若并头发干枯，搔抓头皮有大量灰白色糠秕状鳞屑，治以凉血消风润燥，消风散加减内服，外用桑白皮方煎水洗头。

蛀疳 病名，见《医宗金鉴》。是指疳疮发于阴茎上面者。病因证治见痔疮条。

蛇头疔 病名，出《疡医准绳》。又名天蛇毒、天蛇头。指发于手指端的疔疮，肿形如蛇头状，延误治疗可侵犯指骨。相当于西医脓性指头炎。多因轻微外伤染毒，以致气血凝滞，火毒郁结而成。初起指端麻痒，继而肿胀灼痛，治以清热解毒，五味消毒饮加减内服，外用玉露膏或金黄膏。约 10 天成脓，手指末节肿如蛇头状，疼痛剧烈，治以托毒止痛，五味消毒饮合透脓散加减内服，外治宜切开排脓，纵形切口须在指掌侧面，再用九一丹或八二丹药线引流，外敷金黄膏。溃后脓尽，不须内服药，外用生肌散、玉红膏。若溃后脓水秽臭，终久不合，余肿不消，多是合并指骨坏死，必待取出死骨，才能愈合。

蛇串疮 病名，见《外科大成》。又名甑带疮、缠腰火丹、火腰带毒、火带疮、蛇丹、蜘蛛疮、蛇缠疮、蛇窠疮。相当于西医的带状疱疹。多因情志伤肝，气郁化火；或脾失健运，蕴湿化热而成。多发于腰胁、胸部，次为颜面、大腿内侧等，皮损常发生在身体的一侧，一般不超过正中线；多现红色斑丘疹，很快变为成带状排列的簇集性水疱，疱群间皮肤正常，疮液初为透明，数日后转混浊，重者有血疱或坏死；疼痛为本病特征之一，可见于病之前、中、后，但儿童不痛或微痛，而老人痛甚且持续时间长；患在额部，病情较重，甚至可损目珠，致失明。发于颜面、胸胁者，治以清肝火利湿热，龙胆泻肝汤加减内服；发于腹部、大腿者，治以健脾利湿清热，除湿胃苓汤加减内服；老人患者，后遗神经痛持续较久，治以益气活血止痛，逍遥散合活络效灵丹加减内服。局部治疗以消炎、干燥、收敛，防止继发感染为原则。

蛇身 病名，出《诸病源候论》。又名蛇皮、蛇体。是指皮肤干燥有鳞屑如蛇皮而言。相当于西医的鱼鳞病。多因先天不足精血亏少，生风化燥而成；或气血瘀滞，肌肤失养所致。多自幼年发病，好发于四肢伸侧及躯干，皮肤干燥粗糙，有褐色鳞屑，中央固着，边缘稍游离，状若鱼鳞或蛇皮，冬重夏轻。若伴面色无华、舌淡脉弦细等，治以养血祛风润燥，当归饮子加减内服；若伴面色黧黑、舌紫暗，或有瘀点瘀斑、脉细涩等，治以活血化瘀润燥，桃红四物汤加减内服。外治用润肌膏，或杏仁 30g，猪油 60g 捣泥涂擦。

蛇含 中药名，出于《神农本草经》。又名蛇衔、五匹风、五叶莓、五爪龙。为蔷薇科植物蛇含 Potentilla kleiniana wight et Arn. 的全草。性凉。味苦、辛。归肺、胃、肝经。有清热解毒、止咳、止血之功效。主治咽喉肿痛、白喉、痈肿疔毒、湿疹、脓疱疮、烫伤、蛇虫咬伤、风热咳嗽、百日咳，血热之崩漏，外伤出血等。煎服 9～30g，外用适量，捣烂敷。本品治角膜溃疡、肠梗阻均有较好疗效。

蛇床子 中药名，出于《神农本草经》。又名野茴香。为伞形植物蛇床 Cnidium monnieri（L.）Cusson 的果实。性温，味辛、苦。归肾经。有温肾壮阳、燥湿杀虫之功效，主治肾虚阳痿、宫寒不孕、寒湿带下、腰膝酸痛、尿频、阴部湿痒、湿疹、湿疮、疥癣等。内服 3～10g，煎服或入丸、散服；外用 15～30g，水煎洗或研末敷。阴虚火旺或下焦湿热者不宜服。本品对滴虫性阴道炎、非滴虫性阴道炎、宫颈糜烂、婴儿湿疹、皮肤念珠菌病均有较好疗效。

蛇床子散 方名，出自《金匮要略》。蛇床子仁适量，为末，加铅粉少许，和药如枣大，绵裹纳入阴道内。功能温阳散寒。治妇人阴中寒。《外科正宗》亦载有蛇床子散：蛇床子、大枫子肉、松香、枯矾各一两，黄丹、大黄各五钱，轻粉三钱。为末，麻油调搽；或撒患处。治脓窠疮，根硬作胀，痒痛甚者。

蛇背疔 病名，出《疡医准绳》。即发于指甲根后的疔疮。病因证治类同蛇头疔，参该条。

蛇咬伤 病名，见《外科大成》。又名蛇啮。可分无毒蛇咬伤和毒蛇咬伤。前者症多不重，外用紫金锭或季德胜蛇药片研末，醋调涂敷伤口即可；后者病因证治见毒蛇咬伤条。

蛇莓 中药名，出于《名医别录》。又名野杨梅、地莓、蚕莓、三爪龙、蛇泡草。为蔷薇科植物蛇莓 Ducheshea indica (Andr.) Focke 的全草。性寒，味微苦。归肺、胃、肝经。有清热解毒、止咳、止血之功效，主治咽喉肿痛、白喉、痈肿疔毒、湿疹、脓疱疮、烫伤、蛇虫咬伤、风热咳嗽、百日咳，及血热之崩漏。煎服 9~30g，外用适量。本品对胃癌、宫颈癌、鼻咽癌等有一定疗效。

蛇眼疔 病名，见《疡科心得集》。蛇头疔的一种。又名沿爪疔、虾眼疔、代指。泛指发于指甲旁侧的疔疮。相当于西医的甲沟炎、甲下脓肿。多因局部外伤损破，复感毒邪而成。初起于指头一侧边缘轻微肿痛，治以清热解毒消肿；重症可参蛇头疔处理，外用金黄膏或黄连膏。成脓或可延及对侧，或可侵入甲下，治宜切挑开引流，必要时可切除部分指甲，或拔除整个指甲，外用九一丹、金黄膏。溃后治同疮疖。

蛇蜕 中药名，出于《神农本草经》。又名蛇皮、蛇退、蛇壳、龙衣。为游蛇动物黑眉锦蛇 Elaphe taeniurus cope. 或锦蛇 E. carinata (Guenther)、或乌梢蛇 Zaocys dhumnades (cantor) 等多种蛇类蜕下的干燥表皮膜。性平，味甘、咸。有祛风、定惊、止痒、退翳之功效，主治小儿惊风、皮肤瘙痒、角膜云翳等。煎服 2~3g，研末服 0.3~0.6g。本品治脑囊虫病有一定疗效。

蛇腹疔 病名，出《疡医准绳》。又名泥鳅痈、鳅肚疔、中节疔、鱼肚疔、鱼肚毒、鱼肚疽，俗称蛇肚疔。泛指发于手指腹部的疔疮。肿形如蛇腹，常致筋脉损伤，影响手指屈伸功能。相当于西医的手指化脓性腱鞘炎。多因外伤染毒或脏腑蕴热，凝滞肌肤而成。初起局部红肿热痛，继则整个患指肿胀呈柱状，皮红而光亮、微屈，伸则剧痛。治法同蛇头疔，见该条。

唾 ①五液之一。与涎合称涎唾或唾液。唾为肾之液。《素问·宣明五气》云："肾为唾。"足少阴肾经有一络脉，上挟舌本，通舌下廉泉穴。临床所见，肾虚水泛而多唾，唾液清冷；肾阴不足，虚火上炎则唾少而咽干，口中感腥咸异味。②同吐。《素问·脉要精微论》云："肺脉搏坚而长，当病唾血。"

啤酒花 中药名，见于《中国药用植物图鉴》。又名忽布、香蛇麻、蛇麻花、野酒花。为桑科植物啤酒花 Humulus lupulus L. 的雌花花序。性微凉，味苦。有健胃、安神、化痰、利尿之功效。主治消化不良、食欲减退、腹胀、失眠、癔病、咳嗽、浮肿等。煎服，1.5~4.5g。本品对肺结核、结核性胸膜炎、淋巴结核、矽肺结核、各型麻风病、急性菌痢、急性皮肤感染、乳腺炎、结核性感染、皮肤慢性溃疡等慢性感染，及矽肺、石棉肺均有不同程度的疗效。

崔氏脉诀 脉学著作。又名《崔真人脉诀》《紫虚脉诀》，简称《脉诀》。1 卷。宋·崔嘉彦（紫虚）撰于 1189 年。本书以四言歌诀形式，介绍切脉方法、寸口分部、主要脉象。以浮、沉、迟、数四脉为主，统论其他病脉。分析多种病证的脉证。末附数种怪脉。内容简明，便于记诵，是古代影响较大的一种脉学门径书。流传较广。明·李言闻曾予改编补订，名为《四言举要》。李时珍将其收入《濒湖脉学》。明·王绍隆《医灯续焰》一书，即是在《崔氏脉诀》的基础上，引伸发挥而成。明·李中梓据《崔氏脉诀》删修改编，撰《新著四言脉诀》。

崔知悌 约 615~约 685 年。唐代医家。许州鄢陵（今河南鄢陵）人。高宗时任中书侍郎、户部尚书。撰《骨蒸病灸方》1 卷、《崔氏纂要方》10 卷、《产图》1 卷，均佚。佚文可见于《外台秘要》。对骨蒸病（相当于今之结核病）有较深刻认识，指出该病无问长少皆可传注，且可发为腹中有块、颈劳小结，其证夜卧盗汗、四肢无力，或上气少食，渐就沉羸，纵延时日，终于溘尽。所创黄连解毒汤，迄今仍为临床使用。

崔嘉彦 南宋医家、道士。字希范，号紫虚道人。南康（今江西南康）人。精心钻研医术。撰《崔紫虚脉诀秘旨》《崔真人脉诀》各1卷。以《难经》浮、沉、迟、数脉为大纲，以统七表八里诸脉，总括诸症。又撰《紫虚真人医原》《紫虚崔真人四原论》，并注杜光庭《玉函经》。

崩漏 病名，见《济生方》。亦名崩中漏下。指妇女不在经期突然阴道大量出血，来势急骤，出血如注；或持续下血，量少淋漓，日久不断者。崩与漏虽然临床表现不同，但发病机理相同，两者在病情演变过程中，常可互相转化。如血崩日久，气血大衰，可转成漏；久漏不止，病势日进，又可成崩。故以崩漏并称。多见于少女及老年妇女。多因血热、气虚、肝肾阴虚、肾虚、气郁、血瘀所致。治崩应以止血为先，以防晕厥虚脱，待血少或血止后，再审因论治，以固其本。治疗可详见血热崩漏、气虚崩漏、气郁崩漏、肝肾阴虚崩漏、肾虚崩漏、血瘀崩漏各条。

婴儿 即新生儿。《古今医鉴》云："初生者曰婴儿，三岁者曰小儿，十岁者曰童子。"

婴儿不睡 病证名，见《幼科铁镜》。又名不寐多困。"睡中不闻人声，忽醒而不寐者，由心血不足所致，宜人参安神丸。有睡稍闻人声响动，即惊而不寐者，由胆虚所致，宜用参竹汤。亦有因胃热而卧不安者，宜清胃，用竹叶石膏汤。"

婴童百问 儿科著作。10卷。明·鲁伯嗣撰。刊于1542年。本书以问答形式，列述儿科诸病证治，共计百问。每问必究其病源，必详其治疗。共载方828首。其书参会众说，而自成一家。书稿初为郭定所藏，后由其子坤刊刻，始得流传。再获王肯堂、熊宗立校审，流传乃广。对后世儿科医家颇有影响，刊本颇多，现存明嘉靖十八年德馨堂本等10种明刻本，及清刻本、日本刻本、民国石印本等。1961年人民卫生出版社出版排印本。

[J]

铜人腧穴针灸图经 针灸著作。3卷。宋·王惟一撰。刊于1026年。王氏在官医院任职时，主持修铸记有经脉腧穴的针灸铜人二具，本书即系阐述铜人之作，文图兼备，故名《铜人腧穴针灸图经》。卷上载仰伏人尺寸图、十二经脉及督任脉经穴图，并按十四经顺序记述经脉循行、主病及所属经穴位置。卷中载针灸避忌太乙图，并按头、面、肩背、颈、膺、腋、股、胁顺序记述相应经穴的部位、主治、针灸法、宜忌等。卷下载十二经气血多少及井、荥、俞、经、合穴名，并按手、足、阴、阳十二经脉顺序记述其在四肢经穴的部位、主治、针灸法等。本书撰成后，刊刻于四面石壁上。每壁1卷，所余一壁另撰《穴俞都数》1卷补入，相当于全书经穴索引。同时木版刊行。现存明代复刊本、北宋石刻残石数块、明代石刻拓本。金大定二十六年（1186年），闲邪瞆叟将本书略加增补，改编为5卷，题名《新刊补注铜人腧穴图经》。此本后代多次重刊，流传甚广。

铜针 针具名。指铜质所制的针具。

银花解毒汤 方名，出自《疡科心得集》。金银花、地丁、犀角、赤茯苓、连翘、牡丹皮、黄连、夏枯草。水煎服。功能清热解毒。治风火湿热，痈疽疔毒。

银针 针具名。指银质所制的针具。

银星独见 病名，见《证治准绳》。又名星翳。相当于今之单纯性角膜炎。多因肝经风热，或肝肾阴虚、虚火上炎所致。症见黑睛星点白翳一、二颗，散而各自生，不相连，不扩大。属风热者，宜祛风清热，用蝉花无比散加减；属虚火上炎者，宜养阴清热，用知柏地黄丸加减。

银柴胡 中药名，出于《本草经疏》。又名沙参儿、土参。为石竹科植物银柴胡

Stellaria dichotoma L. var lanceolata Bunge. 的根。性微寒，味甘。归肝、胃经。有退虚热、清疳热之功效，主治阴虚发热、骨蒸劳热、盗汗，及小儿疳积发热、腹大、消瘦、口渴、目赤等。煎服或入丸、散服，3～10g。外感发热、血虚无热者忌用。

银海精微 眼科著作。2卷。宋以后人托名孙思邈撰。道家以目为"银海"，故名。全书列眼科82症，内有肉轮胞睑病、血轮大小眦病、气轮白睛病、风轮黑睛病、水轮瞳人病，及目痛、目痒、目外伤、目珠胀突等病所致目疾等。先图后论。论述颇详，辨析病因病机、病位病状。治法丰富，除一般内服、外治法，常配合劂、洗、针、烙等手法，有些迄今仍为临床应用。卷下后附眼科方107首，包括点、搽、涂、贴、熏、洗等剂型。书中对望诊记述颇详。对后世眼科医家影响较大。现存明嘉靖刻本等近40种版本。1956年人民卫生出版社出版影印本。

银翘汤 方名，出自《温病条辨》。金银花五钱，连翘三钱，甘草一钱，麦门冬、生地黄各四钱。水煎服。功能滋阴透表。治阳略温病，下后无汗脉浮者。

银翘散 方名，出自《温病条辨》。金银花、连翘各一两，桔梗、薄荷、牛蒡子各六钱，竹叶、荆芥穗各四两，豆豉、甘草各五钱。为末，每服六钱，鲜芦根汤煎，香气大出即取服。病重者，约二时一服，日三服，夜一服；病轻者，三时一服，日二服，夜一服。病不解者，作再服。功能辛凉透表，清热解毒。治温病初起，发热微恶风寒，无汗或有汗不多，头痛口渴，咳嗽咽痛，舌尖红，苔薄白或薄黄，脉细数。

甜瓜子 中药名，出于《开宝重定本草》。又名甜瓜仁、甘瓜子。为葫芦科植物甜瓜 Cucumis melo L. 的种子。性寒，味甘。有化瘀、排脓、清肺、止血之功效，主治肠痈、肺痈、咳嗽、口渴、跌仆损伤、月经过多。煎服9～15g，亦可入丸、散剂服。

甜杏仁 中药名，出于《本草从新》。为蔷薇科植物杏 Prunus armeniaca L. 或山杏 P. armeniaca L. var. ansu Maxim. 的部分栽培种而其味甘甜的种子。性平，味甘。归肺、大肠经。功用与苦杏仁相近，惟滋润之性较强，对虚劳咳嗽气喘最宜。煎服，3～10g。

甜橙 中药名，见于《滇南本草》整理本。又名黄果、橙子、新会橙、广柑。为芸香科植物甜橙 Citrus sinensis (L.) Osbeck 的果实。性微温，味甘、辛、微苦。归肝经。有行气、通乳之功效，主治胁痛脘胀、乳汁不通。生用或捣汁点水酒服。

梨 中药名，出于《名医别录》。又名快果、蜜父、玉乳、果宗。为蔷薇科植物白梨 Pyrus bretschneideri Rehd. 或沙梨 P. Pyrifolia (Burm. f.) Nakai 等栽培种的果实。性微寒，味甘、微酸。归肺、胃经。有生津润燥、清热化痰之功效，主治热病津伤烦渴，消渴，便秘，痰热咳嗽、惊狂、噎膈等。生食，或捣汁、熬膏服。

梨皮 中药名，出于《滇南本草》。为蔷薇科植物白梨 Pyrus bretschneideri Rehd. 或沙梨 P. pyriforlia (Burm. f.) Nakai 等的果皮。性凉，味甘、涩。有清心润肺、降火生津之功效，主治暑热烦渴、肺燥咳嗽、血热吐血，及发背、疔疮等。煎服9～15g，鲜品30～60g；外用适量，捣服。

秽浊 即污秽混浊之意。①指腐败淫秽之气及山岚瘴气等。②指病人的排泄物、分泌物或身体散发出的特殊气味。③指湿热熏蒸的秽浊病邪。《温病条辨》云："脾郁发黄，黄极则诸窍为闭，秽浊塞窍者死。"

偶刺 古刺法名。出《灵枢·官针》。为十二刺之一。又名阴阳刺。即用手在胸背部按压，寻找有压痛的部位，然后一针刺的胸前，一针刺在背后，可用治心痹。针刺应该斜刺，不要过深，以免刺伤内脏。现在治疗脏腑病所用的"前后配穴法""俞募配穴法"，即此法的发展。

偷粪鼠 病名，见《外科医镜》。指生于肛门附近，形似鼠状的肛痈。病因证治见该条。

停饮心痛 病证名，见《圣济总录》。指由水饮停积胸中，心火不得宣通而致的心胸疼痛证。可伴见恶心欲吐，烦闷不安，或见咳嗽、脉弦滑等症。治宜温阳逐饮为主，方选胃苓汤、小半夏加茯苓汤等。

停饮胁痛 病证名，见《证治要诀》。又名痰饮胁痛。多由水饮痰浊流注肝经，气机痹阻所致。症见胁肋疼痛，或两肋走注疼痛，甚者漉漉有声，咳嗽气急，脉沉弦。治宜涤痰通络为主。用导痰汤或调中顺气丸、控涎丹等方。

停饮眩晕 病证名，见《证治汇补》。眩晕的一种。指眩晕由心下或膈间停饮所致者。多因中阳不运，水饮内停所致。症见头目眩晕，怔忡心悸或脐下悸，呕吐涎沫等。治宜通阳化饮，方选苓桂术甘汤、五苓散、泽泻汤、小半夏加茯苓汤等方。

偻附 证名，见《素问·脉要精微论》。偻，屈背之意；附同俯。指行路时身背弯曲，头向下俯的症象。多因肝肾精髓不足，筋骨失养所致。以虚证居多，多为督脉病变。治宜补肝肾、强筋骨为主。

偏历 经穴名，出《灵枢·经脉》。属手阳经大肠经，该经络穴。位于阳溪与曲池穴的连线上，阳溪穴上3寸处。主治目赤肿痛、鼻衄、耳鸣、齿痛、喉痛、口眼㖞斜、水肿、手臂酸痛。直刺或斜刺5分~1寸。艾炷灸3~5壮，或艾条灸5~10分钟。

偏头风 病证名，见《丹溪心法》。指头风之痛在一侧者。又名边头风、偏头痛。其痛多在颞部或头角，或左或右，或左右移换，有连目痛或痛久损目者，有恶心呕吐者，兼症不一。多因风邪袭于少阳，或肝虚痰火郁结所致。治宜祛风通络，舒肝豁痰，补肝养血诸法。方用清空膏、散偏汤、加味四物汤、都梁丸等方。

偏产 病名，见《十产论》。指在分娩过程中，由于骨盆狭窄，胎儿畸形，胎儿过大，或产妇用力不当等原因，使儿头偏左或偏右而不能顺利娩出。其中有垂头生、左歪、右歪、仰顶生、前跻等，均为枕后位、左枕横位、右枕横位、额先露等儿头先露偏斜的异常分娩。

偏沮 证名，出《素问·生气通天论》。指汗出偏于半身（左侧或右侧）。即半身有汗，半身无汗。多由气血不能畅流周身所致。

偏枯 病名，见《灵枢·刺节真邪》。又称偏风，亦名半身不遂。多由营卫俱虚，真气不能充于全身，邪气侵袭于半身偏虚之处所致。症见一侧上下肢偏废不用，或兼疼痛，久则肌肉枯瘦，神志无异常改变。治宜养血祛风，温经通络，益气活血，补肾益精等法。方选大秦艽汤、大活络丹、小活络丹、补阳还五汤等。

偏脑疽 病名，出《外科大成》。又名偏对口。即发于颈后偏旁处的有头疽，病因证中见该条。

偏渗小便不利 病证名，见《症因脉治》。小便不利证之一。因水谷偏走大肠所致。主要症状为泄泻不止，腹中漉漉有声，或痛或不痛，小便量少或无，脉弦。因脾胃有热而致者，宜用清胃汤、黄连戊己汤合泻黄散、导赤各半汤等方。因脾胃有寒而致者，宜用理中汤。因脾胃气虚而致者，宜用四君子汤、补中益气汤等方。因胃中有痰而致者，宜用二陈平胃散。因小肠气滞而致者，宜用木通枳壳汤。

假胎 见《续名医类案》。又称伪胎。指月经闭止，腹部逐渐增大似怀孕状，而检验不出胚胎的存在，即假孕。多因气郁血结，或瘀血滞留，或痰血互结所致。古人称气胎、血胎、痰胎。

假搐 病证名，①指外感寒邪，客于肌表，小儿体弱不胜其邪，发为抽搐者（《小儿卫生总微方论》）。②病虽见抽搐者，目上视，但牙关不紧闭，口无痰涎者（《东医宝鉴》）。③"发热抽掣，少时掣定，神气清爽，能吮乳者"（清·许宣治《许氏幼科七种》）。参搐条。

得气 针灸术语。又名气至、针灸感应。指针刺时患者产生的酸、麻、重、胀、热、凉或触电样等感觉，以及医者指下的针下沉紧、如鱼脱钩之感觉。是针刺取效的关键之一。

得神 即有神气。神，是人体生命活动现象的总称，是五脏精气充盛的体现。所以，临床审察神的得失则是判断正气的盛衰、疾病的轻重和预后吉凶的重要内容。如目光精采，神思不乱，言语清晰，面色润泽，气秘平顺，肌肉不削，二便调畅，即谓之得神。说明五脏机能尚好，疾病较易治疗，预后较为良好。《素问·移精变气论》云："得神者昌，失神者亡。"

得配本草 药物学著作。10卷。清·严洁、施雯、洪炜合撰于1761年。本书载药647种，分部析类依《本草纲目》。每药注其畏恶反使、主治、配伍等。重点阐述药物配伍所产生的作用，畏、恶、反、使各项摘引前人本草所载，得、配、佐、和则得自临证用药经验。可使读者触类旁通，巧妙配伍，提高疗效。卷末附"奇经药考"。有清嘉庆九年小胥山馆刻本、1957年上海卫生出版社排印本。

盘龙参 中药名，出于《植物名实图考》。又名绶草、猪鞭草、龙缠柱、盘龙箭。为兰科植物绶草 Spiranthes sinensis (Pers.) Ames 的根或全草。性平，味甘、苦。有益阴清热、润肺、解毒之功效，主治病后虚弱、阴虚内热、咳嗽吐血、头晕、失眠、腰酸、遗精、淋浊、带下、咽喉肿痛、痛肿疮疡、毒蛇咬伤、烫伤。煎服6～15g，外用研末撒或捣烂敷。本品对糖尿病、带状疱疹、小儿夏季热有一定疗效。

盘坐 气功术语。又称结跏趺坐、禅坐。坐功姿势之一。可分为（1）自然盘坐式：自然端正，头正直，松肩含胸，腰自然伸直，口眼轻闭，身体稍前倾，臀部稍垫高些，两腿交叉盘，两手互握置于腹前，或分按大腿上；（2）单盘坐式：将左足置于右腿上，或右足置于左腿上，其余同自然盘坐式；（3）双盘坐式：将左足置于右腿上，同时又将右腿置于左腿上，两足心俱向上朝天。盘坐式有助解除上半身紧张状态，身心放松安静。

盘肛漏 病名，指瘘管盘绕于肛门。相当于复杂性马蹄形肛瘘。病因证治见肛漏条。

盘肠生 病证名，见《张氏医通》。又名推肠生、蟠肠生、盘肠献花、盘肠产、盆肠生、催肠生。指临产时，产妇向下用力过大，导致直肠脱出。多因产妇素体气虚，临产时用力挣努，周身气血下注，致使直肠随之脱出。胎儿娩出后肠仍不收时，可用十余粒蓖麻子去壳捣烂，贴于产妇头顶，或配合针刺气海、关元、足三里、命门及灸百会。

盘肠似内钓 病证名，急惊风类证之一。即小儿盘肠气痛，表现有干咳，额上汗出者。多因小儿肠胃脆弱，突为寒气所搏而成。治宜利气散寒，用金铃子散加减。

盘肠痈 病名，①《张氏医通》指病程中见脓从脐部出的肠痈。②《医门补要》指有数处溃破呈马蹄形的肛痈。

盘肠痧 病证名，①见《痧胀五衡》。即紧痧。指痧之急发晕而危者。急宜放血焠刮。可用涤痧丸。②见《痧证汇要》。即绞肠痧。详见该条。

盘法 ①针刺手法名。见《针经指南》。指进针后，手持针柄并作圆形轻盘摇转的方法。《针灸问对》又规定了每次盘转的次数，并以左右区分补泻，即每次盘时，各须运转5次，左盘按针为补法，右盘提针为泻法。多用于腹部或肌肉丰满之处的穴位，有促使针下得气的作用。②推拿手法名。即活动幅度较大的摇法。

盘珠集胎产症治 妇产科著作。3卷。清·严洁、施雯、洪炜合撰。约成书于18世纪中期。卷上列胎前34症证治，卷中列产后6症证治，卷下列胎产治疗方剂，包括补、散、攻、热、和剂，及胎前、产后备用良方，共253首。现存清小眉山馆刻本《中国医学大成本》。

斜飞脉 为一种生理性变异的脉位。指寸口部的桡动脉从尺部斜向桡骨茎突背侧处，向合谷穴方向延伸，故切脉位置应相应的改变。

斜板法 推拿手法名。又名斜搬法。施术时，患者侧卧，上面腿屈曲，下面腿伸直。医者用一手扶住其肩前部，另一手扶住臀部，两手同时用力作相反方向推动，使其腰椎扭转。常用于腰椎间盘突出症及腰椎后关节紊乱等症。

斜刺 针法名。针刺角度的一种。指进针时，针体与穴位皮肤呈60°角左右刺入的刺法。主要用于骨骼边缘和肌肉浅薄处的穴位。在运用某些针刺手法进行催气时亦常使用。斜刺时，针刺的方向与角度可根据穴位的位置和补泻要求而定。

斜搬法 又称斜扳法。是颈腰部的理筋手法之一。1. 腰部斜搬法，又称腰部旋转法。患者可采取俯卧位，医者一手扳患者肩部，另一手按患者臀部，向相反方向用力使患者腰脊椎旋转。或患者侧卧，一腿在下伸直，一腿在上屈曲，术者立于患者背侧，一手推上侧髂前上棘后方，一手搬肩前侧，两手反向用力推扳活动数次，至最大活动度时，作一次稳重的最大范围的推扳动作，此时可听到一清脆的响声，必要时可改换对侧位置进行斜扳。此法也可采取坐位、立位进行。2. 颈部扳法，又称颈部旋转法。患者坐位，术者一手托住患者下颌，另一手按扶头后，或一手托住下颌，另一手按住颈椎患部棘突上作旋转动作，可听到"格"的关节响声。此法主要用于脊柱小关节错缝和四肢关节功能障碍，如颈部伤筋、落枕、腰部扭伤，腰后关节机能紊乱，滑膜嵌顿，腰部劳损等症。此类手法动作要求严格，使用时必须谨慎，一定要在生理范围内进行，不能超出生理功能，更不要强拉硬扳，要运用轻巧的手法，以防发生意外。

鸽 中药名，出于《嘉祐补注本草》。又名鹁鸽、飞奴。为鸠鸽科动物原鸽 Columba livia Gmelin 或家鸽 C. livia domestica Gmelin 等的肉或全体。性平，味咸。归肝、肾经。有补精益气、祛风解毒之功效，主治虚羸、消渴、久疟、肠风下血、血虚经闭、恶疮、疥癣。煮食或蒸食。

鸽卵 中药名，出于《本草纲目》。又名鸽蛋。为鸠鸽科动物原鸽 Columba livia Gmelin 或家鸽 C. livia domestica Gmelin 等的蛋。性平，味甘、咸。有解毒、益气之功效，主治恶疮、疥癣、痘疹难出。煮食。

脚气 病名，见《肘后备急方》。古名缓风、壅疾，又称脚弱。因外感湿邪风毒，或饮食厚味所伤，积湿生热，流注腿脚而成。其症先见腿脚麻木，酸痛，软弱无力，或挛急，或肿胀，或萎枯，或胫红肿，发热，进而入腹攻心，小腹不仁，呕吐不食，心悸，胸闷，气喘，神志恍惚，言语错乱。治宜宣壅逐湿为主，或兼祛风清热，调血行气等法。可用鸡鸣散、济生槟榔汤、防己饮等。临床可分为干脚气、湿脚气、寒湿脚气、湿痰脚气等。

脚气冲心 病证名，见《外台秘要》。又称脚气攻心、脚气入心。为脚气危证之一。指脚气病见心悸，气喘，呕吐诸症，甚则神志恍惚，言语错乱者。由邪毒上攻心胸所致。湿脚气而见攻心者，由于湿毒上攻，多伤阳，急宜温阳散寒、逐湿泄毒，用吴茱萸汤合千金半夏汤加减。干脚气而见攻心者，由于湿火壅盛，毒气上攻，治宜宣壅逐湿、凉血清火，用吴茱萸汤合牛黄清心丸、或用犀角散加减。

脚气肿满 病证名，见《诸病源候论》。脚气病之一。由风湿毒气，搏于肾经所致。症见足胫肿胀，腹满，甚则遍身肿满，喘促烦闷，小便不利等。治宜祛风逐湿，宣通壅滞。选用风引大豆汤、汉防己散等方。

脚气治法总要 脚气专著。2卷。宋·董汲撰。撰年不详。原书1卷，已佚。现存清代纂修《四库全书》时据《永乐大典》辑佚本，析为2卷。书中记述脚气病的病因、治法，收内服及外用方46首，并附医案。现存《四库全书》本。1958年商务印书馆收入《董汲医学论著三种》，排印出版。

脚汗 证名，见《医学纲目》。指足局部多汗。有因脾胃湿热内蒸而致者，足心热而不时汗出。治宜化湿清热，可用清脾散或二陈汤加黄连、白芍等。因于脾胃虚寒者，足心冷汗时出，治宜温中为主，可用理中汤加减。

脚软 证名，见《医学入门》。指足软弱无力。多因五脏有热，耗灼正气，不能润养宗筋而致。治宜清热润燥，补益肝肾，滋养阴血为主。并可配合针灸、推拿等法。

脚肿 证名，见《证治要诀》。一作足肿。水肿病的常见症状之一。多因水湿下注于肾所致。治宜辨别阴阳虚实，调治肾气为主。参水肿条。

脚骨伤 病名，出《世医得效方》。包括跗骨伤、跖骨伤及趾骨伤。因跌扑、坠堕所致。症见局部疼痛、肿胀，患脚畸形，活动受限，可闻及骨擦音。移位者麻醉下手法复位，夹缚固定，无移位者反作固定。用药参见骨折条。

脚弱 病证名，①见《太平圣惠方》。即脚气。详见脚气条。②见《中藏经》。指脚膝软弱之证。包括脚气和气脚。

脚趾骱失 病名，见《伤科补要》。即趾关节脱臼。多因跌扑所伤，症见局部肿胀、疼痛剧烈，趾骨突出畸形，活动受限。治宜手法复位，加以固定。内服活血化瘀、消肿止痛之品。后期配合功能锻炼。

脚盘出臼 病名，见《疡医准绳》。即踝关节脱臼。又称踝骨脱、脚踝骱出、脚板上胶胬出臼。多因跌扑、扭撞所致。症见局部肿胀、疼痛，踝关节畸形，活动受限。治疗以手法复位，并予固定。内服活血化瘀、消肿止痛之品，亦可以中药外敷或外洗。后期配合功能锻炼。

脚湿气 病名，今之中医称谓。相当于西医的足癣。因脾胃湿热下注或接触传染而成。今一般分三型。①水疱型：多在趾间，足缘或足底出现皮下小水疱，四周无红晕，痒甚，外用复方土槿皮酊即可。②糜烂型：多在第3～4及第4～5趾缝间，潮湿滋多，覆以白皮，痒剧，白皮剥落，露出鲜红色糜烂面，有味臭。一般不需内治，先用半枝莲60g煎汤温洗，再搽皮脂膏或雄黄膏。③脱屑型：多在足底、足缘和足跟部，皮肤角质增厚、粗糙、脱屑、开裂、疼痛，冬季更甚，外用雄黄膏加热烘疗法。

脚跟痛 证名，见《医学入门》。足跟痛的别称。多由肾虚、血热、痰湿所致。常见足跟一侧或两侧疼痛，不红不肿，行走不便。治宜补肾，活血凉血、化痰利湿为法。方选六味丸、八味丸、史国公药酒、四物汤、五积散、导痰汤等加减。

脚膝出臼 病名，即髌骨脱位。出元·危亦林《世医得效方》卷十八。

脚膝出血 病名，出《世医得效方》。即髌骨脱臼。又名膝骱出、膝盖骨离位、膝头骨出血。多因跌扑、扭闪所致。症见膝部明显肿胀、疼痛，膝关节呈半伸屈位，步履艰难，一般以髌骨向外侧移位者较多。治疗宜用手法复位，抱膝圈固定。内服活血化瘀、消肿止痛、养血疏筋之品，并配合功能锻炼。

脚膝痿弱 病证名，见《儒门事亲》。指两脚和膝部关节软弱无力者。多因寒湿浸淫，肾水衰少，虚火内炎或精血不足，筋骨失于濡养等导致。常见于痿证、半身不遂、脚气等疾患。

脬气不固 脬，即膀胱的别称。指膀胱之气虚弱，不能约束小便的病理状态。膀胱与肾相表里，故此病变与肾阳虚有关。临床可见小便淋沥不断，或小便失禁或遗尿等症。

脬转 病名，见《太平圣惠方》。又称转脬、转胞、胞转。指以脐下急痛，小便不通为主症的疾病。多由强忍小便，或寒热所迫，或惊忧暴怒，水气上逆，气迫膀胱，使膀胱屈戾不舒所致。治宜滑利疏导，方用蒲黄散、滑石散等。

脱 ①指病情突变，阴阳相离，而致生命垂危的病理状态。《素问·四时刺逆从论》云："血气皆脱，令人目不明。"《临证指南医案》徐灵胎评语："脱之名，惟阳气骤越，阴阳相离，汗出如油，六脉垂绝，一时急迫之症，方名为脱。"②指中风脱证。《医宗必读》云："凡中风昏倒……最要分别闭与脱二证明白。""若口开心绝，手撒脾绝，眼合肝绝，遗尿肾绝，声如鼾肺绝，即是脱证。"

脱气 ①证名。见《金匮要略·血痹虚劳病脉证并治》。指虚劳病出现阳气虚衰的疾患。可见是喘促，手足不温，食少腹满，甚则便溏，脉沉迟弱等症。治宜温补脾肾，方用理中汤等加减。②指正气损耗。见《素问·缪刺论》："针过其日数则脱气，不及日数则气不泻。"

脱臼 病名，见《圣济总录》。即关节脱位。又名出臼、脱位、骨出、脱髎、脱骱、骱失等。按病因可分为外伤性、习惯性、病理性及先天性脱臼四种；按脱程度可分为全脱、半脱臼；按脱出方向又分为前、后、上、下及中心脱臼。症状局部肿胀、疼痛，明显畸形，弹性固定及功能障碍。治宜手法复位，必要时还可在麻醉下切开复位，适当固定及功能锻炼，并可配合中药内服或外洗患部，以促进功能恢复。若合并有骨折者，应同时给予整复固定。

脱血 病证名，出《素问·平人气象论》。又称血脱。因先天禀赋不足，或思虑、劳倦、房室、酒食所伤，或慢性失血后，以至真阴亏损，血海空虚而致。症见面白，夭然不泽，头晕目花，四肢清冷，脉空虚。治宜益阴补血，方用加减四物汤、补荣汤等。

脱肛 证名，出《诸病源候论》。又名截肠。指直肠或直肠黏膜脱出肛门外者。多因气虚下陷或湿热下注大肠而致。气虚者宜益气升陷，服补中益气汤。湿热下注大肠者又当清利湿热佐以升陷，用四物汤加黄芩、黄连、槐花、升麻、柴胡等。亦可用五倍子、白矾等煎水熏洗。

脱肛痔 病名，见《疮疡经验全书》。似指三期内痔或直肠黏膜脱垂者。病因证治参内痔和脱肛条。

脱荣 病证名，见《最新三字达生续编》。指妊娠坠胎后，因出血过多而出现面唇苍白，虚极欲脱者。因坠胎损伤，阴血暴失，气虚不敛，气随血脱所致。治宜益气固脱，回阳救逆，急服独参汤或参附汤。

脱疽 病名，出《刘涓子鬼遗方》。又名脱痈、脱骨疽、脱骨疔。是指四肢末端坏死，严重时（指）趾节脱落的疾病。西医的血栓闭塞性脉管炎、动脉硬化性闭塞症、糖尿病坏疽等均属其范畴，但今一般指前者。多因脾肾阳气不足，复感寒湿之邪，凝滞气血，阻塞经络，甚则蕴化热毒而成。好发于四肢末端，以下肢多见。初起患肢沉重、酸痛、麻木感，局部皮肤苍白、干燥，伴间歇性跛行，跌阳脉搏动减弱或消失，治以温阳散寒通脉，阳和汤加减内服。若患肢暗红，下垂尤甚，呈持久性静脉痛，皮肤肌肉萎缩，治以化瘀通络止痒，桃红四物汤加减内服。若患趾如煮熟红枣，溃烂疼痛如汤泼火烧，治以清热解毒化瘀，四妙勇安汤加减内服。病久体虚，或调补气血，十全大补汤加减内服；或温补肾阳，《金匮》肾气丸加减内服；或滋补肾阴，六味地黄丸加减内服。外治：未溃，用冲和膏或红灵丹油膏；已溃，疮面小的用玉红膏，疮面较大，死肌难脱的，可用"蚕食法"清除。必要时行手术治疗。

脱营 古病名。出《素问·疏五过论》。①见《圣济总录》。指因情志所伤而成的一种虚劳证。可见形消骨立，大肉日脱，易惊等。可用天门冬散、大补益石斛散等方。②见《外科正宗》。指因情志所伤而致的一种肿痛。又作失荣。多因痰火凝聚而成。症见皮下硬结，初起微肿，皮色不变，日久渐大，坚硬如石。病较难治，方用和荣散坚丸、飞龙阿魏化坚丹等方。

脱囊 病名，①见《疡科心得集》。又名囊脱，俗称脱囊痈。相当于西医的突发性阴囊坏疽。多因肝经湿热火毒下注；或阴囊感染湿毒，蕴化火热而成。初起阴囊红肿，肿胀严重，皮肤裂开、渗液，继则迅速紫黑溃烂，流滋秽臭，伴寒战发热、尿短赤、苔黄腻等，最后腐肉大片脱落，甚则睾丸外露。治以清肝泻火、利湿解毒，龙胆泻肝汤加减（须加土茯苓30g）内服。病情稳定后，用滋阴除湿汤加减内服调理。外治：红肿期用金黄散水调敷；腐烂期用三黄汤加黄柏煎水凉洗、湿敷，间涂蟾酥合剂；腐尽用白玉膏。②见《外科大成》，即阴肿之古称。

脘 指胃腔。《素问·调经论》云："上焦不行，下脘不通，胃气热，热气熏胸中，故内热。"

逸者行之 治则之一。出《素问·至真要大论》。指凡属气血逆乱，运动障碍之类病证（如瘫痪、痿、痹等），可用行气活血通络的方药，使其通畅。

猪牙皂 中药名，出于《神农本草经》。又名牙皂、眉皂、小皂荚。为豆科植物皂荚树 Gleditsia sinensis Lam. 的小型果实。性味、归经、功效、主治、用量、禁忌与皂荚同。详阅皂荚条。

猪肝 中药名，出于《千金要方》。为猪科动物猪 Sus scrofa domestica Brisson 的肝。性温，味甘、苦。归肝经。有养血、明目之功效，主治血虚萎黄、夜盲。煮食或入丸、散剂服。

猪苓 中药名，出于《神农本草经》。又名枫苓、野猪粪。为多孔菌科寄生植物猪苓 Polyporus umbellatus（pers.）Fr. 的菌核。性平，味甘、淡。归肾、膀胱经。有利水渗湿之功效，主治水湿停滞之小便不利、水肿、泄泻、淋浊、带下、脚气等。煎服，5~10g。本品治肺癌、食道癌、泌尿道感染有一定疗效。治肝硬化腹水、乳糜尿亦有较好疗效。

猪苓汤 方名，出自《伤寒论》。猪苓（去皮）、茯苓、泽泻、滑石（淬）、阿胶各一两。以水四升，先煮前四味，取二升，去滓，纳阿胶烊化，温服七合，日三服。功能利水清热养阴。治病脉浮发热，渴欲饮水，小便不利。

猪苓散 方名，出自《金匮要略》。猪苓、茯苓、白术各等分。为末，每服方寸匕，未饮调下，日三次，功能健脾利水。治呕吐后思水，胃中续有停饮。

猪肤 中药名，出于《汤液本草》。为猪科动物猪 Sus scrofa domestica Brisson 的皮肤。性寒，味甘。归肾经。有润燥、清热之功效，主治伤寒少阴阴虚之下利、咽痛、胸满、心烦。煮食或熬膏服。

猪肤汤 方名，出自《伤寒论》。猪肤一斤。水煎去滓，加白蜜一升，铅粉五合，熬香和匀，分六次服。功能滋阴润燥。治少阴病，下利，咽痛，胸满，心烦。

猪胆 中药名，出于《名医别录》。为猪科动物猪 Sus scrofa domestica Brisson 的干燥胆囊及胆汁。性寒，味苦。归肺、肝、胆、大肠经。有清热、化痰、解毒之功效，主治肺热咳嗽、痰多不爽、百日咳、喉痹、目赤肿痛、痢疾、黄疸、热结便秘、疮疡肿毒等。炖服、蒸服或入丸、散服，6~10g。外用灌肠适量。本品对慢性气管炎、急性黄疸型肝炎、小儿单纯性消化不良、砂眼、急性结膜炎、腹部手术后便秘、产妇便秘、术后腹气胀、麻痹性肠梗阻等均有较好疗效。对预防白喉亦有满意效果。其复方对急性肠炎、急性菌痢、慢性宫颈炎、慢性盆腔炎、妇科术后（卵巢肿瘤、宫外孕、绝育）感染、淋巴结结核、慢性化脓性中耳炎等亦有显著或一定疗效。

猪髓 中药名，出于《本草纲目》。为猪科动物猪 Sus scrofa domestica Brisson 的脊髓或骨髓。性寒，味甘。有补阴填精益髓之功效，主治肾阴虚之骨蒸劳热、遗精、滑精、消渴等。煎服或入丸剂服。

猫爪草 中药名，见于《中药材手册》。为毛茛科植物小毛茛 Ranunculus ternatus Thunb. 的块根。性平，味辛、苦，有小毒。归肺、肝经。有化痰散结、清热解毒之功效，主治瘰疬、痰核、咽喉肿痛、肺痨等。煎服，9~15g。本品治颈淋巴结核有一定疗效。

猫眼疮 病名，见《医宗金鉴》。又名寒疮、雁疮。因疮形如猫眼而名。相当于西医的多形性红斑。总由禀性不耐，复因风寒、风热外袭；或湿热内蕴，郁于肌肤而发。春秋季多见，常对称发于手足背、指缘、掌跖、前臂、小腿等处，甚或延及黏膜，初起以红斑及丘疹为主，渐扩延融合，红斑亦渐变暗红或紫红，中央常发生重迭水疱，形成特殊的虹彩状，自觉瘙痒或疼痛，重者可有大疱、糜烂、出血、结痂或紫癜、风团等。若斑色暗红，伴畏寒肢冷，得温症减，遇热加重等，治宜祛风散寒和营，桂枝汤加减内服；若斑色鲜红，水疱较多，伴发热口干及关节痛，便秘尿赤，苔黄腻等，治以疏风清热利湿，消风散合茵陈蒿汤加减内服；若突然发病，先有高热畏寒、头及关节痛等，全身及口腔、阴部黏膜有多种皮疹，治以清热解毒利湿，普济消毒饮加减内服。外治：皮肤糜烂用青黛散麻油调搽；黏膜糜烂用吹口散或锡类散外吹。

猕猴桃 中药名，出于《开宝本草》。又名藤梨、阳桃、羊桃、毛梨。为猕猴桃科植物猕猴桃 Actinidia chinensis Planch. 的果实。性寒，味甘、酸。归胃、肾经。有清热除烦、生津止渴、调中、通淋之功效，主治烦热、消渴、食欲不振、消化不良、呕吐、石淋、黄疸、痢疾、痔疮。煎服，30~60g。

猕猴桃根 中药名，见于《福建民间草药》。又名藤梨根。为猕猴桃科植物猕猴桃 Actinidia chinensis planch. 的根或根皮。性寒，味甘、酸。归胃、肝、膀胱经。有清热解毒、祛风除湿、活血利尿之功效。主治胃癌、食道癌、乳癌、风湿痹痛、跌打损伤、产后缺乳、水肿、黄疸、淋漓、带下、疮疖、瘰疬等。煎服30~60g，外用鲜根皮捣敷。

[、]

毫针 针具名。出《灵枢·九针十二原》。现代的毫针，多用不锈钢制成，坚韧锋利，方便耐用。亦有用金、银或其他合金制成的。毫针的构造分针尖、针身、针根、针柄、针尾五部分。其长度与直径规格的下表。

毫针直径表

mm	0.25	0.30	0.35	0.40	0.45
号	34	32	30	28	26

毫针长度表

寸	0.5	1	1.5	2.5	3	4	5	6
mm	13	25	40	50	60	75	100	125	150

麻九畴 1183~1232年。金代医家。字知几。易州（今河北易县）人。年二十入太学，廷试因误被黜，遂隐居。后赐进士第，授太常寺太祝，权博士，迁应奉翰林文学。后以病辞归，移居今河南。因病从名医张子和学医，交游甚密，尽传其学。并为张子和润饰《儒门事亲》。

麻子仁丸 方名，出自《伤寒论》。又名麻仁丸、麻仁滋脾丸、脾约麻仁丸、脾约丸。麻子仁二升，芍药半斤，枳实（炙）半斤，大黄（去皮）一斤，厚朴（炙，去皮）一尺，杏仁（去皮尖，炒）一升。为细末，炼蜜和丸，梧桐子大。每服三十丸，日三次。渐加，以知为度。功能润肠通便。治脾约，症见大便硬，小便数，趺阳脉浮而数。

麻木 证名，见《素问病机气宜保命集》。指肌肤感觉障碍。麻，非痛非痒，一般如蚁行感或触电感；木，不痛不痒，皮肉不仁如木厚之感。多由气血俱虚，经脉失于濡养，或气血凝滞，经络失畅，或寒湿痰瘀留阻脉络所致。治以补益气血培本为主，不可专用消散，并需根据引起麻木的病因，辨而治之。

麻仁丸 方名，出自《太平惠民和剂局方》。枳壳（去瓤，麸炒）、槟榔（煨半生）、菟丝子（酒浸，另研）、山药、防风、山茱萸、车前子、肉桂（去粗皮）各一两半，木香、羌活各一两，郁李仁（去皮，另研)、大黄(半蒸,半生)、麻仁(另捣研)各四两。为细末,炼蜜和丸,梧桐子大,每服十五至二十丸,临卧温水送下。功能顺三焦,和五脏,润肠胃,除风气。治冷热蕴结,津液耗少,大便秘难,或闭塞不通,及年高体弱之人大便秘涩。

麻后牙疳 病证名,麻疹后期牙龈腐烂者。营养状态较差的婴儿为最常见。此由胃中伏毒,上窜阳明所致。宜清热泻火用犀角地黄汤加火麻仁、滑石,外用锡类散。

麻后有痰 麻疹后期而吐痰者。《麻疹全书》云:"吐痰之证有二:有吐出而白者;有吐出而成块者,皆肺胃之火欠清而作也,俱宜清肺消痰降火为急,以杏仁清肺汤去甘草、桔梗,加黄芩,……但清痰切勿用半夏、南星等燥药,惟宜用天花粉、贝母、陈皮之类。"

麻后喉风 病证名,麻疹后,突然喉肿,呼吸困难的证候。由肺胃积热,毒火上炎而致,症见高热、呼吸困难,吸气时锁骨上窝、胁间隙深陷,上腹内缩,咽喉充血并水肿,面青唇紧,不能进食。治宜清热通闭,用麻杏石甘汤合银翘马勃散。并结合针刺少商、商阳、天突、尺泽、合谷、曲池。

麻油 中药名,出于《本草经集注》。又名香油、生油、胡麻油。为胡麻科植物脂麻 Sesamum indicum DC. 种子榨取的脂肪油。性凉,味甘。归大肠经。有润肠通便、解毒、生肌之功效,主治肠燥便秘、食积腹痛、蛔虫痛、疮肿、溃疡、疥癣、皮肤皲裂。生食或熬熟食30~60毫升,外用涂搽。

麻沸散 方名,出自《华佗神医秘传》。羊踯躅三钱,荆莉花根一钱,当归一两,菖蒲三分。水煎服。用于手术麻醉。

麻毒入营 病证名,在麻疹的病变过程中,热邪炽盛,深入营血,内陷心包者。症见疹子融合成片,面色紫暗,高热烦渴,谵妄神昏,痉厥,舌绛起刺,或口、鼻、二阴出血。治宜清营凉血、止痉开窍,用化斑汤合犀角地黄汤,或清瘟败毒饮,并用紫雪丹、安宫牛黄丸或神犀丹等。

麻毒内攻 病证名,出《古今医鉴》。指麻毒不能透发外出的逆证。麻疹见形,一二日疹即出,轻则烦躁谵妄,重则神昏闷乱。由风寒外袭,麻毒内攻所致。急宜内服荆防解毒汤,外用胡荽酒擦身,以促疹透出。重者内服安宫牛黄丸。

麻毒陷肺 病证名,指在麻疹病变过程中,麻毒深重,感受时邪,以致麻毒内陷于肺者。症见疹出不透,高热,咳嗽不畅,痰声呼呼,气急鼻煽,甚至面唇青紫。治宜宣肺透邪、清热解毒,用麻杏石甘汤加味。即麻疹合并肺炎。

麻科活人全书 麻疹专著。40卷。清·谢玉琼撰于1748年。本书参考多种麻疹专著,删补编订成书。卷1概述麻疹辨症治疗、常用药物等;卷2~4具体介绍麻疹发病各个阶段的症候与变证的治法。全书共108篇,每篇均有歌诀、论说。末附刘齐珍辑"麻疹论"及医案等。内容丰富,是麻疹专著中影响较大的一种。现存清乾隆十三年慈善堂刻本等40余种版本。1957年上海卫生出版社出版排印本。

麻促脉 十怪脉之一。其脉搏急促而零乱。属危重脉象。

麻疹 病名,出《古今医鉴》。又名麻证、痧子、瘄子、瘄、肤证、糠疮、稃疮。由于内蕴热毒,外感天行所致。属温热病范畴。多见于小儿。发病主要在肺胃二经。以发热、咳嗽、眼泪汪汪,口腔颊部黏膜上有粟形白点为特征。一般分初热期、见形期、收没期三个阶段。初热期宜宣肺透疹,方用宣毒发表汤;见形期应清热解毒,方用紫草红花饮;疹没期须养津扶正。由于病证轻重不同,临床分麻疹顺证、逆证、麻疹险证,参见各条。

麻疹夹斑 病证名,属麻毒炽盛,内陷营血而夹瘀斑的证候。由麻毒热蒸肺、胃所致。症见恶寒壮热,喷嚏流涕,腮红眼赤,咳嗽气急,继则全身既可见碍手的颗粒麻疹,复见成片、平坦不得手之红斑。治宜清营解毒、透疹化斑,如清瘟败毒饮。

麻疹作痢 病证名，见《麻疹集成》。又名夹疹痢。麻疹兼作痢疾者。因热毒未解，移于大肠所致。治宜解毒凉血行气。用清热导滞汤。

麻疹泄泻 病证名，见《古今医鉴》。多由胃肺热毒，下移于肠，火邪内迫所致。皮疹初出未出而泄泻者，宜升透制泄，用升麻葛根汤合四苓散；疹没后而泄泻，宜黄连解毒汤加导赤散。

麻疹顺证 病证名，一般见于发育正常，身体健康的小儿。在出疹时，先由头颈、胸背逐渐遍及全身四肢，渐透渐多，疹色红润，自初起、透疹、直至收没经过良好，无合并症者。

麻疹逆证 病证名，麻疹透发艰难，疹毒内陷者多属逆证。一般见于年龄较小、体质较弱的小儿。如疹出不透，隐没不出，或一二日即没；疹色不正，稀疏淡白或紫暗成片；或疹未出时，发热而面先青黑，毒气攻心。应透邪扶正，辨证施治，并加强护理，以促其疹毒外透，由逆转顺。

麻疹险证 病证名，指麻疹患者邪盛心衰、麻毒内陷所出现的各种险恶证情。如邪毒陷肺、肺气闭郁而肺热喘嗽；身体极热，疹欲出不出，蛰伏皮内，不发透或麻疹患者出现喉痹失音、泄泻甚而皮疹加斑，吐血衄血；或出现心阳不振，正不胜邪，内闭外脱等危象。

麻疹烦渴 病证名，见《医宗金鉴》。乃热毒壅盛所致。若见于麻疹尚未透出时，宜透疹生津，用升麻葛根汤加花粉、麦门冬；见于疹已出者，宜清热保津，用白虎汤；见于疹没后者，宜清热、益胃，用竹叶石膏汤。

麻疹紫黑 病证名，麻疹热极而疹色紫黑者。内热上迫于肺，则伴有呼吸迫促，口唇、指甲青紫发绀，治以宣肺清热，用麻杏石甘汤加味。热毒入营者，则伴有皮肤发斑，吐血衄血，治宜清营凉血，用清营汤加减。

麻疹喉痛 病证名，麻毒热盛，上攻咽喉的证候。多由表邪郁遏，麻毒不能舒发，或麻后余毒不散，结于咽喉所致。其症轻者咽喉肿痛，重者汤水难下。疹初喉痛，宜清热解毒，用银翘散加减；里热炽盛或麻疹已发出而痛者，用清咽消毒饮。

麻疹谵妄 病证名，指麻疹出现谵妄症状。由热毒炽盛、干扰心神所致。治宜清火解毒，疹未出而谵妄者用三黄石膏汤，疹已出而谵妄者用黄连解毒汤。

麻黄 中药名，出于《神农本草经》。为麻黄科植物草麻黄 Ephedra sinica stapf. 或木贼麻黄 E. equisetina Bunge. 或中麻黄 E. intermedia Schrenk et Mey. 的草质茎。性温，味辛、微苦。归肺、膀胱经。有发汗、平喘、利水之功效，主治风寒感冒之恶寒发热、头身疼痛、鼻塞、无汗，风寒外束，肺气壅遏之咳喘，及水肿兼有表证者。煎服，$1.5\sim10g$。表虚自汗，阴虚盗汗，肺、肾虚之咳喘者，及失眠、高血压患者忌用。本品可防治流感、哮喘及硬膜外和脊椎麻醉引起的低血压。其复方对慢性支气管炎、哮喘性气管炎、小儿肺炎、百日咳、荨麻疹、湿疹、药疹、漆过敏、水痘、玫瑰糠疹、多发性疣、嗜睡症等均有疗效。

麻黄加术汤 方名，出自《金匮要略》。麻黄（去节）三两，桂枝（去皮）二两，炙甘草一两，杏仁（去皮尖）七十个，白术四两。先煮麻黄，去上沫，内诸药再煮，分三次服，覆取微似汗。功能散寒除湿。治外感寒湿，一身烦痛。

麻黄汤 方名，出自《伤寒论》。麻黄（去节）三两，桂枝（去皮）二两，炙甘草一两，杏仁（去皮尖）七十个。先煮麻黄，去上沫，内诸药，再煮去滓，分三次温服，覆取微似汗。若一服汗出病愈，停后服，不必尽剂。功能发汗解表，宣肺平喘。治太阳病风寒化表，头项强痛，身疼腰痛，骨节疼痛，发热恶寒，无汗而喘，舌苔薄白，脉浮紧。

麻黄花穗灸疗法 壮医灸法之一。将浸泡过药水的麻黄花穗点燃后，以拇指直接按压在某些穴位上，而达到治疗效果。制作方法：取硫磺、乳香、没药、丁香、松香、冰片、麝香等，与麻黄花穗共浸于95%酒精中密封备用。此法常用于治疗风湿性关节炎、头痛、头晕、体癣、手脚麻木、痧症等。

麻黄杏仁甘草石膏汤 方名，出自《伤寒论》。麻黄（去节）四两，杏仁（去皮尖）二十个，炙甘草二两，石膏（碎，绵裹）半斤。先煮麻黄，去上沫，内诸药再煮，分二次温服。功能宣泄郁热，清肺平喘。治热邪壅，发热，咳嗽气喘，甚则鼻翼煽动，口渴，有汗或无汗，脉浮滑而数。

麻黄杏仁薏苡甘草汤 方名，出自《金匮要略》。麻黄（去节，汤泡）半两，炙甘草一两，薏苡仁半两，杏仁（去皮尖，炒）十个。为粗末，每服四钱，水煎服。功能发汗解表，祛风利湿。治风湿在表，一身尽痛，发热，日晡所剧。

麻黄附子甘草汤 方名，出自《伤寒论》。麻黄（去节）二两，炙甘草二两，附子（炮，去皮）一枚。先煮麻黄一、二沸，去上沫，内诸药再煮，分三次服。功能温经解表。治少阴病，得之二、三日，反发热、脉沉，病势较缓者。

麻黄附子汤 方名，出自《金匮要略》。麻黄三两，甘草二两，炮附子一枚。先煮麻黄，去上沫，内诸药再煮，分三次服。功能助阳发汗。治肾阳不足，水气在表，身面浮肿，小便不利，脉沉小。

麻黄细辛附子汤 方名，出自《伤寒论》。又名麻黄附子细辛汤。麻黄（去节）二两，细辛二两，附子（炮，去皮）一枚。先煮麻黄，去上沫，纳诸药再煮，分三次服。功能助阳解表。治少阴病，始得之，反发热，脉沉者。

麻黄连轺赤小豆汤 方名，出自《伤寒论》。麻黄（去节）二两，连轺（即连翘根）二两，杏仁（去皮尖）四十个，赤小豆一升，大枣十二枚，生梓白皮一升，生姜一两，炙甘草二两。先煮麻黄，去上沫，内煮药再煮，分三次服，半日服尽。功能解表、清热、利湿。治伤寒瘀热在里，小便不利，身发黄。

麻黄根 中药名，出于《名医别录》。为麻黄科植物草麻黄 Ephedra sinica stapf. 或木贼麻黄 E. equisetina Bge. 或中麻黄 E. intermedia schrenk et Mey. 的根。性平，味甘。归肺经。有止汗之功效，主治气虚自汗、阴虚盗汗。煎服3～10g，外用适量，研末作扑粉。有表邪者忌用。

麻雀 中药名，出于《滇南本草》。为文鸟科动物麻雀 Passer montanus saturatus stejneger 的肉。性温，味甘。归肾、膀胱经。有壮阳益精、缩尿止带之功效，主治虚损羸瘦、老人虚衰、阳痿、尿频、带下、崩漏、疝气。煨食，或煅存性研末入丸服。

麻痹 证名，见《太平圣惠方》。泛指肢体或局部肌肤麻木，不知痛痒。

痔疮 是指与肛门直肠有关的一系列疾病，如痔、肛裂、肛瘘、直肠息肉、直肠脱垂等，中医文献统称为痔疮、痔瘘。

痔漏 病名，见《奇效良方》。又名痔瘘。是痔疮和肛漏的泛称。各见该条。

痏 针灸术语名。①指针孔。《灵枢·邪气脏腑病形》云："已发针，或按其痏，无令其出血"。②指穴位。《灵枢·热病》："所谓五十九刺者，两手外内侧各三，凡有十二痏……"。③指针刺次数。《素问·刺腰痛论》云："厥阴之脉，令人腰痛……刺之三痏。"王冰注："三刺其处，腰痛乃除"。

疵疽 病名，见《疡医准绳》。即发于膝关节的无头疽。相当于西医的化脓性膝关节炎。病因证治雷同穿踝疽，见该条。

痎疟论疏 疟疾专著。1卷。明·卢之颐撰。撰年不详。本书以《内经》理论为主，结合后世论疟及个人体验，详述痎疟病因证候，分析诸疟常证和变证的证治。书后附《痎疟疏方》1卷。载方38首，叙述方药炮制颇详。收入《医林指月》。

痒风 病名，出《外科证治全书》。又名风瘙痒、爪风疮。相当于西医的全身性皮肤瘙痒病。多因风热血热蕴于肌肤；或血虚肝旺，以致生风化燥而成。初无皮疹，但觉阵发性剧痒，以夜间为甚，因过度搔抓，继见抓痕、血痂、色素沉着，皮肤干燥、肥厚、粗糙等。若发于年青人，起病不久，得热则剧，苔薄黄等，治以疏风清热凉血，消风散加减内服；或发于老年人，病程较长，情绪波动则剧等，治以养血平肝祛风，当归饮子加减内服。外治：皮肤肥厚粗糙不明显者，用三量洗剂；明显者用润肌膏。

鹿角 中药名，出于《神农本草经》。为鹿科动物梅花鹿 Cerrus nippon Temminck 或马鹿 C. elaphus L. 的雄鹿已成长骨化的角。性温，味咸。归肝、肾经。有补肾助阳、活血散瘀之功效，主治肾阳不足之阳痿早泄、遗精滑精、宫冷不孕、小便频数、腰膝酸软、神疲乏力，虚寒性疮疡阴疽、乳痈，及瘀血作痛等。煎服或研末服，5~10g；外用磨汁涂或研末敷。阴虚火旺者忌用。

鹿角胶 中药名，出于《神农本草经》。又名白胶、鹿胶。为鹿科动物梅花鹿 Cerrus nippon Temminck. 等各种雄鹿之角煎熬而成的胶状物。性温，味甘、咸。归肝、肾经。有补肾阳、益精血、止血之功效，主治肾阳不足、精血亏虚之阳痿、遗精、尿频、眩晕、耳鸣、腰膝酸软、阴疽内陷、崩漏下血，及便血、尿血、吐血、衄血等。烊化服，或入丸、散、膏剂服，5~10g。阴虚火旺者忌用。

鹿角胶丸 方名，出自《医学正传》。鹿角胶一斤，鹿角霜、熟地黄各半斤，牛膝、茯苓、菟丝子、人参各三两，当归四两，白术、杜仲各二两，炙虎胫骨、炙龟板各一两。为细末，将鹿角胶用好酒烊化，共为丸，梧桐子大。每服一百丸，空腹姜盐汤送下。功能补肾填精，益气养血，强壮筋骨。活血气虚弱，两足痿软，不能行动。

鹿角菜 中药名，出于《食疗本草》。又名赤菜、山花菜、胶菜。为海萝科植物海萝 Gloiopeltis farcata (Post. et Rupr.) J. Ag. 的藻体。性寒，味甘、咸。有清热、化痰、消食之功效，主治骨蒸劳热、痰结、痞积、瘿瘤、痔疮。煎服，4.5~9g。

鹿角霜 中药名，出于《本草品汇精要》。为鹿科动物梅花鹿 Cervus nippon Temminck 等各种雄鹿之鹿角经煎熬成鹿角胶后的残渣。性味、归经、功效与鹿角胶相同，惟力量较逊，不滋腻，兼具敛疮作用。内服可治遗精、崩漏；外用可治创伤出血、疮疡久不愈合。入丸、散服，10~15g；外用适量。阴虚火旺者忌用。

鹿茸 中药名，出于《神农本草经》。为鹿科动物梅花鹿 Cervus nippon Temminck 或马鹿 C. elaphus L. 等雄鹿头上的尚未骨化而带茸毛的幼角。性温，味甘、咸。归肝、肾经。有补肾阳、益精血、强筋骨之功效，主治肾阳不足、精血亏虚之畏寒肢冷、阳痿早泄、宫冷不孕、小便频数、头晕耳聋、精神疲乏、筋骨无力、腰膝酸软或冷痛、小儿不良、骨软行迟、囟门不合、妇女崩漏不止、带下过多，及疮疡久溃不敛、阴疽内陷不起等证。研末或入丸、散服，1~3g。阴虚阳亢、血分有热、胃火炽盛或肺有痰热及外感热病患者忌服。本品对血小板减少症、白细胞减少症、再生障碍性贫血、慢性苯中毒引起的血液病均有不同程度的疗效，对病后体力恢复、年老体弱者的补益亦有促进作用。

鹿茸丸 方名，出自《太平圣惠方》。鹿茸（酥炙），牛膝、麦门冬、肉苁蓉（酒浸一宿，炙干）、石斛各一两半，覆盆子、人参、黄芪各一两，钟乳粉、熟地黄各二两，防风三分。为细末，炼蜜为丸，梧桐子大。每服三十丸，食前温酒送下。功能补肾壮阳。治虚劳伤惫，骨气不足，精清而少，阳痿，脚膝无力。

鹿衔草 中药名，出于《滇南本草》。又名鹿蹄草、鹿安茶、破血丹。为鹿蹄草科植物鹿蹄草 Pyrola roundifolia L. subsp chinensis H. Andres 等的全草。性温，味苦。归肝、肾经。有祛风除湿、祛肾强腰、止血之功效，主治风湿痹痛、肾虚腰痛、咳血、吐血、崩漏、外伤出血。煎服，9～15g。本品治肺部感染、婴幼儿泄泻、急性菌痢、尿路感染、多发性肝脓肿、血栓闭塞性脉管炎、高血压病、冠心病均有满意疗效。

旋耳疮 病名，见《医宗金鉴》。又称黄水疮、月蚀疮等。相当于西医外耳道湿疹。风热湿邪引动肝胆之火循经上犯；或脾虚失运，血虚生风化燥所致。多发于外耳道、耳廓及耳后缝部位。以局部潮红、瘙痒、水泡、糜烂、渗液、结痂等为主要表现；病程较长者，局部皮肤粗糙、增厚、皲裂、上覆痂皮及瘙痒感。风热湿邪引动肝胆之火者，治宜疏风止痒，清泻肝胆。用消风散合龙胆泻肝汤加减。血虚生风者，治宜养血息风润燥。用参苓白术散合四物汤化裁。

旋覆代赭汤 方名，出自《伤寒论》。旋覆花三两，代赭石一两，人参二两，生姜五两，炙甘草三两，半夏半升，大枣十二枚。水煎服，功能降逆化痰，益气和胃。治胃气虚弱，痰浊内阻，以致心下痞硬，噫气不除，或反胃呕吐，舌苔自滑，脉虚而弦者。

旋胪泛起 病名，出《证治准绳》。类今之圆锥角膜。多因先天禀赋不足或肝气独盛，郁结阻络所致。症见眼无红赤疼痛，黑睛透明，但视物昏朦，黑睛中央高起，呈圆锥之状。治法：肝气郁结者，宜疏肝解郁，明目退翳，用逍遥散加减；先天禀赋不足，药物难于奏效，可行手术治疗或戴角膜接触眼镜。

旋乾转坤针法 壮医传统金针疗法。该法遵循壮医针砭古法"轻刺阳证、重刺阴证、平刺和平"的实践经验，以轻飏、凝重两种基本手法交互运用，组成三度运针节度，多用于治疗怔忡、瘤痹等疾病。

旋螺突起 病名，见《张氏医通》。又名旋螺突睛、旋螺尖起外障、翳如螺盖、旋螺翳、螺盖翳、旋螺外障。类今之角膜葡萄肿。常由于蟹睛结瘢，黑睛变薄而来。症见病变处黑睛高而绽起如螺，色青白，或带黑色，影响视力。治法：若有白睛红赤，流泪疼痛者，属肝经积热，宜清肝退翳明目，用石决明散加谷精草、密蒙花、蝉蜕；若无红赤疼痛者，以退翳明目为主，用石决明散加乌贼骨等。

旋覆花 中药名，出于《神农本草经》。又名伏花、金沸花、全福花、黄熟花、金钱花。为菊科植物旋覆花 Lnula japonica Thunb. 或大花旋覆花 I. britannica L. 或条叶旋覆花 I. linaraefoli Regel 的头状花序。性微温，味苦、辛、咸。归肺、脾、胃、大肠经。有消痰行水、降气止呕之功效，主治痰涎壅肺之咳喘痰多，痰饮蓄结之胸膈痞闷，及噫气、呕吐等。包煎，3～10g。本品之复方治急、慢性支气管炎，胃神经官能症、胃扩张、不全流产均有一定疗效。

章门 经穴名，出《针灸甲乙经》。又名长平、胁髎、季肋、肋髎、脾募、胁窌。属足厥阴肝经，脾之募穴，八会穴之脏会，该经与足少阳经交会穴。位于十一肋游离端处，屈肘合腋时正当肘尖尽处。主治胸胁满痛、腹胀、肠鸣、呕吐、泄泻、痰块、腰痛、肝脾肿大、消化不良等。斜刺 5 分～1 寸，不宜深刺。艾炷灸 3～5 壮，或艾条灸 5～10 分钟。

章太炎医论 医论著作。又名《猝病新论》。章太炎撰。刊于 1938 年。本书共收医论 38 篇，包括医理探讨、病证论述、古典医著考证评价等。内容丰富，多有独到之见。

章次公 1903～1959 年。现代医家。名成之，号之庵。江苏镇江人。毕业于上海中医专门学校。任上海红十字会医院中医部主任。与徐衡之、陆渊雷等创办上海国医学院。建国后任卫生部中医顾问，第三届全国政协委员。师事章太淡、曹颖甫，精研伤寒学。临证经验丰富，擅治温热病、内科杂症，运用动物药每获良效。著有《药物学》《杂病医案》《中国医学史》《诊余抄》等。

与徐衡之合辑《章太炎先生论医集》。门人整理有《章次公医案》。

章楠 清代医家。字虚谷。会稽（今浙江绍兴）人。历游广东、河北、苏州等，拜访名家请教，医术遂精。撰《医门棒喝》4卷。其学深受叶天士、薛生白影响，对温病辨证论治颇有发挥。于杂病辨治亦有丰富经验。又撰《伤寒论本旨》9卷，以风伤卫、寒伤营、风寒两伤营卫为纲，阐述伤寒各经病证。注解叶天士《温热病》、薛生白《湿热条辨》，以补《伤寒论》之不足。

商 五音之一。肺音商，其音铿锵清刺，轻而促。

商丘 经穴名，出《灵枢·本输》。又名商垝。属足太阴脾经，该经经穴。位于内踝前下方，当舟骨结节与内踝尖连线中点处。主治胃痛、腹胀、肠鸣、泄泻、黄疸、便秘、足踝疼痛等。直刺3分~5分。艾条灸5~10分钟。

商曲 经穴名，出《针灸甲乙经》。又名高曲、商谷。属足少阴肾经，该经与冲脉交会穴。位于腹正中线脐上2寸，旁开0.5寸处。主治腹胀、腹痛、食欲不振、泄泻、便秘等。直刺5分~1寸。艾炷灸3~5壮，或艾条灸5~10分钟。

商阳 经穴名，出《灵枢·本输》。又名绝阳。属手阳明大肠经，该经井穴。位于食指桡侧指甲角旁1分处。主治中风昏迷、发热、耳聋、齿痛、咽喉肿痛、青盲、颌肿、胸满、喘咳、指麻等。浅刺1分~2分，或点刺出血。艾炷灸1~3壮或艾条灸3~5分钟。

商陆 中药名，出于《神农本草经》。又名见肿消、牛大黄、山萝卜、章柳根。为商陆科植物商陆 Phytolacca acinosa Roxb. 的根。性寒，味苦，有毒。归肺、肾、大肠经。有泻下行水、消肿散结之功效，主治水肿胀满、大便秘结、小便不利、及疮肿、喉痹等。煎服，5~10g。脾虚水肿及孕妇忌用。

望月砂 中药名，出于《本经逢原》。又名兔屎、明月砂。为兔科动物蒙古兔 Lepus tolai Pallas 或华南兔 L. Sinensis Gray 等野兔的粪便。性平，味辛。归肝、肺经。有明目、杀虫之功效，主治目暗翳障、劳瘵、疳积、痔瘘。煎服，3~9g。

望江南 中药名，出于《救荒本草》。又名羊角豆、野扁豆、假决明。为豆科植物望江南 Cassia occidentalis L. 的茎叶。性寒，味苦，有小毒。归肝、胃、大肠经。有止咳平喘、清肝和胃、解毒水肿之功效，主治咳嗽、哮喘、肝热目赤、头痛目眩、脘腹痞痛、习惯性便秘、疔疮肿毒、虫蛇咬伤。煎服6~9g，外用鲜叶捣敷。

望江南子 中药名，见于《现代实用中药》。又名槐豆、江南豆、黄豇豆、山绿豆。为豆科植物望江南 Cassia occidentalis L. 的种子。性微寒，味苦，有小毒。归肝、胃、大肠经。有清肝和胃、通便、解毒之功效，主治肝热之目赤肿痛、头晕头胀、消化不良、胃痛、腹痛、痢疾、便秘、疔疮痈肿。煎服6~9g，炒焦研末服1.5~3g。不宜过量，以免引起腹泻、呕吐等中毒现象。

望形态 为望诊内容之一。形指形体，包括肌肉、骨骼、皮肤等；态指动态，包括体位、姿态及活动能力等。通过望形态，可以了解病者的体质、发育及营养状况，从而有助于了解气血的盛衰、邪正的消长和伤痛的部位等资料，有助于疾病的正确诊断。

望诊 四诊之一。为医生运用视觉观察病人的神色、动态、体表各部、舌体与舌苔、大小便和其他分泌物，从而获取与疾病有关的辨证资料。一般以神色、舌诊为重点（包括诊小儿指纹）。辨别色泽时，一般以在自然光线较为充足的地方为宜。

望诊遵经 诊断学著作。2卷。清·汪宏撰于1875年。本书为望诊专著，作者从《内经》《难经》《伤寒论》《金匮要略》及其他医著中搜集望诊资料，悉遵经义，分类编成。上卷论述望诊的重要性及运用基本原则。下卷列述各部位望诊提纲，及面目、舌苔、口、唇、牙齿、耳、眼眉、髭须、发髪、头、腹、手、背、足、毫毛、腠理、尺肤、皮、肉、筋、骨、爪甲、溺、脐、肾囊、阴茎、汗、血、痰、大便、溺、月经、身形、身容、坐、卧、意态望诊法。分类详细，资料丰富。有光绪元年求志堂刻本、1959年上海科学技术排印本。

望齿 望诊内容之一。包括望牙齿和望齿龈两部分。肾主骨，齿为骨之余。胃之经脉络于龈。故望齿主要用于辨别肾和胃的病变。清代温病学说对验齿辨病有所创见，认为察齿的润泽枯燥，可以了解肾液、胃津的变化；观察齿的有垢无垢，可以了解胃浊、胃阴的情况。牙龈肿者多属胃火；牙龈陷者多为虚证；牙龈色涂赤者为邪实；牙龈色淡白者为正实。此外，牙龈形色的变化，与月经妊娠亦有一定的关系。

率谷 经穴名，出《针灸甲乙经》。又名耳尖、率骨、蟀谷、率角。属足少阳胆经，该经与足少阳经交会穴。在耳尖直上，入发际1.5寸处。主治偏头痛、目眩、耳鸣、呕吐、惊痫等。沿皮刺3分~5分。艾条灸5~10分钟。

惜分阴轩医案 医案著作。又名《周小农医案》。4卷。周镇撰。刊于1916年。作者擅长治疗体虚挟实之证，治法近于叶天士一派。在临证中能随证变通，治方切合病机。所收治案不分类，以内科杂病为主，兼及妇科、五官、伤科病证。1958年上海科技出版社排印时，改名《周小农医案》，并增加3卷未刊手稿，按病证归类，分为6卷，39门。

悸 证名，出《灵枢·癫狂》。①见《伤寒论·辨太阳病脉证并治》。指跳动不宁。心跳不宁为心悸，脐下搏动者称脐下悸。②见《赤水玄珠》。指心动不宁而又恐惧不安的症状。参心悸、怔忡条。

悸心痛 病证名，出《千金要方》。又名虚心痛。多因心脾不足所致。症见心痛而悸，痛有休止，喜按，得食减缓，饥则更痛，脉虚弱。治宜补益心脾。可用归脾汤、黄芪建中汤、妙香散等。

惊 证名，出《素问·大奇论》。遇事易惊或无故心惊的简称。多因火热灼动，或内气不足，或卒受大惊而致心动神乱。由外邪所致者宜祛邪为主，由内虚所致者宜补益为主，二者均应酌情配伍养心安神或镇心安神的药物。可选黄连安神丸、五味子汤、天王补心丹、朱砂安神丸、归脾汤、珍珠母丸、妙香散、平补镇心丹等方。

惊风 病名，又名惊厥。儿科常见疾病之一。多见于5岁以下的幼儿。病情变化极快，多危及生命。临床上以四肢抽搐或意识不清为主要特征。一般分为急惊风和慢惊风两大类。以热性、急性病引起的急惊风尤为常见。唐以前将本病归入痫证中，《小儿药证直诀》才定惊风之名。急惊风以疏风解毒，开窍豁痰，平肝镇痉为主；慢惊风以回阳救急，逐寒荡惊，温中健脾为主。详惊风四证，惊风八候、急惊风、慢惊风、慢脾风条。

惊风八候 出《古今医统》。惊风八种临证证候。搐，即手臂伸缩；搦，即十指开合；掣，即肩头相扑；颤，即手足动摇震颤；反，即身向后仰；引，即手若开弓；窜，即两目发直；视即眼露白睛而不灵活。无论急惊、慢惊都可出现，但不一定同时并见，发作时的急慢强弱也不尽相同。

惊风内钓啼 病证名，见《普济方》。指小儿因惊风内钓而啼。阴证起于吐之后，胃气虚弱，精神昏愦，嗌哽不宁，或不乳，项硬反张，手足瘈疭，内钓啼叫。阳证起于身体发热，惊悸大哭，精神伤动，恍惚不定，或睡或不睡，涎鸣气粗，手足潮搐，惊钓啼叫。治宜镇惊息风为主。阴证用沉香散，阳证用乳香丸。

惊风四证 产生惊风的因素，有惊，风、痰、热四种，称为惊风四证。四者各有偏盛，但又相互联系。

惊风先兆 小儿惊厥发生的前期症状。《幼科释谜》云："凡乳儿欲发惊风者，先神志不定，恍惚惧人，剖眼上视，左顾右盼，伸手握拳，闷郁努气，情态不如寻常，皆惊风先兆"。

惊风结核 病证名,见《证治准绳》。即小儿既患结核而兼慢惊风的证候。由结核日久,积而为热,血燥风动所致。其症筋挛结核如贯珠,生颈项两侧,两臂反张。治宜滋肾养肝,软坚润燥。

惊风热 病证名,见《证治准绳》。详见急惊风条。

惊风烦渴 病证名,惊风后伤津引起的烦躁、口渴症状。多因小儿惊风,伤及津液,津枯则虚热内生,烦渴喜饮。治宜益气养阴,用麦门冬汤加减。

惊风痰热痧 病证名,小儿发热面赤,手足抽搐,两目上视,痰喘不已。诊其六脉均伏,反无热象。治以疏风而热不除,豁痰而不消,定惊而惊益甚者,属痧胀。视其腿弯、肘弯有痧筋,用消毒三棱针刺之,紫黑毒血流出自愈。(《痧胀玉衡》)。

惊丹 病证名,①因惊而引起的发丹,面如胭脂,此伏热在内所致。初生之时,散生满面,状如水痘,脚微红而不壮,出没休息无定,次到颈项,赤如朱砂。②先发搐。后发丹,此胎毒自内而外所致,宜大连翘饮。

惊生 病证名,见《医宗金鉴》。又名惊产。指产妇因受惊而影响分娩。多因产房内人多看视,语声嘈杂,使产妇心慌意乱,惊恐不安,而致气虚心怯,精神疲惫,难以顺产。应让闲人出去,屋内只留医护人员,保持安静,产妇情绪自然稳定,胎儿便能顺利娩出。

惊吐 病证名,见《小儿卫生总微论方》。又名夹惊吐、惊膈吐。吐逆早晚发热、睡卧不安者。心热则生惊,心神不宁则气血逆乱而吐。症见呕吐清水稀涎,面色青白,精神倦怠,发热不高,时而烦躁不安,手足缓缓抽搐,睡时露睛,脉迟细,舌质淡、苔白腻等。先用全蝎观音散镇惊去热,再用橘皮竹茹汤加减和胃止呕。

惊则气乱 指突然受惊,以致心无所倚,神无所归,虑无所定,惊慌失措的病机变化。气乱,指心气紊乱。心主血而藏神,大惊则心气紊乱,气血失调,可见心悸、失眠、心烦、气短,甚则精神错乱等症。《素问·举痛论》云:"惊则气乱……惊则心无所倚,神无所归,虑无所定,故气乱矣。"

惊者平之 治则之一。出《素问·至真要大论》。①指惊悸、怔忡、心神慌乱一类症证,可用重镇安神方法或用养心安神方法的平定之。②指小儿惊风抽搐一类病证,用镇静平肝的治法,如磁硃丸之类方药以平之。

惊泻 病证名,指小儿脾胃虚弱,外受惊恐所引起的泄泻。临床特点为惊搐与泄泻并见。治宜镇心抑肝,和脾胃,消乳食为主,可用四君子汤、异功散之类,勿用峻攻之药。

惊胎 病证名,出《诸病源候论》。指妊娠已近产期或将产之时,因外部的惊动及损伤,而使胎儿在宫内受到影响和损伤。

惊热 病证名,出《普济方》。小儿骤受惊忤,惊则气散神浮,引起发热。症见遍身发热,夜间尤甚。外无表症,内无宿滞,但见额上及眉宇间赤色,印堂青色,烦吵不宁,易从睡梦中惊醒。治宜清热镇惊,用抱龙丸;虚而有热者,用外心丹。

惊振内障 病名,见《秘传眼科龙木论》。又名惊振翳。即外伤性白内障。多因机械性外伤,致睛珠破裂,神水渗入而混。症见目赤流泪,疼痛怕光,视力减退,睛珠变混。或伴外伤所致外障。治法:初起宜平肝清热,活血化瘀,用石决明散或镇肝丸,酌加丹参、三七之类。待翳障老定,光觉、色觉机能正常者,应行手术治疗。

惊积 病证名,出《活幼心书》。小儿积食化热,热极生风。多由饮食不节所引起。经常腹胀肠鸣,低热潮热,以午后夜间为甚,睡眠不安,烦躁易惊,甚则手足抽搐,大便干燥秘结,或稀稠酸臭。治宜调理肝脾,清热和胃,用异功散、大安丸、枳术丸加柴胡、白芍、鸡内金之类。针灸可取足三里、大郭、行间、关元、大椎等穴。

惊悸 证名。①见《诸病源候论》。指无故自惊而悸动不安的证候。心虚者，宜养心安神，镇惊定悸，用安神定志丸、平补镇心丹。心热者，宜清心降火，用硃砂安神丸。挟痰热者，宜化痰清热，用黄连温胆汤。②因惊而悸为惊悸。③见《医学正传》。指突然心跳欲厥，时作时止的病证。

惊蛰 二十四节气之一。《通纬·孝经援神契》指出："雨水后十五日，斗指甲，为惊蛰，二月节，惊蛰者，蛰虫震惊而起出也。"此时天气转暖，渐有春雷，冬眠动物将出土活动。

惊啼 病证名，出《诸病源候论》。此证与惊风有别。由于肝气未充，胆气怯而易惊，引起啼哭惊惕。如包裹衣着不当，感受风寒，或哺乳不当，饮食不节，也会引起啼哭惊惕。

惊啼壮热 病证名，见《太平圣惠方》。指小儿壮热惊厥而啼，为热邪炽盛上窜于心，灼伤阴液而成。临床常兼有面黄颊赤，神志恍惚不宁。治宜清热安神，用钩藤散。

惊痢 病证名，小儿痢疾之一。小儿因受惊气机逆乱，湿注肠道而成痢者。多由外感惊恐，肝气逆乱，阻滞气机，湿浊内停，下注肠道所致。症见腹痛，便下青色黏胨，心烦不食。治宜温肝燥湿，用左金丸。

惊痫 病证名，①指急惊风发作。《小儿卫生总微论方》云："小儿惊痫者，……轻者但身热面赤，睡眠不安，惊惕上窜，不能搐者，此名惊也。重者上视身强，手足发搐者，此名痫也"。参见急惊风条。②指小儿痫证的类型之一。《千金要方》云："起于惊怖大啼乃发作者，此惊痫也"。③泛指惊风、痫证合种病证。

惊痫 病名，①见《诸病源候论》。指痫因受惊而发者。治宜钱氏蛇黄丸等。②指小儿惊风。③见《奇效良方》。指痫症发后可见头、口、目后遗症者。

惊搐 病证名，见《天花儿阵》。指神识不安而四肢搐搦的证候。骇然而厥，目赤，牙紧，口喎，四肢搐搦。因热极生风所致。肝风内动者，治以清肝息风为主，用羚羊钩藤汤；实热者，用泻青丸或龙胆泻肝汤。

惊搐五证 见《东医宝鉴》。惊搐五种证候的鉴别。身热力大者为急惊，身冷力小者为慢惊，仆地无声、醒时吐沫者为痫，头目仰视者为天昂，角弓反张者为痉。

惊膈嗽 病证名，出《证治准绳》。多因肝经余热，上灼于肺所致。"小儿患惊风，惊止而嗽作者。治宜豁痰利肺，兼以平肝。用二陈汤加钩藤、桑皮。"

惊瘫 病证名，见《证治准绳》。小儿患惊风后，风毒流入经络、骨节所致的证候。症见心惊不常，及遍身肿痛，或手、足不随。治宜疏风透毒为主。若迁延迟治，则膝胫骨之间流结顽核，或膝大而肿，肉消骨露，成为鹤膝。

惊癖 病证名，指小儿因惊而成的癖疾、惊、癖并存之证。其癖系由惊气与痰涎相搏所致。盘旋胁间，或在左、或在右，常作惊啼。治宜涤痰化癖。用礞石滚痰丸。

阎孝忠 北宋儿科医家。一名季忠，字资钦。大梁（今河南开封）人。自幼屡患重病，经钱乙治愈，长而钻研钱乙医疗技术，于亲友间集得钱乙有关婴幼论说及医方数十条，并参酌当时流传在京师的各种传本，系统整理钱乙小儿证治经验，编成《小儿药证直诀》。此外撰有《阎氏小儿方论》《重广保生信效方》。

着痹 病证名，出《素问·痹论》。又名湿痹。指风寒湿邪侵袭肢节、经络，而以湿邪为甚的痹证。症见肢体重着，肌肤顽麻，或肢节疼痛，痛处固定，阴雨则发。治宜祛湿为主，兼散风逐寒，参以补脾行气。可用除湿蠲痹汤、茯苓川芎汤加减。

羚羊角 中药名，出于《神农本草经》。为牛科动物赛加羚羊 Saiga tatarica L. 的角。性寒，味咸。归肝、心经。有平肝息风、清肝明目、清热解毒之功效，主治肝阳偏亢、肝风内动之中风、惊风、癫痫、头晕、目眩，肝火炽盛之头痛、目赤、羞明，及温热病壮热神昏、谵语躁狂等。入煎剂宜另煎取汁冲服，1～3g；亦可磨汁或锉末冲服，0.3～0.5g。本品对各种高热证，如流感、麻疹、小儿肺炎等有显著的退热作用。

羚羊角散 方名，出自《太平圣惠方》。羚羊角屑一两，栀子仁、炙甘草各半两，升麻、防风、酸枣仁、桑白皮各三分，羌活一分。为粗末，每服三钱，加生姜半分，水煎服。功能平肝息风。治肝风筋脉拘挛，四肢烦疼。《济生方》亦载有羚羊角散：羚羊角、独活、酸枣仁、五加皮、炒苡仁、防风、当归、川芎、茯神、杏仁各五分，炙甘草、木香各一分。为粗末，每服四钱，加生姜五片，水煎服。治妊娠中风，头项强直，筋脉挛急，言语謇涩，痰涎不清，或子痫抽搐，不省人事，面色红赤，舌红绛，脉弦数。

羚角钩藤汤 方名，出自《重订通俗伤寒论》。羚羊角一钱五分，桑叶二钱，川贝母四钱，鲜生地黄五钱，钩藤（后入）、菊花、茯神木、白芍药各三钱，生甘草八分，鲜竹茹五钱。羚羊角、竹茹先煎代水，入余药煎服。功能凉肝息风，增液舒筋。治肝经热盛，热极动风，症见高热不退，烦闷躁扰，手足抽搐，甚至神昏痉厥，舌绛而干，脉弦而数者。亦治妊妇子痫，产后惊风等症。

粘鱼须 中药名，出于《救荒本草》。又名龙须菜、鲢鱼须、倒钩刺、铁丝灵仙。为百合科植物华东菝葜 Smilax sieboldii Miq 的根茎及根。性温，味甘。有祛风、活血、消肿之功效，主治风湿筋骨疼痛、疔疮、肿毒。煎服4.5～9g，外用捣敷或研末调敷。

断耳疮 病名，出《诸病源候论》。相当于西医化脓性耳廓软骨膜炎。多由耳廓皮肤外伤破损后染毒而发。症见耳廓红肿，剧烈疼痛，有脓液溢出，严重时耳廓软骨逐渐腐烂如蚕食，甚或造成脱落、缺损畸形。全身可见发热口干，大便秘结，舌红苔黄，脉数等表现。治疗以早期手术清创为原则，配合服用有清热解毒，去腐消肿的药物，五味消毒饮合黄连解毒汤加减。

断胎 见《胎产辑萃》。又称落胎、下胎、去胎，俗称打胎。指受孕后，因多种原因而不能继续妊娠，用药物使妊娠中止。前人多用活血祛瘀，峻厉攻下药物，往往效果不佳，对人有损。现代研究的天花粉引产，前列腺素引产，利凡诺液引产，及水囊引产、吸宫刮宫术，安全可靠，效果明显。

断脐 出《千金要方》。指处理新生儿脐带的方法，即将脐带剪断。断脐的方法是距脐根部0.5cm及2cm处用线结扎二道，结扎时必须扎紧，以防脐出血，但又不能用力过猛以防脐带断裂，在二道线外0.5cm处剪断，挤压断端，确无出血后，消毒断面进行包裹。断脐时必须严密消毒，谨慎小心，若处理不当，可导致脐出血，或脐带感染，形成脐湿、脐疮，如内侵脏腑，则可酿成脐风等证。

盗汗 《素问》名为寝汗。指入睡后出汗，醒后即止。出《金匮要略·血痹虚劳病脉证并治》。盗汗，多属虚劳之症，以阴虚者为多见。亦有因于阴火盛者多见。亦有因于阴火盛者及肝热者。

清气 ①指水谷精华的轻清部分。《灵枢》云："胃为五脏六腑之海，其清气上注于肺。"②即清解气分之热邪。《温热论》云："到气才可清气。"③指秋令清肃之气。《素问·五常政大论》云："秋气劲切，甚则肃杀，清气大至，草木凋零。"

清气化痰丸 方名，见于《医方考》。栝楼仁、黄芩、茯苓、枳实、杏仁、陈皮各一两，胆南星、半夏各一两五钱。为细末，姜汁为丸，每服二至三钱，温开水送下。功能清热化痰，下气止咳。治痰热内结，咳嗽痰黄，稠厚胶黏，甚则气急呕恶，胸膈痞满，舌质红，苔黄腻，脉滑数。

清化汤 方名，出自《寒温条辨》。炒僵蚕三钱，蝉蜕十个，金银花、泽兰、黄芩各二钱，炒栀子、连翘、龙胆草、玄参、桔梗各一钱，橘皮八分，白附子、甘草各五分，水煎去渣，入蜜酒冷服。功能疏风化痰，清热解毒。治温病壮热憎寒，体重气喘，口干舌燥，咽喉不利，头面猝肿，目不能开。

清心牛黄丸　方名，出自《证治准绳》。胆南星、黄连各一两，牛黄二钱，当归身、甘草、朱砂各半两。为细末，汤浸蒸饼为丸，绿豆大。每服五十丸，临卧唾津咽下。功能清心豁痰，开窍镇惊。治舌纵口角流涎不止，口目㖞斜，手足痿软。

清心莲子饮　方名，出自《太平惠民和剂局方》。黄芩、麦门冬、地骨皮、车前子、炙甘草各五钱，石莲肉、茯苓、炙黄芪、人参各七钱五分。为粗末，每服三钱，加麦门冬十粒，水煎，食前冷服。功能益气阴，清心火，交心肾，止淋浊。治心中蓄积，抑郁烦躁，思虑劳力，小便白浊，遗精涩沥，便赤如血，或上盛下虚，心火炎上，肺金受剋，口舌干燥，渐成消渴，睡卧不安，四肢倦怠，五淋带下，及病后气不收敛，阳浮于外，五心烦热。

清代名医医话精华　医话汇编。秦伯未编。刊于1929年。全书选辑清代喻昌、张璐、徐大椿、王士雄等20位名医治案，系笔记体裁治案，以内科杂病为主。以医家为纲，以病证为目，每证详加分析。有1929年上海中医书局、1958年人民卫生出版社排印本。

清代名医医案精华　医案汇编。秦伯未编于1928年。全书选辑清代叶桂、薛雪、吴瑭、张聿青等20多位名医，约2000则医案。以内科杂病为主，兼及他科病证；以医家为纲，病证为目。有1929年上海中医书局、1958年上海卫生出版社排印本。

清邪　指雾露轻清之邪。《金匮要略·脏腑经络病脉证并治》曰："清邪居上，浊邪居下。"

清阳　指体内轻清升发三阳气，包括上向上窍的阳气，发于肌表腠理的卫气，充实于四肢肌肉而具有温煦作用的阳气等，均属消阳。《素问·阴阳应象大论》曰："清阳出上窍，浊阴出下窍；清阳发腠理，浊阴走五脏；清阳实四肢，浊阴归六腑。"

清阳不升　指水谷精微化生的轻清阳气不能正常濡养头部、肌表和四肢的病理状态。多由脾胃阳气不足，升清降浊功能障碍等所致。临床可见头晕、眼花、视蒙、耳鸣、耳聋、畏寒肢冷、困倦乏力、食不知味、纳减便溏、舌淡嫩、苔白、脉弱或虚等症。

清肝达郁汤　方名，出自《重订通俗伤寒论》。栀子三钱，白芍药、菊花各一钱五分，当归、橘红各一钱，柴胡、薄荷各四分，牡丹皮二钱，炙甘草六分，鲜橘叶五片。水煎服。功能清肝泄火，疏郁宣气。治肝郁不伸，胸满胁痛，或腹满而痛，甚则欲泄不得泄，即泄亦不畅。

清冷渊　经穴名，出《针灸甲乙经》。又名清冷泉、青昊。属手少阳三焦经。位于尺骨鹰咀上方2寸处，或于天井穴上1寸取之。主治头痛、项强、目黄、肩臂痛等。直刺5分～1寸。艾炷灸3～5壮，或艾条灸5～10分钟。

清者为营　营，指营气。营气与卫气均源于水谷精微，其清稀部分化生为营气，其浓浊部分则化生为卫气。《灵枢·营卫生会》曰："人受气于谷，谷入于胃，以传与肺，五脏六腑，皆以受气，其清者为营，浊者为卫。"

清净之府　即指胆。因胆所贮藏的胆汁，清而不浊，故名清净之府。出《难经·三十五难》。

清法　八法之一。又称清热法。应用寒凉药物清除火热之邪。主要适用于里热证。《素问·至真要大论》云："治热以寒""热者寒之，温者清之"，是清法的主要理论根据。由于里热证有热在气分、营分、血分及火热偏盛于某一脏腑经络的区别，所以清法又有清气分热、清营凉血、清热解毒和清脏腑热等不同。

清降汤　方名，出自《医学衷中参西录》。生山药一两，清半夏三钱，山茱萸五钱，生赭石六钱，炒牛蒡子二钱，白芍药四钱，甘草一钱五分。水煎服。功能清热降逆。治吐衄不止，致阴分亏损，不能潜阳而作热，不能纳气而作喘；甚或冲气因虚上干，为呃逆、眩晕；心血虚甚不能内荣，为怔忡、惊悸不寐；或咳逆，或自汗，诸虚证蜂起之候。

清带汤 方名，出自《医学衷中参西录》生山药一两，生龙骨、生牡蛎各六钱，海螵蛸（去净甲，捣）四钱，茜草三钱。水煎服。功能收敛固涩止带。治妇女赤白带下（单赤带加白芍、苦参各二钱；单白带加鹿角霜、白术各三钱）。

清胃散 方名，出自《兰室秘藏》。当归身、黄连（夏日加味）、生地黄（酒制）各三分，牡丹皮五分，升麻一钱。为粗末，水煎去滓，放冷服之。功能清胃凉血。治胃有积热，牙痛牵引头脑、面颊发热，其齿恶热喜冷。

清咽抑火丸 方名，出自《喉科全症紫珍集》。生地六两，丹皮、麦冬、金果榄、元参各四两，连翘（去心）、山栀各二两，甘草一两半，北沙参、白芍、归尾、桔梗各三两，远志、泽泻各二两，荆芥穗二两半，川连五分。为细末，制蜜丸，每服二钱。功能清热泻火，疏风利咽。治一切痈蛾、乳核，或单或双。

清咽利膈汤 方名，出自《外科正宗》。连翘、黄芩、甘草、桔梗、荆芥、防风、栀子、薄荷、金银花、黄连、牛蒡子、玄参各一钱，大黄、朴硝各二钱。水煎。功能疏散表邪，清泄里热。治积热而致的咽喉肿痛，痰涎壅盛，及乳蛾、喉痹、喉痈、重舌、木舌，或胸膈不利，烦躁饮冷，大便秘结等症。

清咽散 方名，出自《喉科指掌》。荆芥穗、薄荷各三钱，炒僵蚕、桔梗、生甘草、防风、前胡、枳壳各二钱。为粗末，水煎去滓，徐徐嗽咽。功能散风清热，消肿止痛。治咽喉诸症。

清骨散 方名，见于《证治准绳》。银柴胡一钱五分，胡黄连、秦艽、炙鳖甲、地骨皮、青蒿、知母各一钱，甘草五分。水煎，食远服。功能清虚热，退骨蒸。治阴虚内热，虚劳骨蒸；或低热日久不退，症见唇红颧赤，形瘦盗汗，舌红少苔，脉象细数。

清音丸 方名，见于《兰台轨范》。桔梗、诃子各一两，甘草五分，硼砂、青黛各三钱，冰片三分。为细末，炼蜜为丸，龙眼大，每服一丸，噙化。功能清热利咽，化痰止咳。治咳嗽失音。《全国中药成药处方集》亦载清音丸，方用玄参、桔梗、山豆根、胖大海、薄荷、硼砂、金果榄、射干、黄连各一两，金银花、麦门冬各一两五钱，诃子肉二两，黄芩、栀子、锦灯笼、川贝母、甘草各五分。为细末，炼蜜为丸，每服一钱，含口中，缓缓咽下，日二、三次。功能清凉解热，生津止渴。治咽喉肿痛，声音嘶哑，口干舌燥，咽下不利。

清浊 ①指清气和浊气。《灵枢·阴阳清浊》云："愿闻人气之清浊……受谷者浊，受气者清。清者注阴，浊者注阳，……清浊相干，命曰乱气。"②相气十法之一。通过诊察病人面部颜色的清亮与浊暗，以了解疾病的阴阳属性。如《望诊遵经》载述："清者病在阳，浊者病在阴。自清而浊，阳病入阴；自浊而清，阴病转阳。"

清宫汤 方名，出自《温病条辨》。玄参心三钱，莲子心五分，竹叶卷心、连翘心、犀角尖（磨冲）各二钱，麦门冬（连心）三钱。水煎服。功能清心热，养阴液。治温病误用汗法而汗出过多，耗伤心液，以致邪陷心包，神昏谵语。

清络饮 方名，出自《温病条辨》。鲜荷叶边、鲜金银花、西瓜翠衣、丝瓜皮、鲜竹叶心各二钱，鲜扁豆花一枝。水煎服。功能解暑清肺。治暑伤肺经气分，身热口渴不甚，但头目不清，昏眩微胀，舌淡，苔薄白者。也可用治暑温病经发汗余邪未解者。

清眩丸 方名，见于《中药方剂手册》。川芎、白芷各二两，薄荷、荆芥穗、石膏各一两。为细末，炼蜜为丸。每服二钱，日一至二次。功能疏风清热。治风热上攻，头目眩晕，偏正头痛，鼻塞不通。

清营汤 方名，出自《温病条辨》。犀角三钱，生地黄五钱，玄参、麦门冬、金银花各三钱，丹参、连翘各二钱，黄连一钱五分，竹叶心一钱。水煎，分三次服。功能清营解毒，养阴透热。治温邪传营，身热夜甚，时有谵语，口渴或反不渴，舌绛而干，脉细而散，或斑疹隐隐。

清暑益气汤 方名，①出自《脾胃论》。黄芪（汗少减五分）、制苍术、升麻各一钱，人参、泽泻、炒神曲、橘皮、白术各五分，麦门冬、当归身、炙甘草各三分，青皮二分半，酒洗黄柏二分或三分，葛根二分，五味子九枚。为粗末，水煎，远食服。功能清暑益气，除湿健脾。治平素气虚，又受暑湿，脾湿不化，以致身热头痛，口渴自汗，四肢困倦，不思饮食，胸满身重，大便溏薄，小便短赤，苔腻脉虚者。本方制水丸名清暑益气丸，功用、主治皆同。②出自《温热经纬》。又名王氏清暑益气汤。西洋参、石斛、麦门冬、黄连、竹叶、荷梗、知母、甘草、粳米、西瓜翠衣（原书未注分量）。水煎服。功能清暑益气，养阴生津。治暑热耗伤气阴，身热多汗，口渴心烦，体倦少气，脉虚数者。

清脾饮 方名，出自《济生方》。又名清脾汤。青皮（去白）、厚朴（姜制，炒）、白术、草果仁、柴胡（去芦）、茯苓（去皮）、半夏（汤泡七次）、黄芩、炙甘草各等分。为粗末，每服四钱，加生姜五分，水煎去滓，不拘时温服。功能燥湿化痰，泄热清脾。治疟疾热多寒少，口苦咽干，小便赤涩，脉来弦数。《妇人良方》亦载本方，治瘴疟。

清瘟败毒饮 方名，出自《疫疹一得》。生石膏大剂六两至八两，中剂二两至四两，小剂八钱至一两二钱；小生地大剂六钱至一两，中剂三钱至五钱，小剂二钱至四钱；乌犀角大剂六钱至八钱，中剂三钱至五钱，小剂二钱至四钱；真川连大剂四至六钱，中剂二至四钱，小剂一钱至一钱半；栀子、桔梗、黄芩、知母、赤芍、玄参、连翘、甘草、丹皮、鲜竹叶（以上十味，原方原用量）。先煎石膏数十沸，后下诸药。犀角磨汁和服。功能清热解毒，凉血救阴。治火热盛于表里，气血两燔，症见大热烦躁，渴饮干呕，头痛如劈，昏狂谵语，或发斑吐衄。

清燥救肺汤 方名，出自《医门法律》。冬桑叶三钱，煅石膏二钱五分，炒杏仁、人参各七分，甘草、炒胡麻仁各一钱，阿胶（烊化）八分，麦门冬一钱二分，枇杷叶（去毛，蜜炙）一片。水煎，频服。功能清燥润肺。治温燥伤肺，头痛身热，干咳无痰，气逆而喘，咽喉干燥，胸满胁痛，心烦口渴，舌干无苔。

淋 病证名，出《素问·六元正纪大论》。也称淋病或淋证。指小便涩痛，滴沥不尽，常伴见溲行急迫、短数者。初起多因湿热结聚，流注膀胱；若日久不愈，或年老体弱，亦可由中气下陷，肾虚气化无力所致。治法一般热者宜清，涩者宜利，陷者宜升，虚者宜补。常用八正散、五淋散、补中益气汤、知柏地黄丸、济生肾气丸等。根据病因及证候不同，淋又可分为气淋、劳淋、血淋、膏淋、石淋、冷淋、等多种。详见各条。

淋闭 病证名，出《素问·六元正纪大论》。又称淋闷、淋秘。①见《备急千金要方》。淋与癃闭的总称。小便滴沥涩痛谓之淋，小便急满不通谓之闭。②见《丹溪心法》，指癃，以小便不通急满为主症。

淋沥 证名，①见《诸病源候论·诸淋候》。淋病主症之一。指小便热涩、刺痛、频数且滴沥不尽的症状。多因肾虚气陷或湿热下注而致。详见淋条。②见《三因极一病证方论》。指排尿困难，点滴不畅的症状。多因心紧气虚，神志不守，下焦气化不利所致。常见于癃闭等疾患之虚者。③见《杂病源流犀烛》。指精浊从窍端淋沥不断的症状。

淋浊 ①病名。见《赤水玄珠》。多因湿热痰浊下流，渗入膀胱所致。症见小便频数而痛，尿出混浊，或尿道流出浊物似脓。治宜渗湿化痰，清热解毒。可用八正散加土茯苓、萆薢。②淋证与浊证的合称。见淋、浊条。

淖泽 淖，滑润之意。泽，濡润光泽。淖泽，即濡润流利。《素问·离合真邪论》："夫邪之入于脉也，寒则血凝泣，暑则气淖泽。"《灵枢·刺节真邪》："脉淖泽者，刺而平之。"《灵枢·决气》："淖泽注于骨。"

混元生 见《女科辑要》。又名幸帽儿、被膜儿。指分娩时，当子宫口开全后不破水、胎膜不破，包裹胎儿，胎儿随同胎膜一起娩出，应速将胎膜刺破，胎儿即可娩出。

混睛障 病名，见《审视瑶函》。又名混睛、混障症、混睛外障、气翳。即今之角膜基质类。多因肝经风热或湿热，郁久伤阴，瘀血凝滞所致。症见黑睛一片灰白混浊翳障，似磨沙玻璃之状，抱轮红赤，赤脉伸入，视物不清，羞明流泪。翳障表面光泽，并无溃陷。治宜祛风平肝，散瘀退翳，用地黄散加减；湿热重，宜清热除湿，用甘露消毒丹加减。外点磨障灵光膏。

涸流 运气术语。为五运主岁之中，水岁不及的名称。水运不及则雨露不降，故名涸流。《素问·五常政大论》云："其不及奈何？……水曰涸流。"

渊疽 病名，见《外科大成》。因病损深沉，溃后脓水淋漓难尽，状若深渊得名。是发于腋下肋间的疮疡。相当于西医的胸壁结核。病因证治同胁疽。

渊腋 经穴名，出《针灸甲乙经》。又名泉液、腋门、液门、泉腋、渊液。属足少阳胆经。位于侧胸部腋中线上，腋下3寸，第五肋间隙处。主治胸胁满痛、瘰疬、肩臂痛、肋间神经痛、腋窝淋巴结炎等。斜刺3～5分，不宜深刺。艾条灸5～10分钟。

淫 ①指病邪。如六淫。②溢满、浸润、流布之意。《素问·经脉别论》云："淫气于筋""淫精于脉"。③作逆乱、扰乱解。《灵枢·病传》云："腹痛下淫。"④白淫病证的简称。《灵枢·五色》云："其随而下至胝为淫，为润如膏状。"

淫气 ①指阴阳之乱气。《素问·生气通天论》云："风客淫气，精乃亡。"全元起注："淫气者，阴阳之乱气。"②淫，作动词。指正气或邪气的浸淫流溢。如《素问·经脉别论》说："食气入胃，散精于肝，淫气于筋。"王冰注："胃散谷精之气入于肝，则淫滋养于筋络矣。"又如《素问·经脉别论》有"夜行则喘出于肾，淫气病肺"的记载。

淫邪 指浸淫散溢之邪气。《灵枢·淫邪发梦》云："愿闻淫邪泮衍……正邪从外袭内，而未有定舍，反淫于脏，不得定处，与营卫俱行。"

淫羊藿 中药名，出于《神农本草经》。又名仙灵脾、放杖草、牛角花、三枝九叶草。为小檗科植物淫羊藿 Epimedium grandiflorum Morr. 或箭叶淫羊藿 E. sagittatum（S. et Z.）Maxim. 等的全草。性温，味辛、甘。归肝、肾经。有补肾壮阳、祛风除湿之功效，主治肾阳虚衰之阳痿、遗精、尿频、腰膝无力、神疲体倦，及风湿痹痛、肢体麻木、拘挛。煎服，或入丸、散、膏剂服，10～15g。阴虚火旺者忌服。

淳于意 约公元前215年～？西汉时医家。齐临菑（今山东淄博）人。曾任齐太仓长，又称仓公、太仓公。少喜医术，拜公孙光为师，光授以禁方。后拜公乘阳庆为师，受其《脉书》《上下经》《五色诊》《奇咳术》《揆度阴阳外辨》《药论》《石神》《接阴阳》等书。医术高明。所治多有"诊籍"，相当于后世的医案，以观得失。《史记》记载有经他治疗的25个病例，有肺消瘅、蛲瘕、不乳、龋齿、涌疝、沓风、服石中热、牝疝等20多种疾患。每例皆载患者姓名、住址、病证症状、脉象、诊断、治疗、预后等。是我国现存最早的医案。

液 人身体液的组成部分。液从水谷化生，其清稀者为津，其浊稠者为液。液通过三焦而布散，具有濡养关节、脑髓和目、耳、鼻、口等孔窍之功能。《灵枢·决气》："谷入气满，淖泽注于骨，骨属曲伸，泄泽补益脑髓，皮肤润泽，是谓液。"

液门 经穴名，出《灵枢·本输》。又名掖门、腋门、太阳阴。属手少阳三焦经，该经荥穴。位于手背侧第四、五指缝间，在指掌关节前方赤白肉际处。主治头痛、发热、目赤、耳鸣、耳聋、咽喉肿痛、指臂挛痛等。斜刺3~5分，艾炷灸3壮，或艾条灸5~10分钟。

液道 指人体头面部七窍为液体（如泪、涕、涎、唾等）之通道。《灵枢·口问》："宗脉盛则液道开，液道开，故泣涕出焉。"

涪翁 汉代针灸医家。因经常垂钓于涪水（在今四川），故号涪翁。系民间医生。遇有病者，即下针石，应时而效。治病不论贵贱，不图报酬。著有《针经》，为早期针灸学专著，已佚。又著《诊脉法》，亦佚。弟子程安，再传弟子郭玉，皆以针术著名。

淡豆豉 中药名，出于《名医别录》。又名豆豉、香豉。为豆科植物大豆 Glycine max（L.）Merr. 的种子经蒸罨加工发酵制成。性寒，味辛、甘、微苦。归肺、胃经。有解表、除烦之功效，主治外感风寒或风热之恶寒、发热、头痛，及热病胸中烦闷、失眠等。煎服，10~15g。

淡菜 中药名，出于《嘉祐本草》。又名壳菜。为贻贝科动物厚壳贻贝 Mytilus crassitesta Lischke 及其他贻贝类的肉。性温，味咸。归肝、肾经。有补肝肾、益精血、消瘿瘤之功效，主治肝肾精血不足之虚劳羸瘦、眩晕、耳鸣、腰痛、阳痿，热病后期肝肾阴虚之痉厥，及瘿瘤、疝瘕等。煮食，15~30g。

深师方 方书。又名《僧深药方》。30卷。南朝宋齐间僧深（深师）撰辑。本书录支法存等诸家医方。原书已佚。僧深以善治脚气病著称，《千金方》称本书收治脚气方近百余首。《外台秘要》《医心方》均引录本书。

深刺 针法名。指针刺时针体进入组织较深的针刺方法。一般用于肌肉丰厚处的穴位，或病变部位较深或寒、实之证，或体质较为强壮及感应迟钝者。凡肌肉浅薄处的穴位，如需深刺者，可采用斜刺或横刺法。但深刺时必须适度而止，以免发生意外。

梁门 经穴名，出《针灸甲乙经》。属足阳明胃经。位于脐上4寸，旁开2寸处。主治胃痛、呕吐、食少、腹胀、泄泻。直刺8分~1寸2分。艾炷灸7~10壮，或艾条灸5~10分钟。

梁丘 经穴名，出《针灸甲乙经》。又名跨骨、鹤顶。属足阳明胃经，该经郄穴。位于髌骨外缘上二寸，股直肌和股外侧肌之间。主治膝胫痹痛，胃脘痛、乳痈。直刺1~1.5寸。艾炷灸3~5壮；或艾条灸5~10分钟。

梁希曾 1862~？清末医家。字柘轩。嘉应（今广东梅县）人。擅长治疗颈疬（颈淋巴结核）、花柳病（性病）。颈疬外治以药点之，内治则审证施治，以求潜消默化。性病则专用内解法。1909年撰《疬科全书》，述颈疬之病源、证治方药、食忌等。

寇宗奭 宋代药学家。政和（1111~1117年）间官承直郎澧州司户曹司。从宦南北，留心医药。据十余年实践经验，于1116年撰《本草衍义》20卷，订正《嘉祐本草》《本草图经》之误。提出治病要先明虚、实、冷、热、邪、正、内、外八要，继以望、闻、问、切，实际上开后世四诊八纲之先河。主张改中药"气味"为"性味"，将传统的寒、热、温、凉"四气"，订为"四性"，为后世医家普遍接受。将《内经》基础理论融入本草学，对金元医家影响很大。结合临床实践，分析张仲景医方，为后世方论之先导。于药物鉴别，多能纠正前人之误。并大力反对服食丹药。

宿食 病名，出《金匮要略·腹满寒疝宿食病脉证并治》。又称宿滞、宿食水消。指饮食停积胃肠、日久不化的病证。多因饮食过多或脾虚不运所致。症见脘腹胀满、嗳气酸腐、恶心厌食、大便秘结或泄下不爽，苔腻，或见恶寒、发热等。治宜健脾和胃，消食导滞。可用保和丸、谷神丸、大安丸、治中汤、大柴胡汤、枳实导滞丸等方加减。

宿翳 病名，见《目经大成》。相当于现代医学之角膜翳。为凝脂翳、花翳白陷、聚星障、混睛障等或外伤愈后遗留之瘢痕翳障。历代眼科根据翳的形状、范围、厚薄、颜色而命名，名目繁多。如一目生两翳、一中虚、一中实或两目各生一翳，谓之阴阳圈或阴阳翳；宿翳薄而似玛瑙者，多玛瑙内伤证或玛瑙障；宿翳形圆色白而薄者，名圆翳外障或遮睛障等等。现代《中医眼科学》将宿翳归纳为四类，即冰瑕翳、云翳、厚翳、斑脂翳。不论名目如何，均可见黑睛白色翳障，表现光滑，形态不一，厚薄不等，部位各异，边缘清楚，眼无赤痛。治宜补虚泻实，退翳明目。服消翳汤。若化有轻微红赤，为余热未尽，加黄芩等；若赤脉伸入翳中，为气血瘀滞，加红花等；舌淡脉弱，气血不足，加太子参等，血虚合四物汤；肾阴不足合杞菊地黄丸。外点退云散或荸荠退翳散或八宝散。可配合针刺疗法。宿翳治疗困难，一般翳薄而早治，可望减轻或消退；翳障老定，年深日久，用药多难奏效。

密陀僧 中药名，出于《本草纲目》。又名金陀僧、炉底、金炉底。为由黄丹制成的氧化铅（Pbo）。性平，味辛、咸，有毒。归肝、脾经。有解毒敛疮、涩肠止泻、镇惊豁痰、截疟之功效，主治疮疡溃烂久不收口，及狐臭、汗斑、久泻、疟疾等。入丸、散剂服，0.5～1.5g，外用适量。现多作外用，罕见内服。

密陀僧散 方名，出自《外科正宗》。又名汗斑散、汗斑粉。密陀僧一钱，硫黄、雄黄、蛇床子各三钱，轻粉五分，石黄一钱。为细末，醋调搽敷患处；或用黄瓜蒂蘸药搽患处。功能清血化斑。治汗斑面痣、紫白癜风、黑白斑痕、雀斑粉刺等。

密蒙花 中药名，出于《开宝本草》。又名蒙花、老蒙花、水锦花、黄饭花、羊耳朵朵尖。为马钱科植物密蒙花 Buddleia officinalis Maxim. 的花蕾。性微寒，味甘。归肝经。有清肝、明目、退翳之功效，主治肝热之目赤肿痛、羞明、多泪、多眵、目昏、目翳。煎服，5～10g。

谋风 八风之一。指从西南方来的风邪。《灵枢·九宫八风》："风从西南方来，名曰谋风，其伤人也，内舍于脾，外在于肌，其气主为弱。"

谏议之官 指脾。喻脾有协助心神决定意志的功能，故称谏议之官。《素问遗篇·刺法论》："脾为谏议之官，知周出焉。"

皲裂疮 病名，见《诸病源候论》。又名尸脚、皴裂疮。即手足皮肤裂口。相当于西医的手足皲裂。多因肌热聚被寒冷风燥所逼，致血脉凝滞，肤失濡养而成；并与经常摩擦、压力、浸渍有关。多发于掌跖、手指、足跟等处，皮肤干枯发硬，渐见长短深浅不一的裂口，深者可有出血、疼痛，秋冬为甚，春夏减轻或消失。外治为主，先用地骨皮15g、白矾30g煎汤熏洗患处，使皮肤变软，再涂润肌膏；或涂疯油膏加热熨；或贴伤湿止痛膏。

[一]

弹法 ①针刺手法名。出《针经指南》。在针刺入后用手指轻弹针柄的方法，以催气、行气。②推拿手法名。出《灵枢·刺节真邪》。用拇指或中指指腹压住食指指甲，将食指迅速弹出，以弹打治疗部位。

随法 气功术语。六妙法之第二法。随，即随息。数息纯熟，意念与呼吸出入相随，心息相依。意念不乱，寂然凝静，不仅感到呼吸长短，还感到呼吸遍身出入的情况。

随息居饮食谱 食疗著作。1卷。清·

王士雄撰，刊于1861年。本书收录食疗药物327种，分为水饮、谷食、调和、蔬食、果食、毛羽、鳞介7类，简述各药性能、医疗用途及处方等。现存清咸丰十一年刻本等多种清刻本、民国石印本。并收入《潜斋医书五种》。

随霖 清代医家，字万宁，原籍山东，后定居南京，三世业医，继承家学，精于脉诊，擅长治疗温病。1795年撰《羊毛瘟证论》，谓"羊毛瘟"乃伏气瘟病，宗《医宗金鉴》外科羊毛疔治法。

隆 藏医基础理论术语，亦有译作"风"，相当于中医之"气"，但其作用较气为广，是推动人体生命活动之动力。主呼吸、血液循环、肢体活动、五官感觉、大小便之排泄、分解食物及输送饮食精微，依其生理功能分为维命隆、上行隆、遍行隆等火隆和下行隆。

隆病 藏医病证名，亦有释为风病。内外各种不良因素的影响，导致隆的功能失调。常见症状为脉象多空虚，小便清彻如水，舌干燥而红，口涩。患者常感头昏目眩、耳鸣、神志不安，恶寒战栗，疲乏无力，皮肤失润不华如裂状，肢体拘挛或僵直，犹如被缠缚，游走性疼痛，动则全身刺痛，腿痛如折，髋腰等关节疼痛如被杖击，后颈、胸前、两腮剧痛如刺。风穴开放，压之疼痛。目有外突感。睡眠不安，常呵欠伸腰，性情暴躁，不能自制。恶心呕吐腹胀肠鸣，黎明前后咳吐泡沫状痰液。治疗：以牛羊骨头煎汤，于汤液中加入荜茇、干姜、贲蒿、肉豆蔻等，同煎内服。或于羊肉汤中加光明盐、干姜。

隐白 经穴名，出《灵枢·本输》。又名阴白、鬼眼、鬼垒。属足太阴脾经，该经井穴。位于跗趾内侧趾甲旁1分处。主治腹胀、便血、月经过多、癫狂、惊风。浅刺1分，或三棱针点刺出血。艾炷灸3～7壮，或艾条灸5～10分钟。

隐曲 ①指心情抑郁或难以公开表述的病情。《素问·阴阳别论》："二阳之病发心脾，有不得隐曲。"王冰注："隐曲，隐蔽委曲之事也。"②指大小便。《素问·阴阳别论》："三阴三阳俱搏，心腹满，发尽，不得隐曲，五日死"。王冰注："隐曲，谓便写也。"③指房事，即性生活。《素问·至真要大论》："寒厥入谓，则内生心痛，阴中乃疡，隐曲不利。"

隐伏热 蒙医病名。对未成熟热，过早地施以凉性疗法，则使胃火衰败，巴达干增盛而掩蔽热邪使之隐伏。出现肝、胃、肾和头、关节等部位疼痛，食欲不振，消化不良，恶心等症状。治疗此病首先采取揭除掩蔽之巴达干，使病邪与药物相遇的原则，投以沉香四味汤或羊跟骨汤。其次给以缓泻剂。

隐病 病名，见《妇科经验良方》。指妇女阴部的各种疾患的总称，包括阴痒、阴冷、阴吹、阴挺、阴疮等。

隐疹 病名，出《素问》，又名瘾疹、痦㾦、风痦㾦、风疹块、风搔隐疹。因皮肤发生鲜红或苍白色风团，时隐时现而名。相当于西医的荨麻疹。多因禀性不耐，或外感风寒风热，或内蕴湿热，或气血虚弱，或冲任不调而成。为突然出现风团，瘙痒显著，迅速消退，不留痕迹。若风团色白，遇冷或吹风加重，得热减轻，治以疏散风寒，桂枝汤加减内服；若风团色鲜红，遇热加重，得冷减轻，治以疏风清热，消风散加减内服；若伴脘腹疼痛、纳呆、便秘或泄泻，治以解表通里，防风通圣散加减内服；若风团反复发作，迁延日久，劳动后加剧，神疲倦怠，治以调补气血，八珍汤加减内服；若风团发作与月经周期关系密切，且伴痛经或月经不调者，治以调摄冲任，四物汤合二仙汤加减内服。外治均可用香樟木、蚕砂各30～60g煎汤熏洗。

胬肉攀睛 病名，见《证治准绳·杂病》，又名胬肉侵睛、瘀肉攀睛、攀睛、胬肉扳睛、老肉板睛、目中胬肉。于西医学之翼状胬肉。多由于心肺二经风热壅盛，气血瘀滞；或阴虚火旺所致。症见眦部血丝丛生，胬肉似昆虫翼状，横贯白睛，侵及黑睛，甚至掩及瞳视，患眼碜涩不适，影响视力。以发自大眦者为多。胬肉红大肥厚，发展迅速，羞明涩痛者属实，宜祛风清热，通络散瘀，用栀子胜奇散或石决明散加减。胬肉淡红体小而薄，自觉症轻者属虚，宜滋阴降火，用知柏地黄丸加减。外点磨障灵光膏。胬肉侵入瞳视妨碍视力者，应手术切除。

颈肿 证名，出《灵枢·经筋》。指颈部单侧或两侧肿胀粗大。多因气火郁逆，或痰滞内结所致。可伴见寒热头眩，或食欲亢进，心烦心悸，急躁易怒等证。治宜理气解郁，化痰散结。方可选防风解毒汤、加味藿香散、海藻玉壶汤、昆布丸等。

颈细 病证名，指小儿颈细，头倾而无力的证候。多由先天精气不足，营养失调所致。宜填粗益髓。

颈项强急 证名，见《金匮要略·痉湿暍病脉证并治》。指颈项肌肉筋脉牵强拘急。多因风寒之邪客于三阳经脉，经气不舒所致。可伴见发热恶寒，重则项背强痛，脉浮而紧等证。治宜祛邪疏经舒筋为主。方选驱邪汤、桂枝加葛根汤、加味胜湿汤等。

颈项强痛 证名，见《证治准绳》。指颈项肌肉筋脉牵强引痛。多因三阳经感受风寒湿邪，经气不舒而致，也有邪客肝、肾二经所致者。治宜祛邪疏经为主。可选驱邪汤、消风豁痰汤、加味胜湿汤、防风通圣汤等。

颈痈 病名，出《素问·病能论》。又名夹喉痈，即发于颈部两侧的痈。相当于西医的颈部急性化脓性淋巴结炎。多因外感风温、风热，或肝胃火毒上攻，挟痰蕴结于少阳、阳明之络所致；或因乳蛾、口疳、龋齿或头面疮疖等染毒循经诱发。证治类同外痈，参该条。

颈臂 奇穴名，见《芒针疗法》。位于锁骨内1/3与外2/3交点向上1寸，胸锁乳突肌锁骨头后缘处。主治上肢瘫痪、麻木、肩臂风湿痛等。直刺5分~1寸。勿深刺以免伤肺尖。

续名医类案 医案著作。36卷。清·魏之琇编于1770年。本书续补明·江瓘《名医类案》，采辑医书及史传地志、文集说部，以明代以来医案之多，并补充《名医类案》所遗明以前资料。全书共分345门，包括内、外、妇、儿、五官各科病证。分类明晰，选案丰富。魏氏于案中夹注和案后按语，引申发挥，或辨驳订正，足见学识精深，为后世所重。现存稿本（残）、多种清刻本《四库全书》本，1957年人民卫生出版社出版影印本。

续医说 医史、医话著作。10卷。明·俞弁撰。刊于1522年。本书仿南宋·张杲《医说》体例，汇录历代医学掌故。分为原医、医书、古今名医等27类，列小标题排纂。所录或据师友讲谈，或辑自诸史百家所载。现存抄本。

续易简方论 方书。6卷。宋·施发撰于1243年。本书为王硕《易简方》之续补评述本。作者鉴于《易简方》失之过简，且有失点勘，于虚实冷热之证无所区别，乃评述所选各方，并补充160余方。现存日本文政十年松屏舍刻本。

续命汤 方名，见于《金匮要略》，又名《古今录验》续命汤。麻黄、桂心、当归、人参、石膏、干姜、甘草各三两，川芎一两（川芎量根据《外台秘要》补入），杏仁四十枚。水煎，分四次服，当出小汗，不汗更服。功能益气养血祛风。治中风痱，身体不能自收，口不能言，冒昧不知痛处。或拘急不得转侧。并治但伏不得卧，咳逆上气，面目浮肿。

续断 中药名，出于《神农本草经》。又名川断、山萝卜，为川续断科植物续断Dipsacus japonicus Miq. 或川续断 D. asper wall. 的根。性微温，味苦、甘、辛。归肝、肾经。有补肝肾、强筋骨、行血止血之功，主治肝肾不足之腰痛脚弱、遗精、崩漏、胎漏下血、胎动欲坠，及跌打损伤、金疮、痈疽溃疡。10~20g。

骑竹马穴 奇穴名，出《备急灸法》。位于背部，取穴时以绳量取肘横纹至中指尖长度，令患者骑竹竿上，挺背正坐，并令两人粘杠，两人扶定，使足尖离地寸许，然后以绳之一端着尾骨尖，沿脊直上，尽处标点，以此点向两侧各旁开1同身寸处是穴。约当第十胸椎之两侧各旁开1寸处。主治发背脑疽、肠痈、牙痛、风痹、肿瘤、瘰疬、痈疽疔疮等。艾炷灸3~7壮。

维胞 奇穴名，见《经外奇穴汇编》。位于髂前上棘下方之凹陷处，或维道穴斜下1寸处。主治子宫下垂。直刺5分~1寸。艾炷灸3~5壮，或艾条灸5~10分钟。

维道 经穴名，出《针灸甲乙经》。又名外枢。属足少阳胆经，该经与带脉交会穴。位于腹侧髂前上棘前下方，在五枢穴向前斜下0.5寸处。主治少腹痛、腰胯痛、疝气、带下、子宫脱垂、盆腔炎等。直刺5分~1寸，或沿皮刺2~3寸。艾炷灸3~7壮，或艾条灸5~15分钟。

绵枣儿 中药名，出于《救荒本草》。又名石枣、天蒜、鲜白头。为百合科植物绵枣儿 Soilla sinensis (Lour.) Merr 的鳞基或全草。性寒，味甘。有活血解毒、消肿止痛之功效，主治乳痈、肠痈、跌打损伤、腰腿痛、牙痛、痈疽。煎服3~9g，外用捣敷。

绿风内障 病名，见《秘传眼科龙木论》，又名绿风、绿风内障证、绿水灌珠、绿水灌瞳、绿风变花，为五风内障之一，即闭角型青光眼急性发作（急性充血性青光眼）。多由于肝胆风火升扰，或阴虚阳亢，气血不和引起。症见发病迅猛，眼球剧痛，头痛如劈，恶心呕吐，视力锐减，抱轮红赤，黑睛雾状混浊，瞳神散大，眼珠变硬。由肝胆风火引起者，宜平肝、息风、泻火，用绿风羚羊饮加减；由阴虚阳亢，气血不和引起者，宜滋养肝肾，平肝潜阳，调和气血，用明目地黄丸加减。本病眼压控制、急症过后，应考虑手术治疗。

绿豆 中药名，出于《开宝本草》。又名青小豆。为豆科植物绿豆 Phaseolus radiatus L. 的种子。性寒，味甘。归心、胃经。有清热解毒、消暑之功效，主治暑热烦渴、温毒伤津、痈肿疮毒，及肥巴豆、阳子或其他热毒之剂中毒，症见烦躁闷乱、呕吐口渴者。煎服，15~30g。

绿豆衣 中药名，出于《本草拾遗》。又名绿豆皮、绿豆壳。为豆科植物绿豆 Phascolus radiatus L. 的种皮。性味、归经、功效与绿豆同，但消暑之力不及绿豆，清热解毒之功胜于绿豆，并能退目翳，治目生翳障。煎服，6~12g。

绿萼梅花 中药名，出于《本草纲目》。又名白梅花、红梅花、绿梅花。为蔷薇科植物绿萼梅 Prunus mume sieb. et zucc var. viridicalyx makino. 的花蕾。性平，味酸、涩。归肝、胃经。有疏肝解郁、理气和胃之功效，主治肝胃气郁之胁肋胀痛、脘闷嗳气、纳食不香，及痰气交阻之梅核气。煎服，3~6g。

巢元方 隋代著名医学家。大业(605~616年)间任太医博士、太医令。大业六年(610年)奉诏主持编撰《诸病源候论》50卷。该书是我国第一部病因证候专著，对疾病病原多有创见，如认识到传染病是外界"乖戾之气"所致，可以预防；确认疥疮病原为疥虫，治愈标准为"虫死病除"；指出肠道寄生虫病系由于饮食不洁而感染，蛲虫病是因食半生不熟的牛肉引起；漆疮与人禀性有关等。同时还记载了创伤缝合术、肠吻合术、血管结扎术等外科手术。并详细记述按摩导引法及其适应症。

十二画

[一]

琥珀 中药名，出于《名医别录》。又名血珀、光珀、煤珀。为古代松科松属植物的树脂埋藏地层经多年转化而成的化石。性平，味甘。归心、肝、膀胱经。有定惊安神、活血散瘀、利尿通淋之功效，主治惊风、癫痫、惊悸、失眠、血滞经闭、癥瘕疼痛、疮疡肿痛、外伤瘀肿疼痛，及小便不利、癃闭、热淋、石淋、血淋等。研末冲服，1.5~3g。

琥珀多寐丸 方名，见于《景岳全书》。琥珀、羚羊角、人参、茯神、远志、甘草各等分。为细末，猪心血和，炼蜜为丸，芡实大，金箔为衣。每服一丸，灯心煎汤嚼下。功能镇心安神，益气健脾。治健忘恍惚，神虚不寐。

琥珀抱龙丸 方名，出自《幼科发挥》。琥珀、天竺黄、檀香、人参、茯苓各一两半，枳实、枳壳（麸炒）、胆南星、山药各一两，朱砂半两，甘草三两。为细末，腊雪水（或新汲水或长流水）为丸，芡实大，约重五分，阴干，金箔为衣。每服一丸，薄荷煎汤送下。功能化痰镇惊，益气健脾。治小儿诸惊，四时感冒，寒温风暑，瘟疫邪热，烦躁不宁，痰嗽气急，及疮疹欲出发搐者。市售中成药琥珀抱龙丸由《小儿药证直诀》抱龙丸加味而成：牛黄、琥珀各二钱半，雄黄五分，赤茯苓五钱，胆南星一两，全蝎、朱砂各一钱半，天竺黄三钱半，麝香二分，僵蚕三钱。为细末，炼蜜为丸，每丸重五分，每服一丸。功能清热化痰，镇惊开窍。治风热痰盛，惊风搐搦，咳喘气粗，神昏不醒。

琥珀定志丸 方名，出自《杂病源流犀烛》。天南星八两（制）、人乳（姜粉制）、人参、茯苓、茯神各三两，块朱砂（纳猪心内，线扎，悬沙罐中，入好酒二碗煮）、菖蒲（猪胆汁炒）、远志（猪胆汁炒，再用姜汁炒）各二两，琥珀一两。为细末，炼蜜为丸，临卧服，姜汤送下。功能益气镇惊，宁神定志。治一切惊恐、虚弱乏气之疾。

琥珀散 方名，出自《婴童百问》。朱砂一钱半，琥珀、牛黄、天麻、炒僵蚕、全蝎、白附子、乳香、蝉蜕、代赭石（煅、醋淬七次）各一钱，麝香半钱，胆南星、冰片各一字。为末，三岁儿每服一钱，薄荷煎汤送下。功能清心开窍，化痰息风，镇惊止痫。治小儿急慢惊风，涎潮昏冒，目瞪搐搦，惊吊肚疼，惊啼眠卧不安，及惊痫发者。《太平圣惠方》《普济本事方》《校注妇人良方》《审视瑶函》均载有同名方剂、组成、功用各异。

琼玉膏 方名，见于《洪氏集验方》。高丽参二十四两，生地黄汁十六斤，茯苓四十九斤，白蜜十斤。先以地黄汁同蜜熬沸，人参、苓末和匀成膏。每服一、二匙，早晨白开水化服。功能养阴润肺。治虚劳干咳，咽燥咯血。

琼瑶神丸 针灸著作。又名《琼瑶发明神书》《针灸神书大成》《琼瑶捷径灸疾疗病神书》。有2卷本、3卷本、4卷本数种。旧题宋·刘真人撰。书中记述针刺手法甚详，如循、提、按、弹、撞、搓、拈、加进、顺摇、刮战等。又记男妇诸病针灸治方。然内多神咒符录。现存清道光二十八年信元堂刻本。

斑 证名，见《诸病源候论》。指发于肌肤表面的红色或紫、黑色斑点。点大成片，抚之不碍手。多由外感热病，热郁阳明，迫及营血，从肌肉外发所致。一般表现为红斑，色深者为热盛毒重。初起见于胸膺部，迅速发展至背、腹及四肢等处，伴见发热，口渴引饮，烦躁不安，甚则神昏谵语，舌绛而干等症。治以清胃解毒，凉血化斑为主，方用化斑汤、消斑青黛饮等。神昏谵语者，兼用紫雪丹；若里热壅盛，斑出不快者，可用调胃承气汤和之。

斑龙丸 方名，见于《医学正传》，又名青囊斑龙丸。鹿角胶（炒成珠）、鹿角霜、菟丝子（酒浸）、柏子仁各八两，茯苓、补骨脂各四两。为细末，酒煮米醋打糊为丸，或以鹿角胶入好酒烊化为丸，梧桐子大。每服五十丸，空腹姜盐汤下。功能补肾益精。治肾亏体虚，遗精阳痿。《景岳全书》载同名方，多熟地一味，功用主治同。

斑脂翳 病名，见《证治准绳》。相当于今之粘连性角膜白斑。指翳与黄仁粘着，

斑疹 证名，见宋·许叔微《伤寒九十论》。指热病过程中发于肌表的斑和疹两种证候。点大成片，斑斑如锦纹，抚之不碍手的称为斑；形如粟米，高出于皮肤之上，抚之碍手的叫做疹。斑疹的形色，总以松浮、稀疏、红活为邪浅病轻；紧束有根、稠密、色深为邪毒深重。

斑痧 病名，见《杂病源流犀烛》。痧证之一。因痧毒入于腠理，留滞血分，内攻脏腑所致。症见身发紫斑，头晕眼花，恶心呕吐等。急宜用刮痧、放血等法泄痧毒，继服清凉至宝饮等方。参痧条。

斑蝥 中药名，出于《神农本草经》。又名斑蚝、斑猫、花斑毛、花壳虫。为芫青科昆虫南方大斑蝥 Mylabris phalerate Pall. 或黄小斑蝥 M. cichorii L. 的虫体。性寒，味辛，有毒。归肝、胃经。外用攻毒蚀疮，内服破血散结。主治痈疽、瘰疬、顽癣、狂犬咬伤，及经闭、癥瘕等。外用适量，研末撒敷或调敷；内服入丸散，0.03～0.06g。本品外涂皮肤令发赤起泡。宜慎用，体弱者及孕妇忌服。近人以其治疗肝癌、胃癌、食道癌、贲门癌、肺癌、乳腺癌、斑秃、疟疾，有一定效果。

斑蝥灸 灸法名，药物发疱灸法之一。用斑蝥末敷贴穴位使之发疱的方法。使用时，先取胶布一块，中间剪一小孔，贴在有关穴位上，以暴露穴位并保护周围皮肤，将斑蝥粉少许置于孔内，上面再贴一胶布。以局部起泡为度。适用于关节疼痛、黄疸等。

款冬花 中药名，出于《神农本草经》。又名冬花。为菊科植物款冬 Tussi lago farfara L. 的花蕾。性温，味辛。归肺经。有润肺下气、止咳化痰之功效，主治寒性痰嗽，及咳嗽气逆、咯痰不爽、肺虚久咳等多种类型的咳嗽。煎服，5～10g。本品对喘息型支气管炎及支气管哮喘有一定治疗作用。

款冬花散 方名，出自《太平惠民和剂局方》。款冬花、知母、桑叶各十两，姜半夏、甘草、阿胶珠、炒杏仁、炒贝母各二十两，麻黄四十两。为粗末，每服二钱，加生姜三片，水煎服。功能疏风化痰，止咳平喘。治肺气不利，咳嗽喘满，胸膈烦闷，痰实涎盛，喉中呀呷，鼻塞流洋，头痛眩晕，肢体倦疼，咽嗌肿痛。

越婢汤 方名，出自《金匮要略》。麻黄六两，石膏半斤，生姜三两，大枣十五枚。先煮麻黄，去上沫，内诸药再煎，分三次服。功能宣肺发汗，散水清热。治风水恶风，一身急肿，脉浮不渴，自汗出，无大热。

越鞠丸 方名，出自《丹溪心法》。又名芎术丸。苍术、香附、川芎、神曲、炒栀子各等分。为细末，水泛小丸，绿豆大。功能行气解郁，治气、血、痰、火、湿、食诸郁，胸膈痞闷，吞酸嗳腐，恶心呕吐，饮食不消等症。

越鞠保和丸 方名，出自《古今医鉴》。苍术（米泔水浸三宿，炒）、川芎（酒洗）、炒神曲、香附（童便浸，炒）、陈皮、半夏（炮）、茯苓、枳实（麸炒）、黄连（酒炒）、当归（酒洗）各一两，炒栀子、连翘、木香、炒莱菔子各五钱，山楂二两，白术三两。为末，姜汁泡，蒸饼为丸，梧桐子大，每服五十丸，淡姜汤或酒送下。功能扶脾消食，行气开郁。治气血痰火湿食诸郁，胸膈痞闷，或脘腹胀痛，饮食不化，嗳气呕吐，食癖下利等症。

博济方 方名，《宋史·艺文志》《直斋书录解题》作3卷，《郡斋读书志》作5卷。北宋·王衮撰辑于庆历七年（1047）年。作者博采禁方7000余首，择其精要500余首编成。原书久佚，清乾隆间纂修《四库全书》时，据《永乐大典》辑得350余方，厘为5卷。全书分伤寒、风证、劳证、血证等29门，包括内、外、妇、儿各科医方。每方列述病因、症候、功用、处方、剂量、服法、禁忌等项。所录诸方，多当时各书所未备，而颇著效验者。现存清嘉庆十三年张海鹏刻本、道光二十八年瓶花书屋刻本。

博落回 中药名,出于《本草拾遗》。又名号筒草、号筒杆、山号筒。为罂粟科植物博落回 Macleaya cordata (Willd.) R. Br. 的根或全草。性温,味辛、苦,有毒。有解毒消肿、杀虫止痒之功效,主治疔毒、痈肿、臁疮、烫伤、顽癣、蜂虫叮咬、跌打损伤、风湿痹痛。多外用,煎水洗或熬膏涂擦,或研末调敷。本品对扁桃体炎、中耳炎、大叶性肺炎、支气管肺炎、急性阑尾炎、深部脓肿、脉管炎、胆囊炎、不全性肠梗阻、产褥热等均有较好疗效。

喜 七情之一,为正常的情志活动,归属于心。《素问·阴阳应象大论》:心"在志为喜"。《素问·举痛论》:"喜则气缓。"喜则气缓,包括缓和紧张情绪和使心气涣散两方面。在正常情况下,喜能缓和精神紧张,使营卫通利,心情舒畅。故《素问·举痛论》载述:"喜则气和志达,荣卫通利、故气缓矣。"但暴喜过度,则可成为致病因素,又可使心气涣散,神不守舍,出现精神不能集中,甚则失神狂乱等症。《灵枢·本神》:"喜乐者,神惮散而不藏。""喜怒无极则伤魄,魄伤则狂,狂者意不存。"

喜马拉雅东莨菪 藏药名,别名:山莨、唐古拉山莨菪、赛莨。性温、味苦。有大毒。功用为解痉止痛。主治胃痛、胆绞痛、急慢性肠胃炎等。

喜马拉雅米口袋 藏药名,别名:异叶米口袋。性寒,味苦、涩。具有解毒消肿,利尿之功效。主治水肿、痈肿疔毒、淋巴结核等症。

喜马拉雅紫茉莉 藏名药。出《晶珠本草》。Mirabilis himalaica (Edgew.) Heim.,性温,味甘、微辛。具有补益脾肾,利水之功效。主治肾炎水肿、淋病等。

喜则气缓 气缓,包括心气舒缓和达和心气涣散两方面。指喜能使人精神兴奋,心情和达,气机通利。但狂喜暴乐,则会令人精神涣散,心气弛缓,可出现心悸、失眠、甚则精神失常等症。《素问·举痛论》:"喜则气缓,……喜则气和志达,荣卫通利,故气缓矣。"

喜伤心 指喜乐过极则损伤心神。出《素问·阴阳应象大论》。心主血脉而藏神,正常的喜乐,可使精神愉快,心气舒畅。若狂喜极乐,则会使心气弛缓,精神涣散,从而产生喜笑不休、心悸、失眠等症。故《灵枢·本神》载述:"喜乐者,神惮散而不藏。"

喜笑不休 证名,出《灵枢·经脉》。指喜笑不能自制之症。多因心火偏亢,痰热壅盛所致。常兼见胸胁支满、心悸、面赤、流涎等证。治宜降火逐痰,定志安神。可用定志丸、黄连解毒汤、二陈汤或烧盐汤探吐等。亦有因肾水亏涸以致心火上浮而见本证者。宜滋水养阴为主,可选六味地黄丸等。

煮针法 针灸术语名,出《世医得效方》。指古代将针具以某些药物煎煮处理后再用于临床的方法。乌头、硫黄、麻黄、木鳖子、乌梅等药合针具放入瓷石器内先水煎1日,洗净针具后再用乳香、没药、当归、花蕊石等药合针具再水煎1日。最后将针具用石屑打磨净并使其端直,涂以松子油备用。近代针具已有改进,并有更为合理的消毒处理措施,故此法已废用。

朞日 朞(音 jī 基),指一周年。朞日,即三百六十五天。《素问·天元纪大论》:"五气运行,各终朞日,非独立时也。"谓五运之气输流主岁,每运各主一年。

期门 经穴名,出《伤寒论》。又名肝募。属足厥阴肝经,肝之募穴,足厥阴、足太阴、足维脉交会穴。位于乳头直下,第六肋间隙处,主治胸胁满痛、黄疸、呕吐、呃逆、腹胀、胁下积聚等,斜刺3~5分,不宜深刺。艾炷灸3~5壮,或艾条灸5~10分钟。

葫芦 中药名,出于《名医别录》。又名壶卢、葫芦瓜。为葫芦科植物瓢瓜 Lagenaria siceraria（Molina）Standl. var. depressa ser. 的果实。性平，味甘、淡。归心、肺、脾、肾、小肠经。有利水消肿之功效，主治水肿、腹水。煎服，15～30g。多食令人吐利，虚寒滑泄者不宜用。

散抟 散抟（音 tuán 团）为相气十法之一。临证时诊察病人面部颜色的散漫与抟聚，可以辨别疾病的新久和邪气的进退。《望诊遵经》："散者病近将解，抟者病久渐聚。先抟而后散者，病虽久而将解；先散而后抟者，病虽近而渐聚。"

散剂 中药剂型之一。即将药物研碎混合均匀而成的一种干燥粉末制剂。散剂有内服与外用两种。内服散剂末细量小者，可以直接冲服，如七厘散；亦有研成粗末，临用时加水煎煮取汁服用的，如香苏散。用以煮服的散剂又称煮散。外用散剂多研成极细末，撒敷患处，如生肌散、金黄散等。亦有作点眼、吹喉用的，如冰硼散等。散剂制作简便，节省药材，不易变质，吸收较快，服用携带都比较方便。

散脉 ①脉象之一。其脉来浮散不聚，轻按有分散零乱之感，中按渐空，重按似无。主病为元气离散。见于病情垂危之时。《脉经》："散脉大而散，散者气实血虚，有表无里。"②为足太阴之别络。《素问·刺腰痛》："刺散脉在膝前骨肉分间，络外廉来脉。"王冰注："散脉，足太阴之别也，散行而上，故以名焉。"

葳蕤汤 方名，出自《备急千金要方》。又名千金葳蕤汤。葳蕤、白薇、麻黄、独活、杏仁、川芎、甘草、青木香各二两，石膏三两，为粗末，水煎，分三次服，取汗。功能疏风解表，清热养阴。治风温之病，脉阴阳俱浮，汗出身重，喘息，默默但欲眠。

募穴 经穴分类名。又名腹募。指脏腑之气汇聚于胸腹部的一些特定穴位。五脏、心包络及六腑各有1个募穴（见表）。多用于治疗本脏腑的病证。

募穴表

脏	募穴	腑	募穴
肺	中府	胃	中脘
心包	膻中	胆	日月
心	巨阙	膀胱	中极
肝	期门	大肠	天枢
脾	章门	三焦	石门
肾	京门	小肠	关元

募原 即膜原。如《灵枢·岁露论》说："其内搏于五脏，横连募原。"详膜原条。

葛花 中药名，出于《名医别录》。又名葛条花。为豆科植物野葛（Pueraria lobata（willd.）ohwi）．的未开放的花蕾。性平，味甘。有解酒醒脾之功效，主治饮酒过度之头痛、头昏、烦渴、胸膈饱胀、呕吐酸水等。煎服或入丸、散服，3～12g。

葛花醒酲汤 方名，出自《脾胃论》。木香五分，橘皮、人参、猪苓、茯苓各一钱五分，炒神曲、泽泻、干姜、白术各二钱，青皮三钱，白豆蔻仁、砂仁、葛花各五钱。为细末，每服三钱匕，白汤送下，取微汗。功能理气渗湿，消食醒酒。治饮酒过多，呕吐痰逆，心神烦乱，胸膈痞塞，手足战摇，饮食减少，小便不利。

葛应雷 元代医家。字震父。平江路（今江苏吴县）人。祖思恭，父从豫皆攻医学。自幼习科举业，宋亡后弃儒，精研家藏方书，处方制剂别具一格。当时中州（今河南）名医浙江提刑李判官，自诊父疾，复请应雷诊视，葛氏所论，皆与刘完素、张洁古学说相吻合，或云刘、张之学行于江南始于此。后由平江医学教授升江浙医官提举。著有《医学会问》20卷，推五运六气之标本，察阴阳升降之左右，以定五脏六腑之虚实。又撰《经络十二论》，今佚。

葛洪 281～341年。东晋著名医药学家、道家、炼丹术士。字稚川，自号抱朴子。丹阳句容（今属江苏）人。世业炼丹术，少好神仙导引之法，随从祖葛玄学炼丹术。师事鲍玄，娶其女鲍姑为妻。晚年闻交趾出丹砂，求为勾漏令，携子姪至广州，止于罗浮山炼丹，在山积年而终。撰《抱朴子》，其中金丹、黄白、仙药诸篇，所述炼丹过程中物质分解、化合、置换等基本化学反应，为化学史上最早记载。在医学上有较大贡献。撰有《金匮药方》100 卷，广辑群方。又撰《肘后救卒方》3 卷，为古代较早的急救医著。书中首次记述恙虫病、天花，并载竹片夹裹治疗骨折、食物异物取出，提出以狂犬脑髓外敷狂犬咬伤伤口防治狂犬病等，均为中国古代医学重要成就。倡导以疾病特征来认识疾病，进行分类。制方多选用价廉易得之药，以方便病家。主张多用针灸疗法。妻鲍姑是晋代著名针灸医师。

葛根 中药名，出于《神农本草经》。又为粉葛、甘葛。为豆科植物野葛 Pueraria lobata (willd.) Oh wi. 及甘葛藤 P. thomsonii Benth. 的根。性凉，味甘、辛。归脾、胃经。有发表解肌、升阳透疹、清热生津之功效，主治风寒袭表之发热、头痛、项背强直，麻疹初起疹出不畅，脾虚腹泻、温热泻痢，热病烦渴及消渴症等。煎服或入丸、散服。10～20g。本品治疗高血压病、冠心病及突发性耳聋均有较满意疗效。

葛根汤 方名，出自《伤寒论》。葛根四两，麻黄、生姜各三两，桂枝、炙甘草、芍药各二两，大枣十二枚。先煮麻黄、葛根，去白沫，内诸药，水煎去滓，分三次服。覆取微似汗。功能解肌发表，升津舒经。治太阳病，项背强几几，无汗，恶风。

葛根黄芩黄连汤 方名，出自《伤寒论》。简称葛根芩连汤。葛根半斤，炙甘草二两，黄芩、黄连各三两。先煮葛根，后内诸药，再煎，分二次服。功能解表清里。治太阳病桂枝证，医反下之，利遂不止，脉促表未解，喘而汗出。

葛乾孙 1305～1353 年。元代医家。字可久。平江路（今江苏吴县）人。出身世医之家，父葛应雷为名医。自少好击刺、战阵之术，兼习阴阳、律吕、星数，究心举业，遂于经学。以屡试不第，乃弃科举而习医。得父传医书方论，治病多有奇效。精于医理，熟诸刘河间、张从正之说。与朱丹溪交谊甚厚，曾会诊病人。名医项昕，曾从其学。撰《十药神书》，其中方药，治劳损吐血诸症疗效甚佳。又撰《医学启蒙》，今佚。

董汲 北宋医家。字及之。东平（今山东东平）人。弃儒从医，擅长治疗小儿疾病，尤精于痘疹，与钱乙齐名。元祐八年（1093 年），撰《小儿斑疹备急方论》1 卷。治疗斑疹，主张应用寒凉，反对滥施温热。所倡治疗原则和多为后世医家采用。广集《内经》至唐、宋医书有关脚气病的论述和方药，编成《脚气治法总要》2 卷。又集经效奇方百余道，编成《旅舍备急方》1 卷，以治某些急症。所编以上三书，1958 年商务印书馆汇为《董汲医学论著三种》，排印出版。

董奉 三国时期吴国医家。字君异。侯官（今福建闽侯）人。为人治病，不取报酬，治愈重病，栽杏五株，轻者一株。如此数年，得杏十万余株，郁然成林。后世称颂医家"杏林春暖"，即源于此。

董宿 明代医家。会稽（今浙江绍兴）人。正统（1436～1449 年）间任太医院院使。深察药性，博究医书，治病立方，每有奇效。辑有《试效神圣保病方》10 卷。后经方贤、杨文翰重订，改名《奇效良方》。

葎草 中药名，出于《新修本草》。又名拉拉藤、割人藤、锯锯藤。为桑科植物葎草 Humulus scandens (Lour.) Merr. 的全草。性寒，味甘、苦。有清热利湿、解毒消肿之功效，主治热淋、石淋、水肿、小便不利、腹泻、痢疾、疟疾、肺痈、虚热、瘰疬、湿疹、皮肤瘙痒、痈疖肿毒、毒虫咬伤等。煎服 9～30g，外用煎水洗，或鲜品捣敷。

葡萄 中药名，出于《神农本草经》。又名草龙珠、山葫芦。为葡萄科植物葡萄 Vitis vinifera L. 的果实。性平，味甘、酸。归肺、脾、肾经。有补气血、滋肝肾、祛风湿、利小便之功效，主治气血虚弱、肝肾阴虚、肺虚咳嗽、心悸盗汗、风湿痹痛、淋病、水肿、小便不利。煎服15~30g,或捣汁服、浸酒服。不宜多食,令人生内热、泄泻。

葡萄疫 病名,出《外科正宗》。又名斑毒。相当于西医的紫癜类皮肤病,如过敏性紫癜等。多因胃蕴热毒,外泛肌肤,损伤血络,血溢脉外而成。多发于头面、腿胫,甚至遍体,皮肤出现大小不等的青紫斑点,形似葡萄,压之不褪色。内治为主,宜清胃解毒、凉血散瘀,清胃散合犀角地黄汤加减内服;若病程较长,斑色紫暗,伴神疲纳差、倦怠乏力、舌淡脉濡细等,则宜益气摄血、养血散瘀,归脾汤加减内服。

葡萄痔 病名,见《外科大成》。指肛门处有多个乳头状突起状似葡萄而名。通常只痒不痛,遇辛辣则出水;或有孔出脓者,即肛漏。病因证治见该条。亦有认为是指形如葡萄、色暗紫的痔疮,相当于血栓性外痔,参外痔条。

葡萄藤叶 中药名,出于《本草纲目》。为葡萄科植物葡萄 Vitis vinifera L. 的茎藤和叶。性平,味甘、涩。有祛风除湿、止呕、止咳之功效,主治风湿痹痛、水肿、小便不利、呕吐、恶阻、咳嗽、目赤、无名肿毒。煎服9~15g,外用鲜品捣敷。

葱叶 中药名,出于《食疗本草》。又名葱青、青葱叶、青葱管。为百合科植物葱 Allium fistulosum L. 的叶。性温,味辛。有祛风发汗、利水、解毒之功效,主治风寒感冒之头痛鼻塞、身热无汗、中风、面目浮肿,小便不利,疮痈肿痛,跌打创伤,蚊虫咬伤。煎服9~15g,外用捣敷或煎水洗。

葱白 中药名,出于《神农本草经》。又名葱白头、葱茎白。为百合科植物葱 Allium fistulosum L. 近根部的鳞茎。性温,味辛,归肺、胃经。有发汗解表、散寒通阳、解毒散结之功效,主治风寒感冒之轻证,阴寒内盛之腹部泛痛,四肢厥逆、泄泻,及疮痈疔毒。煎服3~10g,外用适量。不宜与蜂蜜同服。

葱白七味饮 方名,出自《外台秘要》。葱白(连须,切)一升,葛根、麦门冬、干地黄各六合,豆豉一合,生姜二合。劳水煎,分三次服。功能养血解毒。治劳复,状如伤寒初起。

葱豉汤 方名,出自《肘后备急方》。葱白一握,豆豉一升。水煎顿服,取汗;若不汗加葛根三两,升麻三两,水煎分二次服;若再不汗,更加麻黄二两。功能通阳解毒。治伤寒初起,头痛、身热、脉洪者。《类证活人书》亦载葱豉汤(又名活人葱豉汤):葱香十五茎,豆豉二合,麻黄四分,葛根八分。水煎服,取汗。治伤寒一、二日,头痛腰背痛,恶寒脉紧无汗。

葱豉桔梗汤 方名,出自《重订通俗伤寒论》。鲜葱白三至五枚,桔梗、薄荷各一钱至一钱半,连翘一钱半至二钱,焦栀子二至三钱,豆豉三至五钱,生甘草六至八分,鲜竹叶三十片。水煎服。功能疏风解表,清肺泄热。治风温初起,头痛身热,微恶风寒,咳嗽咽痛,口渴,舌红苔薄白,脉浮数。

葶苈大枣泻肺汤 方名,出自《金匮要略》。葶苈子(炒令黄色,捣丸)如弹子大,大枣十二枚。先煮大枣,去枣,入葶苈,水煎顿服。功能泻肺引水。治肺痈,喘不得卧。

葶苈子 中药名,出于《神农本草经》。为十字花科植物播娘蒿(南葶苈子)Descurainia sophia (L.) Schur. 或独行菜(北葶苈子)Lepidium apetalum willd. 的种子。性大寒,味苦、辛。归肺、膀胱经。有泻肺平喘、祛痰利水之功效,主治痰涎壅滞之咳逆喘促,及实证之水肿、胸腹积水、小便不利。煎服,3~10g。肺虚咳喘、脾虚肿满、膀胱气虚小便不利者忌用。本品对肺心病、心力衰竭有一定治疗作用。

蒂风呵乳 病名,见《疡医大全》。俗称干奶子,即非哺乳期乳痈。多因肝郁气滞,阳明湿热,相互结聚,阻络凝血而成。其证类同外吹,易消、易溃、易敛。内外治法亦类同外吹参该条。

蒋维乔 1873～1958年。现代学者。字竹庄，号因是子。江苏武进人。早年肄业于南菁书院，与丁福保、曹颖甫等同学。曾任江苏省教育厅厅长，上海商务印书馆编译所编译，光华大学教授，诚明文学院院长等职。建国后任上海市文史馆副馆长。早年体弱多病，患肺结核咯血，经气功锻炼治愈，因而研究气功，创静坐法保健强身。著《因是子静坐法正续编》《因是子静坐卫生实验谈》《废止朝食论》等。

落花生 中药名，出于《滇南本草图说》。又名花生、长生果。为豆科植物落花生 Arachis hypogaea L. 的种子。性平，味甘。归肺、脾经。有润肺、和胃、补脾之功效，主治燥咳、久咳、反胃、浮肿、脚气、乳汁缺少。煎服60～90g，亦可煮食或生研冲汤服。肠滑便泄者慎服。本品之种皮名花生衣，有较好止血效果，用治内、外、妇、儿科各种出血，对血友病、原发性及继发性血小板减少性紫癜、肝病出血、术后出血、癌肿出血，及胃、肠、肺、子宫等内脏出血疗效尤佳。

落枕 ①奇穴名，又名项强。位于手背，在第二、三掌骨间隙的前1/3与中1/3交点处，或在指掌关节后0.5寸取穴。一说位于天容与天柱连线之中点。主治落枕、偏头痛、肩臂痛、胃痛等。直刺5分～1寸。

②病名，主要症状为枕颈部疼，颈活动受限，颈肌僵硬，将头限制在一定位置，或偏向另一侧。原因有：颈肌肉扭伤韧带撕裂；小关节关节囊嵌顿；神经根后支受刺激；椎间盘病变引起。治疗上一般能自愈，热敷、理疗、牵引、按摩、局部封闭等治疗方法均可。

萱草根 中药名，出于《本草拾遗》。又名黄花菜根。为百合科植物萱草 Hemerocallis fulva L.、黄花萱草 H. flava L. 或小萱草 H. minor Mill. 等的根。性凉，味甘，有小毒。归脾、肺、心经。有清热利湿、凉血治血之功效，主治水肿、小便不利、淋浊、带下、黄疸、衄血、便血、崩漏、乳痈、月经不调。煎服3～6g，外用捣敷。不宜过服，以免损害视力，并致小便失禁。

萹蓄 中药名，出于《神农本草经》。又名扁竹、竹节草、猪牙草。为蓼科植物萹蓄（Polygonum ariculare L.）的全草。性微寒，味苦。归膀胱经。有清热利水、杀虫止痒之功效，主治膀胱湿热之小便短赤、淋漓涩痛，及皮肤湿疹、阴道瘙痒等。煎服10～15g。外洗适量。

韩氏医通 综合性医书。2卷。明·韩悉撰。刊于1522年。全书共9章、95则。卷上为绪论、六法兼施、脉诀、处方、家庭医案共5章，卷下为悬壶医案、药性裁减、方诀无隐、同类勿药4章。书中强调四诊合参对鉴别病证的重要意义。对病案的书写规格，提出应包括望色、闻声、问病情、切脉理、论病源、治方法六个方面。创拟三子养亲汤，为后世广泛应用。现存明嘉靖刻本、《周氏医学丛书》本、《中国医学大成》本。

韩祇和 北宋医家。精心研究伤寒学，元祐元年（1086年）著《伤寒微旨论》2卷，辨析《伤寒论》辨证用药，间附方论，对仲景学说颇有发挥。

韩保昇 五代后蜀药学家。蜀（今四川）人。曾任翰林学士。精于医，深知药性，用药辄有效。奉蜀主孟昶敕，与诸医取《新修本草》《图经》相参校正，稍增注释，为《重广英公本草》，又名《蜀本草》。原书已佚，《嘉祐本草》引用部分内容。

韩悉 明代医家。字天爵，号飞霞道人。四川泸州人。屡试不第，弃儒学医，从师华恒岈、金华王山人、武夷仙翁黄后鹤等、陈斗南等。医术精湛。正德年间至京师，皇帝召见，赐号抱一守正真人。撰《韩氏医通》2卷，强调四诊合参诊病，所制六法兼施医案格式，为后世遵循。所拟三子养亲汤，沿用迄今。撰《杨梅疮论治方》，为我国早期治疗梅毒专著。另撰《方外奇方》《滇壶简易方》《韩氏有效方》，均佚。

朝食暮吐 证名，出《金匮要略·呕吐哕下利病脉证并治》。指早晨吃的东西，至黄昏时呕出。如黄昏时吃的食物，至第二天早晨呕出，称暮食朝吐。是反胃的特征性症状。详见反胃条。

棒棒木 中药名，见于《新医药研究》，又名棒子木。为榆科植物小叶朴 Celtis bungeana Blume 的茎枝。性凉，味辛、微苦。有祛痰、止咳、平喘之功效，主治咳喘痰多。煎服，30～60g。本品对慢性支气管炎、支气管哮喘均有较好疗效。

楮实子 中药名，出于《名医别录》。又名楮实、楮桃、榖树子。为桑科植物构树（谷树）Broussonetia paprrifera (L.) Vent. 的种子。性平，味甘。归肝、肾、脾经。有补肝肾、强筋肾、明目、利尿之功效，主治肝肾虚损之腰膝酸软、头昏眼花、阳痿，及水肿、小便不利。煎服，9～15g。

椰子皮 中药名，出于《开宝本草》。为棕榈科植物椰子 Cocos nucifera L. 的根皮。性平，味苦。有止血、止痛之功效，主治鼻衄、胃痛等。煎服或烧存性研末冲服。

椰子浆 中药名，出于《海药本草》。又名椰酒。为棕榈科植物椰子 Cocos nucifera L. 胚乳中的浆液。性温，味甘。有清暑止渴、利尿止血之功效，主治暑热、消渴、吐血、水肿。

植物名实图考 植物学著作。38卷。清·吴其濬撰。刊于1848年。本书重在考订植物名实相符情况，即同物异名或同名异物现象。共分为谷类、蔬菜、山草、隰草、石草、水草、蔓草、芳草、毒草、群芳、果类、木类凡12类，收植物1714种。每种植物详述其形色、性味、产地、用途，附以插图。广泛收集民间医疗经验和植物地方名、土名，订证了不少前人谬误。本书对我国本草学和植物学向近代发展起到重要作用，在国外学术界亦有很大影响。现存清光绪六年刻本、日本明治十六年奎文堂刻本，1919、1936、1957年商务印书馆排印本。

植物名实图考长编 植物学、药物学著作。22卷。清·吴其濬撰。收载植物838种，辑录与这些植物有关的本草医方及经史百家资料，附以己见，订正讹误。与《植物名实图考》合刊。

椅背整复法 正骨手法。用于肩关节脱位的整复。出唐·蔺道人《仙授理伤续断秘方》："凡肩胛骨出，相度如何整，用椅当圈住胁，仍以软衣被盛罩，使一人捉定，两人拔伸，却坠下手腕，又着曲手腕，绢片缚之。"让患者坐在靠背椅上，把患肢放于椅背外，腋胁紧靠椅背，腋部用软物（衣物等）垫上，一人扶住患者和椅背，术者握住患肢，先外展外旋拔伸牵引，再慢慢内收把患肢下垂，同时内旋屈肘，使之复位，用绷带固定。

椒目 中药名，出于《本草经集注》。又名川椒目。为芸香科植物青椒 Zanthoxylum schinifolium Sieb. et Zucc. 或花椒 Z. bungeanum Maxim. 的种子。性寒，味苦、辛，有毒。归肺、脾、膀胱经。有利水、平喘之功效，主治水肿胀满、痰饮喘咳等。煎服，2～5g。

椒饼灸 灸法名。隔饼灸之一。用胡椒末和面粉等量，调制成3毫米厚的薄饼，中央按成凹陷，放入药末（丁香、肉桂、麝香等分）少许，上置艾炷施灸。适用于风湿痹痛，肌肤麻木等症。

椒疮 病名，见《证治准绳》，又名椒疡。相当于今之沙眼。多因风热毒邪外侵，加之脾胃湿热，致胞睑脉络壅滞，气血失和所致。症见眼睑内红色细小颗粒，状如花椒，伴沙涩痒痛，羞明流泪。治以祛风清热，除湿散瘀。可服除风清脾饮、归芍红花散等。外点黄连西瓜霜眼药水。睑内颗粒累累者，当配合施以廉法：以消毒海螵蛸棒磨擦患处。本病为一常见致盲性传染性眼病，可并生倒睫、内翻、赤膜下垂、黑睛生翳。立注意预防。

棉花子 中药名，出于《百草镜》。又名棉子、木棉子、棉花核。为锦葵科植物草棉 Gossypium herbaceum L. 或陆地棉 G. hirsutum L. 等的种子。性热，味辛，有毒。有温脾肾、祛风湿、止血、催乳之功效，主治腰膝酸软、阳痿、遗尿、睾丸偏坠、风湿痹证、便血、崩漏、痔疮、乳汁缺少。煎服6～12g，外用煎水熏洗。

棉花根 中药名，出于《本草纲目》。又名土黄芪。为锦葵科植物草棉 Gossypium herbaceum L. 或陆地棉 G. hirsutum L. 的根。性温，味甘。归肺、脾经。有补气升阳、祛痰平喘之功效，主治脾虚食少、水肿、中气下陷之脱肛、子宫脱垂，及气虚有痰之咳喘，煎服，15～30g。孕妇慎用。本品治老年慢性气管炎有较好疗效。

棕榈皮 中药名，出于《本草拾遗》。又名棕皮、棕毛。为棕榈科植物棕榈树 Trachy carpus wagnerianus Becc. 的叶鞘纤维（即叶柄基部之棕毛）性平，味苦、涩。归肺、肝、大肠经。有收敛止血之功效，主治吐血、衄血、便血、崩漏等。烧灰用，煎服3～10g，研末服1～1.5g。失血而有瘀滞者不宜用。

惠直堂经验方 方书。4卷。清·陶承熹辑。刊于1759年。本书汇临床各科有效成方与民间单方。卷1～2为通治、补虚、种子、伤寒等内科杂病、五官科病证验方，卷3为痈疽疔疮等外科验方，卷4为妇科、儿科验方，膏药成方，及急救、救荒、怪症方等。现存清康熙三十四年侣山堂刻本。并收入《珍本医书集成》。

惑 病证名，①见《灵枢·大惑》，指精神散乱，目有幻见的临床表现。②见《金匮要略·百合狐惑阴阳毒病脉证治》，狐惑病之蚀于喉者为惑。③见《素问玄机原病式》，遇事多疑，犹豫不决称惑。

粟丘疹 是表皮或附属器上皮的潴留性囊肿。皮损为粟粒大小坚实丘疹，很少超过数毫米，最常见于面部，尤以眼睑周围为著，颊部、额部、阴茎、阴囊、小阴唇内侧面也可发生。散在分布，呈白色或黄白色。挤之有白色角化物。治疗用消毒针头挑除囊内白色颗粒即可。

粟疮 病名，见《医宗金鉴》。是发疹如粟的瘙痒性皮肤病。相当于西医的痒疹。初因血热外壅，复感风邪而成；久则热灼耗营，血虚生风化燥所致。多发于四肢外侧及腰、臀部，初起为风团，继变为绿豆大的坚实的硬丘疹，痒剧，搔后出血结痂，如伴便干尿赤、舌红脉数，治以疏风清热凉血，消风散加减内服，外用10%薄荷三黄洗剂；日久皮肤粗糙、痒剧、色素沉着，或伴纳差体倦、舌淡脉细弱，治以养血祛风润燥，当归饮子加减内服，外用25%百部酊。

酢浆草 中药名，出于《新修本草》。又名酸浆草、三叶酸、酸味草。为酢浆草科植物酢浆草 Oxalis corniculata L. 的全草。性凉，味酸。归大肠、小肠经。有清热利湿、凉血散瘀、解毒消肿之功效，主治感冒发热、咽喉肿痛、热淋、石淋、黄疸、痢疾、泄泻、带下、吐血、衄血、跌打损伤、疔疮、痈肿、疥癣、湿疹、烧烫伤、毒蛇咬伤。煎服9～30g，外用捣敷或煎水洗。

硝石矾石散 方名，出自《金匮要略》。又名硝矾散。硝石、矾石（烧）各等分。为末，每服一方寸匕，大麦粥汁和服。功能化湿消瘀。治女劳疸，膀胱急，少腹满，身尽黄，额上黑，足下热，大便色黑时溏，腹满。

硝菔通结汤 方名，出自《医学衷中参西录》。朴硝四两，鲜莱菔（切片）五斤。水煎顿服。功能通便泻结。治大便燥结久不通。

硫黄 中药名，出于《神农本草经》。又名石硫黄。为天然硫黄矿 Sulphur 的提炼加工品。性温，味酸，有毒。归肾、大肠经。外用杀虫止痒，内服壮阳通便。主治疥癣、湿疹、秃疮、皮肤瘙痒，及下元虚冷之便秘、喘逆、阳痿、小便频数、腰膝冷痛。外用适量，研末撒敷或以油调涂或烧烟熏；内服入丸、散，1～3g。阴虚火旺者及孕妇忌服。

厥气 即逆乱之气，泛指一些继发性病因，如阴阳失调、气血逆乱、痰浊闭阻、食积停滞或暴痛等。如出现在病变过程中，则又起新的致病作用，引致四肢厥冷，精神失常或突然昏仆等病证。《素问·阴阳应象大论》："厥气上行，满脉去形。"

厥头痛 病证名，见《灵枢·厥病》。指经气逆乱所致的头痛。厥，逆乱之意。参厥逆头痛。

厥阴 经脉名称之一。包括手厥阴心包和足厥阴肝经。厥阴与少阳互为表里，是阴气发展的最后阶段，开始重新向阳的方面转化，故《素问·至真要大论》指出厥阴为"两阴交尽"，亦属多血少气之经。由于厥阴位于太阴和少阴三里，故有"厥阴为阖"之说。

厥阴头痛 病证名，三阴头痛之一。①见《兰室秘藏》，指伤寒厥阴头痛。主症为干呕，吐涎沫，头项疼痛，四肢厥冷等。宜用吴茱萸汤。②见《冷庐医话》，指头痛表现在厥阴经脉循行部位者。以头顶疼痛为特点。用吴茱萸为引经药。参头痛条。

厥阴俞 经穴名，出《千金翼方》。又名厥俞、阙俞。属足太阳膀胱经，心包之背俞穴。位于第四胸椎棘突下，旁开1.5寸处。主治咳嗽、心痛、胸闷、呕吐。

厥阴痉 病名，见《医宗金鉴》。指厥阴病出现痉症者。可见手足厥冷，阴中拘挛，筋脉拘急，少腹里急，头摇口噤，汗出不止，项强，脉沉等症。宜芪附汤加当归、肉桂。

厥证 病证名，出《素问·厥论》。简称厥。①见《张氏医通》，泛指突然昏倒，不省人事，手足逆冷，但多能逐渐苏醒的一类病证。②见《伤寒论·辨厥阴病脉证并治》，指四肢逆冷。③见《素问·奇病论》，指癃闭之危重者。

厥逆头痛 病名，见《兰室秘藏》，又称脑逆头痛。头痛病证之一。指寒厥头痛，因寒邪犯脑所致。症见头痛连及齿痛，四肢厥冷，面青呕吐。治宜温中散寒，方用羌活附子汤、白附子散加减。

裂肛痔 病名，即肛裂。治以九华膏，陈旧者用五五丹去腐后，敷黄连膏，亦可手术治疗，如切开法、纵切横缝法、侧切术等。

裂隙 亦称皲裂，系皮肤的线条状裂口。深度常可达真皮，并伴有疼痛或出血。多发生于掌跖、指（趾）关节部位以及口角、肛周等处。常由于局部皮肤干燥或慢性炎症等引起皮肤弹性减弱或消失，再加外力牵拉而形成。

雄黄 中药名，出于《神农本草经》。又名明雄黄、雄精、腰黄、石黄、黄金石。为含砷的结晶矿石雄黄 Realgar（二硫化二砷 As_2S_2）。性温，味辛、苦、有毒。归心、肝、胃经。有解毒、杀虫、祛痰、截疟之功效，主治各种痈疽疔疮、疥癣、虫蛇咬伤，时疫、蛔虫等肠道寄生虫病，及哮喘、惊痫、疟疾等。外用适量，研末撒敷、调敷，或烟熏；内服入丸、散，0.3～0.9g。孕妇忌服。切忌火煅，外用不可大面积涂搽及长期持续使用。

颊车 ①经穴名。出《灵枢·经脉》。又名齿牙、曲牙、牙车、鬼床、鬼林、机关。属足阳明胃经。位于下颌角前上方一横指凹陷中，咀嚼时咬肌隆起处是穴。主治口噤不语、三叉神经痛、腮腺炎等。直刺3～5分，或沿皮刺1～1寸5分。艾条灸3～5分钟。②人体部位名。相当于颊车穴所在处，或指下颌骨。

颊车骨落 病名，见《医宗金鉴》。即下颌关节双侧脱位。证治参见颊车蹉条。

颊车骨错 病名，见《医宗金鉴》。即下颌关节单侧脱位。证治参见颊车蹉条。

颊车蹉 病名，出《千金要方》。即下颌关节脱位。又名颊车骨脱臼、下颏脱落、脱颏、脱下颏、牙关骨打落、吊下巴、下巴脱落等。多因过度张口或外伤所致。临床上分单侧脱位与双侧脱位，前者下颌歪向健侧，后者下颌向前下脱垂，影响闭口、言语及咀嚼，并常流涎。治疗以手托法复位，必要时用四头带固定。并可结合药物和针灸治疗。忌咬硬物及大张口。

颊车蹉 病名，即颞颌关节脱位。出唐

・孙思邈《千金要方・七窍病》。首次描述颞颌关节脱位的口腔复位法："治失欠颊车蹉开张不合方：一人以手指牵其颐，以渐推之，则复入矣。推当疾出指，恐误啮伤人指也。

颊里 奇穴名，出《千金要方》。位于口腔内颊黏膜上，在口角平开1寸处。主治黄疸、瘟疫、口疳、齿龈溃烂等，斜刺1~2分，或点刺出血。

搭手 病名，出《外科理例》。即发于背、腰部的有头疽，且患者自己手能触及者。其中生于上背部肺俞穴处者称上搭手（又称上鼠疽、肩后疽、左右串）；生于背中部膏肓穴处者称中搭手（又名龙疽、青龙疽）；生于腰部肾俞穴处者称下搭手（又名肾俞发、腰疽、连肾发）。病因证治均见有头疽。

揩摩 针法名，出《灵枢・九针十二原》。指用圆针揩擦揉摩穴位的方法。

提法 ①针刺手法名，指针刺入穴位后，向上抽提针体的方法。②推拿手法名，见清・费山寿《急救痧症全集》，捏住肌肤后，用力往上牵拉。常用于拿法或捏法中，以加强刺激强度。

提插补泻 针刺手法名，见《难经・七十一难》。指针刺得气后，以针上下进退的快慢和用力的轻重来分别补泻的方法。先浅后深，重插轻提（紧按慢提），或提插幅度小、频率慢为补法，用于虚证；先深后浅，轻插重提（紧提慢按），或提插幅度大、频率快为泻法，用于实证。

提插法 针刺手法名，指针刺时，针体在穴位内上提下插的手法。提插的幅度一般在2~3分之间，不宜过大。均匀提插有催气、行气作用。如以插为主，重插轻提（紧按慢提）；以提为主，重提轻插（紧提慢按）则为泻法，用于实证。大幅度的反复紧按称捣汁法，小幅度有节律的捣动称雀啄法。

搓法 ①针刺手法名，出《针经指南》。针刺入后，以拇食两指持住针柄，如搓线状，朝一个方向捻转的方法。有催气和加强针感作用。但单向捻转数不宜过多，否则针身容易为肌肉组织缠住，发生滞针、折针等异常情况。②推拿手法名，见《饮膳正要》，用两手掌面挟住一定部位，相对用力，方向相反作来回快速搓揉。常用于四肢及胁肋部。有疏通经络、行气活血作用。

搓食指 推拿方法名，出《厘正按摩要术》。术者用大指中指合而直搓小儿食指，能化痰。

握灵本草 药物学著作，一名《东皋握灵本草》。10卷，补遗1卷。清・王翃撰于1683年。据作者自序，喻嘉言曾称赞本书"手握灵珠以烛照千古"，故名《握灵本草》。卷首载《神农本草经・序例》及注文。共收药物400余种，每药分主治、发明及选方三项记述。内容集自《神农本草经》以后各家本草文献。分类次序大致以《本草纲目》为依据。附补遗1卷，补录药品约190余种。现存清康熙二十二年刻本。

握法 推拿手法名。用一手或两手握持治疗部位，一松一握，反复进行。多用于四肢部。

揆度 揆度（kuíduó 葵夺），即推测、度量之意。即从切脉来推测病情和病所，结合四时气候变化，以推测疾病的顺逆。《素问・病能论》："所谓揆者，方切求之也，言切求其脉理也。度者，得其病处，以四时度之也。"

揆度奇恒 ①指诊断中，要善于观察和分析一般疾病的规律和特殊的病情变化，以期能正确判断病情。《素问・玉机真脏篇》："吾得脉之大要，天下至数，五色脉变，揆度奇恒，道在于一。"②推测疾病的浅深和奇难。《素问・玉版论要》说："揆度者，度病之浅深也。奇恒者，言奇病也。"

揉大指 推拿方法名，出《推拿捷经》。术者用手揉二大指头顶，向外转三十六次，能醒脾消食，用于小儿。

揉大指甲法 推拿方法名，出《保赤推拿法》。大指甲为外脾，揉之，能补虚止泻。用于小儿。

揉大脚趾法 推拿方法名，出《针灸大成》。揉大脚指，捏中脚趾爪甲少许，可治小儿惊风。

揉手背法 推拿方法名，出《保赤推拿法》。重揉小儿手背。可平肝和血，用治惊风等。

揉法 本法是医者用手或前臂，在患者肢体上回旋揉按的推拿手法。医者可用拇指与四指成相对方向揉动，揉动的手掌或手指一般不离开患者的肢体或穴位表面，使其皮下组织随手而旋动。揉法比较柔和，能消散外伤引起的肿胀和气血凝滞，且有缓和手法刺激和减轻疼痛的作用。

揉法 推拿手法名，见元·忽思慧《饮膳正要》。用手指指腹或手掌掌面轻按于治疗部位上，带动该处皮下组织，作轻揉缓和的回旋转动。本法有祛瘀活血、消肿散结等作用。

揉捏法 推拿手法名，为揉法和捏法的综合手法。操作时手掌自然张开，拇指外展，其余四指并拢，紧贴于皮肤上，以拇指或掌根作揉的动作，其余四指作捏的动作，边揉捏边向前作螺旋形地推进。用于四肢及腰背部的软组织损伤。

揉脐法 推拿方法名，出《针灸大成》。术者用左大指按患儿脐下丹田不动，以右大指周围搓摩之，一往一来的方法。可止泻痢。

揉眼 推拿方法名，见《饮膳正要》，又名熨眼。夜卧时两手摩令热，揉眼，有保健作用。

翘荷汤 方名，出自《温病条辨》。荷叶、连翘、黑栀皮各一钱五分，绿豆皮、桔梗各二钱，甘草一钱。水煎顿服，日二至三剂。功能清宣燥热。治燥气化火，清窍不利，耳鸣目赤，龈胀咽痛。

悲 七情之一。悲哀太过则为七情内伤致病因素。《素问·举痛论》："悲则气消。"过悲能伤肺。是指过度悲忧，可使肺气抑郁，意志消沉，肺气耗伤。故《素问·举痛论》载述："悲则心系急，肺布叶举，而上焦不通，营卫不散，热气在中，故气消炎。"而悲哀过度不只伤肺，还可伤及其他脏腑。《灵枢·口问》："故悲哀愁忧则心动，心动则五脏六腑皆摇。"此外，临床所见，内脏病变亦有易悲之反应。如《灵枢·本神》指出："心气虚则悲。"《素问·宣明五气》："五精所并，精气……并于肺则悲。"

悲则气消 指过度悲伤，则可使肺气消耗。肺主气，悲伤过度，则伤肺，而使肺气不畅，久而气郁化热，热蒸则使肺气消耗。《素问·举痛论》："悲则气消……悲则心系急，肺布叶举，而上焦不通，荣卫不散，热气在中，故气消矣。"

[｜]

紫贝 中药名，出于《新修本草》。又名紫贝齿、天贝、砑螺。为宝贝科动物阿拉伯绶贝 Mauritia arabica（L.）等的贝壳。性平，味咸。归肝经。有潜阳息风、安神、明目之功效，主治小儿高热之抽搐，惊悸心烦，失眠多梦，及目赤肿痛、目翳、眩晕头痛。煎服宜先下，10~15g。

紫石英 中药名，出于《神农本草经》。为卤化物类矿物萤石 Fluorite 的矿石。性温，味甘。归心、肝、脾经。有镇心安神、温肺止咳、暖宫散寒之功效，主治心悸、怔忡、肺寒咳逆上气、妇女宫寒不孕。煎服，6~12g。

紫白癜风 病名，见《外科正宗》，又名汗斑。因皮损处有紫斑、白斑而名。相当于西医的花斑癣。多因风湿侵肤，凝滞气血而成。好发于胸、背、腋窝等处，初起为绿豆到蚕头大小斑片，微黄、褐色或暗褐色，日久扩大融合成片，上有极细的糠状鳞屑，易刮下，偶有微痒，将愈时呈灰白斑片。外治即可，用密佗僧散干扑；或用二号癣药水或10%土槿皮酊搽之。

紫舌 指舌色绛紫。其形成多为绛舌的进一步发展，与血分郁热、缺氧、静脉郁血等因素有关。紫舌一般表示病情较重。紫舌色深干枯者,为热邪深重,津枯血燥,血行瘀滞,当严重感染发展到呼吸循环衰竭的可以出现;色紫而暗,多为素有瘀血在胸膈,或邪热入营,瘀热搏结所致。《温热论》:"再有热传营血,素有瘀伤宿血在胸膈中,挟热而搏,其舌色必紫而暗。"舌色淡紫而滑润者,则为内寒凝滞、血行不畅,或见于酒客,多为酒毒与湿热蕴于血中。

紫舌胀 病证名,出《小儿卫生总微论方》:小儿舌上偶生疮肿,呈紫色者。为热深入营血所致。

紫色王室保健经函 综合性藏医书。由入藏的汉族医生东松岗哇、僧能和敬虚,印度的贤狄嘎尔巴,克什米尔的古雅斑扎,大食的哈拉贤狄,吐谷浑的森多维饮,庄泊尔达玛希拉和西藏的陆布·桑吉益西等共同编译,成书于公元8世纪末。全书包括《杂病治疗》《艾灸明灯》《配方玉珠》《甘露药钵全书》《房术明灯宝库》《外治九则》《伤科治疗全书》《采药指南》《放血术》《草药生态》《特效解毒方读》《中风治疗方集》《医学妙鉴》《医学万宝全书》等医药书籍。本书汇集成书后,用紫檀木制成护板加以保护。现存本刻本。

紫花地丁 中药名,出于《本草纲目》。又名堇菜地丁、地丁草、箭头草。为堇菜科植物紫花地丁 Viola yedoensis Makino 等多种植物的带根全草。性寒,味苦、辛。归心、肝经。有清热解毒、消肿散痈之功效,主治乳痈、肠痈、丹毒、疔疮及毒蛇咬伤。煎服10~16g,外用适量。本品对急性结膜炎、麦粒肿一定疗效。

紫苏子 中药名,出于《名医别录》。又名苏子、黑苏子。为唇形科植物皱紫苏 Perilla frutescens (L.) Britt. var. crispa (Thunb.) Decne. 或尖紫苏 P. frutescens (L.) Britt. var. acuta (Thunb.) Kudo 的果实。性温,味辛。归肺、大肠经。有降气化痰、止咳平喘、润肠通便之功效,主治痰壅气逆之咳嗽气喘、胸膈满闷,及肠燥便秘。煎服,5~10g。

紫苏子散 方名,出自《太平惠民和剂局方》。紫苏子、莱菔子、诃子皮、杏仁、人参各五钱,青皮、炙甘草各一两。为粗末,每服一钱,加生姜少许,水煎,不拘时服。功能理气降逆。治小儿啼气未定,与乳饮之,与气相逆,以致气不得下。

紫苏叶 中药名,出于《名医别录》。又名紫苏、苏叶。为唇形科植物紫苏 Perilla frutescens (L.) Britt. 的叶。性温,味辛。归肺、脾经。有发表散寒、行气宽中、解鱼蟹毒之功效,主治风寒感冒之发热恶寒、头痛鼻塞,兼有咳嗽或胸闷不舒者,脾胃气滞之胸闷、呕吐,妊娠呕吐,及进食鱼蟹而引起的腹痛、吐泻。煎服,3~10g。

紫苏梗 中药名,出于《本草蒙筌》。又名苏梗、紫苏杆。为唇形科植物皱紫苏 Perilla frutescens (L.) Britt. var. crispa (Thunb.) Decne 或尖紫苏 P. frutescens (L.) Britt. var. acuta (Thunb.) Kudo 等的茎枝。性微温,味辛、甘。归肺、脾、胃经。有宽胸利膈、顺气安胎之功效,主治胸腹气滞、痞闷作胀、腹胁胀痛、胎动不安。煎服,5~10g。

紫金牛 中药名,出于《本草图经》。又名矮地茶、平地木、地青杠、铺地凉伞。为紫金牛科植物紫金牛 Ardisia japonica (Horrst.) Bl. 的茎叶。性平,味苦。归肺、肝经。有止咳祛痰、利水渗湿、活血化瘀之功效,主治咳喘痰多、湿热黄疸、水肿、跌打损伤、风湿痹痛、经闭腹痛等。煎服,10~30g。本品之复方对防治肺结核、结核性胸膜炎有效好效果。

紫金锭 方名,出自《百一选方》。原名太乙紫金丹,又名太乙紫金锭、玉枢丹、太乙丹、神仙追毒丸、神仙万病解毒丸。山慈菇(去皮洗焙)、文蛤(即五倍子,洗焙)各二两,千金子霜一两,红芽大戟(去芦洗焙)一两半,麝香三钱,研细末,用糯米煮浓饮和药,作一钱一锭,用井华水或薄荷汤磨服,取利一、二行,再用温粥补养。功能化痰开窍，辟秽解毒，消肿止痛。治中一切饮食药毒，蛊毒瘴气，死中马毒，伤寒瘟疫，喉痹喉风，泄泻痢疾，霍乱绞肠，中风癫痫，传尸痨瘵，女人闭经，小儿惊风疳痢等。外搽治疗疮疖肿，虫蛇恶犬咬伤及汤火伤等。《片玉心书》方较本方多朱砂、雄黄。

紫河车 中药名，出于《本草拾遗》。又名人胞、混沌衣。为健康产妇的胎盘。性温，味甘、咸。归肺、肝、肾经。有补精、养血、益气之功效，主治肾气不足、精血衰少之不孕，阳痿、遗精、腰酸、头晕、耳鸣，气血亏虚之消瘦乏力、面色萎黄、食欲不振、产后乳少，肺肾两虚之咳喘，及癫痫久发不止。研末吞服1.5~3g，入丸、散服3~6g，用鲜品则半个至一个煮服。本品对子宫发育不全、子宫萎缩、子宫肌炎、机能性无月经、子宫出血、缺乳症等均有显著疗效。对肺结核、支气管哮喘、贫血亦有良效。对门静脉性肝硬化腹水、血吸虫病晚期肝硬化腹水也有一定疗效。此外对麻疹、肝炎等有预防作用。

紫荆皮 中药名，出于《日华子诸家本草》。又名紫荆木皮。为豆科植物紫荆 Cercis chinensis Bge. 的树皮。性平，味苦、辛。归肝、脾、心包经。有活血通经、解表消肿之功效，主治月经不调、血滞经闭、痛经、风湿痹痛、跌打损伤、喉痹、痈肿、癣疥、蛇虫咬伤。煎服6~12g，或浸酒服；外用研末调敷。孕妇忌服。

紫草 中药名，出于《神农本草经》。又名山紫草、红石根。为紫草科植物紫草 Lithospermun erythrorhizon Sieb. et Zncc. 或新疆紫草 Arnebia euchroma（Royle.）Johnst. 等的根。性寒，味苦。归心、肝经。有凉血活血、解毒透疹之功效，主治麻疹或温病发斑疹，透发不畅，颜色紫暗，及疮疡、湿疹、阴痒、烫伤、火伤等。煎服3~10g，外用适量。脾虚便溏者忌服。本品对麻疹的预防有较好效果，对阴部湿疹、阴道炎、子宫颈炎、婴儿皮炎、玫瑰糠疹的治疗亦有较好效果。

紫草散 方名，出自《小儿药证直诀》。紫草茸、钩藤各等分。为末，每服五分至一钱，不拘时候温酒调下。功能清热凉血，解毒透疹。治小儿疮疹透出不快。《小儿斑疹备急方论》亦载紫草散：紫草一两，生甘草、炒枳壳、炙黄芪各五钱。为粗末，每服二钱，水煎服。功能凉血解毒，益气宽中。治伏热在胃经，暴发痘疮疮疹，一切恶候，透出不快，小便赤涩，心腹胀满。

紫宫 经穴名，出《针灸甲乙经》。属任脉。位于胸正中线，平第二肋间隙处。主治咳嗽、气喘、呃逆、胸痛。沿皮刺5分~1寸。艾炷灸3~5壮，或艾条灸5~10分钟。

紫珠 中药名，出于《本草拾遗》。又名止血草。为马鞭科植物杜虹花 Callicarpa pedunculata R. Br. 或大叶紫珠 C. macrophylla Vahl. 等多种同属植物的叶。性凉，味苦、涩。归肝、脾经。有收敛止血、解毒疗疮之功效，主治衄血、咯血、吐血、便血、尿血、崩漏、牙龈出血、外伤出血，及疮痈肿毒、烧伤等。煎服10~15g，研末服1.5~3g；外用适量。本品对拔牙后出血、五官出血、手术切口（颈、腹、面、踝部）出血、扁桃体术后出血、溃疡出血、风心病二尖瓣狭窄心衰咯血、支气管扩张咯血、肺结核空洞咯血、肝硬化合并食道静脉曲张破裂呕血、尿血、便血、青光眼术后前房出血、白内障术后前房出血、角膜穿孔出血、眼玻璃体裂伤前房出血、子宫出血、人工流产后出血、剖腹产术后出血、陈旧性宫外孕血肿剥离渗血等各种出血，均有良好止血效果，对急性传染性肝炎、化脓性皮肤溃疡也有较好疗效。此外，其复方治痔疮亦效果明显。

紫菜 中药名，出于《本草经集注》。又名紫英、紫薁、子菜。为红毛菜科植物甘紫菜 Porphyra tenera kjellm. 或圆紫菜 P. suborbiculata Kjellm. 等的叶状体。性寒，味甘、咸。归肺经。有化痰软坚、清热利尿之功效，主治瘿瘤、脚气、水肿、淋病。煎服，9～30g。不宜多服，易致腹胀、腹痛。

紫菀 中药名，出于《神农本草经》。又名青菀、紫蒨、驴耳朵菜。为菊科植物紫菀 Aster tataricus L. f. 的根及根茎。性微温，味甘、苦。归肺经。有温肺下气、止咳化痰之功效，主治风寒咳嗽、痰多气逆、咳嗽气喘、咯痰不爽、肺虚久咳、痰中带血等。煎服，5～10g。

紫菀散 方名，出自《太平圣惠方》。炙紫菀、贝母（煨微黄）各半两，款冬花一分。为末，每服一字，清粥饮调下，日三、四服。功能温肺化痰止咳。治小儿咳嗽。

紫雪 方名，出自《千金翼方》。又名紫雪丹、紫雪散。金一斤，石膏、寒水石、磁石各三斤（捣碎、水煎，去滓），犀角屑、羚羊角、青木香、沉香各五两，玄参、升麻各一斤，炙甘草八两，丁香四两（上八味，入前药汁中再煎，去滓），朴硝（精者）、硝石各四升（上二味，入药汁中微煎，不住手搅），麝香粉半两，朱砂粉三两，和入前药中，搅令相得，寒之二日，成霜雪紫色，每服三分匕。功能清热开窍，镇痉安神。治温热病邪热内陷心包，壮热烦躁，昏狂谵语，口渴唇焦，尿赤便秘，甚则抽搐痉厥，以及小儿热甚引发惊痫等症。

紫雪散 方名，出自《外科大成》。升麻、寒水石、犀角、羚羊角各一两，玄参二两，沉香、木香各五钱，甘草八钱。用水五碗，煎至一碗，滤清再煎，滚投提净三两六钱，微火慢煎至水气将尽欲凝结时，倾入碗内，下朱砂、冰片各二钱，金箔百张（各予研细末）和匀，将碗顿水内，候冷，凝成紫雪收用。大人每用一钱，小儿用二分，十五岁者用五分，含口内，徐咽下。甚者加倍服，或用淡竹叶、灯芯煎汤送下。功能清热解毒，开窍安神。治小儿赤游丹，甚者毒气入里，肚腹膨胀，气急不乳；又治伤寒，热躁发狂，及外科一切蓄毒在内，烦躁口干，恍惚不宁等症。

紫斑 证名，见《寿世保元·斑疹》。指外感热病见斑色发紫者。多由热盛毒熏所致。治宜清热解毒，凉血化斑。可用解毒化斑汤、犀角玄参汤等方。参斑条。

掌骨伤 病名，见《伤科汇纂》。多因跌打、压撞所致。可伤一骨或数骨，以第一和第五掌骨骨折为多见。症见局部肿胀、疼痛、压之加剧，在折端有陷下或突起畸形、触摸时可闻及骨擦音，功能活动受限。治宜手法整复、夹缚固定。用药参见骨折条。

掌禹锡 990～1066年。宋代医药学家。字唐卿。许州郾城（今属河南）人。官至光禄卿直秘阁。嘉祐二年（1057年）与林亿、苏颂、张洞等奏请于直贤院设校正医书局。同年，与医官秦宗古、朱有章等以《开宝本草》为蓝本，参考诸家本草校正补注，撰《嘉祐补注神农本草》20卷。又参与将全国各郡县所献药图，详加校订，编《图经本草》。在地理学方面，参加编修《皇祐方域图志》。

暑 病因六淫之一。暑邪的性质和致病特点是：暑为阳邪，其性炎热；暑性升散，能耗气伤津；暑多挟湿。《灵枢·岁露论》："暑则皮肤缓而腠理开。"临床上暑邪为病，则多见高热，口渴，脉洪大，多汗，气短乏力，甚则突然昏倒，不省人事。由于其易兼湿邪，故暑湿为病多见发热，烦渴外，常兼四肢困倦，胸闷呕恶，大便溏泄不爽等症。

暑日水泻 病证名，见《验方新编》。婴幼儿夏暑季节，腹泻，排出物如水样。多因感受暑湿之邪，浸渍肠胃所致。其症多兼小便赤涩或小便不通。治宜清暑利湿，用四苓散加木瓜、木通、车前子。

暑风散 方名，出自《揣摩有得集》。款冬花（蜜炙）一钱五分，当归、玉竹（蜜炙）、枇杷叶各一钱，贝母、生甘草、天竺黄各五分，犀角、蔻仁末、橘红各三分，胆南星一分。加藕节一寸，水煎服。功能清热润躁，化痰开窍。治小儿夏日风火咳嗽，唇焦口干，发热，昏迷不醒者。

暑风慢惊 病证名，小儿夏季泄泻，转为慢惊风的证候。因小儿脾胃稚弱，感受暑风病邪，以致吐泻并作，重伤脾胃。故额热，肢冷，四肢抽搐，转为慢惊。治宜健脾清暑。用四君子汤加黄连、香薷、扁豆之类。

暑令吐泻 病证名，出《证治准绳》。小儿暑令季节、上吐下泻，多由乳食不洁、损伤肠胃；也有由外感暑湿或寒湿之邪，阻滞中焦，胃失和降，脾失运化，清浊相混而成。因乳食所伤而致者，宜消食导滞，调和胃肠，用保和丸；因暑湿者，宜清热利湿，用葛根芩连汤加减；因寒湿者，宜燥湿散寒，用藿香正气散加减。

暑疖 病名，见《外科启玄》，又名暑疡、热疖。即暑天所生之疖。因感受暑湿热毒，蕴蒸肌肤而成。初起患部生小疖，继则发热肿痛，但根脚浅小，治以清暑化湿解毒，清暑汤加减内服，外用金黄散、玉露散。成脓后，治以清暑解毒，并以透托，上方酌加炙山甲、皂角刺内服，脓熟不溃宜切开排脓，溃后外用七三丹或九一丹，外贴太乙膏，脓尽用生肌散、玉红膏。

暑泻 病名，见《丹溪心法·泄泻》，又称暑泄。指暑毒之邪伤于肠胃所致的泄泻。因感受暑邪所致。暑多兼湿热。偏湿者，症见泄泻如水，呕恶，苔腻等，治宜化湿解暑，方用香薷饮、香朴饮子。偏热者，症见腹痛泄泻，烦渴尿赤，自汗面垢，苔黄腻等，治宜清热化湿，方用黄连香薷饮、香连丸、六一散等。

暑症发源 暑症专著。1卷。清·李识候参订。书成于1902年。本书论述暑症及与暑邪有关病证，包括初夏湿温，季夏暑病、秋令伏暑、疟疾、痢疾等。分经辨证，按标本虚实寒热立方遣药。收入《三三医书》。

暑病 病名，①见《注解伤寒论》，指邪伏于内，至夏而发的多种热性病。②见《杂病源流犀烛》，指感受暑邪随即发生的热性病证。古称中暍。后世有中暑、伤暑、阳暑、阴暑之分，并有暑风、暑厥、暑痫、暑瘵、疰夏、伏暑等病。

暑痉 病证名，又名暑风。小儿痉病之一。因感受暑热之邪，以致高热抽搐发痉，甚而角弓反张者。如项强无汗，暑兼风寒者宜新加香薷饮；有汗则用银翘散；身重汗少用苍术白虎汤；脉芤面赤多言而喘渴欲脱者即用生脉饮；神志不清者，用清营汤加钩藤、丹皮、羚羊角，神昏者，用紫雪丹、牛黄丸等。

暑厥 病名，见《医学入门》。为感受暑邪而致的突然昏迷。多因暑热之邪，热迫营血，逆传心包；或暑邪挟湿，湿浊生痰，蒙蔽心窍所致。突然昏迷，不省人事，身热汗微，手足厥冷，牙关微紧或口开。治宜芳香化浊，泄热清心，用苏合香丸。急救可针刺人中、十宣等穴；或蒜肉塞鼻，或来复丹，蒜水灌之。

暑湿眩晕 病证名，见《症因脉治》。眩晕之一种。指暑令感受湿邪所致的眩晕。有湿热眩晕及寒湿眩晕之分。湿热眩晕，症见头目昏眩，身热自汗，面垢背寒，烦渴引饮，脉虚数，治宜清暑化湿，方用人参白虎汤、黄连香薷饮等。寒湿眩晕，症见头晕，恶寒，身重且痛，转侧不利，脉虚缓，治宜化湿散寒，方用羌活胜湿汤合术附汤。

暑湿流注 病名，流注病的一种。相当于发于夏季的多发性脓肿。多因正气不充，复感暑毒湿热，客于营卫，流滞肌肉深部阻络凝血而成。初起症见漫肿微热，皮色不变，继则肿痛灼热明显，伴发热恶寒，胸闷食少，苔腻，脉滑数等，治以清暑化湿解毒，清暑汤合黄连解毒汤加减内服，外用金黄膏或玉露膏。成脓后治以透托，上方加炙山甲、皂角刺内服，必要时切开引流。若症属气血两虚，余毒留滞，宜补益气血、托解余毒，托里消毒散加减内服，外治用八二丹线引流，敷金黄膏；脓后用生肌散、玉红膏收口。

暑温 病名，出《温病条辨》。指夏季感受暑热之邪而发生的一种急性热病。主症为壮热口渴，心烦面赤，自汗少气，脉多洪大。病程中极易因邪陷心营而引动肝风，出现神昏、嗜睡、斑疹、抽痉及角弓反张等症。治宜清暑泄热，益气养阴。方用白虎汤、白虎加人参汤、王氏清暑益气汤、生脉散等。

晶珠本草 藏药学著作。帝玛尔·丹增彭措著。该书于1835年完成初稿，1840年正式出版。分上、下两部，前者以偈颂作写成，后者以叙进文体写成。全书以叙述药物之性能、适应症、配伍、毒性为主。载药2294种，除去异名药，一物多述，实收药物1220种。按药物之性质、来源、生长环境及药用部份，分为珍宝、石、土、汁液精华、树、湿生草、旱生草、盐碱、动物、作物、水、火和炮制等13类。植物类中又分出根、茎、叶、花、果实、皮、全草。动物类又有头、脑、角、眼、舌、齿、喉、胃、肠、肾、血、肉、骨、毛、便之分。本书在药物分类学上有重要的参考价值，所载药物具有浓厚的藏药特色。现有上海科学技术出版社1986年汉文译本和民族出版社1986年藏文排印本。

景天 中药名，出于《神农本草经》。又名慎火草、火丹草、火焰草、土三七、美人草。为景天科植物景天 Sedum erythrostictum Miq. 的全草。性寒，味苦。归心、肝经。有清热、解毒、止血之功效，主治烦热惊狂、目赤涩痛、丹毒、疔疮、肿毒、风疹、漆疮、咯血、吐血、外伤出血、蛇虫咬伤。煎服15~30g；外用适量，捣汁涂或煎水洗。

景天三七 中药名，出于《植物名实图考》。又名土三七、八仙草、吐血草、活血丹。为景天科植物景天三七 Sedum aizoon L. 的根或全草。性平，味甘、微酸。归心、肝经。有止血散瘀、养血安神之功效，主治衄血、咳血、吐血、尿血、便血、崩漏、紫斑、创伤出血，及血虚之心悸、失眠、烦躁等。煎服6~30g，鲜品加倍；外敷适量。本品对溃疡病合并上消化道出血疗效最为满意。对血小板减少性紫癜亦有良好效果。

景岳全书 医学全书。64卷。明·张介宾撰于1624年。卷1~6为传忠录、脉神章，论述中医基础理论和诊疗原则；卷7~8伤寒典，列述伤寒、温病证治；卷9~37杂证谟，分71门，分述杂病证治；卷38~47妇人规、小儿则、麻疹诠、痘疹诠、外科钤，论述妇科、儿科、麻疹、痘疹、外科证治；卷48~49本草正，简述300种常用药物的性味、功能、主治；卷50~64载录新方、古方、外科用方2624首。融诊断、治疗、药物、方剂为一体，立论治法均有独到之处。现存明刻本、清康熙四十九年会稽鲁超刻本等40余种刻本。1958年上海卫生出版社出版影印本。

景岳新方砭 方论著作，又名《新方八阵砭》，4卷。清陈念祖撰。刊于1804年。本书对张介宾《新方八阵》所载方剂及有关理论阐析批驳，认为该书所立新方，配伍、方义多"杂沓模糊"；其补阴、补阳之说，与张仲景立方之旨不合。收入《陈修园医书十六种》。

瞤 瞤（shùn 顺），又作膶，形容肌肉、皮肤、身体、眼睑等组织的颤动，称之为筋惕肉瞤。《素问·气交变大论》："肌肉瞤酸，善怒。"《伤寒论·辨太阳病脉证并治》："筋惕肉瞤，此为逆也。"《金匮要略·痰饮咳嗽病脉证并治》："其人振振身瞤剧，必有伏饮。"

跌打丸 中成药，见于《中药制剂手册》。当归、川芎、䗪虫、血竭各一两，没药（醋炙）、乳香（醋炙）、麻黄、自然铜（醋煅）、马钱子（砂烫去毛）各二两，麝香四钱。为末，炼蜜为丸，丸重一钱五分。每服一丸，黄酒或温开水送下，日二次。功能活血祛瘀，舒筋止痛。治跌打损伤，皮肤青肿，伤筋动骨，闪腰岔气，及瘀血疼痛等。

跌打损伤 病名，见《医宗金鉴》。为骨折、筋肉伤损之总称。又名诸伤、擷扑损伤、打扑伤损等。伤处有疼痛、肿胀、伤筋、破损或出血、骨折、脱臼等情况，也包括一部分内脏损伤疾患。治宜以行气散瘀、止痛、止血、舒筋、坚骨为主，随证选方加减。如有骨折、脱位，可用手法整复，加以固定，如有肌肤破损，治法参见金疮条。

跌扑胁痛 病证名，见《杂病源流犀烛》。多由跌扑损伤，污血凝滞胁肋所致。临床多见胁痛昼轻夜重，或胁下有块，午后发热，或兼见喘逆，疼痛部位固定，脉多涩。治宜活血行气，化瘀通络。方如复元活血汤、膈下逐瘀汤等。

跗阳 经穴名，出《针灸甲乙经》。又名跌阳、附阳、付阳、阳跻。属足太阳膀胱经，阳跻脉之郄穴。位于小腿后外侧，外踝尖与跟腱水平连线中点直上3寸处。主治头重、头痛、外踝红肿、脚气、腰腿痛、下肢痿痹等。直刺1~1寸5分。艾炷灸3~5壮，或艾条灸5~10分钟。

跗肿 证名，出《素问·气交变大论》。跗（fū），同跌。即足背。指足背肿。为水肿病症状之一。参水肿、脚肿等条。

跗骨伤 病名，见《医宗金鉴》。即跗骨骨折。多因跌打、压轧所伤。通常以跗骨基底部骨折最多，体部次之。症见局部肿胀、疼痛，压之痛甚，可闻及骨擦音，患肢活动受限，治宜手法整复，夹缚固定。用药详见骨折条。

遗尿 病名，出《伤寒论·辨阳明病脉证并治》。又称遗溺。①指睡眠中小便遗出，多见于小儿。俗称尿床。常由于饮食习惯不良或贪玩，过于疲劳，以致睡不易醒，于不知不觉中尿床。应注意矫正，养成良好的生活习惯，可服用缩泉丸、桑螵蛸散，或用针灸治疗。由于下元虚冷，肾气不固而致者，宜温肾固摄。用菟丝子散、牡蛎丸等方。因脾肺气虚，不能约束水道所致者，宜补中益气汤加减。②指小便不能控制而自遗。又称小便失禁。

遗精 病证名，见《普济本事方》，又名失精、遗泄。①不在性交时精液自行泄出，总称遗精。因梦而出现，称梦遗；无梦而精出者，称滑精。一般多属心肾之病，或因烦劳过度，多思妄想，以至心火亢盛，心肾不交而泄；因房事不节，肾元亏损，精关不固而泄；亦有因下焦湿热，郁热于内，痰湿下注或病后虚弱而遗者。成年未婚或已婚者，偶有睡中遗泄，不属病态。②专指滑精。

蛲虫病 病名，出《诸病源候论》，九虫病之一。又名肾虫病。因蛲虫寄生于肠道所致。多见于小儿。症见夜晚肛门瘙痒，甚则烦惊不安。治以驱虫为主。可内服化虫丸等，外用百部液、大蒜液灌肠。

蛔虫病 病名，又称蚘虫病、心虫病。九虫病之一。因蛔虫寄生人体而致。多由脾胃虚弱，杂食生冷甘肥油腻，或不洁瓜果蔬菜所致。症见腹痛，痛有休止；亦可痛处有肿块聚起，且可活动，虫静则痛止，虫动则痛作；虫痛攻心，类似于胆道蛔虫症；并可有面色㿠白或黄白相间或有虫斑，消瘦，呕吐清水或蛔虫等。治以驱虫为主。可选乌梅丸、化虫丸、万应丸。

蛔厥 病证名，见《医林绳墨》。厥证之一。即蚘厥。指因蛔而痛厥者。证见发作性腹痛，烦躁，或见呕吐，手足厥冷等。治宜安蛔杀虫。可选乌梅丸、理中安蛔汤等。参蚘厥条。

蜒蚰疮 病名，见《疡医大全》。蜒蚰即蜗牛。指疮形如蜗牛状，渐向周边缓慢沿开而言。相当于西医的坏疽性脓皮病。多因先天不足或正气亏虚，热毒蕴蒸，乘隙蔓延而成。多发于成年人，初起于四肢，为水疱、脓疱或小结节、硬结，渐成溃疡，沿周边蔓延，中心形成瘢痕变薄，边缘成弧形，显睛紫红色，自觉疼痛，反复发作，缠绵难愈。治以托里解毒，四妙汤合黄连解毒汤加减内服，外用青黛散的油调敷。

蛤蚧 中药名，出于《雷公炮炙论》。又名仙蟾、大壁虎。为壁虎科动物蛤蚧 Gekko gecko L. 除去内脏的干燥体。性平、味咸。归肺、肾经。有补肾益肺、纳气定喘、填精助阳之功效，主治肾不纳气之虚喘、肺虚咳嗽、肺肾两虚之咳喘，及肾阳不足、精血亏虚之阳痿、尿频等。煎服3~

7g，研末服1~2g，浸酒服1~2对。风寒或实热咳喘忌服。

蛴螬 中药名，出于《神农本草经》。又名地蚕、土蚕、老母虫、核桃虫。为金龟子科昆虫朝鲜黑金龟子 Holotrichia diomphalia Bates 或铜绿金龟子 Anomala carpulenta Motsch. 等的幼虫。性温，味咸，有毒。归肝经。有活血化瘀、解毒之功效，主治折损瘀痛、癥瘕积聚、痛风、血滞经闭、产后乳汁不下、喉痹、白翳、丹毒、痈疽等。入丸、散服1.5~6g；外用适量，研末调敷，捣敷，或取汁点眼。

蛴螬灸 灸法名。间接灸之一。取蛴螬（金龟子的幼虫）剪去两头，安疮口上，以艾灸之一，七壮一易，不用七枚即可。可治恶疮、瘘管等症。

喘证 证名，简称喘。又称喘逆、喘促、上气、喘息，一般统称气喘。以呼吸急促为特征。发病多与肺肾有密切关系。临床分为虚、实二类。由外感六淫，水饮痰浊壅阻于肺，气失宣降者，多属实；素体虚弱或元气亏损，致肺气失主，肾不纳气者，多属虚。治实喘以祛除病邪为主，虚喘以培本摄纳为主。亦有喘久病邪未除，元气已损，症见虚实夹杂，当扶正与祛邪兼顾，或在发病时用祛邪，间歇时用扶正。气喘发作时，一般多兼见咳嗽。如喘而声高气粗，喉中痰鸣如拉锯者称为哮或哮喘。治疗除服用药物外，可选用针刺、灸法、药物穴位电离子透入法、药物超声雾化吸入或穴位敷贴疗法等。

喘鸣 证名，出《素问·阴阳别论》。指呼吸喘急，喉间痰鸣者。后世多称为哮或痰喘。详见哮条。

喘胀 病证名，见《张氏医通》。指气喘胸腹胀满，甚者肿胀的病证。多由水湿壅阻，气道不利，肺失肃降，脾失运化所致。虚证多属脾肾气虚，阴火暴逆，治以温补脾肾为主，忌用攻泄药。实证多属肺气上逆，湿邪困脾，治以健脾行水，清肺泻火。可选葶枣散、白前汤、胃苓汤等方。

喘促 病证名，①见《景岳全书》，又称喘急。指呼吸时急促，气逆不平。②见《赤水玄珠》，指呼吸时短气不足以息，动则气促的病证。多由肺气耗伤，肾不纳气等所致。可选《活人》五味子汤等加减。

喘逆 证名，见《素问·脉要精微论》。即喘证。指喘而气逆。详见喘证各条。

喘满 证名，见《金匮要略·痰饮咳嗽病脉证并治》。指呼吸促急，胸部满闷。多因水饮射肺，脾湿酿痰，痰气壅阻所致。可见喘促，胸满，心下痞坚，面色黧黑，脉沉紧等。可选木防己汤、三棱煎丸、安肾丸、八味丸等方加减。

喉 又名喉咙。为呼吸道之一部分，上通咽部，下接气管，兼有通气和发音之功能。见《灵枢·经脉》等篇。

喉风论 喉科专著。4卷。清·方补德撰。刊于1808年。本书记述以喉风（包括喉痹）为主的咽喉病治法。卷1喉风，卷2咽痛，卷3喉风36症，卷4针诀（针刺治法）。主张治疗喉风应以逐风药为主，不宜用苦寒药妄攻。现存清嘉庆十年刻本。

喉白阐微 白喉专著。1卷。清·郑梅涧撰。刊于1797年。本书根据作者多年临床治疗心得，概括记述白喉辨证论治、用药宜忌、药性、常用验方等。1956年安徽人民出版社出版排印本。

喉白喉 病名，白喉假膜位于喉、气管、支气管者，大多由咽白喉向下蔓延而致。表现为喉梗阻症状，开始声音嘶哑，咳声如吠，甚至失音，继则出现呼吸困难，烦躁不安；严重时口唇紫绀，三凹征；甚至昏迷窒息，兼有发热。多为痰热阻肺所致，治宜宣肺豁痰、清热解毒，用麻杏石甘汤加土牛膝根、银花、连翘等。烦躁气闭，治宜逐痰通闭、清肺解毒，用雄黄解毒丸。必要时行气管切开术。

喉关 位于口咽部，由扁桃体、悬雍垂、舌根等组成，相当于咽峡部位。喉关以内为关内，有喉底（咽后壁）、会厌等；喉关以外为关外，有上腭、面颊内侧的齿龈等。喉关为呼吸饮食的孔道，上通顽颡，是抗拒病邪自口鼻而入的关隘。《世医得效方》："双蛾风者，有二枚在喉关两边"。

喉关痈 病名，见《咽喉经验秘传》，又名骑喉痈。相当于扁桃体周围脓肿。初起为风热乳蛾，继而加重，疼痛，兼吞咽困难，口涎外溢，语言含糊，张口障碍，痈肿位于一侧者，喉核周围明显红肿，悬雍垂亦被推向对侧，患侧下颌角臖核、肿大压痛。本病治疗参见喉痈条；脓成后可切开排脓或抽吸脓液。

喉鸣 病证名，是指喉中有声。如哮鸣、喉中水鸡声、喉中鸣等均是，多见于喘病时。《中藏经》："喉中鸣，坐而喘咳，唾血出，亦为肾虚。"喉鸣亦可见于实证中。临症时宜脉症互参，详审虚实，分别选用金匮肾气丸、苏子降气汤、三子养亲汤、麻杏石甘汤、小青龙汤等加减。

喉科心法 喉科著作。2卷。清·沈善谦撰。刊于1847年。卷上论述病原、诊法、辨证，咽喉、口、舌多种病证的临床特征，善候、恶候及针灸图说等；卷下集录作者喉症经验效方。于治疗原则，提出"轻、透、疏、降、镇、润、养、阴"八字秘诀。现存清光绪四年扬州翰雅堂刻本。

喉科指掌 喉科著作。6卷。清·张宗良撰。刊于1757年。卷1总论咽喉病的诊治大纲、分经及针穴图等；卷2为选方及制药法；卷3～6为咽喉、乳蛾、喉痹、喉风、喉痈、大舌、小舌及杂喉等8门，共83病证治图说。现存清乾隆云间张应时刻本、经纶堂刻本等10余种刻本。

喉科紫珍集 喉科著作。2卷。清代作品。撰人撰年不详。现有两种版本，其一刊于1860年，名《经验喉科紫珍集》，又名《重录增补经验喉科紫珍集》，原题燕山窦氏原本，朱翔宇编辑。其二刊于1874年，名《喉症全科紫珍集》，原题黄柏溪秘藏，朱纯衷得授，朱翔宇增补。二本内容互有出入，但均载锁喉风等72种咽喉痛证治图说及临症20法，其中包括咽喉病用刀、针、烙、熏等外治法和经验方。两种版本均多次翻刻，流传较广。

喉疳 病名，见《外科启玄》。类似于咽梅毒。常发于上腭、悬雍垂两侧，初起咽部干燥，灼痒，异物感，咽部潮红疼痛，继则腐溃而呈点状分散，大如赤豆，小如芥子，四周红晕，日久腐烂，发臭，亦可声哑等。发病初期以风热为主者，治宜疏风清热，用银翘散加减；胃热者治宜清热解毒，黄连解毒汤加减，阴虚火旺者，治宜滋阴降火，知柏地黄汤主之。外治宜解毒祛腐，用五宝散（《医宗金鉴》方）。

喉痈 病名，出《灵枢·痈疽篇》。是发生于咽喉间及其附近部位的痈疮总称。因其发生部位不同而名各异。如发生于喉关者名喉关痈；发生于喉关里部名里喉痈；发于喉之两旁者名夹喉痈；发于上腭部者名上腭痈；发于颌下者名颌下痈；发于舌下如生一小舌样，连喉肿痛者名齇（chā 插）舌喉痈；发于颏下正咽喉之外，内喉关不通，外形漫肿痛甚者，名外喉痈。多因风热外侵，引动脾胃积热，上循咽喉，内外热毒搏结，蒸灼肌膜，肉腐成脓。证见咽喉疼痛逐渐加重，吞咽、语言困难，患处红肿，局部高突，兼有发热，头痛，便秘，溲赤。初起邪在表，治宜疏风清热解毒消肿。选用五味消毒饮加味；若里热壅盛，蕴酿成脓，治宜清热解毒，利膈消肿，选用清咽利膈汤；痈肿脓已成，治宜清热解毒，活血排脓，选用仙方活命饮。脓熟时可于高突处穿刺抽脓或尖刀刺破排脓。相当于咽部脓肿（喉关痈—扁桃体周围脓肿，里喉痈—咽后壁脓肿，颌下痈—咽旁脓肿）。

喉菌 病名，出《咽喉脉证通论》。是指喉内生物如菌，或如浮萍。有因过食膏粱炙煿厚味，热毒炽于心脾二经，上蒸咽喉所致者。有因"忧郁血热气滞而生，妇人多有患之者。"（《咽喉经验秘传》）。有因肝肾阴亏，虚火上炎，蒸灼咽喉而成者。《杂病源流犀烛·卷二十四》："喉菌状如浮萍，色紫生喉旁。""软如猪肺，或微痛，或不痛，梗塞喉间，饮食有碍"（《秘传喉科十八证》）。甚或腐溃，声音嘶哑，口臭等。治宜解毒泻火，选用黄连解毒汤、仙方活命饮等加减；疏肝解郁，选用逍遥散、柴胡疏肝散等加减；滋养肝肾，选用六味地黄汤加减。必要时可以手术治疗。

喉痒 证名，见《太平圣惠方》。多因阴虚火灼，咽喉失养，或胃火熏肺所致。表现为咽喉干痒，微肿微痛，干咳无痰等，治宜滋阴降火，养阴清肺汤加减；胃火所致者治宜清胃降火，清胃散加减。

喉痧正的 喉痧专著。1卷。清·曹心怡撰。刊于1890年。本书论述喉痧（即猩红热）病的源流、病因、病证、脉象现存清光绪十六年苏州曹氏朗斋刻本。并收入多种《陈修园医书》。

喉癣 病名，见《景岳全书》，又名肺花疮、天白蚁。相当于咽喉部结核。本病以咽干疼痛如有芒刺、吞咽疼痛、声音嘶哑为主要症状，局部可见咽喉溃烂，上附有灰黄色污秽腐物，有肺痨病史者易患此病，治宜滋阴降火，养血润燥，用知柏地黄汤合四物汤加减化裁。

喻昌 1585～1664年。明末清初著名医学家。字嘉言。江西新建人。新建古称西昌，故晚号西昌老人。明崇祯中以贡生选入京都，清军入关后隐居，研读医书。与张路玉、吴谦并称清初三大家。医术精湛，救治甚多。著《寓意草》，录治案60余例，主张治病当"先议病，后用药"，记载用人痘接种预防天花病案，创立议病式。撰《尚论篇》，力主《伤寒论》错简说，于三纲鼎立说多有阐发。又撰《医门法律》，所创大气论、秋燥论，为后世推崇。

喻选古方试验 方书。4卷。旧题清·喻嘉言选辑，王兆杏录。刊于1838年。本书选录《本草纲目》附方，分类编成。卷1为合药分剂法则、服药、宜忌及通治方；卷2～4载头病、目病、面病、鼻病等92种病证单验方。收入《珍本医书集成》。

喑痱 病名，见《圣济总录》。指舌喑不能语，足废不为用者。多因肾气弱所致。治宜补益肾气，可选地黄饮子。

黑大豆 中药名，出于《本草图经》。又名黑豆、乌豆、冬豆子。为豆科植物大豆 Glycine max（L.）Merr. 的黑色种子。性平，味甘。归脾、肾经。有利水、活血、祛风、解毒之功效，主治水肿胀满、黄疸、淋病、脚气、痢疾、产后风痉、风痹筋挛、痈肿疮毒，及服乌头、附子、巴豆、甘遂等药物中毒证。煎服9～30g；外用适用，研末调敷或煮汁涂。

黑风内障 病名，见《秘传眼科龙木论》又名黑风。为五风变内障之一。类今之慢性充血性青光眼。多因忧思郁怒，肝气郁结，化热生风，风火升扰；或肝郁气滞，痰湿内生，目络受阻；或肝肾阴虚、虚火上炎所致。症见白睛不红或抱轮红轻，黑睛昏晦带黑，如覆薄雾，瞳神中等散大，目珠变硬。眼底可见视乳头凹陷扩大变白。治法：肝郁气滞者，宜疏肝解郁，息风通络，用丹栀逍遥散加羚羊角、僵蚕等；痰湿阻络者，宜涤痰解郁通络，用柴胡疏肝散合温胆汤加减；虚火上炎者，宜滋阴降火，用知柏地黄丸或补肾丸加减。

黑舌 指全舌色黑而无苔、无点刺。若中心淡黑湿润而滑者，为里虚已极，宜辛温回阳救逆；若干燥少津，色光亮者，为绛舌之变，是阴虚肾水枯竭，宜甘寒滋阴；若有点有瓣，干燥无津而粗涩，则属热极之候，宜大剂清热泻火生津治之。若黑色暗淡，无苔无点刺，非湿非干，似亮而非亮，则为阳虚气血两亏，宜辛温甘补之剂。见《伤寒舌鉴》。

黑如炲 黑如炲（tái 台），出《素问·五脏生成论》。指灰黑枯槁的颜色。炲，烟煤色。比喻肾的真脏色，其黑如炲。可见于久病肾气将绝，胃气衰败之病证。如某些恶性肿瘤，肾上腺皮质功能严重衰退疾患。

黑带 病证名，见《傅青主女科》，又称带下黑候。指妇女阴道内经常流出如黑豆汁样，气味腥秽的液体而言。多因热郁熏蒸或肾脏虚寒所致。热郁者，症见带下色黑，稠黏腥臭，阴灼痛痒，心烦头晕，治宜清热凉血，方用利火汤合加味固阴煎。虚寒者，症见带下色黯，如黑豆汁，量多质粘，淋沥不止，腰酸腹冷，四肢不温，月经紊乱，治宜温肾固涩，方用苁蓉菟丝丸。

黑胆质 维吾尔学四种体液中的一种。正常黑胆质质浓、色黑、味臭而酸。性质干寒。其属性和作用与"土"象似，所以被认为是"土"在体内的象征物。它有保持各器官的形状、制约胆液质和黏液质过咸、防止体液从各自渠道中流出道外，为需要黑胆质的干寒性器官提供营养的作用。此外还为感觉、思维、记忆等活动提供物质基础，通过本身的刺激和兴奋作用，增强各感觉器的活力和人体的敏感性。由于位置在脾脏，所以被认为有加强胃的吸收力作用。异常黑胆汁系指四种体液中的任何一种由于过热被烧焦后，在数量和质量发生变化而产生的黑胆质。其强弱程度由原体液烈性程度确定。例如：由于胆液质被烧焦产生的异常黑胆质，烈性较强，危害较大，但由于它具有发挥性的特点，由此导致的疾病治疗较容易。其它三种体液烧焦后产生黑胆质而导致的疾病一般较难治。

黑脉 藏医解剖名。古代藏医指颜色较深的管线系统，即泛指动脉、静脉及整个血液循环系统。

黑神散 方名，出自《太平惠民和剂局方》。熟地黄、当归尾、赤芍、蒲黄、桂心、炮姜、炙甘草各四两，炒黑豆半升。共为末，每服二钱，酒、童便各半盏同煎调下。功能活血化瘀，温经止痛。治产后恶露不尽，攻冲作痛，以及胞衣不下，胎死腹中。

黑逍遥散 方名，出自《医略六书·女科指要》。柴胡、甘草各五分，白芍药、白术、茯苓各一钱五分，当归三钱，生地黄五钱。为粗末，每服二钱，加生姜一片，薄荷少许，水煎服。功能疏肝健脾，养血调经。治肝郁血虚，脾失健运，妇女崩漏，或临经腹痛，脉弦虚数。

黑脂麻 中药名，出于《神农本草经》。又名黑芝麻、脂麻、胡麻、乌麻子、巨胜子。为脂麻科植物脂麻 Sesamum idicum DC. 的种子。性平，味甘。归肝、肾经。有补益精血、润燥滑肠之功效，主治精血不足之须发早白、头晕眼花，及血虚津亏之肠燥便秘。煎服，10～30g。大便滑泄者忌用。

黑疸 病证名，出《金匮要略·黄疸病脉证并治》。五疸之一。多因疸证经久不愈，肝肾虚衰，瘀浊内阻所致。症见身黄不泽，目睛、面额色黑，心中懊憹，肤燥，搔之不觉，爪甲不仁，大便黑，膀胱急，足下热，脉浮弱；甚则腹胀，如有水状，面浮，脊痛不能直立等。治宜扶正、补肝肾为主，攻邪化瘀浊为辅。可用硝石矾石散、黑疸方合滋补肝肾药。

黑斑 证名，见《诸病源候论》。指外感热病斑出发黑之证。由热毒炽盛所致。证属危重。可选用化斑汤、升麻葛根汤、玄参升麻汤、黑膏黑奴丸等方。参斑条。

黑痣 病名，出《诸病源候论》。又名面黑子、黑子。相当于西医的色素痣。多因肾中浊气结滞皮肤而成。为皮肤上生有褐黑色的斑、丘疹、结节，表面光滑或稍突起，或上有硬毛，可大可小，形态多样，无痒痛感。一般不需治疗。若发生在易受摩擦部位，可外用少许水晶膏点涂；若突然颜色变深、增大、破溃、易于出血等，为恶变征象应即行手术切除。

黑睛 又名黑睛、黑珠、乌珠、神珠、青珠。为眼的组织部分。黑珠位于白睛的前部正中，形圆无色而透明，因能透见其内黄仁之棕竭色而得名。若黑珠发生病变，失去正常之透明度，则影响视力。黑珠内应于肝，属五轮中之风轮。

黑锡丹 方名，见于《太平惠民和剂局方》。沉香、炮附子、胡芦巴（酒浸，炒）、阳起石（研细）、炒茴香、补骨脂

（酒浸，炒）、肉豆蔻（面裹煨）、川楝子（蒸，去皮核）、木香各一两，肉桂半两，黑锡、硫黄各二两。于新铁铫内，如常法结黑锡、硫黄砂子，地上出火毒，研极细，余药为细末，和匀入研，自潮至暮，研至黑色为度，酒糊为丸，梧桐子大。每服三十至四十粒，空腹姜盐汤或枣汤送下；妇人艾醋汤送下。功能温壮下元，镇纳浮阳，降逆定喘。治肾阳衰弱，肾不纳气，胸中痰盛，上气喘促，四肢厥逆，冷汗不止，舌淡苔白，脉沉微，以及奔豚，气上冲胸，胸胁胀满；寒病腹痛，肠鸣滑泄；男子阳痿精冷，腰膝乏力；女子血海虚寒，带下清稀等症。

黑翳如珠 病证名，见《银海精微》。类今之角膜溃疡尚未穿孔，角膜后弹力层膨出者。多因肝肾虚热，复感风邪所致。小儿患此，常属实热眼疳。症见风轮浮起一翳，黑而圆似珠，目赤羞明，疼痛难睁。治法：虚热挟风者，宜养阴清热，祛风明目，用通明补肾丸加减；肝经实热者，宜清热泻火，用羚羊角饮子加减。

[丿]

锁口 病证名，即痘发于口唇周围者。嘴角有痘疮一颗，较其他痘疮为大，板梗无液的名单锁口痘；嘴两边各有一颗大痘，名双锁口。此外，痘疮连串环绕嘴上下四旁的亦名锁口。由痘毒壅于脾经所致。治宜先用针挑破初出的大豆，内服泻黄散。

锁子骨伤 病名，见《医宗金鉴》。即锁骨骨折。多因跌坠、撞击所伤。症见局部肿胀、疼痛，按之痛甚，可闻及骨擦音，头倾斜于患侧，下颌偏向健侧，患侧上肢活动受限。有移位者，治宜手法整复，并予固定；无移位者，仅需固定，患侧上肢用颈吊带。内服活血化瘀、消肿止痛、接骨续筋之品，并可用中药熏洗。后期配合功能锻炼。

锁子症 病证名，多由胎毒未清，痰热上冲所致。《喉舌备要》："此证小儿百日内及二、三岁皆有发者，发时满口白膜黄膜，涎盛面黄，牙内有白点。"治宜清除毒，泻痰热。可选用导赤散合温胆汤等加减。

锁阳 中药名，出于《本草衍义补遗》。又名琐阳、锁严子、地毛球、锈铁棒。为锁阳科肉质寄生植物锁阳 Cynomorium songaricum Rupr. 的肉质茎。性温，甘。归肝、肾、大肠经。有助阳益精、润燥通便之功效，主治肾阳不足、精血亏虚之阳痿、不孕，肝肾精血不足之筋骨痿弱、行走艰难，及肠燥便秘等。煎服，10~15g。阴虚阳旺、脾虚泄泻、实热便秘者均忌服。

锁阳固精丸 中成药，见于《中药制剂手册》。鹿角霜、煅龙骨、韭菜子、煅牡蛎、锁阳、芡实（麸炒）、莲子肉、菟丝子（盐水炒）、牛膝各二两，杜仲（盐水炒）、大青盐、大茴香（盐水炒）、莲须、补骨脂（盐水炒）、肉苁蓉各二两五钱，熟地黄、山药各五两六钱，巴戟天（甘草水炙）三两，山茱萸（酒蒸）一两七钱，牡丹皮、泽泻各一两一钱，知母、黄柏各四钱。为细末，炼蜜为丸。每服三钱，日二次。功能补肾固精。治梦遗滑精，目眩耳聋，腰膝酸软，四肢无力。

锁肚 病证名，①指初生儿大便不通。婴儿出生后二、三日不大便，除生理畸形外，大多由于胎热壅结，或胎禀不足，大肠转送无力所致。胎热者宜清肠，用一捻金；胎禀不足者宜益气，先用独参汤，继以蜜煎导法。②脐风三证之一。《幼幼发挥》："锁肚证，脐突青肿，肚腹胀大，青筋浮露，大便涩不通者，不治。"③肛门内合的一种证型。

锁肛痔 病名，见《外科大成》，又名脏痛痔。以病之后期，肛门狭窄如锁住而名。相当于西医的肛管直肠癌。多因情志内伤、饮食不节，使气血瘀滞，湿热蕴结，乘虚下注所致；或由嗜酒、久泻、久痢等诱发。初期为直肠黏膜或肛管皮肤上有一突起无痛性硬结，症不显，继则出现排便习惯改变或便血；以后肿块增大、坚硬、内溃流脓血臭水，伴里急后重感；晚期肛门锁紧，大便扁细，并有神疲形瘦，呕吐纳差等恶病质表现。治以清热化湿，祛瘀散结，药如紫地丁、银花、连翘、凤尾草、紫草、地榆、槐角、当归、桃仁、麻仁、乳香、没药，并服小金片。若并气虚、血虚或气血两虚，可用四君子汤、四物汤或八珍汤与上药轮服。外治可用败酱草、白花蛇舌草煎水，保留灌肠；溃破者用九华膏。宜中西医结合诊治。

锁喉风 病名，见《景岳全书》，又名灸牙风。是急性喉梗阻的危重阶段。主要表现为牙关拘急，口噤如锁，呼吸困难，喉部紧缩感，吸气时出现胸骨上窝（天突穴）、锁骨上窝（缺盆穴）、肋间处凹陷，即"三凹症"，并伴有喉鸣，咳时可闻哮吼声，治疗以气管切开为主，以免贻误治疗时机而造成死亡。

锁喉痈 病名，见《疡科心得集》。相当于颈部蜂窝组织炎。本病以小儿多见，指生于喉结处的外痈。多内外感风温，肺胃积热上壅所致。症见红肿绕喉，焮热疼痛，甚则肿延胸前，治宜散风清热，泻火用普济消毒饮加减，外敷如意金黄散。

锋针 古针具名。出《灵枢·九针论》。九针之一。又名三棱针。"锋针，其针尖锋利，针身呈圆柱形，三面有锋刃，长1寸6分。可作刺络放血用，治疗热病、痈肿及经络痼痹等疾患。"

锐毒 病名，见《外科正宗》，又名耳后疽、耳后毒。即发于右耳后高骨处的有头疽，病因证治见该条。

短气 证名，出《灵枢·癫狂》。指呼吸短促，如不能接续。有虚实之分。虚证多由体气素虚或病后真元耗损所致，症见形瘦神疲，声低息微，头眩乏力等。实证多由痰饮瘀阻、气滞等导致，症见胸腹胀满，呼吸声粗，心胸窒闷等。参少气、外感短气、实邪短气、气虚短气、喘证条。

短刺 古刺法名，出《灵枢·官针》。十二刺之一。进针时轻微摇动针柄，渐渐刺入深处，使针尖迫近骨部，继以短促提插的方法。用治骨痹。

短脉 脉象之一。其脉来波幅较短，不能满于寸口，应指在关部较为明显，而寸部和尺部均有不足之感。短脉多主气病。短而有力主气郁，短而无力主气损。《素问·脉要精微论》："短则气病"。

犊鼻 经穴名，出《灵枢·本输》。又名外膝眼。属足阳明胃经。位于膝关节外侧，髌骨下缘，髌韧带外侧凹陷中。主治膝关节酸痛、屈伸不利、脚气等。向膝中斜刺1～1寸5分。艾炷灸3～5壮，或艾条灸5～10分钟。

程门雪 1902～1972年。名振辉，号九如、壶公。江西婺源人。少年至沪，从汪莲石学医。后拜丁甘仁为师。于上海中医专门学校毕业，留校任教。曾任教务长兼广益中医院医务主任。建国后，于1956年任上海中医学院院长。第二、三届全国人大代表。于伤寒之学致力甚深，曾手批叶天士医案，贯通伤寒、温病学说，立方遣药简洁轻灵，疗效卓著。著作有《程门雪医案》《伤寒论歌诀》《妇女经带胎产歌诀》，并校注《未刻本叶氏医案》。

程充 明代医家。字用光，号后庵居士。休宁（今属安徽）人。熟谙《素问》《难经》等书，推崇朱丹溪之说。以《丹溪心法》有川、陕两种版本，经后人增附，重复混杂，有失丹溪本旨，乃取丹溪门人著作及丹溪曾孙朱贤家藏本合参校定，删繁存要，刻成《丹溪心法》行世。

程杏轩医案 医案著作。清·程文囿撰。分初集、续集、辑录等三集。合刊于1829年。全书辑录作者历年所治疑难病证验案。不分门类，每病自成一案。记述病证、病理，对真假寒热、实证类虚、阴极似阳等复杂病证，辨析精审，治法融贯诸家之长而有所发挥，立方遣药能随证灵活化裁。现存清嘉庆十年刻本。并收入《珍本医书集成》。1960年安徽人民出版社出版排印本。

程应旄 清代医家。字郊倩。新安（今安徽徽州地区）人。研究仲景学说，主张应以表里脏腑四字读《伤寒论》，诊法关键在脉。撰《伤寒论后条辨》。取方有执、喻嘉言之长,再行归类条理,阐发己见。又著《伤寒论赘余》《医径句径》。

程玠 明代医家。字文玉,号松崖。新安歙(今安徽歙县)人。成化二十年(1484年)进士。喜好医术,撰《松崖医经》《眼科应验良方》行世。另有《医论集焠》《脉法指明》,未见刊行。

程林 清初医家。字云来。休宁(今属安徽)人。叔祖程敬通为新安名医。继承家学,博收精研医籍。得宋代官纂《圣济总录》传本,遂删繁去芜,编为《圣济总录纂要》26卷。于断简残编中搜得杜光庭《玉函经》,予以刊行。勤研张仲景著作,纂《伤寒论集》,今未见;编注《金匮要略直解》3卷,以经证经,注释颇详。辑《即得方》2卷、《程氏续即得方》,汇聚良方。编《医暇卮言》2卷,杂录医药典故。师事喻嘉言,就伤寒病因、病机、辨证互相问答,载于《伤寒抉疑》;亦名《问答附篇》,缀于《尚论后篇》。

程国彭 1679~? 清代医家。字钟龄,号恒阳子。安徽歙县人。幼年多病,立志学医。精究各家医者,博采众长,康熙、雍正年间医名大噪。晚年至天都普陀寺修行,法号普明子。推崇张仲景为制方之祖。历时30年,撰成《医学心悟》5卷。归纳寒、热、虚、实、表、里、阴、阳八纲,汗、和、下、消、吐、清、温、补八法,为后世医家遵循。所拟止嗽散、半夏白术天麻汤沿用至今。又撰《外科十法》,论述痈疽、疥癣、瘰疬等证诊治。

程衍道 明末清初医家。字敬通。安徽歙县人。名医程玠之侄孙。初为庠生。业儒兼精医术,治疗多验。曾到江苏向名医李中梓求教。历时10年校勘《外台秘要》。自撰《心法歌诀》《治法心传》。后人程曦辑录《程敬通医案》,经雷少逸疏解,编为《仙方注释》2卷。

程履新 明末清初医家。字德基。休宁(今属安徽)人。从名医李士材学医。曾游江苏等十余地,博览医书,医术颇精。撰《程氏简易方论》。另撰《山居本草》,已佚。

稀涎千缗汤 方名,见于《医宗金鉴·删补名医方论》。半夏(大者)十四枚,炙皂角一枚,甘草一钱,白矾二钱。为末,每用一钱,生姜汁少许,冲温水灌服。功能涌吐风痰。治风痰不下,喉中声如牵锯,或中湿肿满。

稀涎散 方名,出自《世医得效方》。皂角、半夏各一两。为粗末,每服三钱,水煎服。功能涌吐痰涎。治痰涎结于胸膈、寒热、饮食减少。

黍米 中药名,出于《名医别录》。为禾本科植物黍 Panicum miliaceum L. 的种子。性平,味甘。归胃、大肠、脾、肺经。有益气补中、除热止渴之功效,主治脾虚之泄泻、痢疾、呕吐、胃痛、咳嗽,及烦渴、小儿鹅口疮、烫伤等。内服煎汤,或煮粥,或淘取泔汁生服;外用研末调敷。

等火隆 藏医基础理论术语。存于胃脘部位,行内脏。其作用为消化食物,泌别精华与糟粕,促进血液之生化。

等火隆病 藏医病证名,见《藏医药选编》。因食用不易消化及腐败变质之食物,或白昼多眠所致。常见症状为:不思饮食,消化不良,呕吐咖啡等食物。治疗:以阿魏、紫硇砂、干姜、石榴子共研末,开水送服。或者盐炒热,于胸前及背后热敷。或于十三椎等火穴灸之。

筑宾 经穴名,出《针灸甲乙经》。又名筑滨、腿肚、腨肠。属足少阴肾经,阳维脉之郄穴。位于小腿内侧,内踝尖与跟腱水平连线中点。直上5寸。腓肠肌内侧肌腹下端处。主治腹痛、呕吐、癫狂、疝气、脚软无力、足踹内痛、腓肠肌痉挛等,直刺1~1寸5分,艾炷灸3~5壮,或艾条灸5~10分钟。

筋 即肌腱。附于骨节的叫筋,包于肌腱外的叫筋膜。筋性坚韧刚劲,对骨节肌肉等运动器官有约束和保护的功能。《灵枢·

经脉》："筋为刚。"筋和筋膜的功能由肝所主，并由肝血的滋养，故肝的精气盛衰与筋力的强弱有密切关系。《素问·痿论》："肝主身之筋膜。"

筋之府 指膝部。膝为诸筋会集之处，是筋会阳陵泉穴之所在，故称为筋之府。《素问·脉要精微论》："膝诸筋之府，屈伸不能，行将偻附，筋将惫矣。"

筋为刚 指筋性刚劲而坚韧，具有约束和协调骨骼运动的功能。

筋会 八会穴之一。出《难经·四十五难》。即阳陵泉为胆经穴，胆与肝相表里，肝主筋，故为筋会，凡筋肉拘急或迟缓不收等症，均可酌情取用。

筋极 病证名，见《千金要方》。六极之一。指筋脉疲怠、重急的疾患。多因热伤筋脉或津液失濡所致。有偏实者，症见筋急、爪甲青黑、足心痛、口干躁热、易怒、胁肋胀痛等，治宜滋阴清热为主，方用羚羊角散、犀角地黄汤。若血虚津耗严重者，更见舌倦、卵缩、唇青，治宜滋阴养血，方用滋补养荣丸。参六极、筋绝条。

筋枯 病证名，见《丹溪心法》。本证亦为中风后遗症之一。指血不养筋，肢节活动不利，动则作痛的病证。可见于年老体弱之人。

筋脉拘急 证名，见《景岳全书》。指肢体筋脉收缩抽急，伸屈不利。多因阴血耗伤，外邪乘袭，筋脉失养所致。参筋挛、筋急条。

筋挛 证名，出《灵枢·刺节真邪》。又称筋瘛。指肢体筋脉收缩抽急，不能舒转自如。多因感受外邪，或血少津亏，筋脉失于荣养所致。本证常见于痹、痉、中风等病。参各条。

筋惕肉瞤 证名，见《伤寒论·太阳病脉证并治》。指筋肉惊惕跳动。多因汗多伤阳，血虚津耗，筋脉失常所致。若因血虚所致者，宜四物汤加减；因阳气虚者，宜真武汤等方。

筋缓 证名，见《难经·十二难》。指筋脉弛缓，不能随意运动。多因肝肾虚亏，或肝藏受风，或血热所致。

筋痹 病名，痹证之一种。出《素问·长刺节论》。指筋脉拘挛，关节疼痛，不能行走的病证。由风寒湿邪侵袭于筋所致，久延不愈，可引起肝痹。

筋痿 证名，出《素问·痿论》。①痿证之一。又称肝痿。多因肝热内盛，阴血不足，筋膜干枯所致。证见肢体筋急拘挛，渐至痿弱不能运动，伴有口苦、爪枯等症。治宜清热，补血，养肝。方选补阴丸、家秘肝肾丸、补血荣筋丸、紫葳汤等。参痿条。②指阴痿。见《杂病源流犀烛》。多因强忍房事，有伤宗筋，亦致阴痿不起。参阴痿条。

筋膜 指肌肉的坚韧部分。附于骨节者为筋，包于肌腱外者为膜。筋膜是联络关节、肌肉，主司运动的组织。为肝所主，并赖肝血的滋养。《素问·痿论》："肝血不足，肝风内动等"，均可出现筋膜病变。

筋缩 ①证名。见《脉经》。又称缩筋。指筋脉挛急不舒、疼痛。多因受寒，或热伤筋脉，或血虚无以养筋所致。本证多见于痉病、痹证等病中。若兼唇青、舌卷、卵缩为危候。②经穴名。出《针灸甲乙经》。又名筋束。属督脉。位于背部第九、十胸椎棘突之间。主治胃痛、脊强、瘛疭、腰背痛、癫痫、肝炎、胆囊炎等。向上斜刺5分~1寸。艾炷灸3~5壮，或艾条灸5~10分钟。

筋瘤 病名，出《灵枢·刺节真邪篇》。因瘤体呈青筋盘曲结若蚯蚓而名。相当于重症下肢静脉曲张所形成的团块。多因筋脉薄弱，复因长时站立或妊娠等，血壅于下，筋脉扩张盘曲而成。亦有肝郁火旺，津枯血燥，或寒湿侵袭，筋挛血瘀所致。症见瘤自筋肿起，呈青蓝色，站立时更明显，质柔软，可因血栓而硬结、隐痛；常感患肢沉重作胀，病久可并发臁疮。治以活血化瘀，舒筋散结，活血散瘀汤加减内服；若瘤有硬结，紫红灼热，治以清肝解郁，养血舒筋，清肝芦荟丸加减内服；外可用弹力绷带包扎；严重者需手术治疗；如并发臁疮，参见该条。

筋瘿 病名，出《三因极一病证方论》。因瘿病肿块表面青筋暴露，甚或盘曲扭结而名。多因怒气伤肝，火盛血燥而成。今一般认为是气瘿、石瘿的并发症，即气瘿（或石瘿）肿块过大，压迫颈部静脉，使其怒强所致。其治亦分别并在气瘿、石瘿之中。

鹅口疮 病名，见《外科正宗》。又名鹅口、雪口、鹅口疳、鹅口白疮。小儿口里所起白屑，乃至舌上成疮如鹅口者。脾经郁热者宜清泄，用清胃散；胃阴不足者宜滋润，用益胃汤。外用冰硼散、锡类散涂拭患处。或常见银花、连翘、薄荷、甘草汤嗽口。

鹅不食草 中药名，出于《食疗本草》。又名鹅不食、食胡荽、鸡肠草、地胡椒、散星草。为菊科植物石胡荽 Centipeda minima（L.）A. Br. et Aschers. 的全草。性微温，味平。归肺、肝经。有散寒通窍、化痰止咳、止痛之功效，主治外感风寒之鼻塞流涕、头面胀痛，风寒束肺之咳嗽痰多，百日咳，风湿痹痛，损伤肿痛，及蚊虫咬伤等。煎服 4.5~9g，外用适量。

鹅掌风 病名，见《外科正宗》。又名掌心风。因病手掌粗糙裂如鹅掌而名。相当于西医的手癣。多因外感湿热，蕴积掌皮；或接触染毒，凝滞气血，皮肤失养而成。初起皮下小水疱，痒甚，搔之疱破，水干脱鳞屑成环状，中心已愈，四周续发小水疱，此为水疱型，外用复方土槿皮酊。若见潮红斑片，边界清楚，糜烂渗液，白皮翘起，痒剧，此为糜烂型，外用雄黄膏或皮脂膏。皮肤粗糙、开裂、疼痛，有鳞屑，夏轻冬重，此为脱屑型，外用疯油膏加热烘疗法。一般均不需内治。

傅山 1607~1684年。明末清初医家、文学家。初字青竹，改字青主，号啬庐、石道人、朱衣道人。阳曲（今属山西）人。博通经史百家，工诗文书画，兼精医药。明亡后隐居不仕。医术高明，求诊者盈门。传世医书有《傅青主女科》《傅青主男科》等。流传甚广。

傅仁宇 明代眼科学家。字允科。秣陵（今江苏南京）人。祖传眼科，行医30余年，长于眼科手术，能行金针拨障及钩、割、针、烙等术。采集有关文献，结合家传及个人临证经验，撰《审视瑶函》6卷，为宋元以后具有总结性的眼科著作。共载眼科108症，描述症状精详，包括过去眼科著作中未记述的色盲、眼肌麻痹等。介绍割胬肉攀睛、拨内障法，并附手术用器具简图。所载石斛夜光丸、滋阴地黄丸等方，流传较广。子傅国栋，亦以眼科为业。

傅青主女科 妇科著作。2卷。清·傅山撰。刊于1827年。上卷收带下、血崩、鬼胎、调经、种子五门，下分39症，录方41首。下卷收妊娠、小产、难产、正产、产后五门，分41症，录方42首。其论诊断以肝、脾、肾三脏病变为主要辨证依据，治疗善用培补气血、调理脾胃之法。论述简明扼要，理法严谨，方药切合临床实用。本书迭经翻刻，流传甚广，影响很大。现存道光七年友文堂刻本等60余种版本，并收入《世补斋医书》《海山仙馆丛书》《丛书集成》。建国后多次排印出版。

傅青主男科 内科著作。2卷。清·傅山撰。原系抄本，1827年始有刊本。本书以内科杂病证治为主，分为伤寒、火症、郁结等23门，每门分列病证，先论后方。书末附杂方、小儿科、女科等。女科内容，多系《傅青主女科》所未载。现存清同治五年成都三益垣刻本等30种版本。

集验背疽方 外科著作。1卷。宋·李迅撰于1196年。原书已佚，现存本为清代纂修《四库全书》时从《永乐大典》辑出。书中介绍背疽主证、兼证的鉴别、诊治及多种经验药方。现存《四库全书》本、《十万卷楼丛书》本、《三三医书》本。

集验简良方 方书。4卷。清·德丰辑。刊于1827年。本书汇录各种验方。卷

1～2为内、妇、儿科验方及针治、膏药方；卷3为草药图说，收载地方草药60种，详述主治，并附药图；卷4外科良方。本书所收草药多不见于一般本草著作。现存清道光七年乐只堂刻本等10余种清刻本。

焦氏喉科枕秘 喉科著作。又名《喉科枕秘》。2卷。清·焦氏（佚名）原撰，金德鉴编。刊于1868年。卷1为治喉秘法、治喉要诀、临症二十法、72种喉病图形，及针刺、外吹、内服等疗法。卷2列述应用良方、秘方吹药。末附针刺各法、要穴图及附方等。现存清同治七年孙氏刻本，并附《十药神书》。1957年上海卫生出版社出版排印本。

傍针刺 古刺法名。出《灵枢·官针》。十二刺之一。"傍针刺者，直刺傍刺各一，以治留痹久居者也。"在患处正中及旁边各刺一针的方法。用治痹证日久而局部疼痛者。

御药院 古代掌管帝王用药的机构，或称御药房。职责保管国内外进献珍贵药品，按方和剂，以供帝王服用。宋代设供奉官3人掌之，下设典、使卧、药童、匠等。金代设提点、直长、都监等官职管理。元代置达鲁花赤、大使、副使、直长、都监等。

御药院方 方书。11卷。许国桢等修订于1338年。本书为元代御药院药方配本。分为治风药、伤寒一切气、痰饮、补虚损、积热、泄痢、杂病、咽喉口齿、眼目、洗面药、疮肿、伤折正骨、妇人诸疾、小儿诸疾等14门，共收方1068首。所载成药方，多未见于其他方书。现存日本宽政十年活字本。1983年中医古籍出版社出版影印本，1992年人民卫生出版社出版排印本。

循衣摸床 证治。出《伤寒论·辨阳明病脉证并治》。亦作捻衣摸床。指患者神昏时，二手不自主地抚摸衣被的动作。多见于邪盛正虚或元气将脱的危重病候。参撮空理线条。

循法 针刺手法名。出《针灸指南》。针刺入后，用手指于针刺穴位所在之经络上下推循以促使得气的方法。

循经考穴编 针灸经脉专书。2卷。约成书于17世纪初。撰人佚名。本书论述经脉流注，详考经脉经穴，并附人体脏腑内景图。现有1955年群联出版社据康熙抄本影印本。1959年上海科学技术出版社出版排印本。

循经传 指伤寒病遵循着六经的次序进行传变。见《东垣十书》《医学心悟》等书。六经传变规律，一般是由表入里，由浅入深。即太阳病不愈，或传阳明，或传少阳；如病邪较重，正气不足，更不可进一步传入太阴、少阴，以至厥阴，称之为循经传。但六经的排列，不能认为是一种固定不移的传经次序。在一个病人身上，亦并非六经的证候全部都会出现，如病人正气充足，或治疗得当，其传经亦可终止。故不可拘泥于固定的次序。

循经选穴法 选穴法名。又名本经选穴法。指本经罹病即在本经的循行路线上选取穴位的方法。一般分远取和近取两种。远取者以头面躯干部疾患选取四肢肘膝关节以下的本经穴位，如阳明头痛取合谷，胃脘疼痛取足三里；近取者以选取病所较近的本经穴位，如肝区疼痛取章门，鼻塞不闻取迎香等。

舒氏伤寒集注 《伤寒论》注本。简称《伤寒集注》。10卷。清·舒诏编撰。刊于1750年。作者为喻嘉言再传弟子，于《伤寒论》注家中推崇喻氏《尚论篇》，但又认为"其间遗义尚多"，遂以喻书为基础，参考百家，征以症治，补订集注成书，并记述舒氏本人及其弟子学术见解。书中并补充《伤寒论》113方方论，阐析立方之旨、命名之义及药物性能。现存清乾隆二十五年著者自刻本。后世流通本为乾隆三十五年（1770年）之《再重订伤寒集注》。

舒卡·年姆尼多杰 著名藏医学家。生活于公元1439～1475年。藏医南方学派奠基人。自幼习医，医术精湛，善用温热药。著有《千万舍利》《医诀集成》《备要大全》《四部医典释详》等。

舒舌 亦称异舌。指舌头伸长，吐出口外。多由舌之筋脉弛纵，肌肉张力减弱所致。若舌觉热胀，常欲伸出口外，是心有痰热；若舌舒宽而麻木不仁，则为气虚。参吐异舌条。

舒张押手法 针法名。押手法之一。又名撑开押手法。是将左手拇、食二指平放于穴位上，然后分开两指，使穴位处皮肤绷紧以便进针的押手方法。主要使用于皮肤松弛或皱摺处（如腹部）的穴位。

舒筋丹 中成药，见于《全国中药成药处方集》。麻黄二两，千年健、钻地风、怀牛膝、羌活、独活、制乳香、制没药、木瓜、桂枝、防风、杜仲（盐炒）、甘草各二钱，马钱子（沙烫去毛）二两。蜜丸一钱重，温开水送服，成人每次一丸，日服二次；小儿三岁以内服四分之一丸，四至六岁服半丸。功能祛风胜湿，散寒止痛，舒筋活血。治风寒湿痹，肢体麻木疼痛，肢节屈伸不利，步履艰难。

舒筋活络丸 中成药，见于《全国中药成药处方集》。当归三两，木瓜、川芎、桂枝、桑寄生、秦艽、威灵仙、地龙、独活、赤芍药、川乌、骨碎补、防风、羌活、天麻、虎骨胶、五加皮、胆南星各二两，乳香、没药各一两五钱，熟地黄六两为细末，炼蜜为丸，每服二钱。功能祛风除湿，舒筋活络。治风寒湿痹，筋骨疼痛，麻木拘挛，腰膝酸软。

舒筋通络汤 方名，出自《医醇賸义》。生地黄四钱，枸杞子三钱，当归、牛膝、楮实子、续断、金毛狗脊各二钱，白芍药（酒炒）一钱五分，独活、木瓜、秦艽各一钱，大枣十个，桑枝一尺，生姜三片。水煎服。功能舒筋通活。治半身不遂由于血虚，症见筋脉拘挛，手指屈而不伸，不能步履。

翕翕发热 证名，出《伤寒论·辨太阳病脉证并治》。指轻微发热。①为太阳中风热的一种表现，常与自汗、恶风、恶寒等症并见。治宜发表解肌。方选桂枝汤。②瘀血在肌肉亦可引起本症。见《血证论》。症见口渴心烦，肢体刺痛。治宜活血化瘀。方选血府逐瘀汤、当归补血汤合甲乙化土汤加桃仁、红花、柴胡、防风、知母、石膏。参发热条。

番红花 中药名，出于《本草纲目》。又名藏红花。为鸢尾科植物番红花 Crocus sativus L. 的花柱头。性寒，味甘。归心、肝经。有活血祛瘀、通经止痛、凉血解毒之功效，主治血滞经闭、痛经，产后瘀阻腹痛，癥瘕积聚，跌打伤痛，关节疼痛，斑疹大热、疹色不红活，及温热病热和主营血证。煎服，1.5～3g。月经过多者及孕妇忌用。

番痧 证名，见《张氏医通》。又称黑痧。多因感受恶毒异气所致。主症为卒然昏倒腹痛，面色黑胀，呕恶神昏，不呼不叫，或潸潸汗出，或隐隐发斑。治宜清热解毒，理气解表。方选香苏散加薄荷、荆芥或栀子豆豉汤加牛蒡、生甘草；热甚者可选用黄芩汤、凉膈散、三黄汤、白虎汤等方。如毒甚面黑者，急取委中穴，刺出黑血，以泄毒邪。参痧条。

番泻叶 中药名，见于《中国药学大辞典》。又名旃那叶、洋泻叶、辛那叶、泻叶、炮竹叶。为豆科植物狭叶番泻树 Cassia angustifolia Vahl 或尖叶番泻树 C. acutifolia Delile 的小叶片。性寒，味甘、苦。归大肠经。有泻下导滞之功效，主治热结便秘结。煎服或泡服，1.5～10g。勿过量，以免恶心、呕吐、腹痛。孕妇忌用。

释方 方书。4卷。明·程伊撰于1547年。本书是一部训释方剂名称的专著。全书分47门，释方800余首。每方"取方训方，集药为歌"。释文依据历代医籍，附以己见，阐奥释疑，有助对方剂的理解和运用。并将每方药物编成七言歌诀，以便记诵。本书几乎囊括历代名方。现存日本文化元年（1804年）抄本。

释骨 中医骨骼解剖专著。清·沈彤撰。本书考证、注释《内经》《甲乙经》所载人体骨骼部位、形象、名称，并纠正前人论述之误。收入《汉阳叶氏丛刻医类七种》。

腌骨出 病名，出《仙授理伤续断秘方》。又名大腿根出臼、臀骱骨出臼、臀骱脱臼、大腿骨骱脱、环跳骨出臼、环跳骨脱出、胯骨骱脱臼等。即今之髋关节脱臼。多因跌扑、坠闪所致。症见患处肿胀、疼痛，活动障碍。有黏膝和不黏膝畸型。前者即后脱位，又称臀上出、足短形等，患肢呈内收、屈曲、内旋、缩短畸形；后者为前脱位，又称档内出、足长型等，患肢呈屈曲、外展、外旋、延长畸形，治宜在麻醉下用肩抬法或绳索悬吊法复位，并予固定。配合内服活血化瘀、消肿止痛之品。后期加强功能锻炼。

腓腨发 病名，出《疡医准绳》。又名腓腨发疽。即"发"在小腿肚者。相当于小腿部急性蜂窝组织炎。多因湿热下注、气血凝滞而成；或由外伤瘀血、抓破染毒化热所致。初起一为局部脓痛，继而皮肤焮红，边界不清，中间略紫，红肿疼痛；一为原患石疖或虫咬抓破而并发，患部中心常有绿豆大溃孔或脓点，四周大片焮红热肿，均伴明显全身症，皆治以清热解毒、和营利湿，五神汤合萆薢渗湿汤加减内服。成脓后治以解毒透脓，上方加皂角刺、炙山甲内服。外治均同臀痈急性者，见该条。

脾 五脏之一。与胃相为表里。其功能为主运化，即运化水谷精微，输布全身，以供应体内各组织器官的需要，维持人体的正常的生理活动。《类经》卷三："脾主运化……五味入胃，由脾布散，故曰五味出焉。"脾胃为气血生化之源，故称为后天之本。脾又主运化水液，对体内水分的输布有重要作用。如脾气虚弱，失去运化水液的能力，即会导致水肿的发生。《素问·至真要大论》："诸湿肿满，皆属于脾。"脾能统血，即统摄血液使之在脉管内运行而不致逸出于脉外。脾又主肌肉，主要在于脾运化的水谷精微能荣养肌肉，故肌肉的丰满及活动正常与否，与脾的功能密切相关。《素问·阴阳应象大论》："脾生肉"，脾"在体为肉。"脾开窍于口，其荣在唇。《灵枢·脉度》："脾气通于口，脾和则口能知五谷矣。"由此可见，脾的功能状态亦可以从唇色反映出来。

脾之大络 十五络脉之一。为大包，出于渊腋下三寸，布散于胸胁。《灵枢·经脉》："脾之大络，名曰大包，出渊液下三寸，布胸胁。"该络脉发生病变，实则浑身疼痛；虚则全身关节松弛无力。

脾王不受邪 王，通旺，指脾胃健旺，则正气充足，不易遭受病邪侵袭。《金匮要略·脏腑经络先后病脉证》："夫治未病者，见肝之病，知肝传脾，当先实脾，四季脾旺不受邪，即勿补之。"

脾开窍于口 指口为脾之窍，或脾在窍为口。出《素问·金匮真言论》。脾气通于口，胃脉挟口环唇，所以脾胃的功能正常与否，可以从口反映出来。如脾气健旺，则知饥欲食。《灵枢·脉度》："脾和则口能知五谷矣。"若脾病则食欲不振；脾虚则口淡无味；脾热则口中往往有甜味。

脾不统血 指脾气虚弱，不能摄血，则血不循经的病理状态。多见于慢性出血病证。如月经过多，崩漏，便血，皮下出血等。但除出血外，必兼见脾气虚弱的某些症状。

脾气 指脾的精气。《灵枢·脉度》："脾通于口，脾和则口能知五谷矣。"

脾气不升 指脾气虚弱不能升清或不能升举的病理状态。多由于脾阳虚衰，中气不足或中气虚陷所致。临床可见面色不华，眩晕，易汗，短气，食少，倦怠，腹胀，便溏，或见眩晕，耳聋，食不知味，或腰腹胀满重坠，便意频频，或内脏下垂，如胃下垂、肾下垂、子宫脱垂、脱肛等病证。

脾气不舒 指脾胃出现纳化机能障碍，影响水谷消化吸收的病理状态。多由肝失疏泄或湿困脾阳等所致。亦有因饮食壅常不化而伤脾所致者。临床可见脘腹胀闷，食纳不化，厌食，呃逆等症。

脾气主升 指脾的功能特点。即脾气能将水谷精微和津液上输于肺，再通过肺心而化生气血，输布营养于周身。由于其生理功能特点是上升水谷精微，与胃主降浊相对而言，故称脾气主升。

脾气热 指脾蕴实热，伤损津液的病理状态。其临床表现如《素问·痿论》所载述："脾气热，则胃干而渴，肌肉不红，发为肉痿。"

脾气盛 指脾蕴湿热，壅塞中焦，灼伤津液，化源不足的病理状态。多由于湿郁脾胃，水谷与水湿运化障碍所致。其临床表现如《诸病源候论》所载述："脾气盛，为形有余，则病腹胀，行不利，身重苦饥，足痿不收，胻善瘈，脚下痛。"

脾气虚 又称脾气不足、脾胃虚弱、中气不足。多由饮食所伤，脾失健运；或禀赋素虚，或久病耗伤，或劳倦过度损伤所致。脾虚则运化无权，而见纳食不化，口淡无味；脾升清作用减退，影响胃之降浊，而致升清降浊失司，则上可见头目眩晕，中可见脘腹胀闷，下可见便溏泄泻。另外，脾运失健，水谷精微不足，气血生化无源，则可导致气血不足；脾气虚则统摄血液无权，脾不统血，则可见便血、崩漏、皮下出血等症；脾气不足，升举无力，甚则下陷，则可致中气下陷，而见久泄脱肛，内脏下垂等症。

脾风 病名，见《素问·风论》。指脾受风邪所致的疾患。多因吐泻过度，脾阴虚损或脾阳衰竭所致。主症为闭目摇头，面唇青黯，额头出汗，神昏嗜睡，四肢厥冷，手足蠕动。治宜温中补脾为主，方选理中汤、白术汤等。

脾为生痰之源 指脾主运化，则水湿运行、津液代谢正常。若脾虚健运失职，则水湿停积，郁而成痰。《医宗必读·痰饮》："按痰之为病，十常六七，而《内经》叙痰饮四条皆因湿土为害。故先哲云：'脾为生痰之源……'脾复健运之常，而痰自化。"

脾为涎 指涎出于口，口为脾窍，故涎为脾液。出《素问·宣明五气》。参五脏化液条。

脾失健运 指脾运化功能失常的病理状态。脾主运化，脾阳虚则运化失职，不能升清，轻则出现腹胀纳呆，肠鸣，泄泻等消化不良症状；久则面黄肌瘦，四肢无力；若水湿困阻，则可见四肢泛肿，或水湿泛滥成痰成饮，产生其他痰证或饮证。

脾主中土 脾在五行属中央土。指脾能运化水谷精微，滋养脏腑器官与四肢百骸。《素问·阴阳应象大论》："中央生湿，湿生土，……在脏为脾。"《素问·玉机真脏论》说："脾为孤脏，中央土以灌四傍。"张景岳注："脾属土，土为万物之本，故运行水谷，化津液以灌溉于肝心肺肾四脏者也。"

脾主升清 指脾的生理功能是将水谷精微（清）和津液（清）上输于心肺。其功能特点是升。此与胃主降浊相对而言。《素问·经脉别论》："饮入于胃，游溢精气，上输于脾，脾气散精，上归于肺。"

脾主四肢 指脾与四肢相互联系，水谷精微清阳之气由脾转输以充养四肢，故四肢的功能活动正常与否，与脾密切相关。如《素问·太阴阳明论》说："四肢皆禀气于胃，而不得至经，必因于脾，乃得禀也。"故临床所见，脾气虚弱，可见四肢乏力，消瘦或浮肿；脾为湿困，则见四肢困倦等症。

脾主后天 指人体出生之后的生长、发育，依赖后天脾胃之气吸收水谷精微以供给营养。《医宗必读》载述："谷入于胃，洒陈于六腑而气至，和调于五脏而血生，而人资以为生者也，故曰后天之本在脾。"临床上凡后天营养失调和因病伤及脾胃，则用调理脾胃方药治疗，多能取效。

脾主肌肉 指肌肉的营养依赖于脾运化水谷精微而予充养，故脾气健运，则肌肉丰盈而有活力。《素问·痿论》："脾主身之肌肉。"《素问·太阴阳明论》："脾病……筋骨肌肉皆无气以生，故不用焉。"

脾主运化 脾的主要功能之一。脾主运化，其一是指运化精微，即从饮食物中的吸收营养物质，使其输布于五脏六腑各器官组织。《素问·经脉别论》："饮入于胃，游溢精气，上输于脾，脾气散精，上归于肺。"其二是运化水液，促进体内水液的运化、转输和排泄，配合肺、肾、三焦、膀胱等脏腑，以维持津液代谢的平衡。如脾气虚弱，不能运化水湿，则可以发生大便溏泄、身重肤肿等症。《素问·至真要大论》："诸湿肿满，皆属于脾。"

脾主裹血 指脾有裹藏血液，使之不溢出于脉外的功能。出《难经·四十二难》。

脾合肉 指五脏与五体相合，脾主要合于肌肉。脾主运化水谷精微，肌肉的营养从脾的运化吸收而获得，故肌肉的丰富与消瘦和脾气之盛衰密切相关。故《素问·五脏生成篇》说："脾之合肉也，其荣唇也"。

脾合胃 为脏腑相合之一。脾和胃同是消化、吸收和输布饮食物及其精微的主要脏腑。脾主运化，胃主受纳腐熟；脾为脏属阴，其性喜燥恶湿，胃为腑属阳，其性喜润而恶燥；脾主升清，胃主降浊。两者在功能上相互配合，在经脉上相互络属，构成表里关系。正是由于一纳一运的相互配合，才能完成消化、吸收和输布精微的任务。《灵枢·本输》："脾合胃，胃者五谷之腑。"

脾阳 指脾的运化功能及其在运化活动过程中起温煦作用的阳气，亦是人体阳气在脾脏功能方面的反映。如脾阳虚，运化失职，可出现饮食不化，腹胀满，大便溏泄，四肢不温；或痰湿内阻，而产生痰饮；或水湿停滞，而导致四肢浮肿等病证。另外，脾阳须命门之火的温养，命门之火不足，则可引起脾阳虚损病证。

脾阳虚 又称脾胃虚寒。指脾阳虚损、温煦和气化功能减退，运化功能无权，或水湿内聚的病理状态。脾阳虚衰多由脾气虚发展而来，亦可由命门火衰，脾失温煦所致。临床可见脘腹冷痛，下利清谷，五更泄泻等虚寒症状。亦可由于温化水湿无权，水湿不化而停聚，或生痰成饮，或水泛肌腠而为肿。

脾阴 ①指存在于脾脏的阴液，包括血液、津液等。②指脾脏本身，与胃阳相对而言。脾脏为阴，胃腑为阳。③各脏皆有有阴阳，脾阴与脾阳相对而言。

脾阴虚 指脾气的散精不足，气阴两虚的病理状态。多由脾气虚，不能运化津液，津液匮乏所致。人体各部之濡养，有赖于脾气散精以输布，若胃阴虚，或饮食荣养不足，则可致脾阴虚亏，而发作本证。其临床表现多有胃阴虚亏之症状，并见饥不欲食，肌肉消瘦，体倦乏力等症。多见于各种营养不良病证。

脾约 病名，《伤寒论·辨阳明病脉证并治》。是便秘的一种。是因脾虚津少，肠液枯燥所致。主症为大便结硬，数日不行，或便出不畅，饮食小便如常。治宜润肠通便为主。方选麻子仁丸、润肠丸等。参大便秘结条。

脾志思 指思为脾之志，人思虑过度则伤心脾，而使气机郁结，致使功能阻滞，导致脾运化无力，胃的受纳腐熟功能失职，临床可见纳呆，脘腹胀满，便溏等症。

脾冷多涎 病证名，出《普济方》。虚寒而致流涎者。治宜温中健脾，用益黄散、理中丸。

脾肾泄 病名，见《医学从众录》。又称脾肾泻。指五更时出现的泄泻。多因脾肾阳虚，脾阳失运，肾失封藏所致。主症为腰酸膝冷，畏寒，饮食不化，小便清长，舌淡苔白，脉沉细。治宜健脾温肾为主。方选四神丸、八味丸、胃关煎等。参肾虚五更泄条。

脾泻 病名，见《医林绳墨》。又称脾泄。指饮冷受寒所致的泄泻。多因寒湿积滞，脾虚失运所致。主症为泻下白黏冻，腹痛拘急、冷痛，食少神疲，脘闷纳呆。舌苔白腻，脉濡缓。治宜温化寒湿，健脾止泻。方选香砂六君子汤、胃苓汤、理中汤。参洞泄、脾泄条。

脾实证 证名，见《脉经》。指脾病因邪气盛实所出现的证候。多因湿热困脾或瘀血停积等所致。主症为心胸烦闷，唇口干焦，身热颊疼，咽喉痛而不利，或舌体肿强，口内生疮，腹胁胀满，脉紧实。治宜泻脾清热为主。方选泻热汤、泻脾升麻汤等。参脾实热证条。

脾实热 指脾为热邪所困扰的病理状态。《千金要方》："右手关上脉阴实者，足太阴经也。病若足寒胫热，腹胀满，烦扰，不得卧，名曰脾实热也。"

脾实热证 证名，见《千金要方》。指脾经邪热炽盛的病证。多因湿热困脾或瘀血停积，脾失升清所致。症见心胸烦闷，唇口干焦，体重不能转侧，身热颊疼，咽喉痛而不利，舌本肿强，口舌生疮，腹胁胀满，面目焦黄。治宜泻脾为主，方选泻热汤、泻脾大黄汤、泻脾赤茯汤等。

脾实腹胀 病证名，见《症因脉治》。指脾病因邪气盛所出现的腹胀。多因湿热伤脾所致。症见肚腹胀满时热，眼目黄肿，小便赤色，大便时结时泻，泻下黄沫，肛门热痛，或胸前满闷。治宜清热化湿为主。若眼目黄肿宜龙胆泻肝汤；肚腹胀满宜川连枳壳汤、川连戊己汤；肛门热、泻下黄沫宜家秘泻黄散；胸前满闷宜栀连二陈汤、栀连平胃散等。参腹胀、内伤腹胀条。

脾经失血 病证名，见《不居集》。指脾经病变导致的出血。多由脾气虚弱，不能流血所致。主症为吐血、便血，或衄血，伴食少纳呆，神疲乏力，心悸气短，面色苍白，舌淡、脉细弱。治宜补脾益血为主。方选归脾汤、柔脾汤等。参失血条。

脾经湿痰 病证名，见《不居集》。痰证之一。即湿痰。指痰湿聚于脾的病证。多因脾失运化所致。主症为四肢倦怠，恶心呕逆，或腹痛肿胀、泄泻，食欲不振，脉滑。治宜健脾燥湿为主。方选六君子汤、妙应丸、白术丸等。湿痰有外感湿痰与内伤湿痰之分。参见痰证有关条。

脾胃论 医论著作。3卷。金·李杲撰。约成书于1249年。本书根据《内经》"人以水谷为本"的观点，结合内科杂病证治，论述外益脾胃的重要意义。卷上以《内经》、仲景学说为本，讨论脾胃虚实传变、脾胃盛衰，及君臣佐使、分经随病制方用药宜禁。卷中、卷下记述脾胃虚弱所致诸病及处方用药法。书中创甘温徐热法及补中益气汤、升阳益胃汤等方对后世影响很大。多次刊刻，流传甚广。建国后人民卫生出版社先后出版影印本与注释本。

脾胃郁 病证名，见《类证治裁》。郁证之一。指脾胃气郁所致的病证。多因脾胃气机失常所致。主症为脘腹胀闷不适，气噎、哕呕，遇情志不畅加重。治宜和中解郁为主。方选金匮麦冬汤加竹茹、丁香等。参五脏郁证条。

脾俞 经穴名，出《灵枢·背俞》。属足太阳膀胱经，脾之背俞穴。位于背部第十一胸椎棘突下旁开1.5寸处，主治脘腹胀痛、胸胁支满、呕吐噎膈、黄疸、泄泻、鼓胀、痢疾、便血、带下、胃炎、溃疡病、肾下垂、肝炎、糖尿病、消化不良、贫血等。向脊柱方向斜刺5分～1寸。艾炷灸5～10壮，或艾条灸10～20分钟。

脾统血 脾的主要生理功能之一。指脾有统摄血液，使之运行于经脉之中，不致逸出于脉外的功能。《难经·四十二难》："脾……主裹血，温五脏；"《血证论》："脾阳虚则不能统血，脾阴虚又不能滋生血脉。"脾主中焦，能化生营气，营行脉中，营气有摄血作用，故脾虚则营气化生不足，血失统摄，则容易引起各种出血疾患。

脾恶湿 恶，即畏恶之意。指脾主运化水液，湿盛则易伤脾阳，影响健运而产生泄泻、四肢困乏等症。《素问·宣明五气》："五脏所恶，脾恶湿。"

脾热 泛指脾阳热亢盛的病理状态。多由外感热邪深伏于里，或胃肠积热，或嗜酒化热，或过食肥甘燥热之食品所引发。其临床表现如《素问·刺热》所载述："脾热病者鼻先赤。"又"脾热病者，先头重颊痛，烦心颜青，欲吐身热，热争则腰痛不可用俯仰，腹满泄，两颔痛等。"

脾热多涎 病证名，出《太平圣惠方》。指脾经风热上壅而多涎者。治宜清脾泄热，用泻黄散。

脾热痿软 病证名，指膏粱积热，湿热伤脾所致的痿证。多因脾不输精所致。症见肌肉不仁，身重不能转侧，纵缓不能举，唇焦齿燥，口干作渴。治宜清热化湿为主。方选栀连平胃散、栀连二陈汤、川连枳壳汤、泻黄散。参痿、肉痿条。

脾积 古病名。见《脉经》。五积之一。指脾病所致的积证。多因脾失运化，健运失职所致。主症为腹满呕吐，泄泻肠鸣，四肢重沉不收，脉浮大而长。治宜消积行滞为主。方选七气汤下红丸子、痞气丸。参痞气条。

脾疳 病证名，又名肥疳、食疳、奶疳。五疳之一。由脾经蕴郁湿热所致。面黄身热，腹胀肚大，好吃泥土，水谷不消，泄下酸臭，困睡，减食，消瘦。为疳疾基本证候。治以攻积杀虫为主，用集圣丸（方见肝疳条）；积去以后，应调理脾胃，用参苓白术散。

脾疳积 病证名，出《证治准绳》。指两胁间有块如石，按之则痛者。多由病者营卫俱虚，外感风寒，内伤乳食，停滞既久，以致肝脾气滞血瘀而成。其症可伴有面黄肌瘦，肚硬而胀，肝脾肿大，触痛明显等。治宜理气活血，疏肝理气。用鳖甲、茅根、当归、赤芍药、五灵脂、蒲黄、茜草、柴胡、地龙、青皮、枳壳为丸服。

脾病 五脏病候之一。出《素问·脏气法时论》。泛指脾病临床所出现的多种病证。多由饮食劳倦所伤，脾失健运，水湿不化，或脾阳虚衰，中气下陷所致。临床表现有腹胀腹痛，肠鸣泄泻，面黄肌疲，食少难化，肢倦乏力，水肿，脱肛等。若脾虚不能统血，则可发生便血，妇女崩漏等症。

脾疸 病名，见《诸病源候论》。指脾病引起的黄疸。①九疸之一。多因饮食过度，醉酒劳碌，脾胃瘀热所致。证见身面发黄，溺赤而少，心惴惴若恐。治宜清泻瘀热为主。方选秦王散。②多因寒湿困扰，脾阳不振所致。症见身黄如秋葵色，汗及涕唾色黄，小便不利，恶闻人声。治宜健脾温阳利水为主。方选茵陈术附汤。

脾虚 即脾气虚。出《素问·脏气法时论》。泛指脾之阴阳、气血不足的病理状态。多因饮食失调、寒温不适、忧思、劳倦过度或久病伤脾所致。症见消瘦面黄，四肢乏力，纳减，食不消化，腹痛，肠鸣，便溏，或泄泻，浮肿，便血，崩漏等症。

脾虚生风 病证名，见《张氏医通》。指脾虚引起内风的证候。多因吐泻或药饵损脾所致。主症为手足微有抽搐，伴肢体厥逆，口鼻气微，昏睡露睛等。治宜温补脾胃为主。方选归脾汤加钩藤、羌活，或六君子汤加炮姜、肉桂、蝎尾等。

脾虚发黄 病证名，见《幼幼集成》。脾气虚弱、湿热郁滞而致黄疸者。先用茵陈五苓散，利湿清热；后用六君子汤加减，宜补脾腱胃。

脾虚自汗 病证名，见《证治汇补》。指脾虚引起的自汗证候。多因脾气虚弱所致。主症为倦怠、食少，自汗出、易于感冒，舌苔薄白，脉虚弱。治宜补中益气为主。方选补中益气汤、四君子汤等。参自汗条。

脾虚身肿 病证名，见《症因脉治》。身肿类型之一。指脾虚引起的全身浮肿的证候。多因脾虚，转输失职，水谷不化所致。主症为身肿以腰以下为甚，小便清利，大便溏泄，面色萎黄，舌淡苔白，脉沉缓。治宜温中健脾为主。方选理中汤、白术散、金匮肾气丸、六君子汤、加味归脾汤等方。参身肿、水肿条。

脾虚证 病证名，见《脉经》。指脾气、脾阳、脾阴不足所出现的各种证候。多因饮食劳倦，脾失健运，或湿热蕴积，或寒邪侵袭，中阳不足，中气下陷所致。主症为食欲不振，倦怠，面色萎黄等。治宜健脾为主。方选养脾散、大理中丸等。

脾虚带下 病证名，带下之一。多因脾虚气弱，湿浊流注所致。症见带下量多，色白或淡黄，黏稠无味，如涕如唾，连绵不断，兼见面目黄浮，神疲倦怠，少腹胀坠，不思饮食，下肢浮肿，大便溏泻。治宜健脾益气，化湿止带，方用完带汤。

脾虚秘 病证名，见《医学原理》。指大便秘结由脾虚引起。多因脾虚不能克化水谷，则胃气不生，脾血不濡所致。主症为大便艰涩，难于排出，挣则汗出，短气，便后乏力，面白神疲，肢倦懒言。治宜补中升阳益气。方选补中益气汤、黄芪汤等。参虚秘条。

脾虚湿困 指脾虚导致内湿阻滞的病理。脾主运化水湿，为胃行其津液，脾虚则运化功能低下，则引起水湿停滞；反之，水湿的停积，又反过来影响脾的运化。临床可见饮食减少，胃脘满闷，大便溏泻，甚则恶心欲吐，口黏不渴，或渴喜热饮，肢体困倦，甚或浮肿，舌苔厚腻，脉缓等症。

脾虚寒 指脾虚兼寒，运化功能减退的病理状态。多由脾虚病证发展而来，或命门火衰，脾失温煦所致。临床可见形寒肢冷，腹中冷痛，得温则舒，口泛清涎，大便溏泄，或浮肿，或妇女崩漏，白带清稀等症。《景岳全书·传忠录》："腹满时减者，以腹中本无实邪，所以有时或减，既减而腹满如故者，以脾气虚寒而然。"

脾虚腹胀 病证名，见《症因脉治》。指脾虚运化不健所致的腹胀。多因脾气素虚，饮食难化，凝积肠胃所致。主症为心腹时胀时退，饮食难消，食少身倦，言语轻微，二便清利。治宜健脾消食为主。方选四君子汤、参苓白术散、加减枳术汤。参腹胀、内伤腹胀条。

脾常不足 小儿生理病理特点之一。由于小儿脾气未充，消化力弱，而生长发育又非常迅速，对水谷营养的需求较大，往往影响消化功能。一旦饮食失调，喂养不当，过食过量，或因气候变化感受外邪，均可导致脾运不健，升降失调，发生积滞、呕吐、泄泻等病证。如果迁延失治，而出现营养障碍、全身消瘦等状态，甚而可导致严重后果。

脾痨 病名，见《慎柔五书》。又称脾劳。指脾脏劳伤。多因饥饱失调，或忧思伤脾所致。主症为肌肉消瘦、四肢倦怠、食欲减少，食则胀满、大便溏泄。治宜健脾益气为主。方选四君子汤、香砂六君子汤、参苓白术散等。参五劳、虚劳条。

脾痫 五痫之一。由乳食伤脾，脾失健运而发。其症面色萎黄，目直，腹满，四肢不收等。一般用五味异功散；若面青泻利，饮食少思，用六君子汤加木香、柴胡。

脾湿热 指脾失健运，水湿停滞，湿蕴化热，湿热郁蒸的病理状态。多由外感湿邪伤脾，或过食生冷，水湿不化等所致。临床可见脘痞腹胀，食少倦怠，恶心满闷，便溏不爽，尿少而黄，甚则一身面目俱黄，舌苔黄腻，脉濡数等症。临床所见皮肤病之湿疹及脓疱疮等亦多与脾之湿热有关。

脾寒 又称脾胃虚寒、脾阳虚。多由脾气虚损发展而来，亦可由命门火衰，脾失温煦，运化无权所致。其临床表现见脾阳虚条。

脾痿 病名，见《医宗必读》。又称肉痿。指脾经病而引起的肌肉痿弱。多因脾气热，或湿邪困脾，伤及肌肉所致。症见肌肉麻痹不仁，口渴，甚则四肢不能举动。治宜清热化湿、健脾和胃。方选川连枳壳汤、泻黄散、栀连平胃散、栀连二陈汤、或用二术二陈汤等。参痿条。

脾藏营 出《灵枢·本神》。营，即指循行于脉中的精气，由于其生于水谷，源于脾胃，有化生血液的作用，故常营血并提。脾藏营，是指脾气有藏纳营血，使之在脉中循运而不逸出于脉外的功能。《难经·四十二难》："脾……主裹血。"

脾藏意 意，即意念。是说五脏精气所化生的情志活动意念，为脾所藏。出《素问·宣明五气篇》。如思虑过度、欲念不遂可伤脾，影响脾之健运与纳化，临床可见食欲不振，胸腹痞满等病证。

腋汗 证见。见《医林绳墨》。指两腋下多汗。多因肝虚挟热，或少阳挟热所致。主症为腋下自汗出，身发热，以下午为甚等。治宜补肝养血，和解少阳，清化湿热。方选六味地黄丸、小柴胡汤、逍遥散等。

腋疽 病名，见《医宗金鉴》。又名米疽。即发于腋窝部的疮疡。相当于西医的腋窝部淋巴结结核。多因情志内伤，肝气郁滞，脾虚生痰，气滞挟痰凝结而成。证治同瘰疬，详见该条。

腋痈 病名，出《外科正宗》。又名夹肢痈、掖痈、挟痈。即发于腋窝部的痈。相当于西医的腋下急性化脓性淋巴结核。多因上肢皮破染毒，或原有疮疡病灶，毒邪循经聚蕴而成；或因肝脾血热兼忿怒气郁所致。证治类同外痈，参该条。

腑会 八会穴之一。出《难经·四十五难》。即中脘穴。中脘为胃之募穴，胃为水谷之海，六腑之源，故名腑会。凡六腑病证，均可酌情选用。

腑输精于脏 脏腑相合理论之一。指五脏主藏精气，六腑主传化水谷。五脏之藏精有赖于六腑的消化呼吸和传送，故称腑输精于脏。《灵枢·五味》："五脏六腑皆禀气于胃。"《素问·五脏别论》："五味入口，藏于胃，以养五脏气。"

腕骨 经穴名，出《灵枢·本输》。属手太阳小肠经，该经原穴。位于手掌尺侧，在第五掌骨后缘与钩骨所构成的关节上方凹陷处。主治头痛、项强、目翳、耳鸣、疟疾、黄疸、消渴、胁痛，指、腕关节挛痛等。直刺5分～1寸，艾条灸5～10分钟。

腕痈 病名，出《疡医准绳》。又名手腕痈、手屈发、手中押屈、龟毒、鼓槌风。即发于手腕部的痈。类似于西医的腕部急性化脓性腱鞘炎、间隙感染。病因证治类同外痈，参该条。

腕踝针疗法 针刺疗法名。针刺腕踝关节处特定刺激点以治疗疾病的方法。临床损伤时，于选定的刺激点上，将针体与皮肤表面呈30°角进针，透过皮肤后将针放平，沿皮下纵向刺入1.4寸左右，不必进行捻转，提插等手法，亦不要求有明显针感。留针30分钟后出针。每日或隔日一次，10次为一疗程。选取刺激点主要以病变所在部位决定，如病处在左侧，取右腕及踝部刺激点，反之则取左侧；如病在中间或两侧均有者，左右刺激点均可选择；如病在膈水平线上者取腕部刺激点；反之则取踝部刺激点。本法对神经性疾病及某些功能性疾患效果较好。

腕踝针疗法刺激点表

部位	刺激点	取穴
腕部（各刺激点均在腕横纹上二横指一周处）	上₁	小指侧的尺骨缘前方，用拇指端按压的最凹陷处
	上₂	腕掌面的中央，二条最明显的肌腱中间，即内关穴部位
	上₃	靠桡动脉外侧
	上₄	手心向内，在拇指侧的桡骨缘上
	上₅	腕背面的中央点，即处关穴部位
	上₆	小指侧的尺骨缘背
踝部（各刺激点均在内、外踝最高点上三横指的一周处）	下₁	靠跟腱内缘
	下₂	内侧面的中央、靠胫骨后缘
	下₃	胫骨前缘向内1厘米半处
	下₄	胫骨前缘与腓骨前缘的中点
	下₅	外侧面的中央、靠腓骨后缘
	下₆	靠跟腱外缘

鲁府禁方 方书。又名《鲁府秘书》。4卷。明·龚廷贤撰。刊于1594年。本书系作者在明宗室鲁王府任职时所录验方汇编，由鲁王府刊行，故名。书中列病证110余种，分别附以作者所集或经验医方。现存日本1648年小鸠弥左卫门刻本、《珍本医书集成》本。1992年中国中医药出版社点校排印本。

猴枣 中药名，见于《饮片新参》。又名猴丹、申枣。为猴科动物猕猴 Macaca mulatta zimmermann 等的胆囊结石。性寒，味苦、咸。归心、肺、肝、胆经。有消痰镇惊、清热解毒之功效，主治痰热喘嗽、惊痫、小儿急惊、痈疽、瘰疬、痰核等。多入丸、散剂散，0.6～1.5g。

猴枣散 中成药，见于《全国中药成药处方集》。猴枣四钱，羚羊角粉、煅青礞石、沉香、硼砂各一钱，天竺黄三钱，川贝母二钱，麝香四分。为末，和匀研细，每服一至二分，日一次，开水和服。功能清热化痰，开窍镇惊。治中风痰厥，喘促昏仆，语言謇涩，癫狂惊痫，及小儿急惊，壮热神昏，喘咳痰盛，四肢抽搐等症。

猴狲疳 病名，见《疡科心得集》。相当于西医的先天梅毒，又称胎传梅毒。是因母体染有霉疮之毒，遗于胎儿而成。病婴消瘦，皮肤多皱，形似"小老头"，臀部可见红斑、丘疹、疱疹、糜烂、皮肤剥脱，口周围可有放射状裂口，掌跖部可有大疱或大片脱屑，鼻孔常有血性涕。治同霉疮。见该条。

猴疳疮 病名，出《保婴易知录》。又名猴疳。指新生儿臀部发红，重者蔓延全身，甚则皮肤发红，随即大片皮肤脱落。由胎毒蓄于肾脏所致。以清热解毒为主，用五味消毒饮加减，外用青黛散。

飧泄 病证名，出《素问》。又称飧泻、水谷痢。指泻下完谷不化。多因脾胃气虚阳弱，或内伤七情，或风、湿、寒、热诸邪客犯肠胃所致。详见寒泻、风泻、湿泻、热泻、七情泻、脾泻、飧泄等条。

然谷 经穴名，出《灵枢·本输》。又名然骨、龙渊、龙泉。属足少阴肾经，该经荥穴。位于足内侧缘，舟骨粗隆下缘凹陷处。主治喉痹、咳血、消渴、阴痒、阴挺、月经不调、阳痿、遗精、足跗肿痛等。直刺5分～1寸。艾炷灸3壮，或艾条灸5～10分钟。

[丶]

痨瘵 病名，见《世医得效方》。又称劳瘵、传尸劳、劳极、尸注、殗殜、鬼注。指痨病有传染性者。多因正气虚弱，正不胜邪而感劳虫所致。主症为寒热、盗汗、咳嗽、咯血、咯痰、消瘦、乏力、饮食减少、脉细数。类似结核病。治宜益气养阴、清热杀虫。方选獭爪丸、百部清金汤、润神散、黄连饮等。详见虚劳、传尸劳条。

痨瘵咳嗽 病证名，见《不居集》。指痨瘵病的咳嗽。多因劳虫啮肺所致。主症为干咳少痰，喘息、盗汗，或痰中带血，四肢倦怠，五心烦热，或遗精、便浊、耳鸣。治宜滋阴养血，扶正固本，降火润肺，化痰治标。方选、补中益气汤、河车地黄汤、太平丸、宁嗽膏等。参咳嗽、痨瘵条。

痘不起胀 病证名，出《古今医鉴》。痘疮发病后，一般历时四天，当渐起胀，先出者先起，后出者后起，至五、六日毒气尽出，至七、八日则进入灌脓。若见形三、四日，起胀如豆形，窝红活肥满，光泽明净者，预后良好。若不起胀，灰白陷顶者，为气血不足；紫红不起胀者，则为火盛血热。前者治宜补托，后者治宜凉血清热。

痘不灌浆 病证名，痘疮由小小血泡起胀渐大，成水泡形，后逐渐成脓疱的过程为灌浆。灌浆时，根窠要红润，脓浆要饱满，色如黄蜡，二便正常，饮食不减者为佳兆。痘不灌浆，由气血不足，或热毒太盛所致。

痘风疮 病名，出《外科正宗》。又名豆癞。相当于西医泛发性牛痘疹，或称牛痘性中毒疹。多因痧、痘后，毒热未尽，留热肌肤，复被外风袭侵所致；或吃鱼腥动风发物而成。多在种痘后数天发病，全身皮肤泛发红斑、丘疹、水疱、风团，自觉痒甚，搔抓而致糜烂、流水、结痂。治以疏风清热利湿，消风散加减内服。外治：无糜烂渗液者搽三黄洗剂或青黛散外扑；有者用青黛散麻油调搽。

痘出不快 病证名，出《古今医鉴》。痘疮初出见点，色淡红，疏稀不匀，此属毒伏于里。气弱不能全部托出，故欲出而不畅透。治宜补气托毒，用十宜散。

痘后浮肿 病证名，出《医宗金鉴》。痘疮脱痂后，因表虚不固，风邪乘虚而引起面目及遍身浮肿者。治宜用五皮饮。

痘色淡白 病证名，出《痘科类编释意》。痘疮灌浆，其色淡白，疱疹颗粒形而尖圆，根无晕红者。多由营血大亏，元气不足所致。治以大补气血，托毒外出，用人参、当归、鹿茸之类。

痘呛 病证名，出《证治准绳》：指痘疮饮水入咽气逆喷出者。由痘毒犯胃，津气受伤，气机上逆而致。

痘疔 病证名，出《痘疹泄秘》。长于痘疮内的疔，其色紫黑，疔形坚实，随痘而出，多先见疔而后见痘形，生长较快。为热毒积于肌肉间，随痘而出所致。

痘应出不出 病证名，出《幼科全书》。痘疮初起发热三、四日后，应见点而不见点者。由外感风寒阻于肌表，毒气不能外发所致。其症常伴有头痛，四肢拘急，恶风寒等。治宜解表透毒，用参苏饮、败毒散加减。

痘疮 病名，又名天花、天痘、天行痘、豌豆疮、登痘疮、天行疮、天疮、疫疠疮、百日疮、虏寄疮、鲁疱。为急性发疹性传染病，有强烈传染性。因先见点，起胀，灌浆，如花蕾；7日后收靥，脱痂，如花之萎谢，故名天花。或其疮形似痘，故又名痘疮。《肘后方》名为天行发斑疮。初起与伤寒相类似，有形寒、身热、呕吐、惊悸、口鼻气粗、耳尻不热、遍身疼痛、耳后有红筋等先躯症，在整个病程中其特点可分为发热、见形、起胀、灌浆、收靥、胞痂六个阶段。因毒邪的深浅，体质的强弱不同，可出现较多的变证。现本病已被消灭。

痘疮入眼 病名，见《张氏医通》。又名疮痘入目、癍疮入眼、小儿癍疮入眼外障，俗称痘花眼。痘疮即今之天花。常由于痘疮之热毒浊邪侵犯清窍所致。由于天花在我国已基本消灭，因之也见于接种牛痘时不慎，将疫苗误入眼内；或被接种者抓破痘疮，将痘浆带入眼内所致。症见赤肿难开，羞明流泪，或黑睛生翳，甚或花翳自陷，黄液上冲。治宜清热解毒，凉血散瘀为主。用红花散加蛇蜕、石决明、绿豆衣、谷精草。

痘疮见形 又名见点、放点、见菌。为痘疮将现迹象。小儿出痘，一般发热3日后见点，热势较缓，皮肤上即见淡红色的痘疹，光泽稀落深藏于皮肤内，其痘先自头面渐至周身而出，色红润，顶尖圆，摸之有坚突感。为顺证。发热1日或半日即见点，一齐涌出，点不分明，平塌不起，出而复隐，痘色紫黑，干枯不润者为逆证。痘已见形，身仍发热，痘稠密、粘连不分，痘色虽红而滞暗，或痘虽稀而色浅淡，隐于皮肤不透而精神倦怠者为险证。

痘疮发热 病证名，出《家传痘疹心法》。痘疮须发鼓其毒气，才能外透。凡痘疹初起发，时起时退，或发热不盛者，乃热浅则毒轻，其痘必稀；若发热太盛，烦躁昏睡，其痘必重。一般痘疮发热，有外感的症状，治宜发表透疹，用升麻葛根汤；挟有食滞的，应加消导药。

痘疮夹斑 病证名，即与痘相夹而出的红斑。因痘疮毒火郁遏，伤及阴血，血与热相搏，迫血游溢于皮肤之间而致。症见皮肤上起红癍，片片如云头突起的片状。治宜疏风攻毒，用荆防败毒散或黄连解毒汤。

痘疮夹痧 病证名，出《痘疹泄秘》。又名痘夹痧。指痘疮夹有痧子，《医宗金鉴·幼科》形如粟米者而尖圆白硬，内含清水者。由热毒所发。治宜于疏散，用荆防败毒散。

痘疮身痒 病证名，出《幼科全书》。痘疮遍身全痒者。如痘方出作痒，此邪气欲出，因腠理严密，热毒往来游溢其间，外不得泄而致，治宜升发，用升麻葛根汤。在灌浆时痘色淡白、平塌，便溏厌食，浆清作痒，属气血亏虚，宜补气益血，用十全大补汤。至于将靥作痒，此为脓成毒化、荣卫和畅的现象，不必服药。

痘疮起胀 痘疮见点后个个隆起，尖圆坚实，形如黄豆、豌豆，属痘疮的正形。称为起胀。一般痘出齐之后，先出者先起，后出者后起，颗粒尖圆光泽，根脚红锭肥胖。

饮食、二便如常，神清气爽而无他症者，不必用药，但节饮食，避风寒，防秽气，妥善护理，即可使痘疮自然恢复。

痘疮难靥 病证名，即痘疮干浆应收靥而不收靥的症候。痘疮自见点、起胀、灌浆十至十三天左右，应收靥结痂。至时而不收靥，是毒气太重，内外热蒸所致。若失于治疗，则热毒入心，可变为阴证。治宜清热败毒，用犀角散。

痘疮脱痂 痘疮收靥的结痂期。痂干自然脱落，脱痂后有残留的紫色瘢痕，经久方退。其疮落痂后，根瘢平正，红活者佳；若瘀血或凸起或凹陷，其色或白或黑，则不佳。设若痂皮不落兼有昏睡者，为脾胃气虚之故。

痘疹闷乱 病证名，见《痘疹心法》。痘疹神志不清："谵妄、狂扰而烦躁者。"一般为热毒湿热、痰浊或瘀血阻塞心包，扰及神志所致。热毒者，治宜清热化毒，用导赤散加银花、连翘、山栀、黄连之类；湿蔽清窍，宜芳香化浊，用菖蒲郁金汤；痰浊阻窍，宜豁痰开窍，宜温胆汤加菖蒲、郁金；瘀血阻络，宜消瘀活络，通窍活血汤。

痘痂 指痘疮浆回后所结的痂皮。清·翟良《痘科类编释意》："痘至脓足浆回结靥之时，其疮蜡色或葡萄色，浆回结痂厚硬而色黑，随结随落，亦如起胀灌浆收靥之三、四次，相挨而落痂，其瘢微红，鲜明光莹，无赤黑，无凸凹者，上吉也。"痘痂红痒为血虚有热，治宜补血清热，用四物汤加牡丹皮、紫草。痂皮干燥，深入肌肉，不宜脱落，宜用麻油或蜂蜜润之，不要强行剥离，以免成瘢。痘痂不落，昏昏喜睡者，为邪气已退，正气未复，脾胃虚弱，宜以调补脾胃为治。痘痂落后，其瘢白，以手拭之。则稍红，为气虚。宜多服保元汤，必至瘢红而止。痂落后，虚烦不眠，宜用竹叶石膏汤。

痘浆法 人痘接种法之一。取天花患儿的新鲜痘浆，以棉花蘸塞入被接种对象的鼻孔，以此引起发痘，达到预防接种的目的。因本法须直接刺破儿痘，病家多不愿接受，故在古代亦较少用。

痞 病证名，见《伤寒论》。①指胸腹部痞满，按之不痛的疾患。多因脾虚气郁，痞塞不通，留滞积结而成。主症为胃脘部胀闷不适，按之濡，关脉浮。治宜开结除痞、和胃降逆为主。方选半夏泻心汤、枳实理中丸、生姜泻心汤等。根据病因、症状、部位不同，可分为诸痞，详见各条。②指胸腹部有癖块，属积聚。多因脾失健运，气机阻滞，气血痰浊互结所致。主症为胃脘部有肿块突起，状如覆盘，按之硬结，肌肉消瘦，四肢无力。治宜健脾散滞为主。方选痞气丸、木香顺气丸等。参见积聚有关条。

痞块 病名，见《丹溪心法》。①指腹腔内的肿块。多因情志抑郁，饮食不节，损伤脾气，脾气郁结，气机阻滞，气血运行不畅，痰浊阻滞而致。主症为腹部痞块，固定不移，胸膈支满胀痛、嗳气。治宜疏通气机、健脾消痞为主。方选大七气汤、六磨汤、阴阳攻积丸、大黄黄连泻心汤等。②指肝积。详见该条。

痞胀 证名，见《张氏医通》。指胸脘痞满而兼腹胀者。多因湿热损伤脾阴，或中气下陷，升降失常，脾不输运所致。亦由痞证久延，气血痹阻而成。主症为胃脘腹部胀闷不适，攻窜胀痛，饮食减少，食后胀甚，嗳气。治宜补脾理气、清利湿热为主。方选中满分消丸、木香顺气丸、香砂养胃丸等。参痞、痞满条。

痞根 奇穴名，出《医经小学》。位于腰部。在第十一胸椎棘突下旁开3.5寸处。主治痞块。艾炷灸3～7壮。

痞积 病证名，见《医林绳墨》。指过食生冷油腻引起的痞块。多因饮食不节、生冷油腻，损伤胃气所致。主症为胸中满闷，膈塞不通、嗳腐等。治宜散结消痞、消食导滞为主。方选六磨汤、保和丸等。参痞条。

痞满 证名，见《素问》又称否、满、痞塞。指胸脘痞塞满闷不痛。多因伤寒误下，病邪不得外解，浊气结而未散所致。主症为胸脘痞满不痛，按之濡，不知饮食，伴有呃逆。治宜调中补气、祛痰化浊为主。方选甘草泻心汤、枳实消痞丸、调中益气汤。参气痞、痰痞、虚痞、实痞条。

病疮 病名，见《诸病源候论》。是发于手足部的具有多形性皮疹的瘙痒性皮肤病。相当于西医的手足部湿疹。总由禀赋不耐，内蕴湿热，外受风邪，相搏于肌肤而成；日久可耗伤阴血，生风化燥。若初起红粟、水疱、瘙痒，抓破则黄水浸淫者，称湿病疮，治以清热利湿，龙胆泻肝汤加减内服；外用马齿苋、龙胆草各30g煎水冷湿敷；若滋干结痂，鳞屑较多，痒剧，或间有红粟、水疱者，称燥病疮，治以祛风清热，消风散加减内服，外用青黛散麻油调搽；若反复发作日久，皮肤肥厚、粗糙、干燥、脱屑、开裂、痒痛兼作者，称久臀疮，治以养血祛风润燥，当归饮子加减内服，外用青黛膏或润肌膏。

痢后风 证名，见《证治要诀》。又称痢风。是痢疾的一种继发症。指痢后脚痛缓弱，不能行履。多因痢后下虚，或多行，或房劳，或感外邪所致。主症为脚痛，步履不便，软弱无力。治宜扶正祛邪，活血脉、壮筋骨。方选大防风汤、独活寄生汤等。参痢后痿、痿条。

痢证汇参 痢疾专著。10卷。清·吴道源纂辑。刊于1773年。作者鉴于1768疫痢流行，死于误治者颇多，遂广选前人论述和治疗经验，分类编撰成书。卷1诸贤总论，并辑录《临证指南》痢疾治案；卷2~4论述外感痢、内伤痢、噤口痢、休息痢、疫痢和痢疾兼夹证；卷5~7胎前、产后痢、小儿诸痢；卷8~10列痢证主治诸方。方论结合，资料丰富，切合临床实用。现存清乾隆三十八年敦厚堂刻本。

痢症三字诀 痢症歌诀。1卷。清·唐容川撰。本书以三字歌诀夹注形式，论述痢疾之病理、辨证、治法、方剂等。有清刻本，并收入多种《陈修园医书》。《三字经合编》本附张骥撰《痢症三字诀歌括》，以七言歌诀介绍治痢常用方17首，加注说明主治、方义。现存清光绪二十三年石印本。并收入多种《陈修园医书》。

痢疾 病名，见《济生方》。又称肠澼、下利、下痢、痢病、滞下。指夏秋季常见的急性肠道传染病。多因外受六淫及疫毒之气，内伤七情劳役，或饮食不慎，积滞肠中，传导失常所致。主症为腹部疼痛，大便次数增多而量少，里急后重，下黏液及脓血样大便。治宜分辨虚实。实证用清热化湿、凉血解毒、消积导滞等法。方选白头翁汤、芍药汤、枳实导滞丸等。虚证用补中益气，温阳固涩等法。方选桃花汤、真人养脏汤、补中益气汤等。

痢疾论 痢疾专著。4卷。清·孔毓礼撰。刊于1752年。作者认为，"瘟疫而外，惟痢疾最险恶，能死人于数日之间"，遂集前人方论，结合个人识见经验，编撰成书。书中论述痢疾病因证治，共收治痢方百余首，每方详其主治、方药及服用法。末附痢症诸药。现存清乾隆十七刻本等10余种版本。

痧胀玉衡 痧症专著。3卷，后续1卷。清·郭志邃撰于1675年。痧为天地间之疠气，痧毒壅塞气机，作肿作胀，故名痧胀。上卷列痧胀发蒙论、痧胀要语、痧胀脉法诸篇。提出治痧三法：痧在肌肤者刮之，在血肉者放之，痧胀危症以药济之。中卷详列45种痧症的脉证治验。下卷录痧胀治方70首，并述常用治痧药物的性味功用。后补1卷，记述兼证、变证治法。论述系统，后世治痧诸书多祖述本书。现存清康熙十四年书业堂刻本等20余种版本，内有多种日本刻本。

痧法备旨 痧症著作。本书系《治痧要略》《痧症旨微集》合刊本。《治痧要略》，欧阳调律据郭志邃《痧胀玉衡》提要辑成。《痧症旨微集》，作者不详，列述多种痧症证候，其治详于针灸。1852年管颂声将二书合刻，改为今名。

痧麻明辨 麻疹专著。1卷。清·华壎撰。刊于1879年。本书专论痧麻即麻疹证治。首为总论，次列正候、兼候、回候、变候及附候五类，介绍证候、治则等内容。末附治痧三方。1921年千顷堂书局石印。

痧喉正义 痧喉专著。1卷。清·张振鋆撰。刊于1889年。本书汇集清时期名医缪仲淳、喻昌、叶香岩、吴鞠通、陈耕通、余师愚等20余家治疗痧喉、疫症、痧症、疫喉诸症的经验与理论，间附作者评语。现存清光绪十五年张氏刻本。1957年上海卫生出版社出版排印本。

痛风 病名，见《格致余论》。又称白虎历节、风痹、白虎风、历节、痛痹。指肢体肿大，疼痛剧烈的痛证。多因风寒湿气，乘虚袭于经络，气血凝滞所致。主症为骨节疼痛，走注四肢，难以转侧，或肢节红肿，甚则遍体瘰块，或痛如掣，昼静夜剧。治宜祛风散寒，通络止痛为主。方选四物汤为主，在上加桂枝、羌活；在下加牛膝、防己；湿热加苍术、黄柏；气虚加人参、黄芪；血虚加阿胶；阴虚加生地、龟板；阳虚加虎骨、鹿茸。寒盛者可用乌头汤、仓公当归汤等方；化热者可用桂枝芍药知母汤或千金犀角汤等。参历节风、寒痹、风痹、白虎历节风条。

痛泻要方 方名，见于《丹溪心法》，原名白术芍药散。炒白术二两，炒白芍二两，炒陈皮一两半，防风一两。为粗末，分八帖，水煎或为丸服。功能疏肝补脾，治痛泻，肠鸣腹痛，大便泄泻，泻必腹痛，舌苔薄白，脉两关不调。

痛痹 病名，出《素问》。又称寒痹。详见寒痹条。一说痛痹即痛风，参痛风条。

阑门 七冲门之一。指大小肠交界部位。形容此处如水谷传化通过之门阑。《难经·四十四难》："大肠小肠会为阑门。"

阑尾穴 奇穴名，位于小腿前外侧，足三里直下1~2寸间，压痛明显处。主治急、慢性阑尾炎，急、慢性肠炎，下肢麻痹或瘫痪，足下重等。直刺1.5~2寸。

善饥 证名，见《素问》。指容易饥饿。多因胃热所致。治宜清泄胃火，养阴生津为主。方选生地八味汤、玉女煎等。

善色 指疾病反映于面部的色泽明润含蓄，表示脏气未衰，病势轻浅。《素问·五脏生成》所载之"青如翠羽""赤如鸡冠""黄如蟹腹""白如豕膏""黑如乌羽"等，均属善色。

善怒 证名，见《素问》。又称喜怒。指容易发怒甚至无故自怒。多因肝实气滞，血少肝燥，或肾水不足，水亏肝旺所致。症见善怒，或稍受刺激即怒，胁痛腹满，心烦，至夜口干舌燥，睡眠短少。治宜疏肝养血，滋水平抑。方选香甘散、柴胡疏肝散、解怒平肝汤、润肝汤、英芍地黄汤等。

善恐 证名，出《素问》。又称恐。指容易畏惧甚至无故惊恐之症。多因脏气损伤所致。主症的心中畏惧，胆怯不安，不敢单独坐卧，常有被捉之感。治宜安神定志为主。方选定志丸加金银箔、琥珀、犀角、龙齿等。若恐病由胃者，宜壮其气，宜四君子汤倍茯苓；恐病由肝胆者，宜养其阴，用酸枣仁汤；恐病由肾本经伤者，宜壮其水，方用六味地黄丸，若肾阳虚善恐，宜八味丸等。

善惊 证名，出《素问》。又称喜惊。指遇事容易惊吓，或无故突然自惊之证。多因心气虚或心火旺，肝阳上亢、胆虚及气血亏损所致。主症为突为外事所惊，以致目睛不转，不能言，短气、自汗、体倦，坐卧不安，睡多惊梦。治宜养心安神为主。方选琥珀养心丹、黄连安神丸、妙香散等。若由胆虚者，宜归脾汤，若肝阳上亢者，宜珍珠丸；若气血虚者，宜养心汤，若痰浊者，宜十味温胆汤等。参惊条。

善悲 证名，出《素问》。又称喜悲、悲。指容易悲哀或无故悲伤之症。多因阴血不足，内脏虚燥所致。主症为经常悲伤欲哭，不能自制。治宜养心润肺为主。方选甘麦大枣汤、安神补心汤、生脉散；心火旺者，可用黄连解毒汤。

普行赫依 蒙医名词。赫依五种类型之一。存在于心脏，遍行于全身。在主司心脉之胀缩、推进血液循环、四肢举止、孔窍之启闭开合及输送精华于全身各部等功能。

普洱茶 中药名，出于《本经逢原》。又名普雨茶、大叶茶。为山茶科植物普洱茶 Camellia sinensis O. ktze. var. assamica kitamura 的叶。性寒，味苦、涩。归肝、胃经。有消食祛痰、清热生津、醒酒解毒之功效，主治食积不化、肉积不消、烦热口渴、痧气腹痛、干霍乱、痢疾及饮酒过度。煎服，3～6g。虚人忌用。

普济方 方书。原为168卷，清代纂修《四库全书》时改编为426卷。明·朱橚、滕硕、刘醇编。成书于1406年。本书是我国现存最大的方书。全书分为方脉、药性、运气、脏腑、伤寒、杂病、疮疡、骨科、妇科、儿科、针灸、本草等100余门，凡1960论，2175类，778法，61739方，239图。收方之宏富，独显古今。书中保存了明以前大量珍贵医学资料，引用古代方书不下150多种，其中为《永乐大典》所不见的医书，竟有50多种，许多古佚医书赖此以存。清代收入《四库全书》。建国后有排印本。

普济本事方 方书。又名《类证普济本事方》《本事方》。10卷。宋·许叔微撰。撰年不详。本书按病类分为中风肝胆筋骨诸风、心小肠脾胃病、肺肾经病、头痛头晕方等25门，辑录医方318首，载简明医论70余则。诸方多记有关治验"本事"。所收神效散、温脾汤、玉真丸、退阴散等方，识精理明，补前人所未及。所论气厥不可认作中风，益肾宜用滋肾之药，治脾肾虚弱全不进食，补脾不如补肾，及辨析肠风、脏毒、虫痔等，皆为后人称道。现存清康熙刻本、陆心源刻校本。1959上海科学技术出版社出版排印本。

普济消毒饮子 方名，出自《东垣试效方》。又名普济消毒饮。黄芩、黄连各半两，人参三钱，橘红、玄参、生甘草各二钱，连翘、牛蒡子、板兰根、马勃各一钱，炒白僵蚕、升麻各七分，柴胡、桔梗各二钱（或加防风、薄荷、川芎、当归身）。为粗末，每次五钱，水煎服。功能清热解毒，疏散风邪。治风热疫毒上攻所致之大头瘟，症见恶寒发热，头面红肿焮痛、目不能升，咽喉不利，舌燥口渴，舌红苔黄，脉浮数有力者。用治流行性腮腺炎亦有良效。

粪毒块 病名，相当于西医的钩虫皮炎。多因在田园、菜地工作，接触粪便、虫毒侵入，郁于肌肤而成。多发于足踝、足跟、趾间及手腕，初起局部瘙痒，继见红色斑丘疹及风团，或者水疱、脓疱，踝部常有水肿，或伴发荨麻疹。如无继发感染，约几周内皮疹即可消退。外治为主，用三黄洗剂或青黛膏。若大便中查到钩虫卵，则宜并服清热利湿、驱虫杀虫药，如白藓皮、苦参、车前子、川楝子、槟榔、榧子等。

焠刺 古刺法名。出《灵枢·官针》。九刺之一。指针烧红，迅入速出的针刺以治疗痹症。因其将针烧火后刺，故称焠刺，后世又称火针，以治瘰疬、乳痈等症。

焠脐风 出《厘正按摩要术》。是用灯火治疗脐风的方法。脐风初发即用灯火于囟门、眉心、人中、承浆、两手大指少商等处，各一燋，脐旁四围六燋，脐带未落，于带口一燋，如既落，则于落处于燋，共十三燋。可收息风镇痉之效。

滞下 古病名。见《千金要方》。痢疾的名称。指痢下脓血黏腻，排便滞涩难下。多因湿火、气食积滞所致。详见痢疾条。

滞针 指针刺后发生的针下滞涩而捻转提插不便等运针困难的现象。多因患者精神紧张，操作失当，患者体位移动，或留针时间过久而致局部肌肉痉挛或组织缠绕针体而致。可在针刺穴位附近循按或另刺一针，或再加温针，能予缓解。如因同一方向捻转过度而致，则需向反方向回捻，方可消除。

滞颐 病证名，出《诸病源候论》。指小儿口内流涎、浸渍两颐。脾之液为涎，脾开窍于口，小儿脾气虚弱，固摄失职或脾胃蕴郁湿热，上蒸于口而致。脾气虚弱者，口角流涎清稀，面白唇淡，治宜温补脾气，用益黄散或温脾丹。脾胃湿热者，口角流出稠涎，口渴烦躁，治宜清热利湿，用清脾散之类。

湮尿疮 病名，出《外科启玄》。相当于西医的尿布皮炎。多因婴儿尿布未能及时更换，致尿、粪浸渍，湿热蕴蒸于肌肤而成。发于婴儿尿布遮盖处，如外阴、臀部、下腹及股内侧等，为边缘清楚的大片红斑及少数丘疹，重者可有水疱、糜烂，甚至溃疡、化脓。一般外治即可，用青黛散、三石散和匀外扑；糜烂渗液者，用马齿苋、黄柏各20g煎水凉湿敷，间搽黄连油。症较重者，并以清热解毒利湿，五神汤合二妙丸加减内服。

湿 病因六淫之一。亦称湿气、湿邪。湿为长夏之主气，故长夏（农历六月）多湿病。湿邪的性质和致病特点是：湿为阴邪，易阻遏气机，损伤阳气；湿邪重浊而黏滞。湿邪为病，常能影响脾的运化。故外感湿邪，常见体重腰酸，头重如裹，四肢困倦，关节肌肉酸痛，痛处不移。湿浊内阻肠胃，则可见胃纳不佳，胸闷不舒，小便不利，大便溏泄不爽等症。

湿中 病名，见《医宗必读》。又名痰中。类中风之一。指痰湿酿热生风而致突然昏仆之主。多因湿盛生痰，痰生热，热生风所致。症见猝眩晕，发麻，昏倒不省人事，舌本强直，喉有痰声，四肢不举，脉洪滑。治宜祛湿化痰为主。方选苍白二陈汤、导痰汤加减等。参痰中条。

湿气呕吐 证名，见《症因脉治》。指湿盛而引起的呕吐，多因湿气袭胃，胃失和降所致。症见胸前满闷，头身困重，面目浮肿，呕恶而吐，口不渴，吐痰涎。治宜化湿为主。方选香苏平胃散、人参败毒散。若寒湿者，宜香砂二陈汤、术附汤；若湿热，宜栀连二陈汤、栀连平胃散等方。

湿伤脾阴 指湿郁生热，热盛化火而伤及脾阴的病理状态。多由外感湿邪，或内湿蕴盛所致。临床可见脘腹痞满，身重肢酸，口苦，渴不多饮，尿少而黄，大便坚结，舌苔由灰滑而变黄燥。《温病条辨·中焦篇》："湿之入中焦……有伤脾阳，有伤脾阴……伤脾胃之阴者十居一、二。"

湿困脾阳 指水湿之邪困遏脾阳，导致运化功能障碍的病理。此与脾虚湿困的病机稍有差异，但其主要临床表现大致相同。然脾虚湿困，是因脾虚而导致水湿阻困，脾虚是发病的关键。湿困脾阳，则湿盛乃发病之关键，湿祛则脾阳运化功能即可以恢复。

湿阻中焦 中焦指脾胃。即湿邪阻滞脾胃，影响运化功能的病理。临床可见头重，倦怠，脘闷，腹胀，纳呆，口黏渴，喜热饮，小便短赤，舌苔厚白或腻，脉缓等症。

湿阻气分 为气分受湿邪阻滞，导致机能障碍的病理状态。临床可见身热不扬，头重如裹，身重体酸，骨节烦痛，胸闷纳呆，脘腹痞痛，呕吐泄泻，舌苔滑腻，脉濡缓等症。

湿泻 病名，见《丹溪心法》。又称濡泄、洞泄。指湿邪而引起的泄泻。多因湿伤脾胃，运化失司所致。症见大便次数多而溏薄，甚至如水，舌苔白腻，脉濡。治宜化湿和中为主。方选豆蔻散、除湿汤、胃苓汤等。参濡泄、洞泄条。

湿毒带下 病证名，带下之一。多因湿毒秽浊之邪内侵，胞脉、带脉受损，失其约束所致。症见带下量多，色黄或黄绿如脓，或如米泔，阴部瘙痒，甚或痒痛难忍，坐卧不安，或有发热腹痛，小便短赤等，治宜清热解毒、除湿止滞，方用止带方。若带下五色杂见，臭秽异常，脐腹疼痛者，乃湿毒积久溃腐，或败血所化，临床必须结合妇科及有关辅助检查，以明确诊断，排除恶变。

湿毒疮 病中。出《外科启玄》。又名下注疮。是发于下肢的瘙痒渗液性皮肤病。相当于西医的下肢湿疹。多因湿热下注，阻隔经络，凝滞气血而成。多发于小腿下1/3处，急性者皮肤潮红，继起丘疹、小水疱，瘙痒，抓破糜烂、渗液，浸淫成片，治以清利湿热，萆薢渗湿汤加减内服，外用龙胆草、马齿苋、黄柏各30g煎水冷湿敷，间用青黛散麻油调搽。日久转成慢性，皮肤粗糙、肥厚、紫暗、瘙痒较剧，常伴青筋曲张，治以清湿热、散瘀滞，五神汤合桃红四物汤加减内服，外用青黛或狼毒膏。

湿毒流注 病名，见《医宗金鉴》。是发于腿胫部的红斑结节性皮肤病。围绕胫部而发者，又称瓜藤缠。相当于西医的结核性红斑或硬结性红斑。多因实热或虚热挟湿痰下注，蕴于肌肤，凝滞气血而成。多对称发于两小腿胫部，初起为大小不等的色红的皮下结节。若结节渐变暗红，但不溃破，渐消亦不留痕迹，此相当结节性红斑，治以清热利湿，化痰散结，五神汤合二妙丸加减内服，外用金黄膏。老结节或渐消而留褐色斑，或渐变紫暗，随即破溃，流脓稀薄且挟败絮样物，病程缠绵，此相当硬结性红斑，治以养阴清热化痰散结，六味地黄丸加味并小金丹内服，未溃外用冲和膏或回阳玉龙膏；溃后先用七三丹，红油膏，腐尽改生肌散、白玉膏。

湿胜则濡泻 指湿邪蕴盛，影响脾胃运化而出现泄泻的病理表现。出《素问·阴阳应象大论》。脾恶湿而喜燥，湿气内盛则脾阳受遏，运化功能失调，故见脘腹胀闷，大便泄泻等症。

湿热 ①指湿与热相结合的病邪。可引起脾胃、肝胆及下焦大肠、膀胱等脏腑或皮肤筋脉之病变。《素问·生气通气论》："湿热不攘，大筋软短，小筋弛长，软短为拘，弛长为痿。"②指湿病中的一种。临床可见发热，头痛，身重而痛，腹满食少，小便短而黄赤，舌苔黄腻，脉濡数等症。③湿热合邪的其他病证。如湿热发黄、湿热下痢、湿热滞下等。

湿热下注 指湿热流注于下焦，影响及肠腑、膀胱和带脉、下肢关节等功能的病理。临床可见小便短赤，身重酸乏，舌苔黄腻，胃纳不佳，以及湿热痢疾、湿热泄泻、淋浊、癃闭、阴痒、白带、下肢关节肿痛、湿脚气感染等症。

湿热内蕴 指湿热蕴蓄于中焦脾胃及肝胆的病理。湿为重浊黏滞之邪，易阻遏气机，与热邪相合，则湿热交困。热因湿阻而难解，湿受热蒸则阳气更伤。故其临床表现多见热势缠绵，午后热盛，身重疲乏，神志昏沉，胸脘痞满，不思饮食，大便黏滞不爽，小便不利或黄赤，或发黄疸等。

湿热发黄 病证名，见《丹溪心法》。指湿热引起的发黄证。多因湿与热搏郁滞所致。主症为身目发黄，发热口渴，小便不利。若湿重于热者，兼见头重身倦，胸脘痞满，治宜利湿为主。方选茵陈五苓散、甘露消毒丹。若热熏于湿，色如橘黄鲜明，口渴甚，治宜清热为主。方选茵陈蒿汤、大黄硝石汤等。参阳黄条。

湿热呕吐 病证名，见《症因脉治》。指呕吐由湿热引起。多因肠胃素有积热，又外感湿热之邪所致。主症为胃脘烦闷、胀满，口臭身热，面目黄肿，恶心，闻谷气即呕。治宜清化湿热为主。方选家秘清胃汤、栀连二陈汤、栀连平胃散等。

湿热身肿 病证名，见《症因脉治》。身肿类型之一。指身肿因湿热所引起。多因湿热壅滞，三焦气化失常，水道不通所致。主症为四肢黄肿，胸腹胀闷，口渴心烦，小便短赤。治宜清金利水。方选四苓散合清肺饮、八正散、二妙丸、羌活胜湿汤等。参身肿、水肿等。

湿热条辨 温病著作。1卷。清·薛雪撰。撰年不详。本书论述湿热病传变规律及辨证治疗原则。章虚谷加注后收入《医门棒喝》。后王孟英又加按语，增补内容，改名《薛生白湿热病篇》，收入《温热经纬》。

湿热便血 病证名，见《金匮翼》。指便血由湿热引起。多因饮酒嗜辛，胃中蕴积湿热，下注大肠，灼伤阴络所致。主症为下血鲜红，先血后便，大便不畅，或腹中微痛，舌苔厚腻，脉九。治宜清化湿热，凉血止血为主。方选约营煎、聚金丸、槐角丸等。参湿毒下血、热毒下血、便血等条。

湿热眩晕 病证名，见《症因脉治》。指眩晕由湿热引起。多因感受湿热时邪所致。症见头晕目眩，自汗，面垢背寒，口渴欲饮，小便黄赤，或见身热，舌苔黄腻，脉濡数等。治宜清热化湿为主。方选人参白虎汤、黄连香薷饮等。参眩晕条。

湿热痉 病名，见《湿热病篇》。指由湿热病传变所引起的痉症。多因湿热挟风，侵入筋脉，或邪入手足厥阴，热盛动风所致。症见四肢牵引拘急，甚则角弓反张，壮热口渴，神昏笑妄，腹胀便秘，舌黄或焦红。治宜泄热存阴为主。方选凉膈散、大承气汤、安宫牛黄丸、至宝丹等。

湿热痢 病名，见《症因脉治》。指痢疾之由湿热积滞所引起。多因湿热积滞肠中，气血阻滞，传导失职所致。证见腹痛，里急后重，下痢赤白；稠黏臭秽，肛门灼热，小便短赤，苔黄腻，脉滑数等。治宜清热燥湿，调气行血为主。可选芍药汤、白头翁汤、香连丸等。若有表证者，用荆防败毒汤；身热甚，用葛根芩连汤；湿火伤于气分，用黄连枳壳汤；湿热伤于血分，用河间黄连汤；气滞食滞偏重，用枳实导滞丸等方。参痢疾、热痢、湿痢条。

湿热痿 病证名，见《医学纲目》。痿证之一。指痿证由湿热引起。多因湿热浸淫，伤及筋脉所致。主症为腿足痿软、微肿，或足趾麻木，伴有身重胸闷，小便赤涩，舌苔黄腻，脉濡数。治宜清热燥湿，健脾渗湿为主。方选加味二妙丸、东垣健步丸、清燥汤等。参痿条。

湿痉 病证名，小儿痉病之一。属小儿感受湿热病邪而致的痉证。症见身热不扬，抽搐，或四肢挛掣，角弓反张。多伴有神志模糊、谵语等。治宜清热化湿，用菖蒲郁金汤，偏湿者煎送至宝丹；如秽浊甚者，用苏合香丸。

湿黄 病名，见《证治准绳》。指黄疸之湿邪偏重者。多因湿邪内蕴，与热相搏所致。症见小便不利，四肢沉重，似渴不欲饮，脘痞纳呆，舌苔厚腻黄白相兼。治宜利湿化浊为主。方选茵陈五苓散、麻黄连翘赤小豆汤等。参黄疸、湿疸等条。

湿遏热伏 亦称湿郁热伏。指湿邪阻遏而致热邪不易宣散透发的病理。其临床表现可见身热不扬，午后热势升高，汗出而热，神疲，头重，胸闷腹胀，厌食，小便黄赤，舌苔白腻或黄腻，脉濡数等。

湿温 病名，出《难经》。①指好发于夏秋季节的一种热性病。多因感受时令湿热所致。症见发热持续，头重身痛，胸痞脘闷，苔白腻或黄腻，脉濡。本病可见于伤寒、副伤寒、乙脑、钩端螺旋体病等。治宜化湿为主。方选三仁汤、藿朴夏苓汤、连朴饮、甘露消毒丹等。病情发展，可以传营、入血，发生神昏痉厥或大便出血等症，宜用芳香开窍、清营凉血，阴虚可温中止血。②指见头痛、胸腹满、妄言、多汗、两胫逆冷等症的一种疾患，治宜白虎加苍术汤等方。③指疫疠轻症。参温病有关条。

湿痰不孕 病证名，出《女科指掌》。又称痰湿不孕、肥胖不孕、脂塞不孕。指女人体质肥胖，湿痰内盛而导致不孕者。多因素体肥胖之妇，恣食厚味，痰湿内生，冲任受阻，气机不畅，壅塞胞脉胞宫而不能摄精成孕。症见形体肥胖，婚久不孕，月经后期，甚或闭经，头晕乏力，胸闷泛恶，带下量多。治宜健脾除湿，理气化痰。方用启宫丸加味。

湿痰眩晕 病名，见《证治汇补》。指眩晕由湿痰引起。多因湿痰壅遏清阳所致。主症为头目昏重，胸闷纳呆，恶心呕吐，体多肥胖，苔白腻，脉濡。治宜燥湿化痰。方选半夏白术天麻汤、温胆汤等。参痰晕条。

湿痰流注 病名，见《外科枢要》。流注病的一种。多因脾虚气弱，痰湿内阻而成，故名。初起症见肌肉疼痛，漫肿无头，皮色不变，或伴有寒热，关节疼痛等；成脓后溃流稀白脓汁。治初宜清热祛风、化湿消痰，五味消毒饮合一陈汤加减内服，外用冲和膏或金黄膏；成脓宜清热和营托毒，黄连解毒汤合透脓散加减内服。溃后内治及各期外治均同暑湿流注，见该条。

温邪 泛指各种导致温热病发生的致病

邪气。包括了温病中的春温、风温、暑温、伏暑、湿温、秋燥、冬温、温疫、温毒和温疟等的病因。《温热论》："温邪上受，首先犯肺。"

温壮 病证名，出《诸病源候论》。小儿胃肠实热的症状。①指温温然，热而不甚者。《证治准绳·幼科》："温壮与壮热相类而各有小异，一向热而不止是壮热也。"②《圣济总录》："体热多睡名曰温壮。其证大便黄而恶臭者，有伏热也，利下乃愈；若便自下而有酸臭者，有宿食也，当微利损谷乃愈。"温壮多由内有伏热，及挟宿食，以致胃不调和，气机壅涩而成。

温针灸 灸法名。又名针柄灸。是针刺与艾灸相结合的一种方法。即在留针过程中，将艾绒搓团捻裹于针柄上点燃，通过针体将热力传入穴位。每次燃烧枣核大艾1～3团。有温通经脉、行气活血的作用，适于寒盛湿重、经络壅滞之证，如关节痹痛、肌肤不仁等。

温灸器 灸具名。又名灸疗器。是一特制的金属圆筒，外形分筒体和持柄两部分。筒体上下各有多数小孔，上孔可以通风出烟，下孔用以传导温热。内另有小筒1丁，可置艾或药物燃烧。使用时，先将艾或药物点燃，置灸器于应灸之处，或作来回温熨，使温热传至体内，有调和气血、温散寒邪的作用。

温者清之 治则之一。即偏于温热的病证应用清凉的方药进行治疗。出《素问·至真要大论》。

温和灸 灸法名。悬起灸之一。是将艾条燃着的一端与施灸部位的皮肤保持1寸左右距离，使患者有温热而无灼痛的艾灸法。亦有认为相对烧灼灸而言，凡可使患者产生温热感觉的灸法，均称温和灸。一般每次灸至皮肤潮红为止。用一切灸法适应症。

温服 指将煎好的药液在不冷不热时服下。其适用范围广泛，目前临床上多采用此种方法。

温法 八法之一。又称祛寒法。应用温热药物驱散阴寒之邪。主要适用于里寒证。《素问·至真要大论》说："寒者热之"；"治寒以热"是温法的主要理论根据。由于里寒证的成因不同，寒邪又有在中、在下、在脏、在腑及在经、在络的区别，温法亦有温中祛寒，温经散寒，回阳救逆等不同。

温降汤 方名，出自《医学衷中参西录》。白术、清半夏、干姜各三钱，山药、代赭石（轧细）各六钱，白芍药、生姜各二钱，厚朴一钱半。水煎服。功能温中降逆。治吐衄脉虚濡而迟，饮食停滞胃口，不能消化，属因凉而胃气不降所致者。

温经汤 方名，出自《金匮要略》。吴茱萸三两，当归、川芎、芍药、人参、桂枝、阿胶、牡丹皮、生姜、甘草各三两，半夏半升，麦门冬一升，水煎，分三次服。功能温经散寒，养血祛瘀。治冲任虚寒，漏下不止，月经不调，傍晚发热，手心烦热，唇口干燥，少腹里急，腹满，以及久不受孕者。

温毒发斑 病证名，见《肘后备急方》。又称时疫发斑、瘟疫发斑、时气发斑。指感受温热毒邪而引起的出血斑。多因毒气弥漫营卫，三焦壅闭，燔灼气血所致。主症为斑疹淡红稀小或紫黑稠密，发热、神昏、烦躁、口渴、咽喉肿痛、舌紫苔黑。治宜清热解毒、凉血为主。方选犀角地黄汤、黄连解毒汤、清营汤、清瘟败毒饮等。参温毒、瘟疫、时疫发斑、瘟疫发斑条。

温毒病论 温病著作。《邵氏医书三种》之一。清·邵登瀛撰。刊于1815年。作者鉴于冬温、春温、温疫、湿温盛行时常夹杂温毒病证，遂参酌吴又可、喻嘉言二家之说，旁及有关医著编成，于温毒、疫病证治阐述尤详。书后附治疗方剂。

温胃散 方名，出自《奇效良方》。生姜（用盐二两腌一宿，炒过，入陈曲末一两，同炒干）半斤，陈皮、半夏（为末，生姜汁同捣作匀，晒干）、草豆蔻（不去皮）各一两，丁香一分，炙甘草二两。为粗末，每服二钱，加茶点服。功能顺气消食。治留饮。

温胆汤 方名，出自《备急千金要方》。枳实、竹茹、半夏各二两，橘皮三两，生姜四两，甘草一两。为粗末，水煎，分三次服。功能理气化痰，温胆和胃。治大病后虚烦不得眠，证属胆虚寒者。后世方多增茯苓、大枣而减生姜用量。

温疫 病名，出《素问》。又称瘟疫、时行、天行时疫、疫疠、疫。指感受疫疠之气造成的一时一地大流行的急性烈性传染病。多因正气虚弱，疫疠之气入侵所致。其发病急剧，证情险恶。若疠气疫毒伏于募原者，初起可见憎寒壮热，旋即但热不寒，头痛身疼，苔白如积粉，舌质红绛，脉数等。治以疏利透达为主。方选达原饮、三消饮等方。若暑热疫毒，邪伏于胃或热灼营血者，症见壮热烦躁，头痛如劈，腹痛泄泻，或见衄血、发斑、神志皆乱，舌绛苔焦等。治宜清瘟解毒，方选清瘟败毒饮、白虎合犀角升麻汤等。参疫、天行、时行、温疫发斑等条。

温疫论 温病著作。2卷，补遗1卷。明·吴有性撰，成书于1642年。本书论述瘟疫病因证治。作者认为温、瘟二字没有区别，都属温热病，故以温疫名书。谓温疫之为病，非风非寒，非暑非湿，乃天气间别有一种异气，自口鼻而入，伏于膜原，其传变有九。瘟疫与伤寒相似而迥殊。提出温疫治疗原则，创用达原饮、三消饮等方。清代纂修《四库全书》时，将下卷安神养血汤等条，及成书后陆续补入的正名、伤寒例正误等篇并为补遗一卷。本书对瘟疫病因和传染途径的认识，较前人有较大突破。本书有郑重光补注本，名《温疫论补注》；洪天锡补注本，名《补注温疫论》；孔毓礼、龚绍林评注本，名《医门普度温疫论》。刊本甚多，现存清康熙刻本80余种版本。建国后有影印本、排印本、评注本。

温疫论类编 温病著作。5卷。清·刘奎评释。刊于1787年。本书作者认为《温疫论》序次乱杂，行文详略未能合宜，命其子刘秉锦《瘟疫论》重予分类，析为诸论、统治、杂症、撮要、正误5卷；刘奎则结合个人经验详予评释，并有增删发明。后人编入《说疫全书》。

温疫论辨义 温病著作。4卷。清·杨尧章编撰。刊于1856年。本书取吴有性《温疫论》原文，逐条辨析，或阐发吴氏立论精义，或参以个人临证经验，重在辨明是非疑似之处。卷末附胃气论、寒疫论，前者论述胃气升清降浊，及治胃在补偏救弊中的重要作用；后者辨寒疫与温疫受气、主治的不同，并各附方案。现存清咸丰六年刻本。

温疫析疑 温疫著作。4卷。清·唐毓厚撰。刊于1878年。作者明确指出，"温、疫本属两途，只因习俗并称，以致疑义不明"。书中辨析温疫二证，将温、疫病证分为伏气、岁气、时疫、疫毒4门，兼论妇女温热、热入血室等证。选方按治疗大法分为10类。并附治验。现存稿本、清光绪四年刻本。

温热 病因之一。同温邪或热邪。亦有的邪轻为温，邪重为热；渐感为温，速发为热；冬春为温，夏暑为热等，但实际上差别不大。

温热论 温病著作。1卷。清·叶天士述，门人顾景文、华岫云等据笔记整理而成。本书论述温热病传变规律，创立了卫、气、营、血辨证体系。介绍温热病察舌、验齿和观察斑疹、白㾦的方法与临床意义；温热病的病理、治疗大法与用药物点，是叶天士治疗温热病经验的系统总结，迄今仍有很高的临床实用价值。收入《温热经纬》，称《叶香岩外感温热病篇》；收入《医门棒喝》，称《叶天士温热论》。《吴医汇讲》之《温症论治》，内容大同小异。有周学海、杨达夫等多种注本。现存清道光九年卫生刻本、《周氏医学丛书》本。

温热经纬 温病著作。5卷。清·王孟英撰于1852年。本书汇辑温病证治资料，以《内经》、张仲景论述为经，叶天士、薛雪诸家为纬，故名。卷1～2辑录《内经》

《伤寒论》中有关温热病病源、证候、诊断、治疗的论述。卷3收叶天士《外感温热篇》《三时伏气外感篇》。卷4收陈平伯《外感温病篇》，薛雪《温热病篇》、余师愚《疫病篇》，并引章虚谷、华岫云、吴鞠通等人注释。卷5方论，选方112首，附诸家方义解说。本书博采诸家精论，并加评议，成为有广泛影响的温热病著作。现存清咸丰二年刻本等30余种版本。1956年人民卫生出版社出版有排印本、影印本。

温热逢源 温病著作。3卷。清·柳宝诒撰。上卷详注《内经》《难经》及《伤寒论》中伏气温病各条，附注《伤寒论》暴感暑热、兼感湿温各条；中卷辨析《温热暑疫全书》《伏邪篇》《伤寒绪论》《温疫论》诸书温热病部分条文；下卷重点论述伏气温病病源病机、辨证诊断、证候、治疗等，共16条。此书原系未刊稿，后编入《三三医书》。1959年人民卫生出版社排印出版。

温热病 病名，见《外台秘要》。①温病的别称。泛指各种温病、热病。参湿病、热病条。②温病之一种。指温病之偏热盛而不兼风、寒、暑、湿等他邪者。

温热痉 病证名，小儿痉病之一。小儿感受温热病邪，侵袭经络，壮热，发痉者。治宜辛凉镇痉，用白虎汤加全蝎、蜈蚣之类。

温热暑疫全书 温病著作。4卷。清·周扬俊撰于1679年。本书依次分卷论述温病、热病、暑病、疫病，选辑《伤寒论》等书有关原文，注释发挥；参酌诸家学说，详细分析各种证候及其治法。并附前人医案，以为临证借鉴。现存清康熙十八年刻本。1959年科技卫生出版社出版排印本。

温病 病名，出《素问》。又简称"温"①多种外感急性热病的总称。多因正气虚弱，六淫疫疠之气入侵所致。临床特征一般是起病较急，发热较甚，传变较快，容易化燥伤津，后期尤多阴枯液涸等。其治疗，一般按卫、气、营、血或三焦辨证理论，选用解表、清气、和解、化湿、通下、清营凉血、开窍、息风、滋阴、回阳固脱等法。因发病季节、四时之气、流行特点的不同，有风温、温热、温疫、温毒、冬温、暑温、秋温、春温、温疟、秋燥、伏气温病、晚发等区别，详见各条。②指伤寒五种疾患之一。③指春季发生的热性病。参伏气温病条。

温病条辨 温病著作。6卷。清·吴瑭撰于1798年。本书分条加注论辨温病病因证治。卷首原病篇引《内经》19条原文，以明温病原始。卷1~3分述温病三焦辨证治法。上焦列治法58条，方46首；中焦治法102条，方91首；下焦治法78条，方64首。卷4杂说，论救逆、病后调治。卷5解产难，论产后调治及产后惊风等症。卷6解儿难，论小儿急慢惊风、痘症等。本书创立温病三焦辨证体系，有别于伤寒六经辨证；于温病治疗，倡导养阴保津液之法，有别于伤寒扶阳保阴，为其特点。作者将叶天士散见于医案中的温病治疗经验，总结出清络、清营、育阴诸法。所载银翘散、桑菊饮等方，为后世广泛应用。屡经刊印，影响甚广。现存清嘉庆十八年向心堂刻本等60余种版本。建国后有人民卫生出版社影印本及多种排本。增批评注本颇多，著名者王孟英、叶霖、郑雪堂诸家评注本。

温病派 古代医学的一个学术流派。明清以来，通过长期临床实践和理论探索，对温热病有了较深入的认识，在温热病的病因、病理、诊断和治疗上逐步形成比较系统的学说，从而使外感热病的防治水平有了显著提高。提倡和赞同这一学说的医家，自成一派，后世称为温病派。主要代表人物有叶桂、薛雪、吴瑭、王孟英等。

温粉 方名，出自《三因极一病证方论》。白术、藁本、川芎、白芷。为细末，每一两入米粉三两和匀，扑周身。治汗出不止。

温清饮 方名，出自《妇科玉尺》。原名解毒四物汤。熟地黄、白芍药、当归、川芎、黄芩、黄连、黄柏、栀子、生地黄各一钱。水煎服。功能补血养血，泻火解毒。治崩漏，面黄，腹痛。

温清散 方名，出自《万病回春》。当归、白芍、熟地黄、川芎、黄连、黄芩、黄柏、栀子各一钱半。为末，水煎空腹服。功能补血养血，清热解毒。治妇人经脉不住，或如豆汁，五色相杂，面色萎黄，脐腹刺痛，寒热往来，崩漏不止。

温脾汤 方名，出自《备急千金要方》。大黄四两（后下）、人参、甘草、干姜各二两，附子一枚。为粗末，水煎分三次服。功能温补脾阳，攻下冷积。治冷积便秘，腹中满痛，手足不温，或久痢赤白，经来不止。

温溜 经穴名，出《针灸甲乙经》。又名池头、蛇头、逆注。属手阳明大肠经，该经郄穴。位于前臂背面，阳溪穴与曲池穴连线上，距阳溪穴5寸处。主治头痛、面肿、项强、口舌咽喉肿痛、口眼㖞斜、肠鸣腹痛、肩背酸痛、疔疮等。直刺5分～1寸。艾炷灸3～5壮，或艾条灸5～10分钟。

温燥 病名，见《重订通俗伤寒论》。指感受秋燥之邪而偏热者。多因久晴无雨，秋燥之气反而为淫，伤及人体所致。初起见身热头痛，干咳无痰，或痰少黏腻不爽，气逆而喘，咽喉干痛，鼻干唇燥，苔薄白而燥，舌尖边俱红。治宜辛凉解表为主，方选桑杏汤。如燥从热化而劫津伤阴，治宜甘凉濡润为主，方选沙参麦冬汤、玉竹麦门冬汤、清燥救肺汤等。参秋燥、凉燥条。

滑石 中药名，出于《神农本草经》。又名画石。为单斜晶系滑石的矿石。性寒，味甘、淡。归胃、膀胱经。有利水通淋、清热解暑之功效，主治热结膀胱之小便不利、淋沥热痛、暑热烦渴、湿温胸闷、湿热泄泻，及湿疮、湿疹、痱子等。煎服10～15g，外用适量。

滑石白鱼散 方名，出自《金匮要略》。滑石、乱发（烧）、白鱼（即蠹鱼）各等分。杵为散，饮服方寸匕，日三服。功能补水通淋，止血消瘀。治血淋，小便不利，小腹胀满。

滑肉门 经穴名，出《针灸甲乙经》。又名滑肉、滑幽门。属足阳明胃经。位于腹部脐上1寸，旁开2寸处，即水分旁2寸处。主治胃痛、呕吐、呃逆、肠鸣、泄泻、癫狂等。直刺8分～1寸2分。艾炷灸3～7壮，或艾条灸5～15分钟。

滑寿 元代著名医学家。字伯仁，晚号撄宁生。祖籍襄城（今河南襄城）人，后迁仪征（今属江苏）。自幼习儒，擅长诗文。曾从名医王居中学医。精读《素问》《难经》，深有领会，撰《读素问钞》《难经本义》。谓医莫先于脉，乃撰《诊家枢要》。后随东平高洞阳学针法，精通针术，曾用针法治疗难产等多种病证。研究经络理论，撰《十四经发挥》，对考订经络腧穴有贡献。另撰有《伤寒例钞》《本草发挥》《脉诀》《医韵》《痔瘘篇》等，均佚。朱右《撄宁生传》，收其治疗验案数十则。

滑泄 病名，见《中藏经》。又称滑泻。指久泻不止，日夜无度的泄泻。多因泄久气陷下脱所致。主症为泄泻不禁，日夜无度，饮食减少，手足厥冷或肿胀，形寒短气，消瘦，或发热虚。宜固脱止涩，扶正祛邪为主。方选扶脾丸、肉豆蔻饮、固肠丸、诃子丸等。参久泄条。

滑脉 脉象之一。其脉往来流利，应圆滑，如珠走盘。《脉经》："滑脉往来前却流利，展转替坱然与数相似。"滑脉主病为痰饮、食积、实热等证。又主妊娠，健康人亦可见到。

滑胎 病名，出《经效产宝》。又名数堕胎、数失子。指连续堕胎、小产三次或三次以上者。即习惯性流产。多因气血两虚、不能摄血养胎；或肾虚不固；或阴虚内热扰动胎无；外伤等原因，导致屡孕屡坠。治疗详见气血亏损滑胎、肾虚不固滑胎、阴虚内热滑胎、外伤滑胎各条。

溲血 证名，出《素问》。又称溺血、尿血。指小便出血，小便红赤甚至尿纯血。

多因肾阴不足，心肝火旺，下移小肠，或脾肾两亏，血失统摄所致。心肝火旺者，可伴见虚烦不眠，舌咽作痛，少腹胀满，胁肋刺痛，口苦耳聋等。治宜清热为主，方选导赤散、清肠汤、龙胆泻肝汤等。倘火盛伤阴，肾阴不足者，见小便短赤带血，目眩耳鸣、腰腿酸软，舌质红，脉弦细数，治宜滋阴清火为主，方选保阴煎、知柏地黄丸、小蓟饮子等。若尿血日久导致脾肾气虚，尿血淡红，面色萎黄，饮食减少，腰酸肢冷，舌质淡，脉虚软者，治宜健脾补肾为主，方选无比山药丸、补中益气汤等。

游风 病证名，见《诸病源候论》。又名游肿、赤游风、白游风。相当于发于唇、舌、眼睑、咽喉等部位的血管神经性水肿，又称巨大型荨麻疹。脾肺气虚复感风寒者，于口唇、眼睑、耳垂等部位突发局部皮肤肿胀，边界不清，稍呈白色，纳食不香，面色㿠白，治宜补益脾肺，疏风散寒，用参苓白术散加减；肺燥阴虚，风热搏结者，症见面部、口唇等部肿起如云，焮热发红，口干身热，治宜清肺润燥，散风清热，用养阴清肺汤合四物消风饮加减。

滋水清肝饮 方名，出自《医宗己任编》。熟地黄、山茱萸、山药、牡丹皮、茯苓、泽泻、柴胡、白芍药、栀子、酸枣仁、当归。水煎服。功能滋肾清肝。治燥火生风，症见发热胁痛，耳聋口干，手足头面似常见肿起。

滋水涵木 为运用滋补肾阴而达到润养肝阴，涵饮肝阳的治疗方法，可用于肾肝阴亏，肝阳上亢，肝火有余病证。临床可见头目眩晕，目珠干涩，耳鸣颧红，口干，五心烦热，腰膝酸软，男子遗精，妇女月经不调，舌红少苔，脉细弦数等症。

滋阴抑火汤 方名，出自《证治准绳》。当归、煨芍药、生地黄、川芎、黄连、知母、熟地黄各一钱，肉桂、甘草各五分。水煎，加童便，食前服。功能滋阴降火。治阴火上冲，怔忡不已。

滋阴降火汤 方名，出自《明医杂著》。生地黄（酒洗）、炙甘草、炮姜各五分，川芎、熟地黄、知母（蜜炙）、麦门冬各一钱，炒白芍、当归、白术各一钱三分，陈皮、黄柏（蜜炙）各七分。加生姜三片，水煎，空腹服。功能滋阴降火。治劳瘵，色欲过度，损伤精血，阴虚火动，午后发热，盗汗咳嗽，倦怠食少，或咯血吐衄，肌肉消瘦，身热脉沉数。

寒 ①病因六淫之一。为冬令之主气。其性质与致病特点为：寒为阴邪，易伤阳气；寒性凝滞，易致收引。其致病多见恶寒，发热，头身疼痛，肢体屈伸不利，或冷厥不仁，或脘腹冷痛，下利清谷，小便清长，脉紧或沉迟等症。②寒邪伤人，可阻滞气血，使气血流通不畅，不通则痛，故成为痛证原因之一。《素问·痹论》说："痛者，寒气多也，有寒故痛也。"③八纲辨证，寒热一对纲领之一。指阴盛阳衰，机能衰退的虚寒性病证。

寒入血室 病名，见《医药顾问大全》。指妇人经期或产后血室正开之际，感受寒凉之邪，寒气乘虚袭人所出现的病证。症见月经骤停，或恶露当下不下，腹痛拒按，得热痛缓，腰冷背寒，不思饮食，尿液清长。治宜温阳散寒，活血化瘀，方用黑神散加益母草、五灵脂。若腹痛加剧，其痛如绞，难以睡卧，四肢厥冷，面目俱青，或冷汗如雨，脉微欲绝，病势危急者，宜回阳救逆，急投参附汤。

寒无犯寒 指季节用药的一般规律，为治疗用药"因时制宜"的基本原则之一。出《素问·六元正纪大论》。一般是说，以寒冷的冬季，无过盛的实热证，不宜随便使用寒凉药物，以免损伤阳气，或变生其他病证。故《医门法律》载述："不远寒则寒至，寒至则坚否胀满痛急下利之病生矣。"

寒气呕吐 病证名，见《症因脉治》。指因寒气而引起的呕吐。多因胃气素寒，复感寒邪所致。主症为食久呕吐，或遇寒即呕，手足青冷，大便稀薄，小便清利，脉弦紧，或迟缓，或沉细，甚者沉伏。治宜散寒温胃为主。方选姜桂六君子汤、理中汤、四逆汤等。

寒气腹痛 病证名,见《医方考》。指感受寒邪所致的腹痛。多因阳气虚弱或脾胃虚寒,复感寒邪所致。主症为面黄唇白,手足多冷,腹痛绵绵,得热则减,感寒则甚,脉沉迟。治宜温中散寒为主。方选桂枝芍药汤、金匮建中汤、四逆汤、理中汤等。参腹痛、感寒腹痛、寒冷腹痛等条。

寒从中生 指机体阳气虚衰,温煦气化功能减退,阳虚阴盛,虚寒内生,或阴寒之邪弥漫的病理。表现则为阳热不足,温煦失职,出现虚寒症状;或血脉收缩,血行减慢等收引症状;或气化功能减退或失司,阳不化阴,代谢障碍或减退,从而导致阴寒性病理产物积聚,形成水湿、痰饮等病证。临床可见面色苍白,形寒肢冷,或筋脉拘挛,肢节痹痛,或尿频清长,滋唾痰涎稀薄清冷,或大便泄泻,或水肿等症。寒从中生主要与脾肾阳虚不足有关,且尤以肾阳虚衰为其关键。故《素问·至真要大论》载述:"诸寒收引,皆属于肾。""诸病水液,澄彻清冷,皆属于寒。"

寒水石 中药名,出于《神农本草经》。又名凝水石。为硫酸盐类矿物芒硝Mirabilite的天然晶体。近代为三方晶系碳酸钙（$CaCO_3$）的矿石（方解石）、或硫酸钙（$CaSO_4$）的矿石（红石膏）。性大寒,味辛、咸。归胃、肾经。有清热泻火、除烦止渴、缓痛之功效,主治温热病之大热,心烦口渴,风热火眼,咽喉肿痛,口舌生疮及烧烫伤。煎服10~15g,外用适量。脾胃虚弱及无实热证者忌用。

寒水石灰剂 蒙医纳里病名。方由诃子、硼砂、荜茇、查干榜戈、光明盐、零水石、硫磺组成。功能消食、祛巴达干寒、解毒、除痞。主治未消证、痞症、各种巴达干证和毒证以及胃痼疾等证。

寒因热用 反佐治法之一。指用寒凉药治热证,反佐以热药而发挥作用。出《素问·至真要大论》。如实热病证,热郁于里,出现四肢厥逆的假寒症状时,服用寒凉药常因格拒而被吐出,若佐以温热药或寒药热饮,则不会格拒。《素问注证发微》:"寒以治热,而佐以热药,乃寒因热用也。"

寒因寒用 反治法之一。指用寒凉药物治疗真热假寒证的方法。如病人身大热,口大渴,大汗出,脉洪大,四肢厥逆而冷,其中四肢逆冷即是假寒,余证为真热。可用白虎汤热服治疗,此属寒因寒用的具体应用。

寒则气收 指寒性收敛凝涩,使阳气不得宣泄于外的病理。如寒在皮毛腠理,则毛窍收缩,卫阳闭郁不得泄越,故可出现严寒,无汗等症。《素问·举痛论》:"寒则腠理闭,气不行,故气收矣。"

寒则收引 收引,即挛缩。指寒邪侵入人体,留滞于经络关节肌肉之间,则可使经脉收缩,筋肉拘急,气血流行被阻,不通则痛,从而产生疼痛的病理。《素问·举痛论》:"寒气入经而稽迟,泣而少地。客于脉外则血少,客于脉中则气不通,故卒然而痛。"

寒伤形 指寒邪易于伤人形体的病机特点。出《素问·阴阳应象大论》。因为寒为阴邪,其性凝滞、收引。故外感寒邪,阳气不得宣泄,则可见头痛,恶寒,无汗,肢体疼痛,脉浮紧等症;寒邪客于筋脉肌肉,则可使络脉急引,气血受阻,可见痉挛疼痛,或麻痹胀痛等症。此皆形体受寒邪所伤的病理表现。

寒极生热 指根据阴阳转化观点,阴寒病证,在一定的条件下可以变生热性病证。有如冬寒转化为春温或夏暑。在病理方面,则是寒证发展到寒极阶段,由于格阳于外,虚火浮动,则可出现阴盛格阳的假热之症状。

寒冷腹痛 病证名,见《圣济总录》。指感寒饮冷引起的腹痛。多因阳气虚衰所致。主症为四肢厥冷,唇口变青,脉沉紧。治宜散寒止痛为主。方选厚朴温中汤、桂香散、理中汤、良时丸等。参寒气腹痛条。

寒证 证名,八纲之一。指外感或内伤所引起的证候。多因寒邪入侵，或阳气衰弱，阴气过盛所致。主症为畏寒肢冷，体温不足，面色苍白，精神萎顿，大便溏薄，小便清长，舌质淡苔白滑，脉沉迟等。常见于慢性机能衰退性的疾病。治宜扶阳散寒为主。根据病位及邪正的不同。有表寒证、里寒证、虚寒证、实寒证之分。详见各条。

寒者热之 治则之一。指寒证要用温热方药进行治疗。出《素问·至真要大论》。但寒证有表寒、里寒之别。治表寒证，宜辛温以解表，以发散风寒；治里寒证，则宜用温中祛寒或回阳救逆之温法，以祛寒而温里。

寒胀 病名，见《兰室秘藏》。指寒邪引起的腹胀。多因脾胃虚寒，或寒湿郁遏所致。症见腹部胀满，不欲饮食，呕吐、心烦，四肢厥冷，脉迟弱。治宜温中祛寒为主。方选中满分消汤、朴附汤、大正气汤等。参胀病条。

寒夜啼 病证名，见《证治准绳》。又名腹痛夜啼。系由内脏虚寒所致。症见面色青白，四肢不温，曲腰而啼，眼中无泪，得灯火则啼稍息。治宜温中祛寒，用理中汤。

寒泄 病证名，见《素问病机气宜保命集》。又称寒泻、鹜溏。指脾胃寒盛所引起的泄泻。多因寒气内袭、脾阳虚衰所致。主症为肠鸣腹痛、便泻清水，或色如鸭粪，或食物不化，或便下青黑，四肢冷，口不渴，苔白、脉沉迟。治宜温中散寒为主。方选理中汤、附子桂香丸、大巳寒丸等。

寒实证 证名，见《伤寒论》。指阴寒盛实所引起的证候。多因寒邪入侵脏腑，或寒痰湿浊结滞所致。主症为胸腹胀满，身无热，口无燥渴，四肢冷或腹痛、便秘，脉象沉弦。治宜温里通解为主，方选大陷胸汤、三物白散等。参寒证条。

寒实结胸 病证名，见《伤寒论》。指水寒互结胸膈者。多因太阳病误用冷水淋洗，邪热被寒气所阻抑，水寒伤肺，寒气结于胸中所致。主症为胸痛、心烦、不渴、不发热。治宜祛寒开结为主。方选三物白散、

枳实理中丸等。参结胸条。

寒降汤 方名，出自《医学衷中参西录》。生代赭石六钱，炒栝楼仁、白芍药各四两，清半夏、竹茹、炒牛蒡子各三钱，甘草一钱五分。水煎服。功能清热和胃降逆。治因热胃气不降而致吐血、衄血，脉洪滑而大，或上入鱼际。

寒战 证名，见《素问玄机原病式》指冷得发抖。多因寒甚或热郁所致。主症为恶寒重，发热轻，四肢逆冷，身倦踡缩，面色苍白。治宜散寒疏阳为主。方选麻黄汤、黄芪建中汤等。参寒慄、振寒、战慄条。

寒热 ①为八纲中用以辨别疾病性质的两个纲领。主要用以概括机体阴阳偏盛偏衰的两种不同性质的证候。《素问·阴阳应象大论》："阳胜则热，阴胜则寒。"《医学心悟·寒热虚实表里阴阳辨》："一病之寒热，全在口渴与不渴，渴而消水与不消水，饮食喜热与喜冷，烦躁与厥逆，溺之长短赤白，便之溏结，脉之迟数以分之。"②恶寒发热之统称。如"寒热时作""寒热往来"等。

寒热往来 证名，见《诸病源候论》。又称往来寒热。指忽寒忽热，寒与热交替而作，一天一次或数次。多因邪在少阳，正邪交争所致。主症为口苦，咽干，目眩，胸胁胀满，脉弦。治宜和解少阳为主，方选小柴胡汤。若气郁化火，而见寒热往来，似疟非疟，呕吐吞酸，嘈杂，胸胁痛，小腹胀，头晕目眩，治宜疏肝解郁为主，方选逍遥散。参见往来寒热条。

寒热错杂证 证名，见《伤寒论》。指寒证与热证错杂互见的病证。如上热下寒、上寒下热、表热里寒、表寒里热等证。详见各条。

寒积 病证名，见《证治准绳》。指寒邪留积于里。症见腹中疼痛，必以手重按，物顶稍可，口吐清水。治宜理中散寒。方选附子理中汤、沈氏棉子丸等。参积条。

寒积五更泄泻 病证名，见《症因脉治》。指受寒饮冷，寒积中焦所致的晨泄。其症每至五更则腹部绵绵作痛，继而作泄，

粪色淡白，脉多迟。治宜理中散寒。方选理中汤、通白四逆汤。若寒实有积滞者，用煮黄丸下之。

寒积吐 病证名，见《医经会解》。指寒邪积滞胃中而致的呕吐。多因乳幼儿沐浴受凉，风寒由肌表入胃，寒邪积滞不化，气逆而吐所致。吐出物清浊混出，不作腥臭，吐汁久澄，清浮浊底。临床可伴有面唇苍白、形寒、肢冷等。治以温中消积，用理中汤加藿香、丁香之类。

寒秘 病名，见《奇效良方》。又称冷秘。指阴寒凝结，腑气不通。多因脾肾阳虚，温运无力所致。症见四肢不温，腰腹觉冷，或腹中冷痛，喜热恶寒，小便清长，舌胖苔白，脉沉无力。治宜补肾温阳。方用半硫丸或肾气丸加苁蓉、牛膝等。参冷秘条。

寒痓 病证名，小儿痓病之一。属外感寒邪而致。清·吴鞠通《解儿难》："风寒、风湿致痓者，寒痓也。风寒咳嗽致痓者，用杏苏散。"

寒淫 指气候反常，寒气过甚而淫盛。《素问·至真要大论》："寒淫所胜，则凝肃惨栗。民病少腹控睾，引腰脊，上冲心痛。"在治法方面，该论指出："寒淫所胜，平以辛热。""寒淫于内，治以苦热，佐以苦辛，以咸泻之，以辛润之，以苦坚之。"

寒厥 病证名，出《素问·厥论》。厥证之一。指阳衰阴盛所致四肢厥冷的病证。症见手足厥冷，恶寒蜷卧，腹痛而赤，指甲青暗，甚则昏厥，治宜温阳益气为主。方选附子理中汤、四逆汤。血虚寒凝者，宜兼养血和营。方用当归四逆汤、通脉四逆汤等。参厥、冷厥、清厥、阴厥条。

寒厥心痛 证名，见金·张元素《治法机要》。指因阳衰阴盛所致的心痛。症见心痛卒发，心痛彻背，背痛彻心；或痛势绵绵不休，手足发冷，通身冷汗出等。治宜温肾扶阳散寒。方选金匮赤石脂丸、术附汤等。参心痛、厥心痛、冷心痛、冷气心痛条。

寒喘 证名，①见《万病回春》。指内寒所致的气喘。本证多属寒胜阳微。治宜温阳降气为主。方用九味理中汤加附子等。②见《医林绳墨》。指外寒所致的气喘。治宜宣肺散寒为主。方用加味三拗汤、五味子汤等方。

寒痫 病证名，感寒即发的痫证。小儿内伤脾胃，外感风寒，结于胸膈之间，遇风寒即发。其症突然仆倒，不省人事，发出尖叫声，口涌痰涎。治宜断痫丸。并宜灸膻中、内关、劳宫、涌泉。

寒滞肝脉 指寒邪凝滞于肝脉，阻滞气血运行的病理状态。足厥阴肝经络于外阴部，经过小腹，分布于两胁。若寒邪凝滞于肝脉，则可使经脉挛急，而见下腹胀痛，牵引睾丸坠痛，并见肢冷畏寒，舌苔白滑，脉缓或迟等症。

寒湿水肿 病名，见《症因脉治》。身肿类型之一。指寒湿困于身体而引起的水肿。多因时令阴雨，或居处阴湿，或因汗出遇水所致。脉多沉小或沉迟。治宜温经散湿。可选麻黄桂枝汤、羌独败毒散、胜湿汤、导水茯苓汤等方。参身肿、水肿条。

寒湿头痛 病证名，见《兰室秘藏》。指寒湿上蔽，经气凝涩所致的头痛。多因寒湿上蔽清阳，血行凝涩，脉络挛急所致。症见头痛而重，天阴易发，胸闷，肢体困重，舌苔白腻，脉缓。治宜散寒祛湿。方选羌治胜湿汤、芎辛汤等方。参头痛条。

寒湿发黄 病证名，见《证治汇补》。属阴黄范畴。多由寒湿郁滞，脾阳不振，胆汁外溢所致。证见身目黄色晦暗，神疲畏寒，食欲减退，脘闷腹胀，大便不实，小便短少，舌淡苔厚腻，脉濡缓。治宜温中化湿为主，方选理中汤或茵陈术附汤加减。参黄疸、阴黄、湿热发黄等条。

寒湿困脾 指寒湿病邪困遏脾阳，影响运化功能的病理状态。多由贪凉饮冷，或过食瓜果，或脾阳素虚而寒湿内侵所致。临床可见脘腹胀满，头重困倦，纳呆，泛恶欲吐，口淡不渴，便溏，小便不利，妇女带下稀白而腥，舌苔灰白而滑，脉迟或缓或濡等症。

寒湿眩晕 病证名，见《症因脉治》。为湿气内逆，寒气不行，太阳上留之证。证见恶寒无热，鼻塞声重，身重体疼，无汗拘紧，头目旋晕，脉迟缓。治宜温化寒湿为主。方选羌活胜湿汤合术附汤、芎术除眩汤、三因芎辛汤等方。参伤湿眩晕、眩晕条。

寒湿痢 病名，见《症因脉治》。指痢疾之由感寒受湿而致。初起恶寒发热，呕吐不食，痢下脓血，或下黑水，腹不痛或疼痛轻微。治疗如身痛发热，脉浮紧者，宜用败毒散辛温散表；呕吐饱闷，脉长者，用干葛平胃散和胃宽胸；小便不利者，散表利湿用五苓散。参湿痢、寒痢、冷痢、痢疾条。

寒湿腰痛 病证名，见《丹溪心法》。又称湿冷腰痛。腰痛之一。多因寒湿阻滞经络，着腰伤肾所致。症见腰部冷痛重着，转侧不利，得热则减，遇寒则甚。治宜祛寒湿，温经络。方选术附汤、五积散、独活苍术汤等方。外治用摩腰丹。参腰痛条。

寒湿腹胀 证名，见《症因脉治》。指感受寒湿所致的腹胀。多因气候失常、天冷阴雨，或坐卧卑湿。寒湿袭于腠理，壅闭脉络所致。治宜祛寒化湿为主。身重、身冷、无汗者，宜甘草麻桂汤、麻桂术甘汤；下身重，多汗者，宜防己茯苓汤；寒湿内伏，宜术附汤；中气虚弱，宜理中汤。参腹胀、外感腹胀条。

寒湿凝滞经闭 病证名，经闭之一。多因素体阳虚，阴寒内盛，或寒湿下注，血被凝滞，经脉受阻，冲任受损而致。症见月经停闭不行，小腹冷痛，腰冷沉坠，得热则舒，身寒畏冷，四肢不温，下肢浮肿，带下量多，清稀如水，夜尿频多，大便溏薄。治宜温经散寒、化湿通经，方用温经汤加艾叶、巴戟。

寒湿凝滞痛经 病证名，痛经之一。多因经期冒雨涉水感寒，或过多饮冷，或久居阴湿之地，寒湿之邪伤及胞宫，经血被寒湿所凝，血行受阻，而致瘀阻作痛。症见经来下腹冷痛或绞痛，得热痛减，经行不畅，色黯有块，畏寒肢冷。治当温经散寒，化瘀止痛。方用少腹逐瘀汤。

寒痹 病名，出《灵枢·贼风》。又称痛痹、骨痹。指风寒湿邪侵袭肢节、经络，其中以寒邪为甚的病证。症见四肢关节疼痛，痛势较剧，遇寒更甚，得热减轻，可兼见手足拘挛。本病包括风湿性关节炎、类风湿性关节炎、痛风等。治宜温经散寒。方选十味羌活汤、茯苓汤、五积散、五灵散等。又《张氏医通》将寒痹作为皮痹的又名。参痛痹、皮痹条。

寒凝气滞 指寒邪凝涩，阻滞气机，使气化障碍，气血运行不畅或停滞的病理状态。寒为阴邪，其性凝滞、收引，易伤阳气，故寒邪致病多出现疼痛，腹胀，胫肿，拘挛或麻痹厥冷等病证。故《素问·举痛论》说："寒气入经而稽迟，泣而不行。客于脉外则血少，客于脉中则气不通，故卒然而痛。"

寒露 二十四节气之一。《通纬·孝经援神契》："秋分后十五日，斗指辛，为寒露。言露冷寒而将欲凝结也。"此时我国大部分地区，天气凉爽。

寓意草 医案著作。清·喻昌撰于1643年。全书收辑以内科杂病为主的疑难治案60余则。书前有医论二篇，强调"先议病，后用药"，所创"议病式"，拟定比较完整的病历格式。治案详记病因、病情及辨证治疗，剖析明晰，层层设问，以阐明治案关键和疑难之处。于诸病证治每有卓见，文笔恣酣流畅。本书在医案著作中是为较突出者。喻氏善用古方，又每有新见。现存明崇祯十六年刻本等30余种版本。1958年上海卫生出版社出版排印本。

遍行隆 藏医基础理论术语。存于心脏，行全身。其作用为操纵四肢伸屈运动，口眼启闭开合，主管语言及思维活动。

遍行隆病 藏医病证名。见《藏医药选编》。因久坐或久行，或勉力竞技，或受惊吓，或过食刺激性食物所致。常见症状为：心如扭拧，突然昏倒，恐惧，语言错乱，胡乱行走，每于受刺激后发病。治疗：以肉豆蔻、广酸枣共研细末，酥油调和为丸，内服，继服红块糖酒。或以经年之干牛羊肉及旱獭肉，煮汤食用。

遍身肿 病证名，见《圣济总录》。水肿类型之一。指全身性水肿。有阳水和阴水之分。若烦渴，小便赤涩，大便多闭，此属阳水，轻则宜四磨饮，重则用疏凿饮子、万灵饮。亦有虽烦渴而大便已利者，宜用五苓散加木通、大腹皮。若不烦渴，大便自调，或溏泄，小便虽少而不涩赤，此属阴水，宜实脾饮。参水肿、阳水、阴水条。

谢观 1880～1950年。现代医家。字利恒，号澄斋老人。江苏武进人。承家学，早年精研经书、舆地之学，熟诵医书、本草。从名医马培之问学。1901年肄业于苏州东吴大学。1911年前后两度供职上海商务书馆，编辑地理、医学图书。主编《中国医学大辞典》。历任上海中医专门学校、神州医学总会所设中医大学校长。发起组织中医协会。反对"废止中医案"。撰有《中国医学源流论》，论述中医医籍、学派及各科发展史。另编有《中国医话》《中国药话》《澄斋医案》《澄斋杂著》《澄斋验方》等。

谦斋医学讲稿 秦伯未撰于1964年。全书选录作者中医学术讲稿12篇，包括脏腑发病及其用药法则、五行生克的临床运用、气血湿痰治法、种种退热法、温病、肝病、水肿、腹泻、感冒论治等专题。讲稿结合临床经验阐发祖国医学理法方药，深入浅出，切合实用。并附治疗病例。

[一]

犀角 中药名，出于《神农本草经》。为犀科动物印度犀 Rhinoceros unicornis L. 或爪哇犀 R. sondaicus Desmarest、苏门达腊犀 R. sumatrensis (Fischer)、黑犀 R. bicornis L.、白犀 R. simns Burchell 等犀牛的角。性寒，味苦、咸。归心、肝、胃经。有凉血止血、泻火解毒、安神定惊之功效，主治血热妄行之吐血、衄血，温热之高热不退、夜寐不安、神昏谵语、斑疹紫暗，及小儿高热惊风等。锉粉或磨汁冲服，或入丸、散服，1.5～6g。孕妇慎用，畏川乌、草乌。本品之复方对乙型脑炎、流行性脑膜炎、血小板减少性紫癜有较好疗效。

犀角地黄汤 方名，出自《备急千金要方》。犀角一两，生地黄八两，芍药三两，牡丹皮二两。水煎，分三次服。功能清热解毒，凉血散瘀。治伤寒、温病，热入营血，症见高热不退，神志不清，便血溲血，吐衄发斑，舌绛脉散。

犀角散 方名，出自《太平圣惠方》。犀角、人参、茯神、黄芩、炙甘草各半两，芍药、麦门冬各一两。为粗末，每服一钱，水煎去滓，加生地黄汁半合和服。功能清热解毒，安神镇惊。治小儿惊热，睡卧不安，筋脉抽掣。

犀黄丸 方名，出自《外科全生集》。又名西黄丸。犀牛黄三分，麝香一钱半，没药、乳香（各去油，研细）各一两。为细末，加黄米饭一两，捣烂为丸。每服三钱，陈酒送下。患生上部者临卧服；生于下部者空腹服。功能清热解毒，化痰散结，活血祛瘀。治乳岩、横痃、瘰疬、痰核、流注、肺痈、小肠痈等。

强巴·南杰扎桑 著名藏医学家。生活于公元1395～1475年。藏医北方学派之奠基人，学识渊博，医术高明，著述颇富。医著主要有《三百六十医法辨别》《医药宝匣》《根本医典论注·释义明灯》《论述医典论注·甘露河流》等。门生甚众。

强壮功 气功术语。静功之一。刘贵珍整理。姿式可采取盘坐、站立或自由式，呼吸用自然呼吸、深呼吸、逆呼吸法，意守部位以下丹田为主，排除杂念，达到入静状态。

强间 经穴名，出《针灸甲乙经》。属督脉。又名大羽。本穴位于顶骨与枕骨人字缝之间，因骨质坚硬，穴在其间，故名强间。位于头正中线，百会穴后3寸，即入后发际4寸处，主治头痛、目眩、烦心、失眠、癫狂、颈项强痛等。沿皮刺5~8分。艾条灸5~10分钟。

强直 证名，出《素问·至真要大论》。指颈项、肢体僵硬，不能活动自如者。本证是痉、痫、破伤风等病的主要症状。参痉、痫等条。

强刺激 针灸术语名。指较大的针灸刺激。针刺以粗长针具、高频率、大幅度及长时间地捻转提插，使患者得到强烈感应为之强刺激；灸治则以火柱、多壮或长时间重灸为强刺激。适用于体质壮实，耐受性强，或某些需要大剂量刺激的病证，如急性疼痛和痉挛瘫痪等。

疏风散 方名，出自《证治准绳》。槟榔、陈皮各二钱，牵牛子、大黄（略煨）各三钱。为末，每服半钱，生蜜调下。功能清热泻火，导滞化痰。治小儿惊、风、痰、热四证俱盛。

疏凿饮子 方名，出自《济生方》。泽泻、炒赤小豆、商陆、羌活、大腹皮、椒目、木通、秦艽、槟榔、茯苓皮各等分。为粗末，每服四钱，加生姜五片，水煎去滓温服，不拘时候。功能泻下逐水，疏风发表。治水湿壅盛，遍身水肿，喘呼气急，烦躁口渴，大小便不利。

隔山香 中药名，出于《植物名实图考》。又名十里香、鸡爪参、柠檬香碱草。为伞形科隔山香 Angelica citiodora Hance 的根。性平，味苦、辛。有疏风清热、止咳化痰、治血行气之功效，主治风热感冒、咳嗽痰多、痄腮、胃痛、腹痛、心痛、痢疾、疟疾、白滞、经闭、跌打损伤、风湿痹痛。煎服，9~15g。

隔山消 中药名，出于《救荒本草》。又名飞来隔山撬、隔山锹。为萝藦科植物耳叶牛皮消 Cynanchum auriculatum Royle ex wight. 的块根。性平，味甘、苦、微辛。归脾、胃、肝经。有消食健脾、理气止痛之功效，主治脾虚食少、消化不良、腹胀、泄泻，及脾胃气滞之脘腹胀痛，肝郁气滞之胁痛食少。煎服或研末吞服，9~15g。

隔饼灸 灸法名。间接灸之一。指艾炷与穴位皮肤之间隔以药饼的灸法。又名药饼灸。药饼通常用辛温芳香药物制成。具有行气活血，温阳祛寒的作用。常用的有椒饼灸、附饼灸、豉饼灸等。

隔姜灸 灸法名。间接灸之一。取厚3毫米左右的生姜片，以细针穿刺数孔，上置艾炷放在穴上施灸，待病人觉痛，将姜片略略提起，稍停放下再灸，直至局部皮肤潮红湿润为止，适用于一般虚实病证。

隔盐灸 灸法名。间接灸之一。出《千金要方》。用炒过的细净食盐填至略高于脐孔，上置大艾炷施灸（如患者脐孔不是凹形者，可用湿面条围敷脐周，中纳食盐施灸）具有回阳固脱，温补下元的作用。适用于中风脱症，虚寒腹痛，霍乱吐泻等。艾灸壮数视病情酌定。

隔蒜灸 灸法名。出《千金要方》。间接灸之一。取3毫米左右的鲜大蒜片，以细针穿刺数孔，上置艾炷放在穴上施灸。一般每次5~7壮。适用于疮疖初起，毒虫咬伤，瘰疬，肺结核等。

缓则治本 治则之一。与急则治标相对而言。指在病势缓和、病情发展缓慢的情况下，其治疗应针对本病的病机，以培补本元为主，因为治其疾病发生的本原，则标病必然自愈。此即"治病必求于本"的根本目的。如阴虚发热病证，则阴虚是本，发热（包括五心烦热，失眠，盗汗等兼症）为标，则其治疗应养阴退热。

缓脉 脉象之一。其脉来一息四至，来去怠缓。若脉来和缓均匀，则为平脉；若脉来弛缓松懈，则为病脉。缓脉多见于湿证或脾胃虚弱。《脉诀汇辨》："缓为胃气，不止于病，取其兼见，方可断证。浮缓伤风，沉缓寒湿，缓大风虚，缓细湿痹，缓涩脾困，缓弱气虚。"

十三画

[一]

瑞竹堂经验方 方书。15卷。元·沙图穆苏辑。经成书于泰定三年（1326年）。汇辑各家方书及当时医家、病家经验方。分为诸风、心气痛、小儿疝气、积滞、痰饮、喘嗽、益补、泻痢、头面口眼耳鼻、发齿、咽喉、杂治、疮肿、妇人及小儿15门，每门为1卷。选方精慎实用，后世《普济方》《本草纲目》等书多有引述。现存1795年日本15卷仿刻本，录方315首。国内于清初时一度失传，编修《四库全书》时，据《永乐大典》辑佚，改编为5卷本。建国后有排印本。

魂 为人体精神意识活动的一部分。指梦寐恍惚及变幻游行等精神活动。《灵枢·本神》："随神往来者谓之魂"，"肝藏血，血舍魂。"《类经》："魂之为言，如梦寐恍惚，变幻游行之境皆是也。"说明魂与肝血的关系。若肝血亏虚或肝不藏血，则可致血不舍魂，魂不随神而动，出现梦游，呓语等症候。

魂门 经穴名，出《针灸甲乙经》。属足太阳膀胱经。位于背部第九胸椎棘突下旁开3寸处。主治胸胁胀痛、脊背疼痛、呕吐、食不化、泄泻，斜刺3～3分，艾炷灸3～7壮，或艾条灸5～15分钟。

鼓舌 病证名，出《小儿卫生总微论方》。指小儿舌上生疮肿大，其形肿大如吹泡者，为邪热风毒上壅所致。

鼓花头 出《广嗣纪要》。又名鼓、鼓花。指处女膜发育异常坚韧，如同鼓皮，以致不能性交，且使经血蓄留于内。为五不女之一。即处女膜闭锁无孔，可采用手术治疗。

鼓胀 病证名，出《内经》。又称臌胀、蛊胀。①指腹皮绷急如鼓，中满膨胀的统称。多由情志郁结，饮食不节，嗜酒过度，或虫积日久，肝脾受损，气滞血瘀，水湿不行所致。亦有由癥瘕、积块发展而成。主症脘腹胀大，青筋暴露，两胁胀痛或有肿块，面色萎黄，形体消瘦，下肢浮肿。治宜健脾渗湿、化瘀通络、理气逐水等法为主。方选柴平汤、复元活血汤、四逆散、四苓散等。②指气胀。见《医碥》。详见气胀条。③指单腹胀。见《景岳全书》。详见单腹胀条。

蒜泥灸 灸法名。药物发泡灸之一。用生大蒜捣烂成泥敷贴于穴位上使之发泡的方法。敷贴时间约1～3小时，以局部起泡为度。适用于虚劳、乳蛾等。

鹊桥 气功术语。见《入药镜》。内丹术中所指的人体两个重要部位。①上鹊桥在印堂、鼻窍处，下鹊桥车尾闾、谷道处，为任督脉上下衔接处。②上鹊桥为鼻，下鹊桥为舌。③内气自督脉上行至泥丸为上鹊桥，从泥丸自任脉下行为下鹊桥。

蓐风 病名，见《千金要方》。指产后感受风邪，出现牙关紧闭、角弓反张的病证。多因产后气血骤虚，卫阳不固，风邪乘虚侵入，风搏筋脉，故见口噤不开，身如角弓，治宜散风止痉，方用葛根汤加荆芥穗。若产时损伤，创口不洁，风毒之邪侵犯经脉者，伴见颜面肌肉痉挛，呈苦笑面容特征，即破伤风，治宜祛风定痉，方用玉真散。

蓐劳 病名，出《经效产宝》。又名产后痨。指产后出现虚羸憔悴，喘嗽气逆，周身乏力，寒热如症者。因产后气血耗伤，调理失宜，感受风寒，或劳伤忧虑所致。治宜扶养正气，方用黄芪煮散方。

蓐疮 病证名，出《小儿卫生总微论方》。儿自初生至七日内外，因胎毒攻发，身生疮者名曰蓐疮。此症见于头面腿臂等处，并逐渐蔓延，引起患儿啼哭不乳。治宜用黄连粉、青黛香油调涂。

蓝注 病证名，出《诸病源候论》。指小儿皮肉出现蓝色紫斑的一种症状。与紫癜相类似，为风冷乘其血脉所致。血得冷则结聚成核，其皮肉色如蓝，乃经久不歇。

墓头回 中药名，出于《本草纲目》。又名墓头灰、虎牙草、摆子草、箭头风。为败酱科植物异叶败酱 Patrinia Neterophylla

Bge. 或糙叶败酱 P. scabra Bge. 等根。性凉，味苦、微酸。归心、肝经。有清热利湿、活血止血、截疟之功效，主治赤白带下、血痢、崩漏、跌打肿痛、温疟。煎服，9～30g。本品用治子宫颈糜烂、早期宫颈癌有一定疗效。

蓖麻子 中药名，出于《新修本草》。又名蓖麻仁、大麻子、金豆。为大戟科植物蓖麻 Ricinus communis L. 的种子。性平，味甘、辛，有毒。归大肠、肺经。有水肿排脓、泻下通滞之功效，主治痈疽肿毒、瘰疬、喉痹、竹、木刺及金属入肉、咽中疮肿、大便燥结、水肿腹满、疥癣、难产、胎盘不下、脱肛、子宫脱垂、口眼㖞斜等。入丸、散剂服，或炒食，2～10 余粒；外用捣敷。本品不可生食，以免引起咽喉灼热、头痛、恶心呕吐、腹痛腹泻、无尿或血尿、痉挛、血压下降、休克、呼吸停止而死亡等中毒现象。孕妇忌服。本品对头颈部肿瘤、宫颈癌、皮肤癌均有一定疗效。

蓆疮 病名，见《疡医大全》。今中医称褥疮。是指久着蓆褥所生之疮。是因久病气血亏损，复因长期卧床，久压部位之气血尤为不充不畅，稍加摩擦即破而染毒所致。初起受压部位皮肤暗红，继见破损面，很快形成黑色腐溃，疮周肿势平塌散漫，即使腐肉已脱，新肉亦难生长，疮口经久难敛。内治原则是：视原发病证情，酌配补养气血、和营祛毒之品，如党参、当归、丹参、生黄芪、皂刺、山甲、银花等。外治：红斑未溃，用万花油轻柔之；腐溃，用九一丹、红油膏；腐尽，用生肌散、白玉膏。

蓄血发黄 病证名，见《伤寒全生集》。又称瘀血发黄。指体内瘀热所致黄疸者。多因瘀热内蓄，胆汁外溢所致。主症为身黄，脉沉结，小腹满硬，小便自利，大便黑色，甚至神志错乱如狂。治宜攻逐瘀热为主。方选桃仁承气汤、抵当汤等。

蓄血证 病证名，出《伤寒论》。①指邪热与血形成的瘀血证。多因外感热病，邪热入里，与血相搏，而致瘀热蓄结于内的证候。主症为发热，小腹硬满或胀痛，甚者喜怒如狂、屎黑、身黄。治宜攻下逐瘀为主。方选抵当汤、抵当丸、桃仁承气汤或膈下逐瘀汤加大黄、犀角地黄汤等。②泛指多种瘀血郁结于内的证候。

蒲公英 中药名，出于《新修本草》。又名黄花地丁、婆婆丁、奶汁草、黄花三七。为菊科植物蒲公英 Taraxa cum mongolicumHand.－Mazz. 及多种同属植物的带根全草。性寒，味苦、甘。归肝、胃经。有清热解毒、利湿之功效，主治疔毒、乳痈、肺痈、肠痈、咽喉肿痛、目赤肿痛、胬肉遮睛、湿热黄疸、小便淋沥涩痛。煎服10～30g，外用适量。本品对上呼吸道感染、扁桃体炎、咽喉炎、急性乳腺炎、胆囊炎、胆石症、急性黄疸型肝炎与非黄疸型肝炎、慢性胃炎、中耳炎、颌下腺及颌下软组织炎、颈背蜂窝组织炎等均有较好疗效。

蒲黄 中药名，出于《神农本草经》。又名蒲棒花粉、蒲草黄。为香蒲科植物狭叶香蒲 Typhaangustifolia L. 等多种同属植物的花粉。性平，味甘。归肝、心包经。有收涩止血、活血祛瘀、利尿通淋之功效。主治咯血、衄血、吐血、尿血、便血、崩漏、外伤出血、瘀血阻滞之脘腹疼痛、产后腹痛、痛经、及血淋涩痛。包煎，3～10g；外用适量，孕妇忌服。本品对冠心病、高脂血症、湿疹以及服多种抗菌素后引起的口腔霉菌感染，及中期妊娠引产均有较好疗效。

蒲辅周 1888～1975 年。现代医家。四川梓潼人。三世业医。十五岁即承继家学，遵祖父严训，勤奋攻读医书。后移居成都开业，医技日进，声誉日隆。1955 年调卫生部中医研究院。历任中医研究院副院长，第四届全国人大代表，第三、四届全国政协常委。精通内、妇、儿科，尤以治疗急性病著名。曾对流行性乙型脑炎、腺病毒肺炎、冠心病、肿瘤等疾病作重点观察，探求治疗规律，疗效显著。融汇伤寒、温病学说，经方、时方合宜而施。门人整理其学术见解与临床经验，编有《蒲辅周医案》《蒲辅周医疗经验》《中医对几种急性传染病的辨证论治》。

蒙氏结节 乳房于妊娠早期开始增大，腺泡及乳腺小叶增生，充血明显，浅静脉明显可见。乳头增大变黑，易勃起。乳晕变黑，乳晕上的皮脂腺肥大，形成散在结节状小隆起，称为蒙氏结节。

蒙医药选编 蒙医学著作。罗布僧确泊拉编著。这是一部以临证各科为主，包括基础理论、药物、术疗等多方面内容的汇编。全书分121章。19世纪末叶木刻版印行。

蒙药正典 蒙医学著作。占巴拉道尔吉著。共8部，载有879种药物，并附有药物插图576张。对每一种药物的形态、性味、功能、入药部分、收采时间及炮制方法都有详细说明。其中有一部论述了针灸、放血疗法和身体各部划分法以及重要穴位，各有图解说明。

蒸乳 病名，出《张氏医通》。又名乳膨、乳蒸。产妇两乳肿硬疼痛，发热恶寒者。多因产妇气血旺盛，乳汁过多，儿小不能饮尽，导致乳汁壅滞不通，或产后无子饮乳所致。治宜理气通络，可用瓜蒌、香附、橘叶、通草共煎服，并以药渣煎洗，待乳通则热自除。若无婴儿吃乳，可用炒麦芽90g，水煎频服，乳退胀热自消。

椿皮 中药名，出于《食疗本草》。又名椿白皮、椿根白皮、香椿皮、椿木皮。为楝科植物香椿 Toona sinensis (A. Juss) Roem. 的树皮或根皮之韧皮部。性凉，味苦、涩。归大肠、胃经。功效、主治与樗皮相似，部分地区代樗皮用。参阅樗皮条。

禁口痢 病名，见《世医得效方》。又称噤口痢。指痢疾而见饮食不进，食即吐出，或呕不能食者。多因湿浊热毒蕴结肠中，邪毒亢盛，胃阴受劫，升降失常所致。亦有见于久痢，脾肾虚寒，中气败坏者。主症为不思饮食，呕恶不纳，下痢频繁，肌肉瘦削，胸脘痞闷等。治宜清热解毒，辟秽降逆、补益脏气等法。方选开噤散加减。参痢疾条。

禁针穴 针灸术语名。古人认为禁用针刺的穴位。后世将部分不宜深刺的穴位也归入这一范畴。《素问·刺禁论》中对此曾有专论。这些穴位多半在重要脏器或动脉所在处，如针刺不当可造成不良后果。近代由于针具改良，解剖明确，只要消毒严密，针刺的方向及深度掌握适当，不少古代禁针穴位已可针刺。但对某些因特殊情况禁刺的穴位，如妇女在妊娠期，不宜针刺合谷和三阴交等，仍需注意。

禁灸穴 针灸术语名。古人认为禁灸的穴位。这些穴位大多分布在重要器官或动脉邻近处，如睛明、丝竹空接近眼球；人迎在颈动脉处，经渠在桡动脉处等。《针灸甲乙经》最早记载禁灸24穴，后世逐渐有所增加。近代由于医学发展，对禁灸穴的认识也更为明确，目前除颜面、血管、乳头和心尖搏动等处外，不少古代禁灸的穴位亦可施灸。

槐花 中药名，出于《日华子诸家本草》。又名槐米。为豆科植物槐树 Sophora japonica L. 的花蕾。性微寒，味苦。归肝、大肠络。在凉血止血之功效，主治血热妄行之便血、痔血、尿血、崩漏、吐血、衄血等症。煎服，10~15g。本品治高血压病有较好疗效。

槐花散 方名，出自《普济本事方》。槐花（炒）、侧柏叶（杵，焙）、荆芥穗、枳壳（麸炒）各等分。为细末，用清半汤调下二钱，空腹食前服。功能清肠止血，疏风下气。治肠风脏毒下血及痔疮出血，血色鲜红或晦暗。

槐角 中药名，出于《神农本草经》。又名槐实、槐豆、槐连豆、槐连灯。为豆科植物槐树 Sophora japonica L. 的果实。性味、归经、功效与槐花相似，唯止血作用较弱，而清降泄热之力较强，且能明目。多用于痔疮肿痛出血、肠风下血、血痢，及肝热之头昏目赤等证。煎服，10~15g。孕妇忌用。本品对高血病有良好疗效。

槐角丸 方名，出自《太平惠民和剂局方》。槐角（炒）一斤，防风、地榆、当归（酒浸一宿，焙）、黄芩、枳壳（麸炒）各半斤。为末，酒糊丸如梧桐子大。每服三十丸，米饮下，不拘时候。功能清肠止血，疏风利气。治肠风下血，痔疮，脱肛属风邪热毒或湿热壅遏大肠者。

槐角地榆丸 方名，出自《外伤大成》。槐角（炒黄）四两，地榆（炒黑）、地黄（炒焦）、炒黄芩、炒荆芥各二两，枳壳一两一钱，当归尾一两。为末，炼蜜为丸，梧桐子大。每服三钱，空腹白开水送下，日二次。功能清肠凉血。治痔漏肿痛出血。

滚法 用手背掌指关节突出部在身体上滚动的手法称滚法。操作时手呈半握拳状，以小鱼际的侧面和小指掌指关节的上方接触被推拿部位，着力按压，同时用力作旋后滚动，用力要均匀，滚动的手要象吸附在肢体上一样，不能跳动。本法具有调和营卫，疏通经络的功效，适用于腰背、四肢等肌肉丰厚的部位，可与其他手法结合应用。

榆实 中药名，出于《神农本草经》。又名榆子、榆仁、榆荚仁、榆钱。为榆科植物榆 Ulmus pumila L. 的果实。性平，味微辛。有健脾利湿、安神、杀虫之功效，主治妇女带下、小儿痫热羸瘦、食欲不振、失眠。煎服 5～10g。

楼英 1320～1389 年。明代医家。一名公爽，字全善，萧山（今属浙江）人。自幼潜心医学，博览历代医学名著，历 30 余年，以医名世。洪武年间被召至南京，拟授太医，以年迈力辞。与名医戴原礼交好，共论医道。谓各种疾病变化，不离阴阳五行。采辑群书，纂《医学纲目》40 卷，以阴阳脏腑分病析法，汇集前贤医论医方，并加考辨推阐。另撰《运气类注》4 卷，《仙岩文集》2 卷。

甄立言 545～? 隋唐间医家。许州扶沟（今属河南）人。名医甄权之弟。以医名于时。精研本草学。最早记载消渴病患者尿甜，又善于治疗寄生虫病，曾用雄黄治寄生虫病，吐虫而愈。撰有《本草音义》1卷、《本草药性》3 卷、《古今录验方》50 卷，均佚。部分佚文见于《外台秘要》。

甄权 541～643 年。隋唐间医学家。许州扶沟（今属河南）人。因母病发奋学医，攻读医方，遂为名医。精于针灸术。隋刺史库狄嵌患风痹，手不得引弓，诸医治莫能愈，甄权刺其肩髃穴，应手而愈。贞观十七年（643 年）唐太宗亲临其家，视其饮食，访以药性，授朝散大夫，赐寿杖衣服。绘有《明堂人形图》1 卷，撰《针方》《脉经》《脉诀赋》各 1 卷，《针灸钞》3 卷，均佚。部分佚文可见于《备急千金要方》《千金翼方》《外台秘要》。孙思邈据其明堂重新修定针灸穴图。

感证辑要 外感疾病专著。4 卷。严鸿志辑于 1920 年。严氏鉴于六淫所致感证散见于各家著作，遂辑其精要编成本书。卷 1 名医通论，选录明清伤寒、温病学家有关辨证、治法等方面论述。卷 2～3 分述伤寒、温病各种病证的诊法与证治。卷 4 辑感证方剂，分为发表、涌吐、攻里、和解、开透、清热、祛寒、补益 8 类，兼收经方、时方。采集资料比较丰富。收入《退思庐医书四种合刻》。

感冒 病名，见《丹溪心法》。又称伤风。指风寒外袭出现的表证者。多由外感风寒或时令不正之气所致。主症为喷嚏、鼻塞、流涕、头痛、全身酸楚、恶风寒或发热，或咳嗽，或咽痛等。类似流行性感冒、上呼吸道感染等。治宜辛散为主。风寒者宜辛温解表，方选荆防败毒散。风热者宜辛凉解表，方选银翘散。虚人感冒宜兼扶正，方选参苏饮。详见风寒感冒、风热感冒、时行感冒等条。

感冒头痛 病证名，见《丹溪心法》。又称伤风头痛。指头痛由感受风邪所致者。主症为头痛鼻塞声重，自汗恶风，脉浮缓。治宜祛风解表。方选芎芷香苏散、十味芎苏饮等。感冒头痛，往往挟寒、挟热、挟湿。详见风寒头痛、风热头痛、风湿头痛条。

感冒眩晕 病证名,见《三因极一病证方论》。又称中暑眩晕、冒暑眩晕。指暑令感受湿邪所致的眩晕。因中暑所致。主症为眩晕欲仆,口渴,烦躁,或见身热,甚则昏不知人,脉虚。治宜解暑化湿为主。方选香薷饮、黄连香薷饮、消暑丸、白虎汤等。参见中暑眩晕。

感寒腹痛 病证名,见《类证治裁》。指感受寒邪腹痛者。多因中阳虚弱,复感寒邪所致。主症为恶寒不热,手足多冷,气滞阳衰,喜热手按,绵绵而痛或剧痛,脉沉迟。治宜温中散寒为主。方选香砂理中汤、桂枝芍药汤、四逆汤、理中汤、金匮建中汤等。参见寒气腹痛条。

碍产 病名,见《十产论》。亦名得肩生、绞脐、背包生、坐碍、凝产。指分娩时,因脐带绕颈,脐带绊肩而引起的难产。

硼砂 中药名,出于《日华子诸家本草》。又名蓬砂、月石。为硼砂矿石Borax提炼出的结晶体。性凉,味甘、咸。归肺、胃经。外用清热解毒,内服有清热化痰之功效。主治口舌生疮、咽喉肿毒、目赤肿痛、目生翳障,及痰热壅滞之咳嗽不利、痰黄黏稠、不易咯出。外用适量,研末撒敷或调敷、水洗;内服 1.5~3g。

雷丸 中药名,出于《神农本草经》。又名雷实、竹苓、竹铃芝。为白磨科真菌雷丸 Omphalia lapidescens schroet. 的菌核。性寒,味苦,有小毒。归胃、大肠经。有杀虫之功效,主治绦虫、钩虫、蛔虫等肠寄生虫病。多入丸,散剂服,6~15g。本品对丝虫病、毛滴虫病亦有较好疗效。

雷丰 清代医家。字少逸。浙江三衢(今衢州)人。父逸仙,从程芝田学医。承家学,亦以医名。历览诸家医书,触类引伸。以一年之中杂病少而时病多,乃加意精研探讨,颇有心得。认为作为一名时医必须了解时令,因时令而知时病,治时病而用时方,且须预防何时而变,预测何时而解,随时斟酌处理,因撰《时病论》。其书论四时六气之病,时病之常变,辨析新邪、伏气,方药、治案俱备,切合实用,影响较大。

雷公 传说中的上古医家。相传为黄帝之臣,精于针灸。《内经》中的"著至教论""示从容论""疏五过论""征四失论"等多篇,均以黄帝与雷公讨论医药体裁写成。又南北朝时医药学家雷敩,后世亦称雷公。

雷公药对 药物学著作。4卷。一作2卷。托名雷公所撰。约成书于公元二世纪初。陶弘景认为,本书在药物主治及品种方面较《神农本草经》有所补充,并论及药物的佐使相须。原书已佚。

雷公炮炙论 药物炮炙著作。3卷。刘宋·雷敩撰,胡洽重订。约成书于5世纪。本书专门记述药物炮炙加工方法,共载药约300种。原书早佚,其内容散见于《证类本草》,计有药条242则,涉及药名277个。本书总结历代制药经验,保存了很多制药史料。1932年张骥辑本,分原叙及上、中、下3卷,共辑佚文180余条,并补入其他古本草书中有关炮炙经验。末有附卷,另记70余种药物炮炙方法。有1932年成都益生堂刻本、1985年江苏科技出版社排印本。

雷公炮炙药性解 药物学著作。6卷。原题明·李中梓辑注。撰年约1629年前后。本书分金石、果谷、草、木、菜、人、禽兽、虫鱼共8部,载药323种,每种记其性味、主治,并加按语。屡经刊印,流传甚广。现存清初杏园刻本、康熙刻本等50余种刻本、石印本。1956年上海卫生出版社出版排印本。

雷火神针 灸具名。药灸条之一。首载于《本草纲目》。所含药物,各家不一。近代处方以艾绒、沉香、木香、乳香、茵陈、羌活、干姜、穿山甲、麝香等为主。其制作和操作方法与太乙神针相同。适用于筋骨疼痛,经络不通,沉寒积冷等。

雷头风 病名,见《素问病机气宜保命集》。指头痛鸣响、面起核块的病证。多由风邪外袭或痰热生风所致。主症的头面起核块肿痛,或憎寒壮热,或头痛,头中如雷鸣。治宜清宣升散为主可选用清震汤、荆防败毒散等方。痰热可用祛痰丸。参头痛条。

雷敩 南北朝时宋代药学家。擅长药物炮炙技术。撰《雷公炮炙论》，为我国第一部炮炙专著。

摄生众妙方 方书。11卷。明·张时彻辑。刊于1550年。本书分为通治诸病、危病、补养、诸风、伤寒感冒等47门，按病证选集的有效成方。复选集临床各科单验方，另撰《急救良方》2卷，与《摄生众妙方》合刻。现存多种明清刻本。建国后有1980年江苏广陵古籍刻印社刻本。

摄生消息论 养生学著作。1卷。元·丘处机撰。本书简述春、夏、秋、冬四时防病调摄的原则与方法。现有《丛书集成》本。

摄法 ①针刺手法名。出《针经指南》。针刺入后，以指甲在针刺穴位、经络上下进行按捏的方法。多用于针刺感应迟钝和发生滞针的患者。②推拿手法名。手指对合捏拿住穴位后，再予以牵拉。作用与拿法相似而刺激量较强。

摸法 推拿手法名。用手触摸肢体穴位，以诊断、治疗外伤筋骨病的方法。

摇法 ①针刺手法名。出《针经指南》。出针时左右摇动针体的方法。摇而出针，开大针孔，以泄邪气，泻法用之。②推拿手法名。见《诸病源候论》。是活动四肢及颈腰部关节。有调和气血、滑利关节等作用。缓慢地摇动又称运法，大幅度地转摇又称盘法。

搐搦 证名，见《太平圣惠方》。又瘛疭、瘈疭、抽搐、抽风。指手足伸缩交替，抽动不已。多因热盛伤阴、风火相煽、痰火壅滞，或因风痰、痰热所致。症状可见有热伤元气，四肢困倦，指麻瘛疭；有脾胃虚弱，呕吐泄泻，时作瘛疭；有肝脏虚寒，胁痛，眼目昏花，时时瘛疭；有失血之后，气血耗伤，筋脉失养而瘈疭。药物中毒等。治宜平肝息风、清心泻心，祛风涤痰等法。方选安宫牛黄丸加减。

搐鼻散 方名，出自《医学心悟》。细辛、皂角（去皮弦）各一两，生半夏五钱。为细末，每次一至二分，吹入鼻孔中取嚏。功能开关启闭，治中风不省人事。《银海精微》亦载同名方剂：雄黄、朱砂各三两，细辛五钱，麝香、冰片各一分。为细末，口含少许，嗜鼻中。治目受风热，赤肿难开。

输刺 古刺法名。出《灵枢·官针》。①九刺之一。"输刺者，刺诸经荥输藏腧也。"指取四肢有关经脉荥穴或脏腑的背俞穴来治疗脏腑疾病的方法。亦有指取五输穴和脏输穴者。因取用特定的腧穴进行针刺，故名输刺。②十二刺之一。"输刺者，直入直出，稀发针而深之，以治气盛而热者也。"指以取穴少，直入直出而深刺的方法治疗气盛有热的病证。因其输泻邪热，故名输刺。③五刺之一。"输刺者，直入直出，深内之至骨，以取骨痹，此肾之应也。"指直刺深入至骨，用以治疗骨痹。因肾主骨，是和肾相应的刺法，故可用于治疗与肾有关的骨痹等。

裘吉生 1873～1947年。现代医家。名庆元，又字激声。祖籍浙江嵊县，生于绍兴。1908年与何廉臣、曹炳章创办《绍兴医药学报》，继而任绍郡医药研究社副社长。1923年迁居杭州，成立三三医社，出版《三三医书》、三三医报和医报增刊。设三三医院，聘中西医师任职。擅长治疗温热时病及肺痨、痢疾、白喉等病。主张中西医互相取长补短。积极参与反对余云岫"废止中医案"。编有《三三医书》三集、《诊本医书集成》《国医百家》《医药丛书》《皇汉医学书目一览》《医话集腋》等。

[ㅣ]

督俞 经穴名，出《太平圣惠方》。又名高盖、商盖。属足太阳膀胱经。位于背部第六胸椎棘突下旁开1.5寸处。主治心痛、腹痛、肠鸣、呃逆、心绞痛、乳腺炎、银屑病等。针刺3～5分。艾炷灸3～7壮，或艾条灸5～15分钟。

督脉络 十五络脉之一。原称督脉之别。即督脉的经络。《灵枢·经脉》："督脉之别，名曰长强，挟膂上项，散头上，下当肩胛左右，别走太阳，入贯膂。"本络脉发生病变，实则脊柱强直；虚则头重难支，头动摇则腰脊不适。

频服 中药学名词。指将药液少量多次分服。一般多用于咽喉病。

虞抟 1438～约1517年。明代医学家。字天民，自号花溪恒德老人。义乌（今属浙江）人。家世业医，曾叔祖诚斋受业于朱丹溪。承家学，尊崇丹溪之学。晚年撰《医学正传》8卷，脉法取王叔和，伤寒宗张仲景，内伤循李东垣，小儿尊钱乙，余病承朱丹溪。提倡节嗜欲，戒性气，慎语言，谨服食。又撰《苍生司命》8卷，论述药性、经络、医理、脉学、内景图解及各科证治方药。

鉴真 688～763年。唐代高僧。俗姓淳于。广陵江阳（今江苏扬州）人。长安元年（701年）在扬州大明寺出家。707年经络阳赴长安求学，713年返扬州。数十年间，在江淮地区修寺、筑塔、造桥、旋医、讲律，威望甚高。天宝元年（742年），应日本僧人荣叡、普照邀请，东渡传律，前后六次航海，历时11年，于753年到达日本。时已双目失明。在日本传律讲经，并传授中国医药知识。因治愈光明太后宿疾，备受日本信仰。著有《鉴真上人秘方》，已佚。日本丹波康赖《医心方》引有该书部分医方。把中国的建筑、雕塑、绘画、刺绣、书法、音律等各项技艺传给日本，对日本文化影响甚大。日人尊敬他为医药始祖。

睛明 经穴名，出《针灸甲乙经》。又精明、泪孔、泪空、目内眦、泪腔、内眦外。属足太阳膀胱经，手足太阳、足阳明、阴跷、阳跷五脉安全穴。位于目内眦之内上方0.1寸处。主治眼病。沿目眶边缘直刺5分～1寸。

睛珠 解剖名。①见《银海精微》。指目珠。②见《中西汇通医经精义》。指今之晶状体。有通透和屈折光线的作用。

睥生痰核 病名，出《证治准绳·杂病》。又名胞生痰核、眼胞痰核、胞睑肿核、眼泡痰核、目疣。类今之眼睑囊肿。多由脾胃蕴热与痰湿互结，阻滞经络而发。症见痰核于胞睑皮下，不红不肿，触之不痛，小如米粒，大如黄豆。治宜化痰散结为主。内服化坚二陈丸或清胃汤加减。外用生南星磨醋涂擦（勿入眼内）。肿核仍不消者，应以手术切除。

睥肉粘轮 病名，见《证治准绳》。又名睑粘睛珠、睑倒粘睛。即今之睑球粘连。多因风热上攻，热燥血涌，气血瘀阻而成。症见胞睑内面与眼珠有系带相连，眼珠转动受限。治宜祛风清热，散瘀通络。可选用排风散或菊花通圣散加减。严重者应选择手术治疗。

睥急紧小 病证名，出《证治准绳》。又名皮急紧小症、眼胞紧小、皮急。类今之睑裂缩小症。症见睑裂窄小，或伴倒睫。宜手术矫治。

睥虚如球 病证名，出《证治准绳》。又名胞虚如球、悬球。相当于眼睑非炎症性水肿。多由于脾虚挟湿或气血不足所致。症见胞睑浮肿，虚起如球，无赤痛。治宜补脾益气为主。用补中益气汤或神效黄芪汤加减。

嗜异 病证名，《寿世保元》："小儿爱吃泥吐，乃脾虚胃热所致，面色青黄，或是虫动。"指小儿喜食异物。临床上脾疳、虫积的患儿多嗜异的症状。

嗜卧 病证名，出《素问·诊要经终论》。又称多卧、善眠、多寐。指困倦欲睡，忽忽喜眠之症。多因湿胜、脾虚、胆热所致。症见湿胜者肢体虚浮或沉重，大便溏薄，脉多濡缓；脾虚者四肢无力，精神困倦，或食后昏困，脉弱；胆热者口苦，昏困多睡。治宜健脾祛湿、豁痰醒神。根据病因的不同可分别选用胃苓汤、人参益气汤、半夏汤等。

暖针 针法名。出《针灸聚英》。指针刺前，将针置于机体近处暖热后再予针刺的方法。意同口温，今已废用。

暖肝煎 方名，出自《景岳全书》。当归二至三钱，枸杞子三钱，沉香一钱，肉桂一至二钱，乌药、小茴香、茯苓各二钱。加生姜三至五片，水煎，食远服。功能温补肝肾，行气散寒。治肝肾阴寒，小腹疼痛，及疝气等。

暖宫丸 方名，出自《证治准绳》。生硫黄六两，赤石脂（火煅）、乌贼骨、炮附子各三两，禹余粮（煅，醋淬）九两。为细末，醋糊为丸，梧桐子大，每服三十丸，空腹温酒或醋汤送下。功能温肾暖宫，因摄冲任。治冲任虚损，下焦久冷，月经不调，不能受孕，及崩漏下血，赤白带下。

暖脐膏 方名，出自《古今医方集成》。母丁香、胡椒各二钱，硫黄、绿豆粉各三钱，吴茱萸一钱。为细末，用太乙膏四两，隔水炖化，将药末搅入和匀，贴于脐上。功能祛寒暖脐。治寒邪入里，太阴受病，脘腹胀痛，大便泄泻者。市售中成药暖脐膏又名十香暖脐香，方用生附子、川楝子、干姜、韭菜子、吴茱萸、小茴香各三两，川椒六两，生大蒜二十头。用香油十斤炸枯去渣，炼至滴水成珠，再入章丹九十两，搅匀成膏；每十五斤膏药油兑入肉桂面四两二钱，公丁香面、广木香面各一两二钱，麝香一钱，搅匀，摊敷于裱褙材料上，每大张净油八钱，中张净油四钱，小张净油二钱，贴脐部。功能散寒止痛，暖脐止深。治寒凉腹痛，病气痞块，大便溏泻，脐腹胀痛。

暖病 病证名，《小儿诸热辨》。小儿属纯阳之体，稍寒无妨，过暖则病。如果衣被过厚，室温过高，或睡时覆盖过严，气不得泄，均可导致身热面赤，心烦多啼，谓之暖病。既非外感，亦非内伤，宜即去其过厚衣被，调节室温，使之寒温适宜，并酌服轻清凉解之剂，其证自愈。

歇经 见《女科切要》又称歇。指少女月经初潮以后，以按周期来潮，或停经一段时间，并无症状，面色不改，饮食如常，身不发热，不属病态。

暗产 病证名，见《景岳全书》。指妊娠初期，胚胎未足一月而流产者。多因郁怒伤肝，扰动血精，或因房事不节，扰其子宫，损伤胎气而致。

暗经 见《医宗金鉴》。指妇女终身无月经，而仍能孕育者。

暗痫 病证名，见《小儿卫生总微论方》。又名暗风。遇阴暗地即发生痫证。小儿气血怯嫩，而肝热较旺，易挟痰涎上犯心神。阴暗之地，小儿常至惊恐，故易发作。其症特点，每至阴暗即僵卧，气乱不省人事，手足动弹战掉、抽搦、喉中痰响，吐痰沫，或作吼叫声，发作时间，长时一日或半日，短则一、二小时，发作过后即能起声，一如常人。

照海 经穴名，出《针灸甲乙经》。又名阴跷。属足少阴肾经，八脉交会穴之一，通阳跷脉。位于内踝下1寸凹陷处。主治月经不调、赤白带下、阴挺、阴痒、疝气、小便频数、癫痫、咽喉干痛、失眠等。直刺3～5分。艾条灸3～7分钟。

跨马痈 病名，见《外科证治全书》。又名胯腹痈，基中生于左侧名上马痈，右侧为下马痈。即发于胯腹部的痈。相当于西医的腹股沟浅部急性化脓性炎症。多因肝胆经湿热内蕴，凝滞气血而成，或由下肢及阴部皮损染毒循经继发。其证治类同外痈，见该条。

跪坐 气功术语。坐功姿势之一。与古代席地而坐相类，但伸腰及股，两膝着地，脚掌向上，身体自然坐在脚掌上，两手相互轻握，或放在两腿，其余同平坐式。

路路通 中药名，生于《本草纲目拾遗》。又名枫实、枫果、枫球子、九空子。为金缕梅科植物枫香 Liquidambar formosana Hance 的果实。性平，味辛、苦。归肝、胃、膀胱经。有祛风除湿、利水下乳之功效，主治风湿痹痛、肢节麻木、四肢拘挛、水肿、小便不利、乳汁不通、乳房胀痛及风疹瘙痒等。煎服，3～10g。

跻寿馆医籍备考 中医目录学著作。7卷。日本·高岛久也、冈田元矩合撰。刊于1877年。本书著录日本明治时期著名医学校"跻寿馆"中收藏的中医古医书，分为20余类，共1390部。其中大多撰有内容提要及版本介绍等。现存日本明治十年刻本。

蜈蚣咬伤 病名，见《肘后方》。俗称百足咬伤。西医称蜈蚣螫伤。因被蜈蚣刺螫伤后，毒素侵入人体而成。伤处有两个出血点，周围红肿，或可继变褐色水肿，有剧痛或剧痒，重者浑身麻木，头昏头痛、恶心呕吐，抽搐谵语，尤其儿童被螫，症多严重，甚或致死。治以清热解毒，内服李德胜蛇药片，外用甘草、雄黄等量研末菜油调敷，或季德胜蛇药研碎冷开水调敷。危重者宜中西医结合治疗。

蜗牛 中药名，出于《名医别录》。又名小牛螺、山蜗、天螺蛳。为蜗牛科动物蜗牛 Euluta simiaris Ferussac 的全体。性寒，味咸。归膀胱、肝、大肠、胃经。有清热祛风、杀虫解毒、利水之功效，主治风热惊虫痫、口眼㖞斜、小儿脐风、消渴、喉痹、痄腮、痈肿、瘰疬、痔疮、脱肛、蜈蚣咬伤、小便不利等。煎服30～60g，或焙干研末服；外用捣敷或研末调敷。

蜂窝发 病名，出《仙传外科集验方》。又名蜂窝疽。因病中期溃烂之后，状似蜂窝而名。即有头疽，病因证治见该条。

蜂窝漏 病名，出《外科大成》。指瘘管不止一根，且漏口较多的漏。似今之复杂性肛瘘、病因证治参肛漏条。

蜂蜜 中药名，出于《神农本草经》。又名白蜜、蜜糖。为蜜蜂科昆虫中华蜜蜂 Apis cerana fabricius 或意大利蜜蜂 A. mellifera L. 在蜂窠中酿成的糖类物质。性平、味甘。归脾、肺、大肠经。有补中缓急、润肺止咳、滑肠通便之功效，主治脾胃虚弱之倦怠食少、脘腹作痛、肺虚久咳、肺燥干咳、咽干、肠燥便秘、疮疡、烫伤、服乌头附子中毒者。冲服或入丸、膏剂服，15～30g。湿热痰滞、胸闷不宽、便溏泄泻者忌服。

蜂螫伤 病名，见《肘后方》。因被蜂之毒刺刺伤，毒素侵入肌肤而成。伤处初即有灼痛或痛痒，很快红肿，螫处有瘀点或水疱，重则大面积红肿，伴发热、头晕恶心，甚至可出现昏迷、抽搐、脉细弱，可致死。治以清热解毒，季德胜蛇药片内服，及时拔除毒刺，外用季德胜蛇药片或紫金锭研碎冷开水调敷。危重者宜中西医结合治疗。

蜣螂 中药名，出于《神农本草经》。又名推车虫、推屎虫、粪球虫。为金龟子科昆虫屎蚵螂 Catharsius molossus L. 的虫体。性寒，味咸，有毒。归肝、胃、大肠经。有定惊、破瘀、通便、解毒之功效，主治小儿惊痫、癫狂、癥瘕、噎膈反胃、腹胀便秘、小儿疳积、疔肿、恶疮等。煎服1.5～3g；外用焙焦研粉，或油调搽。孕妇忌服。

蜣螂蛀 病名，①见《医宗金鉴》。即发于手指骨节的流痰，因患指肿著，形似蜣螂而名。相当于西医的指关节结核。症见患指屈伸受限，日久腐溃，脓水淋漓，疮口难敛。治见流痰条。②见《外科证治全书》。指脱骨疽之别称。

嗳气 证名，见《丹溪心法》。又称噫，噫气。指气从胃中上逆，冒出有声，其声沉长，不似呃逆之声短促。多因脾胃虚弱，胃气不和，或挟气、食、痰、火，使胃气上逆所致。也有因肺气不降而嗳者。主症为胃脘饱胀，按之疼痛，气怒时加重。治宜和胃降逆为主。方选旋复代赭汤、保和丸、和胃二陈煎、星夏栀子汤、苏子降气汤等。

嗳腐 证名，见《类证治裁》。指嗳气有腐臭味。多因脾胃虚弱，饮食失节，食滞不化，停积胃肠所致。主症为脘腹胀闷，食后则甚，嗳气吞酸，厌食，或恶心呕吐，舌苔厚腻等症。治宜健脾消食、理气。方选六君子汤、保和丸等。

嗌 ①指食道上口，即咽腔。《素问·阴阳应象大论》："地气通于嗌。"《甲乙经》："嗌作咽。"②指喉咙。《素问·血气形态》说："形若志若，病生于咽嗌。"

蜀漆 中药名，出于《神农本草经》。为虎耳草科植物常山 Dichroa febrifuga Lour. 的嫩枝叶。性味、功效、主治均与常山相同，惟力量更强。参见常山条。

嵩崖尊生书 综合性医书。15卷。清·景日昣撰于1696年。卷1气机部，记述五运六气；卷2诊视部，分析脉法；卷3药性部，介绍200余味药物性味功能；卷4论治部，从脏腑虚实、时令、药性诸方面阐述用药法则和服药法；卷5病机部，分析病机90余种；卷6~13按人体部位分述疾病证治；卷14妇人部；卷15幼部。书中收载方剂颇多。现存清康熙三十五年刻本等20余种版本。

[ノ]

锡类散 方名，见于《金匮翼》。原名烂喉痧方。牛黄、人指甲各五厘，冰片三厘，珍珠、象牙屑各三分，青黛六分，壁钱二十枚。为细末，每用少许，吹患处。功能清热解毒，消肿止痛，祛腐生肌。治咽喉腐烂，唇舌肿痛，乳蛾、喉风等。

锭剂 中药剂型之一。是将药物研细，单独或加适当的糊精、蜂蜜与赋型剂混合制成不同形状的固体制剂。锭剂可供内服或外用。内服研末调服或磨汁服；外用可磨汁涂敷患处，如紫金锭等。锭剂制成饼状者，亦称作饼剂。

稚阳 指小儿阳气初生，但尚未充盛的生理特点。《温病条辨》："小儿稚阳未充，稚阴未长者也。"

稚阳稚阴 小儿生理特点之一。指小儿在功能活动和物质基础上均未臻完善的特点。《小儿药证直诀》：小儿"五脏六腑，成而未全，……全而未壮。"阎季忠在该书序言中指出小儿"骨气未充，形声未正，悲啼喜笑，变态不常。"说明小儿机体柔嫩，气血未充，经脉未盛，神气怯弱，内藏精气未足，卫外功能未固的生理特点。清·吴鞠通《解儿难》中则总结为"小儿稚阳未充，稚阴未长。"认为幼儿赖阳以生，依阳以长，然而阴既未足，阳未充盛，所以在治疗上应以维护阴气为要，但也要护阳。

稚阴 指小儿身体当长，但阴精未充的生理特点。阴不足则不足于充养阳气，故小儿既为稚阴之体，亦是稚阳之体。

简明中医辞典 中国中医研究院、广州中医学院主编。本书是一部综合性中型中医辞典。1979年以"试用本"形式出版。共收中医基础、医学人物、医学文献等各类词目12176条。其中正词8103条，附词（即别名、又名、衍生词）4073条。主要收载传统中医词目，同时选收现代中医发展过程中出现的新名词及中西医结合的词目。词目释文言简意明，通俗易懂，切合实用，并适当引录有关文献。1983年进行修订，删节部分词目，修改了400余条词目的释文，补充30余条词目，共收词目12182条。

简明医彀 综合性医书。8卷。明·孙志宏撰。刊于1629年。作者自序称，本书简明扼要，人人可解，"若射必有彀"，故名《简明医彀》。全书介绍各科病证证治。卷1~5以内科杂病为主，兼及五官、口齿病证证治。并载医论要言16则，及制药、煎药、服药法。卷6~8分述幼科、妇科、外科病证证治。书中收录较多通治方，并详述其加减法。现存明崇祯刻本、清乾隆刻本、1984年人民卫生出版社点校排印本。

简易普济良方 方书。6卷。明·彭用光撰。刊于1561年。本书汇辑各科常见病证单方验方，并记述食疗、食物宜忌、食物制造、养生等内容。卷6为彭氏注释的《痈疽神妙灸经》，附绘人体穴位图17幅。现存明嘉靖四十年南阳胡糙刻本。

鼠尾痔 病名，见《外科正宗》。指形如鼠尾的痔疮。即结缔组织性外痔，病因证治见外痔条。

鼠乳 病名，出《诸病原候论》。俗称水瘊子。即疣之一种。相当于西医的传染性软疣。多因外感风热毒邪，内动肝火血燥而成。好发于躯干、四肢、阴囊及眼睑等处，呈半球形疙瘩、米粒至绿豆、黄豆大小，色灰白、乳白、微红或正常，表面腊样光泽，中央有脐窝，形如鼠乳，从中可挑挤出白色乳酪样物，自觉微痒，可因搔抓而继发红肿或疣体增多。疣体少者，主要是外治，用消毒针头挑破疣体，挤出白色乳酪样物，外涂碘酒（阴囊部改涂紫药水）。疣体多者，宜配合内治，同疣目。见该条。

鼠疫 病名，见《鼠疫抉微》。又称核瘟。指一种烈性传染病。多因感触病鼠秽气，疫毒侵入血分所致。证见发病急骤，寒战发热，头痛面赤，肢节酸痛剧烈，全身尤以腋、胯起核，肿痛红热，或更见衄血、吐血、溲血、便血，严重者可出现神志昏糊，周身紫赤，唇焦舌黑等。治宜清血热，解疫毒，活血化瘀为主。方用加减活血解毒汤、清营汤、犀角地黄汤、黄连解毒汤等。

鼠疫汇编 鼠疫专著。1卷。清·罗汝兰撰。刊于1895年。本书在吴存甫辑《治鼠疫法》基础上，增删成书。分辨脉、症治、原起、释疑及治案诸篇，介绍鼠疫病因、证治及预防。所用治鼠疫方系据《医林改错》活血解毒汤加减而成。

鼠疫约编 鼠疫专著。1卷。清·郑肖岩撰于1901年。本书据罗汝兰《鼠疫汇编》，删去繁复，调整编次，改编成书。列探源、证治、医案、验方等8篇。采用三焦辨证，以王清任活血解毒汤加减治之。杂有郑氏证治见解。书中间有附会之处。收入《珍本医书集成》。有清光绪二十三年天禄阁刻本。

鼠疫抉微 鼠疫专著。1卷。清·余德壎撰。刊于1910年。作者以郑肖岩《鼠疫约编》为基础，参考诸家学说，论述鼠疫源流、病情、治法及方药。末附罗汝兰、郑肖岩等鼠疫医案35则。现有《中国医学大成》本。

鼠疸 病名，见《杂病广要》。指因误食鼠粪污染之食物所致的黄病。主症为目黄、皮肤黄、溲黄。治宜解毒退黄为主。方选神仙解毒万病丸。

催气 针刺手法名。出《神应经》。指针刺时，采用各种手法促使针感尽快获得。临床上，通常采用持续捻转或提插，改变针刺方面和深度，或用循、摄、弹、摇等法，促使气至，以达催气目的。

催生 见《十产论》。指服药助产妇其气血，使胎儿迅速娩出的方法。多在临产之前，或久产不下，产妇乏力，生产困难之时服药。宜补益气血。方用拂手散或人参滋血汤。

催生丹 方名，出自《证治准绳》。又名催生兔脑丸。兔脑髓（去皮膜，研如泥）一个，母丁香（研末）一钱，乳香（另研）二钱半，麝香（另研）一字。后三味拌匀，以兔脑髓和丸，芡实大，阴干油纸裹，每服一丸，温汤送下。功能催生下胎。治难产，或横或逆难下者。

催生汤 方名，出自《证治准绳》。苍术（米泔浸洗，锉，炒黄）二两，枳壳（麸炒）、桔梗、陈皮、芍药、白芷、川芎、当归各一两，肉桂、半夏、甘草、麻黄、草姜、厚朴（去粗皮，姜汁炒）、木香、杏仁、茯苓各五钱。为末，每服二钱，水煎，于产时胞水一破即服。功能催生下胎。治妊娠欲产，阵痛尚疏，难产经二、三日不生，胎死腹中，或产妇气乏萎顿，产道干涩。

催生饮 方名，出自《济阴纲目》。当归、川芎、大腹皮、枳壳、白芷各等分。共为粗末，水煎服。功能理气活血，催生下胎。治妇人难产，面色苍白，精神抑郁，胸闷嗳气，腹胀阵痛，舌苔薄黄而腻，脉沉弦而乱。

微针 古针具名。出《灵枢·九针十二原》。指毫针等纤细微小的针具。可通经脉，调气血。

微脉 脉象之一。脉细小而软，似有似无，欲绝非绝。《医学入门》形容此脉"微似蛛丝容易断"。微脉主阴阳气血诸虚病证。可见于休克、虚脱或慢性虚弱病证病后元气大虚患者。

愈带丸 方名，出自《饲鹤亭集方》。

熟地、白芍、当归、川柏、良姜、川芎、椿根皮。为末，面糊为丸，梧桐子大。每服三十丸，空心米饮送下。功能清热化湿，养血止带。治妇人冲任不固，带脉失司，赤白带下，经浊淋漓等症。

颔厌 经穴名，出《针灸甲乙经》。属足少阳胆经，手足少阳、足阳明交会穴。位于鬓发中，头维与曲鬓连线的上1/4与下3/4交点处。主治偏头痛、目眩、目外眦痛、耳鸣、齿痛、抽搐、惊痫。沿皮刺5分～1寸。艾条灸3～5分钟。

腻苔 为苔质致密，颗粒细腻，中心稍厚，边周较薄，擦之不去，刮之不脱，舌面如罩着一层黏液，呈油腻状的舌苔。腻苔为胃中阳气阻遏、痰湿内盛所致。主病为湿浊、痰饮、食积和顽痰等一类病证。

腠理 泛指皮肤、肌肉、脏腑的纹理及皮肤、肌肉间隙交接处的结缔组织。分皮腠、肌腠、粗理、细理、小理、䐃理等。腠理是渗泄体液，流通气血的门户，具有抗御外邪内侵的功能。《素问·阴阳应象大论》："清阳发腠理。"《金匮要略·脏腑经络先后病脉证》："腠者，是三焦通会元真之处，为血气所注；理者，是皮肤脏腑之文理也。"

腠理热 病证名，见《内经》。①泛指皮肤、肌肉间有发热感觉。多因感受六淫之邪及疫疠之气所致。②指少阳发热。多因邪犯少阳，少阳经气疏机不利所致。主症为发热恶寒，或往来寒热，胸胁烦闷，嘿嘿不欲食，口苦，脉弦。治宜和解为主。方选小柴胡汤。参发热条。

腰以下肿 证名，见《金匮要略》。指水湿停留腰以下。多因肾失温煦，开阖失司，膀胱气化不利所致。主症为双下肢浮肿或水肿、小便不利。多见于心脏疾患，肾脏疾患，肝脏疾患及营养不良性水肿等。治宜利尿为主。方选防己茯苓汤、蒲灰散、五苓散、猪苓汤、五皮饮等。参水肿条。

腰以上肿 证名，见《金匮要略》。指水湿停留腰以上。多因外邪侵袭，气化失常。或脾肾阳虚水湿不化。主症为面目浮肿，如新蚕卧起之状，时咳，或小便不利。本证多见于急、慢性肾脏疾患的病程中。治宜发汗宣肺为主。方选麻黄连翘赤小豆汤、越婢汤、越婢加术汤。参水肿条。

腰目 奇穴名，出《千金要方》。位于腰部，肾俞穴直下3寸处。主治消渴、小便频数等。艾炷灸3～7壮，或艾条灸5～10分钟。

腰尻痛 证名，出《灵枢》。指腰脊骨之末端疼痛。多因肾脏虚寒或兼有湿痰、血瘀所致。主症为腰间冷痛，或刺痛，痛有定处，重滞，或牵引背脊，行立不支。治宜温补为主。方选八味丸、右归丸、二至丸、补髓丹等。详见肾虚腰痛、湿痰腰痛、瘀血腰痛等条。

腰阳关 经穴名，出《素问·气府论》王冰注。原名阳关，又名背阳关，属督脉。位于第四腰椎棘突下凹陷中，俯卧取之，约与两髂脊相平。主治腰骶痛、下肢痿痹、月经不调、遗精、阳痿。直刺8分～1寸2分。艾条灸5～10分钟。

腰足痛 证名，见《针灸甲乙经》。又称腰脚痛。指腰痛连及下肢之症。多因肾虚，风寒湿侵袭所致。主症为腰部酸楚不适，重着、疼痛，且连及下肢，遇劳或寒冷加重。治宜补肾强骨，祛风散寒化湿为主。方选壮骨散、萆薢散、牛膝丸、地黄酒等。

腰奇 奇穴名，位于骶正中线，在尾骨尖上2寸处。主治癫痫。向上沿皮刺2～3寸。

腰软 证名，见《医学入门》。指腰部自觉软弱无力。多因风湿侵袭经络，或房室过度、肾阴不足所致。主症为腰膝软弱无力、酸重，行走不立。治宜祛风湿、补肾壮骨为主。方选肾着汤、渗湿汤、牛膝酒、八味丸、补髓丹、安肾丸等。参腰痛条。

腰股痛 证名，出《内经》。又称腰腿痛。指腰痛连及股部之症。多因肾虚风寒湿侵袭所致。主症为腰部沉重冷痛，连及股部至下肢，遇寒则重。治宜补肾，祛风散寒化湿为主。方选萆薢散、牛膝丸、壮骨散、青娥丸等。

腰背痛 证名，出《灵枢》。指腰及脊背部牵引作痛。多因肾气虚弱，风湿乘袭经络所致。治宜补脾肾、祛风湿、通经络为主。方用独活寄生汤。并可配合推拿按摩及针灸等方法治疗。

腰背强 证名，出《内经》。指腰脊部筋肉拘紧，活动不利。多因风、湿、寒、痰侵袭经络，痹阻腰脊所致。主症为腰脊关节、肌肉酸痛、拘急、活动不便。治宜祛邪活络为主。方选渗湿汤、导痰汤加减。可见于痉、痹、伤寒等病证。

腰骨伤 病名，出《疡医准绳》。即腰椎伤折。又名腰骨损断。多因跌打、坠撞所伤。局部肿胀、疼痛，折处压痛明显，畸形、活动受限，甚则坐、立、行均受限，严重者损及脊髓，出现下肢麻痹及瘫痪。治疗参见背脊骨折条。

腰俞 经穴名，出《素问·缪刺论》。又名背解、髓孔、髓空、腰柱、腰户、腰空、腰产、髓俞、髓府、背鲜。属督脉。位于第四骶椎下，骶管裂孔中，俯卧取之。主治月经不调，腰脊强痛、痔疾、下肢痿痹。向上斜刺5分~1寸。艾炷灸5~7壮，或艾条灸5~10分钟。

腰痈 病名，出《外科启玄》。即发于腰部的痈。相当于西医的腰部浅表脓肿。病因证治同外痈，见该条。

腰疼 证名，见《金匮要略·痰饮咳嗽病脉证治》。又称腰痛。指腰部疼痛。腰为肾之外侯，诸脉多贯于肾而络于腰痛。故凡年高、病久、劳倦过度，情志所伤，房室不节而使脏气虚衰；或因感邪、外伤而使腰部经脉不利，气血不畅等，皆可导致腰痛。大抵外邪、外伤所致者，以急性腰痛居多，治宜祛邪疏通为主；内伤虚损以慢性腰痛多见，治以补肾强筋为主。根据腰痛程度、部位、病因、症状的不同，有腰脊痛、腰背痛、腰胯痛、腰脚痛、卒腰痛、久腰痛及外感腰痛、内伤腰痛等。详见各条。

腰脊痛 证名，见《内经》。指腰椎及其近疼痛。多因扭挫损伤、瘀血停滞、风寒湿邪侵袭经络及劳损伤肾所致。主症为腰部重痛，转侧不利，动则痛剧，日轻夜重。治宜祛风散寒、舒经活络、行气和血为主。方选独活秦艽汤、蠲痹汤、复元通气散、舒筋散、独活汤、右归丸等。参见闪挫腰痛、瘀血腰痛、风湿腰痛、肾虚腰痛等条。

腰眼 奇穴名，见《肘后备急方》。又名鬼眼。位于第四、五腰椎棘突间旁开3~4寸处。一说在第三腰椎棘突旁开3~4寸凹陷处。主治劳瘵、腰痛等。直刺1寸~1寸5分。艾炷灸5~7壮，或艾条灸5~15分钟。

腰脚冷痹 证名，见《太平圣惠方》。指腰部痹冷连及脚部之症。多因风寒湿毒之气侵袭所致。主症为腰脚部肌肉酸痛、拘急、发凉，遇冷加重，得热则舒。治宜祛风除湿、强腰通痹。方选仙灵脾散、独活散等。参见痹条。

腰痛 病证名，出《内经》。指腰部一侧或两侧疼痛，或痛连脊背的病证。凡因劳累过度、年老体弱、肾气亏损，或因感受外邪、外伤等致腰部气血循行受阻，均可发生本病。外邪、外伤所致的急性腰痛以实证为多，治宜活血理气、舒筋通络为主，病程较久，反复发作的慢性腰痛，以补脾胃、强筋骨为主。此外，针灸、推拿、火罐、外治敷贴等亦有较好疗效，临床上可配合使用。

腰痛穴 奇穴名，见《针灸学》（南京中医学院主编）。位于手背，指总伸肌腱的两侧，即2、3掌骨间一穴，4、5掌骨间一穴，在腕横纹并1寸处，共二穴。主治急性腰扭伤。由两侧向掌中斜刺5分~1寸。

腰酸 证名，见《张氏医通》。指腰部酸楚不适的感觉。多固肾虚所致。主症为腰膝酸软，疲乏无力，甚至精神萎靡、头晕耳鸣，脉细弱等。治宜补肾为主。方选青娥丸、六味地黄丸、八味丸等。参见腰疼条。

腹中绞痛 证名，见《痧胀玉衡》。指腹部痉挛性的剧痛。①痧症主要症状之一。

多因感受秽浊毒邪之气而出现的病证。治宜祛秽泄毒，理气止痛为主。方选败毒散、郁金散、棱术汤。②伤寒病劳复证候之一。多因伤寒新愈，阴阳之气未和，过早行房而致。治宜补虚，缓急止痛为主。方选八珍汤。参绞肠痧、阴阳易、腹痛条。

腹中痛 证名，见《中藏经》。详见腹痛条。

腹中雷鸣 证名，见《伤寒论》。又称肠鸣、腹鸣。指肠动作声。多因中虚，或邪在大肠所致。主症为肠鸣、腹泻，或腹中痛，或胸腹逆满呕吐等。治宜理气和胃为主。方选生姜泻心汤、二陈汤、六君子汤等。参肠鸣条。

腹中满痛 证名，见《伤寒明理论》。指腹内胀满疼痛，有虚实之分。虚证多因中阳素虚，虚寒内生。症见腹部胀满，疼痛，得热则减，感寒则甚。小便清，大便溏，舌淡苔白。治宜温中补虚为主。方选理中汤、小建中汤等。实证多因邪热内结，气机阻滞。症见腹部胀满疼痛，拒按，大便秘结，小便短赤，舌红苔黄燥。治宜通腑泄热。方选大承气汤。参腹痛条。

腹皮痈 病名，出《外科大成》。又名腹痈、肚痈，其中生于上脘穴者称幽痈；生于中脘穴者称中脘痈；生于下腹部者称小腹痈。即泛指发于腹壁部的痈。相当于西医的腹壁浅表脓肿。病因证治同外痈，见该条。

腹冷痛 证名，见《丹溪心法》。指感寒或脾胃虚冷所致的腹痛。多因中焦阳气素虚不胜寒邪所致。主症为腹痛，肠鸣泄利，喜暖喜按，畏寒肢冷，神疲气短。治宜温中散寒，缓急止痛。方选小建中汤、四逆汤、附子理中汤等。参腹痛条。

腹胀 证名，出《内经》。指腹部胀满不适，或腹部胀大。因湿热蕴结肝胆，或脾虚、气滞者。症见腹胀胁痛，口苦或甜腻，小便黄，或有黄疸，舌苔黄腻，治宜清化湿热为主，方选家秘泻黄散、茵陈蒿汤、龙胆泻肝汤。因寒湿困脾，症见腹胀身重，肢冷，舌淡苔白腻，治宜温中化湿为主，方选理中丸、木香丸。因情志郁结，气机阻滞，症见胸腹胀满，饱闷嗳气，治宜疏肝理气，方选七气汤、青皮散。因脾气虚弱者，症见腹部时有作胀，朝宽暮重，食少身倦，治宜健脾理为主，方选宽中汤、参苓白术散加减等。食积、虫积、便秘等证见腹胀者，参见各条。

腹哀 经穴名，出《针灸甲乙经》。又名肠哀。属足太阴脾经，足太阴、阴维脉交会穴。位于脐上3寸，腹正中线旁开4寸处。主治腹痛、泄泻、消化不良、便脓血、便秘、痢疾。直刺1～1.5寸。艾炷灸3～5壮，或艾条灸10～20分钟。

腹结 经穴名，出《针灸甲乙经》。又名腹屈、肠屈、肠结、肠窟、阳窟、腹出。属足太阴脾经。位于大横穴下1.3寸处，在乳中线上取之。主治绕脐腹痛、疝气、虚寒泄泻。直刺1寸～1寸2分。艾炷灸5～7壮，或艾条灸5～10分钟。

腹痛 证名，出《素问》。指脘腹、脐腹、少腹部等疼痛。多因外感六淫，饮食不节，七情所伤，气机郁滞，血脉瘀阻及虫积等因素所致。有寒热、虚实、气血之分。寒痛遇冷痛甚，得热渐缓。形寒怯冷，舌淡苔白，脉沉紧。治宜温中散寒、止痛为主。方选良附丸、理中汤等。热痛时作时止，口渴舌燥，小便赤，大便干，舌红苔黄，脉洪数，治宜泄热通腑，方选大承气汤。虚痛绵绵而喜按，体疲气短，治宜温中补虚为主，方选小建中汤、大建中汤等。实痛胀满攻痛拒按，治宜通腑理气为主，方选大柴胡汤、调胃承气汤、小承气汤等。气滞腹痛胀闷，走窜不定，痛连两胁。治宜疏肝理气为主，方选四逆散、柴胡舒肝散。血瘀痛刺痛而固定，脉弦涩，治宜活血化瘀，理气止痛，方选少腹逐瘀汤、膈下逐瘀汤等。

腹痛啼 病证名，出《片玉心书》。指小儿因腹痛而啼的证候。小儿腹痛以食积、虫扰所致居多。亦有因脏冷腹痛而啼者，可见面唇㿠白无光，喜热；由瘀血腹痛而啼者，则为面青、肢冷，腹部有块。脏冷者宜温中散寒，用理中丸；瘀血者宜活血祛瘀，用丹参饮；因食积者，治以消食为主，因虫扰的，治以驱虫为主。

腹满 证名，见《内经》。指腹部胀满的感觉。有虚实之分，虚证多因脾阳失运所致。症见腹满痛而喜温、喜按，苔白、脉缓弱。实证多因热结肠胃所致。症见便秘，腹痛拒按，苔黄燥，脉沉实有力。治宜除满消胀为主。方选厚朴生姜甘草人参汤、大建中汤、大柴胡汤、大承气汤、厚朴七物汤。

鲍相璈 清代官吏。善化（今湖南长沙）人。注重验方治病，广求博搜，积20余年之力，于道光二十六年（1846年）编成《验方新编》8卷，刊行于世，流传甚广。

颖川心法汇编 外治法专著。1卷。清·陈炳泰撰。刊于1892年。作者鉴于不少病证系因饮食滞气陷于大肠，致中焦食阻，肠胃不通，遂仿张仲景蜜煎导法之义，创制"水针"，即用小竹管及猪小肠数尺相连，中盛以水，插入肛门，治疗多种疾病。广泛应用于瘟疫、气痛、腹痢、惊风、痔等病证。并附验案。现存清光绪十九年刻本。

解围元薮 麻风专著。4卷。明·沈之问辑于1550年。作者认为麻风病因有五：风水阴阳所损、源流传染所袭、气秽蛊注所犯、保养失度所发、感冒郁积所生。将麻风（风癞）分为三十六风、十四癞，按经络辨证。风与癞只有轻重之别，癞轻而风重。其治主张先散寒邪，次攻虫毒，再调元气，后养阴血。将80余种风药按症分为10类。善于应用大风子，按法制成多种剂型。共收麻风同方249首。书成未刊，至清嘉庆二十一年（1816年）始为名医黄钟发现刊行。

解郁汤 方名，出自《傅青主女科》。人参一钱，白术（土炒）五钱，当归（酒洗）、白芍药（酒炒）各一两，炒枳壳五分，炒砂仁三粒，茯苓、栀子各三钱，薄荷二钱。水煎服。功能益气养血，解郁降逆。治妊娠子悬胁痛。

解索脉 七怪脉之一。其脉来忽疏忽密，节律紊乱如解索之状。为病势危重脉象。

解颅 病证名，又名囟开不合。指小儿到一定年龄。囟应合而不合，头缝开解，囟门较正常儿为大的病态。在正常情况下，小儿矢状缝及其他头骨缝大都在6个月时骨化。前囟的斜径，在初生时约2.5cm。到12~18个月时闭合。后囟在初生时或闭或微开，最晚于2~4个月时闭合。延迟闭合，多由胎禀不足，先天肾气亏虚，不能充养脑髓而致。多见于脑积水、佝偻病、呆小病等。治以培元、滋肾、充髓为主，宜服调元散，外用封囟散（柏子仁、天南星、防风研末）猪胆汁调，摊纱布上，敷于囟门。

解溪 经穴名，出《灵枢·本输》。又名草鞋带、鞋带。属足阳明胃经，该经经穴。位于足背踝关节前横纹的中点，约与外踝尖相平，在趾长伸肌腱与𣎴长伸肌腱之间凹陷处。主治头痛、眩晕、目赤、腹胀、便秘、癫狂、头面浮肿、下肢痿痹、脚腕无力。直刺3~5分。艾条灸5~10分钟。

[、]

廉泉 经穴名，出《灵枢·刺节真邪》。又名本池、舌本。属任脉，任脉、阴维脉交会穴。位于结喉上方，舌骨上缘凹陷中仰头取之。主治舌下痛、舌缓流涎、中风舌强不语、暴喑、吞咽困难等。向上直刺8分~1寸2分。艾条灸3~5分钟。

痱疮 病名，见《圣济总录》。又名痱疮、痤痱疮、沸疮、沸子，俗称痱子。相当于西医的红色粟粒疹。多在暑湿蕴蒸肌肤汗泄不畅而成。多见于暑季，好发于头面、颈项、胸背、腰腹、肘窝等处，初起皮肤发红，很快出现密集的粟粒红色丘疹或丘疱疹，伴刺痒及灼热感，天气闷热发甚，转凉则减消，常因搔抓而继发脓疱或暑疖。治以清暑利湿，清暑汤加减内服，外扑六一散或痱子粉。

痹 ①病名。见《内经》。指关节、肌肉酸痛，拘急，屈伸不利的病证。多因风寒湿邪侵袭经络，痹阻气血所致。主症为肢体、关节疼痛、酸楚、重着、麻木、屈伸不利或关节肿大等。治宜祛风除湿、散寒通痹为主。方选防风汤、乌头汤、薏苡仁汤等。②泛指病邪闭阻肢体、经络、脏腑所致的各种疾病。根据病邪的主次和病变部位、症候特点。详见诸痹条。

痴呆 病名，见《景岳全书》。又称癫病、呆病。指精神失常的疾病。多因思虑忧郁、损伤心脾，或肝气郁结，克伐脾胃，脾胃受伤，痰浊内生所致。主症为终日不言不语，忽笑忽哭或口中喃喃，与之美馔则不受，与之粪秽则无辞，与之衣则不服，与之草木之叶则反喜，或终日闭户独居，或将自己衣服用线密缝。治宜治痰为主。方选转呆丹、指迷汤、启心救胃汤、苏心汤。参见癫痫、呆病条。

痿 病名，出《素问》。又称痿躄。指四肢痿软无力。尤以下肢痿废，甚至肌肉萎缩。多因肺热伤津，湿热侵淫，或气血不足，肝肾亏虚所致。主症为四肢软弱无力，尤以下肢痿弱，足不能行。治宜清热润肺、清热燥湿、益气健脾、补益肝肾为主。方选清燥救肺汤、加味二妙散、参苓白术散、虎潜丸等。根据病因和证情分诸痿。详见各条。

痿黄 病证名，见《金匮要略》。又称萎黄。指身黄而色不润泽，但两目不黄的病证。多因脾胃虚弱，气血不足引起。主症为身萎黄，神疲倦怠，语言低微，畏冷便溏，脉虚无力。可见于多种原因引起的贫血病。治宜培补脾胃、补养气血。若因虫积所致，当先驱虫为主。方选八珍汤、归脾汤等。

痿厥 病证名，见《内经》。指痿病而致气血厥逆的病证。多因气血虚弱，或阴津亏虚，气机逆乱，不相顺接所致。主症为突然眩晕昏仆，不省人事，面色苍白，呼吸微弱，汗出肢冷，脉沉微。治宜益气，升清，回阳。方选补中益气汤加减。

瘀血 指血液瘀滞于体内，包括溢出于经脉之外而积存于组织间隙，或因血液运行受阻而滞留于经脉之内，以及瘀积于器官之内的血液，称为瘀血。即可因病致瘀，如跌扑损伤、月经闭止、寒凝气滞、血热妄行等；亦可因瘀而致病，引起气机阻滞，经脉阻塞，瘀热互结，甚则积瘀成癥，或蓄血而发狂等。临床可见面色黧黑，肌肤青紫，皮肤干枯如鳞状，局部刺痛，拒按，或见紫色血肿，小腹硬满，胸胁撑痛，经闭，大便黑色，舌质紫暗或有瘀点，脉涩，甚则可见善忘，惊狂等症。

瘀血头痛 病证名，见《医碥》。指头痛外伤或由久病入络引起。多因头部瘀血阻滞，脉络不畅所致。主症为头痛如锥刺，有定处，时发时止。经久不愈，或面色晦滞，舌有瘀斑，脉涩等。治宜活血化瘀为主。方选通窍活血汤、血府逐瘀汤加减。

瘀血发热 病证名，见《伤寒全生集》。指瘀血所致的发热。多在瘀血内阻，血气交阻。郁而发热。主症为午后或夜间发热。伴肢体有固定性疼痛或肿块，舌质青紫或有瘀斑点，脉弦数或涩。治宜活血化瘀为主。方选血府逐瘀汤加减。

瘀血闭结 病证名，见《血症论》。指便秘之由于瘀血而致者。多因瘀血内停，滞积不行，大便闭结。主症为大便秘结，或时通利，粪带黑色，腹中时痛，口渴发热。治宜破瘀导滞。方选桃仁承气汤、失笑散。参血秘条。

瘀血胃脘痛 病证名，见《东医宝鉴》。指瘀血内结所致的胃脘痛。多因气滞血凝，久痛入络，或用力过猛迸伤所致。主症为痛如刀刺，痛有定处而拒按、受寒、气滞加重，或吐血，大便色黑，或饮水即呃，舌紫暗，脉细涩。治宜化瘀通络为主。方选手拈散、失笑散。

瘀血流注 病名，流注的一种。多因跌打损伤，瘀血化热或湿热火毒袭入，流窜阻滞于营卫气血之间；因产后瘀露停滞化热，窜经走注所致，故名。其证患部肿胀，皮色微红或青紫，触之则痛；如伴有继发感染，可见恶寒发热等症。其治初宜和营化瘀、清热解毒，活血散瘀汤合五神汤加减内服。成脓治以透托。溃后内治及各期外治均同暑湿流注，见该条。

瘀血腰痛 病证名，见《金匮翼》。又称血瘀腰痛、沥血腰痛。指瘀血内结所致的腰痛。多因闪挫跌扑，或腰痛经久，瘀血凝积所致。主症为痛有定处，如锥刺，日轻夜重，脉涩。治宜化瘀行血为主。方选调营活络饮、桃红四物汤、复元通气散，或用桃仁酒调黑神散。参见沥血腰痛。

瘀血腹痛 病证名，见《古今医鉴》。指瘀血内结所致的腹痛。多因寒凝血阻，或热与内结，或久病入络，气滞血瘀，或跌扑损伤，瘀血停聚所致。证见腹痛固定，喜热拒按，持续不愈，或有积块，遇夜痛甚，舌质紫暗或有瘀点、脉涩。治宜活血祛瘀，行气止痛为主。方选消瘀饮、活血汤、膈下逐瘀汤、少腹逐瘀汤等。参腹痛、血滞腹痛条。

瘀血灌睛证 病证名，①见《证治准绳》。泛指由血瘀所引起的眼疾，如椒疮、胞睑肿起、凝脂翳、鹘眼凝睛、眼底疾患等皆可见瘀血症状。②见《目经大成》。仅指瘀血停滞胞睑皮下及白睛。症见胞睑肿胀，色青紫暗红，或白睛红赤肿胀等。治宜根据各具体病证，兼以活血化瘀。可选用桃红芍药汤、血府逐瘀汤等。

痰 指某些疾病的病理产物或致病因素。临床所见，不论因病或生痰或因痰而致病，均与肺、脾二脏有关，故有"脾为生痰之源，肺为贮痰之器"的说法。一般而言，痰不仅指咯吐出来的有形质可见的痰液，还包括瘰疬、痰核和停滞在脏腑、经络等组织之中而未被排出的痰液，临床上可通过其所表现的证候来确定，此种痰则称为"无形之痰"。

痰火耳鸣 病证名，见《证治准绳》。指痰火引起的耳中有各种声响。多因湿热而蕴，聚湿生痰，郁久化火，痰火上扰清窍所致。主症为两耳蝉鸣，有时闭塞如聋，胸闷，痰多口苦，二便不畅，舌苔黄腻，脉弦滑。治宜化痰清火为主。方选龙荟丸、温胆汤、二陈汤加味等。参耳鸣条。

痰火耳聋 病证名，见《医学入门》。指痰火引起的听力减退，或完全丧失者。多因膏粱胃热上升。两耳蝉鸣，热郁甚则气闭而致。主症为耳窍闭塞，如棉塞耳，头痛，鼻塞，口苦，耳鸣耳聋。治宜化痰清火为主。方选龙荟丸、二陈汤、滚痰丸等。参耳聋条。

痰火扰心 指痰火内蕴上扰心神的病机表现。主要证候可见心烦心悸，口苦失眠，多变易惊，甚则神志失常，言语错乱，狂躁妄动，舌尖红、苔黄腻，脉弦滑有力等症。多见于精神分裂症等病变。

痰火证 病证名，见《红炉点雪》。又称肺痨。指具有传染性的慢性虚弱疾病。多因正气虚弱，气血津液耗损，虚火灼津所致。主症为寒热、盗汗、咳嗽、痰少质黏，或黄稠、咯血、五心烦热。治宜益气养阴，清热杀虫为主。方选百部清金汤、百合固金汤、黄连饮等。参痨瘵、传尸劳条。

痰火怔忡 病证名，见《类证治裁》。指痰火引起的心悸。属怔忡之一。多因痰火扰动所致。主症为怔忡时作时止，因火而动。治宜化痰清火、镇心。方选参胡温胆汤、金箔镇心丸等。参怔忡条。

痰火眩晕 病证名，见《赤水玄珠》。指痰火引起的眩晕。多因痰浊挟火，上蒙清阳所致。症见眩晕、头目胀重，心烦而悸，恶心，泛吐痰涎，口苦，尿赤，舌苔黄腻，脉弦滑。治宜化痰降火为主。方选清上丸、黄连温胆汤等。参眩晕、痰晕条。

痰饮 病名，出《金匮要略》。指体内水湿不化而生饮酿痰。①为多种饮证痰证之总称。多因肺、脾、肾功能失调，水液输化失常所致。根据痰饮停留部位，久暂不同，分为流饮、留饮、癖饮、支饮、溢饮、悬饮、肺饮、伏饮、积饮等。治宜温补脾肾固本，利水逐饮治标。②饮证之一。多因饮邪留于肠胃所致。主症为胸脘支满，头晕目眩，泛吐清水痰涎，怯寒肢冷，或胃中有振水声，或肠间漉漉有声。治宜温阳化饮。方选苓桂术甘汤加味、金匮肾气丸等。

痰饮胁痛 病证名，见《东医宝鉴》。指痰饮留于体内引起胁痛的病证。多因水饮痰浊流注厥阴之经，气机痹阻所致。主症为胁肋疼痛，或两肋走注疼痛，甚则漉漉有声，咳嗽气急，脉沉弦。治宜涤痰通络为主。方选导痰汤、探涎丹、调中顺气丸等。参停饮胁痛。

痰饮胃脘痛 病证名，见《东医宝鉴》。指痰湿水饮所致的胃脘部。多因脾胃健运失职，水湿凝聚，转成痰饮，停积中焦所致。主症为胃痛食少、恶心烦闷，呕吐痰沫，伴有水声。治宜化饮和胃为主。方选胃苓汤、二陈汤、平胃导痰汤等。参痰积脘痛条。

痰饮咳嗽 病证名，见《丹溪心法》。指痰饮病所致的咳嗽。多因脾失健运，或阳虚水湿不化，痰湿内生，上渍于肺所致。主症为咳嗽多痰，色白，或如泡沫，咳引胁痛。治宜化湿为主。方选小青龙汤、苓桂术甘汤。如见畏寒肢冷，水肿，脉沉细等肾阳不足者，当兼温阳利水。方用真武汤、肾气丸等。参痰饮、支饮、悬饮等条。

痰饮眩晕 病证名，见《症因脉治》。又称醉头风。指痰饮所致的眩晕。多因脾虚痰饮内停，上蒙清窍所致。主症为眩晕头重，胸闷呕恶，痰多气促。类似内耳性眩晕。治宜健脾化饮为主。方选二陈汤、茯苓半夏汤、导痰汤、六君子汤等。参见各眩晕条。

痰阻肺络 指肺脏受邪后，宣发肃降失职，输布津液受碍，以致聚液成痰，痰浊阻滞于肺的病理。临床可见痰盛气逆，喘咳胸痞等症。临床又分为痰热阻肺及痰湿阻肺等证型。

痰阻经行后期 病证名，见《万氏女科》。因痰湿内盛，壅阻胞脉，以致经血不得及时下达，而见月经错后。经行后期之一。症见经期退后，色淡而黏，身体肥胖，胸闷脘胀，精神倦怠，纳少痰多，心悸气短，平时带下量多。治宜健脾除湿，化痰调经。方用苍附导痰丸加泽兰、川芎。

痰迷心窍 又称为痰阻心窍、痰蒙心包。指痰浊阻遏心神，引起意识障碍的病理。临床可见神识模糊，喉中痰鸣，胸闷痴呆，甚则昏迷不醒，舌苔白腻，脉滑等症。多见于神经系感染、精神分裂症、传染病高热昏迷、脑血管意外等症。

痰浊犯肺 指痰湿内阻，肺气不得宣降的病理。临床可见咳嗽痰多，色白而黏，容易咯出，或气喘胸闷，呕急，舌苔白腻，脉滑等症。

痰结 病名，见《明医杂著》。指痰液黏结于喉部，或结于胸膈胁下者。多因火邪灼津，燥痰日久，气虚津枯，痰液黏结所致。主症为若结于喉部则喉中如有物，咯之不出，咽之不下。若结于胸胁则喘嗽身热，气急作痛，或作寒热咳嗽，口干苦，咯痰难出。治宜散结化痰为主。方选加味甘桔汤、清化丸、瓜蒌枳实汤等。参老痰、痰证条。

痰哮 病名，见《证治汇补》。指痰浊壅盛所致的哮吼。多因痰邪内盛，风寒外束，肺气失宣所致。主症为气急喘促，喉中痰鸣，声如拽锯，胸膈满闷。治宜宣肺降气，祛痰清火。方选清气化痰丸、小陷胸汤、白果汤等。参哮证、哮喘条。

痰积 病证名，见《儒门事亲》。指痰浊凝聚胸膈而成的积证。多因水饮涎沫，凝聚成痰，胸膈壅滞所致。症见痞闷嘈杂，胸间隐痛，麻木眩晕，咽门至胃脘窄狭如线，或腹中累累有块。伴有咳痰难出，涕唾稠黏等。治宜开胸涤痰为主。方选导痰汤、竹沥达痰丸、控涎丹等。参积条。

痰厥 病证名，见《丹溪心法》。指痰盛气闭引起的四肢厥冷，甚至昏厥的病证。多因脾胃受伤，运化失常，聚湿生痰，痰浊内生，随气上升，清窍被蒙所致。症见忽然昏厥，不省人事，喉有痰声，或呕吐痰涎，呼吸气粗。治宜豁痰开窍。先以盐汤探吐，或用牙皂、白矾等末吹鼻。后方选稀涎散、抽薪饮、二陈汤加味等。参厥证条。

痰喘 病证名，见《丹溪心法》。指气喘因于痰浊壅肺者。多因痰湿蕴肺，阻塞气道所致。主症为呼吸急促，喘息有声，咳嗽，咯痰黏腻，不爽，胸中满闷等。治宜祛痰降气为主。方选二陈汤、六安煎、苏子降气丸、千缗汤、滚痰丸、导痰汤等。参喘症条。

痰痫 病名，见《奇效良方》。指痰浊所致的痫证。多因痰浊内蕴，随气而逆，随火上炎，蒙闭心神清窍而致。主症为仆地昏倒，惊掣啼叫，痰涎壅盛，口吐痰沫。治宜祛痰开窍为主。方选滚痰丸、涤痰汤。参痫、五痫条。

痰滞恶阻 病证名，恶阻之一。多因平素脾胃虚弱，运化失常，湿聚成痰，痰饮停滞，气机升降受阻，孕后经血壅闭，冲气上逆，痰饮随逆气上冲犯胃，以致恶阻。症见呕吐痰涎或黏沫，晨起尤甚，胸脘满闷，不思饮食，口中淡腻，倦怠嗜卧等。治宜化痰除湿、降逆止呕。方用涤痰汤。

痰湿月经过少 病证名，又称形肥经少。月经过少之一。多因素体肥胖，痰脂壅盛，或嗜食厚味，痰湿内生，下注冲任，壅塞胞宫，阻滞经脉，血行受阻所致。症见经量过少，色淡质黏，体胖痰多，带下量多而稠浊，头眩而重，胸闷恶心，口中谈腻，不思饮食，面色㿠白，下肢浮肿等。治宜健脾化湿，祛痰通络。方用苍附导痰丸。

痰湿头痛 病证名，见《张氏医通》。指痰湿上蒙所致的头痛。多因脾失健运，痰浊内生，上扰清窍所致。主症为头部沉重，疼痛如裹，胸脘满闷，呕恶痰多，发作无时，舌苔白腻，脉滑。治宜化痰祛湿为主。方选半夏白术天麻汤、芎辛汤、导痰汤等。参痰厥头痛条。

痰噎膈 病证名，见《医方考》。又称痰膈。指痰盛所引起饮食吞咽困难的病证。多因七情郁结，伤及脾土，化液为痰所致。主症为吞咽困难，胸膈痞满或隐痛，情志不畅加重，口燥咽干，大便艰涩。治宜辛润涤痰。方选启膈饮加味、五汁饮等。参痰膈条。

新加香薷饮 方名，出自《温病条辨》。香薷、连翘各二钱，金银花、鲜扁豆花各三钱。水煎分服，得汗止后服，不汗再服。功能祛暑解表，清热化湿。治感受暑邪，发热微恶寒，无汗头痛，心烦口渴，舌红苔白，脉洪大。

新加黄龙汤 方名，出自《温病条辨》。生地黄、玄参、麦门冬各五钱，大黄三钱，芒硝一钱，人参、当归各一钱五分，甘草二钱，海参二条，姜汁六匙。人参另煎。余药水煎，煮取三杯，先服一杯，冲入参汤三分之一，姜汁二匙，顿服上。候一、二时不便，再加前法服一杯；候二十四刻不便，再服第三杯。如服一杯即得便，止后服，酌服益胃汤一剂，余参或可加入。功能滋阴益气，泻结泄热。治阳盛温病，应下失下，气阴大伤，正虚不能运药，以致下之不通。

新设 ①奇穴名。出《新针灸学》。位于项部，当斜方肌外缘，后发际下1.5寸处。主治后头痛、项强、落枕、肩胛疼痛等。直刺5分~1寸，艾炷灸3~5壮，或艾条灸5~10分钟。②推拿穴位名。出《实用小儿推拿》。在第3、4足趾趾缝间，趾蹼缘的上方。此穴用捏法可引腹部元气下行。用于治疗腹胀等症。

新针灸学 针灸著作。朱琏编。共分5篇：第1篇绪论；第2篇针灸治疗原理；第3篇孔穴总论及针久、灸术；第4篇孔穴各论，按全身部位分述孔穴位置和主治；第5篇各科疾病的针灸治疗。书末附针灸图。1954年人民卫生出版社出版。有俄译本。

新建 ①奇穴名。出《新针灸学》。位置与足少阳胆经居髎穴同。②推拿穴位名。出《实用小儿推拿》。在颈部第2、3颈椎棘突间。捏挤至皮肤呈紫红色为度。有清咽喉、散结热的作用。用于治疗喉痛、喉痹、乳蛾、声带水肿、喉咙嘶哑等症。

新修本草 药物学著作。又称《唐本草》《英公本草》。54卷。唐·苏敬等奉敕撰于659年。是世界上第一部由国家颁布的药典。分为正文、药图和图经3部分。其中正文20卷,目录1卷,是在《本草经集注》基础上增补隋、唐以来的新药品种,重加修订改编而成。分为玉石、草、木、禽兽、虫鱼、果、菜、米谷及有名未用9类,共收药850种。《新修本草图》25卷,目录1卷,《本草图经》7卷,是编写本书时收集全国各地所产药物绘制的形态图及文字说明。正文记述各药性味、主治及用法;图经部分记述药物形态、采药及炮炙。本书系统总结唐以前的药物学成就,保存了一些古籍著作的原文。唐代政府将本书列为医学必修课目,其后日本、朝鲜等国也都列为医学法定教材。唐代以后,本书正文收录于《蜀本草》《开宝本草》《嘉祐本草》《证类本草》等书,本草图及图经部分则早已亡佚。后世发现的本书较古传抄卷子本,主要有日本仁和寺所藏十三、四世纪抄卷子本残卷,共10卷,又补辑1卷,人民卫生出版社有影印本。另敦煌出土的两种残卷断片。

新感温病 病名,见《温热论》。又称外感温病。指四时中感受外邪,随感随发的温病。多因感受四时淫气所致。主症为发热重、恶寒轻,头痛口渴、无汗或汗少,苔薄,舌红,脉浮数。也可兼见颐肿、咳嗽、喉痛等。治宜解表、清气、凉血、解毒、化湿等。方选银翘散、桑菊饮、清营汤、普济消毒饮、三仁汤等。详见温病条。

意 即意念、意识。为脾所藏。《素问·宣明五气》:"脾藏意。"《灵枢·本神》:"心有所忆谓之意。"又说:"脾忧愁不解则伤意,意伤则悗乱,四肢不举。"

意守 气功术语。练功过程中,把意念完全集中于体内某一部位,或体外某一处,以排除杂念,达到入静状态。可分为意守内景、意守外景两种。

意守内景 气功之一。意守法之一。意守身体某一部位,如丹田、命门、会阴、涌泉等处。

意守外景 气功术语。意守法之一。意守体外的景物,如天空、云彩、花草树木,及室内某一实物等。闭目守外景,可结合幻想;开目守外景,可结合凝视。

意舍 经穴名,出《针灸甲乙经》。属足太阳膀胱经。位于第十一胸椎棘突下,脊中穴旁开3寸,俯卧取之。主治腹胀、腹痛、肠鸣、泄泻、饮食不下等。斜刺5分~8分。艾炷灸5~7壮,或艾条灸5~10分钟。

意拳站桩功 气功术语。站桩功之一。又称意拳养生桩。王芗斋所创。功法特点是注重意守与深呼吸,通过自然呼吸,全身放松,心神安宁,适当的意念活动,逐渐达到呼吸慢、长、细、均而入静的境界。

慎柔五书 内科著作。5卷。明·胡慎柔撰,初刊于1636年。现存本系清·石震校订本。本书主要论述虚损、痨瘵病因证治,兼及其他杂病。其治法本于李东垣学说,以保护脾胃为主,而化裁则取法薛己。现存清刻本、《六醴斋医书》本、《中国医学大成》本、1958年人民卫生出版社排印本。

慎斋遗书 综合性医书。10卷。明·周之幹著述。本书由周氏门人整理记录,复由勾吴逋人删释校订,重予编次刊行。卷1~5分述阴阳脏腑、亢害承制、运气经络、望色切脉、辨证施治、二十六字元机、用药权衡、炮制心法、古经解、古方解、古今名方;卷6~10介绍以内科杂病为主的临床各科病证证治。其中所述"二十六字元机",是指理、固、润、涩、通、塞、清、扬、逆、从、求、责、缓、峻、探、兼、候、夺、寒、热、补、泻、提、越、应、验26种治疗方法。采用札记体例,议论简要,多能结合实际经验,并附医案。1959年上海科学技术出版社出版排印本。

慎疾刍言 医论著作。1卷。清·徐大椿撰于1767年。本书剖析医界流弊,以期医家谨慎治疾。如论述误用补剂、内科杂病误治的危害,老人、妇人、小儿治疗上的区别,外科病证治法等。倡导因病施治。现存清乾隆三十二年半松斋刻本等40余种版本。此书又有王士雄校勘本，经张鸿补辑，改名《医砭》，编入《潜斋医学丛书》。

粳米 中药名，出于《名医别录》。又名大米。为禾本科植物稻（粳稻）Oryza sativa L. 的种仁。性平，味甘。归脾、胃经。有补中益气、和胃、生津、利尿之功效，主治诸虚劳损、脾虚泄泻、痢疾、烦渴、小便不利。煎服。

数月行经 病证名，见《叶氏女科证治》。指妇女月经周期为三个月以上且不规律者。多因气血双亏、气滞血瘀、痰湿阻滞、肾气虚弱所致。气血两亏者，症见数月经血不潮，经来量少急淡，腹坠空痛，喜揉喜按，身体瘦弱，心悸气短，头晕失眠，治宜补益气血，方用十全大补汤。气滞血瘀者，症见月经数月不见，经来不畅，紫黯夹块，腹痛拒按，块下痛减，胸胁胀痛，心烦急躁，治宜舒肝化瘀，方用血府逐瘀汤。痰湿阻滞者，体胖多痰，症见数月经行，色淡质黏，胸闷泛恶，带下量多，治宜化痰调经，方用苍附导痰丸。肾气虚弱者，症见月经稀发，色淡质衡，腹冷腰酸，身体畏寒，四肢不温，治宜益肾调经，方用右归丸。

数法 气功术语。六妙法之第一法。数，即数息。调和气息，徐徐而数，从一至十，从十至百，或数出息，或数入息，通过意念系于数息的方法来去除杂念。数息日久，情绪安定，出息入息极其轻微，达到似数非数的境界。

数脉 脉象之一。其脉来急速，一息五至以上。《脉经》："数脉来去促急。"数脉主热证。数而有力为实热；数而无力为虚热。

数息 气功术语。练功中默数呼吸出入次数，从一到十，从十到百，以排除杂念的方法。

煎厥 病名，见《素问》。①指虚损、精绝所致昏厥的病证。多因身体亏虚及其阴精耗绝所致。症见神昏愦愦，倦怠欲睡，痿弱无力，五心烦热，如火燔灼。治宜补益固

脱为主。方选参附汤、生脉散、十全大补汤等。②指阳气抑郁不伸，气煎迫而厥逆者。多因情志过极，气机逆乱，清窍闭阻所致。症见卒然昏倒，牙关紧闭，面色苍白，四肢厥冷。治宜顺气降逆、条达气机为主。方选五磨饮子。参厥证条。

煎膏 又称膏滋。即将药物反复煎者至一定程度后，去渣取汁，再浓缩，加入适量蜂蜜、冰糖或砂糖煎熬而成的一类制剂。煎膏体积小，便于服用，又含大量蜂蜜或糖，味甜而富有营养，有滋补作用，适合久病体虚者服用。如参芪膏、枇杷膏等。

慈幼新书 儿科著作。又名《慈幼筏》12卷，卷首1卷。明·程云鹏撰。刊于1704年。本书记述小儿病候治法。卷首论保产；卷1论小儿禀赋、脏能、脉候及胎症；卷2小儿杂证；卷3~6小儿痘疮辨证及治疗方剂；卷7麻疹、丹毒、惊痫、发热等；卷8伤寒；卷9感冒、咳嗽、痰喘、疟、痢；卷10食疳诸积、腹痛、溺血；卷11疮疽、杂症；卷12痘家应用药性。并附医案。现有《中国医学大成》本。

慈姑 中药名，出于《本草纲目》。又名茨菇、慈菇、白地栗。为泽泻科植物慈姑 Sagittaria sagittifolia L. 的球茎。性微寒，味甘。归心、肝、肺、脾经。有行血通淋、止咳化痰之功效，主治产后胎衣不下、淋病、咳吐痰血。煮食或捣汁饮。

慈济方 方书。1卷。明·僧人景隆撰。刊于1439年。本书汇录痈、疽、疔肿、疮疖、诸风、虚弱、蛊胀、诸气、阴火等40余类病证宜用验方，并附制药法等。现存明正统刻本。

满山红 中药名，见于《东北常用中草药手册》。又名映山红、迎山红、靠山红。为杜鹃花科植物兴安杜鹃 Rhododendron dauricum L. 的叶。性寒，味苦。有止咳祛痰之功效，主治咳嗽痰多。煎服，25~50g。本品对单纯型慢性气管疗效显著。

满月 出《外台秘要》。通常指产妇分娩后一个月为满月。亦有认为一个月为小满

月，两个月为大满月。在此期间可使产妇得到充分恢复和休息。

滇南本草 药物学著作。各种传本卷次不一。明·兰茂撰。约成书于十四、十五世纪间。因系记述云南地区药物，故名《滇南本草》。本书在云南民间辗转传抄，迭经补录。各种传本收药数不等，少者26味，多者458味。各药次第述其性味、功效、主治、附方，或者兼述生态形态。书中记录云南众多少数民族习用药物及用药经验，是一部有特色的地方本草著作。书末附单方百余首。有传本十余种，多为清代抄本。1959年云南人民出版社出排校订排印本。

溪谷 ①指肢体肌肉之间相互接触的缝隙或凹陷部位。大的缝隙处称谷或大谷，小的凹陷处称溪或小溪。《素问·气穴论》："肉之大会为谷，肉之小会为溪。"②泛指经络穴位。谷相当于十二经脉循行的部位；溪，相当于三百六十五个经穴的部位。《素问·五脏生成》说："人有大谷十二分，小溪三百五十四名，少十二俞。"

滚刺筒 针具名。是近年来研制的新型皮肤针针具。其构造分筒柄和滚筒两部分，筒壁密布短针。使用时，持筒柄将滚筒在选定的部位上来回滚动。刺激面广，操作简便是其特点。

滚痰丸 方名，见于《丹溪心法附余》。又名礞石滚痰丸。大黄（酒蒸）、片黄芩（酒洗净）各八两，礞石（捣碎，用焰硝一两放入小砂罐内盖之，铁线缚定，盐泥固济，晒干，火煅红，候冷取出）、沉香半两。为细末，水泛丸梧桐子大。每服四、五十丸，量虚实加减服，清茶或温水送下，临卧食后服。功能泻火逐痰。治实热老痰内结，或发为癫狂惊悸，或怔忡昏迷，或咳喘痰稠，或胸脘痞闷，或眩晕耳鸣，或绕项结核，或口眼蠕动，或不寐，或梦寐奇怪之状，或骨节卒痛难以名状，或噎息烦闷，大便秘结，舌苔黄厚，脉滑数有力。

溏泻 病名，出《素问·气交变大论》。属泄泻范畴。指大便次数增多，质地稀薄或污浊黏垢的病证。多因外感湿热之邪蕴结于肠胃，致使胃肠功能障碍，传化功能失常而发病。但起病较缓，常见腹痛，泻下不爽，大便黏稠垢秽，或见烦热口渴，小便短赤，舌苔黄腻，脉滑数等。治宜清热和里、祛湿止泻，方选葛根黄芩黄连汤。若兼暑热之证，可与六一散配用，以清化暑湿。参见泄泻条。

溢饮 证名，见《素问·脉要精微论》。四饮之一。指体内水液输布运化失常，停积于体内，流溢于体表四肢的病证。多因外感风寒，寒邪损伤肺脾，以致气化输布功能失调，水液内停，而见恶寒无汗，口不渴，胸闷干呕，身体重痛，肢体浮肿，舌苔白，脉浮紧。治宜发散表寒、温化寒饮，方选小青龙汤。若伴有发热烦躁，苔白兼黄，内有郁热，可改用大青龙汤以发表清里。

溺 ①即尿。《灵枢·五癃津液别》："水下留（流）于膀胱，则为溺与气。"②沉溺的意思，如沉于水而死亡称为溺毙。

溺血 证名，出《素问·气厥论》。又称溲血、尿血。指无痛肉眼血尿而言。《丹溪心法·溺血》曰："痛者为淋，不痛者为溺血。"常见于肾炎、肿瘤、外伤、感染等疾患。其症位在膀胱与小肠，有虚实之分，临床以热证居多。由心火亢盛、膀胱湿热引起者常见面赤咽干、心烦口苦、舌红苔黄、脉数等，治宜清热化湿、凉血止血，方选小蓟饮子或导赤散加味。因脾肾虚损引起者常见面色萎黄、神疲乏力、头晕耳鸣，溺血呈淡红色、舌淡苔白，脉沉细，治宜补益脾肾，方选补中益气汤或六味地黄丸加减。参见尿血条。

溺赤 证名，见《素问·至真要大论》。指尿液的颜色异常，呈深黄色、黄褐色、浓茶色等的表现。与尿血引起的尿色改变不同，需加以鉴别。本证可由心经热盛、膀胱热盛、肝胆湿热、胃肠实热等引起。属于实热证范畴。参见小便赤黄、小便赤涩条。

塞因塞用 反治法之一。指用止塞的方法去治疗塞证。一般来说，闭塞不通病证，应采用通利的方法治疗。但对于某些现象是塞，而本质是虚的病证，则不但不能通，反而要用补法，故称反治法。塞因塞用主要适用于真虚假实病证。如中气不足，脾阳不运所致的脘腹胀满；命门火衰所致的尿闭症；气虚血枯、冲任亏损所致的月经不通等病患。

窦材 宋代医家。原籍真定（今河北正定）人。绍兴十六年（1146年）著《扁鹊心书》，述灸刺、各科杂症及单方。内有用曼陀罗花为主药之麻醉剂，为文献中之最早记录。

窦默 1196～1280年。金元时针灸学家。字子声。早年名杰，字汉卿。卒赠太师，故人称窦太师。广平肥乡（今属河北人）人。在蔡州遇名医李浩，学铜人针法。以针术闻名于时。居大名，与姚枢、许衡讲习性理之学，与罗天益亦有交往。应元世祖忽必烈之召，任昭文馆大学士。撰《针经指南》《八穴真经》《流注指要赋》《标幽赋》《指迷赋》《铜人针经密语》等针灸专书。

褚氏遗书 医论著作。旧题南齐·褚澄编。本书系唐代人据褚氏椁中发现的石刻整理而成，宋嘉泰年间刊行流传。全书分为受形、本气、平脉、精血、津润、分体余疾、审微、辨书、问子10篇。说明多据《内经》阐述发挥。重视精血、津液学说。所论血证及妇科病证治颇为后世医家所重视。收入《六醴斋医学》。

褚澄 ？～483年。南北朝南齐医家。阳翟（今河南禹县）人。尚宋文帝女庐江公主，拜驸马都尉，历官清显，建元（479～480年）间为吴郡太守。博好经方，善于医术。诊病不问贵贱，皆先审其苦乐、荣瘁、乡壤、风俗、水土所宜、气血强弱，然后制方用药。对僧尼寡妇，其治则异于寻常妇女。撰有《杂药方》20卷，今佚。现存有题名褚澄撰《褚氏医书》1卷。

福幼编 儿科著作。1卷。清·庄一夔撰，刊于1777年。本书专论小儿慢惊风证候、治法，主张以温补为主，力戒寒凉攻伐。刊本颇多，流传较广。现存清嘉庆二年刻本等40余种版本。

[一]

障 病证名，指障碍视力之眼病。一般将其分为内障与外障两大类。外障在眼外为患，内障在睛里昏暗。详内障、外障条。

嫁痛 出《千金要方》。又称新室嫁孔痛。指女子新婚初次性交时出现的阴户疼痛而言。不属病态。

缚浴法 一种茂医疗法。将配制烧煮后之药物装入布袋中，包扎或放置于病患部位以达到祛风、散寒、清热、解毒、化瘀消肿之目的。

缠喉风 病名，①见《圣济总录》。相当于颈部蜂窝组织炎。多因脏腑积热，邪毒内侵，风痰上涌所致。症见颈部如蚝缠绕，喉关内外红肿疼痛，治宜解毒泄热，消肿利咽，方用清瘟败毒饮加减。②见《尤氏喉科秘书》。为咽喉肿痛之重症。多因风痰壅盛而发。症见咽喉肿痛，出气短促，颈如绞转，热结于内，肿绕于外，且麻且痒，甚而恶寒状热，或可导致危症。治以清咽消肿饮，外用吹喉散。

十四画

[一]

静功 气功术语。又称内功。气功中的一大类功法。采取坐、卧、站等形体静止姿势，通过放松、入静、意守、调息等方法，锻炼人体内部精、气、神和脏腑经络等的功法。练功时要求做到塞兑垂帘，沉肩垂肘、松颈含胸、舒腰松腹四个要领。可分为坐功、卧功、站功等。

静香楼医案 医案著作。清·尤怡撰。原系抄本。后收入《柳选四家医案》，柳宝诒分门汇辑，并加按语。分为内伤杂病、伏气、外感、外疡、妇人等32门。案语精当，说理透彻。尤氏善用经方，灵活化裁，对复杂病机善于分清标本缓急，立法严谨。收入《柳选四家医案》《中国医学大成》。

碧玉散 方名，出自《宣明论方》。滑石六两，甘草一两，青黛（原书无用量）。为末，每服三钱，温开水调下。功能祛暑清热。治暑湿证兼有肝胆郁热。

截肠 病名，见《外科大成》。似指因经常发生脱肛，局部黏膜充血、水肿、溃疡、出血，以至绞窄，甚则坏死、脱落。常伴肛门灼热、坠胀疼痛，舌红苔黄腻。治以清热解毒利湿，五神汤合二妙丸加减内服，外用马齿苋、龙胆草、朴硝各30g，煎水熏洗，间用青黛散麻油调涂，红肿热疼消退以后，当按脱肛治疗。见该条。

截疟 奇穴名，出《针灸经外奇穴治疗诀》。位于乳头直下4寸。主治疟疾、胸胁串痛等。艾炷灸3~5壮，或艾条灸5~10分钟。

截疟七宝饮 方名，出自《杨氏家藏方》。原名七宝散。常山一钱，厚朴、青皮、陈皮、炙甘草、槟榔、草果仁各五分。细切，作一服，酒水各半盏，寒多加酒，热多加水煎入，露一宿，空心冷服。功能燥湿祛痰。治疟疾数发不止，体壮痰湿甚，舌苔白腻，寸口脉弦滑浮大。

截疟青蒿丸 方名，出《金匮钩玄》。青蒿一两，冬青叶、马鞭草、官桂各二两。共研细末，丸如胡椒子大。每两作四服，于疟疾发作前一小时服尽。功能祛湿截疟。治疟疾。

截疟常山饮 方名，出自《丹溪心法》。柴胡、草果、常山、知母、贝母、槟榔。水酒煎。临发作前二小时服。功能燥湿祛痰截疟。治疟疾数发不止，体壮而痰湿壅盛。

赫依 蒙医术语。三根之一。其含意大致与中医的"风""气"相近。在人体正常生理活动中，赫依具有推进血液运行、司理呼吸、分解食物、支配肢体活动等功能，且为希拉、巴达干二根保持相对平衡状态的调解者，同时也是人体维持健康和延年益寿的引导者。赫依赖于腰胯部，存在于心脏、大肠，运行于全身各部。如若赫依本身失去平衡，就导致病变。赫依具有浮、涩、凉、细、坚、动等六种特性。包括上行赫依、下清赫依、普行赫依、调火赫依、司命赫依5种类型（详见各条）。

赫依型体质 蒙医名词。人体特性之一种。赫依型体质者的特征为：身材矮小、干瘦、背稍驼、肤色发黑，因体热不稳而耐寒性弱，对泻性饮食及药物有耐性，睡眠少，爱说话，好歌舞和比试竞赛，行动灵活，嗜欲甘、酸、咸味及热性食物。

赫依病 蒙医病名。赫依受到内外各种因素的不良影响而失去相对平衡，即导致本病。多见于老年和躯体衰弱者。有偏盛、偏衰、紊乱3个类型。偏盛者多现皮肤失润变黑如裂状，恶寒战栗，疲乏无力，腹胀肠鸣，大便秘结、多语、头昏目眩、睡眠不安、神志不清等症状；偏衰者则现全身无力、少语、心神不安等症状；紊乱者常现嘘叹、恶心、游走性刺痛、牵止轻捷等症状。治疗以扶正调理为主，常用沉香三十五味散、持命十五味散等。

聚 病名，见《灵枢·五变》。指病在腹部，或聚或散，痛无定处，时发时止的六腑气分病证。以实证居多，包括西医学的胃肠功能紊乱、肠梗阻、幽门梗阻等。其发生多由情志抑郁、气机阻滞，或痰食阻滞所致，常见腹部攻窜胀痛，时来时往，苔白脉弦等。治当疏肝理气、行气止痛，可选用柴胡疏肝散或逍遥散。若因饮食不节，痰阻食滞而发病者，多见纳呆腹痛，苔腻脉弦等，宜理气导滞、化痰通便，方选大磨汤。

聚开障 病名，见《证治准绳》。又名聚散障、夜星聚散、星月聚散、浮萍障、时发时散瞖。相当于浅表性角膜炎之类。多由肝肾阴虚，虚火上炎；或阴虚而兼湿热所致。症见黑睛生瞖，或圆或缺，或厚或薄，如云似月，或数点如星，痛则见之，不痛则隐，聚散不一，来去无时。治宜滋阴清热，或佐以祛湿。用生熟地黄丸或甘露饮加减。

聚合型体质 蒙医语词。指赫依、希拉、巴达干三根特征并列体质。

聚星障 病名，出《证治准绳》。相当于单疱病毒性角膜炎。多由于肝火内炽，风邪外袭，或肝肾阴虚，虚火上炎所致。症见黑睛生细小星翳数颗，聚而成群，抱轮红赤，沙涩疼痛，羞明流泪，视力下降。肝经风热者，宜祛风清热平肝，用新制柴连汤或石决明散加减。虚火上炎者，宜滋阴降火，用海藏地黄散加减。外用点眼秦皮煎滴眼。

聚泉 奇穴名，出《奇效良方》。位于舌面中点。主治哮喘、咳嗽、消渴、舌强、吐舌等。先用消毒纱布裹舌外牵，直刺 1～2 分，或点刺出血。主治咳嗽、哮喘。

蔷薇根 中药名，出于《本草纲目》。为蔷薇科植物多花蔷薇 Rosa multiflora Thunb. 的根。性凉，味苦、涩。归脾、胃、肾经。有清热利湿、活血祛风之功效，主治肺痈、消渴、痢疾、吐血、衄血、便血、风湿痹痛、半身不遂、口眼㖞斜、尿频、带下、月经不调、跌打损伤、疮疖疥癣、烫伤。煎服 5～12g。外用捣敷、煎汤含漱，或研末油调涂。

蔓荆子 中药名，出于《神农本草经》。为马鞭草科植物单叶蔓荆 Vitex trifolia L Var. Simp li ci fo li a cham. 或蔓荆 r. trifo lia L. 的果实。性平，味辛、苦。归膀胱、肝、胃经。有疏散风热、清利头目之功效，主治外感风热之头昏头痛、偏头痛、痛连齿颊、齿痛、目昏暗、目赤肿痛、多泪，及风湿痹痛、肢体挛急等。煎服或入丸、散服，6～12g。

蔺道人 唐代骨伤科医家。僧人。长安（今陕西西安）人。撰《理伤续断方》，是我国现存最早之骨伤科专书。所述正骨术及指导处理脱臼骨折之理论，多符合现代科学原理。诊治中运用的麻醉、牵引、复位、固定、服药等步骤，与现今诊治程度相仿。其书对我国骨关节损伤治疗的发展有深远影响。唐会昌年间，政府废止寺院，蔺道人还俗，因治愈密友彭叟之子跌损闻名，求治者日众。后将其书授与彭叟传世，后世称《仙授理伤续断秘方》。

蔊菜 中药名，出于《本草拾遗》。又名干油菜、野油菜、山芥菜、塘葛菜、江剪刀草。为十字花科植物蔊菜 Rorippa montana (Wall.) Small 或印度蔊菜 R. indica (L.) Hiern 的全草。性平，味辛、苦。归肺、肝经。有祛痰止咳、解毒消肿、利湿退黄之功效，主治咳嗽痰喘、咽红肿痛、痈肿疮毒、湿热发黄等。煎服 10～30g，外用适量。本品祛痰作用明显，对慢性气管炎有较好疗效。

榧子 中药名，出于《名医别录》。又为榧实、香榧子。为红豆杉科植物榧树 Torreya grandis Fort. 的种子。性平，味甘、涩。归胃、大肠经。有杀虫、缓泻、润肺止咳之功效，主治绦虫、钩虫、蛔虫等多种肠寄生虫病，及肺燥咳喘。炒熟嚼服，或打碎煎服，或入丸、散剂服，30～50g。

槟榔 中药名，出于《名医别录》。又名大腹子、海南子、榔玉。为棕榈科植物槟榔 Areca cathecu L. 的种子。性温，味辛、苦。归胃、大肠经。有杀虫、消积、行气、利水、泻下之功效，主治绦虫、姜片虫、钩虫、蛔虫、蛲虫等多种肠寄生虫病，食积气滞之腹胀便秘、泻痢后重，水肿、脚气、疟疾等。煎服 6～15g，单用杀虫时可用 60～120g。脾虚便溏者不宜服。本品治疗猪绦虫病、姜片虫病效果显著，其复方治疗牛绦虫病效果明显，此外，对钩虫、血吸虫、鞭虫、蛔虫等疾病及青光眼均有不同程度的疗效。

酸枣仁 中药名，出于《神农本草经》。又名枣仁。为鼠李科植物酸枣 Ziziphus jujuba Mill. 的种子。性平，味甘。归心、肝经。有养肝、宁心、安神、敛汗之功效，主治心肝血虚之失眠、惊悸、怔忡、心烦，及体虚自汗、盗汗等。煎服 10～18g，研末吞服1.5～3g。本品对神经衰弱有一定疗效。

酸枣仁汤 方名，出自《金匮要略》。酸枣仁（炒）二升，甘草一两，知母二两，茯苓二两。水煎，分三次服。功能养血安神，清热除烦。治虚劳虚烦不得眠，心悸盗汗，头晕目眩，咽干口燥，脉细弦。

酸浆 中药名，出于《神农本草经》。又名灯笼草、全灯草、天泡草、红姑娘。为茄科植物酸浆 Physalis alkekengi L. var. franchetii (Mast.) Mak. 的带宿萼的果实及全株。性寒，味苦、酸。归心、肺经。有清热利咽、化痰利湿解毒之功效，主治热邪壅盛之咽喉肿痛、酸热咳嗽、热淋、湿热发黄、湿疹、脓疱病。煎服，3～9g。

酸模 中药名，出于《本草经集注》。又名当药、酸母、酸不溜。为蓼科植物酸模 Rumex acetosa L. 的根或全草。性寒，味酸、微苦。有清热凉血、利尿通便、杀虫之功效，主治小儿壮热、热痢、吐血、便血、内痔出血、淋病、小便不利、大便秘结、疥癣、疔疮。煎服9～15g，外用捣汁涂。

酸橙叶试诊法 壮医药物试诊法之一，常用于诊断跌打内伤不省人事患者。方法是用酸橙叶捣烂，外搽患者全身，若受损部位显现瘀斑则为跌打内伤处。

磁石 中药名，出于《神农本草经》。又名灵磁石、活磁石、吸铁石、戏铁石。为天然的等轴晶系磁铁矿 Mag netite 的矿石。性寒，味辛、咸。归肝、心、肾经。有潜阳安神、聪耳明目、纳气平喘之功效，主治阴虚阳亢之烦躁不宁、心悸、失眠、头晕、头痛、癫痫、肝肾阴虚之耳鸣、耳聋、目昏，及肾虚作喘。煎服10～30g，丸、散服1～3g。服后不易消化，易伤气，不可久服。脾胃虚弱者慎用。

豨莶丸 方名，出自《重订严氏济生方》。又名济生豨莶丸。豨莶丸适量。先将豨莶草用酒、蜜水喷洒，九蒸九晒后，为末，炼蜜为丸，梧桐子大。每服一百丸，空腹温酒或米汤送下。功能祛风湿，通经络，

治中风口眼㖞斜，时吐涎沫，语言謇涩，手足缓弱，及风寒湿痹。

豨莶草 中药名，出于《新修本草》。又名猪膏莓、粘糊菜、肥猪苗、粘不扎、风湿草。为菊科植物豨莶 Sieges beckia orientalis L. 或腺梗豨莶 S. pubescens Makino 或毛梗豨莶 S. glabrescens Makino 的全草。性寒，味苦。归肝、肾经。有祛风除湿，清热解毒之功效。主治风湿痹证之骨节疼痛、四肢麻木、中风之手足不遂、口眼㖞斜、语言謇涩及痈肿疮毒、湿疹瘙痒等。煎服，10～15g。本品对高血压病有较好疗效。

豨桐丸 方名，出自《拔萃良方》。豨莶草、臭梧桐各等分。为细末，炼蜜为丸。每服二至三钱，日二次。功能祛风胜湿，通经活络。治风寒湿邪侵袭，以致两足酸软，步行艰难，状似瘫痪。

[丨]

裴宗元 北宋医家。以医名于越。大观（1107～1110年）间任奉议郎、太医令兼措置药局检阅方书等职。奉命与陈师文、陈承等校正医方，编辑《太平惠民和剂局方》10卷。另撰《药诠总辨》3卷，已佚。

龈交 经穴名，出《素问·气府论》。又名断交。属督脉、任脉、督脉交会穴。位于上唇系带与齿龈相接处。主治癫狂、痫证、鼻渊、牙龈肿痛、齿痛、口舌糜烂、鼻息肉。向上斜刺2～3分或点刺出血。

雌雄人 见《生育问题》。又称角、角花、角花头、半阴阳，俗称阴阳人、两性人。①泛指两性畸形者。②指女性外生殖器发育畸形，阴蒂过大，状如阴茎者。

嘈杂 证名，见《丹溪心法》。指胃脘部似饥非饥、似辣非辣、似痛非痛，胃中烦杂感觉不适的症状。常与嗳气、吞酸、恶心、呕吐等症同时出现。嘈杂为脾胃病，有虚实之别。因饮食不节，损伤脾胃，运化呆滞，见嗳腐恶食，胃脘胀满，苔厚，脉实，治宜健脾消食，和胃通滞，方选保和丸。若宿食郁久化热，见口臭心烦，大便酸

臭，舌苔厚腻，脉滑，治宜清热和中，消食导滞，方选温胆汤加黄连、栀子，加枳实导滞丸。肝胃不和者可见口苦，胁痛，舌红，脉弦，治宜疏肝和胃，方选柴胡疏肝散，或逍遥散合左金丸。脾胃虚寒者伴见脘腹隐痛，喜暖喜按，肢寒畏冷，舌淡苔白，脉沉迟，治宜温中祛寒、益气健脾，方选香砂六君子汤或理中丸加减。虚为嘈杂，症见咽干乏力，得食暂止，舌红而胖、脉虚数，治宜滋阴清火、健脾和胃，方选养胃汤加减。

嗽血 证名，见《证治要诀·诸血门》。又称咳血。指血由咳嗽而出，或咳嗽痰中挟血的证候。有外感内伤之别。因素体肺阴不足，外感风热，或外感风寒之邪、郁而化热，邪热灼伤肺络所致者，称外感嗽血。或因肺阴虚损，以及热病后肾阴亏损，虚火上扰，灼伤肺络所致者，称为伤嗽血。外感嗽血、内伤嗽血，其症状治法各异。参见咳血条。

嘎拉图呼和 蒙医纳里病证。方由光明盐、蛇床子、芹叶铁线莲、荜茇、干姜、诃子灰组成。功能消食、除痞。主治未消证、胃癌、食道癌等。

蜡矾丸 方名，出自《景岳全书》。又名黄矾丸。黄蜡一两（一方用七钱），熔化后加入白矾末一两，为丸，梧桐子大。每服二十至五十丸，开水或盐汤送下，日二至三次。功能解毒，生肌，定痛。治金石发疽，痈疽疮疡，肺痈乳痈，痔漏肿痛。《重楼玉钥》亦载有同名方：黄腊一两，枯矾五钱，乳香、没药各一钱五分。后三味共为细末，黄蜡为丸。每服二钱，开水送下。功能活血生肌，敛疮止痛。治喉风穿腮出脓。

蜡烛疳 病名，见《医宗金鉴》。又名蜡烛泻，是指疳疮溃烂者。病因治见疳疮条。

蜡梅花 中药名，出于《本草纲目》。又名腊梅花、黄梅花、蜡花。为蜡梅科植物蜡梅 Chimonanthus Praecox（L.）Link 的花苞。性平，味酸、甘。有解暑生津、顺气止咳之功效，主治暑热头晕、烦渴、胸闷，肝胃气痛，咳嗽，百日咳，烫火伤。煎服3~6g。外用浸油涂。

蜘蛛咬伤 病名，见《肘后方》。又名天蛇咬伤、天蛇毒、天蛇疮。天蛇即草间花蜘蛛，相当于西医虫咬皮炎之一种。因被花蜘蛛咬蟄后，毒素侵入肌肤而成。伤处起疱，瘙痒，破溃流滋，外治即可，用二味拔毒散涂敷。

蝉花无此散 方名，出自《太平惠民和剂局方》。蛇蜕一两，蝉蜕（去头足翅）二两，羌活、当归、石决明（盐水煮，捣粉）、川芎各三两，防风、茯苓、炙甘草各四两，赤芍药十三两，蒺藜（炒去刺）半斤，炒苍术十二两。为细末，每服三钱，食后米泔或茶水调服。功能祛风，退翳，明目。治风气攻注，眼目昏暗，睑生风粟，或痛或痒，渐生翳膜，侵睛遮障；及偏正头风，牵搐两眼，渐渐细小，连框赤烂；及小儿疮疹入眼，白膜遮睛，赤涩隐痛。

蝉花散 方名，出自《小儿药证直诀》。蝉花（和壳），僵蚕（酒炒）、炙甘草各一分，延胡索半分。为末，一岁小儿每服一字，四、五岁儿每服五分，食后蝉蜕煎汤送下。功能祛风化痰，镇惊止痛。治小儿惊风，夜啼，咬牙，咳嗽及咽喉壅痛。

蝉蜕 中药名，出于《名医别录》。又名蝉退、蝉衣。为蝉科昆虫黑蚱 Cryptotympana pustulata Fabr. 的若虫羽化脱落的皮壳。性寒，味甘。归肺、肝经。有疏散风热、透疹明目、息风止痉之功效，主治风热感冒及温病初起之发热、头痛、咽痛、音哑、麻疹透发不畅，风疹瘙痒，肝经风热之目赤、目翳、多泪，小儿夜啼，及破伤风。煎服或八丸，散服，3~10g。

蝉蝎散 方名，出自《幼科释谜》。蝉蜕二十一个，全蝎七个，天南星一个，甘草一分半。为粗末，每服二钱，加生姜三片，大枣二枚，水煎服。功能祛风化痰止痉。治小儿慢惊风。

罂粟壳 中药名，出于《开宝重订本草》。又名粟壳、御米壳、米壳。为罂粟科植物罂粟 Papaver somniferum L. 的蒴果之外壳。性平，味酸、涩，有毒。归肺、大肠、肾经。有敛肺、涩肠、固肾、止痛之功效，主治久咳不止、久泻久痢、遗精滑精，及心腹、筋骨疼痛。煎服，3～10g，不宜过量及持续服用，以防中毒。本品酸涩收敛，咳嗽及泻痢初起忌服。

鹘眼凝睛 病证名，见《银海精微》。又名鹘眼凝睛外障、鱼睛不夜。指目若鹘鸟之眼珠突出而睛不转之状。相当于现代医学甲亢、眶内肿瘤之眼球突出。常由于风热毒邪壅阻，眼络滞涩所致。症见目珠突起，赤而硬，甚则突出于眶，眼球转动失灵，疼痛，视力减退，甚至失明。治宜祛风清热，泻火解毒。内服泻肝汤或泻心汤加减，外贴摩风膏。

[丿]

锃针 针具名。出《灵枢·九针论》。九针之一。是一种针体粗大，尖如黍粟，圆而微尖的针具。用于按压经脉，行气活血。

锃针疗法 针刺疗法名。指用锃针按压穴位表面以治疗疾病的方法。临床操作时，虚证用补法，即将针轻压，待局部出现红晕或症状消失时去针。实证用泻法，即将针重压，待患者有酸胀感扩散时去针。但不应伤损皮肤。本法对胃痛、腹痛、精神分裂症、肋间神经痛、月经痛等有一定疗效。尤以虚证为佳。

熏眼法 眼科外治方法。见《秘传眼科龙木论》。是以药物煎水，借升腾之热气熏冲眼疾的方法。多适用于外障眼疾，如红赤、痛痒、眵泪、干涩等证。

箕门 经穴名，出《针灸甲乙经》。又名太阴、内市。属足太阴脾经。位于血海穴上6寸，血海与冲门的连线上，缝匠肌内侧取之。主治小便不通、遗溺、腹股沟肿痛等。直刺5分～1寸，不可深刺。艾条灸5～10分钟。

算盘子 中药名，出于《植物名实图考》。又名算盘珠、野南瓜、八瓣橘。为大戟科植物算盘子 Glochidion puberum（L.）Hutch. 的果实。性凉，味苦，有小毒。有清热利湿之功效，主治疟疾、疝气、淋浊、带下、腰痛、牙痛。

算盘子根 中药名，出于《植物名实图考》。为大戟科植物算盘子 Glochidion puberum（L.）Hutch. 的根。性凉，味苦、涩。有清热利湿、散瘀解毒之功效。主治痢疾、疟疾、黄疸、风湿痹痛、喉痛、牙痛、咳嗽、月经不调、闭经、带下、白浊、跌打损伤、痈肿、瘰疬、蛇虫咬伤。煎服，15～30g。孕妇忌服。

鼻 呼吸、嗅觉器官。又名鼻窍、明堂。隆起于面部中央、上连于额部，名为颏。前下端鼻尖，又名鼻准。鼻尖两端圆形隆起部分为鼻翼。鼻下部两孔为外鼻孔，鼻孔内长有鼻毛。鼻为气息出入之门户。《素问·金匮真言论》："肺开窍于鼻"，《灵枢》："肺气通于鼻，肺和则鼻能知香臭矣。"《素问·刺热论》："脾热病者鼻先赤。"《素问·气厥论》："胆移热于脑，则辛颏鼻渊。"由此可见，鼻与肺、脾、胆等脏腑关系密切。现代医学解剖把鼻分为外鼻、鼻腔、鼻窦三个部分。鼻的主要功能是呼吸和嗅觉。

鼻孔 七窍之一。见《灵枢·师传》。位于鼻翼下方的孔窍，是人体呼吸出入的通道。前人通过诊察鼻孔的出气情况，可以测知膀胱水道是否通利。

鼻如烟煤 证名，见《世补斋医书后集·广温热论》。指温病、温毒、疫疠等温热病极期阶段，热毒炽盛，患者鼻孔色黑如塗煤烟的征象。治以清热解毒为主。

鼻针疗法 针刺疗法名。是指以针刺鼻上特定部位来治疗疾病的方法。鼻和脏腑经络有密切关系。《灵枢·邪气藏府病形》："十二经脉，三百六十五络……其宗气上出于鼻而为臭"。《灵枢·五色》："明堂者鼻也。""五藏次于中央，六府挟其两侧"。临床操作时，据疾病处选取相应部位，以短毫针斜刺进针，不宜穿透鼻甲，刺激不宜过重，一般留针15~30分钟，其间可运针数次，并可使用电针。本法适应症较广，一般疾病均可采用。

鼻针麻醉 针刺麻醉法之一。是在鼻针疗法的基础上发展起来的针麻方法。即按麻醉要求在鼻部刺激点上进行针刺，以达到麻醉的目的。临床上，根据肺主皮毛的理论，选取鼻部肺穴的基本穴，并根据手术部位选取相应刺激点作配穴。操作方法参见鼻针疗法。

鼻疔 病名，见《医宗金鉴》。相当于西医的鼻疖。鼻疔由肺经火毒凝聚而成。生于鼻孔内，红肿胀痛，重者上唇及面部亦可肿胀，痛引前额。若火毒势猛，正气虚衰，或早期失治、误治，或妄行挤压，则会导致邪毒走散，入犯营血，内陷心包而成疔毒走黄之证。本病初期治宜疏风清热，解毒消肿，用五味消毒饮。若邪毒炽盛，出现走黄之证，则宜泄热解毒，清营凉血，用黄连解毒汤加犀角地黄汤。

鼻衄 病证名，见《灵枢·百病始生》。又名红汗、鼻洪。按病因病机不同，又有伤寒鼻衄、时气鼻衄、热病鼻衄、温病鼻衄、虚劳鼻衄、五脏衄、酒食衄、折伤衄、经行衄血、鼻大衄等名称。即西医鼻出血。鼻衄是各种原因引起鼻部脉络损伤，常与肺、胃、肝、脾、肾关系密切。肺经热盛，迫血妄行者，可见鼻中出血、点滴而出，血色鲜红，鼻腔干燥，治宜疏风清热，凉血止血，用桑菊饮加白茅根、山栀炭等。胃热炽盛，鼻血量多色红，口干口臭，治宜清泄胃火，凉血止血，犀角地黄汤加石膏、知母。肝火上逆，鼻衄量多，血色深红，胸胁苦满，治宜清肝泻火，凉血止血，龙胆泻肝汤加羚羊角。肝肾阴虚，鼻衄色红，时出时止，五心烦热，治宜滋养肝肾，瘀血止血，用知柏地黄汤加减。脾不统血，鼻衄渗渗而出，色淡红，神疲食少，治宜健脾益气，摄血止血，归脾汤主之。对于鼻衄不能自止者，还应及时局部治疗，常用的有堵塞、烧灼及冷冻等方法。

鼻疳 病名，见《医宗金鉴》。又名鼻疮、鼻䘌疮。相当于西医鼻前庭炎。本病表现为鼻孔处皮肤漫肿、潮红、糜烂、灼热痒痛、积结成痂等。鼻疳病因有二，一为肺经蕴热，邪毒外袭；一为脾胃失调，湿热郁蒸。前者治宜清热泻肺，疏风解毒，用黄芩汤加减。后者治宜清热燥湿，解毒和中，用萆薢渗湿汤加减。除内治外，尚须局部治疗。充分清理痂块后涂以黄连膏。

鼻准 鼻部名称。即鼻尖。又称准头、面王。中医望诊此处，作为诊察脾病的参考指征。

鼻痔 病名，又名鼻息肉。《医宗金鉴·卷六十五》："此证生于鼻内，形如石榴子，渐大下垂，色紫微硬，撑塞鼻孔，碍人气息难通。由肺经风湿热郁，凝滞而成。内服辛夷清肺饮，以清肺热；外以硇砂散逐日点之，渐化为水而愈。宜戒厚味、暴怒，庶不再发。"详见鼻息肉。

鼻痒 证名，见《古今医统》。与西医鼻前庭湿疹相似。多由肺经风热上蒸或小儿疳疾所致。本病主要表现为鼻孔内发痒、结痂或流水。因肺经风热所致者，治宜疏风清热，用桑菊饮加减；因疳疾所致者，治宜调和脾胃，用六君子汤加减。

鼻渊 病名，又名鼻漏、脑漏、脑崩。"渊"即渊深之意，开窍鼻涕量之多，流涕时间之久。《素问·气厥论》："胆移热于脑，则辛頞鼻渊。鼻渊者，浊涕下不止也。"本病有急慢之分，急性者多属实证，起病急，病程短；慢性者多属虚证，或虚中挟实，病程长，缠绵难愈。实证多为肺经风热，胆府郁热，脾经湿热所致。证见鼻涕黏稠，量多色黄，或有臭味，嗅觉减退，头痛剧烈，发热，便秘溲赤。肺经风热者，宜疏风清热，芳香通窍，选用苍耳子散加味；胆府郁热者，宜清泄胆热，利湿通窍，选用龙胆泻肝汤、当归龙荟丸、奇授藿香丸；脾经湿热者，宜清脾泻热，利湿祛浊，选用黄芩滑石汤。虚证多为肺气虚寒、脾气虚弱所致。证见鼻浊黏白量多，无臭味，嗅觉减退，头重头晕，短气无力。肺气虚寒者，治宜温补肺气，疏散风寒，选用温肺止流丹加味；脾气虚弱者，治宜健脾益气，清利湿浊，选用参苓白术散加味。相当于鼻窦炎，实证相当于急性化脓性鼻窦炎，虚证相当于慢性化脓性鼻窦炎。

鼻梁 外鼻的标志之一。鼻梁上端与额部相连处称鼻根，下端为鼻尖。鼻梁表面为皮肤及少量皮下组织，鼻骨是支撑鼻梁的支架。由于鼻梁突出于面部，较易因外伤甚或造成骨折。

鼻窒 病名，是指鼻塞时轻时重，或双侧鼻窍交替堵塞，反复发作，经久不愈，甚则嗅觉失灵为特征的慢性鼻病。《素问玄机原病式·六气为病》："鼻窒，鼻塞也"。初期为肺脾气虚，邪滞鼻窍所致。证见交替性或间歇性鼻塞，鼻涕黏稀，遇寒时症状加重，兼见咳嗽痰稀、气短、面色㿠白或食欲欠佳、便溏、体怠乏力。以肺气虚为主者，治宜补肺益气、祛风通窍，选用温肺止流丹、参苏饮等；以脾气虚为主者，治宜健脾渗湿、祛风通窍，选用参苓白术散。后期为邪毒久留，气滞血瘀所致。证见持续性鼻塞，鼻涕较多，黏黄或黏白，嗅觉迟钝，语言不畅，咳嗽痰多，或兼有耳鸣，听力减退，咽异物感，头重头昏不适。治宜调和气血，行滞化瘀。选用当归芍药汤、通窍活血汤等。相当于慢性鼻炎，初期相当于慢性单纯性鼻炎，后期相当于慢性肥厚性鼻炎。

鼻腔异物 病名，见《中医耳鼻喉科学》。本病多见于儿童，或将小玩具或豆类、球类物塞入鼻腔，异物在鼻腔内停留时间过长可见流脓涕，打喷嚏等。鼻腔异物需取出，对于无甚光滑的物体可镊子取，光滑、圆形物体可钩出，一般不宜把异物推入咽部，以防异物掉至声门引起窒息。

鼻痛 病证名，见《诸病源候论》。相当于鼻部神经痛。症见似痛非痛，似酸非酸，或阵发性跳痛，时作时止。多因肺中痰火上蒸所致。治宜清降痰火，用二陈汤加黄芩、菊花、川芎、白芷。若病程日久，治则以益气活血通络为主，用补阳还五汤加减。

鼻槁 病名，是指以鼻内干燥、鼻塞、鼻气腥臭、肌膜萎缩、鼻腔宽大为特征的慢性鼻病。肺阴亏虚所致者，证见鼻内干燥较甚，灼热疼痛，嗅觉不灵，鼻痂多，有黄绿色浊涕，间有血丝涕。治宜养阴润燥，宣肺散邪。选用清燥救肺汤。脾气虚弱所致者，证见鼻涕腥臭如浆如酪，或有黄绿色脓痂，头重头痛。治宜补中益气，养血润燥。选用补中益气汤、四物汤。相当于干燥性鼻炎、萎缩性鼻炎。

鼻瘤 病证名，见《中医耳鼻喉科学》。相当于西医鼻部良性肿瘤。常见的有鼻腔乳头状瘤、血管瘤、鼻咽部纤维血管瘤、鼻部囊肿、软骨瘤、骨瘤等。鼻瘤的治疗应在明确诊断后，采用手术摘除为主。辨证以肝气郁结、气滞血瘀者多见，治宜疏肝解郁，养血泻火，用丹栀逍遥散加香附、乌药。

鼻鼽 病证名，是指在突然和反复发作性鼻塞、鼻痒、喷嚏、鼻流清涕为特征的鼻病。相当于西医过敏性鼻炎。《素问·玄机原病式·六气为病》："鼽者，鼻出清涕也"。本病发生，内因多为脏腑功能失调（以肺、脾、肾之虚为主），外因多为感受风寒、异气之邪侵袭鼻窍所致。证见阵发性突然发作，鼻痒，酸胀不适，喷嚏频作，鼻塞，鼻流稀涕量多，兼见头痛、耳鸣、流泪、声嘶、咳嗽等。治宜温补肺脏，祛散风寒。选用温肺止流丹、玉屏风散等。若肺脾气虚者，治宜健脾益气，补肺敛气，选用四君子汤。小儿鼻鼽，多属肺脾气虚，用药不宜过于辛燥，宜用参苓白术散。若肾阳虚者，治宜温肾补肺、镇嚏止涕，选用金匮肾气丸。若肾阴虚者，治宜滋养肾阴、镇嚏止涕，选用左归丸。相当于变应性鼻炎。

鼻藁 病名，出《灵枢·寒热病论》。又称鼻燥。相当于西医萎缩性鼻炎。鼻藁一病主要表现为鼻腔内干燥，黏膜萎缩，结干痂，嗅觉减退或消失，鼻内有臭味等。本病分为两型，肺脏亏虚型症见鼻干较甚，痂皮多，咽痒咳嗽，讲话乏力，治宜养阴润燥、宣肺散邪，用清燥救肺汤加减。脾气虚弱型，见于鼻内痂皮淡薄，鼻内出气腥臭，食少腹胀，疲乏便溏，治宜补中益气、养血润燥，用补中益气汤合四物汤加减。

鼻鼾 证名，即睡眠时打呼噜。多见于中老年人，由于软腭松弛，仰卧呼吸时气道不畅所致。若青少年或儿童亦见持续睡眠打鼾者，多见于鼻或鼻咽部慢性炎症或因肿物堵塞所致。

鼻翼 外鼻的标志之一。鼻尖两侧的半圆形膨隆部分称为鼻翼。鼻翼表面为皮肤及皮下结缔脂肪组织，鼻翼靠软骨支撑，构成左右两个鼻孔。鼻翼处也是鼻疖好发的部位。

鼻䘌疮 病名，出《医宗金鉴》。是发于鼻孔的瘙痒溢液性皮肤病。相当于西医的鼻部湿疹。《寿世保元·卷八》："小儿鼻疮，热壅伤肺，肺主气通于鼻，风湿之气，乘虚客于皮毛，入于血脉，故鼻下两旁疮湿痒烂，是名鼻䘌，其疮不痛，汁所流处又成疮"。多因风湿热邪客于肺经，郁于鼻部而成。多见于小儿，初起鼻孔周围皮肤潮红，继发丘疹、水小疱、糜烂、溢液或有脓汁，浸淫蔓延，痒而不痛。治以清热除湿，泽泻散加减内服，外用青蛤散麻油调搽。

魄 精神意识活动的一部分。指属于机体本能的感觉和动作，如听觉、视觉、冷热痛痒感觉和躯干肢体的动作，新生儿的吸乳和啼哭等，都属魄的范围。《灵枢·本神》："并精而出入者，谓之魄。"《类经》："魄之为用，能动能作，痛痒由之而觉也。"魄与构成人体的物质基础精密切相关。精足则体健魄全，魄全则感觉灵敏，动作准确。故魄之为用，亦引伸为体魄、气魄等。

魄门 七冲门之一。指肛门。出《难经·四十四难》。魄，古通粕。指饮食物之糟粕由肛门排出。

魄户 经穴名，出《针灸甲乙经》。属足太阳膀胱经。位于第三胸椎棘突下，身柱穴旁开3寸，于肩胛骨脊柱缘，俯卧取之。主治肺痨、咳嗽、气喘、项强、肩背痛等。斜刺5~8分。艾炷灸5~7壮，或艾条灸5~10分钟。

魄汗 即汗。因汗的透发与肺有关，而肺与皮毛相合，肺藏魄，故称魄汗。《素问·生气通天论》："魄汗未尽，形弱而气烁，穴俞以闭，发为风疟。"

睾 又称卵。即睾丸。《灵枢·邪气藏府病形》："小肠病者，小腹痛，腰脊控睾而痛"。

睾丸 简称睾。亦作卵。为男性的主要生殖器，位于阴囊内，是产生精子和男性激素的器官，为足厥阴肝经之所过。《灵枢·经脉》："足厥阴气绝则筋绝，厥阴者，肝脉也。脉弗荣则筋急，筋急则引舌与卵。"《格致余论·疝气论》："疝气有甚者，睾丸连小腹急痛也。"

膜 病证名，出《神农本草经》。指眼中生片状薄膜，常伴有血丝，多从白睛发出，侵向黑睛，甚至遮掩瞳神，影响视力。其血丝赤而密者称赤膜；淡而疏者称白膜。以膜薄色淡，未掩瞳神者为轻；膜厚色赤，掩及瞳神者为重。严重者，膜赤厚如血积肉堆，漫掩整个黑睛，严重妨碍视力。参见赤膜下垂条。

膜剂 中药剂型之一。又称薄膜剂。是将中药有效成分溶解或混悬于天然或合成的成膜材料中，经涂膜、干燥、分剂量而制成的新型含药薄片制剂。膜剂可以通过口服、舌下含化、皮肤黏膜表面覆盖、体内植入、或经阴道、眼结膜囊等各种给药途径，起局部或全身性治疗作用。如成年青贰膜、口腔止血膜、养阴生肌散膜等。

膜胀 病证名，见《素问·阴阳应象大论》。又称气胀。指患者自觉胸膈之间胀满不舒的症状。属胀病范畴。多由肝气不舒，气机阻滞，脾胃失调所致。病情多虚实夹杂，或由实渐虚。

膜原 又名募原。①指胸膜与膈肌之间的部位。《素问·举痛论》："寒气客于肠胃之间，膜原之下。"王冰注："膜，谓膈间之膜；原，谓膈肓之原。"丹波元简《医剩附录·募原考》说："盖膈幕（膜）之系，附着脊之第七椎，即是膜原也。"②在温病辨证中，指邪在半表半里的位置。如《温疫论》所载述："其邪去表不远，附近于胃……邪在膜原，正当经胃交关之所，故为半表半里。"

膈 ①同鬲，即横膜。《人镜经》："膈膜者，自心肺下，与脊、胁、腹周回相著，如幕不漏，以遮蔽浊气，不使熏清道是也。"《难经·三十二难》："……心肺独在膈上。"在十二经脉中，除足太阳膀胱经外，其他十一经都或上或下通过膈部。②同隔。即隔塞不通之意。《灵枢·根结》：'膈洞者，取之太阴。"

膈下逐瘀汤 方名，出自《医林改错》。炒五灵脂、川芎、牡丹皮、赤芍药、乌药各二钱，延胡索一钱，甘草、当归、桃仁、红花各三钱，香附、枳壳各一钱半。水煎服。功能活血祛瘀，行气止痛。治瘀在膈下，形成积块，或是小儿痞块，痛处不移，卧则腹坠。

膈关 经穴名，出《针灸甲乙经》。属足太阳膀胱经。位于第七胸椎棘突下，至阳穴旁开3寸处，于肩胛骨脊柱缘，俯卧取之。主治饮食不下、呕吐、嗳气、脊背强痛。斜刺5~8分。艾炷灸5~7壮，或艾条灸5~10分钟。

膈俞 经穴名，出《灵枢·背俞》。属足太阳膀胱经，八会穴之穴会。位于第七胸椎棘突下，至阳穴旁1.5寸处。主治呕吐、噎膈、饮食不下、气喘、咳嗽、吐血、潮热、盗汗。斜刺5~8分。艾炷灸5~15壮，或艾条灸5~15分钟。

膀胱 六腑之一。又名净府、水府、玉海、脬、尿胞。膀胱位于下腹部，在脏腑中居于最下处，为水液汇聚之所，并有津液之腑、州都之官之称。膀胱的主要功能是贮藏水液，经过肾阳之气化而后排出小便。《素问·灵兰秘典论》："膀胱者，州都之官，津液藏焉，气化则能出矣。"足太阳膀胱经络于肾，故与肾互为表里。肾主二阴，故膀胱的排尿功能与肾阳有密切的关系。

膀胱主藏津液 指膀胱有汇集三焦水液的功能。《素问·灵兰秘典论》："膀胱者，州都之官，津液藏焉，气化则能出矣。"谓贮藏在膀胱的水液，经肾阳的气化，则变成尿液而排出体外。

膀胱病 六腑病候之一。泛指膀胱的病变。出《灵枢·邪气脏腑病形》。膀胱病变，主要是气化和排尿功能的失常。又分为虚实两证。虚证多由肾气不足，影响膀胱气化所致。临床可见小便频数，淋漓不尽或遗尿等症。实证则多由湿热蕴结所致。临床可见小便短赤，浑浊不清，或小便频而排尿困难，尿时茎中热痛，或尿中夹有脓血、砂石，甚则尿闭不通，小腹胀满疼痛等症。

膀胱虚寒 是膀胱气化功能减退的常见病理。多见于年老体弱、久病不愈、肾阳虚衰患者。临床可见遗尿、尿急、尿频而清，淋漓不尽，舌苔薄润，脉细弱等症。

膀胱湿热 指湿热蕴结于膀胱的病理。多由于感受湿热病邪，或饮食不节，湿热内生，下注膀胱所致。临床可见尿频、尿急、尿少而痛，尿黄赤或尿血，舌红苔黄，脉数等症。多见于急性尿路感染等疾患。

鲜生地 中药名，出于《本草便读》。又名生地黄、鲜地黄。为玄参科植物地黄 Rehmannia glutinosa（Gaertn.）Libosch. 的新鲜根茎。性味、归经、功效、主治均与干地黄同，详见该条。煎服15~60g，或捣汁入药服。

鲜花叶透穴疗法 壮医隔物灸法。是将植物鲜花或叶片置于所治病证穴位上，用燃线香或药根枝点燃隔花叶灸灼，通过鲜花芳香之气，绿叶浓厚之味而达到调节脏腑、祛秽辟邪、通窍宁神、除病康复的一种疗法。方法是根据病证选择治疗用穴，按气候季节采用竞艳春花、绮丽夏花、金碧秋花、献瑞冬花。凡当节令鲜花如含苞、初展、开放、盛开、敛容、落莫等花瓣，及嫩叶、玉叶、绿叶、碧叶、红叶、金叶等叶片，均可选用。该法材料丰富，易学易用、施治安全，广泛应用于临床各科。

[、]

膏肓俞 经穴名，出《千金要方》。又名膏肓。属足太阳膀胱经。位于第四胸椎棘突下，督脉旁开3寸处，于肩胛骨脊柱缘，俯伏取之。主治肺痨、咳嗽、气喘、吐血、盗汗、健忘、遗精、脾胃虚弱。斜刺5分～8分。艾炷灸7～15壮，或艾条灸7～15分钟。

膏剂 中药剂型之一。是将药物用水或植物油煎熬浓缩，或用适当溶媒浸出药材中的有效成分后，将浸出液中的一部分或全部溶媒用低温蒸发除去，制成的固体或半固体制剂。膏剂有内服和外用两类。内服膏剂有浸膏、流浸膏、煎膏三种；外用膏剂有软膏、硬膏两种。

膏药风 病名，因贴膏药所引起的皮肤病。相当于西医的接触性皮炎。因禀赋不耐，药之毒气蕴蒸肌肤而成。证治同漆疮，见该条。

膏淋 病名，出《诸病源候论》。又称肉淋。五淋之一。指淋证小便如膏如脂，或如米泔状而言。本病初起，皆因湿热蕴结下焦，常见发热、头身痛、腰酸痛、舌红苔腻、脉数，治宜清利湿热、分清泌浊，方选程氏萆薢分清饮。若病久不愈，脾肾两虚，见头晕耳鸣、形体消瘦、潮热盗汗、舌淡苔腻，脉细无力，治宜温肾固涩，方选六味地黄丸加党参、白术、芡实、菟丝子、金樱子温肾健脾。

膏粱厚味 指肥腻浓厚的食物。长期多食，则不但能损伤脾胃，还会产生痰热和疮疡、疔毒等症。《素问·生气通天论》："膏粱之变，足生大疔。"

腐苔 指舌苔如豆腐渣堆铺于舌面，颗粒大而松厚，容易刮脱。腐苔之产生多由内聚浊邪，由胃中阳气有余，蒸发胃中浊腐之气上升而成。多属热证。

腐熟巴达干 蒙医名词。巴达干五种类型之一。存在于胃上部，有使入胃之食物经磨碎而腐熟的功能。

瘈 证名，出《灵枢·邪气藏腑病形》。或作瘛。指两手挛掣。参见瘈疭条。

瘈脉 经穴名，出《针灸甲乙经》。又名资脉。属手少阳三焦经。位于乳突之中央，翳风与角孙沿耳翼连成一线，下1/3点处。主治头痛、耳鸣、耳聋、小儿惊痫、呕吐、泄泻。斜刺1分～3分。或点刺出血。艾条灸3分钟。

瘈疭 病证名，出《灵枢·邪气脏腑病形》。又称抽搐、搐搦。同瘛疭。指手足频频或伸或缩，抽动不止的症状而言。以实热证居多，但亦有属于虚火、虚寒或阴血亏损者。因肝热生风者，可伴见高热神昏，口燥咽干，双目上视，舌红苔黄，脉弦急等，治宜清热解毒、凉肝息风，方选羚角钩藤汤。因痰热壅盛、蒙蔽清窍者，则伴见面赤气粗、喉间痰鸣、牙关紧急、舌红苔腻、脉弦等，治宜清热化痰、开窍息风，方选至宝丹。吐泻之后脾虚生风者，伴见抽搐无力，面色苍白、神倦嗜睡，四肢不温，舌淡苔白，脉沉细，治宜益气健脾、温中散寒，方选四君子汤合理中丸加菊花、白芍、钩藤等。病后肝肾阴虚、虚风内动者，伴见头晕目眩、虚烦、潮热，形体消瘦，口燥咽干，舌红少苔，脉虚细数，治宜滋阴养血、柔肝息风，方选大定风珠。若失血后见瘈疭者，宜养血补血、柔肝息风，方选人参养荣汤加钩藤、僵蚕、石决明等。

瘟疫 病名，见《素问·本病论》。又称天行时疫、温疫。因感受时行病毒而发生的多种急性传染病的统称。属温病范畴。《素问遗篇·刺法论》曰："五疫之至，皆相染易，无问大小，病状相似"。这是对本病的概括。温疫具有起病急、传变快，变化多端，热象偏重，容易化燥伤阴等特点。辨证规律，治疗原则参见温病条。

瘟疫传症汇编 温病著作。20卷。清·熊立品编。本书为《治疫全书》《痢疟纂要》《痘麻绀珠》3书合刊本，刊于乾隆年间。所谓"传症",指传染性病证。《治疫全书》6卷,系熊氏取《温疫论》详予考订,兼采喻嘉言及其他瘟疫著作编成。《痢疟纂要》8卷,搜集古今有关文献,结合熊氏治验阐析诸疟诸痢及泄泻证治。治疗疟病,总结出发表、和中、攻逐、堵截、升提、温补诸法。《痘麻绀珠》6卷,选集前人有关麻、痘证治论述,参以个人闻见编成。现存清乾隆四十二年刻本。

瘟痧 病名,见《痧胀玉衡》。痧证之一。指感受冬寒或暑热不正之气,郁伏于肌体,不立即发病,至春或秋时节而发病的痧证。病初邪在肺卫者,见恶寒、发热、咳嗽、痰多、口渴、苔白脉数等表热证,治宜辛凉透表、疏风宣肺,方选银翘散加减。若痰热阻肺、肺失宣降者,气急、发热、口渴、苔白、脉滑,宜宣肺化痰、清热平喘,方选麻杏石甘汤。如邪毒阻滞于胃,见脘胀饱闷、恶心呕吐、苔白腻、脉沉紧,治宜行气除滞、消食健脾,方选香砂枳术丸。邪入大肠者,下痢脓血,肛门灼热,小便短赤,苔黄腻、脉滑数,治宜清热解毒,理气化湿,方选白头翁汤。邪侵少阳胆经,伴见寒热往来,咽干口苦,心烦目眩,苔白、脉弦,治宜和解少阳,方选小柴胡汤加减。

瘖痱 病证名,出《素问·脉解》。又称瘖俳。指语言不利或言语不能,同时伴有两足痿废不用者。有虚实之别。实证系由痰邪阻窍、经络失和所致,常见面红目赤,喉间痰鸣,舌强语蹇,肢体不用,苔腻微黄,脉滑数,治宜开窍化痰、行气通络,方用解语丹加减。虚证则由肾精亏损、经脉失养,风阳内动所致,伴见头晕、耳鸣、目眩,舌瘖不能语,肢体痿废,舌红脉弦细,治宜滋阴补肾、开窍息风,方选地黄饮子。

瘕 病证名,出《素问·大奇论》。又称瘕聚、瘕病。指聚散无常,痛无定处,病位在腹部的病证。故《诸病源候论·癥瘕》曰:"瘕者,假也,谓虚假可动也。"因饮食不节、内伤生冷,或外感寒邪,结滞于内者,可见腹部胀闷疼痛、厌食、口不渴,疼痛部位移动不定,舌苔白,脉弦紧,治宜健脾理气、散寒止痛,方选保和丸合良附丸加减。因肝郁不舒、气机阻滞引起者,可伴见两胁胀满,腹胀腹痛,疼痛攻窜,移动不定,得嗳气或矢气则舒,舌红,脉弦紧等,治宜舒肝理气,方选柴胡疏肝散。因湿热内结、腑气不通者,见腹痛拒按、心烦、口渴、小便短赤,大便秘结,苔黄、脉滑数,治宜理气行滞、清热化湿,方选枳实导滞丸。古代瘕证名目繁多,有八瘕之说,诸如食瘕、血瘕、虫瘕、气瘕等。可参见各条。

瘙疳 病名,见《医宗金鉴》。是指疳疮痒痛并破溃而不深,状如剥皮杏者。病因证治见疳疮条。

辣椒 中药名,出于《植物名实图考》。又名番椒、辣茄、辣虎。为茄科植物辣椒 Capsicum frutescens t. 的果实。性热,味辛。归心、脾经。有温中散寒、开胃消食、祛风行血之功效,主治寒滞腹痛、呕吐、泻痢、食欲不振、冻疮、疥癣等。入丸、散服 1~3g;外用适量,煎水洗或捣敷。

辣蓼 中药名,见于《江苏省植物药材志》。又名辣蓼草。为蓼科植物辣蓼 Polygonum flaccidum Meissn. 或水蓼 P. hydropiper L. 的全草。性温,味辛,有小毒。有祛风除湿、消滞散瘀、杀虫之功效,主治痢疾、泄泻、腹痛、食滞、风湿痹证、跌打损伤,及湿疹、顽癣等。煎服 15~30g;外用适量,煎水洗或捣敷。孕妇忌服。

慢肝风 病证名,出《幼幼新书》。又名目涩。新生儿月内目闭不开,或肿羞明,或出血者。多因感染污浊风热病邪所引起。内服明目饮,外用黄连蒸人乳点眼。

慢肝惊风 病证名,出《本草纲目》。慢惊风之一。症见抽搐,兼目如橘黄而上视,不乳食,气虚欲脱等。多因泄泻过久,损伤脾胃,土虚木亢所致。

慢惊风 病名,又名天吊风。出《小儿药证直诀》。属惊风一种。临床以发病缓慢、无热、抽搐时发时止、缓而无力为其特点。多由气血不足，肝盛脾虚所致。症见或吐或泻，涎鸣微喘，眼开神缓，睡则露睛，惊跳搐搦，乍发乍静，或身热或身冷，或四肢热，或口鼻冷气，面色淡白淡青，眉唇间或青黯，脉沉迟散缓。可见于严重的慢性疾患后期而正气虚弱者。治宜以调理肝脾、培补元气、温运脾胃为主，佐以清心涤痰。方用温白丸、朱砂安神丸、醒脾散。如脾虚肝旺、惊搐频作，宜健脾平肝，方用缓肝理气汤。若久病伤阴，虚风内动者，宜滋阴镇静，方用阿胶鸡子黄汤。

慢惊夹痰 病证名，慢惊风夹有热痰者。症见午后身热，口渴烦饮，胸脘胀闷。呼吸气促，泛吐痰涎，心烦不寐，时发抽搐。治以化痰为主，用二陈汤加味，如脾虚有热痰加白术、黄芩、黄连，风痰稠结加南星、贝母、枳实，胃虚生痰加白术、麦芽、竹沥。

慢惊自汗 病证名，出《证治准绳》。慢惊风阳气大亏，自汗不止，遍身冰冷，面色苍白。治宜回阳救急，用固真汤，或参附汤加龙骨、牡蛎、黄芪、五味、干姜。

慢喉瘖 病名，是指久病声音不扬，甚至嘶哑失音而言。又名久瘖。多因肺肾阴虚、肺脾气虚，气滞血瘀痰凝所致。肺肾阴虚者，证见声音低沉费力，讲话不能持久，甚至嘶哑，日久不愈，常有"清嗓"习惯，颧红面赤，五心烦热。治宜滋养肺肾，降火利喉开音，选用百合固金汤加蝉衣、木蝴蝶。含服铁笛丸、润喉丸。肺脾气虚者，证见声嘶日久，劳则加重，上午明显，语音低微，讲话费力，声带松弛无力，闭合不良，少气懒言，倦怠乏力。治宜补益肺脾，益气开音，选用补中益气汤加味。气滞血瘀痰凝者，证见声嘶较重，讲话费力，喉内不适，异物感，声带暗滞，有小结或息肉，常"吭""喀"以清嗓。治宜行气活血化痰，选用会厌逐瘀汤加减。相当于慢性喉炎、声带小结、声带息肉。

慢脾风 病证名，见《证治准绳》。又名脾风、虚风。慢惊风之一。多因吐泻既久，脾虚气弱，肝失濡养所致。症见闭目摇头、面唇发青发黯，额上汗出，四肢厥冷，手足微搐，气弱神微，昏睡不语，舌短声哑，呕吐清水，指纹隐约。属无阳纯阴的虚寒败象。患儿往往衰脱而死，预后大多不良。治宜补脾益胃，温中回阳为主，用参附汤、回阳救急汤。

精不足者补之以味 治则之一。指对于精髓亏虚疾患，宜使用厚味滋补的药物进行治疗。出《素问·阴阳应象大论》。《类经》载述："精不足，阴之衰也，非味不足以实中而补充。"阴精不足，应用滋补，可于饮食或药物中选择厚味血肉有情之品。如海参、淡菜、鱼胶、阿胶、龟板胶、鹿角胶之类。

精气 ①义同正气，泛指构成和维持生命活动的精华物质及其功能。《素问·通评虚实论》："邪气盛则实，精气夺则虚。"②指生殖之精。《素问·上古天真论》："二八肾气盛，天癸至，精气溢泻，阴阳和，故能有子。"③泛指饮食水谷所化生的精微物质，即营气、卫气等。《素问·经脉别论》："饮入于胃，游溢精气，上输于脾。"《灵枢·营卫生会》："营卫者，精气也。"

精气夺则虚 精气，指人体的正气。此为在疾病过程中，正气过度损耗，从而出现虚证的病理状态。临床虚证可见面色苍白，神疲体倦，心悸气短，自汗盗汗，脉细弱无力等症。

精汁 ①指胆汁。如《难经·四十二难》说："胆在肝之短叶间，重三两三铢，盛精汁三合。"②指血液。如《难经·四十二难》说："心重十二两，中有七孔三毛，盛精汁三合，主藏神。"通常指第一种说法。

精伤 病证名，出《灵枢·本神》。属五脏虚损证候。指因外感或内伤疾病，肝肾损伤，精血亏损者见面色苍白，形体消瘦，精神萎靡，腰膝酸软，五心烦热，心悸气短，失眠多梦，潮热盗汗，舌红少苔，脉细无力等。治宜补肝益肾、养血填精，方选左归丸合补肝汤加减。

精血 为维持人体生命活动的营养物质的统称。精本源于先天生殖之精，并充盛于后天水谷之精气；血则依赖后天水谷精微而化生，故有"精血同源"之说。精血之盈亏直接反应决定了人体的健康与否。由于肾主藏精，肝主藏血，故精血不足，则应治以补肾养肝为法。

精极 病证名，六极之一。指因脾胃损伤，烦劳过度，大病久病之后失于调理，积劳内伤，导致脏腑虚损、精气耗竭的病证。主要表现是形体羸瘦，少气无力，视物不明，耳鸣耳聋，毛发脱落，心悸多梦，虚热腰酸，舌红少苔，脉细弱等。治宜滋阴养血、补肾填精、益气健脾，可根据临床选用人参养营汤、右归丸、知柏地黄丸等。

精冷 病证名，见《古今医统》。又称精寒。指精液稀薄清冷，甚至量少而言，是男性不育的主要原因之一。精冷无实证，多由先天不足，后天先养，或大病久病之后，损伤肾气所致。见腰酸腿软、精神萎靡、舌淡、脉沉细等肾气不足者，治宜平补肾气，方选五子衍宗丸。若见阴冷、畏寒肢冷、舌嫩胖、脉沉细等肾阳衰微者，治宜温补肾阳，方选右归丸加鹿茸、龟板、黄芪、黄精，以填补肾精、健脾益气。

精明 即眼神，亦作睛明。为脏腑精气上注于目的神态表现。《素问·脉要精微论》："夫精明五色者，气之华也。"在四诊中视其精明，对诊察疾病的轻重及预后有一定的意义。

精明之府 指头。《素问·脉要精微论》："头者，精明之府。"张志聪注："诸阳之神气，上会于头，诸髓之精，上聚于脑，故头为精液神明之府。"

精房 器官名。又名精室。现代解剖学名精囊。与脏腑的关系是归属于肾。

精浊 病证名，见《景岳全书》指自阴茎口时常有少量白色黏浊似米泔样液体流出，而小便色清如常者。证有虚实之分。实证常因湿热下注、扰动精室所致，可见口苦、口渴、心烦、茎中作痒或刺痛、小便短赤、舌红苔腻、脉滑数，治宜清热利湿，佐以理脾，方选程氏萆薢分清饮合二妙散。虚证则因阴虚火旺、精失不固所致，而见消瘦、颧红、眩晕耳鸣、潮热盗汗、舌红少苔、脉细数，治宜滋阴清热，方选知柏地黄丸。若肾阳虚损、精关不固，则伴见面色㿠白、形寒肢冷、腰膝酸软、夜尿多、苔白滑、脉沉细，治宜补肾益精、健脾固涩，方选左归饮。

精室 ①指命门。《难经·三十六难》："命门者，诸精神之所舍，原气之所系也；男子以藏精，女子以系胞。"由于命门为人体精神所寄藏之处，在男子为藏精之处，故称之为精室。②指男子之胞。某些医家认为，女子之胞名曰子宫，男子之胞则为"精室"。如《医经精义》载述："女子之胞，男子名为精室，乃血气交会，化精成胎之所，最为紧要。"

精神力 维吾尔医学力学说中力分类的一种。其中心在大脑，它控制人体的一切智觉力和活动力。又分为感觉力和活动力两种。感觉力指能感受体内、体外各种感觉器传来的各种信息的力量；如听觉力、嗅觉力、味觉力、知觉力、共觉力、印想力、判断力、感应力、记忆力等。活动力指推动或活动的能力，又有激发力、工作力之分。

精神内守 指精气内存则神不妄动，以保持机体充沛的正气，从而能够抗拒病邪的伤害。《素问·上古天真论》："虚邪贼风，避之有时，恬惔虚无，真气从之，精神内守，病安从来。"

精窠 指眼。为五脏六腑之精气汇集之处。《灵枢·大惑论》："五脏六腑之精气，皆上注于目而为之精。精之窠为眼。"

精薄 病证名，见《辨证录》。指精液清稀。多由先天禀赋不足，后天烦劳过度或病后失于调养，损伤肾气所致，属虚损证范畴。精薄是导致不育证的重要原因之一。临床常见头眩耳鸣、失眠多梦、畏寒肢冷、腰酸腿软诸症，治宜温补肾阳为主，方选右归丸合六味地黄丸加减。

漆疮 病名，出《诸病源候论》。相当于西医的漆性皮炎。因禀赋不耐，接触漆或感受漆气而成。多发生在触漆或暴露部位，甚则播散全身，症见红斑、肿胀、丘疹、水疱、糜烂等，皮损边界清楚，自觉痒痛，甚或伴发热、畏寒、头痛等，若反复发作，可使皮肤粗糙、肥厚。治以清热解毒，疏风利湿。发于腰以上者，消风散加减内服；发于腰以下者，龙胆泻肝汤加减内服。外治：红斑丘疹为主者，用青黛散冷开水调敷；肿胀、水疱糜烂较多者，用马齿苋、野菊花各50g，煎水冷湿敷；糜烂结痂，用青黛膏涂搽。

滴丸 中药剂型之一。是应用固体分散技术制成的一种新剂型。一般采用熔点较低的脂溶性基质或水溶性基质将主药溶解、混悬或乳化后，滴入一种不相混溶的比重适宜的冷却液中，由表面张力作用，使熔融的液滴骤凝成球形丸粒。此种剂型生产设备简单，制作方便，服用量小，适用于挥发油等药物的制剂。目前常用的滴丸有苏冰滴丸、芸香油滴丸、牡荆油滴丸等。

漏 病证名，出《素问·生气通天论》。又名瘘。全身皆可发生，为疮疡破溃，久不收口，常有脓水自瘘管流出者。眼科常见有正漏、偏漏、阴漏、阳漏、大眦漏、小眦漏之分。正漏指黑睛漏，相当于今之角膜漏；偏漏指白睛生漏的证候；阴漏指眼生漏以黑夜症状重者；阳漏指眼生漏以白昼症状重者；大眦漏指大眦间生漏；小眦漏指小眦间生漏。当根据眼及全身辨证论治。必要时手术治疗。

漏下 病证名，出《诸病源候论》。又名血漏、月漏、经血不断、经漏、漏、漏下不止、月水不绝、月水不断、经脉不止、经候不止等。指妇人阴道出血淋沥不断，或经期来血日久不止，血量较少。病因多为气虚、血热、阴虚、气郁、血瘀、肾虚等，致使气血失调，冲任不固而为漏下。辨证治疗参见崩漏条。

漏汗 证名，见《灵枢·经脉》。又称绝汗、脱汗、灌汗。指病情危重之际，大量汗出、淋漓不止。由于高热大汗、大吐大泻、大失血等造成气阴欲脱者，可见面色苍白、汗出不止、手足不温、小便短少、唇干、舌红、脉微欲绝，治宜育阴生津、益气固脱，方选生脉散。若出现亡阳危候，伴见四肢厥冷、四肢拘急、筋惕肉瞤，治宜回阳救逆、益气固脱，方选参附汤加龙骨、牡蛎。

漏芦 中药名，出于《神农本草经》。又名野兰、鬼油麻、榔头花。为菊科植物祁州漏芦 Rhaponticum uniflorum (L.) DC. 或蓝刺头（禹州漏芦）Echinops latifolius Fausch. 的根。性寒，味苦。归胃经。有清热解毒、消痈肿、下乳汁之功效。主治乳痈等疮痈肿痛，及邪热壅滞之乳汁不下、乳房胀痛欲成痈肿者。煎服，3～12g。

漏谷 经穴名，出《针灸甲乙经》。又名阴经、太阴络。属足太阴脾经。位于三阴交上3寸，胫骨内缘取之。主治腹胀、肠鸣、偏坠、腿膝冷痛、麻痹不仁、足踝肿痛。直刺8分～1寸2分。艾炷灸5～7壮，或艾条灸5～10分钟。

漏睛 病名，见《太平圣惠方》。又名目脓漏、漏睛脓出、漏睛眼、窍漏证、眦漏症、热积必溃之病。相当于今之慢性泪囊炎。其病因多为风热外侵，积伏日久；或心脾蕴热，攻冲泪窍所致。症见大眦头皮色如常，睛明穴下方隆起，压之黏液脓汁自泪窍沁沁而出。治宜疏风清热或清心利湿。风热盛者，用白薇丸；心脾湿热，用竹叶泻经汤加减。经久不愈，应手术治疗。

漏睛疮 病名，见《医宗金鉴》。即急性泪囊炎。多由于心经蕴热日久，复受风邪外侵，内外合邪所致。症见大眦睛明穴下方隆起疮核，红肿疼痛，甚至破溃流脓，并波及胞睑颜面肿胀。初宜清热解毒，散邪消肿，服仙方活命饮，外敷如意金黄散。脓成则切开排脓。若溃后正虚，脓汁不绝，溃口难收，当扶正祛邪，用千金托里散加减。炎症终结，应摘除泪囊及瘘管。

寝汗 证名，出《素问·六元正纪大论》。又称盗汗。指入睡后通身汗出，醒来时汗即止的证候而言。属内伤疾病，阴虚、气阴两虚、心肾两虚皆可出现盗汗证。参见盗汗条。

察目 望诊内容之一。察目可以测知五脏的病理变化，包括眼神、色泽及其形态等。《灵枢·大惑论》："五脏六腑之精气，皆上注于目而为之精。"诊察眼神则有助于了解内脏的盛衰。精气充沛则两目光采有神、视物清晰；精气衰亏则两目无神、白睛暗浊，黑睛晦滞，视物不清。此外，察两目色泽的变化，当结合五色主病，联系目的分部，以判断脏腑病变的寒热虚实。其形态的改变，如目窠浮肿多水肿病；目窠内陷，则多属伤津脱液，精气衰败；睡中露睛，多属脾虚；眼突多属瘿肿；眼突而兼气喘，多属肺胀；目睛上视、直视、斜视，多属肝风内动；目睛微定，则为痰热内闭。

察病指南 诊断学专著。3卷。宋·施发撰。约成书于1241年。本书取《内经》《难经》《甲乙经》及有关脉学、诊法论著，参互考订，取其明白易晓、切于实用者分门别类编成。内容以脉诊为主，沿用"七表八里九道"分类法，列述审诸病生死脉法。除脉诊外，并述听声、察色、考味等诊法。所绘描述脉搏跳动情况之"脉影图"，为我国现知最早之脉图。现存日本正保三年刻本等多种日本刻本。1957年上海卫生出版社出版排印本。

察翳法 眼科检查方法。见《银海精微》。主要观察目翳发生的部位、形态、大小、色泽等，以助辨证与治疗。

蜜丸 丸剂的一种。是将药料细粉用炼制过的蜂蜜作赋型剂制成的丸药。蜜丸质地柔润，作用缓和，兼有矫味和补益作用，适用于慢性病，一般多制作大丸使用，如补中益气丸、石斛夜光丸等。亦可作成小蜜丸使用。

蜜煎导 方名，出自《伤寒论》。又名蜜煎方。食蜜七分，纳入铜器内，微火煎，稍凝如饴状，搅之勿令焦，候可丸，即以蛤粉涂手，乘热捏作锭，大如指，长约二寸，每用一条，纳于肛门中，以手急抵住，欲大便时则去之。功能润窍滋燥，导下通便。治阳明病，本自汗出，复发汗，致使津液内竭，大便硬，干涩难解。

谭简 唐代眼科医生。擅长手术治疗。据《因话录》记载，大中（847～860年）间，他为相国崔慎由割除左目眦生赘如息肉，遮蔽瞳仁之肿物。术前令病人饮酒数杯进行麻醉，术中用特制敷料拭洗，局部敷药，遂不痛而完成手术，眼复明。

[一]

熊宗立 明代医家。名均，字道轩，自号勿听子。建阳（今属福建）人。自幼多病，喜读医书。从刘剡学习阴阳医卜之术。著述甚多，主要是对古典医籍《内经》《伤寒论》《脉经》及本草、临床各科医籍的编纂注释，有《医书大全》《医方大全》《黄帝内经素问灵枢运气音释补遗》《伤寒运气要书》《勿听子俗解八十一难经》《王叔和脉诀图要俗解》《妇人良方补遗大全》《外科精要附遗》《补增本草歌括》等。

熊胆 中药名，出于《新修本草》。又名黑瞎子胆，为熊科动物棕熊 ursus arctos L. 或黑熊 Selenarctos thibetanus G. Cuvier 的干燥胆囊与胆汁。性寒，味苦。归肝、胆、心经。有清热解毒、止痉、明目之效。主治肝热炽盛之惊风、癫痫、抽搐、目赤肿痛、羞明、目生翳障及火毒疮疡肿痛、痔疮肿痛、咽喉肿痛等。多入丸、散剂服，1～2.5g。本品治急性肾性高血压、晶体混浊、眼底出血、球后视神经炎等效果良好。其复方治胆结石、胆囊炎、黄疸、角膜翳、小儿疳积等效果亦佳。

熊胆丸 方名，出自《银海精微》。熊胆、牛胆、石决明、车前子、泽泻、细辛、茺蔚子、龙胆草、干地黄。为粗末，炼蜜为丸，梧桐子大。每服四十丸，食后温酒送下。功能清热解毒。治肝胆火热，两目肿痛。

瞀闷 证名，出《素问·六元正纪大论》。指双目视物昏花，同时兼有心胸烦热闷乱的症状而言。常因心肝血虚或肝肾阴虚所致。多属虚证，肝血不足、心营亏损者，可见面色无华，目昏眼涩，心烦失眠，舌淡，脉细，治宜补血养肝，方选归脾汤加天冬、麦冬、生地、枸杞子、决明子等。肝肾阴虚、精血耗损者，见消瘦乏力，口眼干涩，潮热盗汗，腰膝酸软，舌红少苔，脉沉细等，治宜滋补肝肾，方选左归丸加柏子仁、枣仁、决明子等。

鹜泄 病名，见《宣明论方》。又称鸭溏、鹜溏、鹜泻。属泄泻病范畴。指以大便清稀，状如鸭粪，小便清白为特征的泄泻而言。鹜泄属于寒湿泄。因外感寒湿，侵袭肠胃所致者，常伴见头痛恶寒，肢体酸重，脘闷纳少，肠鸣腹痛，小便清白、舌苔微腻，脉细而迟，治宜辛温散寒、芳香化湿，方选藿香正气散。由过食生冷寒积肠胃所致者，可见形寒肢冷，不思饮食，腹胀肠鸣，便中挟杂不消化之物，泻后腹胀暂安，舌苔白腻，脉滑，治宜温中散寒、消食化滞，方选保和丸合理中汤。

缩泉丸 方名，出自《妇人良方》。乌药、益智仁各等分。为末，酒煎山药末为糊，丸梧桐子大。每服七十丸，盐酒或米饮下。功能温肾祛寒，缩尿止遗。治下元虚冷，小便频数，及小儿遗尿。

缩脚肠痈 病名，近代中医称谓。即病程中见下肢不能伸直的肠痈。病因证治见该条。

缩脾饮 方名，出自《太平惠民和剂局方》。砂仁、乌梅、煨草果、炙甘草各四两，葛根、炒白扁豆各二两。为粗末，每服四钱，水煎服。功能解伏热，除烦渴，消暑毒，止吐利。治烦躁口渴、呕吐下利等症。

缪希雍 约1556~1627年。明代著名医学家。字仲淳，或作仲醇，号慕台。常熟（今属江苏）虞山人，侨居浙江长兴，后徙居终老江苏金坛。少因久疟不愈，自检方书治愈，遂嗜医药。从无锡名医司马铭问学，深究医理，尤精本草。撰《先醒斋医学广笔记》4卷，所立治血三法，谓"宜行血不宜止血，宜补血不宜伐肝，宜降气不宜降火"，对后世医家颇有启发。推崇《神农本草经》，历时30余年，参订注疏，撰《本草经疏》30卷，清代众多《本经》注本，多受此书影响。

缪刺 古刺法名。出《素问·缪刺论》。指机体一侧有病，而取对侧相应的络脉刺血的方法。如右侧头、项、肩痛，取左侧至阴穴，刺出血。本法多用于外感实证。

十五画

[一]

璇玑 经穴名，出《针灸甲乙经》。又名旋机。属任脉。位于胸骨正中线上，胸骨柄中央，天突下1寸凹陷处。主治咳嗽、气喘、胸痛、咽喉肿痛、支气管哮喘、支气管炎、食道痉挛等。沿皮刺3分~5分。艾炷灸3~5壮，或艾条灸5~10分钟。

增盛热 蒙医病名。指热病已发展至成熟阶段、不伴有其它合并证的单纯性热病。分为瘟疫性和骚扰性两种类型。主要症状为高热，呼吸短促、口干，嗅汗等。治上首先用峻剂迅速清热解毒，尔后以凉性汤、散剂祛热，最后用泻剂清除余热。

增液汤 方名，出自《温病条辨》。玄参一两，麦门冬、生地黄各八钱。水煎取汁，口干则与饮，令尽，不便，再作服。功能滋阴增液，润燥通便。治阳明温病，津液不足，大便秘结，口渴，舌干红，脉细稍数，或沉而无力。

增液承气汤 方名，出自《温病条辨》。玄参一两，麦门冬、生地黄各八钱，大黄三钱，芒硝（冲）一钱五分。以水八杯，煮取三杯，先服一杯，不知再服。功能滋阴增液，泄热通便。治阳明温病，热结阴亏，燥屎不解，下之不通，口干，舌绛苔黄。

横产 病名，出《诸病源候论》。又名横生、觅盐生、讨盐生、侧棱。指产时胎儿手臂先下者。

横刺 针法名。针刺角度之一。又名沿皮刺、平刺。指进针时，针体和穴位呈15°角左右刺入的刺法。主要用于肌肉浅薄，下有骨骼处的穴位，在透穴时亦常应用。横刺的方向应视具体穴位或补泻要求而定。

横骨 ①经穴名。出《针灸甲乙经》。又名下极、曲骨端、曲骨、屈骨。属足少阴肾经，足少阴肾经、冲脉交会穴。位于耻骨联合上缘旁开0.5寸处。主治小腹胀、小便不利、遗尿、尿闭、阴萎、遗精、疝气、睾丸肿痛、尿失禁等。直刺5分～1寸。艾炷灸3～5壮，或艾条灸5～10分钟。②人体部位名。即耻骨（《释骨》）。又指舌骨。（《灵枢·忧恚无言》）

横痃 病名，见《外科正宗》。是发于胯腹部的结肿。相当于西医的硬下疳性淋巴结肿（又称梅毒性横痃或无痛性横痃）或软下疳性淋巴结炎（又称软下疳性横痃或痛性横痃）。病因与疳疮同。发于疳疮之后，一种多为两侧腹股沟发生，有多个豆大到杏大的硬结，触之坚硬不痛，与周围皮肤不粘连，不软化，不破溃，此即梅毒性横痃，治见霉疮条。另一种多为单侧腹股沟发生，结肿微痛，渐增大，皮色红，触之波动，疼痛明显，最后破溃，此即软下疳性横痃，内治同疳疮条中的软下疳。外治：未溃用太乙膏；溃后则加掺八二丹或九一丹；腐尽改玉红膏。

樗皮 中药名，出于《新修本草》。又名樗白皮、樗根皮、臭椿皮、椿皮。为苦木科植物臭椿（樗）Ailanthus altissima （Mill.） swingle. 的根皮或树皮之内皮。性寒，味苦、涩。归大肠、胃、肝经。有清热燥湿、涩肠、止血、止带、杀虫之功效，主治湿热下注之久泻、久痢、便血、带下、崩漏，及蛔虫病、疮癣等。煎服3～5g；外用适当，煎水洗或熬膏涂。

樗树根丸 方名，出自《摄生众妙方》。良姜（烧灰）三钱，黄柏（烧灰）存性，芍药各二钱，樗树根皮一两半。为末，面糊丸，梧桐子大。每服三十丸，空心米饮下。功能清热化湿，收敛止带。治湿热下注，带下赤白，淋漓腥臭，小便黄赤，及梦遗泄精，食少体倦。

樱桃 中药名，出《名医别录》。又名含桃、米樱、樱珠。为蔷薇科植物樱桃 Prunus pseudocerasus Lindl. 的果实。性温，味甘。有益气调中，祛风除湿之功效，主治虚证、瘫痪、四肢不仁、风湿腰腿疼痛。煎服250～500g，或浸酒服。不宜多服，令人发虚热，而见喘嗽、动风，小儿无忌。

樱桃叶 中药名，出于《新修本草》。为蔷薇科植物樱桃 Prunus pseudocerasus Lindl. 的叶。性温，味甘、苦。有发表透疹、温胃健脾、止血、解毒之功效。主治麻疹透发不畅、胃寒食积、腹泻、吐血、毒蛇咬伤、疮毒。煎服9～15g，外用捣敷。

橡皮膏 中药新剂型之一。是以生橡胶（未硫化胶）、松香、植物油、凡士林、氧化锌等混合制成基质，加入适宜的中药浸膏及其他药物制成的合药橡胶硬膏。外用为局部治疗作用，如伤湿止痛膏、风湿止痛膏等。

橡实 中药名，出于《雷公炮炙论》。又名橡子、橡粟、栎子、柞子。为壳斗科植物麻栎 Quercus acutissima carr. 的果实。性微温，味苦、涩。归大肠、脾、肾经。有涩肠固脱之功效，主治泄泻、痢疾、脱肛、痔血。煎服9～15g，外用烧存性研末调敷。

槲寄生 中药名，出于《新修本草》。又名北寄生、柳寄生。为桑寄生科植物槲寄生 Viscum coloratum (Komar.) Nakai 的带叶茎枝。性平，味甘、苦。有祛风湿、强筋骨、安胎之功效，主治风湿痹痛、腰膝酸软、胎动不安。煎服，9～15g。本品对预防癌症术后复发及晚期癌症的治疗均有显著效果。

樟木 中药名，出于《本草拾遗》。又名香樟木、芳樟。为樟科植物的樟 Cinnamomum camphora（L.）Presl 的木材。性温，味辛。归肝、脾、肺经。有祛风除湿、行气活血、消食和中之功效，主治风湿痹痛、感冒头痛、脘腹胀痛、跌打损伤、宿食不化、痛风、疥癣。煎服9~15g，外用煎水熏洗。孕妇忌服。

樟脑 中药名，出于《本草品汇精要》。又名潮脑、脑子、树脑。为樟科植物樟 Cinnamomum camphora（L.）Presl 的枝、干、根、叶经加工提炼制成的半透明结晶块。性热，味辛，有毒。归心经。外用除湿杀虫，温散止痛；内服开窍辟秽。主治疥癣、龋齿疼痛、跌打瘀痛、痧胀腹痛，及神志昏迷。外用适量，研末撒或调敷；内服入丸、散，0.1~0.2g，或用酒溶化服。本品有毒，内服宜慎，并应控制用量，以免中毒。体虚之人及孕妇忌用。

橄榄 中药名，出于《开宝本草》。又名青果、白榄。为橄榄科植物橄榄树 Canarium album（Lour.）Raensch. 的果实。性寒，味甘、酸、涩。归肺、胃经。有清热利咽、解毒之功效。主治肺胃热壅之咽喉肿痛、痰涎壅盛、癫痫，及食河豚鱼鳖中毒。煎服，或嚼汁或捣汁服，6~12g。

敷眼法 眼科外治方法。（1）药物敷，又名敷药。以新鲜生药捣烂，或将药物研细调成糊状，敷贴眼睑患处（勿入眼内）。有清热解毒、消肿止痛之效。（2）热敷，以巾布蘸煎得之药液，热敷患眼。有行气活血，消肿止痛之效。（3）冷敷，以井水、雪水等冷敷患处。有除热、定痛、止血之效，适用于眼部赤肿疼痛甚或新伤出血等。

醋 中药名，出于《名医别录》。又名米醋、苦酒。为以米、麦、高粱或酒、酒糟等酿成的含有乙酸的液体。性温、酸、苦。归肝、胃经。有散瘀、止血、解毒、杀虫之功效，主治产后血晕、癥瘕积聚、黄疸、黄汗、吐血、衄血、便血、阴部瘙痒、痈疽疮肿、鱼肉菜毒。煎服，或入丸、散服；外用烧热熏嗅，或含漱、和药调敷。

醋咽 证名，见《太平圣惠方》。指胃中有酸水，上嗌咽喉，不及吐出而复又嚥下的症状。属脾胃病，有寒热之分，常与嗳腐、嘈杂并见。脾胃虚寒，肝气犯胃、饮食停滞皆可引起。参见吞酸条。

醉鱼草 中药名，出于《本草纲目》。又名鱼尾草、闹鱼花、毒鱼藤。为马钱科植物醉鱼草 Buddleja lindleyana fort. 的全草。性温，味辛、苦，有小毒。有祛风止咳、活血止血、杀虫解毒之功效，主治感冒、咳喘、风湿痹痛、跌打损伤、外伤出血、瘰疬、痄腮、蛔虫病、钩虫病。煎服9~15g。外用研末敷。不宜过服，以免出现头晕、呕吐、呼吸困难、四肢麻木及震颤等中毒现象。孕妇忌服。

震灵丹 方名，出自《太平惠民和剂局方》。禹余粮（火煅醋淬）、紫石英、赤石脂、丁头代赭石（如禹余粮炮制）各四两，乳香（别研），五灵脂（研）、没药（研）各二两，硃砂（水飞）一两。八味并为末，以糯米煮糊为丸，如小鸡头米大，晒干出光。每服一粒，空心温酒送下；妇人醋汤下。治男子真元衰惫，五劳七伤，脐腹冷痛，头目眩晕，心神恍惚，精滑梦遗，膀胱疝坠，小便淋漓，夜多盗汗；妇人冲任虚损，气血不足，崩漏不止，带下清稀，胎脏无子。

震颤法 针出手法名。指捏持针柄作小幅度快速振摇的一种方法。有促使得气和增强针感的作用。

霉疮 病名，出《霉疮秘录》。又名杨梅疮、广疮、时疮、棉花疮。相当于西医的后天梅毒。多因精化传染（即与梅毒患者性交直接传染）；或气化传染（即与梅毒患者同厕、接吻、同睡、共食等间接传染）而成。皮疹复杂多样，早期为杨梅疳和横痃；中期为杨梅疮；晚期为杨梅结毒。各见该条。治疗以凉血清热解毒，土茯苓合剂加减内服，外用鹅黄散。

霉疮秘录 梅毒专著。2卷。明·陈司成撰。刊于1632年。本书是我国第一部系统记述梅毒病病因、证治的专著。分为总例、或问、治验、方法及宜忌5部分。书中论及梅毒的遗传性，肯定梅毒的性交与非性交传染途径，提出应采取隔离措施进行预防。治疗方法有清热、解毒、杀虫等法，并采用砷剂、汞剂治疗，中药主要用土茯苓、蚤休等药。现存明崇祯刻本、多种清刻本，民国石印本、影印本，日本1774年、1808年刻本。

撮口 病证名，又名撮风。脐风三证之一。以口唇收缩，撮如鱼口为主症。系母体脏腑有热，令胎儿心脾受灼，生后又为风邪所袭而致。一般妨碍吮乳，舌强唇青，面色赤黄，口涎痰满，气息喘促，啼声不出，甚至腹现青筋，二便秘结，身热多惊，手足抽搐。气喘痰盛者，宜豁痰通窍，用辰砂僵蚕散；腹痛便秘者，宜通便开结，用紫霜丸；身热多惊者，宜清热镇惊，用龙胆汤；手足抽搐者，宜息风镇痉，用撮风散。

撮口散 方名，出自《证治准绳》。炙蜈蚣半条，钩藤二钱半，朱砂、僵蚕、蝎尾炙各一钱，麝香一字。为细末，每服一字，竹沥汁调下。功能息风化痰止痉。治小儿口撮如囊，吮乳不得，舌绛唇青，手足抽搐。

撮空理线 证名，见《温疫论》。指当患者病情危重、意识不清之际，两手伸向空间，拇指和食指不断捻动，酷似理线之状。阳明热盛、气液两虚者，可伴见身热、口燥咽干、腹痛、便秘、舌苔干黄或焦黑、脉沉弱等，治宜攻下腑实、补益气阴，方选新加黄龙汤。温热病后期肾阴耗损者，则伴见消瘦唇裂、神倦疲惫、咽干口燥、手足心热、舌绛而干、脉虚或结代等，宜滋阴补肾、平熄内风，方选加减复脉汤。

撮捏押手法 针法名。押手法之一。是以左手拇、食指将穴位处皮肤捏起以辅助进针的方法。多用于颜面皮肉浅薄需要横刺的穴位。

擒拿法 推拿手法名。①泛指捏拿一类的推拿手法。②是使咽喉肿胀疼痛剧烈的病人可以进食的一种推拿手法。又名喉科擒拿法、宽喉法。操作方法有二种：（1）病人正坐，医生立于一侧，将病人的一侧上肢侧平举，用与病人同侧之手的拇指腹和病人的拇指指腹相对合，并用力向前压紧；食、中、无名指紧按病人虎口处（相当于合谷穴）；另一手的拇指按住病人锁骨肩峰端处（相当于肩髃穴），食、中、无名指紧握腋窝（相当于极泉穴），在此同时将病人的上肢用力向后拉开。这时可将药汁饮食经病人缓缓吞下。（2）双手从患者背后穿过腋下，伸向胸前，以食、中、无名指按住锁骨上缘，肘臂压住患者胁肋，前胸紧贴于患者的背部，然后两手用力向左右两侧拉开，两肘臂和胸部把患者胁肋及背部压紧，三方面同时用力。

撞刺生翳外障 病证名，见《秘传眼科龙木论》。又名撞刺生翳。指眼外伤引起的目翳。即角膜外伤后引起的炎症。症见外伤之后疼痛，羞明流泪，白睛红赤或抱轮红赤，黑睛生翳。治宜清热解毒。用石决明散或经效散加减，并配合用抗生素治疗。

辘轳转关 病名，见《世医得效方》。又名辘轳转关外障、辘轳自转、目睛瞤动。即今之眼球振颤。多因肝经积热，兼受风邪；或先天禀赋生成。症见眼外无红肿疼痛，唯目珠不自主或左右、或上下、或螺旋转动不定，全身或伴有热头痛等。治法：风热毒邪攻冲所致者，宜疏风散邪为主，用钩藤饮子加减；先天禀受生成者，治疗难以凑效。

[丨]

暴风客热 病名，见《银海精微》。又名暴发火眼、风热眼、风火眼、暴赤眼痛。即细菌引起的急性结膜炎。常由于风热之邪突然外袭所致。症见眼部暴发赤肿疼痛，沙涩羞明，热泪如汤，白睛红赤。治宜祛风清热，泻火解毒。服羌活胜风汤。外用蒲公英煎水熏洗，滴10%千里光眼液或抗生素眼药水。注意预防隔离。

暴盲 病名，见《证治准绳》。相当于今之急性视神经炎、视网膜中央血管阻塞、眼底出血、视网膜脱离等。多因肝气上逆，气滞血瘀，元气亏损所致。症见外眼端好，平素眼亦无病，骤然视力剧降。散瞳查眼底及配合视野检查，可见乳头或网膜或血管病变及相应视野改变。治法：肝气上逆所致者，宜疏肝解郁理气，用丹栀逍遥散加减；因气滞血瘀所致者，宜凉血止血，活血化瘀，用生蒲黄汤加减；因元气亏损所致者，宜大补元气，用独参汤或生脉饮加减。

暴泄 病名，见《素问病机气宜保命集》。又称暴泻。指腹泄暴急，如水倾泻之状。多为湿邪致病。因湿热之邪结于肠胃所致者，可见烦热口渴，腹痛肠鸣，腹痛即泻，泻下迫急，泻而不爽，小便短赤，舌苔黄腻，脉滑数，治宜清热利湿，方选葛根芩连汤。因寒湿之邪侵袭肠胃所致者，可见恶寒发热，肢体酸重，脘腹胀满，腹痛喜暖，小便清白，舌苔白腻，脉濡，治宜祛湿散寒理脾，方选藿香正气散。参见热泻、寒泻条。

暴注下迫 证名，出《素问·至真要大论》。指发病暴急，泄泻急迫，水泻如注，泄泻量多的剧烈腹泻。本证多因感受湿热或暑湿之邪而发病。参见水泻条。

暴聋 病名，出《灵枢·寒热病》。又称卒聋。指突然丧失听力，不闻外声而言。本病实证居多。有外感内伤之别。外感风热，邪热循经上犯于耳者，伴见头痛身热，咽红肿痛，口渴欲饮，鼻塞涕浊，舌边尖红，脉浮数，治宜疏风清热，方选银翘散加僵蚕、蝉衣、白蒺藜。若肝胆热盛上扰于耳、突发耳聋，可见头痛、眩晕、耳鸣、口苦咽干，两胁胀闷，溺赤便秘，舌红苔黄，脉弦，治宜清泻肝火，方选龙胆泻肝汤。参见耳聋条。

暴厥 证名，见《素问·大奇论》。又称暴魇。厥证之一。指突然仆倒，目不识人，耳不闻声的病证。参见厥证条。

暴瘖 病名，出《素问·气交变大论》。又称卒瘖、急喉瘖。吃喉瘖一种。指突然发作，声音不扬，甚至嘶哑不能言的病证。外感、内伤皆可致病。外感风寒常伴有恶寒、头痛、鼻塞、流清涕、咽喉痒，苔白、脉浮等症，治宜辛温散寒、疏风解表，方选六味汤。外感风热，兼见咽痛，喉内有灼热感，声低而粗，舌边红，脉浮数，治宜疏风解表，清热利音。方选银翘散加蝉衣、黄芩、浙贝、赤芍、花粉、千层纸以清瘖利咽。若因肝郁暴瘖，可见目赤头晕、胁胀痛，舌红苔微黄，脉弦。治宜清热平肝利音，方选丹栀消遥散加蝉衣、千层纸等利喉开瘖之品。

暴魇 证名，见《史记·扁鹊论公列传》。即暴厥。参见暴厥、厥证条。

暴露赤眼生翳 病名，见《银海精微》。即今之暴露性角膜炎。由暴露赤眼证演变而来。因胞睑不能闭事，黑睛外露，易受外邪侵袭，故而生翳。可参考银星独见等治疗。为防复发，应积极治疗暴露赤眼证。参见该条。

暴露赤眼证 病证名，见《张氏医通》。类今之兔眼症。常见胞睑闭合不全或不能闭合，白睛、黑睛暴露于外，易被外邪侵袭，故而沙涩少津，红赤疼痛，甚至黑睛生翳。其治疗应寻找眼睑闭合不全的原因，点抗生素眼药水，必要时手术治疗。

噎膈 病名，见《济生方》。早期吞咽困难，有梗噎之感，继而出现食不得入或食入即吐等症候的统称。本病多因忧思、气郁或酒食所伤，导致痰、气、瘀血互结，郁热伤阴，可见吞咽困难、胸膈痞满，舌红苔腻等，治宜润燥开郁化痰，方选启膈散。若病久胃津损耗，兼见吞咽梗塞，形体消瘦，五心烦热，大便干结，舌红而干，脉弦细而数，治宜滋阴养液为主，方选五汁安中饮。若因瘀血内结，见面色晦暗，胸膈痞满，皮肤干燥，舌带青紫色，脉细涩，治宜滋阴养血、活血祛瘀。方选通幽汤。由于长期饮食不进，阴阳俱耗，而见面色㿠白、虚浮，气短乏力，舌淡苔白，脉细弱者，治宜温补脾肾，方选十全大补汤合右归丸。

踩法 推拿手法名。即用单足或双足在治疗部位上踩踏的一种方法。施术时，术者要借助于设置栏杆、吊环等器物，以承受医生体重和控制踩踏力量。因本法压力大，刺激强，临床中需慎用。多用于腰部、腿部等疾病。

蝎螫伤 病名，见《肘后方》。西医亦称蝎螫伤。因被蝎子刺螫后，毒液侵入人体而成。伤处潮红肿胀，可出现瘀斑，或有水疱，剧痛难忍，严重者寒战高热，恶心呕吐等，甚至可发生肺水肿、尿闭，终因呼吸麻痹致死。治以清热解毒，李德胜蛇药片内服，外用雄黄、枯矾等量研末或李德胜蛇药片研碎冷开水调敷。危重者宜中西医结合治疗。

蝮蛇 中药名，出于《名医别录》。又名反鼻蛇、地扁蛇、草上飞。为蝮蛇科动物蝮蛇 Agkistrodon halys（Pallas）除去内脏的全体。性温，味甘，有毒。有祛风、攻毒之功效，主治麻风、癫疾、破伤风、风痹、瘰疬、肿毒。浸酒饮，或烧存性研末服，3～6g，外用研末调敷。

蝼蛄 中药名，出于《神农本草经》。又名拉蛄、土狗、地狗、地牯牛、拉拉狗。为蝼蛄科昆虫华北蝼蛄（北方蝼蛄）Gryllotalpa unispina saussure. 非洲蝼蛄（南方蝼蛄）G. africana palisot et besurosi 的虫体。性寒，味咸。归膀胱、大肠、小肠经。有清热利水、消肿通淋之功效。主治头身浮肿、大腹水肿、小便不利、石淋作痛等。煎服3～5只，研末服1～2只；外用研末撒或嗒鼻。

蝼蛄疖 病名，见《外科大成》。俗名蟮拱头、蝼蛄串穴。好发于头部，相当于西医的穿掘性毛囊炎。多由暑疖治疗不当，引起脓毒滞留或脓毒旁窜而成。多发于儿童，或疮肿小，但根脚软硬不一，溃出脓水仍常愈复发，或他处又生；或疮肿数个相联，溃脓不敛，日久成穿掘性窦道。治以清暑解毒，清暑汤加减内服；若溃久不敛，则宜扶正解毒，服四妙散的同时，尚宜行切开扩创

手术，使引流通畅，用太乙膏掺九一丹外敷；脓尽用生肌散收口。

蝼蛄窜 病名，出《疮疡经验全书》。又名蝼蛄串。即发于肘部、前臂或腕部的流痰，因溃后多处出脓，皮下如蝼蛄窜通而名。相当于西医的肘关节及腕关节结核。病因证治见流痰条。

虾蟆瘟 病名，见《古今医鉴》。又称大头瘟、大头风。指头面部焮红肿大，状如虾蟆的病证而言。属瘟疫病范畴。本病系因外感风热时毒，肺胃热毒壅盛，所致者见高热，头面部红肿，咽喉肿痛，口渴，小便短赤，大便秘结，舌红苔黄，脉滑数。治宜清热解毒、疏散风热，方选清瘟败毒饮、荆防败毒散。如兼见阳明腑实证，腹胀拒按，苔黄而厚腻，大便秘结，可酌加大黄泻下实热。

噙化 中药学名词。指把某些药（如丸剂、锭剂）含在口内，待其溶化后缓缓吞下。

墨旱莲 中药名，出于《新修本草》。又名旱莲草、墨斗草、止血草、鳢肠。为菊科植物醴肠（金陵草）Eclipta prostrata L. 的全草。性寒，味甘、酸。归肝、肾经。有益肾养肝、凉血止血之功效，主治肝肾阴虚之火晕目眩、须发早白，阴虚血热之吐血、衄血、尿血、便血、崩漏，及外伤出血。煎服10～15g，鲜品加倍；外用适量。脾胃虚寒、大便泄泻者不宜服。

[J]

镇肝息风汤 方名，出自《医学衷中参西录》。怀牛膝、代赭石各一两，生龙骨、生牡蛎、生龟板、白芍药、玄参、天门冬各五钱，川楝子、生麦芽、茵陈各二钱，甘草一钱半。水煎服。功能镇肝息风。治内中风证，头目眩晕，目胀耳鸣，脑中热痛，心中烦热，面色如醉，或时常噫气；或肢体渐觉不利，口角渐形㖞斜；甚或眩晕颠仆，昏不知人，移时遂醒，或醒后肢体不遂，精神短少，脉弦长有力。

镇逆汤 方名,出自《医学衷中参西录》。代赭石六钱,清半夏、龙胆草各三钱,青黛、生姜、党参各二钱,生白芍药四钱,吴茱萸一钱。水煎服。功能泻火镇逆。治胃气上逆,胆火上冲而致的呕吐。

黎洞丸 方名,见于《医宗金鉴·外科心法要诀》。又名嵝峒丸。三七、生大黄、阿魏、孩儿茶、天竹黄、血竭、乳香、没药各二两,雄黄一两,山羊血五钱,冰片、麝香、牛黄各二钱五分(以上各研细末),藤黄二两(以秋荷叶露泡),隔水煮十余次,去浮沉取中。将山羊血拌入,晒干。取秋露水化藤黄。拌药捣匀,如干加炼蜜少许,为丸。重一钱。每服一丸,黄酒化服;或黄酒磨涂患处。功能活血止痛,解毒消肿。治金疮,跌仆伤,发背,痈疽,恶疮,瘰疬,疯犬咬伤,蜂、蛇、蝎毒等。《外科全生集》载方较上方少麝,功用主治皆同。

德西·桑吉嘉措 著名藏学者。生活于公元1653～1705年。一说系5世达赖之子。1679年任摄政王(音译德西),管理政教。曾主持藏族文献整理编纂工作。尤其对藏医药学做出重大贡献。尝将老宇陀《四部医典》及小宇陀《金注<四部医典>》及各种刻版之《四部医典》进行研究、校正、刊刻,著成《四部医典·蓝琉璃》(1687年)。此书是《四部医典》最详尽、最权威、影响最大之标准注释本。后又根据该书之内容,主持绘制成藏医彩色系列挂图(1704年)。另著《藏医史》和《医学补遗》《白琉璃》《黄琉璃宝鉴》等。

徵 五音之一,属火。心音为徵。《素问·五常政大论》指出:心"其音徵"。《灵枢·阴阳二十五人》:"火形之人,比于上徵,似于赤帝。"

膝下 奇穴名,出《针灸经外奇穴图谱》。位于髌骨尖下缘膑韧带处。直刺5分～1寸。艾炷灸3～5壮,或艾条灸5～10分钟。

膝外 奇穴名,出《针灸经外奇穴图谱》。位于膝横纹外侧端,股二头肌前缘处。主治瘰疬、痈疡。艾炷灸3～5壮,或艾条灸5～10分钟。

膝头骨跌出血 病证名,见《疡医准绳》。即髌骨因跌扑引起脱血。详脚膝出血条。

膝关 经穴名,出《针灸甲乙经》。属足厥阴肝经。位于胫骨内髁后下方,屈膝,在腓肠肌内侧头之上部,阴陵泉后方1寸处。主治膝内侧痛、咽喉中痛、寒湿走注、历节风痛。直刺5分～1寸。艾条灸5～10分钟。

膝阳关 经穴名,出《针灸甲乙经》。又名阳关、足阳关、关陵、关阳、阳陵、寒府。属足少阳胆经。在阳陵泉上3寸,股骨外上髁的上方凹陷处。专治膝痛、瘫痪等。直刺1～1.5寸,艾炷灸3～5壮,艾条灸5～10分钟。

膝痈 病名,见《外科启玄》。即发于膝部的痈。相当于西医的膝部浅表脓肿。病因证治同委中毒,参该条。

膝旁 奇穴名,出《针灸集成》。位于腘窝横纹之两端,每肢二穴,左右共4穴。主治腰痛不能俯仰,脚酸不能久立。直刺5分～1寸。艾炷灸3～5壮,或艾条灸5～10分钟。

膝眼 奇穴名,出《千金要方》。又名膝目。位于膝部,当髌韧带两侧与股骨和胫骨内、外侧髁所构成的凹陷处,左右共4穴。主治膝痛、腿脚重痛、脚气、膝痛、下肢麻痹等。向膝中斜刺1～1寸2分。艾炷灸5～7壮或艾条灸5～10分钟。

膝盖损断 病名,出《疡医准绳》。即髌骨骨折。因跌打磕撞所致。症见局部肿胀、疼痛,膝关节活动受限,局部压痛,并可触到凹陷。治宜手法整复。如膝关节内积血较多者,可穿刺引流。后用抱膝圈固定。内服活血化瘀、清肿止痛、接骨续筋之品,并可用中药煎汤外洗患部,后期配合功能锻炼。

鲟溪外治方选 2卷。陆锦燧辑。刊于

1918年。本书专门辑录各科疾病外治方，分为关窍、筋、骨、身形等120门，方多简易实用。有1918年石印本。并收入《鲟溪陆氏医术》。

[、]

熟地黄 中药名，出于《名医别录》。又名熟地。为玄参科植物地黄 Rehmannia glutinosa（Gaertn.）Libosch. 或怀庆地黄 R. glutinosa Libosch. f. hueichingensis（chao et schih）Hsiao 的根经加工炮制而成。性微温，味甘。归肝、肾经。有养血滋阴、补精益髓之功效，主治血虚之面色萎黄、眩晕、心悸、失眠、月经不调、崩漏、肾阴亏之骨蒸劳热、五心烦热、盗汗、消渴，及肾精不足之腰酸腿软、头晕目眩、耳鸣耳聋、须发早白等。煎服，10～30g。本品性滋腻，有碍消化，凡气滞痰多、脘腹胀痛、食少便溏者忌服。

摩目 推拿方法名，即熨目。《诸病源候论》："以热指摩目二七，令人目不瞑"。

摩胁 推拿方法名。见《圣济总录》。抗摩两侧胁肋部。有消食导滞，疏肝利气等作用。

摩法 推拿手法名。出《内经》。用手掌面或手指指面附着于一定部位上，以腕关节连同前臂作轻缓而有节律的盘旋摩擦。用手掌进行者，称为掌摩法；用手指进行者，称为指摩法。有理气和中，活血止痛，散瘀消积等作用。常用于消化道疾患及软组织急性损伤肿痛。

摩面 推拿方法名。又名浴面。《诸病源候论》："摩手掌令热，以摩面从上下二七止，去肝气，令面有光"。

摩脐法 推拿方法名。出《推拿指南》。用右掌心向脐部上下左右按摩之，治腹痛便结。常用于小儿。

摩脊法 推拿方法名。出明·张浩《仁术便览》。小儿痘疹未出之先，宜以手蘸油摩儿背脊中间。痘疮出稀少，预防解毒，或不生。亦可治小儿惊风等。

摩腹 推拿方法名。见《诸病源候论》。用手掌摩动腹部。为内伤调补之法。

瘤 病名，出《灵枢·刺节真邪篇》。又名瘤赘。是发生于组织中的赘生物。总因脏腑失调，气血不和，以致瘀血、浊气、痰饮停留于组织之中而成。古代中医文献中，其名目甚多，对内脏肿瘤，后世文献归入癥瘕范围，生于体表的外科肿瘤，由于发病部位、瘤体性质及证治之不同，而有气瘤、血瘤、肉瘤、筋瘤、骨瘤、脂瘤、胶瘤、胎瘤、发瘤、担肩瘤之分，各见该条。

瘫痪 病证名，见《外台秘要》。又称瘫痪风。指四肢举动不能运动，功能丧失，或虽能活动但弛缓无力，运动功能障碍的病证。根据其瘫痪部位不同又有面瘫、偏瘫、截瘫之别。因湿热侵淫，邪中经络，可见头身困重，胸脘满闷，四肢酸懒，纳呆，口干不欲饮水，小便赤涩，舌红苔黄，脉滑数，治宜清热祛湿，方选羌活胜湿汤合三妙丸。因瘀血阻滞，血脉滞涩，兼见唇甲青紫，面色晦暗，肌肤枯燥，舌色青紫或见瘀斑，脉迟而涩，治宜活血化瘀通络，方选桃红四物汤加黄芪、牛膝。见脾胃气虚，经脉失养而致病，则见面色苍白，神疲乏力，肢冷畏寒，肌肉萌瘦或枯痿，舌淡胖嫩，脉沉细，治宜益气健脾，养血通络，方选补中益气汤。肝肾亏损，筋骨经脉失养，伴见头晕耳鸣，形体消瘦，颧红潮热，腰脊酸软，盗汗，舌红少苔，脉细数，治宜补肝益肾，方选地黄饮子或虎潜丸。

懊憹 证名，出《素问·六元正纪大论》。指心胸中烦热，闷乱不舒，躁扰不宁，恶心欲吐的自觉症状而言。参见心中懊憹条。

糊丸 丸剂的一种。系将药物细粉用米糊或面糊等制成的丸剂。糊丸黏性大，崩解时间比水丸、蜜丸缓慢，服后在体内徐徐吸收，既可延长药效，又能减少药物对胃肠的不良刺激。如犀黄丸。

潜斋简效方 方书。1卷。清·王士雄辑。刊于1853年。本书收录民间验方，分为头风、面皱、肺痈等40余类，收方100余首。方多简便实用。末附王氏所撰《潜斋医话》。现存咸丰元年刻本、民国排印本。并收入《潜斋医学丛书》。

潮热 证名，见《伤寒论》。指发热起伏，时作时止，非常定时，有如潮汛者。潮热有虚实之别。邪热入里，阳明腑实证，多见热盛汗出，发热傍晚较重，又称日晡热，气急烦躁，腹胀拒按，便秘，舌苔老黄，脉大有力，治宜清热泻火，攻下通腑，方选大承气汤。饮食不调，过度劳倦，损伤脾胃，气虚血亏，见症以低热为主，伴见面色苍白，气短乏力，倦怠懒言，自汗，纳差，舌淡苔白，脉沉细无力，治宜益气生血、甘温除热。方选补中益气汤。阴虚血亏潮热，多见于热病、久病之后，又称骨蒸劳热，一般热象较低，伴见颧红，五心烦热，口燥咽干，盗汗，舌红少苔，脉细数，治宜滋阴养血，兼清虚热，方选清骨散加减。因气滞、外伤、瘀血停积体内而发热者，可见口干咽燥，饮水不多，可见肿块或固定痛处，唇舌青紫，脉涩，治宜活血化瘀，方选血腑逐瘀汤。

额汗 证名，见《类证治裁》。指全身无汗，仅头额汗出的症状。本证有虚实之分。实证皆因外感湿邪，郁而化热，湿热交蒸所致，可见恶寒发热，头汗出，或身目发黄，小便不利，舌苔黄腻，脉濡数，治宜清热利湿，方选茵陈五苓散。虚证多见于病后、产后以及病情危重阶段，因阳气虚弱，津液外泄所致，可见面色苍白，气短畏寒，神疲乏力，四肢不温，舌淡嫩，脉虚弱等，治宜温阳益气、固表止汗，方选参附汤加黄芪、龙骨、牡蛎。参见头汗条。

鹤顶 奇穴名，①出《针灸集成》。《外科大成》原名膝顶。位于膝部、髌骨上缘正中凹陷处。主治下肢瘫痪、鹤膝风、脚气、膝关节炎等。直刺3~5分。艾炷灸3~5壮，或艾条灸10~20分钟。②出《考正穴位》。位于头顶，自鼻尖直上入发际3.5寸，与督脉前顶穴同位。主治疔疮。沿皮刺3~5分。艾炷灸1~3壮，或艾条灸5~10分钟。

鹤虱 中药名，出于《新修本草》。又名北鹤虱、南鹤虱。为菊科植物天名精 Carpesium abrotanoides L. 或伞形科植物野胡萝卜 Daucus carota L. 的果实。性平，味苦、辛，有小毒。归脾、胃经。有杀虫之功效，主治蛔虫、蛲虫、绦虫等多种肠寄生虫病。多入丸、散用，3~10g。

鹤草芽 中药名，出自《中华医学杂志》。为蔷薇科植物龙芽草 Agrimonia pilosa Ledebr. 的冬芽。性凉，味苦、涩。归肝、小肠、大肠经。有杀虫之功效，主治绦虫病。不宜入煎，研粉吞服，每次30~50g，温开水送服。

鹤膝痰 病名，见《疡科心得集》。即发于膝部的流痰，因膝部肿大，股胫变细，形如鹤膝而名。相当于西医的膝关节结核。病因证治见流痰条。

谵妄 证名，见《素问·气交变大论》。又称谵语。指意识模糊，胡言乱语，并有错觉幻觉的症候。一般多见于急性热病的极期，里热炽盛，神志不清，面赤口渴，气粗汗出，高热谵语，小便短赤，大便秘结，舌红苔黄，脉洪大，治宜清热泻火，方选白虎汤。若见于阳明腑实证，面赤气粗，气盛声高，腹胀满、痛而拒按，唇干口燥，舌红苔黄，脉实有力，治宜清热攻下，方选大承气汤。因痰火上扰蒙敝清窍所致者，可见惊悸，痰涎壅盛，小便短赤，大便笔，舌红苔腻，脉弦滑，治宜清热泻火、开窍化痰，方选至宝丹。如热毒炽盛所致者，见高热面赤，烦躁不安，口渴欲食，舌红苔黄，脉滑数，治宜清热泻火解毒，方选黄连解毒汤。热入心营所致者，面赤唇红，吐血衄血或癍疹隐现，咽干口燥，舌质红绛，脉细数，治宜清热凉血解毒，方选清营汤或犀角地黄汤。

[一]

履巉岩本草 药物学著作。3卷。宋·

王介编绘于1220年。作者取住地杭州慈云岭周围药用草木绘制彩图，以"山中有堂，名履巉岩"，故名《履巉岩本草》。全书收药206种。每药一图，先图后文，简述性味、功能、单方、别名等。内容采自《大观本草》，或民间经验。药图为写生图，绘制精美。新增品种有曼陀罗、虎耳草、醉鱼儿草等数十种。本书为现存最早的彩色药物图谱，亦为古代较早的小区域地方本草。现存明代抄绘本及近代转绘本。

十六画

[一]

燕口疮 病名，生《诸病源候论》。又名夹口疮、口吻疮、剪口疮。以口唇生疮色白如燕子之吻而名。相当于西医的口唇部念珠菌疡。多因脾胃湿热，熏发于口唇而成。症见口角生疮，口唇糜烂，表面色白，基底潮红，痛痒兼作。治以清热泻火、利湿解毒，凉膈散合导赤散加减内服，外治先用千里光、马齿苋各20g煎水拭口，再用冰硼散或锡类散涂搽患处。

燕窝疮 病名，①见《外科启玄》。是一种发于脑后项窝处的皮肤病。相当于西医的项部多发性毛囊炎。多因风湿热蕴于皮毛而成。初起为多个粟粒大红色丘疹，渐变绿豆大脓疱，热痒微痛，抓破流滋黄水，浸淫成片。治以疏风清热除湿，消风散加减内服，外用三黄洗剂或金黄散麻油调搽。②见《医宗金鉴》。为羊胡疮之别名。见该条。

薤白 中药名，出于《神农本草经》。又名薤白头、野蒜、小蒜、小独蒜。为百合科植物小根蒜 Allium macrostemon Bge. 或薤 A. chinense G. Don. 的地下鳞茎。性温，味辛、苦。归肺、胃、大肠经。有通阳散结、行气导滞之功效，主治阴寒凝滞或痰浊壅塞之胸痹，寒凝气滞之脘腹疼痛，及痢疾里急后重。煎服，5~10g。气虚无滞者及不耐蒜味者不宜用。

薯蓣丸 方名，出自《金匮要略》。山药三十分，当归、桂枝、神曲、干地黄、大豆黄卷各十分，甘草二十八分，人参、阿胶各七分，川芎、芍药、白术、麦门冬、防风、杏仁各六分，柴胡、桔梗、茯苓各五分，干姜三分，白蔹二分，大枣一百枚。为末，炼蜜和丸，如弹子大。空腹酒服一丸，一百丸为剂。功能补虚祛风。治虚劳诸不足，风气百疾。

薛己 1487~1559年。明代著名医学家。字新甫，号立斋。吴县（今属江苏）人。父薛铠，为太医院医官。幼承家学，精研方书。正德初年（1506年）补为太医院院士，九年擢太医院御医，十四年授南京太医院院判。嘉靖九年（1530年）以奉政大夫南京太医院院使致仕归里。初为疡医，后以内科驰名，精究内、外、妇、儿、骨伤诸科。治疗重视脾肾，多以调补脾气为先，善用甘温补土；提倡补真阴真阳，谓气血阴阳皆其所化。著述宏富，撰有《内科摘要》《女科撮要》《外科发挥》《外科心法》《外科枢要》《正体类要》《口齿类要》《疠疡机要》《外科经验方》。校注陈自明《妇人大全良方》《外科精要》，钱乙《小儿药证直诀》，王纶《明医杂著》等。又校勘元明医书七种。

薛雪 1681~1770年。清代著名医学家。字生白，号一瓢。吴县（今属江苏）人。善诗工画，尤精于医，以论治温病见长，与叶天士齐名。尝选辑《内经》原文，成《医经原旨》6卷，广集诸家注说，亦颇多阐发。撰《湿热条辨》，于湿热病传变及辨证治疗多有新见。谓湿热为太阴、阳明同病，治当明辨湿、热轻重，细察人体正气盛衰，以定立法用方。另有《薛生白医案》《扫叶庄医案》。与叶天士多有分歧见解，但各有创见，可并传不悖。

薛铠 明代医学家。字良武，吴县（今属江苏）人。精于医术，弘治间（1488~1505年）以明医征入太医院，后赠为院使。治病屡验，尤精于儿科。著《保婴撮要》，后由其子薛己增补刊行。临证经验丰富。论儿科用药，必察其年令，以免过剂伤正；认为破伤风由脐带传染，提倡用烙脐带法预防。又校刊滑寿《十四经发挥》，徐彦纯《本草发挥》。

薏苡仁 中药名，出于《神农本草经》。又名薏米、苡仁、米仁、沟子米、六谷米。为禾木科植物薏苡 Coix lachryma-jobi L. var. mayuen（Roman）Stapf 的种仁。性微寒，味甘、淡，归脾、胃、肺经。有利水渗湿、健脾、舒筋、清热排脓之功效，主治水肿、小便不利、脚气、脾虚泄泻、风湿痹痛、筋脉挛急，及肺痈、肠痈等。煎服，或入丸、散服，或作粥食，10~30g。本品治扁平疣效果较好。其复方对肺脓疡、阑尾炎有效好的疗效。对消化道癌症亦有一定效果。

薏苡附子败酱散 方名，出自《金匮要略》。薏苡仁十分，附子二分，败酱草五分。为粗末，每服一方寸匕，水煎顿服。功能排脓消肿。治肠痈已成脓，身无热，肌肤甲错，腹皮急，如肿状，按之濡，脉数。

薏苡附子散 方名，出自《金匮要略》。薏苡仁十五两，炮附子十枚。为末，每服一方寸匕，日三次。温阳散寒，除湿益痹。治胸痹缓急者。

薄荷 中药名，出于《新修本草》。为唇形科植物薄荷 Mentha haplocalyx Briq. 的茎叶。性凉，味平。归肝、肺经。有疏散风热、清利头目、透疹、疏肝之功效。主治风热感冒及温病初起之发热、头痛、微恶寒、风热上攻之头痛、目赤、咽喉肿痛、麻疹初起疹发不畅、风疹瘙痒，及肝郁不舒之胸闷、胁肋胀痛。煎服，2~10g，不宜久煎。表虚自汗者不宜服。

薄疾 指脉来急迫速急。《素问·生气通天论》："阴不胜其阳，则脉流薄疾，并乃狂。"

薄厥 病名，出《素问·生气通天论》。厥证之一。指因强烈的精神刺激引起卒然昏倒，不省人事，四肢厥冷的病证。因大怒伤肝、亢盛，血随气逆所致。可见面红目赤、呼吸气粗、口噤拳握，舌红苔白，脉沉弦。宜先采用针灸疗法进行急救。治宜平肝降逆、理气开郁，方选五磨饮子加钩藤、石决明、磁石。

颠倒散 方名，出自《万病回春》。大黄六钱，滑石、皂角各三钱（如大便不通，依此用量；如小便不通，皂角、大黄各三钱，滑石六钱；如大小便俱不通者，大黄、滑石各四钱半，皂角三钱）。为末，黄酒送下，功能泻热通便。治脏腑实热，或小便不通，或大便不通，或大小便俱不通者。《医宗金鉴·外科心法要诀》亦载有颠倒散，方用大黄、硫黄各等分，为末，凉水调敷患处。治酒齇鼻，及肺风粉刺等。

橘叶 中药名，出于《本草衍义补遗》。又名橘子叶。为芸香科植物橘 Citrus reticulata Blanco 及其同属多种植物的叶片。性平，味辛、苦。归肝经。有疏肝行气、消肿散结之功效，主治肝郁不舒之胁肋胀痛、乳房结块、乳痈及瘰疬等。煎服，6~10g。

橘半枳术丸 方名，出自《医学入门》。橘皮、枳实、半夏各一两，白术二两。为细末，用荷叶裹米烧饭为丸，如梧桐子大。每服五十至六十丸。橘皮煎汤送下。功能健脾化痰，理气消痞。治饮食伤脾，停积痰饮，心胸痞闷。

橘皮 中药名，出于《神农本草经》。又名陈皮、广陈皮、新会皮、红皮、黄橘皮。为芸香科植物橘 Citrus reticulata Blanco 及其同属多科植物的果实之果皮。性温，味辛、苦。归脾、肺经。有理气、调中、燥湿、化痰之功效，主治脾胃气滞之脘腹胀满、嗳气、恶忘、呕吐、食少、湿浊中阻之胸闷腹胀、纳呆倦怠、呃逆、呕吐、大便溏薄，及痰湿壅肺之咳喘痰多、胸膈满闷。煎服，3~10g。内有实热者慎用。

橘皮竹茹汤 方名，出自《金匮要略》。橘皮二升，竹茹二升，大枣三十枚，人参一两，生姜半斤，甘草五两。水煎，分三次服。功能降逆止呃，益气清热。治胃虚有热哕逆者。

橘皮汤 方名,出自《金匮要略》。橘皮四两,生姜半斤。水煎,分三次服。功能理气和胃、散寒止呕。治胃寒气逆,干呕、哕,手足厥者。

橘红 中药名,出于《本草纲目》。又名芸红、芸皮、化橘红。为芸香科植物橘 Citrus reticulata Blanco. 或柚 C. grandis (L.) Osbeck 等果实的外层果皮。性味、功效与橘皮相近,惟理气、调中之力稍逊,而燥湿、化痰之力较强。对咳痰多、黏稠难咯者最宜。煎服,3～10g。

橘红化痰丸 中成药,见于《全国中药成药处方集》。罂粟壳、甘草、川贝母、五味子、橘红、白矾各一斤八两,炒杏仁、山慈菇各二斤。为末,炼蜜为丸,每丸重三钱,每服一丸,日二次。功能扶虚止嗽,化痰定嗽。治虚热咳嗽,气促喘急,痰涎壅盛,胸膈满闷。

橘枳姜汤 方名,出自《金匮要略》。橘皮一斤,枳实三两,生姜半斤。水煎分二次服。功能引气化饮,和胃降逆。治胸痹,胸中气寒,短气,兼见心下痞满,呕吐气逆等症。

橘络 中药名,出于《日华子诸家本草》。又名橘丝、橘筋。为芸香科植物橘 Citrus reticulata Blanco 及其同属多种植物的果实之内果皮及中果皮之间的筋络。性平,味甘、苦。归肝、肺经。有行气通络、化痰止咳之功效,主治痰滞经络之咳嗽、胸胁作痛。煎服,3～5g。

橘核 中药名,出于《日华子诸家本草》。又名橘仁、橘米。为芸香科植物橘 Citrus reticulata Blanco 及其同属多科植物的种子。性平,味苦。归肝经。有理气散结止痛之功效,主治疝气肿痛、睾丸肿痛、乳房结块等。煎服,3～10g。

橘核丸 方名,出自《济生方》。炒橘核、海藻、昆布、海带、炒川楝子、桃仁(麸炒)各一两,厚朴(姜汁炒)、木通、枳实(麸炒)、炒延胡索、桂心、木香各半两。为细末,酒糊为丸,如梧桐子大。每服七十丸,空腹盐酒或盐汤送下。功能行气止痛,软坚散结。治癞疝,卵核肿胀偏坠,或坚硬如石,或引脐腹绞痛,甚则阴囊肿胀,或成疮毒,轻则时出黄水,重则成痈溃烂。

整体观念 中医学基本特点之一。为中医学认识人体生理、病理,诊疗疾病的一种思想方法。中医学把人体内脏和体表各部组织、器官之间看成是一个有机的整体,同时认为四时气候、地土方宜、环境等因素的变化,对发病以及人体生理、病理等有不同程度的影响,既强调人体内部的协调完整,亦重视人体与外界环境的统一性。并将此观点贯穿于对疾病的诊断和治疗,成为中医学独特理论体系的基本特点。

醒消丸 方名,出自《外科全生集》。乳香、没药各一两,麝香一钱半,雄黄五钱。各研极细,用黄米饭一两,捣烂为丸,如莱菔子大,晒干。每服三钱,陈酒送下,醉盖取汗。功用:活血散结,解毒消痈。治一切红肿痈毒,坚硬疼痛,未成脓者。

霍乱 病名,出《灵枢·经脉》。指起病暴急,倾刻之间剧烈呕吐、腹泻交作的病证。多由外感时邪,饮食不节所致。因感受寒湿之邪,阻滞中焦,运化失常而致上吐下泻,可见恶寒,胸膈痞闷,四肢不温,排泄物清稀,不甚秽臭,小便短少,舌苔白腻,脉沉濡,治宜散寒和中,芳香化浊,方选藿香正气散。若外感暑湿之邪,郁遏中焦,脾胃升降失常,可见头重,发热口渴,心烦腹痛,呕吐如喷,泻下物秽臭,小便短赤,舌苔黄腻,脉濡数,治宜清热化湿,辟秽泻浊,方选燃照汤合左金丸。因饮食不节,操作脾胃,可见脘腹胀满,嗳腐吞酸,呕吐泻下物酸臭,腹痛于吐泻后缓解,苔黄厚,脉滑,治宜消食导滞、和中理气,方选保和丸加黄连、藿香、厚朴。

霍乱论 霍乱专著。2卷。清·王士雄撰于1838年。1862年重订,改名《随息居重订霍乱论》。上卷论霍乱病情及防治法;下卷记述历代名医及霍乱临床医案、霍乱常用药物、方剂。是一部较有影响的霍乱专著。现存清道光十九年刻本等40余种版本。

霍乱转筋 病证名，见《诸病源候论》。指霍乱病程中或病后出现筋脉挛急的症候。寒霍乱重症中，因阳虚寒盛，筋脉失养所致者，伴见头面汗出，面色苍白，手足厥冷，筋脉挛急，舌淡苔白，脉沉细，治宜温补脾肾，回阳救逆，方选附子理中丸。若因吐泻之后，津液耗伤，筋失濡养所致者，则见口渴心烦，转筋拘挛，小便短赤，舌苔黄腻，脉濡数，治宜养阴生津，舒筋活络，方选生脉散加晚蚕砂、木瓜，舒筋活络。

霍乱烦渴 病证名，见《圣济总录》。指霍乱病程中所出现心烦口渴的症候。因热盛伤津所致者，见发热烦躁，唇干口渴，喜饮水，小便短赤，苔黄而干，脉滑，治宜清热生津止渴，方选知母石膏汤。因剧烈吐泻而津液大伤所致者，可见口干咽燥，夜间尤甚，心烦口渴，饮水不多，肌肤干燥，小便短少，舌红少苔，脉沉细，治宜滋阴养血、益气生津，方选生脉散。

霍乱痧 病名，见《杂病源流犀烛》。又称干霍乱。痧证之一。指卒然腹中绞痛，不吐不泻，四肢厥冷的症候。皆因感受秽浊疫疠之气，阻遏中焦，壅塞气机所致。可见突然腹中绞痛，面色青灰，头汗出，欲吐不得，欲泻不得，烦躁闷乱，四肢厥冷，舌苔白厚，脉沉伏等。治宜辟秽解毒，通闭开窍，方选玉枢丹。亦可针刺十宣，或用刮痧等法配合治疗。

[丨]

噤口痢 病证名，见《丹溪心法》。指痢疾病程中出现不能进食或呕不能食的症候。见于痢疾较严重阶段。其证有虚实之分。实证多由湿热蕴结肠胃、胃失和降所致，可见胸闷，口气秽臭，呕逆不能食，苔黄腻，脉滑数，治宜泄热和胃、升清降浊，方选开噤散。若脾胃损伤所致者，症见面色萎黄，神疲乏力，喜卧懒言，呕恶不能食或食入即吐，口淡不渴，舌淡苔腻，脉弱，治宜益气健脾、和中养胃，方选六君子汤。若病势危重，阳气虚脱，肢冷脉微者，治宜益气回阳救逆，方选参附汤。

噤风 病证名，见《幼科发挥》。又名著噤。脐风三证之一。以牙关紧闭，口闭不开为主证。参见脐风条。

器官学说 维吾尔医学基本理论之一。指器官定义、种类划分、各器官作用等。维医学把人体的内脏和外部的器官通称为器官。分为支配器官和被支配器官两大类。

噫气 证名，见《景岳全书》。又称嗳气。指自觉气从胃中上逆，经咽喉发出低微沉长的声音者。由饮食不节，停滞胃脘，气机受阻，胃气上逆所致者。症见恶心，不思饮食，胃中胀闷不舒，嗳气有酸腐味，大便秘结，舌苔黄腻，脉滑实，治宜消食健脾、理气和胃，方选保和丸。因忧思恼怒，肝气郁结，胃失和降所致者，见胁肋隐痛，嗳气频繁，烦躁易怒，舌红苔黄，脉弦，治宜疏肝理气、和胃降逆，方选柴胡疏肝散。病后失调，脾胃运化失调，胃气不和所致者，症见面色萎黄，神疲乏力，喜卧懒言，不思饮食，舌淡苔白，脉沉细，治宜益气健脾、理气和中，方选健脾散。

噫醋 证名，见《诸病源候论》。指嗳气吐酸、吞酸并见之候。本证多因饮食不节，食滞停胃，脾胃运化升降功能失常所致，可见嗳气厌食，恶心酸臭，大便秽臭，舌苔厚腻，脉滑实，治宜消食化滞，和胃降逆，方选保和丸合左金丸。若脾胃虚寒，痰饮内停所致者，可见神疲乏力，肢冷畏寒，胸脘胀闷，手足欠温，大便稀，舌淡苔白，脉沉缓，治宜健脾益胃、和中化痰，方选香砂六君子汤加藿香、吴茱萸。

噫嘻 经穴名，出《素问·骨空论》。又名五胠俞。属足太阳膀胱经。位于背部，第六胸椎棘突下旁开3寸处。主治咳嗽、气喘、胸痛、疟疾、肩背痛等。斜刺3~5分。艾炷灸3~7壮，或艾条灸5~15分钟。

[丿]

镟指疳 病名，见《外科启玄》。是脓疱绕指（趾）而发，溃烂不已的皮肤病。相当于西医的连续性肢端皮炎。多因内蕴或外感湿热，郁阻于指（趾）肌肤而发。患处多先有外伤，继见指（趾）甲沿红肿，随之周边脓疱成簇出现，或渐干涸、结黄痂，或溃烂流滋，脓疱反复发生，可延皮整个指（趾），甚及掌（足）背，自觉灼热痛痒，日久则患指（趾）变为细小，甲下脓疱，以至甲落。治以清热解毒利湿，五味消毒饮或五神汤加减内服，外治：未湿烂者，用玉露膏；湿烂者，用千里光、生地榆、黄柏各30g，煎水冷湿敷，间用青黛散麻油调搽。

镟根疳 病名，见《医宗金鉴》。是指疳疮发于尿道口旁，且有棕眼样小孔，孔内作痒，用手挤捻有少量脓液流出者。病因证治见疳疮条。

赞刺 古刺法名。出《灵枢·官针》。十二刺之一。在患处将针直入直出，反复多次地浅刺，使之出血。因反复浅刺，后刺赞助前刺，故名赞刺，主治局部肿痛。

儒门事亲 综合性医书。15卷。金·张从正撰。撰年不详。卷1～3为张从正亲撰，卷4～15系张与麻知几、常仲明讲学内容，由麻、常整理而成。全书论述病证分风、暑、火、热、湿、燥、寒、内伤、内积、外积十形，系统介绍作者运用汗、吐、下三法攻邪治病的理论与实践，其中有不少精辟独到之见，并附较多治案。书中卷13收录刘完素《三消论》。但作者亦有偏执之处，如谓"汗吐下三法该尽治病"之法，即属片面，后世医家颇多非议。1958年上海卫生出版社出版排印本。

鼽衄 证名，指鼻流清涕，与鼻中出血并见的证候。出《素问·金匮真言论》。参见鼻鼽、鼻衄条。

[、]

凝脂翳 病名，见《证治准绳》。相当于化脓性角膜炎。多因黑睛外伤，风热毒邪乘机分侵；或肝胆实火内炽，风火毒邪相搏于上所致。症见黑睛生翳，状若凝脂，色带鹅黄，头眼剧痛，目赤羞明，视力下降。治宜清肝泻火解毒。用四顺清凉饮子或龙胆泻肝汤加减。

瘰疬 病名，出《灵枢·寒热》。因其结核累累如贯珠状而名。又小者为瘰，大者为疬。俗名老鼠疮、疬子颈。相当于西医的颈部淋巴结结核。多因情志太过，肝郁化火，脾伤生痰，痰火凝结颈项而成；或因肺肾阴虚火旺，灼津为痰所致。初期结块肿大如豆，一个或数个，皮色不变，不热不痛，按之坚实，推之能动，治以疏肝解郁，健脾化痰，逍遥散合二陈汤加减内服，外用阳和解凝膏掺黑退消。中期结块渐大，与皮粘连，或数个融合，推之不动，继则转暗红微热，轻微波动，治以透托，上方加生黄芪、皂角刺、炙山甲内服，外宜切开排脓。后期溃脓清稀，夹有败絮样物，可成窦道，若伴潮热盗汗，舌红少苔等，治以滋阴降火，知柏地黄汤加减内服；若伴神疲头晕，面色苍白，舌淡等，治以养营化痰，香欠养营汤加减内服，外洗先用五五丹或七三丹药线，次用八二丹药线，盖红油膏；腐脱改用生肌散、玉红膏，成窦道者治参漏条。

瘿 病名，出《山海经》。又名瘿气、影囊。因状如缨络或樱核而名。古代中医文献中，泛指颈前部的肿块，俗称粗脖子。相当于西医的甲状腺肿大一类疾病。总由情志内伤或水土有异，使肝失疏泄，脾失健运，脏腑失调，以致气滞、血瘀，痰凝结于颈前两侧而成。其分类名目甚多，一般多宗《三因极一病证方论》之说，分为气瘿、血瘿、肉瘤、筋瘿、石瘿五种，由于证治有所不同，故名见该条。

瘴气 病证名，见《诸病源候论》。指外感山岚毒气，引起的具有地方性、流行性特点的温病。根据其临床症状，可分为热瘴、冷瘴、哑瘴三类。热瘴见发热头痛，面红目赤，心烦口渴，呕逆，或吐血衄血，小便赤涩，大便秘结，舌红苔黄，脉滑数，治宜清热解毒辟秽，方选清瘴汤。冷瘴见恶寒发热，头痛身重，胸膈痞闷，骨节酸痛，舌苔厚腻，脉濡而迟，治宜芳香化浊、辟秽理气，方选不换金正气散。哑瘴为邪入心包所致，病情较危重，可见神昏失音，属热证者治宜清热解毒利窍用至宝丹，属寒证者治宜涤痰开窍苏合香丸。

瘴疟指南 瘴疟专著。2卷。明·郑全望撰于1609年。作者鉴于福建、广东地区瘴疟流行，遂予悉心研究。本书以宋·李待制（佚名）所辑《瘴疟卫生方》为基础，附以己见编纂而成。书中论述瘴疟源流，伤寒、内伤与诸症之鉴别，瘴疟药用宜忌、预后等。但对病因、病理等杂有某些不切实际的论述。现有《珍本医书集成》本等。

癃闭 病名，见《灵枢·本输》。是小便短少点滴而出，甚至小便闭塞不通的统称。本病与肺、脾、肾、三焦有密切关系。当先分清虚实。湿热蕴结膀胱所致者，可见口苦口粘口渴不欲饮，小腹胀满，小便灼痛，大便不畅，舌红苔黄腻，脉滑数，治宜清热利湿、通利小便，方选八正散。因内伤七情，气机郁滞所致者，可见胁腹胀满，心烦易怒，舌红苔黄，脉弦，治宜舒肝理气、通利小便，方选沉香散。由中气不足，清气不升，浊阴不降所致者，可见面色萎黄，气短乏力，食少纳差，小腹坠胀，舌淡，脉细，治宜益气健脾、化气利水，方选补中益气汤加桂枝、猪苓、泽泻。若肾阳不足，命门火衰所致者，可见面色㿠白，畏寒肢冷，腰膝酸软，舌淡苔白，脉沉细，治宜温阳益气、补肾利尿，方选济生肾气丸。亦可采用外敷法或针灸推拿法辅助治疗。

辨舌指南 舌诊专著。一名《彩图辨舌指南》。6卷。曹炳章撰于1920年。本书广泛收集古今舌诊文献，参阅现代医著编纂而成。全书分5编。首编辨舌总论；2编观舌总纲；3编辨舌证治，介绍诸家察舌辨症之法及舌病治法；4编辨舌各论，介绍各种舌苔的病理，附舌苔彩色图119幅；5编为杂论方案，附辨舌证治要方。内容丰富，但亦间有附会之处。有1917年绍兴育新书局石印本、1928年集古阁石印本。

辨证论治 又称辨证施治。为中医学理、法、方、药运用于临床的全过程，亦是中医学的基本特点之一。即通过四诊八纲、脏腑气血阴阳，以及病因、病机等中医基础理论，对患者的症状、体征进行综合分析，辨别其为何种证候，称为辨证。而在辨证的基础上，拟定出各种治疗措施，则称论治。

辨证录 综合性医书。14卷，附《脉诀阐微》1卷。清·陈士铎撰。约成书于1687年。本书论述内、外、儿、妇等各科疾病证治。分伤寒、中寒、中风等126门，共700余证。每证列述病状、病因、立法处方及方剂配伍，其辨证着重于症状的鉴别分析，忽于舌脉诊察。后世刻本颇多，有的刻本改名为《辨证冰鉴》。清·钱松将本书删定为10卷，改名《辨证奇闻》。建国后有《辨证录》排印本，亦有删节。

辨脉平脉章句 脉学著作。《周氏医学丛书脉学四种》之一。2卷。清·周学海编注。作者以《伤寒论》"辨脉法""平脉法"为诊法正宗，系论百病之脉，不专于伤寒，遂检阅四、五种刊本的辨脉、平脉法原文加以校订，摒去旧注，重予详注，复加按语，编成本书。收入《周氏医学丛书》。

辨疫琐言 温病著作。清·李炳撰。作者主张治疗疫病应以清轻开肺、芳香辟秽为主，对《温疫论》中立论处方颇多异议，乃创清气饮方。现有《珍本医书集成》本等。

辨络脉 望诊内容之一。即诊察络脉的色泽和充盈度，结合皮肤的冷暖，以了解脏腑气血病变。如《灵枢·经脉》载述："凡诊络脉，脉色青则寒且痛，赤则有热。胃中寒，手鱼之络多；胃中有热，鱼际络赤；其暴黑者，留久痹也；其有赤有黑有毒者，寒热气也；其青短者，少气也。"引文中之络脉，系指浮络，即浅表的小血管丛，包括掌大鱼际络脉、耳后络脉等。诊幼儿指纹辨其寒热虚实，亦属辨络脉之范畴。

辨象 朝医名词。出《东医寿世保

元》。辨象就是采取望、问、闻、切的方法，全面收集病人的体态、性情、嗜好、病史、症状和体征等方面的资料，进行综合分析，分辨病人属于四象人中何象人的过程。

辨痰 指辨别痰的颜色、形状、稀稠度及气味等性状，作为四诊合参及辨证之参考。一般而言，寒痰色清，湿痰色白，火痰色灰黑，热痰色黄。痰形如败絮，其色如煤焰者是老痰；痰滑而易咯，为湿痰属脾；痰燥而难咯，为燥痰属肺；痰青而多泡沫，为风痰属肝；痰坚而成块，为热痰属心；痰清稀而黑点，为寒痰属肾。

糖浆剂 中药剂型之一。是有药物或不含药物的蔗糖饮和水溶液。不含药物的蔗糖饮和水溶液称为单糖浆或糖浆，一般作赋型剂或调味剂使用；含有药物的糖浆，是将药物煎煮去渣取汁，再煎浓缩后，加入适量蔗糖溶解而成。糖浆剂有甜味，尤适用于儿童服用，如百部止咳糖浆、远志糖浆、白果糖浆等。

燔针 出《灵枢·经筋》。①指用火烧针。又称焠针、火针。"燔针劫刺"。即将针用火烧红，迅速刺入所取的部位，然后立即出的一种方法。适用于风寒湿痹、肌肤冷麻、瘰疬及痈疽排脓。②针具名，即火针，见该条。

燃照汤 方名，出自《随息居重订霍乱论》。滑石四钱，炒豆豉三钱，焦栀子二钱，黄芩（酒炒）、佩兰各一钱五分，制厚朴、制半夏各一钱。水煎去渣，研入白蔻仁八分，温服。功能解暑化浊。治暑秽挟湿，霍乱吐下，脘痞烦渴，恶寒肢冷，舌苔白腻。

濒湖脉学 脉诊著作。1卷。明·李时珍撰于1564年。作者鉴于高阳生《脉诀》错误缺漏颇多，乃撷取诸家脉学精华编成本书。书中分述浮、沉、迟、数、滑、涩、虚、实、长、短、洪、微、紧、缓、芤、弦、革、牢、濡、弱、散、细、伏、动、促、结、代27脉的脉象、主病及相似脉的鉴别。其中主病与鉴别部分，均编成七言歌诀，以便记诵。后附李言闻编四言脉诀，系据宋·崔嘉彦《脉诀》删补而成。本书流传甚广，取代《脉诀》风行天下。刊本甚多。建国后有影印本和白话译注本。影印本附李时珍所撰《奇经八脉考》《脉诀考证》。

激光针灸仪 针灸仪器名。该机通过激光产生的微热、压力和力磁波来刺激人体穴位并输入能量。可微发经气，调节机体功能，促进新陈代谢。临床实践证明，对过敏性鼻炎、失眠、支气管哮喘、高血压、慢性前列腺炎、理疗美容等均有一定的疗效。

激经 出《脉经》。又称盛胎、垢胎、妊娠经来、胎前漏红、老鼠胎。指怀孕以后，仍按月来月经，并无其他症状，又不损伤胎儿，待胎儿渐长则经自停。

澹寮四神丸 方名，见于《景岳全书》。肉豆蔻二两，茴香（炒）一两，木香半两，补骨脂（炒）四两。为细末，生姜煮枣打糊为丸，如梧桐子大。每服二至三钱，温开水或淡盐汤送下。功能温暖脾肾，涩肠止泻。治脾肾泄，清晨溏泄者。

澹寮集验秘方 方书。15卷。元·释继洪编。成书于1283年。本书分类汇辑历代医籍及笔记杂说中各科秘验方，凡千余首。按病证分为中风、中气、中暑、中湿、伤寒、痎疟等48门。每证首为简要医论，论述病因、病机、证候、治则等。部分验方注明出处。卷末录医话7则。现存日本皮纸残抄本。

[一]

避年 出《脉经》。又名避经、周经。指月经每一年来潮一次，此为生理之特异，并非病态。

避瘟散 中成药，见于《全国中药成药处方集》。檀香十一两六钱，香排草四十八两，零陵香、甘松、姜黄各四两八钱，公丁香、白芷、玫瑰花各十一两二钱，木香九两六钱。为细末，每二十两兑：麝香五分，冰片、薄荷冰各五两，甘油十两，朱砂二十四两。每服二分，外用闻入鼻窍。功能芳香辟秽，通窍止痛。治伤风头痛，鼻塞流涕，及暑季受热，晕车、晕船等。

十七画

[一]

戴天章 清代医家。字麟郊。上元（今江苏江宁）人。少习举子业，博学强记，通天文、历数、地理等，尤精医学。宗吴又可之说，撰《广温疫论》4卷，注释《温疫论》，阐述温病、伤寒证治，从气、色、舌、神、脉、证诸方面辨别伤寒、温病。在温病著作中，有相当影响。另撰有《咳论注》《疟论注》等，未刊行。

戴阳 证名，出《伤寒论·辨厥阴病脉证治》。指面色苍白，唯两颊绯红如妆的阳气浮越之证。多见于疾病的危重阶段。因阳气衰微，阴寒内盛，虚阳被格拒于上所致。见面色苍白，颧红浮浅游移如妆，汗出肢冷，呼吸短促，脉微欲绝，治宜温阳益气固脱，方选四逆汤加人参。

戴启宗 元代医家。字同父。建业（今江苏南京）人。通医学，曾任龙兴路（今江西南昌）儒学教授。读书之余，订正医书。辨正朱肱《伤寒百问》，撰《活人书辨》，已佚。又撰《脏诀刊误》，考核订正《脉诀》之误，在脉学专著中较有影响。

戴思恭 1324～1405年。明代医家。字原礼。婺州浦江（今属浙江）人。年轻时随朱震亨学医。医术精湛，疗效卓著。明洪武年间征为御医，深得朱元璋器重。建文年间擢升太医院院使。永乐初年以年老辞归。撰《证治要诀》，以丹溪学说为本，论述各科病证证治。又撰《证治要诀类方》《类证用药》，后书已佚。校补朱丹溪《金匮钩玄》。遗稿《推求师意》，推阐朱丹溪未竟之意，为汪机发现，汪机门人陈桷校刊。

藏医史 藏医学著作。全名为《医学总纲·仙家盛筵》，德西·桑古嘉指著于1704年。全书不分卷。着重记述17世纪前的藏医药学历史，除藏医药学历史外，穿插有汉医学历史、印度医学历史、佛教及婆罗门教传说、部分佛经经文。并载有医家及医学著作。它是现存各种藏医史籍中最具权威的经典著作，亦是研究和了解藏医药发展史和医学交流史的重要著作。1982年甘肃人民出版社据拉萨木刻版排印出版。

藏医学选编 藏医学著作。清代蒙古族医家罗桑都佩著。全书121章，首先叙述风胆痰三种因素的生理及病理，次述脉诊及尿诊，随后较详细地逐病叙述临床各科病证的病因、病理、症状、治疗，末叙药物治疗、方剂、剂型以及吐、泻、敷、涂、洗、放血、利尿等特殊治疗。全书简明扼要，通俗易懂，是一部藏医学临床手册。青海民族出版社于1977年和1982年分别出版藏文原著排印本及文译本。

藏医胚胎学 指藏医对胎儿形成和发育过程的知识。藏医对胚胎学的认识具有相当正确的理论。首先提出胚胎发育之全过程为38周，并用彩色图谱描绘从父母精血结合开始直至分娩各个阶段的发育过程。明确指出：胚胎发育必须经过鱼期、龟期及猪期等3个阶段之理论。此理论符合生物进化之过程，有一定的科学性，在世界胚胎学史上有其重要的意义。

藏药标准 藏药著作。西藏自治区卫生局等编。全书分3册，第3册待出版。第1、2册合编。收药174种，方剂290首。所载药物多属藏区特产，方剂具有浓厚的藏医特色，不但药味多，而且剂量大。药物部分载其性状、鉴别、炮制、性味、功能及主治、用法与用量、注意事项、贮藏等；方剂部分介绍其组成、制法、性状、标准检查、功能与主治、用法与用量、规格等。有藏汉两种文本。1979年内青海人民出版社出版。

藏厥 病证名，出《伤寒论·辨厥阴病脉证并治》。厥证之一。指由肾阳衰微引起的突然昏仆不省人事，四肢厥冷，但能自行苏醒之征。由肾阳衰微、阴寒内盛所致。

症见面色苍白、唇淡、汗出、烦躁不宁、四肢厥冷、舌淡苔白、脉微欲厥、治宜温阳散寒、回阳救逆，方选附子理中汤。若兼见大汗淋漓、汗清稀而凉，治宜回阳固脱，方选参附汤。

藁本 中药名，出于《神农本草经》。又名野芹菜、山香菜。为伞形科植物藁本 Ligusticum sinense Oliv. 或辽藁本 L. jeholense Nakai et Kitag. 的根茎。性温，味辛。归膀胱经。有解表散寒、祛风除湿、止痛之功效，主治外感风寒之头痛、巅顶剧痛、痛连齿颊、偏头痛，及感受风寒湿之肢节疼痛。煎服，2～10g。头痛属阴血虚者忌用。

檀香 中药名，出于《名医别录》。又名白檀香、白檀浴香。为檀香科植物檀香 Santalum album L. 的木质心材。性温，味辛。归脾、胃、肺经。有理气散寒、止痛开胃之功效，主治寒凝气滞之胸腹疼痛，胃脘作痛、呕吐清水、不思饮食。煎服或入丸、散服，1～3g。本品治冠心病心绞痛有较好疗效。

翳 病证名，见《素问·六元正纪大论》。①泛指眼内外遮蔽视线之目障。②专指黑睛混浊或溃陷的新感外障眼疾，以及病变愈后遗留于黑睛之瘢痕宿翳。新感外障常由于风邪热毒及外伤引起，症见红赤、疼痛、羞明、流泪、视力下降，黑睛混浊或溃陷。治法：实证以疏风清热，解毒泻肝为主；虚证以滋养肝肾清热为主；后期需以明目退翳为主。瘢痕宿翳治疗较难。详见各翳障等。

翳风 经穴名，出《针灸甲乙经》。属手少阳三焦经、手足少阳经交会穴。位于耳垂后，颞骨乳突与颌角之间凹陷处。主治耳鸣、耳聋、聤耳、口眼㖞斜、口噤不开、齿痛、颊肿、瘰疬等。直刺1寸5分。艾炷灸3～5壮，或艾条灸5～10分钟。

翳明 奇穴名，位于翳风穴后1寸处。主治夜盲、近视、远视、白内障、内耳性眩晕、视神经萎缩、青光眼、失眠、精神分裂症等。直刺1～1寸5分。

霜降 二十四节气之一。《通纬·孝经援神契》："寒露后十五日，斗指戌，为霜降。言气（米）露凝结而为霜矣。"霜降节气在我国黄河流域一般出现初霜。

擦法 推拿手法名。用手掌紧贴皮肤，稍用力作快速来回直线摩擦，使体表局部发热。有活血散瘀，消肿止痛等作用。常用于软组织扭挫仿、肌肉痉挛等症。

[｜]

瞳人干缺 病证名，见《世医得效方》。又名瞳神干缺、瞳神缺陷。即今之虹膜后粘连。由于瞳神紧小失治，黄仁与其后之睛珠部分和全部粘连所致。以肝肾阴虚，虚火上炎为多见。症见瞳神不圆，参差不齐，或如梅花状，瞳神亦可为白色膜障内蔽，视力锐减或失明。治宜滋阴降火。用五泻汤或补肾明目丸加减。

瞳子髎 经穴名，出《针灸甲乙经》。又名太阳、前关、后曲。属足少阳胆经、手太阳、手足少阳经交会穴。位于目外眦外侧0.5寸，眶骨外缘凹陷处。主治头痛、眼病。沿皮刺5分～1寸，或直刺4～6分。艾条灸5～10分钟。

瞳神 解剖名。见《证治准绳》。又名瞳孔、瞳人、瞳仁、金井、眸眸子。①仅指黄仁中央之圆孔，即今之瞳孔。有调节进入眼内光线强弱的功能。②泛指瞳神内之诸组织，即神水、晶珠、神膏、视衣等。

瞳神反背 病名，见《证治准绳》。指眼珠严重偏斜，黑睛几遮掩不见者。为神珠将反之重者。属目扁视。参见目偏视、神珠将反条。

瞳神紧小 病名，见《证治准绳》。又名瞳神缩小、瞳神细小、瞳神焦小、瞳人锁紧、瞳缩。相当于今之虹膜睫状体炎。多因肝胆火炽，或风湿热邪，或肝肾阴虚致虚火上炎，犯扰清窍所致。亦可由外伤、黑睛与白睛疾病并发。症见瞳神缩小，展缩失灵，抱轮红赤，神水混浊，视力下降，甚或见黄液上冲、血灌瞳神等候。失治则黄仁与睛珠粘连而瞳神干缺。治法：肝胆火炽，宜泻肝胆之火，用龙胆泻肝汤加减；风湿热邪侵扰，宜祛风清热除湿，用抑阳酒连散加减；肝肾阴虚，虚火上炎，宜滋阴降火，用清肾抑阳丸加减。由外伤、黑睛、白睛疾病引起者，治疗原发病为主，兼顾以上证候。及时外点扩瞳孔药物，以防瞳神干缺。

瞳神散大 病证名，见《证治准绳》。又名瞳人开大、瞳子散大、瞳人散杳、瞳神阔大。即今之瞳孔散大症。多由绿风内障。除瞳神散大外，可分别兼见外眼、内眼病变及外伤史。绿风内障等之瞳人开大，治疗绿风内障等为主。外伤引起者，常为气滞血瘀，宜活血化瘀，用桃红四物汤加减。

瞳神欹侧 病证名，见《证治准绳》。又名瞳仁不正、瞳神偏射、瞳欹。即今之瞳孔变位。是指瞳神㖞斜的病证。常见于斑脂翳证、内眼手术后及于生俱有。无妨大局不必治疗，内服药效少，必要时手术。

嚏 证名，出《灵枢·口问》。俗称喷嚏。指因鼻腔酸痒，而发出喷嚏的症状。是感冒的常见症状之一，常与流涕并见。肺主皮毛，鼻为肺窍，外感初起，病邪在表，肺气失宣，可见喷嚏流涕。参见感冒条。

螺 出《广嗣纪要·择配篇》。指外阴纹形如螺，旋入于内，影响性交与生育。属生殖器官发育畸形，为五不女之一。类似指无阴道。

螺疔 病名，出《中国外科学大纲》。又名螺纹疔。因发于于指螺纹处而名。相当于西医的脓性指头炎。病因证治同蛇头疔，见该条。

髀关 经穴名，出《灵枢·经脉》。属足阳明胃经。位于大腿外侧，髂前上棘与该骨外缘的连线上，平臀沟处。主治腰、髋、股、膝痛，下肢麻痹瘫痪，股外侧皮神经炎等。直刺1～1寸5分。艾炷灸3～5壮，或艾条灸5～10分钟。

[J]

黏液质 维吾尔医学四种体液中的一种。产生于体内各种营养物及液体，是储蓄于每一个组织的极小单位之间的蛋清状体液。性质湿寒。其属性及作用与"水"象似，所以被认为是"水"在体内的象征物。正常黏液质除以自己成份中的营养物来营养人体处，还防止胆液质对其它体液的分化和腐化，对黑胆质起防止沉淀的作用。当人体营养不足或大量失血或脱水时，黏液质则流入血液内予以补充，并成为血液产生的原料。它不但将其它体液中主要营养输送全身各个细小部位，还能够将物质代谢中产生的废物以自己流动的功能经各种渠道排出体外。异常黏液质系指失去变成血液条件的黏液质，或黏液质成分中未成熟的部分。黏液质的异常，可影响血液的补充，导致贫血，恶性炎肿，皮肤疾病，且会成为皮肤色素减少的主要原因。异常黏液质在脑部偏盛时，可出现面瘫、智力降低、健忘、嗜睡、懒惰等症状。异常黏液质分为甜味、咸味、酸味、苦味、无味及石灰样6种。

穞豆衣 中药名，出于《本草拾遗》。又名黑小豆皮、黑大豆皮、黑豆衣、乌豆衣。为豆科植物大豆 Glycinoe max（L.）Merr. 的黑色种子的种皮。性平，味甘。归肝经。有养血滋阴、平肝清热之功效，主治阴血虚肝阳旺之眩晕、头痛，及阴虚之潮热、盗汗等。煎服，6～10g。

魏之琇 1722～1772年。清代著名医家。字玉璜，号柳洲。钱塘（今浙江杭州）人。世代业医，精于医术。以江瓘《名医类案》不够完备，乃博采近世医书及史传、地志、文集所载医家治案，分类编纂，成《续名医类案》60卷。王士雄曾辑此书中魏氏按语单方为《柳洲医话》，亦为后世所重。

魏氏家藏方 方书。10卷。宋·魏岘撰。刊于1227年。本书汇辑作者亲试效方，及其祖魏杞等所录验方，凡1051首，分为头风、头痛、伤寒、伏暑、疟疾、一切气、心气、肾气、痰饮、补益等41门。均有方无论。建国后有影印本。

魏岘 1187~? 南宋官吏。原籍寿春（今安徽寿县），祖父时迁居鄞县（今属浙江）碧溪。曾官朝奉郎提举福建路市舶。素弱多病，百药备尝。集40年之功，辑家藏验方与己所亲试效方，为《魏氏家藏方》40卷，于1227年刊行。

魏荔彤 清代医家。字念庭，一字赓虞，号怀舫。柏乡（今属河北）人。幼读儒书，旁通天文、地理、医学。官至江学镇道，兼摄崇明兵备道。著《怀舫集》《大易通解》。精研仲景之学，著《金匮要略本义》《伤寒本议》。又撰《素问通解》《内经注》，已佚。

黛蛤散 方名，出自《卫生鸿宝》。青黛、煅蛤粉各三钱。为细末，作散用。功能清肺化痰，清肝凉血。治肝火犯肺，头晕耳鸣，咯痰带血，咽喉不利，胸胁作痛。本方作蜜丸用，名青蛤丸，功用证治同。

臊瘊 病名，即疣之一种，俗称。相当于西医的尖锐湿疣。多因湿热少经，凝滞气血，蕴久成毒所致。好发于湿润的皮肤黏膜交界处，如外阴、肛周等，初起为微小淡红色丘疹，渐增大增多。融合，且根部有蒂，成乳头状、蕈样、鸡冠状，色灰或暗红色，易出血、糜烂、有恶臭、瘙痒。治以清热利湿解毒，萆薢渗湿汤加减内服，外用大青叶、马齿苋、苦参、黄柏、明矾煎水熏洗；疣体小者用鸦胆子仁油点涂；疣体大者可手术切除。

膻中 ①经穴名。出《灵枢·根结》。又名元儿、上气海。属任脉，足太阴、足少阴、手太阳、手少阳、任脉交会穴，心包之募穴，八会穴之气会。位于胸正中线，平第四肋间隙，于两乳头连线之中点取穴。主治咳嗽、哮喘、胸痛、呃逆、噎膈、小乳、心绞痛、支气管哮喘、乳腺炎等。沿皮刺5分~1寸。艾炷灸5~7壮，或艾条灸10~20分钟。②人体部位名。指前胸正中，两乳之间的部位。

膻中疽 病名，出《疡医准绳》。又名膻中发疽。即发于胸部膻中穴处的有头疽，病因证治见该条。

臁疮 病名，见《疮疡经验全书》。又名裤口疮、裤口毒、裙边疮、裙风，俗称老烂脚。炎发于小腿下1/3处的久溃难敛的疮疡。相当于西医的小腿慢性溃疡。多因久站、负重、气血瘀于小腿脉络，复因湿热下注或皮破染毒而成。初起患处痛痒相兼，潮红漫肿，继则溃烂流滋，治以清热利湿、活血消肿，萆薢化毒汤加减内服，外用气黄膏，溃烂者加掺九一丹。溃烂日久不愈，疮口下陷，疮缘如缸口，流溢灰黄或带绿色秽臭活水，治以益气养血，和营托毒，托里消毒散加减内服。外治：疮面有腐肉用九一丹、红油膏；腐尽，用生肌散、白玉膏；均可以加用缠缚疗法。

[丶]

鹫粪 藏药名，见《藏药标准》。性热，味辛。具有健胃、消食、散积之功能。用于寒性食积，胃肠功能减弱等。

糜疳 病证名，又名口疳。口腔及牙床糜烂的证候。多由疳疾及痘疮患儿口腔不洁，或于夏令暑湿偏盛之际，胃火与湿热之气上攻，侵蚀于口而成。症见口中溃烂，常发生于舌、颊、唇内侧及上腭等处，有时扩展到唇外、口角、齿龈及咽喉。治宜清热解毒，内服五味消毒饮加玄参、桔梗、青黛；外用锡类散涂于疮面。

膺窗 经穴名，出《针灸甲乙经》。属足阳明胃经。位于胸部，在第三肋间隙中，胸正中线旁开4寸处。主治咳嗽、气喘、胸胁胀痛、胸满气短、乳痈等。斜刺3~5分，不宜深刺。艾炷灸3~5壮，或艾条灸5~10分钟。

癌 病名，出《卫济宝书》。又称嵒。因其肿物坚硬难移，表面凹凸不平，形似岩石而名。即恶性肿瘤。症见肿物表面不平，边缘不齐，硬若岩石，溃后血水淋漓，臭秽难敛，多危及患者生命。中医外科多按发病部位或症状命名，常见的如舌菌、茧唇、失荣、乳岩、肾岩等，各见该条。

燥 病因六淫之一。燥为秋令的主气。燥邪的性质和致病特点是：燥性干涩，易伤津液；燥易伤肺。《素问·阴阳应象大论》："燥胜则干"。燥病易伤肺津。临床可见口鼻唇舌干燥，干咳无痰，或痰少而黏，目赤，胁痛等。其偏热者为温燥，偏寒者为凉燥。

燥矢 证名，出《伤寒论·辨阳明病脉症并治》。又称燥屎。指由于胃肠实热证，津液耗伤，粪便燥结于肠，大便不下之证。多见于温热病。热入阳明，里热烘盛，耗伤津液，而见面赤身热，口干咽燥，腹中胀满，腹痛拒按，大便燥结不下，舌干苔黄厚、脉滑实等，治宜清热攻下，根据证情的轻重不同，可分别选用调胃承气汤、小承气汤、大承气汤。

燥者濡之 治则之一。即燥者润之。指燥证应用滋润的方药治疗。燥证有内燥、外燥之分。燥热伤及肺胃津液都为内燥，可用滋阴润燥方药治疗；外感燥邪为患，则可用轻宣润燥方药治疗。

燥热咳嗽 病名，见《症因脉治》。咳嗽之一。指由于外感燥热之邪，或由内伤肺津，肺燥津亏引起的咳嗽。又称伤燥咳嗽、燥乘肺咳。因外感燥热之邪，肺气失宣所致者。可见鼻塞，身热，唇鼻干燥，喉痒呛咳、咳痰不爽，或无痰，舌红少津，苔白，脉浮数，治宜清热宣肺、润燥止咳，方选桑杏汤，病重者则选用清燥救肺汤。因津液亏损，肺失滋养，肺气不利所致者，可干咳无痰，鼻燥咽干，咳声短促，午后颧红，手足心热，形瘦神疲，舌红，脉细，治宜清热润肺止咳，方选沙参麦门冬汤或百合固金汤。

濡泄 病名，出《素问·阴阳应象大论》。又称湿泄、洞泄、濡泻。五泄之一。指脾虚湿盛，湿困脾胃引起的泄泻。因湿邪困脾，脾失健运，饮食不化所致，症见神疲乏力，身重困倦，腹胀肠鸣，小便短少，大便清稀，舌淡苔腻，治宜益气健脾、化湿止泻，方选胃苓汤。若脾胃虚弱者，可选用参苓白术散。

濡脉 脉象之一。其脉浮而无力，轻按可得，重按则不明显。濡脉主亡血伤阴，或湿邪留滞。《脉经》："濡者，如帛衣在水中，轻手相得。"《脉诀汇辨》："濡者，即软之象也。必在浮候见其细软，若中候、沉候，不可得而见也。"

[一]

臀中 奇穴中。见《常用经穴解剖学定位》。位于臀部，以大转子和坐骨结节连线为底边，向上作一等边三角形，其顶点是本穴。主治坐骨神经痛、下肢偏瘫、荨麻疹等。直刺1寸5分~2寸5分。艾炷灸3~7壮，或艾条灸5~15分钟。

臀痛 病名，出《外科理例》。实乃发于臀部的"发"。相当于西医的臀部蜂窝组织炎。急性者多因湿热火毒结蕴，或因注射染毒，或局部疮疖发展而成；慢性者多由湿痰凝滞，渐则化热腐肉所致。急性者初起红肿垫痛，中心明显，四周较淡，渐扩大而有根结，边界不清，治以凉血解毒、清热利湿，犀角地黄汤合五神汤加减内服，外用玉露膏和金黄膏。慢性者初起漫肿，红热不显，硬块坚实，有痛或压痛，治以活血散瘀、化痰消肿，活血散瘀汤合二陈汤加减内服，外用冲和膏。中期湿烂腐溃或中软不溃，均治以透托祛腐，仙方活命饮合五神汤加减内服，外宜切开除腐排脓。溃后若大块腐肉脱落，疮口成空壳者，治宜调外气血，八珍汤加减内服，外用八二丹或九一丹、金黄膏盖贴，脓腔深者加药线引流；腐脱新生，改用生肌散、玉红膏。

臂骨伤 病名，出《疡医准绳》。包括尺骨、桡骨单骨折及双骨折。又名臂骨骨折断。临床上以尺骨近端和桡骨远端骨折为主，多因跌打、坠堕、扭转所伤。症见局部肿胀、疼痛、功能障碍，有断端移位者，畸形明显，触按可闻及骨声。治疗时，有移位者，在麻醉下手法复位，并予固定。若双骨折时，整复重点在于夹、挤、分骨，夹板固定时用分骨垫；无移者，折部给予夹板固定。用药参见骨折条。

臂痈 病名，出《疡医准绳》。又名藕节毒、冬瓜串。即发于臂部（自肘至腕）的痈。相当于西医的前臂浅表脓肿。病因证治同外痈，见该条。

臂痛 证名，见《灵枢·经脉篇》。指肩以下，腕部以上肌肉疼痛。常与肩痛、肩不举并见。因风寒湿外邪侵袭肌体，导致气血瘀滞、闭阻经络所致者，其寒气盛者多痛重肤冷，遇寒加重，筋脉拘急不舒，舌苔白，脉紧，治宜疏风散寒、温经止痛，方选乌头汤；风邪胜者，疼痛部位不固定，走窜不定，苔白，脉浮，治宜祛风通络、散寒祛湿，方选防风汤；其湿邪盛者，肌肉酸痛重者，酸重于痛，痛处固定不移，舌苔腻，脉滑，治宜祛湿通络、疏风散寒，方选羌活胜湿汤。若因气血不足，经脉肌肉失养所致者，常见神疲乏力，肌肉消瘦，臂酸痛、麻木，以麻为主，食欲不振，舌淡苔白，脉细弱，治宜益气养血、温经通络，方选八珍汤合蠲痹汤。血瘀气滞臂痛，皆因外伤引起，局部见红肿青紫，痛不可近，治宜活血通络、祛瘀止痛，方选桃红四物汤。由痰湿流注经脉，阻遏气血运行所致者，见头晕身重，胸闷，恶心，臂痛兼困重感，舌胖苔腻，脉涩，治宜化痰通络、温经止痛，方选苓桂术甘汤。

臂臑 经穴名，出《针灸甲乙经》。又名头冲、颈中、颈冲。属手阳明大肠经，手足太阳、阳维脉交会穴。位于上臂后外侧，曲池与肩髃连线上，曲池穴上7寸，三角肌抵止部后缘处。主治肩臂疼痛，颈项强急、瘿气、瘰疬、肩关节周围炎、急性结膜炎等。直刺5分~1寸。艾炷灸3~5壮，或艾条灸5~10分钟。

髃骨伤 病名，见《医宗金鉴》。即肩胛骨伤折。多因跌扑、撞击所致。症见局部肿胀、疼痛，甚者臂肘亦肿，或肱骨头离位突出。治宜手法整复，并予固定；无移位者，仅作固定。用药参见骨折条。配合功能锻炼。

十八画

[一]

瞽 证名，见《华氏中藏经》。①无目珠之盲谓之瞽。因无目珠，上下眼睑平合如鼓皮之状而得名。②泛指失明。

藕节 中药名，出于《药性论》。又名藕节疤、光藕节。为睡莲科植物莲 Nelumbo nucifera Gaerth. 的根茎的节。性平，味甘、涩。归肝、肺、胃经。有收敛止血之功效，主治吐血、咯血、衄血、尿血、便血、崩漏等各种出血。煎服，10~15g。

藜芦 中药名，出于《神农本草经》。又名旱葱、毒药草、七厘丹。为百合科植物黑藜芦 Veartum nigrum L. 的根茎。性寒，味辛、苦，有剧毒。归肺、胃、肝经。有涌吐风痰、杀虫之功效，主治痰涎壅盛之中风、癫痫、喉痹，及疥癣秃疮。宜作丸、散剂服，0.3~0.9g；外用不限。本品毒性较强，内服宜慎，体虚者及孕妇忌服。反细辛、芍药及人参、沙参、玄参、丹参、苦参。服之吐不止，饮葱汤可解。本药有灭虱、灭蚊蝇之作用，亦可作农药杀虫剂，及兽医之催吐药使用。

覆盆子 中药名，出于《本草经集注》。又名覆盆、乌藨子、小托盘。为蔷薇科植物营地覆盆子 Rubus chingii Hu. 的未成熟果实。性微温，味甘、酸。归肝、肾经。有益肝肾、涩精、缩尿、明目之功效，主治肾虚不固之遗精、滑精、遗尿、尿频，肾虚阳痿，肝肾不足之目暗不明。煎服，3~10g。

礞石 中药名，出于《嘉祐补注本草》。又名青礞石、金礞石。为硅酸盐类矿石绿泥石片岩 Chlorite-schist，或云母片岩 Mica-schist 的石块或碎粒。性平，味甘、咸。归肺、肝经。有下气消痰，平肝镇惊之功效，主治顽痰、老痰浓稠胶结之气逆咳喘，及痰积惊痫。多入丸、散剂服，1.5~

3g；煎服6~10g。孕妇慎用。

[丨]

矇 证名，见《素问·五脏生成篇》。有眸子而无见者曰矇，即指眼珠外观无异常而目盲者。

瞿麦 中药名，出于《神农本草经》。又名野麦、竹节草、煎绒花。为石竹科植物瞿麦 Dianthus superbus L. 或石竹 D. chinensis L. 的带花全草。性寒，味苦。归心、小肠、膀胱经。有清热利水通淋、活血通经之功效，主治下焦湿热之小便短赤、淋漓涩痛，及妇女瘀滞经闭。煎服，10~15g。孕妇忌用。本品之复方对急性尿道炎、膀胱炎、食道癌、直肠癌一定疗效。

鹭鸶咳丸 中成药，见于《中药制剂手册》。炒杏仁、生石膏、栀子（姜水炒）、天花粉、炒苏子、煅蛤壳、栝蒌皮各二两，炒牛蒡子、青黛、射干各一两，甘草四钱，细辛二钱，龙涎香五分，麝香二分。为细末炼蜜为丸，每丸重四分。每服一至二丸，温开水送服，日二次。功能清宣肺热，降气止咳。治肺气止逆，咳嗽不休，气呛声嘶，甚则咳血，及久嗽音哑，面目浮肿，经久不愈。

髂窝流注 病名，流注病的一种。又因病中大腿向上屈曲，不能伸直，又称缩脚流注。相当于西医的髂窝脓肿，病患在髂窝一侧，初起患侧大腿拘挛不适，伸屈受限，继而患侧大腿即向上屈曲，不能伸直，伸直则痛，数日后患部可触及一波动性肿块。治以清热解毒，化湿通络，五神汤合三妙丸加减内服。成脓后，治以透托，上方加炙山甲、皂角刺内服。溃后内治及各期外治同暑湿流注，见该条。

[丿]

翻白草 中药名，出于《救荒本草》。又名鸡腿儿、湖鸡腿、鸡脚爪、鸡脚草、千锤打。为蔷薇科植物翻白草 Dotentilla discolor Bge. 的根或带根全草。性平，味甘、微苦。归肝、大肠经。有清热利湿、凉血止血、解毒之功效，主治湿热壅盛之痢疾，血热妄行之崩漏、痔疮出血、热毒疖肿、痢疾等。煎服，9~30g。

翻花疮 病名，见《外科正宗》。又名反花疮。相当于西医的皮肤鳞状上皮癌。多由混浊痰瘀凝结而成；继为郁化火热，耗伤气血阴液所致。初起常为暗红色，略硬的症状结节或红色坚硬的斑块，继发溃疡，其边缘显著高起，宽硬，如菜花样外翻，其底面不平，可见乳白色颗粒或坏死灶，容易出血，并有恶臭。初起治以化痰祛瘀，除湿解毒，散肿溃坚汤加减内服，外用玉枢丹醋磨调敷。溃后若舌红苔黄腻，脉弦滑，治以清肝利湿解毒，龙胆泻肝汤加减内服；若舌红无苔脉细数，治以滋阴降火解毒，知柏地黄汤加减内服；若舌淡脉细弱，治以调补气血，归脾汤加减内服。外治：初起敷贴阿魏化痞膏；溃后掺皮癌净、盖藤黄膏；疮平复，肉芽转鲜，改掺生肌散、盖玉红膏。

翻胃 病名，见《丹溪心法》。又称反胃、胃反。指食入于胃，停而不化，时隔一、二时后而吐，或朝食暮吐，暮食朝吐的病证。参见反胃条。

臑会 经穴名，出《针灸甲乙经》。又名臑髎、臑交、臑窌。属手少阳三焦经，手少阳、阳维脉交会穴。位于肩髎与肘尖连线上，肩髎直下3寸，三角肌后缘处。主治肩臂痛、瘿气、瘰疬、上肢麻痹等。直刺1~1寸5分。艾炷灸3~5壮，或艾条灸5~10分钟。

臑骨伤 病名，见《医宗金鉴》。即肱骨骨折。多因跌打、坠撞而折伤。症见局部肿胀、疼痛、活动受限，并有骨擦音，甚则出假关节畸形。治疗：折端有移位者，宜手法整复，夹缚固定；无移位者，仅用夹缚固定，用药参见骨折条。并配合功能锻炼。

臑骨突出 病名，见《医宗金鉴》。指肩关节脱臼后肱骨头离位，明显突出。证治详见肩胛出条。

臑俞 经穴名，出《针灸甲乙经》。又名臑输、臑交、臑穴。属手太阳小肠经，手太阳、阳维脉阳跷之交会穴。位于肩后、腋后纹头直上，肩胛骨肩峰突起之后下际凹陷处。主治肩背痛、臂酸无力、瘰疬、肩关节周围炎等。直刺5分~1寸。艾炷灸3~7壮，或艾条灸5~15分钟。

臑痛 病名，出《疡医准绳》。又名病藕包、藕包、藕包毒。局限于臑部（自肩至肘）的痈。相当于西医的上臂浅表脓肿。病因证治同外痈，见该条。

[、]

癖 病名，见《诸病源候论》。指发于两胁之间，平时触摸不到，而疼痛发作时方可扪及积块的病证。多因饮食失节，损伤脾胃，以致寒、痰、气、血结聚于两胁之下所致，属于癥瘕积聚范畴。由于病因、症状不同，可分为饮癖、寒癖、痰癖、血癖、食癖等，参见各条。

癞疝 病名，古代中医文献各述不一。《内经》是指寒客厥阴经脉导致男子阳器及妇人少腹肿痛；《备急千金要方》有其名而未详其症。今一般宗《证治要诀》所说，即"阴囊肿大，顽硬，麻木不沉痛痒者"，似西医血丝虫病所致的阴囊皮肿。多因水湿侵入肝经，聚于阴囊，久则湿浊、郁气、瘀血互结而成。发病缓慢，初仅觉阴囊胀感，渐阴囊肿大，甚则"如升如斗"，一般无红热疼痛，日久阴囊皮肤变为粗糙硬厚。治以利湿化瘀、理气散结，五苓散合橘核丸加减内服。外用海桐皮、透骨草、川椒、木瓜、秦艽、当归、丝瓜络各适量，煎水熏洗。若湿郁化热，阴囊灼热，甚至出现水泡、糜烂，则宜清热利湿，龙胆泻肝汤加减内服，外用青黛散麻油调敷。

[一]

戳法 推拿手法名。见《刘寿山正骨经验》。用手指或手掌用力按压穴位，作用与按法相似。

十九画

[一]

藿朴夏苓汤 方名，出自《退思庐感证集要》。藿香、杏仁各二钱，厚朴一钱，姜半夏、猪苓、泽泻各一钱，赤茯苓、淡豆豉各三钱，薏苡仁四钱，白蔻仁六分。水煎服。功能宣畅气机，清热利湿。治湿温病，身热不渴，肢体倦怠，胸闷口腻，舌苔白滑，脉濡缓。

藿香 中药名，出于《名医别录》。为唇形科植物广藿香 Pogostemon cablin (Blanco) Benth. 或藿香（土香）Agastache rugosa (Fisch. et wey.) O. ktze. 的全草。性微温，味辛。归脾、胃、肺经。有化湿、止呕、解表、消暑之功效，主治湿阻中焦之脘腹胀满、食欲不振、恶心呕吐，夏月感受寒湿之恶寒发热、头痛脘痞、呕恶泄泻，及暑湿病、湿温病之初期等。煎服5~10g，鲜品加倍。

藿香正气汤 方名，出自《重订通俗伤寒论》。藿梗、姜半夏各三钱，厚朴、苏梗各一钱半，陈皮、白芷各二钱，茯苓皮四钱，砂仁（研冲）八分。水煎服。功能解表理气和中。治恶寒发热无汗，或有汗不畅，蕴透不退，午后热重，头痛而重，肢体倦怠，身形拘急作痛，胸脘痞闷，小便不利，舌苔厚腻，脉躁不宁。

藿香正气散 方名，出自《太平惠民和剂局方》。大腹皮、白芷、紫苏、茯苓各一两，半夏曲、白术、陈皮、厚朴（去皮，姜汁炙）、桔梗各三两，藿香三两，炙甘草二两半。为细末，每服二钱，加生姜三片，大枣一枚，水煎服。功能解表和中，理气化湿。治外感风寒，内伤湿滞，恶寒发热，头痛，胸膈满闷，脘腹疼痛，恶心呕吐，肠鸣吐泻，口淡不渴，舌苔白腻。

攀缘 气功术语。见《庄子》。练功中追求身体内外的某种景象，如感觉、呼吸、形态等。

攒竹 经穴名，出《针灸甲乙经》。又名眉头、眉本、始光、明光、夜义、光明、员柱、员在。属足太阳膀胱经。位于眉毛内侧端。主治头痛、目眩、目翳、目赤肿痛、迎风流泪、近视、眼睑瞤动、眉棱骨痛、面神经麻痹等。向下或向外沿皮刺3～5分。或三棱针点刺出血。

鳖甲 中药名，出于《神农本草经》。又名上甲、团鱼甲、脚鱼壳。为鳖科动物中华鳖 Amyda sinensis (wicgmann) 的背甲。性寒，味咸。归肝经。有滋阴潜阳、软坚散结之功效，主治阴虚发热、骨蒸盗汗、热病后期早凉、虚风内动，及癥瘕积聚、久疟、疟母、经闭等。煎服，10～30g。软坚散结宜醋炙用。脾胃虚弱者及孕妇忌服。

鳖甲煎丸 方名，出自《金匮要略》。炙鳖甲十二分，炒乌扇、黄芩、鼠妇、桂枝、干姜、大黄、石韦、厚朴、紫葳、阿胶珠各三分，柴胡、炒蜣螂各六分，芍药、牡丹皮、炒䗪虫各五分，炒葶苈子、半夏、人参各一分，瞿麦、桃仁各二分，赤硝十二分，炙蜂窠四分。为末，取煅灶下灰一斗，用清酒一斛五斗，浸灰，候酒尽一半，着鳖甲于中，煮令泛烂如胶漆，绞取汁，内诸药，煎为丸，如梧桐子大。空心服七丸，日三服。功能行气活血，祛湿化痰，软坚消癥。治疟疾经久不愈，胁下痞硬成块，结成疟母。亦治癥积内结，腹中疼痛，肌肉消瘦，饮食减少，时有寒热，及女子月经闭止等症。

[丨]

蟾砂散 方名，出自《绛囊撮要》。大虾蟆一个，砂仁不拘量。将砂仁研末，装入虾蟆腹内，令满，缝口，用泥周身封固，炭火煅红，候冷，将虾蟆、砂仁研末，作三次服，陈皮煎汤送下。功能行气消积。治气膨以及小儿疳积，面黄肌瘦，肚腹胀满。

蟾酥 中药名，出于《药性论》。又名蛤蟆酥、蛤蟆浆、癞蛤蟆酥。为蟾蜍科动物中华大蟾蜍 Bufo bufogargarizans Cantor 或黑眶蟾蜍 B. melanostictus Schneider 的耳后腺所分泌的白色浆液，经收集干燥而成。性温，味甘、辛，有毒。归胃、心经。有解毒消肿、止痛开窍之功效，主治痈疽肿痛、咽喉肿痛、龋齿作痛；及夏伤暑湿秽浊之气或饮食不洁所致腹痛吐泻，甚则昏厥等。外用适量，研末调敷或入膏药贴患处；内服入丸、散，0.015～0.03g。孕妇忌服。外用不可入目。本品对催眠药和麻醉药中毒、手术失血引起的低血压、肺心病、中毒性肺炎、一氧化碳中毒、新生儿窒息引起的呼吸与循环衰竭均有效。对肿瘤有一定近期疗效，其中皮肤、基底细胞癌疗效较好，鳞状上皮癌较差。对坏死性口腔炎、龈炎、急性冠周炎、齿龈出血，咽喉肿痛等亦有一定效果。此外可用作拔牙的麻醉剂效果显著，对年老体弱、胆怯者及对普鲁卡因过敏者尤为满意。

蟾蜍皮 中药名，出于《本经逢原》。又名蟾皮、癞蟆皮、干蟾皮、蛤蚆皮。为蟾蜍科动物中华大蟾蜍 Bufobufo gargarizans Cantor 或黑眶蟾蜍 B. melanostitus Schneider 的皮。性凉，味辛，微毒。有清热解毒、利水消胀之功效，主治痈疽肿毒、疳积腹胀。外用适量，剥取活蟾蜍皮直接敷贴，或焙干研末调敷；内服3～6g，煎服。

巅顶风 病证名，见《证治准绳》。指因眼疾引起的头顶部疼痛，或因头顶部疼痛引起的眼疾。此种头痛见于现代医学之视疲劳、青光眼、眼球或眼眶的急性炎症及某些颅内肿瘤所导致的眼疾等。需以眼部症状为主，结合全身症状，辨证论治。

[丿]

齁喘 证名，见《金匮翼》，又称齁鲐。指呼吸急促，且喉间伴有痰鸣之声的证候。参见哮证、喘证条。

蟹睛 病证名，见《圣济总录》。又名蟹睛疼痛外障、蟹目、蝇头蟹眼、蟹睛横出、离睛、损翳、蟹珠、蟹睛翳、黑珠翳。即今之角膜穿孔后虹膜脱出。多由于首脂翳，花翳白陷治不及时，热毒炽盛，病变深向发展，溃陷穿孔、黄仁绽出而成。也可因疳眼严重或外伤引起。症见黑睛破，黄仁从溃破处突出如珠，形似蟹眼，羞明流泪，视力下降。治法：初宜清肝泻火，用龙胆泻肝汤或泻青丸加减；日久赤痛减退，蟹睛平复，头晕耳鸣，腰膝酸软者，宜滋阴降火，用知柏地黄丸加减。外以黄连、黄芩眼药水点眼，并点散瞳孔药。

[丶]

颤振 证名，见《证治准绳》。指不自主的摇头和四肢颤动。由肝肾亏损，阴血不足，筋脉失养，肝阳偏亢所致。常伴有头晕目眩，精神不振、心悸、舌红苔白，脉细数等症。治宜滋阴养血，平肝息风，方选一贯煎加天麻、钩藤、生牡蛎、远志等。

癣 病名，见《诸病源候论》。古代中医文献中，以癣为病者繁多，含病性质也复杂，如奶癣（婴儿湿疹）、马桶癣（接触性皮炎）、牛皮癣（神经性皮炎）、松皮癣（银屑病）等等。今之言癣，与西医义同，即发生表皮、生发、指（趾）甲的浅部真菌病，对照中医传统病名，亦有不含"癣"字者，如白秃疮、肥疮、鹅掌风、脚气疮、灰指甲、圆癣、阴癣、紫白癜风等，其病位证治有异，各见该条。

二十画

[丨]

髎疽 病名，出《外科大成》。即发于肩之后下方肩贞穴处的有头疽，病因证治见该条。

[丿]

黧黑斑 病名，出《外科正宗》。又名面尘、面䵟黵、面黑皯、黧黑皯黵。是一种发于面部的色素沉着性皮肤病。相当于西医的黄褐斑或瑞尔氏里变病。多因肾虚水亏，阴虚火旺；或情志太过，肝郁血量，以致气血失和，不能上荣于面而成。症见黄褐色或深褐色斑片，常对称分布颊部呈蝴蝶状，或累及前额、颧部、鼻的四周围等，境界清楚，表面平滑，无鳞屑，无自觉症状，此为黄竭斑；初起潮红、发痒，继变弥漫分布、边界不清的灰褐色或淡黑色斑片，以前额及颞部最显著，亦可扩延耳后、颈侧（常有糠状鳞屑）等，此为瑞尔氏里变病。若伴头晕耳鸣、舌红少苔皮。治以滋阴降火，知柏地黄丸加减内服；若伴胁胀易怒，妇人经水不调等，治以疏肝养血，逍遥散加减内服。外治均用玉容散。

[丶]

癥瘕 病名，出《金匮要略》。指妇女腹内出现肿块，并伴有胀满或疼痛者。一般认为坚硬不移，按之有形，痛有定处者为癥、积；若聚散无常，推之可移，痛无定处者为瘕、聚。多因肝郁气滞，血瘀成积，或风寒乘虚侵袭胞宫，凝滞气血，积而成癥；或痰湿内聚，凝滞胞络，阻碍气机，久聚成瘕。气血瘀滞者，症见瘕块坚硬，逐渐增大，固定不畅，甚或经闭不行，治宜行气活血，化瘀消癥，方用香棱丸或桂枝茯苓丸。痰湿凝聚者，症见腹部肿块日益增大，推之可移，按之不坚不痛，甚则可腹大如孕，胸腹满闷，月经规律，治宜除痰行滞，散结消积，方用蓬莪丸加贝母、南星。

糯稻根须 中药名，出于《本草再新》。又名糯稻根。为禾本科植物糯稻 Oryza sativa L. 的根须。性平，味甘。归心、肝经。有益胃生津、止汗退热之功效，主治气虚自汗、阴虚盗汗及虚热不退。煎服，15～30g。

灌浆板黄 病证名，见《证治准绳·幼科》。指痘疹灌浆不起，痘形板腻死塞，干腊而不明黄的证候。由毒气盛凝结气血所致。治宜行血解毒，用消毒活血汤。

灌浆顺证 痘疮灌浆一般自第七天开始，先起胀者，先灌浆，由红转白，白变成浆，渐渐肥满而光泽；至第九日浆苍，其色苍如黄腊，而显结痂之形，神识清楚，食纳渐增者为顺证。宜加强护理，以防逆转。参贯脓条。

灌浆逆证 疮痘灌浆之时，其色紫黑或灰白，而浆不行者，为枭毒内蕴，锢滞气血，或虚弱不能载毒外出逆候。此外，痘疮浆未成而腐烂，行浆时痒塌，空壳无浆；或稠密不分颗粒，而复干枯无浆者，均属逆证。宜分清元气盛衰，毒邪之强弱。辨证施治。

二十一画

[一]

蠢子医 医论著作。4卷。清·龙之章撰于1882年。本书系作者为诸孙习医所编入门课本，以歌诀体裁记述多种病证证治。不泥古说，文字浅近，颇具特色。收入《珍本医书集成》。

露丹 病名，为小儿满面发红的疱疹性疾患。见于小儿生后，百日内外、半岁以上。忽然眼胞红肿，面青黯色，夜间烦啼，脸如胭脂。初则满面如水痘。脚微红而不壮，出没无定，次至颈项，赤如丹砂。因伏热外发所致。治宜疏散伏热，用三解散加减。

露剂 中药剂型之一。亦称药露。多系用含有挥发性成分的鲜药，置水中加热蒸馏，收集蒸馏液而成。露剂气味清淡，便于口服，一般作为饮料饮用，夏季尤为多用，如金银花露、青蒿露等。

露蜂房 中药名，出于《神农本草经》。又名蜂房、马蜂窝、蜂巢、黄蜂窝。为胡蜂科昆虫大黄蜂 Polistes mandarinus Saussure 的巢，或连蜂蛹在内的巢。性平，味甘，有毒。归胃经。有攻毒、杀虫、祛风之功效。主治痈疽、瘰疬、牙痛、癣疮，及风湿痹痛、瘾疹瘙痒。外用适量，研末调敷或煎水冲洗。内服煎汤6～12g，研末1.5～3g。本品之复方对乳癌、食管癌、胃癌、鼻咽癌、肝癌、肺癌等有一定疗效。

霹雳散 方名，出自《随息居重订霍乱论》。附子（浓甘草汤煎去毒）、吴茱萸（泡去汁，盐水微炒）各三两，灶心土（烧酒一小杯收干）二两，木瓜（络石藤七钱煎汁，炒干）一两五钱，丁香（蒸晒）一两，丝瓜络（酒洗）五两。为细末，分作十九服；另以醋半杯，盐一钱五分，藕一两五钱煎滚，同上炙存性，每服加三厘。每次只须半服，人参煎汤送下。功能温中散寒，舒筋活络。治阳虚中寒，腹痛吐泻，转筋肢冷，汗淋不渴，苔白，脉微欲绝。

[丨]

髓 奇恒之府之一。即骨髓和脊髓。由肾中精气与水谷精微所化生，具有充养骨骼，补益脑髓之作用。《素问·脉要精微论》："髓者，骨之充也。""骨者，髓之府。"《素问·逆调论》："肾不生则髓不能满。"《灵枢·五癃津液别》："五谷之精液和合而为膏者，内渗入于骨空，补益脑骨。"

髓之府 指骨。髓藏于骨腔之内，故称髓府。《素问·脉要精微论》："滑者，髓之府，不能久立，行则振掉，骨将惫矣。"

髓会 八会穴之一。出《难经·四十五难》。即是钟穴。凡髓病可酌情取用。

髓海 四海之一。指脑。脑为诸髓汇聚之所，故称髓海。如《灵枢·海论》："脑为髓之海。"《素问·五藏生成》："诸髓者皆属于脑。"

[丶]

癫 病名，出《灵枢·癫狂》。指神经失常的疾患。以精神抑郁，表情淡漠，沉默寡言，或语无伦次、痴呆为特征。本病初起实证居多，皆因情志抑郁，痰气郁结，阻蔽清窍所致，可伴见不思饮食，舌苔滑腻，脉弦，治宜理气解郁、化痰开窍，方选导痰汤加郁金、菖蒲。若痰迷心窍所致者，症见神志迷惘，喃喃自语，目瞪不瞬，治宜化痰宣窍、理气散结，方选苏合香丸。如痰郁化热所致者，可见舌红苔黄，烦躁不安，治宜清热化痰，选用温胆汤。癫病日久，心脾两虚，心神失养，则见神志恍惚，心悸易惊，肢体困乏，舌淡，脉细，治宜健脾养生、益气安神，方选养心汤加减。若兼见悲伤欲哭，睡眠不安等，可选用甘麦大枣汤。参见痴呆、呆、五癫条。

癫狂 病名，出《灵枢·癫狂》。癫与狂皆为精神失常的疾患，其病因症状各异，但因其病情可互相转化，在某些情况下又不能截然分开，故常癫狂并称。《难经·二十难》曰："重阳者狂，重阴者癫"。癫多由痰气郁结或心脾两虚所致，以精神抑郁、淡漠、痴呆为主要症状，虚证据多。狂多因痰火上扰、气血凝滞而发病，以善怒、喧闹打骂、狂躁不宁为特征，实证居多。参见癫、狂等条。

癫狂梦醒汤 方名，出自《医林改错》。桃仁八钱。柴胡、木通、赤芍药、大腹皮、陈皮、桑白皮各三钱，香附、半夏、青皮各二钱，苏子四钱，甘草五钱。水煎服。功能行气和血。治气血凝滞，发为癫狂，哭笑不休，詈骂歌唱，不避亲疏，许多恶态者。

癫痫 病名，见《备急千金要方》。又名羊痫风、痫厥。指不定时、反复发作性神志异常的疾病。其特征为发作前无明显征兆，发作时突然昏仆，神识不清，口吐涎沫，两目上视，四肢抽搐，二便失禁，醒后一如常人。先天因素、外伤、七情失调等为本病主要原因。一般病之初起，正气未衰，痰浊瘀滞不重；而反复发作之后，正气渐衰，痰浊瘀阻不化，病势加重，两者证治不同。肝风挟痰之证，发作前常见眩晕、胸闷，舌苔白腻，脉滑，而弦，治宜涤痰息风、开窍定痫，方选定痫丸。若肝火偏胜所致者，平日情绪急中，心烦失眠，口苦而干，舌红苔黄，脉弦数，治宜清肝泻火、化痰开窍，方选龙胆泻肝汤合涤痰汤加减。癫痫反复发作，耗伤肝肾之阴，见记忆力差，头晕腰酸，舌红少苔，脉细数，治宜滋补肝肾、安神潜阳，方选左归丸加鳖甲、牡蛎。癫痫发作日久，脾胃虚弱，见面色不华，神疲乏力，大便溏薄，舌淡、脉濡弱诸症，治宜健脾益胃、化浊安神，方选六君子汤加菖蒲、胆星、僵蚕。

麝香 中药名，出于《神农本草经》。又名寸香、元寸、当门子、臭子、香脐子。为鹿科动物林麝 Moschus berezovskii flerov. 马麝 M. sifanicus przewalski. 或原麝 M. moschiferus L. 的成熟雄体香囊中的干燥分泌物。性温，味辛。归心、脾经。有开窍醒神、活血散结、催产、止痛之功效，主治温热病热入心包之神昏痉厥、中风痰厥、气厥昏倒、惊痫、疮疡肿毒、经闭、癥瘕、跌打损伤疼痛、心腹暴痛、痹证疼痛，及胎死腹中、胞衣不下等。不入煎剂，入丸、散宜 $0.06 \sim 0.1g$；外用适量。孕妇忌服。本品对冠心病心绞痛、血管性头痛、偏头痛有一定疗效。对消化道肿瘤有改善症状作用。对早期、中期消化道癌有一定近期效果。

麝香针法 壮医针法之一。又称麝针，是取麝香、菊艾、菖蒲、辣蓼等药材；阴干研碎，用棉布包裹扎紧如鸡蛋大，插上缝衣针作针头，用竹筷或竹杆作针柄，扎紧即成。使用时将麝香针针头置桐油灯或茶油上烧，待针头发热微红后迅速刺患者疼痛部位皮肤，针头冷却后又继续烧热刺扎，如此反复损伤，针刺深度以穿透真皮为度，一般每平方厘米刺 $5 \sim 10$ 针。针后，用角筒在针刺部位角拔。多用于治疗风湿病，陈旧性跌打损伤等疾病。

[一]

蠡沟 经穴名，出《灵枢·经脉》。又名交仪。属足厥阴肝经，该经络穴。位于内踝尖上5寸，胫骨内侧面，近内侧缘处。主治月经不调、崩漏、带下、疝气、小便不利、睾丸卒痛、遗精、阴痒等。沿皮刺 $3 \sim 5$ 分。艾炷灸 $3 \sim 5$ 壮，或艾条灸 $5 \sim 10$ 分钟。

二十二画

[一]

鹳口疽 病名,出《外科正》。又名锐疽、尾闾发。即生于尻尾骨尖处的肛痈。病因证治见该条。

囊底 奇穴名,出《奇效良方》。位于男性阴囊后十字纹中。主治肾脏风疮、小肠疝气、偏坠、阴囊湿痒、睾丸炎等。艾炷灸3~5壮,或艾条灸5~10分钟。

囊痈 病名,出《外科理例》。又名肾囊痈。相当于西医的阴囊蜂窝组织炎、阴囊脓肿等。多因肝脾湿热下注;或囊痒搔抓皮破,复感外湿,蕴毒而成。初期阴囊红肿焮热,坠胀疼痛,股缝有臀核肿痛,伴发热、口干、尿赤等,治以清热利湿解毒,泻热汤加减内服,外用玉露膏或金黄膏。中期身热持续不退,茎痛不减,局部触之波动感明显,治以清热利湿透脓,上方合透脓散加减内服,外各切开排脓。溃后可用滋阴除湿汤加减内服,外先用九二丹或九一丹,盖金黄膏;脓腐尽,用生肌散、玉红膏。

囊缩 证名,出《素问·热论》。指足厥阴肝经受病引起的阴囊与睾丸上缩之证。多出现于病情危重阶段,常与舌卷证并见。参见舌卷、舌卷囊缩条。

二十三画以上

[一]

颧赤 证名,出《灵枢·五阅五使》。指两颧部潮红或绯红如妆,不同于正常人者。常见于虚证。因阴虚内热,虚火上炎所致者,可见潮热盗汗、五心烦热、舌红少津,脉细数等症,治宜滋阴降火,方选六味地黄丸或秦艽鳖甲散加减。若病势危重,阳气衰微,阴寒内盛,虚阳浮越,则可见手足厥逆,脉微欲绝等症,治宜回阳救逆,方选通脉四逆汤加减。参见肺痨、虚劳等条。

颧疔 病名,见《外科大成》。又名颧骨疔、赤面疔。即发于面颧部的疔疮。病因证治同唇疔,见该条。

颧骨伤 病名,见《医宗金鉴》。多因跌打所伤。伤后轻者青肿硬痛,重者颧骨塌或凹陷,并伴有牙关紧急、嚼咀艰难,鼻眼出血、流泪或听觉障碍等。治宜清创、整复。内服活血化瘀、消肿止痛之品,外用中药煎汤熏洗。

颧髎 经穴名,出《针灸甲乙经》。又名兑骨。属手太阳小肠经。手少阳、太阳之会。位于目外眦之下,颧骨下缘凹陷处。主治目眼㖞斜、眼睑瞤动、目赤、目黄、齿痛、面神经麻痹、三叉神经痛等。直刺5分~1寸,斜刺或沿皮刺1~1寸5分。

[丶]

蠲痹汤 方名,出自《杨氏家藏方》。酒当归、羌活、姜黄、白芍药、炙黄芪、防风各一两半,炙甘草半两。为粗末,每服半两,加生姜五片,水煎,不拘时服。功能益气和营,去风胜湿。治营卫两虚,风湿相搏,肩项背痛,举动艰难,或手足麻木冷痛,腰腿沉重,筋脉无力。

二十六画

[丨]

蠷螋(qú sǒu)**伤** 病名,见《医宗金鉴》。蠷螋又称多脚虫,平时藏在壁缝阴湿处。是因沾染蠷螋的分泌物,其毒入皮,郁化湿热,搏结气血而成。相当于西医的接触性皮炎。患处皮肤初起米粒大水泡,基底潮红,痛如火烙,水疱渐大如豆,数目增多,疱破则成糜烂,痛痒兼作。治以清热利湿解毒,消风散加减内服,外用二味拔毒散,清茶调搽;若糜烂渗液,改用青黛散麻油调搽。

互 参 条

一 画

[一]

一见消　参见白花丹条。
一见喜　参见穿心莲条。
一包针　参见千年健条。
一扫光　参见千里光、诸疮一扫光条。
一朵云　参见阴地蕨条。
一把伞　参见兔儿伞条。
一把针　参见兔针草条。
一串钱　参见连钱草条。
一枝香　参见徐长卿条。
一杯倒　参见羊踯躅根、闹羊花条。
一滴金　参见一滴金丸条。

二 画

[一]

二十八会　参见二十八脉条。
二叶葎　参见白花蛇舌草条。
二生散　参见二味拔毒散条。
二仙胶　参见龟鹿二仙胶条。
二龙摆尾　参见双龙摆尾条。
二母宁嗽丸　参见二母宁嗽汤条。
二花　参见金银花条。
二花秧　参见忍冬藤条。
二陈丸　参见二陈汤条。
二妙丸　参见二妙散条。
二味参苏饮　参见参苏饮条。
二宝花　参见金银花条。
十二节刺　参见十二刺条。
十七号艮象方　参见丁香阿魏丸条。
十灰丸　参见十灰散条。

十全大补丸　参见十全大补汤条。
十全大补膏　参见十全大补汤条。
十里香　参见隔山香条。
十枣丸　参见十枣汤条。
十香返生丹　参见十香返魂丹条。
十香暖脐膏　参见暖脐膏条。
丁子香　参见丁香条。
丁甘仁　参见丁泽周条。
丁仲祜　参见丁福保条。
丁沉透膈汤　参见十八味丁香透膈汤条。
丁肿　参见疔疮条。
丁疮　参见疔疮条。
丁翳　参见钉翳条。
七寸金　参见地耳草条。
七味都气丸　参见都气丸条。
七宝散　参见截疟七宝饮条。
七宝美髯丸　参见七宝美髯丹条。
七厘丹　参见藜芦条。
七星针　参见皮肤针条。
七星针疗法　参见皮肤针疗法条。
七素　参见七大物质条。
椒疮　参见椒疮条。

[丿]

八月炸　参见八月札条。
八月炸藤　参见木通条。
八仙草　参见景天三七条。
八会穴　参见八会条。
八关　参见八邪条。
八冲　参见八风条。
八角　参见八角茴香条。
八角儿　参见天中条。
八角梧桐　参见臭梧桐条。
八味丸　参见肾气丸条。
八味肾气丸　参见肾气丸条。
八味逍遥散　参见加味逍遥散条。

八股中　参见白鲜皮条。
八珍汤　参见八珍散条。
八珍丸　参见八珍散条。
八俞　参见胰俞条。
八脉八穴　参见八脉交会穴条。
八脚虫疮　参见阴虱疮条。
八瓣橘　参见算鼻子条。
人中　参见水沟条。
人中疔　参见唇疔条。
人中沟　参见人中条。
人苋　参见铁苋条。
人言　参见砒石条。
人参生脉散　参见生脉散条。
人参启脾丸　参见启脾丸条。
人参汤　参见理中丸条。
人参养荣丸　参见人参养荣汤条。
人胞　参见紫河车条。
人衔　参见人参条。
入魔　参见走火入魔条。
儿门　参见产门条。
儿风　参见子痫条。
儿枕不安　参见产后腹痛条。
儿枕痛　参见产后腹痛条。
儿茶膏　参见儿茶条。
九牛子　参见金果榄条。
九孔螺　参见石决明条。
九龙根　参见虎杖条。
九虫积　参见虫积条。
九里明　参见千里光条。
九英菘　参见芜菁条。
九变刺　参见九刺条。
九空子　参见路路通条。
九卷　参见灵枢经条。

[丿]

刀豆子　参见刀豆条。
刀煎药　参见拳参条。
刀螂子　参见桑螵蛸条。

三　画

[一]

三才丹　参见三才丸条。
三万龙　参见长春花条。
三丰伐木丸　参见伐木丸条。
三爪龙　参见蛇莓条。
三叶佛甲草　参见垂盆草条。
三叶酸　参见酢浆草条。
三百六十五穴　参见三百六十五节条。
三百六十五会　参见三百六十五节条。
三因方　参见三因极一病证方论条。
三因极一病源论粹　参见三因极一病证方论条。
三阳五会　参见百会条。
三步跳　参见半夏条。
三里　参见手三里条。
三角风　参见常青藤条。
三角灸　参见疝气穴条。
三角胡麻　参见茺蔚子条。
三角蒺藜　参见刺蒺藜条。
三枝九叶草　参见淫羊藿条。
三刺　参见齐刺条。
三物白散　参见白散条。
三物香薷饮　参见香薷散条。
三春柳　参见柽柳条。
三荚草　参见水蜈蚣条。
三转半　参见雪上一支蒿条。
三退一进　参见一进三退条。
三结交　参见关元条。
三钱三　参见羊踯躅根条。
三陷　参见内陷条。
三黄石膏汤　参见石膏汤条。
三蕊　参见阳桃条。
三敛子　参见阳桃条。
三棒子　参见天南星条。
三棱子　参见阳桃条。
三棱针　参见锋针条。
三痟　参见三消条。

干归　参见当归条。
干奶子　参见蓐风呵乳条。
干油菜　参见葶菜条。
干葛解肌汤　参见柴葛解肌汤条。
干霍乱　参见霍乱痧条。
干敛　参见胎敛疮条。
干蟾皮　参见蟾蜍皮条。
土三七　参见菊叶三七、景天、景天三七条。
土大黄　参见羊蹄条。
土元　参见地鳖虫条。
土木鳖　参见木鳖子条。
土贝　参见土贝母条。
土乌龟　参见地鳖虫条。
土甘草　参见相思藤条。
土甘草豆　参见相思子条。
土花椒　参见竹叶椒条。
土灶　参见代指条。
土轮　参见肉轮条。
土知母　参见鸢尾条。
土狗　参见蝼蛄条。
土参　参见银柴胡条。
土细辛　参见杜衡条。
土柴胡　参见苦地胆、牡蒿条
土蚕　参见蛴螬条。
土黄芪　参见棉花根条。
土黄连　参见白屈菜条。
土黄柏　参见十大功劳条。
土萸肉　参见胡颓子条。
土鳖虫　参见地鳖虫条。
下三里　参见足三里条。
下马仙　参见大戟条。
下马痈　参见跨马痈条。
下气海　参见气海条。
下巴脱落　参见颊车蹉条。
下石疽　参见石疽条。
下阴别　参见会阴条。
下纪　参见关元条。
下极　参见横骨、会阴条。
下极俞　参见下极之俞条。
下针法　参见进针法条。

下利　参见利条。
下林　参见下巨虚条。
下昆仑　参见昆仑条。
下盲　参见气海条。
下注疮　参见湿毒疮条。
下都　参见中渚、八邪条。
下痦　参见痦疮条。
下陵　参见足三里条。
下脘　参见幽门条。
下鹊桥　参见鹊桥条。
下管　参见下脘条。
下额脱落　参见颊车蹉条。
下瘤　参见阴挺条。
大一枝蒿　参见角蒿条。
大力子　参见牛蒡子条。
大力王　参见飞廉条。
大刀豆　参见刀豆条。
大三关　参见小三关条。
大小肠交　参见产后交肠病条。
大木花　参见雪莲条。
大中极　参见关元条。
大贝母　参见浙贝母条。
大风　参见大麻风条。
大乌头煎　参见乌头煎条。
大方八　参见马钱子条。
大节藤　参见买麻藤条。
大叶茶　参见普洱茶条。
大叶蛇总管　参见虎杖条。
大头风　参见虾蟆瘟条。
大头花　参见夏枯草条。
大头菜　参见芜菁条。
大头瘟　参见虾蟆瘟条。
大发　参见胖大海条。
大米　参见粳米条。
大羽　参见强间条。
大麦牛　参见王不留行条。
大麦芽　参见麦芽条。
大芸　参见肉苁蓉条。
大豆卷　参见大豆黄卷条。
大皂荚　参见皂荚条。
大肠募　参见天枢条。

大补丸　参见大补阴丸条。
大补阴丸　参见大补丸条。
大青　参见大青叶条。
大枫子　参见大风子条。
大刺儿菜　参见大蓟条。
大果榆糊　参见芜荑条。
大罗伞　参见朱砂根条。
大河车　参见三车条。
大茴香　参见八角茴香条。
大药　参见桔梗条。
大骨　参见京骨条。
大便秘结　参见后不利条。
大顺　参见大敦条。
大泉　参见太渊条。
大洞果　参见胖大海条。
大活　参见独活条。
大盐　参见食盐条。
大都　参见八邪条。
大衄　参见九窍出血条。
大海子　参见胖大海条。
大通草　参见通草条。
大黄精　参见黄精条。
大救驾　参见祖师麻条。
大脖子　参见气瘿条。
大麻子　参见蓖麻子条。
大麻仁　参见火麻仁条。
大翘子　参见连翘条。
大腹子　参见槟榔条。
大腹绒　参见大腹皮条。
大腿骨骱脱　参见胯骨出条。
大腿根出臼　参见胯骨出条。
大顀　参见大椎条。
大壁虎　参见蛤蚧条。
万氏牛黄丸　参见牛黄清心丸条。
万氏牛黄清心丸　参见牛黄清心丸条。
万氏家传伤寒摘锦　参见伤寒摘锦条。
万氏家传育婴秘诀发微赋　参见育婴秘诀条。
万氏家抄方　参见万氏济世良方条。
万氏秘传片玉痘疹　参见片玉痘疹条。
万方类编　参见本草纲目万方类编条。

万年青　参见卷柏条。
万密斋　参见万全条。
寸冬　参见麦门冬条。
寸芸　参见肉苁蓉条。
寸香　参见麝香条。
王九峰　参见王之政条。

[丨]

上下眼丹　参见眼丹条。
上门　参见幽门条。
上巳菜　参见荠菜条。
上马痈　参见跨马痈条。
上气海　参见膻中条。
上石疽　参见石疽条。
上甲　参见鳖甲条。
上草　参见临产条。
上纪　参见中脘条。
上林　参见上巨虚条。
上杼　参见大椎条。
上树蜈蚣　参见常青藤条。
上都　参见八邪条。
上党人参　参见党参条。
上鹊桥　参见鹊桥条。
上慈宫　参见冲门条。
上管　参见上脘条。
口丫疮　参见口角疮条。
口芪　参见黄芪条。
口吻疮　参见燕口疮条。
口唇　参见唇条。
口唇紧缩　参见唇紧条。
口破　参见口蕈条。
口紧　参见唇紧条。
口疳　参见口疮条。
口疳风　参见舌生泡条。
口眼㖞斜外障　参见风牵㖞斜条。
口蕈　参见口蕈条。
山甘草　参见相思藤条。
山石榴　参见金樱子条。
山东何首乌　参见白首乌条。
山冬青　参见毛冬青条。
山地瓜　参见白薇条。

山芝麻根　参见羊踯躅根条。
山号筒　参见博落回条。
山红枣根　参见地榆条。
山花菜　参见鹿角菜条。
山花椒　参见竹叶椒条。
山芥菜　参见葶菜条。
山鸡头子　参见金樱子条。
山苦荬　参见苣荬菜条。
山茄花　参见洋金花条。
山枣参　参见地榆条。
山胡椒　参见地椒条。
山栀　参见栀子条。
山栀子　参见栀子条。
山虾子　参见拳参条。
山香草　参见冬凌草条。
山香菜　参见藁本条。
山海椒　参见龙葵条。
山绿豆　参见望江南子条。
山黄连　参见白屈菜条。
山萝卜　参见商陆、续断条。
山萸肉　参见山茱萸条。
山葫芦　参见葡萄条。
山紫草　参见紫草条。
山蓟　参见白术条。
山榆仁　参见芜荑条。
山蜗　参见蜗牛条。
山廓　参见八廓条。
山精　参见白术条。
山漆　参见三七条。
山薯　参见山药条。
山橘　参见金橘条。

[丿]

千年见　参见千年健条。
千年老鼠屎　参见天葵子条。
千年润　参见石斛条。
千里及　参见千里光条。
千里光　参见石决明条。
千层纸　参见木蝴蝶条。
千张纸　参见木蝴蝶条。
千金方　参见备急千金要方条。

千金要方　参见备急千金要方条。
千金葳蕤汤　参见葳蕤汤条。
千锤打　参见翻白草条。
川山甲　参见穿山甲条。
川木通　参见木通条。
川五味子　参见南五味子条。
川贝　参见川贝母条。
川朴　参见厚朴条。
川朴花　参见厚朴花条。
川军　参见大黄条。
川乌　参见川乌头条。
川连　参见黄连条。
川参　参见苦参条。
川柏　参见黄柏条。
川断　参见续断条。
川椒　参见花椒条。
川椒目　参见椒目条。
川槿皮　参见木槿皮条。
久泄　参见久泻条。
久病疮　参见痦疮条。
久瘖　参见慢喉瘖条。
及泻　参见泽泻条。

[丶]

广木香　参见木香条。
广丹　参见铅丹条。
广术　参见莪术条。
广地龙　参见地龙条。
广成先生玉函经　参见玉函经条。
广豆根　参见山豆根条。
广陈皮　参见橘皮条。
广狗肾　参见黄狗肾条。
广柑　参见甜橙条。
广疮　参见霉疮条。
广胶　参见黄明胶条。
广温热论　参见广温疫论条。
广群芳谱·药谱　参见佩文斋广群芳谱·药谱条。

[一]

尸注　参见痨瘵条。

尸脚　参见皲裂疮条。
尸蹷　参见尸厥条。
卫矛　参见鬼箭羽条。
女贞实　参见女贞子条。
女科全集　参见女科产后编条。
女科准绳　参见女科证治准绳条。
小儿一捻金　参见一捻金条。
小儿至宝锭　参见至宝锭条。
小儿针疗法　参见皮肤针疗法条。
小儿按摩　参见小儿推拿条。
小儿药证真诀　参见小儿药证直诀条。
小儿胎元内障　参见胎患内障条。
小儿脐风散　参见脐风散条。
小儿推拿活婴全书　参见小儿推拿方脉活婴秘旨全书条。
小儿推拿秘旨　参见小儿推拿方脉活婴秘旨全书条。
小儿推拿秘诀　参见秘传推拿妙诀条。
小牛螺　参见蜗牛条。
小户嫁　参见小户嫁痛条。
小巴豆　参见千金子条。
小水杨梅　参见石龙芮条。
小叶万年青　参见吉祥草条。
小叶冬青　参见四季青条。
小叶团花　参见水杨梅条。
小田基黄　参见地耳草条。
小吉　参见少泽条。
小托盘　参见覆盆子条。
小竹　参见眉冲条。
小伤力草　参见仙桃草条。
小米　参见秫米条。
小米草　参见狗尾草条。
小芭蕉头　参见美人蕉根条。
小皂荚　参见猪牙皂条。
小肠气　参见盲肠气条。
小肠气痛　参见疝条。
小肠疝气　参见狐疝条。
小辛　参见细辛条。
小良姜　参见高良姜条。
小青皮　参见青皮条。
小青藤　参见木防己条。

小金钱草　参见马蹄金条。
小河车　参见三车条。
小泽兰　参见泽兰条。
小春花　参见阴地蕨条。
小青胆　参见吉祥草条。
小草　参见百蕊草条。
小草根　参见远志条。
小胡麻　参见茺蔚子条。
小便失禁　参见小便不禁、失溺条。
小便出粪　参见产后交肠病条。
小独根　参见何首乌条。
小独蒜　参见薤白条。
小活络丹　参见活络丹条。
小蒜　参见薤白条。
小葛藤　参见木防己条。
小颠茄子　参见天仙子条。
飞刀剑　参见石韦条。
飞门　参见唇条。
飞尸　参见尸厥条。
飞奴　参见鸽条。
飞阳　参见飞扬条。
飞来隔山撬　参见隔山消条。
飞虎　参见支沟条。
飞金走气　参见飞经走气条。
飞蝇散乱　参见云雾移睛条。
习医钤法　参见陆氏三世医验条。
子户　参见气穴条。
子户肿胀　参见阴肿条。
子水不利　参见妊娠肿胀条。
子水气　参见子气条。
子龙丸　参见控涎丹条。
子母配穴法　参见子母补泻条。
子舌　参见重舌条。
子芩　参见黄芩条。
子呛　参见子嗽条。
子系　参见子之系条。
子泄　参见妊娠泄泻条。
子冒　参见子痫条。
子晕　参见妊娠眩晕条。
子眩　参见妊娠眩晕条。
子脏　参见胞宫条。

子菜　参见紫菜条。
子痫　参见妊娠下痢条。
马元仪　参见马俶条。
马元台　参见马莳条。
马头鱼　参见海马条。
马辛　参见杜衡条。
马尾黄连　参见马尾连条。
马屁勃　参见马勃条。
马齿菜　参见马齿苋条。
马明退　参见蚕蜕条。
马莲子　参见马蔺子条。
马㮦　参见郁金条。
马蛇子　参见石龙子条。
马兜铃根　参见青木香条。
马兜铃藤　参见天仙藤条。
马蓟　参见大蓟条。
马楝子　参见马蔺子条。
马蜂窝　参见露蜂房条。
马蜞　参见水蛭条。
马蹄　参见荸荠条。
马蹄草　参见连钱草条。
马蹄香　参见杜衡条。
马蹄决明　参见决明子条。

四　画

[一]

王不留　参见王不留行条。
王氏连朴饮　参见连朴饮条。
王氏清暑益气汤　参见清暑益气汤条。
王节斋　参见王纶条。
王宇泰　参见王肯堂条。
王安道　参见王履条。
王旭高　参见王泰林条。
王灼疮　参见王烂疮条。
王连　参见黄连条。
王孟英　参见王士雄条。
王勋臣　参见王清任条。
王洪绪　参见王维德条。
王损庵　参见王肯堂条。

王损庵先生类方　参见类方准绳条。
王海藏　参见王好古条。
王惟德　参见王惟一条。
王熙　参见王叔和条。
王德肤　参见王硕条。
开内障眼　参见金针开内障条。
开心果　参见娑罗子条。
开金针法　参见金针开内障条。
开金锁　参见金荞麦条。
开喉箭　参见朱砂根条。
天丁　参见皂角刺条。
天五会　参见人迎条。
天水牛　参见天牛条。
天水散　参见益元散、六一散条。
天龙　参见蜈蚣条。
天平一枝香　参见大戟条。
天旧　参见通天条。
天生子　参见无花果条。
天白　参见通天条。
天白蚁　参见喉癣条。
天瓜　参见瓠子条。
天冬　参见天门冬条。
天芝麻　参见水苏条。
天虫　参见白僵蚕条。
天竹黄　参见天竺黄条。
天臼　参见通天条。
天行　参见时气条。
天行时疫　参见瘟疫条。
天会　参见天池条。
天池　参见承浆条。
天芥菜　参见苦地胆条。
天秃　参见泽泻条。
天伯　参见通天条。
天茄子　参见龙葵条。
天顶　参见天鼎条。
天泡草　参见龙葵、苦蘵、酸浆条。
天泽香　参见乳香条。
天荞麦　参见金荞麦条。
天荠　参见飞廉条。
天癸水　参见天癸水至条。
天疱疮　参见黄水疮条。

天蛇头　参见蛇头疔条。
天蛇毒　参见蜘蛛咬伤、蛇头疔条。
天蛇咬伤　参见蜘蛛咬伤条。
天蛇疮　参见蜘蛛咬伤条。
天笼　参见天窗条。
天盖　参见缺盆条。
天温　参见天泉条。
天蒜　参见绵枣儿条。
天蓬草　参见松萝条。
天鼠屎　参见夜明砂条。
天廓　参见八廓条。
天满　参见百会条。
天螺蛳　参见蜗牛条。
天瞿　参见天突条。
天衢　参见天冲条。
无心草　参见木贼条。
无头疖　参见疖条。
无柄紫堇　参见夏天无条。
无食子　参见没食子条。
元儿　参见膻中条。
元寸　参见麝香条。
元芩　参见黄芩条。
元宝贝　参见浙贝母条。
元参　参见玄参条。
元胡　参见延胡索条。
元胡索　参见延胡索条。
元柏　参见黄柏条。
元遗山　参见元好问条。
云母石　参见云母条。
云岐子　参见张璧条。
云岐子七表八里九道脉诀论并治法　参见云岐子脉诀条。
云苓　参见茯苓条。
云砂　参见云母条。
云珠　参见云母条。
云雾草　参见松萝条。
木瓜实　参见木瓜条。
木芍药　参见赤芍药条。
木舌风　参见木舌条。
木舌胀　参见木舌条。
木防己　参见防己条。

木别子　参见木鳖子条。
木灵芝　参见灵芝草条。
木附子　参见盐肤子、五倍子条。
木贼草　参见木贼条。
木笔花　参见辛夷条。
木黄连　参见十大功劳条。
木梨花　参见茉莉花条。
木绵　参见杜仲条。
木棉子　参见棉花子条。
木蟹　参见木鳖子条。
木檽　参见木耳条。
五匹风　参见蛇含条。
五爪龙　参见蛇含条。
五风之证　参见五风变内障条。
五风变　参见五风变内障条。
五风变成内障证　参见五风变内障条。
五凤草　参见泽漆条。
五叶草　参见老鹳草条。
五叶莓　参见蛇含条。
五皮饮　参见五皮散条。
五皮散　参见五皮饮条。
五行草　参见马齿苋条。
五会　参见人迎条。
五更泄　参见肾泄条。
五更泻　参见肾泄条。
五里　参见手五里、足五里、劳宫条。
五朵云　参见泽漆条。
五味异功散　参见异功散条。
五指柑　参见佛手条。
五香八角　参见八角茴香条。
五胠俞　参见噫嘻条。
五倍根　参见盐肤根条。
五脏刺　参见五刺条。
五敛子　参见阳桃条。
五粒回香丹　参见小儿回春丹条。
五棱子　参见使君子条。
支连　参见黄连条。
不死草　参见卷柏条。
不应手　参见引手条。
不是穴　参见阿是穴条。
不能正偃　参见不得偃卧条。

太一　参见太乙条。
太乙丹　参见紫金锭条。
太乙针方　参见太乙神针条。
太乙神针灸法　参见太乙神针条。
太乙神针集解　参见太乙神针条。
太乙紫金锭　参见紫金锭条。
太乙紫金丹　参见紫金锭条。
太仓　参见中脘条。
太白石　参见矾石条。
太白散　参见益元散、六一散条。
太阳　参见瞳子髎条。
太阳阴　参见液门条。
太阴　参见中都条。
太阴内市　参见箕门条。
太阴经证　参见太阴经病条。
太阴络　参见漏谷条。
太阴脏证　参见太阴脏病条。
太阴疽　参见肩胛疽条。
太阴腑证　参见太阴腑病条。
太泉　参见太渊条。
太陵　参见大陵条。
犬尾草　参见狗尾草条。
历节　参见白虎历节风条。
历脑　参见鼻渊条。
尤氏喉科　参见尤氏喉科秘书条。
尤在泾　参见尤怡条。
车前实　参见车前子条。
巨处　参见五处条。
巨灵上廉　参见上巨虚条。
巨胜子　参见黑脂麻条。
巨虚上廉　参见上巨虚条。
巨髎　参见丝竹空条。
切法　参见掐法条。
牙车　参见颊车条。
牙关骨打落　参见颊车蹉条。
牙皂　参见猪牙皂条。
牙床　参见牙车条。
牙刷草　参见半枝莲条。
牙棋风　参见牙痛条。
牙痛子　参见天仙子条。
瓦花　参见瓦松条。

瓦垄子　参见瓦楞子条。
瓦垄蛤皮　参见瓦楞子条。
瓦塔　参见瓦松条。

[丨]

止泻　参见利尿穴条。
止息　参见止法条。
少关　参见阴交条。
少阴郄　参见阴郄条。
少谷　参见三间条。
少辛　参见细辛条。
少骨　参见三间条。
日日新　参见长春花条。
中风绝症　参见中风脱证条。
中风恶证　参见中风脱证条。
中石疽　参见石疽条。
中守　参见水分条。
中观　参见止观条。
中国经络诊疗仪　参见经络电信息诊疗仪条。
中郄　参见委中、中都条。
中空　参见中髎条。
中肩井　参见肩髎、肩髃条。
中食　参见食中条。
中都　参见神门、八邪条。
中恶　参见尸厥条。
中胭俞　参见中膂俞条。
中暑　参见伤暑条。
中犊　参见中渎条。
中管　参见中脘条。
中膂内俞　参见中膂俞条。
丹栀逍遥散　参见加味逍遥散条。
内气外放　参见布气条。
内功　参见静功条。
内观　参见内视条。
内吹　参见妊娠乳肿条。
内吹奶　参见内吹条。
内吹乳痈　参见内吹条。
内昆仑　参见太溪条。
内呼吸　参见真息条。
内经　参见黄帝内经条。

内经吴注　参见黄帝内经素问吴注条。
内经类考　参见黄帝内经始生考条。
内推云　参见黄液上冲条。
内眦外　参见睛明条。
内象　参见内景条。
见肿消　参见商陆、白蔹条。

[丿]

牛大黄　参见商陆条。
牛子　参见牛蒡子条。
牛车　参见三车条。
牛奶根　参见胡颓子根条。
牛皮冻　参见鸡屎藤条。
牛皮胶　参见黄明胶条。
牛舌大黄　参见羊蹄条。
牛舌头　参见苣荬菜条。
牛角花　参见淫羊藿条。
牛尾花子　参见青葙子条。
牛虱子　参见苍耳子条。
牛参　参见苦参条。
牛茧蚕　参见土栗条。
牛虻　参见虻虫条。
气之阴郄　参见长强条。
气中　参见气冲条。
气台　参见神阙条。
气至　参见得气条。
气闭耳聋　参见耳闭条。
气舍　参见神阙条。
气郄　参见长强条。
气胀　参见膜胀条。
气府　参见京门条。
气贯丹田　参见气沉丹田条。
气俞　参见京门条。
气原　参见中极条。
气堂　参见气冲条。
气眼　参见乳根条。
气街　参见气冲条。
气感　参见内气条。
气翳　参见混睛障条。
毛风藤　参见白毛藤条。
毛芋　参见芋头条。

毛达可　参见毛世洪条。
毛枫山　参见毛世洪条。
毛建草　参见毛茛条。
毛姑　参见山慈菇条。
毛姑朵花　参见白头翁条。
毛姜　参见骨碎补条。
毛姜黄　参见姜黄条。
毛刷子　参见苦地胆条。
毛梨　参见猕猴桃条。
毛葫芦　参见鸡屎藤条。
毛慈菇　参见山慈菇条。
手下廉　参见下廉条。
手上廉　参见上廉条。
手太阳　参见前谷条。
手指平推扣拨法　参见指拨法条。
手背发　参见手发背条。
手背毒　参见手发背条。
手睁骨出　参见手掌根出臼条。
手盘出　参见手掌根出臼条。
手腕失落　参见手掌根出臼条。
长平　参见章门条。
长生果　参见落花生条。
长生草　参见独活、卷柏条。
长瓠　参见瓠子条。
长颊　参见禾髎条。
长频　参见禾髎条。
长豀　参见天枢条。
长髎　参见禾髎条。
仁丹　参见人丹条。
仁术志　参见王氏医案条。
仁斋直指方论　参见仁斋直指条。
化皮　参见化橘红条。
化州陈皮　参见化橘红条。
化血莲　参见土大黄条。
化州橘红　参见化橘红条。
化骨莲　参见玉簪花条。
化食丹　参见刘寄奴条。
化橘红　参见橘红条。
爪切押手法　参见指切押手法条。
爪风疮　参见痒风条。
爪法　参见掐法条。

反花疮　参见翻花疮条。	风牵偏见　参见神珠将反条。
反胃　参见翻胃、胃反条。	风起喎偏　参见神珠将反条。
反唇疔　参见唇疔条。	风痉　参见子痫、产后中风条。
反鼻蛇　参见蝮蛇条。	风湿草　参见豨莶草条。
分中　参见环跳条。	风廓　参见八廓条。
分水　参见水分条。	风痱　参见痱条。
分肉　参见阳辅条。	风痹　参见行痹条。
分法　参见分推法条。	风瘙痒　参见痒风条。
公丁香　参见丁香条。	风藤　参见海风藤条。
仓公　参见淳于意条。	风癫　参见大麻风条。
月下红　参见石见穿条。	风癣　参见风热疮条。
月月开　参见月季花条。	凤芽蒿　参见百蕊草条。
月月红　参见月季花条。	凤尾伸筋　参见伸筋草条。
月石　参见硼砂条。	凤尾松　参见铁树叶条。
月饮疮　参见旋耳疮条。	凤尾蕉　参见铁树叶条。
月经落后　参见经行后期条。	凤眼前仁　参见车前子条。
月经先期　参见经行先期条。	凤凰肠　参见朱砂根条。
月贵花　参见月季花条。	凤凰展翅　参见赤凤迎源条。
月蚀疳　参见旋耳疮条。	凤颈草　参见马鞭草条。
月亮柴　参见黄栌条。	凤髓丹　参见封髓丹条。
月候血　参见经血条。	乌风　参见乌风内障条。
丹田　参见关元、石门条。	乌风障症　参见乌风内障条。
丹田呼吸　参见胎息条。	乌头赤石脂丸　参见赤石脂丸条。
丹皮　参见牡丹皮条。	乌芋　参见荸荠条。
丹砂　参见朱砂条。	乌麦　参见荞麦条。
丹粉　参见铅丹条。	乌豆　参见黑大豆条。
丹溪纂要　参见丹溪先生医书纂要条。	乌豆衣　参见穞豆衣条。
风门热府　参见风门条。	乌疔草　参见龙葵条。
风中血脉　参见中血脉条。	乌尾丁　参见毛冬青条。
风中脏　参见中脏条。	乌鸡　参见乌骨鸡条。
风中腑　参见中腑条。	乌轮　参见黑睛条。
风引喎斜　参见风牵喎斜条。	乌贼鱼骨　参见海螵蛸条。
风仙子　参见急性子条。	乌扇　参见射干条。
风仙花子　参见急性子条。	乌蛇　参见乌梢蛇条。
风赤疮疾　参见风赤疮痍条。	乌麻子　参见黑胆麻条。
风茄花　参见洋金花条。	乌蒜　参见石蒜条。
风轮钉翳　参见钉翳条。	乌鲗骨　参见海螵蛸条。
风药　参见石南叶条。	乌蘆子　参见覆盆子条。
风牵出睑　参见风牵睑出条。	
风牵喎僻　参见风牵喎斜条。	[、]
风牵喎偏外障　参见风牵喎斜条。	六一散　参见益元散条。

六月凌　参见鬼箭羽条。
六月霜　参见刘寄奴、毛冬青条。
六甲　参见妊娠条。
六曲　参见神曲条。
六谷米　参见薏苡仁条。
六妙法门　参见六妙法条。
六味丸　参见六味地黄丸条。
六科证治准绳　参见证治准绳条。
六神曲　参见神曲条。
六腑下合穴　参见下合穴条。
文贝　参见紫贝条。
文火　参见火候条。
文仙果　参见无花果条。
文蛤　参见五倍子条。
方中行　参见方有执条。
方约之　参见方广条。
方通草　参见通草条。
方密之　参见方以智条。
火中　参见中火条。
火丹草　参见景天条。
火头痛　参见火邪头痛条。
火针　参见焠刺条。
火补火泻　参见艾灸补泻条。
火疡　参见火疿条。
火泻　参见热泄条。
火疮　参见火烧疮条。
火烧草　参见佛甲草条。
火热头痛　参见火邪头痛条。
火烙木　参见萝芙木条。
火消　参见消石条。
火焰草　参见景天条。
火廓　参见八廓条。
为之　参见长强条。
斗鸡眼　参见小儿通睛条。
心下痞痛　参见心下否痛条。
心下痛　参见胃脘痛条。
心中风　参见心脏中风条。
心中懊恼　参见心中懊憹条。
心气实　参见心气盛条。
心主神志　参见心主神明条。
心阳盛　参见心气盛条。

心忪　参见怔忡条。
心脉痹阻　参见心血瘀阻条。
心窍　参见舌条。
心痛　参见胃脘痛条。
心嘈　参见嘈杂条。
心藏神　参见心主神明条。

[一]

巴山虎　参见羊踯躅根条。
巴戟　参见巴戟天条。
巴岩香　参见海风藤条。
尺盖　参见缺盆条。
引水蕉　参见罗裙带条。
引针　参见出针条。
以意领气　参见引气条。
双目通睛　参见小儿通睛条。
双花　参见金银花条。
双乳蛾　参见风热乳蛾条。
双眼龙　参见巴豆条。
双躯　参见双胎条。
双盘坐式　参见盘坐条。
孔雀毛　参见地柏枝条。
水门　参见水突条。
水飞雉　参见水飞蓟条。
水马　参见海马条。
水马香果　参见马兜铃条。
水马桑　参见水苋菜条。
水毛茛　参见石龙芮条。
水石　参见消石条。
水石榴　参见水杨梅条。
水龙胆　参见龙胆草条。
水仙桃草　参见水苦荬条。
水白疔　参见水蛇头条。
水穴　参见扶突条。
水对叶莲　参见水苦荬条。
水母　参见海蜇条。
水杨柳　参见水杨梅条。
水芹菜　参见水芹条。
水豆瓣　参见水苋菜条。
水疗　参见烂疗条。
水泻　参见泽泻条。

水毒病　参见中水条。
水荭子　参见水红花子条。
水胡椒　参见回回蒜条。
水泉　参见大敦条。
水剑草　参见石菖蒲条。
水洋芋　参见天麻条。
水莴苣　参见水苦荬条。
水桐树皮　参见桐皮条。
水胶　参见黄明胶条。
水通草　参见梗通草条。
水堇　参见石龙芮条。
水萍　参见浮萍条。
水接骨丹　参见水苦荬条。
水蛇头疔　参见水蛇头条。
水银粉　参见轻粉条。
水麻贴　参见水蛭条。
水雁　参见海龙条。
水晶障翳证　参见冰瑕翳条。
水晶障证　参见玉翳浮满条。
水锦花　参见密蒙花条。
水廓　参见八廓条。
孔毓礼　参见孔以立条。
水瘰子　参见鼠乳条。
水蕉　参见罗裙带条。
水踯躅　参见杜鹃花条。

五　画

[一]

玉门不闭　参见产门不闭条。

[丨]

目青　参见白睛青蓝条。

[丿]

白虫病　参见寸白虫病条。

六　画

[一]

耳门　参见听会条。
耳子　参见木耳条。
耳后完骨　参见完骨条。
耳后附骨痈　参见耳根毒条。
耳后毒　参见锐毒条。
耳后疽　参见锐毒条。
耳尖　参见率谷条。
耳作蝉鸣　参见耳鸣条。
耳环草　参见鸭跖草条。
耳鸣丸　参见耳聋左慈丸条。
耳和髎　参见和髎条。
耳胀痛　参见耳胀条。
耳根痛　参见耳根毒条。
耳窍　参见耳条。
耳聋草　参见虎耳草条。
吉吉麻　参见罗布麻条。
老人眼昏　参见老花眼条。
老母虫　参见蛴螬条。
老阳子　参见巴豆条。
老妇血崩　参见年老血崩条。
老君须　参见松萝条。
老鸦扇　参见射干条。
老虎爪　参见卷柏条。
老虎花　参见闹羊花条。
老虎姜　参见黄精条。
老虎脚迹草　参见毛茛条。
老虎獠子　参见刺五加条。
老鸦蒜　参见石蒜条。
老鸹头　参见半夏条。
老鹳筋　参见老鹳草条。
老蒙花　参见密蒙花条。
老鼠花　参见芫花条。
老鼠刺　参见虎刺条。
老鼠胎　参见激经条。
老鼠疮　参见瘰疬条。
老鹳嘴　参见老鹳草条。

地丁草　参见紫花地丁条。
地毛球　参见锁阳条。
地节　参见玉竹条。
地节根　参见白茅根条。
地龙骨　参见穿山龙条。
地瓜　参见地笋条。
地瓜儿　参见地笋条。
地冲　参见涌泉条。
地花椒　参见地椒条。
地青杠　参见紫金牛条。
地苦胆　参见土贝母、金果榄、苦地胆条。
地骨　参见苦参条。
地侧柏　参见兖州卷柏条。
地狗　参见蝼蛄条。
地参　参见知母条。
地茨菇　参见半夏条。
地胡椒　参见鹅不食草条。
地枯萝　参见地骷髅条。
地柏枝　参见兖州卷柏条。
地牯牛　参见蝼蛄条。
地胆头　参见苦地胆条。
地扁蛇　参见蝮蛇条。
地蚕　参见蛴螬条。
地蚕子　参见地笋条。
地莓　参见蛇莓条。
地栗　参见荸荠条。
地倾　参见风牵睑出条。
地黄丸　参见六味地黄丸条。
地萝卜　参见地骷髅条。
地菅　参见白茅根条。
地棕根　参见仙茅条。
地廓　参见八廓条。
地箕　参见地机条。
地精　参见何首乌、肉苁蓉条。
地螺丝　参见白及条。
地藕　参见地笋条。
地衢　参见涌泉条。
芋奶　参见芋头条。
芋根　参见芋头条。
芍药黄芩汤　参见黄芩芍药汤条。
芒芋　参见泽泻条。

亚麻仁　参见亚麻子条。
芎术丸　参见越鞠丸条。
芎归胶艾汤　参见胶艾汤条。
芎䓖　参见川芎条。
朽骨疽　参见附骨疽条。
机关　参见颊车条。
协热自利　参见火泄条。
再重订伤寒集注　参见一舒氏伤寒集注条。
再造丸　参见人参再造丸条。
西五味子　参见南五味子条。
西风　参见脑户条。
西参　参见西洋参条。
西河柳　参见柽柳条。
西黄　参见牛黄条。
西黄丸　参见犀黄丸条。
厌舌　参见哑门条。
有头疽　参见疽条。
百叶草　参见地柏枝条。
百虫仓　参见五倍子条。
百虫窠　参见血海条。
百劳　参见大椎条。
百步蛇　参见白花蛇条。
百足咬伤　参见蜈蚣蛟伤条。
百条根　参见一枝黄花、百部条。
百枝　参见萆薢条。
百乳草　参见石蕊草条。
百倍　参见牛膝条。
百脚　参见蜈蚣条。
灰包菌　参见马勃条。
达原散　参见达原饮条。
死舌　参见木舌条。
死胎　参见子死腹中条。
死胎不下　参见胎死不下条。
夹口疮　参见口角疮条。
夹白　参见侠白条。
夹阴中寒　参见夹阴伤寒条。
夹阴伤寒　参见夹阴中寒条。
夹肢痛　参见腋痛条。
夹荧疽　参见肋疽条。
夹喉痈　参见颈痈条。
夹溪　参见侠溪条。

扦扦活　参见接骨木条。
扫帚子　参见地肤子条。
扫帚菜子　参见地肤子条。
尧韭　参见石菖蒲条。
至荣　参见目窗条。

[丨]

尘气　参见身柱条。
光风草　参见苜蓿条。
光明　参见攒竹条。
光明草　参见狗尾草条。
光珀　参见琥珀条。
光藕节　参见藕节条。
当门子　参见麝香条。
当归拈痛汤　参见拈痛汤条。
当阳　参见太阳条。
当乳　参见乳中条。
当药　参见酸模条。
吐丝子　参见菟丝子条。
吐血草　参见土大黄、景天三七条。
吐蚘　参见吐蛔条。
吐蛔　参见吐蚘条。
吸铁石　参见磁石条。
吸筒疗法　参见拔罐法条。
虫草　参见冬虫夏草条。
虫疥　参见疥疮条。
虫蜡　参见虫白蜡条。
吊下巴　参见颊车蹉条。
吊菜子　参见茄子条。
吕广　参见吕博条。
吕细　参见太溪条。
吕晚村　参见吕留良条。
曲牙　参见颊车条。
曲节　参见少海条。
曲节草　参见白马骨条。
曲发　参见曲鬓条。
曲骨　参见横骨条。
曲骨端　参见横骨条。
曲莲　参见雪胆条。
曲瞅内　参见委中条。
曲瞅骱假性脱骱　参见牵拉肘条。

曲瞅骱出　参见手臂出臼条。
曲鳅　参见委中毒条。
曲蟮　参见地龙条。
团鱼甲　参见鳖甲条。
回生丹　参见冰硼散条。
回令丸　参见左金丸条。
回春录　参见王氏医案条。
回骨　参见曲骨条。
刚子　参见巴豆条。
肉刺　参见鸡眼条。
肉枣　参见山茱萸条。
肉果　参见肉豆蔻条。
肉郄　参见承扶条。
肉柱　参见承山条。
肉淋　参见膏淋条。
肉矮陀陀　参见水苋菜条。

[丿]

年老经水复行　参见经断复来条。
朱丹溪　参见朱震亨条。
朱红　参见杨梅条。
朱赤豆　参见赤小豆条。
朱炎猛旭　参见天行赤眼条。
朱姑　参见山慈菇条。
朱樱　参见樱桃条。
舌下珠　参见舌生泡条。
舌上珠　参见舌生泡条。
舌本　参见廉泉条。
舌本出血　参见舌衄条。
舌厌　参见哑门条。
舌自痹　参见舌痹条。
舌血　参见舌衄条。
舌岩　参见舌菌条。
舌肿　参见哑门条。
舌胀　参见舌肿条。
舌胀大　参见舌肿条。
舌卷　参见舌缩条。
舌破　参见舌裂条。
舌短　参见舌缩条。
舌缓　参见舌瘖条。
舌横　参见哑门条。

竹二青　参见竹茹条。	伤寒集注　参见舒氏伤寒集注条。
竹三七　参见竹节三七条。	伤寒缵论　参见伤寒缵论伤寒绪论条。
竹木　参见草薢条。	伤燥咳嗽　参见燥热咳嗽条。
竹节七　参见竹节三七条。	华佗穴　参见夹脊穴条。
竹节参　参见人参芦条。	华佗夹脊　参见夹脊穴条。
竹节草　参见萹蓄、瞿麦条。	自我按摩　参见自我推拿条。
竹节藤　参见买麻藤条。	血三七　参见土大黄条。
竹叶青　参见吉祥草条。	血少不孕　参见血虚不孕条。
竹叶菜　参见鸭跖草条。	血见愁　参见茜草、地锦草条。
竹汁　参见竹沥条。	血分　参见血分证条。
竹杖　参见命门条。	血风藤　参见鸡血藤条。
竹林寺女科　参见宁坤秘籍条。	血母块　参见产后腹痛条。
竹油　参见竹沥条。	血丝疔　参见红丝疔条。
竹皮　参见竹茹条。	血丝疮　参见红丝疔条。
竹丝鸡　参见乌骨鸡条。	血师　参见代赭石条。
竹苓　参见雷丸条。	血当归　参见菊叶三七条。
竹盏花　参见凤仙花条。	血汗　参见肌衄条。
竹铃芝　参见雷丸条。	血攻痔　参见血痔条。
竹黄　参见天竺黄条。	血郄　参见委中、百虫窠条。
乔摩　参见推拿条。	血参根　参见丹参条。
延胡　参见延胡索条。	血珀　参见琥珀条。
伏气　参见伏气温病条。	血枯经绝　参见血枯经闭条。
伏气温病　参见伏气条。	血热经早　参见血热经行先期条。
伏白　参见复溜条。	血疳　参见风热疮条。
伏地延胡索　参见夏天无条。	血海败　参见年老血崩条。
伏花　参见旋覆花条。	血虚眩晕　参见血虚眩运条。
伏留　参见复溜条。	血崩　参见崩中条。
仲景伤寒补亡论　参见伤寒补亡论条。	血崩心痛　参见杀血心痛条。
伤山　参见承山条。	血清　参见利尿穴、止泻穴条。
伤折　参见骨折条。	血滞不孕　参见血瘀不孕条。
伤胃吐血　参见伤胃条。	血寒经迟　参见血寒经行后期条。
伤痉　参见破伤风条。	血鼓　参见血鼓腹胀条。
伤娠　参见小产条。	血精　参见赤浊条。
伤寒方论　参见伤寒一百十三方发明条。	血箭草　参见地榆条。
伤寒论后条辨直解　参见伤寒论后条辨条。	血箭痔　参见血痔条。
伤寒证治准绳　参见伤寒准绳条。	血灌瞳人　参见血灌瞳神证条。
伤寒金镜录　参见敖氏伤寒金镜录条。	向天草　参见瓦松条。
伤寒标本　参见伤寒标本心法类萃条。	后曲　参见瞳子髎条。
伤寒保命集　参见云岐子保命集论类要条。	后关　参见听会条。
伤寒活人指掌　参见伤寒图歌活人指掌条。	行痹　参见风痹条。
伤寒绪论　参见伤寒缵论伤寒绪论条。	舟车神佑丸　参见舟车丸条。

全瓜蒌　参见栝楼条。
全虫　参见全蝎条。
全灯草　参见酸浆条。
全福花　参见旋覆花条。
合谷疔　参见虎口疔条。
合昏皮　参见合欢皮条。
合颅　参见脑户条。
会及　参见五味子条。
会骨　参见冲阳条。
会原　参见冲阳条。
会维　参见地仓条。
会额　参见脑户条。
肝胀　参见珠突出眶证条。
肋髎　参见章门条。
杂症证治类方　参见类方准绳条。
危达斋　参见危亦林条。
多向刺　参见恢刺条。
多卧　参见多眠条。
多所闻　参见听宫条。
多骨疽　参见附骨疽条。
多眠　参见多寐条。
多寐　参见多眠条。

[、]

庄在田　参见庄一夔条。
庄季裕　参见庄绰条。
齐有堂　参见齐秉慧条。
刘三点　参见刘开条。
刘方明　参见刘昉条。
刘守真　参见刘完素条。
刘松峰　参见刘奎条。
刘河间　参见刘完素条。
刘河间伤寒直格方论　参见伤寒直格条。
刘宗厚　参见刘纯条。
刘复真　参见刘开条。
产门不合　参见产门不闭条。
产户不敛　参见产后玉门不敛条。
产后口渴　参见产后虚渴条。
产后水肿　参见产后浮肿条。
产后水谷利　参见产后泄泻条。
产后乍见鬼神　参见产后妄言妄见条。
产后发痉　参见产后痉病条。
产后自汗　参见产后汗出不止条。
产后血过闷　参见产后血晕条。
产后血淋　参见产后淋条。
产后狂言谵语　参见产后妄言妄见条。
产后孤阳绝阴　参见产后喉中气急喘条。
产后恶血入脾　参见产后呕吐条。
产后痉　参见产后痉病条。
产后虚羸不足　参见产后虚羸条。
产后痨　参见蓐劳条。
产后痢　参见产后下利条。
产后溺血　参见产后尿血条。
产后溺淋　参见产后淋条。
产枕痛　参见产后腹痛条。
产宝　参见经效产宝条。
产难　参见难产条。
产颓　参见产门颓条。
产痿　参见产后风痿条。
产癫　参见产门颓条。
交仪　参见蠡沟条。
交冲　参见后顶条。
交肠　参见产后交肠病条。
交经八穴　参见八脉交会穴条。
交结出血　参见交接出血条。
交感出血　参见交接出血条。
妄见　参见目妄见条。
妄语　参见妄言条。
空观　参见止观条。
安乐菜　参见马齿苋条。
安邪　参见仆参条。
安南子　参见胖大海条。
安神丸　参见朱砂安神丸条。
米仁　参见薏苡仁条。
米壳　参见罂粟壳条。
米秕　参见米皮糠条。
米浆水　参见浆水条。
米疽　参见腋疽条。
米啮　参见悬颅条。
米醋　参见醋条。
米糠　参见米皮糠条。
冲阳　参见迎香条。

冲道　参见神道条。
次门　参见关元条。
次要被支配器官　参见被支配器官条。
冰片艾　参见艾纳香条。
冰轮　参见水轮条。
冰壶秋月　参见冰瑕翳条。
冰凌草　参见冬凌草条。
冰瑕障　参见冰瑕翳条。
羊车　参见三车条。
羊石子　参见羊外肾条。
羊甘石　参见炉甘石条。
羊奶奶　参见胡颓子条。
羊耳朵朵尖　参见密蒙花条。
羊角豆　参见望江南条。
羊角草　参见角蒿条。
羊角蒿　参见角蒿条。
羊肾　参见羊外肾条。
羊胡子根　参见知母条。
羊须草　参见白花蛇舌草条。
羊须疮　参见羊胡疮条。
羊起石　参见阳起石条。
羊桃　参见猕猴桃条。
羊眼豆　参见扁豆条。
羊婆奶　参见南沙参条。
并头草　参见半枝莲条。
关元上　参见止泻穴条。
关木通　参见木通条。
关阳　参见足阳关条。
关防风　参见防风条。
关明　参见关门条。
关陵　参见足阳关条。
关梁　参见金门条。
汗毒　参见发颐条。
汗斑　参见紫白癜风条。
汗斑粉　参见密陀僧散条。
汗斑散　参见密陀僧散条。
江子　参见巴豆条。
江苏金钱草　参见连钱草条。
江南豆　参见望江南子条。
江剪刀草　参见荠菜条。
池头　参见温溜条。

池泉　参见永泉条。
汤泼火烧　参见汤火伤条。
灯心　参见灯心草条。
灯草　参见灯心草条。
灯笼果　参见挂金灯条。
灯笼草　参见酸浆、苦蘵条。
许知可　参见许叔微条。

[一]

异痧杂证经验良方　参见急救异痧奇方条。
导气法　参见行气法条。
阳溪　参见中魁条。
阳火　参见火候条。
阳关　参见膝阳关、腰阳关条。
阳证发斑　参见阳斑条。
阳明经病　参见阳明经证条。
阳明腑病　参见阳明腑证条。
阳和丸　参见阳和汤条。
阳泽　参见曲池条。
阳桃　参见猕猴桃条。
阳陵　参见膝阳关、足阳关条。
阳雀花　参见金雀花条。
阳斑　参见阳证发斑条。
阳跻　参见申脉条。
阳窟　参见腹结条。
阴门不闭　参见产门不闭条。
阴中痛　参见阴痛条。
阴白　参见隐白条。
阴关　参见大赫、承扶条。
阴汗　参见冷汗条。
阴阳刺　参见偶刺条。
阴阳莲　参见虎杖条。
阴阳圈　参见宿翳条。
阴阳翳　参见宿翳条。
阴冷　参见阴寒条。
阴证发斑　参见阴斑条。
阴证伤寒　参见夹阴中寒条。
阴证疮疡　参见痈疽阴证条。
阴茎　参见玉茎条。
阴狐疝气　参见狐疝条。
阴经　参见漏谷条。

阴茧　参见子户旁生肿块条。
阴蚀　参见阴疮条。
阴突　参见阴挺条。
阴㾿　参见阴疮条。
阴疸　参见阴黄条。
阴黄　参见阴疸条。
阴虚喘逆　参见阴虚喘条。
阴符　参见火候条。
阴维　参见大赫条。
阴斑　参见阴证发斑条。
阴寒　参见阴冷条。
阴强舌　参见舌缩条。
阴鼎　参见阴市条。
阴跷　参见照海条。
阴跻　参见交信条。
阴㿗　参见阴疸条。
阴瘘　参见阳痿条。
阴精石　参见玄精石条。
阴缩　参见阳缩不伸条。
阴䘌　参见阴疮条。
防己椒目葶苈大黄丸　参见己椒苈黄丸条。
防风通圣丸　参见防风通圣散条。
妇人下赤白沃　参见赤白带下条。
奶孩儿　参见泽兰条。
戏铁石　参见磁石条。
观音姜　参见美人蕉根条。
观息　参见观法条。
欢音柳　参见柽柳条。
红土　参见赤石脂条。
红小豆　参见赤小豆条。
红内消　参见何首乌条。
红石根　参见紫草条。
红皮　参见橘皮条。
红丝疮　参见红丝疔条。
红芋荷　参见野芋条。
红芍药　参见赤芍药条。
红汗　参见肌衄、鼻衄条。
红花艾　参见益母草条。
红豆　参见相思子、赤小豆条。
红枣　参见大枣条。
红果子　参见山楂条。

红果木　参见萝芙木条。
红岩七　参见岩白菜条。
红油菜　参见芸苔条。
红姑娘　参见酸浆条。
红线疗　参见红丝疔条。
红砒　参见砒石条。
红点舌　参见舌疮条。
红根　参见丹参条。
红柴　参见苏木条。
红铅　参见天癸水至条。
红狼毒　参见狼毒条。
红梗草　参见泽兰条。
红梅花　参见绿萼梅花条。
红麻　参见罗布麻条。
红蓝花　参见红花条。
红蔻　参见红豆蔻条。
孙文垣　参见孙一奎条。
孙渊如　参见孙星衍条。
孙东宿　参见孙一奎条。
孙真人海上方　参见海上方条。
巡骨风　参见寻骨风条。

七　画

[一]

寿台骨　参见完骨条。
弄胎　参见试胎条。
环跳骨出臼　参见胯骨出条。
麦冬　参见麦门冬条。
麦芽糖　参见饴糖条。
麦味地黄丸　参见八仙长寿丸条。
麦蓝子　参见王不留行条。
麦糵　参见麦芽条。
玛瑙内伤证　参见宿翳条。
玛瑙障　参见宿翳条。
形肥经少　参见痰湿月经过少条。
远志筒　参见远志条。
远取法　参见远道取穴法条。
运气按摩　参见气功推拿条。
运针　参见行针条。

运法　参见摇法条。
走马疳　参见走马牙疳条。
走火　参见走火入魔条。
走注　参见行痹条。
走黄　参见疔疮走黄条。
赤木　参见苏木条。
赤术　参见苍术条。
赤石土　参见赤石脂条。
赤白沥　参见赤白带下条。
赤芍　参见赤芍药条。
赤秃　参见肥疮条。
赤疔　参见舌疔、红丝疔条。
赤参　参见丹参条。
赤柽柳　参见柽柳条。
赤面疔　参见颧疔条。
赤脉下垂　参见赤膜下垂条。
赤施　参见股阴疽条。
赤首乌　参见何首乌条。
赤菜　参见鹿角菜条。
赤眼　参见目赤条。
赤游风　参见游风、赤白游风条。
赤鼻　参见酒渣鼻条。
赤箭　参见天麻条。
坎气　参见脐带条。
坎粒砂　参见坎离砂条。
均姜　参见干姜条。
志鸦胆　参见鸦胆子条。
壳木鳖　参见木鳖子条。
壳菜　参见淡菜条。
汞粉　参见轻粉条。
芙蓉花叶　参见木芙蓉叶条。
芫条花　参见芫花条。
芫青　参见青娘子条。
苇根　参见芦根条。
芸皮　参见橘红条。
芸红　参见橘红条。
芸苔菜　参见芸苔条。
花风　参见花癫条。
花生　参见落花生条。
花壳虫　参见斑蝥条。
花乳石　参见花蕊石条。

花斑毛　参见斑蝥条。
花旗参　参见西洋参条。
花翳　参见花翳白陷条。
芹菜　参见水芹条。
芥菜子　参见白芥子、芥子条。
苍子　参见苍耳子条。
苍术散　参见二妙散条。
苍龙摆尾　参见青龙摆尾条。
苍耳子散　参见苍耳散条。
苍棵子　参见苍耳子条。
芪芍桂酒汤　参见黄芪芍药桂枝苦酒汤条。
芳香水　参见水剂条。
芳樟　参见樟木条。
苎根　参见苎麻根条。
苋菜子　参见苋实条。
劳瘵　参见劳极条。
严子礼　参见严用和条。
芦巴　参见胡芦巴条。
芦芽根　参见芦根条。
芦柴根　参见芦根条。
芦通　参见芦根条。
芭蕉头　参见芭蕉根条。
苏子　参见紫苏子条。
苏方木　参见苏木条。
苏叶　参见紫苏叶条。
苏合香油　参见苏合香条。
苏合油　参见苏合香条。
苏沈内翰良方　参见苏沈良方条。
苏松　参见苏木条。
苏罗子　参见娑罗子条。
苏梗　参见紫苏梗条。
苡仁　参见薏苡仁条。
杜瓜　参见栝楼条。
杜灵霄花　参见凌霄花条。
杠板归　参见贯叶蓼条。
杠柳皮　参见香加皮条。
杜清碧　参见杜本条。
杉材　参见杉木条。
巫方　参见巫妨条。
杞子　参见枸杞子条。
杨仁斋　参见杨士瀛条。

互参条 813

杨吉老　参见杨介条。
李士材　参见李中梓条。
李月池　参见李言闻条。
李东武　参见李济马条。
李东垣　参见李杲条。
李东璧　参见李时珍条。
李明之　参见李杲条。
李谘之　参见李当之条。
李濂医史　参见医史条。
豆卷　参见大豆黄卷条。
豆须子　参见菟丝子条。
豆豉　参见淡豆豉条。
豆豉灸　参见豉饼灸条。
豆蔻　参见白豆蔻条。
豆癞　参见痘风疮条。
两面针　参见虎刺条。
辰砂　参见朱砂条。
辰砂六一散　参见益元散条。
辰砂益元散　参见益元散条。
还息　参见还法条。
还魂丹　参见益母膏条。
扶承　参见承扶条。
扶桑丸　参见桑麻丸条。
抚芎　参见川芎条。
扯丝皮　参见杜仲条。
扯痧　参见扭痧条。
连壳　参见连翘条。
连轺　参见连翘条。
连珠疳　参见舌生泡条。
连翘饮子　参见凉膈散条。
折伤　参见骨折条。
折疡　参见骨折条。
折骨　参见骨折条。
抓法　参见拿法条。
抑法　参见按法条。
护生草　参见荠菜条。
医门棒喝二集　参见伤寒论本旨条。
医诂　参见医故条。
医学入门良方　参见万氏济世良方条。
医学正宗　参见方氏脉症正宗条。
医学课儿策　参见医学问对条。

医统正脉　参见古今医统正脉全书条。

[丨]

旱地莲　参见金莲花条。
旱金莲　参见金莲花条。
旱莲草　参见墨旱莲条。
旱葱　参见藜芦条。
吴六吉　参见吴谦条。
吴有性　参见吴又可条。
吴师机　参见吴尚先条。
吴萸　参见吴茱萸条。
吴鹤皋　参见吴昆条。
时计草　参见西番莲条。
时发时散翳　参见聚开障条。
时行伤寒　参见时行寒疫条。
时行寒疫　参见时行伤寒条。
时疮　参见霉疮条。
时疫　参见时气条。
呆病　参见癫条。
呕胆　参见呕吐苦水条。
呕逆　参见呕吐条。
足下廉　参见下巨虚条。
足上廉　参见上巨虚条。
足阳关　参见膝阳关条。
足胫肿　参见足胕肿条。
足跗发　参见足发背条。
足髎　参见阳交条。
员在　参见攒竹条。
员柱　参见攒竹条。
听呵　参见听会条。
吸壁藤　参见络石藤条。
别阳　参见阳池、阳交条。

[丿]

针内障眼法　参见金针开内障条。
针石　参见砭石条。
针芒行气法　参见针向行气法条。
针向补泻　参见迎随补泻条。
针灸问答　参见针灸问对条。
针灸疗法　参见针灸条。
针灸要旨　参见针灸节要条。

针灸素难要旨　参见针灸节要条。
针灸捷法大全　参见针灸大全条。
针灸感应现象　参见经络感传现象条。
针灸聚英发挥　参见针灸聚英条。
针刺感应　参见得气、针感条。
针法　参见针刺手法条。
针注疗法　参见水针疗法条。
针经　参见灵枢经条。
针柄灸　参见温针灸条。
针挑疗法　参见挑治疗法条。
针麻仪　参见电针机条。
钉头翳　参见钉翳条。
钉桐皮　参见海桐皮条。
钉翳根深　参见钉翳条。
钉翳障　参见钉翳条。
牡狗阴茎　参见黄狗肾条。
牡荆实　参见牡荆子条。
牡桂　参见肉桂条。
利　参见泄痢条。
利机　参见石门、会阳条。
延寿草　参见二贤散条。
体臭　参见体气条。
体真止　参见止观条。
何元长　参见何世仁条。
何书田　参见何其伟条。
何西池　参见何梦瑶条。
何炳元　参见何廉臣条。
佗脊　参见夹脊穴条。
身重瘖哑　参见子瘖条。
皂针　参见皂角刺条。
皂角　参见皂荚条。
皂角针　参见皂角刺条。
皂刺　参见皂角刺条。
皂荚刺　参见皂角刺条。
佛手草　参见卷柏条。
佛手柑　参见佛手条。
佛手香橼　参见佛手条。
佛指甲　参见佛甲草条。
近血　参见先血后便条。
近取法　参见邻近取穴法条。
返观　参见内视条。

余云岫　参见余岩条。
余师愚　参见余霖条。
余听鸿　参见余景和条。
余听鸿医案　参见诊余集条。
余粮石　参见禹余粮条。
坐舌风　参见舌疮条。
坐草　参见临产条。
坐药　参见栓剂条。
坐起生花　参见起坐生花条。
坐罐法　参见留罐法条。
谷门　参见天枢条。
谷白皮　参见米皮糠条。
谷胀　参见食胀条。
谷树子　参见楮实子条。
谷香　参见小茴香条。
谷莠子　参见狗尾草条。
谷精珠　参见谷精草条。
谷蘖　参见谷芽条。
含桃　参见樱桃条。
肝气胁痛　参见肝郁胁痛条。
肝风　参见风气内动条。
肝风内动　参见风气内动条。
肝虚雀　参见肝虚雀目内障条。
肝募　参见期门条。
肛头痒痛　参见肛门痒痛条。
肛裂　参见裂肛痔条。
肛瘘　参见肛漏条。
肘尖　参见肘髎条。
肘后方　参见肘后备急方条。
肘骨出臼　参见手臂出臼条。
肘窌　参见肘髎条。
肠山　参见承山条。
肠风　参见肠风下血、阳刚条。
肠屈　参见腹结条。
肠哀　参见腹哀条。
肠结　参见腹结条。
肠覃　参见悬胆痔条。
肠窟　参见腹结条。
角　参见角花头条。
角花头　参见雌雄人条。
角法　参见拔罐法条。

龟甲　参见龟版条。
龟壳　参见龟版条。
龟板　参见龟版条。
龟鹿二仙胶　参见二仙胶条。
龟鹿二仙膏　参见二仙胶、龟鹿二仙胶条。
狂犬伤　参见疯犬咬伤条。
卵子　参见肾子条。
卵缩　参见囊缩条。
灸火疮　参见灸疮条。
灸劳法　参见骨蒸病灸方条。
灸疗器　参见温灸器条。
灸草　参见艾叶条。
邹润安　参见邹澍条。
迎山红　参见满山红条。
迎春花　参见辛夷条。
饭团根　参见土茯苓条。
饭醉　参见食后昏困条。
饮食辨录　参见调疾饮食辨条。
系缘止　参见止观条。

[丶]

疔　参见丁条。
疔肿　参见疔疮条。
疔毒　参见疔疮条。
疔翳　参见钉翳条。
应手　参见引手条。
辛那叶　参见番泻叶条。
怀山药　参见山药条。
怀牛膝　参见牛膝条。
忪悸　参见怔忡条。
快果　参见梨条。
间谷　参见二间条。
间隔灸　参见间接灸条。
闷肠生　参见闷气生条。
灶中黄土　参见伏龙肝条。
灶心土　参见伏龙肝条。
灶突墨　参见百草霜条。
冻风　参见冻疮条。
冻生　参见冻产条。
冻烂疮　参见冻疮条。
冻瘃　参见冻疮条。

兑厉　参见神门条。
兑冲　参见神门条。
兑骨　参见颧髎条。
冷饭团　参见土茯苓条。
冷泻　参见冷泄条。
冷㿗　参见㿗气条。
汪石山　参见汪机条。
汪讱庵　参见汪昂条。
汪苓友　参见汪琥条。
沥血腰痛　参见血瘀腰痛条。
沥胞生　参见沥浆生条。
沙苑蒺藜　参见沙苑子条。
沙参儿　参见银柴胡条。
沙参麦冬饮　参见沙参麦冬汤条。
沦指　参见代指条。
沟子米　参见薏苡仁条。
没石子　参见没食子条。
沈目南　参见沈明宗条。
沈芊绿　参见沈金鳌条。
沈存中　参见沈括条。
沈注金匮要略　参见金匮要略编注条。
沉水香　参见沉香条。
沉唇　参见唇紧条。
宋惠父　参见宋慈条。
良方集腋合璧　参见良方集腋条。
良朋汇集　参见良朋汇集经验神方条。
良姜　参见高良姜条。
证治大还幼幼近编　参见幼幼近编条。
证类本草　参见经史证类备急本草条。
诃黎勒　参见诃子条。
启玄子　参见王冰条。
补元　参见天枢条。
补骨鸱　参见补骨脂条。
补脾散　参见益黄散条。

[一]

灵仙　参见威灵仙条。
灵芝　参见灵芝草条。
灵枢　参见灵枢经条。
灵根　参见舌条。
灵脂　参见五灵脂条。

灵墙　参见灵墟条。
灵磁石　参见磁石条。
尾参　参见玉竹条。
尾闾　参见长强条。
尾闾发　参见鹳口疽条。
尾桩骨折　参见尾闾骨折条。
尾翳　参见鸠尾条。
屁巴虫　参见九香虫条。
尿血　参见溺血条。
尿浊　参见白浊条。
局方至宝丹　参见至宝丹条。
张飞畴　参见张倬条。
张子和　参见张从正条。
张凤逵　参见张鹤腾条。
张令韶　参见张锡驹条。
张机　参见张仲景条。
张仲景注解伤寒发微论　参见伤寒发微论条。
张聿青　参见张乃修条。
张寿甫　参见张锡纯条。
张寿颐　参见张山雷条。
张诞先　参见张登条。
张洁古　参见张元素条。
张卿子　参见张遂辰条。
张隐庵　参见张志聪条。
张景岳　参见张介宾条。
张路玉　参见张璐条。
陆九芝　参见陆懋修条。
陆定圃　参见陆以湉条。
陆彭年　参见陆渊雷条。
陈飞霞　参见陈复正条。
陈无铎　参见陈言条。
陈氏小儿病源痘疹方论　参见小儿病原方论条。
陈皮　参见橘皮条。
陈良父　参见陈自明条。
陈秉钧　参见陈莲舫条。
陈修园　参见陈念祖条。
陈素庵　参见陈沂条。
陈蛰庐　参见陈虬条。
附子八味丸　参见肾气丸条。

附子灸　参见附饼灸条。
附子摩头散　参见头风摩散条。
附阳　参见跗阳条。
附骨　参见牙叉发条。
坠娠　参见小产条。
妊娠口渴　参见妊娠烦渴条。
妊娠小便淋痛　参见子淋条。
妊娠心烦　参见子烦条。
妊娠咳嗽　参见子嗽条。
妊娠痓　参见子痫条。
妊娠腹痛　参见孕痛条。
妙应丸　参见控涎丹条。
忍冬花　参见金银花条。
忍寒草　参见忍冬藤条。
鸡苏　参见水苏条。
鸡儿肠　参见马兰条。
鸡子白衣　参见凤凰衣条。
鸡爪参　参见隔山香条。
鸡爪草　参见委陵菜条。
鸡爪黄连　参见黄连条。
鸡心白附　参见白附子条。
鸡头　参见芡实条。
鸡头米　参见芡实条。
鸡头实　参见芡实条。
鸡头黄精　参见黄精条。
鸡卵黄　参见鸡子黄条。
鸡肫胵　参见鸡内金条。
鸡肫皮　参见鸡内金条。
鸡肠风　参见巴戟天条。
鸡肠草　参见鹅不食草条。
鸡盲　参见雀目条。
鸡骨升麻　参见升麻条。
鸡骨常山　参见常山条。
鸡冠头　参见鸡冠花条。
鸡冠疮　参见阴挺条。
鸡黄皮　参见鸡内金条。
鸡脚爪　参见翻白草条。
鸡脚草　参见翻白草条。
鸡脚骨　参见白马骨条。
鸡蛋衣　参见凤凰衣条。
鸡蛋膜衣　参见凤凰衣条。

鸡腿儿　参见翻白草条。
鸡髻花　参见鸡冠花条。
纯阳真人养脏汤　参见养脏汤条。
驳骨消　参见鸡骨香条。
纶布　参见昆布条。
纹　参见石女条。
驴皮胶　参见阿胶条。
驴耳朵菜　参见紫菀条。
驴嘴风　参见唇风条。

八　画

[一]

青小豆　参见绿豆条。
青木香藤　参见天仙藤条。
青风　参见青风内障条。
青风藤　参见木防己条。
青水胆　参见打破碗花花条。
青龙草　参见百蕊草条。
青龙摆尾　参见苍龙摆尾条。
青白苏　参见荠苎条。
青防风　参见防风条。
青灵泉　参见青灵条。
青昊　参见清冷渊条。
青果　参见橄榄条。
青柑皮　参见青皮条。
青桔皮　参见青皮条。
青黄凸出　参见青黄牒出条。
青菀　参见紫菀条。
青蛇便　参见青蛇毒条。
青葱叶　参见葱叶条。
青葱管　参见葱叶条。
青蛤丸　参见黛蛤散条。
青睛　参见黑睛条。
青藤香　参见木防己、青木香条。
青礞石　参见礞石条。
青囊斑龙丸　参见斑龙丸条。
青麟丸　参见九制大黄丸条。
环谷　参见环跳条。
环骨　参见环跳条。

环跳针　参见长针条。
环跳流痰　参见附骨痰条。
武火　参见火候条。
耵耳　参见耵聍条。
坤草　参见益母草条。
幸帽儿　参见混元生条。
苦丁香　参见瓜蒂条。
苦皮子　参见苦木条。
苦皮树　参见苦木条。
苦远志　参见远志条。
苦杖　参见虎杖条。
苦杏仁　参见杏仁条。
苦豆　参见葫芦巴条。
苦豆根　参见山豆根条。
苦骨　参见苦参条。
苦实　参见马钱子条。
苦参子　参见鸦胆子条。
苦草　参见穿心莲条。
苦胆木　参见苦木条。
苦胆草　参见穿心莲条。
苦桔梗　参见桔梗条。
苦酒　参见醋条。
苦菜　参见败酱草条。
苦猪菜　参见败酱草条。
苦葵　参见龙葵条。
苦蒿　参见青蒿条。
苦榴皮　参见秦皮条。
苦薏　参见莲子心条。
英公本草　参见新修本草条。
苘麻子　参见苘实条。
苓桂术甘汤　参见茯苓桂枝白术甘草汤条。
苓桂枣甘汤　参见茯苓桂枝甘草大枣汤条。
茅草根　参见白茅根条。
茅根　参见白茅根条。
直阳　参见承筋条。
直肠　参见承筋条。
直肠泄　参见直肠泻条。
直腹泄　参见直肠泻条。
茎缩　参见阳缩不伸条。
林氏活人录汇编　参见证治百问条。
林兰　参见石斛条。

林羲桐　参见林佩琴条。
枝核　参见荔枝核条。
枢中　参见环跳条。
枢合中　参见环跳条。
杵头糠　参见米皮糠条。
板栗　参见栗子条。
松上寄生　参见松萝条。
松巴·堪布　参见伊舍巴粒珠尔条。
松皮癣　参见白疕条。
松郎头　参见松节条。
枪头菜　参见苍术条。
枫苓　参见猪苓条。
枫果　参见路路通条。
枫实　参见路路通条。
枫香脂　参见白胶香条。
枫球子　参见路路通条。
柳寄生　参见槲寄生条。
栎子　参见橡实条。
杭菊花　参见菊花条。
枕骨　参见头窍阴条。
杨桃　参见阳桃条。
杨梅痈漏　参见杨梅结毒条。
画石　参见滑石条。
刺儿菜　参见小蓟条。
刺毛虫伤　参见射工伤条。
刺打草　参见飞廉条。
刺头　参见金樱子条。
刺血拔罐法　参见刺络拔罐法条。
刺血络　参见络刺条。
刺红花　参见红花条。
刺玫花　参见玫瑰花条。
刺拐棒　参见刺五加条。
刺法　参见针刺手法条。
刺络　参见络刺条。
刺络疗法　参见刺血疗法条。
刺桐皮　参见海桐皮条。
刺莲蓬实　参见芡实条。
刺黄芩　参见十大功劳条。
刺蓟菜　参见小蓟条。
刺榆子　参见金樱子条。
刺瘊　参见疣目条。

枣仁　参见酸枣仁条。
枣皮　参见山茱萸条。
枣花翳　参见花翳白陷条。
雨伞草　参见兔儿伞条。
雨伞菜　参见兔儿伞条。
郁冒　参见昏迷条。
郁蕉　参见罗裙带条。
矾石　参见白矾条。
矾郁丸　参见白金丸条。
顶门　参见囟会条。
顶门疽　参见佛顶疽条。
拔针　参见出针条。
拔伸法　参见拉法条。
拔法　参见拉法条。
拔筒法　参见拔罐法条。
拒霜叶　参见木芙蓉叶条。
拈痛汤　参见当归拈痛汤条。
抻法　参见拨法、拉法条。
抽搐　参见瘛疭条。
拐角七　参见打破碗花花条。
抵当乌头桂枝汤　参见乌头桂枝汤条。
抱木神　参见茯神条。
抱朴子　参见葛洪条。
拉汗果　参见罗汉果条。
拉拉狗　参见蝼蛄条。
拉拉藤　参见葎草条。
拉法　参见牵法条。
拉蛄　参见蝼蛄条。
拉罐法　参见走罐法条。
拨络法　参见拨筋法条。
转注　参见传尸条。
转心莲　参见西番莲条。
转枝莲　参见西番莲条。
转胞　参见妊娠小便不通条。
轮上一颗如赤豆　参见风轮赤豆条。
软疖　参见疖条。

[丨]

齿　参见牙条。
齿不生　参见齿迟条。
齿牙　参见颊车条。

齿牙根摇　参见牙宣条。
齿血　参见牙宣条。
齿间出血　参见牙宣条。
齿挺　参见牙宣条。
齿龂宣露　参见牙宣条。
齿痛　参见牙痛条。
齿寒　参见齿楚条。
齿酸　参见齿楚条。
齿䘌　参见齿龋条。
齿蠹　参见齿龋条。
虎口　参见合谷条。
虎口三关　参见小三关条。
虎口疽　参见虎口疔条。
虎牙刺　参见虎刺条。
虎牙草　参见墓头回条。
虎兰　参见泽兰条。
虎掌　参见天南星条。
虎蓟　参见大蓟条。
肾气　参见大横条。
肾气游风　参见流火条。
肾岩翻花　参见肾岩条。
肾泄　参见肾虚五更泄泻条。
肾经腰痛　参见肾虚腰痛条。
肾养汤　参见甘草干姜茯苓白术汤条。
肾消　参见下消条。
肾募　参见京门条。
肾游风　参见流火条。
肾痿　参见骨痿条。
肾囊痈　参见囊痈条。
尚骨　参见肩髃条。
果宗　参见梨条。
鸣胎　参见子啼条。
明天冬　参见天门冬条。
明天麻　参见天麻条。
明月砂　参见望月砂条。
明目至宝赋　参见明目至宝条。
明光　参见攒竹条。
明灸　参见直接灸条。
明矾　参见白矾条。
明堂　参见鼻条。
明雄黄　参见雄黄条。

昌阳　参见复溜、石菖蒲条。
国老　参见甘草条。
岩柏草　参见地柏枝条。
岩椒　参见竹叶椒条。
岩壁菜　参见岩白菜条。
罗太无　参见罗知悌条。
罗东逸　参见罗美条。
罗锅底　参见雪胆条。
罗潆甫　参见罗天益条。
败龟版　参见龟版条。
败毒散　参见人参败毒散条。
图注八十一难经辨真　参见图注八十一难经条。

[丿]

非化脓灸　参见无瘢痕灸条。
非哺乳期乳痈　参见蓆风呵乳条。
钓藤　参见钩藤条。
垂手　参见风市条。
垂帘膜　参见赤膜下垂条。
垂帘翳　参见赤膜下垂条。
垂浆　参见承浆条。
卸肉疔　参见烂疔条。
知利介　参见身柱条。
知柏八味丸　参见知柏地黄丸条。
制心止　参见止观条。
刮沙　参见刮痧条。
和利气　参见身柱条。
和解法　参见和法条。
委中央　参见委中条。
季豆　参见胡芦巴条。
季胁　参见章门条。
季经　参见居经条。
侧耳草　参见鱼腥草条。
侧柏子　参见柏子仁条。
侧棱　参见横产条。
爬山虎　参见络石藤条。
金井　参见瞳神条。
金不换　参见土大黄条。
金牛胆　参见金果榄条。
金毛狗　参见狗脊条。

金毛狗脊　参见狗脊条。
金凤花　参见凤仙花条。
金丝疮　参见红丝疔条。
金丝黄连　参见马尾连条。
金刚根　参见菝葜木条。
金刚藤　参见菝葜条。
金灯笼　参见挂金灯条。
金汤匙　参见石韦条。
金花　参见金银花条。
金花菜　参见苜蓿条。
金豆　参见蓖麻子条。
金针菜　参见黄花菜条。
金龟莲　参见雪胆条。
金陀僧　参见密陀僧条。
金鸡纳　参见金鸡勒条。
金顶龙芽　参见仙鹤草条。
金狗脊　参见狗脊条。
金疙瘩　参见金莲花条。
金疡　参见金疮条。
金炉底　参见密陀僧条。
金沸花　参见旋覆花条。
金线吊乌龟　参见白药子条。
金挖耳　参见半枝莲条。
金钩藤　参见钩藤条。
金钮草　参见水蜈蚣条。
金盆　参见雪胆条。
金盆草　参见细辛条。
金疮小草　参见白毛夏枯草条。
金疮中风痉　参见破伤风条。
金疮痉　参见破伤风条。
金扁柏　参见兖州卷柏条。
金耗子屎　参见天葵子条。
金线吊　参见金果榄条。
金钱吊芙蓉　参见虎耳草条。
金钱花　参见旋覆花条。
金钱草　参见松萝条。
金钱薄荷　参见连钱草条。
金铃子　参见川楝子条。
金铅　参见天癸水至条。
金笋　参见肉苁蓉条。
金黄散　参见如意金黄散条。

金梅草　参见金莲花条。
金匮心典　参见金匮要略心典条。
金匮要略　参见金匮要略方论条。
金银藤　参见忍冬藤条。
金苦榄　参见金果榄条。
金锁银开　参见金荞麦条。
金鼠矢　参见万应锭条。
金篦治疗内障法　参见金针开内障条。
金礞石　参见礞石条。
命　参见性命条。
命门　参见石门条。
命关　参见食窦条。
命蒂　参见脐带条。
郄中　参见委中条。
斧头花　参见金雀花条。
觅盐生　参见横产条。
乳头破碎　参见乳头风条。
乳头香　参见乳香条。
乳卸　参见乳悬条。
乳花　参见石花条。
乳妳　参见妳乳条。
乳栗　参见乳癖条。
乳浆草　参见泽漆条。
乳难　参见缺乳条。
乳痰　参见乳痨条。
乳蒸　参见蒸乳条。
乳臁　参见蒸乳条。
乳癣　参见胎敛疮条。
肺气实　参见肺气盛条。
肺形草　参见鱼腥草条。
肺花疮　参见喉癣条。
肺底　参见至阳、灵台条。
肺消　参见上消条。
肺痿　参见皮痿条。
肢节烦痛　参见支节烦疼条。
胚　参见始胚条。
肿手花根　参见甘遂条。
股阳疽　参见环跳疽条。
股胫疽　参见附骨疽条。
肥胖不孕　参见湿痰不孕条。
肥猪苗　参见豨莶草条。

肥黏疮　参见肥疮条。
服气　参见行气条。
胁疮　参见胁痈条。
胁窌　参见章门条。
胁髎　参见章门条。
周小农医案　参见惜分阴轩医案条。
周升麻　参见升麻条。
周经　参见避年条。
周禹载　参见周扬俊条。
周营　参见周菜条。
周慎斋　参见周之干条。
周澄之　参见周学海条。
昏运　参见昏晕条。
鱼子障　参见鱼子石榴证条。
鱼肚　参见鱼鳔条。
鱼尾草　参见醉鱼草条。
鱼枕骨　参见鱼脑石条。
鱼胆木　参见萝芙木条。
鱼首石　参见鱼脑石条。
鱼脬　参见鱼鳔条。
鱼睛不夜　参见鹘眼睛条。
鱼矮青木　参见萝芙木条。
鱼腹　参见承山条。
鱼鳅　参见泥鳅条。
鱼鳞风　参见舌疔条。
兔子肠　参见巴戟天条。
兔子草　参见水苦荬条。
兔子腿　参见列当条。
兔屎　参见望月砂条。
兔缺　参见兔唇条。
备急丸　参见三物备急丸条。
狐疝风　参见狐疝条。
狐狸刺　参见狐尿刺条。
狗牙半支　参见垂盆草条。
狗尾巴子　参见青葙子条。
狗尾半支　参见狗尾草条。
狗鞭　参见黄狗肾条。
忽布　参见啤酒花条。
忽作喘　参见卒喘条。

[、]

疟疾草　参见水蜈蚣条。

京三棱　参见三棱条。
庞安常　参见庞安时条。
府中俞　参见中府条。
夜光　参见攒竹条。
夜合皮　参见合欢皮条。
夜星聚散　参见聚开障条。
卒上气　参见卒喘条。
卒中　参见中风条。
卒忤　参见中恶条。
卒厥　参见尸厥条。
卒喘　参见卒上气条。
卒瘖　参见暴瘖条。
疠风　参见大麻风条。
疝气　参见小肠气、盲肠气条。
疡科证治准绳　参见疡医证治准绳条。
放外气　参见布气条。
放血疗法　参见刺血疗法条。
放杖草　参见淫羊藿条。
放射刺　参见恢刺条。
於术　参见白术条。
性　参见性命条。
闹羊花根　参见羊踯躅根条。
闹鱼草　参见醉鱼草条。
炉底　参见密陀僧条。
炉鼎　参见丹田条。
郑在辛　参见郑重光条。
郑梅涧　参见郑宏纲条。
卷帘疔　参见舌疔条。
净息　参见净法条。
单发性骨髓瘤　参见骨髓瘤条。
单叶草　参见石韦条。
单乳蛾　参见风热乳蛾条。
单盘坐式　参见盘坐条。
单肢型烛泪样骨质增生　参见蜡烛骨。
泄注　参见注下条。
河车大造丸　参见大造丸条。
河白草　参见贯叶蓼条。
河间全书　参见刘河间伤寒三书条。
泪孔　参见睛明条。
泪空　参见睛明条。
泪窍　参见泪堂条。

泪腔　参见睛明条。
油风毒　参见油风条。
油灰指甲　参见灰指甲条。
油盐果　参见盐肤子条。
油松节　参见松节条。
油蒿　参见牡蒿条。
洗草　参见狗尾草条。
沿爪疔　参见蛇眼疔条。
沿皮刺　参见横刺条。
沿壁藤　参见络石藤条。
泡木根　参见盐肤根条。
泡竹叶　参见番泻叶条。
泡沙参　参见南沙参条。
注泄　参见注下条。
泻叶　参见番泻叶条。
泻肝丸　参见泻清丸条。
泻肺散　参见泻白散条。
泻脾散　参见泻黄散条。
泥丸宫　参见百会条。
泥菖蒲　参见水菖蒲条。
沸子　参见痱疮条。
沸疮　参见痱疮条。
泽败　参见败酱草条。
泽廓　参见八廓条。
泽漆麻　参见罗布麻条。
治百病方　参见武威汉代医简条。
治疗大全　参见治疗汇要条。
治奇疾方　参见奇疾方条。
宝鼎香　参见姜黄条。
宗筋　参见玉茎条。
宜男花　参见金针菜条。
官桂　参见肉桂条。
空肠　参见黄芩条。
空沙参　参见南沙参条。
空莱菔　参见地骷髅条。
空麻子　参见苘实条。
帘珠喉痹　参见虚火喉痹条。
实女　参见石女条。
实按灸　参见艾条灸条。
实脾饮　参见实脾散条。
试月　参见试水条。

肩凝症　参见肩关节周围炎。
肩中　参见肩中俞条。
肩内陵　参见肩前条。
肩外　参见肩外俞条。
肩尖　参见肩髃条。
肩垂背曲　参见背曲肩随条。
肩骨　参见肩髃条。
肩骨失落　参见肩甲骨出条。
肩骨出髎　参见肩甲骨出条。
肩胛上出臼　参见肩甲骨出条。
肩胛骨髎脱　参见肩甲骨出条。
肩骱迭下　参见肩甲骨出条。
肩解　参见肩井条。

[一]

屈骨　参见曲骨、横骨条。
降真香　参见降香条。
妬精疮　参见疳疮条。
始光　参见攒竹条。
参三七　参见三七条。
承浆疔　参见唇疔条。
孤浆　参见胎浆条。
贯仲　参见贯众条。
细叶冬青　参见毛冬青条。
细米草　参见半边莲条。
细须草　参见百蕊草条。
绍兴本草　参见绍兴校定经史证类备急本草条。
经水无常　参见经水先后无定期条。
经水断绝　参见经断条。
经外奇穴　参见奇穴条。
经来下血胞　参见经如虾蟆子条。
经始　参见少冲条。
经络现象　参见经络感传现象条。
经络敏感现象　参见经络感传现象条。
经验良方汇编　参见汇刊经验方条。
经验喉科紫珍集　参见喉科紫珍集条。
经滞不孕　参见血瘀不孕条。

九　画

[一]

春砂仁　参见砂仁条。
春砂壳　参见砂仁壳条。
春砂花　参见砂仁花条。
春莲秋柳　参见穿心莲条。
珍珠伞　参见朱砂根条。
珍珠毒　参见舌生泡条。
珍珠草　参见谷精草条。
珍珠囊指掌补遗药性赋　参见珍珠囊药性赋条。
毒鱼藤　参见醉鱼草条。
毒药草　参见藜芦条。
项强　参见落枕条。
赵以德　参见赵良仁条。
赵养葵　参见赵献可条。
赵恕轩　参见赵学敏条。
垢胎　参见激经条。
带下白候　参见白带条。
带下青候　参见青带条。
荆三棱　参见三棱条。
荆条果　参见牡荆子条。
荜拨　参见荜茇条。
草上飞　参见蝮蛇条。
草贝　参见土贝母条。
草乌　参见草乌头条。
草龙珠　参见葡萄条。
草决明　参见决明子、青葙子条。
草红花　参见红花条。
草苁蓉　参见列当条。
草芦荟　参见芦荟条。
草果仁　参见草果条。
草河车　参见七叶一枝花条。
草珊瑚　参见石花菜条。
草迷　参见闷气生条。
草黄连　参见马尾连条。
草蓐　参见临产条。
草蒿　参见青蒿条。
草蔻　参见草豆蔻条。
草蔻仁　参见草豆蔻条。
草鞋底　参见苦地胆条。
草鞋带　参见解溪条。
草鳖甲　参见茄子条。
茧唇　参见唇菌条。
茧唇风　参见唇菌条。
茵陈　参见茵陈蒿条。
荞麦三七　参见金荞麦条。
茯神心　参见茯神木条。
茯神心木　参见茯神木条。
茯菟　参见茯苓条。
茶叶花　参见罗布麻条。
茶辣　参见吴茱萸条。
荠草　参见荠菜条。
茺蔚　参见益母草条。
茨菇　参见慈姑条。
莨菪子　参见天仙子条。
荫胎　参见胎不长条。
荍麦　参见荞麦条。
茹藘　参见茜草条。
荔仁　参见荔枝核条。
荔枝草　参见荠苎条。
荭草实　参见水红花子条。
药瓜　参见栝楼条。
药百合　参见百合条。
药鸡　参见乌骨鸡条。
药枣　参见山茱萸条。
药物发泡疗法　参见药物发泡灸条。
药物敷贴疗法　参见药物发泡灸条。
药鱼花　参见芫花条。
药虱药　参见百部条。
药要便蒙　参见药要便蒙新编条。
药饼灸　参见隔饼灸条。
药酒　参见酒剂条。
药菖蒲　参见石菖蒲条。
药膏　参见软膏条。
药露　参见露剂条。
胡巴　参见胡芦巴条。
胡豆　参见蚕豆条。
胡连　参见胡黄连条。

胡茄花　参见洋金花条。
胡韭子　参见补骨脂条。
胡荾　参见芫荽条。
胡桃肉　参见胡桃仁条。
胡臭　参见狐臭条。
胡粉　参见铅粉条。
胡麻　参见黑脂麻条。
胡麻子　参见亚麻子条。
胡麻油　参见麻油条。
胡椒草　参见茅膏菜条。
胡椒菜　参见石龙芮条。
胡道洽　参见胡洽条。
胡颓叶　参见胡颓子叶条。
南天扇　参见兔儿伞条。
南木香　参见木香条。
南五加皮　参见五加皮条。
南刘寄奴　参见刘寄奴条。
南豆花　参见扁豆花条。
南细辛　参见杜衡条。
南星　参见天南星条。
南扁豆　参见扁豆条。
南通蛇药　参见季德胜蛇药条。
南鹤虱　参见鹤虱条。
柑子　参见柑条。
枯芩　参见黄芩条。
柯韵伯　参见柯琴条。
栌木　参见黄栌条。
相思虫　参见青娘子条。
相思豆　参见相思子条。
柚皮橘红　参见化橘红条。
枳实消痞丸　参见失笑丸条。
柞子　参见橡实条。
柏子仁丸　参见柏子仁汤条。
柏子养心丸　参见柏子养心丹条。
柏叶　参见侧柏叶条。
柏叶草　参见兖州卷柏条。
柏实　参见柏子仁条。
栀子生姜汤　参见栀子生姜豉汤条。
栀豉汤　参见栀子豉汤条。
枸杞果　参见枸杞子条。
枸橘李　参见枸橘条。

柳叶桃　参见夹竹桃条。
柳州医话良方　参见柳州医话条。
柿丁　参见柿蒂条。
柿子把　参见柿蒂条。
柿饼霜　参见柿霜条。
柿钱　参见柿蒂条。
柿萼　参见柿蒂条。
柿霜饼　参见柿霜条。
柠檬香碱草　参见隔山香条。
树鸣　参见木耳条。
树挂　参见松萝条。
树脑　参见樟脑条。
树梅　参见杨梅条。
树蜡　参见虫白蜡条。
奈花　参见茉莉花条。
厚皮　参见厚朴条。
砒霜　参见砒石条。
䂳螺　参见紫贝条。
砂灰　参见石灰条。
砂仁花　参见春砂花条。
砂石淋　参见砂淋、石淋条。
砂壳　参见砂仁壳条。
砂淋　参见石淋条。
砭针　参见砭石条。
面王　参见素髎条。
面玉　参见素髎条。
面正　参见素髎条。
面尘　参见黧黑斑条。
面皯黵　参见雀斑条。
面黑子　参见黑痣条。
面黑皯　参见黧黑斑条。
面黚黵　参见黧黑斑条。
牵引法　参见拉法条。
残风　参见风牵睑出条。
挟按法　参见挤法条。
挟剑豆　参见刀豆条。
按压行气法　参见指压行气法条。
按脊法　参见点脊法条。
挤跻　参见推拿条。
按摩　参见推拿条。
按摩拍打　参见保健功条。

按摩麻醉　参见推拿麻醉条。
挖耳草　参见天名精条。
挖脑砂　参见鼻渊条。
指三关　参见小三关条。
指切押手法　参见爪切押手法条。
指甲花　参见凤仙花条。
指压麻醉　参见推拿麻醉条。
指拨法　参见拨法条。
指摩法　参见摩法条。
鸦蛋子　参见鸦胆子条。

[丨]

背包生　参见碍产条。
背阳关　参见腰阳关条。
背俞　参见大杼条。
背解　参见腰俞条。
背鲜　参见腰俞条。
韭菜子　参见韭子条。
点穴麻醉　参见推拿麻醉条。
点眼砂　参见人马平安散条。
点椒　参见花椒条。
临证指南　参见临证指南医案条。
临泣　参见头临泣、足临泣条。
将军　参见大黄条。
省头草　参见佩兰条。
哑瘴　参见瘴气条。
咽嗌　参见咽条。
咽酸　参见吞酸条。
哕　参见呃逆条。
响铃草　参见苦蘵条。
咬骨疽　参见附骨疽条。
咳血　参见嗽血条。
咳逆　参见呃逆条。
咳逆上气　参见咳喘条。
咳喘　参见咳逆上气条。
咳嗽血　参见咳血条。
映山红　参见杜鹃花条。
星　参见银星独见条。
星月聚散　参见聚开障条。
星翳　参见银星独见条。
畏明　参见羞明条。

胃反　参见反胃条。
胃火呕吐　参见胃热呕吐条。
胃阴不足　参见胃阴虚条。
胃苓散　参见胃苓汤条。
胃脘　参见中脘、上脘条。
胃脘痛　参见中脘痛条。
胃维　参见地仓条。
胃管下俞　参见胰俞条。
思仲　参见杜仲条。
虾参　参见拳参条。
虾眼疔　参见蛇眼疔条。
蚂蚱　参见蚱蜢条。
蚂蟥　参见水蛭条。
蚂蟥蛟伤　参见马蟥咬伤条。
骨出　参见脱臼条。
骨病　参见劳蒸条。
骨疽　参见附骨疽条。
骨痨　参见流痰条。
骨骶　参见长强条。
骨槽风　参见牙叉发条。
幽门　参见下脘条。

[丿]

钚跳　参见环跳条。
钢砂　参见针砂条。
钩藤钩子　参见钩藤条。
重订广温热论　参见广温疫论条。
重订内经拾遗方论　参见三朝名医方论条。
重订诊家直诀　参见诊家直诀条。
重订通俗伤寒论　参见通俗伤寒论条。
重皮　参见厚朴条。
重台　参见玄参条。
重舌风　参见重舌条。
重录增补经验喉科紫珍集　参见喉科紫珍集条。
重珠痔　参见悬胆痔条。
重编张仲景伤寒论证治发明溯源集　参见伤寒溯源集条。
重楼　参见七叶一枝花条。
种玉　参见种子条。
香五加皮　参见香加皮条。

香白芷　参见白芷条。
香苏　参见水苏条。
香豆子　参见胡芦巴条。
香附子　参见香附条。
香附米　参见香附条。
香油　参见麻油条。
香茸　参见香薷条。
香草　参见佩兰条。
香荠菜　参见荠菜条。
香茹　参见香薷条。
香砂六君子丸　参见香砂六君子汤条。
香脐子　参见麝香条。
香豉　参见淡豆豉条。
香菜　参见芫荽条。
香蛇麻　参见啤酒花条。
香蒿　参见青蒿条。
香椿皮　参见椿皮条。
香榧子　参见榧子条。
香樟木　参见樟木条。
香薷　参见香薷散条。
香瓣疮　参见黄水疮条。
复白　参见复溜条。
复盆　参见覆盆子条。
竿蔗　参见甘蔗条。
便血　参见后血条。
便毒　参见妇人疬㾺条。
便浊　参见白浊条。
便痈　参见妇人疬㾺条。
修性　参见性功条。
修命　参见命功条。
保幼大全　参见小儿卫生总微论方条。
保产无忧丸　参见保产无忧散条。
保命歌括　参见万氏家传保命歌括条。
保健推拿　参见保健按摩条。
信石　参见砒石条。
信砒　参见砒石条。
顺证　参见痈疽顺证条。
皇甫士安　参见皇甫谧条。
泉液　参见渊腋条。
泉腋　参见渊腋条。
鬼心　参见太渊条。

鬼目　参见羊蹄条。
鬼市　参见承浆条。
鬼穴　参见风府条。
鬼邪　参见足三里条。
鬼臣　参见曲池条。
鬼床　参见颊车条。
鬼林　参见颊车条。
鬼枕　参见风府条。
鬼受　参见尺泽条。
鬼油麻　参见漏芦条。
鬼城　参见十宣条。
鬼信　参见少商条。
鬼宫　参见水沟条。
鬼客厅　参见水沟条。
鬼垒　参见隐白条。
鬼舐头　参见油风条。
鬼堂　参见尺泽条。
鬼眼　参见隐白条。
鬼脸升麻　参见升麻条。
鬼盖　参见人参条。
鬼蒺藜　参见鬼针草条。
鬼督邮　参见天麻条。
鬼路　参见间使、劳宫条。
鬼腿　参见曲池条。
鬼箭　参见鬼箭羽条。
鬼薙刺　参见油风条。
禹白附　参见白附子条。
禹粮石　参见禹余粮条。
追风藤　参见常青藤条。
俞东扶　参见俞震条。
剑针　参见铍针条。
食气　参见行气条。
食床　参见牙宣条。
食㑊　参见食亦条。
食胡荽　参见鹅不食草条。
食复　参见食劳复条。
食宫　参见阴都条。
食积呕吐　参见食呕条。
食积喘逆　参见食喘条。
食积腹胀　参见食胀条。
食积痰嗽　参见食咳条。

盆硝　参见芒硝条。
胆星　参见胆南星条。
胆囊点　参见胆囊穴条。
胸之阴俞　参见长强条。
胞门　参见气穴条。
胞衣不出　参见胞衣不下条。
胞阻　参见妊娠腹痛条。
胞转　参见转胞条。
胞沿　参见眼弦条。
胞弦　参见眼弦条。
胞络　参见胞脉条。
胞虚如球　参见睥虚如球条。
胞睑肿核　参见睥生痰核条。
脉汁　参见经血条。
脉诀　参见崔氏脉诀条。
脉诀刊误集解　参见脉诀刊误条。
脉诀汇编　参见脉诀汇编说统条。
脉诀启悟　参见脉诀启悟注释条。
脉诀规正　参见删注脉诀规正条。
脉要图注详解　参见脉要图注条。
脉影图说　参见人元脉影归指图说条。
胫阴痈　参见黄鳅痈条。
胎气上逆　参见子悬条。
胎气不安　参见胎动不安条。
胎水　参见胎水肿满条。
胎产金针　参见胎产秘书条。
胎前恍惚　参见胎前怔忡条。
胎前咳嗽　参见子嗽条。
胎前漏红　参见激经条。
胎症　参见妊娠症条。
胎教　参见养教条。
胎喘　参见妊娠喘条。
胎癣　参见胎敛疮条。
勉学堂针灸集成　参见针灸集成条。
狮子毛草　参见伸筋草条。
独叶草　参见细辛条。
独行根　参见青木香条。
独芽根　参见仙茅条。
独根草　参见列当条。
独脚丝茅　参见仙茅条。
独脚蒿　参见阴地蕨条。

独滑　参见独活条。
独蒜　参见石蒜条。
独摇草　参见独活条。
急救奇痧方　参见急救异痧奇方条。
急喉瘖　参见暴瘖条。
急解索　参见半边莲条。
饼剂　参见锭剂条。

[、]

疬子颈　参见瘰疬条。
疣疮　参见疣目条。
疫　参见时疫条。
疫疔　参见时气条。
疫疹　参见丹痧条。
疫喉　参见丹痧条。
疫喉痧　参见丹痧条。
疫痢　参见时行疫痢条。
疫痧　参见丹痧条。
恒山　参见常山条。
恽树珏　参见恽铁樵条。
炼气　参见行气条。
烂皮野疮　参见黄水疮条。
烂乳蛾　参见风热乳蛾条。
烂喉痧　参见丹痧条。
烂喉痧方　参见锡类散条。
养阴清肺膏　参见养阴清肺汤条。
养阴清肺糖浆　参见养阴清肺汤条。
养荣汤　参见人参养荣汤条。
养荣承气汤　参见承气养营汤条。
养营汤　参见人参养荣汤条。
养营承气汤　参见承气养营汤条。
美人草　参见景天条。
美草　参见甘草条。
姜朴花　参见辛夷条。
姜形黄精　参见黄精条。
前关　参见太阳条。
前承山　参见条口条。
首乌　参见何首乌条。
首乌藤　参见夜交藤条。
首经　参见天癸水至条。
首窍阴　参见头窍阴条。

逆证　参见痈疽逆证条。
逆注　参见温溜条。
逆治　参见正治条。
逆经　参见倒经条。
逆顺障证　参见逆顺生翳条。
类方　参见类方准绳条。
类证普济本事方　参见普济本事方条。
类编伤寒活人书括指掌图经　参见伤寒图歌活人指掌条。
类编经验医方大成　参见医方大成条。
洁古云岐针法　参见云岐子论经络迎随补泻法条。
洪浊疮　参见王烂疮条。
洞泄　参见濡泄条。
活人方　参见证治百问条。
活人方汇编　参见证治百问条。
活人葱豉汤　参见葱豉汤条。
活血丹　参见景天三七、茜草条。
活血龙　参见虎杖条。
活血草　参见茜草条。
活命饮　参见仙方活命饮条。
活磁石　参见磁石条。
济世养生集医方　参见济世养生集条。
济生方　参见严氏济生方条。
济生全生指迷方　参见全生指迷方条。
济生豨莶丸　参见豨莶丸条。
洋泻叶　参见番泻叶条。
洋参　参见西洋参条。
宣木瓜　参见木瓜条。
宣明论方　参见黄帝素问宣明论方条。
室女月水不通　参见室女经闭条。
室女红脉不通　参见室女经闭条。
宫冷不孕　参见胞寒不孕条。
宫粉　参见铅粉条。
穿牙疔　参见牙疔条。
穿地龙　参见知母、穿山龙条。
穿胁痈　参见胁痈条。
穿鱼柳　参见水团花条。
穿珠　参见牙叉发条。
穿窟天蛇　参见托盘疔条。
穿腮发　参见骨槽风条。

穿腮毒　参见骨槽风条。
穿墙草　参见连钱草条。
穿鼻　参见上迎香条。
穿踝痰　参见穿拐痰条。
客主　参见上关条。
客主人　参见上关条。
客忤　参见中恶条。
扁竹　参见萹蓄、射干、鸢尾条。
扁豆皮　参见扁豆衣条。
扁豆壳　参见扁豆衣条。
扁担叶　参见罗裙带条。
扁骨　参见肩髃条。
神仙万病解毒丸　参见紫金锭条。
神仙追毒丸　参见紫金锭条。
神术散　参见神术汤条。
神光　参见日月条。
神昏　参见昏迷条。
神宗　参见脊中条。
神草　参见人参条。
神室　参见丹田条。
神珠　参见黑睛条。
神堂　参见上星条。
神祟疼痛外障　参见神祟眼痛条。
神聪　参见四神聪条。

[一]

既济解化丸　参见大金花丸条。
退针　参见出针条。
屋上无根草　参见瓦松条。
屏风　参见防风条。
屏翳　参见会阴条。
眉心疽　参见眉心疔条。
眉本　参见攒竹条。
眉头　参见攒竹条。
眉皂　参见猪牙皂条。
皆治藤　参见鸡屎藤条。
费晋卿　参见费伯雄条。
蚤休　参见七叶一枝花条。
柔汗　参见冷汗条。
结跏趺坐　参见盘坐条。
结喉痈　参见锁喉痈条。

绒毛鸡　参见乌骨鸡条。
络郄　参见络却条。
绝生　参见绝子条。
绝阳　参见商阳条。
绝骨　参见悬钟、阳辅条。
绞脐　参见碍产条。
孩儿攻心　参见胎气攻心条。
孩儿参　参见太子参条。
孩儿茶　参见儿茶条。
骈产　参见双生条。
骈胎　参见双胎条。
贯榨根　参见胡颓子根条。

十　画

[一]

艳山花　参见杜鹃花条。
秦之济　参见秦伯未条。
秦归　参见当归条。
秦纠　参见秦艽条。
秦皇士　参见秦之桢条。
秦胶　参见秦艽条。
秦景明　参见秦昌遇条。
泰山磐石饮　参见泰山磐石散条。
球子草　参见水蜈蚣条。
素问　参见黄帝内经素问条。
素问七篇　参见素问遗篇条。
素问佚篇　参见素问遗篇条。
素问直解　参见黄帝素问直解条。
素灵类纂约注　参见素问灵枢类纂约注条。
蚕矢　参见蚕沙条。
蚕衣　参见蚕蜕条。
蚕豆皮　参见蚕豆壳条。
蚕豆衣　参见蚕豆壳条。
蚕退　参见蚕蜕条。
蚕屎　参见蚕沙条。
蚕莓　参见蛇莓条。
耻疮　参见疳疮条。
起针　参见出针条。
盐麸子　参见盐肤子条。

盐麸叶　参见盐肤叶条。
盐麸根　参见盐肤根条。
赶狗木　参见苦木条。
埋针疗法　参见皮内针疗法条。
都炁丸　参见都气丸条。
都淋藤　参见天仙藤条。
壶卢　参见葫芦条。
莲心　参见莲子心条。
莲肉　参见莲子条。
莲壳　参见莲房条。
莲花舌　参见重舌条。
莲花须　参见莲须条。
莲花蕊　参见莲须条。
莲蒂　参见荷叶蒂条。
莲蓬子　参见莲子条。
莲蓬发　参见莲子发条。
莲蓬壳　参见莲房条。
莲蕊须　参见莲须条。
莲薏　参见莲子心条。
莫文泉　参见莫枚士条。
荷包草　参见马蹄金条。
荷蒂　参见荷叶蒂条。
荷鼻　参见荷叶蒂条。
茴香　参见小茴香条。
恶实　参见牛蒡子条。
恶露不止　参见恶露不绝条。
恶露不行　参见恶露不下条。
恶露不尽　参见恶露不绝条。
莎草根　参见香附条。
莺爪风　参见钩藤条。
桂附八味丸　参见肾气丸条。
桂附地黄丸　参见肾气丸条。
桂苓甘露饮　参见桂苓甘露散条。
桂苓白术散　参见桂苓甘露散条。
桂圆肉　参见龙眼肉条。
桔梗白散　参见白散条。
桔梅肉　参见乌梅条。
桐木皮　参见桐皮条。
桐君药录　参见桐君采药录条。
栝楼仁　参见栝楼子条。
栝楼壳　参见栝楼皮条。

栝楼实　参见栝楼条。
栝楼根　参见天花粉条。
桃花癣　参见吹花癣条。
桃核仁　参见胡桃仁条。
核桃虫　参见蛴螬条。
索子果　参见使君子条。
索莱　参见紫菜条。
栗当　参见列当条。
彧中　参见域中条。
唇口　参见唇条。
唇口疽　参见唇疽条。
唇岩　参见唇菌条。
唇疮　参见唇胗条。
唇核　参见唇生肿核条。
唇裂　参见兔唇条。
唇眴　参见唇风条。
唇睑相邀　参见风牵㖞斜条。
唇燥裂　参见唇裂条。
唇颤动　参见唇风条。
真人养脏汤　参见养脏汤条。
真人活命饮　参见仙方活命饮条。
真土　参见真意条。
真产　参见正产条。
真金花　参见黄花菜条。
真珠　参见珍珠条。
真珠丸　参见珍珠母丸条。
真珠母　参见珍珠母条。
夏无踪　参见夏天无、茅膏菜条。
夏豆　参见蚕豆条。
夏草冬虫　参见冬虫夏草条。
夏枯球　参见夏枯草条。
莱阳参　参见北沙参。
莱菔　参见萝卜条。
破天云　参见阴地蕨条。
破布子　参见木蝴蝶条。
破血丹　参见鹿衔草条。
破阳伞　参见兔儿伞条。
破故纸　参见补骨脂条。
破铜钱　参见老鹳草条。
原络配穴法　参见主客配穴法条。
原蚕沙　参见蚕沙条。

原蚕屎　参见蚕沙条。
顾松园　参见顾靖远条。
顾晓澜　参见顾金寿条。
捕虫草　参见茅膏菜条。
振荡法　参见振法条。
损娠　参见小产条。
损翳　参见蟹睛条。
捉虎丹　参见一粒金丹条。
推车虫　参见蜣螂条。
推屎虫　参见蜣螂条。
热气疱　参见热疮条。
热汗　参见阳汗条。
热呕　参见胃热呕吐条。
热疖　参见暑疖条。
热泄　参见火泄条。
热府　参见风门条。
热毒　参见时毒条。
热厥　参见阳厥条。
热痱草　参见石荠苎条。
热瘴　参见瘴气条。

[丨]

柴磁地黄丸　参见耳聋左慈丸条。
柴平煎　参见柴平汤条。
紧唇　参见茧唇条。
紧喉风　参见急喉风条。
逍遥竹　参见徐长卿条。
鸭尿风　参见鸭怪条。
鸭粪风　参见鸭怪条。
鸭溏　参见鹜泄条。
鸭嘴胆矾　参见胆矾条。
蚌壳灰　参见蚌粉条。
蚌壳粉　参见蚌粉条。
圆翳外障　参见宿翳条。

[丿]

钱天来　参见钱潢条。
钱氏小儿药证直廖　参见小儿药证直诀条。
钱仲阳　参见钱乙条。
钱儿茶　参见儿茶条。
铁马鞭　参见倒扣草、马鞭草条。

铁丝灵仙　参见鲶鱼须条。
铁扫把子　参见地肤子条。
铁色草　参见夏枯草条。
铁花　参见铁落条。
铁刺苓　参见椴木条。
铁指甲　参见佛甲草条。
铁扁担　参见射干条。
铁烛台　参见苦地胆条。
铁扇子　参见桑叶条。
铁屑　参见铁落条。
铁菱角　参见椴木条。
铁脚威灵仙　参见威灵仙条。
铁脚梨　参见木瓜条。
铁棒锤　参见雪上一支蒿条。
铁蜈蚣　参见水菖蒲条。
铁箍散　参见木芙蓉叶条。
铃铛菜　参见玉竹条。
铍刀　参见铍针条。
透穴法　参见透刺法条。
透针法　参见透刺法条。
复脉汤　参见炙甘草汤条。
笔头花　参见玫瑰花条。
笔头菜　参见问荆条。
倒开花　参见经断复来条。
倒地拱　参见防己条。
倒产　参见胞不正条。
倒刺草　参见倒扣草条。
倒挂草　参见倒扣草条。
倒钩刺　参见鲶鱼须条。
倒钩草　参见倒扣草条。
候胎　参见验胎条。
臭子　参见麝香条。
臭艾　参见牡蒿条。
臭芫荽　参见芫荽条。
臭苏　参见荠苧条。
臭杞　参见枸橘条。
臭阿魏　参见阿魏条。
臭拉秧子　参见天仙藤条。
臭草　参见天名精条。
臭根皮　参见白鲜皮条。
臭铃铛　参见马兜铃条。

臭菖　参见水菖蒲条。
臭菜　参见鱼腥草条。
臭椿皮　参见樗皮条。
臭橘　参见枸橘条。
臭藤　参见鸡屎藤条。
息肉痔　参见悬胆痔条。
息贲　参见肺积条。
息胞　参见胞衣不下条。
健忘　参见多忘条。
健步虎潜丸　参见虎潜丸条。
健脾丸　参见人参健脾丸条。
徐用诚　参见徐彦纯条。
徐灵胎　参见徐大椿条。
徐忠可　参见徐彬条。
脊内俞　参见中膂俞条。
脊阳关　参见腰阳关条。
脊柱　参见脊中条。
脊俞　参见脊中条。
脊旁　参见夹脊穴条。
奚魁蚬肉　参见鸡冠蚬肉外障条。
胯腹痛　参见跨马痈条。
脏毒　参见肛痈条。
脏俞　参见神道条。
脏痈痔　参见锁肛痔条。
脐中　参见神阙条。
脐中痛　参见当脐痛条。
脐肠　参见脐带条。
脐痈毒　参见脐痈条。
脐呼吸　参见胎息条。
脐旁穴　参见疝气穴条。
胶饴　参见饴糖条。
胶菜　参见鹿角菜条。
脑子　参见樟脑条。
脑鸣　参见头响条。
脑烁　参见脑疽条。
脑渗　参见鼻渊条。
脑盖　参见络却条。
脑渗　参见鼻渊条。
脑漏　参见鼻渊条。
脂麻　参见黑脂麻条。
脂塞不孕　参见湿痰不孕条。

脓窝疥　参见脓疥条。
狼牙草　参见仙鹤草条。
留行子　参见王不留行条。
留求子　参见使君子条。
鸳鸯豆　参见相思子条。

[、]

栾茶　参见石南叶条。
高士宗　参见高世栻条。
高风内障　参见高风雀目内障条。
高风雀目　参见高风雀目内障条。
高风障症　参见高风雀目内障条。
高曲　参见商曲条。
高岭土　参见白石脂条。
高梅孤　参见高武条。
高盖　参见督俞条。
高鼓峰　参见高斗魁条。
高锦庭　参见高秉钧条。
痤痱疮　参见痱疮条。
病鬼　参见恶阻条。
病穿板　参见足底疔条。
病穿掌　参见托盘疔条。
病膈　参见恶阻条。
病藕包　参见臑痈条。
疽毒内陷　参见内陷条。
痖夏　参见注夏条。
痱疮　参见痱疮条。
唐本草　参见新修本草条。
唐容川　参见唐宗海条。
离睛　参见蟹睛条。
站功　参见站桩功条。
旁其　参见乌药条。
凌晓五　参见凌鱼条。
粉丹皮　参见牡丹皮条。
粉花疮　参见粉刺条。
粉草　参见甘草条。
粉萆薢　参见萆薢条。
粉葛　参见葛根条。
粉锡　参见铅粉条。
粉膏丸　参见浓缩丸条。
粉瘤　参见脂瘤条。

益元散　参见六一散条。
益母　参见益母草条。
益母花　参见益母草条。
益母草子　参见茺蔚子条。
益母草膏　参见益母膏条。
益智子　参见益智仁条。
兼胎症　参见妊娠目病条。
准头　参见素髎条。
瓷针　参见陶针条。
资生健脾丸　参见资生丸条。
资脉　参见瘈脉条。
凉伞草　参见泽漆条。
凉伞遮珍珠　参见朱砂根条。
凉粉草　参见白马骨条。
酒份　参见份酒条。
酒刺　参见粉刺条。
酒醉花　参见洋金花条。
酒糟鼻　参见酒皶鼻条。
酒醴　参见酒剂条。
酒齇鼻　参见酒皶鼻条。
消中　参见中消条。
消心　参见上消条。
消肾　参见下消条。
消乳　参见回乳条。
消铄　参见消泺条。
消脾　参见中消条。
海上仙方　参见海上方条。
海上名方　参见海上方条。
海马蔺　参见海带条。
海石　参见海浮石条。
海州常山　参见臭梧桐条。
海昆布　参见昆布条。
海金沙草　参见海金沙藤条。
海底　参见会阴条。
海底痈　参见悬痈条。
海草　参见海带条。
海南子　参见槟榔条。
海莲花　参见凤仙花条。
海蚌含珠　参见铁苋条。
海菜　参见石花菜条。
海蛎子壳　参见牡蛎条。

海蛇　参见海龙条。
海蛇　参见海蜇条。
海蕉　参见罗裙带条。
浮水麦　参见浮小麦条。
浮石　参见海浮石条。
浮麦　参见浮小麦条。
浮海石　参见海浮石条。
浮萍障　参见聚开障条。
流注八穴　参见八会交会穴条。
流星草　参见谷精草条。
浴面　参见摩面条。
浴香　参见乳香条。
宽筋藤　参见伸筋草条。
家用良方　参见医方易简新方条。
容主　参见上关条。
窍阴　参见足窍阴、头窍阴条。
窍漏证　参见漏睛条。
诸伤　参见跌打损伤条。
诸病源候总论　参见诸病源候论条。
诸葛菜　参见芜菁条。
袖珍方大全　参见袖珍方条。
被膜儿　参见混元生条。
调和法　参见平补平泻条。
调羹花　参见厚朴花条。
旃那叶　参见番泻叶条。

[一]

阳旦汤　参见桂枝汤条。
陶节庵　参见陶华条。
陶隐居　参见陶弘景条。
陷骨　参见陷谷条。
陷睛翳　参见目内陷条。
通门　参见三阳络条。
通气法　参见行气法条。
通玄指要赋　参见流注指要赋条。
通关　参见阴都条。
通间　参见三阳络条。
通谷　参见足通谷条。
通乳　参见下乳条。
通视　参见小儿通睛条。
通草　参见木通条。

通理　参见通里条。
通脱木　参见通草条。
桑上寄生　参见桑寄生条。
桑皮　参见桑白皮条。
桑条　参见桑枝条。
桑枣　参见桑椹条。
桑果　参见桑椹条。
桑实　参见桑椹条。
桑根白皮　参见桑白皮条。
桑根皮　参见桑白皮条。
桑麻丸　参见扶桑丸条。
桑椹子　参见桑椹条。
桑蛸　参见桑螵蛸条。
预知子　参见八月札条。
绣花针　参见虎刺条。
绣球风　参见肾囊风条。
验方萃编　参见厚德堂集验六萃编条。

十一画

[一]

琐阳　参见锁阳条。
理伤续断方　参见仙授理伤续断秘方条。
斑杖　参见虎杖条。
斑根　参见虎杖条。
斑蝥　参见斑蝥条。
斑猫　参见斑蝥条。
琉璃胎　参见子肿条。
琉璃疽　参见土栗条。
域中　参见彧中条。
菱角菜　参见荠菜条。
堇菜地丁　参见紫花地丁条。
黄木香　参见寻骨风条。
黄牛香　参见鸡骨香条。
黄丹　参见铅丹条。
黄风　参见黄风内障条。
黄水疮　参见旋耳疮条。
黄古头草　参见水蜈蚣条。
黄龙尾　参见仙鹤草条。
黄瓜香　参见地榆条。

黄瓜疽　参见黄瓜痈条。
黄耳类伤寒　参见黄耳伤寒条。
黄米　参见秫米条。
黄花三七　参见蒲公英条。
黄花仔　参见地耳草条。
黄花地丁　参见蒲公英条。
黄花柴胡　参见一枝黄花条。
黄花菜　参见金针菜条。
黄花菜根　参见萱草根条。
黄芥子　参见芥子条。
黄连安神丸　参见朱砂安神丸条。
黄连芽　参见黄练芽条。
黄连泻心汤　参见大黄黄连泻心汤条。
黄连茶　参见黄练芽条。
黄饭花　参见密蒙花条。
黄坤载　参见黄元御条。
黄松木节　参见松节条。
黄矾丸　参见蜡矾丸条。
黄果　参见甜橙条。
黄金子　参见黄荆子条。
黄金石　参见雄黄条。
黄金丝　参见茅膏菜条。
黄金条　参见黄荆条。
黄卷皮　参见大豆黄卷条。
黄油障　参见黄油证条。
黄房　参见丹田条。
黄荆枝　参见黄荆条。
黄草　参见石斛条。
黄药根　参见黄药子条。
黄药脂　参见黄药子条。
黄栀子　参见栀子条。
黄独　参见黄药子条。
黄帝八十一难经　参见难经条。
黄帝内经明堂　参见黄帝内经明堂类成、黄帝明堂经条。
黄帝内经素问详注直讲全集　参见素问直讲条。
黄帝内经素问遗篇　参见素问遗篇条。
黄帝素问灵枢合纂　参见素问灵枢类纂约注条。
黄姜　参见姜黄条。

黄耆　参见黄芪条。
黄豇豆　参见望江南子条。
黄疸卷柏　参见地柏枝条。
黄疸草　参见马蹄金条。
黄菊花　参见菊花条。
黄梅花　参见蜡梅花条。
黄雀花　参见金雀花条。
黄常山　参见常山条。
黄婆　参见真意条。
黄鹂芽　参见黄练芽条。
黄道栌　参见黄栌条。
黄楝头　参见黄练芽条。
黄楝树　参见苦木条。
黄蜂窝　参见露蜂房条。
黄膜上冲　参见黄液上冲条。
黄熟花　参见旋覆花条。
黄橘皮　参见橘皮条。
黄檗　参见黄柏条。
黄藤子　参见菟丝子条。
菖蒲　参见水菖蒲、石菖蒲条。
萎蕤　参见玉竹条。
菌灵芝　参见灵芝草条。
萝卜子　参见莱菔子条。
萝卜花　参见花翳白陷条。
萝丝卜　参见菟丝子条。
萆薢分清饮　参见分清饮条。
萸连丸　参见左金丸条。
萸杜鹃　参见闹羊花条。
菜蓟　参见水飞蓟条。
菟丝实　参见菟丝子条。
菊三七　参见菊叶三七条。
落翘　参见连翘条。
梦与鬼交　参见女子梦交条。
梦生　参见闷气生条。
梣皮　参见秦皮条。
梅片　参见冰片条。
梅衣秃　参见油风条。
梅花冰片　参见冰片条。
梅花针　参见皮肤针条。
梅花针疗法　参见皮肤针疗法条。
梅实　参见乌梅条。

梅藓　参见石花条。
曹赤电　参见曹炳章条。
曹家达　参见曹颖甫条。
曹溪　参见风府条。
豉饼灸　参见豆豉灸条。
脣　参见唇条。
龚云林　参见龚廷贤条。
匏舌　参见舌下痰包条。
盛启东　参见盛寅条。
盛胎　参见激经条。
雪荷花　参见雪莲条。
雪莲花　参见雪莲条。
雪里青　参见白毛夏枯草条。
雪口　参见口糜条。
排风藤　参见白毛藤条。
推云　参见黄液上冲条。
推肠生　参见盘肠生条。
推拿广意　参见小儿推拿广义条。
推拿学　参见推拿条。
推攒竹　参见开天门条。
推罐法　参见走罐法条。
捻转法　参见捻法条。
掖门　参见液门条。
接骨　参见接脊条。
接骨风　参见接骨木条。
接骨仙桃　参见仙桃草条。
接骨草　参见接骨木条。
接骨药　参见海桐皮条。
接骨藤　参见买麻藤条。
接续草　参见问荆条。
救急仙方　参见急救仙方条。

[丨]

颅囟　参见颅息条。
虚劳小建中汤　参见小建中汤条。
雀子斑　参见雀斑条。
雀舌草　参见地耳草条。
雀盲　参见雀目条。
雀啄法　参见提插法条。
野三七　参见地笋条。
野山药　参见穿山龙条。

野石榴　参见金樱子条。
野田七　参见竹节三七条。
野兰　参见漏芦条。
野芋头　参见天南星、野芋条。
野红花　参见大蓟条。
野麦　参见瞿麦条。
野芹菜　参见藁本、毛茛、石龙芮条。
野花椒　参见竹叶椒条。
野苦荬　参见苣荬菜条。
野苦菜　参见败酱草条。
野杨梅　参见蛇莓条。
野油菜　参见荸菜条。
野茴香　参见蛇床子条。
野茶　参见罗布麻条。
野南瓜　参见算盘子条。
野香茹　参见石荠苧条。
野扁豆　参见望江南条。
野酒花　参见啤酒花条。
野黄菊　参见野菊花条。
野菠菜　参见羊蹄条。
野猪粪　参见猪苓条。
野麻　参见罗布麻条。
野通草　参见梗通草条。
野绿灯　参见苦蘵条。
野蒜　参见薤白、石蒜条。
野辣椒　参见龙葵条。
野橙子　参见枸橘条。
眯目　参见物偶入睛证条。
眯目飞扬　参见物偶入睛证条。
眼明草　参见千里光条。
眼胞紧小　参见睥急紧小条。
眼䀮　参见目䀮条。
眼偏视　参见目偏视条。
悬球　参见睥虚如球条。
悬极俞　参见悬枢条。
悬泉　参见中封条。
悬珠痔　参见悬胆痔条。
悬起灸　参见艾条灸条。
悬浆　参见承浆条。
悬痈　参见重腭条。
悬旗风　参见飞扬喉条。

曼陀罗花　参见洋金花条。
晚发　参见伏气温病、伏气条。
晚蚕沙　参见蚕沙条。
晚蚕蛾　参见原蚕蛾条。
跌阳　参见跗阳条。
蚶子壳　参见瓦楞子条。
蚯蚓　参见地龙条。
蛎蛤　参见牡蛎条。
蛇不见　参见阴地蕨条。
蛇不过　参见虎刺条。
蛇丹　参见蛇串疮条。
蛇节疔　参见蛭节疔条。
蛇包谷　参见天南星条。
蛇头　参见温溜条。
蛇头王　参见一枝黄花条。
蛇皮　参见蛇蜕、蛇身条。
蛇舌草　参见白花蛇舌草条。
蛇舌癀　参见白花蛇舌草条。
蛇壳　参见蛇蜕条。
蛇利草　参见半边莲条。
蛇体　参见蛇身条。
蛇泡草　参见蛇莓条。
蛇虱　参见白疕条。
蛇总管　参见白花蛇舌草条。
蛇退　参见蛇蜕条。
蛇倒退　参见贯叶蓼条。
蛇啮　参见蛇咬伤条。
蛇衔　参见蛇含条。
蛇脷草　参见白花蛇舌草条。
蛇麻花　参见啤酒花条。
崔氏八味丸　参见肾气丸条。
崔真人脉诀　参见崔氏脉诀条。
崩中漏下　参见崩漏条。

[丿]

铜钱草　参见虎耳草条。
矫摩　参见推拿条。
银花　参见金银花条。
银花藤　参见忍冬藤条。
银杏　参见白果条。
银条参　参见北沙参条。
银粉　参见轻粉条。
银腰带　参见芫花条。
银精石　参见云母条。
甜瓜蒂　参见瓜蒂条。
甜荞　参见荞麦条。
甜梗子　参见芦根条。
甜藤　参见鸡屎藤条。
犁尖草　参见贯叶蓼条。
移星草　参见谷精草条。
鹅巴掌　参见回回蒜条。
偏马坠　参见悬痈条。
偏风　参见半身不遂条。
偏头风　参见半边头风条。
偏头痛　参见半边头风条。
偏对口　参见偏脑疽条。
偏坠　参见水疝条。
偏肩　参见肩髃条。
偏枯　参见半身不遂条。
偏骨　参见肩髃条。
偏瘫　参见半身不遂条。
假五味子　参见盐肤子条。
假决明　参见望江南条。
假观　参见止观条。
假苏　参见荆芥条。
假苦瓜　参见罗汉果条。
假黄连　参见胡黄连条。
假绿豆　参见决明子条。
盘儿草　参见苦荬菜条。
盘龙箭　参见盘龙参条。
盘法　参见摇法条。
盘颈痰毒　参见锁喉痈条。
徘徊花　参见玫瑰花条。
御米壳　参见罂粟壳条。
舶茴香　参见八角茴香条。
斜搬法　参见斜板法条。
彩云捧日　参见血翳包睛条。
彩图辨舌指南　参见辨舌指南条。
脚心痛　参见足心痛条。
脚发　参见足发背条。
脚软　参见足软条。
脚板上胶肟出臼　参见脚盘出臼条。

脚板蒿　参见牡蒿条。
脚鱼壳　参见鳖甲条。
脚垫　参见胼胝条。
脚背发　参见足发背条。
脚跟痛　参见足跟痛条。
脚踝骱出　参见脚盘出臼条。
脟胦　参见气海条。
脬囊　参见肾囊条。
脱力草　参见鬼针草、仙鹤草条。
脱下颏　参见颊车蹉条。
脱血　参见血脱条。
脱壳乳痈　参见乳发条。
脱位　参见脱臼条。
脱骨疔　参见脱疽条。
脱骨疽　参见脱疽条。
脱痈　参见脱疽条。
脱颏　参见颊车蹉条。
脱靴疔　参见烂疔条。
脱骱　参见脱臼条。
脱髎　参见脱臼条。
脱囊痈　参见脱囊条。
鱼鳅串　参见马兰条。
猪牙草　参见萹蓄条。
猪耳朵穗子　参见车前子条。
猪姆耳　参见鱼腥草条。
猪膏莓　参见豨莶草条。
猪蹄花　参见金雀花条。
猪鞭草　参见盘龙参条。
猫爪子花　参见白头翁条。
猫耳朵　参见虎耳草条。
猫儿眼睛草　参见泽漆条。
猫蓟　参见小蓟条。
猘犬伤　参见疯犬咬伤条。
猛疽　参见锁喉痈、喉痈条。

[丶]

膏肓　参见膏肓俞条。
麻子　参见火麻仁条。
麻子仁　参见火麻仁条。
麻仁丸　参见麻子仁丸条。
麻仁滋脾丸　参见麻子仁丸条。

麻芋果　参见半夏条。
麻舌　参见舌痹条。
麻知几　参见麻九畴条。
麻骨风　参见买麻藤条。
痔疮　参见痔条。
痔核　参见痔条。
痔瘘　参见痔漏条。
疵疽　参见附骨条。
疵痈　参见肩疽条。
鹿车　参见三车条。
鹿安茶　参见鹿衔草条。
鹿胶　参见鹿角胶条。
鹿酱　参见败酱草条。
鹿蹄草　参见鹿衔草条。
旋台骨折　参见天柱骨折条。
旋机　参见璇玑条。
旋复梗　参见金沸草条。
旋螺外障　参见旋螺突起条。
章柳根　参见商陆条。
章虚谷　参见章楠条。
商谷　参见商曲条。
商垢　参见商丘条。
商盖　参见督俞条。
望江青　参见水苏条。
率角　参见率谷条。
率骨　参见率谷条。
惊产　参见惊生条。
惊振翳　参见惊振内障条。
粘不扎　参见豨莶草条。
粘身草　参见鬼针草条。
粘糊菜　参见豨莶草条。
剪刀草　参见射干条。
剪口疮　参见口角疮条。
剪绒花　参见瞿麦条。
着肤灸　参见直接灸条。
断弓弦散　参见失笑散条。
断针　参见折针条。
断肠草　参见白屈菜条。
断乳　参见回乳条。
断绪　参见不孕条。
盗汗　参见寝汗条。

清水豆卷　参见大豆黄卷条。
清冷泉　参见清冷渊条。
清明花　参见杜鹃花条。
清骨风　参见寻骨风条。
清热法　参见清法条。
清厥　参见阴厥条。
清暑益气丸　参见清暑益气汤条。
清脾汤　参见清脾饮条。
混沌衣　参见紫河车条。
混睛　参见混睛障条。
混睛外障　参见混睛障条。
混障症　参见混睛障条。
渊液　参见渊腋条。
液门　参见渊腋条。
淡大芸　参见肉苁蓉条。
淡竹叶　参见竹叶条。
淡竹茹　参见竹茹条。
淡竹沥　参见竹沥条。
婆婆丁　参见蒲公英条。
婆婆草　参见鬼针草条。
梁关　参见金门条。
宽喉法　参见擒拿法条。

[丶]

弹拨法　参见拨法条。
随息　参见随法条。
堕胎花　参见凌霄花条。
颈中　参见臂臑条。
颈冲　参见臂臑条。
颈骨折　参见天柱骨折条。
续本事方　参见本事方续集条。
续骨木　参见接骨木条。
续素问钞　参见读素问钞条。
续随子　参见千金子条。
骑马痈　参见悬痈条。
骑马漏　参见海底漏条。
骑关痈　参见喉关痈条。
绵大戟　参见狼毒条。
绵芪　参见黄芪条。
绵茵陈　参见茵陈蒿条。
绵黄耆　参见黄芪条。

绵萆薢　参见萆薢条。
绶草　参见盘龙参条。
绿升麻　参见升麻条。
绿豆皮　参见绿豆衣条。
绿豆壳　参见绿豆衣条。
绿梅花　参见绿萼梅花条。
巢氏病源　参见诸病源候论条。

十二画

[一]

琼瑶发明神书　参见琼瑶神书条。
越桃　参见栀子条。
煮散　参见散剂条。
葫芦　参见金果榄条。
葫芦瓜　参见葫芦条。
葫芦草　参见白毛藤条。
葫芦罐　参见马兜铃条。
散血草　参见白毛夏枯草条。
葳参　参见玉竹条。
葳蕤　参见玉竹条。
葛可久　参见葛乾孙条。
葛条花　参见葛花条。
葛根芩连汤　参见葛根黄芩黄连汤条。
葛稚川　参见葛洪条。
葛震父　参见葛应雷条。
葱白头　参见葱白条。
葱青　参见葱叶条。
葱茎白　参见葱白条。
落苏　参见茄子条。
落枕　参见失枕条。
落草　参见分娩条。
落胎　参见断胎条。
萱草　参见黄花菜条。
萱草花　参见金针菜条。
葈耳实　参见苍耳子条。
葵子　参见冬葵子条。
葵菜子　参见冬葵子条。
棒子木　参见棒棒木条。
棒子毛　参见玉米须条。

棒棰　参见人参条。
棒槌草　参见夏枯草条。
椰酒　参见椰子浆条。
桫罗子　参见娑罗子条。
楮实　参见楮实子条。
楮桃　参见楮实子条。
棉子　参见棉花子条。
棉花条　参见芫花条。
棉花疮　参见霉疮条。
棉花核　参见棉花子条。
棕毛　参见棕榈皮条。
棕皮　参见棕榈皮条。
榔玉　参见槟榔条。
榔头花　参见漏芦条。
鹁鸽　参见鸽条。
粟壳　参见罂粟壳条。
粟疡　参见粟疮条。
硬蒺藜　参见刺蒺藜条。
硝矾散　参见硝石矾石散条。
雁来红　参见长春花条。
雁疮　参见猫眼疮条。
厥俞　参见厥阴俞条。
裂浆　参见沥浆生条。
雄丁香　参见丁香条。
雄黄草　参见白屈菜条。
雄精　参见雄黄条。
颊车骨脱臼　参见颊车蹉条。
提弹法　参见弹提法条。
提痧　参见扭痧条。
捏积　参见捏脊条。
雅连　参见黄连条。

[丨]

龂交　参见龈交条。
紫贝齿　参见紫贝条。
紫丹参　参见丹参条。
紫花草　参见石荠苎条。
紫苏　参见紫苏叶条。
紫苏杆　参见紫苏梗条。
紫顶龙芽　参见马鞭草条。
紫金丸　参见失笑散条。
紫金龙　参见虎杖条。
紫河车　参见胎衣、三车条。
紫油厚朴　参见厚朴条。
紫参　参见拳参条。
紫荆木皮　参见紫荆皮条。
紫背天葵子　参见天葵子条。
紫菘　参见萝卜条。
紫雪丹　参见紫雪条。
紫雪散　参见紫雪条。
紫虚脉诀　参见崔氏脉诀条。
紫葳花　参见凌霄花条。
紫菜　参见紫菜条。
紫蒨　参见紫菀条。
紫藤香　参见降香条。
棠梂子　参见山楂条。
掌中　参见劳宫条。
掌心风　参见鹅掌风条。
掌心毒　参见托盘疔条。
掌摩法　参见摩法条。
喷嚏　参见嚏条。
喇叭花子　参见牵牛子条。
喉科枕秘　参见焦氏喉科枕秘条。
喉科擒拿法　参见擒拿法条。
喉毒药　参见毛冬青条。
喻嘉言　参见喻昌条。
暑产　参见热产条。
暑疡　参见暑疖条。
睑中生赘　参见眼胞菌毒条。
睑生粟　参见粟疮条。
睑倒粘睛　参见睥肉粘轮条。
睑粘睛珠　参见睥肉粘轮条。
蛔厥　参见吐蛕条。
蛤壳　参见海蛤壳条。
蛤蚆皮　参见蟾蜍皮条。
蛤蟆草　参见委陵菜条。
蛤蟆浆　参见蟾酥条。
蛤蟆酥　参见蟾酥条。
遗道　参见归来条。
遗精　参见失精条。
嵒　参见癌条。
嵌爪　参见甲疽条。

嵌甲　参见甲疽条。
嵌指　参见甲疽条。
黑儿茶　参见儿茶条。
黑大豆皮　参见稆豆衣条。
黑小豆皮　参见稆豆衣条。
黑子　参见黑痣条。
黑木耳　参见木耳条。
黑风　参见黑风内障条。
黑风蛇　参见乌梢蛇条。
黑芝麻　参见黑脂麻条。
黑花飞蝇　参见云雾移睛条。
黑苏子　参见紫苏子条。
黑豆　参见黑大豆条。
黑豆衣　参见稆豆衣条。
黑盲　参见青盲条。
黑参　参见玄参条。
黑珠翳　参见蟹睛条。
黑眼　参见黑睛条。
黑瞎子胆　参见熊胆条。

[丿]

铺地凉伞　参见紫金牛条。
铺地锦　参见地锦草条。
铺红　参见目飞血条。
铺灸　参见长蛇灸条。
锁严子　参见锁阳条。
锁骨疽　参见缺盆疽条。
锈铁棒　参见锁阳条。
锉草　参见木贼条。
锐中　参见神门条。
锐疽　参见鹳口疽条。
智利毛　参见身柱条。
程云来　参见程林条。
程氏萆薢分清饮　参见萆薢分清饮条。
程用光　参见程充条。
程松崖　参见程玠条。
程郊倩　参见程应旄条。
程钟龄　参见程国彭条。
程敬通　参见程衍道条。
程德基　参见程履新条。
稀涎散　参见救急稀涎散条。

箸针　参见皮肤针条。
筑滨　参见筑宾条。
筋走　参见伤筋条。
筋束　参见筋缩条。
筋转　参见伤筋条。
筋骨草　参见伸筋草条。
筋断　参见伤筋条。
筋强　参见伤筋条。
筋翻　参见伤筋条。
鹅口疮　参见口糜条。
鹅不食　参见鹅不食草条。
鹅爪风　参见灰指甲条。
鹅管石　参见钟乳石条。
傅氏女科全集　参见女科产后编条。
傅允科　参见傅仁宇条。
傅青主　参见傅山条。
集验良方　参见年希尧集验良方条。
御药房　参见御药院条。
循元　参见天枢条。
循经接气法　参见接经行气法条。
舒筋草　参见伸筋草条。
番椒　参见辣椒条。
番蕉叶　参见铁树叶条。
筋痹　参见风痹条。
错瓜　参见八月札条。
腊梅花　参见蜡梅花条。
腌芥卤　参见陈芥菜卤汁条。
腓腨发疽　参见腓腨发条。
脾虫病　参见寸白虫病条。
脾肚发　参见发背条。
脾肾泄　参见肾虚五更泄泻条。
脾舍　参见地机条。
脾募　参见章门条。
腋门　参见液门、大巨、渊腋条。
腋气　参见狐臭条。
腋臭　参见狐臭条。
鲁府秘方　参见鲁府禁方条。
象贝母　参见浙贝母条。
猬皮　参见刺猬皮条。
猴丹　参见猴枣条。
猴耳草　参见寻骨风条。

猴姜　参见骨碎补条。
猴蒜　参见毛茛条。
然骨　参见然谷条。

[丶]

蛮姜　参见高良姜条。
痞爪　参见代指条。
痞　参见否条。
痟中　参见中消条。
痢疾草　参见委陵菜、铁苋条。
痧刀　参见小眉刀条。
痛风　参见白虎历节风、历节风条。
痛如神祟　参见神祟眼痛条。
痛经　参见经行腹痛条。
童子怯　参见室女经闭成劳条。
童玄　参见列缺条。
童参　参见太子参条。
童损　参见室女经闭成劳条。
焠针　参见燔针条。
焰消　参见消石条。
善忘　参见多忘条。
普雨茶　参见普洱茶条。
普济消毒饮　参见普济消毒饮子条。
普济解毒丹　参见甘露消毒丹条。
道引　参见导引条。
粪球虫　参见蜣螂条。
粪脚草　参见地锦草条。
数失子　参见滑胎条。
湖鸡腿　参见翻白草条。
湿泄　参见濡泄条。
湿瘑疮　参见瘑疮条。
湿瘢　参见胎瘢疮条。
温毒　参见时毒条。
温毒发斑　参见时疫发斑条。
温疫　参见瘟疫条。
温疫发斑　参见时疫发斑条。
温莪术　参见莪术条。
滑肉　参见滑肉门条。
滑伯仁　参见滑寿条。
滑幽门　参见滑肉门条。
游火　参见赤游丹毒条。

游肿　参见游风条。
滋肾丸　参见通关丸条。
滋肾通关丸　参见通关丸条。
滁菊花　参见菊花条。
溲血　参见溺血、尿血条。
割人藤　参见葎草条。
割脂疗法　参见割治疗法条。
寒号虫粪　参见五灵脂条。
寒豆　参见蚕豆条。
寒府　参见膝阳关、足阳关条。
寒泄　参见冷泄条。
寒疮　参见猫眼疮条。
寒雀粪　参见五灵脂条。
寒厥　参见阴厥条。
寒温条辨　参见伤寒温疫条辨条。
窗聋　参见天窗条。
裤口毒　参见臁疮条。
裤口疮　参见臁疮条。
禅坐　参见盘坐条。
裙风　参见臁疮条。
裙边疮　参见臁疮条。
谢利恒　参见谢观条。

[一]

犀黄　参见牛黄条。
强阳　参见络却条。
隔山锹　参见隔山消条。
隔山撬　参见隔山消条。
隔物灸　参见间接灸条。
皴裂疮　参见皲裂疮条。
缠白喉　参见白喉条。
缕法　参见理法条。

十三画

[一]

瑇瑁　参见玳瑁条。
鼓　参见鼓花头条。
鼓槌风　参见腕痈条。
鼓槌草　参见谷精草条。

塘葛菜　参见蔊菜条。
墓头灰　参见墓头回条。
蓝花菜　参见鸭跖草条。
蓝矾　参见胆矾条。
蓝蝴蝶　参见鸢尾条。
蒙花　参见密蒙花条。
蓖麻仁　参见蓖麻子条。
蓬术　参见莪术条。
蓬砂　参见硼砂条。
蓬莪术　参见莪术条。
蓬莪茂　参见莪术条。
蒺藜子　参见刺蒺藜条。
蒲草芃　参见蒲黄条。
蒲棒花粉　参见蒲黄条。
蒲棰　参见蒲棒条。
蒲槌　参见蒲棒条。
蒲颓子　参见胡颓子条。
蒲颓叶　参见胡颓子叶条。
椿木皮　参见椿皮条。
椿白皮　参见椿皮条。
椿皮　参见樗皮条。
楝皮　参见苦楝皮条。
楝根木皮　参见苦楝皮条。
椿根白皮　参见椿皮条。
楝实　参见川楝子条。
榄核莲　参见穿心莲条。
楸叶常山　参见臭梧桐条。
槐米　参见槐花条。
槐豆　参见望江南子、槐角条。
槐连灯　参见槐角条。
槐连豆　参见槐角条。
槐实　参见槐角条。
榆子　参见榆实条。
榆仁　参见榆实条。
榆荚仁　参见榆实条。
榆钱　参见榆实条。
楼全善　参见楼英条。
䶈尾　参见长强条。
感冒　参见伤风条。
鹐子嘴　参见老鹳草条。
鹐鹐疔　参见舌疔条。

雷少逸　参见雷丰条。
雷公头　参见香附条。
雷公药性赋　参见珍珠囊药性赋条。
雷实　参见雷丸条。
雷廓　参见八廓条。
摄领疮　参见牛皮癣条。
颠扑损伤　参见跌打损伤条。
摆子草　参见墓头回条。
搬法　参见扳法条。
搐搦　参见瘈疭条。
输府　参见俞府条。
颐发　参见发颐条。
裘庆元　参见裘吉生条。

[丨]

虞天民　参见虞抟条。
嗜卧　参见多卧条。
嗌　参见咽条。
嗳气　参见噫气条。
睛陷　参见目内陷条。
睥　参见眼睑条。
睥翻粘睑　参见风牵睑出条。
蛾眉豆　参见扁豆条。
蜂房　参见露蜂房条。
蜂窝疽　参见蜂窝发条。
蜂巢　参见露蜂房条。
歇　参见歇经条。
跨骨　参见梁丘条。
路边草　参见马兰条。
路边姜　参见白马骨条。
跟疽　参见土栗条。
蜀本草　参见重广英公本草条。
蜀羊泉　参见白毛藤条。
蜀椒　参见花椒条。
骭失　参见脱臼条。

[丿]

错经　参见差经条。
锫针　参见铍针条。
锦灯笼　参见挂金灯条。
锦纹　参见大黄条。

锣头草　参见夏枯草条。
锯锯藤　参见葎草条。
矮瓜　参见茄子条。
矮地茶　参见紫金牛条。
矮樟　参见乌药条。
简易本草　参见草药图经条。
催生兔脑丸　参见催生丹条。
催乳　参见下乳条。
魁蛤壳　参见瓦楞子条。
鼠牙半支　参见佛甲草条。
鼠尾　参见荜茇条。
鼠粘子　参见牛蒡子条。
微针　参见小针条。
番木鳖　参见马钱子条。
腻粉　参见轻粉条。
腰户　参见腰俞条。
腰产　参见腰俞条。
腰空　参见腰俞条。
腰柱　参见腰俞条。
腰骨损断　参见腰骨伤条。
腰黄　参见雄黄条。
腽肭脐　参见海狗肾条。
腮颔发　参见发颐条。
腨肠　参见承筋、筑宾条。
腹水草　参见半边莲条。
腹出　参见腹结条。
腹鸣　参见肠鸣条。
腹屈　参见腹结条。
腹募　参见募穴条。
脾约丸　参见麻子仁丸条。
脾约麻仁丸　参见麻子仁丸条。
腿凹　参见委中条。
腿肚　参见筑宾条。
腿游风　参见流火条。
解毒四物汤　参见温清饮条。
鲍鱼壳　参见石决明条。
解晕草　参见吉祥草条。

[丶]

瘌痢头　参见白秃疮条。
痱子　参见痱疮条。

痱子草　参见石荠苎条。
痴呆　参见癫、呆病条。
痦瘟　参见隐疹条。
痰湿不孕　参见湿痰不孕条。
新方八阵砭　参见景岳新方砭条。
新刊仁斋直指小儿附遗方论　参见仁斋小儿方论条。
新刊京本活人心法　参见活人心法条。
新会皮　参见橘皮条。
新会橙　参见甜橙条。
新刻秘授外科百效全书　参见外科百效全书条。
新编医方大成　参见医方大成条。
新编俗解八十一难经图要　参见勿听子俗解八十一难经条。
意拳养生桩　参见意拳站桩功条。
辣辣草　参见毛茛条。
阙俞　参见厥阴俞条。
煤珀　参见琥珀条。
煨针　参见火针条。
数堕胎　参见滑胎条。
慈幼筏　参见慈幼新书条。
慈宫　参见冲门条。
慈菇　参见慈姑条。
酱瓣豆草　参见马齿苋条。
满山香　参见水团花条。
满天星　参见白马骨条。
满山黄　参见一枝黄花条。
溪穴　参见归来条。
滚地龙　参见鸡骨香条。
溺　参见小便多条。
溺血　参见尿血条。
溺赤　参见小便黄赤条。
溺浊　参见便浊、白浊条。
窦太师流注指要赋　参见流注指要赋条。
窦氏外科全书　参见疮疡经验全书条。
窦道　参见漏条。
寤生　参见闷气生条。

[一]

尳腰　参见闪挫腰痛条。

十四画

[一]

酸味草　参见酢浆草条。
碧蝉花　参见鸭跖草条。
聚散障　参见聚开障条。
嘉庆子　参见李子条。
嘉祐补注本草　参见补注神农本草条。
截根疗法　参见挑治疗法条。
蔓菁　参见芜菁条。
蔻米　参见白豆蔻条。
蓬里弥实　参见沙图穆苏条。
蒸病　参见劳蒸条。
榰实　参见榰子条。
槟榔衣　参见大腹皮条。
槟榔皮　参见大腹皮条。
遭指　参见代指条。
酸五棱　参见阳桃条。
酸不溜　参见酸模条。
酸母　参见酸模条。
酸汤杆　参见虎杖条。
酸浆水　参见浆水条。
酸浆实　参见挂金灯条。
酸浆草　参见酢浆草条。
酸桶笋　参见虎杖条。
酸榴皮　参见石榴皮条。
酸赭　参见地榆条。
磁朱丸　参见神曲丸条。

[丨]

蜚虻　参见虻虫条。
嗽血　参见咳血条。
嗽药　参见白前、百部条。
蜡花　参见蜡梅花条。
蜡树皮　参见秦皮条。
蜡烛泻　参见蜡烛疳条。
蜞　参见水蛭条。
蜥蜴　参见石龙子条。
蝇头蟹眼　参见蟹睛条。
蝇翅黑花　参见云雾移睛条。
蜘蛛疮　参见蛇串疮条。
蝉衣　参见蝉蜕条。
蝉退　参见蝉蜕条。
鹘眼凝睛外障　参见鹘眼凝睛条。

[丿]

铼眉疮　参见恋眉疮条。
熏牙子　参见天仙子条。
熏陆香　参见乳香条。
熏梅　参见乌梅条。
稳齿菜　参见荆芥条。
算盘珠　参见算盘子条。
管见大全良方　参见备急管见大全良方条。
管仲　参见贯众条。
僧深药方　参见深师方条。
鼻冲　参见曲差条。
鼻疮　参见鼻疳条。
鼻穿　参见上迎香条。
鼻窍　参见鼻条。
鼻窍不利　参见伤风鼻塞条。
鼻准　参见素髎条。
鼻准红赤　参见酒皶鼻条。
鼻通　参见上迎香条。
鼻痔　参见鼻息肉条。
鼻塞肉　参见鼻息肉条。
鼻蜃疮　参见鼻疳条。
鼻燥　参见鼻藁条。
鼻齆　参见鼻息肉条。
鼻齇　参见酒皶鼻条。
睾丸　参见肾子条。
膊井　参见肩井条。
膈消　参见上消条。
膑骨　参见环跳条。
鲜白头　参见绵枣儿条。
鲜地黄　参见鲜生地条。

[丶]

膏肓腧穴灸法　参见灸膏肓腧穴法条。
膏药　参见硬膏条。
膏滋　参见煎膏条。

遮睛障　参见宿翳条。
腐肠　参见黄芩条。
瘟疫　参见时疫条。
瘟症羊毛论　参见羊毛瘟症论条。
瘣病　参见阴挺条。
瘊子　参见疣目条。
瘖　参见失音条。
瘖门　参见哑门条。
瘖俳　参见瘖痱条。
瘈疭　参见抽搐条。
瘘　参见漏条。
瘘管　参见漏条。
瘕病　参见瘕条。
瘕聚　参见瘕条。
辣茄　参见辣椒条。
辣虎　参见辣椒条。
辣菜子　参见白芥子条。
辣蓼草　参见辣蓼条。
精少　参见少精条。
精明　参见睛明条。
精室　参见精房条。
精宫　参见志室、命门条。
精寒　参见精冷条。
精露　参见石门条。
漆脚　参见干漆条。
漆渣　参见干漆条。
漱经　参见胎漏条。
滴乳石　参见钟乳石条。
滴服疮　参见黄水疮条。
滚刺疗法　参见皮肤针疗法条。
滚刺筒　参见皮肤针条。
滚法　参见㨰法条。
漏乳　参见产后乳汁自出条。
漏胞疮　参见肾囊风条。
蜜父　参见梨条。
蜜果　参见无花果条。
蜜草　参见甘草条。
蜜香　参见沉香条。
蜜脾　参见龙眼肉条。
蜜蜂草　参见香薷条。
蜜煎方　参见蜜煎导条。

蜜糖　参见蜂蜜条。

[一]

嫩双钩　参见钩藤条。
翠胆矾　参见胆矾条。
翠蝴蝶　参见鸭跖草条。
鹜泻　参见鹜泄条。
鹜溏　参见鹜泄条。
缩砂仁　参见砂仁条。
缩砂蜜　参见砂仁条。
缩脚流注　参见髂窝流注条。
缪仲淳　参见缪希雍条。

十五画

增订伪药条辨　参见伪药条辨条。
增补医方一盘珠　参见医方一盘珠条。
赭石　参见代赭石条。
鞋带　参见解溪条。
蕺菜　参见鱼腥草条。
蕲艾　参见艾叶条。
蕲蛇　参见白花蛇条。
横户　参见阴交条。
横舌　参见哑门条。
槿皮　参见木槿皮条。
樗白皮　参见樗皮条。
樗根皮　参见樗皮条。
樱珠　参见樱桃条。
樱桃痔　参见悬胆痔条。
橡子　参见橡实条。
橡栗　参见橡实条。
撅骨骨折　参见尾闾骨折条。
撑开押手法　参见舒张押手法条。
撮口　参见唇紧条。
撞刺生翳　参见撞刺生翳外障条。
暴发火眼　参见暴风客热条。
暴泻　参见暴泄条。
暴瘖　参见急喉瘖条。
暴瘚　参见暴厥条。
瞎蠓　参见虻虫条。
颙骨　参见肩髃条。

影囊　参见瘿条。
踝骨脱　参见脚盘出臼条。
躅躅花　参见闹羊花条。
鹭鸶藤　参见忍冬藤条。
蝎子　参见全蝎条。
蝎虎疔　参见舌疔条。
蝎虎草　参见回回蒜条。
蝼蛄串　参见蝼蛄窜条。
蝼蛄串穴　参见蝼蛄疖条。
蝙蝠屎　参见夜明砂条。
墨斗草　参见墨旱莲条。
墨鱼盖　参见海螵蛸条。

[丿]

靠山红　参见满山红条。
稻芽　参见谷芽条。
稻蘖　参见谷芽条。
箭头风　参见墓头回条。
箭头草　参见紫花地丁条。
箭芪　参见黄芪条。
僵虫　参见白僵蚕条。
僵蚕　参见白僵蚕条。
膝目　参见膝眼条。
膝头骨出臼　参见脚膝出臼条。
膝阳关　参见足阳关条。
膝顶　参见鹤顶条。
膝盖骨离位　参见脚膝出臼条。
膝骱出　参见脚膝出臼条。
鲢鱼须　参见鲶鱼须条。

[丶]

熟地　参见熟地黄条。
瘜　参见瘘条。
瘜疬　参见瘘疬条。
瘢痕灸　参见化脓灸条。
瘤赘　参见瘤条。
瘫痪风　参见瘫痪条。
懊憹　参见心中懊憹条。
潮脑　参见樟脑条。
潘桑叶　参见胡颓子叶条。
潼沙苑　参见沙苑子条。

潼蒺藜　参见沙苑子条。
寮刁竹　参见徐长卿条。
褥疮　参见蓐疮条。
谵语　参见谵妄条。
鹤虱草　参见天名精条。
熨眼　参见揉眼条。

十六画

[一]

靛花　参见青黛条。
靛青根　参见板蓝根条。
靛沫花　参见青黛条。
颞颥　参见脑空条。
髭疔　参见唇疔条。
燕口疮　参见口角疮条。
燕子石　参见石燕条。
燕吻　参见口角疮条。
燕蓄子　参见八月札条。
薤白头　参见薤白条。
薛立斋　参见薛己条。
薛生白　参见薛雪条。
薛息　参见乳根条。
薏米　参见薏苡仁条。
橛骨　参见长强条。
橘子叶　参见橘叶条。
橘仁　参见橘核条。
橘丝　参见橘络条。
橘米　参见橘核条。
橘筋　参见橘络条。
颠法　参见抖法条。
瓢儿瓜　参见梧桐子条。

[丿]

鼽嚏　参见鼻鼽条。
鲮鲤甲　参见穿山甲条。

[丶]

癀走　参见疔疮走黄条。
瘿气　参见瘿条。

燔针　参见火针条。
燔针焠刺疗法　参见火针疗法条。
糖刺果　参见金樱子条。
糖梗　参见甘蔗条。
糖罐　参见金樱子条。
凝水石　参见寒水石条。
凝产　参见碍产条。
潞党参　参见柴胡条。
濂珠　参见珍珠条。
鹤顶　参见梁丘条。

[一]

壁虱胡麻　参见亚麻子条。
避火蕉　参见铁树叶条。
避经　参见避年条。

十七画

[一]

戴同父　参见戴启宗条。
戴原礼　参见戴思恭条。
戴麟郊　参见戴天章条。
藏红花　参见番红花条。
礞石滚疾丸　参见滚痰丸条。
霜桑叶　参见桑叶条。
翳如螺盖　参见旋螺突起条。

[丨]

瞳仁不正　参见瞳神欹侧条。
瞳神干缺　参见瞳人干缺条。
瞳神偏射　参见瞳神欹侧条。
瞳神缺陷　参见瞳人干缺条。
瞳欹　参见瞳神欹侧条。
瞳缩　参见瞳神紧小条。
螳螂巢　参见桑螵蛸条。
螺纹疔　参见螺疔条。
螺盖翳　参见旋螺突起条。
蟀谷　参见率谷条。
髀厌　参见环跳条。
髀枢　参见环跳条。

[丿]

魏玉璜　参见魏之琇条。
魏念庭　参见魏荔彤条。
膨胀草　参见大戟条。
膻中发疽　参见膻中疽条。
鳅鱼　参见泥鳅条。

[丶]

䗪虫　参见地鳖虫条。
癞头花　参见芫花条。
膺中俞　参见中府条。
膺俞　参见中府条。
燥屎　参见燥矢条。
燥病疮　参见病疮条。
糟指　参见代指条。
濡泻　参见濡泄条。

[一]

臀骱骨出　参见胯骨出条。
臀骱脱臼　参见胯骨出条。
臂五里　参见手五里条。
臂风毒　参见肩风毒条。
臂骨折断　参见臂骨伤条。
臂骱落出　参见手臂出臼条。
檗木　参见黄柏条。
檗皮　参见黄柏条。

十八画

[一]

藕节毒　参见臂痈条。
藕节疤　参见藕节条。
藕包　参见臑痈条。
藕包毒　参见臑痈条。
藕杆　参见荷梗条。
藕实　参见莲子条。
藤梨　参见猕猴桃条。
藤梨根　参见猕猴桃根条。
覆杯　参见肿胀如杯条。

[丨]

瞻视昏渺症　参见视瞻昏渺条。
蟠龙草　参见仙茅条。
蟮拱头　参见蝼蛄疖条。
嶵峒丸　参见黎洞丸条。
髃骭　参见鸠尾条。

[丿]

翻白草　参见委陵菜条。
翻花下疳　参见肾岩条。
翻胃　参见反胃条。
翻胃木　参见常山条。
臑穴　参见臑俞条。
臑窌　参见臑会条。
臑输　参见臑俞条。
臑髎　参见臑会条。

[丶]

癞格宝草　参见天名精条。
癞蛤蟆酥　参见蟾酥条。
癞蟆皮　参见蟾蜍皮条。

十九画

[丨]

蹶心　参见涌泉条。
蟾皮　参见蟾蜍皮条。
巅上　参见百会条。
巅顶痛　参见顶巅痛条。
髋骨　参见环跳条。

[丿]

鼩鼬　参见鼩喘条。
蟹目　参见蟹睛条。
蟹珠　参见蟹睛条。
蟹睛疼痛外障　参见蟹睛条。
蟹睛横出　参见蟹睛条。
蟹睛翳　参见蟹睛条。

[丶]

颤法　参见振法条。
麒麟血　参见血竭条。
麒麟竭　参见血竭条。
爆格蚤　参见女贞子条。

二十画

蠔壳　参见牡蛎条。
鳖黑䵣黯　参见鳖黑斑条。
糯秫　参见秫米条。
糯粟　参见秫米条。
糯稻根　参见糯稻根须条。

二十一画

霸王树　参见仙人掌条。
露珠草　参见茅膏菜条。
髓中　参见四满、悬颅条。
髓孔　参见大迎、腰俞悬颅条。
髓会　参见悬钟条。
髓府　参见腰俞条。
髓空　参见腰俞条。
髓骨　参见悬颅条。
髓俞　参见腰俞条。
鳢肠　参见墨旱莲条。
癫狗伤　参见疯犬咬伤条。
癫痫白金丸　参见白金丸条。
蠡实　参见马蔺子条。

二十二画

囊脱　参见脱囊条。
臞仙活人心方　参见活人心法条。
镴石　参见砭石条。

二十三画以上

颧骨疔　参见颧疔条。
蠹疽　参见缺盆疽条。
黸鼻息肉　参见鼻息肉条。

拼 音 索 引

A

阿胶	(398)
阿胶黄连汤	(398)
阿胶鸡子黄汤	(398)
阿士良	(398)
阿是穴	(398)
阿魏	(399)
阿西年木司丸	(398)
癌	(783)
嗳腐	(734)
嗳气	(734)
艾尔瓦	(169)
艾非阿勒	(169)
艾附暖宫丸	(169)
艾灸补泻	(169)
艾灸疗法	(169)
艾纳香	(169)
艾绒	(170)
艾条	(169)
艾条灸	(169)
艾叶	(169)
艾炷	(169)
艾炷灸	(169)
爱庐医案	(584)
碍产	(730)
噫	(734)
安宫牛黄丸	(299)
安坤赞育丸	(298)
安眠	(299)
安神定志丸	(299)
安神丸	(299)
安胎	(299)
安胎丸	(299)
安胎饮	(299)
安胃饮	(299)
安息香	(299)
按跷	(497)
按法	(497)
按摩法	(497)
按胸腹	(497)
暗产	(733)
暗经	(733)
暗痫	(733)
敖氏伤寒金镜录	(554)
懊憹	(771)

B

八宝丹	(18)
八宝回春汤	(18)
八宝汤	(18)
八宝止血药墨	(18)
八宝治红丹	(18)
八触	(20)
八段锦	(19)
八法	(18)
八风	(16)
八风散	(16)
八纲	(17)
八纲辨证	(17)
八会	(17)
八瘕	(20)
八角茴香	(17)
八节	(17)
八廓	(20)
八髎	(20)
八淋	(19)
八脉交会穴	(19)
八味地黄丸	(18)
八味野牛血丸	(18)
八物汤	(18)
八溪	(20)
八仙长寿丸	(17)
八仙糕	(17)
八仙汤	(17)
八仙逍遥汤	(17)
八邪	(17)
八性	(18)
八虚	(19)
八要	(19)
八月札	(16)
八阵	(17)
八珍散	(19)
八珍汤	(19)
八珍丸	(19)
八珍益母丸	(19)
八正	(16)
八正散	(17)
八椎下	(19)
巴达干	(158)
巴达干病	(159)
巴达干型体质	(158)
巴豆	(159)
巴豆丸	(159)
巴豆中毒	(159)
巴戟散	(159)
巴戟天	(159)
芭蕉根	(332)
拔罐法	(420)
拔伸法	(420)
拔伸牵引法	(420)
拔伸屈肘法	(420)
拔伸托入法	(420)
拔伸足蹬法	(420)
菝葜	(625)
罢极之本	(577)
白疕	(200)
白虫病	(201)
白虫窠	(201)
白带	(203)
白带丸	(204)
白癜风	(206)
白豆蔻	(202)
白发	(201)
白矾	(203)
白附子	(202)
白果	(203)
白喉	(205)
白喉全生集	(205)
白喉条辨	(205)

白喉治法忌表抉微 (205)	白丸子 (199)	斑疹 (671)
白虎承气汤 (203)	白薇 (206)	斑脂翳 (670)
白虎历节风 (203)	白薇散 (206)	板蓝根 (415)
白虎汤 (203)	白薇汤 (206)	半边莲 (215)
白花丹 (201)	白鲜皮 (206)	半边头风 (215)
白花蛇 (201)	白屑风 (205)	半表半里证 (215)
白花蛇舌草 (202)	白血 (201)	半刺 (215)
白环俞 (202)	白杨树皮 (202)	半硫丸 (216)
白及 (199)	白药子 (204)	半身不遂 (215)
白僵蚕 (206)	白淫 (205)	半身汗 (215)
白降丹 (203)	白玉膏 (200)	半身麻木 (215)
白胶香 (204)	白芷 (201)	半夏 (215)
白芥子 (202)	白浊 (204)	半夏白术天麻汤 (216)
白芥子灸 (202)	百部 (233)	半夏茯苓汤 (216)
白金丸 (203)	百部丸 (233)	半夏厚朴汤 (216)
白晶药鉴 (205)	百草霜 (232)	半夏秫米汤 (216)
白睛 (206)	百大名家合注伤寒论 (231)	半夏泻心汤 (216)
白睛青蓝 (206)	百合 (232)	半枝莲 (215)
白痢 (205)	百合病 (232)	膀胱 (757)
白蔹 (206)	百合地黄汤 (232)	膀胱病 (757)
白露 (206)	百合固金汤 (232)	膀胱湿热 (757)
白露医法从新 (206)	百合知母汤 (232)	膀胱虚寒 (757)
白马骨 (199)	百会 (232)	膀胱主藏津液 (757)
白脉 (204)	百会疽 (232)	蚌粉 (577)
白脉病 (204)	百劳 (232)	棒棒木 (677)
白毛藤 (200)	百日儿疟 (232)	傍针刺 (697)
白毛夏枯草 (200)	百日咳 (232)	包煎 (213)
白茅根 (202)	百蕊草 (233)	包如症 (213)
白内障针拨套出术 (200)	百药煎 (233)	包三镙 (213)
白痦 (207)	百晬嗽 (233)	包岩 (213)
白前 (204)	柏子仁 (490)	包一虚 (213)
白屈菜 (203)	柏子仁汤 (491)	胞 (520)
白散 (205)	柏子仁丸 (490)	胞不正 (520)
白涩证 (205)	柏子养心丹 (491)	胞疽 (521)
白芍药 (201)	柏子养心丸 (491)	胞宫 (521)
白石脂 (200)	败酱草 (432)	胞寒不孕 (521)
白首乌 (204)	败血冲肺 (431)	胞肓 (520)
白术 (200)	败血冲胃 (431)	胞睑 (521)
白苔 (202)	败血冲心 (431)	胞轮振跳 (521)
白汤 (201)	扳法 (348)	胞络 (521)
白通汤 (205)	斑 (670)	胞脉 (521)
白头翁 (200)	斑龙丸 (670)	胞门 (520)
白头翁加甘草阿胶汤 (201)	斑蝥 (671)	胞气 (520)
白头翁汤 (201)	斑蝥灸 (671)	胞衣 (520)
白秃疮 (202)	斑痧 (671)	胞衣不下 (520)

胞转 (521)	背痛 (499)	本草衍义 (176)
保产神效方 (513)	背伛偻 (498)	本草饮食谱 (173)
保产无忧散 (513)	被支配器官 (609)	本草原始 (176)
保赤存真 (513)	奔豚 (418)	本草韵语 (177)
保和丸 (513)	奔豚气 (418)	本草征要 (174)
保健按摩 (513)	奔豚汤 (419)	本经便读 (172)
保健功 (513)	贲门 (480)	本经疏证 (172)
保生无忧散 (512)	贲豚 (480)	本神 (177)
保婴撮要 (513)	本草 (172)	本事方续集 (171)
保婴金镜录 (513)	本草备要 (174)	本脏自病痉 (177)
保婴易知录 (513)	本草便读 (175)	崩漏 (642)
保元汤 (512)	本草乘雅半偈 (176)	荸荠 (557)
报刺 (349)	本草崇原 (176)	鼻 (753)
报灸 (349)	本草崇原集说 (176)	鼻䘌疮 (756)
抱儿痨 (421)	本草从新 (172)	鼻疔 (754)
抱龙丸 (421)	本草发挥 (173)	鼻疳 (754)
豹文刺 (584)	本草发明 (173)	鼻槁 (755)
鲍相璈 (740)	本草分经 (172)	鼻藁 (755)
暴风客热 (767)	本草纲目必读 (173)	鼻鼾 (756)
暴厥 (768)	本草纲目拾遗 (173)	鼻孔 (753)
暴𰣋 (768)	本草纲目万方类编 (173)	鼻梁 (755)
暴聋 (768)	本草汇 (172)	鼻瘤 (755)
暴露赤眼生翳 (768)	本草汇言 (173)	鼻衄 (754)
暴露赤眼证 (768)	本草汇纂 (173)	鼻腔异物 (755)
暴盲 (768)	本草集要 (176)	鼻蚘 (755)
暴泄 (768)	本草经集注 (174)	鼻如烟煤 (753)
暴瘖 (768)	本草经解要 (175)	鼻痛 (755)
暴注下迫 (768)	本草经疏 (175)	鼻痒 (754)
悲 (681)	本草经疏辑要 (175)	鼻翼 (756)
悲则气消 (681)	本草类方 (176)	鼻渊 (754)
北沙参 (184)	本草蒙筌 (177)	鼻针疗法 (753)
贝母瓜蒌散 (117)	本草品汇精要 (175)	鼻针麻醉 (754)
备急管见大全良方 (455)	本草求真 (173)	鼻痔 (754)
备急灸法 (454)	本草权度 (173)	鼻窒 (755)
备急千金要方 (454)	本草三家合注 (172)	鼻准 (754)
备急如圣散 (454)	本草诗笺 (174)	笔花医镜 (581)
背恶寒 (499)	本草拾遗 (175)	闭息 (293)
背法 (499)	本草述 (174)	荜茇 (481)
背骨 (499)	本草述钩元 (174)	荜拨散 (481)
背脊骨痛 (499)	本草思辨录 (175)	荜澄茄 (481)
背脊骨折 (499)	本草通玄 (176)	荜澄茄散 (481)
背胛筋痛 (499)	本草图经 (174)	荜澄茄丸 (481)
背疽 (499)	本草万方针线 (172)	萆薢 (625)
背偻 (499)	本草问答 (173)	萆薢分清饮 (625)
背曲肩随 (498)	本草选 (175)	萆薢化毒汤 (625)

蓖麻子 (727)	表里俱寒 (412)	补肺阿胶汤 (388)
痹 (740)	表里俱热 (412)	补骨脂 (388)
碧玉散 (749)	表里俱实 (412)	补脾不如补肾 (388)
避年 (779)	表里俱虚 (412)	补肾不如补脾 (388)
避瘟散 (779)	表里配穴法 (412)	补阳还五汤 (388)
髀关 (782)	表里同病 (412)	补中益气汤 (388)
臂骨伤 (784)	表热 (412)	补注神农本草 (388)
臂臑 (785)	表热里寒 (413)	补注洗冤录集证 (388)
臂痛 (785)	表实 (412)	哺露 (576)
臂痈 (785)	表实里虚 (412)	哺露疳 (576)
砭石 (494)	表邪 (412)	哺乳疳 (576)
萹蓄 (676)	表虚 (413)	不得眠 (101)
扁豆 (544)	表虚里实 (413)	不得卧 (101)
扁豆花 (544)	表证 (412)	不得偃卧 (101)
扁豆衣 (544)	鳖甲 (788)	不更衣 (101)
扁瘊 (544)	鳖甲煎丸 (788)	不换金正气散 (101)
扁鹊 (544)	别络 (360)	不寐 (102)
扁鹊神应针灸玉龙经 (544)	槟榔 (750)	不内外因 (101)
扁鹊心书 (544)	濒湖脉学 (779)	不能食 (101)
变色赤巴 (455)	冰硼散 (300)	不容 (101)
变色赤巴病 (455)	冰片 (299)	不谢方 (102)
变色希拉 (455)	冰片三味散 (300)	不孕 (101)
便肠垢 (512)	冰麝散 (300)	不知医必要 (101)
便毒 (512)	冰瑕翳 (300)	布袋丸 (181)
便秘 (512)	秉风 (434)	布气 (181)
便脓血 (512)	并月 (294)	
便痛 (512)	病发于阳 (594)	**C**
便血 (512)	病发于阴 (594)	
便浊 (512)	病后多汗 (595)	擦法 (781)
遍身肿 (724)	病后多眠 (595)	采艾编翼 (442)
遍行隆 (723)	病机 (595)	踩法 (769)
遍行隆病 (723)	病机十九条 (595)	参附汤 (469)
辨络脉 (778)	病脉 (595)	参苓白术散 (469)
辨脉平脉章句 (778)	病色 (595)	参苏饮 (469)
辨舌指南 (778)	病色相克 (595)	参伍不调 (469)
辨痰 (779)	病因辨证 (595)	蚕豆 (556)
辨象 (778)	病音 (595)	蚕豆壳 (556)
辨疫琐言 (778)	拨筋法 (421)	蚕茧 (556)
辨证录 (778)	剥苔 (610)	蚕沙 (556)
辨证论治 (778)	博济方 (671)	蚕矢汤 (555)
标本 (488)	博落回 (672)	蚕蜕 (556)
标本中气 (488)	薄荷 (774)	蚕蛹 (556)
表寒 (413)	薄疾 (774)	仓廪散 (140)
表寒里热 (413)	薄厥 (774)	仓廪之本 (140)
表里 (412)	补法 (388)	仓廪之官 (140)
		苍耳散 (330)

苍耳子 …………… （330）	蟾砂散 …………… （788）	产后小便数 ………… （286）
苍龟探穴 ………… （330）	蟾酥 ……………… （788）	产后胁痛 …………… （289）
苍龙摆尾 ………… （330）	产妇 ……………… （292）	产后泄泻 …………… （289）
苍生司命 ………… （330）	产后遍身疼痛 …… （291）	产后虚烦 …………… （290）
苍术 ……………… （330）	产后病痉 ………… （290）	产后虚渴 …………… （290）
藏厥 ……………… （780）	产后大便难 ……… （286）	产后虚羸 …………… （290）
藏药标准 ………… （780）	产后盗汗 ………… （291）	产后血崩 …………… （288）
藏医胚胎学 ……… （780）	产后发热 ………… （287）	产后血晕 …………… （288）
藏医史 …………… （780）	产后风痉 ………… （287）	产后腰痛 …………… （292）
藏医学选编 ……… （780）	产后浮肿 ………… （290）	产后遗粪 …………… （291）
曹炳章 …………… （628）	产后腹痛 ………… （292）	产后遗尿 …………… （291）
曹禾 ……………… （628）	产后肝萎 ………… （289）	产后玉门不敛 ……… （287）
曹颖甫 …………… （628）	产后汗出不止 …… （288）	产后郁冒 …………… （289）
曹元 ……………… （628）	产后喉中气急喘 … （291）	产后怔忡 …………… （289）
嘈杂 ……………… （751）	产后交肠病 ……… （288）	产后瘼疭 …………… （292）
草本图会 ………… （482）	产后惊风 ………… （291）	产后中风 …………… （286）
草豆蔻 …………… （482）	产后惊悸 ………… （291）	产后中暑 …………… （287）
草果 ……………… （482）	产后痉病 ………… （290）	产科心法 …………… （293）
草乌头 …………… （482）	产后痉风 ………… （290）	产门 ………………… （285）
草药图经 ………… （482）	产后拘挛 ………… （289）	产门不闭 …………… （285）
侧柏叶 …………… （434）	产后咳嗽 ………… （290）	产门颓 ……………… （285）
茶积 ……………… （484）	产后狂越 ………… （289）	产室 ………………… （293）
茶剂 ……………… （484）	产后淋 …………… （291）	产育保庆集方 ……… （292）
茶癖 ……………… （484）	产后漏牛膜片 …… （292）	产育三难 …………… （292）
茶叶 ……………… （484）	产后麻瞀 ………… （291）	产孕集 ……………… （285）
查万合 …………… （489）	产后目病 ………… （287）	颤振 ………………… （789）
察病指南 ………… （763）	产后尿血 ………… （289）	长春花 ……………… （137）
察目 ……………… （763）	产后呕吐 ………… （288）	长脉 ………………… （137）
察翳法 …………… （763）	产后膨胀 ………… （292）	长强 ………………… （137）
差经 ……………… （533）	产后乳汁自出 …… （289）	长桑君 ……………… （137）
柴葛解肌汤 ……… （575）	产后三病 ………… （285）	长沙方歌括 ………… （136）
柴胡 ……………… （574）	产后三冲 ………… （285）	长沙药解 …………… （136）
柴胡达原饮 ……… （574）	产后三急 ………… （285）	长蛇灸 ……………… （137）
柴胡桂枝汤 ……… （575）	产后三禁 ………… （286）	长针 ………………… （136）
柴胡加龙骨牡蛎汤 … （574）	产后三审 ………… （285）	肠痹 ………………… （376）
柴胡舒肝散 ……… （575）	产后三脱 ………… （285）	肠风 ………………… （375）
柴胡陷胸汤 ……… （575）	产后伤寒 ………… （288）	肠风下血 …………… （375）
柴胡枳桔汤 ……… （575）	产后伤食 ………… （288）	肠蛊痢 ……………… （376）
柴平汤 …………… （574）	产后四不活 ……… （287）	肠鸣 ………………… （375）
缠喉风 …………… （748）	产后四字真言 …… （287）	肠澼 ………………… （376）
蝉花散 …………… （752）	产后头痛 ………… （287）	肠澼下血 …………… （376）
蝉花无此散 ……… （752）	产后妄言妄见 …… （288）	肠覃 ………………… （376）
蝉蜕 ……………… （752）	产后危证 ………… （288）	肠痛腹痛 …………… （376）
蝉蝎散 …………… （752）	产后下利 ………… （286）	肠胃 ………………… （375）
蟾蜍皮 …………… （788）	产后小便不通 …… （286）	肠痈 ………………… （375）

肠痔 (376)	承浆 (470)	赤游丹 (327)
常青藤 (636)	承筋 (470)	赤游丹毒 (328)
常山 (636)	承灵 (469)	赤浊 (327)
常数 (637)	承满 (470)	冲服 (296)
巢元方 (669)	承气养营汤 (469)	冲服剂 (296)
朝食暮吐 (676)	承泣 (470)	冲和汤 (296)
潮热 (772)	承山 (469)	冲脉 (296)
车前子 (105)	程充 (693)	冲脉病 (296)
臣 (230)	程国彭 (694)	冲门 (295)
臣使之官 (231)	程玠 (694)	冲气 (295)
沉脉 (385)	程林 (694)	冲气犯肺 (295)
沉香 (385)	程履新 (694)	冲气犯肝 (295)
沉香三十五味散 (385)	程门雪 (693)	冲气犯肾 (295)
陈邦贤 (399)	程杏轩医案 (693)	冲气犯心 (295)
陈藏器 (401)	程衍道 (694)	冲头痛 (296)
陈承 (401)	程应旄 (693)	冲为血海 (295)
陈达夫 (399)	眵 (637)	冲阳 (296)
陈复正 (401)	眵泪 (637)	茺蔚子 (484)
陈嘉谟 (401)	痴呆 (741)	虫白蜡 (239)
陈芥菜卤汁 (400)	持命十一味散 (496)	虫积 (240)
陈莲舫 (401)	持续运针法 (496)	虫积腹痛 (240)
陈莲舫医案秘钞 (401)	持针 (496)	虫瘕 (240)
陈念祖 (400)	尺泽 (158)	虫兽伤 (240)
陈虬 (400)	豉饼灸 (629)	虫痛 (240)
陈师文 (400)	赤巴 (326)	抽搐 (421)
陈实功 (401)	赤巴病 (326)	抽气罐法 (421)
陈士铎 (399)	赤白带下 (326)	臭田螺 (582)
陈司成 (399)	赤白游风 (326)	臭梧桐 (582)
陈文中 (399)	赤斑 (327)	出针 (219)
陈玄 (399)	赤疵 (327)	初生不尿 (389)
陈言 (400)	赤带 (327)	初生不乳 (389)
陈尧叟 (399)	赤凤摇头 (326)	初生目闭 (389)
陈沂 (400)	赤凤迎源 (325)	初生拭口 (389)
陈元赟 (399)	赤痢 (327)	初生无皮 (389)
陈昭遇 (401)	赤脉传睛 (327)	初生下吐 (389)
陈直 (400)	赤膜下垂 (328)	初虞世 (389)
陈治 (400)	赤芍药 (327)	初之气 (389)
陈自明 (400)	赤石脂 (326)	樗皮 (765)
柽柳 (492)	赤石脂丸 (326)	樗树根丸 (765)
䐜胀 (756)	赤石脂禹余粮汤 (326)	楮实子 (677)
成方便读 (235)	赤水玄珠 (326)	褚澄 (748)
成方切用 (235)	赤丝乱脉证 (327)	褚氏遗书 (748)
成无己 (235)	赤痛如邪 (327)	怵惕 (459)
承扶 (469)	赤小豆 (325)	搐鼻散 (731)
承光 (469)	赤小豆当归散 (325)	搐搦 (731)

川贝母 (57)	唇反 (565)	促脉 (513)
川楝子 (58)	唇风 (565)	酢浆草 (678)
川牛膝 (57)	唇甲青 (565)	醋 (766)
川乌头 (57)	唇焦 (566)	醋咽 (766)
川芎 (57)	唇紧 (565)	崔嘉彦 (642)
川芎茶调散 (58)	唇疽 (566)	崔氏脉诀 (641)
穿裆发 (543)	唇菌 (566)	崔知悌 (641)
穿拐痰 (542)	唇口瞤动 (565)	催气 (736)
穿踝疽 (543)	唇口燥裂 (565)	催生 (736)
穿山甲 (542)	唇裂 (566)	催生丹 (736)
穿山龙 (542)	唇青 (565)	催生汤 (736)
穿心莲 (542)	唇生肿核 (565)	催生饮 (736)
传化 (252)	唇缩 (566)	脆脚 (585)
传化之腑 (252)	唇萎 (566)	脆者坚之 (585)
传经 (252)	唇胗 (565)	焠刺 (711)
传尸 (252)	唇肿 (565)	焠脐风 (711)
传信方 (253)	淳于意 (664)	存存斋医话稿 (233)
传信适用方 (253)	戳法 (787)	存思 (233)
喘促 (688)	蠢子医 (790)	存想 (233)
喘满 (688)	疵疽 (653)	存真环中图 (233)
喘鸣 (688)	慈姑 (746)	寸白虫病 (51)
喘逆 (688)	慈济方 (746)	寸关尺 (51)
喘胀 (688)	慈幼新书 (746)	寸金散 (51)
喘证 (688)	磁石 (751)	寸口 (51)
串臀漏 (359)	雌雄人 (751)	搓法 (680)
串邪雅编 (359)	此事难知 (237)	搓食指 (680)
串雅内编 (359)	次髎 (296)	撮空理线 (767)
疮 (530)	刺疔捷法 (417)	撮口 (767)
疮疡 (530)	刺激量 (417)	撮口散 (767)
疮疡经验全书 (530)	刺蒺藜 (417)	撮捏押手法 (767)
疮疹热 (531)	刺禁 (417)	挫伤 (569)
吹花癣 (360)	刺灸心法要诀 (416)	
捶法 (630)	刺络拔罐法 (417)	**D**
春分 (477)	刺手 (416)	搭手 (680)
春脚集 (477)	刺猬皮 (417)	达生 (234)
春脉如弦 (477)	刺五加 (416)	达生篇 (234)
春砂花 (477)	刺血疗法 (416)	达郁汤 (234)
春温 (477)	葱白 (675)	达原饮 (234)
春温三字诀 (477)	葱白七味饮 (675)	打破碗花花 (183)
春应中规 (477)	葱豉桔梗汤 (675)	打扑内伤 (183)
春月咳嗽 (477)	葱豉汤 (675)	打伤 (183)
椿皮 (728)	葱叶 (675)	大安胎如胜饮 (42)
纯阳之体 (408)	丛桂草堂医案 (207)	大安汤 (42)
唇 (565)	腠理 (737)	大安丸 (42)
唇疔 (565)	腠理热 (737)	大半夏汤 (41)

大包 …… (41)	大黄当归散 …… (47)	大腿痈 …… (49)
大便 …… (45)	大黄附子汤 …… (47)	大陷胸汤 …… (47)
大便不通 …… (45)	大黄甘草汤 …… (47)	大邪 …… (42)
大便秘结 …… (45)	大黄甘遂汤 …… (47)	大泻刺 …… (45)
大补黄芪汤 …… (44)	大黄黄连泻心汤 …… (47)	大续命汤 …… (48)
大补丸 …… (44)	大黄牡丹汤 …… (47)	大雪 …… (47)
大补阴丸 …… (44)	大黄硝石汤 …… (47)	大迎 …… (43)
大补元煎 …… (44)	大黄䗪虫丸 …… (47)	大营煎 …… (47)
大柴胡汤 …… (46)	大活络丹 …… (46)	大枣 …… (44)
大产 …… (42)	大戟 …… (48)	大造丸 …… (46)
大肠 …… (42)	大蓟 …… (49)	大针 …… (42)
大肠寒结 …… (43)	大建中汤 …… (45)	大趾 …… (47)
大肠热 …… (43)	大楗骨 …… (48)	大钟 …… (45)
大肠热结 …… (43)	大楗骨伤 …… (48)	大周天 …… (44)
大肠湿热 …… (43)	大节 …… (41)	大杼 …… (44)
大肠实 …… (43)	大金花丸 …… (44)	大椎 …… (48)
大肠实热 …… (43)	大筋 …… (48)	大眦 …… (47)
大肠泄 …… (43)	大经 …… (45)	呆病 …… (353)
大肠虚 …… (43)	大橘皮汤 …… (49)	代脉 …… (198)
大肠虚寒 …… (43)	大巨 …… (41)	代赭石 …… (198)
大肠液亏 …… (43)	大厥 …… (48)	代指 …… (198)
大肠移热于胃 …… (43)	大连翘饮 …… (42)	玳瑁 …… (478)
大肠痈 …… (43)	大陵 …… (46)	带脉 …… (481)
大肠俞 …… (43)	大络 …… (46)	带脉病 …… (482)
大肠主传导 …… (42)	大麻风 …… (48)	带下 …… (481)
大承气汤 …… (45)	大麻仁丸 …… (48)	带下五色 …… (481)
大定风珠 …… (45)	大脉 …… (46)	戴启宗 …… (780)
大都 …… (46)	大七气汤 …… (40)	戴思恭 …… (780)
大豆黄卷 …… (42)	大气 …… (41)	戴天章 …… (780)
大敦 …… (48)	大气入脏 …… (41)	戴阳 …… (780)
大方脉 …… (41)	大羌活汤 …… (43)	黛蛤散 …… (783)
大风 …… (41)	大秦艽汤 …… (46)	丹参 …… (144)
大风子 …… (41)	大青龙汤 …… (44)	丹参饮 …… (145)
大腹 …… (49)	大青叶 …… (44)	丹毒 …… (145)
大腹皮 …… (49)	大肉 …… (42)	丹剂 …… (144)
大腹痛 …… (49)	大肉陷下 …… (42)	丹痧 …… (145)
大骨 …… (45)	大山楂丸 …… (41)	丹台玉案 …… (144)
大骨空 …… (45)	大生要旨 …… (41)	丹田 …… (144)
大骨枯槁 …… (45)	大圣濬川散 …… (41)	丹溪先生医书纂要 …… (145)
大胹 …… (48)	大实有羸状 …… (45)	丹溪心法 …… (145)
大寒 …… (49)	大暑 …… (48)	丹溪心法附余 …… (145)
大汗出 …… (42)	大顺散 …… (46)	丹溪治法心要 …… (145)
大赫 …… (49)	大蒜 …… (49)	担肩瘤 …… (420)
大横 …… (49)	大铁箍散 …… (46)	单腹胀 …… (460)
大黄 …… (47)	大头瘟 …… (41)	单鼓 …… (460)

单漏 …………………… (460)	倒经 …………………… (581)	癫 ……………………… (790)
单行 …………………… (460)	倒扣草 ………………… (581)	癫狂 …………………… (791)
胆 ……………………… (518)	倒生 …………………… (581)	癫狂梦醒汤 …………… (791)
胆病 …………………… (519)	盗汗 …………………… (660)	癫痫 …………………… (791)
胆矾 …………………… (519)	得配本草 ……………… (645)	电灸器 ………………… (189)
胆黄 …………………… (519)	得气 …………………… (644)	电针机 ………………… (189)
胆南星 ………………… (519)	得神 …………………… (645)	电针疗法 ……………… (189)
胆囊穴 ………………… (520)	德西·桑吉嘉措 ……… (770)	电针麻醉 ……………… (189)
胆气 …………………… (518)	灯火灸 ………………… (294)	垫法 …………………… (497)
胆气不足 ……………… (519)	灯笼病 ………………… (295)	吊脚痧方论 …………… (242)
胆热 …………………… (519)	灯心草 ………………… (294)	调产 …………………… (609)
胆实 …………………… (519)	等火隆 ………………… (694)	调服 …………………… (610)
胆虚 …………………… (519)	等火隆病 ……………… (694)	调火赫依 ……………… (609)
胆液质 ………………… (519)	邓旒 …………………… (159)	调疾饮食辨 …………… (610)
胆俞 …………………… (519)	邓苑 …………………… (159)	调经 …………………… (610)
胆主决断 ……………… (519)	滴丸 …………………… (762)	调身 …………………… (610)
但欲寐 ………………… (365)	涤痰汤 ………………… (606)	调胃承气汤 …………… (610)
淡菜 …………………… (665)	抵当汤 ………………… (421)	调息 …………………… (610)
淡豆豉 ………………… (665)	抵当丸 ………………… (421)	调心 …………………… (609)
弹法 …………………… (666)	地柏枝 ………………… (226)	调中益气汤 …………… (609)
澹寮集验秘方 ………… (779)	地鳖虫 ………………… (227)	掉眩 …………………… (630)
澹寮四神丸 …………… (779)	地仓 …………………… (225)	跌打损伤 ……………… (686)
当归 …………………… (237)	地道不通 ……………… (226)	跌打丸 ………………… (686)
当归补血汤 …………… (238)	地耳草 ………………… (225)	跌扑胁痛 ……………… (687)
当归建中汤 …………… (238)	地方 …………………… (225)	丁 ……………………… (11)
当归六黄汤 …………… (237)	地肤子 ………………… (226)	丁德用 ………………… (13)
当归龙荟丸 …………… (238)	地阁骨伤 ……………… (226)	丁福保 ………………… (13)
当归拈痛汤 …………… (238)	地骨皮 ………………… (226)	丁甘仁医案 …………… (11)
当归芍药散 …………… (238)	地骨皮散 ……………… (226)	丁壬化木 ……………… (11)
当归生姜羊肉汤 ……… (238)	地黄饮子 ……………… (226)	丁奚 …………………… (12)
当归四逆汤 …………… (238)	地机 …………………… (226)	丁奚疳 ………………… (12)
当归丸 ………………… (237)	地椒 …………………… (226)	丁香 …………………… (12)
当归羊肉汤 …………… (238)	地锦草 ………………… (227)	丁香阿魏丸 …………… (12)
当脐痛 ………………… (238)	地骷髅 ………………… (227)	丁香安胃汤 …………… (12)
党参 …………………… (575)	地龙 …………………… (225)	丁香脾积丸 …………… (12)
党与 …………………… (575)	地笋 …………………… (226)	丁香散 ………………… (12)
刀豆 …………………… (27)	地五会 ………………… (225)	丁香柿蒂散 …………… (12)
导气 …………………… (302)	地榆 …………………… (227)	丁香茱萸汤 …………… (12)
导气法 ………………… (302)	地榆汤 ………………… (227)	丁瓒 …………………… (13)
导气汤 ………………… (302)	帝玛尔·丹增彭措 …… (533)	丁泽周 ………………… (12)
导痰汤 ………………… (302)	蒂风呵乳 ……………… (675)	丁肿 …………………… (12)
导引 …………………… (302)	锭针 …………………… (753)	丁字鞋 ………………… (11)
导引图 ………………… (302)	滇南本草 ……………… (747)	钉翳 …………………… (363)
捣法 …………………… (569)	颠倒散 ………………… (774)	疔疮 …………………… (379)
倒睫拳毛 ……………… (581)	巅顶风 ………………… (788)	疔疮要诀 ……………… (380)

疔疮走黄 …… (380)	痘疮入眼 …… (707)	顿泻 …… (574)
疔俞 …… (379)	痘疮身痒 …… (707)	多寐 …… (281)
耵聍 …… (413)	痘疮脱痂 …… (708)	多眠 …… (281)
定喘 …… (464)	痘疔 …… (707)	多忘 …… (281)
定喘汤 …… (464)	痘风疮 …… (706)	多卧 …… (281)
定痫丸 …… (464)	痘后浮肿 …… (706)	夺命丸 …… (234)
定志丸 …… (464)	痘痂 …… (708)	夺命无忧散 …… (234)
锭剂 …… (735)	痘浆法 …… (708)	夺血者无汗 …… (234)
东松岗哇 …… (184)	痘呛 …… (707)	
东医宝鉴 …… (184)	痘色淡白 …… (707)	**E**
东医寿世保元 …… (184)	痘应出不出 …… (707)	莪术 …… (558)
东垣十书 …… (184)	痘疹闷乱 …… (708)	鹅不食草 …… (696)
东庄医案 …… (183)	窦材 …… (748)	鹅口疮 …… (696)
冬虫夏草 …… (212)	窦默 …… (748)	鹅掌风 …… (696)
冬瓜皮 …… (212)	督脉络 …… (732)	额汗 …… (772)
冬葵子 …… (212)	督俞 …… (731)	扼法 …… (347)
冬凌草 …… (212)	毒痢 …… (479)	呃逆 …… (354)
冬温 …… (212)	毒蛇咬伤 …… (478)	恶风 …… (558)
冬月咳嗽 …… (212)	独参汤 …… (528)	恶寒 …… (559)
董奉 …… (674)	独活 …… (528)	恶露 …… (559)
董汲 …… (674)	独活寄生汤 …… (528)	恶露不绝 …… (559)
董宿 …… (674)	独肾 …… (528)	恶露不下 …… (559)
动功 …… (224)	独阴 …… (528)	恶脉 …… (559)
动脉 …… (224)	读素问钞 …… (609)	恶气 …… (558)
冻产 …… (382)	读医随笔 …… (609)	恶热 …… (559)
冻疮 …… (382)	犊鼻 …… (693)	恶色 …… (559)
冻耳 …… (381)	杜本 …… (333)	恶食 …… (559)
冻跟 …… (382)	杜光庭 …… (333)	恶心 …… (558)
洞天奥旨 …… (538)	杜衡 …… (334)	恶血 …… (558)
洞泄 …… (538)	杜鹃花 …… (334)	恶中 …… (558)
洞泻 …… (538)	杜仲 …… (333)	恶阻 …… (559)
都气丸 …… (557)	杜自明 …… (334)	儿茶 …… (24)
斗门散 …… (154)	妒乳 …… (469)	儿茶散 …… (24)
抖法 …… (349)	短刺 …… (693)	儿发不生 …… (24)
豆豉灸 …… (339)	短脉 …… (693)	儿发成穗 …… (24)
痘不灌浆 …… (706)	短气 …… (693)	儿发干枯 …… (24)
痘不起胀 …… (706)	断耳疮 …… (660)	儿发疏薄 …… (24)
痘出不快 …… (706)	断脐 …… (660)	儿科醒 …… (24)
痘疮 …… (707)	断胎 …… (660)	儿脐出血 …… (24)
痘疮发热 …… (707)	对山医话 …… (223)	儿枕 …… (24)
痘疮夹斑 …… (707)	对症选穴法 …… (223)	儿蒸十变 …… (24)
痘疮夹疹 …… (707)	兑端 …… (381)	耳 …… (227)
痘疮见形 …… (707)	顿服 …… (574)	耳闭 …… (228)
痘疮难靥 …… (708)	顿呛 …… (574)	耳疮 …… (228)
痘疮起胀 …… (707)	顿嗽 …… (574)	耳疔 …… (228)

耳疳 …………………… (229)	二术散 ………………… (4)	方谷 …………………… (152)
耳根毒 ………………… (229)	二味拔毒散 …………… (6)	方广 …………………… (151)
耳根痈 ………………… (229)	二仙丹 ………………… (4)	方剂 …………………… (152)
耳后附骨痈 …………… (227)	二仙胶 ………………… (4)	方剂学 ………………… (152)
耳尖 …………………… (227)	二阳 …………………… (5)	方仁渊 ………………… (151)
耳菌 …………………… (229)	二阳并病 ……………… (5)	方如川 ………………… (152)
耳壳流痰 ……………… (228)	二阴 …………………… (5)	方氏脉症正宗 ………… (151)
耳聋 …………………… (229)	二阴煎 ………………… (5)	方贤 …………………… (152)
耳聋左慈丸 …………… (229)	二之气 ………………… (4)	方以智 ………………… (151)
耳门 …………………… (227)	二至丸 ………………… (5)	方有执 ………………… (151)
耳鸣 …………………… (228)	**F**	方隅 …………………… (152)
耳目痹医 ……………… (227)		防风 …………………… (318)
耳蕈 …………………… (229)	发 ……………………… (221)	防风通圣散 …………… (318)
耳痒 …………………… (229)	发背 …………………… (221)	防己 …………………… (318)
耳胀 …………………… (228)	发迟 …………………… (221)	防己茯苓汤 …………… (318)
耳针疗法 ……………… (228)	发黄 …………………… (222)	防己黄芪汤 …………… (318)
耳针麻醉 ……………… (228)	发枯 …………………… (221)	防己汤 ………………… (318)
耳中 …………………… (227)	发瘤 …………………… (222)	房黄 …………………… (467)
二白 …………………… (5)	发脑 …………………… (222)	房劳 …………………… (467)
二陈汤 ………………… (6)	发泡灸 ………………… (221)	房劳复 ………………… (467)
二冬二母汤 …………… (5)	发热 …………………… (221)	房劳咳嗽 ……………… (467)
二冬膏 ………………… (5)	发热恶寒 ……………… (222)	房劳胁痛 ……………… (467)
二甘汤 ………………… (4)	发颐 …………………… (222)	房劳蓄血 ……………… (467)
二合型体质 …………… (5)	发作无时疟 …………… (221)	仿寓意草 ……………… (267)
二间 …………………… (6)	伐木丸 ………………… (254)	放松功 ………………… (458)
二龙戏珠 ……………… (4)	番红花 ………………… (698)	放血疗法 ……………… (458)
二妙散 ………………… (6)	番痧 …………………… (698)	飞法 …………………… (63)
二母宁嗽汤 …………… (5)	番泻叶 ………………… (698)	飞经走气 ……………… (63)
二仁丸 ………………… (4)	翻白草 ………………… (786)	飞廉 …………………… (63)
二如亭群芳谱·药谱 …… (5)	翻花疮 ………………… (786)	飞门 …………………… (62)
二神散 ………………… (6)	翻胃 …………………… (786)	飞扬 …………………… (62)
二神丸 ………………… (6)	矾石 …………………… (418)	飞扬喉 ………………… (62)
二肾散 ………………… (6)	烦 ……………………… (599)	飞阳之脉 ……………… (63)
二圣救苦丹 …………… (5)	烦满 …………………… (600)	非风 …………………… (421)
二圣散 ………………… (5)	烦热 …………………… (600)	肥疮 …………………… (451)
二十八脉 ……………… (3)	烦躁 …………………… (600)	肥儿丸 ………………… (450)
二十八宿 ……………… (3)	燔针 …………………… (779)	肥气 …………………… (451)
二十七气 ……………… (3)	反关痘 ………………… (139)	腓腨发 ………………… (699)
二十三蒸 ……………… (3)	反关脉 ………………… (139)	榧子 …………………… (750)
二十五变 ……………… (4)	反胃 …………………… (139)	肺 ……………………… (445)
二十五味驴血丸 ……… (3)	反治 …………………… (139)	肺痈 …………………… (450)
二十五味绿绒蒿丸 …… (4)	饭后服 ………………… (379)	肺病 …………………… (449)
二十五味犀角丸 ……… (4)	饭前服 ………………… (379)	肺藏魄 ………………… (450)
二十五味珍珠丸 ……… (3)	范东阳方 ……………… (414)	肺朝百脉 ……………… (449)
二十五周 ……………… (4)	范汪 …………………… (414)	肺恶寒 ………………… (448)

肺风 …………… (445)	肺痈 …………… (449)	风牵㖞斜 ………… (142)
肺疳 …………… (449)	肺雍 …………… (450)	风牵睑出 ………… (142)
肺合大肠 ……… (446)	肺俞 …………… (448)	风热疮 …………… (143)
肺合皮毛 ……… (447)	肺脏怯 ………… (449)	风热犯肺 ………… (142)
肺积 …………… (449)	肺胀 …………… (447)	风热感冒 ………… (143)
肺极 …………… (447)	肺主鼻 ………… (446)	风热喉痹 ………… (143)
肺津不布 ……… (448)	肺主气 ………… (446)	风热乳蛾 ………… (143)
肺绝 …………… (448)	肺主声 ………… (446)	风热头痛 ………… (142)
肺劳 …………… (447)	肺主肃降 ……… (446)	风胜则动 ………… (142)
肺痨 …………… (449)	肺主通调水道 … (446)	风湿 ……………… (143)
肺气不利 ……… (445)	肺主行水 ……… (446)	风湿痹 …………… (144)
肺气不宣 ……… (445)	肺主治节 ……… (446)	风湿头痛 ………… (144)
肺气盛 ………… (445)	费伯雄 ………… (549)	风市 ……………… (142)
肺气实 ………… (445)	费启泰 ………… (549)	风水 ……………… (141)
肺气虚 ………… (445)	痱疮 …………… (740)	风痰头痛 ………… (144)
肺热 …………… (448)	分部 …………… (139)	风痰眩晕 ………… (144)
肺热鼻衄 ……… (448)	分刺 …………… (139)	风为百病之长 …… (141)
肺热久嗽 ……… (448)	分筋 …………… (140)	风温 ……………… (144)
肺热咳嗽 ……… (448)	分娩 …………… (140)	风温痉 …………… (144)
肺热身肿 ……… (448)	分清饮 ………… (140)	风痒 ……………… (143)
肺热叶焦 ……… (448)	分肉 …………… (139)	风疹 ……………… (143)
肺热证 ………… (448)	分推法 ………… (140)	封藏失固 ………… (479)
肺肾两虚 ……… (447)	粉刺 …………… (598)	封藏之本 ………… (479)
肺肾相生 ……… (447)	粪毒块 ………… (711)	封髓丹 …………… (479)
肺失清肃 ……… (446)	丰隆 …………… (74)	封眼法 …………… (479)
肺实咳嗽 ……… (448)	风 ……………… (141)	疯门全书 ………… (531)
肺实热证 ……… (448)	风痹 …………… (144)	疯犬咬伤 ………… (531)
肺实证 ………… (447)	风池 …………… (142)	锋针 ……………… (693)
肺水 …………… (446)	风赤疮痍 ……… (142)	蜂蜜 ……………… (734)
肺损 …………… (448)	风痱 …………… (144)	蜂螫伤 …………… (734)
肺损咯血 ……… (448)	风府 …………… (142)	蜂窝发 …………… (734)
肺为华盖 ……… (445)	风关 …………… (142)	蜂窝漏 …………… (734)
肺为娇脏 ……… (445)	风寒喘逆 ……… (144)	冯时可 …………… (219)
肺萎 …………… (449)	风寒感冒 ……… (144)	冯氏锦囊秘录 …… (218)
肺痿 …………… (450)	风寒咳嗽 ……… (144)	冯文智 …………… (219)
肺系 …………… (447)	风寒湿痹 ……… (144)	冯兆张 …………… (219)
肺虚 …………… (449)	风寒束肺 ……… (144)	凤凰十三味丸 …… (148)
肺虚寒证 ……… (449)	风寒头痛 ……… (144)	凤凰五味丸 ……… (148)
肺虚热证 ……… (449)	风寒腰痛 ……… (144)	凤凰衣 …………… (148)
肺虚身肿 ……… (449)	风惊 …………… (143)	凤凰展翅 ………… (148)
肺虚嗽 ………… (449)	风痨臌膈四大证治 … (143)	凤仙根 …………… (147)
肺虚自汗 ……… (449)	风轮 …………… (142)	凤仙花 …………… (147)
肺阴 …………… (447)	风轮赤豆 ……… (142)	奉亲养老书 ……… (409)
肺阴虚 ………… (447)	风门 …………… (141)	佛顶疽 …………… (366)
肺饮 …………… (447)	风气内动 ……… (141)	佛甲草 …………… (366)

佛手 …………………（366）	浮萍 …………………（606）	腹哀 …………………（739）
否 ……………………（347）	浮郄 …………………（606）	腹结 …………………（739）
肤胸 …………………（445）	浮小麦 ………………（606）	腹冷痛 ………………（739）
肤胀 …………………（445）	浮中沉 ………………（606）	腹满 …………………（740）
肤蒸 …………………（445）	浮肿 …………………（606）	腹皮痛 ………………（739）
胕 ……………………（520）	鳡溪外治方选 ………（770）	腹痛 …………………（739）
胕肿 …………………（520）	涪翁 …………………（665）	腹痛啼 ………………（739）
趺阳脉 ………………（639）	福幼编 ………………（748）	腹胀 …………………（739）
跗骨伤 ………………（687）	抚法 …………………（347）	腹中绞痛 ……………（738）
跗阳 …………………（687）	抚芎汤 ………………（347）	腹中雷鸣 ……………（739）
跗肿 …………………（687）	府 ……………………（456）	腹中满痛 ……………（739）
敷眼法 ………………（766）	府舍 …………………（456）	腹中痛 ………………（739）
伏龙肝 ………………（253）	釜沸脉 ………………（584）	缚浴法 ………………（748）
伏脉 …………………（253）	胕会 …………………（705）	蝮蛇 …………………（769）
伏气 …………………（253）	腑输精于脏 …………（705）	覆盆子 ………………（785）
伏气解 ………………（253）	腐熟巴达干 …………（758）	
伏气温病 ……………（253）	腐苔 …………………（758）	**G**
伏暑 …………………（253）	妇科金丹 ……………（320）	嘎拉图呼和 …………（752）
伏暑伤寒 ……………（254）	妇科心法要诀 ………（320）	改容丸 ………………（393）
伏暑晚发 ……………（254）	妇科玉尺 ……………（320）	干地黄 ………………（35）
伏痰 …………………（254）	妇女白淫 ……………（320）	干疳 …………………（36）
伏兔 …………………（253）	妇女白浊 ……………（320）	干晦如猪肝色舌 ……（36）
伏瘟证治实验谈 ……（254）	妇人大全良方 ………（319）	干霍乱 ………………（36）
伏邪新书 ……………（253）	妇人规 ………………（319）	干姜 …………………（36）
伏饮 …………………（253）	妇人水分 ……………（319）	干姜附子汤 …………（36）
芙蓉膏 ………………（328）	妇人疣疣 ……………（319）	干姜黄芩黄连人参汤 …（36）
扶桑丸 ………………（347）	妇人血分 ……………（319）	干姜人参半夏丸 ……（36）
扶桑叶 ………………（347）	妇人血膈 ……………（319）	干脚气 ………………（36）
扶寿精方 ……………（347）	妇人脏躁 ……………（320）	干咳嗽 ………………（36）
扶突 …………………（347）	附饼灸 ………………（402）	干呕 …………………（35）
怫热 …………………（459）	附分 …………………（402）	干漆 …………………（36）
茯苓 …………………（483）	附骨疽 ………………（402）	干陷 …………………（36）
茯苓导水汤 …………（483）	附骨痰 ………………（402）	干血痨 ………………（35）
茯苓甘草汤 …………（483）	附骨痈 ………………（402）	甘伯宗 ………………（167）
茯苓桂枝白术甘草汤 …（483）	附子 …………………（401）	甘草 …………………（167）
茯苓桂枝甘草大枣汤 …（483）	附子理中丸 …………（402）	甘草粉蜜汤 …………（167）
茯苓皮 ………………（483）	附子汤 ………………（402）	甘草附子汤 …………（167）
茯苓四逆汤 …………（483）	附子泻心汤 …………（402）	甘草干姜茯苓白术汤 …（167）
茯苓泽泻汤 …………（483）	复合手法 ……………（512）	甘草干姜汤 …………（167）
茯神 …………………（483）	复溜 …………………（512）	甘草麻黄汤 …………（167）
茯神木 ………………（483）	复元活血汤 …………（511）	甘草小麦大枣汤 ……（167）
茯菟丸 ………………（484）	傅青主男科 …………（696）	甘草泻心汤 …………（167）
浮白 …………………（606）	傅青主女科 …………（696）	甘疳 …………………（168）
浮络 …………………（606）	傅仁宇 ………………（696）	甘桔汤 ………………（167）
浮脉 …………………（606）	傅山 …………………（696）	甘露消毒丹 …………（168）

甘露饮 …………………（168）	肝血 ……………………（371）	肛门旁皮下脓肿 ………（374）
甘松 ……………………（167）	肝血虚 …………………（371）	肛门皮包 ………………（374）
甘遂 ……………………（168）	肝阳上亢 ………………（371）	肛门痒痛 ………………（374）
甘遂半夏汤 ……………（168）	肝阴 ……………………（371）	肛痈 ……………………（374）
甘蔗 ……………………（168）	肝俞 ……………………（373）	高保衡 …………………（592）
肝 ………………………（369）	肝郁 ……………………（371）	高秉钧 …………………（592）
肝藏魂 …………………（374）	肝郁经水先后无定期 …（371）	高斗魁 …………………（592）
肝藏血 …………………（374）	肝郁经行先期 …………（372）	高风雀目内障 …………（592）
肝常有余 ………………（373）	肝郁脾虚 ………………（372）	高濂 ……………………（593）
肝乘脾 …………………（373）	肝郁胁痛 ………………（371）	高良姜 …………………（592）
肝风 ……………………（369）	肝志怒 …………………（371）	高若讷 …………………（592）
肝风内动 ………………（369）	肝主筋 …………………（370）	高世栻 …………………（592）
肝疳 ……………………（373）	肝主目 …………………（370）	高武 ……………………（592）
肝合筋 …………………（371）	肝主升发 ………………（370）	高者抑之 ………………（592）
肝和胆 …………………（372）	肝主疏泄 ………………（370）	睾 ………………………（756）
肝火犯肺 ………………（370）	肝著 ……………………（373）	睾丸 ……………………（756）
肝火上炎 ………………（370）	柑 ………………………（488）	膏肓俞 …………………（758）
肝火胁痛 ………………（370）	疳 ………………………（593）	膏剂 ……………………（758）
肝火眩晕 ………………（370）	疳虫 ……………………（593）	膏粱厚味 ………………（758）
肝经失血 ………………（372）	疳疮 ……………………（594）	膏淋 ……………………（758）
肝经湿热带下 …………（372）	疳后天柱倒 ……………（594）	膏药风 …………………（758）
肝厥 ……………………（374）	疳积目曚 ………………（594）	藁本 ……………………（781）
肝劳 ……………………（371）	疳疾 ……………………（594）	戈维城 …………………（106）
肝逆头痛 ………………（373）	疳疾吐 …………………（594）	疙瘩瘟 …………………（457）
肝脾不调 ………………（374）	疳渴 ……………………（594）	鸽 ………………………（646）
肝气 ……………………（369）	疳痨 ……………………（594）	鸽卵 ……………………（646）
肝气不和 ………………（369）	疳气耳袭 ………………（593）	革脉 ……………………（481）
肝气犯脾 ………………（369）	疳气入阴 ………………（593）	格 ………………………（564）
肝气逆 …………………（369）	疳热 ……………………（594）	格阳 ……………………（564）
肝气盛 …………………（369）	疳湿 ……………………（594）	格阳关阴 ………………（564）
肝气郁结不孕 …………（369）	疳瘦 ……………………（594）	格阳衄血 ………………（564）
肝热病 …………………（373）	疳水 ……………………（593）	格阳虚火失血 …………（564）
肝热恶阻 ………………（373）	疳泻 ……………………（594）	格致余论 ………………（564）
肝肾亏损痛经 …………（372）	疳眼 ……………………（594）	鬲肓 ……………………（565）
肝肾同源 ………………（372）	疳肿胀 …………………（594）	鬲气 ……………………（565）
肝肾虚肿 ………………（372）	感寒腹痛 ………………（730）	鬲上 ……………………（564）
肝肾阴虚崩漏 …………（372）	感冒 ……………………（729）	鬲中热 …………………（565）
肝实热证 ………………（372）	感冒头痛 ………………（729）	葛根 ……………………（674）
肝实证 …………………（372）	感冒眩晕 ………………（730）	葛根黄芩黄连汤 ………（674）
肝体阴用阳 ……………（371）	感证辑要 ………………（729）	葛根汤 …………………（674）
肝为刚脏 ………………（370）	橄榄 ……………………（766）	葛洪 ……………………（673）
肝胃不和 ………………（373）	刚痉 ……………………（244）	葛花 ……………………（673）
肝胃气痛 ………………（373）	肛漏 ……………………（375）	葛花醒醒汤 ……………（673）
肝虚目暗 ………………（373）	肛门 ……………………（374）	葛乾孙 …………………（674）
肝虚雀目内障 …………（373）	肛门内合 ………………（374）	葛应雷 …………………（673）

蛤蚧 …… (687)	古今医统大全 …… (170)	顾德华 …… (568)
隔饼灸 …… (725)	古今医统正脉全书 …… (170)	顾观光 …… (568)
隔姜灸 …… (725)	古今医言 …… (170)	顾金寿 …… (568)
隔山香 …… (725)	谷疸 …… (368)	顾靖远 …… (568)
隔山消 …… (725)	谷精草 …… (368)	顾氏知镜 …… (568)
隔蒜灸 …… (725)	谷芽 …… (368)	顾世澄 …… (568)
隔盐灸 …… (725)	谷雨 …… (368)	顾锡 …… (568)
膈 …… (757)	股不收 …… (450)	瓜蒂 …… (207)
膈关 …… (757)	股胫疽 …… (450)	瓜蒂散 …… (207)
膈下逐瘀汤 …… (757)	股阴疽 …… (450)	刮法 …… (433)
膈俞 …… (757)	骨 …… (506)	刮痧 …… (433)
更衣丸 …… (339)	骨痹 …… (507)	挂金灯 …… (496)
梗通草 …… (627)	骨槽风 …… (507)	怪脉 …… (459)
公孙 …… (140)	骨度法 …… (506)	关冲 …… (294)
供养巴达干 …… (434)	骨鲠 …… (507)	关刺 …… (294)
龚居中 …… (629)	骨节烦疼 …… (506)	关格 …… (294)
龚廷贤 …… (629)	骨节疼烦 …… (506)	关门 …… (294)
巩堤丸 …… (225)	骨骱接而复脱 …… (507)	关元 …… (294)
钩肠痔 …… (508)	骨绝 …… (507)	关元俞 …… (294)
钩脉 …… (508)	骨厥 …… (507)	观法 …… (320)
钩藤 …… (508)	骨空 …… (506)	冠心苏合丸 …… (543)
狗宝 …… (454)	骨枯髓减 …… (506)	贯脓 …… (432)
狗骨 …… (454)	骨瘤 …… (508)	贯叶蓼 …… (432)
狗脊 …… (454)	骨蚀 …… (506)	贯众 …… (432)
狗尾草 …… (454)	骨酸 …… (507)	灌浆板黄 …… (789)
枸橘 …… (492)	骨碎 …… (507)	灌浆逆证 …… (790)
枸杞子 …… (491)	骨碎补 …… (507)	灌浆顺证 …… (789)
孤腑 …… (471)	骨痛 …… (507)	鹳口疽 …… (792)
孤脏 …… (470)	骨痿 …… (507)	光剥舌 …… (237)
古本康平伤寒论 …… (171)	骨蒸 …… (507)	光华晕大证 …… (237)
古本难经阐注 …… (171)	骨蒸病灸方 …… (507)	光明 …… (237)
古代疾病名候疏义 …… (171)	蛊 …… (639)	光明盐四味汤 …… (237)
古方八阵 …… (171)	鼓花头 …… (726)	广肠 …… (58)
古方汇精 …… (171)	鼓舌 …… (726)	广惠司 …… (58)
古方新解 …… (171)	鼓胀 …… (726)	广嗣纪要 …… (59)
古今录验方 …… (171)	揉法 …… (729)	广嗣全诀 …… (58)
古今名医方论 …… (170)	鹘眼凝睛 …… (753)	广瘟疫论 …… (59)
古今名医汇粹 …… (170)	瞽 …… (785)	归经 …… (185)
古今图书集成·医部全书 …… (171)	固冲汤 …… (429)	归来 …… (185)
古今医案按 …… (170)	固经丸 …… (429)	归脾汤 …… (185)
古今医案按选 …… (170)	固脬丸 …… (430)	归砚录 …… (185)
古今医彻 …… (170)	固胎煎 …… (430)	龟版 …… (376)
古今医方集成 …… (170)	固胎丸 …… (430)	龟背 …… (376)
古今医鉴 …… (171)	固真散 …… (430)	龟背驼 …… (376)
	固真汤 …… (430)	龟龄集 …… (377)

词条	页码	词条	页码	词条	页码
龟鹿二仙胶	(376)	海上方	(604)	寒水石	(720)
鬼箭羽	(514)	海上医宗心领	(604)	寒水石灰剂	(720)
鬼门	(514)	海桐皮	(605)	寒无犯寒	(719)
鬼臾区	(514)	海药本草	(605)	寒痹	(722)
鬼针草	(514)	海藻	(605)	寒泄	(721)
桂苓甘露散	(561)	海蜇	(605)	寒夜啼	(721)
桂苓甘露饮	(561)	韩悉	(676)	寒因寒用	(720)
桂苓五味甘草汤	(561)	韩保昇	(676)	寒因热用	(720)
桂枝	(562)	韩祗和	(676)	寒淫	(722)
桂枝茯苓丸	(562)	韩氏医通	(676)	寒则气收	(720)
桂枝附子汤	(562)	寒	(719)	寒则收引	(720)
桂枝甘草龙骨牡蛎汤	(562)	寒痹	(723)	寒战	(721)
桂枝甘草汤	(562)	寒喘	(722)	寒胀	(721)
桂枝姜附汤	(562)	寒从中生	(720)	寒者热之	(721)
桂枝龙骨牡蛎汤	(562)	寒积	(721)	寒证	(720)
桂枝人参汤	(562)	寒积吐	(722)	寒滞肝脉	(722)
桂枝芍药知母汤	(562)	寒积五更泄泻	(721)	蓢菜	(750)
桂枝生姜枳实汤	(562)	寒极生热	(720)	汉方简义	(218)
桂枝汤	(562)	寒降汤	(721)	汉阳叶氏丛刻医类七种	(218)
跪坐	(733)	寒痉	(722)	汗	(296)
滚刺筒	(747)	寒厥	(722)	汗法	(297)
滚痰丸	(747)	寒厥心痛	(722)	汗淅疮	(297)
郭稽中	(593)	寒冷腹痛	(720)	旱莲灸	(349)
郭思	(593)	寒露	(723)	悍气	(598)
郭雍	(593)	寒秘	(722)	颔厌	(737)
郭玉	(593)	寒凝气滞	(723)	颔颡	(597)
郭志邃	(593)	寒气腹痛	(720)	颔颡癌	(598)
过期不产	(236)	寒气呕吐	(719)	毫针	(650)
过期饮	(237)	寒热	(721)	诃子	(387)
过铸	(237)	寒热错杂证	(721)	呵欠	(428)
		寒热往来	(721)	禾髎	(198)
H		寒入血室	(719)	合病	(279)
海参	(605)	寒伤形	(720)	合谷	(279)
海带	(605)	寒湿发黄	(722)	合谷刺	(279)
海底漏	(605)	寒湿腹胀	(723)	合骨垫	(279)
海风藤	(604)	寒湿困脾	(722)	合骨法	(279)
海浮石	(605)	寒湿痢	(723)	合欢皮	(279)
海蛤壳	(605)	寒湿凝滞经闭	(723)	合邪	(279)
海狗肾	(604)	寒湿凝滞痛经	(723)	合穴	(279)
海金沙	(604)	寒湿水肿	(722)	合阳	(279)
海金沙藤	(604)	寒湿头痛	(722)	合治内腑	(279)
海龙	(604)	寒湿眩晕	(723)	何廉臣	(365)
海马	(604)	寒湿腰痛	(723)	何梦瑶	(364)
海螵蛸	(605)	寒实结胸	(721)	何其伟	(364)
海泉	(605)	寒实证	(721)		

何若愚 …………… (364)	红花 ……………… (321)	厚朴花 …………… (494)
何世仁 …………… (364)	红炉点雪 ………… (321)	厚朴七物汤 ……… (493)
何首乌 …………… (364)	红升丹 …………… (320)	厚朴三物汤 ……… (493)
何游 ……………… (365)	红丝疔 …………… (321)	厚朴温中汤 ……… (494)
和法 ……………… (433)	红丝瘤 …………… (321)	厚翳 ……………… (494)
和髎 ……………… (433)	红丸子 …………… (320)	候 ………………… (582)
和凝 ……………… (433)	红玉膏 …………… (321)	候气 ……………… (582)
河车 ……………… (461)	洪脉 ……………… (537)	呼吸补泻 ………… (430)
河车封髓丹 ……… (461)	洪氏集验方 ……… (537)	忽思慧 …………… (454)
河车丸 …………… (461)	洪涛 ……………… (537)	忽泰必烈 ………… (454)
荷梗 ……………… (558)	洪蕴 ……………… (537)	狐臭 ……………… (454)
荷叶 ……………… (558)	洪遵 ……………… (537)	狐惑 ……………… (454)
荷叶蒂 …………… (558)	齁喘 ……………… (786)	狐尿刺 …………… (453)
核桃痔 …………… (564)	侯氏黑散 ………… (514)	狐疝 ……………… (453)
涸流 ……………… (664)	喉 ………………… (688)	胡黄连 …………… (485)
赫依 ……………… (749)	喉白阐微 ………… (688)	胡椒 ……………… (485)
赫依病 …………… (749)	喉白喉 …………… (688)	胡芦巴 …………… (485)
赫依型体质 ……… (749)	喉风论 …………… (688)	胡洽 ……………… (485)
鹤草芽 …………… (772)	喉痹 ……………… (689)	胡慎柔 …………… (485)
鹤顶 ……………… (772)	喉关 ……………… (688)	胡澍 ……………… (485)
鹤虱 ……………… (772)	喉关痈 …………… (689)	胡桃仁 …………… (485)
鹤膝痰 …………… (772)	喉菌 ……………… (689)	胡颓子 …………… (485)
黑斑 ……………… (691)	喉科心法 ………… (689)	胡颓子根 ………… (485)
黑大豆 …………… (690)	喉科指掌 ………… (689)	胡颓子叶 ………… (485)
黑带 ……………… (690)	喉科紫珍集 ……… (689)	胡文焕 …………… (484)
黑胆质 …………… (691)	喉鸣 ……………… (689)	壶翁 ……………… (557)
黑疸 ……………… (691)	喉痧正的 ………… (690)	葫芦 ……………… (672)
黑风内障 ………… (690)	喉癣 ……………… (690)	槲寄生 …………… (765)
黑睛 ……………… (691)	喉痒 ……………… (690)	糊丸 ……………… (771)
黑脉 ……………… (691)	喉痈 ……………… (689)	虎骨酒 …………… (421)
黑如怡 …………… (690)	猴痔疮 …………… (706)	虎潜丸 …………… (422)
黑舌 ……………… (690)	猴狲痔 …………… (706)	琥珀 ……………… (669)
黑神散 …………… (691)	猴枣 ……………… (705)	琥珀抱龙丸 ……… (670)
黑锡丹 …………… (691)	猴枣散 …………… (706)	琥珀定志丸 ……… (670)
黑逍遥散 ………… (691)	后不利 …………… (276)	琥珀多寐丸 ……… (670)
黑翳如珠 ………… (692)	后顶 ……………… (276)	琥珀散 …………… (670)
黑脂麻 …………… (691)	后山骨伤 ………… (276)	护场 ……………… (349)
黑痣 ……………… (691)	后天之本 ………… (276)	瓠子 ……………… (629)
胻骨伤 …………… (585)	后溪 ……………… (276)	花癫 ……………… (329)
横产 ……………… (765)	后下 ……………… (276)	花椒 ……………… (329)
横刺 ……………… (765)	后血 ……………… (276)	花蕊石 …………… (329)
横骨 ……………… (765)	后重 ……………… (276)	花蕊石散 ………… (329)
横痃 ……………… (765)	厚德堂集验方萃编 ……… (494)	花翳白陷 ………… (329)
红豆蔻 …………… (321)	厚朴 ……………… (493)	花韵楼医案 ……… (329)
红粉 ……………… (321)	厚朴大黄汤 ……… (493)	华盖 ……………… (267)

华盖散 (267)	黄柏 (622)	黄龙汤 (618)
华佗 (266)	黄病 (624)	黄栌 (622)
华佗神医秘传 (267)	黄肠 (621)	黄明胶 (621)
华洋脏象约纂 (267)	黄承昊 (621)	黄腻苔 (625)
滑脉 (718)	黄赤为热 (619)	黄芪 (619)
滑肉门 (718)	黄带 (622)	黄芪桂枝五物汤 (620)
滑石 (718)	黄疸 (624)	黄芪建中汤 (620)
滑石白鱼散 (718)	黄疸二十八候 (624)	黄芪芍药桂枝苦酒汤 (620)
滑寿 (718)	黄帝 (622)	黄芩 (619)
滑胎 (718)	黄帝明堂经 (623)	黄芩滑石汤 (619)
滑泄 (718)	黄帝明堂灸经 (623)	黄芩清胆汤 (619)
化斑汤 (138)	黄帝内经 (622)	黄芩芍药汤 (619)
化虫丸 (138)	黄帝内经明堂类成 (623)	黄芩汤 (619)
化风 (138)	黄帝内经始生考 (623)	黄鳅痈 (625)
化火 (138)	黄帝内经素问 (623)	黄仁 (617)
化橘红 (138)	黄帝内经素问灵枢经合类 (623)	黄色比吉经函 (618)
化脓灸 (138)		黄蜀葵根 (625)
化热 (138)	黄帝内经素问吴注 (623)	黄蜀葵花 (624)
化血丹 (138)	黄帝内经素问校义 (623)	黄蜀葵子 (624)
化癥丹 (139)	黄帝内经太素 (622)	黄水 (617)
化源 (138)	黄帝素问宣明论方 (624)	黄水病 (618)
化燥 (139)	黄帝素问直解 (624)	黄水疮 (618)
化癥回生丹 (139)	黄耳伤寒 (618)	黄苔 (621)
怀少集 (380)	黄风内障 (617)	黄庭 (622)
槐花 (728)	黄干苔舌 (617)	黄庭镜 (622)
槐花散 (728)	黄宫绣 (624)	黄土汤 (617)
槐角 (728)	黄狗肾 (621)	黄药子 (622)
槐角地榆丸 (729)	黄瓜痈 (618)	黄液上冲 (624)
槐角丸 (728)	黄汗 (618)	黄油证 (621)
坏病 (325)	黄花菜 (619)	黄元御 (617)
还法 (347)	黄金散 (621)	黄胀舌 (621)
还少丹 (347)	黄荆 (621)	黄竹斋 (618)
环跳 (409)	黄荆子 (621)	恍惚 (533)
环跳骨出臼 (409)	黄荆根 (621)	灰苔 (234)
环跳疽 (409)	黄精 (625)	灰指甲 (234)
环溪草堂医案 (409)	黄连 (620)	恢刺 (533)
环中 (409)	黄连阿胶汤 (620)	回肠 (243)
缓脉 (725)	黄连黄芩汤 (620)	回回蒜 (243)
缓则治本 (725)	黄连解毒汤 (621)	回回药方 (243)
换睡 (569)	黄连上清丸 (620)	回乳 (243)
肓门 (380)	黄连汤 (620)	回生丹 (243)
肓膜 (380)	黄连温胆汤 (620)	回生集 (243)
肓募 (380)	黄连泻心汤 (620)	回天再造丸 (242)
肓俞 (380)	黄连羊肝丸 (620)	回旋法 (243)
皇甫谧 (513)	黄练芽 (621)	回旋灸 (243)

回阳返本汤 …………… (243)	火郁 ………………… (153)	积聚 ………………… (580)
回阳救急汤 …………… (243)	火郁发之 …………… (153)	积块 ………………… (579)
洄溪脉学 ……………… (538)	火针 ………………… (153)	积冷胃脘痛 ………… (579)
蛔动脘痛 ……………… (577)	火针疗法 …………… (153)	积热 ………………… (579)
蛔厥 …………………… (577)	火珠疮 ……………… (153)	积热便血 …………… (580)
蛔虫病 ………………… (687)	惑 …………………… (678)	积热咳嗽 …………… (579)
蛔厥 …………………… (687)	霍乱 ………………… (775)	积热胃脘痛 ………… (579)
汇刊经验方 …………… (218)	霍乱烦渴 …………… (776)	积热泄泻 …………… (579)
会厌 …………………… (278)	霍乱论 ……………… (775)	积水 ………………… (579)
会厌逐瘀汤 …………… (278)	霍乱痧 ……………… (776)	积吐 ………………… (579)
会阳 …………………… (278)	霍乱转筋 …………… (776)	积泻 ………………… (579)
会阴 …………………… (278)	藿朴夏苓汤 ………… (787)	积饮 ………………… (579)
会宗 …………………… (279)	藿香 ………………… (787)	积滞泄泻 …………… (580)
哕 ……………………… (505)	藿香正气散 ………… (787)	跻寿馆医籍备考 …… (734)
秽浊 …………………… (643)	藿香正气汤 ………… (787)	箕门 ………………… (753)
惠直堂经验方 ………… (678)		激光针灸仪 ………… (779)
昏迷 …………………… (452)	**J**	激经 ………………… (779)
昏晕 …………………… (452)		吉祥草 ……………… (225)
浑身麻木 ……………… (541)	击仆 ………………… (166)	吉执之 ……………… (225)
魂 ……………………… (726)	饥不能食 …………… (213)	级痰 ………………… (322)
魂门 …………………… (726)	饥不欲食 …………… (213)	极泉 ………………… (334)
混睛障 ………………… (664)	饥伤 ………………… (213)	急病 ………………… (529)
混元生 ………………… (664)	肌肤不仁 …………… (280)	急喉风 ……………… (530)
活法机要 ……………… (539)	肌肤甲错 …………… (280)	急喉瘖 ……………… (530)
活络丹 ………………… (539)	肌衄 ………………… (280)	急黄 ………………… (529)
活络效灵丹 …………… (539)	肌热 ………………… (280)	急惊风类证 ………… (530)
活人事证药方 ………… (539)	肌肉不仁 …………… (280)	急救回生丹 ………… (529)
活人心法 ……………… (539)	肌肉蠕动 …………… (280)	急救良方 …………… (529)
活幼口议 ……………… (539)	肌肉消瘦 …………… (280)	急救稀涎散 ………… (529)
活幼心法 ……………… (539)	鸡峰普济方 ………… (408)	急救仙方 …………… (529)
活幼心书 ……………… (539)	鸡肝 ………………… (407)	急救异痧奇方 ……… (529)
活幼珠玑 ……………… (539)	鸡骨香 ……………… (407)	急脉 ………………… (529)
火 ……………………… (152)	鸡冠花 ……………… (407)	急性子 ……………… (529)
火癍疮 ………………… (154)	鸡冠蚬肉外障 ……… (408)	急则治标 …………… (528)
火疳 …………………… (153)	鸡冠痔 ……………… (408)	急者缓之 …………… (529)
火罐 …………………… (154)	鸡鸣散 ……………… (407)	急中风 ……………… (528)
火候 …………………… (153)	鸡内金 ……………… (407)	疾脉 ………………… (596)
火麻仁 ………………… (154)	鸡屎藤 ……………… (408)	集验背疽方 ………… (696)
火烧疮 ………………… (153)	鸡苏散 ……………… (407)	集验简良方 ………… (696)
火陷 …………………… (154)	鸡膍胵 ……………… (408)	几希灵良方合璧 …… (25)
火邪 …………………… (152)	鸡心痔 ……………… (407)	己椒苈黄丸 ………… (59)
火邪经闭 ……………… (152)	鸡胸痰 ……………… (408)	挤法 ………………… (497)
火邪头痛 ……………… (152)	鸡血藤 ……………… (407)	脊 …………………… (601)
火泄 …………………… (153)	鸡眼 ………………… (408)	脊背强 ……………… (601)
火性炎上 ……………… (153)	鸡子黄 ……………… (407)	脊疳 ………………… (601)
	积寒泄泻 …………… (580)	

脊强 …… (601)	间接灸 …… (381)	蒋维乔 …… (676)
脊三穴 …… (601)	间经 …… (381)	降法 …… (468)
脊痛 …… (601)	间气 …… (381)	降香 …… (468)
脊中 …… (601)	间日疟 …… (381)	绛雪园古方选注 …… (551)
脊柱旋转复位法 …… (601)	间使 …… (381)	交叉选穴法 …… (284)
计楠 …… (154)	间歇运针法 …… (381)	交会穴 …… (284)
纪天锡 …… (322)	肩不举 …… (466)	交接出血 …… (285)
忌口 …… (397)	肩风毒 …… (466)	交泰丸 …… (285)
季德胜蛇药 …… (434)	肩后痛 …… (466)	交信 …… (284)
季胁 …… (434)	肩胛骨出 …… (466)	交遇 …… (285)
剂型 …… (456)	肩胛疽 …… (466)	胶艾汤 …… (588)
济川煎 …… (540)	肩解 …… (467)	胶瘤 …… (589)
济生拔粹 …… (540)	肩井 …… (466)	椒饼灸 …… (677)
济生续方 …… (540)	肩井骨伤 …… (466)	椒疮 …… (677)
济世养生集 …… (540)	肩髎 …… (467)	椒目 …… (677)
济阳纲目 …… (540)	肩内俞 …… (466)	焦氏喉科枕秘 …… (697)
济阴纲目 …… (540)	肩前 …… (467)	角法 …… (377)
济众新编 …… (540)	肩前痛 …… (467)	角弓反张 …… (377)
悸 …… (657)	肩三针 …… (466)	角蒿 …… (377)
悸心痛 …… (657)	肩上热 …… (466)	角花头 …… (377)
加减复脉汤 …… (220)	肩痛 …… (467)	角孙 …… (377)
加减葳蕤汤 …… (220)	肩外俞 …… (466)	绞肠痧 …… (552)
加减逍遥散 …… (220)	肩息 …… (467)	绞肠瘟 …… (552)
加味香薷饮 …… (219)	肩髃 …… (467)	脚跟痛 …… (647)
加味逍遥散 …… (220)	肩贞 …… (466)	脚骨伤 …… (647)
加味逍遥饮 …… (220)	肩中俞 …… (466)	脚汗 …… (647)
夹脊关 …… (235)	煎膏 …… (746)	脚盘出臼 …… (647)
夹脊穴 …… (235)	煎厥 …… (746)	脚气 …… (646)
夹阴伤寒 …… (235)	茧唇 …… (482)	脚气冲心 …… (646)
夹阴中寒 …… (235)	简明医彀 …… (735)	脚气治法总要 …… (646)
夹竹桃 …… (235)	简明中医辞典 …… (735)	脚气肿满 …… (646)
颊车 …… (679)	简易普济良方 …… (735)	脚软 …… (647)
颊车蹉 …… (679)	建里 …… (468)	脚弱 …… (647)
颊车蹉 …… (679)	建瓴汤 …… (468)	脚湿气 …… (647)
颊车骨错 …… (679)	健脾丸 …… (582)	脚膝出臼 …… (647)
颊车骨落 …… (679)	健忘 …… (582)	脚膝出血 …… (647)
颊里 …… (680)	谏议之官 …… (666)	脚膝痿弱 …… (647)
甲疽 …… (188)	鉴真 …… (732)	脚趾骱失 …… (647)
甲子 …… (188)	江瓘 …… (297)	脚肿 …… (647)
痂 …… (759)	江涵暾 …… (297)	疖 …… (380)
假搐 …… (644)	江考卿 …… (297)	接背 …… (631)
假胎 …… (644)	江苏历代医林人物志 …… (297)	接骨木 …… (631)
嫁痛 …… (748)	姜黄 …… (534)	接骨紫金丹 …… (631)
坚者耎之 …… (349)	将军之官 …… (537)	接经行气法 …… (631)
坚者削之 …… (349)	浆水 …… (601)	痎疟论疏 …… (653)

劫刺 …………………（328）	金匮要略论注 …………（439）	筋挛 …………………（695）
洁净府 ………………（537）	金匮要略浅注 …………（439）	筋脉拘急 ……………（695）
结核 …………………（551）	金匮要略浅注补正 ……（439）	筋膜 …………………（695）
结瘕 …………………（551）	金匮要略五十家注 ……（438）	筋缩 …………………（695）
结脉 …………………（550）	金匮要略心典 …………（439）	筋惕肉瞤 ……………（695）
结胸 …………………（551）	金匮要略新义 …………（440）	筋为刚 ………………（695）
结阳 …………………（550）	金匮要略正义 …………（439）	筋痿 …………………（695）
结阴 …………………（550）	金匮要略直解 …………（439）	筋瘿 …………………（696）
结阴便血 ……………（550）	金匮要略注 ……………（440）	筋之府 ………………（695）
结者散之 ……………（550）	金匮翼 …………………（440）	紧按慢提 ……………（575）
截肠 …………………（749）	金匮玉函经 ……………（438）	紧脉 …………………（575）
截疟 …………………（749）	金匮玉函要略辑义 ……（438）	紧提慢按 ……………（575）
截疟常山饮 …………（749）	金匮玉函要略述义 ……（438）	进针法 ………………（324）
截疟七宝饮 …………（749）	金莲花 …………………（437）	进针管 ………………（324）
截疟青蒿丸 …………（749）	金铃子散 ………………（437）	近时十便良方 ………（366）
解颅 …………………（740）	金门 ……………………（435）	近血 …………………（366）
解索脉 ………………（740）	金破不鸣 ………………（437）	浸淫疮 ………………（607）
解围元薮 ……………（740）	金气肃降 ………………（436）	禁灸穴 ………………（728）
解溪 …………………（740）	金荞麦 …………………（437）	禁口痢 ………………（728）
解郁汤 ………………（740）	金雀花 …………………（440）	禁针穴 ………………（728）
芥子 …………………（329）	金实不鸣 ………………（437）	噤风 …………………（776）
疥疮 …………………（530）	金水六君煎 ……………（436）	噤口痢 ………………（776）
金蚕毒 ………………（437）	金笥玄玄 ………………（440）	京骨 …………………（455）
金丹 …………………（436）	金锁固精丸 ……………（440）	京门 …………………（455）
金沸草 ………………（437）	金银花 …………………（440）	泾溲 …………………（463）
金沸草散 ……………（437）	金樱子 …………………（440）	经闭 …………………（473）
金疳 …………………（437）	金郁泄之 ………………（436）	经闭腹大如鼓 ………（473）
金果榄 ………………（436）	金元四大家 ……………（436）	经别 …………………（474）
金花丸 ………………（436）	金运 ……………………（436）	经刺 …………………（474）
金黄散 ………………（437）	金运临酉 ………………（436）	经断 …………………（476）
金鸡勒 ………………（436）	金针 ……………………（436）	经断复来 ……………（476）
金津、玉液 …………（437）	金针菜 …………………（436）	经筋 …………………（477）
金镜内台方议 ………（441）	金针开内障 ……………（436）	经来成块 ……………（473）
金橘 …………………（441）	金子久 …………………（435）	经来浮肿 ……………（474）
金匮发微 ……………（438）	津 ………………………（541）	经来咳血 ……………（474）
金匮方论衍义 ………（438）	津血同源 ………………（541）	经来狂言谵语 ………（474）
金匮钩玄 ……………（440）	津液 ……………………（541）	经来呕吐 ……………（474）
金匮悬解 ……………（440）	津液之腑 ………………（541）	经来如牛膜片 ………（474）
金匮要略编注 ………（440）	筋 ………………………（694）	经来色淡 ……………（473）
金匮要略方论 ………（438）	筋痹 ……………………（695）	经来色紫 ……………（473）
金匮要略方论本义 …（439）	筋缓 ……………………（695）	经来胁痛 ……………（474）
金匮要略方论集注 …（439）	筋会 ……………………（695）	经络 …………………（475）
金匮要略广注 ………（438）	筋极 ……………………（695）	经络感传 ……………（476）
金匮要略简释 ………（440）	筋枯 ……………………（695）	经络感传现象 ………（476）
金匮要略今释 ………（438）	筋瘤 ……………………（695）	经络歌诀 ……………（476）

词条	页码	词条	页码	词条	页码
经络经穴玻璃人	(476)	惊膈嗽	(659)	颈痈	(668)
经络经穴测定仪	(476)	惊积	(658)	颈肿	(668)
经络全书	(475)	惊悸	(659)	景天	(686)
经络伤	(475)	惊痫	(659)	景天三七	(686)
经络学说	(475)	惊癖	(659)	景岳全书	(686)
经络之海	(475)	惊热	(658)	景岳新方砭	(686)
经脉	(475)	惊生	(658)	净法	(460)
经脉分图	(475)	惊胎	(658)	胫肿	(524)
经脉图考	(475)	惊瘫	(659)	痉	(597)
经脉之海	(475)	惊啼	(659)	痉病似天钓	(597)
经逆赤肿	(475)	惊啼壮热	(659)	静功	(748)
经前泄水	(475)	惊吐	(658)	静香楼医案	(748)
经渠	(477)	惊痫	(659)	鸠尾	(378)
经如虾蟆子	(473)	惊泻	(658)	九宝散	(26)
经史证类备急本草	(471)	惊则气乱	(658)	九虫病	(25)
经水	(471)	惊蛰	(659)	九刺	(25)
经水先后无定期	(471)	惊者平之	(658)	九道	(26)
经效产宝	(476)	惊振内障	(658)	九道脉	(26)
经行发热	(472)	晶珠本草	(686)	九分散	(25)
经行腹痛	(473)	睛明	(732)	九候	(26)
经行后期	(472)	睛珠	(732)	九积	(26)
经行身痛	(472)	粳米	(746)	九科	(26)
经行先期	(472)	精薄	(761)	九六补泻	(25)
经行泄泻	(472)	精不足者补之以味	(760)	九气	(25)
经穴	(471)	精房	(761)	九气拈痛丸	(25)
经穴纂要	(472)	精极	(761)	九窍出血	(26)
经血	(472)	精窠	(761)	九痛丸	(26)
经验良方全集	(476)	精冷	(761)	九味藏紫菀花散	(25)
经志堂医案	(473)	精明	(761)	九味羌活汤	(25)
荆防散毒散	(481)	精明之府	(761)	九仙散	(25)
荆芥	(481)	精气	(760)	九香虫	(26)
惊	(657)	精气夺则虚	(760)	九一丹	(25)
惊痫	(659)	精伤	(760)	九脏	(26)
惊搐	(659)	精神力	(761)	九针	(25)
惊搐五证	(659)	精神内守	(761)	九制大黄丸	(26)
惊丹	(658)	精室	(761)	九制香附丸	(26)
惊风	(657)	精血	(761)	九种心痛	(26)
惊风八候	(657)	精汁	(760)	九转黄精丹	(25)
惊风烦渴	(658)	精浊	(761)	久痢	(58)
惊风结核	(658)	井疽	(80)	久热伤阴	(58)
惊风内钓啼	(657)	井穴	(80)	久泻	(58)
惊风热	(658)	颈臂	(668)	久瘖	(58)
惊风四证	(657)	颈细	(668)	灸疮	(378)
惊风痰热痧	(658)	颈项强急	(668)	灸癞风	(378)
惊风先兆	(657)	颈项强痛	(668)	灸法秘传	(378)

灸膏肓腧穴法	(378)	
灸剂	(378)	
灸痨	(378)	
灸疱	(378)	
灸焫	(378)	
灸盏	(378)	
韭子	(498)	
酒	(602)	
酒疸	(602)	
酒风	(602)	
酒齄	(602)	
酒积	(602)	
酒剂	(602)	
酒泄	(602)	
酒渣鼻	(602)	
酒痔	(602)	
旧德堂医案	(185)	
救荒本草	(632)	
救急稀涎散	(632)	
救母丹	(632)	
救逆汤	(632)	
救伤秘旨	(632)	
鹫粪	(783)	
拘	(421)	
拘法	(421)	
拘急	(421)	
拘挛	(421)	
居处	(468)	
居经	(468)	
居髎	(468)	
疽	(596)	
疽挛	(597)	
局部选穴法	(393)	
局方发挥	(392)	
桔梗	(562)	
桔梗汤	(562)	
菊花	(626)	
菊花茶调散	(626)	
菊花散	(626)	
菊叶三七	(626)	
橘半枳术丸	(774)	
橘核	(775)	
橘核丸	(775)	
橘红	(775)	
橘红化痰丸	(775)	

橘络	(775)	
橘皮	(774)	
橘皮汤	(775)	
橘皮竹茹汤	(774)	
橘叶	(774)	
橘枳姜汤	(775)	
举、按、寻	(537)	
举元煎	(537)	
巨刺	(106)	
巨骨	(106)	
巨髎	(106)	
巨阙	(106)	
巨针	(106)	
巨针疗法	(106)	
苣荬菜	(329)	
聚	(749)	
聚合型体质	(750)	
聚开障	(749)	
聚泉	(750)	
聚星障	(750)	
瞿麦	(786)	
蠲痹汤	(792)	
卷柏	(459)	
决渎之官	(298)	
决明子	(298)	
绝骨	(552)	
绝汗	(552)	
绝孕穴	(552)	
绝子	(552)	
厥逆头痛	(679)	
厥气	(678)	
厥头痛	(679)	
厥阴	(679)	
厥阴痉	(679)	
厥阴头痛	(679)	
厥阴俞	(679)	
厥证	(679)	
君	(391)	
君臣佐使	(391)	
君火	(391)	
君主之官	(391)	
皲裂疮	(666)	
浚川散	(608)	
浚川丸	(608)	

K

开骨散	(80)
开阖补泻	(80)
开天门	(80)
开胸顺气丸	(80)
开郁种玉汤	(80)
揩摩	(680)
坎离砂	(328)
亢害承制	(151)
考正周身穴法歌	(225)
柯琴	(488)
咳	(505)
咳喘	(506)
咳家	(506)
咳论经旨	(506)
咳逆	(506)
咳逆上气	(506)
咳脓血	(506)
咳嗽	(506)
咳血	(505)
咳血方	(506)
客气	(543)
客忤	(543)
客忤痉	(543)
客忤似痫	(543)
客忤夜啼	(543)
客者除之	(543)
客主加临	(543)
空腹服	(464)
空窍	(464)
空虚热	(464)
孔伯华	(160)
孔广福	(160)
孔穴	(160)
孔以立	(160)
孔志约	(160)
孔子大圣知枕中方	(160)
孔最	(160)
恐	(557)
恐伤肾	(557)
恐则气下	(557)
控涎丹	(631)
口	(54)
口不能言	(54)

口齿疳 …………… (54)		雷公 …………… (730)
口齿类要 ………… (54)	**L**	雷公炮炙论 ……… (730)
口臭 ……………… (55)	蜡矾丸 …………… (752)	雷公炮炙药性解 … (730)
口疮 ……………… (55)	蜡梅花 …………… (752)	雷公药对 ………… (730)
口淡 ……………… (55)	蜡烛疳 …………… (752)	雷火神针 ………… (730)
口干 ……………… (54)	辣椒 ……………… (759)	雷头风 …………… (730)
口甘 ……………… (54)	辣蓼 ……………… (759)	雷丸 ……………… (730)
口疳 ……………… (55)	莱菔子 …………… (557)	雷敩 ……………… (731)
口角疮 …………… (54)	兰茂 ……………… (215)	泪 ………………… (461)
口角流涎 ………… (54)	兰室秘藏 ………… (215)	泪泉 ……………… (461)
口苦 ……………… (54)	兰台轨范 ………… (214)	泪堂 ……………… (461)
口糜 ……………… (55)	阑门 ……………… (710)	类编朱氏集验医方 (535)
口气 ……………… (54)	阑尾穴 …………… (710)	类方准绳 ………… (534)
口软 ……………… (54)	蓝注 ……………… (726)	类经 ……………… (535)
口酸 ……………… (55)	烂疔 ……………… (537)	类经附翼 ………… (535)
口甜 ……………… (55)	狼毒 ……………… (591)	类经图翼 ………… (535)
口下黄肥疮 ……… (54)	浪脐生 …………… (607)	类消 ……………… (535)
口咸 ……………… (55)	劳 ………………… (331)	类证活人书 ……… (535)
口辛 ……………… (54)	劳发 ……………… (331)	类证治裁 ………… (534)
口形六态 ………… (54)	劳风 ……………… (331)	类中风 …………… (534)
口蕈 ……………… (55)	劳复 ……………… (332)	类中暑 …………… (534)
口眼㖞斜 ………… (55)	劳宫 ……………… (332)	冷服 ……………… (382)
扣法 ……………… (235)	劳汗 ……………… (331)	冷疳 ……………… (383)
寇宗奭 …………… (665)	劳极 ……………… (332)	冷汗 ……………… (382)
苦蘵 ……………… (414)	劳倦 ……………… (332)	冷积 ……………… (383)
苦参 ……………… (414)	劳倦恶寒 ………… (332)	冷灸 ……………… (382)
苦地胆 …………… (414)	劳咳 ……………… (332)	冷泪 ……………… (382)
苦丁茶 …………… (413)	劳痢 ……………… (332)	冷庐医话 ………… (382)
苦楝皮 …………… (414)	劳淋 ……………… (332)	冷秘 ……………… (383)
苦荬菜 …………… (414)	劳热 ……………… (332)	冷气 ……………… (382)
苦木 ……………… (413)	劳伤月经过多 …… (331)	冷热利 …………… (382)
库房 ……………… (379)	劳损 ……………… (332)	冷热痢 …………… (382)
跨马痈 …………… (733)	劳则气耗 ………… (331)	冷香汤 …………… (382)
款冬花 …………… (671)	劳瘵 ……………… (332)	冷香饮子 ………… (382)
款冬花散 ………… (671)	劳蒸 ……………… (332)	冷哮 ……………… (383)
狂 ………………… (377)	牢脉 ……………… (386)	冷哮丸 …………… (383)
揆度 ……………… (680)	痨瘵 ……………… (706)	冷泄 ……………… (382)
揆度奇恒 ………… (680)	痨瘵咳嗽 ………… (706)	厘正按摩要术 …… (493)
昆布 ……………… (428)	老鹳草 …………… (225)	离照汤 …………… (597)
昆仑 ……………… (428)	老花眼 …………… (225)	梨 ………………… (643)
栝楼 ……………… (563)	老人便结 ………… (225)	梨皮 ……………… (643)
栝楼皮 …………… (563)	乐疽 ……………… (213)	黎洞丸 …………… (770)
栝楼薤白白酒汤 … (563)	乐只堂人子须知韵语 … (213)	藜芦 ……………… (785)
栝楼薤白半夏汤 … (563)	勒法 ……………… (617)	黧黑斑 …………… (789)
栝楼子 …………… (563)	雷丰 ……………… (730)	蠡汤 ……………… (791)

李驷 …………………… (338)	历节风 ……………… (105)	梁门 ………………… (665)
李炳 …………………… (338)	厉兑 ………………… (178)	梁丘 ………………… (665)
李梃 …………………… (338)	立迟 ………………… (214)	梁希曾 ……………… (665)
李辰拱 ……………… (337)	立马回疔丹 ………… (214)	两地汤 ……………… (339)
李柽 …………………… (338)	立秋 ………………… (214)	两脚麻木 …………… (339)
李当之 ……………… (337)	利 …………………… (364)	两手摄空 …………… (339)
李当之本草经 ……… (337)	利尿穴 ……………… (364)	两丸冷 ……………… (339)
李昉 …………………… (338)	沥浆生 ……………… (384)	两胁刺痛 …………… (339)
李杲 …………………… (337)	疠 …………………… (457)	两胁痛 ……………… (339)
李济马 ……………… (338)	疠疡机要 …………… (457)	两胁下痛 …………… (339)
李俊良 ……………… (338)	戾气 ………………… (466)	两虚相得 …………… (339)
李濂 …………………… (339)	荔枝核 ……………… (485)	两止汤 ……………… (339)
李虔纵 ……………… (338)	疠科全书 …………… (530)	䯒疽 ………………… (789)
李庆嗣 ……………… (337)	栗子 ………………… (565)	列当 ………………… (234)
李时珍 ……………… (337)	栗子痔 ……………… (565)	列缺 ………………… (234)
李氏医鉴 …………… (337)	痢后风 ……………… (709)	裂肛痔 ……………… (679)
李修 …………………… (338)	痢疾 ………………… (709)	裂隙 ………………… (679)
李珣 …………………… (338)	痢疾论 ……………… (709)	邻近取穴法 ………… (369)
李迅 …………………… (337)	痢证汇参 …………… (709)	林珮琴 ……………… (415)
李延昰 ……………… (338)	痢症三字诀 ………… (709)	林亿 ………………… (415)
李言闻 ……………… (337)	连理汤 ……………… (348)	临产 ………………… (499)
李用粹 ……………… (337)	连梅汤 ……………… (348)	临产六字真言 ……… (500)
李中立 ……………… (336)	连朴饮 ……………… (348)	临产七候 …………… (499)
李中梓 ……………… (336)	连钱草 ……………… (348)	临产五忌 …………… (500)
李中梓医案 ………… (336)	连翘 ………………… (348)	临产五要 …………… (500)
李柱国 ……………… (338)	连翘败毒散 ………… (348)	临产血晕 …………… (500)
李子 …………………… (336)	连文冲 ……………… (348)	临产晕绝 …………… (500)
李子毅 ……………… (336)	连自华 ……………… (348)	临证验舌法 ………… (500)
里寒 …………………… (350)	莲房 ………………… (558)	临证指南医案 ……… (500)
里喉痈 ……………… (350)	莲须 ………………… (558)	淋 …………………… (663)
里急后重 …………… (349)	莲子 ………………… (557)	淋闭 ………………… (663)
里内庭 ……………… (349)	莲子发 ……………… (558)	淋沥 ………………… (663)
里热 …………………… (350)	莲子心 ……………… (557)	淋浊 ………………… (664)
里实 …………………… (349)	廉泉 ………………… (740)	蔺道人 ……………… (750)
里虚 …………………… (350)	臁疮 ………………… (783)	灵道 ………………… (392)
理法 …………………… (616)	炼精化气 …………… (536)	灵枢经 ……………… (391)
理筋 …………………… (616)	炼气化神 …………… (536)	灵枢经白话解 ……… (392)
理筋法 ……………… (616)	炼神还虚 …………… (536)	灵枢经脉翼 ………… (392)
理虚元鉴 …………… (616)	恋眉疮 ……………… (592)	灵枢素问节要浅注 … (392)
理瀹骈文 …………… (616)	良方集腋 …………… (386)	灵枢悬解 …………… (392)
理中安蛔汤 ………… (616)	良附丸 ……………… (386)	灵台 ………………… (391)
理中化痰丸 ………… (616)	良朋汇集经验神方 … (386)	灵墟 ………………… (392)
理中丸 ……………… (616)	凉膈散 ……………… (601)	灵芝草 ……………… (391)
力钧 …………………… (27)	凉解汤 ……………… (601)	苓甘五味姜辛汤 …… (414)
力学说 ……………… (27)	凉燥 ………………… (602)	岭南卫生方 ………… (431)

铃医 …………………… (578)	瘤 ……………………… (771)	龙虚交战 ……………… (182)
凌德 …………………… (601)	柳宝诒 ………………… (492)	龙眼核 ………………… (182)
凌奂 …………………… (600)	柳选四家医案 ………… (492)	龙眼肉 ………………… (182)
凌霄花 ………………… (600)	柳州医话 ……………… (492)	隆 ……………………… (667)
凌云 …………………… (600)	六不治 ………………… (148)	隆病 …………………… (667)
凌云骨伤 ……………… (600)	六腑 …………………… (150)	癃闭 …………………… (778)
陵后 …………………… (610)	六腑以通为用 ………… (150)	偻附 …………………… (644)
羚角钩藤汤 …………… (660)	六合 …………………… (148)	楼英 …………………… (729)
羚羊角 ………………… (659)	六合定中丸 …………… (149)	蝼蛄 …………………… (769)
羚羊角散 ……………… (660)	六和汤 ………………… (149)	蝼蛄窜 ………………… (769)
刘纯 …………………… (282)	六基症 ………………… (150)	蝼蛄疖 ………………… (769)
刘昉 …………………… (283)	六节 …………………… (148)	漏 ……………………… (762)
刘哈喇八都鲁 ………… (283)	六经 …………………… (149)	漏谷 …………………… (762)
刘翰 …………………… (284)	六经辨证 ……………… (150)	漏汗 …………………… (762)
刘河间伤寒三书 ……… (283)	六经病 ………………… (150)	漏睛 …………………… (762)
刘河间医学六书 ……… (283)	六经厥 ………………… (150)	漏睛疮 ………………… (762)
刘寄奴 ………………… (283)	六经伤寒辨正 ………… (149)	漏芦 …………………… (762)
刘涓子鬼遗方 ………… (283)	六经提纲 ……………… (150)	漏下 …………………… (762)
刘开 …………………… (282)	六君子汤 ……………… (149)	卢复 …………………… (184)
刘奎 …………………… (283)	六醴斋医书十种 ……… (150)	卢和 …………………… (184)
刘明之 ………………… (283)	六妙法 ………………… (149)	卢氏 …………………… (184)
刘默 …………………… (284)	六气 …………………… (148)	卢万钟 ………………… (184)
刘若金 ………………… (283)	六气感证要义 ………… (148)	卢之颐 ………………… (184)
刘完素 ………………… (282)	六神汤 ………………… (150)	卢祖常 ………………… (184)
刘温舒 ………………… (284)	六神丸 ………………… (150)	芦根 …………………… (331)
刘彝 …………………… (284)	六味 …………………… (149)	芦荟 …………………… (331)
刘宇 …………………… (282)	六味地黄丸 …………… (149)	芦荟肥儿丸 …………… (331)
刘禹锡 ………………… (283)	六一散 ………………… (148)	芦荟消疳饮 …………… (331)
刘渊然 ………………… (283)	六译馆医学丛书 ……… (149)	炉甘石 ………………… (460)
刘元宾 ………………… (282)	六因条辨 ……………… (148)	鲁府禁方 ……………… (705)
刘赟 …………………… (284)	六淫 …………………… (150)	陆晔 …………………… (398)
留罐法 ………………… (591)	六郁 …………………… (149)	陆懋修 ………………… (398)
留饮 …………………… (591)	六脏 …………………… (150)	陆氏三世医验 ………… (397)
留者攻之 ……………… (591)	六字诀 ………………… (149)	陆以湉 ………………… (397)
留针 …………………… (591)	咯血 …………………… (505)	陆英 …………………… (397)
留针补泻 ……………… (591)	龙柏 …………………… (182)	陆渊雷 ………………… (398)
流火 …………………… (606)	龙齿 …………………… (182)	陆真翘 ………………… (397)
流金凌木 ……………… (607)	龙胆八味散 …………… (182)	陆贽 …………………… (398)
流气饮 ………………… (606)	龙胆草 ………………… (182)	鹿角 …………………… (654)
流痰 …………………… (607)	龙胆泻肝汤 …………… (182)	鹿角菜 ………………… (654)
流饮 …………………… (607)	龙骨 …………………… (182)	鹿角胶 ………………… (654)
流注 …………………… (607)	龙葵 …………………… (182)	鹿角胶丸 ……………… (654)
流注指要赋 …………… (607)	龙门 …………………… (181)	鹿角霜 ………………… (654)
琉球百问 ……………… (617)	龙沙八家医案 ………… (181)	鹿茸 …………………… (654)
硫黄 …………………… (678)	龙涎香 ………………… (182)	鹿茸丸 ………………… (654)

鹿衔草 (654)	螺疗 (782)	麻疹泄泻 (652)
路路通 (733)	瘰疬 (777)	麻疹谵妄 (652)
辘轳转关 (767)	络 (551)	麻疹紫黑 (652)
鹭鸶咳丸 (786)	络刺 (552)	麻疹作痢 (652)
露丹 (790)	络脉 (552)	麻子仁丸 (650)
露蜂房 (790)	络却 (551)	马鞭草 (71)
露剂 (790)	络石藤 (551)	马勃 (70)
驴血二十五味散 (409)	络穴 (551)	马齿苋 (70)
吕博 (241)	落花生 (676)	马俶 (71)
吕复 (241)	落枕 (676)	马丹阳天星十二穴 (70)
吕夔 (241)		马兜铃 (71)
吕留良 (241)	**M**	马蟥咬伤 (71)
吕田 (241)	麻痹 (653)	马疥 (70)
吕熊飞 (241)	麻促脉 (651)	马口 (70)
吕应钟 (241)	麻毒八营 (651)	马兰 (70)
吕震名 (241)	麻毒内攻 (651)	马良伯 (70)
侣山堂类辨 (434)	麻毒陷肺 (651)	马蔺子 (71)
旅舍备要方 (598)	麻沸散 (651)	马培之外科医案 (71)
履巉岩本草 (772)	麻后喉风 (651)	马脾风 (71)
穞豆衣 (782)	麻后牙疳 (651)	马脾风似痫 (71)
率谷 (657)	麻后有痰 (651)	马钱子 (71)
绿豆 (669)	麻黄 (652)	马茚 (70)
绿豆衣 (669)	麻黄附子甘草汤 (653)	马蹄金 (71)
绿萼梅花 (669)	麻黄附子汤 (653)	马桶癣 (71)
绿风内障 (669)	麻黄根 (653)	马尾连 (70)
葎草 (674)	麻黄花穗灸疗法 (652)	马牙 (70)
挛 (591)	麻黄加术汤 (652)	马志 (70)
挛急 (591)	麻黄连轺赤小豆汤 (653)	马宗素 (70)
卵子瘟 (377)	麻黄汤 (652)	蚂蚁丹 (505)
将法 (569)	麻黄细辛附子汤 (653)	蚂蚁窝 (505)
罗布麻 (430)	麻黄杏仁甘草石膏汤 (653)	买麻藤 (320)
罗国纲 (430)	麻黄杏仁薏苡甘草汤 (653)	迈步 (235)
罗汉果 (430)	麻九畴 (650)	麦粒灸 (323)
罗勒 (431)	麻科活人全书 (651)	麦门冬 (323)
罗美 (431)	麻木 (650)	麦门冬汤 (323)
罗裙带 (431)	麻雀 (653)	麦芽 (323)
罗氏会约医镜 (430)	麻仁丸 (650)	卖药所 (417)
罗适 (431)	麻油 (651)	脉 (521)
罗天益 (430)	麻疹 (651)	脉痹 (524)
罗遗编 (431)	麻疹烦渴 (652)	脉从四时 (522)
罗知悌 (430)	麻疹喉痛 (652)	脉度 (523)
罗周彦 (431)	麻疹夹斑 (651)	脉法 (523)
萝卜 (625)	麻疹逆证 (652)	脉极 (523)
萝芙木 (625)	麻疹顺证 (652)	脉经 (523)
螺 (782)	麻疹险证 (652)	脉诀汇编说统 (522)

脉诀汇辨 (522)	毛冬青 (123)	猕猴桃根 (650)
脉诀刊误 (522)	毛诃子 (123)	糜疳 (783)
脉诀启悟注释 (522)	毛茛 (124)	米皮糠 (294)
脉诀筌蹄 (523)	毛茛灸 (124)	眯目 (637)
脉诀乳海 (522)	毛世洪 (123)	泌别清浊 (462)
脉诀四言举要 (522)	毛祥麟 (124)	秘传抱龙丸 (580)
脉诀指掌病式图说 (523)	茅膏菜 (415)	秘传推拿妙诀 (580)
脉绝 (524)	眊矂 (500)	秘传眼科龙木论 (580)
脉理求真 (524)	冒风 (500)	秘方集验 (580)
脉确 (524)	冒寒 (501)	秘元煎 (580)
脉说 (524)	冒暑 (501)	密蒙花 (666)
脉痿 (524)	冒暑眩晕 (501)	密陀僧 (666)
脉无胃气 (522)	冒心 (500)	密陀僧散 (666)
脉象 (524)	冒眩 (501)	蜜煎导 (763)
脉学发微 (523)	瞀闷 (764)	蜜丸 (763)
脉学辑要 (523)	没食子 (384)	绵枣儿 (669)
脉要图注 (523)	没药 (384)	棉花根 (678)
脉以胃气为本 (522)	玫瑰花 (412)	棉花子 (677)
脉义简摩 (521)	眉冲 (549)	面 (494)
脉溢 (524)	眉风癣 (549)	面白 (494)
脉因证治 (522)	眉心疔 (549)	面尘 (495)
脉证合参 (523)	梅核气 (628)	面赤 (495)
脉痔 (524)	梅花点舌丹 (628)	面胕庞然雍 (495)
满山红 (746)	梅花针疗法 (628)	面浮 (495)
满月 (746)	梅师 (628)	面垢 (495)
曼陀罗叶 (639)	梅氏验方新编 (628)	面寒 (496)
曼陀罗子 (639)	霉疮 (766)	面黑 (496)
蔓荆子 (750)	霉疮秘录 (766)	面黄 (495)
慢肝风 (759)	美人蕉根 (534)	面焦 (496)
慢肝惊风 (759)	门户 (59)	面目浮肿 (494)
慢喉瘖 (760)	扪法 (236)	面目虚浮 (494)
慢惊风 (759)	闷瞀 (381)	面青 (495)
慢惊夹痰 (760)	闷脐生 (381)	面热 (495)
慢惊自汗 (760)	闷气生 (381)	面如漆紫 (495)
慢脾风 (760)	虻虫 (504)	面色黎黑 (495)
芒硝 (230)	礞石 (785)	面色萎黄 (495)
芒针 (230)	曚 (786)	面瘦 (496)
芒针疗法 (230)	蒙氏结节 (728)	面痛 (496)
芒种 (230)	蒙药正典 (728)	面脱 (496)
盲肠气 (458)	蒙医药选编 (728)	面无血色 (494)
猫眼疮 (650)	孟昶 (470)	面游风 (496)
猫爪草 (649)	孟继孔 (470)	面针疗法 (495)
毛拔 (124)	孟诜 (470)	面肿 (495)
毛瓣绿绒蒿 (124)	梦泄精 (627)	妙香散 (403)
毛刺 (123)	猕猴桃 (650)	妙应丸 (403)

名方类证医书大全 (281)	木耳 (87)	目上纲 (185)
名医别录 (281)	木防己 (87)	目视无光 (187)
名医传 (281)	木防己汤 (87)	目痛 (187)
名医类案 (281)	木芙蓉叶 (88)	目妄见 (186)
明目地黄丸 (428)	木疳 (88)	目系 (186)
明目菊花散 (429)	木瓜 (87)	目下纲 (185)
明目良方 (428)	木瓜丸 (87)	目下肿 (185)
明目上清丸 (428)	木蝴蝶 (89)	目扬 (186)
明目至宝 (428)	木火刑金 (87)	目疡 (187)
明色赤巴 (429)	木槿皮 (89)	目痒 (187)
明色赤巴病 (429)	木克土 (88)	目晕 (187)
明堂 (429)	木舌 (87)	目早晨疼痛 (186)
明医杂著 (429)	木通 (89)	目劄 (188)
明医指掌 (429)	木位 (88)	目直 (186)
命功 (441)	木喜条达 (89)	目中常早晨昏 (185)
命关 (441)	木香 (88)	目中昏 (185)
命门 (441)	木香导滞丸 (88)	目肿胀 (186)
命门之火 (441)	木香化滞散 (88)	目珠 (187)
缪刺 (764)	木香顺气散 (88)	目珠管 (187)
缪希雍 (764)	木郁达之 (88)	目眦 (187)
摸法 (731)	木郁化火 (88)	苜蓿 (414)
膜 (756)	木运 (87)	募穴 (673)
膜剂 (756)	木运临卯 (87)	募原 (673)
膜原 (756)	木贼 (88)	墓头回 (726)
摩法 (771)	目 (185)	
摩腹 (771)	目闭不开 (186)	**N**
摩脊法 (771)	目不瞑 (185)	拿法 (584)
摩面 (771)	目常日夕昏 (187)	纳里病 (408)
摩目 (771)	目眵 (187)	纳支补泻 (408)
摩脐法 (771)	目赤 (186)	捺正法 (630)
摩胁 (771)	目窗 (188)	奶麻 (219)
抹法 (419)	目飞血 (185)	奶癣 (219)
茉莉花 (413)	目风 (186)	奶疹子 (219)
莫枚士 (558)	目风赤 (186)	南病别鉴 (486)
墨旱莲 (769)	目风肿 (186)	南瓜子 (486)
眸 (638)	目干涩 (185)	南沙参 (486)
谋风 (666)	目昏 (186)	南五味子 (486)
母病及子 (223)	目连劄 (186)	南雅堂医书全集 (486)
牡丹皮 (363)	目盲 (187)	难产 (613)
牡蒿 (364)	目明 (186)	难产七因 (613)
牡荆子 (363)	目内陷 (186)	难经 (613)
牡蛎 (363)	目胞 (187)	难经本义 (614)
牡蛎散 (363)	目偏视 (187)	难经汇注笺正 (614)
牡痔 (364)	目涩 (187)	难经集注 (614)
木鳖子 (89)	目沙涩 (186)	难经经释 (614)

难经疏证	(614)	内经知要	(119)	能足培根病	(612)
难经悬解	(614)	内睛明	(121)	能作赤巴	(613)
难经正义	(614)	内景	(121)	能作赤巴病	(613)
囊底	(792)	内气	(117)	泥鳅	(462)
囊缩	(792)	内伤	(118)	泥丸	(462)
囊痈	(792)	内伤饮食痊	(118)	倪涵初疟痢三方	(582)
硇砂	(629)	内肾	(119)	倪维德	(582)
蛲虫病	(687)	内视	(119)	倪枝维	(582)
脑	(589)	内损	(120)	倪朱谟	(582)
脑顶风	(589)	内太冲	(117)	逆传心包	(536)
脑风	(589)	内庭	(120)	逆从	(536)
脑骨伤	(589)	内托黄芪散	(118)	逆气	(536)
脑户	(589)	内托生肌散	(118)	逆顺	(536)
脑疽	(590)	内外功图说辑要	(117)	逆顺生翳	(536)
脑空	(589)	内外踝伤	(118)	腻苔	(737)
脑漏	(590)	内外伤辨惑论	(118)	溺	(747)
脑鸣	(589)	内外痔	(118)	溺赤	(747)
脑衄	(590)	内陷	(120)	溺血	(747)
脑湿	(590)	内消丸	(120)	年老血崩	(245)
脑髓	(590)	内养功	(120)	年希尧	(245)
脑转耳鸣	(589)	内因	(118)	年希尧集验良方	(245)
闹羊花	(459)	内迎香	(119)	拈痛汤	(420)
淖泽	(664)	内脏	(120)	黏液质	(782)
臑骨伤	(786)	内燥	(121)	捻法	(631)
臑骨突出	(786)	内障	(121)	捻五指背皮法	(631)
臑会	(786)	内照法	(121)	念盈药条	(445)
臑痈	(787)	内至阴	(118)	鸟啄疮	(212)
臑俞	(786)	内痔	(120)	尿白	(393)
内补丸	(119)	内眦	(120)	尿来	(393)
内吹	(119)	内毒者以厚药	(613)	尿门无孔	(393)
内丹	(117)	能合培根	(613)	尿血	(393)
内钓	(119)	能合培根病	(613)	尿血穴	(393)
内钓似痫	(119)	能化培根病	(612)	尿诊	(393)
内发丹毒	(118)	能化培根痛	(613)	捏法	(568)
内风	(117)	能近怯远症	(613)	捏挤法	(569)
内关	(118)	能视赤巴	(613)	捏脊	(569)
内寒	(121)	能视赤巴病	(613)	宁坤秘籍	(218)
内急外弛	(120)	能味培根	(612)	宁嗽化痰丸	(218)
内经博议	(120)	能味培根病	(612)	凝脂翳	(777)
内经方集释	(119)	能消赤巴	(613)	牛蒡解肌汤	(123)
内经辑要	(120)	能消赤巴病	(613)	牛蒡子	(123)
内经类编	(120)	能依培根	(613)	牛程寨	(123)
内经十二脉	(119)	能依培根病	(613)	牛胆	(122)
内经拾遗方论	(119)	能远怯近症	(612)	牛黄	(122)
内经药瀹	(119)	能足培根	(612)	牛黄抱龙丸	(122)

牛黄承气汤 …………… (122)	衄血 ………………… (583)	庞安时 ………………… (455)
牛黄定志丸 …………… (122)	疟 …………………… (457)	胖大海 ………………… (521)
牛黄夺命散 …………… (122)	疟黄 ………………… (457)	脬气不固 ……………… (647)
牛黄解毒丸 …………… (123)	疟积 ………………… (457)	脬转 …………………… (647)
牛黄清心丸 …………… (122)	疟疾论 ……………… (457)	炮制 …………………… (536)
牛黄上清丸 …………… (122)	疟劳 ………………… (457)	胚胎 …………………… (518)
牛黄生肌散 …………… (122)	疟门 ………………… (457)	胚 ……………………… (583)
牛黄十三味散 ………… (122)	疟母 ………………… (457)	培根 …………………… (617)
牛黄镇惊丸 …………… (123)	暖病 ………………… (733)	培根病 ………………… (617)
牛皮癣 ………………… (121)	暖肝煎 ……………… (733)	裴宗元 ………………… (751)
牛乳 …………………… (121)	暖宫丸 ……………… (733)	佩兰 …………………… (435)
牛膝 …………………… (123)	暖脐膏 ……………… (733)	佩文斋广群芳谱·药谱
扭法 …………………… (349)	暖针 ………………… (732)	………………………… (435)
扭痧 …………………… (349)	挪法 ………………… (498)	硼砂 …………………… (730)
纽扣风 ………………… (409)	糯稻根须 …………… (789)	砒石 …………………… (493)
农经酌雅 ……………… (301)		铍针 …………………… (578)
浓缩丸 ………………… (541)	**O**	霹雳散 ………………… (790)
脓耳变证 ……………… (590)	呕 …………………… (353)	皮痹 …………………… (221)
脓耳口眼㖞斜 ………… (590)	呕家 ………………… (354)	皮部 …………………… (221)
脓疥 …………………… (590)	呕苦水 ……………… (353)	皮肤不仁 ……………… (220)
脓瘤 …………………… (591)	呕逆 ………………… (354)	皮肤针 ………………… (220)
脓窝疮 ………………… (590)	呕清水 ……………… (354)	皮肤针疗法 …………… (220)
脓血痢 ………………… (590)	呕乳 ………………… (354)	皮毛 …………………… (220)
弄舌 …………………… (323)	呕酸 ………………… (354)	皮毛焦 ………………… (220)
努法 …………………… (406)	呕吐 ………………… (353)	皮内针 ………………… (220)
胬肉攀睛 ……………… (667)	呕吐苦水 …………… (353)	皮内针疗法 …………… (220)
怒 ……………………… (550)	呕血 ………………… (353)	皮热 …………………… (221)
怒喘 …………………… (550)	呕汁 ………………… (353)	皮水 …………………… (220)
怒后崩漏 ……………… (550)	偶刺 ………………… (643)	皮瘘 …………………… (221)
怒伤肝 ………………… (550)	藕节 ………………… (785)	皮蒸 …………………… (221)
怒则气上 ……………… (550)		枇杷叶 ………………… (415)
女金丹 ………………… (61)	**P**	疲劳咳嗽 ……………… (597)
女科百问 ……………… (62)	拍打法 ……………… (421)	啤酒花 ………………… (641)
女科产后编 …………… (62)	排脓散 ……………… (630)	脾 ……………………… (699)
女科撮要 ……………… (62)	排脓汤 ……………… (630)	脾病 …………………… (703)
女科经纶 ……………… (62)	攀缘 ………………… (787)	脾不统血 ……………… (699)
女科万金方 …………… (62)	盘肠痧 ……………… (645)	脾藏意 ………………… (704)
女科证治准绳 ………… (62)	盘肠生 ……………… (645)	脾藏营 ………………… (704)
女科指掌 ……………… (62)	盘肠似内钓 ………… (645)	脾常不足 ……………… (704)
女劳疸 ………………… (61)	盘肠痈 ……………… (645)	脾疸 …………………… (703)
女劳复 ………………… (61)	盘法 ………………… (645)	脾恶湿 ………………… (702)
女贞子 ………………… (61)	盘肛漏 ……………… (645)	脾风 …………………… (700)
女子胞 ………………… (61)	盘龙参 ……………… (645)	脾疳 …………………… (703)
女子梦交 ……………… (61)	盘珠集胎产症治 …… (645)	脾疳积 ………………… (703)
衄 ……………………… (583)	盘坐 ………………… (645)	脾寒 …………………… (704)

词条	页码	词条	页码	词条	页码
脾合肉	(701)	脾阳	(701)	平胃散	(183)
脾合胃	(701)	脾阳虚	(701)	平尧卿	(183)
脾积	(703)	脾阴	(701)	平易方	(183)
脾经失血	(702)	脾阴虚	(701)	平坐	(183)
脾经湿痰	(702)	脾俞	(702)	破伤风	(567)
脾开窍于口	(699)	脾约	(701)	魄	(756)
脾痨	(704)	脾之大络	(699)	魄汗	(756)
脾冷多涎	(701)	脾志思	(701)	魄户	(756)
脾气	(699)	脾主裹血	(701)	魄门	(756)
脾气不升	(699)	脾主后天	(700)	仆参	(138)
脾气不舒	(699)	脾主肌肉	(700)	仆击	(138)
脾气热	(700)	脾主升清	(700)	葡萄	(674)
脾气盛	(700)	脾主四肢	(700)	葡萄藤叶	(675)
脾气虚	(700)	脾主运化	(700)	葡萄疫	(675)
脾气主升	(700)	脾主中土	(700)	葡萄痔	(675)
脾热	(702)	痞	(708)	蒲辅周	(727)
脾热多涎	(703)	痞根	(708)	蒲公英	(727)
脾热痿软	(703)	痞积	(708)	蒲黄	(727)
脾肾泄	(701)	痞块	(708)	朴硝	(230)
脾失健运	(700)	痞满	(708)	普洱茶	(711)
脾湿热	(704)	痞胀	(708)	普济本事方	(711)
脾实腹胀	(702)	癖	(787)	普济方	(711)
脾实热	(702)	睥急紧小	(732)	普济消毒饮子	(711)
脾实热证	(702)	睥肉粘轮	(732)	普行赫依	(710)
脾实证	(701)	睥生痰核	(732)		
脾统血	(702)	睥虚如球	(732)	**Q**	
脾王不受邪	(699)	片剂	(137)	七宝美髯丹	(15)
脾为生痰之源	(700)	片玉痘疹	(137)	七宝洗心散	(15)
脾为涎	(700)	片玉心书	(137)	七冲门	(14)
脾胃论	(702)	偏产	(644)	七大物质	(13)
脾胃郁	(702)	偏沮	(644)	七恶	(15)
脾痿	(704)	偏枯	(644)	七方	(13)
脾痫	(704)	偏历	(644)	七厘散	(15)
脾泻	(701)	偏脑疽	(644)	七气	(13)
脾虚	(703)	偏渗小便不利	(644)	七气手拈散	(13)
脾虚带下	(704)	偏头风	(644)	七气汤	(13)
脾虚发黄	(703)	骈指押手法	(552)	七窍	(16)
脾虚腹胀	(704)	胼胝	(590)	七情	(16)
脾虚寒	(704)	频服	(732)	七情泻	(16)
脾虚秘	(704)	品胎	(505)	七三丹	(13)
脾虚身肿	(703)	牝疟	(248)	七疝	(15)
脾虚生风	(703)	平补平泻	(183)	七伤	(14)
脾虚湿困	(704)	平肝开郁止血汤	(183)	七神	(15)
脾虚证	(703)	平人	(183)	七圣丸	(14)
脾虚自汗	(703)	平推法	(183)	七松岩集	(14)

七损八益 …………… （15）	脐痈 ……………… （588）	气虚不摄 …………… （128）
七味苍柏散 ………… （14）	脐中出血 ………… （588）	气虚经行先期 ……… （129）
七味地黄丸 ………… （14）	脐中四边穴 ……… （588）	气虚劳复 …………… （129）
七味齐当嘎散 ……… （14）	脐中痛 …………… （588）	气虚身热 …………… （129）
七味散 ……………… （14）	骑竹马穴 ………… （669）	气虚月经过多 ……… （128）
七味熊胆丸 ………… （15）	蛴螬 ……………… （688）	气虚则寒 …………… （128）
七物升麻丸 ………… （15）	蛴螬灸 …………… （688）	气虚自汗 …………… （129）
七星剑 ……………… （15）	乞力伽散 ………… （57）	气穴 ………………… （125）
七叶一枝花 ………… （14）	气 …………………… （124）	气血亏损滑胎 ……… （126）
七制香附丸 ………… （15）	气（空气、风）…… （124）	气血两燔 …………… （126）
七种物质 …………… （15）	气闭 ………………… （126）	气血失调 …………… （126）
七子散 ……………… （13）	气沉丹田 …………… （127）	气血痰食辨证 ……… （126）
昔日 ………………… （672）	气冲 ………………… （126）	气血虚弱痛经 ……… （126）
期门 ………………… （672）	气喘 ………………… （129）	气眼 ………………… （129）
漆疮 ………………… （762）	气促 ………………… （128）	气阴两虚 …………… （127）
齐秉慧 ……………… （284）	气分证 ……………… （125）	气营两燔 …………… （128）
齐刺 ………………… （284）	气功 ………………… （125）	气瘿 ………………… （130）
齐德之 ……………… （284）	气功推拿 …………… （125）	气有余便是火 ……… （125）
齐氏医案 …………… （284）	气鼓 ………………… （130）	气郁 ………………… （127）
齐仲甫 ……………… （284）	气关 ………………… （126）	气郁崩漏 …………… （127）
祁坤 ………………… （300）	气海 ………………… （128）	气郁经闭 …………… （127）
芪附汤 ……………… （330）	气海俞 ……………… （128）	气障 ………………… （130）
岐伯 ………………… （360）	气户 ………………… （125）	气至病所 …………… （126）
其高者因而越之 …… （413）	气化 ………………… （124）	气质 ………………… （127）
其下者引而竭之 …… （413）	气化不利 …………… （125）	气质失调性疾病 …… （127）
奇恒 ………………… （419）	气会 ………………… （126）	气质学说 …………… （127）
奇恒痢 ……………… （419）	气机 ………………… （125）	气痔 ………………… （129）
奇恒之腑 …………… （419）	气机不利 …………… （125）	气滞 ………………… （130）
奇疾方 ……………… （419）	气极 ………………… （127）	气滞经行后期 ……… （130）
奇经 ………………… （419）	气街 ………………… （129）	气滞痛经 …………… （130）
奇经八脉 …………… （419）	气厥 ………………… （129）	气壮痔 ……………… （126）
奇经八脉考 ………… （419）	气立 ………………… （125）	杞菊地黄丸 ………… （334）
奇胎 ………………… （419）	气淋 ………………… （129）	启膈散 ……………… （388）
奇邪 ………………… （419）	气瘤 ………………… （130）	启脾散 ……………… （388）
奇穴 ………………… （419）	气轮 ………………… （127）	启脾丸 ……………… （387）
奇症汇 ……………… （419）	气逆 ………………… （128）	荠莱 ………………… （484）
脐带 ………………… （588）	气舍 ………………… （127）	荠苧 ………………… （484）
脐粪 ………………… （588）	气随血脱 …………… （129）	起坐生花 …………… （556）
脐风 ………………… （588）	气痛 ………………… （130）	掐法 ………………… （631）
脐风三证 …………… （588）	气为血帅 …………… （125）	掐揉五指节法 ……… （631）
脐风散 ……………… （588）	气味 ………………… （127）	器官学说 …………… （776）
脐湿 ………………… （588）	气味阴阳 …………… （127）	髂窝流注 …………… （786）
脐突 ………………… （588）	气陷泄泻 …………… （128）	千金宝要 …………… （57）
脐下悸 ……………… （587）	气虚 ………………… （128）	千金保童丸 ………… （57）
脐下痛 ……………… （588）	气虚崩漏 …………… （129）	千金方衍义 ………… （56）

千金托里散 …………… (56)	秦承祖 …………… (553)	清暑益气汤 …………… (663)
千金翼方 …………… (57)	秦艽 …………… (552)	清胃散 …………… (662)
千金子 …………… (56)	秦艽鳖甲散 …………… (553)	清瘟败毒饮 …………… (663)
千里光 …………… (56)	秦艽扶羸汤 …………… (552)	清邪 …………… (661)
千年健 …………… (56)	秦皮 …………… (553)	清心莲子饮 …………… (661)
千缗汤 …………… (57)	秦之桢 …………… (552)	清心牛黄丸 …………… (661)
千万舍利 …………… (56)	擒拿法 …………… (767)	清眩丸 …………… (662)
牵法 …………… (496)	噙化 …………… (769)	清咽利膈汤 …………… (662)
牵推法 …………… (496)	寝汗 …………… (763)	清咽散 …………… (662)
铅丹 …………… (578)	青带 …………… (410)	清咽抑火丸 …………… (662)
铅粉 …………… (578)	青黛 …………… (411)	清阳 …………… (661)
谦斋医学讲稿 …………… (724)	青娥丸 …………… (411)	清阳不升 …………… (661)
前闭 …………… (535)	青风内障 …………… (410)	清音丸 …………… (662)
前顶 …………… (536)	青蒿 …………… (411)	清营汤 …………… (663)
前谷 …………… (535)	青蒿鳖甲汤 …………… (411)	清燥救肺汤 …………… (663)
前后配穴法 …………… (535)	青黄牒出 …………… (411)	清者为营 …………… (661)
前后血 …………… (535)	青筋 …………… (411)	清浊 …………… (662)
前胡 …………… (536)	青灵 …………… (410)	苘实 …………… (414)
钱潢 …………… (578)	青龙摆尾 …………… (410)	琼瑶神丸 …………… (670)
钱氏儿科案疏 …………… (577)	青盲 …………… (410)	琼玉膏 …………… (670)
钱闻礼 …………… (578)	青木香 …………… (410)	丘墟 …………… (198)
钱乙 …………… (577)	青娘子 …………… (411)	秋后晚发 …………… (510)
潜斋简效方 …………… (771)	青皮 …………… (410)	秋时晚发 …………… (510)
浅刺 …………… (460)	青蛇毒 …………… (411)	秋暑 …………… (510)
芡实 …………… (330)	青葙丸 …………… (411)	秋温 …………… (510)
茜草 …………… (481)	青葙子 …………… (411)	秋月咳嗽 …………… (510)
羌活 …………… (381)	青鱼胆 …………… (410)	秋燥 …………… (510)
羌活胜湿汤 …………… (381)	青州白丸子 …………… (410)	求子 …………… (349)
蜣螂 …………… (734)	轻粉 …………… (498)	球后 …………… (616)
蜣螂注 …………… (734)	轻重 …………… (498)	裘吉生 …………… (731)
强巴·南杰扎桑 …………… (724)	清代名医医案精华 …………… (661)	舭䖡 …………… (777)
强刺激 …………… (725)	清代名医医话精华 …………… (661)	曲鬓 …………… (240)
强间 …………… (724)	清带汤 …………… (662)	曲差 …………… (240)
强直 …………… (725)	清法 …………… (661)	曲池 …………… (240)
强壮功 …………… (724)	清肝达郁汤 …………… (661)	曲法 …………… (240)
蔷薇根 …………… (750)	清宫汤 …………… (662)	曲骨 …………… (240)
荞麦 …………… (483)	清骨散 …………… (662)	曲麦枳术丸 …………… (240)
翘荷汤 …………… (681)	清化汤 …………… (660)	曲蘖丸 …………… (241)
切脉 …………… (106)	清降汤 …………… (661)	曲泉 …………… (240)
切诊 …………… (106)	清净之府 …………… (661)	曲垣 …………… (240)
茄子 …………… (415)	清冷渊 …………… (661)	曲泽 …………… (240)
钦饶诺布 …………… (508)	清络饮 …………… (662)	屈曲漏 …………… (468)
侵脑疽 …………… (514)	清脾饮 …………… (663)	胠胁肋痛 …………… (518)
秦伯未 …………… (553)	清气 …………… (660)	祛邪扶正 …………… (545)
秦昌遇 …………… (553)	清气化痰丸 …………… (660)	蠷螋伤 …………… (792)

去来心痛 …………… (167)	热呃 …………… (571)	热者寒之 …………… (571)
去宛陈莝 …………… (167)	热遏 …………… (573)	热证 …………… (571)
去针 …………… (167)	热烦啼 …………… (573)	热中 …………… (569)
全国名医验案类编 …… (278)	热伏冲任 …………… (570)	人参 …………… (21)
全国中草药汇编 ……… (277)	热服 …………… (571)	人参白虎汤 …………… (21)
全国中药成药处方集 …… (278)	热疳 …………… (573)	人参败毒散 …………… (22)
全国中医图书联合目录	热汗 …………… (570)	人参半夏汤 …………… (22)
…………… (277)	热化 …………… (569)	人参半夏丸 …………… (21)
全鹿丸 …………… (278)	热化少阴 …………… (570)	人参补肺汤 …………… (22)
全生指迷方 …………… (277)	热霍乱 …………… (574)	人参补肺饮 …………… (22)
全蝎 …………… (278)	热极生风 …………… (570)	人参车前汤 …………… (21)
全蝎散 …………… (278)	热极生寒 …………… (570)	人参豆蔻散 …………… (22)
全幼心鉴 …………… (277)	热结 …………… (572)	人参蛤蚧散 …………… (23)
全元起 …………… (277)	热结膀胱 …………… (572)	人参固本丸 …………… (22)
拳参 …………… (598)	热结腹痛 …………… (572)	人参胡桃汤 …………… (23)
拳衡 …………… (598)	热结旁流 …………… (572)	人参健脾丸 …………… (23)
颧赤 …………… (792)	热结下焦 …………… (572)	人参荆芥散 …………… (23)
颧疔 …………… (792)	热结小便不利 ………… (572)	人参荆芥汤 …………… (22)
颧骨伤 …………… (792)	热厥 …………… (573)	人参考 …………… (22)
颧髎 …………… (792)	热厥头痛 …………… (573)	人参六合汤 …………… (21)
缺盆 …………… (579)	热厥心痛 …………… (573)	人参芦 …………… (22)
缺盆疽 …………… (579)	热泪 …………… (571)	人参鹿茸丸 …………… (23)
缺乳 …………… (578)	热痢 …………… (573)	人参麦冬汤 …………… (22)
雀斑 …………… (636)	热淋 …………… (573)	人参木香散 …………… (21)
雀卵 …………… (636)	热疟 …………… (571)	人参前胡散 …………… (23)
雀目 …………… (636)	热呕 …………… (571)	人参升胃汤 …………… (21)
雀啄灸 …………… (636)	热入心包 …………… (569)	人参丸 …………… (21)
雀啄脉 …………… (636)	热入血室 …………… (569)	人参五味子汤 ………… (21)
鹊桥 …………… (726)	热伤肺络 …………… (570)	人参养肺丸 …………… (23)
	热伤风 …………… (570)	人参养荣汤 …………… (23)
R	热伤风咳嗽 …………… (570)	人参养血丸 …………… (23)
然谷 …………… (706)	热伤气 …………… (570)	人参养营汤 …………… (23)
燃照汤 …………… (779)	热甚发痉 …………… (572)	人参再造丸 …………… (22)
冉雪峰 …………… (190)	热胜则肿 …………… (572)	人参竹叶石膏汤 ……… (22)
冉雪峰医案 …………… (190)	热实结胸 …………… (571)	人丹 …………… (20)
染苔 …………… (540)	热嗽 …………… (574)	人痘接种法 …………… (24)
热 …………… (569)	热痰 …………… (573)	人伦 …………… (20)
热痹 …………… (573)	热哮 …………… (573)	人马平安散 …………… (20)
热病劳复 …………… (573)	热邪阻肺 …………… (570)	人气 …………… (20)
热产 …………… (570)	热泻 …………… (571)	人乳汁 …………… (21)
热喘 …………… (573)	热夜啼 …………… (571)	人咬伤 …………… (24)
热疮 …………… (572)	热因寒用 …………… (570)	人迎 …………… (20)
热毒 …………… (571)	热因热用 …………… (570)	人元脉影归指图说 …… (20)
热毒痢 …………… (572)	热郁 …………… (571)	人中 …………… (20)
热毒下血 …………… (572)	热晕 …………… (573)	人中白散 …………… (20)

拼音索引 883

词条	页码	词条	页码	词条	页码
人中黄散	(20)	荣枯老嫩	(484)	乳泣	(443)
人中黄丸	(20)	荣气	(484)	乳上	(442)
仁术便览	(137)	柔风	(550)	乳食积滞	(443)
仁斋小儿方论	(137)	柔痓	(550)	乳食作痛啼	(443)
仁斋直指	(137)	揉大脚趾法	(681)	乳头风	(442)
忍冬藤	(407)	揉大指	(680)	乳下	(442)
任脉	(255)	揉大指甲法	(680)	乳香	(443)
任脉络	(255)	揉法	(681)	乳悬	(444)
任主胞胎	(254)	揉法	(681)	乳岩	(442)
妊娠	(403)	揉捏法	(681)	乳痈	(444)
妊娠喘	(406)	揉脐法	(681)	乳中	(442)
妊娠大便秘不通	(403)	揉手背法	(681)	入静	(24)
妊娠大小便不通	(403)	揉眼	(681)	蓐疮	(726)
妊娠多怒坠胎	(404)	肉痹	(244)	蓐风	(726)
妊娠耳鸣	(404)	肉苁蓉	(244)	蓐劳	(726)
妊娠烦渴	(406)	肉苁蓉丸	(244)	阮炳	(302)
妊娠腹痛	(406)	肉豆蔻	(244)	锐毒	(693)
妊娠脉	(405)	肉龟	(244)	瑞竹堂经验方	(726)
妊娠目病	(404)	肉桂	(244)	闰以太息	(380)
妊娠尿血	(404)	肉枯	(244)	润肠丸	(607)
妊娠衄血	(406)	肉瘤	(245)	润僵汤	(607)
妊娠疟	(405)	肉轮	(244)	挼法	(569)
妊娠乳肿	(405)	肉脱	(244)	弱刺激	(610)
妊娠吐血	(404)	肉痿	(244)	弱脉	(610)
妊娠下痢	(403)	肉瘿	(245)		
妊娠小便不通	(403)	如神散	(319)	**S**	
妊娠胁痛	(405)	如宜方	(318)	塞因塞用	(748)
妊娠泄泻	(405)	如意宝石丸	(319)	三拗汤	(31)
妊娠心腹痛	(404)	如意金黄散	(319)	三百六十五会	(29)
妊娠心腹胀满	(404)	茹草编	(485)	三百六十五节	(29)
妊娠眩晕	(405)	儒门事亲	(777)	三百六十五络	(29)
妊娠咽喉痛	(405)	濡脉	(784)	三宝	(31)
妊娠腰痛	(406)	濡泄	(784)	三痹	(35)
妊娠遗尿	(406)	乳发	(442)	三痹汤	(35)
妊娠瘈疭	(406)	乳疳	(443)	三变刺	(31)
妊娠中风	(403)	乳根	(443)	三部	(32)
妊娠中暑	(404)	乳积	(443)	三部九候	(32)
妊娠中温	(404)	乳疽	(444)	三才封髓丹	(28)
妊娠肿胀	(405)	乳菌	(444)	三才汤	(27)
日晡发热	(111)	乳膀	(444)	三才丸	(27)
日光灸	(110)	乳利如膏	(442)	三朝名医方论	(34)
日华子	(110)	乳疠	(443)	三车	(28)
日华子诸家本草	(110)	乳漏	(444)	三虫	(29)
日晒疮	(110)	乳衄	(443)	三虫病	(29)
日月	(110)	乳癖	(444)	三刺	(30)

三痫丹 (35)	三十脉 (27)	桑枝 (615)
三法 (31)	三石汤 (28)	臊瘕 (783)
三根 (32)	三实 (31)	扫散法 (236)
三关 (29)	三脘痞气丸 (33)	扫叶庄医案 (236)
三关修炼 (29)	三五七散 (28)	瘙痱 (759)
三果 (31)	三物备急丸 (31)	色脉合参 (282)
三果汤散 (31)	三物黄芩汤 (31)	色似胭脂证 (281)
三合散 (29)	三鲜饮 (35)	色诊 (282)
三合汤 (29)	三线放松功 (31)	涩脉 (608)
三和散 (31)	三香丸 (32)	杀血心痛 (279)
三红花 (30)	三消 (33)	沙参麦冬汤 (384)
三候 (32)	三消散 (33)	沙虱毒 (384)
三花神祐丸 (30)	三消丸 (33)	沙石淋 (384)
三化汤 (28)	三消饮 (33)	沙图穆苏 (384)
三黄二香散 (33)	三痟丸 (35)	沙苑子 (384)
三黄石膏汤 (33)	三星汤 (32)	砂淋 (494)
三黄四物汤 (33)	三形 (30)	砂仁 (494)
三秽物 (33)	三虚 (33)	砂仁花 (494)
三间 (30)	三阳络 (30)	砂仁壳 (494)
三焦 (34)	三阳头痛 (29)	痧法备旨 (709)
三焦辨证 (35)	三一承气汤 (27)	痧喉正义 (710)
三焦实热 (34)	三因 (29)	痧麻明辨 (709)
三焦虚寒 (34)	三因极一病证方论 (29)	痧胀玉衡 (709)
三焦俞 (34)	三阴煎 (30)	山慈菇 (56)
三焦主决渎 (34)	三阴交 (30)	山豆根 (55)
三捷汤 (33)	三阴头痛 (30)	山羊角 (55)
三解散 (35)	三元 (28)	山药 (56)
三进一退 (30)	三元延寿参赞书 (28)	山楂 (56)
三泪 (31)	三圆式站桩功 (32)	山楂根 (56)
三棱 (34)	三诊 (30)	山茱萸 (55)
三棱消积丸 (34)	三之气 (28)	杉篱 (334)
三棱针 (34)	三指禅 (32)	杉木 (334)
三里发 (30)	三子养亲汤 (28)	删补名医方论 (377)
三凉 (33)	散剂 (673)	删注脉诀规正 (377)
三妙散 (30)	散脉 (673)	珊瑚验方 (478)
三妙丸 (30)	散捬 (673)	珊瑚痔 (478)
三品 (32)	桑白皮 (614)	膻中 (783)
三品一条枪 (32)	桑寄生 (615)	膻中疽 (783)
三七 (27)	桑菊饮 (615)	闪挫腰病 (214)
三奇散 (31)	桑麻丸 (615)	闪罐法 (214)
三炁降龙丹 (31)	桑螵蛸 (615)	闪腰岔气 (214)
三热 (32)	桑螵蛸散 (615)	疝 (457)
三仁汤 (28)	桑椹 (615)	疝气穴 (457)
三三医书 (27)	桑杏汤 (615)	善悲 (710)
三圣散 (28)	桑叶 (614)	善饥 (710)

善惊 …………………… (710)	伤寒六书纂要辨疑 ……… (258)	伤寒医鉴 ………………… (262)
善恐 …………………… (710)	伤寒论 …………………… (260)	伤寒阴证 ………………… (262)
善怒 …………………… (710)	伤寒论本义 ……………… (260)	伤寒摘锦 ………………… (266)
善色 …………………… (710)	伤寒论本旨 ……………… (260)	伤寒真方歌括 …………… (265)
伤茶 …………………… (255)	伤寒论辨证广注 ………… (262)	伤寒直格 ………………… (263)
伤堕 …………………… (257)	伤寒论读 ………………… (261)	伤寒指掌 ………………… (264)
伤风 …………………… (255)	伤寒论方解 ……………… (260)	伤寒准绳 ………………… (265)
伤风鼻塞 ……………… (255)	伤寒论后条辨 …………… (260)	伤寒总病论 ……………… (264)
伤风发痉 ……………… (255)	伤寒论集成 ……………… (262)	伤寒缵论伤寒绪论 ……… (266)
伤风咳嗽 ……………… (255)	伤寒论集注 ……………… (262)	伤筋 ……………………… (257)
伤风头痛 ……………… (255)	伤寒论辑义 ……………… (262)	伤酒 ……………………… (257)
伤寒 …………………… (258)	伤寒论辑义按 …………… (262)	伤酒恶寒 ………………… (257)
伤寒百十三方发明 …… (259)	伤寒论今释 ……………… (260)	伤酒头痛 ………………… (257)
伤寒百问歌 …………… (259)	伤寒论类方 ……………… (261)	伤酒吐血 ………………… (257)
伤寒百证歌 …………… (259)	伤寒论类方汇参 ………… (261)	伤酒泄泻 ………………… (257)
伤寒辨证 ……………… (266)	伤寒论浅注 ……………… (261)	伤科补要 ………………… (256)
伤寒标本心法类萃 …… (264)	伤寒论浅注补正 ………… (261)	伤科汇纂 ………………… (256)
伤寒补例 ……………… (263)	伤寒论三注 ……………… (260)	伤冷乳 …………………… (255)
伤寒补天石 …………… (263)	伤寒论述义 ……………… (261)	伤面 ……………………… (255)
伤寒补亡论 …………… (263)	伤寒论条辨 ……………… (261)	伤热乳 …………………… (256)
伤寒潮热 ……………… (266)	伤寒论新注 ……………… (262)	伤肉 ……………………… (255)
伤寒喘 ………………… (265)	伤寒论研究 ……………… (261)	伤乳食 …………………… (255)
伤寒撮要 ……………… (266)	伤寒论阳明病释 ………… (260)	伤乳食泻 ………………… (255)
伤寒大成 ……………… (258)	伤寒论翼 ………………… (262)	伤乳吐 …………………… (255)
伤寒典 ………………… (263)	伤寒论章句方解 ………… (261)	伤湿咳嗽 ………………… (258)
伤寒发黄 ……………… (259)	伤寒论直解 ……………… (261)	伤湿泻 …………………… (258)
伤寒发微 ……………… (259)	伤寒论注 ………………… (261)	伤湿自汗 ………………… (258)
伤寒发微论 …………… (259)	伤寒秘要 ………………… (265)	伤食 ……………………… (256)
伤寒法祖 ……………… (264)	伤寒明理论 ……………… (263)	伤食恶寒 ………………… (256)
伤寒方经解 …………… (259)	伤寒尚论辨似 …………… (263)	伤食发热 ………………… (256)
伤寒分经 ……………… (258)	伤寒舌鉴 ………………… (259)	伤食腹痛 ………………… (256)
伤寒附翼 ……………… (263)	伤寒审症表 ……………… (264)	伤食头痛 ………………… (256)
伤寒腹胀 ……………… (266)	伤寒溯源集 ……………… (266)	伤食泻 …………………… (256)
伤寒贯珠集 …………… (264)	伤寒头痛 ………………… (259)	伤暑 ……………………… (257)
伤寒活人指掌补注辨疑 …………………… (265)	伤寒图歌活人指掌 ……… (263)	伤暑霍乱 ………………… (257)
	伤寒微旨论 ……………… (265)	伤暑咳嗽 ………………… (257)
伤寒兼症析义 ………… (265)	伤寒瘟疫条辨 …………… (266)	伤暑全书 ………………… (257)
伤寒九十论 …………… (258)	伤寒五法 ………………… (258)	伤暑头痛 ………………… (257)
伤寒抉疑 ……………… (262)	伤寒心法要诀 …………… (259)	伤损昏愦 ………………… (256)
伤寒咳嗽 ……………… (264)	伤寒心镜 ………………… (259)	伤损腰痛 ………………… (256)
伤寒括要 ……………… (264)	伤寒心要 ………………… (259)	伤胎 ……………………… (256)
伤寒来苏集 …………… (262)	伤寒蓄水证 ……………… (265)	伤胃 ……………………… (255)
伤寒类书活人总括 …… (264)	伤寒蓄血证 ……………… (265)	伤胃吐血 ………………… (256)
伤寒六经辨证治法 …… (258)	伤寒悬解 ………………… (265)	伤脏腑 …………………… (256)
伤寒六书 ……………… (258)	伤寒寻源 ………………… (262)	伤燥论 …………………… (266)

词条	页码	词条	页码	词条	页码
商	(656)	芍药甘草汤	(230)	舌骨	(250)
商陆	(656)	芍药汤	(230)	舌红	(249)
商丘	(656)	少冲	(108)	舌鉴辨正	(251)
商曲	(656)	少府	(109)	舌鉴总论	(250)
商阳	(656)	少腹急结	(110)	舌绛	(250)
上胞下垂	(52)	少腹拘急	(110)	舌卷	(249)
上病下取	(52)	少腹疝	(110)	舌菌	(250)
上池杂说	(51)	少腹满	(110)	舌裂	(250)
上丹田	(51)	少腹痛	(110)	舌衄	(250)
上腭穴	(53)	少腹胀	(110)	舌强	(250)
上附上	(52)	少腹逐瘀汤	(110)	舌色	(248)
上关	(51)	少海	(110)	舌上龟纹	(248)
上寒下热	(53)	少火	(108)	舌神	(250)
上见	(51)	少精	(110)	舌生泡	(248)
上焦	(53)	少气	(108)	舌笋	(250)
上焦如雾	(53)	少商	(110)	舌缩	(251)
上焦主纳	(53)	少阳	(108)	舌苔	(249)
上竟上	(53)	少阳病	(109)	舌苔图谱	(249)
上巨虚	(51)	少阳厥	(109)	舌痿	(251)
上厥下竭	(53)	少阳人	(108)	舌下痰包	(248)
上廉	(53)	少阳人脾受寒表寒病	(108)	舌下穴	(248)
上廉泉	(53)	少阳人胃受热里热病	(108)	舌形	(249)
上髎	(53)	少阳头痛	(109)	舌瘖	(251)
上气	(51)	少阳症	(109)	舌痛	(250)
上气不足	(51)	少阴	(109)	舌诊	(249)
上气鸣息	(51)	少阴病	(109)	舌质	(249)
上窍	(53)	少阴厥	(109)	舌肿	(249)
上取	(52)	少阴人	(109)	蛇背疔	(640)
上热下寒	(52)	少阴人肾受热表热病	(109)	蛇串疮	(640)
上实下虚	(52)	少阴人胃受寒里寒病	(109)	蛇床子	(640)
上损及下	(52)	少阴头痛	(109)	蛇床子散	(640)
上脘	(53)	少阴症	(109)	蛇腹疔	(641)
上消	(53)	少泽	(109)	蛇含	(640)
上星	(52)	邵英俊	(407)	蛇莓	(641)
上行赫依	(51)	绍兴校定经史证类备急本草	(471)	蛇身	(640)
上行隆	(51)			蛇头疔	(640)
上行隆病	(51)	舌	(248)	蛇蜕	(641)
上虚下实	(53)	舌䐃	(250)	蛇眼疔	(641)
上医本草	(52)	舌本	(248)	蛇咬伤	(640)
上迎香	(52)	舌痹	(251)	舍脉从证	(435)
上者右行	(52)	舌颤	(251)	舍证从脉	(435)
尚药局	(428)	舌出	(248)	射干	(583)
烧山火	(600)	舌疮	(250)	射干麻黄汤	(583)
烧伤	(600)	舌疔	(249)	射工伤	(583)
芍药甘草附子汤	(230)	舌根	(250)	摄法	(731)

摄生消息论 …………… (731)	神曲丸 ……………… (546)	肾气 ………………… (422)
摄生众妙方 …………… (731)	神阙 ………………… (548)	肾气不固 …………… (422)
麝香 …………………… (791)	神术散 ……………… (546)	肾气丸 ……………… (422)
麝香针法 ……………… (791)	神术汤 ……………… (546)	肾气虚 ……………… (423)
申脉 …………………… (188)	神水 ………………… (545)	肾热证 ……………… (425)
申相 …………………… (188)	神水将枯 …………… (546)	肾生骨髓 …………… (423)
伸法 …………………… (365)	神堂 ………………… (548)	肾实热证 …………… (425)
伸筋草 ………………… (365)	神庭 ………………… (548)	肾实证 ……………… (424)
伸舌 …………………… (365)	神犀丹 ……………… (548)	肾水 ………………… (423)
身面卒浮肿 …………… (365)	神仙解语丹 ………… (546)	肾损 ………………… (425)
身热 …………………… (366)	神效托里散 ………… (548)	肾为唾 ……………… (423)
身热不扬 ……………… (366)	神应经 ……………… (547)	肾哮 ………………… (425)
身体不仁 ……………… (365)	神祐丸 ……………… (548)	肾泄 ………………… (424)
身痛逐瘀汤 …………… (366)	神脏 ………………… (548)	肾虚崩漏 …………… (427)
身痒 …………………… (366)	神志不定 …………… (547)	肾虚不固滑胎 ……… (426)
身肿 …………………… (365)	神珠 ………………… (548)	肾虚不孕 …………… (425)
身重 …………………… (366)	神珠将反 …………… (548)	肾虚带下 …………… (427)
身柱 …………………… (365)	沈金鳌 ……………… (385)	肾虚耳聋 …………… (426)
身灼热 ………………… (365)	沈括 ………………… (385)	肾虚耳鸣 …………… (426)
深刺 …………………… (665)	沈明宗 ……………… (385)	肾虚寒 ……………… (427)
深师方 ………………… (665)	沈氏医案 …………… (385)	肾虚寒证 …………… (427)
神 ……………………… (545)	沈氏尊生书 ………… (385)	肾虚经闭 …………… (427)
神白散 ………………… (546)	沈彤 ………………… (385)	肾虚经水先后无定期 … (426)
神不安啼 ……………… (545)	沈之问 ……………… (385)	肾虚经行后期 ……… (426)
神不守舍 ……………… (545)	审视瑶函 …………… (464)	肾虚水泛 …………… (426)
神藏 …………………… (549)	肾 …………………… (422)	肾虚头痛 …………… (426)
神祟眼痛 ……………… (548)	肾痫 ………………… (427)	肾虚五更泄泻 ……… (425)
神道 …………………… (548)	肾病 ………………… (425)	肾虚泄 ……………… (426)
神封 …………………… (547)	肾不纳气 …………… (422)	肾虚腰痛 …………… (427)
神膏 …………………… (548)	肾藏精 ……………… (427)	肾虚月经过少 ……… (426)
神光 …………………… (546)	肾藏志 ……………… (427)	肾虚证 ……………… (426)
神光自现 ……………… (546)	肾喘 ………………… (427)	肾虚自汗 …………… (426)
神机 …………………… (546)	肾恶燥 ……………… (425)	肾阳 ………………… (424)
神灸经纶 ……………… (547)	肾疳 ………………… (425)	肾阳虚 ……………… (424)
神门 …………………… (545)	肾合膀胱 …………… (424)	肾阳虚衰 …………… (424)
神门脉 ………………… (545)	肾合骨 ……………… (423)	肾阴 ………………… (424)
神明 …………………… (547)	肾火偏亢 …………… (423)	肾阴虚 ……………… (424)
神农 …………………… (546)	肾间动气 …………… (424)	肾俞 ………………… (425)
神农本草经 …………… (546)	肾绝 ………………… (425)	肾俞虚痰 …………… (425)
神农本草经百种录 …… (547)	肾厥头痛 …………… (427)	肾之府 ……………… (422)
神农本草经读 ………… (547)	肾咳 ………………… (425)	肾之官 ……………… (422)
神农本草经通俗讲义 … (547)	肾劳 ………………… (424)	肾志恐 ……………… (424)
神农本草经校注 ……… (547)	肾膀 ………………… (427)	肾主耳 ……………… (423)
神农本草经赞 ………… (547)	肾囊 ………………… (428)	肾主伎巧 …………… (423)
神曲 …………………… (546)	肾囊风 ……………… (428)	肾主纳气 …………… (423)

肾主生殖	(423)	失音嗽	(197)	十二官	(7)
肾主水	(423)	失枕	(197)	十二剂	(7)
肾着	(427)	失志	(197)	十二节	(6)
肾子	(422)	施发	(532)	十二经别	(7)
慎疾刍言	(745)	施今墨	(532)	十二经动脉	(7)
慎柔五书	(745)	施沛	(533)	十二经脉	(7)
慎斋遗书	(745)	湿	(712)	十二时	(6)
升降浮沉	(136)	湿毒疮	(712)	十干统运	(8)
升降散	(136)	湿毒带下	(712)	十怪脉	(10)
升降失常	(136)	湿毒流注	(713)	十灰散	(9)
升降汤	(136)	湿遏热伏	(714)	十灰丸	(9)
升麻	(136)	湿黄	(714)	十剂	(10)
升麻葛根汤	(136)	湿痉	(714)	十金流气饮	(10)
升陷汤	(136)	湿困脾阳	(712)	十九畏	(8)
升阳除湿汤	(135)	湿气呕吐	(712)	十绝	(11)
升阳散火汤	(135)	湿热	(713)	十咳	(11)
升阳益胃汤	(135)	湿热便血	(713)	十六络脉	(9)
生草药性备要	(196)	湿热发黄	(713)	十六味流气饮	(9)
生化汤	(196)	湿热痉	(714)	十皮五子饮	(9)
生肌散	(196)	湿热痢	(714)	十七效	(7)
生姜	(196)	湿热内蕴	(713)	十七椎穴	(7)
生脉散	(196)	湿热呕吐	(713)	十全大补汤	(9)
生命力	(196)	湿热身肿	(713)	十全苦寒救补汤	(10)
生胎	(196)	湿热条辨	(713)	十全育真汤	(10)
生铁落饮	(196)	湿热瘘	(714)	十三科	(8)
生下吐	(196)	湿热下注	(713)	十三窍	(8)
生药库	(196)	湿热眩晕	(713)	十三味藏木香汤散	(8)
胜复	(520)	湿伤脾阴	(712)	十三味诃子补肾汤散	(8)
圣济经	(222)	湿胜则濡泻	(713)	十三味益痹汤散	(8)
圣济总录	(222)	湿痰不孕	(714)	十三指形	(8)
圣愈汤	(223)	湿痰流注	(714)	十神汤	(11)
盛寅	(629)	湿痰眩晕	(714)	十四经	(9)
尸厥	(59)	湿温	(714)	十四经发挥	(9)
失合症	(197)	湿泻	(712)	十天干	(9)
失精	(198)	湿中	(712)	十味鹭鸶散	(10)
失溺	(198)	湿阻气分	(712)	十问	(10)
失荣	(197)	湿阻中焦	(712)	十五络	(9)
失神	(197)	十八反	(7)	十五味阿哇明目丸	(9)
失溲	(198)	十八剂	(7)	十香返魂丹	(11)
失笑散	(198)	十八味丁香透膈汤	(7)	十香丸	(11)
失笑丸	(198)	十八味神药	(7)	十香止痛丸	(11)
失血	(197)	十补丸	(10)	十宣	(11)
失血发热	(197)	十大功劳	(8)	十药神书	(10)
失血眩晕	(197)	十二刺	(6)	十枣汤	(10)
失音	(197)	十二地支	(6)	十珍汤	(10)

石菖蒲	(180)	识病捷法	(389)	食养	(517)
石蛾	(180)	实喘	(465)	食噎	(518)
石苇南	(179)	实火眩晕	(464)	食医心鉴	(516)
石膏	(180)	实秘	(465)	食已即吐	(515)
石膏汤	(180)	实脾散	(465)	食亦	(515)
石关	(179)	实痞	(465)	食郁	(516)
石斛	(180)	实热	(465)	食远服	(515)
石斛夜光丸	(180)	实热证	(465)	食胀	(516)
石花	(179)	实哮	(465)	食癥	(517)
石花菜	(179)	实则泻之	(464)	食滞脘痛	(518)
石灰	(178)	实者泻其子	(465)	食滞中满	(518)
石灰水试诊法	(179)	实证	(464)	食中	(515)
石瘕	(181)	食痫	(518)	史国公药酒	(190)
石见穿	(178)	食饱咳	(517)	史堪	(190)
石疽	(179)	食瘕	(518)	史以甲	(190)
石决明	(179)	食臭	(517)	史载之方	(190)
石淋	(180)	食喘	(518)	矢气	(198)
石榴疽	(180)	食窦	(518)	使	(434)
石榴皮	(180)	食复	(517)	使君子	(434)
石榴四味散	(180)	食后昏困	(515)	始膏	(469)
石龙芮	(178)	食积	(517)	始胚	(469)
石龙子	(178)	食积喘逆	(517)	始胎	(469)
石门	(178)	食积腹痛	(517)	世补斋医书	(168)
石南叶	(179)	食积腹胀	(517)	世会	(168)
石荠苎	(179)	食积寒热	(517)	世医	(168)
石山医案	(178)	食积呕吐	(517)	世医得效方	(168)
石室秘录	(179)	食积泄	(517)	市隐庐医学杂著	(214)
石水	(178)	食夹痰嗽	(515)	事务	(416)
石蒜	(180)	食减	(517)	试水	(465)
石韦	(178)	食鉴本草	(518)	试胎	(465)
石韦散	(178)	食厥	(518)	试痛	(465)
石燕	(181)	食咳	(517)	视歧	(467)
石药尔雅	(179)	食劳复	(515)	视物易色	(467)
石瘿	(181)	食疗	(516)	视物易形	(468)
时病论	(353)	食疗本草	(516)	视瞻昏渺	(468)
时毒	(353)	食呕	(516)	视瞻有色证	(468)
时方歌括	(352)	食气霍乱	(515)	柿蒂	(492)
时复证	(353)	食伤	(515)	柿霜	(492)
时气	(352)	食物本草	(516)	拭法	(496)
时行感冒	(352)	食物本草会纂	(516)	是动病	(500)
时行寒疫	(352)	食物考	(516)	是斋百一选方	(500)
时行伤寒	(352)	食咸哮嗽	(517)	室女	(541)
时行疫痢	(352)	食哮	(517)	室女经闭	(542)
时疫	(353)	食泻	(517)	室女经闭成劳	(542)
时疫发斑	(353)	食盐	(517)	室女经闭腹痛	(542)

室女实热经闭 …… (542)	手阳明经病 …… (133)	暑风慢惊 …… (684)
释方 …… (698)	手阳明经脉 …… (133)	暑风散 …… (684)
释骨 …… (698)	手阳明之筋 …… (133)	暑疖 …… (685)
嗜卧 …… (732)	手掌根出臼 …… (135)	暑痉 …… (685)
嗜异 …… (732)	手针疗法 …… (134)	暑厥 …… (685)
手臂出臼 …… (135)	手针麻醉 …… (134)	暑令吐泻 …… (685)
手发背 …… (133)	手指麻木 …… (134)	暑日水泻 …… (684)
手法运针 …… (134)	手指脱骱 …… (134)	暑湿流注 …… (685)
手厥阴经别 …… (135)	手足不仁 …… (133)	暑湿眩晕 …… (685)
手厥阴经病 …… (135)	手足多汗 …… (133)	暑温 …… (685)
手厥阴络脉 …… (135)	手足发胀 …… (133)	暑泻 …… (685)
手厥阴心包络经 …… (135)	手足烦热 …… (134)	暑症发源 …… (685)
手拈散 …… (134)	手足寒 …… (134)	黍米 …… (694)
手拳 …… (135)	手足汗 …… (134)	蜀漆 …… (735)
手三里 …… (130)	手足缓弱 …… (134)	鼠疸 …… (736)
手三阳经 …… (130)	手足厥冷 …… (134)	鼠乳 …… (735)
手三阴经 …… (130)	手足厥逆 …… (134)	鼠尾痔 …… (735)
手少阳经别 …… (132)	手足麻木 …… (134)	鼠疫 …… (736)
手少阳经病 …… (132)	手足逆冷 …… (134)	鼠疫汇编 …… (736)
手少阳络脉 …… (132)	手足逆胪 …… (134)	鼠疫抉微 …… (736)
手少阳三焦经 …… (132)	手足软 …… (134)	鼠疫约编 …… (736)
手少阳之筋 …… (132)	手足心热 …… (133)	薯蓣丸 …… (773)
手少阴经别 …… (132)	守一 …… (298)	术数 …… (177)
手少阴经病 …… (132)	首 …… (536)	束骨 …… (339)
手少阴络脉 …… (133)	首风 …… (536)	数法 …… (746)
手少阴气绝 …… (132)	首如裹 …… (536)	数脉 …… (746)
手少阴心经 …… (132)	寿亲养老新书 …… (323)	数息 …… (746)
手少阴之筋 …… (132)	寿世保元 …… (323)	数月行经 …… (746)
手太阳经别 …… (131)	寿胎丸 …… (323)	衰者补之 …… (592)
手太阳经病 …… (131)	受精 …… (442)	栓剂 …… (563)
手太阳络脉 …… (131)	受盛之腑 …… (442)	双凤展翅 …… (159)
手太阳小肠经 …… (131)	舒筋丹 …… (698)	双解散 …… (160)
手太阳之筋 …… (131)	舒筋活络丸 …… (698)	双解汤 …… (159)
手太阴肺经 …… (131)	舒筋通络汤 …… (698)	双龙摆尾 …… (159)
手太阴经别 …… (131)	舒卡·年姆尼多杰 …… (697)	双生 …… (159)
手太阴经病 …… (131)	舒舌 …… (698)	双胎 …… (159)
手太阴络脉 …… (132)	舒氏伤寒集注 …… (697)	霜降 …… (781)
手太阴气绝 …… (131)	舒张押手法 …… (698)	水 …… (160)
手太阴心痛 …… (131)	疏风散 …… (725)	水不涵木 …… (160)
手太阴之筋 …… (131)	疏凿饮子 …… (725)	水菖蒲 …… (163)
手腕骨脱 …… (135)	输刺 …… (731)	水喘 …… (163)
手五里 …… (131)	秫米 …… (579)	水道 …… (163)
手心主之筋 …… (133)	熟地黄 …… (771)	水痘 …… (163)
手阳明大肠经 …… (133)	暑 …… (684)	水飞蓟 …… (160)
手阳明经别 …… (133)	暑病 …… (685)	水分 …… (161)

词条	页码	词条	页码	词条	页码
水沟	(162)	思则气结	(504)	四施	(193)
水鼓	(163)	死脉	(235)	四时病机	(191)
水罐	(164)	死血胁痛	(234)	四兽饮	(195)
水罐法	(164)	巳亥主木	(59)	四弯风	(193)
水寒射肺	(163)	四白	(191)	四望	(195)
水红花子	(161)	四部医典	(194)	四味骨碎补汤	(192)
水剂	(162)	四部医典蓝琉璃	(195)	四闻	(193)
水疥	(162)	四部医典系列彩色挂图全集	(194)	四问	(191)
水苦荬	(162)	四部总录医药编	(195)	四物汤	(192)
水亏火旺	(160)	四大物质	(190)	四象方剂	(195)
水陆二仙丹	(162)	四党与	(194)	四象人论	(195)
水轮	(162)	四毒	(193)	四象药物	(195)
水逆	(162)	四渎	(195)	四邪恶	(191)
水牛角	(161)	四方木灸	(191)	四心	(191)
水气凌心	(161)	四缝	(196)	四淫	(195)
水芹	(161)	四腑	(195)	四缘	(195)
水泉	(162)	四根三结	(194)	四脏	(194)
水疝	(162)	四关	(191)	四诊	(192)
水蛇头	(163)	四海	(195)	四诊法	(192)
水苏	(161)	四海类聚方	(195)	四诊合参	(192)
水突	(162)	四花	(191)	四诊抉微	(192)
水团花	(161)	四季青	(193)	四诊心法要诀	(192)
水丸	(160)	四焦	(195)	四诊韵语	(192)
水蜈蚣	(163)	四君子汤	(192)	四之气	(191)
水仙膏	(161)	四科简效方	(193)	四肢拘急	(193)
水仙根	(161)	四苓散	(192)	四肢麻木	(193)
水苋菜	(161)	四脉	(193)	四总穴	(193)
水杨梅	(161)	四满	(196)	松峰说疫	(416)
水银十八味丸	(163)	四秘体液学说	(194)	松节	(416)
水针疗法	(162)	四妙丸	(192)	松萝	(416)
水蛭	(163)	四妙勇安汤	(192)	松崖医径	(416)
水肿	(162)	四明医案	(192)	嵩崖尊生书	(735)
水渍疮	(163)	四磨汤	(196)	宋慈	(386)
顺气散	(512)	四逆	(193)	宋耕棠	(386)
睢	(686)	四逆散	(193)	宋以前医籍考	(386)
嗽血	(752)	四逆汤	(193)	宋元明清名医类案正续编	(386)
司命赫依	(219)	四七汤	(190)	送服	(534)
司视希拉	(219)	四气	(191)	溲血	(718)
司天在泉	(219)	四情	(195)	苏澄	(333)
司味巴达干	(219)	四伤	(191)	苏合香	(333)
司志希拉	(219)	四神聪	(194)	苏敬	(333)
丝瓜络	(224)	四神丸	(194)	苏木	(333)
丝竹穴	(224)	四生丸	(191)	苏羌达表汤	(333)
思	(504)	四圣心源	(191)	苏沈良方	(333)
思伤脾	(504)				

苏轼 …………………… (333)	孙兆 …………………… (322)	胎前怔忡 ……………… (526)
苏颂 …………………… (333)	孙志宏 ………………… (322)	胎前诸症 ……………… (526)
苏子降气汤 …………… (333)	飧泄 …………………… (706)	胎热不安 ……………… (527)
素髎 …………………… (555)	损脉 …………………… (569)	胎实不安 ……………… (526)
素灵微蕴 ……………… (555)	损伤咳 ………………… (569)	胎食 …………………… (526)
素女方 ………………… (554)	娑罗子 ………………… (603)	胎水肿满 ……………… (525)
素问病机气宜保命集 … (555)	缩脚肠痈 ……………… (764)	胎死不下 ……………… (525)
素问灵枢合注 ………… (554)	缩脾饮 ………………… (764)	胎息 …………………… (527)
素问灵枢类纂约注 …… (554)	缩泉丸 ………………… (764)	胎虚不安 ……………… (527)
素问入式运气论 ……… (554)	所生病 ………………… (435)	胎衣 …………………… (525)
素问识 ………………… (554)	锁肚 …………………… (692)	胎自堕 ………………… (525)
素问释义 ……………… (555)	锁肛痔 ………………… (692)	苔滑 …………………… (415)
素问玄机原病式 ……… (554)	锁喉风 ………………… (693)	太白 …………………… (103)
素问悬解 ……………… (555)	锁喉痈 ………………… (693)	太仓丸 ………………… (102)
素问遗篇 ……………… (555)	锁口 …………………… (692)	太冲 …………………… (103)
素问直讲 ……………… (555)	锁阳 …………………… (692)	太冲脉 ………………… (103)
素仙简要 ……………… (554)	锁阳固精丸 …………… (692)	太极拳 ………………… (104)
素质 …………………… (555)	锁子骨伤 ……………… (692)	太平惠民和剂局方 …… (102)
宿食 …………………… (665)	锁子症 ………………… (692)	太平惠民局 …………… (102)
宿翳 …………………… (666)	**T**	太平圣惠方 …………… (102)
粟疮 …………………… (678)		太少相生 ……………… (102)
粟丘疹 ………………… (678)	胎 ……………………… (524)	太素脉秘诀 …………… (105)
酸橙叶试诊法 ………… (751)	胎不长 ………………… (524)	太息 …………………… (105)
酸浆 …………………… (751)	胎产辑萃 ……………… (526)	太溪 …………………… (105)
酸模 …………………… (751)	胎产秘书 ……………… (526)	太阳 …………………… (103)
酸枣仁 ………………… (750)	胎产心法 ……………… (525)	太阳病 ………………… (104)
酸枣仁汤 ……………… (751)	胎疸 …………………… (527)	太阳腑病 ……………… (104)
蒜泥灸 ………………… (726)	胎动不安 ……………… (525)	太阳经病 ……………… (104)
算盘子 ………………… (753)	胎风赤烂 ……………… (525)	太阳痉 ………………… (104)
算盘子根 ……………… (753)	胎寒不安 ……………… (527)	太阳人 ………………… (103)
随法 …………………… (666)	胎患内障 ……………… (527)	太阳人肝受热里热病 … (103)
随霖 …………………… (667)	胎疾 …………………… (527)	太阳人内触小肠病 …… (103)
随息居饮食谱 ………… (666)	胎浆 …………………… (527)	太阳人外感腰背病 …… (103)
髓 ……………………… (790)	胎倦 …………………… (527)	太阳伤寒 ……………… (103)
髓海 …………………… (790)	胎敛疮 ………………… (527)	太阳少阳并病 ………… (103)
髓会 …………………… (790)	胎瘤 …………………… (528)	太阳少阳合病 ………… (103)
髓之府 ………………… (790)	胎漏 …………………… (528)	太阳头痛 ……………… (103)
岁会 …………………… (242)	胎脉 …………………… (526)	太阳阳明合病 ………… (103)
祟脉 …………………… (610)	胎气喘息 ……………… (525)	太阳中风 ……………… (103)
孙络 …………………… (322)	胎气攻心 ……………… (525)	太医局诸科程文 ……… (104)
孙思邈 ………………… (322)	胎前节养六条 ………… (526)	太医署 ………………… (105)
孙文垣医案 …………… (322)	胎前十字真言 ………… (526)	太医院 ………………… (104)
孙星衍 ………………… (322)	胎前手足麻木 ………… (526)	太乙 …………………… (102)
孙一奎 ………………… (322)	胎前头痛 ……………… (526)	太乙神针 ……………… (102)
孙用和 ………………… (322)	胎前用药三禁 ………… (526)	太乙天符 ……………… (102)

太阴病 …………………（104）	汤头歌诀 …………………（297）	天麻 ……………………（84）
太阴经病 …………………（104）	汤头歌诀白话解 …………（297）	天麻钩藤饮 ……………（84）
太阴人 ……………………（104）	汤头歌诀续集 …………（297）	天麻丸 …………………（84）
太阴人胃脘受寒表寒病	汤液本草 …………………（298）	天门冬 …………………（80）
……………………………（104）	唐大烈 …………………（597）	天名精 …………………（81）
太阴脏病 …………………（104）	唐千顷 …………………（597）	天南星 …………………（82）
太渊 ………………………（105）	唐慎微 …………………（597）	天牛 ……………………（81）
太子参 ……………………（102）	唐宗海 …………………（597）	天疱疮 …………………（83）
泰定养生主论 ……………（553）	溏泻 ……………………（747）	天䏚 ……………………（84）
泰山磐石散 ………………（553）	糖浆剂 …………………（779）	天泉 ……………………（83）
瘫痪 ………………………（771）	桃核承气汤 ……………（564）	天人性命整体观 ………（80）
昙鸾 ………………………（428）	桃花汤 …………………（564）	天容 ……………………（83）
谈允贤 ……………………（610）	桃花粥 …………………（564）	天蛇毒 …………………（83）
痰 …………………………（742）	桃仁 ……………………（563）	天时 ……………………（82）
痰喘 ………………………（744）	桃仁承气汤 ……………（563）	天枢 ……………………（82）
痰火耳聋 …………………（742）	陶道 ……………………（611）	天台乌药散 ……………（81）
痰火耳鸣 …………………（742）	陶弘景 …………………（611）	天突 ……………………（83）
痰火扰心 …………………（742）	陶华 ……………………（611）	天王补心丹 ……………（80）
痰火眩晕 …………………（742）	陶针 ……………………（611）	天溪 ……………………（84）
痰火怔忡 …………………（742）	陶针疗法 ………………（611）	天下第一金疮药 ………（80）
痰火证 ……………………（742）	提插补泻 ………………（680）	天仙藤 …………………（81）
痰积 ………………………（743）	提插法 …………………（680）	天仙子 …………………（81）
痰结 ………………………（743）	提法 ……………………（680）	天行赤眼 ………………（81）
痰厥 ………………………（743）	体厥 ……………………（364）	天行赤眼暴翳 …………（81）
痰迷心窍 …………………（743）	体气 ……………………（364）	天牖 ……………………（84）
痰湿头痛 …………………（744）	涕 ………………………（607）	天元玉册 ………………（81）
痰湿月经过少 ……………（744）	嚏 ………………………（782）	天竺黄 …………………（82）
痰痛 ………………………（744）	天宝本草 ………………（82）	天柱 ……………………（82）
痰哮 ………………………（743）	天池 ……………………（82）	天柱骨折 ………………（83）
痰噎膈 ……………………（744）	天冲 ……………………（81）	天柱疽 …………………（83）
痰饮 ………………………（742）	天窗 ……………………（84）	天宗 ……………………（82）
痰饮咳嗽 …………………（743）	天地气交 ………………（81）	田螺 ……………………（190）
痰饮胃脘痛 ………………（743）	天鼎 ……………………（84）	田螺疱 …………………（190）
痰饮胁痛 …………………（743）	天符 ……………………（83）	田氏保婴集 ……………（189）
痰饮眩晕 …………………（743）	天府 ……………………（82）	田宗汉 …………………（190）
痰滞恶阻 …………………（744）	天钩 ……………………（83）	甜橙 ……………………（643）
痰浊犯肺 …………………（743）	天钩似痫 ………………（83）	甜瓜子 …………………（643）
痰阻肺络 …………………（743）	天癸 ……………………（83）	甜杏仁 …………………（643）
痰阻经行后期 ……………（743）	天癸水至 ………………（83）	挑治疗法 ………………（496）
谭简 ………………………（763）	天花粉 …………………（82）	挑痔疗法 ………………（497）
檀香 ………………………（781）	天花精言 ………………（82）	条剂 ……………………（378）
探病诊法 …………………（632）	天机 ……………………（81）	条口 ……………………（378）
汤火伤 ……………………（297）	天井 ……………………（80）	贴骨疽 …………………（506）
汤剂 ………………………（297）	天葵子 …………………（84）	贴骨痈 …………………（506）
汤烫伤 ……………………（298）	天髎 ……………………（84）	铁笛丸 …………………（578）

铁箍散	(578)	头风	(216)	土运	(37)
铁落	(578)	头风摩散	(216)	土运临四季	(37)
铁树叶	(578)	头风目病	(216)	吐	(238)
铁苋	(578)	头风眩晕	(216)	吐法	(239)
听宫	(360)	头汗	(217)	吐蚘	(239)
听会	(360)	头临泣	(217)	吐蛔	(239)
听息	(360)	头目不清利	(216)	吐利	(239)
停饮胁痛	(644)	头脑鸣响	(217)	吐绿水	(239)
停饮心痛	(644)	头皮痛	(217)	吐纳	(239)
停饮眩晕	(644)	头偏痛	(217)	吐弄舌	(239)
葶苈大枣泻肺汤	(675)	头窍阴	(217)	吐清水	(239)
葶苈子	(675)	头软	(217)	吐乳泻黄	(239)
通草	(612)	头痛	(218)	吐乳泻青	(239)
通肠漏	(612)	头维	(217)	吐舌	(238)
通谷	(612)	头响	(217)	吐酸	(239)
通关散	(611)	头项强痛	(217)	吐涎沫	(239)
通关丸	(611)	头眩	(217)	吐血	(239)
通里	(611)	头摇	(218)	兔唇	(453)
通脉四逆加猪胆汁汤	(612)	头运眼花	(217)	兔儿伞	(453)
通脉四逆汤	(612)	头胀	(217)	菟丝子	(626)
通窍活血汤	(612)	头针疗法	(217)	推肚脐	(630)
通身肿	(612)	头重	(217)	推法	(630)
通俗伤寒论	(612)	透刺法	(581)	推拿	(630)
通天	(611)	透骨草	(581)	推拿法	(631)
通因通用	(611)	透关射甲	(581)	推拿抉微	(630)
同病异治	(241)	透脑疽	(581)	推拿麻醉	(631)
同天符	(241)	透脓散	(581)	推拿秘书	(631)
同阴之脉	(241)	透天凉	(581)	推拿手法	(630)
桐君	(563)	透疹凉解汤	(581)	推求师意	(630)
桐君采药录	(563)	秃鹙胆	(364)	推食指法	(630)
桐皮	(563)	突起睛高	(542)	推胃脘	(630)
桐叶	(563)	图注八十一难经	(432)	退针	(549)
铜人腧穴针灸图经	(642)	土	(37)	吞酸	(324)
铜针	(642)	土贝母	(37)	臀痛	(784)
瞳人干缺	(781)	土不制水	(37)	臀中	(784)
瞳神	(781)	土大黄	(37)	托法	(235)
瞳神反背	(781)	土风疮	(37)	托里定痛散	(235)
瞳神紧小	(781)	土茯苓	(38)	托盘疔	(236)
瞳神散大	(782)	土栗	(38)	脱	(647)
瞳神欹侧	(782)	土牛膝	(37)	脱肛	(648)
瞳子髎	(781)	土气不调	(37)	脱肛痔	(648)
痛痹	(710)	土生万物	(37)	脱臼	(648)
痛风	(710)	土位	(37)	脱疽	(648)
痛泻要方	(710)	土喜温燥	(38)	脱囊	(648)
偷粪鼠	(643)	土郁夺之	(37)	脱气	(648)

脱荣 …………………… (648)	外丘 …………………… (207)	汪淇 …………………… (384)
脱血 …………………… (648)	外伤滑胎 ……………… (208)	亡阳 …………………… (59)
脱营 …………………… (648)	外肾 …………………… (208)	亡阴 …………………… (59)
癫疝 …………………… (787)	外湿 …………………… (211)	王冰 …………………… (76)
唾 ……………………… (641)	外台秘要 ……………… (207)	王不留行 ……………… (75)

W

	外膝眼 ………………… (212)	王朝弼 ………………… (79)
	外痈 …………………… (211)	王丹 …………………… (75)
瓦楞子 ………………… (107)	外障 …………………… (212)	王焘 …………………… (78)
瓦松 …………………… (107)	外证医案汇编 ………… (208)	王德森 ………………… (79)
外吹 …………………… (208)	外治法 ………………… (208)	王东野 ………………… (75)
外丹 …………………… (207)	外治寿世方初编 ……… (208)	王馥原 ………………… (79)
外感咳嗽 ……………… (212)	外痔 …………………… (211)	王衮 …………………… (78)
外感头痛 ……………… (211)	瘑疮 …………………… (709)	王好古 ………………… (76)
外感泄泻 ……………… (211)	丸剂 …………………… (58)	王宏翰 ………………… (76)
外感腰痛 ……………… (212)	完带汤 ………………… (385)	王翃 …………………… (78)
外关 …………………… (208)	完骨 …………………… (386)	王怀隐 ………………… (76)
外寒 …………………… (211)	顽痹 …………………… (556)	王继先 ………………… (78)
外寒内热 ……………… (211)	顽淋不痛症 …………… (556)	王介 …………………… (75)
外候答问 ……………… (211)	顽痰 …………………… (556)	王九峰医案 …………… (74)
外景 …………………… (211)	挽法 …………………… (569)	王九思 ………………… (74)
外科百效全书 ………… (209)	莞 ……………………… (626)	王开 …………………… (75)
外科传薪集 …………… (209)	晚发 …………………… (639)	王克明 ………………… (76)
外科大成 ……………… (208)	脘 ……………………… (649)	王肯堂 ………………… (77)
外科发挥 ……………… (209)	万病回春 ……………… (50)	王烂疮 ………………… (77)
外科方外奇方 ………… (208)	万病丸 ………………… (50)	王履 …………………… (79)
外科活人定本 ………… (210)	万金膏 ………………… (50)	王纶 …………………… (76)
外科辑要 ……………… (210)	万灵散 ………………… (50)	王琦 …………………… (79)
外科经验方 …………… (210)	万全 …………………… (50)	王清任 ………………… (78)
外科精要 ……………… (210)	万全丸 ………………… (50)	王璆 …………………… (79)
外科精义 ……………… (210)	万氏喉科秘书 ………… (50)	王拳 …………………… (78)
外科理例 ……………… (210)	万氏济世良方 ………… (49)	王瑞伯 ………………… (79)
外科启玄 ……………… (210)	万氏家传保命歌括 …… (49)	王士雄 ………………… (75)
外科钤 ………………… (210)	万氏女科 ……………… (49)	王氏医案 ……………… (75)
外科十三方考 ………… (208)	万氏医贯 ……………… (49)	王氏医案绎注 ………… (75)
外科枢要 ……………… (210)	万应锭 ………………… (50)	王氏医存 ……………… (75)
外科图说 ……………… (210)	万应丸 ………………… (50)	王室养生保健全书 …… (77)
外科心法 ……………… (209)	腕骨 …………………… (705)	王叔和 ………………… (77)
外科心法要诀 ………… (209)	腕踝针疗法 …………… (705)	王叔和脉诀 …………… (77)
外科选要 ……………… (210)	腕痈 …………………… (705)	王硕 …………………… (78)
外科真诠 ……………… (210)	汪昂 …………………… (383)	王泰林 ………………… (78)
外科正宗 ……………… (209)	汪逢春 ………………… (383)	王惟一 ………………… (78)
外科证治全生集 ……… (209)	汪绂 …………………… (383)	王维德 ………………… (79)
外科证治全书 ………… (209)	汪琥 …………………… (384)	王文洁 ………………… (75)
外陵 …………………… (211)	汪宦 …………………… (383)	王锡鑫 ………………… (79)
外气 …………………… (207)	汪机 …………………… (383)	王显 …………………… (77)

王旭高临证医案 ………… (76)	尾闾骨折 …………… (392)	胃阴虚 ……………… (503)
王旭高医书六种 ………… (76)	尾闾关 ……………… (392)	胃俞 ………………… (503)
王学权 …………………… (77)	委陵菜 ……………… (434)	胃胀 ………………… (503)
王勋 ……………………… (77)	委阳 ………………… (434)	胃之大络 …………… (501)
王逊 ……………………… (78)	委中 ………………… (433)	胃之关 ……………… (501)
王燕昌 …………………… (79)	委中毒 ……………… (433)	胃之五窍 …………… (501)
王一仁 …………………… (74)	胃 …………………… (501)	胃中寒凝 …………… (501)
王之政 …………………… (75)	胃、神、根 ………… (503)	胃主腐熟 …………… (502)
王执中 …………………… (75)	胃不和卧不安 ……… (501)	胃主降浊 …………… (502)
往来寒热 ……………… (435)	胃仓 ………………… (502)	胃主受纳 …………… (502)
妄言 …………………… (293)	胃疸 ………………… (503)	萎黄 ………………… (625)
望齿 …………………… (657)	胃反 ………………… (502)	痏 …………………… (653)
望江南 ………………… (656)	胃风 ………………… (502)	痿 …………………… (741)
望江南子 ……………… (656)	胃风汤 ……………… (502)	痿黄 ………………… (741)
望形态 ………………… (656)	胃寒恶阻 …………… (504)	痿厥 ………………… (741)
望月砂 ………………… (656)	胃寒呕吐 …………… (504)	魏荔彤 ……………… (783)
望诊 …………………… (656)	胃火 ………………… (502)	魏氏家藏方 ………… (782)
望诊遵经 ……………… (656)	胃火呕吐 …………… (502)	魏岘 ………………… (783)
危亦林 ………………… (280)	胃家 ………………… (504)	魏之琇 ……………… (782)
威灵仙 ………………… (492)	胃家实 ……………… (504)	温病 ………………… (717)
威喜丸 ………………… (493)	胃经失血 …………… (503)	温病派 ……………… (717)
葳蕤汤 ………………… (673)	胃苓汤 ……………… (503)	温病条辨 …………… (717)
微脉 …………………… (736)	胃气 ………………… (501)	温胆汤 ……………… (716)
微针 …………………… (736)	胃气不和 …………… (501)	温毒病论 …………… (715)
韦慈藏 ………………… (86)	胃气不足 …………… (501)	温毒发斑 …………… (715)
维胞 …………………… (669)	胃气痛 ……………… (502)	温法 ………………… (715)
维道 …………………… (669)	胃气虚 ……………… (502)	温粉 ………………… (717)
卫 ……………………… (59)	胃气虚喘 …………… (502)	温服 ………………… (715)
卫分证 ………………… (60)	胃热（火）壅盛 …… (503)	温和灸 ……………… (715)
卫济宝书 ……………… (61)	胃热恶阻 …………… (503)	温降汤 ……………… (715)
卫气 …………………… (59)	胃热渴 ……………… (503)	温经汤 ……………… (715)
卫气同病 ……………… (60)	胃热呕吐 …………… (503)	温灸器 ……………… (715)
卫气营血辨证 ………… (60)	胃三阳 ……………… (501)	温溜 ………………… (718)
卫生宝鉴 ……………… (60)	胃失和降 …………… (502)	温脾汤 ……………… (718)
卫生鸿宝 ……………… (60)	胃实 ………………… (503)	温清散 ……………… (718)
卫生家宝产科备要 …… (60)	胃实腹胀 …………… (503)	温清饮 ……………… (717)
卫生家宝方 …………… (60)	胃痛 ………………… (504)	温热 ………………… (716)
卫生易简方 …………… (60)	胃脘 ………………… (504)	温热病 ……………… (717)
卫汛 …………………… (61)	胃脘痛 ……………… (504)	温热逢源 …………… (717)
卫营同病 ……………… (61)	胃消 ………………… (503)	温热经纬 …………… (716)
卫在脉外 ……………… (61)	胃心痛 ……………… (502)	温热痉 ……………… (717)
未成熟热 ……………… (165)	胃虚 ………………… (504)	温热论 ……………… (716)
伪药条辨 ……………… (267)	胃虚恶阻 …………… (504)	温热暑疫全书 ……… (717)
苇茎汤 ………………… (328)	胃阳 ………………… (502)	温胃散 ……………… (715)
尾骶骨伤 ……………… (392)	胃阴 ………………… (502)	温邪 ………………… (714)

词条	页码	词条	页码	词条	页码
温疫	(716)	巫彭	(334)	五菜	(99)
温疫论	(716)	巫咸	(334)	五迟	(94)
温疫论辨义	(716)	屋漏脉	(549)	五处	(90)
温疫论类编	(716)	屋翳	(549)	五刺	(94)
温疫析疑	(716)	无瘢痕灸	(85)	五疰	(99)
温燥	(718)	无犯胃气	(85)	五夺	(91)
温者清之	(715)	无辜疳	(85)	五发	(91)
温针灸	(715)	无谷道	(85)	五风变内障	(90)
温壮	(715)	无花果	(85)	五府	(96)
瘟痧	(759)	无极丹	(85)	五甘露	(90)
瘟疫	(758)	无痛进针器	(85)	五疳	(99)
瘟疫传症汇编	(758)	无头疽	(85)	五更泄	(94)
文蛤散	(151)	无为法	(85)	五谷	(94)
文蛤汤	(151)	无胃则死	(85)	五官	(97)
文堂集验方	(151)	芜菁	(328)	五果	(95)
文彦博	(151)	芜荑	(328)	五虎丹	(95)
纹	(408)	吴嘉言	(352)	五虎汤	(95)
纹色	(409)	吴鞠通医案	(352)	五化	(90)
闻诊	(533)	吴昆	(351)	五积	(98)
问荆	(293)	吴勉学	(351)	五积散	(98)
问诊	(293)	吴普	(351)	五加皮	(91)
蜗牛	(734)	吴普本草	(352)	五加皮酒	(91)
沃雪汤	(384)	吴其濬	(350)	五节刺	(90)
握法	(680)	吴谦	(352)	五紧恶候	(98)
握灵本草	(680)	吴尚先	(351)	五精	(100)
乌巴丸	(146)	吴绶	(351)	五绝	(98)
乌贝散	(145)	吴恕	(351)	五劳	(94)
乌倍散	(147)	吴瑭	(352)	五劳所伤	(94)
乌沉汤	(146)	吴医汇讲	(350)	五里	(94)
乌风内障	(145)	吴仪洛	(350)	五淋	(99)
乌骨鸡	(147)	吴又可	(350)	五淋散	(99)
乌鸡丸	(146)	吴正纶	(350)	五灵脂	(94)
乌梅	(147)	吴茱萸	(351)	五苓散	(94)
乌梅丸	(147)	吴茱萸汤	(351)	五乱	(94)
乌痧惊风	(147)	梧桐叶	(627)	五轮	(95)
乌梢蛇	(147)	梧桐子	(627)	五脉	(97)
乌蛇胆	(147)	蜈蚣咬伤	(734)	五磨饮子	(100)
乌头桂枝汤	(146)	五倍子	(98)	五逆	(97)
乌头煎	(146)	五变	(96)	五皮散	(91)
乌头类中毒	(146)	五变刺	(96)	五皮饮	(91)
乌头汤	(146)	五并	(93)	五气	(90)
乌药	(146)	五病	(99)	五禽戏	(100)
乌药顺气散	(147)	五不女	(89)	五仁丸	(90)
乌药顺气汤	(146)	五不足	(90)	五软	(95)
巫妨	(334)	五步推运	(94)	五色	(92)

五色带下 …………… (93)	五脏痫 …………… (99)	翕翕发热 …………… (698)
五色命脏 …………… (92)	五脏化液 …………… (98)	犀黄丸 …………… (724)
五色主病 …………… (92)	五脏苦欲补泻 …………… (98)	犀角 …………… (724)
五善 …………… (100)	五脏六腑图说 …………… (98)	犀角地黄汤 …………… (724)
五神 …………… (97)	五脏六腑之海 …………… (98)	犀角散 …………… (724)
五声 …………… (93)	五脏所藏 …………… (99)	锡类散 …………… (735)
五胜 …………… (97)	五脏所恶 …………… (99)	溪谷 …………… (747)
五十动 …………… (89)	五脏所主 …………… (99)	豨桐丸 …………… (751)
五十营 …………… (89)	五脏相关 …………… (99)	豨莶草 …………… (751)
五实 …………… (97)	五之气 …………… (89)	豨莶丸 …………… (751)
五使 …………… (96)	五汁饮 …………… (90)	膝盖损断 …………… (770)
五输配穴法 …………… (100)	五志 …………… (93)	膝关 …………… (770)
五输穴 …………… (100)	五痔 …………… (99)	膝旁 …………… (770)
五缩恶候 …………… (100)	五种疗法 …………… (97)	膝头骨跌出血 …………… (770)
五态 …………… (95)	五子衍宗丸 …………… (89)	膝外 …………… (770)
五体 …………… (94)	五走 …………… (93)	膝下 …………… (770)
五位 …………… (94)	午时茶 …………… (123)	膝眼 …………… (770)
五味 …………… (95)	武威汉代医简 …………… (409)	膝阳关 …………… (770)
五味甘露汤药浴疗法 …… (95)	武之望 …………… (409)	膝痈 …………… (770)
五味甘露浴 …………… (96)	勿听子俗解八十一难经	蓆疮 …………… (727)
五味红耳鼠粪汤 …………… (96)	…………… (141)	洗三 …………… (538)
五味所伤 …………… (96)	勿药元诠 …………… (141)	洗眼法 …………… (538)
五味铁屑汤散 …………… (96)	务中药性 …………… (213)	洗冤集录 …………… (538)
五味消毒饮 …………… (96)	物偶入睛证 …………… (433)	洗冤录详义 …………… (538)
五味子 …………… (95)	物损真睛证 …………… (433)	喜 …………… (672)
五味子散 …………… (95)	鹜泄 …………… (764)	喜马拉雅东莨菪 …………… (672)
五陷恶候 …………… (99)		喜马拉雅米口袋 …………… (672)
五邪 …………… (91)	**X**	喜马拉雅紫茉莉 …………… (672)
五邪刺 …………… (92)	西番莲 …………… (231)	喜伤心 …………… (672)
五心烦热 …………… (90)	西方子明堂灸经 …………… (231)	喜笑不休 …………… (672)
五行 …………… (92)	西瓜 …………… (231)	喜则气缓 …………… (672)
五形志 …………… (93)	西塘感证 …………… (231)	郄 …………… (441)
五虚 …………… (99)	西溪书屋夜话录 …………… (231)	郄门 …………… (442)
五畜 …………… (99)	西洋参 …………… (231)	细脉 …………… (470)
五液 …………… (99)	吸门 …………… (242)	细辛 …………… (470)
五宜 …………… (97)	希拉 …………… (367)	虾游脉 …………… (504)
五疫 …………… (97)	希拉病 …………… (368)	蝦蟆瘟 …………… (769)
五音 …………… (97)	希拉大剂 …………… (368)	侠白 …………… (434)
五音建运 …………… (97)	希拉乌苏 …………… (368)	侠承浆 …………… (434)
五瘿 …………… (100)	希拉乌苏病 …………… (368)	侠溪 …………… (434)
五有余 …………… (91)	希拉型体质 …………… (368)	下巴骨 …………… (38)
五元学说 …………… (89)	息道 …………… (583)	下病上取 …………… (39)
五源 …………… (100)	惜分阴轩医案 …………… (657)	下丹田 …………… (38)
五运六气 …………… (93)	稀涎千缗汤 …………… (694)	下腭 …………… (40)
五脏 …………… (98)	稀涎散 …………… (694)	下腭骨 …………… (40)

下法 …………… （39）	夏云 …………… （566）	相畏 …………… （489）
下关 …………… （39）	夏至 …………… （566）	相侮 …………… （489）
下合穴 …………… （38）	夏子益 …………… （566）	相须 …………… （489）
下横骨 …………… （40）	仙传外科集验方 …………… （199）	香附 …………… （509）
下汲肾阴 …………… （39）	仙方活命饮 …………… （198）	香加皮 …………… （508）
下极 …………… （39）	仙鹤草 …………… （199）	香连化滞丸 …………… （509）
下极之俞 …………… （39）	仙茅 …………… （199）	香薷 …………… （509）
下加 …………… （38）	仙拈集 …………… （199）	香薷散 …………… （509）
下焦 …………… （40）	仙人掌 …………… （198）	香砂六君子汤 …………… （509）
下焦如渎 …………… （40）	仙人指路 …………… （198）	香砂平胃散 …………… （509）
下焦湿热 …………… （40）	仙授理伤续断秘方 …………… （199）	香砂平胃丸 …………… （509）
下焦主出 …………… （40）	仙桃草 …………… （199）	香砂枳术丸 …………… （509）
下疰 …………… （40）	先便后血 …………… （247）	香苏散 …………… （508）
下巨虚 …………… （38）	先煎 …………… （248）	香岩径 …………… （509）
下棱骨 …………… （40）	先期汤 …………… （247）	香橼 …………… （509）
下利脓血 …………… （39）	先天 …………… （247）	向日葵子 …………… （275）
下利清谷 …………… （39）	先天之本 …………… （247）	项背强几几 …………… （479）
下廉 …………… （40）	先醒斋医学广笔记 …………… （248）	项背强 …………… （479）
下髎 …………… （40）	先血后便 …………… （247）	项脊强 …………… （479）
下气 …………… （38）	纤毛婆婆纳 …………… （321）	项强 …………… （480）
下窍 …………… （40）	鲜花叶透穴疗法 …………… （757）	项软 …………… （479）
下清赫依 …………… （40）	鲜生地 …………… （757）	项痛 …………… （480）
下取 …………… （39）	弦脉 …………… （468）	项昕 …………… （479）
下乳 …………… （39）	咸哮咳 …………… （492）	橡皮膏 …………… （765）
下盛 …………… （40）	涎 …………… （539）	橡实 …………… （765）
下损及上 …………… （39）	显色希拉 …………… （500）	逍遥散 …………… （575）
下完骨 …………… （39）	苋实 …………… （329）	消斑青黛饮 …………… （603）
下脘 …………… （40）	现代实用中药 …………… （411）	消瘅 …………… （604）
下消 …………… （40）	线瘘 …………… （470）	消法 …………… （603）
下行隆 …………… （38）	线剂 …………… （470）	消风散 …………… （603）
下行隆病 …………… （38）	陷谷 …………… （611）	消疳散 …………… （603）
下牙床骨 …………… （38）	相乘 …………… （490）	消谷 …………… （603）
下瘀血汤 …………… （40）	相恶 …………… （490）	消谷善饥 …………… （603）
下元不固 …………… （38）	相反 …………… （489）	消化希拉 …………… （603）
下元亏损 …………… （38）	相傅之官 …………… （490）	消渴 …………… （604）
下元虚惫 …………… （38）	相火 …………… （489）	消渴方 …………… （604）
下者举之 …………… （39）	相火妄动 …………… （489）	消瘰丸 …………… （604）
下脂方 …………… （39）	相克 …………… （489）	消泺 …………… （603）
夏鼎 …………… （567）	相杀 …………… （489）	消石 …………… （603）
夏枯草 …………… （566）	相生 …………… （489）	消痔丸 …………… （603）
夏脉如钩 …………… （567）	相胜之脉 …………… （490）	消中 …………… （603）
夏秋霍乱 …………… （566）	相使 …………… （489）	萧龙友 …………… （627）
夏天无 …………… （566）	相思藤 …………… （489）	萧埙 …………… （627）
夏应中矩 …………… （566）	相思子 …………… （489）	硝菔通结汤 …………… （678）
夏月霍乱 …………… （566）	相思子根 …………… （489）	硝石矾石散 …………… （678）

小半夏汤 (66)	小骨空 (68)	胁痛 (451)
小抱龙丸 (67)	小海 (69)	斜搬法 (646)
小便不禁 (68)	小寒 (69)	斜板法 (646)
小便不利 (68)	小户 (66)	斜刺 (646)
小便不通 (68)	小户嫁痛 (66)	斜飞脉 (645)
小便赤涩 (68)	小茴香 (68)	泄 (460)
小便多 (68)	小蓟 (69)	泄利 (460)
小便黄赤 (69)	小蓟饮子 (69)	泄痢 (461)
小便频数 (69)	小建中汤 (68)	泄脓血 (460)
小便涩痛 (69)	小结胸 (69)	泄泻 (460)
小便余沥 (69)	小金丹 (67)	泄阳 (460)
小柴胡汤 (69)	小麦 (67)	泄注 (460)
小产 (66)	小眉刀 (69)	泄注赤白 (460)
小肠 (67)	小牛黄丸 (66)	泻 (462)
小肠气 (67)	小品方 (68)	泻白散 (462)
小肠痛 (67)	小青龙汤 (67)	泻肝散 (462)
小肠俞 (67)	小三关 (66)	泻黄散 (462)
小承气汤 (68)	小暑 (69)	泻痢 (462)
小定风珠 (68)	小乌沉汤 (66)	泻南补北 (462)
小夺命散 (66)	小陷胸汤 (69)	泻青丸 (462)
小儿百寿丹 (63)	小心 (66)	泻心汤 (462)
小儿病原方论 (65)	小续命汤 (69)	谢观 (724)
小儿察色法 (65)	小营煎 (69)	薤白 (773)
小儿痘疹方论 (65)	小针 (67)	蟹睛 (788)
小儿疳眼 (65)	小中风 (66)	心 (154)
小儿回春丹 (63)	小周天 (67)	心癌 (157)
小儿金丹 (64)	校正医书局 (564)	心包络 (155)
小儿紧唇 (65)	哮 (576)	心痹 (158)
小儿脉法 (64)	哮喘 (576)	心常有余 (157)
小儿舌膜 (64)	哮吼 (576)	心动悸 (156)
小儿听声法 (64)	哮证 (576)	心疳 (157)
小儿通睛 (65)	歇经 (733)	心汗 (156)
小儿推拿 (65)	蝎螫伤 (769)	心合小肠 (156)
小儿推拿方脉活婴秘旨全书 (65)	协调阴阳 (231)	心火亢盛 (155)
	邪气盛则实 (237)	心悸 (157)
小儿推拿广义 (65)	胁疽 (451)	心经咳嗽 (157)
小儿推拿辑要 (65)	胁肋胀痛 (451)	心漏 (158)
小儿卫生总微论 (63)	胁满 (451)	心脾两虚 (158)
小儿药证直诀 (64)	胁堂 (451)	心气盛 (155)
小儿劖目 (65)	胁痛 (451)	心气虚 (155)
小儿止嗽金丹 (63)	胁痛里急 (451)	心窍 (157)
小儿指纹 (64)	胁下满 (451)	心热多惊 (157)
小儿至宝丹 (63)	胁下痞硬 (451)	心热烦啼 (157)
小方脉 (66)	胁下痛 (451)	心热惊啼 (157)
小腹痛 (69)	胁下支满 (451)	心疝 (157)

词条	页码	词条	页码	词条	页码
心肾不交	(156)	行气法	(276)	虚烦	(635)
心肾相交	(156)	行气玉佩铭	(276)	虚烦不得卧	(635)
心痛	(158)	行医八事图	(276)	虚风内动	(632)
心痛彻背	(158)	行针	(277)	虚寒	(636)
心系	(156)	形不足者温之以气	(323)	虚寒白喉	(636)
心下否痛	(154)	形肥痰滞经闭	(324)	虚寒证	(636)
心下悸	(154)	形气相得	(324)	虚火	(632)
心下痞	(154)	形气相失	(323)	虚火咳嗽	(633)
心下痞满	(155)	形如虾座	(324)	虚火乳蛾	(632)
心下痞硬	(154)	形色外诊简摩	(324)	虚火上炎	(632)
心下支结	(154)	醒消丸	(775)	虚火眩晕	(633)
心虚自汗	(157)	杏仁	(334)	虚劳	(633)
心血虚	(156)	杏仁滑石汤	(334)	虚劳发热	(633)
心血瘀阻	(156)	杏苏散	(334)	虚劳失精	(633)
心阳虚	(156)	性功	(459)	虚劳失血	(633)
心移热于小肠	(157)	性命	(459)	虚冷腹痛	(633)
心阴虚	(156)	性能	(459)	虚里	(633)
心印绀珠经	(155)	芎菊上清丸	(230)	虚痢	(636)
心痈	(157)	芎术汤	(230)	虚脉	(634)
心俞	(157)	胸	(585)	虚秘	(635)
心脏中风	(157)	胸痹	(586)	虚痞	(635)
心胀	(157)	胸骨肋断	(586)	虚热	(635)
心中懊憹	(155)	胸骨伤	(586)	虚热经行先期	(635)
心主神明	(155)	胸汗	(585)	虚热证	(635)
心主血脉	(155)	胸满	(586)	虚实	(634)
心主言	(155)	胸痞	(586)	虚损	(634)
辛夷	(380)	胸痛	(586)	虚损怔忡	(634)
新感温病	(745)	胸乡	(585)	虚脱呃	(635)
新加黄龙汤	(744)	胸胁苦满	(585)	虚陷	(635)
新加香薷饮	(744)	胸胁痛	(585)	虚哮	(635)
新建	(744)	胸阳	(585)	虚邪	(633)
新设	(744)	胸中烦热	(585)	虚泻	(634)
新修本草	(744)	胸中痞硬	(585)	虚阳上浮眩晕	(633)
新针灸学	(744)	雄黄	(679)	虚则补之	(633)
囟骨	(275)	熊胆	(763)	虚胀	(634)
囟骨伤	(275)	熊胆丸	(763)	虚者补其母	(634)
囟会	(275)	熊宗立	(763)	虚证	(633)
囟填	(276)	休息痢	(253)	虚中风	(632)
囟填陷	(276)	修事指南	(512)	虚中夹实	(632)
囟陷	(275)	羞明	(598)	虚肿	(634)
行痹	(277)	袖口疳	(609)	徐彪	(584)
行迟	(277)	袖珍方	(609)	徐彬	(584)
行间	(277)	虚喘	(635)	徐长卿	(583)
行军散	(276)	虚痘	(635)	徐春甫	(584)
行气	(276)	虚呃	(633)	徐大椿	(583)

徐疾补泻 …………… (584)	旋覆花 ……………… (655)	血痢 ………………… (273)
徐文伯 ……………… (584)	旋胪泛起 …………… (655)	血淋 ………………… (272)
徐彦纯 ……………… (584)	旋螺突起 …………… (655)	血瘤 ………………… (275)
徐之才 ……………… (583)	旋乾转坤针法 ……… (655)	血轮 ………………… (269)
许半龙 ……………… (300)	璇玑 ………………… (764)	血脉 ………………… (270)
许澄 ………………… (301)	癣 …………………… (789)	血秘 ………………… (271)
许国桢 ……………… (301)	眩 …………………… (575)	血逆 ………………… (270)
许宏 ………………… (300)	眩冒 ………………… (575)	血呕 ………………… (269)
许洪 ………………… (301)	眩晕 ………………… (576)	血热 ………………… (270)
许坤 ………………… (300)	薛己 ………………… (773)	血热崩漏 …………… (270)
许仁则 ……………… (300)	薛铠 ………………… (773)	血热不得卧 ………… (270)
许叔微 ……………… (300)	薛雪 ………………… (773)	血热盗汗 …………… (271)
许希 ………………… (300)	镟根疳 ……………… (777)	血热经行先期 ……… (270)
许孝荣 ……………… (300)	镟指疳 ……………… (776)	血热月经过多 ……… (270)
许胤宗 ……………… (301)	穴位 ………………… (218)	血疝 ………………… (269)
许豫和 ……………… (301)	穴位封闭疗法 ……… (218)	血室 ………………… (270)
许昭 ………………… (301)	穴位结扎疗法 ……… (218)	血随气陷 …………… (273)
许智藏 ……………… (301)	穴位压痛诊断法 …… (218)	血脱 ………………… (272)
许佐廷 ……………… (300)	学古诊则 …………… (460)	血为气母 …………… (268)
续断 ………………… (668)	学医便读 …………… (460)	血泄 ………………… (269)
续名医类案 ………… (668)	学医随笔 …………… (460)	血虚 ………………… (271)
续命汤 ……………… (668)	雪胆 ………………… (629)	血虚痹 ……………… (272)
续医说 ……………… (668)	雪梨浆 ……………… (630)	血虚不孕 …………… (271)
续易简方论 ………… (668)	雪莲 ………………… (629)	血虚盗汗 …………… (272)
蓄血发黄 …………… (727)	雪上一支蒿 ………… (629)	血虚发痉 …………… (272)
蓄血证 ……………… (727)	血 …………………… (268)	血虚发热 …………… (272)
轩岐救正论 ………… (349)	血崩昏暗 …………… (272)	血虚发躁 …………… (272)
宣白承气汤 ………… (541)	血痹 ………………… (274)	血虚经行后期 ……… (272)
宣痹汤 ……………… (541)	血便 ………………… (270)	血虚咳嗽 …………… (272)
宣毒发表汤 ………… (541)	血分证 ……………… (268)	血虚热 ……………… (272)
萱草根 ……………… (676)	血风疮 ……………… (268)	血虚生风 …………… (271)
玄参 ………………… (214)	血府逐瘀汤 ………… (269)	血虚头痛 …………… (271)
玄府 ………………… (214)	血鼓 ………………… (274)	血虚心汗 …………… (271)
玄精石 ……………… (214)	血鼓腹胀 …………… (274)	血虚心悸 …………… (271)
悬胆痔 ……………… (638)	血灌瞳神证 ………… (275)	血虚眩运 …………… (272)
悬厘 ………………… (638)	血海 ………………… (271)	血虚月经过少 ……… (271)
悬颅 ………………… (639)	血寒经行后期 ……… (273)	血虚自汗 …………… (272)
悬枢 ………………… (638)	血寒月经过少 ……… (273)	血液质 ……………… (273)
悬水 ………………… (638)	血会 ………………… (268)	血溢 ………………… (274)
悬饮 ………………… (638)	血结胸 ……………… (270)	血翳包睛 …………… (275)
悬痈 ………………… (639)	血竭 ………………… (275)	血癥 ………………… (275)
悬雍 ………………… (639)	血厥 ………………… (273)	血瘀 ………………… (274)
悬钟 ………………… (638)	血枯 ………………… (269)	血瘀崩漏 …………… (274)
旋耳疮 ……………… (655)	血枯经闭 …………… (270)	血瘀不孕 …………… (274)
旋覆代赭汤 ………… (655)	血亏经闭 …………… (268)	血瘀经行后期 ……… (274)

词条	页码	词条	页码	词条	页码
血瘀痛经	(274)	咽喉	(505)	羊外肾	(293)
血瘀腰痛	(274)	咽喉经验秘传	(505)	羊欣	(293)
血瘀月经过少	(274)	咽喉脉证通论	(505)	羊踯躅根	(293)
血余炭	(269)	咽门	(505)	阳	(302)
血郁汤	(269)	咽痛	(505)	阳白	(303)
血胀	(269)	腌骨出	(699)	阳斑	(307)
血证论	(269)	湮尿疮	(712)	阳病治阴	(305)
血痔	(272)	延胡索	(254)	阳常有余	(307)
血痣	(273)	延胡索散	(254)	阳池	(303)
血滞腹痛	(273)	延年九转法	(254)	阳旦汤	(303)
血滞经闭	(273)	芫花	(328)	阳旦证	(303)
熏眼法	(753)	芫荽	(328)	阳浮发热	(305)
寻骨风	(301)	严观	(331)	阳辅	(306)
循法	(697)	严氏济生方	(330)	阳刚	(303)
循经传	(697)	严用和	(330)	阳纲	(304)
循经考穴编	(697)	岩白菜	(430)	阳谷	(303)
循经选穴法	(697)	沿肛痔	(461)	阳关	(303)
循衣摸床	(697)	研经言	(493)	阳汗	(303)
汛期	(297)	研药指南	(493)	阳和汤	(305)
徇蒙招尤	(514)	盐肤根	(556)	阳黄	(306)
		盐肤叶	(556)	阳交	(303)
Y		盐肤子	(556)	阳结	(305)
压法	(231)	盐哮	(557)	阳痉	(305)
压推法	(231)	阎孝忠	(659)	阳厥	(307)
押法	(421)	蜒蚰疮	(687)	阳陵泉	(305)
押手	(420)	兖州卷柏	(458)	阳络	(305)
鸦啗疮	(498)	眼胞菌毒	(638)	阳脉	(305)
鸦胆子	(498)	眼科百问	(638)	阳跷脉病	(308)
鸭怪	(576)	眼科龙木论	(638)	阳明病	(304)
鸭跖草	(576)	眼科学	(638)	阳明病外证	(304)
牙	(106)	眼力	(637)	阳明腑病	(304)
牙叉发	(106)	眼弦	(637)	阳明腑证	(304)
牙疔	(107)	眼弦赤烂	(638)	阳明经病	(304)
牙疳	(107)	眼珠	(638)	阳明经证	(304)
牙关紧急	(107)	验方新编	(615)	阳明头痛	(304)
牙痛	(107)	验胎	(616)	阳明蓄血	(304)
牙痛穴	(107)	燕口疮	(773)	阳气	(302)
牙宣	(107)	燕窝疮	(773)	阳起石	(305)
牙齩痈	(107)	扬刺	(236)	阳强	(307)
牙痈	(107)	羊癫风	(294)	阳跷脉	(308)
芽儿	(329)	羊胡疮	(293)	阳盛	(306)
哑门	(500)	羊毛瘟症论	(293)	阳盛格阴	(306)
亚麻子	(230)	羊肉	(293)	阳盛则外热	(306)
咽	(505)	羊肉当归汤	(293)	阳水	(303)
咽干口燥	(505)	羊蹄	(294)	阳损及阴	(305)

阳缩不伸 …………… (308)	疡科选粹 …………… (458)	药镜 ……………… (488)
阳桃 ………………… (305)	疡医大全 …………… (458)	药品化义 …………… (487)
阳维脉 ……………… (307)	疡医证治准绳 ……… (458)	药谱 ……………… (488)
阳维脉病 …………… (307)	洋金花 ……………… (540)	药味别名录 ………… (486)
阳痿 ………………… (308)	烊化 ………………… (600)	药物发泡灸 ………… (486)
阳物 ………………… (305)	养病庸言 …………… (534)	药物竹罐疗法 ……… (486)
阳溪 ………………… (308)	养精种玉汤 ………… (534)	药性考 ……………… (486)
阳消 ………………… (305)	养老 ………………… (533)	药性通考 …………… (487)
阳邪风 ……………… (303)	养气功 ……………… (533)	药性摘录 …………… (487)
阳虚 ………………… (306)	养胎 ………………… (534)	药要便蒙新编 ……… (487)
阳虚恶寒 …………… (307)	养心汤 ……………… (533)	药园 ……………… (486)
阳虚发热 …………… (306)	养性延命录 ………… (534)	药症忌宜 …………… (487)
阳虚喉痹 …………… (307)	养阴清肺汤 ………… (533)	药治通义 …………… (487)
阳虚失血 …………… (306)	养脏汤 ……………… (534)	药准 ……………… (487)
阳虚头痛 …………… (306)	痒风 ………………… (653)	要药分剂 …………… (492)
阳虚小便不利 ……… (306)	夭疽 ………………… (136)	椰子浆 ……………… (677)
阳虚眩晕 …………… (307)	腰背强 ……………… (738)	椰子皮 ……………… (677)
阳虚则外寒 ………… (307)	腰背痛 ……………… (738)	噎膈 ………………… (768)
阳虚自汗 …………… (307)	腰股痛 ……………… (737)	耶律倍 ……………… (413)
阳易 ………………… (304)	腰骨伤 ……………… (738)	耶律敌鲁 …………… (413)
阳蹻 ………………… (308)	腰脊痛 ……………… (738)	耶律庶成 …………… (413)
阳证 ………………… (304)	腰脚冷痹 …………… (738)	也是山人医案 ……… (61)
阳证发斑 …………… (304)	腰尻痛 ……………… (737)	野菜博录 …………… (637)
阳证咳逆 …………… (304)	腰目 ………………… (737)	野菜谱 ……………… (637)
阳证似阴 …………… (304)	腰奇 ………………… (737)	野菊花 ……………… (637)
阳中隐阴 …………… (302)	腰软 ………………… (737)	野牛心 ……………… (637)
杨继洲 ……………… (336)	腰酸 ………………… (738)	野芋 ………………… (637)
杨介 ………………… (335)	腰疼 ………………… (738)	野芋头诊断法 ……… (637)
杨梅 ………………… (336)	腰痛 ………………… (738)	叶大椿 ……………… (188)
杨梅疮 ……………… (336)	腰痛穴 ……………… (738)	叶大廉 ……………… (188)
杨梅疳 ……………… (336)	腰眼 ………………… (738)	叶法善 ……………… (189)
杨梅结毒 …………… (336)	腰阳关 ……………… (737)	叶桂 ………………… (189)
杨上善 ……………… (335)	腰以上肿 …………… (737)	叶劲秋 ……………… (189)
杨时泰 ……………… (335)	腰以下肿 …………… (737)	叶霖 ………………… (189)
杨士瀛 ……………… (335)	腰痛 ………………… (738)	叶氏录验方 ………… (188)
杨氏家藏方 ………… (335)	腰俞 ………………… (738)	叶氏女科证治 ……… (188)
杨氏提纲医方纂要 … (335)	腰足痛 ……………… (737)	叶氏医案存真 ……… (188)
杨损之 ……………… (335)	姚僧垣 ……………… (549)	叶天士家传秘诀 …… (188)
杨倓 ………………… (336)	姚应凤 ……………… (549)	叶天士女科医案 …… (188)
杨天惠 ……………… (335)	摇法 ………………… (731)	叶文龄 ……………… (189)
杨玄操 ……………… (335)	咬骨疽 ……………… (505)	叶选医衡 …………… (189)
杨珣 ………………… (335)	咬牙 ………………… (505)	叶志诜 ……………… (189)
杨子建 ……………… (335)	药艾条 ……………… (486)	夜不安 ……………… (455)
疡 …………………… (457)	药盦医案 …………… (488)	夜交藤 ……………… (455)
疡科心得集 ………… (458)	药鉴 ………………… (487)	夜惊 ………………… (456)

夜明砂 (455)	医灯续焰 (342)	医学读书记 (345)
夜热 (456)	医法征验录 (345)	医学发明 (344)
夜啼 (456)	医方便览 (341)	医学汇函 (344)
夜啼四证 (456)	医方丛话 (340)	医学近编 (344)
液 (664)	医方大成 (340)	医学精要 (345)
液道 (665)	医方集解 (341)	医学妙谛 (344)
液门 (665)	医方经验汇编 (341)	医学启源 (344)
腋汗 (704)	医方考 (340)	医学求是 (344)
腋疽 (705)	医方类聚 (341)	医学入门 (343)
腋痈 (705)	医方论 (340)	医学三字经 (343)
一擦光 (3)	医方选要 (341)	医学实在易 (344)
一草亭目科全书 (2)	医方一盘珠 (340)	医学问对 (344)
一赤散 (1)	医方易简集 (340)	医学心悟 (343)
一得集 (2)	医方易简新方 (341)	医学要则 (344)
一滴金丸 (3)	医纲提要 (342)	医学原理 (344)
一夫法 (1)	医故 (346)	医学真传 (344)
一服散 (2)	医贯 (346)	医学正传 (343)
一贯煎 (2)	医贯砭 (346)	医学正印种子编 (343)
一甲煎 (1)	医和 (343)	医学衷中参西录 (345)
一见知医 (1)	医缓 (347)	医医病书 (342)
一进三退 (1)	医寄伏阴论 (346)	医医小草 (342)
一粒金丹 (2)	医阶辨证 (342)	医旨绪余 (342)
一抹金 (1)	医经 (345)	医宗必读 (345)
一抹散 (2)	医经溯洄集 (346)	医宗金鉴 (345)
一捻金 (2)	医经小学 (345)	噫醋 (776)
一捻金散 (2)	医经原旨 (345)	噫气 (776)
一盘珠汤 (2)	医垒元戎 (346)	噫嘻 (776)
一奇散 (1)	医理真传 (346)	饴糖 (455)
一炁丹 (2)	医林改错 (342)	胰 (585)
一上散 (1)	医林绳墨 (342)	胰俞 (585)
一身悉肿 (1)	医门棒喝 (340)	遗精 (687)
一阳 (1)	医门补要 (339)	遗尿 (687)
一阴 (1)	医门初学万金一统要诀	乙庚化金 (3)
一阴煎 (1)	(340)	乙癸同源 (3)
一缘散 (3)	医门法律 (340)	椅背整复法 (677)
一枝黄花 (1)	医门要诀 (340)	异常分娩 (302)
一指禅推法 (2)	医权初编 (342)	异常气质 (302)
一指禅推拿 (2)	医史 (341)	异功散 (301)
一指定三关 (2)	医事启源 (343)	异经选穴法 (302)
一字金丹 (1)	医述 (343)	异授眼科 (302)
伊舍巴拉珠尔 (268)	医说 (346)	抑肝散 (349)
伊喜丹金旺吉拉 (268)	医效秘传 (346)	易黄汤 (429)
伊尹 (267)	医心方 (341)	易简方 (429)
医碥 (347)	医学从众录 (343)	易筋经 (429)
医灯集焰 (342)	医学大典 (343)	疫 (531)

疫疔 (531)	阴痹 (317)	阴邪风 (309)
疫毒痢 (531)	阴病治阳 (314)	阴虚 (315)
疫疠 (531)	阴搏阳别 (317)	阴虚喘 (316)
疫痢 (532)	阴常不足 (316)	阴虚盗汗 (316)
疫疟 (531)	阴疮 (313)	阴虚发热 (315)
疫痧 (532)	阴吹 (312)	阴虚喉癣 (316)
疫痧草 (532)	阴疽 (314)	阴虚火旺 (315)
疫瘫 (532)	阴地蕨 (309)	阴虚劳复 (316)
疫疹 (531)	阴都 (314)	阴虚内热 (315)
疫疹一得 (532)	阴谷 (312)	阴虚内热滑胎 (315)
疫证集说 (531)	阴寒 (317)	阴虚头痛 (315)
疫证治例 (531)	阴寒小便不利 (317)	阴虚吐血 (315)
益黄散 (599)	阴汗 (309)	阴虚胃脘痛 (316)
益火之源，以消阴翳 (599)	阴黄 (314)	阴虚阳亢 (315)
益母草 (599)	阴火怔忡 (308)	阴虚证 (316)
益母膏 (599)	阴交 (309)	阴癣 (318)
益母丸 (599)	阴结 (314)	阴阳 (309)
益气聪明汤 (599)	阴痉 (314)	阴阳对立 (311)
益胃升阳汤 (599)	阴厥 (317)	阴阳二十五人 (310)
益胃汤 (599)	阴宽 (314)	阴阳互根 (310)
益元散 (598)	阴冷 (312)	阴阳互用 (310)
益智仁 (599)	阴廉 (317)	阴阳交 (311)
逸者行之 (649)	阴陵泉 (314)	阴阳离决 (312)
意 (745)	阴络 (314)	阴阳论 (311)
意拳站桩功 (745)	阴络伤则血内溢 (314)	阴阳脉死候 (312)
意舍 (745)	阴囊汗 (318)	阴阳胜复 (311)
意守 (745)	阴平阳秘 (308)	阴阳失调 (310)
意守内景 (745)	阴气 (308)	阴阳消长 (312)
意守外景 (745)	阴器 (317)	阴阳易 (311)
溢饮 (747)	阴跷脉 (317)	阴阳匀平 (310)
薏苡附子败酱散 (774)	阴生于阳 (308)	阴阳制约 (311)
薏苡附子散 (774)	阴盛 (315)	阴阳转化 (311)
薏苡仁 (774)	阴盛格阳 (315)	阴痒 (316)
翳 (781)	阴盛则内寒 (315)	阴易 (313)
翳风 (781)	阴虱疮 (313)	阴蹻 (318)
翳明 (781)	阴市 (309)	阴证 (312)
因地制宜 (242)	阴水 (308)	阴证发斑 (313)
因其轻而扬之 (242)	阴损及阳 (314)	阴证略例 (313)
因其衰而彰之 (242)	阴缩 (317)	阴证伤寒 (313)
因其重而减之 (242)	阴挺 (313)	阴证头痛 (312)
因人制宜 (242)	阴痛 (317)	阴中隐阳 (308)
因时制宜 (242)	阴维脉 (316)	阴肿 (313)
因是子静坐法 (242)	阴维脉病 (317)	茵陈蒿 (482)
阴斑 (317)	阴痿 (317)	茵陈蒿汤 (483)
阴包 (309)	阴郄 (313)	茵陈术附汤 (482)

茵陈四逆汤 (482)	萤星满目证 (626)	幼科证治大全 (224)
茵陈五苓散 (482)	营分 (627)	幼科证治准绳 (224)
氤氲汤 (579)	营分证 (627)	幼科直言 (224)
殷门 (584)	营气 (627)	幼科指南 (224)
殷仲春 (584)	营气不从 (627)	幼幼集 (223)
喑痱 (690)	营卫 (626)	幼幼集成 (223)
瘖痱 (759)	营卫不和 (626)	幼幼近编 (223)
银柴胡 (642)	营卫气血 (627)	幼幼心裁 (223)
银海精微 (643)	营在脉中 (627)	幼幼新书 (223)
银花解毒汤 (642)	颍川心法汇编 (740)	瘀血 (741)
银翘散 (643)	瘿 (777)	瘀血闭结 (741)
银翘汤 (643)	痈 (596)	瘀血发热 (741)
银星独见 (642)	痈疽逆证 (596)	瘀血腹痛 (742)
银针 (642)	痈疽顺证 (596)	瘀血灌睛证 (742)
淫 (664)	痈疽阳证 (596)	瘀血流注 (741)
淫气 (664)	痈疽阴证 (596)	瘀血头痛 (741)
淫邪 (664)	永泉 (219)	瘀血胃脘痛 (741)
淫羊藿 (664)	勇士七味丸 (550)	瘀血腰痛 (742)
龈交 (751)	涌泉 (608)	于法开 (37)
引痘略 (158)	涌泉疽 (608)	于志宁 (36)
引经报使 (158)	用药法象 (207)	余伯陶 (367)
引经证医 (158)	用药禁忌书 (207)	余毒流注 (367)
引气 (158)	忧伤 (380)	余奉仙 (367)
引手 (158)	忧郁 (380)	余甘子 (367)
引针 (158)	幽门 (508)	余景和 (367)
饮 (379)	幽门不通 (508)	余霖 (367)
饮膳正要 (379)	尤乘 (105)	余午亭 (367)
饮食须知 (379)	尤怡 (105)	余岩 (367)
隐白 (667)	犹见三光 (377)	鱼鳔 (453)
隐病 (667)	油风 (461)	鱼际 (453)
隐伏热 (667)	油汗 (461)	鱼口 (452)
隐曲 (667)	疣 (530)	鱼鳞障证 (453)
隐疹 (667)	疣目 (530)	鱼脑痢 (453)
印机草 (207)	游风 (719)	鱼脑石 (453)
印堂 (207)	有头疽 (233)	鱼尾毒 (452)
婴儿 (642)	有为法 (233)	鱼翔脉 (453)
婴儿不睡 (642)	右归丸 (181)	鱼腥草 (453)
婴童百问 (642)	右归饮 (181)	鱼腥哮 (453)
罂粟壳 (752)	右胁痛 (181)	鱼腰 (453)
樱桃 (765)	幼科发挥 (223)	鱼子石榴证 (452)
樱桃叶 (765)	幼科释谜 (224)	俞府 (515)
膺窗 (783)	幼科铁镜 (224)	俞根初 (515)
迎随补泻 (379)	幼科心法要诀 (223)	俞茂鲲 (515)
迎香 (378)	幼科要略 (224)	俞募配穴法 (515)
荥穴 (484)	幼科折衷 (224)	俞桥 (515)

俞震 (515)	郁热失血 (418)	云林神彀 (86)
俞正燮 (514)	郁热头痛 (418)	云门 (86)
榆实 (729)	郁证 (418)	云母 (86)
虞抟 (732)	育婴秘诀 (458)	云南白药 (86)
髃骨伤 (785)	彧中 (492)	云岐子保命集论类要 (86)
宇陀·宁玛元丹贡布 (298)	喻昌 (690)	云岐子论经络迎随补泻法 (86)
宇陀·萨玛元丹贡布 (298)	喻选古方试验 (690)	
宇妥·元丹贡布 (298)	御药院 (697)	云岐子脉诀 (86)
宇文士及 (298)	御药院方 (697)	云雾移睛 (87)
雨水 (417)	寓意草 (723)	云香十味散 (87)
禹功散 (514)	愈带丸 (736)	云翳 (87)
禹余粮 (514)	渊疽 (664)	匀气散 (145)
语迟 (544)	渊腋 (664)	芸苔 (329)
语言謇涩 (544)	元颅 (86)	孕悲 (222)
玉芙蓉 (164)	元好问 (86)	孕痈 (222)
玉函方 (164)	元胡索散 (86)	运气同化 (324)
玉函经 (164)	元气 (85)	运气学说 (325)
玉茎 (164)	元希声 (86)	恽铁樵 (533)
玉粒分经 (165)	元阳 (85)	晕灸 (576)
玉门 (164)	元阴 (85)	晕厥 (576)
玉米须 (164)	员利针 (359)	晕针 (576)
玉女煎 (164)	原病集 (567)	
玉屏风散 (165)	原蚕蛾 (567)	**Z**
玉楸药解 (165)	原瘄要论 (568)	杂病广要 (280)
玉泉丸 (164)	原机启微 (567)	杂病心法要诀 (281)
玉堂 (165)	原络配穴法 (567)	杂病源流犀烛 (281)
玉液 (165)	原气 (567)	杂疫证治 (280)
玉液汤 (165)	原穴 (567)	杂证谟 (280)
玉翳浮满 (165)	圆癣 (577)	杂症会心录 (280)
玉翳遮睛 (165)	圆翳内障 (577)	再造散 (231)
玉簪花 (165)	远道刺 (324)	昝殷 (528)
玉枕 (164)	远道取穴法 (324)	攒竹 (788)
玉枕关 (164)	远近配穴法 (324)	赞刺 (777)
玉真散 (165)	远志 (324)	脏毒 (586)
玉竹 (164)	远志饮子 (324)	脏毒下血 (586)
玉烛汤 (165)	月华丸 (140)	脏腑辨证 (587)
芋头 (229)	月季花 (140)	脏腑标本药式 (587)
聿修堂医学丛书 (301)	月经 (140)	脏腑惊证 (587)
郁冈斋医学笔麈 (417)	月经不调 (141)	脏腑论 (587)
郁结血崩 (418)	月经过多 (141)	脏腑相合 (587)
郁金 (418)	月经过少 (141)	脏会 (586)
郁李仁 (418)	月王药诊 (140)	脏连丸 (586)
郁冒 (418)	越婢汤 (671)	脏象 (587)
郁气崩漏 (417)	越鞠保和丸 (671)	脏象学说 (587)
郁热衄血 (418)	越鞠丸 (671)	脏行气于腑 (586)

早孕反应	(238)	
枣树皮	(417)	
蚤嗽	(550)	
皂荚	(366)	
皂荚丸	(366)	
皂角刺	(366)	
皂角丸	(366)	
燥	(784)	
燥热咳嗽	(784)	
燥矢	(784)	
燥者濡之	(784)	
泽兰	(462)	
泽漆	(463)	
泽泻	(463)	
泽泻汤	(463)	
贼风	(577)	
增盛热	(764)	
增液承气汤	(764)	
增液汤	(764)	
痄腮	(596)	
蚱蜢	(639)	
粘鱼须	(660)	
谵妄	(772)	
战汗	(499)	
战栗	(499)	
站桩功	(598)	
谵语	(544)	
张璧	(397)	
张伯祖	(396)	
张采田	(396)	
张从正	(394)	
张登	(396)	
张杲	(396)	
张鹤腾	(397)	
张涣	(396)	
张介宾	(394)	
张耒	(395)	
张璐	(397)	
张乃修	(393)	
张琦	(396)	
张千里	(394)	
张千里医案	(394)	
张卿子伤寒论	(396)	
张汝珍	(395)	
张锐	(396)	
张三锡	(393)	
张山雷	(393)	
张绍修	(396)	
张时彻	(395)	
张士政	(393)	
张氏温暑医旨	(394)	
张氏医通	(394)	
张世贤	(395)	
张遂辰	(396)	
张文仲	(394)	
张锡纯	(397)	
张锡驹	(397)	
张琰	(396)	
张曜孙	(397)	
张永	(395)	
张元素	(394)	
张志聪	(395)	
张仲华	(395)	
张仲景	(395)	
张倬	(396)	
张宗良	(396)	
章次公	(655)	
章门	(655)	
章楠	(656)	
章太炎医论	(655)	
掌骨伤	(684)	
掌禹锡	(684)	
樟木	(766)	
樟脑	(766)	
胀	(450)	
胀病	(450)	
障	(748)	
瘴疟指南	(778)	
瘴气	(777)	
赵炳南	(480)	
赵道震	(480)	
赵良仁	(480)	
赵术堂	(480)	
赵廷海	(480)	
赵献可	(480)	
赵学敏	(480)	
赵自化	(480)	
照海	(733)	
折法	(348)	
折肱漫录	(348)	
折针	(348)	
浙贝母	(602)	
辁辁	(574)	
针刺补泻法	(362)	
针刺角度	(362)	
针刺麻醉	(362)	
针刺深度	(362)	
针刺手法	(362)	
针感	(363)	
针害	(363)	
针经节要	(362)	
针经摘英录	(362)	
针经指南	(362)	
针灸	(360)	
针灸大成	(360)	
针灸大全	(360)	
针灸集成	(361)	
针灸甲乙经	(361)	
针灸节要	(361)	
针灸经穴模型	(361)	
针灸聚英	(361)	
针灸四书	(361)	
针灸体位	(361)	
针灸铜人	(361)	
针灸问对	(361)	
针灸资生经	(361)	
针灸纂要	(362)	
锟针疗法	(753)	
针砂	(362)	
针挑疗法	(362)	
针向行气法	(360)	
针眼	(363)	
诊病奇侅	(390)	
诊尺肤	(389)	
诊断十则	(391)	
诊法	(389)	
诊籍	(391)	
诊家枢要	(390)	
诊家索隐	(390)	
诊家正眼	(390)	
诊家直诀	(390)	
诊脉三十二辨	(390)	
诊虚里	(390)	
诊余集	(389)	
诊指纹	(390)	

诊宗三昧	(389)	徵	(770)	肢肿	(450)
珍本医书集成	(478)	癥瘕	(789)	栀子	(491)
珍珠	(478)	整体观念	(775)	栀子柏皮汤	(491)
珍珠母	(478)	正产	(166)	栀子豉汤	(491)
珍珠母丸	(478)	正常气质	(166)	栀子大黄汤	(491)
珍珠囊药性赋	(478)	正骨推拿	(166)	栀子干姜汤	(491)
珍珠丸	(478)	正骨心法要旨	(166)	栀子甘草豉汤	(491)
真	(560)	正念	(166)	栀子厚朴汤	(491)
真寒假热	(561)	正气散	(166)	栀子金花丸	(491)
真气	(560)	正容汤	(166)	栀子生姜豉汤	(491)
真热假寒	(561)	正色	(166)	脂瘤	(585)
真人养脏汤	(560)	正水	(166)	蜘蛛咬伤	(752)
真色	(560)	正体类要	(166)	直肠	(415)
真实假虚	(561)	正邪分争	(166)	直肠泻	(415)
真头痛	(560)	正虚邪实	(166)	直肠痈	(415)
真武汤	(560)	正营	(166)	直接灸	(415)
真息	(561)	正治	(166)	直鲁古	(415)
真心痛	(560)	证治百问	(387)	直推法	(415)
真虚假实	(561)	证治合参	(387)	直针刺	(415)
真牙	(560)	证治汇补	(387)	直中三阴	(414)
真阳	(560)	证治心传	(386)	植物名实图考	(677)
真意	(561)	证治要诀	(387)	植物名实图考长编	(677)
真阴	(560)	证治要诀类方	(387)	止法	(108)
真元耗损喘	(560)	证治准绳	(387)	止观	(108)
真脏脉	(561)	郑承瀚	(459)	止嗽散	(108)
真脏色	(561)	郑宏纲	(459)	止痛托里散	(108)
真中风	(560)	郑虔	(459)	止泻穴	(108)
振胞瘀痛	(568)	郑声	(459)	芷园臆草存案	(329)
振动法	(568)	郑重光	(459)	枳壳	(490)
振法	(568)	症因脉治	(593)	枳实	(490)
振寒	(568)	支秉中	(101)	枳实导滞丸	(490)
振慄	(568)	支法存	(101)	枳实消痞丸	(490)
疹	(596)	支沟	(100)	枳术汤	(490)
疹后肺痿	(596)	支节烦疼	(100)	枳术丸	(490)
疹后肺痈	(596)	支配器官	(101)	指拨法	(497)
疹后失音	(596)	支饮	(100)	指甲	(497)
疹筋	(596)	支正	(100)	指甲脱落	(497)
甄立言	(729)	知柏地黄丸	(432)	指切押手法	(497)
甄权	(729)	知聪	(433)	指压行气法	(497)
震颤法	(766)	知母	(432)	指针	(497)
震灵丹	(766)	知医必辨	(432)	指针疗法	(497)
镇肝息风汤	(769)	肢痹	(450)	至宝丹	(236)
镇逆汤	(770)	肢节烦疼	(450)	至宝锭	(236)
怔忡	(459)	肢节痛	(450)	至虚有盛候	(236)
蒸乳	(728)	肢节肿痛	(450)	至阳	(236)

至阴 …………………… (236)	中国医学人名志 ………… (113)	中医人物辞典 …………… (113)
志室 …………………… (328)	中国医学源流论 ………… (114)	中医学概论 ……………… (113)
制化 …………………… (432)	中国针灸学 ……………… (114)	中运 ……………………… (113)
质问本草 ……………… (435)	中国制药学 ……………… (114)	中脏 ……………………… (116)
质疑录 ………………… (435)	中火 ……………………… (111)	中正之官 ………………… (111)
炙甘草汤 ……………… (455)	中极 ……………………… (113)	中指同身寸 ……………… (115)
治崩三法 ……………… (463)	中焦 ……………………… (116)	中渚 ……………………… (116)
治病必求于本 ………… (463)	中焦如沤 ………………… (116)	中注 ……………………… (114)
治疗汇要 ……………… (463)	中经 ……………………… (114)	终之气 …………………… (471)
治则 …………………… (463)	中精之府 ………………… (117)	钟乳石 …………………… (508)
秩边 …………………… (580)	中魁 ……………………… (117)	肿腮 ……………………… (450)
痔疮 …………………… (653)	中髎 ……………………… (117)	肿疡 ……………………… (450)
痔漏 …………………… (653)	中膂俞 …………………… (117)	肿胀如杯 ………………… (450)
滞下 …………………… (711)	中络 ……………………… (115)	种福堂公选良方 ………… (510)
滞颐 …………………… (711)	中满分消丸 ……………… (117)	种杏仙方 ………………… (510)
滞针 …………………… (711)	中满者泻于之内 ………… (117)	种子 ……………………… (510)
稚阳 …………………… (735)	中气 ……………………… (111)	仲景存真集 ……………… (254)
稚阳稚阴 ……………… (735)	中气不足 ………………… (111)	仲景全书 ………………… (254)
稚阴 …………………… (735)	中气下陷 ………………… (111)	仲景伤寒论疏钞金錍 …… (254)
瘈 ……………………… (758)	中热 ……………………… (116)	重迭痔 …………………… (511)
瘈脉 …………………… (758)	中枢 ……………………… (113)	重腭 ……………………… (511)
瘈疭 …………………… (758)	中暑 ……………………… (116)	重广英公本草 …………… (510)
中藏经 ………………… (117)	中水 ……………………… (111)	重楼玉钥 ………………… (511)
中草药 ………………… (114)	中庭 ……………………… (115)	重楼玉钥续编 …………… (511)
中冲 …………………… (112)	中外卫生要旨 …………… (112)	重庆堂随笔 ……………… (510)
中刺激 ………………… (113)	中脘 ……………………… (116)	重舌 ……………………… (510)
中丹田 ………………… (111)	中脘痛 …………………… (116)	重听 ……………………… (511)
中都 …………………… (116)	中西汇参铜人图说 ……… (112)	重瞳子 …………………… (511)
中渎 …………………… (116)	中西汇参医学图说 ……… (112)	重阳 ……………………… (510)
中渎之腑 ……………… (116)	中西汇通医经精义 ……… (112)	重阳必阴 ………………… (511)
中恶 …………………… (116)	中西汇通医书五种 ……… (112)	重阳之人 ………………… (511)
中风 …………………… (111)	中西医粹 ………………… (112)	重暍 ……………………… (511)
中风闭证 ……………… (111)	中西医汇通派 …………… (112)	重阴 ……………………… (511)
中风斠诠 ……………… (111)	中消 ……………………… (116)	重阴必阳 ………………… (511)
中风论 ………………… (111)	中血脉 …………………… (112)	重龈 ……………………… (511)
中风脱证 ……………… (111)	中阳 ……………………… (112)	舟车丸 …………………… (277)
中封 …………………… (114)	中阳不振 ………………… (112)	州都之官 ………………… (295)
中府 …………………… (114)	中药材手册 ……………… (115)	周痹 ……………………… (452)
中腑 …………………… (116)	中药大辞典 ……………… (114)	周恭 ……………………… (452)
中国分省医籍考 ……… (113)	中药毒 …………………… (115)	周祜 ……………………… (452)
中国药学大辞典 ……… (114)	中药炮制经验集成 ……… (115)	周荣 ……………………… (452)
中国药用植物图鉴 …… (114)	中药炮炙经验介绍 ……… (115)	周守忠 …………………… (452)
中国医籍考 …………… (114)	中药研究文献摘要 ……… (115)	周天 ……………………… (451)
中国医学大成 ………… (113)	中药志 …………………… (115)	周学海 …………………… (452)
中国医学大词典 ……… (113)	中医大辞典 ……………… (113)	周学霆 …………………… (452)

周扬俊 (452)	竹沥 (252)	坠胎 (402)
周之干 (451)	竹林寺女科 (252)	浊 (537)
肘后备急方 (375)	竹林寺女科秘书 (252)	浊气 (537)
肘髎 (375)	竹林寺三禅师女科三种 (252)	浊气归心 (538)
肘痈 (375)	竹茹 (252)	浊邪 (538)
皱脚 (591)	竹叶 (251)	浊邪害清 (538)
朱纯嘏 (246)	竹叶椒 (252)	浊阴 (538)
朱栋隆 (246)	竹叶柳蒡汤 (251)	浊者为卫 (538)
朱端章 (247)	竹叶石膏汤 (251)	着痹 (659)
朱肱 (246)	主靠巴达干 (214)	资生汤 (601)
朱惠明 (247)	主客配穴法 (214)	资生丸 (601)
朱杰 (246)	主气 (213)	滋水涵木 (719)
朱琏 (246)	主运 (214)	滋水清肝饮 (719)
朱沛文 (246)	煮针法 (672)	滋阴降火汤 (719)
朱权 (245)	苎麻根 (331)	滋阴抑火汤 (719)
朱日辉 (245)	助道方服药须知 (352)	子盗母气 (73)
朱砂 (246)	注车注船 (461)	子烦 (73)
朱砂安神丸 (246)	注解伤寒论 (461)	子宫穴 (73)
朱砂根 (246)	注射剂 (461)	子户 (72)
朱未老经水断 (245)	注下 (461)	子户旁生肿块 (72)
朱颜 (247)	注下赤白 (461)	子淋 (73)
朱一麟 (245)	注夏 (461)	子满 (74)
朱有治 (245)	驻车丸 (471)	子门 (72)
朱钥 (246)	驻景丸 (471)	子母 (72)
朱载扬 (246)	祝味菊 (549)	子母补泻法 (72)
朱震亨 (247)	祝由 (549)	子母痔 (72)
珠黄散 (553)	蛀发癣 (639)	子气 (72)
珠突出眶证 (553)	蛀疳 (639)	子嗽 (74)
诸病源候论 (608)	蛀节疔 (639)	子死腹中 (72)
诸疮一扫光 (608)	筑宾 (694)	子痰 (74)
诸寒之而热者取之阴 (609)	抓法 (348)	子啼 (73)
诸热之而寒者取之阳 (608)	爪切押手法 (139)	子午捣白 (72)
诸阳之会 (608)	庄绰 (282)	子午流注 (72)
诸证提纲 (608)	庄履严 (282)	子午流注针经 (72)
猪胆 (649)	庄一夔 (282)	子午寅申主火 (72)
猪肤 (649)	壮 (295)	子痫 (74)
猪肤汤 (649)	壮火 (295)	子悬 (73)
猪肝 (649)	壮热 (295)	子瘖 (74)
猪苓 (649)	壮水之主，以制阳光 (295)	子痈 (73)
猪苓散 (649)	壮医药线点灸疗法 (295)	子之系 (72)
猪苓汤 (649)	状如鱼胞 (382)	子肿 (73)
猪髓 (649)	撞刺生翳外障 (767)	紫白癜风 (681)
猪牙皂 (649)	追风散 (514)	紫斑 (684)
竹节骨折伤 (251)	坠睛 (403)	紫贝 (681)
竹节三七 (251)		紫菜 (683)

紫草 (683)	足底疗 (358)	足太阴气绝 (355)
紫草散 (683)	足发背 (356)	足太阴之筋 (355)
紫宫 (683)	足跟痛 (359)	足通谷 (358)
紫河车 (683)	足寒 (359)	足五里 (354)
紫花地丁 (682)	足胕肿 (358)	足下热 (354)
紫金锭 (682)	足胫胕肿 (358)	足心痛 (356)
紫金牛 (682)	足胫痛 (358)	足阳关 (357)
紫荆皮 (683)	足胫肿 (358)	足阳明经别 (357)
紫色王室保健经函 (682)	足胫肿痛 (358)	足阳明经病 (357)
紫舌 (681)	足厥阴肝经 (358)	足阳明络脉 (357)
紫舌胀 (682)	足厥阴经别 (359)	足阳明胃经 (357)
紫石英 (681)	足厥阴经病 (359)	足阳明之筋 (357)
紫苏梗 (682)	足厥阴络脉 (359)	足针疗法 (357)
紫苏叶 (682)	足厥阴气绝 (358)	足针麻醉 (358)
紫苏子 (682)	足厥阴之筋 (358)	卒病 (456)
紫苏子散 (682)	足临泣 (358)	卒喘 (457)
紫菀 (684)	足窍阴 (358)	卒耳聋 (456)
紫菀散 (684)	足软 (358)	卒聋 (456)
紫雪 (684)	足三里 (354)	卒脑风 (456)
紫雪散 (684)	足少阳胆经 (356)	卒上气 (456)
紫珠 (683)	足少阳经别 (355)	卒心痛 (456)
自汗 (267)	足少阳经病 (355)	卒腰痛 (457)
自然力 (267)	足少阳络脉 (356)	卒中 (456)
自然铜 (267)	足少阳之筋 (355)	祖剂 (545)
自我推拿 (267)	足少阴经别 (356)	祖师麻 (545)
自缢死 (267)	足少阴经病 (356)	祖先口述 (545)
眦 (637)	足少阴脉络 (356)	醉鱼草 (766)
眦赤烂 (637)	足少阴气绝 (356)	左归丸 (177)
宗筋 (463)	足少阴肾经 (356)	左归饮 (177)
宗筋弛纵 (464)	足少阴之筋 (356)	左金丸 (177)
宗筋之会 (464)	足太阳膀胱经 (355)	左肾右命说 (177)
宗气 (463)	足太阳经别 (354)	左胁痛 (178)
总按 (536)	足太阳经病 (354)	左右配穴法 (177)
棕榈皮 (678)	足太阳络脉 (354)	左右偏头风证 (177)
邹澍 (378)	足太阳之筋 (354)	佐 (365)
邹铉 (378)	足太阴经别 (355)	作强之官 (365)
走罐法 (325)	足太阴经病 (355)	坐功 (368)
走火入魔 (325)	足太阴络脉 (355)	坐马痈 (368)
走马牙疳 (325)	足太阴脾经 (355)	坐忘 (368)
足不收 (354)